T0218709

# SPEZIELLE UROLOGIE

DRITTER TEIL

ERKRANKUNGEN DER HARNLEITER
DER BLASE · HARNRÖHRE · SAMENBLASE
PROSTATA · DES HODENS UND SAMEN-
STRANGES UND DER SCHEIDENHÄUTE
SCROTUM · GYNÄKOLOGISCHE UROLOGIE

BEARBEITET VON

R. BACHRACH · V. BLUM · F. COLMERS
E. JOSEPH · W. LATZKO · R. PASCHKIS · H. RUBRITIUS
TH. SCHWARZWALD · E. WEHNER · H. WILDBOLZ

MIT 347 ZUM TEIL FARBIGEN
ABBILDUNGEN

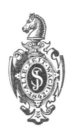

SPRINGER-VERLAG BERLIN HEIDELBERG GMBH
1928

ISBN 978-3-540-01077-7    ISBN 978-3-642-50206-4 (eBook)
DOI 10.1007/978-3-642-50206-4

# Inhaltsverzeichnis.

## Die Erkrankungen des Hodens, des Samenstranges und der Scheidenhäute. Von Professor Dr. E. WEHNER-Köln a. Rh. Mit 34 Abbildungen

# Die Erkrankungen der Harnleiter.

Von

ROBERT BACHRACH - Wien.

Mit 13 Abbildungen.

## I. Ureteritis, Periureteritis.

Die Mitteilungen über die entzündlichen Erkrankungen des Ureters beschränken sich bis in die letzte Zeit besonders in der deutschen Literatur meist auf Einzelbeobachtungen. Mehr Beachtung fanden dieselben bei französischen Autoren seit der Dissertation von HALLÉ (1887), der das pathologische Bild der Ureteritis auf Grund von Untersuchungen vorwiegend an Leichenpräparaten zusammenfassend bearbeitet hat. Die Ureteritis und die Periureteritis ist aber keineswegs eine seltene Erkrankungsform, insoferne sie eine Teilerscheinung einer entzündlichen Affektion der Harnwege überhaupt darstellt, was in der Mehrzahl der Fälle zutrifft. Dies ist auch der Grund, warum sie mit Recht meistenteils in die Klinik der betreffenden Organerkrankungen einbezogen ist und dort ihre Besprechung findet. Primäre Entzündungen der Ureterwand, oder richtiger ausgedrückt solche, bei denen der Hauptsitz der Erkrankung im Ureter ist, sind sehr selten, wenigstens neigte man bis in die letzten Dezennien dieser Ansicht zu.

ISRAEL hat bei einem 28 jährigen Kranken eine schwere entzündliche Infiltration des ganzen Ureters beobachtet, die unter dem Bilde der Nephralgie hématurique verlief. Unter der Annahme eines Nierensteines (1893!) wurde die Niere zunächst bloßgelegt und normal befunden, in einer zweiten Operation erfolgte Nephroureterektomie und Heilung. Der Ureter war in seiner Wand hochgradig verdickt; mikroskopisch erwies sich die Schleimhaut stark erodiert und von Rundzellen infiltriert. Denselben Befund bot auch die Muscularis. Die Niere zeigte leichte aber deutliche Veränderungen im Sinne der Hydronephrose, da offenbar durch die starke Schwellung der Ureterschleimhaut der Harnabfluß gestört war. Einen zweiten Fall schwerer ,,Ureteritis bacterica membranacea" beschreibt ISRAEL bei einem 22 jährigen Kranken nach einem Sturz; Kontusion der rechten Nierengegend; im Anschlusse daran sich häufende. Anfälle von Nierenkolik mit zunehmender Harntrübung. Hier lag eine isolierte Erkrankung des Ureters vor, welche durch Produktion von Membranen charakterisiert ist. Dieselben bestehen aus Rasen von Stäbchenbakterien, welche in einer organischen, fibrinös-schleimigen Grundmasse eingelagert sind und Neigung zur Verkalkung zeigen. Sie bilden einen förmlichen Ureterausguß und werden ähnlich wie croupöse Membranen der Luftwege mit dem Harn ausgestoßen. Nephrektomie und partielle Ureterektomie brachte Heilung.

Ebenfalls als Ureteritis membranacea beschreibt WHITE eine Affektion des Ureters, welche sich durch kolikartige Schmerzanfälle und Ausstoßung von wurmförmigen Gebilden charakterisiert; dieselben bestehen aus Schleim und Fibrin und sind Ausgüsse des Ureterlumens. Als Ursache der Erkrankung wird hier ein Stein vermutet.

Im Falle von Stern und Viertel, der als *Ureteritis pseudomembranacea* mitgeteilt ist, handelte es sich um eine Staphylokokkeninfektion des Ureters, die schwere fieberhafte Allgemeinerscheinungen verursachte. Die Bloßlegung der Niere ergab nur ein kongestioniertes Organ. Der Ureter war dilatiert. Nach Incision desselben zeigte sich hochgradige entzündliche Schwellung der Schleimhaut, das Lumen war von wurmartigen membranösen Gebilden ausgefüllt, die aus Fibrin, Eiterzellen und Kokken bestanden. Durch eine lumbale Ureterostomiefistel wurde lokale Ätzungsbehandlung des Harnleiters vorgenommen — Heilung.

**Pathogenese.** Folgende Wege der Entstehung einer Ureteritis sind als möglich anzunehmen:

1. Die *ascendierende Infektion* von der Blase her. Die hieraus entstehenden Veränderungen im Ureter spielen sich, wenigstens anfänglich, naturgemäß in den unteren Partien ab. Sie haben ihren Ursprung in einer vorhandenen Cystitis, von der aus die Infektion nach aufwärts erfolgt. Daß dies durch direkte Propagation der Entzündung entlang der Schleimhaut — also durch ein Hinaufwandern der betreffenden Bakterien geschieht — hat wenig Wahrscheinlichkeit für sich, da normalerweise das Orificium ureteris den Eingang zum Ureter abschließt, außerdem eine Aufwärtsbewegung von infektiösem Material entgegen der Peristaltik des Harnleiters nur ausnahmsweise vorkommt. Vielmehr spielt hier der Infektionsweg über die *Lymphbahnen* des Ureters eine gewichtige Rolle. Diese Frage, welche in der Pathologie der Uretertuberkulose hinreichend studiert wurde, findet in den Untersuchungen von Sugimura auch bezüglich der banalen Infektion der Blase ihre ergänzende Aufklärung. Dieser Autor konnte zeigen, daß sich die Ureteren besonders in ihren unteren Teilen fast stets an einer akuten Blasenentzündung beteiligen, auch bei anscheinend nicht veränderter Uretermündung, und zwar geschieht dies auf dem Wege über die Lymphbahnen des Harnleiters. Auf der Ureterschleimhaut sind dabei nur geringe Spuren von Entzündung zu finden, während die Lymphbahnen der Muscularis, der Submukosa und der Adventitia zahlreiche Infiltrationsherde aufweisen.

Dieser ascendierende Weg kommt vor allem für die Ureteritis bei *gonorrhöischer* Infektion in Betracht. Sie ist im Verlauf einer akuten Gonorrhöe, auch wenn eine Cystitis besteht, eine verhältnismäßig seltene Komplikation, häufiger findet sie sich als Begleiterscheinung der postgonorrhöischen, chronisch eitrigen Erkrankungen der Harnwege, bei welchen allerdings meist eine Mischinfektion vorliegt. Das Bestehen einer Urethralstriktur ist ein besonders begünstigender Faktor für die Entwicklung einer derartigen Ureteritis infolge des erschwerten Harnabflusses.

Was für die Gonokokken gilt, ist aber auch bei jeder anderen Form bakterieller Cystitis möglich, sei es, daß dieselbe durch Colibakterien oder sonstige pathogene Keime hervorgerufen wurde.

Beinahe die Bedeutung eines Experimentes am Menschen hierfür hat die von F. Necker beschriebene artifizielle Cystopyelitis bei Kriegsteilnehmern. Er beobachtete eine Reihe von Fällen, bei denen zur Erzielung der Kriegsdienstunfähigkeit Harn in die Blase gebracht wurde, der zum Teil von Gonorrhöekranken, zum Teil von Gesunden stammte. Im Anschlusse daran entwickelten sich schwere akute Cystopyelitiden, die weiterhin meist chronische Form mit akuten Nachschüben annahmen. Obzwar diesbezügliche autoptische Befunde nicht vorhanden sind, unterliegt es doch keinem Zweifel, daß die Ureterenschleimhaut hier in der gleichen Weise mitbetroffen war, wie die der Blase und des Nierenbeckens, so daß diese Fälle als *ascendierende Ureteritis artifiziellen Ursprungs* zu betrachten sind.

2. Für die Ureteritis aus *descendierender Infektionsquelle* bildet vor allem die Tuberkulose der Niere ein Schulbeispiel. Bei primärer Nierentuberkulose erkrankt der zugehörige Ureter, von dem aus sich der Prozeß auf die Blase fortsetzt. Das cystoskopische Bild des tuberkulös veränderten Ureterostiums ist bekanntlich in der Regel das erste und einzige Symptom, das den Verdacht auf die Erkrankung der Niere erweckt. (Näheres hierüber in dem Kapitel Nierentuberkulose.)

Eine andere Form descendierender Ureteritis ist diejenige, welche im Verlaufe der Nephrolithiasis auftritt. Ein aseptischer Stein in der Niere wird kaum eine Ureteritis erzeugen, selbst wenn er, nach abwärts wandernd, den Harnleiter passiert und dort Läsionen setzt. Hingegen gehen infizierte Steinnieren mit schweren entzündlichen Veränderungen der Ureterwand einher, Befunde, wie sie häufig bei Operationen wegen Nierensteinen erhoben worden sind.

3. Der dritte Infektionsweg für die Entstehung einer Ureteritis ist der *hämatogene*, welcher bis vor wenigen Jahren nicht sehr beachtet, derzeit durch die sich immer mehr häufenden Arbeiten amerikanischer Autoren in den Vordergrund des Interesses gerückt ist. HUNNER sieht eine der wichtigsten Ursachen der Ureteritis in einer chronischen eitrigen Affektion der Tonsillen, der Wurzelspitzen der Zähne, in eitrigen Prozessen der Nebenhöhlen, von wo aus durch die Verschleppung von Keimen auf dem Blutwege eine entzündliche Erkrankung der Ureterwand entsteht. Es ist die „oral infection", die im Körper für die Entwicklung eitriger Ferninfektionen einen wichtigen Ausgangspunkt bildet. Die gleiche Möglichkeit einer metastatischen Infektion besteht bei bakteriellen Affektionen des Intestinaltraktes, sowie bei influenzartigen Erkrankungen. BAKER sowie GOLDSTEIN betonen ebenfalls die Notwendigkeit, in Fällen eitriger Ureteritis oder Pyelitis unklarer Genese nach derartigen Infektionsquellen zu suchen. BAKER fand in 20% von 50 weiblichen Fällen eine Zahnerkrankung, in 14% Tonsillitis. Bei derartigen Ureteritiden wurde ungefähr in der Hälfte der Fälle Doppelseitigkeit beobachtet.

In weiterer Entwicklung des entzündlichen Prozesses kann eine Ureteritis zu Verengung des Harnleiters führen (siehe später). Ob aber nicht bisweilen eine Lumeneinengung des Ureters die primäre Ursache ist, die eine Disposition für die metastatische bakterielle Entzündung abgibt, ist schwer zu entscheiden. Präexistente Stenosen, die sich ja an gewissen typischen Stellen des Ureters häufig finden, würden dafür sprechen (SMITH).

Die **pathologische Anatomie** der Ureterwandentzündungen identifiziert sich völlig mit der der übrigen Harnwege. Infolge der gleichmäßigen histologischen Beschaffenheit der Schleimhaut des ganzen Harntraktes, von der Urethra bis zum Nierenbecken und infolge der bereits oben erwähnten Tatsache, daß die Mehrzahl der Ureteritiden Teilerscheinungen eines entzündlichen Prozesses der Blase oder des Nierenbeckens darstellen, erübrigt sich eine gesonderte Besprechung dieser Veränderungen im Harnleiter. Bei den *akuten* Formen erwähnt HALLÉ neben der *superfiziellen katarrhalischen Ureteritis,* die sich durch Hyperämie, Blutaustritte, Zelldesquamation und Infiltrationserscheinungen auszeichnet, eine seltenere *Ureteritis interstitialis.* Hier findet sich ein Eindringen der entzündlichen Infiltrate in die Muscularis und Adventitia, Blutaustritte auch in diesen Schichten und manchmal miliare Abscesse.

Von *chronischen* Ureteritiden sind alle Formen proliferativer Entzündung, sowie die daraus entstehenden Epithelveränderungen beobachtet worden, wie

1*

sie aus der pathologischen Histologie der Blasenschleimhaut und des Nierenbeckens bekannt sind; also *Ureteritis glandularis, cystica, proliferans, xerotische*
Veränderungen, *Leukoplakie* usw.

Durch Übergreifen des Entzündungsprozesses auf die äußeren Wandschichten
des Ureters entsteht eine mehr oder minder starke Verdickung seiner Wand,
darüber hinaus kommt es zu einer Affektion des periureteralen Gewebes, welche
die Verdickung der Harnleiterwand erhöht. In solchen Fällen kann der kranke
Ureter von der Vagina oder vom Rectum her, ganz selten auch bei Palpation
des Abdomens als derber Strang getastet werden.

Eine wenig häufige Form chronischer Entzündung ist die *sklerosierende
Ureteritis*, die vorwiegend bei Steinnieren zu finden ist, soweit diese mit
Infektion einhergehen. Der Harnleiter ist dabei in ein starres Rohr verwandelt,
das stark verdickt ist, weil auch hier eine periureteritische Komponente im
hohen Grade mitspielt.

Eine klinische Bedeutung haben die Folgezustände, die sich aus einer
Ureteritis ergeben. Dieselben sind von zweifacher Art:

1. Eine Ureteritis kann zu einer *Verengung* des Harnleiterlumens führen,
sei es als Endausgang akuter Entzündung oder im Verlauf chronischer Ureteritis.
Es ist dies eine der häufigsten Ursachen von Ureterstrikturen, die dann zu
schweren Folgeerscheinungen für die zugehörige Niere führen. Solche Stenosen
des Ureters treten singulär oder multipel auf, letztere Form findet sich nach
MICHON vorwiegend bei der sklerosierenden Striktur.

2. *Dilatation* der Ureteren. Als direkte Folge einer Ureteritis ist diejenige
Form von Uretererweiterung anzusprechen, die ISRAEL als atonische Dilatation
der Harnleiter zuerst beschrieben hat. Sie entwickelt sich als Folgezustand
eines aufsteigenden Entzündungsprozesses von einer Cystitis aus in der Weise,
daß der Harnleiter infolge Infiltration seiner Wand der normalen Elastizität
verlustig geht. Hierdurch kommt es zu einer Insuffizienz des Verschlusses an
seinem vesicalen Ostium und dadurch wiederum zu einer Rückstauung des
Harns gegen das Nierenbecken. Dies führt zur Erweiterung des Ureters, welche
noch eine Verstärkung erfährt, sobald sich der Blasenmuskel kontrahiert, um
den Harn auszutreiben, indem ein Teil desselben durch das klaffende Ureterostium in den Harnleiter gepreßt wird — ein Vorgang, der sich bei jedem
Miktionsakt wiederholt.

Dilatation der Ureteren findet sich im Verlaufe einer Ureteritis auch bei
peripheren Abflußhindernissen in den Harnwegen. Diese Erkrankungen sind ja
meist von einer Infektion der Harnwege begleitet, doch ist hier die Dilatation
des Ureters wohl in zweiter Linie auf die vorhandene Ureteritis zurückzuführen.
Das primär veranlassende Moment ist die permanente mechanische Schädigung,
die durch das Abflußhindernis gegeben ist.

Die **Symptome** der Ureteritis decken sich zum Teil mit denen der Blasen-
bzw. Nierenaffektion, dort wo sie in das Gesamtbild der Systemerkrankung
einbezogen ist und haben dann nichts Charakteristisches an sich. Bei eitriger
Affektion der Niere (Tuberkulose oder Stein) wird Eiter- oder Blutbeimengung
zum Harn ebensowenig für eine Uretererkrankung sprechen können, wie bei
ausgebildeter Cystitis, bei der die Harnleiter mitgegriffen sind. Ähnliches gilt
auch für das Schmerzphänomen unter den genannten Umständen.

Bemerkenswert hingegen ist die Symptomatologie von chronischen Ureteritiden leichteren Grades, bei denen nur eine geringe Mitbeteiligung der übrigen
Harnorgane vorliegt und der Hauptsitz der Erkrankung im Harnleiter sich
befindet. Bei einer Beckenureteritis dieser Art wird das Krankheitsbild von
einer Dysurie beherrscht (SMITH). Pollakisurie und schmerzhafter Harndrang
stehen im Vordergrunde des Symptomenbildes. ESCAT hat die Bezeichnung

„Ureteritis in Form von Cystalgie" angewendet. Die Blase weist in diesen Fällen nur geringe entzündliche Veränderungen auf. Nach HUNNER ist für diese Art der Ureteraffektion der intermittierende Charakter der Schmerzen besonders charakteristisch. Daß hierbei lokale Blasenbehandlung keinen Dauererfolg zeitigt, ist begreiflich. Bei höher gelegenem Sitz der Uretererkrankung lokalisiert sich das Schmerzphänomen mehr in die Gegend des Ureters oder noch häufiger in die Niere, woselbst es sich als Spannungsschmerz bemerkbar macht. Der Harn enthält bei dieser Form der Ureteritis oft keinerlei abnorme Elemente oder er zeigt geringen Albumengehalt mit wenigen Leukocyten und Erythrocyten. Gelegentlich finden sich gehäufte Epithelien im Sediment, wenn der Entzündungsprozeß mit starker Desquamation der Schleimhaut einhergeht. Die Palpation zeigt manchmal eine Empfindlichkeit im Verlauf des Ureters, und zwar besonders bei Tiefenpalpation; tastbar ist der Harnleiter jedoch nur, wenn seine Wand durch periureteritische Prozesse verdickt ist. Diese letzterwähnte Form von chronischer, zu Nachschüben neigender Ureteritis gewinnt deswegen Bedeutung, weil sie zur Klärung mancher diagnostisch schwer zu deutender Fälle beitragen kann, die besonders bei Frauen unter dem Bilde einer rezidivierenden Cystitis trigoni verläuft, welcher jeder lokalen Blasenbehandlung trotzt. Die Kenntnis dieses Krankheitsbildes wird vor mancher Fehldiagnose bewahren und unklare therapeutisch schwer zu beeinflussende Fälle aufklären.

Die **Diagnose** einer Ureteritis als solcher ist schwierig, und zwar schon deshalb, weil besonders in den letzterwähnten Fällen zwischen den sehr hartnäckigen lästigen subjektiven Beschwerden und den dürftigen objektiven Symptomen eine Diskrepanz besteht. Auch die Cystoskopie bringt nicht viel Unterstützung, es sei denn, daß eine gewisse Starrheit oder leichtes Klaffen des Ureterostiums den Verdacht auf die Affektion erweckt. Der Ureterenkatheterismus gibt gegebenenfalls einen leicht eitrigen Harn; von diagnostischer Bedeutung kann hier ein Phänomen sein, darin bestehend, daß der aus dem Nierenbecken kommende Harn eiterfrei ist, während er eine Beimengung von Leukocyten erhält, wenn das Katheterauge tiefer unten im Ureter liegt. Auch die graphische Darstellung des Harnleiters auf der Röntgenplatte wird kaum eine Klärung bringen können, insolange nicht eine Stenose oder Verziehungen des Ureters vorliegen. Diese letztere Untersuchungsmethode erfordert gerade bei diesen Kranken eine gewisse Reserve, weil der entzündliche Ureter gegen die Sondierung und Füllung sehr empfindlich ist und bisweilen hinterher stärkere Schmerzen auftreten.

Die **Behandlung** einer Ureteritis richtet sich, solange sie als katarrhalisch-eitrige Schleimhauterkrankung auftritt, nach den therapeutischen Grundsätzen für die entzündlichen Erkrankungen der Harnwege. Bei akuten Fällen interne Medikation, gegebenenfalls Vaccine, bei chronischen Formen Waschungen des Ureters und des Nierenbeckens, die bei vorhandener Verengung des Harnleiters auch wegen der Dilatationswirkung in Betracht kommen. Für die schwereren bis chronischen Fälle von Ureteritis sind aber chirurgische Maßnahmen erforderlich. ALBARRAN hat 1902 die Ausschälung des Ureters aus schwartigen Verwachsungen vorgenommen, die er als „Deliberation externe" bezeichnet. In ähnlicher Weise sind neuestens ROCHET und DELBET vorgegangen; in einem anderen Falle haben sie mit der Durchschneidung der Ureternerven schmerzhafte Koliken zum Stillstand gebracht. Daß in gewissen Fällen noch radikaleres Vorgehen, bis zur totalen Nephroureterektomie notwendig sein kann, beweisen die eingangs erwähnten Fälle von ISRAEL u. a.

Die **Periureteritis** ist eine häufige Begleiterscheinung einer entzündlichen Erkrankung der Ureterwand, selten tritt sie als selbständige Erkrankungsform auf. Bei den chronischen Formen gewinnt sie insofern Bedeutung, als sie die Verlaufsrichtung des Ureters von außen her stark beeinflussen kann, indem sich Stränge und Verwachsungen bilden, die letzteren verziehen und abknicken. Auch hier sind verschiedene Formen unterschieden:

1. Als *Periureteritis fibrosa* wird diejenige Form bezeichnet, die sich durch die Entwicklung fibröser Stränge an der Außenseite des Harnleiters manifestiert. Man findet dieselben bisweilen in der ganzen Länge des Ureters, der hierdurch stark verzogen, geknickt und auch dilatiert wird.

2. Eine andere Form ist *fibrolipomatöse Periureteritis,* die als Endprodukt einer chronischen Entzündung ein Analogon zur Perinephritis fibrolipomatosa bildet. Sie findet sich nicht selten bei Steinerkrankungen der Niere, die bekanntlich mit einer Wucherung des perirenalen Fettgewebes einhergehen. Ein solcher Ureter, der in ausgesprochenen Fällen in seinem ganzen Verlaufe von fettdurchwachsenen Bindegewebszügen begleitet wird, gibt ein eigenartiges charakteristisches Aussehen. Als vom chirurgischen Standpunkt wichtig betont Michon hier das Verhalten eines solchen Ureters zu den Gefäßen, mit denen oft straffe Verwachsungen bestehen. Die Vasa spermatica beim Manne und die uterinen Gefäße bei der Frau bieten einer präparatorischen Isolierung vom Ureter dann große Schwierigkeiten, auch Verwachsungen mit der hinteren Peritonealwand erschweren hier die Ablösung des Ureters.

3. Die *eitrige Periureteritis* ist ein seltenes Vorkommnis; sie kann sich als Fortsetzung einer eitrigen Perinephritis nach abwärts entwickeln oder als periureterale Phlegmone bei Uretersteinen. Eine solche Ursache vermutet Legueu in einem von ihm beobachteten Fall, ohne aber dieselbe sicherstellen zu können. Er mußte sich auf die Incision der periureteralen Phlegmone beschränken, wodurch Heilung eintrat.

## II. Strikturen des Ureters.

Unter Strikturen des Ureters sind diejenigen Veränderungen seiner Wand zu verstehen, welche zu einer dauernden Verengerung seines Lumens auf kürzere oder längere Strecke führen. Bei weitester Auffassung dieses Begriffes gehören hierher auch diejenigen Verengerungen des Ureters, welche durch Kompression oder Abknickung seiner Wand von außen her bewirkt werden, also durch Neubildungen der weiblichen Genitalorgane, Tumoren der Beckenorgane entzündlicher Natur, sowie Knickungen des Harnleiters infolge Wanderniere oder entzündlicher Narbenstränge. Von einer Striktur darf aber erst dann gesprochen werden, wenn durch die genannten Momente eine Affektion des Ureters hervorgerufen wird, die zu einer dauernden Verengerung seines Lumens führt, d. h., wenn diese durch einen *in der Harnleiterwand selbst gelegenen Prozeß* bedingt ist (Striktur im engeren Sinne nach Desnos). Dabei scheiden für letztere Kategorie die Steine des Ureters und die primären Neoplasmen aus.

Das Kapitel der Harnleiterstrikturen hat bis in die letzten 15 Jahre wenig gesonderte Beachtung gefunden, eine Ausnahme hiervon bilden nur die Stenosen des Ureters an seiner Abgangsstelle vom Nierenbecken, die zu dem vielfach durchforschten Gebiete der Hydronephrose in direkter ursächlicher Beziehung stehen. An der Hand zahlreichen operativ gewonnenen Hydronephrosenmaterials wurde diese Form der Ureterverengerung besonders von deutschen und zum Teil französischen Autoren aufs genaueste studiert und ihnen verdankt die Literatur über diese Frage mannigfache grundlegende Bereicherung. Aber als „klinische Individualität", um einen Ausdruck von Jeanbreau zu gebrauchen, existierte die Harnleiterstriktur früher nicht, was insoferne verwunderlich ist, als im Gegensatz dazu die Striktur der Harnröhre seit langem ein selbständiges und nach allen Richtungen bearbeitetes Krankheitsbild darstellt. Erst die Vervollkommnung der urologischen Untersuchungsmethoden, besonders die Pyelo-Ureterographie nach Voelcker und Lichtenberg hat die genauere Diagnostik der Ureterverengerung auch in ihren frühen Stadien ermöglicht und seither schenkte man dieser Erkrankung größere Aufmerksamkeit. 1919 hat Roedelius und neuestens Perlmann an der Hand eigener Beobachtungen und der aus der Literatur gesammelten Fälle das klinische Bild der Ureterstenose einer eingehenden Würdigung unterzogen; und in den letzten Jahren finden wir besonders bei den amerikanischen Urologen erhöhtes Interesse für dieses Thema (Hunner, Furniss, Crowell u. a.).

Ihrer *Entstehung* nach teilen sich die Ureterstrikturen in *angeborene* und *erworbene*.

**1. Angeborene Strikturen.** Diese können verursacht werden:

a) durch epitheliale Verklebungen der Ureterschleimhaut im Fetalleben (Englisch); dann besteht ein vollkommener Verschluß der Lichtung, oder

b) es handelt sich um die Persistenz von fetal vorhandenen Klappen und Falten der Ureterwand, die nur eine teilweise Einengung ihres Lumens bewirken.

Nach den Untersuchungen von Duval und Gregoire stellt der Harnleiter in den ersten Fetalmonaten einen dünnen Strang ohne Lichtung dar, dessen Schleimhaut in zahlreiche Falten gelegt ist. Erst vom vierten Monat des uterinen Lebens an beginnt die Harnsekretion und damit gleichen sich diese Falten mit zunehmendem Längenwachstum des Ureters aus. Über die Persistenz solcher Falten bei Neugeborenen liegen zahlreiche Beobachtungen vor (Englisch, Robinson u. a.). Cochnitz und Wölfler fanden sie bei 100 kindlichen Kadavern 20 mal, Bottomley bringt in einer Zusammenstellung meist von Autopsiebefunden bei Kindern 56 kongenitale Strikturen des Ureters, allerdings inklusive cystischer Dilatation des vesicalen Endes. Eisendrath sah bei einem zehn Tage alten Kinde, das an Icterus neonatorum gestorben war, zwei solche Klappen, die eine am Abgang des Ureters vom Nierenbecken, die andere vor seinem Eintritt in die Blase. Diese Klappen enthielten nicht nur Schleimhaut, sondern auch Submukosa und eine Muskelschicht. Die Entstehung solcher Klappen sucht Englisch in der Weise zu erklären, daß der Ureter im Verhältnis zur Niere zu rasch in die Länge wächst und sich dabei krümmt. Verhoogen und de Greuwe sehen in der Persistenz embryonaler Falten der Ureterschleimhaut nur den Ausgangspunkt für eine Stenose des Harnleiters. Sie bilden zunächst ein relatives Hindernis für den Harnabfluß. Dadurch kommt es zu Dilatation des Nierenbeckens und des proximalwärts von der Klappe gelegenen Ureters mit muskulärer Hypertrophie der Wand. Unter dem Einfluß des Reizes, den die unter Druck stehende Harnsäule ausübt, entwickelt sich wie in der Blase des Prostatikers neben der Hypertrophie des Muskels ein sklerosierender Prozeß in der Submukosa und hierdurch kommt es zu einer noch weiteren Verengung des Lumens, also ein entzündliches Moment, das hier noch dazutritt. Auch Sudek greift auf Entzündungsvorgänge im intrauterinen Leben zurück. Er fand bei der histologischen Untersuchung von vier Fällen kongenitaler Striktur eine starke Vermehrung der elastischen Fasern und diesen schreibt er eine gewisse Rolle für die Entstehung der Veränderungen zu, dahingehend, daß die dauernde ringförmige Einschnürung im Ureter durch die elastischen Fasern zu einer Verengerung des Lumens führe.

Eine eigenartige Form einer aus angeborener Ursache entstandenen Verengerung des Ureters beschreibt Block bei einem sechs Monate alten Säugling mit kongenitaler Hydronephrose und enormer Schlängelung sowie Erweiterung des Ureters. Am vesicalen Ende des letzteren fand sich ein akzessorischer

Rest eines Ureters als primär angelegter Doppelureter, welcher den eigentlichen Harnleiter dortselbst kreuzte und komprimierte.

Eine große Bedeutung für das Zustandekommen einer Ureterkompression haben infolge ihrer Häufigkeit die angeborenen Anomalien der Gefäßverzweigung am Nierenstiel, welche eine Abknickung des Ureters verursachen. Dasselbe bewirkt die spitzwinkelige Insertion des Ureters ins Nierenbecken (ROEDELIUS). Diese Veränderungen gehören in die Pathologie der Hydronephrosen infolge ihres Sitzes an der Abgangsstelle des Ureters vom Nierenbecken. Es sei daher nur auf dieses Kapitel hier verwiesen.

Als eine seltene Ursache von Ureterverengung auf Grund angeborener Mißbildungen seien hier noch kongenitale *Divertikel* des Harnleiters angeführt, die in einigen wenigen Fällen zur Entwicklung einer Hydronephrose Veranlassung gegeben haben (NEFF, HALLÉ und GELDERN).

KRETSCHMER beschreibt 4 Fälle angeborener Striktur des Ureters bei Kindern im Alter von 7 Monaten bis 5 Jahren. Er läßt aber die Frage offen, ob die Mißbildung als Folge ausgebliebener Lumenbildung an einer Stelle des Ureters oder als das Resultat einer im intrauterinen Leben abgelaufenen Entzündung aufzufassen sei.

**2. Erworbene Strikturen.** Die erworbenen Strikturen des Ureters entspringen verschiedenen Ursachen:

a) *Traumen.* Direkte traumatische Einwirkung, wie Schlag, Schuß auf den Ureter können zur Quetschung oder Zerreißung seiner Wand führen, die mit strikturierender Narbe ausheilt. NATRATH beschreibt einen Fall von Hydronephrose, die nach Überfahrenwerden innerhalb von zwei Monaten sich entwickelt hat. Bei der Operation fand sich der Ureter 5 cm unterhalb des Nierenbeckens gänzlich undurchgängig infolge narbiger Verödung. Einen ähnlichen Fall berichtet LOHNSTEIN. Gleichfalls durch das Trauma des Überfahrens entstand eine Ureterabknickung im Falle SZENES, in dem ein Narbenstrang durch Zug von außen den Harnleiter stark verengte. Nach seiner Durchtrennung wurde die Passage frei.

Eine ziemlich häufige Form posttraumatischer Ureterverengung bilden die Verletzungen des Harnleiters bei gynäkologischen Operationen, besonders Eingriffe wegen Uteruscarcinom kommen hier in Betracht, sei es, daß der Ureter im Verlaufe der Operation durch eine Klemme lädiert oder in eine Ligatur gefaßt wurde. BARNEY hat 62 Fälle von Ligatur des Ureters bei Uterusexstirpationen zusammengestellt. Näheres hierüber findet sich in dem Kapitel „Gynäkologische Urologie".

Aber auch bei Operationen an anderen Organen der Bauchhöhle sind postoperative Stenosen des Ureters beobachtet, so nach Appendektomie, Bauchoperationen, Ureterotomien usw. JOSEPH (bei PERLMANN) konnte eine infolge einer Pyelotomie entstandene Stenose am Ureterabgang durch Dilatation beheben; ähnlich SMITH.

Eine schwere und beachtenswerte traumatische Ursache für narbige Verengerungen der Ureterwand bildet die Wanderung von Nierenkonkrementen. GOLDSCHMIDT fand in 23 Fällen von Ureterstriktur neunmal vorausgegangene Steinpassage. Die Erfahrung lehrt, daß Konkremente von einer im Verhältnis zum normalen Kaliber des Ureters überraschenden Größe und überaus unregelmäßiger zackiger Oberfläche denselben spontan verlassen. Eine tiefgreifende Wandschädigung des Harnleiters ist eine nur zu leicht erklärliche Folge dieses Traumas und das cystoskopische Bild des vielfach lazerierten und geschwollenen Ureterostiums nach Steindurchtritt gibt einen annähernden Begriff von den möglichen Wandveränderungen, die durch diesen Vorgang entstehen können.

v. RYDIGER operierte einen neunjährigen Knaben wegen Hydronephrose und Hydroureter. Es fand sich eine Striktur 2 cm oberhalb der Blase. Da später aus der zweiten Niere ein Stein abging, glaubt v. RYDIGER an eine vorausgegangene Steinpassage auch als Ursache der Striktur auf der operierten Seite.

b) *Entzündliche Strikturen.* Es ist einleuchtend, daß jede Art von entzündlicher Schleimhauterkrankung gleich wie bei der Urethra auch im Ureter zu einer strikturierenden Narbenbildung führen kann. Abgesehen von der tuberkulösen Striktur, die in das Kapitel Tuberkulose der Harnwege gehört, kommen alle Arten von bakterieller Erkrankung als Quelle einer Entzündung in Betracht: Staphylokokken, Streptokokken, Colibacillen, Gonokokken usw. Hierbei kann sowohl die ascendierende Infektion von der Blase her als die descendierende von der Niere eine ursächliche Rolle spielen. Die ascendierende Ureteritis muß aber nicht durch bloßes Hinaufwandern des entzündlichen Prozesses entlang der Schleimhaut entstanden sein, sondern es kommt hier die Infektion der tiefen Ureterwandschichten, bzw. deren Lymphbahnen in Betracht. SUGIMURA untersuchte 25 obduzierte Ureteren von Leichen, die an Cystitis gelitten hatten, jedoch an anderen Krankheiten gestorben waren. Er fand bei diesen entzündliche Infiltration in der Submukosa und Muscularis des unteren Ureterendes ohne Schleimhauterkrankung, ein Zeichen, daß der Prozeß auf dem Lymphwege aufsteigen kann. Ganz besonders kommt neben sonstigen bakteriellen Erkrankungen dieser Infektionsweg für die Gonokokken-Ureteritis in Frage, über deren Häufigkeit die Meinungen auseinandergehen. GARCEAU mißt ihr bei der Frau eine große Bedeutung zu. BAAR beschreibt einen Fall sicherer postgonorrhöischer Ureterstriktur mit positivem bakteriologischem Befund. KELLY sah dieses Vorkommen nicht häufig.

Eine maßgebende Rolle für die Entstehung einer Ureteritis mit folgender Striktur spielt namentlich nach den Untersuchungen amerikanischer Autoren die eitrige Herderkrankung, also Furunkel, Tonsillitis, Sinusaffektion, eitrige Affektionen der Zähne, die „oral infection" (HUNNER, WALTHER u. a. m.), ferner die intestinale Infektion (FURNISS) nach Typhus, Influenza u. dgl. Jedenfalls ist es hier der *hämatogene* Infektionsweg, über den die Entzündung der Ureterwand und dann die Striktur entsteht. HUNNER, welcher der Striktur des Harnleiters seine besondere Aufmerksamkeit gewidmet hat, findet sie im Laufe systematischer Untersuchungen so häufig, daß die Zahl seiner Beobachtungen bereits in die Tausende geht. Er erkennt darin die Ursache mannigfacher abdomineller Beschwerden unbestimmten Charakters. Frauen, welche jahrelang von zeitweisen Schmerzanfällen im Bauch belästigt wurden, bei denen die verschiedensten Operationen am Genitale, der Appendix, der Gallenblase ohne Erfolg gemacht worden waren, wurden nach Beseitigung einer Ureterstriktur von ihren Schmerzen befreit. Auch manche Fälle von sog. essentieller Hämaturie führt er auf entzündlich strikturierende Veränderungen im Ureter zurück. Er konnte in zahlreichen, wohlgelungenen Pyelo-Ureterographien die Lumenverengerung des Harnleiters darstellen. HUNNER bezeichnet die Ureterstriktur als die bei weitem häufigste Ursache für verschiedene chirurgische Erkrankungen der Niere. Hydronephrosen, viele Pyelitiden, auch solche in der Gravidität und im Puerperium, sowie die bei Säuglingen basieren auf einer primär vorhandenen Ureterstriktur. Auch manche Steine im Ureter verdanken ihren Ursprung dieser Ursache.

Neben vielfachen Bestätigungen dieser Anschauung (ASCHNER, WALTHER u. a.) sind von verschiedenen Seiten vielleicht nicht unberechtigte Zweifel laut geworden, welche vor allem die außerordentliche Häufigkeit des Zustandes betreffen (CROWELL, v. LICHTENBERG, MORISSEY). CAULK und FISHER haben im Tierexperiment den Ureter vorübergehend ligiert und sahen dabei, daß sich die Durchgängigkeit des nicht durchschnittenen Harnleiters nach einigen Wochen von selbst wieder herstellen kann. Aus diesen Versuchen geht hervor, daß der Ureter ziemlich starke Schädigungen seiner Wand verträgt, ohne dabei eine dauernde Aufhebung seiner Permeabilität erleiden zu müssen. Diese Versuche gestatten den Schluß, daß Ureterstrikturen doch nicht so häufig sind, als vielfach angenommen wird. Es kann sich vielmehr oft nur um spastische Zustände handeln, die eine Striktur vortäuschen. Die manchmal günstige Wirkung des Atropins bei einmalig nicht sondierbarem Ureter würde auch dafür sprechen. Ist ja manchmal schon die bloße Einführung einer Uretersonde geeignet, als Fremdkörperreiz eine lokale spastische Kontraktion der Ureterwand hervorzurufen, die fälschlich seine Undurchgängigkeit vermuten lassen kann. Bei Wiederholung des Sondierungsversuches passiert dann der Katheter anstandslos die vermeintliche Striktur, bisweilen allerdings erst nach Verabreichung eines krampflösenden Mittels. Hepburn stellt ein Krankheitsbild in den Vordergrund, das auf spastischer Contractur von Ringmuskelfasern beruht, welche an gewissen Stellen des Ureters in verstärktem Maße angehäuft sind. Die weitgehende funktionelle Autonomie des Ureters soll in diesen Fällen eine Rückstauung des Harnes bis zur Entwicklung eines Hydroureters, ja selbst einer Hydronephrose zu bewirken imstande sein. Jedenfalls würde durch derartige lokale spastische Zustände der Harnleitermuskulatur leicht eine Striktur des Ureters vorgetäuscht werden. Auch physiologische Falten der Ureterschleimhaut, in denen sich die eingeführte Sonde verfängt, dürfen nicht irrtümlich für eine Striktur gehalten werden. Es ist aber zweifellos ein Verdienst von Hunner, daß er Veranlassung gegeben hat, der Ureterstriktur als einer Erkrankung sui generis und als der Quelle vieler ungeklärter Beschwerden erhöhte Aufmerksamkeit zuzuwenden. Weitere Nachprüfungen der Befunde Hunners in Hinsicht auf Entstehung und Häufigkeit des Vorkommens werden seine Ansichten vielleicht in einer oder der anderen Richtung zu bestätigen oder richtigzustellen berufen sein. So hat jüngstens Schreiber auf Grund von 100 genauen Leichenuntersuchungen die Existenz der Ureterstriktur als pathologischen Begriff entschieden anerkannt. Er konnte in 12% der Autopsiebefunde eine solche finden, allerdings ein gegenüber der großen Anzahl von klinisch festgestellten Strikturen nicht allzu großer Prozentsatz. Dabei wurde in 10% der Fälle eine Ureterstriktur mit konsekutiver Hydronephrose und Hydroureter gefunden, die im Leben ganz symptomlos geblieben war. Das Vorkommen der Ureterstriktur als Endausgang einer lokalisierten Entzündung der Ureterwand im Anschluß an eine Herdinfektion wird im Gegensatz zu Hunner als äußerst selten hingestellt.

**Pathologie.** Angeborene Strikturen des Ureters sind gewöhnlich singulär, die erworbenen häufiger multipel (Baar) zu finden, was der Natur ihrer Entstehung nach erklärlich scheint. Die ersteren sind meist einseitig, während bei den letzteren nicht selten doppelseitiges Vorkommen beobachtet wird. Während Barcker in 78% von 50 beobachteten Fällen die Striktur nur auf einer Seite fand, legt Hunner besonderen Wert darauf, immer beide Harnleiter auf Striktur zu untersuchen. Er konnte nämlich bei Uretersteinen einer Seite auch auf der nicht erkrankten Seite nicht selten eine Verengerung des Harnleiters feststellen, was ihn zur Annahme veranlaßt, daß ein Teil der Harnleiterkonkremente als sekundäre Bildung am Orte der Striktur aufzufassen sei. Demgemäß könne man durch rechtzeitige Behebung der Striktur der Steinbildung vorbeugen.

Der *Sitz* einer Striktur im Ureter ist abhängig von der Ursache, die dieselbe veranlaßt. Knickungen durch entzündliche Stränge, aberrante Gefäße, abnorme Insertion finden sich naturgemäß eher am oberen Ende, i. e. an der Abgangsstelle vom Nierenbecken. Für die Strikturen, die durch pathologische Veränderungen der Ureterwand selbst bedingt sind, gelten die physiologischen Engen nach SEITZ als Prädilektionsstelle. Für diese Formen wird man dem Beckenteil des Ureters eine bevorzugte Lokalisation einräumen müssen.

Die *Ausdehnung* einer Ureterstriktur ist ganz wechselnd; neben ringförmiger Verengerung von einigen Millimetern sind Strikturen von mehreren Zentimeter Länge beobachtet worden.

Jede Striktur des Ureters bildet ein Abflußhindernis für den Harn aus der zugehörigen Niere und führt dadurch zu schweren Folgeerscheinungen in derselben. Zunächst entsteht vorübergehend eine muskuläre Wandhypertrophie, sehr bald aber eine Dehnung des proximalwärts von der Striktur gelegenen Ureters, also ein *Hydroureter,* dessen Kaliber bis zur Armdicke anwachsen kann (OEHLECKER u. a.). Im weiteren Verlaufe wird auch die Niere in Mitleidenschaft gezogen. Die Veränderungen, die sich hier abspielen, hängen größtenteils von der Art der Abflußunterbrechung ab. Die vielfach auch klinisch bestätigten Experimente CONHEIMs haben gezeigt, daß bei plötzlich einsetzendem, vollkommenem Verschluß des Harnleiters die Nierensekretion bald gänzlich versiegt und es zu einer *Atrophie* des Nierengewebes kommt. Das Parenchym geht zugrunde und an Stelle einer Niere findet sich ein von Bindegewebe durchwachsener Parenchymrest. Hingegen entwickelt sich eine *Hydronephrose,* wenn der Verschluß des Ureters kein vollständiger ist, bzw. das Abflußhindernis intermittierend wirkt, wobei die Nierensekretion eben nicht dauernd aufgehoben wird. Auf dieser Basis entstehen die verschiedenen Arten von ,,Rückstauungsniere" (v. LICHTENBERG) in allen ihren Abstufungen von mäßiger Dilatation des Nierenbeckens bis zur gigantischen Hydronephrose, welche bei Neugeborenen sogar in solchem Umfange gesehen wurde, daß sich daraus ein Geburtshindernis ergab (BAAR). Diese Theorie der Entstehung einer Hydronephrose findet auf alle Formen der Ureterstenose Anwendung, ganz besonders für die hier in Rede stehenden Strikturen auf entzündlicher Basis, die als das Endergebnis einer Ureteritis gleich wie in der Harnröhre eine langsam sich entwickelnde und allmählich zunehmende Verengerung des Ureterlumens darstellt.

Tritt zu einer bestehenden aseptischen Stauungsniere *Infektion* hinzu, so entwickelt sich das Bild der infizierten Hydronephrose, bzw. die Pyonephrose unter den Begleiterscheinungen bakteriologischer Infektion. Oft ist in diesen Fällen die Harnstauung oder vielmehr die Ureterstriktur als die primäre Ursache der Erkrankung anzusehen. Jedoch besteht diese Reihenfolge der Entwicklung nicht immer zu Recht, sondern auch der umgekehrte Vorgang ist denkbar, derart, daß die primäre Schädigung durch die Infektion gegeben ist, welche auf dem Wege der Entzündung zur Stenose des Ureters führt (FOURNISS).

**Symptome.** Die Anzeichen einer Striktur sind nichts weniger als charakteristisch, vielmehr verläuft sie häufig völlig symptomlos oder verursacht nur geringe Beschwerden. Diese bestehen in unbestimmten *Schmerzen* der betreffenden Nieren- oder Utergegend, manchmal des ganzen Abdomens, die meist als Spannungsschmerzen der beginnenden bzw. intermittierenden Hydronephrose zu deuten sind (v. LICHTENBERG), bisweilen nehmen diese Schmerzen ausgesprochen kolikartigen Charakter an mit Ausstrahlungen entlang des Ureters, in den Oberschenkel, die Hoden, in die Blase, dann besteht auch Harnzwang. Für das Auftreten eines Schmerzanfalles können veranlassende Momente maßgebend sein, wie Erkältung oder Alkoholgenuß. MIRABEAU beschreibt einige Fälle von Stenose des Ureters bei Frauen an dessen unteren Ende, veranlaßt durch ascendierende Ureteritis. Die Symptome traten immer periodisch zur Menstruationszeit auf, offenbar führt hier die Kongestion der an sich entzündlich geschwollenen Ureterschleimhaut zu Abflußbehinderung des Harnes.

Die *Harnuntersuchung* läßt oft vollständig im Stich. Es sind vielfach Fälle sichergestellter Ureterstenose mit vollkommen negativem Harnbefund beschrieben (ROEDELIUS, EISENDRATH, FOURNISS u. a. m.). Während eines Schmerzanfalls sind allerdings meist Erythrocyten und auch Eiterkörperchen im Urin zu finden. PERLMANN sah in zwei Fällen von JOSEPH die Hämaturie und HUNNER legt auf das Symptom der Hämaturie besonderes Gewicht, weil wiederholt derartige Blutungen irrtümlich als essentielle Hämaturie angesehen wurden.

In Fällen, wo eine wohl ausgebildete Hydronephrose vorhanden ist, kann dieselbe als *Tumor* palpiert werden. Auch der Ureter imponiert, wenn er stark dilatiert ist, als palpabler Tumor, wie in den Fällen von EISENDRATH, v. RYDIGER u. a. Doch zeigt die klinische Erfahrung, daß derartige Palpationsbefunde kaum jemals richtig als Ureter gedeutet wurden. Im allgemeinen konzentrieren sich somit die Symptome der Ureterstenose ohne Infektion auf die subjektiven und objektiven Erscheinungen einer intermittierenden Hydronephrose, bzw. eines hydronephrotischen Tumors der Niere.

**Diagnose.** Aus diesen Gründen war die Diagnose der Ureterstriktur vor Einführung der modernen urologischen Untersuchungsmethoden kaum vor der Operation gestellt worden. Dieselbe war bis dahin eigentlich nur durch den retrograden Katheterismus möglich (BLOCH), indem man vom eröffneten Nierenbecken oder Ureter aus bei Sondierung gegen die Blase auf ein Hindernis stieß. Der Ausbau der endoskopischen und radiologischen Methoden hat aber in diagnostischer Hinsicht ungemein große Fortschritte gebracht. Schon die einfache *Cystoskopie* bzw. Chromocystoskopie kann einen gewissen Anhaltspunkt für die Diagnose geben. Träge Harnsekretion oder Leergehen des Ureters weisen auf eine gestörte Harnleiterperistaltik (PERLMANN) und schon das bloße Aussehen des Orificium ureteris kann durch narbige Einziehung oder Schwellung den Verdacht auf eine vorhandene Striktur erwecken.

Noch viel maßgebender ist natürlich die *Harnleitersondierung,* also die Feststellung des Hindernisses im Verlauf des Ureters. Führt man in einem solchen Falle einen Ureterenkatheter ein, so stößt derselbe zunächst an einer Stelle auf einen Widerstand. Wenn derselbe überwunden werden kann, so beginnt sofort das charakteristische kontinuierliche Abtropfen von Restharn aus dem Nierenbecken, das auf eine Dilatation oberhalb des Hindernisses deutet. Noch augenfälliger wird diese Erscheinung, wenn man den Kranken zur Einwirkung der Bauchpresse veranlaßt, um dadurch die Tropfenfolge dieses Restharnes zu beschleunigen, wie es KAPSAMER zuerst angegeben hat. Zieht man den Ureterkatheter heraus, so sistiert der Harnabfluß in dem Augenblick, wo das Katheterauge in der Striktur steckt. KELLY betont dabei besonders, daß man hierbei das Gefühl hat, als wäre der Ureterkatheter hier eingeklemmt. Auch läßt sich durch weiteres Vorziehen von dieser Stelle an dem Gefühle nach ein annäherndes Maß für die Länge der Striktur gewinnen. HUNNER, BARKER u. a. empfehlen im weiteren Ausbau dieser diagnostischen Methode die Verwendung einer *Uretersonde mit Wachsolive.* Eine starre Sonde wird an einer Stelle einige Zentimeter von ihrem Ende entfernt mit einer Wachs-Paraffinmasse derart bestrichen, daß sie eine olivenförmige Auftreibung erhält. Dortselbst markiert sich beim Passieren der Sonde die Striktur durch eine deutliche Impression auf der Wachsmasse. HUNNER mißt diesem Zeichen große diagnostische Bedeutung bei. Daß dasselbe aber bisweilen auch Fehlschlüsse zur Folge haben kann, läßt sich nicht von der Hand weisen, denn das Zustandekommen einer solchen Marke auf der Wachsbougie bedingt eine gewisse Elastizität der Striktur. Diese ist aber bei narbig fibröser Verengung nicht vorhanden. Andererseits können spastische Kontraktionszustände der Uretermuskulatur an einer Stelle zu einer Einschnürung Anlaß geben, die einen Eindruck auf dem Wachs hinterläßt. Die

bloße Einführung einer Sonde in den Ureter kann als Fremdkörper leicht solche
Spasmen hervorrufen (CROWELL). Auch ist die Möglichkeit der irrigen Annahme
einer Striktur dadurch zuzugeben, daß
man mit der Wachsbougie an Stellen
des Ureters hängen bleibt, wo nur eine
physiologische Enge desselben vorliegt,
ein Moment, auf das EISENDRATH besonders hinweist.

Bedeutend größere Sicherheit als die
Sondierung des Harnleiters gibt die
Möglichkeit der graphischen Darstellung
einer Ureterstriktur im Röntgenbilde
mittels der *Pyelouretereographie*. Durch
Füllung des Nierenbeckens und Ureters
mit einer schattengebenden Flüssigkeit
läßt sich der letztere in seinem ganzen
Verlauf auf der Platte darstellen und
dabei kommen Einengungen seines Lumens, sowie die Anzahl, Länge und
Form derselben zur Ansicht (Abb. 1).
Ebenso sieht man allfällige Knickungen
oder Verziehungen in seinem Verlaufe

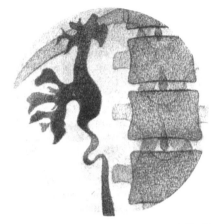

Abb. 1. Pyeloureterogramm von Schleifenbil-
dung des Ureters infolge Abknickung. (Aus der
I. Medizinischen Klinik in Wien.)

(Abb. 2). Diese sind auch aus dem Grunde beachtenswert, weil sie zu ähnlichen Beschwerden Veranlassung geben wie die Strikturen, manchmal auch
mit letzteren gleichzeitig vorhanden sind.

Die Vertrautheit mit ge-
wissen technischen Vorteilen
bei dieser Methode ist wichtig
und erspart dem Unter-
sucher Fehlschlüsse. So ist
es notwendig, darauf zu
achten, daß der Katheter
nicht allzu weit in den Ureter
vorgeschoben wird, damit
sich nicht nur das Nierenbecken, sondern auch der
Harnleiter füllen kann, sonst
kommt er auf der Platte nicht
zur Ansicht. Das gleiche ist
auch dann möglich, wenn
eine klappenventilartige Verengung am Ureterabgang
vom Nierenbecken besteht,
welche zwar das Einspritzen
von Flüssigkeit ins Nierenbecken, aber nicht den Rückfluß in den Ureter gestattet
(ROEDELIUS). Bei tiefsitzenden Strikturen füllt sich

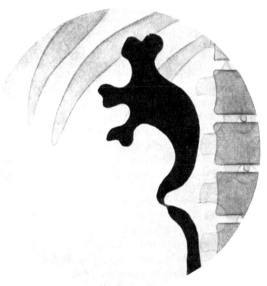

Abb. 2. Ureteropyelogramm einer Stenose des Ureters mit
konsekutiver Dilatation des Nierenbeckens. (Nach ROEDELIUS.)

manchmal der peripher von derselben gelegene Ureterteil dadurch, daß die Flüssigkeit, anstatt die Striktur zu passieren, in die Blase zurückfließt. Hier wird die
Füllung in Beckenhochlagerung vorteilhaft sein. Im weiteren Ausbau der pyelo-
graphischen Methode hat GOLDSTEIN die zeitliche Entleerung des gefüllten

Nierenbeckens und Ureters am Röntgenschirm beobachtet und gefunden, daß das Verbleiben der schattengebenden Flüssigkeit im Nierenbecken über 7 Minuten hinaus auf eine Störung der physiologischen Entleerungsfähigkeit bzw. auf das Bestehen eines Abflußhindernisses im Ureter hinweist. Es ist die verlängerte Entleerungszeit des Nierenbeckens bis zu einem gewissen Grade pathognomonisch für eine Ureterstenose und deren zeitliches Ausmaß ein Hinweis auf den Grad der Harnstauung in demselben. *Jedenfalls ist aber die Ureterographie die einzige absolut verläßliche und daher ideale Methode zur Darstellung einer Ureterverengerung,* welche die Diagnose zu einer Zeit möglich macht, wo noch keine schweren irreparablen Zerstörungen der Niere eingetreten sind, daher ist ihre Anwendung in jedem Falle Erfordernis, wo der Verdacht auf die Erkrankung besteht.

Ohne die Röntgenuntersuchung ist die *Differentialdiagnose* gegen abdominelle Erkrankungen anderer Art ungemein schwierig. Die unbestimmten Schmerzen im Unterbauch gaben wiederholt Veranlassung zu Operationen der Appendix, der Adnexe, der Gallenblase, zur Bloßlegung der Niere, manchmal sogar zur Nephrotomie oder Nierenexstirpation. Unter den Patienten von HUNNER sind solche verzeichnet, die bis zu neun erfolglose Operationen durchgemacht haben, bevor eine Ureterstriktur diagnostiziert und mit ihrer Beseitigung die Beschwerden behoben waren. Im Falle von BULL wurde eine Kranke wegen Rückenschmerzen unter der Diagnose Spondylitis durch mehrere Jahre im Gipsbett gehalten, bis die Resektion einer Ureterstriktur Heilung brachte. Der klinisch genau beobachtete Fall von OEHLECKER zeigte Erscheinungen eines perityphlitischen Abscesses, bei der Laparotomie erwies sich die getastete Resistenz als der auf Armdicke erweiterte Ureter oberhalb einer kongenitalen Stenose. Im Falle von RYDIGER waren Erscheinungen von Darmsteifung vorhanden, bei EISENDRATH bestand der Verdacht auf einen Volvulus des Darmes, beide Male fand sich kongenitale Stenose des Ureters mit enormer Dilatation. Diese Tatsachen beweisen die Notwendigkeit der Heranziehung aller verfügbaren diagnostischen Hilfsmittel für die differentielle Diagnose. Die exakte Harnuntersuchung wird oft zunächst nur den Verdacht auf eine Erkrankung des Harnapparates erwecken. Bei Bestehen akut entzündlicher Erscheinungen und Anzeichen entzündlicher intraabdomineller Erkrankung werden Leukocytenzählungen, Fiebertypus und Pulsregistrierung heranzuziehen sein. Bei festgestelltem Hindernis im Ureter ist vor allem durch Röntgenuntersuchung ein Stein auszuschließen. BARKER sah im Laufe von 100 genau untersuchten urologischen Fällen siebenmal typische Symptome von Ureterstein, bei denen das Pyelo- bzw. Ureterogramm sechsmal Strikturen aufdeckte.

**Therapie.** Die Behandlung einer Ureterstriktur richtet sich nach ihrem Kaliber, ihrem Sitz, der Ursache und dem Grade der durch die Harnstauung hervorgerufenen Zerstörungen des Nierenparenchyms. Nur wenn noch funktionsfähiges Nierengewebe vorhanden ist, sind *konservative* Maßnahmen angezeigt. Hier kommt vor allem die allmähliche *Dilatation* der Striktur durch Ureterensonden oder Katheter in Betracht. Man beginnt mit ganz dünnen Sonden und steigert allmählich ihre Stärke, wobei jede einige Stunden liegen bleibt. Die Dehnungen müssen langsam und in entsprechenden Intervallen von etwa 8 Tagen vorgenommen werden. Bei doppelseitiger Striktur sollen niemals beide Seiten zugleich behandelt werden. Läßt sich an Stelle einer impermeablen Sonde ein Katheter verwenden, so bietet dieser gleichzeitig die Möglichkeit, etwa vorhandenen Restharn aus dem Nierenbecken zu entleeren und dieses zu spülen. ZUCKERKANDL hat mit dem „therapeutischen Ureterenkatheterismus" wiederholt dauernde Erfolge erzielt. Es ergeben sich Fälle, in welchen bei der ersten Untersuchung ein leicht überwindbares Hindernis im Ureter und geringe Dilatation des Nierenbeckens gefunden wird. Schon bei der nächsten oder zweitnächsten Sondierung ist der Weg zum Nierenbecken frei und der Restharn verschwunden. Dies sind die leichtesten Formen von Verengung oder Knickung des Harnleiters, die durch einmalige Dehnung bzw. Streckung des Ureters behoben werden. PHILLIPS hat einen typischen derartigen Fall mit leichter Hydronephrose pyelographisch darstellen können. Nach einmaliger Einführung eines Katheters waren die Beschwerden verschwunden. ASCHNER wies an der Hand pyelographischer Bilder nach, wie nach allmählicher Dehnung der Striktur sich das erweiterte Nierenbecken verkleinerte und schließlich zur Norm zurückging.

Für callöse, schwer durchgängige Strikturen hat WALTHER ein dem LEFORT-schen Instrument für die Harnröhre nachgebautes filiformes Leitbougie mit einem anschraubbaren Katheter angegeben, welcher zur Erzielung größerer Festigkeit aus Spiraldraht gefertigt ist. Er empfiehlt das Instrument auch für die Wegbarmachung von Uretersteinen. Ebenfalls aus der Klinik der Harnröhrenstriktur übernommen ist das *Ureterotom* von SANTOS, das ein von außen aufstellbares Messerchen an der Spitze eines spiraligen Metallkatheters trägt; dasselbe wird gedeckt eingeführt und dann beim Vorziehen eine interne Ureterotomie gemacht. Die Handhabung dieses Instrumentes dürfte selbst bei größter Vorsicht und Geschicklichkeit ihre Gefahren haben und ist daher praktisch nicht erprobt worden, ebensowenig wie die *Elektrolyse*.

Vorbedingung für alle endoureteralen Behandlungsmethoden der Strikturen ist ein minimaler Grad von Durchgängigkeit derselben. Am schonendsten und erfolgreichsten ist wohl die allmähliche Dilatationsbehandlung, die von vielen Autoren (KELLY, BARKER, DESNOS u. a.) empfohlen wird. Berechtigt erscheint die Forderung von SCHULZ, es möge bei der Dehnungsbehandlung „überdilatiert" werden, da diese Strikturen eine Neigung zu Rezidiven zeigen.

Versuche von LOHNSTEIN, eine callöse Ureterstriktur durch Thiosinamininjektion wegbar zu machen, haben wenig Nachahmung gefunden.

*Chirurgische* Maßnahmen treten dann in ihre Rechte, wenn mit den genannten Methoden kein Auslangen gefunden werden kann. Hier hat man die radikale Exstirpation der Niere und konservative Eingriffe auseinanderzuhalten. Maßgebend für das Vorgehen im Einzelfalle ist die Frage, ob die Niere noch funktionsfähiges Parenchym enthält oder ob sie durch lange bestehende Harnstauung völlig zugrunde gegangen und zu einer Hydronephrose umgewandelt ist. Das Bestehen einer kompletten Sackniere und eines Hydroureters oder einer Pyonephrose mit Anzeichen schwerer Infektion erfordern die *Nephrektomie* und *Ureterektomie* bis über die Striktur hinaus. Denn, wenn ein Teil des dilatierten Ureters bei der Operation zurückgelassen wurde, so erwächst daraus die Gefahr des Stumpfempyems, welches in einer zweiten Operation die Exstirpation des Ureters notwendig macht. KÜMMELL (bei ROEDELIUS) mußte in drei Fällen derartige Nachoperationen ausführen.

In dem Bestreben, eine funktionell noch leistungsfähige Niere zu erhalten, sind eine Reihe konservativer Operationsmethoden am verengten, bzw. geknickten Ureter entstanden, deren erste wohl 1886 von TRENDELENBURG ausgeführt wurde. Soweit sie sich auf die verschiedenen plastischen Eingriffe am Ureterabgang vom Nierenbecken beziehen, sei hier auf das Kapitel der Hydronephrose verwiesen. Hierher gehören die Pyeloureteroanastomose nach ALBARRAN, die Pyeloplicatio nach ISRAEL, die partielle Resektion des Nierenbeckens nach KÜMMELL-RUMPEL und ihre Varianten. Besondere Bedeutung erlangen diese Operationen, wo es sich um hydronephrotische Vorgänge in einer Solitärniere handelt, wie bei KÜSTER, SCHLOFFER u. a.

Aber auch für die Verengerungen, die sich im weiteren Verlaufe des Harnleiters bis zu seiner Einmündung in die Blase abspielen, fehlt es nicht an

Versuchen, durch plastische Operationen am Harnleiter die Niere zu erhalten. Hierbei kommt vor allem die *Resektion* der Striktur in Betracht. Der Erfolg dieser Methode wird aber häufig illusorisch, sei es, daß die Ureternaht insuffizient wird oder an der Operationsstelle sich neuerdings eine strikturierende Narbe bildet. BULL gelang es, in einem Fall die Striktur am Übergang ins kleine Becken zu resezieren und die beiden Enden über einer Sonde durch zirkuläre Naht zu vereinigen. Es trat volle Heilung ein. Aussichtsreicher und auch häufiger verwendet ist die plastische Operation nach FENGER, welche in longitudinaler Spaltung und querer Vernähung der Striktur besteht. Bei Sitz der Striktur am Blaseneingang hat zuerst ISRAEL die Resektion derselben und Neueinpflanzung des Ureters in die Blase empfohlen. In glücklicher Weise gelang MC ARTHUR in einem Fall von traumatischer Ureterstriktur die Überbrückung des Defektes nach Resektion der Striktur durch neunwöchentliches Liegenlassen eines Ureterkatheters, über welchem sich die Ureterwand regenerierte. Eine Pyelotomiefistel garantierte während dieser Zeit den Harnabfluß von der Niere.

Vorderhand noch in das Gebiet des Experiments gehören Tierversuche von DOMINICI, welcher an Hunden ein Stück resezierten Ureters durch Transplantation der Vena jugularis oder Arteria carotis zu ersetzen suchte. Es trat aber immer Nekrose des überpflanzten Gefäßes auf. Ebensowenig Erfolg hatten die Tierversuche FLOERCKENs, die sich in der gleichen Richtung bewegen. Am Menschen gelang JANU einmal eine gestielte Transplantation der Arteria hypogastrica zum Ersatz des Harnleiters, doch fehlen Angaben über cystoskopische Befunde nach der Operation.

Die Vornahme konservativer Operationen bei der Ureterstriktur ist zweifellos wünschenswert, da man sich schwer entschließt, ohne zwingendste Gründe eine noch halbwegs leistungsfähige Niere zu entfernen. Der Erfolg solcher Eingriffe ist aber immer unsicher. Es besteht stets die Gefahr der Fistelbildung an der Nahtstelle und die Möglichkeit narbiger Obliterationen daselbst. Die Folge davon ist dann erst recht die Notwendigkeit der sekundären Nephrektomie. Dies ist der Grund, warum derartige Operationen bei den meisten Chirurgen sich keiner Beliebtheit erfreuen und die Meinung namhafter Autoren (DOERING, ISRAEL, KÜMMELL, EISELSBERG und CLAIRMONT u. a.) für ein von vornherein radikales Vorgehen der Ansicht einer anderen Gruppe gegenübersteht, die die Erhaltung des Organs wenn irgendmöglich anstrebt (KÜSTER, WAGNER, ALBARRAN u. a.). OEHLECKER hat in prägnanter Weise das Für und Wider in dieser Frage für die Operation der Hydronephrose auseinandergesetzt. Das, was KÜSTER bezüglich der Hydronephroseoperation sagte, muß auch auf das hier behandelte Thema ausgedehnt werden, bleibt aber vorderhand doch ein unerfüllter Wunsch. „Die Nephrektomie soll nur unter scharf begrenzten Anzeigen verwendet werden, und zwar wenn entweder das Nierengewebe ganz oder fast ganz zerstört ist, wenn Eiterung mit Fieber oder wenn eine lange dauernde Fistel besteht. Jede Ausdehnung der Nephrektomie über diese Linie wäre als arger Rückschritt zu bezeichnen."

Schließlich wäre noch eine Operation zu erwähnen, welche RAFIN (zit. bei VERRIÈR) als *Ureterolysarthosis* vorgenommen hat. Sie besteht in der Lösung von Adhäsionen und Strängen, die sich um den Ureter herum gebildet und zur Abknickung desselben geführt haben. Den gleichen Weg hat ALBARRAN eingeschlagen, um eine durch Stränge nach Periureteritis entstandene Ureterknickung zu beheben. KOLISCHER bezeichnet diese Operation als *Ureterolyse*. Neben all diesen lokalen therapeutischen Maßnahmen kommt aber noch — wofern man der Anschauung von der hämatogenen entzündlichen Entstehung der Ureterstriktur folgen will — die Entfernung allfälliger primärer infektiöser

Eiterherde in den Tonsillen, Zähnen usw. in Betracht. Dieselbe ist aber wohl nur dann angezeigt, wenn deutliche Symptome von Herdinfektion vorliegen und die Striktur auf bloße Dilatation nicht zurückgeht.

# III. Die cystische (blasige) Erweiterung des vesicalen Harnleiterendes.

Die cystische Dilatation des vesicalen Harnleiterendes ist eine Erkrankung, welche topographisch sozusagen ein Grenzgebiet zwischen Ureter- und Blasenaffektion darstellt, denn einerseits ist sie eine Bildung, deren Ursprung ausschließlich vom Ureter herzuleiten ist, andererseits aber gehört sie sowohl hinsichtlich der Diagnostik als auch der Behandlung in das Gebiet der Blasenpathologie.

Bis zu Ende des vorigen Jahrhunderts war die cystische Dilatation des vesicalen Ureterendes nur von gelegentlichen Leichenbefunden her bekannt. 1898 hat ENGLISCH auf Grund eines eigenen und 15 anderer aus der Literatur gesammelter Fälle eine ausführliche kritische Darstellung der Anomalie gegeben. Im selben Jahre hat LIPMANN-WULFF den Befund einer cystischen Dilatation cystoskopisch erhoben und GROSGLICK hat 1901 einen solchen Fall cystoskopisch als Blasentumor diagnostiziert, der sich bei der Operation als cystisch erweitertes Ureterende erwies. Mit der systematischen Verwendung der Cystoskopie mehrten sich die Mitteilungen über den Gegenstand. COHN stellte 1902 zum ersten Male die richtige Diagnose intra vitam, die bei der von GARRÉ ausgeführten Operation bestätigt wurde. Bei ZUCKERKANDL sind bereits 40 Fälle in der Literatur bekannt. BRONGERSMA konnte 1907 61 Fälle zusammenstellen, von denen 17 am Lebenden diagnostiziert waren. 1920 ist die Zahl der in der Literatur niedergelegten Fälle nach BLUM auf 100 angewachsen und in den allerletzten Jahren erscheinen immer noch kasuistische Beiträge, welche mitteilenswerte Details in bezug auf Pathologie und Klinik des Leidens enthalten.

**Terminologie.** Ursprünglich wurde die in Rede stehende Anomalie fälschlich als Blasencyste oder auch als Doppelblase (LECHLER) bezeichnet, da man den Zusammenhang des in der Harnblase gelegenen cystischen Gebildes mit dem Ureter nicht erkannte. Später fand der von ENGLISCH vorgeschlagene Name „cystische oder intermittierende cystische Dilatation des vesicalen Harnleiterendes" den meisten Anklang. Manche Autoren wählen die Bezeichnung „Ureterprolaps" oder „Ureterocele" (CASPER, OTTOW), KOTZENBERG spricht von einer „Uretercyste". BLUM schlägt mit Recht die Bezeichnung „blasige Erweiterung des vesicalen Ureterendes" vor; da es sich nicht um die Neubildung eines cystischen Hohlraumes handelt, will er, sowie FENWICK den Namen „cystisch" vermieden wissen. Der Ausdruck „Ureterphimose" wurde von PLESCHNER und HEYROVSKY angeregt und trifft insoferne zu, als eine gewisse Analogie zwischen den Veränderungen am Ureter und denen der verengten Vorhaut besteht. Hier wie dort handelt es sich um ein sackartiges Gebilde mit verengter Öffnung, welches von einem inneren und einem äußeren Blatte überzogen ist. In dem einen Falle ist es das äußere und das innere Vorhautblatt, in dem anderen außen Blasenschleimhaut, innen Ureterschleimhaut. PLESCHNER will diese Bezeichnung besonders in denjenigen Fällen angewendet wissen, in denen kein kompletter Verschluß des Ureterostiums vorhanden ist, wo also noch Harnstrom im Rhythmus in die Blase geht und daher Volumschwankungen des cystischen Gebildes stattfinden.

Von der cystischen oder blasigen Erweiterung des vesicalen Ureterendes wohl zu unterscheiden ist der echte Prolaps der Ureterschleimhaut in die Blase, eine Differenzierung, auf die von verschiedenen Seiten mit berechtigter Schärfe hingewiesen wird (PASTEAU, PAPIN, BLUM). Nach oder vor dem Durchtritt eines Steines durch das Ureterostium sieht man nicht selten an Stelle des Ostiums eine Eversion der Ureterschleimhaut, welche mit dem Rectalprolaps gewisse Ähnlichkeiten besitzt. Diese Bildung besteht lediglich aus Ureterwand und ist nicht wie die blasige Dilatation mit Blasenschleimhaut überzogen. Dieses Moment gestattet, wie KAPSAMMER betont, cystoskopisch eine Differenzierung der beiden Bildungen, indem bei der cystischen Dilatation die Verzweigung der Blasengefäße sich über die Vorwölbung erstreckt, da ja diese von Blasenschleimhaut überzogen ist, während sie beim Prolaps der Ureterschleimhaut an der Basis abschneidet.

**Pathologische Anatomie.** Im Fundus der Blase findet sich annähernd dem Sitze des Orificium ureteris entsprechend ein cystenartiges Gebilde von Schleimhaut überzogen, dessen Inhalt meist durchscheinend ist. Seine Ausdehnung ist ungemein verschieden, von der Größe einer warzigen Erhabenheit bis zu solchen Dimensionen, daß fast die ganze Blase davon ausgefüllt wird (Fall von LECHLER). Die Form ist bei kleinen Cysten meist kugelig (v. HIBLER, TÖBBEN) oder portioförmig, manchmal nimmt sie die Gestalt eines Handschuhfingers an, bei größeren kann sie die Form einer Birne erreichen, die, sich gegen den Sphincter internus zu verjüngend, demselben vorgelagert ist und hier ein Miktionshindernis abgibt. Im Falle KOLISKO erreichte die Cyste das äußere Ende der weiblichen Harnröhre und in extremen Fällen kann es bei der Frau zu einem Vorfall des Gebildes vor die Urethra kommen, wie dies in wiederholten Beobachtungen mitgeteilt wurde (CAILLÉ, GEERDS, v. HIBLER, MAYER, SIMON u. a.). Durch Einklemmung der prolabierten Geschwulst am Blasensphincter verfärbt sich diese blaurot und kann oberflächlich nekrotisch werden (Fall von NELSON).

Das Ureterostium befindet sich einmal auf der Kuppe der blasigen Vorwölbung, ein andermal liegt es auf der Unterseite derselben, so daß es nur schwer cystoskopisch auffindbar ist. Sein Lumen ist meist sehr eng, häufig bei blindendigendem Ureter nur in Form einer Einziehung angedeutet; im letzteren Falle besteht eine geschlossene Cyste, wie dies in 12 der 40 von COHN zusammengestellten Fälle zugetroffen ist. Der Inhalt der cystischen Vorwölbung ist verschieden, zum Teil wohl abhängig von der Beschaffenheit des verengten Ostiums. Solange dasselbe durchgängig ist und der zugehörige Ureter funktioniert, enthält sie urinöse Flüssigkeit, die bei hinzutretender Infektion sich eitrig trübt. Bei vollkommenem Verschluß des Ostiums und Sistieren der Nierensekretion kann der Inhalt wässerig, eitrig oder blutig sein. Der Befund von Steinen im Cystensack ist nicht selten (siehe später). Der Sitz der Cyste entspricht nicht immer der normalen Mündungsstelle des Ureterostiums. Es hat dies seinen Grund darin, daß in einer ganzen Reihe von Fällen gleichzeitig mit der blasigen Dilatation des Ureterendes eine andere Mißbildung vergesellschaftet ist, nämlich die Verdoppelung der Ureteren, welcher dann auch eine gedoppelte Niere, bzw. ein gedoppeltes Nierenbecken entspricht. In diesen Fällen verlaufen die Ureteren fast typisch so, daß der dem proximalen Beckenteil zugehörige Harnleiter mehr distal in die Blase einmündet und gerade dieser ist es, dessen Ende die cystische Erweiterung trägt (BOSTRÖM, COHN, HAUSHALTER und JAQUES u. a.). Die Dislokation eines solchen Ureterendes kann sich bis in die Gegend des Blasensphincter und auch bis in die Harnröhre erstrecken, daher die von manchen Autoren gemachte Annahme, daß durch die regelmäßige Sphincterkontraktion ein temporärer Verschluß dieses Ureterostiums und dadurch Stauungsdilatation in dem zugehörigen Ureter stattfindet.

*Die Wand der blasigen Vorwölbung wird an der Außenfläche von Blasenschleimhaut, innen von Ureterschleimhaut gebildet.* Die dazwischen liegende

Gewebsschichte besteht aus Bindegewebe, in welches glatte Muskelfasern eingelagert sind. Die Angaben der verschiedenen Untersucher über den Gehalt
an Muskelgewebe gehen auseinander. Diese Frage ist aber für die Natur der
ganzen Bildung von Bedeutung. In der Mehrzahl der der mikroskopischen
Untersuchung zugeführten Fälle wurde in der zwischen den beiden Schleim-
hautblättern gelegenen Bindegewebsschichte Muskelbündel eingestreut gefunden,
welche von der Basis gegen die Kuppe zu immer dünner werden und dortselbst
verschwinden. Diese Muskelfasern werden meistens als zur Uretermuskulatur
zugehörig beschrieben (ENGLISCH, ELS, PENDL u. a.). COHN findet in seinem
Falle an manchen Stellen der Cystenwand vier Lagen von Muskelgewebe und
schreibt zwei davon der Blase und zwei der Uretermuskulatur zu. Auch RICHTER
konnte wenigstens an der Basis der Cyste Muskelbündel der Blase von solchen
des Ureters unterscheiden, nach der Kuppe hin verschwinden zuerst die Blasen-
fasern, später immer dünner werdend auch die Muskulatur der Ureterwand.
BOSTRÖM negiert überhaupt die Anwesenheit von muskulären Elementen in
der Wand der cystischen Vorwölbung, während WIEHE an der Durchtrittsstelle
des Ureters durch die Blasenwand eine ausgesprochene Atrophie der Blasenmuskulatur feststellt. CAULK hat zwei von seinen Fällen mikroskopisch untersucht. Er konnte in dem einen Muskelfasern sicher nachweisen, während sie
im zweiten vollständig fehlten. Daß dieser vollständige Schwund der Muskelfasern durch eine Atrophie zustande kommen kann, hat MASAKI experimentell
zu zeigen vermocht, so daß diese divergierenden Befunde eigentlich keinen
prinzipiellen Unterschied bedeuten.

*Es erscheint vielmehr die Annahme berechtigt, daß die blasige Vorwölbung
in ihren Wandschichten muskuläre Elemente sowohl der Blase als des Ureters
trägt, doch sind dieselben in verschieden hohem Grade vorhanden, manchmal wohl
auch durch Atrophie gänzlich zugrunde gegangen.* Jedenfalls nimmt die Muskulatur des Ureters, zum Teil auch der Blase an der Bildung der Cyste teil.
*Demnach ist die blasige Erweiterung des vesicalen Ureterendes als eine Aus-
stülpung des Harnleiters in das Cavum der Harnblase anzusehen, deren äußere
Bekleidung von Blasenwand gebildet wird.*

**Entstehung.** Die Grundursache für das Zustandekommen der blasigen Erweiterung ist eine blinde Endigung, zumindest aber eine hochgradige Stenose
des vesicalen Ureterostiums. Damit verbunden ist eine Behinderung des Harnabflusses am distalen Ende des Harnleiters. Darin stimmen seit BOSTRÖM,
BURKHARDT, ELS, ENGLISCH, GROSGLIK u. a. alle Autoren überein. Die Entstehung dieser Stenose kann 1. primär angeboren oder 2. sekundär erworben sein.

1. *Angeborene Verengung.* Dieselbe ist auf eine Hemmungsbildung im
intrauterinen Leben zurückzuführen. SCHWARZ bezieht sich zur Erklärung
dieses Vorganges auf die embryologischen Untersuchungen von KUPFER. Danach
entspringt der Ureter aus einer Ausstülpung des WOLFFschen Ganges, die
zunächst in den Sinus urogenitalis mündet. Der Ureter löst sich von seinem
Mutterboden im Laufe der weiteren Entwicklung ab, manchmal ohne sich in
ein Hohlorgan zu öffnen. So entsteht dann eine blinde Endigung des Ureters.
ENGLISCH erklärt diese Fälle mit einer Neigung gewisser Hohlorgane des Urogenitalapparates zu epithelialer Verklebung (COWPERsche Drüsen, Utriculus
prostaticus). Die Auffassung des blind endigenden Ureters als Hemmungsbildung findet ihre Unterstützung in dem verhältnismäßig häufigen gleichzeitigen Vorkommen anderweitiger Mißbildungen im Bereich des Harnapparates,
wie z. B. eine abnorm tiefe Einmündung des Ureters in die Blase. Erstreckt
sich diese bis in die Urethra posterior, so kann durch die Kontraktionen des
Blasensphincters allein das Ostium ureteris komprimiert werden und dadurch
die Gelegenheit zu einer Verengung desselben und zur Harnstauung im Ureter

2*

gegeben sein (COHN). Eine andere Mißbildung, die mit blasiger Dilatation vergesellschaftet ist, ist die Anwesenheit von gedoppelten Ureteren auf einer oder
beiden Seiten, ein an sich nicht so seltenes Vorkommnis, welches SCHEWKU-
NENKO in 1—4% der Fälle an einem großen Sektionsmaterial festgestellt hat.
JANSSEN findet in seinem Falle Aplasie der einen Niere und des Ureters sowie
der Prostata. Er nimmt eine kongenitale Hypoplasie der Längsmuskulatur
des unteren Ureterendes als Ursache für die Entwicklung der blasigen Dilatation an.

Das gelegentliche Vorkommen anderweitiger Mißbildungen bei Fällen von
blasiger Dilatation des vesicalen Harnleiterendes, wie Hasenscharte, überzähliger
Finger, Harnröhrendefekt u. dgl., spricht um so beredter für die angeborene
Natur der Stenose.

2. Die *erworbene Verengerung* kann durch alle Arten von entzündlichen
Prozessen hervorgerufen werden, die sich an dem Ostium oder an seiner unmittel-
baren Umgebung, sei es in der Blase oder im Harnleiter, abspielen. So führt
RICHTER seinen Fall auf eine in der Kindheit durchgemachte Colicystitis zurück.
CAULK sah eine solche Stenose durch eine Narbe nach Blasenulcus entstehen.
Auch als Folge einer Tuberkulose des Ureters kann sie auftreten (KAPSAMMER,
BLUM). Im Falle KOTZENBERG war die Stenose des Ureterostium künstlich
durch Neoimplantation des Ureters in die Blase hervorgerufen worden und er
konnte cystoskopisch die Entwicklung der blasigen Dilatation an diesem Ureter
schrittweise verfolgen. Traumen jeder Art gegen den Ureter können natürlich
zur Stenosierung desselben führen (ELS), als solche sind besonders die Verletzungen
zu betrachten, welche durchtretende Steine in die Ureterwand setzen. Im
Anschluß an eine solche Steinwanderung wurde wiederholt die Entwicklung
blasiger Dilatation beobachtet. Steine bilden auch gelegentlich den Inhalt der
Vorwölbung (FREYER u. a.). Dieselben können von der Niere in die Cyste
herabgewandert sein, deren Bildung durch ihre Vorläufer veranlaßt wurden.
Es ist aber auch die Möglichkeit nicht von der Hand zu weisen, daß die Konkremente als Sekundärsteine in der Cyste selbst sich entwickeln. Manche Autoren
(ELS, PAPIN) halten diese Auffassung für die wahrscheinliche.

Die Stenose des Orificium ureteris ist aber nicht das einzige Moment, welches
das Zustandekommen der blasigen Dilatation ermöglicht, dazu gehören noch
andere Bedingungen und diese sind in einer Eigentümlichkeit der Verlaufsrichtung des intramuralen Ureters gelegen:

Der Ureter durchsetzt normalerweise die muskuläre Blasenwand in schiefer
Richtung und verläuft vor seiner Ausmündung auf eine Strecke von 1—4 mm
direkt unter der Blasenschleimhaut (Abb. 3 a). Davon kann man sich an jeder
Leichenblase durch Einführung einer Sonde überzeugen (ENGLISCH). Die Folge
dieser schiefen Verlaufsrichtung des Ureters ist ein klappenventilartiger Verschluß
des Ostiums gegen die Blase, welcher das Rückfließen des Harns nach der Niere
zu verhindert. Naturgemäß ist bei diesem Verlauf die obere Wand des Ureters
auf eine längere Strecke von muskulärer Bedeckung entblößt als die untere
und bietet an dieser Stelle dem Anprall des Harnstroms einen verminderten
Widerstand. Durch ein abnorm langes, submukös verlaufendes Ureterende
wird hier die Anlage zu einer allmählichen blasigen Erweiterung geschaffen.
Dasselbe gilt für Abweichungen dieser normalen Verlaufsrichtung des Ureters
in Form einer mehr rechtwinkeligen oder einer mehr schrägen Einpflanzung
desselben in die Blasenwand. Bei der ersteren Form kann es leicht infolge der
vis a tergo von der Niere her zu einer Ausbuchtung des Ureters unmittelbar
vor seinem Eintritt in die Blasenwand kommen (Abb. 3 b), bei der zweiten Form
resultiert die beschriebene Verlängerung des submukösen Verlaufes (Abb. 3 c).
*Ist dieser letztere Zustand mit der ersten, nämlich der Verengung oder blinden*

*Endigung des Ureterostiums kombiniert, so sind die Bedingungen für die Entwicklung der blasigen Erweiterung gegeben* (Abb. 3 d). Durch allmählich zunehmende Harnstauung besteht hier eine *sanduhrförmige* Erweiterung des Ureters, indem der innerhalb der Blasenmuskulatur verlaufende Anteil desselben dieser Dehnung am meisten Widerstand leistet, während der proximalwärts davon gelegene Anteil einerseits und der distal in der Submucosa gelegene andererseits sich stärker ausdehnen. Durch allmähliche immer mehr und mehr fortschreitende Ausweitung des submukös gelegenen Ureterendes entwickelt sich dann die blasige Dilatation desselben in ihren verschiedenen Graden.

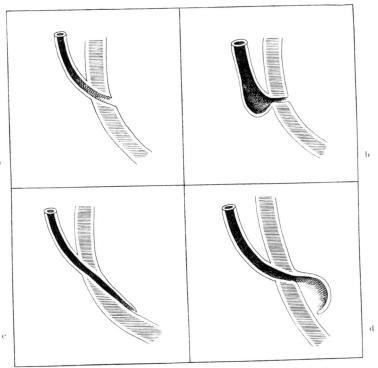

Abb. 3a—d. Schema der Verlaufsrichtung des intramuralen Ureters.
a normale Insertion; b rechtwinklige Insertion; c abnorm schräge Insertion; d Inversion der oberen Schleimhautwand.

Somit gehören zur Entstehung der blasigen Erweiterung des vesicalen Ureterendes zwei Bedingungen: 1. Die Verengerung des Orificium ureteris, 2. eine abnorme Verlaufsrichtung des intramuralen Ureters, bzw. eine wenig entwickelte Muskulatur an dieser Stelle, welche dem Anprall des unter Druck zuströmenden Harnstrahles keinen genügenden Widerstand entgegenzusetzen vermag. Diese letztere, von Boström zuerst aufgestellte Theorie fand ihre Stütze in Beobachtungen von König, Wiehe, Okomato u. a., welche in histologischen Untersuchungen eine mangelhafte Entwicklung der Blasenmuskulatur an der Durchtrittstelle des Ureters feststellen konnten.

Was das **Vorkommen** der blasigen Dilatation anbelangt, so ist ein Überwiegen beim weiblichen Geschlecht auffallend. Englisch fand von 16 Fällen 10 weibliche und 6 männliche. Unter den 6 von Caulk beobachteten Fällen befand sich nur ein männlicher Kranker. Durchschnittlich dürfte das Verhältnis der weiblichen zu den männlichen Fällen 3:1 betragen. Daß die linke Seite von der

Erkrankung häufiger betroffen wird als die rechte, scheint nur für diejenigen Fälle zuzutreffen, in denen eine kongenitale Ursache dafür vorlag, eine Erklärung für dieses Verhalten ist jedenfalls von keiner Seite erfolgt, während es von manchen Autoren bestritten wird. Doppelseitigkeit der blasigen Erweiterung ist nicht allzu selten anzutreffen. PLESCHNER fand sie in einem Sechstel aller von ihm zusammengestellten Fälle. Das Alter ist ohne Einfluß auf das Vorkommen der Erkrankung. Man findet sie sowohl beim Neugeborenen als in den höheren Lebensjahren. Naturgemäß ist die Annahme berechtigt, daß die dem jugendlichen Alter angehörigen Fälle zu den kongenitalen, die der späteren Jahre eher zu den erworbenen zu zählen sind.

**Symptomatologie und Diagnostik.** Die Symptome, welche die blasige Erweiterung des vesicalen Ureterendes macht, sind ungemein vielfältig, ohne aber für die Erkrankung besondere charakteristische Merkmale zu bieten. In einer größeren Anzahl weniger vorgeschrittener Fälle verläuft das Leiden völlig symptomlos (GROSGLIK, ADRIAN), so daß es oft erst am Seziertisch aufgedeckt oder als Zufallsbefund bei der Cystoskopie erhoben wurde. Das hauptsächlichste Symptom besteht in einer Störung der Harnentleerung. Je nach der Größe der Dilatation zeigen sich vorübergehende Erschwerung der Miktion, etwas schmerzhaftes Urinieren, zeitweise Unterbrechung des Harnstrahles, wenn die Cyste sich der Harnröhrenmündung vorlagert. Bei Frauen kann es in hochgradig entwickelten Fällen zu einem Vorfall der Cyste vor die Urethralmündung kommen. Es stellt sich dann plötzlich, gewöhnlich bei stärkerem Pressen ein weicher gestielter, kompressibler Tumor vor der Harnröhre ein, welcher sich bei richtiger Erkennung der Lage in die Blase reponieren läßt. Das Hinzutreten einer Infektion macht das ganze Krankheitsbild schwer; die Harnentleerungen werden schmerzhafter, häufiger, es tritt Fieber dazu, der Urin wird blutig oder eitrig, und es kann unter urämisch-septischen Erscheinungen der Exitus eintreten. Die Veränderungen im Ureter und in der Niere, welche sekundär durch die Harnstauung gesetzt werden, bleiben meist so lange latent, bis Infektion stattfindet. Vorher können gelegentliche unbestimmte Schmerzen in der Niere, manchmal auch Koliken mit Blutung, ohne daß ein Stein (BOECKEL) vorhanden ist, fälschlich auf ein Nierenleiden als Grundkrankheit hinweisen. Mit zunehmender Harnstauung und Infektion entwickelt sich das Bild einer Pyonephrose oder Pyelonephritis, aber alle diese Erscheinungen bieten nichts Charakteristisches für die blasige Dilatation als das Grundleiden.

Es ist daher die **Diagnose** aus den Symptomen kaum jemals mit Sicherheit zu stellen, es sei denn, daß man den cystischen Prolaps vor der Urethralmündung als solchen erkennt. *Den genauen Aufschluß über die Natur der Erkrankung ermöglicht einzig und allein das Cystoskop.* Daß dieses heute in jedem Fall bei Erkrankungen der Harnwege vor allererst in Verwendung gezogen werden muß, bedarf keiner besonderer Betonung. Das cystoskopische Bild des Leidens ist bei richtiger Kenntnis desselben ein so charakteristisches, daß es kaum mit einer anderen Erkrankung verwechselt werden kann.

Je nach dem Grade, bis zu welchem die Erkrankung vorgeschritten ist, gibt das cystoskopische Bild verschiedene Typen: im Frühstadium sieht man zunächst ein normales Ureterostium. Erst bei längerer cystoskopischer Beobachtung erscheint an seiner Stelle, entsprechend dem Ablauf der Ureterperistaltik eine halbkugelige oder zapfenförmige Vorwölbung. Nun entleert sich aus dem Orificium in trägem Strahl Urin, worauf diese Vorwölbung wieder in sich zusammenfällt und das Ostium ist wieder normal; das ist die intermittierende blasige Dilatation (DUVERGEY und DAX). In mehr vorgeschrittenen Fällen erscheint an der Stelle der Uretermündung eine blasig aufgetriebene Prominenz (Abb. 4), die von normaler oder etwas geröteter Blasenschleimhaut überzogen ist und cystoskopisch als extravesicaler Tumor imponiert, welcher die Blasenschleimhaut vorwölbt. Im Falle CASPER hatte sie das Aussehen einer Blutblase. Ihre Form ist wechselnd, je nach dem Grade der Ausbildung, oft ist nur eine warzige Erhabenheit vorhanden, dann wieder kegel-förmig, zapfenartig, handschuhfingerförmig u. dgl. Bei entsprechender Einstellung des Cystoskops ist häufig das Phänomen der Transparenz deutlich sichtbar. Eine Ureter-öffnung ist manchmal auf der Kuppe der Vorwölbung sichtbar, manchmal befindet sie sich, schwer einstellbar, an der Unter-seite derselben oder ist auch gar nicht auf-zufinden. Charakteristisch ist der wech-selnde Füllungszustand des Gebildes, der bei nur einigermaßen durchgängigem Ori-ficium ureteris, entsprechend dem Ablauf der Ureterperistaltik sich in rhythmischer Folge wiederholt (Abb. 5 und 6). BLUM hat dafür die Bezeichnung Systole und Diastole verwendet. Diese Volumsschwan-kungen der blasigen Erweiterung werden durch den jeweiligen Sekretionsdruck der

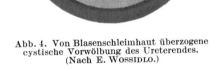

Abb. 4. Von Blasenschleimhaut überzogene cystische Vorwölbung des Ureterendes. (Nach E. WOSSIDLO.)

Niere beeinflußt und so kann es vorkommen, daß man infolge der periodischen Entleerungen des Sackes bei mehrmaligem Cystoskopieren verschiedene Bilder zu sehen bekommt. OTTOW konnte diesen Wechsel in dem Volumen der Cyste willkürlich dadurch beeinflussen, daß er einmal Diurese erzeugte — dann erschien dieselbe stark vorgewölbt, das andere Mal durch Flüssigkeitsenthal-tung den Sekretionsdruck der Niere herabsetzte —, dann war die Vor-wölbung kaum sichtbar. Auch durch starkes Heben und Senken des Beckens läßt sich manchmal ein Wechsel in dem Ausmaß der Cyste cystoskopisch fest-stellen (COHN).

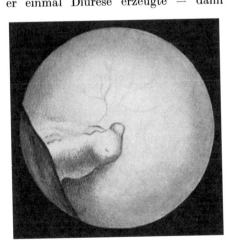

In gewissen Fällen bietet die blasige Erweiterung des vesicalen Ureterendes ein deutliches *Pulsationsphänomen* im cystoskopischen Bild. Dies trifft dann zu, wenn das Ureterostium verschlossen und dabei eine sekretorische Tätigkeit der Niere erhalten ist. Der Inhalt des in diesem Falle erweiterten Nieren-beckens und Ureters bildet dann ein geschlossenes System, in welchem die Pulsationswelle des in die Niere ein-

Abb. 5. Blasige Erweiterung des vesicalen Ureter-endes (im Ruhezustand). (Nach PLESCHNER.)

strömenden Blutes sich gleichmäßig fortpflanzt. Das Volumen der Cyste ist dabei konstant.

Den höchsten Grad der blasigen Erweiterung stellen die Fälle von Prolaps durch die weibliche Urethra vor. Bei diesen ist die Diagnose schon durch den bloßen Aspekt verdächtig und außerdem cystoskopisch sicherzustellen, wenn man die vorgefallene Cyste in die Blase reponiert. Differentialdiagnostisch kommen hier gegebenenfalls gestielte polypöse Bildungen oder ein wirklicher Prolaps der Blasenwand in Betracht. In solchen Fällen wird eine Probepunktion der Cyste aufschlußgebend sein.

Bleibt der Vorfall durch die Harnröhre längere Zeit bestehen, so kann es zur Incarceration und auch Gangrän desselben kommen, womit der Zustand lebensbedrohlichen Charakter annimmt. In den früheren Fällen wird von Exitus an Peritonitis oder Urosepsis berichtet (v. HIEBLER, KNOOP, JONSON, CAILLÉ u. a.).

**Therapie.** Die Richtlinien für die Behandlung des Leidens sind gegeben durch die zu erwartenden oder bereits eingetretenen Schädigungen der zugehörigen Niere, ferner durch die Störungen der Harnentleerung, welche durch die ins Cavum der Blase hineinragende Cyste hervorgerufen werden. Nur in den Anfangsstadien wird ein abwartendes Verhalten unter periodischer cystoskopischer Kontrolle erlaubt sein (STUTZIN). Ist die Stenose des Orificium ureteris nur

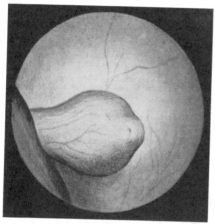

Abb. 6. Blasige Erweiterung des vesicalen Ureterendes (aufgebläht). (Nach PLESCHNER.)

geringgradig und die blasige Vorwölbung nicht allzu groß, so kann man manchmal dieselbe durch systematische Dilatation des verengten Ostiums mittels Sondierung beheben, wie es BOECKEL und BLUM je einmal gelang. Das sind aber Palliativmaßnahmen, die wohl nur in Ausnahmefällen zum Ziele führen. Im allgemeinen muß die Behandlung des Leidens eine *chirurgische* sein, und zwar soll man möglichst frühzeitig eingreifen, um die Niere vor schweren Schädigungen zu bewahren. Es kommen hierbei zwei Methoden in Betracht: 1. *die endovesicale Spaltung,* 2. *die Sectio alta mit Spaltung oder Excision der blasigen Vorwölbung.*

1. Neben der früher gebrauchten endovesicalen Spaltung der blasigen Dilatation mittels eines Thermokauters (KLOSE, WULFF) oder mittels eines messerartigen Instrumentes (COHN, PIETKIEWICZ) dürfte heute die intravesicale Behandlung mit dem Hochfrequenzstrom am gebräuchlichsten und auch am zweckmäßigsten sein (BUERGER, BLUM, MINET, PHELIP). Bei jeder Art einer solchen Verschorfung der Cystenwand entsteht eine umschriebene Nekrose derselben; nach einigen Tagen erfolgt die Abstoßung eines Schorfes und die Cyste fällt in sich zusammen, worauf der Harnabfluß in die Blase wieder frei wird. Man sieht dann mit dem Cystoskop an Stelle der früheren blasigen Vorwölbung eine unregelmäßig begrenzte kraterförmige oder auch eine kreisrunde Öffnung, aus der sich Harn im Strahl entleert. Eine vorübergehende reaktive Schwellung am Ureterostium kann bei dieser Behandlung zu unerwünschten Komplikationen von seiten der Niere führen. FURNISS rät zu ihrer Vermeidung bei der Elektrokoagulation mit dem Hochfrequenzstrom, sich vom Orificium des Ureters fernzuhalten, damit dasselbe als Abflußventil für den Harn funktionieren kann, bis sich der Schorf abgestoßen hat. Bisweilen muß der neue Ureterschlitz hinterher noch durch Einführung von Sonden dilatiert werden. Die Methode der Elektrokoagulation leistet bei nicht übergroßer und besonders bei *dünnwandiger* blasiger Erweiterung des vesicalen Harnleiterendes Vorzügliches und verdient vor den anderen endovesicalen Manipulationen den Vorzug. Sie gestattet eine Spaltung der Cyste in beliebiger Ausdehnung, ohne daß man dabei eine Blutung zu befürchten braucht. Nur nach Abstoßung des Schorfes

kann es gelegentlich zu kleineren Blutungen kommen. Ernstere Komplikationen sind kaum zu erwarten.

Bei starrwandigen Cysten, bei Anwesenheit von Steinen im Sack, bei schwerer Infektion des Nierenharnes oder wenn die Dilatation starke Dimensionen angenommen hat, tritt

2. *die transvesicale Operation* in ihre Rechte. Dieselbe besteht entweder in der Spaltung des Ureterostiums und plastischer Vernähung der beiden Schleimhautblätter oder in der zirkulären Abtragung der ganzen Cyste an der Basis mit Naht des inneren und äußeren Schleimhautblattes (Abb. 7). Der Bezeichnung „Phimose" des Ureters folgend, wäre der erstere Eingriff nach PLESCHNER als dorsale Incision, der zweite als Circumcision zu bezeichnen. 1899 hat zuerst GROSGLICK, dann GARRÉ 1902 die Resektion der Cyste ausgeführt. Dem ersteren Vorgehen entspricht die Operation von MADELUNG 1906 und eine ähnliche Methode, die RUMPEL 1913 ausgearbeitet hat. Die Methode von HÜBNER, welche BAETZNER ausführte, stellt gewissermaßen eine Kombination dieser beiden Verfahren dar. Eine Vereinigung der Schleimhautränder mittels Catgutnaht ist ratsam, da eine unerwünschte Narbenstenose der neuen Öffnung hierdurch hintangehalten werden kann. Vor einem Liegenlassen eines Ureterenkatheters nach Herstellung der neuen Öffnung wird von einigen Autoren gewarnt (PLESCHNER u. a.). Daß allfällige Steine, die in der Cyste enthalten sind, mit der Eröffnung derselben gleichzeitig entfernt werden, bedarf wohl kaum besonderer Erwähnung. Die Technik der transvesicalen Operation ist einfach; nach exakter Blutstillung und Nahtvereinigung der Schleimhaut-

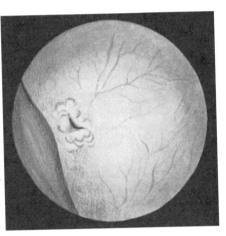

Abb. 7. Blasige Erweiterung des vesicalen Ureterendes nach Operation. (Nach PLESCHNER.)

wundränder wird man die Blase primär verschließen können. Wenn der Harn vorher aseptisch war, sind die Kranken in kurzer Zeit wieder hergestellt, da die Wunden per primam heilen können. Dies ist einer der Hauptgründe, warum viele Autoren (RICHTER u. a.) dem blutig operativen Weg vor dem endovesicalen den Vorzug geben. Bei infizierten Harnwegen kommt immerhin auch hier ein Gefahrsmoment in Betracht, das darin besteht, daß leicht eine aufsteigende Infektion gegen die Niere zu durch das neu geschaffene klaffende Ureterostium erfolgen kann. Diese Möglichkeit ist dann besonders groß, wenn infolge lange vorher bestandener Erweiterung des Ureters vor dem Eingriff bereits eine Atonie desselben vorhanden war. BLUM und HÜBNER empfehlen aus diesem Grunde sorgsame antiseptische Vorbehandlung der Blase vor der Operation. Daß die Verschlußfähigkeit des Ureterostiums dabei nicht immer leiden muß, beweist der Fall von HECKENBACH-LICHTENBERG. JANSSEN hat eine für solche Fälle wohl seltene Operation mit Erfolg ausgeführt: Mit Rücksicht auf die Größe der blasigen Vorwölbung und das Vorhandensein nur einer eitrig infizierten Niere wurde eine *Uretercystanastomose* nach Art der Gastroenterostomie gemacht. Die Vorwölbung am Ureterostium verschwand daraufhin.

Nach dem Gesagten können bei beiden Methoden, sowohl bei der endovesicalen als der transvesicalen, Komplikationen möglich sein. Es soll daher der zu wählende Weg nach bestimmten Indikationen eingeschlagen werden, welche dahin zusammenzufassen sind: wenn es sich um eine dünnwandige nicht allzu große blasige Erweiterung handelt, ferner wenn die oberen Harnwege nicht hochgradig infiziert sind, kommt die endovesicale Behandlung in Betracht. Für die transvesicale Operation bleiben solche Fälle vorbehalten, in denen die Vorwölbung sehr groß, ihre Wand stark verdickt erscheint, wenn Steine oder Zeichen höhergradiger Infektion der Harnwege vorhanden sind. Bei Prolaps der blasigen Vorwölbung durch die Urethra kommt ausnahmslos die operative Abtragung mittels Sectio alta in Betracht.

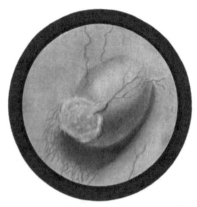

Abb. 8. Pyonephrosen bei cystischer Erweiterung des vesicalen Ureterostiums. (Nach E. WOSSIDLO.)

In denjenigen Fällen, wo eine schwere sekundäre Affektion der Niere das Krankheitsbild beherrscht, wo also Anzeichen einer Pyonephrose oder einer hochgradigen Hydronephrose (Abb. 8) und eines Hydroureters vorliegen, ist die Nephrektomie und Ureterektomie erforderlich. Sobald durch die Operation der Ureter aus seiner Funktion ausgeschaltet ist, erfolgt auch die Schrumpfung der blasigen Vorwölbung seines vesicalen Endes. Das gleiche Vorgehen gilt um so mehr für solche Fälle, bei welchen eine Tuberkulose des Ureters die Ursache für die blasige Erweiterung gebildet hat.

Eines seltenen Vorkommnisses von Selbstheilung einer Cyste wäre noch zu gedenken, die BLUM beobachtete: es handelte sich um die Spontanperforation einer steinhaltigen blasigen Dilatation des Ureters in die Harnblase, nach welcher ohne jede Lokalbehandlung die Cyste verschwand.

# IV. Neubildungen des Ureters.

Neubildungen des Ureters nehmen in der Pathologie der Neoplasmen keinen allzu großen Raum ein, weil sie verhältnismäßig selten vorkommen. Zudem werden viele von ihnen als den Tumoren des Nierenbeckens zugehörig dahin eingereiht, teils weil sie histologisch häufig mit denselben zu identifizieren sind, teils weil bei manchen Formen von Papillomatose des Ureters es sich nur um ein Übergreifen der Neubildung vom Nierenbecken auf den Ureter handelt. Dies sind aber ebenso wenig eigentliche Uretertumoren als die sekundären Geschwulstbildungen im Harnleiter, welche durch Übergreifen eines Beckentumors oder eines Neoplasma der Beckenorgane auf denselben entstehen (GLAS, ZINNER) oder als Metastasen von primären Tumoren ferner liegender Organe im Ureter auftreten. Eine derartige Metastase berichtet z. B. TH. BAUER u. a. bei einem Magencarcinom, in welchem sich ein umschriebener Tumor in der Ureterwand festgesetzt hatte. CARSCH betont die Möglichkeit der Metastasierung maligner Tumoren in die Ureterwand, die er bei Blasen-, Prostata- und Uteruscarcinom sah. Die Metastasierung findet durch die Lymphbahnen des Ureters statt, wie das Vorhandensein von Krebszellen in den perivasculären Lymphbahnen derselben beweist.

Unter den hier zu beschreibenden Tumoren des Ureters im *engeren Sinne* sind lediglich *primäre* Neubildungen der Ureterwand zu verstehen. Hier sind es wieder besonders Neoplasmen epithelialer Natur, die ihrer Zahl nach eine Rolle spielen, während Neubildungen bindegewebigen Ursprungs zu den besonderen Seltenheiten gehören. JEANBREAU hat 1914 unter 30 Uretertumoren nur vier aus der letzteren Kategorie gefunden.

Der erste Bericht über einen Uretertumor in der Literatur dürfte der 1878 von WISING und BLIX publizierte Fall sein, der unter der Diagnose eines Rectumcarcinoms zur Sektion kam. Es fand sich ein Carcinom des Ureters, das Metastasen im Kolon, in der Leber und im Mesenterium gesetzt hatte. Der erste diagnostizierte und operativ behandelte Fall stammt 1896 von ALBARRAN. 1909 konnte RICHTER bereits 11 Fälle von Uretercarcinom zusammenstellen, 1922 findet ASCHNER 47 primäre epitheliale Geschwülste in der Literatur, wovon 26 Carcinome sind, und bei KRETSCHMER haben diese im Jahre 1924 die Zahl von 35 erreicht. 1926 bringt GOTTLIEB zu den ASCHNERschen Fällen noch 10 weitere aus der Literatur und 2 eigene hinzu, so daß die bis dahin veröffentlichten Fälle die Gesamtzahl von 59 erreichen. Die Anzahl bekannter gutartiger Papillome des Ureters beträgt 1921 nach CULVER 16.

## Epitheliale Tumoren.

Die epithelialen Neubildungen lassen sich ihrer histologischen Struktur nach in drei Kategorien gliedern, und zwar 1. *Papillome*, 2. *papilläre Carcinome*, 3. *nicht papilläre Carcinome*, zu denen das Carcinoma solidum oder medullare und das Plattenepithelcarcinom gehört.

1. Die *Papillome* des Ureters sind gutartige Zottengeschwülste, die sich einzeln oder multipel in Form feinzottiger Efflorescenzen in der Ureterschleimhaut vorfinden oder in extremer Entwicklung über die ganze Ausdehnung derselben verteilt sind, so daß sie dann das Harnleiterlumen förmlich ausfüllen. Mikroskopisch bestehen die Zotten aus einem gefäßführenden Bindegewebsstroma, welches von einem ein- oder mehrschichtigen, dem normalen Übergangsepithel dieser Schleimhaut gleichenden Epithelüberzug bekleidet ist. Ein Einwachsen in die tieferen Wandschichten des Ureters besteht hier nicht, insolange die an sich gutartige Neubildung bei längerem Bestehen nicht malignen Charakter annimmt. Hierin findet sich eine vollkommene Analogie mit den Papillomen der Harnblase und des Nierenbeckens, die nicht selten gleichzeitig von derselben Erkrankung ergriffen sind, so daß füglich von einer Disposition dieser Schleimhäute zur Papillombildung gesprochen werden muß.

*Ursächlich* scheinen die papillären Wucherungen der Ureterschleimhaut mit gewissen entzündlichen Vorgängen daselbst in Zusammenhang zu stehen. Die Reaktion der Schleimhaut auf chronisch entzündliche Reize äußert sich nicht selten in Form von proliferativen Wucherungen, als deren Effekt zunächst warzige Erhabenheiten auf derselben entstehen. Nach ORTH können dieselben den Übergang zu den primären Zottengeschwülsten bilden. STOERK faßt die Papillomatose in der Schleimhaut der Harnwege überhaupt nicht als Neoplasma, sondern als chronisch entzündliche Hyperplasie auf, welche ihre Analogie in den entzündlichen Produkten dieser Art im Kehlkopf, in der Gallenblase und im Darm finden. Neben diesen rein papillären Formen von Epitheliomen der Ureterschleimhaut gibt es aber auch solche von adenomartigem Bau, die den Charakter von Drüsenschläuchen tragen. Ihre Entstehung kann aus den im folgenden zu erörternden Bildungen erklärt werden:

Überall in der Schleimhaut der Harnwege, also auch im Ureter findet sich bisweilen eine eigentümliche Art epithelialer Zellanhäufung, die LIMBECK-BRUNNschen *Zellnester*. Dieselben wurden ursprünglich als angeborene Zellanhäufungen betrachtet, welche Vorstufen von adenomartigen und cystischen Bildungen darstellen sollen. STOERK hat auf Grund der Blutgefäßanordnung nachgewiesen, daß diese Zellnester Zeichen abgelaufener Entzündung an sich tragen, daher nicht angeboren sein können, sondern aus pathologischen Vorgängen entstehen. In weiterer Verfolgung der histologischen Bilder hält er die Cysten, die zum Teil auch Schleim führen, für das Endstadium eines sekretorischen Vorganges in adenomartigen Drüsengängen, der schließlich zur Bildung von schleimzellenführenden Drüsenschläuchen oder cystischen Hohlräumen führt, die mit Schleim gefüllt sind. Bilder, die er mit Zuckerkandl in der Blase als Cystitis glandularis, bzw. cystica beschrieben hat. Ganz die gleichen Veränderungen fand Paschkis im Gefolge chronisch entzündlicher Erkrankungen der Schleimhaut des Nierenbeckens und des Ureters, als *Ureteritis proliferans et papillaris*, bzw. als *Ureteritis cystica et glandularis*. Die vollständig gleichartige morphologische Beschaffenheit der Schleimhaut in den gesamten abführenden Harnwegen läßt diese Analogie ohne weiteres verständlich erscheinen.

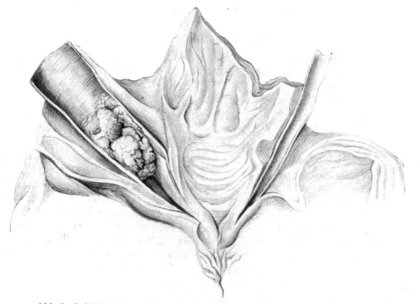

Abb. 9. Solitäres Carcinom des untersten Ureterendes. (Nach J. Richter.)

Blum hat in einem Fall von Gallertkrebs der Blase in der Schleimhaut der Blase, des Nierenbeckens und der Ureteren mehrfach hanfkorngroße, gelbe Knötchen angetroffen, die sich mikroskopisch als solche im Epithel gelegene Cysten erwiesen, welche von mehrschichtigem niedrigem Cylinderepithel ausgekleidet waren. Daneben fanden sich zahlreiche Limbeck-Brunnsche Zellnester eingestreut. Er konnte *für die Blase* die von Stoerk supponierte Kette: epitheliale Zellanhäufung mit oder ohne Lumenbildung, Drüsenschläuche und Umwandlung in Gallertcarcinom lückenlos darstellen. Daher erscheint die Annahme berechtigt, die beschriebenen epithelialen Zellanhäufungen in der Ureterschleimhaut, wenn auch nicht als eigentliche Neubildungen, so doch als Vorstadium von solchen anzusehen, die ihren Ursprung entzündlicher Abstammung verdanken. Jedenfalls verdienen dieselben eine gewisse Aufmerksamkeit in der Pathogenese epithelialer Neubildungen des Ureters.

2. Die *papillären Carcinome*, von denen Kretschmer 18 unter 35 primären Carcinomen aus der Literatur verzeichnet, gleichen in ihrem Aussehen makroskopisch zunächst den Papillomen, aus denen sie sich zuweilen entwickeln können,

meist sind sie aber grobzottiger, sitzen der Schleimhaut breiter auf als jene und sind im Gegensatz zu dem häufig multipel auftretenden Papilloma simplex singuläre Tumoren (Abb. 9). In seinem weiteren Wachstum infiltriert ein solcher Tumor die tieferen Schichten der Ureterwand, wächst auch über diese hinaus in die Umgebung und bildet Metastasen in Lymphdrüsen und ferner liegenden Organen (Leber, Lunge u. a.). ISRAEL fand in seinem Fall eine Metastase in

der Niere der gegenüberliegenden Seite, ADLER eine solche im Wirbelknochen. Der Sitz dieser papillären Carcinome ist in dem größeren Prozentsatz der Fälle der *pelvine* Ureteranteil; dortselbst führen sie zu einer Verengung des Lumens und bewirken damit eine Dilatation der darüber gelegenen Anteile des Harnleiters, sowie des Nierenbeckens, die zur Bildung selbst ganz enormer Grade von Hydronephrose und Hydroureter führen kann (Abb. 10).

3. Die *nicht papillären Carcinome* des Ureters haben entweder den histologischen Aufbau des Carcinoma solidum oder den des Plattenepithelcarcinoms, welches die typischen Hornperlen trägt. Im Falle von ADLER fanden sich in einem Tumor Plattenepithelcarcinom mit Verhornung und papilläres Carcinom gleichzeitig vor. Dieser Befund eines Doppelcarcinoms mag mit einer gewissen Prädisposition der Schleimhaut der Harnwege zur Metaplasie ihres Epithels in Zusammenhang stehen, eine Eigenschaft, die schon ROKITANSKY, CHIARI, WEICHSELBAUM u. a. betont haben. ASCHNER findet in seinem Fall ein Plattenepithelcarcinom auf Basis von Leukoplakie der Ureterschleimhaut, also auch hier metaplastische Vorgänge des Epithels, welche zu

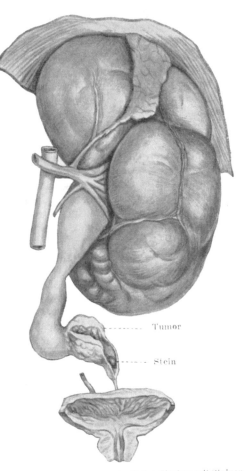

Abb. 10. Maligner Tumor des linken Ureters mit Steinen, konsekutive Hydronephrose und Hydroureter. (Nach R. PASCHKIS.)

neoplastischen Wucherungen geführt haben. Wenn wir auch für die Entstehung der Leukoplakie eine sichere Ursache nicht kennen, so ist ihr Vorkommen im Verlaufe chronisch-entzündlicher Prozesse in der Schleimhaut der Harnwege jedenfalls erwiesen, was auch hier wieder den Gedanken nahelegt, einen gewissen Zusammenhang zwischen entzündlichen und neoplastischen Veränderungen in dem epithelialen System der Harnwege anzunehmen.

Daß chronische Reizeinwirkungen mit der Bildung von Carcinom in kausale Verbindung gebracht werden, ist eine genugsam bekannte Tatsache. Als ein solcher Reiz ist auch in einer Reihe von Uretercarcinomen die gleichzeitige Anwesenheit von Steinen ausdrücklich vermerkt (ADLER, METCALF und ZIRONI,

PASCHKIS u. a.). Außerdem ist der Analogieschluß auf das Zusammentreffen von Stein und Carcinom in den Gallenwegen naheliegend. Für die Ureterneoplasmen erwähnen JUDD und STRUTHERS diese Kombination in 16% aller Fälle, KRETSCHMER findet in 35 Fällen von Carcinom nur fünfmal Steine im Ureter und hält diesen Prozentsatz für zu niedrig, als daß er auf mehr als auf ein nur zufälliges Zusammentreffen der beiden Momente schließen ließe. Eine durch chronische Reizeinwirkung bedingte Wucherung in der Ureterschleimhaut stellen ferner die durch die *Bilharzia*-Erkrankung verursachten papillären und papillomatösen Bildungen dar. Es sei hier nur die Tatsache festgestellt, daß diese Erkrankung im Ureter in der gleichen Weise und unter denselben Erscheinungen auftritt wie in der Harnblase; es soll daher hiermit auf das diesbezügliche Kapitel verwiesen werden.

Ohne weitere Schlußfolgerungen auf einen ätiologischen Zusammenhang ziehen zu wollen, sei hier noch darauf hingewiesen, daß in zwei Fällen Neoplasmen des Ureters mit Mißbildungen desselben kombiniert waren: NEELSON sah eine Zottengeschwulst in einem Ureter, der vom oberen Drittel an nach aufwärts geteilt war und in ein gedoppeltes Nierenbecken führte. JONA beschreibt ein Epitheliom von adenoidem Charakter, das sich in einer divertikelartigen Ausstülpung des Ureters entwickelt hatte. Er faßt diese als eine Ausstülpung des WOLFFschen Ganges, also als Anlage zu einer Ureterverdoppelung auf.

**Vorkommen.** Uretertumoren finden sich beim männlichen und weiblichen Geschlechte in annähernd gleicher Zahl. Carcinome treten im Vergleich zu malignen Tumoren anderer Organe in verhältnismäßig frühem Alter auf. Von 35 primären Carcinomen bei KRETSCHMER fallen sieben zwischen das 40. und 50. Lebensjahr. Die beiden ältesten beobachteten Fälle betreffen 80 jährige Kranke (TOUPOT und GUENIOT, RICHTER). Hinsichtlich des *Sitzes* ist das untere Drittel des Ureters deutlich bevorzugt (etwa 50% aller Fälle). Im oberen Anteil saß der Tumor von WISING und BLIX, im Falle NEELSON fand sich eine papilläre Zottengeschwulst an der Abgangsstelle des Ureters vom Nierenbecken.

**Symptome.** In bezug auf Symptomatologie und Diagnostik besteht zwischen gutartigen und malignen Neoplasmen kein Unterschied, weshalb das Folgende für die Uretertumoren schlechtweg Geltung hat.

Der Symptomenkomplex der Neubildungen des Ureters bietet im allgemeinen wenig Charakteristisches für die Natur und den Sitz der Erkrankung. Vielmehr weisen eine Anzahl von Zeichen nur auf eine Affektion im Bereiche einer Niere oder des dazugehörigen Harnleiters. *Blutung, Schmerz und Tumor* sind die drei Hauptsypmtome, von denen aber keineswegs immer alle vorhanden sein müssen.

Die *Blutung* ist das hervorstechendste, weil früheste, oft aber auch das einzige Krankheitszeichen (Fälle von ALBARRAN, SUTER u. a.). Sie findet sich in etwa 45% aller Fälle, kann aber andererseits auch ganz fehlen (v. CAPELLEN). Dieselbe tritt meist symptomlos in Form von profuser Hämaturie auf, welche intermittierenden Charakter trägt und durch keine besonderen veranlassenden Momente, wie Bewegung oder Alkoholgenuß beeinflußt wird (Fälle von CHIARI, HOFMANN, KRETSCHMER, JUDD und STRUTHERS u. a.). Manchmal geht die Blutung mit kolikartigen Schmerzen einher, welche von der zugehörigen Niere entlang dem Verlaufe des Ureters ausstrahlen. Solche Schmerzen werden durch die Passage von Blugerinnseln im Harnleiter hervorgerufen, die dann als wurmförmige Ausgüsse desselben im Urin erscheinen, wie in den Fällen von JONA, MINNICH, KNAPP u. a. Es bedarf kaum besonderer Erwähnung, daß derartige Blutungen, wenn sie renaler Abkunft sind und nicht aus dem Ureter stammen, ganz den gleichen Charakter haben können, daher diagnostisch für Uretertumoren unverläßlich sind.

*Schmerzen* treten auch ohne Blutung als einziges Symptom auf. MECKER und MAC CARTHY finden sie in etwa $^1/_3$ aller Fälle. Diese Schmerzen, die nicht durch Abgang von Blutgerinnsel hervorgerufen werden, sind eine Folge der Abflußbehinderung, welche der den Harnleiter stenosierende Tumor verursacht. Es sind also Stauungsschmerzen (MECKER, MAC CARTHY, VORPAHL, ZIRONI). Ist mit dem Tumor gleichzeitig auch ein Stein im Ureter vorhanden, so kann auch dieser Koliken auslösen, wodurch das an sich nicht klare Symptomenbild noch mehr getrübt wird.

Außerdem ist noch eine andere Form von Schmerzen zu erwähnen, die in vorgeschrittenen Fällen von Uretercarcinom mit Übergreifen des Tumors auf die Umgebung in Erscheinung tritt. So entstehen Irradiationen ins Abdomen, in das Becken oder in die Perinealgegend. ISRAEL sah in seinem Falle eine ausgesprochene Ischialgie durch Druck des Tumors auf den Plexus sacralis.

*Tumor.* Ein jeder Uretertumor — sei es ein gutartiges Zottenpapillom oder ein infiltrierendes Carcinom — bildet im Laufe seines Wachstums ein Abflußhindernis für den Harn von der zugehörigen Niere. Dies führt zu allmählicher Dilatation des Ureters und des Nierenbeckens und schließlich zur Entwicklung einer Hydronephrose, die als Tumor in mehr oder minder großer Ausdehnung im rechten Oberbauch erscheint. Dieses Symptom des hydronephrotischen Tumors übertrifft an Häufigkeit auch die Hämaturie. Es fehlt bei längerem Bestehen der Erkrankung nur dann, wenn die primäre Geschwulst zu klein ist, um das Ureterlumen zu verlegen oder wenn sie, am vesicalen Ureterostium sitzend, in Form von Zotten in die Blase hineinragt (FINSTERER, HOFMANN, CHIARI). Gelegentlich kann es auch zu intermittierender Harnstauung durch den Primärtumor kommen (NEELSON), was sich in der Weise erklärt, daß Papillomzotten durch Hyperämie zeitweilig stärker anschwellen und dadurch vorübergehend den Harnabfluß hemmen. Mit der Häufigkeit der Hydronephrosenbildung ist die Tatsache zu erklären, daß eine größere Anzahl von Uretertumoren unter dieser Diagnose operiert wird und erst im weiteren Verlaufe der Erkrankung die wahre primäre Ursache Aufklärung findet.

Ein palpabler Tumor des Ureters bei manchen vorgeschrittenen Carcinomfällen kann vom Abdomen her zu tasten sein, ausnahmsweise auch per rectum oder von der Vagina aus (SUTER, MRAZ), besonders ein Befund letzterer Art kann leicht zu diagnostischen Irrtümern führen, indem er fälschlich für einen Adnextumor gehalten wurde (ALBARRAN und ISRAEL).

**Diagnose.** Entsprechend den wenig prägnanten Symptomen ist auch die Diagnose der Erkrankung selten mit Sicherheit zu stellen, daher betreffen die früheren Fälle aus der Literatur lediglich autoptische Befunde (WISING und BLIX, VORPAHL, ADLER, PASCHKIS, VOELCKER, JONAS, HEKTOEN, GRUNDLE, MINNICH, GERSTEIN, RICHTER, SPIESS, DAVY). Seit 1905 (METCALF und SAFFORD) finden sich klinisch beobachtete und operierte Fälle.

Die drei erwähnten Symptome können von vornherein ebenso für ein Neoplasma der Niere oder eine Steinerkrankung sprechen, welch letztere zunächst durch Röntgenisierung auszuschließen ist. Manchmal gibt die mikroskopische Untersuchung des Harnsedimentes einen Fingerzeig für die Diagnose, indem auffallend viel Epithelzellen zum Teil in Verbänden oder gar als Zotten (KRAFFT) vorhanden sind; im Falle RICHTER erweckten Epithelien, die den Charakter von Tumorzellen trugen, den Verdacht auf das Neoplasma in den Harnwegen. Er konnte sogar in einer Zelle atypische Kernteilung feststellen. Jedenfalls ist häufige mikroskopische Untersuchung des Harns nach Epithelien bei verdächtigen Fällen am Platze und gibt manchmal einen Anhaltspunkt für die Diagnose.

Die Cystoskopie läßt im Stadium der Blutung die Provenienz derselben aus einer Niere, bzw. dem zugehörigen Ureter erkennen. In wenigen Fällen sah man Papillomzotten aus dem Orificium ureteris in die Blase hineinhängen

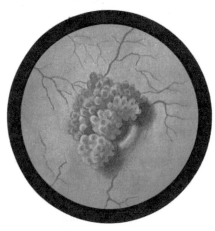

(FINSTERER). BLUM konnte ein eigenartiges Symptom cystoskopisch beobachten: Während einer Ureterkontraktion traten Papillomzotten aus dem Ostium hervor, nach Ablauf der Kontraktionswelle zogen sie sich wieder zurück. Eine ähnliche Darstellung findet sich bei E. WOSSIDLO, wo aus einem Ureterostium ein Papillom herausragt, das während der Austrittsphase des Harnstrahles sich bedeutend vergrößert (Abb. 11 und 12).

Eines der wertvollsten diagnostischen Hilfsmittel bei der Erkrankung ist die *Sondierung des erkrankten Harnleiters*. Zumeist stößt der Ureterkatheter auf ein Hindernis an der Stelle, wo der Tumor sitzt. Das Ausbleiben der Harnsekretion hierbei bestätigt das Bestehen eines Ureterverschlusses. Besonders

Abb. 11. Papillom, aus dem Ureterostium herausragend. (Nach E. WOSSIDLO.)

charakteristisch ist aber bei diesen Fällen die durch die Uretersonde erzeugte *provokatorische Blutung aus dem Harnleiter*. Es tritt dabei aus dem Katheter anstatt Harn frisches Blut, und zwar wird es nicht in Form von Kontraktionen ausgetrieben, sondern tropft kontinuierlich ab (ED. BEER, SUTER). KRAFFT erwähnt ein diagnostisch verwertbares Symptom, das in ·blutungsfreien Stadien künstlich hervorgerufen werden kann: durch Massage der Uretergegend an der verengten, also tumorverdächtigen Stelle kann man bisweilen eine Hämaturie erzeugen und diese dann cystoskopisch sehen; GOTTLIEB bestätigt die Verwertbarkeit dieser Erscheinung für die Diagnose.

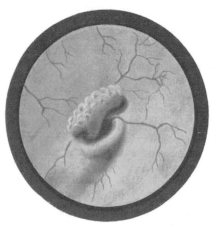

Die günstigen Erfahrungen mit der cystographischen Darstellung von Blasentumoren zeitigten das Bestreben, in gleicher Weise auch Tumoren des Ureters auf der *Röntgenplatte zur Anschauung zu bringen*. Es war anzunehmen, daß sich ein solcher Tumor im Ureter durch eine verdächtige Unterbrechung des Füllungsschattens im Verlaufe des Harnleiters dokumentiert

Abb. 12. Bei Ablauf der peristaltischen Welle ragt aus dem Ureterostium eine größere Papillomzotte heraus. (Nach E. WOSSIDLO.)

(KRETSCHMER, QUINBY). Bei tiefsitzenden Tumoren allerdings bestehen gewisse Schwierigkeiten darin, daß die in den Ureter eingespritzte schattengebende Flüssigkeit das Hindernis nicht passiert, sondern in die Blase zurückfließt, ohne den Tumor zu imbibieren, was aber in gewissem Grade auch schon diagnostisch zu verwerten ist (MRAZ). Über diese Schwierigkeit kann die Vornahme der Ureterfüllung in Beckenhochlagerung unter Umständen hinweghelfen. Im Falle

LÖFFLER blieb es beim Versuch, eine ureterographische Darstellung des Tumors herzustellen, doch konnte man am Operationspräparat eine deutliche Aussparung im Harnleiter an Stelle des Tumors finden. In eindeutiger Weise haben CRANCE und KNICKERBOCKER im Ureterogramm ein Carcinom zuerst dargestellt. Sie fanden an der Stelle eine Ureterstenose mit erweitertem Nierenbecken einen Füllungsdefekt, der daselbst einen ringförmigen Schatten anscheinend um eine Masse aufwies. Hieraus wurde die Diagnose Uretertumor mit Sicherheit gestellt und durch die Operation bestätigt. In besonders schöner Weise gelang später die röntgenographische Darstellung des Uretertumors im Falle von SCHEELE (Abb. 13). Dort zog das gleichmäßig gefüllte Ureterband

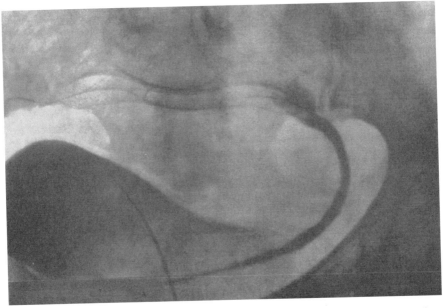

Abb. 13. Tumor des Harnleiters im Beckenteil des Ureters. Ureterogramm. — Pinselförmige Auffaserung des Füllungsschattens. (Nach SCHEELE.)

in lateral konvexer Krümmung zur Linea terminalis, um sich plötzlich in einer pinselförmigen Auffaserung zu verbreitern. Im Bereiche dieser Auffaserung erscheint der Umbrenalschatten heller, während der weitere Verlauf des Ureters bis zur Niere als eben angedeuteter Schattenstreifen zu sehen ist. STEWART sah eine kolbige Auftreibung des Ureterschattens an der Stelle eines Tumors. Neuestens empfehlen NEUWIRTH und BEDRNA die Pneumoureterographie als besonders geeignet für die radiographische Darstellung von Uretertumoren.

   Die Methode der Ureterographie verspricht in ihrem weiteren Ausbau und bei ausgedehnter Verwendung für die Zukunft zweifellos eine größere Sicherheit in der Diagnostik von Uretertumoren, ja ich möchte sogar behaupten, daß sie die einzige Methode ist, eine solche Diagnose vor der Operation mit absoluter Gewißheit festzustellen, weil wir über kein anderes Mittel verfügen, einen Uretertumor dem Auge sichtbar zu machen. GOTTLIEB macht dem Verf. dieses eine allzu skeptische Auffassung in dieser Hinsicht zum Vorwurf, indem er die differentialdiagnostische Abgrenzung der Uretertumoren gegenüber anderen Erkrankungen des Harntraktus und im besonderen gegenüber der Neubildungen

der Niere und des Nierenbeckens ohne die Ureterographie für denkbar hält.
Aber seine eigenen Ausführungen geben diesem Skeptizismus recht. Denn
die Symptomentrias Hämaturie, Vergrößerung der Niere und Schmerz ist
keineswegs charakteristisch für Neubildung des Harnleiters. Kann ein Stein
oder ein anderes strikturierendes Hindernis im Ureter durch die einfache
Röntgenuntersuchung ausgeschlossen werden, so macht die artifizielle Blutung
bei Einführung der Uretersonde die Diagnose Tumor höchstens sehr verdächtig,
aber es wird immer erst der Autopsie am Operationstisch bedürfen, um diesen
Verdacht zu bestätigen. Nur die Darstellung einer Schattenaussparung oder
einer Verbreitung desselben am Ureterogramm, also die radiographische Darstellung der krankhaften Veränderung des Ureters kann den Verdacht vor der
Operation zur Gewißheit machen. Key und Akerlund messen ebenfalls der
Ureterographie die größte diagnostische Bedeutung für die Uretertumoren bei.
Sie haben sie selbst in 2 Fällen mit Erfolg verwendet, finden sie aber vorher
nur in 4 Fällen ausdrücklich in der Literatur erwähnt. In dieser diagnostischen
Schwierigkeit liegt der Hauptgrund, warum tatsächlich Uretertumoren verhältnismäßig lange Zeit bloß Obduktionsbefunde geblieben sind oder zufällige
Beobachtungen bei der Operation bildeten, und warum später eine große Anzahl
dieser Fälle zunächst als Hydronephrosen operiert worden sind. Erst durch
das Fortbestehen der Beschwerden und vor allem der Blutung nach der Nephrektomie richtete sich das Augenmerk auf den Ureter als den Ursprungsort
der ganzen Erkrankung und jetzt wurde dieser in einem zweiten Eingriff mit
dem Tumor exstirpiert. Recht bezeichnend für die Schwierigkeit der Diagnose
ist in dieser Hinsicht auch der Fall von Hofmann, bei dem nach Exstirpation
der Hydronephrose die Blutung andauert. Wegen zunehmender Anämie wird
unter der Annahme einer Blasenblutung die Sectio alta gemacht, auch hier
kann die blutende Stelle nicht gefunden werden. Bei der Obduktion zeigte
die sich ein bohnengroßes Ureterpapillom 5 cm oberhalb der Blasenmündung als
Quelle der letalen Hämaturie. Dósza bespricht die verschiedenen Diagnosen,
unter denen die aus der Literatur gesammelten Fälle von Nierenbecken- und
Ureterpapillom operiert wurden. In den 7 Fällen, wo der Uretertumor vor
der Operation festgestellt worden war, waren mit dem Cystoskop Tumorzellen
aus dem Ureterostium heraushängend zu sehen. In diesen Fällen bedarf es
natürlich keiner Ureterographie zur Diagnose.

Unter allen Umständen ist eine frühzeitige Diagnose von großer Wichtigkeit
wegen der Gefahr der Metastasenbildung in anderen Organen. Die Blutung
erscheint als Frühsymptom nur bei den Zottengeschwülsten, die dazu disponieren.
Im Falle von Mraz war ein Carcinoma solidum vorhanden, als dessen erstes
Symptom die Hydronephrose mit dem Einsetzen des Ureterverschlusses erschien. Die Operation kam hier zu spät, da bereits Lebermetastasen vorhanden
waren.

**Therapie.** Die Behandlung des Leidens ist eine fast ausnahmslos chirurgische
und erfordert die radikale Entfernung des Tumors. Jedoch ist, wie schon
oben erwähnt, bis auf die allerletzte Zeit der Ureterexstirpation meist die Entfernung der hydronephrotischen Niere vorausgegangen. Jene erfolgte erst in
einer zweiten Sitzung (Aschner, von Capellen, Patch und Rhea, Bastos,
Marion u. a.). Die ideale Methode beim Uretercarcinom ist aber die aseptische
einzeitige *Nephroureterektomia totalis* (Chiari, Mraz, Crance und Knickerbocker). Aber auch beim Papillom empfiehlt E. Beer dasselbe Vorgehen wegen
sonstiger Gefahr der Rezidive. Kraft, Patch und Rhea haben die Nephroureterektomie zweizeitig bei Nierenbeckenpapillom ausgeführt wegen Fortdauer der Blutung aus dem Ureter. Hier handelt es sich wohl um Implantation
von Papillomzotten vom Nierenbecken auf die Ureterschleimhaut. Solche

Implantationen können sich auch bis in die Blase fortsetzen und dann der Behandlung mit Elektrokoagulation zugeführt werden, wie im Falle von MARION. Ihm gelang es auch, einmal ein Ureterpapillom durch endoureterale Behandlung mit dem Hochfrequenzstrom zu zerstören, ein nicht ganz gefahrloses Vorgehen, das außerdem keine Sicherheit für die radikale Entfernung allen Tumorgewebes gibt. Es wird wohl nur ausnahmsweise in Betracht kommen.

Bei der *totalen Nephroureterektomie* wird von einem typischen Lumbalschnitt zunächst die Niere exstirpiert und unter Verlängerung desselben der Ureter in seinem ganzen Verlauf extraperitoneal bloßgelegt, so daß er bis an die Blasenmündung verfolgt und, wo dies notwendig ist, auch ein Teil der Blasenwand mitreseziert werden kann. Noch vorteilhafter erscheint zur extraperitonealen Bloßlegung des Ureters besonders in seinen untersten Partien die Schnittführung wie zur Sectio alta und querem Hilfsschnitt mit Durchtrennung des einen Musculus rectus. RUBRITIUS rühmt diese Methode für die Operation juxtavesical gelegener Uretersteine und sein Schüler BLATT hat dieselbe in einem Fall von ganz tiefsitzenden auf die Blasenwand übergreifenden Uretercarcinom nach vorausgegangener Extraperitonealisierung der Blase ausgeführt. Er betont hierbei die besonders gute Zugänglichkeit und leichte Auffindbarkeit des Ureters.

Die transperitoneale Bloßlegung des Ureters kommt wohl nur ausnahmsweise zur Verwendung, wie in den Fällen von QUINBY, PASCHKIS und PLESCHNER. Bei letzteren konnte die Diagnose vor der Operation nicht gestellt werden, vielmehr lag der Verdacht auf eine Metastase nach einem einige Jahre vorher operierten Rectumcarcinom vor. Es wurde also zunächst nur eine explorative Laparotomie gemacht.

Nur ausnahmsweise bei ganz tiefem Sitz eines singulären Tumors läßt sich derselbe von der Blase her durch Sectio alta entfernen, wie dies FINSTERER einmal gelang. Dasselbe gilt für die Resektion des erkrankten Ureterteiles und Neueinpflanzung in die Blase (THOMSON WALKER).

## Bindegewebige Neubildungen.

Die bindegewebigen Neubildungen des Ureters gehören zu den großen Seltenheiten. Es sind deren nur wenige in der Literatur bekannt. Sie nehmen ihren Ausgangspunkt von der Muskel- oder Bindegewebsschichte der Ureterwand und finden sich meist bei jungen Individuen in Form von rasch wachsenden malignen Tumoren, ohne Hämaturie zu verursachen. WATJEN beschreibt als Nebenbefund bei einer Autopsie ein das Ureterlumen stenosierendes *Fibromyom* mit hyalinisiertem Bindegewebe und Kalkablagerung. Ausgangspunkt der Geschwulst schien die glatte Muskulatur des Harnleiters. Analog der Fälle von BRONGERSMA und DJENG-JÄN-KU, ähnlich auch der von WEINSTOCK, bei dem die Tumorzellen den Charakter unreifer glatter Muskelzellen tragen. In den Fällen von LICHTHEIM und WILLUTZKY handelt es sich um *alveoläre Sarkome*, bei denen von TARGET und HELLER um Rundzellensarkome. RIBBERT beschreibt ein *Myosarkom* des Nierenbeckens und Ureters bei einem vierjährigen Mädchen, welches in Form zahlreicher polypöser Geschwülste auftrat. Die Tumoren bestehen aus sarkomatösen Grundgewebe mit zahlreichen Einlagerungen von quergestreiften Muskelfaserbündeln; letztere dürften sich auf metaplastischem Wege aus glatten Muskelfasern entwickelt haben. Einen eigenartigen Befund bildet der als *dysontogenetischer Tumor* beschriebene Fall von BINDER: bei einer 68jährigen, an Apoplexie verstorbenen Frau findet sich als Zufallsbefund im untersten linken Ureter ein 2 cm langer, walzenförmiger, stenosierender Tumor, der Epithel, Muskulatur und Bindegewebe enthält. Er

wird als eine Wucherung bezeichnet, die von einem Sproß des WOLFFschen
Ganges samt dem umgebenden mesodermalen Gewebe ihren Ausgang genommen
hat. Als ein Unikum beschreibt CAULK ein *Hämangiom* der Ureterwand im
juxtavesicalen Anteil bei einer Frau, die an Blasenblutungen litt. Cystoskopisch
sah man blauschwarze und hellere Sprenkel in der Umgebung des Ureterostiums mit punktförmigen Perforationen und Unebenheiten der Schleimhaut,
hinten lateral in einem Netz erweitertes Gefäßchen endigend. Die Palpation
per vaginam gab eine Resistenz, die carcinomverdächtig war. Mittels transvesicaler Operation wurde nach Spaltung der hinteren Blasenwand- bzw.
Schleimhaut ein Angiom auspräpariert, das vom Ureter und dessen Scheide
scharf ausgelöst werden konnte.

# Literatur.

## I. Ureteritis, Periureteritis.

ALBARRAN: Retention renale par perureterite, liberation externe de l'uretère. Assoc.
franç. d'urol. p. 511. 1905. — Operative Chirurgie der Harnwege. Übersetzt von GRUNERT.
Jena: Fischer 1910. — ANGIER et LEPAUTRE: Etude d'un cas d'urétérite kystique. Ann.
des maladies org.-génit.-urin. p. 880. 10. Mai 1911. — BAKER, J. N.: An analytical study
of fifty cases of urethral stricture and pyelitis. Ann. of surg. Vol. 73, Nr. 3. p. 348. —
BRONGERSMA: Ureteritis etc. Journ. d'urol. Tome 12, Nr. 4, p. 299. — DARÉ: Urétérite
subaigue sans lesions renales. Journ. d'urol. Tome 12, Nr. 4, p. 298. — ESCAT: Urétérite
à forme cystalgique. Assoc. franç. d'urol. 1902. p. 645. — GOLDSTEIN, A. R.: Urethral
stricture in the male. Urol. a. cut. review. Vol. 25, Nr. 1, p. 31. — GUYON: Quelques remarques sur les pyonefroses. Ann. des maladies des org.-génit.-urin. 1895. p. 1. — HALLÉ:
Urétérites et pyelitis. Thèse doct. Paris 1887. — HUNNER, G. L.: Chronic urethritis et
chronic ureteritis due to tonsillitis. Journ. of the Americ. med. assoc. Tome 6, p. 937.
1911. — Intractable bladder symptoms due to ureteritis. Journ. of urol. Vol. 4, Nr. 6.
Dez. 1920. — The etiology of ureteral calculus. Surg., gynecol. a. obstetr. Vol. 27, p. 252.
1918. — ISRAEL, J.: Fall von Nierenexstirpation wegen Ureteritis. Berlin. klin. Wochenschrift. 1893. Nr. 27, S. 641. — Chirurgie der Nierenkrankheiten. — LEGUEU, F.: Periureteritis; Ann. des maladies des org.-génito-urin. Tome 13. 1894. — MICHON, E.: Urétérites
et periurétérites. In POUSSON et DESNUS: Encyclopédie franç. d'urol. Paris 1914. —
MÜLLER: Uretérectomie pour urétérite. Soc. de chirurg. de Lyon. 6. Mai 1909. — NECKER, F.:
Über artifizielle Pyelitis. Zeitschr. f. urol. Chirurg. — ROCHET: Ureterektomie totale pour
urétérite. Lyon chirurg. Tome 2, p. 239. 1909. — ROCHET et DELBET: Des interventions
sur l'uretère inferieure dans certaines cysto-ureterites douloureuses. Journ. d'urol. Tome 12.
Nr. 4, p. 299. 1921. — SIMILEW: Su di un caso de ureterite cystica. Policlinico, sect. chirurg,
1905. Nr. 6—8. — STERN und VIERTEL: Über Ureteritis pseudomembranacea. Allg. med.
Zentralzeitung. 1898. S. 730. — SUGIMURA, S.: Über die Beteiligung der Ureteren an den
akuten Blasenentzündungen nebst Bemerkungen über ihre Fortleitung durch die Lymphbahnen des Ureters. Virchows Arch. f. pathol. Anat. u. Physiol. Bd. 206, S. 20. 1911. —
TOURNEUX: Urétérite et periurétérite. Thèse doct. Paris 1886. — WHITE: Zit. bei P. WAGNER
Handb. f. Urol. von FRISCH-ZUCKERKANDL. Bd. 2. Wien: Hölder 1905.

## II. Strikturen des Ureters.

ACHARD, H. P.: Progr. méd. Jg. 49, Nr. 43. p. 503. — ALBARRAN: Ref. bei GARDNER. —
Operative Chirurgie der Harnwege. Übersetzt von GRUNERT. Jena: Gustav Fischer
1910. — ANSPACH, B. M.: Surg. clin. of North America. Philadelphia. Vol. 2, Nr. 1. p. 147.
Ref. Zeitschr. f. Urol. Bd. 11, H. 5/6. S. 383. — ASCHNER, PAUL: Four types of ureteral
stenosis. Internat. journ. of med. a. surg. Vol. 16, H. 5/6; Vol. 17, H. 5, p. 227. 1924. —
Stricture of the ureter. Internat. journ. of surg. Vol. 34, Nr. 7. — BAAR: Über Ureter-
strikturen, die eine Nephrolithiasis vortäuschen. Münch. med. Wochenschr. 1913. Nr. 51. —
BAKER, J. N.: Ann. of surg. Vol. 73, Nr. 3, p. 348. — Southern med. journ. Vol. 15,
Nr. 11. 1922. Zeitschr. f. urol. Chirurg. Bd. 13, S. 105. — BARNEY-DELLINGER, J.:
Observations on the kinks of the ureter. Journ. of urol. Vol. 9, Nr. 2, p. 181. — BLOCH, A.:
Über Ureteroperationen. Folia urol. Vol. 3, H. 6. 1908. — BLOCH, W.: Beitrag zum
Kapitel der Hydronephrosen aus Entwicklungsstörungen des Ureters. Zeitschr. f. urol.
Chirurg. Bd. 14, H. 5/6, S. 221. 1924. — BOTTOMBY: Congenital strictures of the ureter.
Ann. of surg. Nov. 1910. — BRONGERSMA: Ureteritis etc. Journ. d'urol. Tome 12, Nr. 4. —
BRÜTT: Hydroureter und Nierenhypoplasie bei kongenitalem Ureterverschluß. Arch. f.
Gynäkol. Bd. 107, H. 1. — BUCKMASTER, F.: Diagnosis and treatment of ureter obstruc-

tions. Illinois med. journ. Vol. 40, Nr. 1, p. 31, 921; Vol. 8, H. 3/4. — BULL, P.: Zwei Fälle von Ureterstriktur. (Norwegisch.) Ref. Zeitschr. f. urol. Chirurg. Bd. 13, S. 105. — BUWEY: Strictures of the ureter. Boston med. a. surg. journ. Vol. 192, Nr. 11, p. 469. — CALK and FISCHER: An experimental study of ureteral ligation. Surg., gynecol. a. obstetr. Vol. 30, p. 343. 1920. — CARSON, WILLIAM J.: Metastatic carcinoma in the ureter, associated with ureteral stricture. Ann. of surg. Vol. 82, Nr. 1, p. 142. — COCHNITZ und WÖLFLER: Arch. f. klin. Chirurg. Bd. 20. — CONHEIM: Zit. bei KÜSTER: Dtsch. Chirurg. Bd. 52. Chirurgie der Nieren und Harnleiter. — COWELL, A. J.: Treatment of abdominal pain due to ureteral obstruction. Journ. of the Americ. med. assoc. Vol. 79, Nr. 14, p. 1103. 1922. — DAY, R. V.: Ureteral transplants for obstruction of the lower ureter. California state journ. of med. Vol. 19, Nr. 1, p. 21. Ref. Zeitschr. f. urol. Chirurg. Bd. 7, S. 41. — DESNOS: Contribution à l'étude clinique des retrecissements de l'uretère. Journ. d'urol. Tome 3, Nr. 6. 1913. — DOMINICI: Folia urol. Bd. 6, Nr. 5. 1915. — DUVAL und GREGOIRE: Zit. bei JEANBREAU. — v. EISELSBERG und CLAIRMONT: Arch. f. klin. Chirurg. Bd. 79. — EISENDRATH, D. N.: Congenital stenosis of the ureter. Surg., gynecol. a. obstetr. Vol. 12, p. 533. 1911. — Ureteral strictures, kinks and abnormal inserts. Surg., gynecol. a. obstetr. Vol. 41, Nr. 5, p. 557. — EKEHORN, J.: Fall von Bilharziose des Ureters. Folia urol. Bd. 8, H. 1. 1913. — ENGLISCH, J.: Zentralblatt für Krankheiten der Harn- und Sexualorgane. Bd. 9, S. 373. 1898. — FEETCHER, E. A., KLARUS and LIEBELER: Ureteral stricture. Visconsin med. journ. Vol. 24, p. 66. — FENGER, CH.: Konservative Operationen für renale Retention infolge von Strikturen oder Klappenbildung am Ureter. Arch. f. klin. Chirurg. Bd. 62. 1900. — FLÖRCKEN: Plastischer Ureterersatz. Beitr. z. klin. Chirurg. Bd. 44, H. 3. 1909. — FURNISS: Some typus of ureteral obstructions in women. Journ. of the Americ. med. assoc. p. 2053. 7. Dez. 1921. — GARCEAU: Americ. journ. of the med. science. p. 284. Februar 1903. — GARDNER: Operations plastiques et anastomoses dans le traitement des retentions du rein. Paris 1904. — GOLDSCHMIDT: Zit. bei PERLMANN: Zeitschr. f. Urol. Bd. 9, H. 4. 1925. — GOLDSTEIN, A. E.: Ureteral stricture in the male. Urol. a. cut. review. Vol. 25, Nr. 1, p. 31. Med. journ. a. record. Vol. 99, Nr. 2. Ref. Zeitschr. f. urol. Chirurg. Bd. 7. S. 91 u. 216. — A study of urinary stasis in ureteral obstructions. Journ. of urol. Vol. 14, Nr. 1, p. 33. — GREEN, THOM. M.: Stricture of the ureter as an explanation of some obscure abdominal conditions. Surg., gynecol. a. obstetr. Vol. 34, Nr. 3, p. 388. — HECKENBACH: Strikturen des vesicalen Ureterendes. Zeitschr. f. Urol. Bd. 19, H. 11, S. 845. — HEPBURN, THOMAS N.: Spastic obstruction to the ureters. Ann. of surg. Vol. 81, Nr. 6, p. 1133. — HERBST, R. and THOMAS ALVIN: Acquired stricture of the male ureter. Journ. of urol. Vol. 9, Nr. 2, p. 91. 1913; Vol. 14, H. 3/4. — HILL, CH. A.: Obstruction of the ureter the most frequent predisposing cause of the localisation of bacteria in the pelvis of the kidney. Americ. journ. of med. a surg. Vol. 36, Nr. 12, p. 289. — HIROKAWA: Über das Verhalten des Ureters bei Genitalprolaps des Weibes. Dtsch. Zeitschr. f. Chirurg. Bd. 109, H. 1/2. 1915. — HUNNER, G. L.: Chronic urethritis and chronic ureteritis caused by tonsillitis. Journ. of the Americ. med. assoc. p. 907. 1911. — Ureteral stricture report of one hundred cases. Bull. of the John Hopkins hosp. Vol. 29, p. 323. 1918. — Intractable bladder symptoms due to ureteritis. Journ. of urol. Vol. 4, Nr. 6, p. 503. 1920. — The etiology of ureteral calculus. Surg., gynecol. a. obstetr. Vol. 27, p. 252. 1908. — Ureteral stricture, an important factor in so called essential hematuries. Journ. of the Americ. med. assoc. p. 1731. 18. Nov. 1922. — Ureteral stricture etc. Journ. of the Americ. med. assoc. Vol. 32, Nr. 7, p. 509. 1924. — Ureteral strictures in obstetrics etc. Americ. journ. of obstetr. a. gynecol. Vol. 9, Nr. 1, p. 47. — Ureteral stricture: the etiology, diagnosis, pathology etc. Americ. journ. of the med. sciences. Vol. 173, Nr. 2, p. 157. 1927. — Fernresultate über 100 behandelte Ureterstrikturen. Transact. of the Americ. gynecol. soc. Vol. 49, p. 120. 1924. — ISRAEL, J.: Chirurgische Klinik der Nierenkrankheiten. Berlin: Hirschwald 1901. — JEANBREAU, E.: Retrecissement de l'uretère. Encyclopédie franç. d'urol. Tome 3. Paris 1914. — JIANU: Gestielte Transplantation der Arteria hypogastrica zum Ersatz des Harnleiters. Wien. klin. Rundschau. 1912. S. 785. — KAPSAMMER, G.: Nierendiagnostik und Nierenchirurgie. Wien: W. Braumüller. 1907. — KELLER, H. A.: Stricture of the ureter. Journ. of the Americ. med. assoc. Vol. 2, H. 1, p. 363. August 1916. — KIERMANN, MC: Journ. of urol. Vol. 15, Nr. 1, p. 51. 1926. — KRETSCHMER, H. L.: Congenital stricture of the ureter. Surg., gynecol. a. obstetr. Vol. 41, Nr. 6, p. 713. — KROIS, FR.: Über plastische Operationen am Nierenbecken usw. Beitr. z. klin. Chirurg. Bd. 58, S. 423. 1908. — Zur konservativen Operation der intermittierenden Hydronephrose. Wien. klin. Wochenschr. 1914. S. 22. — KÜMMEL: Dilatierter Ureterstumpf infolge Striktur. Verhandl. d. ärztl. Ver. Hamburg. 1911. Ref. Dtsch. med. Wochenschr. — KÜMMELL und GRAFF: Chirurgie der Nieren und Harnleiter. Handb. d. prakt. Chirurg. Bd. 4, S. 586. — KÜSTER: Chirurgie der Nieren und Harnleiter. Dtsch. Chirurg. Bd. 52. — LÄWEN: Dtsch. Zeitschr. f. Chirurg. Bd. 79. — LEGUEU: De l'avenir des reparations ureterales. Journ. des prat. Jg. 34, Nr. 1, p. 6. 1922. — LICHTENBERG, A. v.: Über den Begriff der Hydronephrose im allgemeinen und über den Nachweis der durch akzessorische Gefäße usw. Zeitschr. f. Urol. Bd. 18, S. 585. 1924. — Angeborene Ureterstenose. Zeitschr. f. Urol. Bd. 19, H. 11, S. 841. — LIVERMORE, G. R.: Ureteral kinks: their incidence and significance. Southern med. journ. Vol. 18, Nr. 12, p. 875. 1925. — Journ. of urol. Vol. 15, Nr. 1, p. 45. 1926. — LOHNSTEIN: Ref. Zeitschr. f. Urol. 1912. — Mc ARTHUR, L.: A new simple repuer of ruptured on strictured ureters. Surg., gynecol. a. obstetr. Vol. 41, Nr. 6, p. 719. — MIRABEAU: Zeitschr. f. Urol. Bd. 6. 1912. — MOENCH, G. L.: Ureteral stricture and apparent ureteral stricture etc. Urol. a. cut. review. Vol. 30, Nr. 11, p. 649. 1926. — MORRISSEY, JOHN H.: Stricture of the ureter. Internat. journ. of surg. Vol. 34, Nr. 10, p. 361. Ref. Zeitschr. f. urol. Chirurg. Bd. 11, S. 103. — MYERS, W. A.: Obstructio America. Report of remarkable case. Journ. of the Americ. med. assoc. Vol. 85, Nr. 1, p. 10. — NATHRAT: Über traumatische Hydronephrosen. Inaug.-Diss. Bonn 1897. — OEHLECKER: Eine angeborene Anomalie der Niere und des Ureters unter dem klinischen Bilde eines perityphlitischen Abscesses. Zeitschr. f. urol. Chirurg. Bd. 13. 1914. — OELSNER: Zur Ätiologie der Ureterstenose. Urol. Ges. Berlin. Sitzung vom 12. Febr. 1924. Zeitschr. f. Urol. Bd. 18, H. 6, S. 349. 1924. — PEACOCK, A. H. and R. F. HAIN: Ureteral stricture etc. Surg., gynecol. a. obstetr. Vol. 43, Nr. 1, p. 54. 1926. — PERLMANN, S.: Über Verengerungen der Ureteren. Zeitschr. f. Urol. Bd. 19, H. 4. 1925. — PHILLIPS, GRAY: Double ureter, left side, with strictured ureter on the opposite side. Internat. journ. of surg. Vol. 34, Nr. 9, p. 317, 921. — PUGH, W. Sc.: Stricture of the ureter. Ann. of surg. Vol. 81, Nr. 4, p. 839. — RATHBUN, N. P.: Ureteral stricture. Boston med. a. surg. journ. Vol. 191, Nr. 5, p. 197. 1924. 17, 3/4. — The incidence of ureteral stricture. Journ. of urol. Vol. 14, Nr. 4, p. 403. — ROCHET et DELBET: Desinterventions sur l'uretère inferieur dans certains cystoureterites douloureuses. Journ. d'urol. Tome 12, Nr. 4, p. 299. 1921. — ROEDELIUS: Über Ureterstenosen. Zeitschr. f. urol. Chirurg. Bd. 4, S. 174. 1919. — SAMPSON, J. A.: Ann. of surg. Dez. 1907. — SANES, V. J.: Ureteral obstruction, the failure to recognize ureteral obstruction a frequent cause of unnecessary operations. Americ. journ. of obstetr. a. gynecol. Vol. 3, Nr. 4, p. 405. 1912. Ref. Zeitschr. f. urol. Chirurg. H. 1/2. — SANTOS, R.: Physiologie pathologique et traitement de retrecissement de l'uretère pelvine. Journ. d'urol. Tome 12, Nr. 4, p. 297. 1921. — SCHLOFFER: Wien. klin. Wochenschrift. 1906. Nr. 50. — SCHMIEDEN: Dtsch. Zeitschr. f. Chirurg. Bd. 62. — SCHREIBER, MARTIN: Ureteral stricture, its anatomical and pathological background. Surg., gynecol. a. obstetr. Vol. 45, Nr. 4, p. 423. 1927. — SCHULTE, W. G.: Ureteral obstruction. Obstruction of a dilating catheter in a ureter, the slat of on old stricture. Journ. of urol. Vol. 18, Nr. 1, p. 95. 1927. — SCHULZ, R. L.: Stricture of the ureter and dysmenorrhoe. California a. West. med. Vol. 23, Nr. 9, p. 1173. — SEITZ: Über die Form der Ureteren, speziell bei Feten und Neugeborenen. Hegars Beitr. Bd. 13. 1909. — SMITH, C. K.: Lesions of the ureter with special reference to obstruction and infection. Surg., gynecol. a. obstetr. Vol. 38, Nr. 4, p. 509. 1924. — SUDECK: Über primäre, durch Ureter- und Nierenbeckenstriktur bedingte Hydronephrosen. Jahrb. d. Hamburger Staatskrankenanstalt. Bd. 5. 1895. Zit. bei ROEDELIUS. — SZENES: Nachuntersuchungen usw., ein Fall von traumatischer Ureterstriktur. Zeitschr. f. Urol. Bd. 17, S. 470. 1923. — TRENDELENBURG: Zit. bei LAEWEN: Dtsch. Zeitschr. f. Chirurg. Bd. 79. — VERHOOGEN und DE GRAEUWE: Beitrag zum Studium der kongenitalen Hydronephrose. Zeitschr. f. Urol. Bd. 5. 1911. — VERRIÈRE, A.: Contribution à la chirurgie conservative dans le traitement des retentions renales, bassiel et extremité sup. de l'uretère. Thèse de Lyon. 1899. — WAGNER, P.: In FRISCH und ZUCKERKANDL: Handbuch für Urologie. Wien: A. Hölder 1905. — WALTHER, H. W. E.: Intravesical management of obstructions in the urether with special reference to stone and stricture. Journ. of the Americ. med. assoc. Vol. 79, Nr. 9. p. 733. — Urol. a. cut. review. Vol. 26, Nr. 4. p. 211. — ZUCKERKANDL, O.: Über die örtliche Behandlung renaler Harn- und Eiterstauungen durch Harnleiterkatheterismus. Wien. med. Wochenschr. Bd. 22, S. 1346. 1913.

## III. Die cystische (blasige) Erweiterung des vesicalen Harnleiterendes.

ADRIAN: Arch. f. klin. Chirurg. Bd. 78, S. 588. 1915. — ADRIAN und v. LICHTENBERG: Zeitschr. f. urol. Chirurg. Bd. 1, H. 2/3. — BARRINGER, B. S.: Ref. Surg., gynecol. a. obstetr. Vol. 19, p. 195. 1914. — BARTH: Über angeblichen Verschluß des Ureters mit cystischer Vorwölbung desselben in die Blase. Inaug.-Diss. Gießen 1897. — BLUM, V.: Arch. f. klin. Chirurg. Bd. 113, H. 1, S. 131. 1920. — Wien. med. Wochenschr. 1921. S. 1668. — BOECKEL, A.: Arch. des maladies des reins et des org. genito-urin. Tome 1, Nr. 4, p. 385. 1923. — BORRMANN: Virchows Arch. f. pathol. Anat. u. Physiol. Bd. 186. — BOSTROEM: Beiträge zur pathologischen Anatomie der Nieren. H. 1. Freiburg 1884. — BRONGERSMA: Verhandl. d. dtsch. Ges. f. Urol. 1907. S. 388. — BURKHARDT: Zentralbl. f. allg. Pathol. u. pathol. Anat. 1896. Nr. 4. — CAILLÉ: Americ. journ. of the med. sciences. 1888. p. 481. — CASPER, L.: Prolapsus mucosae ureteris. Handb. d. Cystoskopie 1898. — CATHELIN: 16. Sess. de l'assoc. franç. d'urol. 1912. — CAULK: Journ. of the Americ. med. assoc.

Vol. 2, p. 1685. 1913. — COHN: Beitr. z. klin. Chirurg. Bd. 41, S. 45. 1904. — Zeitschr. f. Urol. Bd. 3, S. 761. 1909. — DAWSON-FURNISS: Diskussion zu MICHEL. Internat. journ. of surg. Vol. 34, H. 12, S. 440. — DEOROYE: Dilatation kystique de l'extremité inferior de l'uretére. Scalpel. Jg. 78, Nr. 12, p. 269. — DUVERGEY, J. et L. DAX: Dilatation kystique in permittente etc. Journ. d'urol. Tome 20, Nr. 2, p. 155. — ELS, H.: Beitr. z. klin. Chirurg. Bd. 104, S. 80. 1917. — ENGLISCH, JOS.: Zentralbl. f. d. Krankh. d. Harn- u. Sexualorgane. Bd. 9, S. 373. 1898. — v. FEDEROW: Zeitschr. f. Urol. 1910. S. 561. — FENWICK: Lancet. 1897. p. 1246. — FRANGENHEIM: Münch. med. Wochenschr. 1914. S. 444. — FREYER: Transact. of the roy. med. a. chirurg. soc. 1897. 9. Nov. — GAJET: Lyon méd. 1912. Nr. 26, p. 1460. Ref. Jahresber. f. Urol. 1912. S. 132. — GEERDTS: Inaug.-Diss. Kiel 1887. — GOTTSTEIN: Steinhaltiger Prolapsus des vesicalen Ureterendes. Klin. Wochenschr. Jg. 1, Nr. 36, S. 1624.— GROSGLICK: Monatsber. f. Urol. Bd. 6, S. 577. 1901. — HARTMANN, JOH.: Zeitschr. f. gynäkol. Urol. Bd. 2, S. 21. 1911. — HAUSHALTER et JACQUES: Presse méd. p. 233. Mai 1897. — HECKENBACH: Striktur des vesicalen Ureterendes. Zeitschr. f. Urol. Bd. 19, H. 11. 1925. — v. HIBLER: Wien. klin. Wochenschr. 1903. Nr. 17. — HÜBNER, FR.: Zeitschr. f. urol. Chirurg. Bd. 11, H. 1/2, S. 25. 1922. — JACOBI: Über intermittierende cystenartige Dilatation des vesicalen Ureterendes. Inaug.-Diss. Leipzig 1907. — JANSSEN, PETER: Cystische Erweiterung des Ureters bei Aplasie der anderen Niere. Verhandl. d. dtsch. Ges. f. Urol. Berlin 1924. S. 90. — JOHNSON: Lancet. Vol. 1, p. 553. 1901. — KAPSAMMER, G.: Verhandl. d. dtsch. Ges. f. Urol. 1907. S. 402. — KLOSE: Arch. f. klin. Chirurg. Bd. 80, S. 209. 1906. — KNOOP: Münch. med. Wochenschr. 1901. S. 1548. — KOLISKO: Wien. klin. Wochenschr. 1889. — KOTZENBERG: Med. Klinik 1914. S. 104. — KÜMMELL und GRAFF: Chirurgie der Nieren und Harnleiter. Handb. d. prakt. Chirurg. Bd. 4. Stuttgart: Encke 1914. — LECHLER: Fall einer doppelten Harnblase. Med. Korresp.-Blatt d. württemberg. ärztl. Ver. 1835. Zit. bei FRISCH-ZUCKERKANDL, Handb. d. Urol. Bd. 2, S. 587. — MACALPINE: Proc. of the roy. soc. of med. Vol. 15, Nr. 8. Ref. Zeitschrift f. urol. Chirurg. Bd. 11, H. 3/4. S. 221. — MAC DONALD, S. G.: Cystic loever and of the right ureter. Proc. of the roy. soc. of med. Vol. 18, Nr. 11, p. 42. Sect. of urol. 26. März 1925. — MARMIER: Ref. Journ. d'urol. Tome 4, p. 503. 1913. — MARRO: Giorn. della reale acad. di med. di Torino. 1912. p. 97. — MASAKI: Blasencysten infolge von Dilatation und bauchige Vorwölbung des Ureters in die Harnblase. Diss. Breslau 1908. — MAYER, A.: Zentralbl. f. Gynäkol. Jg. 46, Nr. 8, S. 296. 1922. — MICHEL, L.: Internat. journ. of surg. Vol. 34, Nr. 12, p. 440. 1921. — MINET, H.: Journ. d'urol. Tome 14, Nr. 4, p. 341. 1922. — NEELSON: Beiträge zur pathologischen Anatomie der Ureteren. Beitr. z. pathol. Anat. u. z. allg. Pathol. 1885. — OKAMOTO: Inaug.-Diss. Breslau 1908. — OTTOW, B.: Zeitschr. f. gynäkol. Urol. Bd. 4, S. 103. 1914. — PAPIN: Encyklopédie franç. d'urol. von POUSSON und DESNOS. Tome 3, p. 934. Paris 1914. — PASCHKIS, R.: Zeitschr. f. urol. Chirurg. Bd. 4, S. 229. 1918. — PASTEAU: Ann. des maladies d'org. genitourin. 1904. — VIII. congrès de l'asso. francç. d'urol. 1912. — PENDL: 5. Kongr. d. dtsch. Ges. f. Urol. 1921. — PHÉLIPS: Lyon méd. Tome 132, Nr. 3, p. 110. 1923. — PIETKIEWICZ: Zeitschr. f. gynäkol. Urol. Bd. 2, S. 261. 1911. — PLESCHNER, H. G.: Arch. f. klin. Chirurg. Bd. 108, H. 3. — PORTNER: Monatsber. f. Urol. 1904. — RENDU: Journ. d'urol. Tome 1, p. 393. 1912. — RICHTER, JUL.: Zeitschr. f. urol. Chirurg. Bd. 9, H. 4/5, S. 219. 1922. — ROCHET: Lyon méd. 1905. Nr. 31, p. 202. Ref. Monatsber. f. Urol. Bd. 10, S. 690. 1905. — ROSENBERG: Zeitschr. f. urol. Chirurg. Bd. 3, H. 3. 1915. — Zeitschr. f. Chirurg. Bd. 152, S. 141. 1920. — ROTH: Verhandl. d. dtsch. Ges. f. Urol. 1909. S. 485. — RUMPEL, V.: Zeitschr. f. Urol. Bd. 7, S. 541. 1913. — SANKOTT: Dtsch. Arch. f. klin. Med. Bd. 48, S. 463. 1897. — SCHEWKUNENKO: Nach v. FEDEROW: Zeitschr. f. Urol. 1910. — SCHWARZ: Beitr. z. klin. Chirurg. Bd. 15, H. 1, S. 159. 1896. — SIMON: Zentralbl. f. Gynäkol. 1905. Nr. 3, S. 76. — SINNREICH: Zeitschr. f. Heilk. Bd. 23, H. 3, S. 91. 1902. — STREUBEL: Schmidts Jahrb. Bd. 100, S. 225. 1858. — STUTZIN und BOLLE: Med. Klinik. Jg. 19, Nr. 38/39, S. 1294. 1923. — SUTER: Fol. urol. Bd. 8, Nr. 1. 1914. — TANGL: Virchows Arch. f. pathol. Anat. u. Physiol. Bd. 118, H. 3. — TADDEI, DOMARICO: La diagnosi ed il trattamento chir. della dilatazione cistica etc. Gazz. internaz. med.-chirurg. Jg. 1925, Nr. 9, p. 138. — TÖBBEN: Zeitschr. f. Heilk. Bd. 22, H. 11, S. 279. 1901. — VERRIOTIS: Dtsch. Zeitschr. f. Chirurg. Bd. 152, S. 141. 1920. — WESSEL: Über cystische Dilatation des vesicalen Ureterendes. Inaug.-Diss. Bonn 1914. — WIEHE: Zwei Fälle von cystenartiger Erweiterung des vesicalen Harnleiterendes. Inaug.-Diss. Leipzig 1907. — WILDBOLZ, H.: Monatsber. f. Urol. 1904. — WULFF: Zeitschr. f. Urol. Bd. 3, H. 6, S. 543. 1909. — ZUCKERKANDL, O.: Erkrankungen der Harnblase. Kapitel IV, S. 585 in v. FRISCH-ZUCKERKANDL: Handb. d. Urol. Bd. 2. Wien: A. Hölder 1905.

## IV. Neubildungen des Ureters.

ADLER, L.: Beitrag zur Kenntnis der primären Tumoren des Ureters. Monatsber. f. Urol. Bd. 10, S. 120. 1905. — ALBARRAN: Bull. et mém. de la soc. de chirurg. de Paris. Tome 27, p. 838. 1902. — ASCHNER, P. W.: Primary tumor of the ureter. Surg., gynecol. a. obstetr. Vol. 35, p. 749. 1922. — BASTOS, H.: Fall von primärer Geschwulst des Harnleiters.

(Portugiesisch.) Arch. med. contemp. Jg. 39, Nr. 44, p. 345. 1921. Ref. Zeitschr. f. urol. Chirurg. Bd. 9, H. 3, S. 361. —BAUER, TH.: Isolierte Carcinommetastase im Ureter. Wien. urol. Ges. vom 21. Jan. 1925. Zeitschr. f. urol. Chirurg. Bd. 18, H. 5/6, S. 370. 1925. — BEER, EDVIN: Primary papilloma of the ureter. Internat. journ. of surg. Vol. 34, Nr. 7, S. 240. 1921. — BINDER, A.: Ein dysontogenetischer Uretertumor. Beitr. z. pathol. Anat. u. z. allg. Pathol. Bd. 49, S. 462. 1921. — BISELL, D.: Renal papillomata and ureteral implants. Surg., gynecol. a. obstetr. Vol. 40, p. 223. 1925. — BLATT, PAUL: Ein neuer Weg... nebst Bericht über ein derart operiertes primäres Uretercarcinom. Wien. klin. Wochenschr. Jg. 39, Nr. 40, S. 1130. 1926. — BLUM: Über den Gallertkrebs der Harnblase und seine Beziehungen zur Cystenbildung in der Schleimhaut des Harntraktes. Wien. med. Wochenschr. Nr. 13. 1914. — Wien. urol. Ges. Sitzung vom 21. Jan. 1925. Zeitschr. f. urol. Chirurg. Bd. 17, H. 5/6, S. 375. — BRONGERSMA: Zentralbl. f. Chirurg. Bd. 40. 1913. — BRUNN, V.: Über drüsenähnliche Bildungen in der Schleimhaut des Nierenbeckens, Ureters und der Blase beim Menschen. Arch. f. mikr. Anat. Bd. 41. 1893. — BUTLER: Clifton med. bull. Vol. 11, p. 48. 1914. — CAPELLEN, V.: Carcinom des Ureters. Beitr. z. klin. Chirurg. Bd. 10, S. 138. 1916. — CARSCH, W. JAMES: Carcinommetastase im Ureter mit folgender Striktur desselben. Ann. of surg. Vol. 82, Nr. 1, p. 142. 1925. — CARSON, WILLIAM J.: Metastatic carcinoma of the ureter, associated with ureteral stricture. Ann. of surg. Vol. 82, Nr. 1, p. 142. — CAULK, JOHN R.: Haemangiomata of the bladder and ureter. Surg., gynecol. a. obstetr. Vol. 41, Nr. 1, p. 49. — CHEVASSU et MOCK: Bull. et mém. de la soc. de chirurg. de Paris. Tom. 38, p. 522. 1912. — CHIARI, V.: Über einen Fall von Uretercarcinom. Zeitschr. f. Urol. Bd. 8, S. 672. 1914. — CRANCE, M. and H. J. KNICKERBOCKER: Primary carcinoma of the ureter. Journ. of the Americ. med. assoc. Vol. 82, Nr. 24, p. 1930. 1924. — CULVER, HARRY: Papilloma of the ureter. Journ. of urol. Vol. 6, Nr. 4, p. 331. 1921. — DAVY, R.: Brit. med. journ. Vol. 11, p. 757. 1884. — DAY, ROB. V., F. D. FAIRCHILD and H. W. MARTIN: A plan for the early diagnosis and management of primary papilloma of the ureter and kidney pelvis. Surg., gynecol. a. obstetr. Vol. 40, Nr. 4, p. 485. — DJENG JÄN-KU: Zit. nach WEINSTOCK. — DOSZA, E.: Beiträge zur Kenntnis der Zottengeschwüre des Nierenbeckens und Ureters. Zeitschr. f. urol. Chirurg. Bd. 22, H. 1/2, S. 81. 1927. — FINSTERER, H.: Wien. klin. Wochenschr. Bd. 28, S. 718. 1915. — GARCEAU: New York appleton. 1909. p. 421. — GERONNE und ROTH: Fibroepitheliom des Ureters. Klin. Wochenschr. Bd. 1, Nr. 6. 1921. — GLAS, R.: Inaug.-Diss. Kiel 1902. — GLAS, R.: Primär infiltr. Carcinom des Ureters. Sitzungsber. d. Wien. urol. Ges. 10. Dez. 1924. Zeitschr. f. urol. Chirurg. Bd. 17, H. 5/6, S. 358. 1925. — GOTT-LIEB, J.: Über Neubildungen des Harnleiters. Zeitschr. f. urol. Chirurg. Bd. 20, H. 3/4, S. 230. 1926. — HASLINGER, K.: Am linken Ureter sitzender maligen degenerierter Tumor. Wien. klin. Wochenschr. Jg. 39, Nr. 2, S. 60. Zentralbl. f. Chirurg. Jg. 53, Nr. 27, S. 1697. — HEKTOEN: Journ. of the Americ. med. assoc. Vol. 26, p. 1115. 1896. —HELLER: Mediz. Diss. Zürich 1920. — HERESCO: Primäres Papillom des Ureters. Zit. bei AL-BARRAN. — HOFMANN: Zeitschr. f. Urol. Bd. 10, S. 369. 1916. — ISRAEL, J.: Splenomegalie, linksseitige Hydronephrose und Uretertumor. Berlin. klin. Wochenschr. 1910. S. 2381. — JEANBREAU, E.: Neoplasmes de l'uretère. Encyklopédie franç. d'urol. Tome 3. Paris 1914. — JONA, G.: Beitrag zu den primären Tumoren des Ureters. Zentralbl. f. allg. Pathol. u. pathol. Anat. Bd. 5, S. 659. 1894. — JUDD, PARKER and MORSE: Tumors of the kidney and ureter. Ref. Zeitschr. f. urol. Chirurg. Vol. 22, H. 3/4, p. 287. — JUDD and STRUTHERS: Primary carcinoma of the ureter. Journ. of urol. Vol. 6, p. 115. 1921. — KIDD, FRANK: Specimen from case of carcinoma of the ureter etc. Proc. of the roy. soc. of med. Vol. 14, Nr. 8, p. 40. 1921. Ref. Zeitschr. f. urol. Chirurg. Bd. 7, S. 326. — KLEINSCHMIDT, R.: Fibroepitheliom des rechten Ureters. Klin. Wochenschr. Jg. 5, Nr. 4, S. 234. Dtsch. med. Wochenschr. Jg. 51, Nr. 8, S. 338. Dtsch. Zeitschr. f. Chirurg. Bd. 191, H. 1/2, S. 103. — KNACK: Fall von papillärem Carcinom des linken Ureters. Dtsch. med. Wochenschr. Nr. 44, S. 982. 1913. — KRAFFT, S.: Fälle von primärem und sekundärem Uretercarcinom. Zeitschr. f. Urol. Bd. 16, H. 9, S. 385. 1922. — KRETSCHMER, H.: Primary carcinom of the ureter. Surg., gynecol. a. obstetr. Nr. 38, p. 47. Jan. 1924. — Surg., gynecol. a. obstetr. Vol. 31, Nr. 4, p. 325. 1920. — LICHTHEIM: Zit. bei VORPAHL. — LIMBECK, v.: Zur Kenntnis der Epithelcysten der Harnblase und der Ureteren. Zeitschr. f. Heilk. Bd. 8. 1887. — LÖFFLER, L.: Fall von primärem Ureterpapillom. Sitzungsbericht d. Wien. urol. Ges. vom 21. Jan. 1925. Zeitschr. f. urol. Chirurg. Bd. 17, H. 5/6, S. 370. — LOEWENSTEIN: Inaug.-Diss. Berlin 1911. — LONGHNANE, F. Mc. G.: Papilloma of the ureter. Proc. of the roy. soc. of med. Vol. 18, Nr. 11, p. 40. Sect. of urol. 26. März 1925. — LUBARSCH: Über Cysten der ableitenden Harnwege. Arch. f. mikroskop. Anat. Bd. 41. 1893. — MAC DONALD, S. G.: Hydronefrosis due to a squamous-celled carcinoma blocking the ureteropelvic junction. Proc. of the roy. soc. of med. Vol. 18, Nr. 11, p. 42. Sect. of urol. 26. März 1925. — MARCKWALD: Über multiple Cystenbildung in den Ureteren und der Harnblase. Münch. med. Wochenschr. 1898. — MARION: Journ. d'urol. Tome 8, p. 129. 1909. — Cas de papillomatose diffuse de l'uretère.

Journ. d'urol. Tome 14, Nr. 3, p. 227. 1922. — MARTIN-LAVAL: Uretère double anee cries de coliques néphretiques et fibrome calcifié simulant un culcul de l'uretère. Ref. Zeitschr. f. urol. Chirurg. Bd. 22, H. 1, S. 93. — MECKER, L. and L. MC. CARTHY: Primary carcinoma of the ureter. Journ. of the Americ. med. assoc. Vol. 104. 14. Juli 1923. — METCALF and SAFFORD: Journ. of the Americ. med. assoc. Vol. 119, p. 50. 1905. — MINICH: Pest. med. chirurg. Presse. Bd. 38, S. 941. 1902. — MRAZ: Primäres Carcinom des Ureters usw. Journ. of urol. Vol. 12, Nr. 1, p. 49. 1924. — NEELSON: Beiträge zur Pathologie der Nieren und des Ureters (Papillom). Beitr. z. pathol. Anat. u. z. allg. Pathol. Bd. 3, S. 279. 1888. — NEUWIRTH und BEDRNA: Casopis Lékaru Českých. Bd. 67, Nr. 3, 1928. — ORTH: Lehrbuch der pathologischen Anatomie. Bd. 3. 1893. — ORTHNER, FRANZ: Ein neuer Weg ... nebst Bericht über ein derart operiertes primäres Uretercarcinom. Wien. klin. Wochenschr. Jg. 39, Nr. 46, S. 1338. — PAPIN: Journ. d'urol. Tome 17, p. 325. — PASCHKIS, R.: Primärer Tumor des Harnleiters. Wien. klin. Wochenschr. Bd. 23, S. 361. 1910. — Beiträge zur Pathologie des Nierenbeckens. Folia urol. Bd. 7, S. 55. 1912. — PATCH, F. S. and L. J. RHEA: Journ. of urol. Vol. 12, Nr. 6, p. 671. 1914. — POSNER, HANS L.: Primäres Uretercarcinom. Monatsschr. f. Geburtsh. u. Gynäkol. Bd. 75, H. 1/2, S. 86. — QUINBY: Tumors primary in the ureter. Journ. of urol. Vol. 4, p. 439. 1920. — RIBBERT: Über ein Myosarcoma striocellulare des Nierenbeckens und des Ureters. Virchows Arch. f. pathol. Anat. u. Physiol. Bd. 106, S. 282. 1886. — RICHTER, JUL.: Zeitschr. f. Urol. Bd. 3, S. 416. 1909. — RUBRITIUS, H.: Nierenbecken-Ureterpapillom (freie Vereinigung der alpenl. Chirurg. Graz, Sitzung vom 12. November 1925). Wien. klin. Wochenschr. Jg. 38, Nr. 49, S. 1324. — RUNDLE: Transact. pathol. soc. London. Vol. 17, p. 128. 1896. — SAAR, v.: Papillom. Wiss. Ärzte-Ges. Innsbruck. 2. Mai 1913. — SCHEELE, K.: Beitrag zur röntgenologischen Darstellung des primären Uretercarcinoms. Fortschr. a. d. Geb. d. Röntgenstr. Bd. 36, H. 4, S. 825. 1927. — SCHMITT: Transact. Chicago pathol. soc. Vol. 10, p. 127. 1916/17. — SPIESS: Zentralbl. f. allg. Pathol. u. pathol. Anat. Bd. 26, S. 553. 1915. — STEWART: Brit. journ. of surg. Vol. 13, p. 667. — STOERK, O.: Beitr. z. pathol. Anat. u. z. allg. Pathol. Bd. 26. 1899. — Über Cystitis (Pyelitis, Ureteritis, Urethritis) cystica. Beitr. z. pathol. Anat. u. z. allg. Pathol. Bd. 50. 1911. — SUTER, F.: Beitrag zur Kasuistik des primären Uretercarcinoms. Zeitschr. f. urol. Chirurg. Bd. 10, S. 522. 1922. — TARGET: Zit. nach HELLER. — THOMAS, ST.: Fall von Uretercarcinom. Hosp. rep. Vol. 32, p. 96. 1903. — TOUPET et GUENIOT: Bull. soc. anat. Tome 73, p. 678. 1898. — VOELCKER, F.: Transact. pathol. soc. London. Vol. 2, p. 509. 1895. — VORPAHL: Americ. journ. of urol. Vol. 2, p. 509. 1905/06. — WÄTJEN: Ein primärer Uretertumor. Zentralbl. f. allg. Pathol. u. pathol. Anat. Bd. 35, Nr. 8/9, S. 279. 1924. — WALKER, J. W. THOMSON: Four cases of growths in the ureter. Proc. of the roy. soc. of med. Vol. 14, Nr. 4, Sect. of urol., p. 25. 1921. Ref. Zeitschr. f. urol. Chirurg. Bd. 7, p. 92. — WEICHSELBAUM, A.: Grundriß der pathologischen Histologie. 1892. — WEINSTOCK: Wien. klin. Wochenschr. 1926. Nr. 11. Sitzung d. Ges. f. pathol. Anat. — WISING und BLIX: Hygeia. 1878. S. 468. — WITLUTSKY: Zit. bei ALBARRAN. — ZINNER, A.: Isolierte Carcinommetastasen in beiden Harnleitern. Wien. urol. Ges. 21. Jan. 1925. Zeitschr. f. urol. Chirurg. Bd. 17, H. 5/6, S. 369. — ZIRONI: Ann. des maladies des org. genito-urin. Tome 1, p. 81. 1909.

# Die Erkrankungen der Harnblase ohne Entzündungen.

Von

R. PASCHKIS -Wien.

Mit 65 Abbildungen.

## I. Blasendivertikel.

Unter Divertikel [1] der Blase versteht man nach der Definition von DUR-
RIEUX Hohlräume in enger Verbindung mit der Blase, entstanden durch Ausdehnung eines Teiles der Wand der Blase. Sie sind charakterisiert durch das
Vorhandensein einer wohl umschriebenen Öffnung, welche die Verbindung
zwischen Hohlraum der Blase und dem Divertikel herstellt, ferner durch eine
Schleimhautfläche, welche mit der der Blase zusammenhängt und die ganze
Innenfläche des Divertikels auskleidet, schließlich durch das Fehlen einer Ureter-
öffnung. Dieser letzte Punkt muß als heute nicht mehr zu Recht bestehend weg-
gelassen werden, wie es auch BLUM tut, der ebenso wie FISCHER, SHERRILL u. a.,
in jüngster Zeit auch KERMAUNER die DURRIEUXsche Definition wörtlich übernimmt. Diese Definition des Divertikels umfaßt die meisten Spielarten von
Formveränderungen der Blase, welche in der alten Literatur als Vesica bipartita,
bilocularis, multilocularis, Hernie der Blase, Doppelblase, Cystocele interna
(CHOPART), Nebenblasen, Taschen, Zellen beschrieben sind und die heute
unseren Anschauungen und Kenntnissen zufolge wohl zum allergrößten Teile
als Divertikel bezeichnet werden würden. Es ist in vielen Fällen nicht möglich,
nach den Mitteilungen und der Beschreibung in den alten Arbeiten die einzelnen
Fälle zu klassifizieren und leider kommt es auch heute noch vor, daß mitunter die
alten Bezeichnungen gebraucht werden, daß man noch immer von Doppelblase,
von Vesica bipartita und ähnlichem liest, in Fällen, die zweifellos als Divertikel
anzusprechen sind. Eine andere, enger gehaltene Definition geben GAYET und
GAUTHIER; nach diesen sind Divertikel Ausdehnungen des Hohlraumes der
Blase, welche die Außenfläche der Blase vorbuchten, mit dem Blasenhohlraum
durch einen schmalen Hals und durch eine enge, gewöhnlich contractile Öffnung
zusammenhängen und aus den gleichen Bestandteilen wie die Blasenwand selbst
zusammengesetzt sind, die allerdings in ihren gegenseitigen Beziehungen mehr
oder weniger verändert sind. Diese Ausdehnungen sind dauernd und autonom,
unabhängig von jedem Hineingleiten der Wand in einen Bruchsack oder Einklemmung in eine pathologische oder traumatische Öffnung der Muskulatur
des Abdomens und Perineums. Diese Definition schließt daher aus die cellules
(Zellen), ferner die poches (Taschen), welche nichts anderes sind als besonders
große Zellen und nur ein weiteres Entwicklungsstadium dieser Zellen darstellen;

---

[1] Das Wort Divertikel stammt vom lateinischen deverto (diverto), abwenden, ab-
kehren, abschweifen. De(Di)verticulum heißt also Abweg, Nebenweg, Seitenweg.

ferner auch die Doppelblasen, die Vesica bipartita, die deformierten Blasen, die Blasen mit abnorm tiefem Bas fond. Was die Doppelblasen betrifft, sagt z. B. KERMAUNER, daß solche zwar durch Längsteilung entstanden gedacht werden könnten, daß aber eine richtige Doppelblase in der Literatur nicht beschrieben sei. Die als Doppelblase bekannten Fälle, sei es mit äußerlich sichtbarer Trennung oder mit einer bloß den Hohlraum trennenden Scheidewand im Innern, Vesica duplex bzw. bipartita genannt, faßt KERMAUNER als divertikelähnliche Ausbuchtungen am Blasenende der Harnleiter auf. Diesen durch eine längsverlaufende, sagittale Scheidewand getrennten Blasen stehen die transversal geteilten gegenüber, welche in der Literatur vielfach als Sanduhrblasen beschrieben sind, Fälle, von denen auch KERMAUNER sagt, sie seien zum Teil schwer von Urachusdivertikeln zu trennen, zum Teil sei eine Abgrenzung gegen sekundäre entzündliche Veränderungen schwer durchführbar. Keinesfalls hält er das an Erwachsenen beschriebene Material für beweiskräftig. Es erübrigt sich wohl, hier nochmals die einzelnen, in der Literatur vorliegenden und immer wieder zitierten Fälle neuerlich zu bringen, sie finden sich schon bei SCHWARZ, dann bei PAGENSTECHER, BLUM, KERMAUNER, CHWALLA zitiert und in Skizzen bei PAGENSTECHER und BLUM identisch wiedergegeben. KRASA und R. PASCHKIS haben in ihrer Studie über das Blasendreieck bei Säugetieren transversal geteilte Blasen (bei einigen Spezies dieser, bei Echidna, Didelphys, Talpa, Equus asinus, Bradypus) gefunden und glauben, daß nur der vielfach (in letzter Zeit auch wieder von KERMAUNER) zitierte Fall MÜLLER als transversal geteilte menschliche Blase anzuerkennen sei, deren kranialer Teil außerdem noch sagittal unterteilt erscheint. Eine wirkliche sagittale Teilung der Blase haben sie auch bei Tieren nicht gefunden.

In den letzten Jahren sind einige Fälle mitgeteilt worden, welche wohl mit Recht als Sanduhrblasen bezeichnet werden können. Vor allem gehört hierzu ein Fall von KRETSCHMER und MORRIS, der auch abgebildet ist, ferner zwei Fälle von DAY und MARTIN; ein von MORTON beobachteter Fall ergab ein merkwürdiges Resultat. Er fand bei einem Manne von 50 Jahren cystoskopisch neben einer Hypertrophie der Prostata eine Ausbuchtung der Blase an ihrer Hinterwand, die nicht nur im cystoskopischen Bilde einem Divertikel glich, sondern bei Cystographie als großes Urachusdivertikel imponierte. Bei der Operation fand sich jedoch kein Divertikel, es wurde eine Fistel angelegt und einige Wochen nachher die Prostata entfernt. Die nach Heilung wiederholte Cystographie ergab nunmehr ein ganz normales Bild. So hatte es sich offenbar nur um abnorme Dehnung des kranialen Anteils der Blase gehandelt. CHWALLA beschreibt bei einem 37 mm langen weiblichen Embryo als Zufallsbefund eine Anomalie, welche in Form einer in den Hohlraum der Blase vorspringenden Epithelmembran, die er als Rest der von ihm beschriebenen Ureterenmembran ansieht, sich darstellt und bei Wachstum und Persistenz zu einer angeborenen Sanduhrblase führen könnte.

Die jetzt ziemlich allgemein als Divertikel bezeichnete Gestaltsveränderung der Harnblase ist seit langem bekannt und wir verdanken der enormen Literaturkenntnis und dem unendlichen Sammelfleiß des Wiener Urologen ENGLISCH auch über dieses Kapitel der Blasenpathologie mehrere, die ganze alte Literatur umfassende Abhandlungen, aus welchen wohl alle späteren Bearbeiter des Kapitels im In- und Auslande großenteils ihre Literaturangaben geschöpft haben. Es darf daher wohl auch hier aus der gleichen Quelle erwähnt werden, daß HEISTER alle Ausstülpungen der Blase als Diverticulum, MORGAGNI als Saccus bezeichnete. Das, was WALTHER Hernia vesicae nannte, sind nach ENGLISCH die Divertikel bei der gewöhnlichen trabekulären Hypertrophie der Blase, für welche CRUVEILHIER die Bezeichnung hernie tuniquaire de la vessie wählte. Brodie, Englisch, Voillemier-le Dentu machten der verwirrenden Nomenklatur ein Ende und nannten *Blasentaschen (poches)* jene Ausstülpungen, welche alle Schichten der Blasenwand enthielten, *Blasenzellen (cellules)* diejenigen, bei denen die Blasenschleimhaut durch die Lücken der trabekulär-hypertrophischen Blasenmuskulatur sich vorwölbte. Jüngst haben, wie früher erwähnt, Gayet und Gauthier diesen Unterschied in der Bezeichnung verwischt, indem sie die Divertikel als Ausbuchtungen der ganzen Blasenwand von den bloßen Schleimhautvorwölbungen — den Zellen, wenn sie kleiner sind, und den Taschen, die bloß größere Dimensionen haltende Zellen sind — trennen.

War auch die Kasuistik früherer Zeiten nicht allzu gering — finden wir doch in allen alten Lehr- und Handbüchern der pathologischen Anatomie schon verschiedene Fälle beschrieben (z. B. Meckel, Rokitansky u. v. a.) —, so hat sicherlich auf Grund zunehmender Kenntnis und Erkenntnis die Häufigkeit der Fälle seit dem Anfange dieses Jahrhunderts, besonders aber im letzten Jahrzehnt, bedeutend zugenommen. Es handelt sich heute gewöhnlich nicht mehr um Zufallsbefunde wie früher, sondern um klinisch und diagnostisch-therapeutisch genau bekannte Prozesse. Eine *Einteilung* ist nach pathologisch-anatomischen oder klinischen Grundsätzen möglich, man kann echte und falsche, Pulsions- und Traktions-, solitäre und multiple, angeborene und erworbene, Scheitel-, Vorderwand-, Seitenwand- und Blasengrund-Divertikel unterscheiden.

## Ätiologie.

Bei der Besprechung der Divertikel im Sinne der genannten Definitionen halten wir für praktische Zwecke die Unterscheidung nach topographischen Verhältnissen für die beste, für *wissenschaftliche* die nach der Entstehung. Die Frage der *Ätiologie* steht ja jetzt wieder im Mittelpunkt des Interesses und einer mitunter sehr heftig geführten literarischen Aussprache und wurde auch schon von Englisch u. v. a. in den Bereich ihrer Ausführungen gezogen. Man hat seither sowohl von klinischer als auch von pathologisch-anatomischer Seite *angeborene* und *erworbene* unterschieden, wobei die Trennung nach dem Vorhandensein oder Fehlen der *Muskulatur* in der Wand des Divertikels vorgenommen wurde; ob es nun ausdrücklich betont wird, daß das Vorhandensein der Muskulatur das Kriterium ist oder ob bloß von der Gleichheit der Bestandteile der Wand beider Hohlräume die Rede ist, ist gleichgültig. Modernere Autoren, wie Fischer, Sherrill u. a., führen diese Einteilung auf Civiale, Mercier, Robelin, Virchow zurück, von denen Muskelfasern in gewissen Divertikeln gefunden wurden. Auch Klebs hat nach Englisch neben anderen Bezeichnungen angeborene und (bei Hypertrophie der Blase) erworbene Divertikel unterschieden und Rokitansky schreibt bei Schilderung der Blasendivertikel: „Die Wand besteht also aus Blasenschleimhaut, über welche bei entsprechendem Sitze das Peritoneum streicht; bisweilen gehen einzelne Muskelbündel über dasselbe hin." Ebenso spricht auch die moderne pathologische Anatomie, z. B. Aschoff, von echten Divertikeln, Ausbuchtungen der ganzen Blasenwand, die in der Regel angeboren sind, und von falschen, den erworbenen, bei denen nur die Schleimhaut zwischen Muskelbalken vorgedrängt wird. Die meisten klinischen und auch viele pathologisch-anatomische Autoren haben die Divertikel, welche eben wegen ihrer Erscheinungen für den Kliniker in Betracht kommen, als angeborene bezeichnet, ohne sich viel Kopfzerbrechen über die Erklärung zu machen und erst der neueren Zeit blieb es vorbehalten, über das Für und Wider dieser Ätiologie zu diskutieren. Man hat sowohl nach den klinischen Erfahrungen als auch nach den durch die embryologische Forschung festgelegten Erkenntnissen Erklärung für das

Vorkommen angeborener Divertikel gesucht. Die jetzt allgemein bekannten entwicklungsgeschichtlichen Tatsachen, deren Erforschung wir vor allem KEIBEL, REICHEL, RETTERER u. a. verdanken, ergeben höchstens vermutungsweise verwertbare Hypothesen. In jüngster Zeit hat allerdings WATSON über sehr interessante Ergebnisse und Befunde an Feten berichtet. Die einander widersprechenden Ansichten CABOTs, der die Bezeichnung Divertikel nur auf die angeborenen, gewöhnlich an bestimmten Stellen, gelegentlich aber auch an allen anderen Teilen der Blase beobachteten Taschen anwendet, welche nicht durch mangelhafte Entwicklung oder mangelnden Verschluß irgendeines bekannten Gewebes bedingt sind, von LOWER, der alle diese sackähnlichen Gebilde praktisch genommen für erworben hält, und von THOMAS, der nur für einige Fälle eine mangelhafte Entwicklung, für die Mehrzahl aber erworbene Umstände (d. h. in 86% seiner Fälle irgendein Hindernis) annimmt, haben WATSON zu seinen Studien veranlaßt. Diese bestanden in genauen Untersuchungen der Blase und ihrer Entwicklung von frühen Fetalleben bis zur Geburt. Er fand vor allem, daß, wie er annimmt, durch intrapelvin und im unteren Abdomen vorhandenen Druck, bzw. dessen Veränderungen und Ungleichmäßigkeiten die Blase verzogen und ihre innere Wand unregelmäßig wird und gratähnliche vorspringende Erhebungen aufweist, welche an verschiedenen Stellen des Hohlraums, besonders aber an den seitlichen Rändern des Trigonums vorkommen. Diese Unregelmäßigkeiten, welche durch das Wachstum der Blase ebenfalls an Größe zunehmen, können zu fingerförmigen Vorsprüngen werden oder bloß gratförmig bleiben, und dann nie so groß werden, daß sie den Hohlraum überbrücken. WATSON hat in seinen Objekten alle Übergänge von einfachen Vorsprüngen bis zu Brücken, welche beinahe die entgegengesetzte Wand der Blase erreichten, gesehen. Wenn diese fingerförmigen Vorsprünge durch den Hohlraum der Blase ziehen und die gegenüberliegende Seite berühren, kommt es manchmal zu regressiven Veränderungen, die sich in schlechterer Färbbarkeit der Epithelzellen, späterhin auch in Unterbrechung des Zellbelages zeigen, so daß dann an diesen Stellen Mucosa und Muscularis der zwei benachbarten Blasenwandteile aneinanderliegen. Daraus folgt eine Verwachsung der beiden. Submucosa und Muscularis gehen ineinander über und ältere Stadien solcher Gewebskämme enthalten alle drei Muskelschichten der Blasenwand. Schließlich wächst auch die Mucosa darüber und es entsteht so eine vollkommene Tasche in der Blase. Erfolgt diese Annäherung in frühem Fetalleben, so wird wohl die Größe des Divertikels bei der Geburt eine beträchtlichere sein, als wenn diese Verwachsung erst später im intrauterinen Leben erfolgt. Die Lage der meisten Divertikel in der Gegend der Harnleiteröffnung kann eher durch die Beziehungen der Ränder des Trigonums als durch die Öffnungen selbst erklärt werden. Das Trigonum besitzt im intrauterinen Leben bis zu acht Lagen Zellen, welche eher die Neigung zeigen, als geringe, kammartige Erhebungen vorzuspringen als die der anderen Blasenteile. Ähnliche Vorgänge wie die geschilderten fand man in der Urethra posterior und macht sie für die Ausbildung von Klappen und Taschen verantwortlich und so glaubt WATSON in gleicher Weise das Entstehen gewisser Blasendivertikel erklären zu können. Ihr Inerscheinungtreten und die Zunahme ihrer Größe beim Erwachsenen hängen von allen Bedingungen ab, welche Vermehrung der Blasendehnung und vermehrte Arbeit der Blasenmuskulatur veranlassen. Leider sind in dieser schönen Arbeit nur Abbildungen von Transversalschnitten durch derartige Blasen reproduziert und es fehlen Angaben, wie viele fetale Blasen überhaupt untersucht wurden und in wie vielen von diesen derartige Befunde erhoben wurden. Auch ist nicht mitgeteilt, ob und wo sich an den Serienschnitten (und nur an solchen können ja verläßliche derartige Befunde erhoben werden) eine Verbindung dieses Hohlraumes mit der

Blase nachweisen ließ. Einwandfreie Ergebnisse und eine verwendbare Vorstellung dieser ja immerhin möglichen Dinge wäre nur durch Anfertigung von *Modellen* auf Grund der Serienschnitte zu erhalten. Anscheinend sind solche Modelle aber nicht gemacht worden, wenigstens fehlt sowohl eine Erwähnung als auch eine Abbildung von ihnen. Immerhin wäre eine Nachprüfung an geeignetem Materiale wünschenswert. Vorläufig müssen diese Befunde zur Kenntnis genommen werden und liefern einen, wenn auch nicht ganz verläßlichen Anhaltspunkt für die Möglichkeit des Entstehens von Blasendivertikeln im intrauterinen Leben, für das Vorkommen wirklich angeborener Divertikel und eine Erklärung dafür. Eine andere gleichfalls auf embryologischen Studien und Befunden gegründete Entstehungstheorie hat Chwalla mitgeteilt, der sowohl die Vesica bipartita und die cystische Dilatation des unteren Ureterenendes als auch das angeborene Uretermündungsdivertikel auf eine von ihm bei einem ungefähr $8^1/_2$ Wochen alten weiblichen Embryo gefundenen Anomalie in Form einer Ureterenmembran zurückführt.

Es könnten diese Befunde eine Stütze oder Bestätigung der Ansicht von Pagenstecher sein, der die seitlichen Blasendivertikel durch Überfluß an embryonalem Aufbaumaterial erklärt, welches, in Falten, Buchten, Ausstülpungen sich legend, Grund zur Bildung von Divertikeln geben kann. Die längst und allgemein bekannte Tatsache, daß die *Gegend der Harnleitermündungen* Lieblingssitz der Divertikel ist, nehmen Gayet und Gauthier zum Anlaß, eine Hypothese für die Entstehung dieser Divertikel der Wolffschen Zone aufzustellen. Einzelne, seltene, stellen Entwicklungshemmungen der normalen Ureter- oder Samenblasenknospen dar; andere sind das Ergebnis abnormer multipler Knospungen auf Kosten einer Zone der Blase besonderen Ursprungs, abstammend vom Wolffschen Gang, die eine besondere Eigenschaft des Knospens hat. Diese Zone geht von der Mittellinie, der Hinterwand der unteren Partie auf die Stelle der Einmündung des Wolffschen Ganges in die Kloake und erstreckt sich über das ganze Trigonum und die Uretergegend, ober-, außer- und unterhalb des Ostium des Ureters. Das ist der Weg, den die Einmündungsstelle des Wolffschen Ganges nimmt, um seine endgültige Mündung in der hinteren Harnröhre zu erreichen, wobei er eine Drehung um den Ureter macht. Das ist zweifellos die Zone des Lieblingssitzes der Divertikel. Der Meinung dieser Autoren nach ist diese Hypothese leichter verständlich als die von den Buckelungen und fetalen Ausstülpungen des Trigonums und schließlich ist sie nicht unvereinbar mit dieser letzteren, weil diese vielleicht bedingt sind durch die so häufigen Knospungen, deren Mehrheit verschwindet. Auch Maier akzeptiert diese Genese, weil „jene Gegend der Blasenwand, die der Lieblingssitz von Divertikeln ist, entwicklungsgeschichtlich auffällige, sie von der übrigen Blasenwand unterscheidende Vorgänge mitmacht". Sie wächst zu gewissen Zeiten rascher als ihre Umgebung, es muß den hier gelegenen Zellmassen also etwas innewohnen, was sie von ihrer Nachbarschaft unterscheidet und ihnen eine lebhaftere formative Funktion verleiht als der übrigen Blasenwand. Man kann sich vorstellen, daß diese Blasenwandpartie, die mit Vorliebe Sitz der Divertikel ist, aus nicht näher bekannten Gründen aus dem Gleichgewicht gebracht wird, daß z. B. einzelne Partien ungleich im Wachstum fortschreiten; die unausbleibliche Folge ist dann die, daß eine Faltung der im Verhältnisse zur Umgebung rascher gewachsenen Wandpartie der Blase eintritt, und zwar in allen ihren späteren Schichten; der Ansatz zu einem echten Divertikel ist somit gegeben.

Ähnliche Vorgänge im Wachstum und in den gegenseitigen Beziehungen haben Krasa und R. Paschkis in ihrer Arbeit über das *Blasendreieck* bei Säugetieren erwähnt; sie haben aus ihren Befunden den Schluß gezogen, daß beim

Menschen und bei gewissen Säugetieren ein Teil der Dorsalwand der Urethra in die Blasenwand einbezogen wurde, ohne dafür einen Grund angeben zu können. Sie haben letzteren in irgendeiner Veränderung der Lage der Blase und dadurch veränderten hydrostatischen Druckverhältnissen, vielleicht durch geänderte Körperverhaltung oder geänderte Form und Stellung des Beckens vermutet, haben aber in dem Nachweis der transversal geteilten Blase eine Stütze der Hypothese gefunden, da durch dieselbe der Nachweis einer Verschiebung in der Dorsalwand der Blase in caudokranialer Richtung, also in demselben Sinne wie die Einbeziehung der proximalen Urethraanteile in die Blase erbracht werden muß.

Es kann wohl kaum nur Zufall sein, daß die meisten Divertikel in der Gegend der Harnleitermündungen ihren Sitz haben.

Wir kennen die Sonderstellung des Blasendreiecks aus der Entwicklungsgeschichte, aus der Anatomie und Klinik, wenn auch die klinische Erfahrung schon frühzeitig Tatsachen ergeben hat, deren Begründung vielfach erst später durch die theoretischen Erkenntnisse erfolgte.

Diese Bemühungen zur Auffindung von Anhaltspunkten für die Annahme, daß die Divertikel angeboren seien, stammen aus der neueren und neuesten Zeit. Doch hat man schon früher andere Tatsachen in dem gleichen Sinne verwertet und diese werden sowohl von Anhängern und Gegnern dieser Annahme stets erörtert und angeführt. Zu den Tatsachen gehört vor allem die, daß ENGLISCH bei zahlreichen eingehenden Untersuchungen an *neugeborenen Kindern* ein- und doppelseitig *Ausbuchtungen* der *Blasenwand* fand, deren Entstehung er auf die gleichfalls von ihm bei Neugeborenen nachgewiesenen *Hindernisse* für die *Harnentleerung* zurückführt. Diese *embryonal mechanische* Erklärung findet in den weiteren Zeilen bei ENGLISCH selbst eine Einschränkung insoferne, als er sagt, ,,wenn diese (die Hindernisse) bestehen bleiben, geben sie zu weiteren Ausbuchtungen Veranlassung. Die Weiterentwicklung beim Erwachsenen hängt zumeist von dem Auftreten neuer Hindernisse ab, wie sie im späteren Leben vorkommen und meist zur Hypertrophie der Blase führen''. ,,Beim Verschwinden nach der Geburt lassen sie neben Ausdehnung eine Schwäche der bezeichneten Stelle zurück.'' Wir haben somit die, wie noch später zu besprechen sein wird, auch heute wieder ins Treffen geführte, *angeborene Anlage* als Ursache schon hier von ENGLISCH genannt. BLUM sagt in seiner Monographie S. 22: ,,Daß wir als angeborene Divertikel solche, die ganze Blasenwand betreffende Ausstülpungen bezeichnen, welche in *fetalen Abflußhindernissen* des Harnes oder in *fehlerhafter Anlage der fetalen Blasenbildung* begründet sind'', S. 24: ,,welche entweder durch eine fehlerhafte Blasenentwicklung (Mißbildung), infolge fehlerhafter fetaler Anlage entstanden sind oder durch ein während des *fetalen* Lebens auftretendes *Harnabflußhindernis* (epitheliale Verklebungen der Harnröhre, Falten- und Klappenbildung daselbst) sich entwickelt haben''. Schließlich S. 46 nimmt er für die Entstehung der Divertikel eine *embryologische* und eine *mechanische* Theorie an. Es dürfte sich um zwei Formen handeln. ,,Solche Divertikel, die in einer fehlerhaften Anlage der Blase, Vesica bipartita, bilocularis, Divertikel des Scheitels usw. begründet sind, zweitens solche Divertikel, die infolge fetaler Abflußstörungen als Ausstülpungen derjenigen Teile der Blasenwand aufzufassen sind, welche auf Grund der normalen gesetzmäßigen Anlagen als muskelschwächste Partien zu gelten haben.'' In seiner späteren Arbeit kam er zum Ergebnis, ,,daß das Divertikel einer *angeborenen Prädisposition* gewisser Anteile der Blasenwand seine Entstehung verdankt, daß erworbene Hindernisse *mechanischer* oder *nervös-spinaler* Natur für den Abfluß des Harnes nur die Gelegenheitsursache abgeben, wodurch die bis dahin latenten Symptome manifest werden und sich der Hohlraum des Blindsacks immer mehr und mehr erweitert.'' Aus diesen Erklärungen geht hervor, daß auch Blum letzten Endes, wenigstens größtenteils den Standpunkt der rein mechanischen Entwicklung des Divertikels vertritt. Denn ob es sich um fetale oder postnatale Abflußhindernisse handelt, macht nicht viel Unterschied und in der zweiten Arbeit wird die Frage im ganzen dahin erledigt, daß vor allem die Disposition angeboren sei.

Bezüglich der *fetalen Abflußhindernisse* sei hier festgestellt, daß die moderne Geburtshilfe auf Grund zahlreicher exakter Untersuchungen fast allgemein annimmt, daß das *Fruchtwasser nicht Sekret der Nieren, sondern des Amnionepithels* ist und daß die *Harnsekretion* bei *normaler* Geburt erst *extrauterin* beginnt. Auch in dem neuesten Werke von Halban-Seitz wird es als gesichert angenommen, daß der fetale Harn als Fruchtwasserquelle normalerweise nicht in Frage kommt (Hinselmann). G. A. Wagner hat in einer sehr genauen, umfassenden Monographie die Frage der *Herkunft* des *Fruchtwassers* und die der *Funktion* der *fetalen Nieren* bearbeitet und hat bei dieser Studie unter Verwertung der gesamten Literatur Schlüsse gezogen, welche für die hier besprochene Frage von wesentlichem Interesse sind. Es würde zu weit führen und den Rahmen dieses Abschnittes überschreiten, alle Einzelheiten der Arbeit anzuführen. Darum seien nur einige Schlußsätze aus Wagners Arbeit angeführt, welche besagen, daß es sich „in den Fällen von *kongenitaler Dilatation* und *Hypertrophie der Blase* bzw. Ureteren ..... wohl stets nicht um passive Dilatation infolge von Harnstauung handelt, sondern um *Mißbildungen* des uropoetischen Systems oder eines Teiles desselben, Mißbildungen, bei denen eine Exzeßbildung durch *übermäßiges aktives Wachsen* der betroffenen Organe im Vordergrund steht. Diese Fälle stellen demnach ein *vollkommenes Analogon zur* Hirschsprungschen *Krankheit*, dem Megacolon congenitum dar. Die Veränderungen an den Harnwegen dürfen daher nicht als Folgen einer intrauterin entstandenen Harnstauung aufgefaßt werden, denn wir konnten nachweisen, daß es sich *weder um Stauung noch um Harn handelt.* Damit schwindet aber auch die Bedeutung dieser Fälle für die Frage der intrauterinen Tätigkeit der Nieren und der Blase .... vollkommen. Ein... geradezu zwingender Einwand gegen die Annahme, daß die fetale Niere normalerweise nicht funktioniere, ist somit zwanglos beseitigt". Diese Schlüsse sind aufgebaut auf eigenen Beobachtungen und den in der Literatur vorgelegenen Fällen, unter welchen sich nebst anderen Mißbildungen solche mit allgemeiner Erweiterung der Blase und solche mit Divertikel verschiedener Art (Wagner gebraucht schon in dieser Arbeit das Wort *Uretermündungsdivertikel*) finden. Wagner glaubt durch seine pathologisch-anatomischen, experimentellen und klinischen Untersuchungen die bisher schon höchst wahrscheinliche Annahme gestützt zu haben, daß die fetale Niere normalerweise nicht funktioniere, daß sie daher an der Bildung des Fruchtwassers normalerweise keinen Anteil habe und daß sie nur unter pathologischen Verhältnissen gelegentlich funktionieren könne (vgl. diesbezüglich auch Polano, Kermauner, Hinselmann u. a.). Nachdem es also so gut wie sichergestellt ist, daß es eine *fetale Harnsekretion* nicht gibt, fallen damit auch die *fetalen Harnabflußhindernisse,* bzw. die *fetale Entstehung von Divertikeln* durch *Abflußhindernisse* weg. Wenn man aber trotzdem bei Neugeborenen (Englisch), bei komplizierten Fehlbildungen (Kermauner, Ahlfeld u. a.) Aussackungen der Blase gefunden hat, so muß es angeborene Divertikel geben, welche nicht auf diese Entstehungsweise zurückzuführen sind.

Ebensolche Abflußhindernisse hat man früher für die Ursache der *übergroßen Harnblase (Riesenharnblase),* die beim männlichen Geschlecht häufiger als beim weiblichen vorkommt, gehalten. Manche dieser *Riesenblasen* sind wahrscheinlich nur *Divertikelblasen*, in anderen Fällen handelt es sich um *Riesenharnblasen* mit *Divertikeln* (Literatur bei Kermauner und Wagner).

KERMAUNER glaubt aber, daß auch die Riesenblase auf *übertreibendes örtliches Riesenwachstum* zurückzuführen sei und man von einem mehr oder weniger *ungleichmäßigem aktivem Wachstum* der Wand des Hohlorganes sprechen solle, von einer Vergrößerung, die an keine Nierensekretion gebunden ist, schon im vierten Monat der Schwangerschaft an Früchten beobachtet werden konnte, gelegentlich bei geschlossenen Harnleitern und cystischen Kümmerformen der Niere (KERMAUNER). In einem kürzlich von ANGERER bzw. Gg. B. GRUBER veröffentlichten Falle einer Riesenharnblase waren auch noch Divertikel der Blase vorhanden, und zwar je ein seitliches und ein vorderes, ein Befund, der bei Fällen von Riesenharnblase anscheinend typisch ist; die Lokalisation der Divertikel entspricht der auch sonst gewöhnlich beobachteten. An dem mitgeteilten Fall bestanden noch andere Mißbildungen; die Riesenharnblase wird im Sinne KERMAUNERs als *Exzeßbildung* aufgefaßt, die Divertikel hingegen als sekundäre Ausstülpung durch vermehrten Innendruck an den Stellen schwächerer Muskelbekleidung der Blase.

Schon ENGLISCH, der die Divertikel nicht nur nach angeborenen und erworbenen, sondern auch nach ihrer Lage unterscheidet, hat sich bemüht, für die von ihm angenommene und behauptete, *mechanische Genese* durch *Harnstauung* im *intrauterinen Leben* den *anatomischen Nachweis* zu erbringen. Er hat durch genaue Präparation makroskopisch den *Verlauf der Muskulatur* an der Blase untersucht und dabei gefunden, daß sich an verschiedenen Stellen der Blase *muskelarme Anteile* finden (vor den Harnleitermündungen lassen die Längsmuskeln eine Stelle frei, ,,an der die Muskelhaut nur aus schiefen und kreisförmigen Fasern gebildet ist"), am Scheitel der Blase findet sich eine derartige Stelle an der Einmündung des Urachus, eine zweite hinter dieser. Auf Grund dieser Beschreibung hat dann FISCHER seine auch von BLUM reproduzierte schematische Zeichnung entworfen, nach welcher sich sowohl in der Gegend des Eintritts der Harnleiter in die Blasenwand als auch am Scheitel der Blase *muskelschwache Punkte* finden, an welchen die Blasenwand einem gesteigerten Innendruck nur geringen Widerstand leisten kann. Es kann, die Richtigkeit dieser Voraussetzung angenommen, an diesen Stellen tatsächlich eine Vorwölbung der Blasenwand eintreten und man findet auch erfahrungsgemäß die meisten Divertikel daselbst. Das ist also die *angeborene Anlage* zur Bildung von Divertikeln, zu der als auslösendes Moment noch die *Harnstauung* kommen muß, sei es die *fetale* (wie dies ENGLISCH und zum Teil auch BLUM annimmt), sei es die im Laufe des späteren Leben eintretende, wie es die Vertreter des Standpunktes, daß jedes oder fast jedes Divertikel erworben sei (HINMANN, KNEISE, PFANNER, PLESCHNER, PRAETORIUS u. a.), behaupten.

Die vergleichend-anatomischen Studien von KRASA und R. PASCHKIS haben gezeigt, daß an der Stelle des Eintritts des Ureters in die Blasenwand und des Verlaufs durch dieselbe die *Muskulatur* eine *Lücke* aufweist, ferner ergaben die makroskopischen Untersuchungen an einer großen Zahl von Säugerblasen, daß an dieser Stelle der Blase häufig *dellenförmige Ausbuchtungen* der Blasenschleimhaut seien. Es geht daraus hervor, daß hier an dieser Stelle von der Schleimhautseite her sowohl die *ganze*, dem *Ureter benachbart liegende Blasenwand* als auch *bloß Schleimhaut* durch die Lücke sich nach außen vorbuchten kann. Der *Ureter* bleibt während seines ganzen Verlaufs durch die *Blasenwand selbständig* und die gleichen Verhältnisse finden sich auch beim Menschen.

Weiters wird das Vorkommen von Divertikeln bei Frauen, Kindern, Jugendlichen und vor allem auch bei Säuglingen (HYMAN) ohne nachweisbare Abflußhindernisse, ferner die gleichzeitigen Befunde von anderen Anomalien am Harn- und Geschlechtsapparat (Uterus bicornis, Vagina bipartita, Schiefheit des Uterus [POMMER], Hypospadie, Kryptorchismus, paraurethrale Gänge, Defekt einer

Niere, eines Harnleiters, einer Samenblase, eines Vas deferens oder auch anderer Organe, Gaumenspalte — KROISS, Verdoppelung des Endgliedes des Daumens — FREUDENBERG, Atresia ani), bei gleichzeitigem Blasendivertikel wohl für hinreichend geeignet gehalten, an eine gemeinsame Ursache, also an *angeborene Mißbildung* denken zu lassen. Man hat ebenso auch bei nicht lebensfähigen Früchten mit komplizierten Fehlbildungen Divertikel der Blase gefunden (KERMAUNER). Alle diese Tatsachen werden zwar auch von den Gegnern der angeborenen Ätiologie anerkannt und gewürdigt, reichen aber nicht aus, um sie von ihrer Ansicht abzubringen, und bedingen nur das Zugeständnis, daß vielleicht einmal ein Divertikel auch angeboren sein kann.

Es ist fraglich, ob das Vorhandensein der *Divertikel an Affenblasen* (bei Lemur vari und Macacus rhesus), die KRASA und R. PASCHKIS fanden, die Gegner in ihrer Überzeugung wanken machen können, obwohl diese Befunde von den Anhängern der angeborenen Entstehungstheorie für die Richtigkeit derselben herangezogen werden. Es scheint jedoch, daß solche *Divertikel* bei *Säugetieren* zu den *größten Seltenheiten* gehören, wie dies aus brieflich eingeholten Mitteilungen der bedeutendsten Forscher auf dem Gebiete der vergleichenden Anatomie und Pathologie der Säugetiere (DISSELHORST, JOEST) hervorgeht. Dadurch wird wohl auch die Anregung O. MAIERS, durch Züchtungsversuche den Nachweis für das Angeborensein der Divertikel zu erzielen, hinfällig.

Bezüglich der Unterscheidung zwischen *angeborenem* und *erworbenem Divertikel* durch *Vorhandensein* oder *Fehlen* von *Muskulatur* in der *Wand* des *Divertikels,* welcher Umstand, wie schon erwähnt, früher bei Klinikern und Pathologen das Kriterium bildete und auch größtenteils heute noch bildet, haben sich die Ansichten zum Teil geändert. Es kann wohl sicher eine muskulaturhaltige Divertikelwand durch besonders starke Dehnung derartig verdünnt werden, daß die Muskelfasern maximal komprimiert, oder infolge entzündlicher Infiltration schwer oder gar nicht nachweisbar werden und es kann somit, wenn nicht viele und große Anteile der Divertikelwand mikroskopisch untersucht werden, gerade eine muskelhaltige Partie übersehen und dann das Divertikel als muskelfrei bezeichnet werden. Es haben andererseits KRASA und R. PASCHKIS die *Säugetierdivertikel* an *Serienschnitten vollkommen muskelfrei* befunden und danach die Ansicht vertreten, daß es möglich sein könnte, daß ebensolche muskellose angeborene Divertikel auch beim Menschen vorkommen könnten.

BLUM sagt in einer späteren Arbeit, daß aus dem *Fehlen* oder *Vorhandensein* von *Muskulatur* nicht mehr auf *Erworben-* oder *Angeborensein* eines Divertikels geschlossen werden könne und er habe *angeborene muskelfreie Divertikel* gesehen; damit hat also die genannte Vermutung von KRASA-PASCHKIS ihre *Bestätigung* gefunden.

HINMAN, der wohl am energischesten den Standpunkt vertritt, daß die Divertikel *nicht angeboren* seien, findet, daß auf Grund der mikroskopischen Untersuchungen eine Einteilung in angeborene und erworbene nach ENGLISCH nicht möglich sei; alle Fälle, in welchen eine mikroskopische Untersuchung durchgeführt wurde, enthalten zarte Muskelfasern in Bündel angeordnet, dazwischen Bindegewebe; fettige Degeneration, Ersatz durch elastisches Gewebe. *Leukocyteninfiltrate* herrschen vor, die Wand des Divertikels zeigt oft verschiedene Stärke an verschiedenen Stellen.

GAYET und GAUTHIER, sowie MAIER, der sich in seiner Arbeit ganz an die der beiden genannten Franzosen hält, betonen in letzter Zeit wieder die angeborene Ätiologie und das Vorhandensein aller Schichten der Blasenwand in diesen Divertikeln. Sehr richtig und treffend sagen die beiden französischen Autoren,

Siehe Anmerkung auf S. 166.

daß die einzelnen Bestandteile der Blasenwand in der Wand des Divertikels in zueinander verschiedenem Verhältnis vorkommen.

Unter den Vertretern der Ansicht, daß das *Divertikel* eine (durch Harnstauung) *erworbene Formveränderung* der Blase sei, wobei allerdings eine *angeborene Anlage* stets anerkannt wird, sind gemäßigtere und radikale, Anhänger der mehr *funktionellen* oder mehr *mechanischen* Erklärung. Zu letzteren gehört unter anderen PLESCHNER, der an einem kleinen statistischen Material von 11 Fällen in 72% dieser gleichzeitige Veränderungen an der *Vorsteherdrüse* gefunden hat und eine Korrektur unserer Ansichten in dem Sinne für nötig hält, daß auch die wegen ihrer Muskel- und Schleimhautschicht als *angeborene* bezeichneten *Divertikel vielfach erworbene Veränderungen* sind, abgesehen von den Fällen, in denen das Divertikel *eindeutig* als *Mißbildung* oder im *fetalen Leben erworben*, sich erweist. In ähnlicher Weise faßt HINMAN seine Ansicht auf Grund des Studiums von 205 (darunter 21 eigenen) Fällen dahin zusammen, daß „das Divertikel das *Resultat* von *anatomischen, pathologischen* und *mechanischen* Faktoren in der größten Zahl der Fälle, wenn nicht bei allen und in diesem Sinne *immer* ein *erworbenes Leiden*" ist. BACHRACH glaubt durch Messungen des Innendruckes der Blase mechanische und dynamische Abflußhindernisse bei Divertikelfällen unterscheiden zu können, wobei erstere bei den erworbenen, letztere bei den angeborenen sich finden. KNEISE-SCHULZE und vor allem auch PRAETORIUS halten nur die *wenigsten* der Divertikel für *angeboren*. KNEISE betont, „daß die überwältigende Mehrheit ganz sicher *nicht* angeboren ist, sondern *erworben* und daß hier höchstens die *Anlage zur Ausbildung eines Divertikels* bereits im Embryonalleben sich ausgebildet hat." Für die Entstehung eines Divertikels hält er die *muskelschwachen* Punkte in der Blasenwand als *Prädilektionsstellen* für besonders wichtig und hat in zwei Fällen Anlagen zur Ausbildung von *Uretermündungsdivertikeln* beobachtet, Fälle, die einem ähnlichen, von R. PASCHKIS mitgeteilten und als *Blasenwandhernie* aufgefaßten gleichen. Nun meint KNEISE — und er belegt seine Ansicht auch mit der Schilderung von Fällen, daß sich aus dieser Anlage erst *sekundär* durch *Hinzutreten* eines *Abflußhindernisses* ein typisches Divertikel entwickelt. Das Hindernis kann eine Prostatahypertrophie sein, aber KNEISE macht darauf aufmerksam, daß seiner Meinung nach viel öfter, als man es bisher annehmen konnte, das Hindernis in *Veränderungen des Schließmuskels der Blase* selbst gelegen sei. Noch deutlicher und energischer vertritt KNEISE diesen seinen Standpunkt in seiner ausführlichen Arbeit, in welcher er unter kritischer Beleuchtung der Literatur und Schilderung seiner eigenen Fälle zum Schlusse kommt, daß die „meisten sog. kongenitalen Divertikel *nicht angeboren*, sondern *erworben* sind und daß höchstens eine *gewisse Anlage* zur *späteren Ausbildung* eines Divertikels bereits im *Embryonalleben* sich entwickelt, wobei besonders der *Urachus* und die *Durchtrittsstelle* des *Ureters* durch die Blasenwand *(Muskellücke* und *Prädilektionsstelle* im Sinne FISCHERs) eine Rolle spielen könnten". In dieser Arbeit befaßt er sich auch mit dem *Divertikelsphincter*, der von manchen gleichfalls als Kriterium für das Angeborensein des Divertikels herangezogen wird. KNEISE erklärt den Divertikelsphincter als eine *Umstellung der Muskulatur* an der *Öffnung des Divertikels*. Die Muskulatur müsse sich, da ja die Muskelfasern nicht an dem Loch aufhören können, folgerichtig sphincterartig gruppieren, und er glaubt auch, an geeigneten Fällen (seine Abb. 4) diese Umstellung der Muskulatur cystoskopisch verfolgen zu können. Keinesfalls kann er in dem *Sphincter* des Divertikels eine Basis für das *Angeborensein des Divertikels* erblicken. PRAETORIUS, der das ganze Problem in erster Linie vom *funktionellen Standpunkt* aus betrachtet, polemisiert gegen die auch von BLUM und vielen anderen vertretene Anschauung, daß der *Patient in sein Divertikel uriniere* und daß so die Harnverhaltung

4*

entstehe. Für Praetorius war zu ergründen, wieso bei Vorhandensein eines Divertikels zuerst eine *Hypertrophie* der *Blasenmuskulatur* und später eine *Erlahmung* derselben zustande kommt, und er hatte durch seine Überlegungen „die *entscheidende Rolle* dem sogenannten *Divertikelsphincter* zugeschrieben. Dieser müsse, von Detrusorfasern stammend, *gleichzeitig* und *gleichsinnig* mit diesem innerviert werden, wodurch beim *Beginn* der *Miktion* das Divertikel von der Blase *abgeschlossen* und der Inhalt des Divertikels in letzterem zurückgehalten wird. Erst gegen Ende der Miktion sich öffnend, lasse er den Divertikelinhalt in die Blase zurückströmen und veranlasse dadurch eine *neuerliche Kontraktion* des *Detrusors* (selbstverständlich *samt Divertikelsphincter*). Dieses sich öfter wiederholende Ereignis bedinge eine „*atypische* und *verlängerte Miktionskurve*", die allmählich zur *Detrusorhypertrophie* führe. In seiner späteren Arbeit ändert Praetorius seine Anschauung insofern, als er nicht glaubt, daß ein *Divertikelsphincter* in *jedem Stadium* eines *Divertikels* vorhanden sei, somit also nicht als *primärer Faktor* für die Hypertrophie des Detrusors gelte; wo aber ein solcher Sphincter vorhanden ist, müsse er seinen Einfluß auf den Detrusor in dem oben beschriebenen Sinne ausüben. In dieser Arbeit bringt Praetorius einen neuen Begriff in die ganze Frage. Gegen Blums Meinung in bezug auf die „Anlage", die im Laufe des Lebens aus dem latenten Stadium ins manifeste trete, polemisierend, charakterisiert Praetorius die *Divertikelanlage* als „*flache, höchstens haselnußgroße Vorwölbungen,* die wir als zufälligen *Nebenbefund* auch in Blasen ohne jede Retention besonders in der Nähe der Ureterenmündungen finden...." Gleich darauf sagt er aber, man könne „dabei natürlich auch noch an muskelschwache Stellen der Blasenwand denken, bei denen es überhaupt nicht zu einer wahren Vorwölbung kommt....." und „solche *kongenitale muskelschwache* Stellen sind bekanntlich *wiederholt* nachgewiesen worden". Eine weitere Frage ist dann die, wie aus der Anlage das Divertikel entstehe. Praetorius beantwortet diese Frage dahin, daß es ihm möglich erscheine, daß gelegentlich schon der *normale Innendruck* genügen könnte, um eine schwache Stelle der Wand zu einer wirklichen Tasche auszubuchten. (In gleicher Weise haben Krasa und R. Paschkis die von ihnen häufig in der Gegend der Ureteren bei Säugetieren gefundenen dellenförmigen Ausbuchtungen als schon durch den normalen Innendruck physiologisch vorgewölbt aufgefaßt; die Ausbuchtungen waren besonders deutlich ausgesprochen, wenn der Durchmesser der Muskellücke viel größer war als der des Ureters.) Und so formuliert Praetorius des weiteren seine Schlußsätze, daß es in solchen Fällen im allgemeinen nicht zu einer Detrusorhypertrophie und Retentionsblase, ebensowenig zur Ausbildung eines Divertikelsphincters komme, daß zur *Ausbildung* eines typischen, mit *Divertikelsphincter* ausgestatteten *Divertikels* im allgemeinen nur das *sekundäre Hinzutreten* eines *Abflußhindernisses* gehöre. Nur dann entstehe erst Hypertrophie und später Erlahmung des Detrusor. Wir möchten den Begriff einer „Anlage" in diesem Sinne überhaupt fallen lassen, denn nach all dem, was sowohl Blum als auch Praetorius darüber sagen, ist es richtiger, die von beiden beschriebenen Gebilde als seichte Divertikel zu bezeichnen; hingegen muß aber bezüglich der *Prädilektionsstellen,* der *muskelschwachen Stellen, Anlagen* oder, wie die Dinge sonst genannt werden, festgestellt werden, daß nach den makroskopischen Präparationen von Englisch einerseits, nach den mikroskopischen Befunden von Krasa und R. Paschkis andererseits derartige *Prädispositionsstellen stets vorhanden sind. An der Stelle, an welcher der Ureter durch die Blasenwand durchtritt,* besteht *stets* eine *Lücke* in der *Muskulatur der Blase.* Eine solche Lücke könnte nur dann fehlen, wenn die Muskulatur des Ureters beim Durchtritt desselben durch die Blasenwand mit der Muskulatur der Blase in Verbindung träte, was aber, wie Krasa und R. Paschkis nachweisen konnten, beim *Menschen* und den *meisten Säugetieren nicht* der Fall ist. Der Ureter bleibt während seines Verlaufs durch die Blasenwand *selbständig* und es muß daher in jedem Falle *angeborenerweise an dieser Stelle der Blase wenigstens ein Locus minoris resistentiae* sein. Man braucht daher nicht, wie dies TARGETT tut, die Wandschwäche an diesen Stellen den die *Blasenwand* in der *Ureternähe durchbohrenden Gefäßen* zuzuschreiben, wenn auch für die *Schleimhaut* (= erworbene oder falsche) *-divertikel* des *Darmkanals* deren Entstehung an *präformierten Lücken (Gefäßlücken)* angenommen wird (ASCHOFF).

Es entzieht sich naturgemäß unserer Beurteilung, welche Umstände eigentlich bei der Entstehung eines Divertikels an diesen stets vorhandenen Prädilektionsstellen eine Rolle spielen. Von diesem Gesichtspunkt aus hat daher HINMAN recht, daß das Divertikel das Resultat von anatomischen, pathologischen und mechanischen Faktoren ist, nur sind wir leider nicht in der Lage, die einzelnen Komponenten und zeitliche Aufeinanderfolge der verschiedenen Komponenten festzustellen.

Schließlich seien unter den Gegnern der angeborenen Ätiologie auch noch MUCHARINSKY und PFANNER erwähnt, welche auf Grund je eines Falles von Divertikel und Urachusfistel vermuten, daß das Divertikel eine *Folge* einer *spinalen Erkrankung* (im speziellen Falle einer Spina bifida occulta) und *Harnretention* sei, eine Ansicht, der BLUM in dem Sinne opponiert, daß er sowohl Divertikel als auch Spina bifida als *Mißbildungen,* als *koordinierte* Erscheinungen bzw. *Degenerationszeichen auffaßt.*

Betrachtet man die hier aus der Literatur vorgebrachten Dinge, so kann man, wenn man von kleinen Sprach- und Ausdrucksverschiedenheiten absieht, zwei Gruppen trennen. Die einen Autoren, die an das *Vorkommen angeborener Divertikel* glauben, die anderen, welche auf *Grund angeborener Anlagen und Prädispositionsstellen* an die *Entwicklung* von *Divertikeln* im *späteren Leben* glauben, welche Divertikel durch *Harnabflußhindernisse* sich *vergrößern oder erst in Erscheinung* treten.

Wenn sich auch *praktisch* weder die eine noch die andere *Entstehungsart einwandfrei* nachweisen läßt und wenn auch jede einzelne der mehr oder minder eindringlich, logisch und temperamentvoll vertretenen Ansichten viel Bestechendes für sich hat, so muß man doch festhalten, daß es nach *allen Ergebnissen* der *pathologischen Anatomie,* der *Entwicklungsgeschichte,* der *vergleichenden Anatomie,* der *Klinik* nicht angängig ist, das *Vorkommen* und die *Möglichkeit angeborener Divertikel* überhaupt in *Frage* zu *stellen,* ebensowenig aber kann man ohne weiteres die bei *gleichzeitig vorhandenem Harnabflußhindernis* (anatomischen oder spinalen Ursprungs) nachgewiesenen Divertikel als *angeborene* bezeichnen.

Freilich kann man es einem *ausgebildeten Divertikel* weder klinisch noch anatomisch mehr ansehen, wie und wann es *entstanden* ist und es ist nicht unwahrscheinlich, daß *Kombinationsformen* in dem Sinne nicht selten sind, daß ein angeborenes Divertikel allmählich an Größe zunimmt, sowohl bei Auftreten eines Abflußhindernisses als auch ohne ein solches Ereignis durch allmählich *fortschreitende Dehnung.*

Nach alledem ist es auch ganz gleichgültig, ob das Divertikel eine *muskuläre* Wand besitzt oder nicht, ob es ein *Scheitel-, Hinterwand-* oder *Seitenwanddivertikel* ist.

Es wäre vielleicht mit Rücksicht auf all diese Gründe besser für klinische Zwecke nur von *echten und falschen Divertikeln* zu sprechen und unter ersteren *angeborene* und *erworbene* zu unterscheiden, wenn man diese Begriffe überhaupt aufrecht erhalten will. Zu den *echten* würden dann alle großen *solitären* oder *multiplen* Divertikel gehören, welche bisher von den Pathologen, Urologen,

Chirurgen gewöhnlich als *angeborene* aufgefaßt wurden und infolge ihrer *Größe* für die *Klinik in Betracht* kommen.

Man könnte demnach die *echten Divertikel* trennen in: 1. *angeborene Divertikel*, als *fetale Mißbildung* zu deutende, welche im Sinne Kermauners als *örtlich umschriebene Form der Unterentwicklung* der *Blasenwand* oder als *örtliche Wachstumshemmung neben örtlichem Riesenwachstum* aufzufassen wäre; 2. *erworbene Divertikel*, an denjenigen *Stellen* der *Blasenwand* vorkommend, welche durch ihre *anatomische Beschaffenheit* die *Entstehung* von Divertikeln bei *Vorhandensein* oder *Ausbildung* eines *Abflußhindernisses* ermöglichen und begünstigen. Mit Rücksicht darauf aber, daß, wie schon früher erwähnt, eine genaue Differenzierung dieser beiden Arten nur in den allerseltensten Fällen möglich sein wird, mag diese Einteilung zwar *wissenschaftlich gerechtfertigt* erscheinen, für *praktische* Zwecke unseres Faches aber *überflüssig* sein.

Wie man in der Pathologie des *Darmtraktes* als *falsche Divertikel* oder *Schleimhautdivertikel Vorbuchtungen* bloß der *Schleimhaut* bezeichnet, die gewöhnlich erworbene Bildungen sind (wenn auch angeborene Dispositionen vorhanden sein können) und die gewöhnlich an *präformierten* Lücken (z. B. Gefäßlücken) entstehen, und wie man dabei auch *submuköse Schleimhautdivertikel* bei Zerstörung von Muskulatur infolge von *Wandabscessen*, wobei es zu *Prolaps* der *Schleimhaut* und so später zur *Schleimhautdivertikelbildung* kommt, unterscheidet, so kann man ähnlich auch bei der Blase von *falschen, erworbenen* Divertikeln sprechen. Blum trennt in seiner Monographie das *erworbene* und das *falsche Blasendivertikel*; das *falsche Divertikel* ist aber stets ein *erworbenes*.

Blum verlangt zur Feststellung eines *traumatischen* Blasendivertikels nebst dem Trauma das Vorhandensein eines aus allen Schichten der Blase bestehenden Hohlsackes, der mit der Blase durch einen sphincterartigen Hals in Verbindung steht, für das *falsche* Divertikel ist das Fehlen der Schleimhautauskleidung der akzessorischen Höhle charakteristisch.

Trotz dieser Forderung und der, daß nicht jede traumatische Verziehung der Blase, ihre asymmetrische Anheftung als Blasendivertikel zu bezeichnen wäre, ist das von Blum geschilderte *traumatische Pulsionsdivertikel* (das nur Schleimhaut enthält) und *Traktionsdivertikel* eben als Divertikel in diese Gruppe hineingenommen. Um Widersprüche auszuschalten, wäre es richtig, alle jetzt zu nennenden Dinge in die Gruppe der *falschen Divertikel* zu zählen, wenn auch bei vielen dieser nur eine *Verziehung der Blase* vorliegt, nicht aber ein *wirklicher*, von der Blase getrennter Hohlraum. Es würde also diese Gruppe umfassen: die *multiplen Divertikel bei der Balkenblase (intramurale Divertikel)*, die *traumatischen (Pulsions-* und *Traktionsdivertikel)*, zu welchen auch die Verziehungen der Blase im Sinne einer zipfel- oder divertikelähnlichen Ausstülpung gehören, wie solche bei *entzündlichen* und *neoplastischen* Vorgängen in der *Umgebung* der *Blase* vorkommen, auch durch *Fixation* der *Blase* nach hohem *Blasenschnitt*, bei längere Zeit zur Heilung beanspruchenden *suprapubischen Blasenfisteln* entstehen, ferner bei *Cysto-* bzw. *Rectocele* beobachtet werden, und ebenso durch *Mitfassen* der Blase gelegentlich von Operationen *chirurgischer* und *gynäkologischer* Art sich ereignen. Über diese Befunde wäre bei den Kapiteln *Fisteln* und *Hernien* der Blase dieses Handbuches nachzusehen. Die in der Literatur vielfach beschriebenen *Divertikel* der *Blase* in *Hernien* sind wohl nur in den allerseltensten Fällen *wirklich primäre Divertikel*. Das von Serallach auf einen durch ein Trauma entstandenen Muskelriß der Blasenwand zurückgeführte Divertikel ist zweifellos kein traumatisches, falsches Divertikel gewesen, sondern sicher in die Gruppe der echten einzureihen.

Obwohl die hier vorgebrachten Dinge selbstverständlich nicht neu sind, mag vielleicht der erwähnte vermittelnde Standpunkt der zweckmäßigste sein, um so mehr weil es in den meisten bisherigen Publikationen über dieses Kapitel an Präzision fehlt und viele Autoren ihren Standpunkt nur mehr minder vorsichtig andeuten. Es würde durch die Annahme dieses Kompromisses und durch das *Weglassen der Frage,* ob ein *Divertikel angeboren* oder *erworben* sei, der einzige strittige Punkt wegfallen, weil so in den wichtigen klinischen und *operativen* Belangen vollkommene Einmütigkeit zu erzielen sein wird. Wir werden daher in den folgenden Besprechungen nach Möglichkeit von der Abgrenzung angeborener und erworbener Divertikel absehen.

## Pathologische Anatomie.

Die *pathologisch-anatomische Besprechung der Divertikel* hat sich mit der *Lage,* der *Größe, Form* und *Zahl* und dem normalen *Aussehen* und *pathologischen Veränderungen* der *Wand* des *Divertikels* und dem *Inhalt desselben* zu beschäftigen. Bezüglich der Lage muß man unterscheiden die *Lage* des *Divertikeleingangs* in der Blase und die *Lage* des ausgebildeten *Divertikelsackes.* Was die *Öffnung,* den *Eingang* oder den *Mund* des Divertikels anbelangt, so kennt man seit jeher die *Gegend* der *Harnleitermündung* als die bevorzugte Stelle. HINMAN hat von 163 Fällen (135 solitäre und 28 multiple Divertikel) tabellarisch den Sitz der Öffnung zusammengestellt und unter den 135 98mal die Öffnung in der Nähe eines Ureters, unter den 28 25mal in der Nähe beider Ureteren gefunden. Nach dieser Statistik ist die Öffnung am häufigsten oberhalb, oft auch oberhalb und lateral, selten oberhalb und medial oder unterhalb des Ureterostiums gelegen und eine graphische Darstellung seiner eigenen 21 Fälle ergibt eine ähnliche Verteilung. Auch in der Statistik von JUDD findet sich bei 44 Fällen 39mal das Divertikel nahe dem Ureter. Die Bezeichnung dieser Divertikel als *Uretermündungsdivertikel* (WAGNER) erscheint demnach vollkommen berechtigt. KRASA und R. PASCHKIS haben bei Affen Blasendivertikel gefunden, deren Mündungen dorsal, kranial und lateral vom Ureterostium gelegen waren, welche sie *topographisch* als *Uretermündungs-, ätiologisch* als *Ureterdurchtrittsdivertikel* bezeichnen. Letzteres aus dem schon mehrfach hervorgehobenen Grunde, daß der Ureter während seines Durchtritts durch die Blasenwand selbständig bleibt, daß daselbst eine Lücke in der Blasenmuskulatur besteht.

Es finden sich aber auch weiter entfernt von den Ostien des Harnleiters Divertikel, die dann als *Seitenwanddivertikel* zu bezeichnen sind und nach ENGLISCH und BLUM an jener Stelle der Blasenwand sich befinden, an welcher zwischen dem Längsmuskelbande der Blase und der die Uretereintrittsstelle umkreisenden Muskelschleife sich eine Lücke befindet (Kasuistik siehe bei BLUM).

Diesen seitlichen Divertikeln stehen an Häufigkeit zunächst die *Scheiteldivertikel.* Schon ENGLISCH unterscheidet zwei Formen dieser, die eine besteht nach ihm in einer Erweiterung des offengebliebenen Endes des *Urachus,* die andere in Erweiterung des *oberen Teiles* der Blase und beide finden nach ENGLISCH ihre Erklärung in der Anordnung der Muskulatur in der Umgebung der Urachusinsertionsstelle; daselbst ist die Kreisfaserschicht oft stärker entwickelt, während die sich durchkreuzenden Längsfasern ein weites Netz mit dünnen Faserbündeln bilden. Die Unterscheidung zwischen Urachusdivertikel und *Sanduhrblase* ist sehr schwierig, ebenso aber auch die zwischen Urachus- und Scheiteldivertikel. Die Bemerkung BLUMs, er habe Divertikel des Scheitels und Urachusausstülpungen unzählige Male beobachtet, kann in diesem Umfange kaum unwidersprochen bleiben, denn wirkliche Scheiteldivertikel und beträchtlichere Urachusausstülpungen gehören sicher nicht zu den alltäglichen urologischen Befunden und die kleinen, auch keinesfalls so überaus häufig cystoskopisch sichtbaren Wandausbuchtungen am Blasenscheitel kann man wohl nicht als Divertikel in unserem Sinne ansprechen.

Zu den *Seltenheiten* gehören *wirkliche Divertikel* der *Hinterwand* der Blase. Vertiefungen des Recessus retroprostaticus bei Hypertrophie des Torus interuretericus und bei Prostatahypertrophie, bei Frauen infolge von Descensus der vorderen Vaginalwand kommen viel häufiger zur Beobachtung als die *echten* Divertikel dieser Gegend, welche nur durch eine schmale Öffnung mit dem Hohlraum der Blase zusammenhängen. Dies betont auch Sugimura, der nach genauen makro- und mikroskopischen Untersuchungen *diffuse Hinterwanddivertikel* von den *echten* mit enger Öffnung trennt, eine Unterscheidung, die im übrigen bereits schon von Englisch durchgeführt wurde, welcher auch eine Anzahl solcher Fälle gesammelt hat. In der neueren Literatur findet sich ein Fall von Merkel, der bei einem 66jährigen Manne an der Hinterwand der Blase in der Mitte zwischen beiden Ureterenmündungen ungefähr 2 cm nach oben von jeder derselben gelegen eine für den kleinen Finger eben durchgängige Öffnung fand,

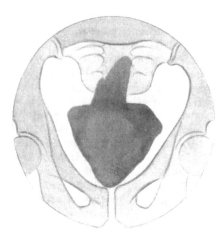

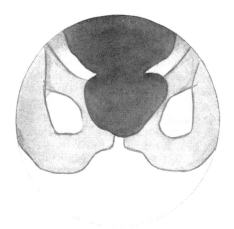

Abb. 1. Röntgenskizze einer Sanduhrblase;
(Tabes, Stein in der Urethra prostatica.
Keilexcision.)

Abb. 2. Röntgenskizze eines Urachusdivertikels.
(Klinik Ortner.)

welche in einen fast kindskopfgroßen, im Douglas gelegenen Divertikelsack führte. Die Prostata war nicht prominent und nebenbei bemerkt führt Merkel dieses Divertikel unter anderem auch wegen des Vorhandenseins von Muskulatur in der Wand desselben auf angeborene Anlage zurück. Er zitiert als ähnliche Fälle die von Pagenstecher und Hebting. Auch Pommer beschreibt einen ähnlichen Fall eines apfelgroßen Divertikels mit einer 2,5 cm breiten Öffnung, die knapp ober und hinter dem Ligamentum interuretericum gelegen war; dabei war die Prostata nicht vergrößert. Die Genese dieser Divertikel erklärt Englisch analog jener der anderen Divertikel durch eigenartige Verhältnisse der Muskulatur an dieser Stelle der Hinterwand der Blase, doch erscheint uns gerade für diese Divertikel die Erklärung etwas gekünstelt und es dürften wohl die echten Divertikel dieser Gegend ausnahmslos angeborene Mißbildungen sein.

Am allerseltensten kommen *echte Divertikel* der *Vorderwand* der Blase zur Beobachtung und auch in der alten Literatur finden sich nur wenig Beispiele solcher. Die von Englisch zitierten Fälle halten einer strengen Kritik nicht stand, wie dies auch Blum erwähnt, der je einen Fall von Gouley und einen von Moran anführt. In der neueren Literatur findet sich ein von Simon beschriebener Fall bei einem 66jährigen Prostatiker mit hühnereigroßer

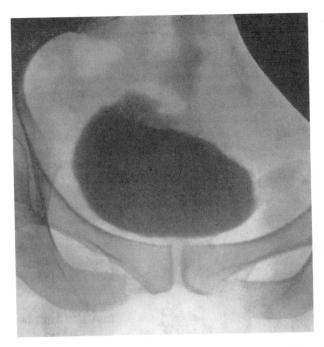

Abb. 3. Großes Vorderwand-(Urachus-?) Divertikel; ant. post. (Röntgenlaborat. der Klinik EISELSBERG.
Vorstand: Dozent Dr. SGALITZER.)

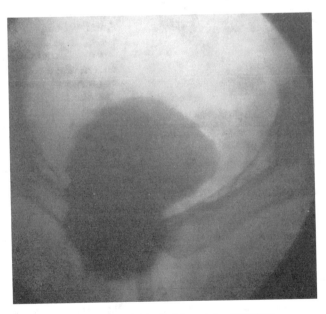

Abb. 4. Der gleiche Fall in axialer Aufnahme.

Prostata und hühnereigroßem Divertikel der Vorderwand, der durch einzeitige Operation geheilt wurde. HINMAN bringt in seiner Tabelle einen Fall ohne nähere Angabe.

Die *Lage* des ausgebildeten Divertikelsackes entspricht für gewöhnlich der Lage des Divertikeleingangs und man findet daher die Aussackung gewöhnlich seitlich gelegen. Allerdings hängt die Lage von der Größe des Divertikelsackes ab und man kann sich ungezwungen vorstellen, daß ein echtes Divertikel, das einmal eine gewisse Größe erreicht hat, der Schwere nach sich caudalwärts senken muß, falls dies möglich ist, d. h. falls nicht andere Umstände, wie z. B. Verwachsungen diese Senkung verhindern. Nur ausnahmsweise reichen Divertikel der Seitenwand mehr nach oben und mehr zur vorderen seitlichen Bauchwand. Es könnte so ein Divertikel zu Bruchpforten und Bruchsäcken in Beziehung treten. Je nach der Lage des Divertikels, vor allem aber bei den seitlichen und unter diesen wieder in erster Linie bei den Uretermündungs - oder Durchtrittsdivertikeln, sind gewisse *Lagebeziehungen* zu den Nachbargebilden und bei Größenzunahme des Divertikels Veränderungen der Lage dieser letzteren zu erwarten. Besonders sind natürlich die *Harnleiter* betroffen, eine Tatsache, die seit langem bekannt und in reichlicher pathologisch-anatomischer und klinischer Kasuistik besprochen wird. Der Harnleiter wird je nach der Lage und der Ausdehnung des Divertikels in seinem *juxtavesicalen* Anteile beim *Hals* des Divertikels, in seinem weiter oben gelegenen Anteile beim *Körper des Divertikels* an der Vorder- oder Hinterwand verlaufen. Wir finden alle Übergänge von der einfachen Anlagerung oder Verwachsung der Wand des Harnleiters mit der des Divertikels bis zu den kompliziertesten Schleifen-

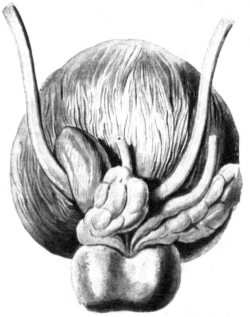

Abb. 5. Verdrängung von Samenblase und Vas deferens durch ein kleines Divertikel. Leichenpräparat. (Aus Paschkis: Zeitschr. f. urol. Chirurg. Bd. 4.)

bildungen und Verlagerungen des Ureters, von der einfachen, wenn man so sagen darf, bloß chirurgisch-topographischen Nähe des Ureters zum Divertikel bis zur vollständigen Verschmelzung und Unauffindbarkeit des Harnleiters in den peridivertikulären Bindegewebsschichten, welche bei länger dauernder Entzündung wohl stets vorhanden sind. Der Harnleiter kann auch, wie bekannt, in das *Divertikel selbst münden*[1],( wobei die Öffnung desselben manchmal in der Öffnung des Divertikels, manchmal am Boden des Divertikels oder an einer anderen Stelle der Wand desselben gelegen sein kann, doch darf die Bezeichnung Uretermündungsdivertikel nicht so verstanden werden, daß sie für diese Divertikel, in welche der Harnleiter mündet, vorbehalten ist, wie dies aus einigen Bemerkungen in der sonst sehr guten Arbeit von Marsella mißverständlich entnommen werden könnte. Die Folgen der Verwachsung des Harnleiters mit dem Divertikel bestehen darin, daß durch Größenzunahme des Divertikels der *Harnleiter* in die *Länge* gezogen, dabei sein Lumen *verengt* oder vollständig

---

[1] Hinman stellt 14 Fälle (darunter 2 eigene) aus den 205 Fällen zusammen.

*verlegt* wird, was an einer oder mehreren Stellen eintreten kann, wodurch es zu zentraler *ascendierender Erweiterung* der *kranialen* Partien des *Harnleiters* und des *Nierenbeckens* kommt, es kann aber auch geschehen, daß der Harnleiter bloß durch Knickung an seiner Eintrittsstelle in die Blase verlegt wird. Unter Umständen kann die Öffnung des Harnleiters durch Dehnung verschlußunfähig werden, wodurch Rückfließen des Blaseninhalts in Harnleiter und Nierenbecken entstehen kann. Andere *Verdrängungs-* oder *Kompressionserscheinungen* betreffen die *Samenblasen*, das *Vas deferens*, die *Prostata*, beim Weibe die *Scheide*, den *Uterus*, die *Ovarien*. Naturgemäß kommen derartige Befunde nur bei *Präparation am Kadaver* (POMMER, PASCHKIS), viel-

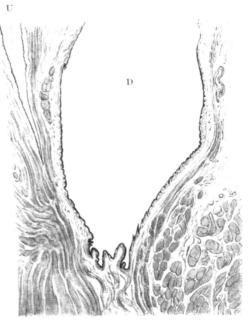

leicht einmal bei *sakralen* oder *perinealen Divertikeloperationen* zur Darstellung. Im großen ganzen sind sie auch für die Klinik ziemlich bedeutungslos, da besondere subjektive Symptome dadurch wohl kaum bedingt werden. Höchstens kann einmal eine gelegentlich vorkommende, besonders starke *Kompression des Rectums* oder eine *Abknickung der Harnröhre* durch das Divertikel klinische Erscheinungen bedingen. Ereignisse, wie *Kompression* und *Thrombose* der *A. und V. iliaca*, welche TARGETT nach einem Falle MURCHISONs zitiert, gehören zu den seltenen Ausnahmen.

Die *Gestalt des Sackes* ist gewöhnlich birn- oder kugelförmig, seltener längsoval, fingerförmig, sie kann aber auch anders gestaltet sein, je nach den Verwachsungen mit den Nachbarorganen.

Die *Größe der echten Divertikel* ist sehr verschieden, man kennt solche von *Nußgröße*, bis zu solchen, die *Kindskopfgröße* erreichen und

Abb. 6. Horizontalschnitt durch das Divertikel (D) und Ureter (U) des Falles der Abb. 5 bei Lupenvergrößerung.

damit die Größe der Blase selbst wesentlich übertreffen und als *Cysten* oder *Ascites* imponiert hatten. Der *Inhalt* derartiger *Divertikel* kann mehrere *Liter* betragen. GAYET und GAUTHIER erwähnen einen Fall von POTHERAT mit $5^1/_2$ Litern Fassungskraft; das stets zitierte Divertikel des Falles WARREN-GREEN enthielt 3,7 Liter Flüssigkeit. ENGLISCH zitiert aus der alten Literatur eine ganze Anzahl von Fällen, in welchen es sich um *Blasenzellen* von beträchtlicher Größe handelte und bemerkt hierzu ganz richtig, daß diese Fälle wohl nicht *Zellen*, sondern *Taschen* dargestellt haben dürften, weil zu dieser Zeit die Unterscheidung noch nicht so strenge, die Nomenklatur ziemlich willkürlich war. An Größenbestimmungen erwähnt er einen Fall von MERCIER (hühnereigroß), von DUPUYTREN (straußeneigroß), MERCIER-BAUM-BLUMENTHAL (kindskopfgroß), CHOPART (bis zum Nabel reichend), ROSENTHAL, WARREN-GREEN (bis zum Magen ansteigend). Unter HINMANs Fällen, die auch diesbezüglich genau untersucht wurden, betrugen die Maße der Divertikel zwischen 3 : 3 : 2 cm und 12 : 11 : 10 cm. BRONGERSMA entfernte ein Divertikel, das die Stärke 13 : 12 : 11 cm hatte, VAN DAM eines mit 14 cm Durchmesser, und

AMBRUMJANZ beschreibt einen Fall, in welchem der Durchmesser des exstirpierten Sackes 19 cm, die Größe der Öffnung 2 cm betrug.

Auch die Größe der Öffnung ist verschieden und schwankt von Erbsen- bis Markstückgröße; nur ausnahmsweise ist sie besonders groß, wie in einem Falle BRYANs, in welchem sie für 3 Querfinger durchgängig war.

Die Anzahl der Divertikel ist verschieden, am häufigsten kommen wohl die *solitären* vor, nach diesen stehen an Häufigkeit die *doppelseitigen, symmetrischen* Divertikel und in HINMANS Statistik findet man unter den 28 Fällen mit mehreren Divertikeln nur einen Fall mit sieben. Bei ENGLISCH finden sich Fälle mit äußerst zahlreichen Divertikeln beschrieben, die er ähnlich, wie gerade erwähnt, zwar zu den *Zellen* rechnet, von denen ENGLISCH aber doch zweifelt, ob nicht auch diese *Taschen* waren. In einzelnen dieser, jedenfalls sehr seltenen Fälle betrug die Zahl der Divertikel bis 40 (ENGLISCH) und sowohl er als auch FISCHER erwähnen, daß CIVIALE derartige Blasen mit einer „*Weintraube*" verglichen hat;

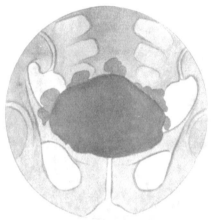

Abb. 7. Röntgenskizze einer Tabikerblase.
(Röntgenlaborat. Klinik EISELSBERG. Vorstand:
Dozent Dr. SGALITZER.)

es dürfte wohl der gleiche Prozeß und das gleiche Bild sein, welches BLUM als „*Traubenblase*" beschrieben hat. Mag es sich auch bei all diesen Befunden um intramurale, falsche Divertikel bei einer Balkenblase mit irgendeinem Abflußhindernis handeln, so gehören doch derartige exzessive Divertikelbildungen zu den großen Seltenheiten, was aber keinesfalls berechtigt, an eine Art cystischer Degeneration der Blase zu denken, wie dies FULLER und BENTLEY-SQUIER taten. Das Ungewöhnliche dieser Fälle liegt — und auch das deutet schon ENGLISCH an — darin, daß im Gegensatz zu den gewöhnlichen multiplen Divertikeln bei der Balkenblase, bei diesen Divertikeln tatsächlich die *äußere Blasenwand* vorgebuchtet erscheint, daß somit auch der äußere Kontur der Blase wesentlich verändert wird. Viel größere, äußere Ähnlichkeit haben diese Fälle mit dem Fall von multiplen *Divertikeln* der *Harnleiter* (PEPERE). Multiple echte Divertikel sind im ganzen kein allzu seltener Befund und, wie erwähnt, kann es sich um symmetrische, dann gewöhnlich in der Gegend der Harnleiter gelegene Divertikel oder um zwei oder mehrere auf derselben Seite liegende Säcke handeln. Gelegentlich können zwei oder mehrere Säcke in einer gemeinsamen Öffnung münden. Begreiflicherweise sind in all diesen Fällen die topographisch-anatomischen Verhältnisse noch kompliziertere, weil bei Entzündung nicht nur Verwachsung der verschiedenen Divertikel mit der Umgebung, sondern auch untereinander bis zur völligen Verlötung und Verschmelzung der Säcke erfolgen kann, ja sogar unter Umständen Perforation des einen in den anderen eintritt.

Die *Verteilung* der *Divertikel* in bezug auf die *Seite* ist eine ziemlich gleichmäßige und die schon von ENGLISCH und nach ihm auch von PAGENSTECHER behauptete *Bevorzugung* der *linken* Seite wird von den einen Autoren immer wieder betont, von anderen geleugnet. Keinesfalls ist ein Grund für die Bevorzugung einer Seite zu finden, doch läßt sich nach EISMAYER das Überwiegen linksseitiger Mißbildungen am Urogenitaltrakt durch die Verdrängung der Urogenitalfalte vielleicht mit der Drehung von Magen und Darm erklären.

Die *Wand des echten Divertikels* besteht aus *Epithel, Submucosa, Muskulatur*
und *Bindegewebe,* welche Bestandteile denen der Blasenwand entsprechen und
man hat gelegentlich in Divertikeln die gleiche Verteilung der Muskelschichten
wie in der Blasenwand gefunden. Die *Schleimhaut* ist glatt, glänzend. Die
*Dicke* der *Wand* des Divertikels ist mitunter der der Blase gleich, gewöhnlich
geringer als die der Blase und es kann begreiflicherweise durch besonders starke
Dehnung und Größenzunahme des Divertikels die Wand derselben allmählich
stark *verdünnt* werden, wobei es dann zur *Abplattung des Epithels* kommen
kann, welch letzteres ursprünglich gewöhnlich *Übergangsepithel* der Blase
ist. Die Veränderungen der Wandbestandteile erstrecken sich auch auf die
*Muskulatur.* Durch entsprechende Dehnung des Divertikelsackes kann — und
es ist das wohl auch das häufigere — die *Muskulatur verdünnt* werden.
Begreiflicherweise wird der *Fundus* des Divertikels durch die Dehnung am
stärksten beeinflußt und so findet man auch schon an kleinen Säcken eine
Abnahme der Dicke der Wand daselbst, welche bei mikroskopischer Untersuchung wesentlich schwächere Muskelbündel erkennen läßt als in den anderen
Anteilen (PASCHKIS). Wie schon früher erwähnt, mag es auf diese Weise
erklärlich sein, daß man mitunter in untersuchten Divertikelsäcken *keine Muskulatur* oder nur Reste derselben findet. Die *Epithelveränderungen* sind durch
die Stagnation des Harnes im Divertikel, durch welche allmählich eine Durchtränkung bzw. *Auflockerung* des *Epithels* entsteht, erklärlich und es kann das
Epithel, auch ohne daß eine Infektion vorhanden ist, den gleichen Veränderungen unterliegen wie das Blasenepithel. So sah z. B. BLUM eine *Leukoplakie*
in der Schleimhaut des Divertikelsackes. Auffallend ist, daß bisher über die in
der Blase so häufig vorkommenden Epithelveränderungen im Sinne der Cystitis
cystica und glandularis in der Schleimhaut der Divertikel nichts mitgeteilt ist.
Es ist sogar oft vom *Fehlen des Epithels* oder der *Schleimhaut* als einer für das
Divertikel *charakteristischen* Erscheinung die Rede (HINMAN, GAYET, GAUTHIER).
Es erklärt sich diese Tatsache aber zwanglos aus den vielen Traumen, denen das
Epithel des Divertikels ausgesetzt ist, durch die Infektion, die Eiterung, die Auflockerung durch den stagnierenden Harn und nicht zuletzt durch die bei einer Operation erfolgenden traumatischen Veränderungen des Epithels, wie dies HINMAN
richtigerweise andeutet. In den seltenen Fällen von nicht infiziertem Blasendivertikel findet man bei der mikroskopischen Untersuchung auch das Epithel,
wie dies z. B. in einem von LEGUEU operierten Falle festgestellt werden konnte.
Naturgemäß neigen alle Divertikel bei entsprechender Größe zur *Infektion.*
Die *Harnstauung,* die *schlechten Abflußbedingungen* durch Lage, Enge und Zu-
sammenziehbarkeit der Öffnung und durch die mangelnde, allmählich schlechter
werdende des Divertikelkörpers sind die eine Infektion begünstigenden Umstände. Woher die Infektionskeime stammen, ist gewöhnlich wie in der Urologie
ja so oft, nicht zu bestimmen, doch muß es sich wahrscheinlich nicht stets
um eine *urogene Infektion* handeln, die von der Harnröhre oder Prostata
*spontan* oder gelegentlich einer *instrumentellen* Untersuchung oder Behandlung
ihren Ausgang nehmen kann. Es kann eine Infektion auch vom Rectum
und den übrigen Darmanteilen durch *Durchwanderung* oder *hämatogen* erfolgen.
Selbstverständlich besteht die Möglichkeit, daß eine Infektion der Blase auf
das Divertikel übergreift und daß umgekehrt eine Infektion des Divertikels auf die Blase fortschreitet. ENGLISCH allerdings behauptet das Vorkommen einer *isolierten Entzündung der Blasentaschen.* Man kann sich jedoch
ein längeres Bestehen einer isolierten Entzündung des Divertikels nur schwer
vorstellen, weil es sich ja um zwei, wenigstens zeitweise miteinander in Verbindung stehende, Hohlräume handelt, und weil zumindesten der Schleimhaut-
überzug beider ineinander übergeht. Es wird wohl in der Mehrzahl der Fälle

die Entzündung im Divertikel aus mechanischen und topographischen Gründen intensiver und klinisch unbeeinflußbarer sein und es mag bei Besserung der Erkrankung der Blase der Eindruck einer isolierten Erkrankung des Divertikels hervorgerufen worden sein. So fern es uns liegt, die allbekannten glänzenden Kenntnisse, die ausgezeichnete Beobachtungsgabe, den so oft gerühmten und bewiesenen klinischen Blick der älteren Forscher irgendwie herabmindern zu wollen, so können wir doch heute die Möglichkeit einer isolierten Entzündung eines Divertikels ohne Beteiligung der Blase rein *theoretisch* zwar zugeben, werden sie aber *in praxi* wohl nicht zu sehen bekommen. Nach Gayet und Gauthier zeigt sich eine *Diverticulitis ohne wirkliche Cystitis* im cystoskopischen Bilde durch einen verschieden ausgedehnten roten Hof um die Divertikelöffnung an. Englisch begründet das Vorkommen dieser isolierten Diverticulitis mit der *schlechten Blutversorgung* der Divertikelschleimhaut. Bei Infektion des Sackes zeigt sich das anatomische Bild der Entzündung, die genau so wie die der Blase eine oberflächliche oder tiefe sein kann, eine akute oder chronische, und man wird dementsprechend so wie bei der Blasenwand Durchsetzung des Epithels mit *Leukocyten, Hyperämie, ödematöse Durchtränkung* und *kleinzellige Rundzelleninfiltration* der *Submucosa* in *akuten* Fällen, in *chronischen* Rundzelleninfiltration, die in die tieferen Wandschichten reicht, und narbige Veränderungen in der Submucosa finden.

Es kann auch wohl unter der Einwirkung besonders schwerer Infektion zu *phlegmonösen Prozessen* in der Wand des Divertikels, zur Bildung einer *diffusen Phlegmone* oder bloß zu multiplen *interstitiellen Wandabscessen* kommen, welche weiterhin zur Perforation in die Blase oder in das peridivertikuläre Gewebe (Fall Schüsslers), gelegentlich auch ins Peritoneum (vgl. Englisch und die daselbst zitierten Fälle) führen können.

Akute oder chronische Entzündung des Divertikels verursacht stets entzündliche Veränderungen in der Nachbarschaft, welche je nach Dauer und Stärke des Prozesses zartere und dann leicht lösbare oder derbe und dann nur schwer lösliche *Verwachsungen* mit den anliegenden oder herangezogenen Gebilden zur Folge hat. Die mehr oberflächlichen Entzündungen der Divertikelschleimhaut können nach der allgemein gebräuchlichen Nomenklatur auch als *katarrhalische, croupöse, diphtheritische, ulceröse* bezeichnet werden, es kann auch hier und da zu einer Abstoßung der gesamten oder eines großen Teiles der Schleimhaut des Sackes kommen, die man analog dem gleichen Prozeß in der Blase *Diverticulitis dissecans gangraenosa* nennen könnte (Fälle von Merkel und O'Neill).

Bezüglich der *Steine* und *Geschwülste* im Divertikel sei hier nur kurz folgendes bemerkt: Die Steine sind entweder *primäre,* der Niere entstammende, die ins Divertikel gelangt, sich hier unter günstigen Bedingungen vergrößern oder sie entstehen *sekundär* im Divertikel selbst durch Stagnation, Sedimentierung und Zersetzung des Harns. Die Steine können *solitäre* oder *multiple* sein, sie können manchmal auch mit einem Teil in die Blase hineinreichen und sind dann als *Pfeifensteine* (analog den Harnröhren-Blasensteinen), als *Sanduhrsteine* (Gayet-Gauthier) oder Hantelsteine (Crompton, Stirling) zu bezeichnen. Eine bestehende Diverticulitis wird durch Vorhandensein des Steines unterhalten bzw. verstärkt und bedingt dadurch wiederum günstige Möglichkeiten für die Vergrößerung des Steines. Decubitalgeschwüre der Divertikelwand durch die Steine sind gleichfalls im Bereiche der Möglichkeit gelegen und es mag auf diese Weise zu schweren Wandveränderungen im Divertikel kommen, die auch zur Perforation führen können.

Von *Geschwülsten* hat man bisher *Angiome, Papillome, Carcinome* und *Sarkome* im Divertikel gefunden. Theoretisch ist es zwar denkbar, daß die

chronischen Reizzustände der Divertikelschleimhaut dieselbe für Geschwulstbildung eher empfänglich machen, wie das z. B. BLUM annimmt, doch ist dafür
der Beweis schwer zu erbringen.

Auffallend ist jedenfalls, daß bisher über die sonst in der Blase so häufig vorkommenden Epithelveränderungen bezüglich des Divertikels nichts mitgeteilt
ist. Oft ist in den Befunden sogar hervorgehoben, daß das Epithel fehlt, daß
die Schleimhaut fehlt und ähnliche Dinge. Wenn es auch selbstverständlich
nicht angängig ist, diese Veränderungen als für ein Divertikel charakteristische
zu bezeichnen, wie dies sogar gelegentlich geschieht, so ist es Tatsache, daß
auch in recht vielen verläßlichen Arbeiten in den mikroskopischen Befunden
der Divertikel stets das Fehlen des Epithels hervorgehoben erscheint. Es läßt
sich dies aber zwanglos durch die vielen Traumen, denen das Epithel, das ja
ohnehin schon durch die fast stets vorhandene Entzündung minder widerstandsfähig ist, bei der operativen Entfernung des Divertikels durch das Quetschen
und Fassen des Sackes, das Eingehen mit dem Finger in das Divertikel,
das Ausstopfen desselben durch Gaze ausgesetzt ist, erklären. Dies hebt auch
HINMAN hervor, der in allen Divertikeln Fehlen des Epithels feststellte.

Die *Blase* selbst zeigt bei Vorhandensein eines Divertikels gewöhnlich das
Bild der *trabekulären Hypertrophie* in mehr minder großer Deutlichkeit mit
Schleimhautveränderungen verschiedenen Grades (ausnahmsweise fehlt die Balkenbildung, wie z. B. in einem Falle von REYNARD). JUDD fand unter 44 Fällen
(lauter Männer zwischen 18 und 73 Jahren) 38 mal trabekuläre Hypertrophie,
während PAUCHET und D'ORMOND behaupten, daß bei angeborenen Divertikeln
die Blase glatt, bei erworbenen trabekulär sei. SCHÜLLER fand mehrere Male
nur um die Öffnung des Divertikels lokalisierte Trabekelbildung. Das Divertikel selbst zeigt nur in ganz besonderen Ausnahmefällen geringe Grade von
Balkenbildung. Es ist dies wohl nur so zu erklären, daß die passive Dehnung
der Divertikelwand die frustranen Versuche desselben, sich zu entleeren, überwiegt, denn es müßte ja, die Richtigkeit unserer Erwägungen vorausgesetzt,
das Divertikel durch Kontraktion sich seines Inhalts zu entledigen versuchen
und, da dies auf Schwierigkeiten stößt, in seiner Wand hypertrophieren.

Findet sich in einem *Divertikel Balkenbildung,* so wird es sich vielleicht in
einem solchen Falle um ein erworbenes Divertikel handeln, welches in einer
Blase zur Entwicklung kam, welche schon der Sitz einer trabekulären Hypertrophie war. Jedenfalls scheint es, als wäre auf diese Unterschiede bisher zu
wenig Gewicht gelegt worden.

## Klinik.

In der Symptomatologie des Blasendivertikels sind einige Punkte auffallend und
bemerkenswert, die auch in fast allen Mitteilungen hervorgehoben werden. Schon
von den früheren Autoren wurde stets auf die *Häufigkeit* des Vorkommens der
Divertikel beim *männlichen* Geschlecht, auf die *Seltenheit* beim *weiblichen* Geschlecht hingewiesen. Die Statistiken ergeben folgende Zahlen: DURRIEUX 118
Fälle, darunter 9 Frauen, ETIENNE 74:9, GAYET und GAUTHIER 122:3, HYMAN
225:10, HINMAN 205:10 bzw. 21:2 (eigenes Material). JUDD und STARR 133:2
und LURZ stellte 1416 Fälle mit 39 Frauen zusammen. Diese Statistik hat seit jeher
den Anhängern der *rein mechanisch erworbenen* Entstehung der Divertikel wegen
der zahlreichen, besonders beim männlichen Geschlecht vorkommenden *Abflußhindernisse* eine wichtige Stütze dargestellt. Andererseits wird die Tatsache des
Vorkommens von Divertikeln auch beim *weiblichen* Geschlecht für die kongenitale Ätiologie verwertet (BLUM). Nun gibt es bekanntermaßen auch beim
weiblichen Geschlechte *Retentionskrankheiten* ohne zentrale Ursache; PRAE-
TORIUS erwähnt einen solchen Fall und meint, daß vielleicht das Verhältnis

der Divertikelfälle beim männlichen und weiblichen Geschlechte dem der chronischen Retention entspräche. Doch berichtet z. B. MARION über drei Fälle bei Frauen *ohne* jedes Abflußhindernis und meint, daß demnach die Divertikel bei Frauen keine so sehr große Seltenheit darstellen. Hier sei gleich erwähnt, daß ein Fall von POMMER mit zwei symmetrisch gelegenen Divertikeln bei einer 22jährigen Frau in den alten Zusammenstellungen nicht vorkommt. Ähnliche Zahlenverhältnisse, wie die oben erwähnten, finden sich in bezug auf das Alter, und es ist Tatsache, daß die Divertikel bei *Kindern* und *Jugendlichen* wesentlich *seltener* vorkommen als bei Individuen des höheren Lebensalters. HYMAN fand bei einer Zusammenstellung von etwa 600 Divertikelfällen *25—30 bei Kindern*

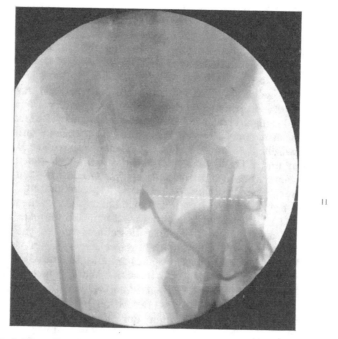

Abb. 8. Blasendivertikel bei einem Knaben, bei H Hindernis in der Harnröhre.
(Röntgeninstitut: Primararzt Dr. WIESER.)

*unter 10 Jahren,* 2 bei Feten und er selbst hat 3 Fälle bei Kindern — nebenbei bemerkt bloß männlichen Geschlechts — beobachtet und operiert; das Alter betrug $9\frac{1}{2}$ bzw. 3 Jahre und 9 Monate. Er bemerkt, daß wir in der Frage der Divertikel bei Kindern heute so weit seien wie in der Frage der Divertikel bei Erwachsenen im Jahre 1906 und glaubt, daß die Divertikel bei Kindern viel häufiger sind, nur würden sie wegen Außerachtlassung der entsprechenden Untersuchungsmethoden übersehen. In seiner Arbeit berichtet er, daß H. FISCHER unter 48 Fällen von Divertikeln nur 6 bei Individuen unter 14 Jahren fand, daß DURRIEUX 195 mit 13 Fällen unter 10 Jahren sammeln konnte. In einer Arbeit von ENGLISCH über Divertikelsteine wird über 171 Fälle berichtet, unter welchen sich 22 bei Kindern unter 10 Jahren fanden. Immerhin muß festgestellt werden, daß unter sämtlichen bekannten Divertikeln bei Kindern kein einziges bei einem weiblichen beschrieben ist. HYMAN erwähnt das Fehlen von Abflußhindernissen in seinen Fällen ausdrücklich und faßt diese Tatsache sowie die des Vorkommens von Divertikeln bei Kindern überhaupt als Anhalts-

punkt für Angeborensein des Divertikels auf. Das hier abgebildete Röntgenogramm (Abb. 8) zeigt allerdings, daß auch bei Kindern angeborene Hindernisse
der ableitenden Harnwege vorkommen, was hier wohl dafür spricht, daß sowohl das urethrale Hindernis als auch das Divertikel angeborene Mißbildungen
sind. In diesem Falle, den ich Herrn Hofrat EISELSBERG verdanke, war die
Einführung des Katheters und ebenso bei offener Blase ein retrograder
Katheterismus unmöglich. Alle Statistiken zeigen eine *Zunahme des Vorkommens* der Divertikel in den *höheren Lebensjahren.* HINMAN, 154 Fälle,
darunter 18 unter 30 Jahren, weniger als $10^0/_0$, unter diesen waren bloß
7 oder $4,5^0/_0$ unter 10 Jahren. Fast ein Drittel aller betrifft also Männer
zwischen 50 und 60 Jahren. Ähnliche Zahlen ergeben auch alle anderen Zusammenstellungen von Autoren, doch sind in allen größeren Statistiken stets
auch Fälle im zweiten oder dritten Dezennium enthalten. In dem großen Material
der Brüder MAYO wurden in 13 Jahren 222 Fälle von Divertikel beobachtet,
die Mehrzahl dieser fand sich bei Männern über 50 Jahren (CRENSHAW-CROM-
PTON). GAYET und GAUTHIER behaupten, daß die von ihnen als erworbene
bezeichneten Divertikel bei älteren, die angeborenen bei jüngeren Männern
vorkommen.

Bei den *Symptomen der Blasendivertikel* muß man zwischen denen des
*unkomplizierten* Divertikels und denjenigen unterscheiden, welche durch die
*Begleitumstände* bedingt werden. Die Symptome sind im ganzen großen *nicht
charakteristisch* und denen bei anderen Erkrankungen der Blase sehr ähnlich.
Wie bereits erwähnt, sind die Divertikel häufiger eine Erkrankung des höheren
Alters, sind zudem auch noch oft mit anderen Erkrankungen des Harnapparates
kombiniert, so daß in derartigen Fällen eine Differenzierung der den verschiedenen pathologischen Veränderungen zugehörigen Symptome unmöglich ist.
Die Symptome sind vor allem *funktionelle* und werden durch die Veränderungen
in der *Austreibungskraft* der Blase und des Divertikels und diese wieder durch
die *Muskelveränderungen* in beiden bedingt. Solange die Blase frei von Infektion ist, werden die *rein mechanischen* Symptome das Bild beherrschen.
Tritt jedoch Infektion hinzu, was früher oder später gewöhnlich erfolgt, so
wird das Bild entsprechend geändert und von den durch die Infektion bedingten
Zuständen beeinflußt, was wir ja auch bei anderen vesicalen Prozessen zur
Genüge kennen.

Es ist fraglich, ob ein infektionsfreies, nicht allzu großes Divertikel Erscheinungen machen muß, d. h. ob die Erscheinungen nicht erst bei einer gewissen
Größe des Divertikels und mit der Infektion sich einstellen. Vielleicht ist dies
einer der Gründe, weshalb es sich in den meisten Divertikelfällen um Leute
höheren Alters handelt. Man hat auch schon zufällig Divertikel entdeckt und
solche am Sektionstisch gefunden, welche *intra vitam* keinerlei nennenswerte
Symptome verursacht hatten.

Man kann von Divertikelträgern bei genauer Befragung des öfteren erfahren,
daß sie schon längst, vielfach auch schon von Jugend auf, wenigstens gelegentlich
*dysurische Beschwerden* von kürzerer oder längerer Dauer hatten, welche aber,
nur zeitweise auftretend, mit langen Pausen völligen oder fast völligen Wohlbefindens abwechselten, so daß die Patienten keinerlei Grund zur Befragung
eines Arztes hatten. Gewöhnlich führen erst *akute Verschlimmerungen* oder
*neue* ungewohnte *Symptome,* wie *Harnverhaltung, Blutung* und ähnliche Dinge
die Patienten zum Arzt. Es werden also die Erscheinungen in *Schwierigkeiten
der Harnentleerung,* in häufigerem *Harndrang* bestehen, manchmal müssen die
Kranken länger warten, bis die Miktion erfolgt, der *Harnstrahl* ist *dünn,* es
besteht *Nachträufeln,* oder auch *Inkontinenz,* mitunter haben die Patienten
die Empfindung, daß sie ihre Blase *nicht vollkommen entleeren* und es kommt

auch bei jugendlichen Individuen zur *Harnverhaltung.* Gelegentlich geben Patienten an, daß sie nur in bestimmten Stellungen überhaupt urinieren oder ihre Blase besser entleeren konnten. So sah PASCHKIS ein großes, sehr mobiles Divertikel ohne Abflußhindernis bei einem älteren Herrn, welcher nur in liegender Stellung ziemlich gut, im Stehen viel schlechter urinieren konnte. Ebenso kommen Fälle vor, in welchen sich Patienten mit *mechanischen Maßnahmen,* z. B. Druck mit der Hand auf die Blasen- bzw. Divertikelgegend, behelfen müssen.

Die *auslösenden Momente,* die ein schon vorhandenes Divertikel *manifest* machen, können wohl die verschiedensten sein; im allgemeinen werden Erscheinungen auftreten, wenn durch irgendwelche Ereignisse das *gegenseitige Verhältnis zwischen Blase und Divertikel gestört* wird, wenn eine *Dekompensation* erfolgt, ob dies nun angeborene oder erworbene Divertikel sind. So können vielleicht ähnlich wie bei der Prostatahypertrophie der Alkoholmißbrauch, Füllungs-

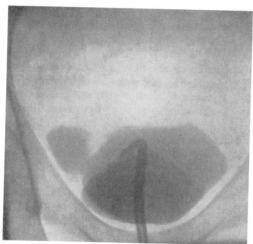

Abb. 9. Divertikel während der Füllung.

zustände im Rectum und ähnliches den ersten Anstoß geben. GAYET und GAUTHIER stellen fest, daß die ersten Symptome um das 40. oder 60. Jahr bei Männern auftreten; bei den 40jährigen sind vielleicht die Harnröhrenstrikturen neben „einer natürlichen Entwicklung" der Erkrankung ausschlaggebend und es scheint unter dem Einflusse des Schwächerwerdens der Blasenwand und durch Hypertrophie oder Contractur des Blasenhalses die Retention zu entstehen, bei den 60ern ist es die Prostatahypertrophie, die bei Vorhandensein eines Divertikels die Retention bewirkt oder erhöht. Einige Autoren vertreten die Ansicht, daß durch ein Divertikel von genügender Größe dysurische Erscheinungen ihre Erklärung zwanglos fänden (FERRIA), andere wieder meinen, daß erst das Hinzutreten von Abflußhindernissen Symptome auslöse. So auch z. B. MAIER, der findet, daß die ersten Erscheinungen bei Zustandekommen eines Abflußhindernisses sich einstellen und so erklärt er die Häufigkeit der Angabe, daß eine Gonorrhöe den Erkrankungsbeginn anzeigte, und die bei Divertikelkranken häufig vorhandenen Strikturen; bei seinen eigenen Fällen glaubt er, daß die Strikturen die Folgen einer *absteigenden* Urethritis seien, daß eine Striktur ein Divertikel manifest machen könne, daß sie die Folge eines Divertikels, nie aber die Ursache eines Divertikels sein könne.

Interessant und einzig dastehend ist der Fall von WOLFSON, der eine Frau betrifft, bei der die Erscheinungen eines infizierten Divertikels sich ein Jahr nach einem sehr schweren Partus einstellten.

Die *inkomplette chronische* oder die *akute komplette Retention* hat man auf verschiedene Weise zu erklären versucht und ebenso sind verschiedene Theorien über das Entstehen der muskulären Hypertrophie der Blase aufgestellt worden. BLUM und viele andere Autoren nehmen an, daß die Detrusorkontraktion den Harn durch das klaffende Divertikelostium leichter in das Divertikel presse als durch den Sphincter, daß der Patient also, wenigstens zum Teil, *in sein*

*Divertikel uriniere*, daß dadurch einerseits letzteres gedehnt, andererseits die Blase durch den Rückfluß des Divertikelinhalts zur Mehrarbeit gezwungen werde und auf diese Weise ein Circulus vitiosus, der zur Zunahme des Restharns führe, entstehe. Diese Annahme wurde von mehreren Seiten, z. B. von PRAETORIUS angefochten, welcher, wie schon früher dargelegt wurde, die Hauptrolle bei der Entstehung der Hypertrophie des Blasenmuskels dem Divertikelsphincter zugeschrieben hatte, durch dessen Funktion die „atypische und verlängerte Miktionskurve" bedingt werde. Er schränkt seinen Standpunkt, wie gleichfalls schon erwähnt, späterhin zwar ein, aber es will uns trotzdem scheinen, daß BLUMs Annahme einfacher und leichter verständlich sei. In jüngster Zeit hat PLESCHNER gelegentlich der Cystographie eines Blasendivertikels bei der Durchleuchtung beobachtet, daß bei Harndrang des Patienten plötzlich der bis dahin röntgenologisch gesehene *Blaseninhalt* aus der *Blase* in das *Divertikel gepreßt* wurde, es konnte somit der Vorgang des Entleerens der Blase im Divertikel im Bilde festgehalten werden (Abb. 9, 10, 11). Auch in einem anderen Falle PLESCHNERs wurde vorübergehender Abschluß des Divertikels von der Blase beobachtet. Diese beiden Fälle bildeten den Ausgangspunkt einer lebhaften Aussprache, zu der SCHÜLLER, ZINNER, PRIGL, BLUM, NECKER, SCHWARZ, PASCHKIS beitrugen. Es wurde dieses gleiche Vorkommnis,

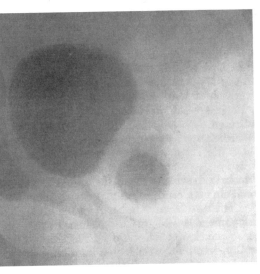

Abb. 10. Derselbe Fall; nach Harndrang fast völlige Entleerung der Blase in das Divertikel; Abschluß der Hohlräume voneinander.

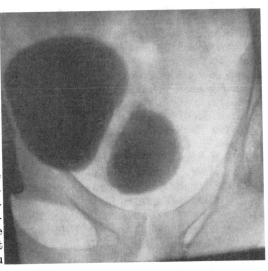

Abb. 11. Derselbe Fall; Nachlassen des Harndranges; Einströmen des Divertikelinhalts in die Blase. Verbindung zwischen den Hohlräumen wieder sichtbar.

also Abschluß des Divertikels von der Blase bzw. Kontraktion der verbindenden Öffnung auch bei Operationen um den eingeführten Finger, bei Obduktion in Form des Festgehaltenwerdens eines Katheterfragmentes, klinisch bei Katheterismus, cystoskopisch durch Übersehen der kontrahierten Divertikelöffnung festgestellt. Strittig und angefochten ist nur nach wie vor die Bezeichnung

Sphincter, die nach BLUM nur rein beschreibend ist, während SCHÜLLER u. a. komplizierte funktionelle Erklärungen beanspruchen. SISK hat irrtümlich an einem großen Divertikel eine Fistel bei einem 65 jährigen Mann angelegt, der eine bis zum Nabel reichende tastbare Blase hatte, an welcher nach allmählicher Entleerung cystoskopisch ein großes Divertikel gesehen wurde, am nächsten Tage aber nicht mehr nachweisbar war. Bei der Operation (Fistelanlegung) kam man nach Füllung der Blase in einen großen Hohlraum, der über 300 ccm dicken Eiters enthielt und das Divertikel war; durch die Fistel kam kein Blaseninhalt; dann erst wurde die Blase eröffnet, aus welcher sich klare Flüssigkeit entleert; der Abschluß wird auf entzündliche Veränderungen im Divertikel zurückgeführt. R. PASCHKIS sah in seinem schon mehrfach erwähnten Falle cystoskopisch das Auftreten der divertikelähnlichen Ausstülpung der Blasenwand künstlich durch willkürlich hervorgerufenen Harndrang.

Ob die *Hypertrophie* der *Blasenmuskulatur* Ursache oder Folge des Divertikels ist, ist nicht zu entscheiden, sie ist jedenfalls ein Hinweis auf anfänglich vermehrte Arbeit der Blase, der allmählich eine Erlahmung der Muskulatur folgt, womit ein weiterer Anlaß zum Auftreten oder zur Zunahme des Restharnes gegeben ist. Die akute Harnverhaltung ist ein vielfach auch bei jugendlichen Individuen vorkommendes Ereignis in solchen Fällen, dessen eigentliche Entstehung uns ebenso unbekannt ist wie die Entstehung der akuten Harnverhaltung bei Prostatahypertrophie, welche aber immerhin Grund ist, den Patienten zu alarmieren, zum Arzt zu führen und somit vielfach den Anstoß zur Diagnose gibt.

Die *akute Harnverhaltung* kann manchmal vielleicht auch durch *Kompression des Blasenhalses* durch das Divertikel auf *rein mechanische* Weise entstehen.

Ein weiteres Symptom sind *Blutungen,* welche natürlich nur dann als zum eigentlichen Symptomenkomplex des Divertikels gehörend angesehen werden können, falls sie nicht durch *Geschwülste* oder *Steine* in der Blase oder im Divertikel oder durch Entzündung verursacht sind. Die *Blutungen* kommen sehr häufig vor und können alle uns auch sonst bei Blasenblutungen bekannten Grade von geringer, bloß mikroskopischer Hämaturie bis zu schweren, zur Blasen- oder auch Divertikeltamponade führenden haben. Die Ursachen dieser Blutung können in Hyperämie, Gefäßerweiterungen bei der Varixbildung der Schleimhaut, durch Zerreißen der Gefäße infolge von Druckänderung bestehen, wie auch Ähnliches in der bekannten Blutung ex vacuo vorliegt, welche bei zu rascher Entleerung stark gedehnter Blasen- oder Nierenbecken vorkommt. Inwieweit eine derartige Blutung ex vacuo bei einem Divertikel möglich ist, entzieht sich praktisch unserer Beurteilung. Nach CRENSHAW-CROMPTON soll man bei einer Blasenblutung ohne nachweisbare Ursache, wenn sie stärker ist als sie bei Cystitis oder Stein zu sein pflegt, an die Möglichkeit eines Divertikels denken. GAYET-GAUTHIER finden die Hämaturie nicht sehr häufig; sie ist stets eine *totale, intermittierende* von *renalem Typus.*

Eine eigentümliche Art des Urinierens bei Divertikelträgern war schon ENGLISCH bekannt: Die sog. *Miktion in zwei Zeiten,* die von vielen als für ein Divertikel charakteristisch betrachtet wird, obwohl andererseits z. B. LASIO das Symptom nie hat beobachten können und BLANC-NEGRO das Symptom in MARIONS Fällen seltener fanden als vermißten. Dieses Phänomen kommt besonders bei Infektion des Divertikels deutlich zur Anschauung und ist in jeder Art seines Vorkommens dadurch erklärlich, daß bei der Harnentleerung die Blase sich zusammenzieht, ihren Inhalt, soweit sie kann, auf natürlichem Wege, den anderen Teil ins Divertikel entleert und daß nach diesem Akt der im Divertikel angesammelte Harn durch die Divertikelöffnung in die Blase strömt und mit dieser neuerlichen Füllung der Blase eine neuerliche Kontraktion des Detrusors und einen zweiten Akt der Miktion hervorruft. Die schon wiederholt erwähnte atypische und verlängerte Miktionskurve von PRAETORIUS stellt ja eigentlich dasselbe dar, nur sind die Auffassungen über den sogenannten Sphincter des Divertikels verschiedene, denn nach PRAETORIUS' Ansicht kontrahiert sich der Divertikelsphincter bei Beginn der Miktion und schließt das Divertikel samt Inhalt von dem Hohlraum der Blase ab, während nach BLUM dieser Verschluß nicht immer erfolgt und die Art der Blasenentleerung nur von der Größe des Divertikeleingangs und der Kontraktionsfähigkeit der Divertikelwand abhängt.

## Diagnose.

Nach dem hier Vorgebrachten sind die *subjektiven* Erscheinungen eines Divertikels gewöhnlich *so wenig charakteristisch,* daß man aus ihnen allein nur in ganz seltenen Fällen auf das Vorhandensein eines Divertikels wird schließen können.

Ganz ähnlich verhält es sich mit den *objektiven Erscheinungen.* Die in jedem urologischen Falle vorzunehmende *äußere Besichtigung* kann — allerdings nur in Ausnahmefällen — zur Vermutungsdiagnose eines Divertikels führen. Bei mageren, schlaffen Bauchdecken kann unter entsprechenden Umständen, ähnlich wie bei einer überdehnten Blase eine länglich-birnförmige Geschwulst zwischen Schamfuge und Nabel sichtbar sein (FRISCH), welche insbesondere bei extramedianer Lage oder bei sichtbarer Trennung in zwei Abschnitte (Fall von GUIBAL) auf ein Divertikel schließen lassen kann, besonders dann, wenn es sich um jugendliche Individuen handelt, bei denen sonst kein Anhaltspunkt für eine Harnverhaltung anamnestisch zu erheben ist. Doch wird man aus einem derartigen Befund allein natürlich niemals mit Sicherheit die *Diagnose* stellen dürfen, und ganz ähnlich verhält es sich mit der zweiten klassischen Untersuchungsmethode von außen, der *Palpation.* Diese wird die Konsistenz und eventuelle Beweglichkeit der sichtbaren *Geschwulst* erkennen lassen. Diese ist prall-elastisch, manchmal ist deutliche *Fluktuation* nachweisbar; eine besonders ausgesprochene *Verschieblichkeit* ist im allgemeinen selten. Gelegentlich werden die Kranken selbst darauf aufmerksam und so sagte ein Patient eigener Beobachtung, er bemerke beim Harnlassen eine Schwellung in der linken Unterbauchgegend, was sich auch bestätigte und den Verdacht auf ein Divertikel lenkte. Die *Palpation* vom Rectum oder die bimanuelle vom Rectum bzw. Vagina und den Bauchdecken her wird manchmal den schon von außen her erhobenen Befund ergänzen können und dann z. B. oberhalb der Prostata eine prall-elastische Schwellung ergeben, die je nach der Lage des Divertikels vielleicht auf der einen oder anderen Seite deutlicher ist. Es ist klar, daß *rectale Palpationsbefunde* (ballotierender Tumor im Fall NOWICKY) nur nach *Entleerung* der Blase erhoben werden sollen, da bei voller Blase diese das Gefühl des Ballotements einer prall-elastischen Geschwulst geben kann. So konnte z. B. in einem Falle von GUIBAL rectal eine cystische Geschwulst getastet werden, die aber nach Entleerung der Blase (1 Liter) mit Katheter nicht mehr fühlbar war. Ob irgendwelche auffallende Tastbefunde anderer Art, welche den abnormen Lageverhältnissen der rectal tastbaren Organe in manchen Fällen von Divertikel entsprechen würden, einwandfrei zu erheben sind, darüber liegen vorläufig bestimmte Befunde unseres Wissens nicht vor. Bei den von der Hinterwand ausgehenden Divertikeln müßte die Geschwulst median oberhalb der Prostata und von dieser deutlich abgrenzbar zu tasten sein. Die *endovesicale Palpation* wurde in früheren Zeiten gelegentlich mit starren Instrumenten ausgeführt, sie wird heute von einer suprapubischen Fistel aus nach Erweiterung derselben oder bei Eröffnung der Blase mit dem Zeigefinger vorgenommen.

Die *Perkussion* spielt für die Divertikeldiagnose keine erwähnenswerte Rolle.

Die Untersuchung des *spontan entleerten Harns* wird wohl kaum jemals irgendwelche Anhaltspunkte für das Vorhandensein eines Divertikels in aseptischen Fällen ergeben. Blum behauptet zwar, daß schon „geringfügige Formen einfacher Epithelsdequamation" ein „sehr charakteristisches Symptom des Divertikels" bieten und er gewohnt sei, aus dem Vorhandensein zahlreicher großer Epithelschollen, die bis linsengroße, durchscheinende, zusammenhängende Membranen bilden, den Verdacht auf ein Blasendivertikel zu schöpfen, weil er in mehreren Fällen bei Kranken, die über erschwerte Miktion klagten und keinerlei infektiöse Erkrankung der Harnröhre überstanden hatten, dieses Symptom fand. Eine Bestätigung dieser Behauptung Blums von anderen Autoren liegt bisher nicht vor und es ist auch aus Blums Monographie nicht ersichtlich, in welchen Fällen diese Befunde erhoben wurden. In den mitgeteilten Krankengeschichten fehlte jede diesbezügliche Bemerkung.

Eine der wichtigsten Untersuchungsmethoden ist der *Katheterismus,* der wohl fast stets bei Vorhandensein eines Divertikels Restharn zutage fördern wird. Es sind dabei vielleicht auch gewisse Unterschiede in der Art des Abfließens des Harns zu gewärtigen gegenüber der bei Retention aus anderen Ursachen. Die Lage des Patienten, das Verschieben des Katheters, Druck auf die Blasen- bzw. Divertikelgegend können das Abfließen des Harnes und das Aussehen desselben auch in aseptischen Fällen ändern, wobei man sich ungezwungen diese, wenn auch geringen Unterschiede erklären kann. Hier und da mag auch ein unbeabsichtigter Katheterismus des Divertikels selbst erfolgen, der unter Umständen durch krampfhafte Kontraktion der Divertikelöffnung, Festhalten des Katheters bewirken kann; bei Versuchen einen derartig fixierten Katheter zu entfernen, kann es besonders bei bereits brüchig gewordenen Instrumenten zum Abreißen des Katheters kommen (Necker). Recht anschaulich und von fast ausschlaggebender diagnostischer Bedeutung ist das *Spülsymptom bei stark infiziertem Divertikel,* das darin besteht, daß bei Spülung der Blase und anscheinend bereits erfolgter Reinspülung des Inhalts derselben das Spülwasser plötzlich wieder stark eitrig wird. Diese Erscheinung ist oft beobachtet und in ihrer klinischen Wichtigkeit hervorgehoben worden; sie scheint jedenfalls viel öfter vorzukommen als die Miktion in zwei Zeiten (Anschütz, Schüssler u. a.)

Die *Infektion* des Divertikels ist, wie schon mehrfach erwähnt, eine fast typische Erscheinung; sie kann spontan oder künstlich erfolgen. Die *Spontaninfektion,* welche im allgemeinen, wie ja überhaupt in der Urologie, auch hier harmloser, mit weniger subjektiven und objektiven Zeichen einhergeht, kann auf dem Wege der Harnröhre oder Prostata oder Niere *urogen,* ferner auf dem *Lymphwege* (vom Darme aus) und auch *hämatogen* entstehen, die *künstliche,* von außen her erfolgende, trotz aller Vorsichtsmaßregeln wohl unausweichlich durch *instrumentelle Eingriffe.* Fast stets kommen die Divertikelfälle mit schon vorhandener Infektion eben wegen der vor allem durch diese verursachten Beschwerden oder der Hartnäckigkeit letzterer überhaupt erst zum Arzt und nur in seltenen Fällen wird ein Divertikel bei noch aseptischem Harn zur Beobachtung gelangen, dann aber erfolgt wohl sehr oft durch die erste Untersuchung die Infektion. Daher kommt es auch, daß uns zwar die Erscheinungen der *infizierten Blasendivertikel* recht wohl bekannt sind, daß man sich aber die der nicht infizierten latenten Divertikel eigentlich nur aus den wenigen vorliegenden aseptischen Fällen auf Grund der infizierten rekonstruieren kann. *Theoretisch* genommen kann die Infektion *zuerst* die *Blase* betreffen und von dieser auf das *Divertikel* übergreifen, oder umgekehrt. Man könnte ja annehmen, daß eine *von außen,* also *instrumentell* eingebrachte Infektion bei einem Divertikelträger zuerst die Blase befallen müßte, während umgekehrt eine vom Darm oder hämatogen erfolgende Infektion primär sich in Divertikel ansiedeln und von hier aus auf die Blase fortschreiten könnte. Ob sich diese Stadien der Infektion klinisch oder gar pathologisch-anatomisch trennen lassen, ob es demnach heute noch berechtigt ist, eine isolierte Entzündung eines Divertikels im eigentlichen Sinne anzunehmen, erscheint uns fraglich. Es sind jedenfalls für beide Hohlräume genügend Umstände gegeben, die eine Infektion begünstigen und das Schwinden einer solchen verhindern, so die Balken- und intramurale Divertikelbildung in der Blase, die fast stets bei Vorhandensein eines größeren Divertikels und erst recht dann, wenn irgendwelche Abflußhindernisse vorliegen, im Divertikel die ungünstigen Entleerungs- und Abflußbedingungen. Wenn sich demnach *pathologisch-anatomisch* und *klinisch Infektion der Blase* und des *Divertikels* kaum trennen lassen, so werden doch zweifellos wegen der anatomischen Verhältnisse die *Veränderungen* im *Divertikel* ceteris paribus *stärker* sein und bleiben.

Die auch von ENGLISCH beschriebene und mit kasuistischen Literaturangaben belegte *isolierte Diverticulitis* könnte sich nur so erklären lassen, daß die Blase des Divertikelkranken noch so gut kontraktionsfähig ist, daß sie im Falle einer Infektion alles infektiöse Material rasch und vollständig entleeren könne, ohne daß etwas zurückbleibt, also ohne Restharn und ohne daß die Blase von dem nachfließenden eitrigen Divertikelinhalt neu infiziert wird. Um sich diesen Vorgang vorstellen zu können, dürfte eine solche Blase weder intramurale Divertikel noch Restharn enthalten. Auch BLUM anerkennt und beschreibt in seiner Monographie diese isolierte Diverticulitis, erklärt sie gleichfalls in der eben mitgeteilten und auch einzig möglichen Art. Es wäre allerdings noch zu beweisen, ob dergleichen Dinge tatsächlich vorkommen.

Nach all diesem ist es klar, daß die Erscheinungen, welche durch Infektion eines Divertikels bedingt sind, sich von denen der Infektion der Blase kaum unterscheiden lassen und wir werden daher bei infiziertem Divertikel die *subjektiven* Symptome der *akuten* und *chronischen Cystitis* mit allen ihren Einzelheiten finden. Die früher erwähnten diagnostischen Merkmale werden bei infizierten Fällen deutlicher hervortreten. Die *Pyurie* vor allem kann je nach dem Grade und der Dauer der Infektion verschieden sein, die Erreger der Eiterung werden die gleichen wie bei den übrigen Harninfektionen sein. Wie bei der gewöhnlichen *Cystitis* kann auch der Harn *Blut* in verschiedenen Mengen enthalten, er kann mißfarbig sein, ammoniakalischen oder jauchigen Geruch haben, bei Vorhandensein gasbildender Bakterien kann Gasentwicklung und *Pneumaturie* erfolgen. Die *Pyurie* kann mitunter schwerste Grade erreichen und den Eindruck einer *renalen* erwecken. Die *isolierte* Infektion eines Blasendivertikels soll, wie seit jeher beschrieben, ein ganz charakteristisches Symptom bei der schon erwähnten Miktion in zwei Akten bieten, indem der Patient zuerst seinen klaren eiterfreien Blasenharn und kurz darauf den stark eitrig getrübten Harn des Divertikels spontan entleert. Ein ähnliches Symptom ergibt sich bei der Katheteruntersuchung bzw. Blasenspülung in Fällen von infizierten Blasendivertikeln, nach Reinspülung der Blase neuerlich starke Trübung, und das ist wirklich ein sehr häufig beobachtetes und auf ein Divertikel hinweisendes Merkmal.

Nur der historischen Vollständigkeit halber sei erwähnt, daß es den manuell ganz besonders geschickten und geübten Untersuchern der vorcystoskopischen Zeit des öfteren gelungen ist, die *Divertikelöffnung* mit *Metallkathetern* oder der *Steinsonde* zu *tasten* und die *Instrumente* sogar *in das Divertikel einzuführen.* Bei Verwendung eines Katheters konnte man auf diese Weise Blasen- und Divertikelharn getrennt auffangen. ENGLISCH u. a. schildern die Technik der Einführung starrer Instrumente und die so erhobenen Befunde ganz genau.

Ist also schon die *Symptomatologie der Blasendivertikel* in subjektiver und objektiver Hinsicht durch das Vorhandensein einfacher Infektion ziemlich

unklar, so wird sie noch dadurch verwischt, daß nicht allzu selten bei Divertikelträgern auch andere Erkrankungen der Blase vorkommen, welche mitunter
durch die von ihnen ausgelösten Erscheinungen das Bild verändern. Es sind
dies vor allem alle Arten von *Abflußhindernissen*, ferner *Steine* und *Tumoren*,
welch beide letzteren wie in der Blase auch im Divertikel vorkommen. Naturgemäß sind dann die Beschwerden der Patienten vielfach den Komplikationen
entsprechend und nicht dem Divertikel. So finden wir in der Literatur außer
den vielen Fällen, die mit *Prostatahypertrophie*, *Strikturen* der *Harnröhre* und
anderen Abflußhindernissen vergesellschaftet waren, Fälle beschrieben, in
denen *Tumorsymptome*, andere, in denen *Steinsymptome* vorherrschend waren.
Es beschreiben Caestecker, Oraison, Simon Fälle mit *Tumorerscheinungen*,
Legueu u. a. finden Ähnlichkeit mit *prostatischen* Erscheinungen, Tant und
Lemoine die des *Prostatisme sans prostate*, während Rafin im Gegensatz zur
prostatitischen Dysurie das *Fehlen* der *nächtlichen Miktionsvermehrung* hervorhebt. Das Urinieren in zwei Phasen wird bei infizierten Fällen von Legueu,
Gayet-Gauthier als charakteristisch hervorgehoben. Swift Joli bemerkt,
daß die durch Katheterismus oft nicht entleerte Restharnmenge im Divertikel
(„der *verborgene Restharn*") alle nur am Blasenharn vorgenommenen Funktions-
proben der Nieren unrichtig macht und Ähnliches haben Crenshaw und Crompton geschildert, welche unter anderem bei einer auffallenden *Langsamkeit* der
Blasenentleerung bei Fehlen eines mechanischen oder spinalen Hindernisses
an ein Divertikel denken, und falls sich bei *normalem Blutharnstoff* eine *schwache
Farbstoffausscheidung* an der katheterisierten Blase findet, gleichfalls an das
Vorhandensein eines Divertikels denken. Im letzten Falle besteht die Mög-
lichkeit der *Farbstoffretention* im Divertikel. Dieselben Autoren halten auch eine
Blasenblutung ohne nachweisbare Ursache, wenn sie stärker ist als wir sie bei
Cystitis oder Stein zu sehen gewohnt sind, für divertikelverdächtig.

Wenn auch bei gut beobachteten Fällen alle subjektiven und objektiven
Erscheinungen für ein Divertikel sprechen, so wird man aus ihnen doch nicht
mit einer ausreichenden Sicherheit die *Diagnose* stellen dürfen, den Nachweis
eines Divertikels viel mehr durch die heute souveränen Methoden, die Cystoskopie
und Cystographie, erbringen müssen. Die *Cystoskopie* ist, wenn sie durchführbar ist, für die einfache Feststellung des Vorhandenseins eines Divertikels ausreichend und gibt fast stets auch über *Lage*, *Größe* und *Zahl* der *Divertikel-
öffnungen* Aufschluß. Die *Cystoskopie* bei den Divertikeln ist an die Erfüllung derselben Bedingungen gebunden wie jede andere Cystoskopie, nur ist
gerade beim Divertikel die eine Bedingung, die *Reinspülbarkeit* des Inhaltes
der Blase in stark infizierten Fällen mitunter recht schwer zu erreichen. In
derartigen Fällen kann, wenn auch entsprechende Vorbereitung mit Dauerkatheter und Spülungen, sowie mehrmalige Versuche bei genügender Geduld
von seiten des Untersuchers und Untersuchten nicht zum Ziele führen, die *Cystoskopie* nach *Gasfüllung* der Blase mit Luft oder Sauerstoff mit Erfolg vorgenommen werden. *Hindernisse* für die *Einführung* des *Cystoskops*, *Striktur* und
*Prostatahypertrophie* werden in der gewohnten Weise durch Vorbehandlung
mit Verweilkatheter meist zu überwinden sein. Auch bei Kindern kann man
unter Verwendung der ganz dünnen Kindercystoskope zum Ziele gelangen,
wie die von Hyman beschriebenen Fälle beweisen. Ausnahmsweise wird bei
einem wegen unklaren Erscheinungen dringlich gefistelten Falle die spätere
Cystoskopie von der Fistel aus das Divertikel erkennen lassen (Anschütz).

Das *cystoskopische Bild* des *Divertikeleingangs* ist in den allermeisten Fällen
ein ganz *charakteristisches*. Man sieht ein schwarzes, rundes oder mehr ovales
*Loch*, in welches die Blasenschleimhaut gewöhnlich unter Bildung *radiärer
Falten* hineinzieht. Je weniger tief das Divertikel ist, desto weniger dunkel

erscheint der Eingang und man kann in diesen Fällen, in welchen die Divertikel mehr oder weniger seicht sind und das Bild rein genug ist, die Hinterwand des Divertikels, wenn auch nur entsprechend schwächer, beleuchtet sehen und öfter einen vom Rand der Divertikelöffnung hervorgerufenen Schlagschatten erkennen. Die *Blase* selbst zeigt gewöhnlich das Bild der *trabekulären Hypertrophie* in verschiedener Stärke ausgesprochen. Die bei dieser trabekulären Hypertrophie vorhandenen intramuralen falschen Divertikel pflegen durch Zahl, Größe, Form der Eingangsöffnung von dem echten Divertikel unschwer unterschieden zu werden. Die *Schleimhaut der Blase* kann normal sein oder, viel öfter, die verschiedensten Arten der *Entzündung* zeigen, welche uns vom cystoskopischen Bild der Cystitis her geläufig sind. Bei der Cystoskopie werden gleichzeitige andere Erkrankungen aufgedeckt, falls solche im Bereiche der Blase oder des Divertikeleingangs vorhanden sind, und man hat als Komplikationen eines Blasendivertikels Papillome, papilläre Carcinome in der Umgebung oder am Rand des Divertikels gesehen und BLUM fand als Folge eines Angioms im Divertikel am Eingang des letzteren ein frei in den Hohlraum der Blase hängendes *Blutgerinnsel*. *Freie Blasensteine*, aus dem Divertikel herausragende Divertikelblasensteine (Pfeifen- oder Hantelsteine) oder bei seichtem Divertikel am Grunde desselben befindliche Steine sind gleichfalls beobachtet worden. Natur gemäß müssen auch, wie immer, die *Harnleiteröffnungen* untersucht werden, wobei mitunter der Austritt eitrigen Harns aus der Niere gesehen werden kann. Ebenso kann gelegentlich einmal das Fehlen einer Harnleiteröffnung festgestellt werden, in welchem Falle es sich nicht um einen Defekt der Niere handeln muß, da der Harnleiter in das Divertikel münden kann.

*Zusammenziehung des Divertikeleingangs* mit gänzlichen oder fast vollständigem Verschwinden der Öffnung des Divertikels ist ein in früheren Zeiten selten, jetzt der Zunahme der Divertikeldiagnose entsprechend häufiger beobachtetes Phänomen; der erste der dies sah, war BUERGER, in dessen Falle die geringste Berührung ein Zusammenziehen der Divertikelöffnung verursachte, ein Phänomen, das auch von NOGIER und REYNARD beobachtet wurde; GAYET und GAUTHIER halten das Ostium sogar für gewöhnlich contractil. Das Spiel dieses sogenannten Divertikelsphincters kann manchmal dazu führen, daß einmal bei der Cystoskopie ein Divertikel festgestellt wird, ein anderes Mal in demselben Falle auch bei klarem Bild die Öffnung des Divertikels nicht sichtbar ist (PLESCHNER. FRANÇOIS, BLUM, ZINNER u. a.). Bleiben bei verschlossenem Sphincter des Divertikels die radiären Falten der Blasenschleimhaut auch nur angedeutet, so wird man daraus allein, wenn man den Fall kennt, die Lage der Divertikelöffnung wieder feststellen können. Ist das *Divertikel* stark *eitrig infiziert*, so sieht man bei Öffnung dieses Divertikelsphincters das Ausströmen eitriger Flüssigkeit in die Blase. In einem Falle von ANSCHÜTZ-SCHÜSSLER konnte man dies bei der Cystoskopie und gleichzeitiger rectaler Palpation erreichen. Und diese Erscheinung kann unter Umständen mit dem Austritt eitrigen Harns aus einem Ureter verwechselt werden. Selbstverständlich werden auch andere Veränderungen der Blase, vor allem die der Prostatahypertrophie, bei der Cystoskopie sichtbar.

*Schwierigkeiten der Diagnose* bei der Cystoskopie von Divertikelfällen können in erster Linie bei nicht vollkommen klarem Bild entstehen. Auch kann es vorkommen, daß durch Zufall das Cystoskop statt in die Blase in das Divertikel eingeführt wird und man dabei merkwürdige oder schwierig zu deutende Befunde erhält wie in einem Falle NECKERs, vor allem in denjenigen Fällen, in welchen dies bei der ersten Cystoskopie geschieht. Denkt man an diese Möglichkeit, so wird man, wenn ein wirklich klares Bild vorliegt, durch den Mangel der Ureteren, wohl auch durch die ungewohnte Lage des Cystoskops die richtige Diagnose stellen.

Pleschner berichtet, daß er in zwei Fällen bei schon festgestelltem Divertikel gelegentlich der Wiederholung der Cystoskopie in das Divertikel kam und daselbst vor allem das Fehlen von Balkenbildung feststellen konnte. Diese letztere Tatsache trifft ja in den allermeisten Fällen zu und es sind nur sehr wenig Fälle bekannt, in welchen sich auch Balkenbildung im Divertikel fand, die aber nie einen besonders hohen Grad erreichte. Eine absichtliche Einführung des Cystoskopes in ein Divertikel (wie dies Tant und Lemoine in ihrem Falle beschreiben) ist wohl nur bei sehr großem Divertikeleingang und unter besonders günstigen Umständen möglich.

*Differentialdiagnostisch* kommen vor allem klaffende, oft einem Divertikeleingang ähnliche Ureterenöffnungen in Frage, besonders dann, wenn die Harnwege infiziert, die Blase schwer reinspülbar und das Bild ein nicht ganz klares ist. Der Unterschied solcher Ureterostien gegenüber einem Divertikeleingang liegt vor allem in dem Mangel der radiären Falten bei einem Ureter, dann auch in der gewöhnlich etwas geringeren Größe des Ureterostiums und es fehlt auch die beim Divertikel, wenigstens mitunter sichtbare Contractilität, die bei einem derartig klaffenden Ureter bzw. in Fällen angeborener oder erworbener Ureteratonie stets vermißt wird. Eine Differenzierung ist selbstverständlich auf röntgenologischem Wege möglich, wovon weiter unten noch die Rede sein wird.

Ob das Fehlen einer Balkenblase bei vorhandenem Restharn tatsächlich für das Vorliegen eines Divertikels spricht, wie dies z. B. Reynard sagt, ist wohl nicht mit solcher Sicherheit zu behaupten, da erfahrungsgemäß in den meisten Fällen von Divertikeln die Blasenschleimhaut trabekuläre Hypertrophie erkennen läßt. Andererseits wird wieder behauptet, daß sich bei angeborenem Divertikel keine Balkenblase finde (Pauchet und d'Ormond).

Die *Kontraindikationen* für die *Cystoskopie* bei einem Divertikel sind die gleichen wie bei jeder anderen Cystoskopie und es werden wohl die meisten Urologen die Vornahme dieser wichtigen diagnostischen Untersuchung in verdächtigen Fällen nicht ablehnen, was sich auch aus den in der Literatur vorliegenden Berichten ergibt. Natürlich gibt es auch hierbei eine Ausnahme von der Regel, denn Rafin hat in zwei Diskussionen den Standpunkt vertreten, daß er in einem aseptischen Divertikelfalle die Cystoskopie wegen Gefahr der Infektion, bei einem infizierten wegen Möglichkeit der Auslösung eines Fieberanfalles scheue. In einer dieser Diskussionen schränkte er seine Ansicht insoferne ein, als er sagt, er unterlasse die Cystoskopie, wenn nicht die Radikaloperation angeschlossen werden könne. Rafin hat ja gewiß recht, daß wir bei der *Cystoskopie eines aseptischen Falles* von Harnretention durch die Cystoskopie mitunter eine *Infektion manifest* machen oder *erzeugen*, allerdings ist daran nicht das Cystoskop allein schuld, da ja oft auch schon ein einfacher Katheterismus genügt, am ehesten natürlich in Fällen mit erschwertem Weg durch die hintere Harnröhre. Nun hat es sich in dem einen Falle, in dem Rafin das Wort ergriff, um einen 42 jährigen Mann gehandelt, über dessen Krankengeschichte Giuliani und Arcelin berichteten, den Rafin vorher gesehen, für einen jugendlichen Prostatiker gehalten und ihm daher die Operation empfohlen hatte, bei welcher Rafin, wie er sagt, sicher das Divertikel gefunden hätte, da er *gewohnt sei, vor der Prostata-Entfernung durch digitale Austastung der Blase nach einem Divertikel zu suchen.*

Ergibt die einfache Cystoskopie aus irgendeinem Grunde kein genügend klares Bild, reicht sie nicht aus oder versagt sie gänzlich, so hat man die Möglichkeit, sich Aufklärung durch die *röntgen-urologische Methode der Cystographie* zu verschaffen. Von diesen Fällen ganz abgesehen, ist es aber heute *unbedingte* und *selbstverständliche Indikation* auch einen cystoskopisch einwandfrei festgestellten Divertikelfall durch Röntgenuntersuchung diagnostisch zu ergänzen.

Diese *Ergänzung der Diagnostik* bezieht sich auf *Größe, Form, Lagebeziehungen* und *Zahl* der Divertikel, mitunter auch auf den Inhalt derselben. Es ist nicht möglich, Abbildungen aller Typen hier zu bringen, ebensowenig, die mitunter so bizarren Formen zu erklären; die Auswahl der Bilder bezweckt nur, einen kleinen Überblick über die Mannigfaltigkeit der Befunde bei der Cystographie zu geben.

Es verdient besonders hervorgehoben zu werden, daß KOLLER schon im *Jahre 1904* einen (in der Literatur, soweit mir bekannt, übersehenen) Fall vorstellte, in dem es sich um ein klinisch vermutetes, dann cystoskopisch festgestelltes Blasendivertikel bei einem jungen Burschen handelte; KOLLER konnte dasselbe durch *Einblasung von Luft* durch den Katheter röntgenologisch (HOLZKNECHT) nachweisen. Er erwähnt, daß er *Luftfüllung* wählte, da er sich *Wismut* wegen der schwierigeren Entfernung desselben aus der Blase nicht einzuspritzen getraute. Von anderen Methoden der Divertikeldarstellung seien erwähnt die Einführung von Harnleiterkathetern, die durch einen Stahlmandrin schattengebend gemacht wurden, in das Divertikel (TILDEN und OSGOOD, ROTHSCHILD, SCHLAGINTWEIT, BRONGERSMA, STRAUS), wobei sich der Katheter im Divertikel aufrollt und längs der Wand desselben gleitend, auch die Größe annäherungsweise erkennen läßt. KRETSCHMER und KNEISE haben schattengebende, imprägnierte Harnleiterkatheter in gleicher Weise angewendet und die so erzielten Kontraste durch Einspritzung von schattengebender Flüssigkeit durch den Katheter in das Divertikel, durch Einspritzung in die Blase oder durch Einblasen von Luft in die Blase (KNEISE, KRETSCHMER) noch anschaulicher gemacht. Ähnliche Resultate kann man durch Aufnahme der zuerst kontrastgefüllten und dann spontan oder auch mittelst Katheters wieder entleerten Blase erhalten und, wenn man will, kann man dann, nach Entleerung der Blase, dieselbe mit Luft zur Verstärkung des Kontrastes gegenüber dem mit schattengebender Flüssigkeit gefüllten Divertikel füllen (PAPIN, GAYET-GAUTHIER, LE COMTE, CRENSHAW-CROMPTON). Nur sollen diese Aufnahmen *rasch* nacheinander erfolgen, damit die im Divertikel befindliche Flüssigkeit keine Zeit hat, aus demselben in die Blase zu fließen (HINMAN). BRANDEN machte folgende Kombination: Einführung eines schattengebenden Katheters ins Divertikel, Aufnahme; dann nach Entleerung der Blase Einspritzen von Kontrastlösung ins Divertikel und neuerliche Aufnahme, dann Füllung der Blase. Ähnliches schlägt GOBEAUX zwecks Erzielung stereoskopischer Aufnahmen vor. Auch HEYN erhielt gute stereoskopische Bilder. Die Füllung von Luft ist bei nicht zu starkem Drucke unschädlich (BORCHARDT, CASPER) doch wird von einigen Sauerstofffüllung vorgezogen (ROSENSTEIN) auch die Umspritzung der Blase mit Sauerstoff nach ROSENSTEIN ermöglicht eine gute Orientierung.

Als *schattengebendes Medium* hat man selbstverständlich anfangs das *Kollargol* in 5%iger Lösung verwendet und manchenorts ist es auch *heute noch* in Gebrauch (PETERSEN, GIULIANI-ARCELIN, LASIO). Später hat man dann begreiflicherweise die bei der Pyelographie in Gebrauch stehenden, bzw. versuchten Flüssigkeiten benützt (Jodkalium, Bromkalium, Jodsilber, Jodnatrium, Bromnatrium usw.) in gewöhnlich etwas geringerer Konzentration als für die Niere. Die Resultate sind mit jedem der genannten Präparate ausreichend und zufriedenstellend, bei uns wird großenteils das Bromnatrium in 10—15%iger Lösung verwendet.

Die *Röntgenaufnahmen* wurden anfänglich ausschließlich in der gewöhnlichen Weise bei *anterio-posteriorem* Strahlengang durchgeführt, doch kann es sich bei dieser Art der Aufnahme ereignen — und es sind auch solche Fälle bekannt geworden, daß bei der Füllung der Blase der Schatten des Divertikels in den Schatten der Blase fällt und somit das Resultat nicht befriedigend ist. Dieses unerwünschte Vorkommnis ist auf verschiedene Weise zu vermeiden, entweder,

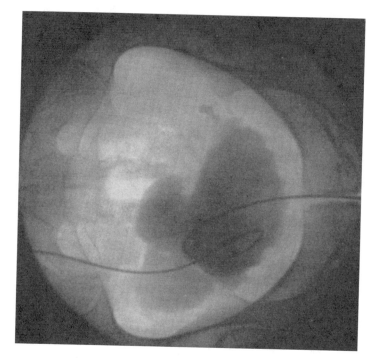

Abb. 13. Zwei größere Divertikel. (Fall von Dr. Necker, Aufnahme Dr. Kautsky.)

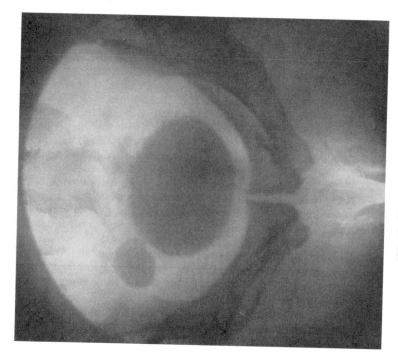

Abb. 12. Kleines Blasendivertikel.

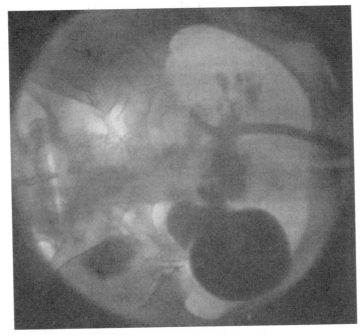

Abb. 15. Blasendivertikel. (Sammlung Prim. Dr. WIESER, Fall von Dr. NECKER.)

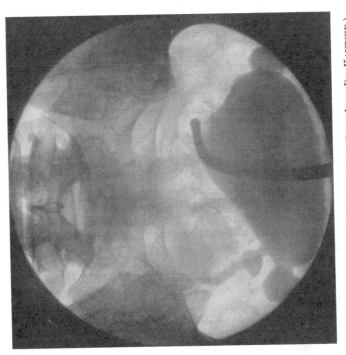

Abb. 14. Divertikel und Ureterrückfluß. (Sammlung Dr. KAUTSKY.)

wie schon früher erwähnt, durch *isolierte Füllung* des *Divertikels* oder auf einfachere Art, indem man bei der Aufnahme die Blase zuerst nur schwach mit ungefähr 50 ccm füllt, weil sich erfahrungsgemäß auf diese Weise zuerst das Divertikel gewöhnlich füllt und man dadurch die Lage des Divertikels bestimmen und wenn man will, dann bei etwas stärkerer Füllung der Blase mit 100 ccm auch eine, wenn auch nicht genaue, so doch annäherungsweise *Größenbestimmung* des Divertikels erzielt. Umgekehrt ist kürzlich LEGUEU vorgegangen,

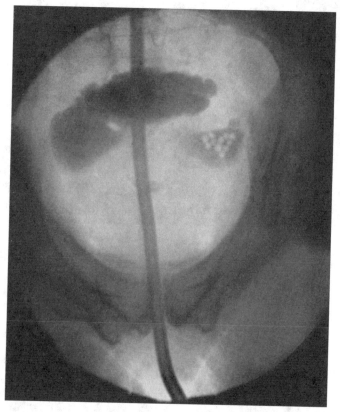

Abb. 16. Divertikel und Divertikelsteine nach Füllung und Entleerung der Blase. Beobachtung von weil. OTTO ZUCKERKANDL. (Sammlung Dr. KAUTSKY.)

der in einem Falle zuerst die Blase stark füllte, dann diese allmählich spontan entleeren ließ; bei der Cystoradioskopie beobachtete er, daß anfänglich die Blase sehr groß, das Divertikel klein war, später beide gleich groß und schließlich die Blase ganz klein und das Divertikel sehr groß sich zeigte. CRENSHAW-CROMPTON machen in halber Beckenhochlagerung nach Entfernung des Katheters die Aufnahmen in verschiedener Richtung, entleeren dann die Blase und machen neuerlich Aufnahmen, welche nun die Grenzen des Divertikels, das Residuum, sowie eventuelle Steine zeigen sollen. Sehr große Flüssigkeitsmengen sind für rein diagnostische Zwecke nicht notwendig und eine genaue *Kapazitätsbestimmung* des Divertikels sowohl schwer durchführbar, als auch überflüssig. Nur sehr selten findet man in der Literatur mitgeteilt, daß sehr große Flüssigkeitsmengen zur Anwendung kamen und Fälle, wie z. B. von

GIULIANI und ARCELIN, welche in einer ihrer Beobachtung zuerst mit 250 ccm 10%iger Kollargollösung, dann mit einem Liter (!) füllten, dann nach Ablassen von zuerst 500 ccm und dann 300 ccm Aufnahmen machten, sind Ausnahmen. Es hängt natürlich von der Lage des Divertikels gegenüber der Blase ab, ob man mit der gewöhnlichen a.-p. Aufnahme auskommt oder nicht. Da sich erfahrungsgemäß die meisten Divertikel an der *Hinterwand* der Blase finden, wird man in einer Reihe dieser Fälle durch die Untersuchung in *a.-p.* Richtung allein kein oder doch nur ein unvollkommenes Resultat erhalten. Es erscheint daher

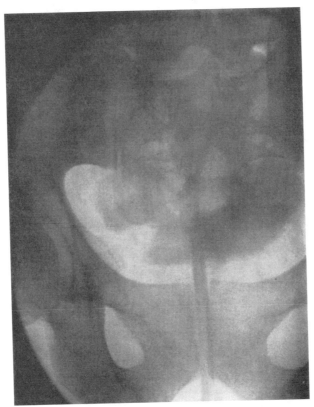

Abb. 17. Blasendivertikel; Füllung der Blase mit 50 ccm. (Eigene Beobachtung.)

von Wichtigkeit, bei der Untersuchung wegen eines Blasendivertikels die Aufnahmen wie auch sonst in der Röntgenologie in *zwei aufeinander senkrechten Richtungen* vorzunehmen; es kommen hier die Aufnahmen in *axialer* und *seitlicher* Richtung in Betracht. Beide sind von SGALITZER für das Blasendivertikel erdacht und propagiert worden. Praktisch jedoch kommt außer der a.-p. Aufnahmsrichtung eigentlich nur die in *axialer* in Betracht, während man der seitlichen zu diagnostischen Zwecken, wie dies auch SGALITZER sagt, in den meisten Fällen wird entraten können. Bei dieser axialen Aufnahme sitzt der Patient mit leicht nach rückwärts gelehntem Oberkörper auf der Platte, so daß der Zentralstrahl in der Richtung von oben nach unten die Blase durchsetzt. Er fällt also knapp hinter die Symphyse ein. Auf diese Weise gelingt es auch, den Kontur der vorderen und hinteren Blasenwand zur Darstellung zu bringen.

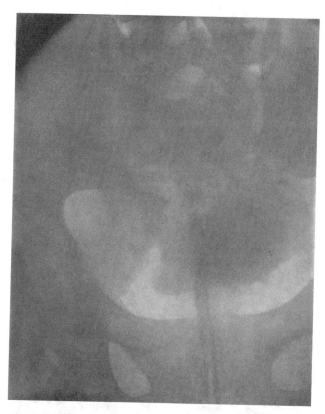

Abb. 18. Blasendivertikel; Füllung der Blase mit 100 ccm. (Eigene Beobachtung.)

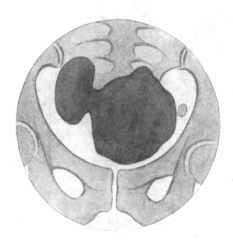

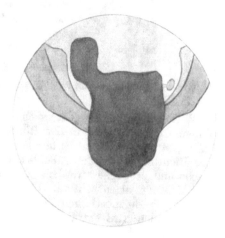

Abb. 19. Röntgenskizze eines Blasendivertikels
in a.-p. Aufnahme. (Nach Sgalitzer.)

Abb. 20. Derselbe Fall in axialer Aufnahme.
(Nach Sgalitzer.)

Bei Untersuchung in a.-p. und axialer Richtung wird man alle Divertikel feststellen können und wird andere Methoden als unnötig erkennen.  Gelegentlich
kann, wie in einem eigenen Falle auch
eine Aufnahme in Bauchlage gute Bilder liefern (Abb. 22).  Der *Gang* der
*röntgenologischen Blasenuntersuchung*
bei einem *Blasendivertikel* oder bei
Verdacht auf ein solches ist kurz
der folgende.  Entleerung der Blase
mittelst Katheters, Füllung der Blase
mit 50—100 ccm einer 10—15%igen
sterilen Bromnatriumlösung von Kör-
perwärme und Durchleuchtung des
Patienten unter Drehung desselben
vor dem Schirm in aufrechter Stellung oder horizontaler Lage.  Kann
durch die *Durchleuchtung,* wie in
manchen Fällen, kein eindeutiges
Resultat erzielt werden, so erfolgt
eine *Aufnahme in a.-p.* und *axialer*
Richtung.  Anschließend daran werden die Patienten aufgefordert, die
Blase zu entleeren, um die Kon-

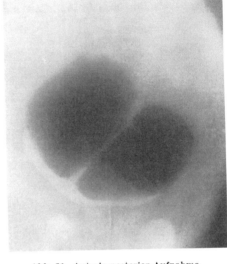

Abb. 21. Anterio-posterior-Aufnahme.
(Eigene Beobachtung.)

traktion der Blase bei der Miktion
zu beobachten und festzustellen, ob
sich das Divertikel gleichzeitig mit der Blase entleert oder ob ein Rückstand
in Blase oder Divertikel bleibt.

Es hat sich beim Blasendivertikel auch die Cystoradioskopie als zweckmäßig
erwiesen und man kann nach Einführung eines Katheters in die Blase das Einfließen der Kontrastflüssigkeit,
die Füllung des Divertikels am
liegenden oder stehenden Patienten verfolgen und durch
entsprechende Drehungen des
Patienten die genaue Topographie des Divertikels bestimmen.  Jüngst hat man in Frankreich statt der rein seitlichen
Aufnahme eine mehr *schräge,*
als etwas Neues empfohlen und
gerade für Divertikel als manchmal sehr zweckmäßig gefunden
(MARION, DARIAUX, BLANC und
NEGRO).

Es ist nach dem heutigen
Stand der Divertikelfrage kein
Zweifel möglich, daß stets eine
Röntgenuntersuchung zu erfol-

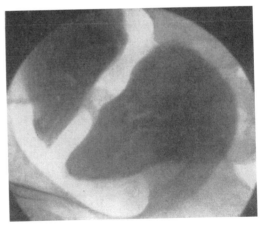

Abb. 22. Aufnahme in Bauchlage. (Eigene Beobachtung.)

gen habe.  Eine solche wird wohl auch stets durchführbar sein und es gibt
wohl *keine* eigentliche *Gegenanzeige* für dieselbe.

Für diejenigen, welche für den Nachweis eines Divertikels jede instrumentelle
Untersuchung, also auch den Katheterismus, für schädlich halten und ihn vermeiden wollen, wird vielleicht die von Amerika aus eingeführte (OSBORNE,

ROWNTREE, SUTHERLAND, SCHOLL), neuerlich auch in Deutschland versuchte
*Darstellung der harnableitenden* Organe durch *intravenöse Injektion* von *Jod-*
*natrium* einen vollwertigen Ersatz bieten können. Die genannten Autoren
haben schon in ihrer ersten Mitteilung erwähnt, daß die Methode zur Feststellung von Restharn in der Blase sich eignen werde, doch liegen, soweit uns

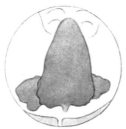

Abb. 23. Cystogramm mit 50 ccm 10%iger
Bromnatriumlösung; anterior - posterior.

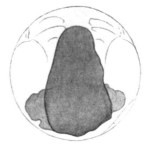

Abb. 24. Füllung mit 100 ccm.

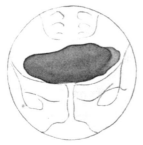

Abb. 25. Cystogramm, 2½ Monate nach der
ersten Aufnahme, 50 ccm anterior-posterior.

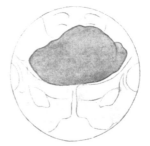

Abb. 26. Füllung mit 100 ccm.

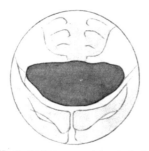

Abb. 27. Cystogramm, axiale Aufnahme,
50 ccm. 8 Tage nach der zweiten Aufnahme.

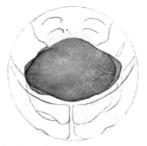

Abb. 28. Füllung mit 100 ccm axial.

bekannt, bisher weder für Restharn noch für Divertikel Berichte vor. Die
*Tiefenmessung* des Divertikels, wie sie PASTEAU durch *Einführen einer gra-*
*duierten Uretersonde* vorgenommen hat, erscheint heute wohl nicht mehr nötig;
auch die dabei gleichfalls mögliche Messung der Menge des Inhaltes oder die
Spülung des Divertikels haben nur wenig Bedeutung.

Es seien hier noch zum Schlusse zwei eigenartige Befunde bei Cystographie
von Divertikeln erwähnt. R. PASCHKIS beobachtete einen Fall, in welchem
eine sowohl *cystoskopisch* als auch *cystographisch festgestellte* als *Divertikel*

anzusprechende Formveränderung der Blase bei einer schweren *Cystitis* nach Besserung der letzteren weder cystoskopisch noch cystographisch mehr nachweisbar war und er glaubt, daß diese eigenartige Formveränderung der Blase auf *Kontraktionszuständen* in der Blasenwand infolge der schweren Cystitis beruht habe, da *ein Verschwinden* eines *wirklichen Divertikels natürlich unmöglich* ist (Abb. 23—28).

Bei dieser Gelegenheit sei noch folgende interessante Beobachtung festgestellt. Der von R. PASCHKIS als seltene Anomalie der Blase beschriebene und als Blasenwandhernie aufgefaßte Fall, der von KNEISE als Hinweis und Beweis für die Entstehung von Divertikeln angeführt wurde, wurde im Laufe der Jahre mehrmals kontrolliert. Es bestand in dem Falle außer einer *Verdoppelung des Ureterostiums* eine *cystische Vorwölbung* des *einen derselben* und bei willkürlich hervorgerufenem Harndrang des Patienten sah man cystoskopisch eine *rundliche* Öffnung entstehen, in welche sowohl der eine Harnleiter als auch ein Teil der cystischen Vorwölbung einbezogen wurde; in die Öffnung, die wie ein Divertikelloch aussah, zog die Blasenschleimhaut in radiären Falten hinein. Im Laufe der Jahre stellte sich ein immer *Schwächerwerden* dieses beim willkürlich hervorgerufenen Harnbedürfnis stets demonstrierbaren *Phänomens* ein, und neuerliche auch vor kurzem wieder vorgenommene Untersuchungen des Patienten ergaben, daß trotz heftigen Pressens das *Phänomen ausblieb.* Gleichzeitig gibt der sehr intelligente und sich bestens beobachtende Mann an, daß das früher von ihm subjektiv empfundene Druck- und Spannungsgefühl in der linken Seite (das vielleicht durch den seinerzeit röntgenologisch festgestellten, beim Pressen nachgewiesenen Rückfluß des Harnes in den einen der beiden linken Harnleiter bedingt war) gleichfalls verschwunden sei. Dazu sei noch bemerkt, daß die Prostatitis, welche anfänglich den Grund für die erste Cystoskopie und somit für die Feststellung des Phänomens abgegeben hatte, unverändert weiterbesteht. Es ist dieser Fall, in dem allerdings das *Divertikel röntgenologisch niemals dargestellt* werden konnte, zweifellos eine *Enttäuschung* für die Anhänger der *Theorie des rein erworbenen Divertikels.*

Es ist sicher, daß Urachus und Scheiteldivertikel, sowie solche Seitenwand- und Uretermündungsdivertikel, welche sich in seitlicher und kranialer Richtung entwickelt haben, viel leichter darstellbar sind als die Hinterwanddivertikel und diejenigen seitlichen, welche nach unten und hinten zu sich ausgedehnt haben.

Die *Gefahren*, welche den Trägern eines größeren Divertikels drohen, sind uns aus der Klinik, sowie aus den schweren Veränderungen, die bei Operationen und Sektionen gefunden wurden, bekannt und liegen in der *lokalen Schädigung* der Blase und den übrigen Folgen derselben für die *höheren Harnwege.* In den Auswirkungen für den *Gesamtorganismus* unterscheiden sich die Fälle von Harnverhaltung infolge eines Divertikels in keiner Weise von denen bei Harnverhaltungen aus anderen Ursachen. Das gleiche gilt von den durch die Infektion der Blase und des Divertikels verursachten *eitrigen Erkrankungen* am *Harnleiter* und *Nierenbecken*, welche zu den verschiedenen Graden der *Urosepsis* führen können. Auch die *Konkrement*bildung wird begünstigt und eine weitere besondere Gefahr ist die heute allerdings seltener vorkommende, früher öfter beobachtete *Ruptur* eines Divertikels, die Perforation desselben in die freie Bauchhöhle mit folgender tödlicher Peritonitis (ENGLISCH). Ob dem Divertikelepithel eine besondere *Neigung* zu *Geschwulstbildung* innewohne, ist schwer zu sagen, doch ist aus dem verhältnismäßig nicht selten beobachteten Vorkommen bösartiger Geschwülste im Divertikel mit einer solchen Möglichkeit gleichfalls zu rechnen.

Es muß daher die *Prognose* eines sich selbst überlasssenen Divertikels genau so ungünstig gestellt werden (ENGLISCH berechnete 83% Mortalität) wie die eines jeden anderen unbehandelten Falles von Harnverhaltung, wobei allerdings gewisse Unterschiede in dieser Vorhersage bestehen, welche vor allem von der Lokalisation des Sackes abhängen. Es ist klar, daß Hinterwand- und Seitenwanddivertikel prognostisch ungünstiger sein müssen, als Scheitel- und Vorderwanddivertikel, weil bei den erstgenannten einerseits die Abflußbedingungen ungünstigere sind und die Nachbarschaft, bzw. Beteiligung der Ureteren gleichfalls geeignet sind, frühzeitig Komplikationen hervorzurufen. Nach unseren im großen ganzen nur mangelhaften Kenntnissen von der *Pathogenese* der Divertikel, sowie infolge der Tatsache, daß die echten Divertikel gewöhnlich erst zur Untersuchung kommen, wenn Erscheinungen der Inkompensation vorliegen, ist es nicht möglich, den Werdegang eines Divertikels in bezug auf Größenzunahme und Symptome zu verfolgen. Und ebensowenig, wie wir genau wissen, wie rasch ein Divertikel wächst oder entsteht, ist es uns bekannt, wann, in welchem Stadium, bei welcher Größe die uns von voll ausgebildeten Fällen bekannten Erscheinungen und Folgen beginnen, wenn wir auch die auslösenden Umstände kennen oder zu kennen glauben, welche eine Stellungnahme des Urologen erheischen. Selbstverständlich sind hier nur die *großen echten Divertikel* gemeint, denn die kleinen Divertikel oder flachen Vertiefungen der Blasenwand (seichte Divertikel, Divertikelanlagen usw.) verlaufen ja, ohne Symptome zu machen und werden nur durch Zufall entdeckt. Da wir daher kaum in der Lage sind, mit der Behandlung einzusetzen, bevor Symptome gröberer Art eintreten, so haben wir es fast stets mit schon von Anfang an komplizierten Fällen zu tun.

## Behandlung.

Danach hat sich auch die *Behandlung* zu richten. Das *Grundsymptom* ist die *Harnverhaltung,* die die Ursache aller übrigen Schädigungen ist und diese muß behandelt, bzw. beseitigt werden. Nach heute fast allgemein anerkannten Grundsätzen kann diese *Harnverhaltung* bei Divertikeln nur auf blutigem Wege geheilt werden; die Anhänger der angeborenen Entstehungstheorie vertreten beinahe ausnahmslos den Standpunkt, daß das Divertikel, in dem sie ja die Ursache der Harnverhaltung sehen, *entfernt* werden müsse, wobei natürlich auch gleichzeitig vorhandene *Harnabflußhindernisse beseitigt* und normale Abflußbedingungen wieder hergestellt werden müssen.

Die für *blutige Eingriffe* an der Blase aller Art gewöhnlich angewendete *Zugangsoperation,* die *suprapubische Bloßlegung* der Blase, empfiehlt sich auch für die Operation des Blasendivertikels in allen Fällen, welche durch ihre schon vorher möglichst genau bestimmte Lage sich für diesen Weg als geeignet erweisen. Den allgemein chirurgischen Forderungen und Gewohnheiten, die Berührung mit infektiösem Material nach Möglichkeit zu vermeiden und den ein solches bergenden Hohlraum gar nicht oder in möglichst geringem Umfange und spät zu eröffnen, wird man bei Divertikeloperationen (die ja kaum je eine absolut aseptische ist) dadurch gerecht werden können, daß man das Divertikel *ohne Eröffnung* der Blase in seinem ganzen Umfange *bloßlegt*, frei beweglich macht und nach Präparation seiner Verbindungsstelle mit der Blase den Divertikelhals zwischen zwei Klemmen durchtrennt und unter Vermeidung des Ausfließenlassens von Flüssigkeit die Wundfläche der Blase vernäht. So ist also die *extraperitoneale, extravesicale suprapubische Exstirpation des Divertikels* die *ideale* Methode und sie eignet sich vor allem für die Fälle von Scheitel- bzw. Urachusdivertikel, dann auch für Vorderwanddivertikel und für jene Seiten- und Hinterwanddivertikel, welche auf diesem Wege zugänglich gemacht werden können. Die *Grenzen*, welche der *Durchführbarkeit* dieser Methode gezogen sind, ergeben sich aus der Größe, den Lagebeziehungen, den

Verwachsungen des Sackes und sind gewöhnlich erst während der Operation erkennbar. So wie bei allen anderen Blasenoperationen die *Extraperitonisierung* der Blase nach VOELCKER nicht nur die Zugänglichkeit zum Operationsfeld, sondern auch die Durchführung der Operation erleichtert, so ist auch bei Divertikeloperation die Extraperitonisierung der Blase dem bloßen Abschieben des Peritoneums vorzuziehen. Eine andere zweckentsprechende, mitunter unerläßliche Zugangsverbesserung läßt sich durch quere *Durchtrennung* des *geraden Bauchmuskels* der entsprechenden Seite erzielen. Jedoch lassen sich *allgemeingültige Vorschriften nicht aufstellen,* es können die Eingriffe manchmal technisch überraschend leicht, andere Male außerordentlich schwierig, ja undurchführbar sein, was von den anatomischen Verhältnissen, d. h. den durch die Entzündung verursachten Verwachsungen abhängt.

Wenn es auch für den Operateur aus Gründen der Asepsis viel verlockender ist, die Operation ohne Eröffnung der Blase zu beenden, so können sich doch während der Operation Verhältnisse ergeben, welche eine Änderung des Operationsplanes bedingen und es ist in solchen Fällen selbstverständlich ohne weiteres gestattet, die Blase zu eröffnen und nun sowohl von innen als auch von außen her das Divertikel freizumachen. Es wird diese Methode der *extraperitonealen transvesicalen Operation* dann in Betracht kommen, wenn durch die Verwachsungen des Divertikels mit seiner Umgebung einerseits, durch Größe und Lage des Sackes andererseits eine vollständige Isolierung des Sackes nicht möglich oder wegen der Unübersichtlichkeit des Operationsfeldes zu bedenklich erscheint. Man pflegt dann die Exstirpation auf verschiedene Weise durchzuführen. Es wird ein Finger in das Divertikel eingeführt und man trachtet, an den tiefsten Punkt desselben kommend, mit der anderen Hand von außen her das Divertikel zu isolieren. Es gelingt diese Isolierung manchmal besser, wenn man das Divertikel mit Gaze ausstopft oder, wie dies LERCHE getan hat, dasselbe mittelst eines an einem Ureterenkatheter befestigten Gummiballons durch Aufblähung dieses letzteren dehnt; allerdings wird wieder von anderen Autoren gegen diese Ausstopfung eingewendet, daß sie den ohnehin manchmal beschränkten Raum noch weiter verkleinert (JOLY). Erweist sich die Exstirpation auf diesem Wege gleichfalls unmöglich, so kann man die Öffnung des Divertikels in der Blase umschneiden und gewissermaßen submukös die Exstirpation durchführen. Mitunter gelingt es auch, das Divertikel in die Blase *einzustülpen* und dann so zu exstirpieren. YOUNG hat einmal ein Divertikel durch Ansaugen mit einer elektrischen Pumpe in die Blase einstülpen und entfernen können. Zur Durchführbarkeit dieser Methoden ist allerdings *ausreichende Mobilität* des Sackes Bedingung und diese letztere hängt wieder von der Größe, von der Art und Dauer der Infektion bzw. den Verwachsungen des Sackes ab. MARION (und nach ihm auch andere französische Urologen, GAYET und GAUTHIER u. a.) hat nach suprapubischer Eröffnung der Blase in großer Ausdehnung die Blase an der Seite, an welcher das Divertikel liegt, frei gemacht, bis er zum Halse des Sackes kam, hat dann seitlich die Blase bis zur Öffnung des Divertikels eingeschnitten, dann dasselbe unter Mithilfe eines oder mehrerer in dasselbe eingeführter Finger völlig frei gemacht und so die Exstirpation leichter durchführen können. Es kommt auch vor, daß die vollkommene Entfernung des Divertikels nicht durchführbar ist; in solchen Fällen handelt es sich um besonders schwer verwachsene Divertikel und man pflegt dann die Blase an der Abtragungsstelle zu verschließen, den zurückgelassenen Rest des Divertikelsackes nach Möglichkeit auszukratzen und zu drainieren. Nach länger dauernder Behandlung pflegt dann auch diese Fistel auszuheilen. Es werden von verschiedenen Urologen die verschiedenen Methoden bevorzugt, sei es auf Grund theoretischer Überlegungen oder praktischer Erfahrungen. Wir glauben, daß ein prinzipielles Festlegen auf die eine oder andere Art nicht zweckmäßig sei, es muß vielmehr die bei der Operation vorgefundene oder sich ergebende Situation für die zu wählende oder einzuschlagende Technik bestimmend sein.

Gelegentlich wurden auch auf anderen Wegen Divertikel exstirpiert, so auf *sakralem, parasakralem, perinealem* und *transperitonealem*. Die erstgenannten Methoden eignen sich natürlich für die von der Hinterwand bzw. dem Blasenfundus ausgehenden Divertikel, die *transperitoneale* für Urachus- und Scheiteldivertikel. Mit der *sakralen* Methode hat PAGENSTECHER, KNEISE, parasakral WULFF, SCHÜSSLER, *perineal* KREUTER operiert, *transperitoneale* Operationen wurden von EISELSBERG bzw. WAGNER, RIEDEL, BEER, TODD, ZAAIJER, SIMON, SWIFT, JOLY ausgeführt und neuerdings von LEGUEU für gewisse (besonders große, hintere Divertikel) empfohlen. Im allgemeinen werden jedoch diese Methoden nur selten angezeigt sein. Von einigen Autoren wurden Divertikel nach Bloßlegung der Blase auf *inguinalem* Wege entfernt, der nach verschiedenen Mitteilungen eine gute Zugänglichkeit ermöglicht (MERMINGAS, MAIER, LASIO, ALESSANDRI). Ein ähnliches Vorgehen, seitlich gelegene Divertikel zu entfernen, hat schon J. STRAUS angegeben, der ein solches durch den *lateralen* ISRAELschen Schnitt für die Bloßlegung des Ureters sich leicht zugänglich machte.

Die *Anästhesie* bei den Divertikeloperationen hängt von persönlichen Erfahrungen und der Übung ab und es ist die Durchführung der Operation in *Allgemein-* oder in *Lokalanästhesie* möglich, doch wurden auch einzelne Fälle in Spinal- oder Sakralanästhesie operiert. Für lokale Anästhesie sind natürlich vor allem die Fälle von suprapubischer Operation geeignet.

Wenn man heute auch selbstverständlich nur die *vollständige Exstirpation* eines Divertikels als die *ideale Methode der Wahl* anerkennen wird, so ist es immerhin möglich, daß gelegentlich einmal irgendwelche Umstände oder Gegenanzeigen sich finden, welche die Vornahme oder Ausführung der Radikaloperation verbieten oder verhindern. Gegen die Vornahme einer *Radikaloperation* sprechen alle, auch sonst *Kontraindikationen* gegen größere Eingriffe darstellende Allgemeinerkrankungen und Zustände, und es sind im besonderen bei Divertikeloperationen ebenso wie bei Prostatektomie *urotoxische* und *septische* Erscheinungen *Gegenanzeige* einer Radikaloperation.

Es kann sich jedoch auch der Fall ereignen, daß sich während einer Operation Verhältnisse ergeben, die eine Änderung des Operationsplanes herbeiführen und den Operateur zwingen, statt der beabsichtigten *Radikaloperation* sich mit einem *palliativen Eingriff* zu begnügen. Dieser letztere entspricht mitunter den auch sonst gelegentlich absichtlich ausgeführten *Palliativoperationen*. So gehört z. B. hierher die *Ausschaltung* des Divertikels, welche seinerzeit von POUSSON empfohlen und ausgeführt worden war und erst jüngst wieder wegen technischer Schwierigkeiten in drei Fällen von HOGGE und in zwei Fällen von LEGUEU vorgenommen wurde. Die Operation besteht darin, daß nach Eröffnung der Blase diese vom Divertikel getrennt und das Divertikel und die Blasenöffnung verschlossen wird. Es können natürlich auch hier verschiedene Modifikationen angewendet werden, die *geschlossene Ausschaltung*, die POUSSON ausgeführt hat, bei welcher das Divertikel einfach verschlossen wird, und die *offene*, bei der das Divertikel nach seiner Abtrennung von der Blase nach außen drainiert wird (CHOLZOFF), wodurch man Veröden des Sackes erzielen kann. PROPPING hat eine solche offene Ausschaltung unbeabsichtigt gemacht, indem er bei einer Fistelanlegung das Divertikel statt der Blase eröffnete, später die Exstirpation versuchte, aber wegen technischer Schwierigkeiten aufgeben · mußte; noch später wurde das Divertikel am Halse von der Blase abgetrennt; es erfolgte fistellose Heilung.

Bei kleinen Divertikeln hat SCHOONOVER je eine Matratzennaht beiderseits der Öffnung angelegt und fest angezogen, wodurch das Divertikel ausgeschaltet wird. Als Drainlücke kann man auch die Abtrennungsstelle verwenden. Andere haben von innen her die Schleimhaut des Divertikels ausgeschabt, um auf diese Weise ein Verwachsen der Divertikelwände miteinander herbeizuführen. PÉAN (zitiert nach H. FISCHER) ist es gelungen, in einem Falle durch Excision der Schleimhaut Heilung herbeizuführen. GERAGHTY hat von der Blase her die Schleimhaut des Divertikels unter stetem Nachfassen derselben durch Zügelnähte vorgezogen und exstirpiert, die Öffnung in der Blase vernäht und den Sack drainiert. Ähnlich operierte erfolgreich KOENNICKE. In gleicher Weise ist CAULK vorgegangen, glaubt aber an die Möglichkeit der Entstehung eines Rezidivs, weil längs des Drains das Blasenepithel in die Tiefe wachsen könne.

*Andere palliativ-operative* Methoden sind die *einfache Eröffnung und Drainage des Divertikels,* die gewöhnlich *suprapubisch,* in Ausnahmefällen *vaginal* (CHAPUT) oder *perineal* (CHOLZOFF) erfolgt. Dabei wird man nach Möglichkeit das Divertikel selbst eröffnen und nach außen drainieren, es kann aber auch bloß die Blase suprapubisch eröffnet und sowohl Blase als auch Divertikel nach außen hin drainiert werden (z. B. in einem Falle von NOGIER-REYNARD). Diese *Fistelanlegung am Divertikel* zwecks Drainage kann als *beabsichtigte Palliativoperation* ausgeführt werden oder sich bei Unmöglichkeit einer Totalexstirpation als *Notoperation* ergeben, wobei allerdings auch ein Teil des Sackes mitentfernt werden kann; solche Fälle sind von MORAN, POTHERAT beschrieben; die Operation wird von den Franzosen *Marsupialisation* genannt (GAYET-GAUTHIER, LEGUEU). Als vorbereitender erster Akt in Fällen von *zweizeitiger Exstirpation* eines Divertikels haben diese Methoden genau so wie bei der Prostatektomie ihre volle Berechtigung und kommen dementsprechend heute öfter in Anwendung. Doch hat man auch schon früher gewisse Fälle derartig operiert; so hat z. B. ZAAIJER einen primär mit innerer und äußerer Drainage behandelten Fall sekundär auf kombiniert transperitoneal-transvesicalem Wege operiert; ähnlich ist auch CAPPELLEN vorgegangen. In Fällen, in welchen sie nur eine Palliativoperation wegen schlechten Allgemeinbefindens darstellen, werden sie gegebenenfalls den schließlichen letalen Ausgang nur hinauszuschieben imstande sein (Fall von GUIBAL).

Eine *andere Gruppe von Palliativoperationen* verdankt ihre Anwendung der Erkenntnis, daß an den üblen Folgezuständen des Divertikels die ungünstigen Abflußverhältnisse aus dem Divertikel in die Blase schuld haben, und man hat schon frühzeitig die *Verbindungsöffnung* zwischen Divertikel und Blase in diesem Bestreben zu *erweitern* versucht. Diese sogenannte *innere Drainage* wurde sowohl stumpf (GUIBAL, MUMFORD, LANGER), als auch scharf (YOUNG, ZACHARISSON, LENNANDER, BENTLEY SQUIER, ZAAIJER) oder durch Plastik (LJUNGGREN) hergestellt. SERRALLACH hat bei einem (von zwei symmetrischen) Divertikeln die Öffnung des Sackes *radiär inzidiert* und die Schleimhaut der beiden Hohlräume dann durch Naht vereinigt; es erfolgte zwar operative Heilung, doch bestand komplette Retention weiter. CAMON hat durch Erweiterung bzw. angeblicher Herstellung einer breiten Verbindung zwischen Blase und einem steinhältigen Divertikel Heilung erzielt. READ hat nach suprapubischer Eröffnung der Blase den Divertikeleingang der Blase erweitert und dann noch mit einem eigenen Diathermiemesser an einigen Stellen tief inzidiert. J. und P. FIOLLE haben in einem Falle von Divertikel mit schwerer Infektion dasselbe *suprapubisch drainiert,* neben dem dicken Gummidrain ein dünnes Glasrohr eingelegt und dadurch guten Harnabfluß und Spülbarkeit, aber auch nur kurzdauernden Erfolg erzielt. Die Erfolge mit dieser selbstverständlich in früheren Zeiten immer auf blutigem Weg vorgenommenen Operationen scheinen zum Teil nicht schlecht gewesen zu sein, doch beweisen andererseits Fälle, wie solche von Zaaijer, Porter und Ward mitgeteilt wurden, daß trotz anfänglicher Besserung des Zustandes neuerliche schwere Erscheinungen doch schließlich eine Radikaloperation erforderten. Praetorius hat in Auswirkung seiner schon mehrfach zitierten geistvollen *funktionellen Entstehungstheorie* des *Divertikels* die *Inkontinentmachung* des *Divertikelsphincters* in bestimmten Fällen für genügend gehalten, um die Retention fast oder beinahe vollständig zu heilen, vorausgesetzt, daß gleichzeitig vorhandene Veränderungen an der Prostata oder dem Blasensphincter beseitigt werden. Er hat diese Divertikelsphincterschädigung teils blutig durch *radiäre Umstechung* des Sphincters erzielt, teils *unblutig* auf *endovesicalem* Wege durch *Diathermie.* Auch Gibson hat einen Fall durch *Durchbrennen* des *Divertikelsphincters* heilen können und Ali Krogius hat bei einem primär gefistelten Falle die Scheidewand zwischen Blase und Divertikel zwischen Klemmen mit dem *Thermokauter durchschnitten* und nach Verschluß der Blasenfistel auch Heilung der in diesem Falle bestandenen pyelonephritischen Symptome erzielt. Reynard hat in einem Falle von Prostatahypertrophie mit einem Divertikel (mit enger, contractiler Öffnung) gelegentlich der zweizeitigen Prostatektomie die dünne Scheidewand zwischen Blase und Divertikel scharf mit der Schere durchtrennt und Heilung erzielt. Crenshaw und Crompton empfehlen bei seichten Divertikeln mit enger Mündung *plastische Operation oder Fulguration.*

Sind schon in vielen Fällen mit den nur *palliativ-operativen* Maßnahmen keine dauernden Heilerfolge zu erzielen, so sind solche durch *konservativ-palliative* Behandlung erst recht nicht zu erwarten. Mitteilungen wie die von Haennens, der mit $5^0/_0$igen *Protargolinjektionen* zwei Fälle infizierter Divertikel geheilt hat, sind mit entsprechender Skepsis aufzufassen. Die *palliativ-konservativen* Methoden kommen nur für *absolut inoperable* Fälle in Betracht und decken sich vielfach mit den zur Vorbereitung vor operativen Eingriffen wegen Prostatahypertrophie usw. gebräuchlichen. Sie bestehen in Versuchen zur Linderung der subjektiven Beschwerden durch Katheterismus und Blasenspülungen, durch Anwenden des *Dauerkatheters,* sowie den gleichen Bestrebungen zur Besserung der Cystitis auf dem Wege *interner, diätetischer* und *medikamentöser, sowie intravenöser* Behandlung. Wie bei der Prostatahypertrophie und den anderen Retentionskrankheiten werden durch die *Drainage,* sei es durch den *Verweilkatheter* oder durch eine *Fistelanlegung* im Verein mit den übrigen eben erwähnten Maßnahmen auch die subjektiven und objektiven Erscheinungen, die auf Infektion der höher gelegenen Harnwege zurückzuführen sind, gebessert, falls sie besserungsfähig sind. So sehr es auch wünschenswert ist, durch entsprechende Vorbereitung vor der Operation schwer eitrige Fälle von Blasendivertikel, wenn auch nicht aseptisch, so doch wenigstens halbwegs rein zu bekommen, so ist dies aus anatomischen Gründen wohl kaum je durchführbar. So haben auch die in der vorcystoskopischen Zeit öfter vorgenommenen *Spülungen der Divertikel* durch verschiedene, sehr kunstvolle Handgriffe *ebensowenig dauernde Erfolge* geliefert wie die Versuche, ein Divertikel durch auf cystoskopischem Wege in dasselbe eingeführten Katheter zu spülen. Trotz der Problematik all dieser Dinge sind sie doch bei infizierten Fällen imstande, vorübergehende Besserung des Befindens herbeizuführen und sind zur Vorbereitung der Blasen und Nieren vor der Operation in irgendeiner Form unerläßlich. Die *cystoskopische Spülung* infizierter, nicht allzu großer Divertikel wird jüngst wieder von Pasteau, Minet, Ferria empfohlen.

Ein auch nur flüchtiger Überblick über die internationale Literatur der letzten Jahrzehnte ergibt ein erdrückendes *Überwiegen* der *Anhänger radikaloperativer Methoden;* es bezieht sich jedoch diese Ansicht nur auf die großen Divertikel; selbstverständlich, und das wird stets hervorgehoben, wird man *kleine Divertikel,* durch welche keine besonderen Erscheinungen verursacht werden, ohne Schaden für den Patienten in *Ruhe* lassen (MARION, ESCAT u. a.). Natürlich gibt es auch sonderbare Ausnahmen, wie z. B. CHEVASSU, der *Gegner jeder chirurgischen* Behandlung ist und bei *infizierten* Divertikeln *Spülbehandlung,* bei *aseptischen* vollständiges *Inruhelassen* empfiehlt. Auch PASTEAU hält die Radikaloperation für zumeist sehr schwierig und daher konservative Behandlung für genügend.

Die *Behandlung der Blasendivertikel* hängt naturgemäß in vieler Beziehung von dem Vorhandensein und der Art von *Komplikationen* ab. Die fast stets vorhandene und daher eigentlich nicht einmal als Komplikation zu wertende

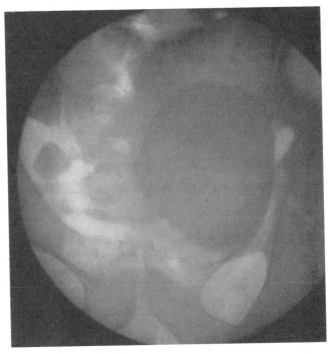

Abb. 29. Großer Stein in einem Blasendivertikel. (Röntgenlaborat. der Klinik EISELSBERG. Vorstand: Dozent Dr. SGALITZER.)

*Infektion* der Blase und des Divertikels gewinnt an Bedeutung in dieser Richtung, wenn sie mit einer Infektion des Harnleiters, des Nierenbeckens oder der Niere vergesellschaftet ist, oder wenn sie selbst eine ganz besonders schwere ist. Die *Nierenveränderungen* sind bei den in der Nähe der Ureterenostien gelegenen Divertikeln häufig und sind durch Kompression und ascendierende Erweiterung der Ureteren verursacht. In vielen Fällen ist der Mechanismus der Infektion nicht klar festzustellen. Der *Nachweis der Harnleiter-* und *Nierenveränderungen* ist durch *Cystoskopie, Ureterenkatheterismus* und *Pyelographie* in vielen Fällen möglich, in anderen Fällen bei Undurchführbarkeit dieser Untersuchungsmethodik nur dann zu erbringen, wenn bei röntgenologischer Untersuchung der Blase *(Cystographie, Cystoradioskopie) Rückfluß* des Blaseninhalts in den *Harnleiter* oder in das *Nierenbecken* sich ergibt. In allen Fällen von *Divertikel mit Harnverhaltung* ist, gleichgültig ob durch eine der eben erwähnten Methoden eine Harnleiter- oder Nierenbecken- oder Nierenveränderung nachweisbar ist

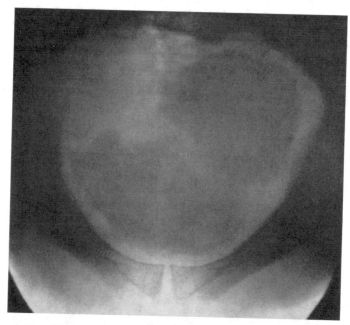

Abb. 30. Derselbe Fall bei kontrastgefüllter Blase; axial.

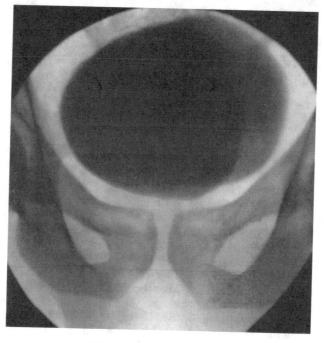

Abb. 31. Wie Abb. 30; ant.-post.-Aufnahme.

oder nicht, genau so wie bei allen anderen Fällen von Harnverhaltung auf das *Verhalten der Nieren* besonderes Gewicht zu legen und dementsprechend vor der Radikaloperation die *Nierenfunktion* zu prüfen. Bezüglich der verschiedenen Methoden ist zu bemerken, daß gerade beim Divertikel *einzelne nicht* in Betracht kommen, so z. B. hat nach GAYET und GAUTHIER die (in Frankreich sonst bekanntlich sehr beliebte) Bestimmung der AMBARDschen Konstanten keinen Zweck, und es können ebenso die *Farbstoff*proben infolge von *Farbstoffretention im Divertikel* ungenau sein (CRENSHAW und CROMPTON, SWIFT JOLY). Es wird sich daher in denjenigen Fällen, in welchen die *Nierenfunktionsprüfung*

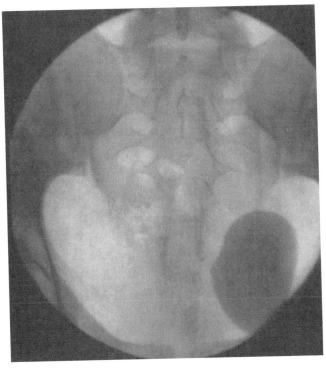

Abb. 32. Kontrast gefülltes Divertikel. (Röntgenlaborat. der Klinik EISELSBERG. Vorstand: Dozent Dr. SGALITZER.)

durch *Ureterenkatheterismus* sich als *unmöglich* erweist, empfehlen, diese durch die *Kryoskopie des Blutes*, durch die *Reststickstoffbestimmung im Blute* zu ersetzen und so festzustellen, ob *einzeitiges* oder *zweizeitiges, radikales* oder *palliatives* Vorgehen am Platze oder ob Eingriffe jeder Art zu unterlassen seien. Ebenso wie beim Prostatiker hat sich also die *Vorbereitung* des Kranken vor der Operation vor allem auf die Harnorgane, die Nieren, zu erstrecken.

Die *Diverticulitis,* die *Entzündung des Blasendivertikels,* ist als eine *fast typische Komplikation* zu bezeichnen, und erweist sich für die Technik der Operation in denjenigen Fällen als belanglos, in welchen sich die *Infektion* nur auf die *oberflächlichen* Schichten der Schleimhaut beschränkt. Greift die *Entzündung* auch auf *die Wand* über, befällt sie also *Muskulatur* und *äußere Hüllen,* so gibt sie zu Verwachsungen mit der Umgebung Anlaß, welche jedenfalls eine wesentliche operative Behinderung darstellen können. Diese, wenn der Ausdruck gestattet ist, *parenchymatöse Diverticulitis* ist vor der Operation wohl nicht zu diagnostizieren, stellt also eine erst während der Operation bemerkbare, allerdings recht häufige und daher erwartete Komplikation dar, welche nur vom Standpunkt der technischen Erschwerung aus zu berücksichtigen ist. Die von ENGLISCH nach eigenen und fremden Beobachtungen behauptete und von ihm auf mangelhafte Gefäßversorgung der dünnen Divertikelwand zurückgeführte, *isolierte Diverticulitis* wurde schon früher besprochen. Die in ENGLISCHs Arbeit erwähnten ulcerösen und gangränösen Formen der Diverticulitis mit fortgeleiteter Peritonitis und die Perforation ins Peritoneum sind glücklicherweise

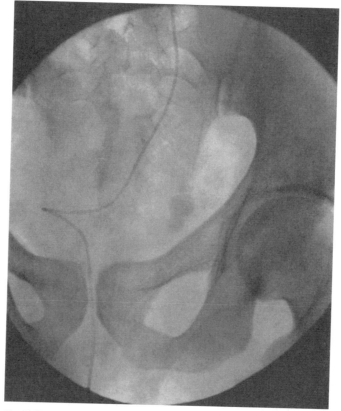

Abb. 33. Derselbe Fall wie Abb. 32; 3 Steine in dem Divertikel, schattengebender Ureterkatheter in den Harnleiter eingeführt.

heutzutage seltener als sie es früher gewesen zu sein scheinen. Außer den von ENGLISCH erwähnten Fällen zitiert SHERRILL einen Fall von Ruptur eines Divertikels ins Peritoneum von ATKINSON. Bei der Operation so stark verwachsener Divertikel wird es sich manchmal empfehlen, scharf durch die Schwarten und Schwielen bis auf eine Schichte des Divertikels durchzudringen, in welcher richtigen Schicht sich der Sack dann leicht auslösen läßt, dabei besteht auch noch der Vorteil der geringeren Gefährdung der verdrängten Nachbargebilde und man kann dieses Vorgehen analog wie bei der Nephrektomie als intrakapsulär bezeichnen.

Eine verhältnismäßig *häufige Komplikation der Divertikel* bilden die *Steine*, die sowohl in der Blase als auch im Divertikel oder in beiden liegen können. Von zerstreut in der Literatur vorhandenen kasuistischen Mitteilungen abgesehen

(Literatur bei LION), ist die Zusammenstellung über die alte Literatur von ENGLISCH bedeutend und die von CRENSHAW und CROMPTON, welche das Material der Klinik MAYO bringen, von Interesse. Diese letztgenannte Arbeit berücksichtigt 609 Fälle von Blasenstein aus 13 Jahren und 222 Fälle von Blasendivertikel, welche durch Größe oder Form pathologische Erscheinungen bedingt hatten und wenigstens 2—3 cm Durchmesser besaßen. 28 Fälle waren durch Stein kompliziert, davon 13 mal Steine nur in der Blase, 9 mal Steine in Blase und Divertikel und 6 mal war bloß ein Stein im Divertikel. In drei Fällen waren es Divertikelblasensteine und unter allen 28 Fällen war nur eine einzige Frau. JUDD und STARR zählen unter 133 Fällen 26 mal Stein, NEGRO und BLANC unter 13 Fällen 2 mal Stein. Die für die *Behandlung* wichtigste Feststellung ist, daß in 4 Fällen der MAYO-Statistik, in welchen das erstemal nur der Stein entfernt worden war, es zu 7 Rezidiven kam, während es in Fällen von *Lithotomie* und *Divertikelexstirpation* zu *keinem Steinrezidive* kam. Es scheinen also *Steinrezidive* bei *gleichzeitigem Divertikel häufiger* vorzukommen. Diese wohl selbstverständliche und leicht begreifliche Tatsache ergibt weiterhin die *selbstverständliche therapeutische Folgerung,* daß bei Vorhandensein von Divertikel und Stein *niemals* die Lithotripsie auszuführen sei, weil Steinfragmente ins Divertikel fallen und so zu *Rezidiv* Veranlassung geben können, eine Forderung, die auch schon in SWIFT JOLYs Arbeit aufgestellt ist und jüngst wieder von MARION anläßlich eines Falles von Divertikelblasenstein erwähnt wird. Einen ähnlichen Fall beschreibt PASCHKIS; bei einem alten Prostatiker waren oft Steinzertrümmerungen notwendig gewesen. Einmal fand man cystoskopisch wieder einen Stein, die Lithotripsie gelang diesmal nicht, die Röntgenaufnahme zeigte eine Reihe von Konkrementschatten; die Blase wurde geöffnet, man fand einen hinter der Prostata liegenden festgekeilten Stein, dessen eine Fläche stets mit dem Lithotrib angenagt worden war, die anderen Steine lagen in Divertikeln. Ganz ähnlich verhielt es sich in einem Falle CROMPTONs, in welchem der Stein in einem zum Teil in die Blase invertierten Divertikel lag. Man wird daher bei gleichzeitigem Vorhandensein von Stein und Divertikel wohl die radikale Exstirpation des Divertikels empfehlen müssen (RATHBUN-BEER). Auch darüber sind die Ansichten geteilt, denn es liegen Berichte über Fälle vor, in denen die Entfernung des Steins aus dem Divertikel durch hohen Blasenschnitt allein oder in Verbindung mit Erweiterung der Verbindungsöffnung zwischen beiden Hohlräumen die Heilung herbeiführte (LEGUEU, HAMONIC, MINET). Auch im Falle CROMPTONs genügt die Entfernung des Steins und die Kauterisierung der Schleimhaut des Divertikels. Ob ein ätiologischer Zusammenhang zwischen Stein- und Divertikelbildung besteht, wie ein solcher nach Mitteilungen in einzelnen Arbeiten angenommen wird, erscheint uns fraglich. Wir kennen ja seit langen Zeiten eigenartige Kontraktionszustände der Blase um einen Stein herum, da diese aber keinesfalls dauernde, sondern nur vorübergehende sind, ist es nicht anzunehmen, daß aus so einer, wenn auch manchmal recht deutlich sichtbaren Umschließung eines Steines ein wirkliches Divertikel entstehen kann.

Eine weitere *Komplikation der Divertikel* ist die *Geschwulstbildung,* welche mitunter im *Bereiche des Divertikeleingangs* schon *cystoskopisch* festgestellt, mitunter erst gelegentlich der Operation eines Divertikels oder erst am Präparate gefunden wird. Auch in Obduktionspräparaten hat man dergleichen Dinge gesehen. Bisher wurden *Angiome, Papillome, Carcinome,* einmal ein verharnendes Plattenepithelcarcinom und einmal ein *sarkomatöses Papillom* gefunden (Fälle von BLUM, BUERGER, HOFMANN, LEUENBERGER, NICOLICH, HARRIS, IKOMA, JUDD, PERTHES, SCHÜSSLER, SCHWARZ, TARGETT, GAYET, PAPIN, BLANC-NEGRO, PLESCHNER, YOUNG); JUDD fand einmal in einem Divertikel sowohl einen Stein als auch einen Tumor. Bei vorher schon festgestellten oder während der Operation gefundenen Geschwülsten wird sich das *thera-peutische Vorgehen* je nach der Art des Tumors, wohl stets aber, wenn möglich im *Sinne des Radikalismus* ändern. Operative Komplikation ist bei größeren malignen Tumoren wohl sicher zu erwarten. Im Falle von Perthes wurde nur das gestielte Papillom entfernt, das große Divertikel wegen technischer Schwierigkeiten belassen; bei Harris Fall erwies sich das Divertikel durch das Carcinom wegen schwerster Verwachsungen als *inoperabel*. Michon hat einmal ein Papillom in einem Divertikel durch Einlegen von Radium erfolgreich behandelt. Ob durch einen solchen Tumor ein Divertikel durch Zug an der Blasenwand entstehen kann, ob sich also durch Infiltration der Wand einer bestehenden kleinen Ausbuchtung ein wirkliches *Traktionsdivertikel* bilden kann, ist fraglich. Auch Schwarz, der über einen Fall berichtet, in welchem diese Vermutung

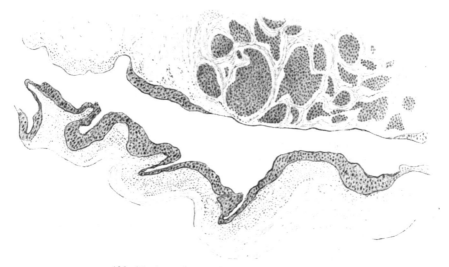

Abb. 34. Carcinom in der Wand des Divertikels.

aufgestellt wurde, zweifelt an der Richtigkeit derselben. Eher wäre an-zunehmen, daß es bei entsprechendem Sitz und Wachstum eines Carcinoms in einem Divertikel zu Schrumpfung des letzteren, zur Verkleinerung kommt. Der hier abgebildete Fall Neckers würde für die Richtigkeit der Annahme sprechen. Hier hatte es sich um ein cystoskopisch und auch röntgenologisch festgestelltes Divertikel kleinen Ausmaßes gehandelt, das zur Operation keinen Anlaß gab. Eine neuerliche Untersuchung der Blase wegen einer Blutung, die $1^{1}/_{2}$ Jahre später erfolgte, zeigte an der Stelle des Divertikeleingangs eine Geschwulst, bei deren operativen Entfernung es sich erwies, daß die Geschwulst das Divertikel befallen und zur Schrumpfung gebracht hatte. An dem ab-gebildeten Schnitte (Abb. 34, 35) sieht man, daß die Wand erkrankt ist. Die Fälle von Schwarz sind vor allem durch ihren Verlauf, durch die Metastasenbildung besonders in den Knochen auffallend, woraus Schwarz auch die Möglichkeit herleitet und dieselbe diskutiert, daß es sich um Carcinome aus versprengten Prostatakeimen gehandelt haben könnte. Die Symptomatologie der Divertikel wird durch das Vorhandensein einer Geschwulst in kaum nennenswerter Weise beeinflußt werden können, da das Symptom der Blutung auch bei nicht mit Tumoren komplizierten Divertikeln ein sehr häufiges ist. Bezüglich der *Statistik* des Vorkommens von Tumoren in Divertikeln sei darauf verwiesen, daß HINMAN in seiner 205 Fälle umfassenden Zusammenstellung 6 Fälle von Geschwulst im

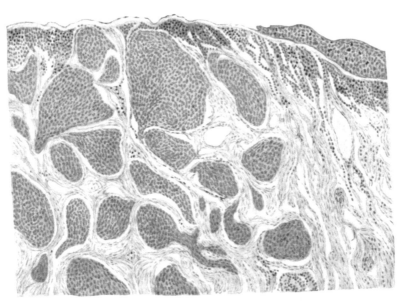

Abb. 35. Das Carcinom bei stärkerer Vergrößerung.

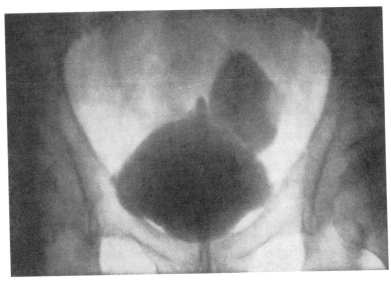

Abb. 36. Aussparung im Divertikelschatten durch Tumor.

Divertikel findet. JUDD und STARR hatten unter 133 Fällen 4 mit Carcinom im Divertikel und 6 bei denen nebst einem Divertikel ein Carcinom der Blase bestand.

Der Nachweis eines solchen Tumors im Divertikel auf cystographischem Wege, wie dies in dem hier abgebildeten Falle PLESCHNERS (Abb. 36) und im Falle von HARRIS möglich war, ist eine ebenso seltene als glückliche Ausnahme.

Die *wichtigste und häufigste Komplikation* der Divertikel ist die mit *Harn-abflußhindernissen*, von denen wieder als häufigstes die *Prostatahypertrophie* zu erwähnen ist, während *Strikturen, Sklerosen des Sphincters*, Prostataatrophie und ähnliche Dinge etwas seltener vorzukommen scheinen. Es wurde oben schon vielfach besprochen, daß das *gleichzeitige* Vorkommen von *Prostata-hypertrophie und Divertikel* für eine große Anzahl von Autoren bestimmend ist, beide miteinander in *ursächlichem* Zusammenhang zu bringen, wenigstens in dem Sinne, daß das Auftreten der Prostatahypertrophie oder eines anderen Abflußhindernisses die *Entwicklung* der *Divertikelanlage* zum *Divertikel* herbei-führe oder die *Symptome* des *Divertikels* aus dem *Latenzstadium* wecke und sie erst voll in Erscheinung treten lasse. Es mag alles dies richtig sein, doch sind dafür Beweise wohl nicht zu erbringen. Das *häufige gleichzeitige Vorkommen ist Tatsache* und diesem Umstande ist in der *Behandlung* Rechnung zu tragen. Diesbezüglich sind nun die Meinungen geteilt. Die einen glauben, mit der Ent-fernung des *Abflußhindernisses*, also meist der *Prostata*, in den meisten Fällen genug getan zu haben, andere glauben, daß die *Entfernung* des *Divertikels* allein genüge, um die Erscheinungen zum Schwinden zu bringen. Doch scheint im allgemeinen die Meinung vorzuherrschen, daß in bezug auf die *schädlichen Folgen lokaler und allgemeiner Art beide Prozesse als gleichwertig* zu betrachten seien und daß somit nur *Entfernung beider Hindernisse* die *Heilung* herbeiführen könne. Es wird selbstverständlich von der Art und dem Verhalten eines jeden Falles abhängen, wie die Operation vorzunehmen sei. Die *ideale Operation* ist auch hier wieder zweifellos die *einzeitige Exstirpation von Divertikel* und *Prostata* (bzw. selbstverständlich Entfernung des Harnabflußhindernisses anderer Art), wobei nach den gewöhnlichen chirurgischen Grundsätzen *erst das Divertikel,* dann die *Prostata* zu entfernen ist (KRAFT). Es wird dies vor allem aus dem Grunde zweckmäßig sein, weil das Divertikel gewöhnlich *infiziert* ist und man bei dem umgekehrten Vorgange eher eine *Infektion* des *Prostatawundbettes* vom *infi-zierten Divertikel* befürchten muß. Über diese Art von Operation liegen bereits eine Reihe von Berichten vor (BLUM, KNEISE, KRAFT, KROISS, LASIO, PLESCHNER, ROTSCHILD, SIMON, SWIFT JOLY, YOUNG, ZUCKERKANDL). Die Resultate sind recht günstig zu nennen. Besondere Umstände können auch bei dieser *kombi-nierten* Erkrankung ein *zweizeitiges Operieren* mit *primärer* Anlegung einer *Blasenfistel* als notwendig ergeben, ja ESCAT empfiehlt sogar die *dreizeitige Operation: Fistel-Divertikel-Prostata.* Auch das umgekehrte Operationsver-fahren wurde mit Erfolg ausgeführt. So hat z. B. LENKO bei einem Prostatiker eine *Fistel* angelegt und erst bei der Austastung der Blase nach der in der zweiten Sitzung durchgeführten *Enucleation* der *Prostata* ein *Divertikel* gefunden und dasselbe sofort exstirpiert. HINMAN zitiert Fälle von BRANSFORD-LEWIS, CHUTE, JOLY, LERCHE u. a. und vier eigene, in welchen die *Exstirpation* des *Divertikels allein* nicht ausreichte, die Heilung zu erzielen, sondern wo nachträglich die Behandlung einer *Contractur des Blasenhalses* nötig war. Auch KEYDEL meinte, daß das Divertikel als Hindernis bedeutsamer sei und man daher das *Divertikel zuerst* zu entfernen habe und bei nicht genügendem Erfolge sekundär die BOT-TINIsche Operation auszuführen habe. REYNARD hat in einem Falle nach *primärer Fistel*anlegung *sekundär prostatektomiert* und das gleichzeitig vor-handene Divertikel durch scharfe Durchtrennung der dünnen Scheidewand zwischen Blase und Divertikel beseitigt und Erfolg erzielt. KNEISE, ROTHSCHILD, DAY-MARTIN u. a. haben in je einem Falle *nur* die *Prostatektomie* gemacht und die Fälle heilten und blieben frei von Beschwerden. SHERRILL hält für kleine Divertikel mit weiter Verbindungsöffnung ohne besondere Symptome die *Prostat-ektomie* oder die Entfernung der „*median bar*" für ausreichend, eine Ansicht, welcher auch YOUNG beipflichtet. PLESCHNER nimmt einen vermittelnden

Standpunkt insoferne ein, als er glaubt, daß in einzelnen Fällen *Exstirpation* des *Divertikels allein*, in anderen nur *Entfernung beider Hindernisse* Heilung oder Besserung bringen könne. Besonders wichtig und interessant erscheint auch hier wieder HINMANS Statistik. Er hat unter den 205 Fällen aus 20 Jahren 56mal *Prostatahypertrophie*, in seinen eigenen 21 Fällen 6mal, darunter aber 4mal die kleine fibröse und nur 2mal die *glanduläre* Form gefunden. Er behauptet, daß die verhältnismäßige, auch unter den 56 genannten Fällen feststellbare *Seltenheit der großen glandulären Formen* damit zusammenhänge, daß gerade die kleinen, langsam verlaufenden Formen von prostatischen Hindernissen, die sich auf Jahre erstrecken, eher zur Ausbildung eines Divertikels führen als die mit rascher und vollkommener Obstruktion. Eine Stütze dieser Annahme findet er in den Beziehungen zwischen *Blasenhalscontractur* und *Divertikel*. Es könnten diese Fälle für die Richtigkeit der Vermutung KNEISES sprechen, der ja ebenso wie HINMAN Vertreter der erworbenen Entstehungstheorie der Divertikel ist und der eine besondere Bedeutung in der Ätiologie den Veränderungen des *Blasenschließmuskels* zuschreibt. LICHTENBERG mußte in zwei Fällen nach Exstirpation eines Divertikels wegen anhaltender Beschwerden neuerlich operieren und erhielt erst durch *Keilexcision*, im anderen Falle durch *kräftige Dehnung des Sphincters* mit dem Finger vollen Erfolg. Beide Male führt er die Beschwerden auf einen genetisch nicht aufgeklärten *Schließmuskelkrampf* zurück. Auch BACHRACH konnte in einem Falle von andauernder Harnverhaltung nach Entfernung des Divertikels durch Keilexcision die Sphinctersklerose und damit die Retention entfernen.

*Verengerungen der Harnröhre, postgonorrhoische Strikturen* finden sich gleichfalls in einer Anzahl von Divertikelfällen erwähnt. Bei HINMAN sind 11mal Strikturen bei 205 Fällen angegeben, bei CRENSHAW und CROMPTON drei Fälle von Striktur bei 22 Fällen von Divertikelstein, bei JUDD unter 44 Fällen drei Strikturen. Auch sonst sind in der Literatur Fälle von Strikturen bei Divertikel mitgeteilt und KEYDEL beschreibt einen Fall, bei dem erst das Divertikel festgestellt wurde, nachdem die Beschwerden des Patienten trotz der vorgenommenen Urethrotomia externa angehalten hatten. LE FUR verlor einen Fall, der sich zwar durch Urethrotomia interna seine angeborene Striktur, nicht aber das Divertikel operieren ließ, nach einigen Jahren.

Von den *spinalen Erkrankungen*, welche als Komplikation ein Divertikel aufwiesen, seien der von PFANNER bzw. KROISS mitgeteilte Fall und der Fall von MUCHARINSKY hier nochmals erwähnt. In HINMANS Zusammenstellung ist ein Fall von *Tabes* enthalten.

Aus diesen vielfach widersprechenden Ansichten und Behauptungen geht vielleicht als Ergebnis hervor, daß, gleichgültig, ob das Divertikel *Ursache* oder *Folge* der verschiedensten *Harnabflußhindernisse* ist, im allgemeinen nur die Beseitigung sowohl des *Hindernisses* als auch des *Divertikels* Heilung herbeiführen könne, wobei natürlich der Erfahrung und dem klinischen Blick jedes Fachmannes anheimgestellt bleiben muß, ob die Operation einzeitig oder zweizeitig, in welcher Reihenfolge und mit welcher Technik vorzunehmen sei. Auch hier wird es vielleicht nicht möglich sein, allgemeingültige Regeln aufzustellen.

Eine Komplikation, die bisher nur selten beschrieben wurde, ist die *Tuberkulose* des Divertikels. BELLI und CONFORTI haben auf dem III. Kongreß der italienischen urologischen Gesellschaft zwei Fälle von *divertikulärer Tuberkulose* mitgeteilt. DUVERGEY sah einen Fall von Tuberkulose eines Urachusdivertikels, der ein Geschwür nahe der Divertikelmündung hatte; primär bestand sicher eine Nierentuberkulose.

CRISTOL beschreibt das Obduktionspräparat eines an Urogenitaltuberkulose verstorbenen Mannes, bei dem sich in der schwer tuberkulös veränderten

Blase ein orangengroßes *Divertikel* mit gleichfalls *tuberkulösem Schleimhautprozesse* fand.

Jeanbrau hat ein (cystoskopisches) Bild eines Falles gezeigt, an welchem sich neben Tuberkulose der Blase *fungöse Granulationen* an den *Rändern* eines *Divertikels* fanden. Der Fall wurde palliativ behandelt, da bei einer Exstirpation des Divertikels das Peritoneum hätte eröffnet werden müssen und somit Gefahr einer *tuberkulösen Peritonitis* sich ergeben hätte.

Eine andere gleichfalls äußerst seltene Komplikation ist die *Inversion* des *Divertikels*. Der erste solche Fall ist von Ehrhardt beschrieben; bei der *Prostatektomie* eines 76jährigen Mannes fand sich ein rechtsseitiges Blasendivertikel nahe dem Fundus der Blase, das sich in die Blase invertiert hatte und als pilzförmiger Tumor erschien. In dem Divertikel waren Darmschlingen, die nur unter Schwierigkeiten reponiert werden konnten, wogegen aber die Inversion nicht beseitigt werden konnte. Die Prostatektomie brachte Heilung. Cystoskopische Befunde fehlen.

Anders war es in einem von E. Wossidlo beobachteten Fall. In diesem handelte es sich um einen Mann mit doppelseitiger Pyelitis, die Cystoskopie zeigte den rechten Ureter weit geöffnet, den linken nicht sichtbar, an seiner Stelle ein durchscheinender, apfelgroßer, cystischer Tumor. Auch mit Chromocystoskopie wurde dieses Ureterostium nicht sichtbar. Wossidlo nahm eine Uretercyste oder ein Ureterdivertikel an. Als die Zeichen linksseitiger Niereneiterung zu einem Entschluß drängten, schlug nach einiger Überlegung Wossidlo Freilegung des Ureters und Implantation desselben in die Blase vor. Es wurde auch bei der extraperitonealen Freilegung des Ureters derselbe stark auf die rechte Seite verschoben gefunden. An der eröffneten Blase fand sich am Ende des Torus interuretericus eine apfelgroße Geschwulst, daneben aber das normale Harnleiterostium. Die Geschwulst ließ sich nach außen zurückdrängen und dann fand sich ein scharfer Schnürring an der Basis der Geschwulst. In dieser Stellung wurde die Operation durch Tamponade der Blase beendet. Einige Zeit nachher fand man an der Stelle eine undurchsichtige, derbe Geschwulst mit bullösem Ödem; der Ureter war jetzt deutlich sichtbar. Für die Entstehung dieses sonderbaren Gebildes nimmt Wossidlo einen starken Druck, sei es während der Defäkation, sei es durch manuelle Untersuchung, an. Die Fixierung in dieser Stellung kann wohl nur durch Kompression der Gefäße und die dadurch entstandene Schwellung möglich geworden sein. Ein weiterer Fall von (partieller) Inversion ist von Crompton mitgeteilt.

Wm. Bruce Clarke beobachtete einmal die Inversion eines Blasendivertikels nach operativer Entfernung eines Steines aus demselben und Borchard operierte ein 22jähriges Mädchen, das an einem *Prolaps* eines *taubeneigroßen Divertikels* aus der *Harnröhre* litt; das Divertikel ging von der hinteren unteren Blasenwand nahe dem linken Harnleiter aus.

Von *Komplikationen bei der Operation* ist wohl die wichtigste die unbeabsichtigte oder durch die Eigenheiten des Falles erzwungene *Durchtrennung des Harnleiters* in den Fällen von Seiten- und Hinterwanddivertikeln. Man hat sich hierbei natürlich genau so wie in allen anderen Fällen von Ureterdurchtrennung bei einer Operation zu verhalten und es ist daher der durchschnittene Harnleiter nach irgendeiner der bekannten Methoden in die Blase zu *implantieren*. Die Stelle, an welcher dies geschieht, kann die Stelle der Eröffnung der Blase sein oder eine andere unverletzte Stelle. Es sind derartige Operationen schon vielfach ausgeführt worden (Pagenstecher, Kroiss, Blum, Czerny, Marion, Hogge, Hyman u. a.). *Mündet der Ureter in das Divertikel*, so kann man die Mündung desselben umschneiden und nach Exstirpation des Divertikels dieses Stückchen Divertikel mit dem Ureterostium in die Blase hineinziehen, welche Operation von YOUNG ausgeführt und als „Flap-Operation" bezeichnet wurde. Der Vorteil dieser Technik ist der der erhaltenen *physiologischen Verschlußfähigkeit* des *Ureterostiums*, weche bei den übrigen Implantationen des Ureters verloren geht. Wenn es auch zu keiner sekundären Stenose dieses neugebildeten Ureterostiums kommt, so ist das Fehlen der physiologischen Kontraktionsfähigkeit zweifellos ein die Infektion begünstigender, bzw. ein eine schon bestandene Infektion verstärkender Umstand. Eine Infektion des entsprechenden Nierenbeckens ist ja aus dem klinischen Verlaufe, aus dem cystoskopischen Bilde, durch Cystographie oder Pyelographie oft feststellbar. Sind schwerere Infektionen der Niere vorhanden, so erscheint es wohl mehr als unwahrscheinlich, daß diese sich nach einer solchen Implantation des Ureters bessern können. Mitunter mögen ja die Erscheinungen latent bleiben, in anderen Fällen wird aber eine *Sekundärnephrektomie* nötig sein (CZERNY, HYMAN, KROISS u. a.). Ist eine schwere Zerstörung der Niere primär manifest, oder wird eine solche vor der Operation cystoskopisch durch Ureterenkatheterismus oder Pyelographie nachgewiesen, so kann man *primär* die *Nephrektomie*, sekundär die *Divertikeloperation* ausführen, wie dies PLESCHNER in einem Falle tat. KROISS exstirpierte einmal *zuerst* das *Divertikel*, dann die *Niere* und schließlich einige Monate später die *Prostata*. MARION machte einmal *gleichzeitig* die *Exstirpation* des *Divertikels* und der *Niere*, deren Harnleiter als fingerdicker Strang in das Divertikel mündete.

Zum Zwecke der *Vermeidung* von unbeabsichtigten *Harnleiterverletzungen* hat schon MARION empfohlen, den Harnleiter, sei es vor der Operation auf cystoskopischem Wege, sei es während der Operation nach Eröffnung der Blase zu sondieren, was man ja auch sonst bei Blasenoperationen gelegentlich zweckmäßigerweise macht; in letzter Zeit hat ANSCHÜTZ neuerlich für die Operation bei Divertikeln die Einspritzung von Indigocarmin und die Sondierung des Harnleiters der dem Divertikel entsprechenden Seite mit Metallsonde zur leichteren Auffindung des Ureters als Vorsichtsmaßregel hervorgehoben, und LEGUEU hat sich zur Erleichterung in Ureter und Divertikel je einen Katheter eingeführt.

Von anderen *Mitverletzungen* sind *Darm-*, insbesondere *Mastdarmverletzungen* möglich, doch liegen über derartige Dinge keinerlei Mitteilungen vor. Ebenso könnten gelegentlich Verletzungen der *Samenblasen*, *Abreißen* des *Vas deferens* erfolgen, welche Dinge nach dem topographischen Verhalten der meisten Seiten- und Hinterwanddivertikel begreiflich sind.

Die *Resultate der operativen Behandlung* sind im ganzen *recht gute*, wie aus vielen Statistiken hervorgeht, wenn auch in manchen Fällen, von denen schon früher die Rede war, das Operationsresultat *funktionell nicht befriedigend* war. Nach den alten Aufstellungen (ENGLISCH) ergibt das sich selbst überlassene Divertikel eine sehr große *Mortalitätsstatistik* und auch FISCHER kommt 1910 auf Grund einer Mortalitätsberechnung bei 48 Fällen zum Schlusse, daß die *besten* Resultate durch die *Radikaloperation* gegeben seien. Die Gesamtmortalität war 32 Fälle mit und ohne Operation. Von 28 operierten Fällen wurden 10 geheilt, von 28 nicht operierten Fällen starben 24. Eine neuere Statistik von GAYET und GAUTHIER ergibt für *palliative* Operationen (60 Fälle) 12 Todesfälle, für *Radikaloperationen* (109 Fälle) 10 Todesfälle = 9,5%, für die Fälle von *Exstirpation des Divertikels* 10 Todesfälle unter 102 Fällen. Bezüglich des *funktionellen* Ergebnisses der Operation finden sie unter diesen 102 Fällen 20 = 20%, in welchen der Operateur ein *unvollständiges Resultat* zugibt. JUDD konnte feststellen, daß von 44 operierten Fällen 34 leben und daß bei diesen das *allgemeine* und *funktionelle* Resultat gut war. PLESCHNER hat an einem der ersten von Blum operierten Fälle einige Zeit nachher neuerlich einen typischen Divertikeleingang an der Stelle, an der früher das Divertikel sich befunden hatte, gesehen. Auch Hermann sah ein Rezidiv 3 Monate nach der Operation.

## II. Die sogenannte Purpura der Blase.

Bei der Purpura der Blase findet man mehr oder weniger zahlreiche Schleimhautblutungen von Punkt-, streifiger oder rundlicher Form und verschiedener Größe in einer sonst normalen, d. h. keine der uns wohlbekannten Zeichen von Entzündung aufweisenden Blase.

### Vorkommen und Ätiologie.

Wie aus den Lehren der inneren Medizin längst bekannt, kommt es im Verlaufe der verschiedenen Erkrankungen, welche sämtlich in die Gruppe der hämorrhagischen Diathese gehörend, mit verschiedenen Namen bezeichnet werden (Skorbut, Peliosis, Pupura rheumatica, Morbus maculosus Werlhofii, bzw. essentielle Thrombopenie Frank) oft außer zu Hautblutungen auch zu Schleimhautblutungen.

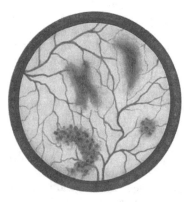

Abb. 37. Sog. Purpura der Blase.

Wenn als Quelle der allerdings im allgemeinen als selten bezeichneten Hämaturie vor allem die Niere genannt wird und nicht die Blase, so mag das, wie wir jetzt anzunehmen berechtigt sind, wohl eher in der Unmöglichkeit der Cystoskopie oder in der Unterlassung dieser Untersuchung seinen Grund gehabt haben, oder haben, als in dem Fehlen einer Mitbeteiligung der Schleimhaut der ableitenden Harnwege.

Es hat sich gezeigt, daß bei *allgemeiner Purpura*, sowie an Haut und den sichtbaren Schleimhäuten, gleichartige Blutungen in der Schleimhaut der Blase cystoskopisch nachweisbar sind; Fälle dieser Art sind schon von Nitze, später von Walsh, Kidd, Bruni, Rothschild, jüngst von Cassuto, Paschkis mitgeteilt worden. Außer dieser einen Gruppe von Purpura der Blase gibt es noch eine andere häufiger vorkommende Art, auf die vor allem Blum aufmerksam gemacht hat. Blum faßt diese Erkrankung als rheumatische auf, analog der Purpura rheumatica und dem Erythema multiforme der Dermatologen; so wie diese Hautaffektionen wird auch diese Purpura auffallend oft im Frühjahr und Herbst beobachtet und ihr zeitliches Zusammentreffen mit Erkältungskrankheiten verschiedenster Art kann tatsächlich an einen ursächlichen Zusammenhang mit diesen denken lassen. So erwähnt Paschkis, daß er besonders zur Zeit der Grippe derartige Fälle gesehen habe, Gironcoli beschreibt einen solchen Fall nach einer Influenza, Stevens und Peters haben eine ganze Anzahl von Purpurafällen dieser Art schon im Kriege an der Westfront beobachtet und als Purpura des Harntrakts beschrieben.

Ob es sich bei dieser anscheinend auf die Schleimhaut der Blase bzw. des Harnapparates (s. w. u.) *lokalisierten Purpura*, die gewöhnlich ohne gleichartige Beteiligung der Haut und sichtbaren Schleimhäute verläuft, um eine isolierte Erkrankung des Harnapparates handelt, oder um eine Allgemeinerkrankung mit besonderer Bevorzugung des Harnapparates wird wohl erst durch weitere genaue Beobachtungen und Untersuchungen (vor allem des Blutes) klarzustellen sein. Eine Beobachtung von PRAETORIUS, der in einem Falle einige Wochen nach dem Auftreten der Blasenpurpura Hautblutungen entstehen sah, würde für die letztere Annahme sprechen; über eine ähnliche Beobachtung berichteten VILLEMIN und BOECKEL. BOECKEL sah eine Purpura im Verlauf einer Typhuspyelitis. STEVENS und PETERS, welche Gelegenheit hatten, ihre zahlreichen Fälle genau durchzuuntersuchen, gewannen den Eindruck, daß es sich um eine allgemeine Toxämie wahrscheinlich infektiösen Ursprungs handele. FARAGO nimmt eine Allgemeinerkrankung der Gefäße als Ursache an.

Jedenfalls ist die Beziehung dieser *lokalisierten Purpura* zu der *allgemeinen Purpura* noch nicht geklärt; das von allen Beobachtern festgestellte Fehlen von Infektionszeichen am Harn, in der Blase läßt immerhin an die Möglichkeit einer spezifischen toxischen Wirkung irgendeines Agens auf die Capillaren des Harnapparates denken, wie man ja eine ähnliche schwere Empfindlichkeit gegen geringfügige Traumen bei gewissen toxischen Zuständen z. B. Urämie kennt.

## Symptome und Diagnose.

Die Erkrankung, welche hier als meist auf die Blase bzw. den Harnapparat *lokalisierte Purpura* besprochen werden soll, befällt gewöhnlich Männer und Frauen in mittleren Jahren, doch kommt sie auch bei jüngeren Individuen vor; so berichten NÉDELEC und VAFIADIS über einen Fall bei einem 14 jährigen Mädchen. Frauen erkranken häufiger als Männer.

Die Erkrankung beginnt meist ziemlich plötzlich und die Erscheinung, welche die Patienten zum Arzt führt, ist die *Harnblutung*, die meist eine terminale, seltener eine totale, mitunter, anfänglich wenigstens, ziemlich beträchtliche ist, kaum jemals aber zu Gerinnselbildung führt. Öfter fehlt eine auch für das Laienauge erkennbare makroskopische blutige Färbung des Harnes, wobei dann die Hämaturie nur eine mikroskopische ist, oder dem geschulten Auge des Fachmannes durch die eigenartige bekannte leichte Trübung und Verfärbung sich verrät. Zu Beginn der Erkrankung sind auch bei Fehlen oder Übersehenwerden der makroskopischen Blutungen Veränderungen der *Miktion* die Regel, es besteht vermehrter Harndrang, Schmerzen in der Harnröhre, gewöhnlich am Ende der Harnentleerung. Temperatursteigerungen, Frösteln wird von vielen Patienten angegeben, das Fieber ist gewöhnlich nur von kurzer Dauer, erreicht selten höhere Grade, vor allem dann, wenn es sich um eine Purpura als Begleiterscheinung irgendeiner Erkältungskrankheit handelt.

Gelegentlich klagen die Leute über allgemeine Mattigkeit, dumpfe unbestimmte Schmerzen im Kreuz, den Lendengegenden, im Bauch, Symptome, welche wieder auf eine Allgemeinerkrankung hinweisen, bzw. auf wenn auch nur geringe und nicht nachgewiesene Temperatursteigerungen zu beziehen sind. Ist die Erkrankung der Blase nur eine Teilerscheinung einer generalisierten Purpura, so pflegen die übrigen Krankheitssymptome dieser im Vordergrund zu stehen. PASCHKIS hatte in den letzten Jahren öfter Gelegenheit an Kranken (Erwachsenen und Kindern) mit thrombopenischer Purpura cystoskopische Untersuchungen vorzunehmen und konnte mehrmals in derartigen Fällen Blutungen in der Blasenschleimhaut feststellen, ohne daß subjektive Symptome auf eine Beteiligung des Harntrakts hingewiesen hätten und ohne daß eine solche dem makroskopischen Aussehen des Harnes nach anzunehmen gewesen wäre. Das *Fehlen* der Dysurie bei *allgemeiner*, deren *Vorhandensein* bei *lokalisierter* Purpura mag wohl bezüglich dieser letzteren als Beweis für irgendeine entzündliche oder toxische, wenn auch sonst nicht nachweisbare Komponente dienen. PRAETORIUS, sowie STEVENS und PETERS haben Beobachtungen von Fällen mitgeteilt, in welchen außer den typischen objektiven und subjektiven Erscheinungen der Blasenpurpura renale und urethrale Blutungen cystoskopisch bzw. urethroskopisch nachweisbar waren. Bei diesen Fällen bestanden kolikartige Schmerzen wie bei Anfällen von Steinkolik; Praetorius führt diese Krämpfe auf die durch die Schleimhautblutung bedingte Schwellung der Nierenbecken- bzw. Harnleiterschleimhaut zurück, welche im Sinne eines Abflußhindernisses wirkt; auch nimmt er partielle tonische Muskelkontraktionen als mögliche Ursache der Schmerzen an, die er in einem seiner Fälle gelegentlich einer Pyelographie aus dem Vorhandensein einiger scheinbarer Verengerungen im Harnleiterlumen vermutete.

## Diagnose.

Die *Diagnose* ist auf cystoskopischem Wege zu stellen. Je nach dem Zeitpunkt, in welchem die Untersuchung vorgenommen wird, sieht man die frischen, oder bereits abblassenden hämorrhagischen Flecken, die entweder über die ganze Schleimhaut verstreut sind, oder an einzelnen Stellen gehäuft, andere Anteile ganz frei lassen. Prädilektionsstellen scheint es nicht zu geben, die Blutungen kommen an allen Teilen der Blase vor und finden sich oft in der Sphinctergegend. Die Blutungen sind manchmal sehr zahlreich, andere Male nur spärlich, auch ihre Größe und Gestalt ist verschieden. Das *wesentlichste* ist aber, daß die *Schleimhaut* der Blase zwischen den Blutungen vollkommen *normal* ist, sie hat ihren Glanz, ihre Farbe und Gefäßzeichnung behalten. Dies ist für die *Diagnose* im cystoskopischen Bild maßgebend und der Unterschied gegenüber der hämorrhagischen Cystitis, bei welcher die Schleimhaut der Blase eine stumpfere mattere Farbe und stärkere Injektion zeigt. Gelegentlich mag die Unterscheidung gezwungen erscheinen, besonders in den Fällen, in welchen sich aus einer Purpura eine Cystitis entwickelt oder vielleicht eine solche nach einer lokalen Untersuchung oder Behandlung eintritt. Wesentlich ist ferner der Umstand, daß die *Kapazität* der Blase bei der Purpura gewöhnlich normal, bei Cystitis vermindert ist. Ein anderes maßgebendes Moment ist die *Harnuntersuchung*, die bei der reinen Purpura, und zwar bei beiden Arten, stets nur rote Blutkörperchen nie Eiterzellen und bei bakteriologisch kultureller Untersuchung den Harn anfangs gewöhnlich steril ergibt. Stevens und Peters erhielten bei Harn- und Blutuntersuchung stets negative Befunde. Seltener findet man Bacterium coli, hie und da Strepto- und Staphylokokken (Blum). Es mag sein, daß in früheren Zeiten, wo man sich (und das damals nicht mit Unrecht) gescheut hat, akute Fälle zu untersuchen, oft hämorrhagische Cystitis diagnostiziert wurde in Fällen, bei welchen es sich nur um Purpura gehandelt hat. Da die subjektiven Erscheinungen der akuten lokalisierten Purpura sich von denen bei akuter hämorrhagischer Cystitis kaum unterscheiden, kann das auch heute noch vorkommen, denn wenn man Purpurafälle erst längere Zeit nach Beginn der Erkrankung untersucht, die abblassenden Reste der Blutungen findet, so ist kaum möglich zwischen ablaufender hämorrhagischer Cystitis und Purpura zu differenzieren. Es ist aber denkbar, daß eine Zunahme dieser Erkrankung in den letzten Jahren erfolgte und daß ebenso die Zunahme cystoskopischer Untersuchungen überhaupt, besonders aber solcher bei akuten Fällen, die Trennung der beiden Krankheitsbilder und die Häufung der Purpurafälle herbeiführte. Die *Diagnose* ist demnach leicht und die einzige Erkrankung gegenüber welcher eine Abgrenzung schwieriger ist, ist die hämorrhagische Cystitis, wenn man auch von einzelnen Autoren (Nédelec und Vafiadis) angegeben findet, daß differentialdiagnostisch die Tuberkulose und die Cystitis cystica ausgeschlossen werden müssen. Wenn auch von Stevens und Peters in vielen Fällen Zylinder im Harn und eine Herabsetzung der Nierenfunktion bei Prüfung derselben mit Phenolsulfophthalein gefunden wurde und daraus auf eine Nierenerkrankung zu schließen, sie gewisse Berechtigung hatten, so fehlten gegenüber der Nephritis die Ödeme, Dyspnoe und urämische Erscheinungen vollkommen; die beiden Autoren, welche im Laufe von 18 Monaten 26 sichere und 11 fragliche Fälle sahen und die von ihnen als neu klassifizierte Erkrankung bei ihren Studien über die Kriegsnephritis fanden, erhielten die Hälfte der Fälle als Nephritis zugewiesen, den Rest als Stein der Niere oder Blase, Hämaturie, Albuminurie, Blasenentzündung, Influenza oder Status febrilis. *Purpuraähnliche* cystoskopische Befunde können gelegentlich nach gynäkologischen Operationen erhoben werden, wobei es nicht unbedingt notwendig ist, daß die Blase selbst bei der Operation irgendwie betroffen wurde; diese Veränderungen werden schon von STÖCKEL erwähnt und in seinem Buche auf traumatische Veränderungen oder solche durch Stauung (infolge Gefäßunterbindung) bezogen. PASCHKIS sah einmal nach einer Elektrokoagulation eines Papilloms wenige Tage nach der Sitzung ein Bild, das nur als Purpura angesprochen werden konnte; es hatte bei Verschorfung des Stieles für einen kurzen Moment die Sonde die umgebende normale Schleimhaut berührt; der Verlauf war wie der einer Purpura. Es mag sein, daß die Bezeichnung Purpura für diese zweite Gruppe, also die ohne allgemeine Erscheinungen von Purpura einhergehenden Fälle anfechtbar ist und mißverstanden werden kann, (welches letztere auch tatsächlich erfolgt ist, wie aus dem Prioritätsstreit BLUM, PRAETORIUS, ROTHSCHILD hervorgeht), doch ist die Abgrenzung dieses Krankheitsbildes von dem der hämorrhagischen Cystitis sicher gerechtfertigt.

*Mikroskopische Befunde* haben STEVENS und PETERS erhoben, die an mehreren Fällen endovesicale Probeexcisionen aus solchen Purpuraflecken machten; sie fanden das Epithel intakt, submukös starke Infiltration mit gut erhaltenen roten Blutkörperchen ohne Leukocyteninfiltrate oder andere entzündliche Veränderungen, die Gefäße etwas erweitert; an älteren Fällen beschreiben sie degenerierte Veränderungen an Bindegewebszellen der Submucosa, Thrombose mittelgroßer Gefäße; Kontrolluntersuchungen an Probeexcisionen aus normalen Blasen ließen einen traumatischen Ursprung der früher beschriebenen Veränderungen ausschließen. Diese Befunde sind somit eine weitere Bestätigung dafür, daß das Krankheitsbild der Purpura von dem der Cystitis haemorrhagica zu trennen ist.

Der *Verlauf* ist gewöhnlich derart, daß die Harnblutung nach kurzer Zeit schwindet, der Harn klar wird, die Dysurie sich bessert und verschwindet. Cystoskopische Kontrolluntersuchungen lassen auch in diesem Stadium bei vollkommen normalen Harn und Fehlen aller subjektiven Symptome den Fortbestand der Schleimhautveränderungen erkennen, die nur allmählich verblassen, undeutlich werden, um schließlich nach 2—3 Wochen vollständig resorbiert zu sein. Manchmal können mehrere Purpuraflecke konfluieren und es erscheinen dann ziemlich ausgedehnte Schleimhautanteile blutig verfärbt. Mitunter kommen Nachschübe von Blutungen vor, die bei allgemeiner Purpura auch mit Nachschüben neuer Hautblutungen einhergehen können; in einem solchen Falle sah BRUNI vier Wochen nach der Hämaturie einen frischen Nachschub und CAMELOT beobachtete bei einem neunjährigen Mädchen eine Purpura rheumatica vesicae, das 2 Jahre vorher eine gleiche Affektion mit Hauteruptionen gehabt hatte. Diese Hämaturie hatte sich viermal ohne Hauteruption wiederholt.

Andauern der subjektiven Symptome der Dysurie, durch längere Zeit, Auftreten einer Harntrübung sprechen für Hinzutreten einer Cystitis, was sich cystoskopisch selbstverständlich nachweisen läßt, aber nicht häufig vorkommt, Geschwürsbildung haben weder PASCHKIS noch PRAETORIUS noch STEVENS und Peters beobachtet. Bekanntlich hat ja Blum die Entstehung eines Ulcus simplex der Blase auf Grund einer Purpura durch die verdauende Wirkung des pepsinhaltigen Harnes behauptet, eine oft zitierte Ansicht deren Richtigkeit sonst von keinem Autor bestätigt werden konnte, nur Szabo geht sogar soweit, die Purpura mit dem Ulcus simplex zu identifizieren. Epithelverluste, Erosionen hat Praetorius gesehen, doch heilten diese stets in wenigen Tagen ab, ohne daß es zu dem gekommen wäre, was man als Ulcus simplex zu bezeichnen berechtigt ist. Diese oberflächlichen Defekte finden ungezwungen ihre Erklärung durch die Ernährungsschädigung des Epithels infolge der Blutung. Wie schon oben erwähnt, fanden Stevens und Peters bei den Probeexcisionen hämorrhagischer Flecke das Epithel stets intakt.

## Behandlung.

In leichten Fällen heilt die lokalisierte Purpura auch ohne lokale Behandlung aus; sind die dysurischen Erscheinungen heftiger, so empfiehlt sich die auch für akute Cystitiden gebräuchliche Behandlung mit Agoleum, Gomenol, durch welche die Beschwerden in wenigen Tagen zum Schwinden gebracht werden. Komplizierende Cystitiden werden in gleicher Weise behandelt; nach Ablauf der akuten Symptome kann man mit 4% Silbermetem oder mit den gewöhnlichen schwachen $^1/_4-1^0/_{00}$ Argentum nitricum-Lösungen behandeln. Die von Blum empfohlene Alkalisierung des Harns durch große Dosen von Natrium bicarbonicum zwecks Aufhebung der peptischen Wirkung des Harns auf die Blutungen bzw. Verhinderung der Geschwürsbildung kann versucht werden, doch konnte z. B. Paschkis nie eine auffallende Wirkung auf den Prozeß finden und hat nie eine Geschwürsbildung gesehen, obgleich in der großen Mehrzahl der Fälle nicht nach dieser Methode behandelt wurde, doch läßt sich manchmal bei dieser Alkalibehandlung eine günstige Wirkung auf die subjektiven Erscheinungen der Dysurie feststellen. Ebensowenig haben Moriyama und Maeda in einem Falle von Purpura, trotzdem der Harn reichlich Pepsin enthielt, Geschwürsbildung gesehen. Im Falle ganz besonders starker oder bedrohlicher Hämaturie wird man die modernen Mittel zur Blutstillung anwenden; vor allem Milchinjektion, Calciumbehandlung usw. Nédelec und Vafiadis konnten in ihrem Falle erst durch zweimalige Bluttransfusion Heilung erzielen. Bei allgemeiner Purpura mit schwerer Hämaturie wird selbstverständlich nach Versagen anderer Mittel gleichfalls die Bluttransfusion in erster Linie anzuwenden sein, über deren Erfolge und Wirkung z. B. bei thrombopenischer Purpura günstige Berichte von Krasso u. a. vorliegen.

Die Prognose der lokalisierten Purpura ist günstig, die der allgemeinen Purpura von dem Verlaufe dieser abhängig.

## III. Ulcus simplex.

Abgesehen von den bei Tuberkulose, Geschwülsten, Verletzungen, Fremdkörpern und den bei akuten und chronischen Entzündungen vorkommenden Geschwüren der Blase, gibt es noch einige Formen von ganz anderen Ulcerationen ganz besonderer Art. Wenn diese hier unter dem gemeinsamen Titel des Ulcus simplex besprochen werden sollen, so hat das vor allem darin seinen Grund, daß es angemessener erscheint, für alle diese Erkrankungen eine einheitliche Bezeichnung, welche in die urologische Nomenklatur schon eingeführt und allgemein bekannt ist, zu wählen, als eine Anzahl verschiedener Bezeichnungen beizubehalten für Krankheiten, die, wenn auch oft unter verschiedenem Bilde erscheinend, wahrscheinlich doch alle insgesamt in eine Gruppe gehören. Als nicht hierher gehörig, vielleicht aber manchmal in früheren Jahren mit einem Ulcus simplex verwechselt, muß das früher oft gesehene und ziemlich allgemein bekannte *Ulcus cystoscopicum* genannt werden, das mitunter recht arge und hartnäckige Erscheinungen verursacht hat. Andere ebenfalls artefiziell durch Verletzung entstandene sind die durch Kauter- oder Elektrokoagulationskabel verursachten oberflächlichen Läsionen. Traumatische Ulcerationen anderer Art sind die von FRANK mitgeteilten Schleimhautverletzungen bei Abtreibungsversuchen.

Die Terminologie geht auf FENWICK zurück (obwohl ähnliche Geschwüre schon von früheren Autoren geschildert worden sind), der ein neues Krankheitsbild, das „*simple solitary ulcer of the bladder*" beschrieb und den Verlauf der Erkrankung in drei Stadien teilt: 1. vor der Cystitis, 2. Stadium der Cystitis und Inkrustation, 3. Stadium der Schleimhautzerstörung, Verlust der Elastizität (Schrumpfblase). Einige Jahre später hat LE FUR in einer großen Monographie über das *L'ulcère simple* die ganze Frage der Blasengeschwüre historisch, experimentell und klinisch durchgearbeitet. Es ist seither in Frankreich, in den letzten Jahren aber besonders in Amerika eine große Menge von Arbeiten erschienen, von denen gerade die letzteren die ohnehin schon bestehende Unklarheit durch neue Bezeichnungen vergrößert haben. NITZE bespricht die merkwürdige Tatsache der anscheinenden Seltenheit dieses Ulcus simplex in Deutschland im Verhältnis zur Häufigkeit in England und Frankreich; er selbst hat nie ein solches Geschwür gesehen; allerdings mag es sein, daß das von ihm als *Cystitis parenchymatosa* beschriebene, gleichfalls sehr seltene Krankheitsbild zu diesen Geschwüren gehört, wie dies SMITH, KRETSCHMER u. a. erwähnen. Die Bezeichnungen der wohl in diese Gruppe gehörenden Geschwürsarten sind ganz verschieden. So nennt es HUNNER das „elusive ulcer", *ausweichendes* oder *heimliches* Geschwür deshalb, weil es, gewöhnlich recht klein und auch schwer zu entdecken, am Scheitel oder an der vorderen Blasenwand sitzt; diese Nomenklatur wird von den meisten amerikanischen Autoren (KRETSCHMER u. a.) adoptiert. Die Lokalisation ist der Grund, weshalb das „*elusive ulcer* (CULLEN: *Hunners type*)", dies die häufigste Bezeichnung, für eine eigene Geschwürsart angesehen wird, die mit dem Ulcus simplex von FENWICK u. a. nichts zu tun habe. Andere Bezeichnungen sind „*Pancystitis*" (GERAGHTY) oder „*Panmural cystitis*" (KEENE) deshalb, weil alle Schichten der Blase erkrankt sind, *Punctate ulcer* (REED) und schließlich heißt es sogar *Paracystitis*, „*Submucous ulcer*" (HUNT), das **submuköse** Geschwür, weil die Veränderungen sich hauptsächlich auf die Submucosa erstrecken, ein zwar ziemlich weit verbreiteter, jedem nur einigermaßen mit pathologisch-anatomischen Bildern vertrauten unmöglich erscheinender, paradoxer Name.

## Ätiologie und Pathogenese.

Nach LE FUR bildet das Vorstadium eines jeden solchen Geschwürs eine Hämorrhagie oder Infektion der Blasenschleimhaut und er sieht in dem Ulcus simplex ein Analogon zum Ulcus ventriculi. Umschriebene Gefäßveränderungen und deren Folgen, Embolie, Thrombose, Infektionen und Intoxikationen werden von ihm als Entstehungsursache angenommen. Die Infektion kann eine lokale oder allgemeine sein, sie kann auf dem Blutwege oder auf dem Lymphwege (von den Nachbarorganen aus) erfolgen, was alles im Tierexperiment festgestellt wurde, wobei die mannigfachsten Bakterienarten und chemische Substanzen zur Verwendung kamen. BLUM nimmt als Ursache des Ulcus simplex die peptische Wirkung des Harnes auf die Suggillationen der Purpura vesicae an, während amerikanische Autoren, vor allem HUNNER eine von den Gebilden der Mundhöhle ausgehende Infektion als primären Herd vermuten. Gewiß mag auf die von Blum angenommene Weise einmal auch ein Geschwür entstehen, doch ist das dann nicht das, was man als „Ulcus simplex" bezeichnen darf; es müßte sonst diese doch so seltene Erkrankung viel häufiger sein und wäre viel leichter beeinflußbar und heilbar, als dies in Wirklichkeit ist. Auch müßte bei der großen Anzahl der Blutungen in den Fällen von Purpura eine größere Anzahl von Hämorrhagien, die doch alle unter dem gleichen schädigenden Einfluß der verdauenden Wirkung des Harnes stehen, dieselben Veränderungen erleiden, während erfahrungsgemäß das richtige Ulcus simplex fast stets ein einzelnes Geschwür ist und man müßte ferner außer dem Ulcus noch die Reste der anderen Blutungen nachweisen können. Bisher ist der Nachweis für diese Art der Entstehung des Ulcus simplex nicht erbracht und die Annahme Blums demnach bloß eine durch nichts erhärtete Hypothese. Ganz ähnlich verhält es sich mit den Zusammenhängen zwischen Mund- (Tonsillen, Zähnen, Nebenhöhlen)erkrankungen und dem „elusive ulcer" von Hunner und den anderen ihm darin Gefolgschaft leistenden amerikanischen Autoren, ob es sich nun um eine andere geschwürige

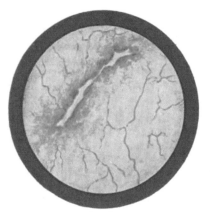

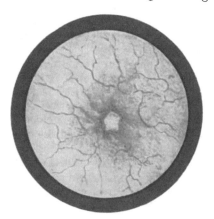

Abb. 38. Ulcus simplex.

Abb. 39. Ulcus simplex.

Erkrankung handelt oder um eine hier in dieses Kapitel gehörige. Es ist aus der großen Reihe amerikanischer Publikationen über dieses Hunnersche Geschwür ersichtlich, daß viele Autoren die von Hunner behauptete bzw. vermutete Ätiologie anerkennen und es liegen tierexperimentelle Ergebnisse vor, welche eine gewisse Stütze für die Annahme Hunners liefern. So haben Bumpus, Meisser, Rosenow von der Klinik Mayo bei einer Reihe von Geschwüren Mandel- und Zahnwurzelerkrankungen festgestellt und bringen diese mit der Entstehung der Geschwüre in Zusammenhang; sie konnten in den als Ausgangspunkt angenommenen Herden bakteriologisch regelmäßig einen Streptokokkus, der einen grünen Farbstoff produzierte, züchten, welcher, zum Tierversuch in Reinkultur verwendet, neben anderen Erkrankungen vor allem stets Erkrankungen des Harntrakts erzeugte, was auch bei Weiterimpfungen von den erkrankten Tieren eintrat. Aus diesen Ergebnissen schließen sie auf eine besondere Affinität dieser Erreger zum Harntrakt und meinen, auf diese Weise den Nachweis der Beziehungen der Herderkrankung zum Ulcus der Blase erbracht zu haben. Hinman hat sogar Kulturen aus solchen exstirpierten Geschwüren der Blase gezüchtet, diese Kulturen Kaninchen intravenös eingespritzt und solche „submuköse" Geschwüre bei den Versuchstieren in der Blase erzeugt wie sie beim Menschen vorkommen. Gegen die Gültigkeit und Verwertbarkeit dieser Annahmen spricht aber mindestens die eine Tatsache, daß kein Fall berichtet erscheint, in welchen die Entfernung der Infektionsherde an Zähnen, Tonsillen usw. beim Menschen Heilung dieser Blasenaffektionen zur Folge hatte, was sogar KEENE, ein eifriger Anhänger HUNNERs, besonders hervorhob. HUNNER geht ja noch weiter; wenn er seinerzeit an Beziehungen seines „elusive ulcer" zu einer granulären Urethritis gedacht und späterhin die bekannte Lehre von der Häufigkeit der Ureterstriktur und deren ätiologischen Beziehungen zu einer ganzen Reihe von Nieren- und Nierenbeckenerkrankungen aufgestellt hatte, so kommt er nun zur Behauptung, daß diese Ureterstriktur in vielen Fällen auch die Ursache des „elusive ulcer" der Blase sei. Er habe in 60 unter 102 Fällen im Laufe von 7 Jahren Besserung der Blasensymptome durch Dehnung der Harnleiterverengerung erzielt. Es gestatten diese hier nach der Literatur mitgeteilten Ergebnisse schon deshalb keine bindenden Schlüsse, weil es einerseits wirklich denkbar wäre, daß diese so merkwürdige Erkrankung der Blase in Amerika an einzelnen Stellen gehäuft vorkommen und an anderen Orten so unbekannt wie bei uns sein könnte; doch scheinen andererseits auch in Amerika selbst gewisse Zweifel zu bestehen, da zum Beispiel WALTHER in einer Aussprache sagte, daß er bei manchen Fällen, die zu ihm mit der Diagnose „Hunner ulcer" kamen, ein Geschwür der Blase nicht finden konnte und trotz eifrigen Suchens an seinem ihm zur Verfügung stehenden, allerdings größtenteils männlichen Krankenmateriale, nie ein solches Geschwür fand. PASCHKIS macht nach dem Befund in einem seiner Fälle auf die Möglichkeit aufmerksam, daß vielleicht der von LIPSCHÜTZ als Erreger des Ulcus vulvae acutum gefundene Bacillus crassus auch für das Ulcus simplex der Blase in Betracht kommen könnte. Es fanden sich in einem Falle (bei einer Virgo) im Ausstrich aus Urethra und Vestibulum vaginae (Kulturen konnten keine angelegt werden, auch der Harn konnte nicht kultiviert werden) die typischen Erreger des Ulcus vulvae acutum (LIPSCHÜTZ) und es wäre somit wegen des auffälligen Umstandes, das beide Geschwürsarten bei Virgines vorkommen, eine gleiche Ursache bzw. Infektion möglich. Auch bei chronischer Niereninfektion kommen solche Geschwüre vor (MILLER, KRETSCHMER) und es hat z. B. NECKER eines in einem Falle von artefizieller Pyelitis und COHN ein Ulcus bei einer Colieiterung der Niere gesehen. Nach den Befunden von KNAPP aus der Abteilung von RUBRITIUS scheint es sogar vorzukommen, daß sich solche unspezifische, hartnäckige Geschwüre auf dem Boden einer ausgeheilten Blasentuberkulose entwickeln. PASCHKIS hat einen Fall längere Zeit beobachtet, in welchem bei einer etwa 30jährigen Frau in der Gegend des Ureters ein nur als Ulcus simplex anzusprechendes Geschwür bestand, das sich der Anamnese nach auf Grund eines im Laufe eines Typhus entstandenen, zwischen Blase und Uterus gelegenen entzündlichen Infiltrates entwickelt hatte, konservativer Spülbehandlung nicht wich; auf Elektrokoagulation schwanden alle Beschwerden, kamen jedoch nach einjähriger Pause wieder; die neuerliche Untersuchung ergab eine analogen Befund wie zu Beginn, doch entzog sich die Patientin der Behandlung. Ein Jahr später erwies sich das Geschwür geheilt und blieb es.

Berücksichtigt man noch die später zu erwähnenden Verschiedenheiten des klinisch-cystoskopischen Bildes und Verlaufes, sowie die der pathologisch-anatomischen Untersuchungen, so muß man wohl zur Überzeugung kommen, daß es sich entweder um verschiedene Grade und Stadien desselben Krankheitsprozesses handelt, der durch ganz verschiedene Ursachen bedingt sein kann oder um eine große Zahl ganz verschiedener Krankheiten, die aber weder ätiologisch noch pathologisch streng und einwandfrei voneinander zu unterscheiden sind. Jedenfalls erscheint auch aus diesen Gründen eine gemeinsame Besprechung aller dieser Geschwürsarten zweckmäßig, da eine Trennung nach ätiologischen oder pathologischen Gesichtspunkten eine heillose Verwirrung bedingen müßte.

## Symptome.

Wenn man die *Symptome* der verschiedenen, hier unter der Bezeichnung *Ulcus simplex* zusammengefaßten Blasengeschwüre ebenso vereinigt besprechen will, so handelt es sich um Schmerzen, Vermehrung der Miktionsfrequenz und Veränderungen des Harnes, vor allem Blutungen. Diese in der Klinik der Blasenerkrankungen ja so überaus häufige Trias ist gar nicht charakteristisch, sicher ist aber, daß fast regelmäßig die Schwere der subjektiven Erscheinungen in auffallendem Mißverhältnis zur Geringfügigkeit des objektiven Befundes steht. Allerdings gibt es andererseits auch Fälle, in welchen die Schmerzen durch Ausstrahlung in den Mastdarm, in die Scheide, in die Leistengegenden, in den Oberbauch, auch vor allem in die Lendengegenden verlegt werden und dadurch ganz andere Erkrankungen vortäuschen. Stehen aber die Blasensymptome im Vordergrund, so findet man stets (bei Tag und Nacht) stark vermehrte Miktion, initialen oder terminalen Miktionsschmerz und Blutungen. Diese letzteren fehlen nie, wenn sie oft auch nur mikroskopisch feststellbar sind oder in Form kleiner blutiger Membranen erfolgen, sie können aber auch recht bedeutend sein und zur Bildung und Entleerung von Gerinnseln führen. Wesentlich ist aber, daß in frischen unbehandelten Fällen stets bloß rote Blutkörperchen, nie Leukocyten in größerer Zahl, als dem Blutgehalte entsprechend, zu finden sind. Bei verschiedenen Fällen prävaliert ein oder das andere der Symptome in ganz besonders starker Weise; so kommt es vor, daß manchmal die Miktionsfrequenz eine derart häufige ist, daß auch die Bezeichnung „*irritable bladder*" (Reizblase) (Reed) oder „*contracted bladder*" (Schrumpfblase) (Frontz) für den Zustand gewählt worden ist.

## Alter und Geschlecht.

Zweifellos ist das weibliche Geschlecht unverhältnismäßig öfter betroffen als das männliche, obwohl die ersten von Fenwick beschriebenen Fälle Männer betrafen und auch in der Statistik von Frontz die Männer überwiegen. Stets handelt es sich um Individuen des jüngeren und mittleren Lebensalters.

## Diagnose.

Diese ist naturgemäß nur durch Cystoskopie möglich; man findet bei dieser in einer sonst vollkommen normalen, keinerlei anderweitigen, auch keine entzündlichen Veränderungen zeigenden Blase, die aber eine mehr minder beträchtliche Herabsetzung des Fassungsvermögens erkennen läßt und oft auf stärkere Dehnung mit krampfhaften Kontraktionen und dabei auch oft mit neu angeregter Blutung antwortet, an verschiedenen Stellen, so am Scheitel, an der vorderen Wand, den seitlichen Anteilen, am Trigonum gewöhnlich ein, selten mehrere anscheinend nur die oberflächlichen Schichten betreffende Substanzverluste. Diese Veränderungen sind manchmal nur durch die glanzlose, stumpfe, düsterrote Färbung kenntlich, während man andere Male in der Umgebung bläschenförmige, dem bullösen Ödem in kleinstem Maßstabe gleichende Gebilde sieht, in älteren Fällen weißlichgraue Epithel-, Schleim- oder Fibrinfetzen zum Teil losgelöst frei flottierend oder dem Grund des Ulcus anhaftend findet, wobei aber auch die Umgebung hämorrhagisch verfärbt sein kann. Es mag auch vorkommen, daß man eine frisch blutende Stelle sieht, was sowohl durch zu starke Füllung als auch durch Berührung des Geschwürs hervorgerufen sein kann. Die Form und Größe der Geschwüre sind sehr verschieden; es gibt eben noch erkennbare stecknadelkopfgroße und bis über zweihellerstückgroße von rundlicher, unregelmäßiger, sternförmiger, streifenförmiger Gestalt. Ein solches Geschwür als ein Ulcus simplex zu bezeichnen und zu behandeln, ist nur dann angängig, wenn alle anderen Möglichkeiten ausgeschlossen sind, vor allem also die Tuberkulose; erst wenn Färbung, Tierversuche, Kultur (nach

LÖWENSTEIN) einwandfrei ergebnislos sind, wenn Lues, Trauma, Tumoren nicht in Betracht kommen, dann erst ist die Diagnose erlaubt. Sie wird dadurch erleichtert, daß, wie schon erwähnt, der objektive Befund so oft durch seine Geringfügigkeit mit der so bedeutenden Heftigkeit der subjektiven Beschwerden kontrastiert, auch die lange Dauer des Leidens, die oft und lange durchgeführten, erfolglosen Behandlungsversuche, die Tatsache, daß manche Fälle eine große Reihe chirurgischer, gynäkologischer, ja sogar urologischer Operationen über sich ergehen ließen — ohne Erfolg (KRETSCHMER u. a.), die Beobachtung, daß sich diese Ulcera bei länger dauernder Kontrolle oft kaum ändern, all diese Dinge müssen an ein Ulcus simplex denken lassen.

## Behandlung.

Zur Beseitigung des Geschwürs dienen konservative und operative Maßnahmen. Von ersteren kommen selbstverständlich die mannigfachsten, zur Blasenspülung angewandten Mittel, vor allem das salpetersaure Silber und Milchsäure in Betracht, die, wie gewöhnlich, in geringer Stärke verwendet werden; FENWICK hatte gute Erfolge damit. Bei Versagen dieser Behandlung — und das ist wohl beinahe die Regel — erscheinen Versuche mit direkter Applikation stärkerer Argentum nitricum-Lösung (1—4%) oder auch von Jodtinktur unter Leitung des Auges im Endoskop oder Cystoskop gerechtfertigt. PASCHKIS empfiehlt einen Versuch mit den auch bei anderen Geschwürsbildungen und akuten Erkrankungen der Blase mit Erfolg verwendeten Ölen (Agoleum, Gomenol), auch mit Metem, bevor man zu den verschiedenen endovesicalen Eingriffen und blutigen Operationen rät. Die ersteren auch schon in früheren Perioden der urologischen Arbeit in Form der Auskratzung, sei es wie bei Frauen nach Erweiterung der Harnröhre unter Leitung des Fingers, sei es durch ein Operationscystoskop unter Leitung des Auges ausgeführt, sind ebenso wie die Kauterisation für einzelne Fälle sicher brauchbar; in neueren Zeiten hat sich die Behandlung mit Hochfrequenzstrom, die Fulguration, wie sie schon BUERGER empfahl, bzw. die Elektrokoagulation nach BEER in manchen hartnäckigen Fällen bewährt (KRETSCHMER, RATHBUN, HYMAN, KREUTZMANN), auch Fulguration bei offener Blase wurde mit Erfolg versucht (FURNISS). Selbstverständlich ging man schon seit jeher bei allen Fällen, in denen konservative Behandlung versagte, zu energischen, blutigen Methoden über, zur Eröffnung der Blase und Excochleation, Verschorfung oder Excision der kranken Partie (LE FUR, LEGUEU). Heute wird ganz besonders in Amerika, wo diese verschiedenen Ulcera den Berichten nach keineswegs so zu den Raritäten gehören wie bei uns, die baldigste radikale Operation sehr warm befürwortet, bzw. fast regelmäßig ausgeführt; die Erfolge, über die die verschiedenen Autoren berichten, sind sehr gut (HUNNER, KRETSCHMER, BUMPUS-MEISSER, FRONTZ, GERAGHTY u. v. a.).

Die Operation erfolgt in der allgemein üblichen Weise und besteht gewöhnlich in einer Resektion des erkrankten Bezirkes, der ja nach den Mitteilungen am häufigsten in den freien, beweglichen Teilen der Blase gelegen ist. Es wird dabei manchmal ein recht beträchtlicher Teil der Blase entfernt. Der Grund für diesen Radikalismus soll darin gelegen sein, daß mikroskopische Untersuchungen an exzidierten Geschwüren eine Erkrankung der gesamten Blasenwand ergeben haben, die flächenhaft weit das Gebiet der cystoskopisch geschwürig veränderten Schleimhautpartie überschreitet, ja in einzelnen Fällen soll nach HUNNER auch das Cystoskop eine mehrere Zentimeter im Umkreis betragende Schleimhautveränderung in der Umgebung der kleinen Geschwüre zeigen.

Rezidive können nach jeder Behandlungsmethode vorkommen.

*Mikroskopische Untersuchungen* ergeben nebst dem Defekt des Oberflächenepithels Ödem und Infiltrate in der Submucosa, sowie reichlich Neubildung von Capillargefäßen wie bei der auch sonst häufig bei Blasenerkrankungen gefundenen *Cystitis proliferans*; die Infiltrate reichen manchmal bis in die Muscularis, ja sogar bis an den Serosaüberzug. Kretschmer hat in der Nachbarschaft solcher Geschwürsflächen Becherzellenbildung, Cystitis glandularis, Hunner die Umwandlung des gewöhnlichen Übergangsepithels in Plattenepithel an den Rändern des Geschwürs beobachtet, Vorgänge, die bei der Chronizität des Prozesses nicht weiter verwunderlich und vor allem nicht charakteristisch sind. Es ist aber jedenfalls recht merkwürdig, daß nach Hunner auch bei scheinbar ganz oberflächlichen Ulcerationen die ganze Blasenwand in großer Ausdehnung erkrankt sein kann, wonach man also die Einteilung in oberflächliche und tiefgreifende callöse Geschwüre (Buerger) aufgeben müßte.

## IV. Ulcus incrustatum.

Das Ulcus incrustatum ist nach Fenwick eine späteres Stadium des Ulcus simplex; von anderen wird es in die Gruppe der chronischen Cystitis eingereiht, wieder andere (Paschkis, Gg. B. Gruber) halten es für einen eigenen Krankheitsprozeß.

Es finden sich bei dieser Erkrankung eine oder gewöhnlich mehrere, weißlichgraue, unregelmäßig ins Blasencavum vorspringende, aus Kalksalzen bestehende Plaques von ungefähr Hellerstückgröße, die auf einer ulcerierten Schleimhaut festhaften (Stalaktitengeschwür).

## Ätiologie.

In den bisher recht spärlichen Mitteilungen erscheinen mehrfach zwei wahrscheinlich ganz verschiedene Dinge zusammengeworfen und es ist nach Paschkis zweckmäßig, das hier zu besprechende *Ulcus incrustatum* als einen Krankheitsprozeß sui generis von der viel häufiger zu beobachtenden *inkrustierenden Cystitis* zu trennen, um so mehr, als die Annahme berechtigt erscheint, als würde das erstere nicht nur klinisch, sondern auch pathogenetisch und vielleicht auch pathologisch-anatomisch eine eigene Stellung haben. Man muß allerdings zugestehen, daß mitunter eine ganz scharfe Trennung nicht durchführbar ist. Ein Hauptunterschied liegt darin, daß beim Ulcus incrustatum die Nekrose des Gewebes weit in die Tiefe reicht, während sie in den anderen Fällen nur oberflächlich ist. Bekanntlich pflegen sich Fremdkörper und andere, als Fremdkörper wirkende organische Substanzen in der Blase oftmals zu inkrustieren, d. h. mit Kalksalzen aus dem Harn zu imprägnieren, wobei vielleicht die Infektion mit bestimmten Erregern eine Hauptrolle spielt; es handelt sich hierbei oft um abgestorbene, nekrotische Gewebsanteile, die an der Unterlage, der Blasenwand, festhaften (Papillomzotten, nekrotische Carcinompartien, an Ulcerationen festhaftende Fibrin-, Schleim-, Eiterflocken und Bakterienhaufen); für diese Art mag es berechtigt sein, mit François als ursächliche bzw. Begleiterkrankungen die Gonorrhöe, die Striktur, Papillom, Prostatahypertrophie, akute und chronische Cystitis, mit Caulk außerdem noch Nierentuberkulose, Pyelonephritis, Vesicovaginalfisteln, Fremdkörper anzunehmen. Hager, der so wie auch andere Autoren die Trennung nicht so scharf durchführt, findet, daß bei Frauen die Krankheit anamnestisch oft auf eine Schwangerschaft zurückreicht, bei Männern der Krankheitsbeginn in die Zeit vor oder nach einer Prostatektomie fällt. Eine verhältnismäßig große Zahl der bekannten Fälle, der ersteren Art steht in einem mindestens zeitlichen, vielleicht auch ätiologischen Zusammenhang mit dem Puerperium (Latzko, Zuckerkandl, Paschkis, Rubritius, Caulk, O'Neill), wobei möglicherweise eine mechanische

Schädigung der Blasenwand (GRUBER) oder vielleicht eine Veränderung des Kalkgehaltes des Blutes bei gleichzeitiger eigenartiger Infektion, welche eine Gefäßschädigung der umschriebenen Stellen hervorrufen müßte (PASCHKIS),

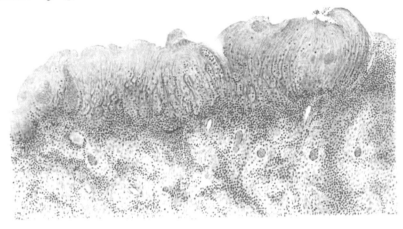

Abb. 40. Hämalaun-Eosin. Vergr. 110. In der oberflächlichen Nekrose gitterförmige Verkalkungen, in der Tiefe gefäßreiches Granulationsgewebe.

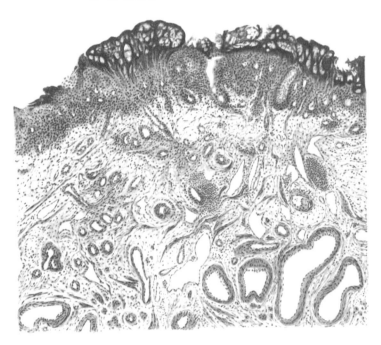

Abb. 41. Hämalaun-Eosin. Vergr. 42. Ältere Kalkinkrustation; nekrotische Oberflächenanteile; Ödem der tieferen Gewebsabschnitte; auffallende Weite der Gefäße.

das Primäre sein könnte. Diese Form kann als *puerperales Ulcus incrustatum* bezeichnet werden. Diese Geschwüre sitzen fast stets in der Gegend der Harnleiteröffnungen, die mitunter von dem Geschwür rings umgeben sind. RUBRITIUS, der diesen „inkrustierten Geschwüren an den Harnleitermündungen" eine klinische Selbständigkeit zuspricht, glaubt an einen kausalen Zusammenhang der Geschwüre mit Erkrankungen der Niere; in einem seiner Fälle, der diese Ansicht stützt, bestand eine Pyelonephritis, die zur Bildung kleiner Konkremente geführt hatte; er stellt sich vor, daß durch den Abgang der kleinen Steinchen Verletzungen der Schleimhaut am Ureterostium entstanden, die den aus der Niere stammenden Bakterien die Ansiedlung und Vermehrung ermöglichten; durch Zugrundegehen der Keime würde bei der bestehenden Disposition zur Steinbildung Gelegenheit zur Inkrustation der um den Ureter gelegenen Geschwürsfläche gegeben. Die gleiche Ansicht spricht übrigens schon Paschkis aus, der bei 4 Fällen, die sämtlich Männer betrafen, vorherigen Steinabgang und bestehende Disposition zur Steinbildung für Läsionen der Schleimhaut und Inkrustation derselben verantwortlich macht, und der Ansicht ist, daß man diese Fälle mit gleichzeitiger oder vorhergegangener (vielleicht analoger) Erkrankung des Nierenbeckens oder Harnleiters als eine zweite Sondergruppe bezeichnen solle. Auch Beobachtungen anderer Autoren beweisen das verhältnismäßig häufige gleichzeitige Vorkommen von Steinen in der Niere Langworthy, Hager) bei dieser im allgemeinen seltenen Erkrankung. Der Nachweis von Inkrustationen im Nierenbecken (Caulk, Paschkis) ist eine weitere Stütze für diese Annahme. Des weiteren glaubt aber Paschkis, daß auch bestimmte bakterielle Infektionen vorliegen müssen, wofür insbesondere der gute Behandlungserfolg Caulks mit einer Aufschwemmung von Bac. bulgaricus in einem hartnäckigen Falle spricht. Kürzlich haben Hagar und Magath durch bakteriologische, kulturelle und tierexperimentelle Versuche aus den erkrankten Stellen bei drei Fällen inkrustierender Cystitis einen gramnega-

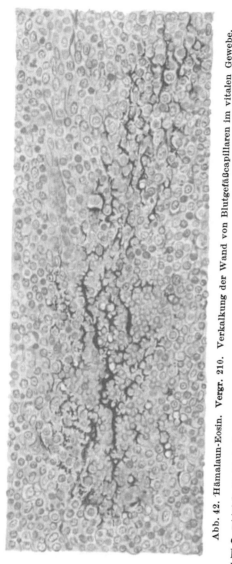

Abb. 42. Verkalkung der Wand von Blutgefäßcapillaren im vitalen Gewebe. Vergr. 210. Hämalaun-Eosin.

tiven Bacillus rein gezüchtet, der dem bei Ozaena isolierten ähnlich war und den sie Salmonella ammoniae nennen. Sie haben im Tierversuch analoge inkrustierte Geschwüre erzeugen können, halten es für wahrscheinlich, daß der Erreger aus dem Darmtrakt stamme und daß die Erkrankung dadurch zustande komme, daß bei einer schon vorhandenen Blasenerkrankung dieser Erreger sich in der schon erkrankten Blase ansiedle. Der Erreger habe die Fähigkeit bei seinem Wachstum eine Urease freizumachen, welche ihrerseits wieder imstande ist, Harnstoff in Ammoniak umzuwandeln und den Harn somit alkalisch zu machen.

In einem jüngst mitgeteilten Falle hat ZINNER bei einer 57jährigen Frau, der 24 Jahre vorher wegen Inkontinenz eine Paraffininjektion gemacht worden war, zwei Ligatursteine und nachher noch durch hohen Blasenschnitt ein Ulcus incrustatum entfernt; als Basis dieses letzteren fand er Paraffin. Es ist wohl fraglos, daß dieser Fall nicht als Ulcus incrustatum, sondern, so wie die Ligatursteine, als Fremdkörperinkrustation mit Steinbildung aufzufassen ist. Natürlich ist es nicht richtig, von einem „Ulcus simplex incrustatum" zu sprechen, wie dies SIROWICZA tut, der in seiner Arbeit vier Fälle beschreibt, von denen aber nur zwei dem Typus des Ulcus incrustatum entsprechen. Allem Anscheine nach handelt es sich also beim Ulcus incrustatum um einen Krankheitszustand, der durch verschiedene Ursachen entsteht, wenn auch das Bild ein ziemlich einheitliches ist.

## Symptome.

Die *Symptome* sind gewöhnlich die einer allerschwersten Cystitis mit stark verminderter Fassungskraft der Blase und dementsprechender, sehr häufiger Harnfrequenz; der Harn enthält Blut und Eiter, ist oft alkalisch, kann aber auch saure Reaktion zeigen; er enthält oft Bröckel, die aus Kalksalzen bestehen, grauweißlich und zerreiblich sind, manchmal kommt es zum Abgang größerer, frei gewordener Inkrustationen, kleiner Steinfragmente, die dann zu ganz besonders intensiven und schmerzhaften Exacerbationen und zu all den Beschwerlichkeiten der Steinkrankheit Veranlassung geben können.

## Diagnose.

Die *Diagnose* erfolgt durch Cystoskopie und kann manchmal recht schwierig sein; in den Fällen, in welchen das Ulcus incrustatum sich in einer sonst ziemlich gesunden Blase, die daher auch entsprechend gut zu untersuchen ist, findet, wird der Untersucher, dem die Erkrankung bekannt ist, bzw. der an sie denkt, wohl die richtige Diagnose stellen. Es können aber sehr leicht Verwechslungen mit nekrotischen oder inkrustierten Geschwülsten, angewachsenen und Ligatursteinen, mit Leukoplakie besonders dann vorkommen, wenn die starken entzündlichen Veränderungen die Fassungskraft und Übersichtlichkeit der Blase stark vermindert haben. Mitunter findet man auch größere, frei gewordene Konkremente in der Blase, die dann um so eher zu Irrtümern Anlaß geben können, indem man auch sie für das gleiche halten kann, wofür man das inkrustierte Ulcus hält. Mehrmalige Untersuchungen, der Nachweis des Festhaftens der Inkrustation, die nach Abbröckeln zum Vorschein kommende, ulcerierte, blutende Schleimhaut werden die Diagnose ermöglichen.

*Mikroskopische* Untersuchungen an operativ gewonnenen Präparaten haben in das Wesen des Prozesses bisher nicht viel Licht gebracht. Stets erweist sich das Epithel der Blasenschleimhaut der Ausdehnung des Ulcus entsprechend als fehlend, an den Rändern des Geschwürs ist das Blasenepithel in seiner bekannten Form vorhanden, doch trifft man in manchen Fällen daselbst Veränderungen, wie man sie in gewohnter Weise oft bei chronischen Reiz- und Entzündungsprozessen in der Blase sieht: Plattenepithel mit und ohne Verhornung oder die Bilder der Cystitis cystica und glandularis mit reichlichen Becherzellen (STOERK-ZUCKERKANDL). An Stelle des Epithels findet sich eine verschieden geformte und verschieden tief reichende Verkalkungszone, darunter ein sehr gefäßreiches, manchmal ödematös durchtränktes Granulationsgewebe, in dem gelegentlich sogar in den tieferen Anteilen Kalkmassen, von Fremdkörperriesenzellen umgeben (PASCHKIS), vorkommen. ZUCKERKANDL fand mikroskopisch in seinem Falle in den oberflächlich gelegenen Geschwürsanteilen ungeheure Mengen von Bakterien und auch RUBRITIUS erhob gleiche Befunde, hingegen vermißten PASCHKIS und auch GRUBER diese Tatsache in ihren Fällen.

Die Verkalkung scheint nach den Befunden von Paschkis und Gruber in ganz verschiedener Form und Stärke aufzutreten; es finden sich sowohl gitterförmige, als auch schollige und staubwolkenartige Formen; die Kalkmassen zeichnen sich bei der gewöhnlichen Hämatoxylin-Eosinfärbung durch die auffallend starke Annahme des blauen Farbstoffes aus. Das Rundzelleninfiltrat beginnt unter der Nekrose und reicht bis gegen den Serosaüberzug, nimmt aber tiefenwärts an Stärke ab; es enthält auch Plasmazellen. Einmal fand Paschkis Verkalkung von Capillaren in noch lebendem Gewebe (Abb. 42). Aus den wenigen mikroskopischen Befunden, die so verschieden sind, kann man sicherlich keine für das Ulcus incrustatum charakteristische Veränderungen ableiten. Die Inkrustation als solche ist wohl, wie dies auch Gruber meint, nicht das Wesentliche, das Primäre muß wohl die Schädigung der Blasenwand sein. Ob und inwieferne eigenartige Infektionserreger eine Rolle spielen oder ob es sich auch hier um eine Systemerkrankung handelt mit gleichzeitiger oder primärer Erkrankung des Nierenbeckens und Harnleiters, wie Paschkis dies für möglich hält, muß vorläufig dahingestellt bleiben.

Der Verlauf ist chronisch und erstreckt sich gewöhnlich über mehrere Jahre. Konservative Behandlungsversuche mit Spülungen verschiedenster Art, Dauerkatheterbehandlung, selbstverständlich mit Versuchen der Ansäuerung des oft alkalischen Harns, auch durch innerliche Mittel, sind gewöhnlich ohne Erfolg, wenn auch vielleicht einmal Spülungen mit verdünnten Säurelösungen ($1\,^0/_{00}$ Salzsäure Lermon) helfen können. Ebenso haben die bei Frauen vorgenommenen Excochleationen nach Erweiterung der Harnröhre öfter nur vorübergehende Besserung erzielt. Die Methode der Wahl ist die Eröffnung der Blase mit breiter und tiefer Excision der Geschwüre und Naht, die in den meisten Fällen Heilung herbeiführt; allerdings kommt es gelegentlich trotzdem zu Rezidiv (Caulk, Gruber); ersterer erzielte schließlich durch Blasenspülung mit einer Aufschwemmung von Milchsäurebacillen Heilung, welche Behandlung auch von Hager und Thomas empfohlen wird, letzterer durch große Dosen von Phosphorsäure Besserung. Es wird selbstverständlich auch ein Versuch, die ulcerösen Stellen mit Elektrokoagulation zu behandeln, berechtigt sein, doch hat sich auch dies in Grubers Fall als vergebliches Bemühen erwiesen, das das Rezidiv nicht verhindern konnte.

Von *Komplikationen* ist eigentlich nicht viel bekannt; nur kann es, da die Ulcera mit Vorliebe an den oder um die Harnleiterostien sitzen, durch Schädigung der Verschlußfähigkeit zu den wohlbekannten akuten oder chronisch ablaufenden Nierenstörungen kommen (Paschkis, Rubritius); im Falle von Paschkis mußte nach Excision des den Ureter umgreifenden Geschwürs, wobei der Harnleiter abgekappt wurde, von Zuckerkandl die Niere sekundär entfernt werden. Auch von Rubritius wurde der Harnleiter in mehreren Fällen intramural abgekappt, wobei allerdings nur ein 2—3 mm langes Stück wegfiel; nur einmal entstand eine leichte Pyelitis. Es ist in solchen Fällen zweckmäßig, den Harnleiter mittels Naht an den Rand der Blasenschleimhaut zu fixieren, in den Harnleiter einen Katheter einzuführen und diesen durch die Harnröhre nach außen zu leiten. Das alles geht nur, wenn man den Harnleiterstumpf in der Wunde findet, was im Falle Paschkis-Zuckerkandl nicht der Fall war.

# V. Schrumpfblase.

Als *Schrumpfblase* im eigentlichen Sinne des Wortes wird eine Blase dann bezeichnet, wenn ihr Fassungsvermögen dauernd gänzlich oder beinahe vollkommen aufgehoben ist; in allen anderen Fällen, in denen dieser Symptomenkomplex nur vorübergehend besteht, mag man von einer „*symptomatischen*" Schrumpfblase sprechen.

Die Entstehung des *dauernden* Zustandes läßt sich auf verschiedene Ursachen zurückführen; in gleicher Weise kann aber eine ganze Anzahl verschiedener Krankheiten der Blase eine „symptomatische" Schrumpfblase bewirken; es sind dies vor allem die Tuberkulose, akute und chronische Entzündungen der Blase, Steine, Geschwüre (FENWICK hat die Schrumpfblase als Endstadium seines „simple solitary ulcer of the bladder" betrachtet, FRONTZ als „contracted bladder" die Blase mit einem Ulcus simplex bezeichnet), ferner gewisse Formen der Prostatahypertrophie bzw. Sphinctersklerose und die seltenen, anfangs und längere Zeit unter dem Bilde einer chronischen Cystitis verlaufenden Carcinome. Naturgemäß wird bei diesen Fällen der Zustand nie als Schrumpfblase allein, sondern nach dem Grundleiden bezeichnet, eventuell z. B. als tuberkulöse Schrumpfblase usw. Die Erfahrung lehrt, daß in der weitaus größeren Mehrzahl dieser Fälle die Erscheinungen der Schrumpfblase nach Behebung des Grundleidens, falls dies möglich ist, ganz oder großenteils schwinden und dem Normalzustande weichen. Andererseits aber gibt es Fälle, in welchen trotz Ausschaltung der primären Ursache oder spontan, ganz allmählich eine dauernde irreparable Schrumpfblase entsteht. PASCHKIS hat eine Anzahl von Fällen zusammengestellt, von denen sich einige als Folgen künstlich hervorgerufener Blaseninfektionen [artefizieller Cystitis bei Kriegsteilnehmern (NECKER)], andere als Folgen einer im Verlaufe chronischer Cystitis entstandenen Leukoplakie auffassen lassen, doch scheinen auch ulceröse, postgonorrhoische und andere chronische Cystitiden gelegentlich zu einer Schrumpfblase führen zu können.

Eine eigentümliche Entstehung einer Schrumpfblase ist die von GAYET und BANSILLON beobachtete; eine Frau hatte sich eine als Abortivum gedachte Lösung von Seife und Essig statt in die Scheide in die Blase eingebracht; die Folge war eine nekrotisierende Entzündung der Blase, deren Endausgang eine Blase, die selbst fast keinen Hohlraum hatte, wo aber die 180 ccm betragende eingespritzte Flüssigkeit durch die enorm erweiterten Harnleiter in die gleichfalls stark erweiterten Nierenbecken strömte. Über einen ähnlichen Fall ohne ausgesprochene Schrumpfblase hat PASCHKIS berichtet.

Die *mikroskopischen Befunde* sind auch bei dieser Krankheit nicht charakteristisch; man findet Umwandlung des Oberflächenepithels in Plattenepithel oder Verhornung, Neubildung zahlreicher Capillaren in der Submucosa, Ödem, das manchmal bis in die Muscularis reicht, Rundzelleninfiltrate, die gleichfalls in die tiefen Schichten sich erstrecken, kurz es kann danach die Schrumpfblase nur als das Resultat einer chronischen, interstitiellen Cystitis bezeichnet werden.

Das *Krankheitsbild* ist durch den Namen genügend charakterisiert: quälendes, in kurzen Pausen wiederkehrendes, in höheren Graden dauerndes Miktionsbedürfnis, Tenesmen, Schmerzen, Inkontinenz; das Aussehen des Harnes ist ein wechselndes, Eiter, Blut, Schleim sind in verschiedenstem Mengenverhältnis stets vorhanden; bakteriologisch findet man alle möglichen Keime, vor allem natürlich Bacterium coli; die Reaktion des Harnes kann sauer sein, häufiger ist sie alkalisch; dementsprechend hat der Harn sehr oft einen üblen Geruch.

*Geschlecht und Alter* sind ohne Einfluß.

Der *Verlauf* ist stets sehr chronisch, die Ausbildung der endgültigen Schrumpfblase dauert manchmal jahrelang; in dieser Zeit wechseln Perioden anscheinender Besserung mit heftigen Verschlechterungen. Früher oder später stellen sich fast stets sekundäre Nierenbecken- und Nierenveränderungen ein.

Die *Behandlung* ist anfangs eine symptomatische und entspricht der bei der chronischen Cystitis. Spülungen, Instillationen mit verschiedenen antiseptisch und anästhetisch wirkenden Mitteln neben interner Darreichung von Harndesinfizienzien und rectaler Anwendung schmerz- und krampflindernder Mittel. Bei den artefiziellen Infektionen hat sich, wie bekannt, das Neosalvarsan außerordentlich

bewährt (Necker); auch Blum hat in zwei Fällen von artefizieller Schrumpfblase durch lang dauernde Neosalvarsanbehandlung schließlich Heilung erzielt.
Längeres Tragen von Dauerkatheter bzw. Bettruhe mit demselben lindert
öfter vorübergehend die heftigsten Erscheinungen, doch wird er oft nicht vertragen. Früher oder später erweist sich die Anlegung einer suprapubischen
Blasenfistel als unvermeidlich. Manchmal wird, wenn trotz der Fistel Harndrang, Krämpfe, Schmerzen unerträglich bleiben, die totale Ausschaltung
der Blase durch Ureterostomie oder Nephrostomie unvermeidlich sein. In
den Fällen, in welchen der Zustand des Patienten es erlaubt, kommt eine der
Methoden der plastischen Neubildung der Blase durch Ausschaltung eines
Darmanteiles in Betracht und es ist schon eine Anzahl derartiger Operationen
bei tuberkulöser oder traumatischer Schrumpfblase mit Erfolg durchgeführt
worden. Kausch hat eine tiefe Ileumschlinge ausgeschaltet und dieselbe später
mit der kaum eine Fingerkuppe großen Schrumpfblase unter großen Schwierigkeiten vereinigt; die neue Blase faßte nach Heilung 200 ccm; es dürfte sich wohl
um eine tuberkulöse Schrumpfblase gehandelt haben. Berichte über derartige
Operationen liegen von Mayer, Birnbaum, Scheele vor; Mayer und Birnbaum
verwendeten Dickdarm, Scheele Ileum, die experimentellen Grundlagen sind
von Foggi und Tizzoni, Enderlen, Mikulicz und zuletzt in genauester Weise
von v. Gaza studiert und ausgearbeitet worden. In letzter Zeit hat Strassmann
bei einem Falle einer durch chemische Verätzung entstandenen bloß eine finger-
kuppegroßen Schrumpfblase durch Verlagerung des S. romanum und Anastomose
mit der Blase in einer Sitzung einen ausgezeichneten Erfolg erzielt. Die Implantation des Ureters der gesunden nach Exstirpation der schwer tuberkulösen,
verbleibenden Niere in die Flexur mittels einer Witzelschen Fistel hat Flörcken
in einem Falle bei schwerster tuberkulöser Schrumpfblase ausgeführt.

## VI. Einfaches, perforierendes Geschwür der Blase. Spontanruptur.

Von einzelnen französischen und englischen Autoren (Oliver, le Fur,
Legueu, Lefèvre) liegen Veröffentlichungen über selten vorkommende Fälle vor,
die von den Autoren als *einfaches, perforierendes Geschwür der Blase* bezeichnet
werden. Mit dem Krankheitsbild der unter diesem Schlagwort mitgeteilten
Fälle stimmen die Erscheinungen bei der *Spontanruptur* so sehr überein, daß
beide Krankheiten, nur schwer voneinander trennbar, am besten hier zusammen
besprochen werden. Im Gegensatz zu dieser hier vertretenen Ansicht hat le
Fur in seinem Buche auf Grund weit zurückgreifender Literaturstudien folgende
Einteilung getroffen. Er unterscheidet: 1. Die einfachen und akut perforierenden,
gewöhnlichen Geschwüre; 2. die perforierenden Geschwüre durch Gangrän;
3. die Perforationen im Verlaufe eines chronischen Ulcus simplex; 4. die akut
perforierenden Geschwüre im Verlaufe organischer Erkrankungen der Blase.
Ferner trennt er die in einem eigenen Kapitel besprochenen Ulcerationen zweifelhafter Natur in 1. Spontanrupturen der Blase, 2. gewisse Formen, fälschlich
als tuberkulös bezeichnete Ulcerationen, 3. gewisse Geschwüre, die sich im
Verlaufe gewisser Krankheitszustände der Blase entwickeln und fälschlich
als symptomatisch bezeichnet werden. Bei aller Anerkennung des großen
Wertes des le Furschen Buches und der ungeheuren Arbeitsleistung, die sich
in demselben dokumentiert, ist diese Einteilung heute nicht mehr durchführbar,
die übrigens auch in keiner der späteren, spärlichen Mitteilungen zu finden
ist. Es wäre das beste, statt das Chaos der Bezeichnungen zu vergrößern, die
Bezeichnung „*einfaches perforierendes Geschwür*" verschwinden zu lassen und
die Fälle als zu den *Spontanrupturen* gehörig zu betrachten.

Von einem einfachen perforierenden Geschwür ist seit vielen Jahren in der Literatur nichts mehr zu finden. Bei den Rupturen der Blase werden die häufiger vorkommenden, hier nicht zu besprechenden *traumatischen* von den *nichttraumatischen* (oder wie sie verschiedentlich bezeichnet werden: *spontanen, idiopathischen* oder *pathologischen*) Rupturen unterschieden. Man muß ohne Zweifel BLOCK beistimmen, wenn er POUSSON zitierend, meint, daß der Ausdruck „spontan" falsch sei, da eine völlig gesunde Blase ganz ohne Ursache nicht berste, es müsse doch irgendwo ein pathologischer Prozeß vorliegen und es sei daher richtiger, diese Rupturen als *„pathologische"* zu benennen. Und so wie man eigentlich als spontane Rupturen nur die Fälle anerkennen könnte, in welchen eine Ruptur einer *nachgewiesenermaßen* vorher völlig gesunden Blase eintrat, dürfte man nur dann von einem einfachen *perforierenden Geschwür* sprechen, wenn das Vorhandensein des *einfachen Geschwürs* vorher festgestellt war. Es sind spontane Blasenrupturen in Fällen beschrieben, in denen sich Steine (PIKE) oder Fremdkörper der Blase fanden, ferner in Fällen, in welchen anamnestisch oder bei der Operation oder Obduktion Hindernisse für den Abfluß des Harnes (Prostatahypertrophie), Strikturen mit Balkenblase (LEHMANN) und Divertikelbildungen (SCHAUMANN, GEISINGER, GRÜNBAUM, JEMKEL) bei am Orificium internum sitzenden Carcinom (BITSCHAI) nachweisbar waren; dazu kommt noch die verhältnismäßig große Zahl der in schwerer Betrunkenheit entstandenen (WAGNER, DOBROWOLSKAYA, WISCHNEWSKY, HANSEN, EICK, BRENNER u. v. a.). In all diesen Fällen erscheint uns die Möglichkeit einer Ruptur aus geringfügigen, der Beobachtung der Patienten entgehenden Ursachen leicht verständlich, und es können mitunter scheinbar spontan entstandene Rupturen späterhin aus der Anamnese als traumatische erkannt werden (CROSBIC). Daß Spontanrupturen einer carcinomatösen Blase (CROSBIE, CAULK, GAGSTATTER) oder einer Blase, die Sitz eines tuberkulösen Blasengeschwürs ist (CAULK, STUTZIN), vorkommen können, ist vollkommen begreiflich. GORDON beschreibt eine Spontanperforation eines Divertikels während der Miktion. Doch sind anderseits Fälle beschrieben, in welchen, wenn man auch an die spontane Entstehung glauben muß, die Erklärung außerordentliche Schwierigkeiten macht; so hat HAMMOND einen Fall mitgeteilt, nach welchem ein junger Mann mit einer akuten Gonorrhöe vier Tage nach Krankheitsbeginn wegen Miktionsschwierigkeit stark pressen mußte, was zur Ruptur führte. Ebenso merkwürdig ist der Fall REJSEKs, in welchem es bei der Cystographie der entzündeten Blase eines 68 jährigen Mannes zur Ruptur kam, die auch am Röntgenbild nachweisbar war. Die Entstehung wird hier auf heftige Kontraktion der Blase zurückgeführt. Die Schwierigkeiten der Deutung solcher Fälle ist z. B. aus der Schilderung des von EICK mitgeteilten Falles ersichtlich, der eine spontane Ruptur bei einem Manne nach reichlichem Biergenuß beobachtete; es war dies derselbe, der seinerzeit von HOSEMANN operiert worden war; der Mann hatte also neuerlich eine Spontanruptur der Blase erlitten und wurde beide Male durch die Operation geheilt. Während aber das erste Mal kein Anzeichen für eine Tabes vorlag und die Wassermannsche Reaktion negativ war, ergab diesmal die Wassermannsche Reaktion im Blut und im Liquor positiven Ausfall und es fanden sich auch sonst Zeichen einer Erkrankung des Nervensystems. Es ist übrigens interessant, daß auch KATZENSTEIN einen Fall sah, der gleichfalls 5 Jahre nach einer Ruptur der Blase in Trunkenheit wiederum eine Spontanruptur erlitt und gleichfalls geheilt werden konnte. Die Wandveränderung durch Decubitus, Entzündung, die Wandverdünnung können ein prädisponierendes Moment für die Perforation bei Zunahme des Innendruckes darstellen, ebenso auch die starke Füllung der Blase bei Alkoholisierten, denen erstere nicht zum Bewußtsein kommt. In gleicher Weise lassen sich ungezwungen die Blasenrupturen bei anatomischen Erkrankungen des Nervensystems erklären, wie solche bei Luetikern (Dittrich), Geisteskranken, cerebralen und spinalen Störungen bekannt sind; bei Paralyse Fälle von Vigouroux, Collier, Herting, Posner-Frank, Edel, Morel-Raymond, bei Myelitis von Drummond, bei Polyneuritis von Paschkis, bei Encephalitis lethargica (Perruci), bei Rückenmarkschuß (Keppler). In diesen Fällen können trophische Ernährungsstörungen der Blase als Ursache herangezogen werden. Jedenfalls kann man für fast alle bisher erwähnten Arten vorhanden gewesene Wandveränderungen der Blase annehmen.

Ob die Fälle, in denen die Ruptur durch Anstrengung der Bauchpresse gewöhnlich beim Heben von Lasten u. a. (Fälle von Assmuth, Seldowitsch), beim Trompetenblasen (Fenwick), beim Bücken und angestrengten Aufrichten mit voller Blase (Zuckerkandl), in der Narkose (Stein, Gouley), während der Geburt (Rivington, Wilkinson u. a.), während einer Wehe (Porter) entstand, hierher gehören, ist zweifelhaft. Eher ist das der Fall bei Retroversio uteri gravidi, wobei die Ruptur schon in den ersten Monaten der Schwangerschaft entsteht (Treupel, Martin, Chattaway, Schickelé). Ganz rätselhaft sind aber Fälle wie der von Lefèvre als einfaches perforierendes Geschwür mitgeteilte, in welchem es sich um eine wegen eines eingeklemmten Schenkelbruches operierte 58jährige Frau handelte, die, geheilt, nach drei Wochen entlassen werden sollte und plötzlich beim Versuch zu urinieren, mit heftigen Schmerzen neuerlich erkrankte, ohne urinieren zu können; einige Tage später ergibt die Obduktion der unter allmählich zunehmenden peritonealen Erscheinungen gestorbenen Patientin eine Perforation der Blase. Ein ganz merkwürdiger Fall ist auch der von Castaigne als Ulcus simplex beschriebene, gleichfalls letal ausgegangene Fall einer spontanen Blasenperforation. Vergleicht man diesen Fall mit den als Spontanruptur aufgefaßten Fällen der älteren und neueren Literatur (Assmuth, Moser, Oehlecker, Fraser, Hosemann), so erscheint die Ähnlichkeit unverkennbar.

## Symptome.

Die *Symptome* sind vor allem die des allgemeinen Shocks, wie bei allen Bauchverletzungen, doch können sie auch fehlen oder nur ganz gering sein. Von den lokalen Erscheinungen ist es der starke Harndrang bei Unmöglichkeit, den Harn zu entleeren; dabei bestehen heftige Schmerzen in der Blasengegend.

Die *Untersuchung* ergibt gewöhnlich Muskelspannung und Schmerz in der Blasengegend, auffallenderweise fehlt mitunter jede Bauchdeckenspannung, die Blasendämpfung ist oft vorhanden, die trotz der Perforation mitunter gefüllte Blase kann sicht- und tastbar sein. Der Katheterismus fördert blutigen oder gelegentlich einmal auch unblutigen Harn (Hosemann) in verschiedener Menge zutage. Es kann auch hier wie bei den traumatischen Rupturen vorkommen, daß durch den Katheter abnorm große Flüssigkeitsmengen mit außerordentlich hohem Eiweißgehalt abströmen, wenn der Katheter durch die Rißstelle ins Peritoneum gelangte, welches, durch den Harn gereizt, große Mengen stark eiweißhaltiger Flüssigkeit exsudiert, die dann mit dem angesammelten Harn entleert werden. Bei größerer Flüssigkeitsansammlung in der Bauchhöhle läßt sich manchmal die Flüssigkeit nachweisen; die Pulsfrequenz nimmt rasch zu (im Falle Mosers stieg sie im Laufe von fünf Stunden auf 128).

## Diagnose.

Die *Diagnose* ist nicht allzu leicht, jedoch wird ja die Indikation zur Laparotomie auf alle Fälle bald gestellt und so die Sachlage geklärt. Ist man zur Operation bereit, so wird man unter Umständen unmittelbar vorher wohl ohne Gefahr eine Cystoskopie ausführen können (CROSBIE, GRAUHAN, HERBST), während andere Autoren vor dieser warnen (HERRICK); ob eine Luftfüllung der Blase und Röntgenaufnahme zur Frühdiagnose einer Ruptur zweckmäßig ist, wie es VAUGHAN und RUDNICK empfehlen, bleibe dahingestellt. Allerdings kann durch verspätete Einlieferung ins Krankenhaus (im Falle HEDRÉN 3 Tage, im Falle OEHLECKER 4 Tage) oder durch Zögern (LEFÈVRE) viel Zeit vergehen, was mitunter merkwürdigerweise den Erfolg nicht beeinträchtigt; so waren im Falle KATZENSTEINS $2^1/_2$ Tage seit der Ruptur vergangen; der Fall kam durch Operation zur Heilung. Sitzt die Ruptur extraperitonal, so kann es, wie in BRENNERs Fall, der erst 5 Tage nach der Ruptur ins Krankenhaus kam, zur Entstehung einer Harninfiltration kommen.

Für die *Prognose* kommt außer der möglichst frühzeitigen Operation in Betracht, ob die Spontanruptur intra- oder extraperitoneal sitzt (in den meisten Fällen liegt die Perforation am Scheitel oder an der Hinterwand und ist fast stets eine intraperitoneale, selten extraperitoneal (BRENNER), der von JEAN mitgeteilte Fall einer extraperitonealen Ruptur eines Ulcus simplex ist nicht einwandfrei) und ob der Harn aseptisch ist oder nicht. Da es sich aber hier fast stets um vorher gesund gewesene Blasen handelt, ist er gewöhnlich aseptisch.

Bezüglich der *Therapie* die ja wohl fast stets eine operative sein muß, gelten die bei den traumatischen Rupturen in diesem Buche besprochenen Grundsätze.

Zur Aufklärung der Frage, ob Spontanruptur oder perforierendes Geschwür vorgelegen habe, könnten natürlich auch Untersuchungen der betreffenden Stelle von Bedeutung sein. Es sind manchmal rundliche, andere Male längliche Defekte von verschiedener Größe mit glatten oder zackigen, hämorrhagischen oder grau, nekrotisch aussehenden Rändern gefunden werden, ohne daß aber diese Befunde für die Beantwortung der Frage nach dem Grundleiden verwendbar wären.

*Mikroskopische* Befunde, die in manchen Fällen erhoben wurden, ergaben: Frische Blutungen in der Muskulatur der Blase in der Umgebung der Perforation, Infiltration mit Eiterzellen; die Muskulatur von mehr homogenem Aussehen, die Kerne schwach oder gar nicht gefärbt (BAUMER). An spontan rupturierten Blasen von Paralytikern hat man vielfach colloide, fettige, hyaline Degeneration der Muskelfasern gefunden (HERTING, EDEL, MOREL-RAYMOND) und HEDRÉN fand in seinem Falle hochgradige Lipomatose der Blasenwand. Auch LEHMANN sah in einem der von ihm histologisch untersuchten Fälle Degeneration bzw. Verfettung der Blasenmuskulatur, die sicherlich schon bei Entstehen der Ruptur vorhanden gewesen war. Alle diese Befunde sind wohl gleichfalls geeignet, eine Unterscheidung von Ruptur und perforiertem Geschwür unmöglich zu machen.

# VII. Leukoplakie.

Unter *Leukoplakie* (oder *Xerose*) versteht man eine an umschriebenen Stellen der Blasenschleimhaut auftretende Veränderung des gewöhnlichen Übergangsepithels, das zu einem verhornenden Plattenepithel wird. Dieser Vorgang wird an den verschiedensten Schleimhäuten, im Munde, im Respirationstrakt, in der Gallenblase usw. und ebenso auch an der Schleimhaut von Nierenbecken, Harnleiter und Harnröhre beobachtet und ist seit langem bekannt; die ersten Beschreibungen stammen vom Pathologen ROKITANSKI, der den Prozeß als epidermoidale Afterbildung, als Cholesteatom ansprach; der Name *Leukoplakie* stammt von SCHWIMMER, der Name *Xerose* von FÖRSTER, HIRSCHFELD, LEBER her, von den vielen Bezeichnungen des gleichen Zustandes in den verschiedensten Schleimhäuten sind für die Urologie bloß Leukoplakie und Xerose im Gebrauch.

## Ätiologie.

Über die Ätiologie des Prozesses an der Schleimhaut des Harnapparates ist nur soviel bekannt, daß, wie auch an anderen Orten, chronische Reizung der Schleimhaut für die Entstehung verantwortlich gemacht wird. So findet man die Leukoplakie bei den verschiedensten Formen chronischer Cystitis, bei Steinen der Blase, bei der Tuberkulose, bei Geschwülsten, bei Prostatikern, nach traumatischer Läsion der Harnröhre (Broglio). Es ist aber kaum anzunehmen, daß der Syphilis, der Gonorrhöe, der Tuberkulose eine ursächliche Rolle in spezifischem Sinne zukomme, wenn auch ganz besonders häufig die Lues mit der Entstehung der Leukoplakie in Zusammenhang gebracht wird (Broglio, Li Virghi, Stevens). Die Leukoplakie kann im klinischen Sinne bloß eine Begleiterscheinung der angeführten Erkrankungsformen bilden, kann aber auch die eigentliche Erkrankung darstellen und findet sich in gleicher Art und Häufigkeit bei Männern wie bei Frauen, bei jugendlichen und älteren Leuten. Das Wesen des geweblichen Vorgangs bei der Ausbildung der Leukoplakie bedarf, wie es scheint, in mehrfacher Hinsicht, noch der Klärung.

Man hat früher allgemein die Umwandlung des gewöhnlichen, für die ableitenden Harnwege typischen, zweischichtigen Übergangsepithels in geschichtetes Pflasterepithel mit oder ohne Verhornung (vgl. Abb. 43, 44 und 45 im Handbuch der Urologie, Frisch-Zuckerkandl, Bd. 2) als *Metaplasie* bezeichnet, während Schridde (Recktenwald) den Ausdruck *Prosoplasie* wählt, der besagt, daß es eine Weiterentwicklung einer unvollkommenen zu einer höheren vollkommeneren Stufe sei. Askanazy spricht von prosoplastischer Metaplasie. Marchand nimmt Substitution, Überwanderung von Epidermiskeimen an, Ribbert, Albarran, Lecène halten eine embryonale Keimversprengung für möglich; für die Fälle von Leukoplakie ohne Verhornung, wie sie Corsdress bezeichnet, hält er die Bezeichnung als Heteroplasie (Schridde) oder Heterotopie (Borst) für angezeigt. Mit der Frage der Epithelmetaplasie (im weitesten Sinne des Wortes) haben sich außer Pathologen auch Histologen und Embryologen vielfach befaßt, da ja solche Vorgänge in der Phylo- und Ontogenese außerordentlich häufig sind.

Patzelt hat die hier nur gestreifte Frage der Nomenklatur, die physiologischen und pathologischen Vorgänge genau studiert und schlägt für alle diese Dinge die Bezeichnung „*Gewebsumbau*" vor. Dieser „verläuft in einer durch die Phylogenese bestimmten Richtung", zweckmäßig „indem eine möglichste Anpassung an die jeweiligen äußeren physikalischen und chemischen Bedingungen gesucht wird". Doch „können auch innere, vermutlich chemische Einflüsse in ähnlicher Weise wenig differenzierte Zellen zu einer Änderung ihrer Entwicklungsrichtung veranlassen, wobei meist keine Zweckmäßigkeit zu erkennen ist".

Hinman und Gibson glauben mit Hallé, daß die Leukoplakie durch chronische Entzündung und Reiz entstehe, verwerfen den Ausdruck „Metaplasie" und halten die Fähigkeit des Epithels, gegen entsprechende Reize durch Hornbildung sich zu wehren, für die Ursache der Entstehung der Leukoplakie.

Lecène, der die Leukoplakie für kongenital, durch Entwicklungsstörungen bedingt, hält, kann in dem Falle von Leber, der ein vier Monate altes Kind betrifft, eine Stütze seiner Ansicht finden.

---

Das gewöhnliche typische Blasenepithel ist nach jetzt bei Histologen und Anatomen ziemlich allgemein verbreiteter Anschauung ein zweischichtiges Epithel, wo also die zweite, dem Lumen zugekehrte Epithelzellenschicht *nicht* auf der Basalmembran aufsitzt (Schaffer, Notkin); in der gedehnten Blase findet man diese zwei Schichten, in der kontrahierten sind es viele Schichten.

*Vorkommen.* Die reine, cystoskopisch nachweisbare typische Leukoplakie ist keine häufige Erkrankung, es dürften nach den letzten Übersichten (CORS-DRESS, KRETSCHMER, HENNESSEY) von Leukoplakie des Harntraktes ungefähr 60 Fälle, von Leukoplakie der Blase allein ungefähr 40 Fälle mitgeteilt worden sein, die Mehrzahl betrifft nach den Sammelstatistiken (WILHELMI) Männer, das mittlere Lebensalter (20—50 Jahre) scheint im allgemeinen bevorzugt zu sein.

Wesentlich häufiger scheint die rudimentäre Form der Metaplasie, wie sie von ZUCKERKANDL bezeichnet wird, zu sein, die IKEDA aus dem Material ZUCKER-KANDLs bei Prostatikern, chronischer Cystitis usw. beschrieben hat, bei der die Verhornung, sowie Riff- und Stachelbildung fehlen; diese rudimentären Formen können, wie IKEDA nachgewiesen hat, ineinander übergehen; er hat durch genaue Untersuchungen mit Glykogenfärbung gefunden, daß die von STOERK als hydropisch gequollen angesehenen Zellen bei den rudimentären Formen gleichfalls stark glykogenhaltig seien und somit trotz Fehlens von Riffen und Stacheln als Plattenepithel zu betrachten sind.

Es ist sicher auffallend, daß von pathologisch-anatomischer Seite die Leukoplakie als nicht gar so sehr selten bezeichnet wird, sie wird von den Pathologen am häufigsten im Trigonum und bei Frauen beobachtet.

Es finden sich silberweiße, mattglänzende Plaques von verschiedener Größe und Anzahl, die eine unregelmäßige, landkartenähnliche Form haben oder rundlich sind. Meist sind die Plaques klein mitunter so klein, daß sie der Untersuchung entgehen können (KRETSCHMER), 2—3 mm Durchmesser, doch kommen auch große vor, und es kann manchmal, aber selten, die Blaseninnenfläche zu einem größeren Teil oder zur Gänze von der Veränderung befallen sein. So hat RAVASINI einen Fall von Erkrankung der ganzen Blase beschrieben, der cystoskopisch das Bild eines infiltrierenden Carcinoms bot und in SSOKO-LOFFs Fall waren zwei Drittel der Blase erkrankt. Die übrige Blasenschleimhaut kann in seltenen Fallen ganz gesund, öfter aber der Sitz mehr weniger heftiger Entzündungen sein. Die Blasenspiegeluntersuchung ergibt ganz charakteristischen Befund: Weiße, grauweiße oder silberglänzende, trocken aussehende Plaques in einer gewöhnlich entzündeten Blase; die Ränder der leukoplakischen Herde stark gerötet, manchmal ulceriert, im Bereiche der Leukoplakie sind die Gefäße nicht zu sehen, gelegentlich wird auch die Leukoplakie selbst Sitz von Ulcerationen; manchmal schilfert sich das Epithel in dünnen Lamellen ab, wodurch die Oberfläche mehr rauh aussieht, während sie sonst ganz glatt erscheint. Fälle, wie der von KAFKA mitgeteilte, der makroskopisch starke, papillomatöse Wucherungen zeigte, gehören zu den Ausnahmen.

## Symptome.

Die *Symptome* sind in reinen Fällen von isolierter Leukoplakie die eines chronisch verlaufenden Entzündungsprozesses der Blase; in denjenigen, in welchen die Leukoplakie eine Begleit- (oder Folge-)erscheinung einer anderen Erkrankung der Blase ist (Stein, Geschwulst, Prostatahypertrophie, Tuberkulose), ist eine Unterscheidung der Symptome nicht möglich. Pyurie, Hämaturie, Schmerzhaftigkeit der Miktion und Zunahme der Frequenz sind die in allen Fällen vorhandenen Symptome, wobei gelegentlich das eine oder das andere Symptom in den Vordergrund treten kann.

## Diagnose.

Die *Diagnose* kann meist nur auf cystoskopischem Wege erfolgen; Verwechslungen sind leicht möglich, besonders dann, wenn durch die verminderte Fassungskraft der Blase, durch begleitende Entzündungserscheinungen die

Übersichtlichkeit leidet. Flache, festhaftende Konkremente, Schleimbeläge, aber vor allem Inkrustationen sehen ähnlich aus; diese letztgenannten können sekundär eine leukoplakische Blase komplizieren (PASCHKIS). Zur Aufklärung dient gegenüber Stein die Untersuchung mit der Steinsonde oder mit Röntgenstrahlen, gegenüber Inkrustation das Ureterencystoskop, bzw. der Ureterenkatheter, mit dem sich letztere aufheben, vielleicht auch bewegen lassen.

Die *Harnuntersuchung* ergibt im allgemeinen den Befund eines cystitischen Harns, wobei der Gehalt an roten Blutkörperchen, Leukocyten, je nach dem eventuell vorhandenen Grundleiden und dem Stadium wechselnd sein wird. Als auffallenden, gelegentlich vorkommenden und diagnostisch verwertbaren

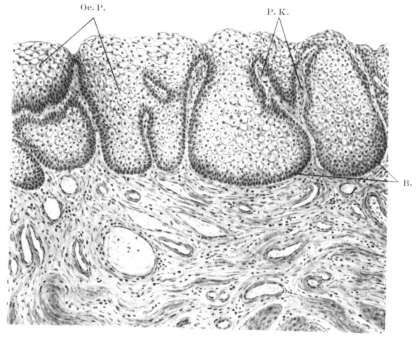

Abb. 43. Metaplasie; Vorstadium. B. Basalschicht. P. K. Papillarkörper.
Oe. P. Oedematöses Plattenepithel. (Sammlung Dozent Dr. BAUER.)

Befund sieht man in solchen Harnen eigenartige, größere Schüppchen und Flocken, die auf dem Harn schwimmen, einen stumpfen Glanz haben und Paraffinschnitten ähnlich sehen; diese Gebilde sind Abschilferungen und bestehen aus verhornten Epithelmassen. Fälle dieser Art sind von BEER, CABOT, HERZEN, KRETSCHMER, LOHNSTEIN, MARION (ALLEMANN) u. a. beschrieben. Derartige Zellmassen finden sich bei Leukoplakie des Nierenbeckens in dem durch Harnleiterkatheterismus gewonnenen Nierenharn (BEER, KRETSCHMER).

*Verlauf.* Ist die Leukoplakie eine isolierte und einzige Erkrankung und nur auf die Blase und da nur auf einen kleinen Bezirk beschränkt, so ist der Verlauf der einer chronischen Cystitis mit zeitweisen Exacerbationen und Remissionen; ist sie mit Stein oder Tumor oder Prostatahypertrophie vereint, so werden beide Erkrankungen in ihrem Verlauf voneinander beeinflußt. Daß man z. B. bei Steinen ebenso gut an ein Nebeneinander als an ein Nacheinander denken kann, ist klar.

Es scheint, daß eine sich selbst überlassene Leukoplakie lange Zeit in ihrer Größe unverändert bleibt, und daß auch die Zahl der Plaques wohl kaum zunimmt. In einem durch Jahre hindurch beobachteten Falle sah PASCHKIS die Entstehung einer schwersten Schrumpfblase; bei der Anlegung der Fistel fand er die schon seit Jahren unverändert gebliebenen zwei leukoplakischen Stellen.

Von *Komplikationen* oder, was vielleicht richtiger ist, *Kombinationen* war schon bei der Ätiologie die Rede, von Steinen, Fremdkörpern, Geschwülsten, Prostatahypertrophie, Tuberkulose, Cystitis. Eine sehr wichtige Möglichkeit ist das gleichzeitige Vorkommen von Leukoplakie der Blase mit der des Ureters oder Nierenbeckens, was bei der Analogie der Epithelbekleidung nicht weiter verwunderlich ist. Auch hierüber liegen Beobachtungen vor, bei denen sich die Erkrankung entweder bloß im Nierenbecken oder gleichzeitig im Nierenbecken

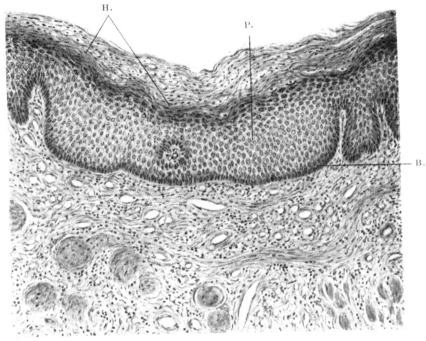

Abb. 44. Ausgebildete Xerose der Blase. B. Basalschicht. P. Plattenepithel. H. Hornschicht. (Operationspräparat weil. OTTO ZUCKERKANDLS.)

und Harnleiter usw. fand. MARION verfügt über einen Fall, in welchem die Leukoplakie die ganze Schleimhaut von der Urethra an bis in beide Nierenbecken betroffen hatte. PASCHKIS fand bei histologischen Untersuchungen des Nierenbeckens operativ entfernter Nieren öfter verhornendes Plattenepithel. Bei der Nierenbeckenerkrankung handelt es sich meist um Zufallsbefunde gelegentlich von Nephrektomien. Die Bildung von *Cholesteatomen* (Perlgeschwülsten) ist sowohl in der Blase als auch im Nierenbecken beschrieben (Literatur bei CORSDRESS, KLUG, KÜTTNER), wobei aber andererseits nach BORST (in ASCHOFF: Pathologische Anatomie) diese Gebilde in den Harnwegen wenigstens als entzündliche Hyperplasien der Schleimhaut mit epidermoidaler Metaplasie des Oberflächenepithels bezeichnet werden. Allerdings kommen in der Blase (ebenso auch im Nierenbecken) in seltenen Fällen auch Plattenepithelcarcinome mit und ohne Verhornung vor, bei denen ein Zusammenhang mit einer Leukoplakie möglich, ja sogar wahrscheinlich ist, wenn auch der eindeutige Nachweis dieses Zusammenhanges natürlich nur gelegentlich zu erbringen ist. So fand sich in einem Falle MARIONs (ALLEMANN) an dem exstirpierten leukoplakischen Blasenherde Übergang in Carcinom und CIRILLO beschreibt einen Fall, in welchem er bei Entfernung eines Steines aus der Blase durch Steinschnitt, an der Stelle, an welcher der Stein festsaß, eine Leukoplakie fand, an welcher Stelle 6 Monate später ein infiltrierendes Carcinom bestand. Auf diese Neigung des leukoplakischen Epithels zur Geschwulstbildung sind wohl auch die Fälle von verhornendem Plattenepithelcarcinom der Blase und des Nierenbeckens zurückzuführen.

Sollte aus dem klinischen Verlauf eines Falles und dem Harnbefunde eines Nierenharnes einmal begründeter Verdacht auf Leukoplakie des Nierenbeckens erweckt werden, so besteht wohl die Anzeige zur Nephrektomie, weil die Leukoplakie als präcarcinomatöse Veränderung betrachtet wird und nach den Befunden an einzelnen Fällen mit Recht betrachtet werden darf (BRIGGS-MAXWELL, HALLÉ, MARION).

## Behandlung.

Die *Behandlung* ist eine konservative oder eine operative. Erstere, rein symptomatisch, ist gegen die cystitischen Erscheinungen gerichtet und besteht in Spülungen der Blase mit den gewöhnlichen Mitteln, sowie auch mit Salicyl- und Resorcinlösungen, welche wegen ihrer erweichenden, hornlösenden Wirkung vielfach empfohlen wurden, aber auf den Krankheitsprozeß als solchen gar keinen Einfluß haben. Von manchen Autoren wird mit Beziehung auf die Möglichkeit des Zusammenhangs mit der Lues die Durchführung antiluetischer Behandlung empfohlen, so von STEVENS, der behauptet, daß auch bei negativer Anamnese manche Fälle auf diese Behandlung günstig reagieren.

Der Entschluß zur operativen Behandlung hängt natürlich vor allem davon ab, ob die Leukoplakie als solche die Erkrankung darstellt, oder ob noch andere ursächliche oder begleitende Erkrankungen vorliegen.

Die operativen Maßnahmen können palliative und radikale sein; zu ersteren gehört die längst geübte Auskratzung auf natürlichem Wege, vor allem bei Frauen, sowie die endovesicale Kauterisation. Besser ist jedenfalls die radikale Excision der Plaque nach Eröffnung der Blase; die Durchführbarkeit dieser Operation hängt von der Ausdehnung des leukoplakischen Herdes ab. Erweist sich die Exstirpation desselben als unmöglich, so wird Excochleation, Kauterisation, Elektrokoagulation der kranken Stelle endovesical oder bei offener Blase in Anwendung kommen. Ob ein spontanes Schwinden leukoplakischer Herde vorkommt, wie es nach der Beschreibung von BRIGGS und MAXWELL in einem ihrer Fälle anscheinend beobachtet wurde, erscheint wohl zweifelhaft.

WILHELMI sah nach Fulguration Verkleinerung des Herdes, BRIGGS und MAXWELL Schwinden einer Plaque nach Radiumbehandlung. Man hat sowohl mit der radikalen Excision als auch mit den anderen chirurgischen Methoden gelegentlich Heilungen erzielt (ALBARRAN, HERZEN). In manchen Fällen wird man, wenn es zur Ausbildung einer Schrumpfblase gekommen ist, zur Anlegung einer Dauerfistel der Blase greifen müssen, um die Patienten von den quälenden Tenesmen, dem fortwährenden Harndrang zu befreien (PASCHKIS).

# VIII. Hernien der Blase.

Unter Hernien der Blase versteht man Lageveränderungen des Organs, bei denen ein Teil desselben durch eine der Bruchpforten vortritt, wobei aber die Blase selbst meist nicht Bruchinhalt dastellt, sondern dem wirklichen peritonealen Bruchsack nur anliegt. Nur wenn, wie das allerdings sehr selten der Fall ist, der Blasenscheitel in einen Bruch zu liegen kommt, dann liegt die Blase selbst in einem Brucksack.

Man kann diese letzteren als *intraperitoneale* Hernien von den *extra-* und *paraperitonealen* trennen. Während LOTHEISSEN *intraperitoneale, extraperitoneale* und *gemischte* Formen unterscheidet, wobei zu den extraperitonealen alle Fälle gezählt werden, in denen die Blase medial von der Arteria epigastrica austritt, ob nun ein lateral gelegener Bruchsack (indirekte Hernie) vorhanden ist oder nicht, nennt EGGENBERGER *extraperitoneal* die Hernien, wo kein Bruchsack da ist, während er die Fälle mit getrenntem Bruchsack als *paraperitoneale* Blasenhernien mit doppelter Bruchpforte bezeichnet. FINSTERER, der in Fortsetzung der Statistiken BRUNNERs und EGGENBERGERs die Fälle der Literatur bis 1912 gesammelt hat, hält vom praktischen Standpunkte aus ebenso wie BRUNNER die EGGENBERGERsche Einteilung für nicht zweckmäßig; er empfiehlt aus diesem Grund die von LOTHEISSEN stammende Definition der extraperitonealen Hernie. Die Unterscheidung zwischen paraperitonealen und extraperitonealen Hernien sollte nach FINSTERER derartig sein, daß bei der paraperitonealen Hernie der Bruchsack größer ist als der vorliegende extraperitoneale Blasenteil, während bei der extraperitonealen Hernie ein Bruchsack fehlt oder so klein ist, daß dem Operateur zuerst die Blase zu Gesicht kommt. Ob man die Bezeichnung Blasenhernie nur auf die seltene wirkliche *intraperitoneale* Hernie anwenden soll und für die viel öfter beobachtete extraperitoneale Blasenhernie, die ja eigentlich keine Blasenhernie ist, sondern nur ein *Vorfall* eines nicht vom Peritoneum überzogenen Anteils der Blase durch eine Bruchpforte ist, einen anderen Namen nehmen solle, bleibe dahingestellt. Sicher ist, daß der Ausdruck „*Blasenhernie*" für all diese Zustände so eingebürgert ist, daß sich seine Beibehaltung wohl empfiehlt. Wie viele von den extraperitonealen Hernien zu den „operativen" Hernien gehören, Kunstprodukte, deren Häufigkeit von KOCHER, SONNENBURG, HERMES, BRUNNER u. a. für viel größer gehalten wird, als es in den Statistiken angegeben ist, ist natürlich nicht zu entscheiden. BRUNNER empfiehlt vom „Hervorziehen" der Blase statt von „operativer Blasenhernie" zu sprechen. Es wird besonders häufig in den letzten Jahren geschildert, daß es sich bei der operativen Verletzung der Blase gelegentlich einer Bruchoperation um die Verletzung eines Divertikels oder einer divertikelähnlichen Ausstülpung gehandelt habe; auch das sind doch sicherlich meist Kunstprodukte, Traktionsdivertikel, wobei der Zug entweder durch die Hernie selbst oder erst während der Operation durch den Operateur erfolgt; in den allerseltensten Fällen dürfte es sich um wirkliche, präformierte Divertikel handeln.

So ist z. B. der Fall GRINSTEINs vielleicht als solches aufzufassen, der bei einer Frau in der Leistengegend eine kleine, harte, bewegliche Geschwulst fand, die sich bei der Operation als mit einem Stiel durch den Leistenkanal zu der Blase führend erwies. Die Geschwulst wurde entfernt, die Blase genäht. Die mikroskopische Untersuchung ergab im Stiel der Geschwulst einen Kanal, die Geschwulst selbst enthielt eine von einschichtigem Plattenepithel ausgekleidete Höhle, in der Wand fanden sich Muskelfasern. Diesen ähnlich scheinen die Fälle von AGATA, JONES und MOOSE, TRAXLER sich verhalten zu haben. Ob der von STEIN gleichfalls als Divertikel mitgeteilter Fall ein Divertikel war, ist mehr als fraglich. Im Falle BERGENERs bestand bei einer Rezidivgeschwulst nach Herniotomie die Schwellung in einem Teil der ausgestülpten, stark verdünnten Blasenwand (nur Mucosa), außerdem aber am äußeren Leistenring ein Mucosa und Muskulatur enthaltendes Divertikel.

Immerhin besteht aber die Möglichkeit, daß ein gestieltes und wenigstens anfangs in gewissen Grenzen bewegliches, echtes Blasendivertikel in räumliche Beziehungen zu einer Hernie treten kann.

## Ätiologie.

Bezüglich der *Ätiologie* gehen die Meinungen sehr auseinander. Man hat mit Rücksicht auf das häufige Vorkommen bei Männern im höheren Alter, das seltene bei Kindern und im jugendlichen Alter, stets vermutet, daß die Blasenhernien erworben und nicht angeboren seien, um so mehr, als sie sich ziemlich oft bei Männern mit Blasenbeschwerden fanden; daß also ein gewisser Zusammenhang der Entstehung der Hernie mit der Dysurie bestehe, welch letztere durch eine Striktur, Prostatahypertrophie usw. bei Männern, durch Gravidität, gynäkologische Erkrankungen bei Frauen bedingt werde. Andererseits hat KAREWSKI durch Leichenversuche gezeigt, daß die Füllung der Blase allein eine Blasenhernie nicht hervorrufen könne und GUETERBOCK die Seltenheit der Blasenbrüche bei Prostatikern betont. Ähnliche Widersprüche finden wir in der Frage der Beteiligung der präperitonealen Lipome für die Entstehung der Blasenhernien; MONOD und DELAGENIÈRE, JABOULAY, VILLARD, später BRUNNER, jüngst wieder CARP nennen das prävesicale Lipom unter den Entstehungsursachen, ALESSANDRI ist gegenteiliger Meinung. Sekundär können begreiflicherweise durch Narbenzug, durch Verwachsungen Anteile der Blase in eine Bruchpforte gelangen. Dazu ist Bedingung, daß die Blasenwand mit dem Peritoneum verwachsen sei, weil ja unter normalen physiologischen Verhältnissen das Peritoneum nur so lose mit der Blase in Verbindung steht, daß bei Zug die Lage der Blase unverändert bleibt und nur das Peritoneum abgehoben wird. Derartige Verwachsungen bedingen das verhältnismäßig häufige Vorkommen der Blasenhernie bei Rezidivhernien (BERGENER, FINSTERER, MICHELSOHN).

Größe der Hernie und Weite der Bruchpforte tragen nach allgemeiner Überzeugung und Erfahrung viel zur Entstehung der Blasenhernie bei.

Nach allen Zusammenstellungen über die Blasenbrüche sind es in der großen Mehrzahl Leistenbrüche, während Schenkelbrüche viel seltener sind (nach BRUNNER 138 bzw. 29, 34 bzw. 14 nach FINSTERER); bei Männern gehören Schenkelbrüche zu den Seltenheiten (Fall LASKOWNICKI), bei Frauen überwiegen sie, doch sind die Blasenbrüche im allgemeinen bei Männern wesentlich häufiger (nach ALESSANDRI von 144 Fällen 115 Männer). Was die Häufigkeit des Vorkommens betrifft, so hat FLÖRCKEN an 83 im Laufe von neun Monaten operierten indirekten Leistenbrüchen in 11 Fällen medial vom Bruchsackhals ein Stück Blase gefunden; das waren lauter „operative" Blasenhernien. EGGENBERGER hat in 6778, von 25 Autoren operierten Fällen von Hernie 75, d. h. 1,1% Blasenbrüche errechnet. Außer Schenkel- und Leistenbrüchen hat man in früheren Jahren auch Blasenbrüche des Foramen obturatorium, des Foramen ischiadicum, perineale und solche der Linea alba beschrieben. In der neueren Literatur fehlen Mitteilungen über solche Fälle, hingegen gibt es seltene Hernien, welche wenigstens wegen ihrer Lagebeziehungen zu der Blase hier zu nennen sind. Die *Hernia interna retrovesicalis*, von der nur einige Fälle bekannt sind (SANITER, WOLF, KASPAR), bei der Darm oder Netz in der abnorm gebildeten Excavatio rectovesicalis eingeklemmt sich fanden, die *Hernia iuxtavesicalis* (BAYER, KUDRNAĆ, BELU), wo die Einklemmung in einer Bauchfelltasche neben dem Scheitel war, dieser sehr ähnlich die Hernia supravesicalis interna von SCHIELE, bei welcher die Incarceration in einer abnormen Peritonalausstülpung stattgefunden hatte, welche zwischen dem Lig. umb. medium und Lig. umb. lat. sin. sich befand, dann die *Hernia supravesicalis transrectalis externa* sind Fälle von REICH, MARCONI, HANTSCH, CLOQUET, DRAUDT beschrieben, deren Anatomie, Klinik und Nomenklatur REICH genauer bearbeitet hat; er unterscheidet *Herniae supravesicalis externae (transrectales* oder *pararectales)* und *Herniae supravesicales internae (medianae* oder *interligamentosae)*; von *Hernia supravesicalis pararectalis* (von REICH, MARCONI). — Von ganz seltenen Ausnahmefällen gehören hierher die *Hernia supravesicalis cruralis,* die GONTERMANN beschrieben hat, bei der das Ligamentum vesico-umbilicale laterale an der Bildung des Bruchsackes beteiligt war. Daß solche Fälle gelegentlich auch einmal wirklich einen Blasenteil enthalten können, beweist ein Fall von GIRONCOLI, der einen doppelseitigen Fall einer Hernia supravesicalis transrectalis dextra und para-rectalis sin. beschreibt, in welchem beiderseits ein Blasenzipfel in den Bruch-sack reichte; auf der einen (rechten) Seite wurde die Blase verletzt; auch hier war das Ligamentum vesico-umbilicale laterale an der Begrenzung der Bruchpforte cranial und lateral beteiligt. Fälle wie der von WAGNER, wo nach

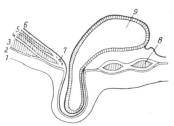

Abb. 45. Intraperitoneale Blasenhernie.

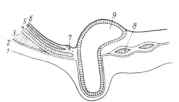

Abb. 46. Extraperitoneale Blasenhernie.

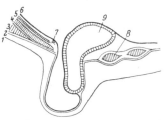

Abb. 47. Paraperitoneale Blasenhernie.

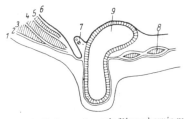

Abb. 48. Extraperitoneale Blasenhernie mit getrennter kleiner Herniadirecta.

Abb. 45—48. 1 Haut, 2 subcutane Fascie, 3 Musculus obliquus externus, 4 Musculus obliquus internus, 5 Musculus transversus, 6 Peritoneum, 7 Arteria epigastria, 8 Musculus rectus, 9 Harnblase. (Nach FINSTERER: Wien. med. Wochenschr. 1917.)

einer Hebostomie (Symphysenspaltung) die Blase durch den Knochenspalt vortrat, wie ein Fall von NEILD, der bei einem chinesischen Kuli eine trauben-große, angeborene, ganz dünne Hernie oberhalb der Symphyse fand, und der von HEINRICHSDORFF, der eine Blase zeigte, in deren Scheitel und Vorder-wand ein apfelgroßer Bruchsack sich eingestülpt hatte, sind Kuriositäten, wie auch der Fall von HAAS, in dem die Plica vesico-umbilicalis media, breit in die Bauchhöhle ragend, eine Tasche bildete, welche Ursache für den Ileus war. Der vor Jahren von BLUM unter der Bezeichnung *Hernia intravesicalis* mit-geteilte Fall von Einstülpung des Blasenscheitels an der Stelle des Urachus-ansatzes stellt eine große Seltenheit dar; als gleiche, allerdings nicht cysto-skopisch nachgewiesene Fälle erwähnt BLUM die von FOUBERT, RUTTY, CALABI-GIORDANO. Im Falle von BLUM bestand gleichzeitig ein angeborenes Divertikel. Es muß dahingestellt bleiben, ob es sich dabei nicht um Vortäuschung einer Hernie durch zu geringe Blasenfüllung handelte.

Was die Häufigkeitsskala nach anatomischen Gesichtspunkten anbelangt, so sind die Intraperitonealbrüche ungemein selten; BRUNNER hat fünf, EGGEN-BERGER einen, CLAIRMONT einen, HILGENREINER einen Fall beschrieben; ersterer

(Clairmonts) ist allerdings nach Finsterer als solcher nicht ganz sichergestellt.

Im übrigen sind nach Eggenberger unter 110 Fällen 73 paraperitoneale mit einfacher, 10 mit doppelter Bruchpforte, 25 extraperitoneale, Finsterer findet unter 51 Fällen 30 paraperitoneale und 11 extraperitoneale. Doppelseitiges Vorkommen der Blasenhernien ist ungemein selten. Zancarini hat zwei Fälle, Lewit einen Fall beobachtet, ebenso Pappacena, Casanello, Gironcoli.

Die *Symptome* der Blasenbrüche sind in den meisten Fällen die der gewöhnlichen Leisten- oder Schenkelhernien, weit seltener werden Erscheinungen angegeben, welche von vornherein auf die Mitbeteiligung der Blase hinweisen. Kleine Brüche bilden flache, im Stehen deutlicher werdende Vorwölbungen; sind die Brüche größer, so sind sie manchmal auch irreponibel; Fluktuation läßt sich gelegentlich nachweisen, ebenso hier und da Größenschwankungen, die von Entleerung bzw. Füllung (oder Retraktion) abhängen. Collin hat jüngst einen derartigen Fall beschrieben. Die Erscheinungen seitens der Blase, häufiger Harndrang, Erschwerung der Entleerung, Schmerzen, sind auf die oft vorhandenen Veränderungen im Harntrakt (Prostatahypertrophie, Striktur usw.) zu beziehen, doch kommen auch ohne Erkankung dieser Art bei Blasenhernien Beschwerden seitens der Blase vor (Fall Michelsohn). In manchen Fällen wird angegeben, daß die Kranken von selbst die Beobachtung machten, daß sie z. B. durch Aufheben der Bruchgeschwulst, durch Druck auf dieselbe während der Miktion besser und leichter urinieren konnten (Fall Michelsohn). Es kann selbstverständlich geradeso wie bei einem Blasendivitikel zu einer unvollständigen Harnverhaltung kommen, die mit der Zeit immer größer wird (Fall Haslinger). Auch sind alle möglichen Komplikationen der Blase in einem solchen Blasenbruche möglich. Die Harnstauung schafft die Möglichkeit und günstige Bedingungen für Infektion, diese wieder für sekundäre Steinbildung, für Blutungen. Fälle dieser Art sind in der älteren Literatur mitgeteilt. Einklemmungen von Blasenbrüchen können sich natürlich jederzeit ereignen; immerhin sind sie verhältnismäßig selten; Finsterer hat in Fortführung der Statistiken von Martin und Eggenberger bis 1912 20 Fälle zusammengestellt, zu denen aus den späteren Jahren noch einige hinzukommen (Zintzmaster, Baker, Collin, Süssenguth, Gruget, Legg u. a.).

## Symptome.

Die *Symptome* der Einklemmung einer Blasenhernie sollen denen der gewöhnlichen Hernie gleichen, auch in den Fällen, in welchen es sich um eine reine, isolierte Blasenhernie handelt, andere sahen bei solcher Einklemmung Erscheinungen anderer Art, heftigen Harndrang, Schmerzen bei der Harnentleerung, Erbrechen, welche gegebenenfalls auf das Bestehen einer Blasenhernie hinweisen könnten. Clairmont beobachtete in seinem Falle eine allmähliche Verkleinerung des Bruches durch Druck ohne Darmgeräusche und ohne vollkommene Reposition, ähnlich verhielt sich ein Fall Finsterers. Reichlicher Harnabfluß und darauf folgende rasche Verkleinerung mit Schwinden der Einklemmungserscheinungen einer solchen eingeklemmten Blasenhernie bei Repositionsversuchen erwähnt Zuckerkandl, der einen Fall von Verdier, bzw. Beaumont zitiert.

## Diagnose.

Die *Diagnose* ist in den Fällen, in welchen die Kranken deutliche Harnsymptome angeben oder die objektiven Zeichen in dem früher erwähnten Sinne unverkennbar sind, nicht schwer; sichergestellt kann die Diagnose durch die von KAREWSKI geforderte, regelmäßige, vorherige Cystoskopie werden, doch wird man wohl nicht eine jede banale Hernie vor der Operation cystoskopieren können, so daß FINSTERER den Wert der Cystoskopie kaum höher als eine genaue Anamnese veranschlagt. BIELAJEW legt dagegen auf die Cystoskopie großen Wert. Die Blasenspiegelung wird in solchen Fällen Asymmetrie, Verziehung der Blase nach der Seite, in höheren Graden divertikelähnliche Ausstülpungen

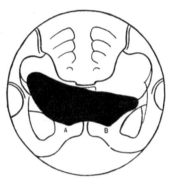

Abb. 49. Patientin mit beiderseitiger Crural-hernie. ant.-post. Aufnahme der mit 100 ccm einer 7%igen JK-Lösung gefüllten Blase. Die Blase zeigt bei A und B je einen zipfelartigen Vorsprung in die beiden Bruchsäcke.

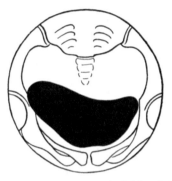

Abb. 50. Dieselbe Blase bei gleicher Füllung in axialer Aufnahmerichtung. Die Blase zeigt keine Formveränderung.

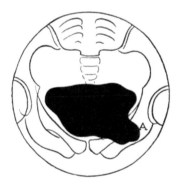

Abb. 51. Patient mit offenem linken Leisten-kanal. Axiale Aufnahme mit 100 ccm einer 7%igen JK-Lösung gefüllten Blase. Die Blase zeigt bei A eine zipfelförmige Ausstülpung in den offenen linken Leistenkanal.

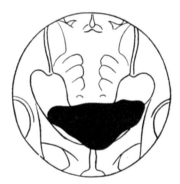

Abb. 52. Dieselbe Blase bei gleicher Füllung in ant.-post. Aufnahme. Die Blase zeigt keine Formveränderung.

ergeben. Schon VOELCKER und v. LICHTENBERG haben auf die Möglichkeit des Nachweises einer Blasenhernie durch die Cystographie hingewiesen und in jüngster Zeit hat SGALITZER (Abb. 49—54) den röntgenologischen Nachweis erbracht, daß bei allen Hernien (inguinal und crural) Veränderungen der Blasengestalt zu beobachten sind; dies ist nicht nur bei wirklichen Brüchen der Fall, sondern in ähnlicher Weise auch bei bloß offenen Leisten- bzw. Schenkel-kanal. Die röntgenologische Untersuchung der Blase sollte bei größeren Hernien nicht unterlassen werden. Aus diesen Befunden ergibt es sich auch wie außer-ordentlich wichtig es ist, unmittelbar vor jeder Hernienoperation die Blase ent-leeren zu lassen, denn, wenn die Blase entleert wird, wird dieser Zipfel der Blase, falls er nicht mit dem Bruchsack verwachsen ist, sich retrahieren.

Daß nach der Operation bzw. Verletzung und spontanen Fistelbildung oder Naht cystoskopisch untersuchte Fälle entsprechende Veränderungen, trichterförmige Verziehungen, lineare Narben mit Rötung der Umgebung zeigen, ist selbstverständlich (Fälle Bergener u. a.).

Differentialdiagnostisch kommen die Hydrocele communicans, Cysten des Samenstranges in Betracht. Vor der Operation vorgenommene Cystoskopie und Cystographie werden die Blasenhernie von den genannten Erkrankungen unterscheiden lassen. Farr und Brunkow konnten in ihrem Falle die Verhältnisse vor und nach der Operation durch Cystoskopie und Cystographie vergleichen, Michelsohn cystoskopisch den Eingang in die Hernie als halbmondförmige Falte erkennen und die Ausbuchtung cystographisch darstellen; Monaschkin fand in seinem Falle durch röntgenologische Untersuchung die

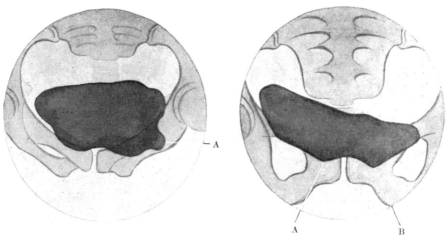

Abb. 53. Offener Leistenkanal links; axiale Aufnahme. Bei A zipfelförmige Ausstülpung. (Nach Sgalitzer: Mitteil. a. d. Grenzgeb. Bd. 34.)

Abb. 54. Beiderseitige Schenkelhernie. a.-p. Aufnahme; Blasenfüllung bei A und B je ein zipfelförmiger Vorsprung. (Nach Sgalitzer.)

Blase in einer kindskopfgroßen Bruchgeschwulst und in der Blase zwei Steine; letztere wurden erst in einer zweiten Sitzung entfernt.

Viel häufiger als vor der Operation wird natürlich die Diagnose während derselben oder unglücklicherweise auch erst nach derselben gestellt. Die Hauptsache ist, an die Möglichkeit des Vorhandenseins einer Blasenhernie zu denken; dann wird es wohl kaum vorkommen, daß man die Blase verletzt. Erfolgt eine Verletzung, so sind deren Folgen jedenfalls sehr unangenehm, wenn sie nicht sofort bemerkt wird. Die Erkennung der Blase gestaltet sich bei den verschiedenen Arten der Blasenhernie verschieden. Bei der „operativen" Blasenhernie findet sich am medialen Rande des Bruchsackes eine sichtbare und palpatorisch nachweisbare Verdickung des Bauchfells, die jedenfalls zur Vorsicht bei der Abtragung des Bruchsackes und Anlegung der Verschlußnaht mahnt. Bei den paraperitonealen Blasenbrüchen findet sich die Blase auch an der medialen Seite des Bruchsackes; schwieriger ist die Erkennung dann, wenn der vorgefallene Blasenteil größer als der Bruchsack ist und daher zuerst zu Gesicht kommt. Reichlich diffus verteiltes Fett oder ein umschriebenes Lipom an der medialen Seite des Samenstrangs führt zur Vermutung, daß die Blase vorliege (Lewit). Nach vorsichtiger, stumpfer Auseinanderdrängung des Fettes zeigt sich das durch seine Farbe auffallende Flechtwerk der Muskulatur der Blase, mitunter auch starke Venen, welche Umstände die Diagnose zu einer sicheren machen. Fehlt das Fett und ist die Blasenwand stark verdünnt, wie das bei stark gedehnter Blase und bei divertikelähnlichen Ausstülpungen vorkommen kann, dann allerdings kann es trotz aller Vorsicht doch zur Blasenverletzung kommen. LOTHEISSEN, BRUNNER u. a. geben als Merkmal für die Erkennung der Blase auch das Ligamentum vesicale laterale an, das als 3—4 mm dicker, solider, an der medialen Seite des Bruchsackes schräg von innen und oben nach außen und unten verlaufend bei direkten und indirekten Leistenhernien gefunden wird und wenigstens auf die Nähe der Blase aufmerksam machen soll. Der Nachweis, ob das vorliegende, verdächtige Gebilde tatsächlich die Blase sei, kann auch durch Einführung einer Metallsonde durch die Harnröhre bzw. Blase in dasselbe versucht werden, ebenso auch durch Einführung eines Katheters und Füllung mit Flüssigkeit wie im Falle HASLINGERs. Doch kann bei enger oder ungünstig gelegener Verbindung die Einführung eines starren Instrumentes mißlingen oder es kann in gleicher Weise die Füllung des Hohlraumes unmöglich sein; derartige Beobachtungen liegen von BRUNNER und SMITTEN vor. Hat man einen Hohlraum eröffnet, der der Blase entsprechen könnte, so wird eine entsprechende Übersichtlichkeit der Wunde die Verhältnisse klar machen, Abfließen von Harn, Sichtbarwerden der Schleimhaut, Tasten einer durch die Harnröhre in die Blase eingeführten Sonde, eines Katheters die Diagnose sichern.

Wird die Blasenverletzung während des Eingriffes nicht erkannt, so hängen die Folgen von Art und Sitz der Verletzung ab. Ligatur eines Blasenzipfels mit und ohne Abkappung kann in besonders günstigen Fällen bloß Harndrang und Hämaturie verursachen. Schneidet die Ligatur durch oder gleitet sie ab, so kommt es, da eine Verwachsung kaum eintreten kann, zum Austritt des Harnes in das Gewebe oder in das Bauchfell, in diesem Falle mit den Erscheinungen der Peritonitis. In ersterem Falle kommt es zur Wundinfektion, zur Eröffnung der Wunde, zur Bildung einer Harnfistel.

## Behandlung.

*Therapie.* Die Behandlung richtet sich danach, ob die Blasenhernie schon vor der Operation oder erst während derselben festgestellt wurde; in letzterem Falle, ob die Blase verletzt wurde oder nicht, schließlich ob die Verletzung erst in der Nachbehandlung manifest wird.

Kranke mit kleineren reponiblen Blasenbrüchen können Bruchbänder tragen; bei größeren Brüchen sind dieselben nicht mehr zu empfehlen, besonders nicht, wenn die Hernie irreponibel ist. In seltenen Fällen kann das Bruchband die Harnentleerung begünstigen, während der Patient nach Ablegen des Bandes die Harnentleerung durch Druck mit der Hand unterstützen müßte (CHARRIER, ZILAHY). Besteht Harnverhaltung oder Cystitis, so muß durch regelmäßige Entleerung der Blase und Spülungen, sowie Auspressung der Blase mit der Hand, eine Zunahme der Retention nach Möglichkeit vermieden werden.

Die *Operation* wird man bei kräftigen, gesunden Leuten stets empfehlen. Bei der Operation, die man heute wohl hauptsächlich mit örtlicher Anästhesie ausführt, wird der Bruchsack, wenn ein solcher vorhanden ist, isoliert, eröffnet und durch Tabaksbeutelnaht verschlossen, weil man dabei lateral mehr zentral, medial mehr peripheriewärts fassen kann und auf diese Weise sowohl Anstechen der Blase vermeiden als auch einem Rezidiv vorbeugen, das sonst bei Blasenhernien leichter möglich ist (FINSTERER). NICOLL empfiehlt, bei der Hernienoperation das Peritoneum des Bruchsackes wie bei jeder anderen Laparotomie zu nähen. Ist die Loslösung der Blase sehr schwierig, so trägt man den Bruchsack

distal von der Blase ab und versenkt den Stumpf mit der Blase. Bei weiterer
Ablösung blutet es stark und es kann zu großen Hämatomen kommen; so sah
Brunner einmal ein bis zum Nabel reichendes Hämatom. Der Verschluß
der Bruchpforte und der Wunde erfolgt mit Bassininähten. Auch diese müssen
stets sehr vorsichtig angelegt werden, da man auch hierbei die Blase anstechen
kann. Nach Hernienoperationen in die Blase eingewanderte Bassininähte sind
in der urologischen Literatur kaum besondere Seltenheiten; sie können sich
inkrustieren und zu Ligatursteinen führen, die operativ endovesical oder durch
Eröffnung der Blase entfernt werden müssen. Zur Vermeidung des Anstechens
der Blase wird beim Anlegen der Bassininähte stets ein Instrument unter den
Musculus obliquus internus geschoben. Wird die Blase während der Operation
verletzt, bzw. die Verletzung erkannt, so muß die Blase sofort durch genaue
Naht mit Catgut in zwei Etagen verschlossen werden, wobei die Schleimhaut
bei der ersten Nahtreihe nicht mitgefaßt werden soll; hierauf erfolgt die weitere
Naht, die Bauchdecken werden jedenfalls drainiert, ein gut liegender Dauerkatheter stellt die Blase ruhig, was in einer Reihe von Fällen der letzten Jahre
mit Erfolg ausgeführt wurde (Carp, Odasso, Traxler). Bei infiziertem Harn, bei
schlaffer, dünner Blase wird man an der Stelle der Blasenverletzung lieber eine
Fistel etablieren; man verkleinert die Blasenwunde, führt einen Pezzerkatheter
oder ein Drainrohr ein und suspendiert die Blasenwundränder im Hautniveau.
    Ergibt sich die Blasenverletzung erst nach der Operation, so ist in frischen
Fällen die Wunde zu eröffnen, die Wunde der Blase aufzusuchen, was man sich
durch Einspritzung steriler, gefärbter Flüssigkeiten erleichtern kann, und
zuzunähen; findet man die Stelle auf diese Weise nicht, so muß man die Blase
durch hohen Blasenschnitt eröffnen und von innen her die Stelle suchen, die
dann versorgt wird; dasselbe Verfahren wird eingeschlagen, wenn die Wundverhältnisse durch Infiltration und Infektion derartige sind, daß ein Suchen
nach der Stelle der Verletzung aussichtslos und ungünstig erscheint. Sind
Erscheinungen vorhanden, die auf intraperitoneale Verletzung deuten, so muß
die Bauchhöhle eröffnet und auf diesem Wege die Blasenwunde genäht werden;
Clairmont hat in einem solchen Falle Heilung erzielt.
    Spontane Fistelbildung der Blase nach einer Bruchoperation kommt gleich-
falls vor; die Fistel kann durch Einlegen eines Dauerkatheters zum Verschluß
kommen; bleibt ein solcher aus, so kann man die Blasenwunde anfrischen und
so den Heilungsprozeß zu beschleunigen versuchen. Auch Steinbildung hat
man nach derartigen Fällen beobachtet (Paschkis). Bull beschreibt einen Fall,
in welchem nach beendeter Operation Harnverhaltung und länger dauernde
Hämaturie, später Pyurie und Schmerzen auftraten. Die Herniennarbe war
geheilt; bei der Operation fand er das Bauchfell an der Blase festhaftend;
nach Eröffnung der Blase findet man in derselben einen Stein, dann eine für
einen Finger durchgängige Öffnung, durch die man unter die Herniennarbe
in eine hühnereigroße, mehrkammerige Höhle kommt. Es war ein Ligaturstein.
    Erweist sich bei der eingeklemmten Blasenhernie die Blase selbst nekrotisch,
so wird man bei geringer Ausdehnung die Resektion wagen können, bei nicht
sicherer Abgrenzung hat Charrier die Blasenwunde provisorisch geschlossen,
die Wunde tamponiert, wonach sich zwei Wochen später ein großes Stück
Blasenwand abstieß.

# IX. Fremdkörper.

Die in der Blase zur Beobachtung kommenden Fremdkörper stammen
entweder aus dem Organismus selbst oder sie kommen von außen, sei es auf
dem natürlichen Wege durch die Harnröhre, sei es durch gröbere traumatische,
mechanische Verletzungen (Schuß, Stich) in die Blase.

Die aus dem Organismus stammenden Fremdkörper können Bestandteile des Körpers oder selbst wieder ursprünglich von außen auf anderem Wege eingebrachte sein und durch Vermittlung pathologischer Kommunikationen erst in die Blase gelangen. Die primären Blasensteine könnte man zu den Fremdkörpern der erstgenannten Art zählen, doch werden diese andernorts besprochen. In dieselbe Gruppe gehören die manchmal bei Durchbruch von Cariesherden in der Blase gefundenen Knochenfragmente [so bei Caries der Symphyse (LÖFFLER, NOVI)], nach Osteomyelitis des Schambeins (MARINESCU), nach Schußverletzung der Symphyse (ESCOBAR, BREITMANN), bei Coxitis tuberculosa (PILLET), dann die aus durchgebrochenen Dermoiden (MAEDA, HELLER, REJSEK) stammenden Zähne, Knochen, Haare (PILIMICTIO) und die aus Extrauterinschwangerschaften gleichfalls durch Perforation in die Blase gelangten Anteile des Fetus (GROSGLIK, KAHN, MANN, ROTENBERG). Auch die auf dem Wege des Verdauungskanals durch Vermittlung von Abscessen, Fisteln oder Perforationen in die Blase kommenden Nahrungsreste [Fruchtkerne, Knochen (KAPSAMMER), Kotsteine (KAPSAMMER)] sind hier zu nennen. Kürzlich hat TH. BAUER einen bei einer Obduktion gefundenen großen Kotstein der Blase demonstriert. BOND fand in der Blase eines Negers über 80 Stück Nägel verschiedener Größe, welche auf dem Wege einer Fistel zwischen Ileum und Blase in letztere gelangt waren.

Zu den ganz merkwürdigen Vorkommnissen gehören Befunde von Ascaris lumbricoides in der Blase; CARSTEN teilt einen solchen Fall mit, bei welchem ein solcher Wurm eine schwere Cystitis bedingt hatte. Es konnte keine Blasen-Mastdarmfistel nachgewiesen werden und der Autor nimmt Einwanderung von Eiern in die Blase auf dem Lymphwege als Genese an. Auch in dem Falle von ALBANO ging ein Ascaris aus der Blase ab; man fand nur bullöses Ödem, keine Fistelöffnung. Andere Fremdkörper dieser Gruppe stellen die nach Operationen an den Nachbarorganen in die Blase eingewanderten Ligaturen dar und die gleichfalls nach verschiedenen Eingriffen an der Blase oder anderen Organen als eingewanderte Fremdkörper gefundenen Tupfer (FABRICIUS, KERMAUNER, STOECKEL, ROERIG, ELLERBROEK), Klemmen (STOECKEL), Pinzetten, chirurgische Nadel (SUZUKI), sowie die aus der Scheide durch Perforation, bzw. Decubitus in die Blase gelangten Pessare u. a. Ein in dem Mastdarm abgebrochenes und $^5/_4$ Jahre später in die Blase gewandertes Rohr beschrieb MIRABEAU. Zu den ganz besonderen Ausnahmefällen gehören Wanderungen von Fremdkörpern aus dem Ureter in die Blase (MACKENRODT sah eine Ligatur nach Ureterfisteloperation) oder z. B. eines Drains, das in der Niere vergessen worden war, in die Blase, wie es CATHELIN beschreibt.

Schließlich sind auch die Bilharzia-Eier derartige Fremdkörper.

Die zweite Gruppe, die von außen stammenden Fremdkörper, umfaßt die durch grobe Verletzungen (Schuß, Stich) direkt oder indirekt in die Blase gedrungenen Gebilde und die große Menge der durch die Harnröhre eingebrachten Gegenstände.

Durch Schußverletzungen gelangen Projektile aller Art (Gewehr, Revolver, Schrapnell, Granatsplitter), Knochenfragmente, Kleider- und Wäscheteile, Münzen (BLUM) in die Blase. Durch Stichverletzungen kann eine Nadel, ein Troikartfragment in die Blase dringen. Die Literatur und Kasuistik über diese Art von Verletzung und Blasenfremdkörpern ist durch den Krieg im letzten Jahrzehnt sehr reichhaltig (ZUCKERKANDL, KIELLEUTHNER, BLUM, SCHWARZWALD, LOHNSTEIN).

Die weitaus größte Zahl der Fremdkörper gelangt aber durch die Harnröhre in die Blase. Es sind dies bei Männern und Frauen Sonden, Katheter, Bougies aus jeglichem Materiale, die gelegentlich aus medizinischen Gründen, vom Arzt oder Patienten eingeführt, abbrechen oder abreißen, seltener zur Gänze in die Blase dringen. Das verwendete Instrument bricht oder reißt in diesen Fällen gewöhnlich am vesicalen Ende ab, welches Ereignis sowohl bei der Einführung als auch beim Entfernen des Instrumentes eintreten kann. Zur Verhütung dieses Vorganges ist es unbedingt erforderlich, die zur Verwendung kommenden Instrumente von Zeit zu Zeit, besonders nach längerem Gebrauch, auf ihre Unversehrtheit und Haltbarkeit zu prüfen, was vor allem den sich selbst behandelnden Kranken einzuschärfen ist, die aus Nachlässigkeit oder falscher Sparsamkeit Anschaffung neuer Instrumente versäumen. Weiche, elastische Gummikatheter (Nelaton, Thiemann) müssen einen kräftigen Zug, ohne zu zerreißen, aushalten; sie werden nach längerem Gebrauche rissig, brüchig; halbsteife Seidengespinst- (Mercier-) Katheter werden an ihrer Oberfläche durch Verlust des Lackes rauh und können an diesen Stellen brechen, dasselbe gilt von den Seidenbougies. Derartige fehlerhafte Instrumente können auch ohne jede Gewaltanwendung, ohne jedes brüske Vorgehen unter ungünstigen Verhältnissen abbrechen. Aus gleichen Gründen sind die an Leitbougies anschraubbaren Metall- und Seidenkatheter, welche so wie die früher in Verwendung gestandenen zerlegbaren männlichen und weiblichen Metallkatheter bei nicht tadellos funktionierenden Schrauben an der Vereinigungsstelle sich loslösen können, bedenklich.

Das Abbrechen eines Lithotribs oder Ramasseurs bei der Steinzertrümmerung und Zurückbleiben eines Fragments der Instrumente in der Blase ist gelegentlich, vor kurzem wieder von Neuwelt, beobachtet worden.

Abb. 55. Ligaturstein. Natürliche Größe. (Sammlung weil. Otto Zuckerkandl.)

Bei Frauen, bei welchen der Katheterismus aus anatomischen Gründen gewöhnlich zwar leicht ist, kann es bei Verwendung der jetzt allerdings, wenigstens bei Urologen, allmählich außer Gebrauch kommenden Glaskatheter doch vorkommen, daß die Spitze abbricht und in der Blase bleibt, ein Zwischenfall, der gewöhnlich durch kleine, unsichtbare, beim Kochen oder Anschlagen des Katheters entstandene Sprünge im Glas verursacht ist (Thorek).

Weitaus seltener kommt es vor, daß ein Katheter oder dergleichen zur Gänze in die Blase gelangt. Bei Männern geschieht dies durch ungeschicktes Hantieren und Bewegen, durch Erektionen, beim Zerren am Gliede, ja sogar während des Schlafes (Fillenbaum).

Zur vermeintlichen oder angeblichen Linderung von Harnbeschwerden werden von Patienten und Laien die verschiedenartigsten Dinge eingeführt bzw. empfohlen. So hat man in der Blase Pfeifenrohre, Glasröhren, Strohhalme, Gänsekiele, Papierrollen, Holzstäbchen gefunden, die angeblich der Harnableitung und ähnlichen Zwecken dienen sollten.

Diese Fremdkörper, wegen wirklicher oder häufiger nur vorgeschützter Harnbeschwerden verwendet, bilden den Übergang zu der großen Gruppe der infolge von Abnormität des Sexualempfindens oder bei Masturbation angewandten und dabei durch die Harnröhre in die Blase gerutschten Dinge. Die Kasuistik dieser Fremdkörper bei beiden Geschlechtern ist so unerschöpflich und bunt wie die Erfindungsgabe der Menschen.

Der beliebteste Gegenstand oder wenigstens der am häufigsten in der Blase weiblicher Personen gefundene ist wohl die Haarnadel; man hat aber auch alle Arten anderer Nadeln, Strick-, Steck-, Häckel-, Hutnadeln, Sicherheitsnadeln (Halban), Nähnadeln mit Faden (Drobny), Nägel, Ahlen und andere

metallische Gegenstände, Bleistifte, Federkiele, Ringe, Kupferstücke, Glöck-
chen, Golddraht (KIELLEUTHNER), Thermometer, Pfeifenrohre, dann Pinsel,
Malerpinsel, Haarbüschel (SLOTKIN, BAZY), Zahnbürsten, von pflanzlichen
Dingen Strohhalme, Gräser, Holzstücke, Weinrebe (GAGSTATTER), Blätter,
Zweige, Heidekraut, Erbsen, Bohnen, Schwämmchen (LE CLERC-DANDOY),
Tannenzapfen, Gurken (PROCHNOCK), Kork, Kaugummi (DAY), Spargel (WOS-
SIDLO), Hartgummiansätze (HOFMANN), Gummisauger (BULIUS), Papierröllchen
(ULRICH, ABELS), Fliegenlarven, Ohrwürmer, Embryonen von Oxyuris (PETGES
und BRANDEIS). Nicht minder mannigfaltig sind die von Frauen zum Zwecke
der Schwangerschaftsunterbrechung oder der Konzeptionsverhinderung verwendeten und dabei irrtümlich in die Blase gelangten Fremdkörper und
die bei Geisteskranken und hysterischen Frauen vorkommenden. Von anorganischen Substanzen werden Kieselsteine zum Zwecke der Vortäuschung
von Lithiasis öfter in die Blase oder Harnröhre eingeführt. Bei Frauen hat
man Okklusivpessare (PROCHNOW, LANGERER, LOHNSTEIN, ANGERER), Präservativs, eigenartig aus Metall konstruierte Präservativs (GÜNSBURG), Watte
(LUDWIG) beobachtet.

Eine weitere, ziemlich häufig vorkommende Fremdkörperart ist die aus
Fetten und ähnlichen Substanzen bestehende. Diese Fremdkörper werden
entweder als solche eingeführt (in Form von Kerzen, Wachslichtern usw., deren
Kasuistik an Häufigkeit der der Haarnadeln wohl gleichkommen dürfte) oder
sie bilden sich aus den zum Einfetten des Katheters verwendeten Gleitmitteln
(ROCHE) oder auch aus den in die Blase aus therapeutischen Gründen eingespritzten öligen Substanzen. POSNER sah Niederschläge von Fettmassen
in der Blase nach Einführung von Ichtharganstäbchen in die Harnröhre. FERRERO
und PICATOSTE führen die bei zwei Patienten gefundenen fettigen Massen auf
Ausfallen aus dem zur Behandlung verwendeten Gomenolöl zurück. Das von
ULTZMANN beobachtete Vorkommen von Massen von Vaselin ist auf Katheterismus zurückzuführen, das Vorhandensein von schwärzlichen inkrustierten
Kaliumpermanganatkrystallen (MEYER) auf Blasenspülungen.

Eine Art von Fremdkörpern sei schließlich noch erwähnt, das sind die nach
Operationen in der Blase selbst; so ist es vorgekommen, daß nach transvesicaler
Prostatektomie, nach Tumorexstirpation die Blasenwunde sich nicht schloß
oder, daß sie bald von selbst wieder aufbrach; in einigen Fällen fand sich als
Ursache für dieses ja auch sonst gelegentlich vorkommende unangenehme
Ereignis ein in der Blase oder Prostatanische zurückgebliebener Tupfer.
ZUCKERKANDL entfernte durch Litholapaxie ein inkrustiertes Drainstück, das
in der Nachbehandlung eines Falles von Tumorexstirpation in der Zeit kurz
nach dem Kriege offenbar wegen Minderwertigkeit des Materials abgebrochen
und eine anfangs unerklärliche, sehr heftige Cystitis verursacht hatte. PASCHKIS
sah einmal nach Elektrokoagulationsbehandlung eines großen Papilloms intensive cystitische Erscheinungen, die sich dann dadurch erklärten, daß große
Teile des Tumors nekrotisch geworden, sich abgestoßen hatten, aber in der
Blase liegen geblieben und sich inkrustiert hatten. Nach Evakuation der Fragmente durch Spülung und starke Blasenfüllung schwanden die Erscheinungen
nach kürzester Zeit.

*Lage der Fremdkörper.* Die in die Blase hineingelangten Fremdkörper können
frei im Blaseninnern liegen oder sie befinden sich zum Teil in der Blase, zum
Teil in der Harnröhre, bzw. außerhalb der Blase.

Daß kleine, rundliche, fremde Körper durch die kurze weibliche Harnröhre
leicht in die Blase schlüpfen können, ist unschwer verständlich. Viel schwerer
ist zu begreifen, wieso lange, manchmal dabei auch starre Körper *ohne schwerere*
mechanische Verletzung in die weibliche Blase gelangen, noch merkwürdiger,

daß ebensolche Fremdkörper aus der langen männlichen Harnröhre in die Blase schlüpfen. Man hat zur Erklärung einige, uns heute allzu phantastisch anmutende Theorien herangezogen (Pitha spricht von Aspiration, Vidal von Verschlingen der Fremdkörper), es ist aber fraglos, daß es rein mechanische Momente sind, wie das Zerren am Gliede und andere unzweckmäßige Handlungen in dem Momente, in welchem der eingeführte Fremdkörper in der Harnröhre verschwunden ist, welche das Weiterhineinrutschen begünstigen. Es wird angenommen, daß die Muskulatur der hinteren Harnröhre und Prostata dazu beitragen, daß der in die hintere Harnröhre gelangte Fremdkörper in die Blase weiterbefördert werde.

Bricht oder reißt ein Katheter, der mit seinem Auge bereits in der Blase ist, beim Einführen oder Entfernen derartig ab, daß das periphere Ende in der Harnröhre bleibt, so wird naturgemäß kontinuierlicher Harnabfluß bestehen. Auch andere feste Gegenstände können eine derartige Lage einnehmen, und so konnte Zuckerkandl eine in die Harnröhre eingeführte, in die Blase gewanderte Ahle als zum Teil noch in der Pars membranacea liegend per rectum tasten.

Die Lage der Fremdkörper in der Blase hängt von ihrer Schwere und Form ab; die metallischen und anderen spezifisch schweren Fremdkörper, wie Gewehr-, Revolver-, Schrapnellkugeln, Granatsplitter liegen am Boden der Blase, wenn sie nicht, und das gilt naturgemäß auch für alle anderen, auch die spezifisch leichten Fremdkörper, mit einem Ende oder Teil in der Blasenwand stecken oder sekundär an dieselbe angewachsen sind. Die spezifisch leichteren Fremdkörper, Holz (Splitter, Bleistift), Wachs, Wachskerzchen schwimmen bei voller Blase an der höchsten Stelle der Blase. Während rundliche Fremdkörper im Fundus der Blase, bei vorspringender Prostata hinter derselben, meist in Falten der Schleimhaut zu liegen pflegen, ist die Lage länglicher Fremdkörper erfahrungsgemäß nicht stets die gleiche, indem sie bei gefüllter Blase gewöhnlich in der sagittalen Richtung oder vielmehr etwas seitlich von derselben abweichend liegen (das eine Ende pflegt ganz nahe dem Orificium internum, die Achse schräg gegen den Scheitel oder die Seitenwand), während sie bei leerer Blase sich mehr horizontal lagern, was nach experimentellen Untersuchungen Heuriots auf den Umstand zurückzuführen ist, daß der transversale Durchmesser der Blase bei voller und bei leerer Blase fast gleich ist, so daß bei Entleerung der Blase ein freier, beweglicher Körper in diese quere Lage gelangen muß. Daß mitunter längliche Fremdkörper bei der Operation sich als verschlungen oder verknotet erwiesen, ist aus einigen Beobachtungen bekannt. Einen besonders auffälligen Befund erhob Gorowitz an einem Manne, bei welchem ein Katheter beim Entfernen abgerissen und der Rest in die Blase gerutscht war. Bei der einige Tage später durchgeführten Operation zeigte es sich, daß ein großer pilzförmiger Stein in der Blase war und der Katheter um den Stein geschlungen und verknotet war. Eine ähnliche Knotenbildung sah er bei einer durch hohen Blasenschnitt entfernten Kerze. Dieses Vorkommnis soll nach Gorowitz schon von Dor und Jaboulay (zitiert nach Legueu) beschrieben worden sein. Gorowitz glaubt, daß mehrere Umstände gemeinsam wirken müssen, um derartige Formveränderungen zu bewirken; die Fremdkörper müssen lang und weich sein, bei der Einführung abgeknickt werden; außerdem kommt noch die Wirkung der Kontraktionen der Blase und eine für die Knotung günstige Lage des Fremdkörpers in Betracht.

Die weiteren *Folgen* hängen davon ab, ob der fremde Körper in der Blase bleibt oder nicht; kleine, rundliche, glatte Fremdkörper können, wenn kein Hindernis für die Harnentleerung (z. B. Striktur, Prostatahypertrophie) vorliegt und wenn kein Restharn besteht, von selbst wieder durch die Harnentleerung ausgestoßen werden; liegen ungünstige Bedingungen vor oder ist der Fremdkörper größer, ungünstig gelegen oder geformt, so bleibt er in der Blase. Jedenfalls spielen bei den Folgen der Fremdkörper das rein mechanische Moment und die durch den Fremdkörper in die Blase gelangten Infektions- keime die Hauptrolle, wobei beide Momente sich gegenseitig beeinflussen. Es erfolgt aber auch eine Einwirkung des Harnes auf den Fremdkörper, der, wie es z. B. bei Hülsenfrüchten vorkommt, aufquellen oder wie bei Holz- stückchen, Bleistiften, Kathetern u. a. zer- fallen kann. Die wichtigste Veränderung ist aber die Inkrustation des Fremdkörpers, die Imbibierung mit Harnsalzen. Für den Eintritt derselben sind verschiedene Mo- mente maßgebend, eines der bedeutsamsten ist, wie schon DITTEL betont hat, die In- fektion, durch die oft eine ammoniakalische Cystitis bedingt wird, welche ihrerseits wieder das Ablagern von Phosphaten auf den Fremdkörper begünstigt. Außerdem spielen mikrochemische Vorgänge, wie sie vor allem von EBSTEIN und LICHTWITZ studiert worden sind, eine wichtige Rolle. Das für die Fremdkörperinkrustierung wich- tigste Moment ist der Umstand, daß dem umgebenden Harn eine fremde Oberfläche

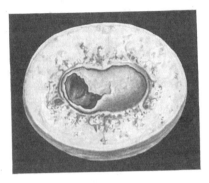

Abb. 56. Steinbildung um eine braune Bohne. (Sammlung weil. OTTO ZUCKERKANDL. Natürliche Größe.)

geboten ist. Im Harn selbst sind krystalloide Substanzen in gelöstem Zu- stande, kolloidale bloß suspendiert vorhanden; erstere sind in größerer Kon- zentration, als es ihrer Löslichkeit entspricht, enthalten und werden eben von den daher so genannten Schutzkolloiden vor dem Ausfallen bewahrt. Nun haben die Kolloide die Eigenschaft, sich an Grenzflächen anzureichern, sie ge- rinnen hierbei und bilden Häutchen, verlieren aber gleichzeitig ihre schützende Wirkung auf übersättigte Lösungen. Es können daher jetzt aus dem diese Häutchen durchtränkenden Harn die Salze aus- fallen und die Kolloide inkrustieren.

Wichtig ist ferner die Oberfläche des Fremd- körpers und seine Beweglichkeit, sowie die Dauer des Aufenthaltes in der Blase; glatte und leicht bewegliche pflegen sich langsamer und weniger zu inkrustieren als solche mit rauher Oberfläche und solche, die ihren Platz in der Blase nicht wechseln.

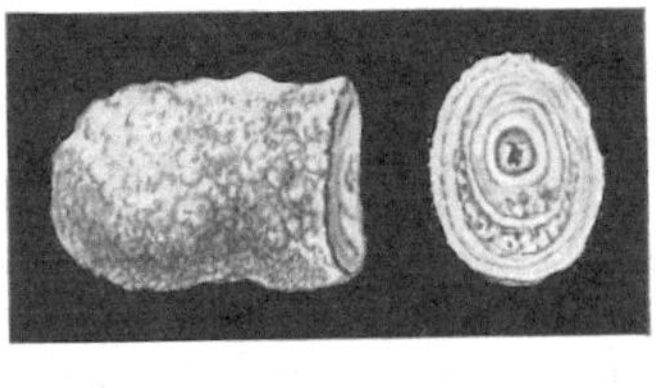

Erfahrungsgemäß bestehen die meisten In- krustationen aus Phosphaten, weit seltener aus Uraten und es gibt Fremdkörper, die sich rasch, und solche, die sich langsamer oder gar nicht inkrustieren. Bei aus Gummi bestehenden, wie Kathetern, Drains, dann bei pflanzlichen Stoffen, wie Hülsenfrüchten, oder metallischen, eisenhaltigen Körpern erfolgt die Inkrustation gewöhnlich rasch; rundliche, glatte, bewegliche, aus Glas, Wachs, Silber, Gold neigen weniger zur Inkrustation und können mitunter auch trotz jahrelangem Aufenthalt in der Blase von derselben verschont bleiben. Der Fremdkörper wird entweder gänzlich inkrustiert oder nur teilweise, letzteres trifft z. B. bei Nadeln, bei Schrapnellkugeln zu. Besonders eindrucksvoll sind in dieser Hinsicht die Mit- teilungen über Inkrustation von Projektilen in der Blase aus dem Kriege. BLUM konnte beobachten, daß durch Schußverletzungen in die Blase eingedrungene

Abb. 57. Stein um Katheterfragment. (Sammlung weil. OTTO ZUCKERKANDL. Natürliche Größe.)

metallische Fremdkörper (Geldmünzen) trotz längeren Verweilens in der Blase bis zu 3 Monaten keine wesentliche Cystitis bedingt hatten und sich bei der Operation als nicht inkrustiert erwiesen. Er spricht diesen metallischen Fremdkörpern bactericide Eigenschaften zu, welche einerseits die sonst doch gewöhnlich unausbleibliche Cystitis, andererseits die ammoniakalische Harngärung verhinderten, die ihrerseits wieder die Entstehung der Inkrustation fördert. Schwarzwald zeigte an Projektilen von Blasensteckschüssen, daß Schrapnellfüllkugeln im allgemeinen unverhältnismäßig wenig zu Inkrustation neigen, während z. B. ein Granatsprengstück umgekehrt eine enorme Inkrustation aufwies. Dieser Unterschied wird auf die große Beweglichkeit bzw. auf die durch die Gestalt und glatte Oberfläche bedingten Lageveränderungen bezogen, welche der raschen Steinbildung hinderlich ist, da sich die Inkrustationen wieder abschilfern, während bei festliegenden oder fixierten Fremdkörpern die Bedingungen für Steinbildung bessere sind. Es kann die ursprüngliche Form des Fremdkörpers verloren gehen oder erhalten bleiben, das hängt von der Dicke der inkrustierenden Schichte ab; und so kann es vorkommen, daß der Fremdkörper als Stein imponiert, dessen wahre Grundlage sich erst nach Zerbrechen oder Zersägen des Steines zeigt.

Die *Folgen* der Fremdkörper für die Blase sind verschieden und hängen von der Art des Fremdkörpers, der seiner Einbringung in die Blase und vor allem der Art und Stärke der Infektion ab. Eine Cystitis besteht wohl stets; dieselbe kann ganz geringfügig, bloß der Anwesenheit des Fremdkörpers entsprechend sein, es können aber auch die schwersten nekrotisierenden, ulcerösen, diphtherischen Formen der Blasenentzündung entstehen. Bei längerem Liegen eines Fremdkörpers an der gleichen Stelle kann eine Drucknekrose, ein Decubitalgeschwür an der Blasenschleimhaut entstehen. Eine ähnliche Verletzung der Blase erfolgt, wenn spitzige Fremdkörper sich in die Blasenwand einbohren. Die weiteren Folgen können Abscesse, Entzündungen der Blasenwand, Para- und Pericystitis, Harninfiltration, Perforation sein. Auf diese Weise können Fremdkörper aus der Blase in das Rectum, in die Scheide kommen und von dort aus entfernt werden, ebenso hat man bei ungünstigen Umständen Perforationen in die Bauchhöhle mit Peritonitis gesehen (Fiorani, Federici, Dittel).

## Symptome.

Die *Symptome*, welche durch Fremdkörper der Blase bedingt werden, stehen mit Lage, Form, Beschaffenheit der ersteren in Zusammenhang. Kleine, glatte, rundliche können auch symptomlos bleiben, wenn sie an ihrem Platze unbeweglich sind oder wenn die Blase nicht völlig entleert werden kann. Sind sie aber mobil, so können sie bei der Harnentleerung den Harnabfluß plötzlich verlegen und ebenso auch die übrigen, für Steine typischen Beschwerden: Harndrang, Schmerzen in der Harnröhre, Blutung, besonders am Ende der Harnentleerung, Schmerzen durch die Kontraktion der Blase um den Fremdkörper verursachen. Daß es Leute gibt, die trotz mancher Leiden, die ihnen durch einen von ihnen selbst eingeführten Fremdkörper erwachsen waren, hemmungslos bleiben, beweist unter anderem ein Fall von Kruspe, dessen 45 jähriger Patient kaum 1 Jahr, nachdem ihm eine inkrustierte Baßgeigensaite entfernt worden war, neuerlich, diesmal einen Radioisolierschlauch einführte. Mitunter sind die Erscheinungen des Steines vorherrschend, mitunter wird dieser Symptomenkomplex durch die Cystitis verschleiert. Ist es bereits zu Zerfall des Fremdkörpers gekommen oder sind es mehrere kleine gewesen, so kann es auch zum spontanen Abgang kommen, auch können Phosphatbröckel, die sich losgelöst haben, abgehen.

*Inkontinenz* tritt selten und nur dann auf, wenn der Fremdkörper, zum Teil in der Harnröhre, zum Teil in der Blase gelegen, eine Insuffizienz des Schließmuskels verursacht; *Harnverhaltung* kann rein mechanisch entstehen; hat eine solche schon vor Einführung des Fremdkörpers bestanden, so wird der Zustand je nach dem Grade der Cystitis eine Änderung erfahren, genau so wie sich das Befinden des Prostatikers mit Harnverhaltung bei Komplikation mit Stein entsprechend ändern kann.

Kommt es zu Entzündung der *Blasenwand*, so sind die Zeichen der Entzündung allmählich auch klinisch durch äußere Untersuchung feststellbar; lokale Schmerzhaftigkeit, Ödem, Infiltration, Fieber und Allgemeinerscheinungen.

Durch Vermittlung paravesicaler Entzündungen und Abscesse auf Grund von Fremdkörpern kann es, wie schon erwähnt, zur Fistelbildung mit Haut, Darm, weiblichem Genitale kommen, Verhältnisse, deren Besprechung unter den „*Fisteln*" in diesem Handbuche zu finden ist.

## Diagnose.

Die *Diagnose* ergibt sich aus der Anamnese, wenn diese richtig mitgeteilt wird. Wenn die Kranken bewußt die Unwahrheit sagen oder die Wahrheit zu verschleiern sich bemühen, jedenfalls aber den Arzt täuschen wollen, und all dies ist ja bei den verschiedenen sexuellen und kriminellen Einführungsgründen sehr oft der Fall, dann ist es Aufgabe der verschiedenen Untersuchungsmethoden, Klarheit zu schaffen; die Symptomatologie ist ja recht häufig nicht eindeutig.

Bei der äußeren *Besichtigung* kann man in frischen Fällen Einrisse, oberflächliche Verletzungen der äußeren Harnröhrenöffnung, auffallende Erweiterung der Öffnung bei Frauen, hier und da Fremdkörperreste (Stroh, Gras) am Genitale bemerken. Der Harn kann normal oder frisch blutig sein, während er in älteren Fällen die Zeichen der Cystitis in verschiedenster Intensität zeigt. Die direkte *Palpation* liefert manchmal bei langen, harten Gegenständen, die man oberhalb der Symphyse durch die Bauchdecken fühlen kann, brauchbare Befunde; sonst kann man manchmal die zum Teil noch in der Harnröhre, zum anderen Teil in der Blase liegenden Fremdkörper teils von außen, teils durch den Mastdarm tasten. Vaginale, auch bimanuelle Palpation ist selbstverständlich in geeigneten Fällen empfehlenswert, ebenso unter Umständen die digitale Austastung der weiblichen Blase nach Erweiterung der Harnröhre.

Die *Palpation* mit der Steinsonde ergibt bei harten Körpern und Inkrustation den charakteristischen Befund; gelegentlich einer *Steinzertrümmerung* (Phosphat), bzw. der Evakuation der Trümmer kann manchmal erst die Feststellung gemacht werden, daß es sich um einen Fremdkörperstein gehandelt hat.

Die *Cystoskopie* ist, ihre Durchführbarkeit vorausgesetzt, selbstverständlich ganz besonders geeignet, um über Vorhandensein eines Fremdkörpers überhaupt, dann aber auch über seine Art und Größe, seine Lage, seinen Zustand, bzw. den der Blase Aufschluß zu liefern. Die Cystoskopie kann durch mechanische Hindernisse, wenn der Fremdkörper, zum Teil in der Harnröhre gelegen, die Einführung des Instruments nicht gestattet, oder wenn die Harnröhre schwer verletzt ist, ferner durch Reizbarkeit der Blase, bzw. Schwere der Cystitis unmöglich werden. Davon, daß mächtige Inkrustierung den Fremdkörper als solchen unsichtbar machen kann, in welchen Fällen eben nur ein Stein festgestellt werden wird, war schon früher die Rede. In vielen Fällen wird die *Röntgen*untersuchung die *Cystoskopie* mit Erfolg ersetzen und ergänzen und insbesondere bei metallischen und bei inkrustierten Fremdkörpern gute Bilder liefern.

## Behandlung.

Ist ein Fremdkörper der Blase nachgewiesen, so ist auch die Indikation zu seiner Entfernung gegeben; die letztere hat baldigst zu erfolgen, falls die Art bzw. Größe des Fremdkörpers und die besonderen Verhältnisse des Falles nicht eine spontane Entfernung durch den Harnstrom erwarten lassen. Nach älteren großen Statistiken ist dies in 3,6 bis 3,8% der Fall.

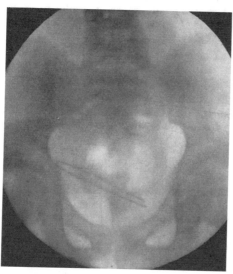

Abb. 58. Phosphatstein um Haarnadel durch S. alta bei 14 jähr. Mädchen entfernt. 6 Wochen vorher eingeführte Nadel. (Aus dem Röntgeninstitute der Klinik Hochenegg. Vorstand: Doz. Dr. Palugyay.)

Für die *Entfernung* des Fremdkörpers kommen die blutigen *transvesicalen* und die unblutigen *endovesicalen* Operationsmethoden in Betracht. Die letzteren stellen im allgemeinen die *Methode der Wahl* dar und sind in allen Fällen anzuwenden, wo ihre Anwendung möglich ist. Die Durchführbarkeit erfordert vor allem frei bewegliche, nicht festgekeilte Fremdkörper, die auch ihrer Form und dem Durchschnitt nach der Harnröhre sich anpassen können; sie dürfen also weder zu umfangreich, noch zerbrechlich, spitzig, scharfkantig sein.

Daß jedenfalls eine möglichst genaue, auch cystoskopische Untersuchung zur Feststellung des Fremdkörpers und aller Einzelheiten der Entfernung des Fremdkörpers vorangegangen sein soll, versteht sich von selbst. Die unblutige Entfernung kann auf verschiedene Weise erfolgen; kleine, rundliche, auch biegsame Fremdkörper können mitunter durch dicke Metall- (Evakuations-) Katheter, wie sie bei der Lithotripsie verwendet werden, herausgespült oder mit der Steinpumpe herausgepumpt werden; das geht natürlich nur dann, wenn die Größe des Fremdkörpers der des Katheterfensters entspricht; so hat Ultzmann den Schnabel eines Lithotribes, Neuwelt die männliche Branche eines Lithotribes, Ravasini ein Wachsstäbchen, Zuckerkandl mehrmals Katheterfragmente evakuiert. Eine weitere Methode ist das Fassen der Fremdkörper mit dem Lithotrib oder Ramasseur; diese Art eignet sich für Katheter, Bougies, Wachskerzen und

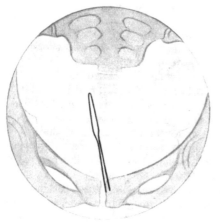

Abb. 59. Röntgenskizze einer Haarnadel in der Blase. (Röntgeninstitut der Klinik Eiselsberg. Vorstand: Dozent Dr. Sgalitzer.)

andere lange, biegsame, nachgiebige Körper; oft wird man dazu die Harnröhrenöffnung erweitern müssen. Für Entfernung der eben genannten und auch anderer starrer Fremdkörper hatte man in früheren Zeiten kompliziert gebaute Instrumente im Gebrauch, den Plicateur von Leroy d'Etiolles, den Redresseur von COLLIN, den Secateur von CAUDMONT; die Instrumente dienten dazu, den Fremdkörper zu knicken, sowie quergefaßte in die Längsrichtung einzustellen und so die Entfernung durch die Harnröhre zu ermöglichen; sie gehören heute nur mehr der Geschichte an.

Die Entfernung aller Fremdkörper ist bei der weiblichen Blase leichter als bei Männern. Die Kürze der weiblichen Harnröhre, ihre leichte und ausgiebige Dehnbarkeit ermöglicht die Einführung großkalibriger Instrumente, ja auch des Fingers, unter dessen Leitung dann Instrumente verschiedener Art (Häkchen, bewegliche Fremdkörperzangen, Kornzangen) den Fremdkörper fassen und entfernen können. Die *Cystoskopie* hat die endovesicalen Methoden sehr gefördert. Bei Frauen konnte man neben dem Cystoskop die früher genannten Instrumente einführen und so unter Leitung des Auges die Extraktion ausführen. Des weiteren haben aber die verschiedenen Operationscystoskope von NITZE, CASPER, KUTTNER, BLUM, SCHLAGINTWEIT, KNEISE u. v. a. die Möglichkeiten der endovesicalen Fremdkörperentfernung erweitert; man hat eigene Operationscystoskope mit entsprechenden Faßinstrumenten oder das gewöhnliche Ureterencystoskop mit solchen, durch den für den Harnleiterkatheter bestimmten Kanal geführten Schlingen, Zangen, Häkchen, Scheren verwendet. Auf diese Weise kann man unter Leitung des Auges z. B. eingewanderte Ligaturen abreißen, durchschneiden, Haarnadeln und auch andere, harte, lange Fremdkörper auf natürlichem Wege entfernen.

Die *Lithotripsie* ist natürlich nur erlaubt, wenn es sich um nicht zu harte Fremdkörper handelt, so bei inkrustierten Kathetern, pflanzlichen Körpern, Siegellack; bei Glas, Knochen, Metall als Kern von Fremdkörpersteinen hat selbstverständlich die Eröffnung der Blase ebenso zu erfolgen wie bei sehr großen, perforierenden oder festgekeilten Fremdkörpern. Die Zertrümmerung solcher Dinge ist wohl kaum empfehlenswert, wenn dies auch HAWKINS bei einem Stück eines gläsernen Katheters vor der Entfernung ohne Schaden tat. Die Methode der Wahl für die Entfernung auf blutigem Wege ist der hohe Blasenschnitt, der heute wohl allgemein dem perinealen vorgezogen wird. Unter Umständen kann der äußere Harnröhrenschnitt ausreichen, den z. B. ZUCKERKANDL in einem Falle ausführte; bei einem Manne, bei dem er eine Ahle in der Pars membranacea fühlte, entfernte er den Fremdkörper auf diese Weise.

Eine eigene Gruppe bilden die aus Fett, Wachs, Stearin bestehenden Fremdkörper; man hat zwar solche Fremdkörper oft mit dem Lithotrib oder Ramasseur gefaßt und auch extrahieren können, doch sind diese Versuche mitunter gescheitert, da bei stärkerem Schließen des Instrumentes die Branchen desselben miteinander verkleben und so das Instrument sich nur schwer entfernen ließ, mitunter nur der Docht entfernt werden konnte. Seit Jahren wird bei allen solchen Fremdkörpern das von LOHNSTEIN angegebene Verfahren, Einspritzung von Benzin in die Blase, wodurch der am Blasenscheitel schwimmende Fremdkörper gelöst wird, geübt. Nach Ausspülen der gelösten Massen wird, falls noch Docht in der Blase zurückgeblieben ist, derselbe mit dem Ramasseur oder der Schlinge entfernt, falls er sich nicht herausspülen läßt oder von selbst abgeht.

# X. Malakoplakie.

Als Malakoplakie wird eine nicht häufige, bisher großenteils nur pathologisch-anatomisch, sehr selten auch klinisch beobachtete Veränderung der Blasenschleimhaut bezeichnet, die im Auftreten zahlreicher, verschieden großer, meist rundlich geformter, über die Schleimhautoberfläche vorspringender, umschriebener weißlicher Plaques mit rötlichem Hof besteht. Die Bezeichnung Malakoplakie stammt von Hansemann, etwas später nannten Landsteiner-Stoerk die Erkrankung *Cystitis chronica en plaques*. Während die einen Beschreiber die Veränderung als eine entzündliche betrachten, glauben andere, darin eine besondere Form der *Tuberkulose* (Kimla, Zangemeister), wieder andere eine eigene Art von *Geschwulstbildung* der Blase erkennen zu sollen (Michaelis und Gutmann).

Entsprechend der Seltenheit der Affektion wurde in früheren Jahren fast jeder neu beobachtete Fall veröffentlicht. Seit v. Hansemanns erster Mitteilung sind nach Oppermanns Zusammenstellung weitere 37 Fälle mitgeteilt worden, doch dürfte diese Anzahl etwas zu niedrig sein, da noch weitere Kasuistik von Ferrari-Nicolich, Mc. Donald-Sewall, Oestreich, Thomson, Walker, Folsons vorliegt. Immerhin sind es im ganzen kaum mehr als etwa 50 Fälle, die seit 1903 bekannt geworden sind. Besonders interessant und vielleicht bisher nicht nach Gebühr beachtet ist der Umstand, daß in einigen wenigen Fällen die gleiche Erkrankung in Blase und gleichzeitig in Ureter und Nierenbecken gefunden wurde (Michaelis-Gutmann, v. Hansemann, auch Marion bildet einen solchen Fall ab); es geht daraus hervor, daß auch die Malakoplakie eine Systemerkrankung, eine Erkrankung der Schleimhaut der abführenden Harnwege darstellt. Wir sehen das gleiche wie bei der Pyelitis glandularis (Paschkis), der Leukoplakie, der Inkrustation (Caulk, Paschkis), bei der Papillombildung, also auch bei der Malakoplakie. Es könnte diese Tatsache in Hinkunft in dem Sinne verwertet werden, daß man vielleicht in Fällen von Malakoplakie der Blase, bei denen sich im Nierenbecken und Ureter makroskopisch keine Veränderungen zeigen, durch genaue mikroskopische Untersuchungen der Art und Genese der so merkwürdigen Plaques näher kommen könnte. Es ist klar, daß die meisten Autoren sich vor allem mit der *Ätiologie und Pathologie* des Zustandes befassen, weil ja die meisten Fälle nur am Sektionstisch gefunden wurden und die Affektion nur einige Male auch klinisch verfolgt, bzw. cystoskopisch festgestellt wurde (Zangemeister, Berg, Blum, Thomson-Walker).

Die makroskopischen und mikroskopischen Befunde sind auffallend genug und haben daher seit jeher besondere Beachtung gefunden. Die Plaques, deren Größe vom kaum Sichtbaren bis zu einem Durchmesser von mehreren Millimetern, ja sogar bis zu einem Zentimeter schwankt, sind flach konvex, über das Schleimhautniveau erhaben, im Zentrum eingedellt, die Ränder mitunter überhängend; ihre Farbe ist gelblich, manche zeigen einen rötlichen bis stark roten, schwächeren oder breiteren Hof. Die Herde können auch miteinander konfluieren und finden sich in allen Teilen der Blase; sie fühlen sich, wie schon v. Hansemanns Name „Malakoplakie" besagt, weich an. Der Befund bei in vivo eröffneter Blase entspricht dem eben geschilderten; Thomson-Walker konnte in seinem Falle einzelne der Plaques wegwischen.

Die *mikroskopische* Untersuchung zeigt, daß die Plaques in ihrer Hauptsache aus eigenartigen großen Zellen bestehen, deren kleiner Kern meist zentral, oft auch exzentrisch liegt, deren Protoplasma sehr breit, schwach färbbar, homogen oder öfter gekörnt, schaumig, von Vakuolen durchsetzt ist. Diese großen Zellen scheinen in einem Maschenwerk zu liegen und es ist an verschiedenen Stellen eine Anordnung der Zellen in von der Basis gegen die Oberfläche zu verlaufende Reihen zu sehen. Außerdem finden sich zwischen den großen Zellen Leukocyten, Lymphocyten und besonders an der Grenze gegen die Submucosa sind die Knötchen von einem aus Rundzellen bestehenden Infiltrat umgeben; mitunter haben diese Infiltrate Ähnlichkeit mit Lymphfollikeln. Nach einigen Beschreibungen sollen sich „große" Zellen im Bindegewebe der

Submucosa und manchmal auch der oberflächlichen Muskellagen finden und stellenweise sogar, mehrere Kerne enthaltend, Riesenzellen gleichen. Das Oberflächenepithel fehlt auf der Höhe der Plaques stets, läßt aber an den Stellen, wo es vorhanden ist, keine Abweichungen von den gewohnten Bildern erkennen. Eine weitere, ganz besonders auffallende Besonderheit stellen die von allen Beobachtern gesehenen und hervorgehobenen „*Einschlüsse*" in den „großen" Zellen dar. Manche der schon früher erwähnten Vakuolen in den „großen"

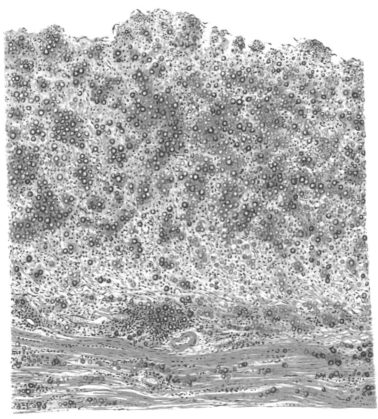

Abb. 60. Schnitt durch eine Plaque einer Malakoplakie. Hämat.-Eosin. Vergrößerung 42. (Sammlung Dozent Dr. TH. BAUER.)

Zellen sind anscheinend leer, andere enthalten rote Blutkörperchen, Pigment, sowie andere vielleicht Kernresten entsprechende Formelemente und sonstige amorphe Gebilde. Manchmal zeigen die Einschlüsse konzentrische Schichtung. Die Einschlüsse geben zum Teil die mikrochemische Eisen-Reaktion (Berlinerblau-Reaktion), hier und da sieht man auch extracellulär liegende, dieselbe Reaktion gebende Gebilde. Dabei ist die Blaufärbung der Einschlüsse nicht bei allen gleich stark, oft findet man aber Zellen mit Einschlüssen, nach anderen auch ohne solche, deren Zelleib bei der Eisenreaktion eine diffus bläuliche Färbung annimmt (MINELLI, OPPERMANN). Die Natur und Entstehung dieser Einschlüsse ist eine ebenso umstrittene Frage wie die Einreihung der „großen" Zellen. Nach v. HANSEMANN stammen die letzteren von Lymphendothelien ab, MICHAELIS und GUTTMANN, die ja die Malakoplakie als einen Blasentumor ansehen, haften die Zellen eben für Geschwulstzellen, Güterbock betrachtet sie als Übergänge zu Lymphocyten, nach Hart sind es gewucherte Endothelien von Lymphgefäßen, Gierke glaubt, daß es sich um durch infizierten Harn gequollene, imbibierte Zwischengewebszellen handle, Landsteiner und Stoerk sind der Ansicht, daß es sich um eine Form großer Wanderzellen handle, die, als von Zwischengewebszellen oder ausgewanderten Blutzellen stammend angesehen, von Marchand große Phagocyten genannt werden, Krompecher, Miche und Oppermann halten sie für Makrophagen im Sinne Metschnikoffs.

Nicht minder verschieden sind die Ansichten über die Einschlüsse. Michaelis-Gutmann sprachen ihnen Ähnlichkeiten mit den Leydenschen „Vogelaugen" zu, v. Hansemann dachte an Protozoen, Landsteiner und Stoerk, Minelli sahen in ihnen Reste von durch Phagocytose zerstörten roten Blutkörperchen, Kerntrümmern u. dgl. Waldschmidt, Hart glauben die Einschlüsse auf die Durchtränkung der Zellen mit Harn zurückführen zu sollen, wobei allmählich die fremde Flüssigkeit gewissermaßen kondensiert werde; der nun dichte Tropfen bekomme jetzt durch *Kalksalze* u. a. seine feste Gestalt. Die Berlinerblau-Reaktion ist auf den *Eisengehalt* der Einschlüsse, letztere wieder auf den Gehalt an gelöstem Blutfarbstoff (bluthaltigem Harn) zurückzuführen. Der außerdem noch vorhandene und nachweisbare Kalk stammt natürlich aus dem Harn. Vielfach waren in den bisher veröffentlichten Fällen Bakterien in großer Menge in den mikroskopischen Präparaten vorhanden, gewöhnlich coli-ähnliche Stäbchen; Landsteiner und Stoerk sahen die meisten Einschlüsse in dem bakterienreichsten Falle; Loele konnte experimentell im Reagenzglase den Malakoplakieeinschlüssen ähnliche Gebilde herstellen, indem er Harn mit Bouillon durch Bacterium coli infizierte und frisches Leichenblut dazu gab. Ähnliche Versuche hat Blum angestellt, indem er zu cystitischem Coliharn *Pepsin* zugesetzt hat und nach längerem Stehenlassen an den Epithelien Quellungsvorgänge gesehen hat, deren Bilder an die der Malakoplakiezellen erinnern. Er meint nun, daß die peptischen Eigenschaften des Harnes an Stellen, die der oberflächlichen Schichte des Epithels entbehren, zu Quellung der restlichen Epithelien, Proliferation der Lymphgefäßendothelien und so zur Bildung von Malakoplakieplaques führen könnten. Nach in Veröffentlichung begriffenen experimentellen Untersuchungen von Th. Bauer und H. B. Hermann finden sich Quellungsbilder der Epithelzellen der Blase an Versuchstieren besonders bei künstlich alkalisch gemachtem Harn.

Diese eigenartigen und schwer deutbaren mikroskopischen Befunde lassen die Vielfältigkeit der Erklärungsversuche für die Natur der Erkrankung seitens der verschiedenen Beschreiber verstehen. Wie schon erwähnt, hielten Michaelis und Gutmann die Erkrankung für eine Art von Blasengeschwülsten, Kimla, Zangemeister, Wildbolz für eine eigenartige Form von Tuberkulose; doch wird jetzt fast allgemein die Malakoplakie für eine, allerdings ungewöhnliche Form der chronischen Cystitis angesehen, wofür auch die Rundzellenansammlungen, die Infiltrate, der Nachweis von Bakterien sprechen. Heilmann ist der Ansicht, daß (in dem von ihm beschriebenen Falle) die Affektion sich aus einer Cystitis nodularis entwickelt habe. In dem von Berg seit vielen Jahren beobachteten Falle ergab sich, daß nach Entfernung der pyonephrotischen Steinniere die Plaques in der Blase allmählich abblaßten und an Zahl abnahmen; Berg faßte die Gebilde als Folge von Reizung auf, bedingt durch Abgang kantiger Steine. Andererseits hat erst jüngst wieder Oestreich bei einem an Darmtuberkulose verstorbenen Mann mikroskopisch als aus Malakoplakiezellen bestehende Erhabenheiten in der Blase gefunden und faßt nach seinem Befunde die Malakoplakie als ein durch vorüberfließenden Harn verändertes, von dem lymphatischen Gewebe der Blase ausgehendes *Lymphogranulom* auf. Allerdings

hat auch er keine Tuberkelbacillen in der Blase gefunden; den positiven Bacillen-
befunden in früheren Fällen (KIMLA, GIERKE) scheint nach Ansicht anderer Autoren
die Beweiskraft zu fehlen (BLUM, OPPERMANN u. a.). Tatsache ist jedenfalls, daß
in einer ganzen Reihe von Malakoplakiefällen Tuberkulose der Lungen gefunden
wurde, so vor kurzem wieder von DEMEL, der die Erkrankung als endothelialen
Proliferationsprozeß definiert.

*Vorkommen.* Nach den bisherigen Statistiken sind mehr als doppelt so viel
Frauen als Männer von der Erkrankung betroffen (26 Frauen, 11 Männer nach
OPPERMANN); ganz besonders selten scheint die Erkrankung im jugendlichen
Alter zu sein (9jähriges Kind: Fall von FRAENKEL, 8jähriges Mädchen: Fall
von OPPERMANN); die meisten Fälle waren über 40 Jahre alt.

Die *Symptome* scheinen nur von der begleitenden Cystitis oder anderen,
die Erkrankung komplizierenden Veränderungen abzuhängen. Derartige Komplikationen waren z. B. im Falle BERGs eine Lithiasis; die verschiedenen Erkrankungen des Nierenbeckens, Harnleiters, der Nieren, die man gleichzeitig
mit Malakoplakie gefunden hat, haben mit der Erkrankung als solcher wohl
nichts zu tun, doch kann es selbstverständlich auch durch malakoplakische
Herde zu Abflußstörungen im Niveau des Ureterostiums und entsprechenden
Veränderungen der oberen Harnwege kommen.

Die *Diagnose* am Lebenden kann nur durch die Cystoskopie erfolgen und
bisher hatten tatsächlich nur ZANGEMEISTER, BERG, BLUM, THOMSON-WALKER
Gelegenheit, die Affektion cystoskopisch nachzuweisen; der Befund am Lebenden entspricht dem pathologisch-anatomischen; die Plaques sind gelbrötlich,
flach konvex, verschieden groß, das Zentrum ist eingedellt, der Rand gerötet.
Die Verifizierung, daß es sich tatsächlich um Malakoplakie handle, ist durch
endovesicale Probeexcision (in BLUMs Fall) oder durch die Eröffnung der Blase
und Excision der Plaques möglich.

*Differentialdiagnostisch* sind vor allem die Tuberkulose, dann die anderen
Arten der Blasengeschwüre auszuschließen.

An die Möglichkeit einer Erkennung von Malakoplakiezellen im Harnsediment
ist wohl kaum zu denken. DICKSON fand zwar im Harnsedimente eines Falles
bei einer seit Jahren an einer Harninfektion leidenden Frau stark vakuolisierte
Zellen, die Einschlüsse nach Art der von MICHAELIS und GUTTMANN beschriebenen enthielten; die Einschlüsse schienen im frischen Zustand ohne Struktur
zu sein, begannen später zu sprossen und nach Zugrundegehen der Zellen sah
er freie rundliche Gebilde. Die Zugehörigkeit dieser zur Malakoplakie erscheint
um so zweifelhafter, als in den probeexzidierten Stücken (die Cystoskopie und
Excision machte KIDD) die Schleimhaut mikroskopisch eher an Leukoplakie
als an Malakoplakie denken ließ. Auch der sonstige Harnbefund ist naturgemäß
gar nicht eindeutig; man findet Eiter und Blut in wechselnder Menge, je nach
Vorhandensein bzw. Stärke der Cystitis, bakteriologisch gewöhnlich Bacterium
coli. BERG will nach endovesicaler Curettage Malakoplakiezellen im Harn
gefunden haben und auch BLUM meint, solche Zellen, allerdings *nach* der Elektrokoagulationsbehandlung und nach der mikroskopischen Diagnose an Probeexcisionen, im Harn gefunden zu haben. Eine *zuverlässige* Unterscheidung
dieser Zellformen von anderweitigen rundlich gequollenen zelligen Elementen
des Harnsediments wird im allgemeinen wohl kaum möglich sein.

BERG fand das Gewebe lederhart und mußte mit einem kleinen, scharfen
Löffel excochleieren, BLUM hat durch die Betastung mit der endovesicalen
Curette feststellen können, daß das Zentrum der Herde weich, der Rand derb
callös ist.

*Behandlung.* Die Malakoplakie als solche zu behandeln, hat als erster BLUM
versucht, der die einzelnen Plaques durch Elektrokoagulation verschorfte und

Rückbildung, bzw. narbenlose Heilung feststellte; ob es eine Dauerheilung war, darüber liegt keine Mitteilung vor. Er hat durch Alkalisierung des Harnes und Spülung der Blase mit alkalischen Lösungen die Einwirkung der verdauenden Wirkung des Harnes auszuschalten versucht und glaubt damit prophylaktisch dem Entstehen neuer Herde vorzubeugen. Thomson-Walker hat die Blase eröffnet, einzelne Herde exzidiert, andere mit Lapis verschorft. Komplikationen müssen natürlich sinngemäß behandelt werden.

# XI. Urachus.

Der Urachus oder Harnstrang ist ein embryonaler Gewebsrest, über dessen Zugehörigkeit die Auffassungen verschieden sind; nach der einen entsteht die Harnblase aus einem Teil des sich erweiternden Allantoisstieles, während dieser zwischen Blasenscheitel und Allantoissack engbleibend als Urachus bekannt ist; nach der anderen hingegen (Felix), welche heute als die richtige angesehen wird, ist der Urachus ein Produkt der Blase (nicht des Allantoisstieles), deren obersten, sich stark verschmälernden Anteil er darstellt. Seit jeher wurde von einem normalen Verschluß bzw. Verödung des Hohlraumes und einem pathologischen Offenbleiben gesprochen. Doch ergibt sich aus dem Studium der einschlägigen Literatur, daß diese Ansicht heute keine Geltung mehr hat. Es liegen Befunde vor, welche beweisen, daß das im allgemeinen als solid bezeichnete Gebilde, das Ligamentum vesicoumbilicale medium, das auch den Urachus enthält, in vielen Fällen in seinen der Blase näherliegenden Teilen ein, wenn auch nur sehr kleines Lumen hat, das sich mit feinsten Sonden in der Richtung gegen die Blase sondieren läßt. Untersuchungen und Befunde über diese Tatsache stammen von Wutz und auch früheren Autoren (Luschka), in jüngster Zeit von Else Khaum. Letztere konnte auch bei sehr alten Leuten nach sorgfältiger Isolierung des dem Urachus entsprechenden Epithelschlauchs das Vorhandensein eines sondierbaren Lumens öfter feststellen, wobei aber eine Sondierung desselben von der Blase aus wegen des schiefen Durchtritts des Ganges durch die Blasenwand und der Faltung der letzteren nicht durchführbar war. Diese Feststellung des Offenbleibens des Urachus wurde in vielen Arbeiten übersehen.

Nach alledem erscheint es nicht mehr berechtigt, von einem physiologischen Verschluß und einem pathologischen Offenbleiben zu sprechen, und es ist vielleicht richtiger, die Ansicht Draudts zu akzeptieren, der das Offenbleiben des Urachus bzw. die übrigen Veränderungen, Cysten und Divertikel, als primäre Bildungshemmungen der Blase auffaßt, die ohne Vermittlung eines Hindernisses für die Harnentleerung entstanden seien. In ähnlicher Weise sieht Kermauner die anatomische Grundlage für die abnorme Persistenz des Urachus nicht nur in einer mangelhaften Zurückbildung desselben, sondern gleichzeitig in einem abnorm starken Wachstum aller Wandbestandteile, es sei eine typische Exzeßbildung.

Besonders interessant sind diejenigen Fälle, in denen der persistierende Urachus ein mächtiges Gebilde darstellt, wie in dem Falle von Haas; hier war durch die den Urachus, der hier ein kleinfingerdickes Lumen hatte, enthaltende Plica vesico-umbilicalis media eine eine innere Einklemmung verursachende mächtige Bauchfelltasche entstanden. Keith hat nach Doran des öfteren beobachtet, daß der Urachus bei *Erwachsenen* ein Mesenterium hat, wofür der Fall von Haas eine Bestätigung wäre. Mit diesen Befunden würde die Angabe von Delore und Cotte, die intraperitoneal gelegene Urachuscysten gesehen haben wollen, übereinstimmen.

Die Erkrankungen des Urachus sind keine häufigen Vorkommnisse. Wenn nach LANGSTEIN kleine Nabel-Urachusfisteln nicht zu selten sind, so mag das vielleicht für die Kinderpraxis zutreffen, im allgemeinen scheinen bei Erwachsenen mindestens diese Dinge doch recht selten zu sein. Auch BLUMs Angabe, er habe Divertikel des Scheitels der Blase und Urachusausstülpungen *unzählige* Male beobachtet, scheint uns ein wenig übertrieben zu sein.

Die klinisch in Betracht kommenden Urachuserkrankungen sind die Fisteln, die Cysten, die Divertikel und Geschwülste.

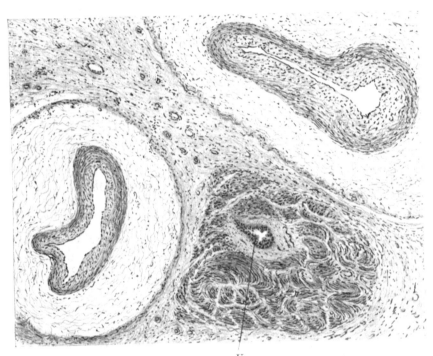

Abb. 61. Schnitt durch das Ligamentum vesico umbil. med. U Urachus, in seiner Wand reichlich Muskulatur. Vergr. $^{12}/_1$.

Die Fisteln können bereits bei der Geburt vorhanden sein oder erst später in Erscheinung treten. In diesem Sinne unterscheiden schon LEDDERHOSE, LEXER u. a. zwischen angeborener und angeborener sekundärer oder erworbener Fistel. Man hat nach Ursachen für das Auftreten dieser Fisteln gesucht, hat Phimose, Verschluß der Harnröhre, Faltenbildung usw. beschuldigt (CABROL, ROSE, FÖRSTER, STADFELDT) und bei Fehlen solcher Abflußhindernisse auf im fetalen Leben bestandene, später geschwundene Hindernisse als Erklärung gegriffen. DRAUDTs Annahme, daß auch tatsächlich vorhandene angeborene Hindernisse nur eine Häufung angeborener Mißbildungen beweisen, hat nach den modernen Auffassungen viel für sich.

Trotzdem läßt sich die Möglichkeit eines Zusammenhangs der erst in späteren Lebensjahren sich manifestierenden Fisteln mit den verschiedenen Abfluß-hindernissen nicht von der Hand weisen.

Es ist klar, daß bei *Fehlen* eines Abflußhindernisses auch bei örtlich vorhandener Veranlagung ein Harndurchbruch am Nabel weniger leicht erfolgen wird als bei *Vorhandensein* eines solchen Hindernisses. Aus der älteren Literatur liegen Berichte über solche Fälle vor, in welchen bei Striktur der Harnröhre (Jakoby) oder bei Prostatahypertrophie (Jaboulay, Delore) Urachusfisteln sich fanden; im Falle von Jaboulay war dem 63 jährigen Manne in der Kindheit Harn aus einer Fistel am Nabel abgegangen, der Zustand aber bis zum höheren Alter, bis zum Auftreten der Hypertrophie und Cystitis latent geblieben. Um Ähnliches scheint es sich in den Fällen von Levêque und Levié gehandelt zu haben. Daß aber solche Vorkommnisse trotz des fast als physiologisch zu bezeichnenden Offenbleibens des Urachusrestes (Wutz, Khaum usw.) doch Raritäten sind, ist, wie schon Lexer meint, wohl nur so zu erklären, daß dieser Urachusrest groß und weit sein muß, um den Durchbruch zu ermöglichen. Auch die Tuberkulose einer Urachusfistel, die Alapy beschrieb, ist eine Seltenheit.

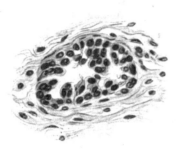

Abb. 62. Urachus stärker vergrößert 380/1; Schnitt nahe dem Nabelende.

Die *Symptome* dieser Fisteln sind Entleerung von Harn aus einer in der Nabelgrube gelegenen, kleineren oder größeren Öffnung; es kann sich dabei sowohl um Harnträufeln als auch nur zeitweises Nässen während der Miktion handeln. Häufiger sind männliche Individuen betroffen, gewöhnlich im Kindesalter, seltener im zweiten oder dritten Dezennium. *Differentialdiagnostisch*

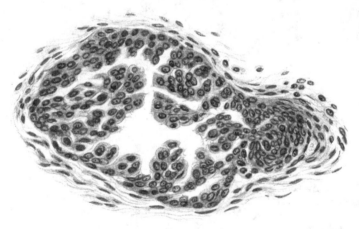

Abb. 63. Urachus stärker vergrößert 380/1; Schnitt nahe dem Blasenende.

kommen bei Neugeborenen die Dottergangfisteln in Frage; die Entscheidung ergibt sich aus der Untersuchung der Flüssigkeit, bzw. aus der Sondierung; auch die Indigocarminprobe ist für die Diagnose heranzuziehen. Findet man eine Fistel bei einem Erwachsenen, so wird man auch cystoskopisch einen entsprechenden Befund erheben können; Cohn sah bei einem 29 jährigen Manne cystoskopisch am Scheitel der Blase eine grobe Querfalte, röntgenologisch eine birnenförmige Verlängerung der Blase, die bis zum Nabel reichte. In diesem Falle hatten sich die Erscheinungen nach schwerer Arbeit, bzw. nach einem Sturz vom Pferde eingestellt.

Die *Behandlung* besteht in Exstirpation des Fistelganges bis zur Blase; irgendwelche Hindernisse für die Harnentleerung sind selbstverständlich zu beheben, sei es operativ oder durch instrumentelle Behandlung.

Mitunter findet man dabei noch andere Mißbildungen, so bestand in einem Falle MAGENAUs Defekt eines Hodens.

Das Belassen einer Urachusfistel bei einer Prostatahypertrophie mit Harn-verhaltung als Sicherheitsventil wird heute wohl kaum mehr ernsthaft erwogen werden. SERAFINI berichtet über einen solchen Fall bei einem 49 jährigen Manne; allerdings wollte der Kranke von einer Operation nichts wissen.

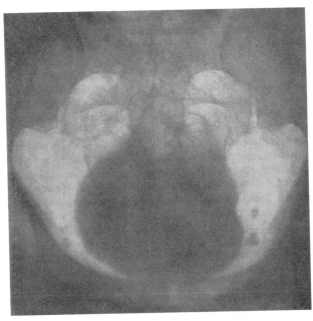

Abb. 64. Carcinom in einem Urachusdivertikel. (Fall von Prof. TH. COHN, Königsberg i. Pr.)

In einem Falle von GIBB wurde bei einem 73 jährigen Manne mit seit 3 Jahren bestehender Harnfistel am Nabel Heilung durch Prostatektomie erzielt.

Cysten des Urachus scheinen anatomisch häufiger als klinisch nachweisbar zu sein, was schon aus den Untersuchungen von LUSCHKA, WUTZ und der Schil-derung von LEDDERHOSE hervorgeht. So hat auch KHAUM durch sorgfältiges Präparieren am Urachus oft spindelige, kugelige, cystische Ausbuchtungen von höchstens Bohnengröße gefunden, die von außen am Ligamentum um-bilicale medium nicht sichtbar waren; ähnliches hat PFEIFFER abgebildet. Sie erweisen sich nicht als Cysten im engeren Sinne, sondern als ,,variköse Dilatationen'' des Epithelrohres. Es sind demnach die wenig zahlreichen Fälle von Urachuscysten, die beschrieben sind, auf derartige Erweiterungen zurückzuführen. Tatsächlich findet man in einer Reihe von Mitteilungen je einen kranial-nabelwärts und caudal-blasenwärts von der Cyste ziehenden Strang vermerkt. Derartige Fälle können Übergänge zu Divertikeln darstellen, falls nämlich die Cyste durch einen ein beträchtliches Lumen enthaltenden Strang mit dem Scheitel der Blase in Verbindung steht, wie es z. B. in einem von YOUNG beschriebenen Falle war.

Doch kommen auch Fälle vor, in denen eine Verbindung mit der Blase nicht mehr vorhanden oder nachweisbar ist; der Nachweis, daß es sich um eine Cyste des Urachus handelt, ist in derartigen Fällen manchmal durch das Vorhandensein von Harnstoff in der Cyste zu erbringen, wie dies z. B. in einem von Edington mitgeteilten Falle geschah. Für einzelne Fälle scheint der Nachweis, daß es sich um eine Cyste des Urachus gehandelt habe, nicht erbracht worden zu sein (Ledderhose). Im ganzen kommen die Cysten beim weiblichen Geschlecht häufiger vor als beim männlichen, während bei Fisteln das Verhältnis umgekehrt ist. Allerdings finden sich gerade in der Literatur der letzten Zeit Fälle von Cysten, die bei Männern operiert wurden (Means, Tschajka). Die Größe der Cysten kann recht ansehnlich sein, die Maße der von Means exstirpierten betrugen 11,5 × 8 × 8 cm. Die größte Cyste soll nach Cullen im Falle von Rippmann mit 52 l Inhalt vorgelegen haben.

Nach Rankin und Parker haben Davis und Uritz unter 74 Fällen 24 Cysten am Kadaver, Morse unter 21 Fällen 13 Cysten oder offenen Urachus gefunden.

Die *Symptome*, die eine Urachuscyste macht, können verschiedener Art sein; am häufigsten fällt den Patienten der gewöhnlich ja ziemlich oberflächlich gelegene Tumor auf; ist er median gelegen und handelt es sich um Männer, so wird man wohl an den Urachus denken; bei weiblichen Personen kommen naturgemäß Verwechslungen mit vom Genitale ausgehenden Geschwülsten in erster Reihe vor. So wurde z. B. von Doran bei einem 17jährigen Mädchen, das schon mehrmals ähnliche Schmerzanfälle gehabt hatte, unter der Vermutung einer Appendicitis operiert. In diesem Falle fand sich gleichzeitig auch eine Mißbildung des Uterus und der Vagina, Uterus bicornis. Nach Weiser waren bis 1906 89 Fälle von Cysten des Urachus bekannt, seit 1913 hat Pfeiffer 15 weitere gesammelt, Tschajka findet über 100 Fälle im ganzen. Es liegen Verwechslungen mit Gravidität, Ovarialcyste (Bua, Patel und Labry), Dermoidcyste (Weber) vor, im Falle von Delore und Cotte wurde unter der Diagnose tuberkulöse Peritonitis operiert. Komplikationen einer solchen Cyste mit anderen Erkrankungen kommen vor, so fand Tricot in einer solchen Cyste einen Stein, Selhorst, der bei einer im sechsten Monate Graviden eine Eierstockcyste operierte, fand eine vereiterte und carcinomatöse Urachuscyste, in Pfeiffers Fall war in der Cystenwand Tuberkulose nachweisbar, Martens beschreibt ein großes, den ganzen Bauch füllendes Sarkom bei einem zweijährigen Kinde, der Tumor stand mit der Blase durch einen 2 cm starken Stiel, der als Urachus nachgewiesen wurde, in Verbindung.

*Mikroskopische* Befunde von exstirpierten Cysten wurden nur in geringer Zahl berichtet; im schon erwähnten Falle von Delore und Cotte bestand die Wand der Cyste aus Muskelfasern, schleimähnlicher Grundsubstanz mit zahlreichen embryonalen Gefäßen, Doran fand wie in der Blase eine innen zirkuläre und außen longitudinale Muskelschicht, sowie typisches Übergangsepithel. Bei anderen Fällen findet man nur die Angabe, daß die Wand aus homogenem Gewebe bestand, in dem weitere Einzelheiten wegen der starken Kompression und Verdünnung nicht mehr bestimmbar sind, oder daß die Wand aus dünnem Bindegewebe bestand, während das Epithel fehlte (Patel-Labry).

Die dritte Urachusveränderung stellt das *Divertikel* dar. Urachusdivertikel sind Ausstülpungen der Blase an der der Urachusinsertion entsprechenden Stelle, wobei die beide Hohlräume verbindende Öffnung verschieden breit ist. Die kleinen Ausbuchtungen am Scheitel der Blase, der Stelle des Urachus entsprechenden, die man pathologisch-anatomisch wohl öfter als cystoskopisch findet, kann man, wenn man will, als *„physiologisches Urachusdivertikel"* bezeichnen; es wäre dies um so eher gerechtfertigt, als, wie oben erwähnt, nach den verschiedenen anatomischen Befunden von Wutz, Khaum u. a. der sehr häufige

Nachweis der Urachuspersistenz, bzw. seines Hohlraumes und der Verbindung dieses mit der Blase (letztere allerdings häufiger in kraniocaudaler Richtung) erbracht wurden. Da tatsächlich die Muskulatur der Blase an dieser Stelle schwächer ist als an anderen Stellen der Blase, so mag *in dieser Hinsicht* die Bemerkung BLUMS, er habe Divertikel des Scheitels der Blase und Urachus-ausstülpungen *unzählige Male* beobachtet, anatomisch vielleicht richtig sein. Doch wäre es absolut unrichtig, zu glauben, daß *wirkliche Urachusdivertikel* häufige Befunde darstellen. Zu den Urachusdivertikeln sind wohl fast alle Scheiteldivertikel und die Mehrzahl der angeborenen Sanduhrblasen zu zählen. Ob klinisch eine Unterscheidung zwischen Urachusdivertikel, Blasenscheitel-divertikel und Sanduhrblase durchführbar ist, erscheint wohl recht zweifelhaft. CHWALLA meint zwar, daß die Wand des Urachusdivertikels dünn sei und keine oder fast keine Muskulatur enthalte; trotzdem wird klinisch und röntgeno-logisch eine Trennung kaum durchführbar sein. Die Angabe BLUMS, daß es außer den am Scheitel der Blase vorkommenden Urachusdivertikeln noch eine andere Art Scheiteldivertikel gebe, die „jedoch auch im Zusammenhange mit der Urachusinsertionsstelle stehe", ist nicht recht verständlich und bedarf jedenfalls noch anatomischer Klarstellung, da bei der Deutung cystoskopischer Befunde häufig doch wohl allzusehr subjektive Momente sich einschleichen können.

Das wahre Urachusdivertikel stellt eine angeborene Mißbildung dar, die nach den Berichten in der Literatur zweifellos ein seltenes Vorkommnis bildet. Es kann sein, daß die subjektiven und objektiven Symptome dieser Anomalie erst unter den Wirkungen eines erhöhten Blaseninnendruckes bei Eintritt irgend eines Abflußhindernisses in Erscheinung treten, es ist aber kaum denk-bar, daß Scheitel- bzw. Urachusdivertikel so seltene Beobachtungen wären, wenn wirklich der vermehrte Innendruck der Blase aus dem Urachuszipfel ein Urachusdivertikel machen könnte, wie dies BLUM annimmt.

Die Fälle von Urachusdivertikeln bzw. Sanduhrblasen aus der älteren Literatur sind von WUTZ und ENGLISCH mitgeteilt, die diesbezügliche Statistik hat BLUM ergänzt; aus neuerer Zeit liegen von TODD, YOUNG, DYKES, GRIN-STEIN, SMITH, GAYET-BANSILLON, PFEIFFER, HERMAN, MATHIAS, OUDARD-JEAN, THÉVENOT Berichte vor; in einzelnen dieser Fälle handelte es sich um Steine in dem Divertikel (GAYET-CIBERT); im Falle DYKES hatte der Stein Sanduhr-form, im Falle GRINSTEINS war außerdem noch ein Stein in der Blase vor-handen. HERMAN hatte cystoskopisch das Divertikel am Scheitel nachgewiesen und ein kleines, weißes Konkrement in demselben gesehen; die Röntgenunter-suchung zeigte einen großen Stein, erst die Operation ergab, daß es sich um einen Stein in einem großen Urachusdivertikel handelte.

Die *Symptome* des Urachusdivertikels sind verschieden, sie entsprechen der oft vorhandenen Cystitis, bzw. dem Stein, mitunter besteht Restharn und die Erscheinungen sind ähnlich denen des Prostatikers oder Träger dieses Divertikels. Immerhin kann man feststellen, daß die Mehrzahl der mitgeteilten Urachusdivertikel an Männern des mittleren oder höheren Lebensalters ge-funden wurden (der Fall TODD betraf eine Frau), während die Cysten des Urachus viel öfter bei weiblichen Individuen sich finden.

Die *Diagnose* erfolgt heute selbstverständlich auf cystoskopischem bzw. cystographischem Wege, mitunter allerdings erst bei Operation.

Die *Behandlung* hat in geeigneten Fällen in Exstirpation des Divertikels und Naht zu bestehen. In einzelnen Fällen (GAYET-BANSILLON) findet man noch andere Mißbildungen, z. B. Divertikel der Seitenwand. BORCHARDT sah ein Urachusdivertikel mit doppelseitigen Uretermündungsdivertikel.

Wohl den *Fisteln* zuzuzählen sind die Fälle von *Absceßbildungen* im Bereich des Urachus (Rankin und Parker, Platou, Randall); ein Unikum stellt der Fall von Brown dar, in welchem sich am Scheitel der Blase ein 2—3 cm großes *Geschwür* fand, das nach mehrmaliger erfolgloser Fulguration operiert wurde, wobei sich im Geschwür die Öffnung des Urachus fand, der als 10 cm langer Strang entfernt wurde.

Auch *Konkremente* des Urachus sind große Seltenheiten; anscheinend sind *Harnsteine* in Sanduhrblasen und Urachusdivertikeln verhältnismäßig häufiger; schon Ledderhose zitiert einen Fall von Paget, der bei einem 40 jährigen Manne, der seit Geburt zeitweise etwas Harn aus dem Nabel entleerte einen um ein Haar entstandenen ringförmigen Stein entfernte. Von Konkrementen in Urachuscysten erwähnt Ledderhose Fälle von Rokitansky, Boyer, Luschka, Wutz, in der neueren Literatur findet sich ein Fall von Ward und ein Fall von Guisy, in welchem nebst einer Fistel des Urachus ein Stein im unteren erweiterten Anteil des Urachus sich fand.

Ganz besondere Seltenheiten stellen die *Geschwülste* des Urachus dar; es kommen sowohl primäre als auch sekundäre vor; Khaum nennt von letzteren einen Fall Goebels, bei dem ein Bilharziacarcinom der Blase den Urachus in einen carcinomatösen Gang umgewandelt hatte, und so zur Ausbildung einer Harnfistel am Nabel Veranlassung gab; des weiteren einen Fall von Ritter, in dem eine Urachuscyste von einem papillären Blasencarcinom ergriffen wurde. Die primären Carcinome können in gleicher Weise wie die sekundären an Fällen mit Urachusveränderungen oder an, wenn man so sagen darf, normalen Urachusresten vorkommen. Fälle letzterer Art sind von Schwarz, Michin und Khaum mitgeteilt, Fälle ersterer von Hofmann, Pendl, Klopps, Rankin-Parker. Ein von Rankin und Parker mitgeteilter Fall aus der Klinik Mayo wird als Adenom aufgefaßt.

Greigs Fall war ein Spindelzellensarkom, nach seiner Statistik sind bisher 12 Carcinome und 8 Sarkome bekannt. Von gutartigen Geschwülsten sind ein Fall eines Fibroms von Rankin und Parker und ein Fall eines Fibromyoms von Brady (der noch einen zweiten erwähnt) mitgeteilt.

Es mag mitunter auch nicht mehr möglich sein, am Präparate zu unterscheiden, ob sich die Geschwulst in einer Cyste entwickelt hat; so im Falle Nuboer, in dem ein polymorphzelliges Carcinom, im Falle Randell in dem Carcinom festgestellt wurde. Bemerkenswert erscheint die Tatsache, daß mikroskopisch nur im Falle Hoffmanns und in einem von Rankin-Parker Plattenepithelcarcinom, in allen anderen Fällen von Urachuscarcinom es sich um Drüsencarcinom, davon 4 mal um Gallertcarcinome handelte. Ob dieser auffallende Befund mit den entwicklungsgeschichtlichen Zusammenhängen des Urachus mit dem Enddarme eher zusammenhängt als mit der Fähigkeit des Blasenepithels zu Drüsenbildung und Schleimproduktion muß dahingestellt bleiben.

# XII. Fisteln der Blase.

Unter einer Fistel der Blase versteht man jede von selbst oder künstlich entstandene Kommunikation des Hohlraumes der Blase mit der Umgebung und man hat demnach zu unterscheiden: 1. Blasen-Hautfistel, 2. Blasen-Darmfistel, 3. Fistel zwischen Blase und weiblichem Genitale.

## 1. Blasen-Hautfisteln.

Wenn man die Entstehungsursachen als Einteilungsgrundsatz nimmt, so trennt man die *künstlich* (traumatisch im weitesten Sinne) entstandenen von den *spontan* (aus inneren Ursachen) sich bildenden. Zu der *ersten* Gruppe gehört die große Menge der operativ angelegten oder entstandenen Fisteln, die vorübergehend sein können oder andauernd; also alle suprapubischen, perinealen usw. Blasenfisteln (wie bei Prostatektomie, Stein, Tumoren, Strikturen, Schrumpfblasen usw.), ferner die während einer Operation bemerkt oder unbemerkt erfolgenden oder erst im Verlaufe der nächsten Tage in Erscheinung tretenden Fisteln nach Bauchoperationen, schließlich die durch grob traumatische Verletzungen, Schuß, Stich, Beckenfrakturen usw. entstandenen.

Die *spontanen* Blasen-Hautfisteln können durch angeborene Anomalien (Ektopie der Blase, Urachuspersistenz) bedingt sein oder durch verschiedene Krankheitsprozesse erst im späteren Leben entstehen. Über die angeborenen siehe bei den einschlägigen Kapiteln.

Die *erworbenen* Blasen-Hautfisteln verdanken ihre Entstehung meist einem entzündlichen Prozeß der Blase oder der Blasenwand, der zu einer eitrigen Pericystitis führt, die ihrerseits wieder zur Verwachsung und Infiltration der Haut Veranlassung gibt; die eitrige Einschmelzung führt zum Durchbruch, es entsteht die Haut-Blasenfistel. Im allgemeinen ist der primäre Herd wohl fast stets in der Blase gelegen.

Manchmal kann sich eine solche Fistel von selbst wieder schließen, in anderen Fällen bleibt Harnabfluß nach außen bestehen. Dies erfolgt vor allem dann, wenn Abflußhindernisse (Striktur, Prostatahypertrophie, Fremdkörper u. a.) den Weg durch die Harnröhre erschweren oder wenn ungünstige lokale Wundverhältnisse den spontanen Verschluß verhindern. Letztere sind z. B. Infektion des Kanals oder Infektion der Hautränder, Vorfall der Blasenschleimhaut und Fixation derselben am Hautwundrand, Epithelisierung des Fistelganges, die natürlich eine spontane Heilung verhindert, ferner die gelegentlich zu beobachtende eigentümliche Sklerosierung der Fistelränder; daß bei Erkrankungen der Blasenwand selbst, bei tuberkulösem oder carcinomatösem Ursprung der Fistel und ebenso bei künstlichem Offenhalten durch Drains der spontane Verschluß ausbleibt, ist selbstverständlich. Man sieht derartig hartnäckige Fisteln mitunter in der Nachbehandlung nach Prostatektomien und anderen hohen Blasenschnitten und erlebt spontanes Aufbrechen anscheinend fest und dauernd zur Heilung gebrachter Blasenwunden in seltenen Fällen, und es ist mitunter kaum möglich, irgendeinen Grund für dieses unangenehme und lästige Ereignis zu finden. KIELLEUTHNER, der sich in jüngster Zeit mit diesen Fragen befaßt hat, gibt einige Ursachen für derartige hartnäckige postoperative Fisteln an. Vor allem hält er die breite Eröffnung des prävesicalen Raumes durch zu tiefes Anlegen der Öffnung in der Blase und ebenso die zu weite Loslösung der seitlichen Blasenwände von der Muskulatur durch Haken und Spatel für schädlich; das (von der Schule ZUCKERKANDL z. B. stets durchgeführte) Fixieren der Blase an die Bauchmuskeln, die Cystopexie, dient seiner Ansicht zur Vermeidung von Fisteln, schließlich legt er großen Wert auf möglichst geraden Weg der Fistel in die Blase, sowie auf nicht allzu langes Belassen eines und desselben Rohres in der Nachbehandlung.

Die Blasen-Hautfistel ist am häufigsten eine suprapubische, die anderen Lokalisationen, in der Leistengegend, in der Nabelgegend, am Perineum, um die Analöffnung, in der Oberschenkel- oder Hüftgegend sind wesentlich seltener zu beobachten. Je nach dem Sitz richtet sich auch die Länge des Fistelkanales und sein Verlauf. Am kürzesten und einfachsten ist der bei suprapubischen Fisteln. Die Fisteln an den anderen Stellen, die meist durch grob traumatische Verletzungen wie Schuß oder Stich, seltener durch Tuberkulose oder Knochenverletzung bedingt sind, sind mitunter recht lang und haben manchmal recht komplizierten Verlauf; in der überwiegenden Mehrzahl findet man nur eine einzige Fistel; die tuberkulösen Fisteln können auch multipel sein. Die Fistelöffnung in der Blase kann an jeder Stelle des Organs liegen, am häufigsten in der oberen und vorderen Wand; bei den traumatischen sind oft die anderen Teile der Blase betroffen; sie kann sehr weit, aber auch ganz eng *(Haarfistel)* sein. Der Fistelgang ist mit gewöhnlichem Granulationsgewebe ausgekleidet, an Stelle der Hautfistel kann die Öffnung eingezogen sein oder auf der Höhe eines Granulationspfropfes liegen, manchmal kann der Gang auf eine Strecke von intensiv wachsendem Epithel bekleidet sein, ähnliche Verhältnisse finden sich an der Blasenfistel. Die Haut der Umgebung der Fistel kann unverändert sein, man findet aber manchmal stark nässende Ekzeme oder eigenartige, nekrotisch belegte Geschwüre, manchmal auch derbe, nicht nur auf die Haut begrenzte, sondern auch in die Subcutis und noch tiefer reichende, derbschwielige Veränderungen. Die gelegentlich nach Blasenoperationen (vor allem nach Prostatektomie) zu beobachtende Verzögerung des Verschlusses der Fistel ist manchmal Folge derartiger Veränderungen. Das eigentümliche, oft mit Inkrustation der Wunde und ihrer Hautränder einhergehende Klaffen der Operationswunde nach Blasenoperationen, das man manchmal bei sehr fetten oder stark heruntergekommenen Kranken, auch bei Leuten mit alkalischem Harn sieht, ist oft eine Ursache für verlangsamten Fistelschluß. KIEL-LEUTHNER führt dies in einigen Fällen *auf mangelhafte Nierenfunktion zurück.*

## Symptome.

Die *Symptome* der Haut-Blasenfistel ergeben sich von selbst, der Abgang von Harn aus der Fistel erfolgt sowohl unabhängig von der Miktion als auch gleichzeitig mit derselben. Die Menge des durch die abnorme Öffnung entleerten Urins ist abhängig von den Abflußmöglichkeiten für den Harn auf natürlichem Wege; sind Hindernisse vorhanden, so wird mehr durch die Fistel abfließen, als wenn solche fehlen; ist der Fistelkanal eng, lang, gewunden, so wird weniger durchfließen können, als wenn er weit, kurz und gerade ist. Enge, sogenannte *Haarfisteln* können manchmal durch einfachen Fingerdruck während des Harnlassens dicht gehalten werden.

Der aus der Fistel entleerte Harn hat im allgemeinen die Eigenschaften des Blasenharns, er kann auch klar sein, enthält aber gewöhnlich Eiterzellen in verschiedener Menge. Ist der Fistelgang sehr lang, enthält er in seinem Verlauf kleinere Höhlen, in denen der Harn stagniert, so kann der aus der Fistel stammende Harn trüber sein; er kann auch andere pathologische Beimengungen enthalten (Fremdkörper, Tuberkelbacillen), was von der Ursache der Fistelbildung abhängt.

## Diagnose.

Die *Diagnose,* daß es sich um eine harnentleerende Fistel und im besonderen um eine Blasenfistel handelt, ist nicht schwer. Der Nachweis, daß es *Harn* ist, kann durch Untersuchung der aufgefangenen Flüssigkeit auf Harnbestandteile, der Nachweis, daß es sich um eine *Blasen*fistel zum Unterschiede von einer Harnröhren- oder Harnleiterfistel handelt, durch Einspritzung einer gefärbten Flüssigkeit (Methylenblau, Milch) in die Blase, bzw. Abfließen derselben durch die Fistel erbracht werden. Auch durch *Röntgen*untersuchung läßt sich die Fistel mitunter diagnostizieren. Einbringung von Kontrastbrei oder -flüssigkeit und folgende Aufnahme wird den Zusammenhang ergeben. Läßt sich trotz der Fistel die Blase genügend füllen, so wird auch die Cystoskopie und damit gleichfalls die Diagnose der Fistel möglich. Unter Umständen könnte durch Einführung eines schattengebenden Harnleiterkatheters in die Fistel von der Blase aus und Einspritzung von Kontrastmasse der Verlauf der Fistel darzustellen sein. Cystoskopie mit Luftfüllung und in Knie-Ellenbogenlage wird gelegentlich mit Erfolg anzuwenden sein. Ebenso kann die gewöhnliche Röntgenaufnahme gewisse Fremdkörper als Ursache für Fistelbildung nachweisen. Tuberkulöse Fisteln verraten sich durch ihr Aussehen und durch das des produzierten Eiters, in dem man eventuell Bacillen finden kann. Die aus einer Blasenfistel bei durchgebrochenem Carcinom oder nach Rezidivoperation herauswuchernden, schwammartigen, jauchenden Tumormassen sind nicht zu verkennen.

Die *Behandlung* ist eine konservative oder operative. Erstere besteht im Anlegen eines Dauerkatheters, der eine suprapubische Fistel oft zum Verschluß bringt. Mitunter ist dieser Verschluß allerdings nur ein scheinbarer und vorübergehender; es öffnet sich nach Weglassen des Verweilkatheters, sei es bei stärkerem Harndrang oder Pressen oder auch ohne einen solchen Grund, die Fistel neuerdings; die Verklebung war nur eine oberflächliche. Solche Vorgänge können sich öfter wiederholen. Ätzungen des Fistelganges mit dem Höllensteinstift oder einer Ätzsonde (mit angeschmolzenem Höllenstein) können manchmal den Verschluß beschleunigen; auch der wasserdichte Verschluß der Fistel mit aufgeklebtem Billrothbatist hat sich öfter bewährt. Zu gleichem Zwecke empfiehlt GHIRON die Verklebung mit einer 60—70%-igenKollagenlösung, welcher 3—6% Jod - Thymol - Formalinlösung zugesetzt werden. Soll der Dauerkatheter wirksam sein, so muß er die Blase wirklich absolut trocken legen, was gerade in solchen hartnäckigen Fällen manchmal unendlich schwer zu erreichen ist.

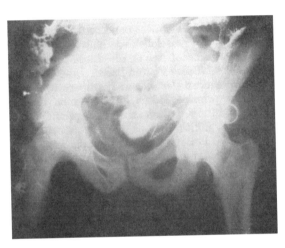

Abb. 65. Multiple tuberkulöse Fisteln am Unterbauch und Perineum; Kontrastfüllung ergibt deren Zusammenhang mit der Blase. (Aus dem Röntgenlaboratorium der Klinik EISELSBERG. Vorstand: Dozent Dr. SGALITZER.)

Gelingt der Verschluß der Fistel auf diese Weise nicht, so kann man durch Auskratzen günstigere Verhältnisse für die Verheilung zu schaffen versuchen. Besser ist es, die Fistelränder anzufrischen, die Blase von der Haut abzulösen, die Ränder der Blasenfistel und darüber Fascie und Haut zu vernähen. Bei den anderen, nicht suprapubischen Fisteln muß man den ganzen Fistelgang spalten und auskratzen. Hindernisse, welche die Heilung behindern, sind zu entfernen, Abscesse zu eröffnen, Taschen zu spalten, Fremdkörper zu entfernen. Liegt irgendein Abflußhindernis vor, so besteht natürlich nur nach Wegfall des Hindernisses Aussicht auf Heilung der Fistel. Blasenfisteln, die in Geschwulstmassen liegen, sind nur für konservative Behandlung geeignet. Der jauchige Geruch in solchen Fällen muß durch Permanganat, Wasserstoffsuperoxyd, Tierkohle gemildert werden.

## 2. Blasen-Darmfisteln.

Die Ursachen der Blasen-Darmfisteln können Traumen, Fremdkörper, Entzündungen und Geschwülste sein; angeborene Mißbildungen dieser Art kommen vor, sind aber äußerst selten, gewöhnlich an nicht lebensfähigen, auch sonst verbildeten Früchten (Atresia ani, urethrae, Kloakenbildung usw.) beobachtet worden.

*Traumatische* Verbindungen zwischen der Blase und dem Darm erfolgen durch Schuß (Kasuistik bei Kielleuthner, Lohnstein), Stich, Pfählung; die Fistel kann unmittelbar nach der Verletzung oder auch einige Zeit nachher in Erscheinung treten. Weiters können solche Fisteln im Verlauf von chirurgischen Eingriffen durch gleichzeitige Verletzung von Blase und Darm entstehen, was bei ausgedehnten Verwachsungen und technischen Fehlern vorkommen kann (Rectumverletzung bei transvesicaler Prostatektomie). Bei der durch Fremdkörper der Blase oder des Darmes bedingten Decubitalgeschwüren und Schleimhautnekrosen können, entsprechende anatomische Verhältnisse vorausgesetzt, gleichfalls Blasen-Darmfisteln entstehen, deren Genese ein Mittelding zwischen traumatischer und entzündlicher Entstehung darstellt. Hierher gehört z. B. der Fall von Bond, der in einer Blase eine große Menge von Nägeln fand, welche, wie sich bei der Sektion zeigte, durch Vermittlung einer Ileum-Blasenfistel in die Blase gelangt waren.

Die *entzündlichen* Fisteln haben ihren Ursprung entweder in einer Erkrankung des Darmes oder der Blase; häufiger ist, soweit sich das feststellen läßt, der Darm der primäre Herd; hier kommen die akuten und chronischen Formen der Entzündung in Betracht, die Appendicitis, Colitis, Sigmoiditis, die tuberkulösen, syphilitischen, aktinomykotischen Prozesse, seltener ist die Blase (Cystitis und Pericystitis) Sitz der primären Erkrankung. Zur Entstehung einer Fistel dieser Art muß durch die Entzündung eine Verwachsung beider Organe erfolgen; die eitrige Einschmelzung greift von dem zuerst erkrankten Organ auf die Umgebung über und führt schließlich zum Durchbruch. Der gleiche Vorgang spielt sich bei den durch *Geschwülste* bedingten Fisteln ab; auch bei diesen kann die primäre Geschwulst in der Blase oder dem Darme ihren Sitz haben.

Fast jeder Anteil des Darmes kann mit der Blase in pathologische Verbindung treten, vor allem das Rectum, aber auch das Colon, das Coecum, die Appendix, der Dünndarm; in der Blase sitzt die Fistel häufig in den basalen Anteilen, oft aber auch an den Seitenteilen, dem Scheitel und der Vorderwand.

Verhältnismäßig häufig scheint nach amerikanischen Berichten der letzten Jahre die Fistel zwischen S romanum und Blase vorzukommen (Graves, Sutton, Chute, Bagger); nach den Statistiken (über 34 eigene Fälle der Klinik Mayo berichtet Sutton u. a.) überwiegen hierbei die entzündlichen Fisteln wesentlich die durch Traumen und Tumoren; insbesondere wird oft das Vorhandensein der auch aus der deutschen Literatur durch Eisenberg, Sudeck u. v. a. längst wohl bekannten Diverticulitis des S romanum (Chute, Sutton, Graves, Keefe) angegeben; die Divertikelbildung soll zum Teil angeboren, zum Teil durch fettige Entartung der Muskulatur erworben sein. Auch die Coecum- bzw. Appendix-Blasenfistel soll nicht allzu selten sein und bei Ptosis des Coecums auch ohne Vermittlung eines appendicitischen Abscesses vorkommen (Rankin und Judd u. a.); bei Tuberkulose des Coecums sahen Reh, Maisonnet Durchbruch in die Blase; in letzterem Falle entwickelte sich die Erkrankung nach einem schweren Trauma. Fälle wie der von Ammentorp, wo es sich um eine Appendix-Blasenfistel infolge Aktinomykose handelte, sind seltene Ausnahmen.

Über einen ähnlichen Fall berichtete kürzlich Weiser aus der Klinik Hochenegg; es war bei einer älteren Frau zu multiplen Perforationen der Blase von einem ursprünglich im Darm lokalisierten aktinomykotischen Prozeß, der dann auch auf die Bauchwand übergriff, gekommen; die Diagnose wurde cystoskopisch gestellt, es fanden sich multiple, Eiter in die Blase entleerende Fisteln; im

Harn fanden sich typische Aktinomycesdrusen. In der Literatur sind nach WEISER im ganzen nur 15 Fälle ähnlichen Übergreifens einer Aktinomykose auf die Blase bekannt.

Der Fistelgang ist manchmal ganz kurz, wenn die Organe in derartigen Fällen miteinander verwachsen sind, seltener ist er mehr oder weniger lang, in welchen Fällen er auch nicht immer gerade verläuft und durch Höhlen oder Buchten unterbrochen sein kann. Die Fistelöffnung ist von verschiedener Größe; es sind mitunter auch mehrere Fisteln und in komplizierten Fällen auch Fisteln der Haut usw. vorhanden (BRUCHET).

Von den *Symptomen* der Blasen-Darmfisteln sind die wichtigsten der Abgang von Harn durch den Darm und vor allem der Abgang von Darminhalt und Gasen durch die Blase *(Pneumaturie)*. Auch andere Erscheinungen können je nach dem die Fistel bedingenden Grundleiden vor dem Auftreten derselben bestanden haben oder auch nachher, wenn auch in geänderter Weise, weiter bestehen; diese können in der Blase oder dem Darm ihren Ursprung haben. Jedoch ist es möglich, daß eines oder beide der genannten Hauptsymptome die erste Krankheitserscheinung überhaupt darstellen, wie das bei Darmcarcinomen vorkommen kann.

Der Abgang von Gasen (die *Pneumaturie*) ist das den Patienten vor allem auffallende Symptom und dabei das fast stets vorhandene; es besteht in einem hörbaren, unverkennbaren, dem Abgang von Flatus gleichenden Geräusch, das während der Harnentleerung auftritt; in ganz seltenen Fällen kann es zur Gasaufblähung der Blase kommen. In gleicher Weise erfolgt der Austritt von Darminhalt, der, in Form von Stuhlbröckeln, Speiseresten oder flüssig beigemengt, dem Harn eine eigenartige, gelbbräunliche Färbung und einen faulen, fötiden Geruch verleiht. Je nach Sitz und Größe der Fistelöffnung und Beschaffenheit des Darminhaltes können auch gröbere Anteile durchgehen oder nur der Stuhlabgang fehlen, vielleicht zeitweise gänzlich ausbleiben. Wenn auch die Blase vorher frei von Entzündung war, so stellt sich eine solche allmählich sicher ein. In seltenen Fällen können aus dem Darm in die Blase eingedrungene *Fremdkörper*, auch ohne daß sich Erscheinungen der Darm-Blasenfistel gezeigt hätten, als Kerne von Steinen beobachtet werden. So sah KAPSAMMER einen Blasenstein, dessen Kern ein Hühnerknochen war. Abgang von Ascaris lumbriocides aus der Blase teilten ALBANO, CARSTEN mit. (Siehe unter Kapitel *Fremdkörper* der Blase.)

Der Harnabgang durch den Darm erfolgt in verschieden großer Menge, die wieder von der Größe der Fistelöffnung und der Durchgängigkeit der Fistel bedingt wird; hält sich die Menge in mäßigen Grenzen, so pflegt der Darm die Berieselung durch den Harn anstandslos zu vertragen, fließen große Mengen oder alles durch den Darm ab, so stellen sich oft Durchfälle, sowie katarrhalische Erscheinungen, Enteritis, Colitis, Proktitis ein.

Die *Diagnose* der Blasen-Darmfisteln ergibt sich aus dem Symptomenkomplex. Die Anamnese, die Berücksichtigung der anderen Erscheinungen und die allgemeine Untersuchung werden auch die Natur der Fistel, die Grundkrankheit erkennen lassen. Die makro- und mikroskopische Harnuntersuchung ergibt das Vorhandensein von Speiseresten (Muskelfasern, Mohnkörner usw.). Die Cystoskopie zeigt, wenn sie ausführbar ist, Lage und Vorhandensein der Fistel. Dabei kann die Fistelöffnung in der Blase von fast normaler Schleimhaut umgeben sein; sie ist trichter-, divertikel- oder grübchenförmig und läßt bei Druck auf den Eiterherd oder auch spontan den Eiter in je nach seiner Konsistenz dicken, wurmförmigen, trägen oder dünnflüssigen und dann das Gesichtsfeld noch rascher trübenden Strahl oder auch um Gasblasen (MC KENNA) austreten. In anderen Fällen und ebenso in denjenigen, in welchen die Perforation sich erst vorbereitet, zeigt die dem Absceß anliegende Stelle der Blase das bullöse Ödem in charakteristischer Weise. Die gleichen Befunde erhebt man bei Perforationen aus dem weiblichen Genitale. Die Lokalisation der Fistel im Darmkanal ist bei Blasen-Rectumfistel sowohl durch Palpation als auch durch Rectoskopie möglich; diese Fisteln liegen stets am Blasenboden. Schwieriger sind Fisteln an dem Darmabschnitte zu lokalisieren; doch gibt auch hier die Röntgenuntersuchung des Darmes (mit Barium-Graves) oder die Cystographie (wie in den Fällen von Knapper-Bartelink, Bellucci, Craig-Lee-Brown) Aufschluß. Mitunter ist auch das Einspritzen von Farblösungen in die Blase oder das Rectum zweckdienlich. Abgang eingedickter harter Kotbröckel spricht im allgemeinen für Sitz der Fistel im Dickdarm. Die mikroskopische Harnuntersuchung läßt in dieser Frage im Stich. Nur in Fällen von Tuberkulose oder Geschwülsten kann die mikroskopische Untersuchung von abgegangenen Gewebsstücken und des Harnsedimentes die Diagnose ermöglichen.

Zur *Differentialdiagnose* wird vor allem das Symptom der *Pneumaturie*, falls dieses isoliert auftritt, aufzuklären sein, da dasselbe z. B. auch bei zersetzten Harnen (bei Diabetes, gewissen bakteriellen Infektionen) vorkommen kann, es wird ebenso zwischen Tuberkulose, Carcinom, einfacher Entzündung zu entscheiden sein. Die Feststellung, ob es sich um eine Blasen- oder Urethralfistel handelt, ist wegen der Therapie wichtig; diese Frage kommt natürlich nur bei Mastdarmfisteln in Betracht; Cystoskopie, Urethroskopie, Röntgen werden Klarheit bringen.

Die *Prognose* hängt vom Grundleiden ab und ist mit Ausnahme der durch akute Abscesse (Appendicitis) bedingten wohl stets eine zweifelhafte. Doch sind die operativen Resultate (Sutton) recht gute; 67,64% Heilung, 17,64% Besserung, 11,76% Mortalität. Die kaum ausbleibende Infektion der Blase kann zu Komplikationen seitens der Nieren Anlaß geben; ein in die Blase perforierter Darmtumor kann auch in die Blase einwachsen und eine Darmtuberkulose kann bei Perforation in die Blase eine spezifische Infektion derselben herbeiführen und umgekehrt.

Die *Behandlung* ist eine symptomatische, abwartende oder eine operative. Sie hängt von der Art und dem Sitz der Fistel ab. Die *symptomatische* Behandlung ist bei allen Fällen angezeigt, bei denen nach dem objektiven Befunde eine operative Behandlung nicht nötig oder aussichtslos ist. Sie besteht in Spülungen der Blase, die sowohl rein mechanisch Ansammlung größerer Eitermengen usw. hintanhalten, als auch medikamentös die primär vorhandenen oder sekundär entstandenen Entzündungen der Blase beeinflussen soll. Durchbrüche appendicitischer Abscesse in die Blase stellen manchmal eine Art Selbstheilung dar; die Eiterung schwindet öfter nach einiger Zeit, die Fistel kann sich schließen, doch muß selbstverständlich später die Appendektomie ausgeführt werden.

*Blasen-Rectumfisteln* werden auf perinealem oder transvesicalem Wege anzugehen sein. Sind andere Darmanteile beteiligt, so erfolgt die Operation auf transperitonealem Wege nach chirurgischen Grundsätzen. Die aneinander fixierten Organe müssen voneinander getrennt und getrennt vernäht werden, gegebenenfalls muß der Darm, manchmal auch ein Stück Blase reseziert werden. Kompliziertere Fälle erfordern Anpassen an die vorgefundenen Verhältnisse, nötigenfalls mehrere Eingriffe, Anlegen einer suprapubischen Blasenfistel, einer Kolostomie. Bei Geschwülsten und Tuberkulose wird man je nach dem Befunde und Zustand des Kranken eine Operation unterlassen oder nach Vornahme einer Probelaparotomie eine Radikaloperation versuchen oder es bei der Probelaparotomie bewenden lassen. Radikaloperationen dieser Art stellen selbstverständlich stets große und recht schwierige Eingriffe dar.

In die gleiche Gruppe gehören Perforationen von anderen Gebilden in der Bauchhöhle in die Blase. Die Entstehungsart und die Symptome sind die gleichen, nur fehlt selbstverständlich die Pneumaturie und der Abgang von Darminhalt. So kann z. B. bei der Perforation eines appendicitischen Abscesses beides fehlen und das Hauptsymptom der Abgang von Eiter sein; PASCHKIS hat den Durchbruch eines großen tuberkulösen (retroperitonealen?) Drüsenabscesses in die Blase beobachtet, MOLLÀ den eines spondylitischen Abscesses in die Blase oder Harnleiter.

Auch die Fisteln zwischen Blase und weiblichem Genitale sind traumatischen, entzündlichen oder neoplastischen Ursprungs. Die traumatischen verdanken ihre Entstehung spontanen oder operativ beendigten Geburten, ferner gynäkologischen Operationen, seltener grob mechanischen Verletzungen aus masturbatorischen Gründen oder gelegentlich von Manipulationen zur Herbeiführung eines Abortus. Näheres über diese Fisteln siehe auch bei „Fremdkörper der Blase"; über die Blasen-, Uterus- und Blasenscheidenfisteln im Kapitel „Gynäkologische Urologie".

Die entzündlichen Fisteln entstehen bei Durchbruch genitaler Eiterungen in die Blase (Abscesse der Ovarien, der Tube, der Parametrien) sowohl bei akuten als auch spezifischen, tuberkulösen Prozessen, die selteren neoplastischen Fisteln bei den verschiedenen Geschwülsten der weiblichen Geschlechtsorgane, vor allem beim Carcinom und den Dermoidcysten.

Hier seien nur kurz erwähnt die Fisteln zwischen Blase und Tube (Fälle von DUVERGEY-DAX, GAYET, DAVIDSOHN, GAUTHIER [mit cystographischem Nachweis], THIES, BEER, ZURHELLE), Blase und Tubargravidität (KAHN, MANN, MEYER, GUISY, ROTENBERG), Blase und tuberkulösen Adnexen (BEER, GAYET, HEINSIUS, HARTMANN), Blase und Dermoidcysten (HELLER), Blase und Ovarialcysten (MARTIN, SEELIGMANN, CASSANELLO).

Die Perforation eines primären aktinomykotischen Herdes im weiblichen Genitale in die Blase gehört zu den größten Seltenheiten (WEISER).

Anhangsweise müssen noch zwei absichtlich operativ angelegte Verbindungen der Blase genannt werden: die Cysto-Pyelostomie, eine Fistel zwischen Nierenbecken und Blase, die eine eigenartige Form der plastischen konservativen Hydronephrosenoperation darstellt und einige Male mit Erfolg ausgeführt wurde (siehe OEHLECKER); und ferner die von ROSENSTEIN zum Zwecke der Ableitung von Ascites durchgeführte Ventilbildung an dem Blasenscheitel. Ob in dem von MICHEL mitgeteilten Falle von durch Sectio vaginalis entfernten, aus Gallenfarbstoff und Cholestearin bestehenden Blasensteinen wirklich eine Fistel zwischen der hydropischen Gallenblase und der Blase bestanden hatte, erscheint nicht erwiesen, ebensowenig in den anderen Fällen (GÜTERBOCK, MC DONALD), in welchen solche Steine in der Blase gefunden wurden.

# Literatur.

### Blasendivertikel.

Ausführliche Literatur findet sich bei:

BLUM, V.: Chirurgische Pathologie und Therapie der Harnblasendivertikel. Thieme 1919. — FISCHER, H.: Surg., gynecol. a. obstetr. Vol. 10. 1910. — KERMAUNER: Biologie und Pathologie des Weibes. Handbuch von HALBAN-SEITZ. Bd. 3, Lief. 7. Urban u. Schwarzenberg 1924. — MANKIEWICZ: Sammelreferat. Med. Klink. 1917. — RENNER: Ergebn. d. Chirurg. u. Orthop. Bd. 19. 1926. — SHERRILL, J. GARLAND: Americ. journ. of urol., vener. a. sexual. dis. Vol. 11, H. 8. 1915. — WAGNER, G. A.: Beiträge zur Frage der Herkunft des Fruchtwassers usw. Deuticke 1913.

Ahlfeld: Mißbildungen des Menschen 1890. — Alessandri: 3. Kongr. d. ital. urol. Ges. Ref. Zeitschr. f. urol. Chirurg. Bd. 17. — Ali Krogius: Zit. nach Jahresber. f. Urol. 1912. — Ambrumjanz: Ref. Zeitschr. f. urol. Chirurg. Bd. 15. — Angerer: Zeitschr. f. urol. Chirurg. Bd. 20. — Anschütz: Zeitschr. f. urol. Chirurg. Bd. 10. — Arcelin: Zit. nach Zeitschr. f. urol. Chirurg. Bd. 12. — Aschoff: Pathol. Anatomie. 7. Aufl. 1923. — Atkinson: Zit. nach Sherill. — Bachrach: Wien. klin. Wochenschr. Bd. 39. — Bacchi: Policlinico. Jg. 33. — Baum: Zit. nach Englisch. — Beer: Ann. of surg. 1913; Vol. 83, a. 85. — Belli: 3. Kongr. d. ital. urol. Ges. Ref. Zeitschr. f. urol. Chirurg. Bd. 16. — Bianchini: Ref. Zeitschr. f. urol. Chirurg. Bd. 19. — Blum: Zeitschr. f. urol. Chirurg. Bd. 5, 12 u. 19. — Zeitschr. f. Urol. 1919. — Blumenthal: Zit. nach Englisch. — Boehringer: Verhandl. d. dtsch. Ges. f. Urol. 7. Kongr. — Bogoslawsky-Rabinowitsch: Zeitschr. f. urol. Chirurg. Bd. 22. — Borchardt: Verhandl. d. dtsch. Ges. f. Chirurg. 1914. — Therapie d. Gegenw. Jg. 66. — Zeitschr. f. urol. Chirurg. Bd. 23. — Branden: Scalpel Vol. 77. — Bransford, Lewis: Zit. nach Englisch. — Brodie: Zit. nach Englisch. — Brongersma: Zeitschr. f. urol. Chirurg. Bd. 2. Verhandl. d. dtsch. Ges. f. Urol. 1913. — Bryan: Americ. journ. of urol., vener. a. sexual. dis. Vol. 9. 1913. — Buerger: Journ. d'urol. 1913. — Urol. a. cut. review. Vol. 17. 1913. — Burghardt: Zit. nach Pagenstecher. — Cabot: Transact. Americ. assoc. of gen.-urin. surg. 1914. — Boston med. a. surg. journ. — Cappellen: Beitr. z. klin. Chirurg. Bd. 75. — Carmon Ref. Zeitschr. f. urol. Chirurg. Bd. 17. — Casper: Zeitschr. f. urol. Chirurg. Bd. 22. — Caulk: Diskussion zu Geraghthy. — Chaput: Bull. et mém. de la soc. de chirurg. 1906. — Chevassu: Journ. d'urol. Tome 14. 1922. — Cholzoff: Arch. f. klin. Chirurg. Bd. 94, 1910. — Chopart: Zit. nach Englisch. — Chute: Zit. nach Hinman. — Chwalla: Verhandl. d. dtsch. Ges. f. Urol. 7. Kongr. — Zeitschrift f. Anat. u. Entwicklungsgesch. Bd. 83. — Zeitschr. f. urol. Chirurg. Bd. 23. — Civiale: Zit. nach Englisch. — Clarke, Wm. Bruce: Brit. med. journ. Vol. 1. 1899. — Conforti: 3. Kongr. d. ital. urol. Ges. Ref. Zeitschr. f. urol. Chirurg. Bd. 17. — Crenshaw and Crompton: Zit. nach Zeitschr. f. urol. Chirurg. Bd. 12. — Journ. of urol. Vol. 8. — Crompton: Journ. of urol. Vol. 9. 1922. — Caestecker: Zit. nach Zeitschr. f. urol. Chirurg. Bd. 13. — Cristol: Journ. d'urol. Tome 7. 1917. — Crosbie: Journ. of urol. Vol. 7. 1922. — Cruveilhier: Zit. nach Englisch. — Czerny: Beitr. z. klin. Chirurg. Bd. 19. 1896. — van Dam: Nederlandsch tijdschr. v. geneesk. 1912. — Dariaux, Blanc, Negro: Soc. de radiol. méd. franç. 10. März 1925. — Day-Martin: Journ. of the Americ. med. assoc. Vol. 84. — Dupuytren: Zit. nach Englisch. — Durrieux: Thèse de Doctorat. Paris 1901. — Düttman: Med. Klinik. Bd. 22. — Duvergey: Journ. d'urol. Tome 16 et 18. — Ehrhardt: Dtsch. med. Wochenschr. 1910. — Eismeyer: Zeitschr. f. urol. Chirurg. Bd. 11. — Englisch: Über Taschen und Zellen der Harnblase. Wien. Klinik. 1894. — Jahrb. f. Kinderheilk. 1875. — Isolierte Entzündung der Blasendivertikel und Perforationsperitonitis. — Arch. f. klin. Chirurg. Bd. 73. 1904. — Über eingesackte Harnsteine der Harnblase. Wien. med. Wochenschr. 1903. — Escat: Journ. d'urol. Tome 14. 1922. — Etienne: Zit. nach Gayet-Gauthier: Zeitschr. f. urol. Chirurg. Bd. 14. — Felix: Handb. d. Entwicklungsgeschichte von Keibel und Mall. — Ferria: 3. Kongr. d. ital. urol. Ges. Ref. Zeitschrift f. urol. Chirurg. Bd. 17 u. 20. — Fiolle: Urol. Jahresber. 1910. — Fischer: Zeitschr. f. urol. Chirurg. 1915. — Fischer, M.: Zeitschr. f. urol. Chirurg. Bd. 3. — Freudenberg: Berlin. klin. Wochenschr. 1917. — Frisch, A. v.: Handb. d. Urol. Bd. 1. — Fuchs: Zeitschr. f. urol. Chirurg. Bd. 23. — Fuller: Journ. of cutan. a. genito-urin. dis. 1900. — Gayet: Lyon chirurg. Vol. 21. — Gayet-Cibert: Lyon méd. Vol. 135. — Journ. d'urol. Vol. 19. — Gayet-Gauthier: Journ. d'urol. Tome 14. 1922. — Geraghty: Zit. nach Zeitschr. f. urol. Chirurg. Bd. 9. — Gibson: Zit. nach Zeitschr. f. urol. Chirurg. Bd. 15. — Giuliani: Zit. nach Zeitschr. f. urol. Chirurg. Bd. 12. — Lyon méd. Tome 133. — Gobeaux: Scalpell. Tome 79. — Gordon: Brit. journ. of surg. Vol. 9. 1922. — Gottlieb-Strokoff: Ref. Zeitschr. f. urol. Chirurg. Bd. 23. — Gouley: New York med. journ. 1896. — Guibal: Ann. de Guyon. 1908. Jahresber. f. Urol. 1908. — Haennens: Journ. d'urol. Tome 14. 1922. — Hamonic: Journ. d'urol. Tome 14. 1922. Diskussion. — Harris: Urol. a. cut. review. Vol. 28. 1914. — Hebting: Diss. Freiburg 1902—1903. Zit. nach Merkel. — Heckenbach: Zeitschrift f. Urol. Bd. 20. — Heister: Zit. nach Englisch. — Herrmann: Ref. Zeitschr. f. urol. Chirurg. Bd. 20. — Herrmansdörfer: Dtsch. Zeitschr. f. Chirurg. Bd. 196. — Heyn: Zeitschr. f. urol. Chirurg. Bd. 23. — Hinman: Surg., gynecol. a. obstetr. 1919. — Journ. of urol. 1919. — Hinselmann: Biologie und Pathologie des Weibes. Halban-Seitz Bd. 6. 1925. — Hoffmann, C. v.: Zeitschr. f. urol. Chirurg. Bd. 1. — Hofmann, E. v.: Arch. f. klin. Chirurg. Bd. 109. 1917. — Hogge: Journ. d'urol. Tome 14. 1922. — Hyman: Journ. of urol. Vol. 9. — Surg., gynecol. a. obstetr. Vol. 36. 1923. — Ikoma: Wien. med. Wochenschr. 1923. — Jeanbreau: Journ. d'urol. Tome 16. Zit. nach Duvergey. — Jolef: Spez. pathol. Anat. d. Haustiere. Berlin 1923. — Jolly Swift: Lancet. Vol. 205. — Proc. of the roy. soc. of med. Sect. of urol. Vol. 18. 1925. — Judd: Ann. of surg. 1918. p. 298. — Judd-Starr: Surg., gynecol. a. obstetr. Vol. 38. — Kaufer: Zeitschr. f. Urol.

Bd. 21. — KAZMER: Ref. Zeitschr. f. urol. Chirurg. Bd. 21. — KEIBEL: Arch. f. Anat. u. Physiol. 1896. — KEYDEL: Zeitschr. f. Urol. Bd. 15. — KLEBS: Zit. nach ENG-LISCH. — KNEISE: Zeitschr. f. urol. Chirurg. Bd. 10. — Verhandl. d. dtsch. Ges. f. Urol. 5. Kongr. 1921. — KNEISE-SCHULZE: Zeitschr. f. urol. Chirurg. Bd. 10. — KOENNECKE: Zentralbl. f. Chirurg. Bd. 54. — KOLLER: Wien. klin. Wochenschr. 1904. — KRAFT: Verhandl. d. dtsch. Ges. f. Urol. 5. Kongr. 1921. — KRASA und R. PASCHKIS: Zeitschr. f. urol. Chirurg. Bd. 6. 1921. — Zeitschr. f. Urol. Bd. 14. 1920. — KRETSCHMER: Journ. of urol. Vol. 10. 1923. — Surg., gynecol. a. obstetr. 1922. — KREUTER: Zentralbl. f. Chirurg. 1913. — KROISS: Zeitschr. f. urol. Chirurg. Bd. 5. — Dtsch. Zeitschr. f. Chirurg. 1911. — Wien. klin. Wochenschr. 1919. Nr. 25. — LANGER: Zit. nach BLUM. — LA ROSE: Journ. of urol. Vol. 12. — LASIO: 3. Kongr. d. ital. urol. Ges. Zit. nach Zeit-schrift f. urol. Chirurg. Bd. 17. — LE COMPTE: Journ. of the Americ. med. assoc. Vol. 78. 1922. — LE DENTU: Zit. nach ENGLISCH. — LE FUR: Journ. d'urol. Tome 14. 1922. — LEGUEU: Progr. méd. Tome 49. 1922. — Journ. d'urol. Tome 14. 1922. Diskussion. — Journ. d'urol. Tome 19. 1925. — LEGUEU et FEY: Journ. d'urol. Vol. 19. — LENKO: Zit. nach ENGLISCH. f. urol. Chirurg. Bd. 11. — LENNANDER: Zit. nach PAGENSTECHER. — LERCHE: Ann. of surg. 1912. — LEUENBERGER: Dtsch. Zeitschr. f. Chirurg. Bd. 114. — LICHTENBERG (ROSENBERG): Zeitschr. f. urol. Chirurg. Bd. 12. — LION: Zeitschr. f. Urol. Bd. 20. — LJUNGGREN: Zentralbl. f. Chirurg. 1898. — LOWER: Journ. of the Americ. med. assoc. Vol. 63. 1914. — Arch. of surg. 1921. — LURZ: Zeitschr. f. urol. Chirurg. Bd. 18. — MAIER, O.: Arch. f. klin. Chirurg. Bd. 132. 1924. — MARAINI-QUINTANA: Ref. Zeitschr. f. urol. Chirurg. Bd. 20. — MARION: Journ. d'urol. 1921; 1922; 1925. — MARSELLA: Zeitschr. f. urol. Chirurg. Bd. 16. 1924. — MECKEL: Handb. d. pathol. Anat. Bd. 2. Leipzig 1816. — MERCIER: Zit. nach ENGLISCH. — MERKEL: Verhandl. d. dtsch. pathol. Ges. 1910. — MERMINGAS: Zentralbl. f. Chirurg. 1925. — MICHELSON: Ref. Zeitschr. f. urol. Chirurg. Bd. 22. — MICHON: Journ. d'urol. Tome 19. — MINET: Journ. d'urol. Tome 14. 1922. — MORAN: Zit. nach Jahresber. f. Urol. 1907. — MORGAGNI: Zit. nach ENGLISCH. — MORTON: Transact. of the Americ. assoc. of gen.-urin. surg. Vol. 19. — MUCHARINSKY: Zeitschr. f. Urol. Bd. 7. — MUMFORD: Zit. nach BLUM. — MURCHINSON: Transact. pathol. soc. Vol. 14. — NEGRO-BLANC: Journ. d'urol. Vol. 19. — Ref. Zeitschr. f. urol. Chirurg. Bd. 18. — NECKER: Zeitschr. f. urol. Chirurg. Bd. 19. — NICOLICH: Cpt. rend. de la soc. franç. d'urol. 1897. p. 395. — NOGIER-REYNARD: Journ. d'urol. 1913. — NOWICKI: Jahresber. f. Urol. 1912. — O'NEILL: Surg., gynecol. a. obstetr. Vol. 10. 1910. — ORAISON: Zit. nach Zeitschr. f. urol. Chirurg. Bd. 15. Journ. d'urol. Tome 16. — OSBORNE: Journ. of the Americ. med. assoc. 1923. — Ref. Zeitschr. f. urol. Chirurg. Bd. 15. — OSGOOD: Zit. nach KNEISE. — PAGENSTECHER: Verhandl. d. dtsch. Ges. f. Chirurg. 33. Kongr. — PAPIN: Journ. d'urol. Vol. 19. — PASCHKIS: Zeitschr. f. urol. Chirurg. Bd. 19; Bd. 6. 1921; Bd. 4. 1919; Bd. 14. 1920. — Wien. klin. Wochenschr. 1907. — POLKEY: Urol. a. cut. review. Vol. 31. Lit. — PASTEAU: Journ. d'urol. Tome 14. 1922. Diskussion. — PAUCHET et D'ORMOND: Journ. d'urol. Tome 10. 1920. — PEAN: Gaz. des hôp. civ. et milit. 1895. — PEPERE: Folia urol. 1909. — PERTHES: Dtsch. Zeitschr. f. Chirurg. Bd. 100. — PETERSEN: Verein. niederrhein. westfäl. Chirurg. 1920. — PFANNER: Wien. klin. Wochenschr. 1914. — PICARD: Zeitschr. f. Urol. Bd. 21. — PLESCHNER: Zeitschr. f. urol. Chirurg. Bd. 5 u. 9. — PLESCHNER-CZEPA: Zeitschr. f. urol. Chirurg. Bd. 23. — POLANO: Ber. üb. d. ges. Gynäkol. u. Geburtsh. Bd. 3. 1924. — POMMER: Wien. klin. Wochenschr. 1904. — POTTER: Boston med. a. surg. journ. 1917. — POUSSON: Ann. des maladies des org. genito-urin. 1901. — PRAETORIUS: Zeitschr. f. Urol. Bd. 15. 1921. — Zeitschr. f. urol. Chirurg. Bd. 14. 1923. — PRIGL: Zeitschr. f. urol. Chirurg. Bd. 19. — PROPPING: Zeitschr. f. Urol. Bd. 20. — RAFIN: Journ. d'urol. Tome 14. 1922. Diskussion. — RATHBUN: Journ. of urol. Vol. 12. — RAVASINI: Ref. Zeitschr. f. urol. Chirurg. Bd. 19. — READ: Journ. of urol. Bd. 13. — REICHEL: Arch. f. klin. Chirurg. 1893. — RENNER: Ergebn. d. Chirurg. u. Orthop. Bd. 19. — RETTERER: Zit. nach KEIBEL. — REYNARD: Zit. nach Zeitschr. f. urol. Chirurg. Bd. 14. — RIEDEL: Dtsch. med. Wochenschr. 1903. — ROBELIN: Zit. nach ENGLISCH. — ROKITANSKY: Lehrb. d. pathol. Anat. Bd. 3. 1861. — ROSE: Ref. Zeitschr. f. med. Chirurg. Bd. 21. — ROSENBERG: Zeitschr. f. urol. Chirurg. Bd. 12. — ROSENSTEIN: Zeitschr. f. urol. Chirurg. Bd. 23. — ROSENTAL: Arch. f. klin. Chirurg. Bd. 144. — ROTHSCHILD: Arch. f. klin. Chirurg. Bd. 109. 1918. — ROWNTREE: Siehe OSBORNE. — SCHLAGINTWEIT: Zit. nach KNEISE. — SCHOLL: Siehe OSBORNE. — SCHOONOVER: Journ. of the Americ. med. assoc. Vol. 83. — SCHÜLLER: Zeitschr. f. urol. Chirurg. Bd. 19. — SCHÜSSLER: Dtsch. Zeitschr. f. Chirurg. Bd. 146. 1918. — SCHWARZ: Beitr. z. klin. Chirurg. Bd. 15. — SCHWARZ, O. A.: Zeitschr. f. urol. Chirurg. Bd. 13. — SCHWARZ, O.: Zeitschr. f. urol. Chirurg. Bd. 19. — SERRALACH: Ann. des maladies des orig. genito-urin. 1905. — SGALITZER: Wien. med. Wochenschr. 1921. — Mitt. a. d. Grenzgeb. d. Med. u. Chirurg. 1921. — Verhandl. d. dtsch. Ges. f. Urol. 5. Kongr. 1921. — SGALITZER-HRYNTSCHAK: Zeitschr. f. Urol. 1921. — SHERILL: Americ. journ. of urol., vener. a. sexual. dis. Vol. 11. — SIMON: Bruns Beitr. z. klin. Chirurg. Bd. 130. —

SISK: Journ. of urol. Vol. 17. — SQUIER-BENTLEY: New York state journ. of med. 1914. — STEIN: Journ. of the Americ. med. assoc. 1923. — STIRLING: Journ. of the Americ. med. assoc. Vol. 86. — STRAUSS, F.: Diskussion zu BRONGERSMA. Verhandl. d. dtsch. Ges. f. Urol. 1913. — SUGIMURA: Virchows Arch. f. pathol. Anat. u. Physiol. Bd. 204. — SUTHERLAND: Siehe OSBORNE. — TANT: Scalpel. Jg. 78. — TANT et LEMOINE: Bruxelles méd. 1923. — TARGETT: Brit. med. journ. 1893. — THOMAS: Surg., gynecol. a. obstetr. Vol. 33. 1916. — TILDEN BROWN: Zit. nach KNEISE: — TODD: Brit. med. journ. 1910. — USAMI: Virchows Arch. f. pathol. Anat. u. Physiol. Bd. 263. — VIANNAY: Journ. d'urol. Tome 21. — VIRCHOW: Zit. nach ENGLISCH. — VOELCKER: 5. Kongr. d. dtsch. Ges. f. Urol. 1921. — VOILLEMIEN: Zit. nach ENGLISCH. — WAGNER, G. A.: Arch. f. klin. Chirurg. Bd. 76. 1905. — WALTHER: Zit. nach ENGLISCH. — WARD: Brit. journ. of surg. Vol. 13. — Zit. nach Zeitschr. f. urol. Chirurg. Bd. 11. — WARREN GREEN: Americ. med. times. Zit. nach TARGETT. — WATSON: The developmental basis for certain vesical diverticula. Journ. of the Americ. med. assoc. Vol. 75, Nr. 14. 1920. — WEISS, A.: Fortschr. a. d. Geb. d. Röntgenstrahlen. Bd. 32. — WOLFSON: Surg., gynecol. a. obstetr. Vol. 40. 1925. — WOSSIDLO: Zeitschr. f. Urol. Bd. 14. — WULFF: Münch. med. Wochenschr. 1904. — YOUNG: John Hopkins hosp. reports. Vol. 10. 1906. — Transact. of the Americ. gen.-urin. surg. Vol. 4. 1909. — ZAAJER: Beitr. z. klin. Chirurg. Bd. 75. — ZACHARISSON: Upsala läkareförenings forhandl. Bd. 1. 1896. — ZINNER: Zeitschr. f. urol. Chirurg. Bd. 19. — ZUCKERKANDL: Zeitschr. f. urol. Chirurg. Bd. 5.

## Purpura.

BLUM: Wien. med. Wochenschr. 1914. — Zeitschr. f. Urol. Bd. 18, 19. — BRUNI: Journ. d'urol. Tome 5. 1915. — CAMELOT: Ref. Ann. des maladies des org. genito-urin. Tome 2. 1911. — CASSUTO: Zeitschr. f. urol. Chirurg. Bd. 22. — DENIKE: Ref. Zeitschr. f. urol. Chirurg. Bd. 16. — FARAGO: Dtsch. med. Wochenschr. Jg. 48, 1922. — FRANK: Handbuch der Krankheiten des Blutes und der blutbildenden Organe. Berlin 1925. — GIRONCOLI: Ref. Zeitschr. f. urol. Chirurg. Bd. 19. — KIDD: Ann. of surg. Vol. 58. 1913. — KRASSO: Wien. Arch. f. inn. Med. Bd. 14. 1927. — MORIYAMA und MAEDA: Ref. Zeitschr. f. urol. Chirurg. Bd. 22. — NÉDELEC et VAFIADIS: Arch. des maladies des reins et des org. genito-urin. Tome 2. — Ref. Zeitschr. f. urol. Chirurg. Bd. 20. — NITZE: Lehrb. d. Cystoskopie. 2. Aufl. — PASCHKIS: Wien. med. Wochenschr. 1921. Nr. 39/40, 42. — Wien. urol. Ges. 1927. — PRAETORIUS: Zeitschr. f. Urol. Bd. 18. 1924. — ROTHSCHILD: Zeitschr. f. Urol. Bd. 18, 19. — RUSHMORE: Americ. journ. of obstetr. a. gynecol. Vol. 10. — STEVENS and PETERS: Transact. of the Americ. med. assoc. of genito-urin. surg. Vol. 12. 1919. — Journ. of the Americ. med. assoc. Vol. 70. 1918. — Journ. of urol. 1920. — STÖCKEL: Die Cystoskopie des Gynäkologen. 1904. — SZABO: Bruns' Beitr. z. klin. Chirurg. Bd. 127. — VILLEMIN-BOECKEL: Ref. Zeitschr. f. urol. Chirurg. Bd. 9. — WALSH: Americ. journ. of surg. Vol. 27. 1913.

## Ulcus simplex.

ASCOLI: 3. u. 4. Kongr. d. ital. urol. Ges. — BLUM: Wien. med. Wochenschr. 1914. — BUERGER: Med. record. 1913. — Journ. of the Americ. med. assoc. 1913. — Fol. urol. 1913. — BUMPUS: Journ. of urol. Vol. 5. — BUMPUS-MEISSER: Journ. of urol. Vol. 6. 1921. — CASPER: Lehrb. d. Urol. — COHN: Dtsch. Ges. f. Urol. 4. Kongr. — CULLEN: Zit. bei HUNNER. — DESGOUTTES et REYNARD: Lyon méd. 1912. — DODSON: Ref. Zeitschrift f. urol. Chirurg. Bd. 23. — FENWICK: Brit. med. journ. 1896. — FOWLER: Journ. of the Americ. med. assoc. Vol. 75. 1920. — FRANK, E. R. W.: Jahresber. f. Urol. 1912. — FRONTZ: Ref. Zeitschr. f. urol. Chirurg. Bd. 8. Journ. of the Americ. med. assoc. Vol. 75. — FURNISS: Americ. journ. of obstetr. a. gynecol. Vol. 7. 1924. — GERAGTHY: Surg., gynecol. a. obstetr. 1917. — GORASCH: Ref. Zeitschr. f. urol. Chirurg. Bd. 18. — HUNNER: Journ. of the Americ. med. assoc. 1911. — Transact. of the Southern surg. a. gynecol. assoc. 1914. — Americ. journ. of obstetr. a. gynecol. 1918. — Boston. med. a. surg. journ. 1915. — Journ. of the Americ. med. assoc. Vol. 70. 1918. — HUNT: Ref. Zeitschr. f. urol. Chirurg. Bd. 11. — KEENE: Ann. of surg. Vol. 71. 1921. — Am. journ. of obstetr. a. gynecol. Vol. 10. 1925. — KEYES: Journ. of urol. Vol. 8. — KREUTZMANN: Ref. Zeitschr. f. urol. Chirurg. Bd. 13. — KNAPP: Wien. klin. Wochenschr. 1926. — KNORR: 6. Kongr. d. dtsch. Ges. f. Urol. — KRETSCHMER: Journ. of the Americ. med. assoc. 1921. — Surg., gynecol. a. obstetr. 1922. — Zeitschr. f. urol. Chirurg. Bd. 9. — LE FUR: Paris 1901. — LEGUEU: Progr. méd. 1913. — LIPSCHÜTZ: Arch. f. Dermatol. u. Syphilis. 1912. — Wien. klin. Wochenschr. 1918. — LOEWENSTEIN: Zeitschr. f. urol. Chirurg. Bd. 15. — MEISSER und BUMPUS: Journ. of the Americ. med. assoc. 1921. — MICHELSON: Ref. Zeitschr. f. urol. Chirurg. Bd. 18. — NECKER: Zeitschr. f. urol. Chirurg. Bd. 6. 1921. — NITZE: Lehrbuch d. Cystoskopie. 2. Aufl. — PASCHKIS: Wien. med. Wochenschr. 1921. — Zeitschr. f. urol. Chirurg. Bd. 9 u. 22. — REED: Journ. of the Americ. med. assoc. Vol. 72. 1919. — RINGLEB: Lehrbuch d. Cystoskopie. 1927. — SMITH: Zit. bei HUNNER. — SÖDERLUND: Ref. Zeitschr.

f. urol. Chirurg. Bd. 23. — SUTER: Schweiz. med. Wochenschr. 1925. — WALKER: Ref. Jahresber. f. Urol. 1907. — WILDBOLZ: Lehrbuch d. Urol. Berlin: Julius Springer 1924.

### Ulcus incrustatum.

CAULK: Transact. of the Americ. assoc. of genito-urol. surg. Vol. 8. 1913; Vol. 9. 1914. — FENWICK: Brit. med. journ. 1896. — FRANÇOIS: Journ. d'urol. Tome 5. 1914. — GRUBER, GG. B.: Zeitschr. f. urol. Chirurg. Bd. 13. — HAGER: Journ. of urol. Vol. 16. — HAGER-MAGATH: Journ. of the Americ. med. assoc. Vol. 85. — LANGWORTHY: Ref. Zeitschr. f. urol. Chirurg. Bd. 23. — LATZKO: Wien. klin. Wochenschr. 1901. — O'NEILL: Transact. of the Americ. assoc. of gen.-urin. surg. Vol. 9. 1914. — PASCHKIS: Zeitschr. f. urol. Chirurg. 1919; Bd. 9, 1922. — ROCHE: Brit. journ. of surg. Vol. 14. — RUBRITIUS: Zeitschr. f. Urol. Festschr. f. POSNER. 1924. — SIROWICZA: Zeitschr. f. Urol. Bd. 1. 1907. — STOERK-ZUCKER-KANDL: Zeitschr. f. Urol. Bd. 1. 1907. — ZINNER: Wien. urol. Ges. Nov. 1923. — Zeitschrift f. urol. Chirurg. Bd. 15. — ZUCKERKANDL: Zeitschr. f. Urol. Bd. 1.

### Schrumpfblase.

BIRNBAUM: Münch. med. Wochenschr. 1921. — ENDERLEN: Dtsch. Zeitschr. f. Chirurg. Bd. 55. — FENWICK: Brit. med. Journ. 1896. — FLÖRCKEN: Münch. med. Wochenschr. 1921. — FRONTZ: Ref. Zeitschr. f. urol. Chirurg. Bd. 8. — GAYET und BANSILLON: Ref. Zeitschr. f. urol. Chirurg. Bd. 12. — v. GAZA: Zeitschr. f. urol. Chirurg. Bd. 13. 1923. — KAUSCH: Arch. f. klin. Chirurg. Bd. 83. 1907. Ref. Jahresber. — MAYER: Zentralbl. f. Gynäkol. 1921. — NAEGELI: Dtsch. Zeitschr. f. Chirurg. Bd. 200. — NECKER: Zeitschr. f. urol. Chirurg. Bd. 6. 1921. — PASCHKIS: Zeitschr. f. urol. Chirurg. Bd. 9. 1922. — Wien. urol. Ges. 1924. — SCHEELE: Bruns' Beitr. z. klin. Chirurg. 1923. — STÖCKEL: Zentralbl. f. Gynäkol. 1918. — STRASSMANN: Zeitschr. f. Urol. Bd. 19. — Dtsch. Ges. f. Urol. 6. Tagung. — TIZZONI-FOGGI: Zentralbl. f. Chirurg. 1888.

### Einfaches perforierendes Geschwür der Blase.

ASSMUTH: St. Petersburger med. Wochenschr. 1881. — BAUMER: Inaug.-Diss. Leipzig. BITSCHAI: Zeitschr. f. Urol. Bd. 21. — BLOCK: Inaug.-Diss. Greifswald 1913. — BRENNER: Wien. klin. Wochenschr. Bd. 39. — CASTAIGNE: Bull. et mém. de la soc. anat. de Paris. 1899. — CAULK: Bei CROSBIE. — CHATTAWAY: Zeitschr. f. urol. Chirurg. Bd. 8. — COLLIER: Zit. nach PASCHKIS. — CROSBIE: Journ. of urol. Vol. 12. — DITTRICH: Zentralbl. f. Chirurg. Bd. 49. 1922. — DOBROWOLSKAJA: Bruns' Beitr. z. klin. Chirurg. 1914. — DRUMMOND: Zit. nach PASCHKIS. — EDEL: Zit. nach PASCHKIS. — EICK: Zentralbl. f. Chirurg. Jg. 51. — FRASER: Brit. med. journ. 1906. — GAGSTATTER: Zeitschr. f. urol. Chirurg. Bd. 14. — GEISINGER: Ref. Zeitschr. f. urol. Chirurg. Bd. 13. — GORDON: Brit. journ. of surg. Vol. 9. 1922. — GRÜNBAUM: Jahresber. 1907. — HAMMOND: Proc. of the roy. soc. of med. Vol. 19/5. — HANSEN: Ref. Zeitschr. f. urol. Chirurg. Bd. 7. — HEDRÉN: Arch. f. klin. Chirurg. Bd. 82. — HERTIG: Zit. nach PASCHKIS. — HOSEMANN: Zentralbl. f. Chirurg. 1912. — JEAN: Journ. d'urol. Tome 13. 1922. — JEMKEL: Münch. med. Wochenschr. Jg. 68. 1921. — KATZENSTEIN und ROSEN: Zeitschr. f. urol. Chirurg. Bd. 12. — KEPPLER: Bruns' Beitr. z. klin. Chirurg. Bd. 106. — LEFÈVRE: Journ. d'urol. 1913. — LE FUR: Paris: Steinheil 1901. — LEGUEU: Progr. méd. 1913. — LEHMANN: Zeitschr. f. urol. Chirurg. Bd. 20. — MARTIN: Ref. Jahresber. 1909. — MOREL-RAYMOND: Zit. nach PASCHKIS. — MOSER: Dtsch. Zeitschr. f. Chirurg. 1914. — OEHLECKER: Berlin. klin. Wochenschr. 1910/12. — Dtsch. med. Wochenschr. 1912. — OLIVER: Med. times and gaz. 1885. — PASCHKIS: Wien. med. Wochenschr. 1911. — PERRUCCI: 1. Kongr. d. ital. urol. Ges. Ref. Zeitschr. f. urol. Chirurg. Bd. 11. — PIKE: Practitioner. Vol. 93. 1914. — PORTER: Ref. Jahresber. 1907. — POSNER-FRANK: Zit. nach PASCHKIS. — POUSSON: Rev. de chirurg. 1885. — SCHAUMANN: Inaug.-Diss. München 1905. — SCHICKELÉ: Zeitschr. f. urol. Chirurg. Bd. 14. Bd. 15. — STUTZIN: Zeitschr. f. Urol. Bd. 12. — TREUPEL: Ref. Jahresber. 1907. — VAUGHAN-RUDNICK: Journ. of the Americ. med. assoc. Vol. 83. — VIGOUROUX: Zit. nach PASCHKIS. — WAGNER: Arch. f. klin. Chirurg. Bd. 44. 1892. — WISCHNEWSKY: Jahresber. 1909. — ZUCKERKANDL: Handb. d. Urol. 1907. — Handb. d. prakt. Chirurg. von BRUNS, GARRÉ, KÜTTNER. 1914.

### Leukoplakie.

ALBARRAN: Ref. Jahresber. f. Urol. 1907. — ALLEMANN: Schweiz. med. Wochenschr. 1926. — Journ. d'urol. Tome 22. — ASKANAZY: Korresp.-Blatt f. Schweiz. Ärzte. 1919. — BRIGGS-MAXWELL: Journ. of urol. Vol. 16. — BROGLIO: Ref. Zeitschr. f. urol. Chirurg. Bd. 23. — CIRILLO: Rif. med. Jg. 40. — CORSDRESS: Zeitschr. f. urol. Chirurg. Bd. 13. 1923. — ENGLISCH: Zeitschr. f. Urol. Bd. 1. 1907. — HALLÉ: Ann. des maladies des org. gen.-urin. 1896. — HENNESSEY: Journ. of the Americ. med. assoc. Vol. 88. — HERZEN:

Dtsch. med. Wochenschr. 1910. — Hinman and Gibson: Journ. of urol. Vol. 6. Ref. Zeitschr. f. urol. Chirurg. Bd. 9. — Hinman - Kutzmann - Gibson: Surg., gynecol. a. obstetr. Vol. 39. — Ikeda: Zeitschr. f. Urol. Bd. 1. 1907. — Kafka: Ref. Zeitschr. f. urol. Chirurg. Bd. 7. — Klug: Bruns' Beitr. z. klin. Chirurg. Bd. 127. — Kretschmer: Surg., gynecol. a. obstetr. 1920. — Küttner: Bruns' Beitr. z. klin. Chirurg. Bd. 114. 1919. Li Virghi: Journ. d'urol. 1923. — Lecène: Journ. d'urol. 1923. — Notkin: Anat. Hefte. Bd. 58. 1920. — Paschkis: Zeitschr. f. urol. Chirurg. Bd. 9. — Fol. urologica 1909. — Patzelt: Anat. Anz. Bd. 54. 1921. — Ravasini: Ann. des malad. des org. gen.-ur. 1901. — Recktenwald: Inaug.-Diss. Freiburg 1909. — Schaffer: Vorlesungen über Histologie 1920. — Schridde: Wiesbaden 1907. — Jena 1909. — Sammlung anat. u. phys. Vorträge u. Aufsätze. — Schwimmer: Vierteljahrsschr. f. Dermatol. u. Syphilis. 1877 u. 1878. — Ssokoloff: Ref. Zeitschr. f. urol. Chirurg. Bd. 18. — Stevens: Bei Hennessey. — Wilhelmi: Journ. of urol. Vol. 14.

## Hernien der Blase.

Baker: Ann. of surg. Vol. 75. — Bayer: Zentralbl. f. Chirurg. Bd. 49. 1922. — Belu: Zentralbl. f. Chirurg. Jg. 53. — Bergeher: Ref. Jahresber. f. Urol. 1912. — Bielajew: Jahresber. f. Urol. 1912. — Blum: Wien. klin. Wochenschr. 1904. — Brunner: Dtsch. Zeitschr. f. Chirurg. Bd. 47 u. 101. — Bull: Zeitschr. f. urol. Chirurg. Bd 8, S. 557. — Carp: Surg., gynecol. a. obstetr. Vol. 39. — Collin: Zeitschr. f. urol. Chirurg. Bd. 7. — D'Agata: Ref. Zeitschr. f. urol. Chirurg. Bd. 18. — Eggenberger: Dtsch. Zeitschr. f. Chirurg. Bd. 94. — Farr-Brunkow: Ann. of surg. Vol. 82. — Finsterer: Bruns' Beitr. z. klin. Chirurg. Bd. 81. — Wien. med. Wochenschr. 1917. — Flörcken: Zeitschr. f. urol. Chirurg. Bd. 11. — Gironcoli: Zentralbl. f. Chirurg. Jg. 50. 1923. — Gontermann: Arch. f. klin. Chirurg. Bd. 104. 1914. — Grinstein: Ref. Jahresber. f. Urol. 1910. — Gueter-bock: Zit. nach Finsterer. — Haas: Münch. med. Wochenschr. 1922. — Hantsch: Arch. f. klin. Chirurg. Bd. 100. — Haslinger: Wien. klin. Wochenschr. 1926. — Heinrichsdorff: Ref. Jahresber. f. Urol. 1911. — Jones und Moses: Ref. Zeitschr. f. urol. Chirurg. Bd. 21. — Karewski: Zit. nach Finsterer: — Kaspar: Wien. klin. Wochenschr. 1922. — Kudrnač: Zentralbl. f. Chirurg. Jg. 53. — Laskownicki: Journ. d'urol. Tome 18. — Lewit: Ref. Jahresber. f. Urol. 1910. — Lotheissen: Bruns' Beitr. z. klin. Chirurg. Bd. 20. — Marconi: Wien. med. Wochenschr. 1920. — Michelsohn: Zeitschr. f. urol. Chirurg. Bd. 22. — Monaschkin: Ref. Zeitschr. f. urol. Chirurg. Bd. 19. — Neild: Lancet. 1920. — Nicoll: Zeitschr. f. urol. Chirurg. Bd. 11. — Odasso: Policlinico, sez. chirurg. Vol. 31. — Pappacena: Zeitschr. f. urol. Chirurg. Bd. 14. — Paschkis: Wien. klin. Wochenschr. 1907. — Reich: Bruns' Beitr. z. klin. Chirurg. 1909. — Schiele: Zentral-blatt f. Chirurg. Jg. 53. — Sgalitzer: Wien. med. Wochenschr. 1921. — Mitt. a. d. Grenzgeb. d. Med. u. Chirurg. Bd. 34. 1921. — Stein, Herb. E.: Journ. of the Americ. med. assoc. Vol. 8. 1923. — Süssenguth: Jahresber. f. Urol. 1912. — Traxler: Ref. Zeitschr. f. urol. Chirurg. Bd. 23. — Vogeler: Zentralbl. f. Chirurg. Jg. 52. — Wagner: Zentralbl. f. Gynäkol. 1922. S. 8. — Ref. Jahresber. f. Urol. 1912. — Watson: Americ. journ. of surg. Vol. 36. — Wolf: Zentralbl. f. Chirurg. Jg. 50. 1923. — Zancarini: Ref. Jahresber. f. Urol. 1911. — Zilahy: Pest. med. klin. Presse. 1910. — Zuckerkandl: Handb. f. prakt. Chirurg. Bruns, Garré, Küttner. Bd. 4. 1914. — Handb. d. Urol. 1907.

## Fremdkörper.

Abels: Wien. klin. Wochenschr. 1912. — Albano: Ref. Zeitschr. f. urol. Chirurg. Bd. 22. — Angerer: Zit. nach Zuckerkandl. — Bauer, Th.: Wien. urol. Ges. 1927. — Bazy: Zit. nach Zuckerkandl: — Bond: Ref. Zeitschr. f. urol. Chirurg. Bd. 17. — Bonin: Therapie d. Gegenw. 1920. — Blum: Zeitschr. f. Urol. Bd. 12. — Breitmann: Ref. Zeit-schrift f. urol. Chirurg. Bd. 22. — Bulius: Jahresber. 1911. — Carsten: Dtsch. med. Wochenschr. Jg. 53. — Cathelin: Ref. Zeitschr. f. Urol. Bd. 6. — Day: Zeitschr. f. urol. Chirurg. Bd. 9. — Drobny: Jahresber. 1908. — Ebstein: Die Natur und Behandlung der Harnsteine. 1884. — Ellerbroek: Zeitschr. f. urol. Chirurg. Bd. 11. — Escobar: Zeitschr. f. urol. Chirurg. Bd. 14. — Fabrizius: Jahresber. 1906. — Federici: Zit. nach Zuckerkandl. — Ferrero-Picatoste: Ref. Zeitschr. f. urol. Chirurg. Bd. 17. — Fillenbaum: Dtsch. Zeitschr. f. Chirurg. 1884. — Fiorani: Zit. nach Zuckerkandl. — Gagstatter: Zeitschr. f. Urol. 1913. — Gorowitz: Zeitschr. f. Urol. Bd. 21. — Grosglik: Jahresber. 1911. — Günsberg: Zeitschr. f. Urol. Bd. 4. — Halban: Jahresber. 1906. — Hawkins: Urol. a. cut. review. Vol. 29. — Heller: Zeitschr. f. Urol. Bd. 7. 1913. — Heuriot: Zit. nach Zuckerkandl. — Hoffmann: Zeitschr. f. urol. Chirurg. Bd. 14. — Kahn: Zeitschr. f. urol. Chirurg. Bd. 11. — Kapsammer: Jahresber. f. Urol. 1906. — Kermauner: Jahresber. f. Urol. 1907. — Kielleuthner: Münch. med. Wochenschr. 1909. — Beitr. z. klin. Chirurg. Bd. 100. — Kruspe: Zeitschr. f. Urol. Bd. 20. — Langerer: Zit. nach Zuckerkandl. — Le Clerc-Dandoy: Zeitschr. f. urol. Chirurg. Bd. 9. — Licht-

WITZ: Verhandl. d. dtsch. Kongr. f. inn. Med. 1912. — LÖFFLER: Zeitschr. f. urol. Chirurg. Bd. 13. — LOHNSTEIN: Med. Klinik. 1909. — Berlin. klin. Wochenschr. 1907. — Zeitschr. f. Urol. Bd. 9ff.: Die deutsche Urologie im Weltkriege. — LUDWIG: Zit. nach ZUCKERKANDL. MAEDA: Zeitschr. f. urol. Chirurg. Bd. 8. — MANN: Zeitschr. f. urol. Chirurg. Bd. 14. — MARINESCU: Journ. d'urol. Tome 18. — MEYER: Zit. nach ZUCKERKANDL. — MIRABEAU: Jahresber. 1909. — NEUWELT: Ref. Zeitschr. f. urol. Chirurg. Bd. 20. — NOVI: Ref. Zeitschr. f. urol. Chirurg. Bd. 18. — PETGES und BRANDEIS: Jahresber. 1909. — PILLET: Jahresber. 1907. — POSNER: Berlin. klin. Wochenschr. 1909. — PROCHNOCH: Zit. nach ZUCKERKANDL. — REJSEK: Ref. Zeitschr. f. urol. Chirurg. Bd. 21. — ROCHET: Lancet. Vol. 211. — RÖRIG: Jahresber. 1910. — ROTENBERG: Ref. Zeitschr. f. urol. Chirurg. Bd. 20. — SCHADE: Münch. med. Wochenschr. 1909. — SCHWARZWALD: Wien. urol. Ges. 1920. — SLOTKIN: Zeitschr. f. urol. Chirurg. Bd. 11. — STOECKEL: Jahresber. 1907, 1908. — SUZUKI: Ref. Zeitschr. f. urol. Chirurg. Bd. 20. — THOREK: Zeitschr. f. urol. Chirurg. Bd. 8. — ULRICH: Zeitschr. f. urol. Chirurg. Bd. 9. — ULTZMANN: Zit. nach ZUCKERKANDL. — WOSSIDLO: Zeitschr. f. urol. Chirurg. Bd. 12. — ZUCKERKANDL: Wien. med. Wochenschr. 1916. — Handb. d. Urol. Bd. 2.

## Malakoplakie.

BERG: 2. Kongr. d. dtsch. Ges. f. Urol. 1909. — BERG: 7. Tag. d. dtsch. Ges. f. Urol. 1926. — BLUM: Zeitschr. f. Urol. Bd. 12. 1918. — CAULK: Transact. of the Americ. assoc. of gen.-urol. surg. Vol. 9. 1914. — DEMEL: Ref. Zeitschr. f. urol. Chirurg. Bd. 18. — DICKSON: Proc. of the roy. soc. of med. Vol. 18. — FERRARI-NICOLICH: Fol. urol. Bd. 8. 1914. — FOLSONS: Journ. of the Americ. med. assoc. 1919. — GIERKE: Münch. med. Wochenschr. 1905. — GÜTERBOCK: Inaug.-Diss. Leipzig 1905. — HANSEMANN: Virchows Arch. f. pathol. Anat. u. Physiol. 1903. — HART: Zeitschr. f. Krebsforsch. 1906. — HEILMANN: Beitr. z. pathol. Anat. u. z. allg. Pathol. Bd. 75. — KIMLA: Virchows Arch. f. pathol. Anat. u. Physiol. 1906. — KROMPECHER: Beitr. z. pathol. Anat. u. z. allg. Pathol. 1913. — LANDSTEINER-STOERK: Beitr. z. pathol. Anat. u. z. allg. Pathol. 1904. — LOELE: Beitr. z. pathol. Anat. u. z. allg. Pathol. 1910. — MARION: Traité d'urol. Paris 1922. — MC DONALD-SEWALL: Journ. of pathol. a. bacteriol. Vol. 18. 1914. — MICHAELIS-GUTTMANN: Zeitschr. f. klin. Med. 1912. — MICHE: Zentralbl. f. Pathol. 1914. — MINELLI: Virchows Arch. f. pathol. Anat. u. Physiol. 1906. — OESTREICH: Beitr. z. pathol. Anat. u. z. allg. Pathol. Bd. 70. — OPPERMANN: Zeitschr. f. Urol. Bd. 18, S. 3. 1924. — PASCHKIS: Fol. urol. 1912. — Zeitschr. f. urol. Chirurg. Bd. 9. — THOMSON-WALKER-BARRINGTON: Ref. Zeitschr. f. urol. Chirurg. Bd. 14. — WALDSCHMIDT: Zeitschr. f. Urol. 1912. — WILDBOLZ: Zeitschr. f. Urol. 1907. — ZANGEMEISTER: Zeitschr. f. Urol. 1907.

## Urachus.

ALAPY: Pester med. chirurg. Presse. 1903. — BLUM: Harnblasendivertikel. Leipzig 1919. — BORCHARDT: Therapie d. Gegenw. Bd. 66. — BRADY: Arch. of surg. Vol. 14. — BROWN: Journ. of urol. Vol. 17. — Edinburgh med. journ. Vol. 34. — BUA: Zeitschr. f. urol. Chirurg. Bd. 14. — CHWALLA: Zeitschr. f. urol. Chirurg. Bd. 23. — COHN: Dtsch. med. Wochenschr. 1915. — DELORE: Zentralbl. f. Chirurg. 1899. — Zentralbl. f. Krankheiten d. Harn- u. Sexualorgane. Bd. 10. — DELORE et COTTE: Rev. de chirurg. 1906. — DORAN: Lancet. 1909. — DRAUDT: Dtsch. Zeitschr. f. Chirurg. Bd. 87. 1907. — DYKES: Jahresber. f. Urol. 1910. — EDINGTON: Zeitschr. f. urol. Chirurg. Bd. 11. — Lancet. 1922. — ENGLISCH: Arch. f. klin. Chirurg. Bd. 73. — Wien. Klinik. 1894. — Wien. med. Wochenschr. 1903. — FELIX: Handb. d. Entwicklungsgesch. v. KEIBEL-MALL. — GAYET-BANSILLON: Zeitschr. f. urol. Chirurg. Bd. 12. — GAYET-CIBERT: Ref. Zeitschr. f. urol. Chirurg. Bd. 19. — GIBB: Med. Record. 1918. — GOEBEL: Zit. nach KHAUM. — GREIG: Ref. Zeitschr. f. urol. Chirurg. Bd. 23. — GRINSTEIN: Jahresber. f. Urol. 1910. — GUISY: Journ. d'urol. Tome 20. — HAAS: Münch. med. Wochenschr. 1922. — HERRMANN: Zeitschr. f. urol. Chirurg. Bd. 15. — HOFMANN: Zit. nach KHAUM. — JAHN: Bruns' Beitr. z. klin. Chirurg. Bd. 26. — KEITH: Zit. nach DORAN. — KERMAUNER: SCHWALBE: Morphologie der Mißbildungen der Menschen und der Tiere. — KHAUM: Wien. klin. Wochenschr. 1916. — KLOPP: Zeitschr. f. urol. Chirurg. Bd. 7. — LEDDERHOSE: Dtsch. Chirurgie. Die chirurgischen Erkrankungen der Bauchdecken. 1880. — LEVÊQUE: Bei LEDDERHOSE. — LEVIÉ: Bei LEDDERHOSE. — LEXER: Arch. f. klin. Chirurg. Bd. 57. — LUSCHKA: Virchows Arch. f. pathol. Anat. u. Physiol. 1863. — MAGENAU: Dtsch. med. Wochenschr. 1910. — MARTENS: Urol. Jahresber. 1909. — MATHIAS: Bruns' Beitr. z. klin. Chirurg. Bd. 42. — MEANS: Ann. of surg. Vol. 64. 1916. — MICHIN: Zit. nach KHAUM. — NUBOER: Ref. Zeitschr. f. urol. Chirurg. Bd. 18. — OUDARD-JEAN: Bull. et mém. de la soc. anat. de Paris. Jg. 94. Ref. Zeitschr. f. urol. Chirurg. Bd. 18. — PATEL-LABRY: Gynécol. et obstétr. Tome 12. — PENDL: Zit. nach KHAUM. — PFEIFFER: Zeitschr. f. urol. Chirurg. Bd. 8. — PLATOU: Ref. Zeitschr. f. urol. Chirurg. Bd. 22. — RANDALL: Ref. Zeitschr. f. urol. Chirurg. Bd. 23. — RANKIN and

PARKER: Surg., gynecol. a. obstetr. Vol. 42. 1916. — RIPPMANN: Dtsch. Klinik. Bd. 22.
1870. — ROTTER: Zit. nach KHAUM. — SCHWARZ: Beitr. z. klin. Chirurg. 1912. — SEL-
HORST: Nederlandsch tijdschr. v. geneesk. 1909. — SERAFINI: Urol. Jahresber. 1906. —
SMITH: Jahresber. f. Geburtsh. u. Gynäkol. 1911. — STADFELDT: Bei LEDDERHOSE. —
THEVENOT: Ref. Zeitschr. f. urol. Chirurg. Bd. 17. — TODD: Ref. Zeitschr. f. Urol. Bd. 5. —
TRICOT: Jahresber. f. Urol. 1910. — TSCHAJKA: Ref. Zeitschr. f. urol. Chirurg. Bd. 18. —
WARD: Ann. of surg. Vol. 69. — WEBER: Jahresber. f. Urol. 1911. — WEISER: Lancet.
1906. — Ann. of surg. Vol. 44. 1906. — WUTZ: Virchows Arch. f. pathol. Anat. u.
Physiol. Bd. 92. 1883. — YOUNG: Americ. journ. of surg. Vol. 4. 1909. — John Hopkins
hosp. reports. Vol. 10. 1906.

### Fisteln der Blase.

ALBANO: Zeitschr. f. urol. Chirurg. Bd. 22. — AMMENTORP: Zit. nach BAGGER. —
BAGGER: Zeitschr. f. urol. Chirurg. Bd. 8. — BEER: Internat. journ. of med. a. surg. Vol. 37.
1924. — BOND: Journ. of the Americ. med. assoc. Vol. 83. — BRUCHET: Zit. nach BAGGER. —
CARSTEN: Dtsch. med. Wochenschr. Bd. 53. — CASSANELLO: Jahresber. f. Urol. 1906. —
CHUTE: Zeitschr. f. urol. Chirurg. Bd. 7. — COLBY: Boston med. a. surg. journ. Vol. 192. —
CRAIG-LEE BROWN: Surg., gynecol. a. obstetr. Vol. 44. — CUNNINGHAM: Surg., gynecol.
a. obstetr. Vol. 21. — DAVIDSON: Ref. Zeitschr. f. urol. Chirurg. Bd. 23. — MC DONALD:
Proc. of the roy. soc. of med. Vol. 17. 1924. — DUVERGEY-DAX: Zeitschr. f. urol. Chirurg.
Bd. 14. — EISENBERG: Bruns' Beitr. z. klin. Chirurg. Bd. 83. 1913. — GAUTHIER: Journ.
d'urol. Vol. 20. — GAYET: Ref. Zeitschr. f. urol. Chirurg. Bd. 13. — Ref. Zeitschr. f. urol.
Chirurg. Bd. 16. — GHIRON: Zentralbl. f. Chirurg. Jg. 54. — GRAVES: Zeitschr. f. urol. Chirurg.
Bd. 7. — GUISY: Journ. d'urol. Vol. 15. — GÜTERBOCK: Virchows Arch. f. pathol. Anat.
u. Physiol. 1876. — HARTMANN: Zentralbl. f. Chirurg. 1903. — HEIM: Zentralbl. f. Chirurg.
1904. — HEINSIUS: Monatsschr. f. Geburtsh. u. Gynäkol. Bd. 46. — HELLER: Zeitschr.
f. Urol. Bd. 7. — KAHN: Journ. of the Americ. med. assoc. 1922. — KAPSAMMER: Jahresber.
f. Urol. 1906. — KEEFE: Boston med. a. surg. journ. Vol. 194. — MC KENNA: Journ. of urol.
Vol. 13. — KIELLEUTHNER: Bruns' Beitr. z. klin. Chirurg. Bd. 100. — 5. Kongr. d. dtsch.
Ges. f. Urol. 1921. — KNAPPER-BARTELINK: Ref. Zeitschr. f. urol. Chirurg. Bd. 20. —
LOHNSTEIN: Zeitschr. f. Urol. Bd. 9ff. — MAISONNET: Zeitschr. f. urol. Chirurg. Bd. 14. —
MANN: Monatsschr. f. Geburtsh. u. Gynäkol. Bd. 61. — MARTIN: Jahresber. f. Urol. 1905. —
MEYER: Ref. Zeitschr. f. urol. Chirurg. Bd. 20. — MICHEL: Jahresber. f. Urol. 1909. —
MOLLÀ: Zeitschr. f. urol. Chirurg. Bd. 11. — OEHLECKER: 5. Kongr. d. dtsch. Ges. f. Urol.
1921. — PASCHKIS: Wien. urol. Ges. 1924. — PERRUCCI: Zeitschr. f. urol. Chirurg. Bd. 20. —
RANKIN und JUDD: Zeitschr. f. urol. Chirurg. Bd. 7. — Surg., gynecol. a. obstetr. Vol. 32. —
REH: Zeitschr. f. urol. Chirurg. Bd. 11. — ROSENSTEIN: 4. Kongr. d. dtsch. Ges. f. Urol.
1913. — ROTENBERG: Zentralbl. f. d. ges. Chirurg. Bd. 33. — SELIGMANN: Jahresber. f.
Urol. 1907. — SUDECK: Bruns' Beitr. z. klin. Chirurg. Bd. 94. — SUTTON: Zeitschr. f. urol.
Chirurg. Bd. 7. — Surg., gynecol. a. obstetr. Vol. 32. — THIES: Zentralbl. f. Gynäkol.
1921. — WEISER: Zeitschr. f. urol. Chirurg. Bd. 18. — ZURHELLE: Zentralbl. f. Gynäkol.
u. Urol. Bd. 2.

*Anmerkung bei der Korrektur: Zu S. 50.* Durch die freundlichen Bemühungen des
Herrn Veterinär-Oberkommissär Dr. KLEMENS TSCHERMAK, der seit mehr als $2^1/_2$ Jahren
auf das Vorkommen von Blasendivertikeln bei den zur Schlachtung gelangten Tieren
achtete, erhielt ich kürzlich die Blase eines 8—10 Wochen alten *weiblichen* Kalbes, die
hinter dem Trigonum eine runde große, median gelegene Öffnung zeigte, welche in ein
großes Hinterwanddivertikel führte, dessen stark verdünnte Wand bei mikroskopischer
Untersuchung als muskelfrei sich erwies. Aus technischen Gründen kann die Abbildung
hier nicht mehr gebracht werden.

# Die Geschwülste der Blase.

Von

E. JOSEPH - Berlin.

Mit 15 Abbildungen.

## 1. Hämangiom.

**Entstehung.** Hämangiome der Blase sind seltene Geschwülste. Zum Teil sind sie zweifellos angeborenen Ursprungs, da der Patient infolge seiner konstitutionellen Veranlagung zur Nävusbildung auch an anderen Körperstellen kavernöse Neubildungen aufweist, welche den Verdacht auf eine gleichartige Geschwulstbildung in der Blase lenken und so die Erkenntnis erleichtern. Ein 3jähriges Kind, welches nach einer Beobachtung LANEs an einem Hämangiom der Blase litt, zeigte in der Glutealgegend mehrere kleine Nävi. Bei der 11jährigen Patientin BERLINERs war an der Labie ein walnußgroßes teleangiektatisches Hämangiom vorhanden. Die 13jährige Patientin BACHRACHs zeigte an der Außenseite des rechten Oberschenkels unregelmäßig begrenzte Nävi.

Ein anderer Teil der Hämangiome tritt klinisch erst im späteren Alter hervor. Ob auch in diesen Fällen eine angeborene Anlage zugrunde liegt, die, angeregt durch Stauungserscheinungen unter dem Einfluß der Pubertät, der Gravidität, des Klimakteriums, der Prostatahypertrophie, erst nach Dezennien hervortritt, ist zweifelhaft. Bei den Patienten THUMINs und BLUMs kamen die ersten klinischen Erscheinungen erst im 64. bzw. 45. Jahr zum Ausdruck. Es dürften sich, bevor die Patienten dieses Alter erreichten, schon früher zahlreiche Gelegenheiten zur venösen Überfüllung und Reizung der Geschwülste geboten haben. Andererseits sieht man, daß einfache variköse Erweiterungen sehr selten zu Blutungen aus der Blase Anlaß geben. Eine Entstehung der Hämangiome im späteren Alter ist biologisch sehr wohl denkbar, weil bekanntlich auch die Haut der Greise Neigung zur Bildung von Hyperkeratosen, kleiner Nävi und Teleangiektasien zeigt.

**Histologische Struktur.** Histologisch liegt bei den Angiomen der Blase eine echte angiomatöse Neubildung vor. HÜBNER fand mit abgeflachtem Endothel ausgekleidete Hohlräume, welche teils mit Blut prall gefüllt, teils leer oder kollabiert waren. Die bindegewebigen Septen sind mit elastischen Fasern reichlich durchsetzt. Die für den kavernösen Geschwulsttypus charakteristische Sprossung findet sich auch bei dem Hämangiom der Blase. Das Gefäßgebiet des Hämangioms ist scharf gegen die Nachbarschaft abgegrenzt und gestattet, die Geschwulst ohne nennenswerte Blutung aus ihrer Umgebung auszuschälen. Nur bei fortschreitendem Wachstum gehen die Grenzen durch die ständig vermehrte und erweiterte Sprossung verloren.

**Symptome und Diagnostik.** Unter den Symptomen steht die Blutung im Vordergrund. Meistens stellt sich dieselbe sehr bald ein, oft schon im frühen Kindesalter und wird bei Patienten weiblichen Geschlechts mit Genitalblutungen verwechselt, da die Hämorrhagien meistens ohne Schmerzen einsetzen.

Die Blutung kann sowohl durch plötzlichen, wie allmählichen Blutverlust für die Patienten gefährlich werden. Der letztere äußert sich in einer schweren Anämie, der erstere hat in einigen Fällen (z. B. Albarran) den Tod der Patienten herbeigeführt.

**Cystoskopischer Befund.** Die Diagnose kann nur durch cystoskopische Untersuchung gesichert werden und ist im allgemeinen auf diesem Wege leicht zu stellen. Man sichtet die angiomatösen Neubildungen als bläuliche, traubenartige Knoten (Abb. 1), welche an einer umschriebenen Stelle oder auch an

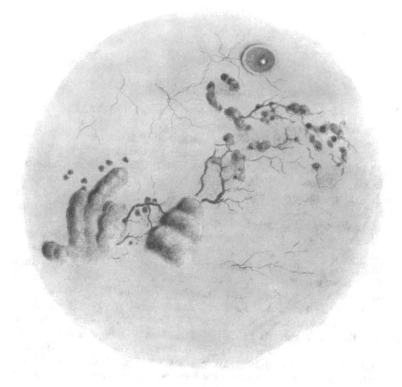

Abb. 1. Am bauchständigen Teil ein ausgedehnter Blutschwamm unterhalb der Luftblase.
(Nach Ringleb-Hübner.)

verschiedenen Stellen der Schleimhaut hervorquellen. Sie unterscheiden sich von den üblichen Varicen, welche sich bekanntlich bei enteroptotischen Frauen nicht selten finden, durch ihren kavernösen, kolbigen Bau und ihren Sitz an einem engbegrenzten Platz. Nur im Falle Blums konnte die Diagnose erst nachträglich gestellt werden, da die Geschwulst in einem Divertikel saß und zusammen mit diesem exstirpiert wurde.

**Behandlung.** Die Behandlung muß operativ sein und auf möglichst vollständige Entfernung der angiomatösen Neubildung hinzielen, namentlich wenn die Geschwulst zu beträchtlichen Blutungen Anlaß gibt. Zwei Wege kommen in Frage: Die Entfernung der Geschwulst durch Sectio alta und die intravesicale Verschorfung des Knotens unter Leitung des Cystoskops. Der erste Weg wurde in den Fällen beschritten, in welchen, wie bei Kindern, eine intravesicale Behandlung schwer durchführbar oder wegen der Größe der Geschwulst oder der Verblutungsgefahr nicht zweckmäßig war. Die Exstirpation ist nicht schwierig, wenn man sich genau an die Grenze zwischen normaler Schleimhaut und kavernöser Neubildung hält und sich bemüht, die letztere nicht zu verletzen. Falls die Neubildung sehr ausgedehnt und die Gefäßentwicklung mächtig ist, wäre eine Umnähung der Geschwulst mit einer fortlaufenden Catgutnaht vielleicht zweckmäßig, ein bei den Angiomen der Haut bewährtes Verfahren. Soweit ich aus der Literatur ersehen konnte, ist es bisher bei den Angiomen der Blase nicht geübt worden. Man hat sich bei ausgedehnter Angiombildung der Blase, wenn die Exstirpation wegen der Größe der Geschwulst schwierig oder gefährlich war, meistens damit begnügt, die Geschwulst und besonders die blutenden Stellen mit dem spitzen Thermokauter zu sticheln. Auch diese Methode hat bei den Angiomen der Blase vielfach gute Erfolge gezeitigt, da sie die angiomatöse Neubildung verödet.

Dieselbe Wirkung läßt sich intravesical mittelst der Thermokoagulationssonde erzielen. Es ist deshalb, namentlich bei Erwachsenen, wenn weder eine Verblutungsgefahr besteht, noch die Geschwulst zu ausgedehnt ist, dieses Verfahren als das ungefährlichste stets zuerst zu versuchen. Die intravesicale Behandlung ist für den Patienten, abgesehen von der Vermeidung der Narkose, noch in der Richtung angenehmer, als sie kein längeres Krankenlager erfordert. Durch schwere Blutverluste erschöpfte Patienten wird man durch Sichtung und Stichelung der blutenden Stelle mittelst der Sonde zunächst vor fortschreitender Anämie bewahren und kräftigen können. Jedoch ist die Behandlung wegen der notwendigen, ständigen Bereitschaft zur Sectio alta nur klinisch durchzuführen.

Bei ausgedehnter Angiombildung ist zuweilen eine Verbindung von operativer und intravesicaler Behandlung versucht worden und erfolgreich gewesen.

Merkwürdigerweise ist die Radiumbehandlung, welche bei den gefäßreichen Nävi der Haut so vorzügliche kosmetische Erfolge erzielt hat, bisher, meines Wissens, gegen das Angiom der Blase noch nicht verwandt worden, obwohl das intravesicale Instrumentarium zur Radiumbehandlung in der Anwendung gegen maligne Geschwülste hochgradig vervollkommnet ist. Wir haben das Radiuminstrumentarium Seite 220 beschrieben.

**Prognose.** Die Prognose ist bei rechtzeitiger Erkenntnis und operativer Behandlung auf intravesicalem oder offenem Wege im allgemeinen als günstig zu bezeichnen. Wird die Operation verweigert, so droht dem Patienten die Gefahr allmählicher oder plötzlicher Verblutung, welcher der Patient in einigen Fällen zum Opfer fiel. Es ist deshalb unter allen Umständen die operative Behandlung dringend zu empfehlen und es ist notwendig, auf die Folgen aufmerksam zu machen, welche sich aus der Ablehnung ergeben können, besonders wenn der Patient infolge von leichter und seltener Blutverluste keine Neigung hat, dem operativen Verfahren seine Zustimmung zu geben.

## 2. Myom.

**Entstehung und Statistik.** Das Myom der Blase ist ebenfalls eine seltene Geschwulstform. Heitz-Boyer und Doré haben in ihrer Zusammenstellung, welche sämtliche Fälle bis zum Jahre 1910 umfaßt, 32 sichere Beobachtungen zusammengestellt. Gardner fand unter 369 Blasengeschwülsten drei Fibromyome der Blase. Blum konnte 17 operierte Fälle auffinden. Aus der Statistik der Autoren geht hervor, daß beide Geschlechter gleichmäßig von der Neubildung betroffen werden. Heitz-Boyer und Doré fanden unter 28 Fällen, in denen das Geschlecht notiert war, 15 Männer und 13 Frauen. Auch hinsichtlich des Lebensalters ist keine Periode des Lebens von der Geschwulstbildung besonders bevorzugt. Die Geschwulst trat zwischen dem

12. und 74. Lebensjahr auf. Ebenso ließ sich nichts über die Ursache der Geschwulstbildung ermitteln, zum mindesten ist dasjenige, was in dieser Richtung angegeben wird, z. B. der embryonale Ursprung, der Zusammenhang mit den Müllerschen Gängen, nur reine Vermutung, für welche bisher kein annehmbarer Beweis erbracht ist. Ganz auffällig ist, wie selten sich ein Blasenmyom und ein Uterusmyom bei ein und derselben Patientin findet.

**Pathologische Anatomie.** Man hat die Myome der Blase, ähnlich wie die Uterusmyome, eingeteilt in intramurale, submuköse und subseröse. So richtig diese Einteilung vom pathologisch-anatomischen Gesichtspunkt ist, klinisch kommt das Myom der Blase erst dann gewöhnlich zur Beobachtung, wenn es die Blasenwand durchsetzend sich entweder nach der Blasenhöhle oder nach der Serosa hin oder nach beiden Richtungen hin vorwölbt. Das Myom kann zu einem sehr großen Tumor heranwachsen. Die Geschwulst kann nach der Blase zu die Schleimhaut vorwölben und schließlich durchbrechen, so daß der Tumor, von Geschwüren bedeckt, leicht zu Verwechslung mit soliden Carcinomen oder Sarkomen durch seine ulcerierende Oberfläche Anlaß geben kann (s. Abb. 2). Das Myom geht meistens von der Hinterwand der Blase aus. Histologisch besteht es, wie das Uterusmyom, aus glatter Muskulatur, doch können Umwandlungen oder Einsprengungen von fibrösem, knorpeligem, teleangiektatischem und kalkhaltigem Gewebe vorkommen. Wenn die Geschwulst in das Bösartige umschlägt, so nimmt sie meist die Form des Sarkoms an, wächst sehr rasch und hat einen besonders malignen Charakter.

Zuweilen ist das Myom, wie in den Fällen Blums und Heitz-Boyers gestielt und kann durch Stieldrehung sowohl nekrotisch werden, wie zu starken Stauungsblutungen Anlaß geben. Seltener ist die Form des weit ausgebreiteten diffusen Myoms nach Art einer partiellen Hypertrophie der Blasenwand.

**Symptome und Diagnostik.** Nicht ganz selten macht das Myom der Blase während des Lebens überhaupt keine Erscheinungen und wird durch Zufall gelegentlich einer autoptischen Besichtigung oder operativen Eröffnung des Leibes gefunden. Besonders die subserös gelegenen Myome können bedeutende Größe annehmen, ohne für den Patienten lästig zu werden. Wenn das Myom sich nach der Blasenhöhle zu entwickelt, treten gewöhnlich stärkere Blutungen ein. So haben Heitz-Boyer und Doré gefunden, daß in 17 Fällen, in denen ein klinischer Bericht vorliegt, 15mal Hämaturie angegeben wurde. Die Blutung ist meist lang anhaltend, z. B. hielt sie im Falle Freyers 3 Monate ohne Unterbrechung an.

Sie kann schwach und nur mikroskopisch nachweisbar, sie kann mäßig sein und in seltenen Fällen durch plötzlichen starken Blutverlust Anlaß zum sofortigen operativen Eingriff geben, wie im Falle Volkmanns und Freyers.

Da nicht alle Myome sich nach der Blasenhöhle vorwölben, sondern ein Teil nach der Bauchhöhle zu sich entwickelt, so ist die Hämaturie durchaus nicht immer eine Begleiterscheinung des Blasenmyoms. Bisweilen stehen Schmerzen und Beschwerden bei der Miktion im Vordergrund. Der Drang zur Miktion kann sich derart steigern, daß man fälschlich an eine funktionelle Inkontinenz der Blase, wie in den Fällen von Gibbon, Parker und Nicolich glauben kann.

Ein einfaches und wichtiges Mittel zur Erkennung des Blasenmyoms ist die Betastung vom Rectum, von der Vagina oder von der vorderen Bauchwand aus. Die früher geübte digitale Austastung der Blase durch die weibliche Harnröhre, nach gewaltsamer Dehnung derselben, ist unter allen Umständen zu verwerfen, da diese brüske Handlung fast ausnahmslos zur hartnäckigen Inkontinenz führt, welche meistens operativ beseitigt werden muß. In den Fällen von Terrier und Hartmann, Gussenbauer, Pillier und Dupuy konnte man durch Abtasten vom Abdomen her die Neubildung sehr gut als der Blase angehörig ermitteln. Als Unterstützung kann hierbei die Füllung und Entleerung der Blase wirken. RAMSAY, FREYER, MARION und TASSI konnten durch Abtasten von der Vagina aus die Diagnose sichern. Im Gegensatz dazu brachte in den Fällen von WALLACE und VOLKMANN, trotzdem die Neubildung eine beträchtliche Größe angenommen hatte, die Abtastung keinen Aufschluß.

**Cystoskopie.** In dem Zeitalter, das vor der Cystoskopie lag, gelang es bisweilen, die Diagnose durch den einfachen Katheterismus mittelst Metallkatheter zu fördern. So konnte GUSSENBAUER auf diese Weise die Anwesenheit einer Geschwulst und ihren Sitz im Innern der Blase feststellen. Dieses Hilfsmittel dürfte auch heute noch bei Verdacht auf Myom eine Bedeutung haben, da eine Besichtigung der Blase infolge starker Blutung, Raumverengerung durch den Tumor oder schwerster Cystitis unmöglich sein kann. Auch hat die Cystoskopie in den Fällen, in denen sie zwar ausführbar war, aber die Geschwulst sich nach der Außenseite der Blase zu ent-
wickelte, keine Aufklärung gebracht, da keine auf Geschwulstbildung hin-
weisende Veränderungen im Innern der Blase vorhanden waren. Die Cystoskopie ist dann besonders be-
deutungsvoll, wenn die Geschwulst nach der Blase zu sich entwickelt. So war im Falle FREYERs ein großer, runder, breitbasig auf dem Trigonum sich erhebender Geschwulstknoten sichtbar. Seine Oberfläche war glatt, mit normaler Schleimhaut bedeckt, über welche hier und dort eine breite Vene zog. Nirgends war ein Geschwür zu sichten. Hinter dem Tumor konnte man die linke normale Uretermündung erkennen. Ebenso war im Falle ZUCKERKANDLs der Tumor als eine

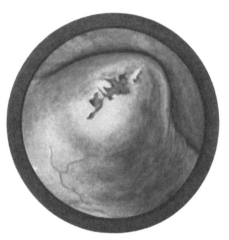

Abb. 2. Vesical Myoma. (Nach G. MARION, M. HEITZ-BOYER, P. GERMAIN: Cystoscopie d'Exploration 1914, Plate XXV.)

von der vorderen Blasenwand ausgehende Kugel sichtbar, über welche normale Schleimhaut mit stark erweiterten Venen zog. Die Cystoskopie ist meist sehr schwierig, da die Kapazität der Blase herabgesetzt, die Schleimhaut sehr emp-
findlich und zu Blutungen geneigt ist. Solange sich keine Komplikationen durch Entzündung, Geschwürsbildung oder maligne Entartung einstellen, bietet die cystoskopische Besichtigung, wenn man sie in Ruhe vornehmen kann, das charakteristische Bild einer runden, regelmäßigen Geschwulst mit glatter Oberfläche und normaler Schleimhaut, ähnlich einem Prostatalappen.

**Therapie.** Für die Behandlung der Blasenmyome sind ähnliche Gesichts-
punkte maßgebend wie für die Behandlung der Uterusmyome. In erster Linie ist es die Blutung, welche zum operativen Eingriff Veranlassung gibt. Namentlich die kavitären Myome erregen starke Blutungen und werden dadurch Gegenstand chirurgischer Behandlung. In anderen Fällen ist es weniger die Blutung, als der starke Harndrang, welcher durch das Wachstum der Geschwulst in die Blasenhöhle und die Verengung des Blasenhohlraums ausgelöst wird. Schließlich kann das Blasenmyom derartige Ausdehnung annehmen, daß es durch die Raumbeengung im kleinen Becken und den Druck auf die Nachbarorgane dem Patienten lästig wird und deshalb die operative Beseitigung erfordert. Die Entfernung selbst ist auf verschiedenen anatomischen Wegen zu erreichen.

Die subserösen Myome, welche sich ausschälen lassen, können durch Laparotomie angegangen werden. Da immerhin 3 von 17 operierten Fällen nach der Zusammenstellung BLUMS an Peritonitis zugrunde gingen, wird man die Bauchhöhle nicht ohne zwingende Notwendigkeit eröffnen und sich zunächst bemühen, die Geschwulst extraperitoneal auszuschälen. Es dürfte nicht schwierig sein, vor der Eröffnung der Blase die Extraperitonealisierung des Tumors (VOELCKER) vorzunehmen. Wenn dies nicht gelingt, so ist zum mindesten in steiler Beckenhochlagerung die Bauchhöhle durch Tamponade abzustopfen, und der Inhalt auf diese Weise vor Berieselung mit infektiöser Blasenflüssigkeit zu schützen. Auch empfiehlt es sich, die freigelegte Blase mit Haltefäden oder Kugelzangen festzuhalten und den Blaseninhalt durch Katheter vollständig zu entleeren, bevor man die Blasenhöhle eröffnet, damit das Operationsfeld nicht gleich von infiziertem Blaseninhalt überschwemmt wird. Wenn die Geschwulst an der Vorderwand der Blase oder nahe dem Blasenscheitel oder an seinem Übergang zur Hinterwand sitzt, wird die Laparotomie die beste Übersicht geben und zugleich ohne Gefahr ausführbar sein, da unter diesen Umständen der Defekt in der Blasenwand genau übersehen, wieder durch Naht geschlossen und mit Bauchfell bedeckt werden kann. Bei einem Sitz an der unteren Hinterwand oder am Übergang zum Blasenboden oder am Blasenboden selbst, dürfte die Sectio alta auch für die subserösen Myome das beste Verfahren sein, da hier die Nahtverhältnisse und die topographische Einstellung in das Operationsfeld bei der Laparotomie nicht so günstig liegen. Ebenso werden sich die submukösen Myome am leichtesten durch Sectio alta ausschälen lassen. Auch der vaginale und perineale Weg ist für die Entfernung von Blasenmyomen eingeschlagen worden, jedoch ist zweifellos die Sectio alta der kürzeste und am meisten zweckmäßige Weg, welcher im übrigen, wenn die Notwendigkeit sich dazu herausstellt, leicht und ungefährlich, nachdem die Blase entleert ist, zur Laparotomie erweitert werden kann. *Als ersten Akt die Sectio alta zu wählen, dürfte also in keinem Falle ein Fehler sein* (s. S. 214).

Die Blutung bei der Entfernung der Geschwulst ist meist nicht beträchtlich und durch die üblichen chirurgischen Maßnahmen zu stillen. Deshalb dürfte das Vorgehen CASSANNELLOS, die Unterbindung der Art. iliaca voranzuschicken, kaum häufigere Anwendung erfahren. Wenn die Geschwülste gestielt sind, so hat man sich gewöhnlich der galvanokaustischen Schlinge oder des Paquelins zur Durchtrennung bedient.

Die Operation ist möglichst frühzeitig durchzuführen, da die Gefahr der Entfernung mit dem Wachstum der Geschwulst, ihrer Verklebung mit den Nachbarorganen, durch den Hinzutritt einer Infektion im Innern des Tumors, durch die Schwächung des Körpers infolge Blutverlust und Harndrang erheblich ansteigt. Die extraperitonealen Methoden sind auf jeden Fall aus dem angegebenen Grund zu bevorzugen. Nach BLUMS Statistik sind immerhin von 17 operierten Fällen 3 an Peritonitis gestorben, welche offenbar dadurch eintrat, daß infektiöser Blaseninhalt in die Bauchhöhle in größerer Menge oder andauernd einlief, weil der Defekt der Blase nicht genau geschlossen werden und die Peritonealisierung nicht ausreichend durchgeführt werden konnte.

In BLUMS Falle, einem sehr geschwächten, hoch fieberhaften, ausgebluteten Patienten, wurde mit Erfolg zweizeitig operiert, nachdem der erste Operationsakt durch Tamponade blutstillend gewirkt und durch Probeexcision die seltene Erkrankung nachgewiesen hatte.

In der Nachbehandlung ist auf ein gutes Funktionieren des Dauerkatheters besonders dann zu achten, wenn eine größere Blasenresektion und Eröffnung der Bauchhöhle stattgefunden hat. In diesem Falle muß man mit einer längeren Katheterbehandlung rechnen.

**Die Prognose** der Blasenmyome ist gut, sobald die Krankheit im Anfangs-stadium erkannt und auf dem richtigen Weg durch Sectio alta beseitigt wird. Im Spätstadium, bei großen Geschwülsten, infizierter Blase, geschwächten Patienten, ist die Prognose zweifelhaft. Rückfälle sind beobachtet worden. Sie scheinen sich jedoch aus Resten zurückgelassener Tumorsubstanz nach unvollkommener Operation entwickelt zu haben.

# 3. Seltene gutartige Geschwülste der Harnblase.

## a) Cysten der Harnblase.

Echte Cysten der Harnblase sind sehr seltene Geschwülste. In der Literatur sind im ganzen nicht viel mehr als 6 Fälle mitgeteilt. Die Cysten sitzen meistens am Blaseneingang und können bedeutende Größe erreichen. In NITZES Falle hatte die Geschwulst den Umfang einer mittelgroßen Walnuß. Die Wand der Cyste ist glatt, von Gefäßen durchzogen. Ihr Inhalt war im Falle VAN HOUTUMS krystallklar und stark eiweißhaltig. Die Cysten können gegen das Orificium internum gedrückt werden und zu Harnverhaltung führen. Die Diagnose ist leicht durch das cystoskopische Bild zu stellen, welches in dem sonst völlig unklaren Falle HOTTINGERs eine für die operative Behandlung ausreichende Grundlage brachte. Aus der Harnleiteröffnung kann die Schleimhaut cysten-artig prolabieren. Sie wird alsdann durch den andrängenden Urin ballonförmig aufgeblasen und macht im Stadium der Urinejaculation den Eindruck einer echten Cyste. Ihre Prolapsnatur und Zugehörigkeit zur Ureteröffnung ist aber daran leicht zu erkennen, daß die Geschwulst zusammenfällt und sich gewöhnlich in das Innere des Harnleiters zurückzieht, sobald der Urinstoß aus der Harnleitermündung aufgehört hat, um bei jeder neuen Urinentleerung wieder aus der Ureteröffnung hervorzuquellen, sich von neuem anzufüllen und als Cyste zu erscheinen. Der Wechsel der Geschwulstformation und der Sitz der Geschwulst kennzeichnet für den erfahrenen Cystoskopiker den Ursprung, sowie ihre Natur und läßt den Unterschied gegen reine Cysten der Blase deutlich hervortreten. Die Unterscheidung kann insofern ausnahmsweise nicht leicht sein, als der cystische Ureterprolaps sehr groß werden und sich durch die Harn-röhre nach außen vordrängen kann. Ich erwähne den cystischen Ureterprolaps nur aus Gründen der Differentialdiagnostik im Zusammenhang mit den Cysten der Blase. Er wird einschließlich der Behandlung im Kapitel der Ureter-chirurgie vollständig zu erörtern sein.

## b) Myxofibrome der Harnblase.

Die Geschwülste sitzen meist am Blasenhals und kommen in der frühesten Jugend, bei Kindern im Alter von 1—5 Jahren vor. THOMPSON hält sie für kongenitalen Ursprungs. Sie sitzen meist submukös, bluten nicht, führen aber leicht, infolge ihrer Nachbarschaft am Blasenausgang zur Harnverhaltung. RUMPEL entfernte bei einem 3jährigen Knaben aus dem Blasenhals ein Kon-glomerat rundlicher Geschwülste von Kirschkern- bis Haselnußgröße durch Sectio alta und erzielte Heilung. 6 Monate nach dem Eingriff war der Knabe rezidivfrei.

Histologisch bestand die Geschwulst aus jugendlichen Schleimzellen mit intercellulären Fibrillen und wurde demnach Myxofibrom genannt.

Die Prognose dieser Geschwülste ist stets zweifelhaft und muß also um so schlechter ausgesprochen werden, je mehr die Geschwulst aus reinem Myxom-gewebe besteht, da sie alsdann nach Art des Sarkoms bösartig wird und metastasiert.

Einen derartigen Fall beschreibt Stadler.

Bei einem 2 jährigen kräftigen Knaben kam es zur Harnverhaltung. Der Katheterismus war durch Hindernis am Blasenhals erschwert. Es wurde deshalb die Sectio alta ausgeführt. Bei derselben zeigte sich, daß die Blase angefüllt war mit weinbeerartigen, durchscheinenden Gebilden. Die Tumoren wurden entfernt. 4 Monate später mußte die Blase wieder eröffnet werden. Auch bei der zweiten Operation fanden sich dieselben Gebilde, namentlich am Trigonum. Einige Monate später ging der Knabe urämisch zugrunde. Eine Sektion konnte nicht stattfinden. Die Geschwulst bestand mikroskopisch aus Myxomgewebe und war von Epidermis überzogen. Sie wurde gedeutet als gutartige, blastomatöse Erkrankung des Blasenepithels mit metaplastischer Umwandlung und sekundärer Knollenbildung im Mucosagewebe.

### c) Teratoide Tumoren des Blasencavums.

Teratoide Tumoren des Blaseninnern sind sehr selten. Nach Wilms kommen sie meistens bei Männern vor. Wilms konnte neben einer eigenen Beobachtung noch 2 Fälle aus der Literatur zusammenstellen (Shattock und Livio). Im Falle Shattocks trat ein Rezidiv ein und führte 10 Monate nach der Operation zum Tode. Die Tumoren nehmen ihren Ursprung aus der Nähe des Trigonum, wachsen in polypöser Form. Ihr Sitz und ihre Struktur ist als Versprengung von Sklerotomzellen durch den Wolffschen Gang nach Wilms zu erklären. Wilms rechnet auch den von Bennecke als Osteochondrosarkom beschriebenen Fall zu den Mischgeschwülsten. In Benneckes Fall wurde eine fast die ganze Blase ausfüllende Neubildung durch Sectio alta entfernt. Die Geschwulst saß gestielt an der Hinterwand der Blase, nahe der linken Uretermündung. Der Tumor war von der Größe einer Kinderhand und blumenkohlförmig. Die Geschwulst war so hart, daß sie nur mit

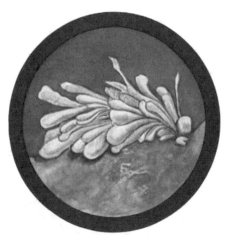

Abb. 3. In die Blase perforiertes Dermoid des Ovariums. Aus der Perforationsöffnung ragen inkrustierte Haare in die Blase. (Fall der Klinik Schauta.) (Nach O. Zuckerkandl.)

Hilfe des Meißels zerlegt werden konnte, und zeigte im Zentrum knochenartiges Gewebe. Mikroskopisch bestand sie aus Knorpel, Mucin, Knochensubstanz, quergestreifter Muskulatur. Acht Wochen nach der Operation trat der Tod des Patienten ein. Eine Sektion wurde verweigert, doch fanden sich in der Blase mehrere kleine Geschwülste von gleicher Beschaffenheit und eine Geschwulstinfiltration an der Operationsstelle.

Neuere Untersuchungen zeigen, daß derartige Geschwülste auch bei Frauen vorkommen. Es sind 3 Fälle beschrieben worden (Saxer, Bogajewsky und Teleky). Der von Teleky untersuchte Fall wurde von Zuckerkandl operiert. Die Geschwulst war kugelig, haselnußgroß, saß am Orificium internum und war oberflächlich ulceriert. Sie bestand histologisch aus Epidermis nebst Anhangsgebilden, Haaren, Talg, Schweißdrüsen, ferner Knorpel und Knochensubstanz, Flimmerepithel und Lymphfollikel. Die Patientin erkrankte plötzlich mit Anurie, welcher eine Blutung, starke Schmerzen und Harndrang folgten. Die Kapazität der Blase war sehr verringert. Cystoskopisch sah man neben einer schweren Cystitis eine kugelige Vorwölbung am Blaseneingang. Durch Sectio alta erfolgte Heilung.

Saxer untersuchte ein von Schultheiss durch Sectio alta bei einer 33jährigen Frau entferntes Dermoid. Die Geschwulst saß an der vorderen Blasenwand und verursachte offenbar dadurch lebhafte Beschwerden, daß um die zahlreichen langen Haare der Tumoroberfläche viele kleine Konkremente sich gebildet hatten. Der walnußgroße Tumor bestand mikroskopisch aus Haut mit Anhangsgebilden (Haar, Talg- und Schweißdrüsen), Fettgewebe, Knorpel, Knochen, Elementen des zentralen und peripheren Nervensystems, Glia, Ganglien, Ependym, Chorioidea.

## 4. Papillome.

**Entstehung und Statistik.** Bei der Entstehung der Blasenpapillome tritt mehr als bei irgendeiner anderen Geschwulstform der Reiz als Ursache der Geschwulstbildung hervor. Rehn hat im Jahre 1895 zuerst darauf hingewiesen, daß Blasengeschwülste, insbesondere Blasenpapillome sich häufig bei Fuchsinarbeitern finden. Seine Mitteilung hat großes Aufsehen erregt und zu eingehender Nachforschung von seiten einer Reihe von Autoren geführt, welche die Angaben Rehns bestätigen und erweitern konnten. Rehn war es aufgefallen, daß von 45 Arbeitern, die in den betreffenden Fuchsinräumen beschäftigt waren, 3 an einer Blasengeschwulst erkrankten; von einem 4. Arbeiter, welcher nach Aussage seiner Kameraden längere Zeit an Blutharnen gelitten und infolge seines Leidens zugrunde gegangen war, konnte Rehn annehmen, daß er ebenfalls an einer Blasengeschwulst erkrankt und gestorben war.

In der Nachforschung nach der eigentlichen Reizsubstanz, welche das uropoetische System angreift und schließlich die Bildung der Blasengeschwulst hervorruft, glaubte Rehn, unterstützt von Bachfeld, herausgefunden zu haben, daß die reizende Ursache wahrscheinlich Gase sind, welche sich bei der Fuchsinfabrikation entwickeln und eingeatmet werden. Nur eine langjährige Beschäftigung in Fuchsinbetrieben kann infolge des dauernden, durch die Inhalation der Gase erzeugten Reizes Blasengeschwülste veranlassen.

Starker Harndrang und gelegentliche Hämaturie ist bei den in diesen Betrieben beschäftigten Arbeitern nach Rehn nichts Seltenes. Herxheimer und Reinke sind dem Wesen der Geschwulstbildung, welche Rehn bei den Anilinarbeitern beobachtet hatte, in einer Studie nachgegangen. Posner erwähnte 1904 ein Blasencarcinom bei einem Naphtholarbeiter. 1906 konnte Rehn das Ergebnis einer Sammelforschung vorlegen, welche bei 18 großen deutschen Fabriken, in welchen mit Anilin oder aromatischen Basen gearbeitet wurde, bezüglich Harnblasenerkrankungen durchgeführt war. Nur in 7 Fabriken wurden Angaben diesbezüglich gemacht. Es konnten von 1889—1906 33 Fälle von bösartigen Erkrankungen der Harnblase festgestellt werden. 18 Fälle endigten durch Tod, 19 von den 33 Erkrankten wurden operiert. Die befallenen Arbeiter waren sämtlich jahrelang in den Anilinbetrieben tätig, viele 20 Jahre und länger.

Wenn noch irgendein Zweifel hinsichtlich der Beobachtung von Rehn bestanden hätte, so wäre derselbe durch die Arbeit von Leuenberger widerlegt worden. Leuenberger konnte feststellen, daß die mit der Herstellung von Anilinfarben und aromatischen Substanzen beschäftigten Arbeiter 33mal häufiger an Blasengeschwülsten zugrunde gingen als eine gleiche Anzahl von Individuen der übrigen männlichen Bevölkerung, Kinder und Greise mit eingerechnet. Mehr als die Hälfte der in der chirurgischen Klinik zu Basel im Verlaufe eines halben Jahrhunderts bei den männlichen Patienten beobachteten Harnblasengeschwülsten gehörten Anilinarbeitern und Tuchfärbern an. Die Blasengeschwülste machten 2,8 % des gesamten Geschwulstmaterials der

Baseler Klinik aus, während sie nach einer Statistik von Gurlt nur 0,39 %
und nach einer Statistik von Küster 0,76 % der Geschwulstfälle umfassen.
Man hat die Reizwirkung der Anilinfarbstoffe mit der Wirkung des Arsenik,
des Ruß, des Paraffins, des Petroleums, des Teers, des Alkohols und zahlreicher
anderer Produkte der modernen aromatischen Chemie verglichen (Leuenberger). Bei dem Arsen scheint es festzustehen, daß nicht die Inhalation der
Dämpfe zur chronischen Arsenvergiftung führt, zur Störung in der Haut-
ernährung und zur Hyperkeratose, sondern daß der direkte dauernde Kontakt
der Haut mit dem Arsen für die Entstehung des Arsenkrebses notwendig ist.
So behauptet Hartzel, daß bei den Bergleuten von Cornwall, welche der
Inhalation von Arsendämpfen ausgesetzt sind, der Arsenkrebs nicht häufig
auftritt. Butlin hat ebenfalls bei den Schmelzern, welche Arsenikdämpfen
ausgesetzt waren, keine erhöhte Empfänglichkeit für Krebs beobachtet. Dagegen
scheint nach Hebra und Lane eine anhaltende Arsenbehandlung der Haut,
z. B. bei Psoriasis, den Boden für Carcinombildung vorzubereiten.

W. Hesse fand, daß etwa 75% aller Bergleute von Schneeberg an einer
Krankheit zugrunde gingen, welche in dieser Gegend allgemein als Lungenkrebs
bezeichnet wird. Nach seiner Mitteilung starben die Arbeiter meist am Beginn
des 4. Lebensdezenniums, nachdem sie mindestens über 20 Jahre in der Grube
gearbeitet hatten. Die Krankheit begann mit stechenden Schmerzen in der
Brust, sehr oft stellte sich Pleuritis ein, die Kranken gingen an Marasmus zugrunde. Die Sektion ergab walnuß- bis faustgroße Krebsknoten, die von der
Lungenwurzel ausgingen. Das Leiden war therapeutisch nicht zu beeinflussen,
ein periodischer Wechsel der Arbeiter in der Grube hat sich am besten bewährt.

Die Gruben des Schneebergs waren Kobaltgruben. Wagner hält die Erkrankung der Schneebergarbeiter für ein Lymphosarkom. Auch hier ist die
eigentliche Reizsubstanz nicht mit Sicherheit ermittelt worden. Es kamen
der Pulverrauch, der im Boden innig vermischte Nickel und Kobalt und Spuren
von Arsen und Schwefel als chemischer Reiz in Betracht. Da der Tumor besonders
die Lunge befiel, wurde die Untersuchung in der Richtung des Inhalations-
staubes durchgeführt. Dieselbe ergab, daß der Staub, welcher bei 100° getrocknet
wurde, 0,08 Kobaltnickel und 0,19 Arsen enthielt. Unter dem Mikroskop
zeigten die Staubpartikel Ähnlichkeit mit kleinen Glasscherben, jedoch scheint
diese Struktur, nach Hertling und Hesse ursächlich mit der Geschwulstbildung nicht im Zusammenhang zu stehen, da der Gesteinstaub an anderen
Orten, wo kein Kobaltkrebs vorkam, eine ähnliche scharfkantige, spitze Gestalt
aufwies. J. Cohnheim glaubt, den Kobalt nicht als auslösende Ursache mit
in Betracht ziehen zu dürfen, weil in ähnlichen Bergwerken des südlichen
Schwedens die Krankheit völlig unbekannt war. Cohnheim glaubt vielmehr,
daß die Reizsubstanz in den Grubenwässern vorhanden sei. Diese Anschauung
scheint deshalb nicht haltbar zu sein, weil nur Arbeiter erkrankten, welche
über 20 Jahre in den Bergwerken arbeiteten, und die Krankheit auch andere,
nicht direkt arbeitende Personen ergriffen haben müßte, welche mit den Grubenwässern in Berührung kommen. Hertling und Hesse glauben auf Grund
ihrer Untersuchungen, daß das *Arsen* als schädigende Ursache anzusprechen
ist. Das Arsen kommt gerade im Speiskobalt vor, wird inhaliert und gelangt
in die Bronchiallymphdrüsen, wo es durch den permanenten chemischen Reiz
eine sarkomatöse Entartung der Drüse veranlaßt.

Ancke, welcher einen derartigen Fall im pathologisch-anatomischen Institut
zu München sezierte, glaubt der Ansicht widersprechen zu müssen, daß Arsen
als Ursache von Geschwulstbildung anzusehen ist, weil nach der Erfahrung
von Billroth gerade die Verabreichung des Arsens auf bösartige Lymphome
günstig wirkt. Meiner Ansicht nach kann den neueren Anschauungen die

Ansicht ANCKES nicht standhalten, da man vielfach mit Arznei- und Heilmitteln die Erfahrung gemacht hat, daß sie, in kleinen Dosen verabreicht, reizen, in großen vernichten. Gerade bezüglich der Carcinomentwicklung ist der Einfluß der Dosierung bemerkenswert. Große einmalige Dosen Röntgenlicht vernichten bekanntlich die Carcinomzelle, kleine wiederholte oder andauernde Röntgendosen lassen umgekehrt bei den im Röntgenberuf beschäftigten Menschen das Carcinom entstehen. Dieselbe Wirkung kann großen und kleinen Arsendosen anhaften. Es würde hier zu weit führen, wenn ich alle Gewerbekrebse besprechen wollte, den Paraffinkrebs und Schornsteinfegerkrebs und den Krebs der Teerarbeiter. *Ich bin auf den Kobaltkrebs nur deshalb näher eingegangen, weil für ihn die chronische Arsenwirkung nicht unwahrscheinlich ist, eine Ursache, welche, wie wir sehen werden, auch für die Anilinarbeiter ernstlich in Betracht gezogen wird.* LEUENBERGER nimmt auf Grund einer Nachforschung und einer genauen Einsicht in die Literatur aromatische Amidoverbindungen als Ursache der Geschwulstbildung an. Er begründet diese Anschauung damit, daß die Anilinfabrikation in Basel schon im Jahre 1859 begonnen, aber die Blasengeschwülste der Anilinarbeiter erst im Anfang des 20. Jahrhunderts häufiger aufgetreten seien. Um diese Zeit hat die Fabrikation eine Neuerung erfahren, indem mit der Herstellung des synthetischen Indigo und der Schwefelfarben begonnen wurde. Bei den Schwefelfarben wird das Par-amido-phenol verwandt. Es ist nicht unwahrscheinlich, daß diese Substanz, ebenso wie bei den Paraffinarbeitern, die eigentliche Reizursache für die Entstehung der Geschwülste ist. *Demgegenüber hält gerade ALICE HAMILTON wieder den Arsenwasserstoff für die Ursache des Anilinkrebses und vergleicht ihn mit dem Arsenkrebs.* Ob die Autorin mit dieser Anschauung für englische Verhältnisse, wo die Farbstoffabrikation sich unter anderen Bedingungen vollzieht als in Deutschland, Recht hat, müßten vergleichende Untersuchungen in beiden Ländern beweisen.

Da die Frage nach der Natur der Reizsubstanz nicht sicher geklärt ist, hat die Gewerbehygiene mit Recht ihre Maßnahmen in jeder Richtung durchgeführt, um die Blasenerkrankungen der Anilinarbeiter herabzusetzen. Es scheint auch tatsächlich gelungen zu sein, die Gewerbekrebse zahlenmäßig zu verkleinern. Vom urologischen Standpunkt hat man empfohlen (R. OPPENHEIMER), die Arbeiter regelmäßig zu untersuchen, ihren Urin zu prüfen und bei irgendwelchem verdächtigen Anhaltspunkt eine cystoskopische Untersuchung vorzunehmen. Erkrankte Arbeiter sind aus dem Betrieb zu entfernen, der urologischen Behandlung zuzuführen und nach Entlassung aus derselben, in Anbetracht der beträchtlichen Rezidivgefahr, alle 3 Monate zu kontrollieren. Andere englische Autoren, welche die Amidosäuren als Ursache der Geschwulstbildung ansprechen zu glauben müssen, haben vorgeschlagen, den Urin der Arbeiter regelmäßig, mittelst des KUCHENBECKERschen Verfahrens zu untersuchen. ALICE HAMILTON glaubt — mit Recht oder Unrecht kann ich nicht entscheiden —, daß die englischen prophylaktischen Maßnahmen wirksamer seien als die deutschen und die Zahl der Erkrankungen erheblich vermindern.

Ich persönlich habe auch Erfahrungen auf diesem Gebiet gesammelt. Wir sind auf Grund des eben besprochenen Zusammenhanges zwischen Anilinfabrikation und Blasenpapillomen gewohnt, unsere Patienten genau zu fragen, ob sie sich in ihrem Beruf mit Anilinfarben befassen. Die meisten Patienten, welche nicht gerade in der Farbenfabrikation beschäftigt sind, antworten darauf ablehnend. Wenn wir aber näher auf ihre Beschäftigung eingehen, wird merkwürdigerweise durch genaues Ausfragen bisweilen nachgewiesen, daß die Patienten doch mit Farbstoffen in Berührung kommen, und diese Tatsache nur ihrer Beobachtung entgangen ist.

Ein Seifensieder, welcher auf meine Frage die Beschäftigung mit Farbstoffen bestritt, gab bei näherer Auseinandersetzung seiner Tätigkeit an, daß er neben weißer Seife auch farbige herstelle und gewohnt sei, aus einem Instrument, welches er in den Mund nahm, Farbe über die Seifenstücke zu spritzen.

Der 57jährige Wachsarbeiter F. M. hat bis zu seinem 40. Jahr mit Gips gearbeitet. Vor 3 Jahren wurde er Wachsarbeiter. Das Wachs wird zerkleinert, gekocht und schließlich gefärbt. Die Farben befinden sich in Tuben und werden mit einem Pinsel in das Wachs eingerieben. Aus diesem gefärbten Wachs fertigt der Patient Wachsbüsten an. Der Patient gibt zu, daß er stets gefärbtes Wachs an den Händen hatte. Nach der Arbeit werden die Hände mit heißem Wasser gewaschen, jedoch pflegt immer etwas Wachs sowohl an den Unterarmen, wie an den Hemdärmeln und Kleidern zu haften. Ein Jahr nach Beginn der Arbeit trat Blut im Urin auf. Seit dieser Zeit befand er sich in ärztlicher Behandlung unter der Diagnose Papillom. Ich stellte bei ihm ein breit aufsitzendes, zottiges, zum Teil ulceriertes Carcinom fest.

Der Patient übergab mir eine Tube des bei der Arbeit verwandten Farbstoffs, welchen ich mit der Bitte um Untersuchung an die Berliner Gesellschaft für Anilinfabrikation sandte. Ich erhielt von der wissenschaftlichen Leitung des Unternehmens die Auskunft, daß der Farbstoff nicht in die Reihe der Farbstoffe gehöre, deren Reizwirkung auf die Blase bekannt sei.

Außerdem habe ich noch drei weitere Patienten beobachtet, bei denen die Entstehung der Geschwulst auf die dauernde Berührung mit Farbstoffen zurückgeführt werden könnte: zwei Malermeister und einen Schauspieler, welcher sich seit vielen Jahren das Gesicht schminkt. Ich habe Herrn Prof. Curschmann in Wolffen bei Bitterfeld gebeten, die Farbstoffe, mit denen die Patienten in Berührung kamen, einer Untersuchung zu unterziehen. Prof. Curschmann hat diese sehr oft mühevollen Nachforschungen durchgeführt. Über das Ergebnis wird binnen kurzem mein früherer Assistent, Dr. Krohn, in der Zeitschrift für Urologie berichten.

Es scheint mir nicht zweifelhaft, daß noch in einer Reihe anderer Berufe die Arbeiter mit Farbstoffen in dauernde Berührung und so in die Gefahr geraten, von einem Blasentumor befallen zu werden. Es ist nach meiner Ansicht Aufgabe der Hygieniker, in dieser Richtung weitere statistische Erhebungen zu veranstalten, da durch richtige Prophylaxe oder, gegebenenfalls, durch eine frühzeitige Erkenntnis des Leidens mehr geholfen werden kann als durch eine noch so geschickte chirurgische Therapie.

Die Berührung mit Farbstoffen ist der häufigste, aber nicht der einzigste Reiz, welcher Blasengeschwülste hervorruft. Bekanntlich wird die Bilharziaerkrankung der Blase gar nicht selten kompliziert durch echte Tumorbildung, wie Pfister wiederholt hervorgehoben hat. So fand Kartulis bei 300 Autopsien von Bilharziafällen, zehnmal Carcinom und einmal ein Sarkom der Blase. Innerhalb und in der Umgebung der Geschwulst lassen sich in der Blasenwand verkalkte Eier und Trümmer nachweisen. C. Goebel wies in einer ausgedehnten Statistik und durch genaue histologische Untersuchung nach, daß von den Blasentumoren bei Bilharzia die Hälfte bösartiger Natur war. Auch A. R. Ferguson, welcher 40 Fälle maligner Bilharziatumoren, 34 Carcinome und 6 Sarkome auffand, ist der Ansicht, daß besonders die Sarkome bei dieser Erkrankung viel häufiger sind, als die Carcinome bei den Anilinarbeitern.

Bei den Ratten zeigte F. Viebiger, daß durch den parasitären Reiz einer Nematode papillomatöse Geschwülste und Carcinome hervorgerufen werden, und Löwenstein konnte in der Blase, den Harnleitern und Nieren der Ratten mit einer anderen Nematode (Trichodes crassicauda) papillomähnliche Geschwülste erzeugen. Welche Substanz bei dieser Schmarotzerkrankheit als die auslösende, reizende Ursache für die Geschwulstbildung anzusehen ist und ob die Substanz im Körper des Schmarotzers oder in den Eiern enthalten ist, welche ebenfalls in der Blase, wenigstens bei der Bilharzia, abgelagert werden, ist bisher nicht ermittelt worden. ALBARRAN und BERNARD, sowie der Pathologe LETULLE glauben mehr an eine Reizung durch Toxine, welche vom Distomumkörper erzeugt werden, als an die Reizwirkung der ausgelegten Eier.

Jedenfalls wird durch die Beschäftigung mit Anilinfarbstoffen, wie durch die Wurmkrankheit eine Reizung der Blasenschleimhaut und ein Geschwulstvorstadium geschaffen.

**Pathologische Anatomie.** Das Papillom, Fibroma papillare (VIRCHOW), ist eine zottige, mit der Schleimhaut gewöhnlich durch einen Stiel verbundene Geschwulst von sehr mannigfaltiger Gestalt, indem sowohl Zotten wie Stiel verschiedene Formen annehmen.

Die Zotten können sehr fein und sehr zahlreich, weich und haarähnlich sein. Jede Zotte kann ungefähr gleich groß und gleich fein wie die andere nebeneinander stehen, und die Zotten können in ihrer Gesamtheit den Eindruck eines Haarbüschels erwecken. Oder die Zotten können sehr lang sein und Verzweigungen tragen, von denen jede ihr eigenes Gefäßbäumchen hat. Die langen Zotten flottieren in der Blasenflüssigkeit hin und her, besonders wenn die Flüssigkeit durch Bewegungen des untersuchenden Instrumentes oder durch den aus dem Ureter austretenden Urinstrahl Wirbel schlägt, und machen dann den Eindruck von im Wasser flottierenden Algen. In dieser Form aufgebaut sind gewöhnlich die Zotten, nicht wie im vorigen Fall, haarfein, sondern faden- und sogar am Ende kolbenförmig. Die Zotten können in einer dritten Abart kurz und derb, sehr zahlreich und so dicht aneinandergestellt sein, daß die Geschwulst einen schwammartigen Eindruck macht.

Alle die beschriebenen Veränderungen sind Eigenschaften des sog. gutartigen Papilloms. Das *bösartige Papillom*, welches nach meiner Ansicht besser *papilläres Carcinom* genannt wird, trägt einen derben, markigen, für den geübten Cystoskopiker sehr charakteristischen Zottenbehang, welchen wir im Kapitel über bösartige Geschwülste genauer beschreiben.

Ebenso wie der Zottenbehang kann der Stiel des Papilloms verschiedenartig geformt sein. Lang aufgeschossen und polypenhaft gebildet schwankt die ganze Geschwulst in der Blase hin und her wie ein dünner Baum im Winde. Kurzstielig und gleich von Anfang an stark verästelt aus dem Blasenboden entkeimend, macht die Geschwulst den Eindruck eines der Blasenwand dicht aufsitzenden Schwammes. Jedoch verrät sich die Stielbildung meist durch den eigentümlichen Schlagschatten, selbst in den Fällen, in welchen der Stiel selbst nicht gesichtet werden kann. Andere Papillome haben überhaupt keine einheitliche Stielbildung, ihre Zotten sind rasenförmig über größere und kleinere Strecken der Schleimhaut ausgesät. Stiel, Äste wie Nebenäste und kleinste Verzweigungen sind reich an Gefäßen, welche der Geschwulst ein rosiges, charakteristisches Aussehen geben und, wie wir noch bei Besprechung des cystoskopischen Bildes sehen werden, differentialdiagnostisch von Bedeutung sind. An dem Stiel und seinen Verzweigungen hängen die epithelialen Gebilde. In mehrfacher Schicht angeordnet, umhüllen die Epithelien die Gefäßsprossen. Das Epithel kann durch Ödem oder kolloidale Ausscheidung degenerieren. Die Farbe des Papilloms schwankt zwischen hellem Gelb bis weißgelb und fleischfarbenem Rot und ist zum Teil vom Sitz der Geschwulst abhängig. Tumoren des Blasenscheitels und der Hinterwand, welche sich nicht voll wegen der Beschattung von oben mit dem Cystoskop beleuchten lassen, sehen rötlich fleischfarben aus. Tumoren am Sphincter, deren zarter Behang von der Lampe durchdrungen wird, erscheinen bis auf die rosigen Spitzen bisweilen rein weiß.

Zerfall oder Ulceration gehört bei den Papillomen der Blase zu den allergrößten Seltenheiten und kann durchaus als ein Zeichen der malignen Degeneration gelten.

In seinem histologischen Bau gleicht das Papillom durchaus den Warzen der Hand. Es hat aber mit ihnen nicht nur diese äußere Ähnlichkeit gemein, sondern steht auch biologisch in seinem Charakter als Geschwulst den Warzen nahe (Czerny). Bekanntlich sind die Warzen ausgesprochen infektiöse Geschwülste. Wenn die Kinder an den Warzen schneiden oder sie blutig reißen, vollzieht sich leicht eine Aussaat über Finger, Handrücken und Unterarm. Auch die Übertragung von Mensch zu Mensch durch mit Warzen behaftete Hände ist bekannt. In den Schulen treten die Warzen gar nicht selten endemisch auf. Die Dermatologen haben diesen infektiösen Charakter der Warzen experimentell nachgewiesen, indem sie die Warzen vom Finger auf den Arm und von einem Menschen auf den anderen mittelst Nadelstichen und Einimpfen von Warzenmaterial übertrugen. Auch die Papillome der Blase haben einen ausgesprochen infektiösen Charakter in dem Sinne, daß sie, gereizt, sich leicht vervielfältigen und durch operative Behandlungen in die eröffnete Schleimhaut eingeimpft, sich zu einer Aussaat von Papillommasse in der Blase verbreiten. Jahrelang stationäre Geschwülste werden z. B. durch den Versuch, sie durch Sectio alta auszurotten, nicht nur rasch rückfällig und in ihrem Wachstum gesteigert, sondern auch vervielfältigt und sprießen an Stellen auf, wo das Papillom nur selten seinen Sitz hat.

Der typische Sitz des Papilloms ist die Gegend des Blasenbodens, des Trigonums und ganz besonders die Uretermündungen und ihre Umgebung. Seltener befinden sie sich am Blaseneingang und an der Hinterwand der Blase, noch seltener primär im Blasenscheitel. Rezidive können überall aufsprießen, im Blasenscheitel, nahe oder in der Narbe der Sectio alta, an der vorderen und hinteren Wand der Blase, am Blaseneingang. Sie können zahlreich werden und so dicht aneinander stoßen, daß man kaum eine normale Stelle der Schleimhaut mehr entdecken und von einer diffusen Papillomatose der Blase sprechen kann, von welcher aus der Übergang ins Bösartige sich sehr leicht vollzieht.

Die Geschwülste bluten sehr leicht. Die Produkte der Blutungen können als grobe, dunkelbraune, oder wenn sie älter sind, schwarze Gerinnsel in der Blase liegen bleiben und das eigentliche Krankheitsbild verdecken oder jedenfalls seine Erkennung erschweren. Nach kurzer Zeit faulen die Gerinnsel und bilden sich in graubraune, zerklüftete oder auch eiternde Massen um.

Nicht ganz selten sind die Blasenpapillome, wie von mehreren Autoren, unter anderen zuletzt von Grauhan betont wird, Abkömmlinge von gleichen Geschwulstmassen des Nierenbeckens, welche daselbst zerbröckeln und den Ureter entlang in die Blase gleitend, sich vorzugsweise in der Nähe der Harnleitermündungen ansiedeln. Obwohl das Blasenpapillom, in Anbetracht seines infektiösen Charakters, an und für sich eine ausgesprochene Neigung zu Rezidiven hat, ist doch immerhin an die Möglichkeit einer bereits sekundären Ansiedlung des Papilloms und seiner Herkunft aus dem Nierenbecken zu denken, wenn auch zugegeben werden muß, daß im Verhältnis zu der Häufigkeit der Blasenpapillome Nierenbeckenpapillome seltene Geschwülste sind. Trotzdem wird jeder erfahrene Beobachter Fälle erlebt haben, in denen das Papillom der Blase eine Tochtergeschwulst eines Nierenbeckenpapilloms war. Ich gebe nachfolgend die Krankengeschichte einer derartigen Beobachtung wieder.

Dem Patienten T. wird im Sommer 1914 eine Niere wegen Papillom des Nierenbeckens entfernt. Er fühlt sich bis zum Jahre 1920 ganz wohl. Über 6 Jahre nach der Operation sucht er die Klinik wieder auf wegen Blasenbeschwerden. Es findet sich rings um die Harnleitermündung der herausgenommenen Niere ein mandelgroßes Papillom. Die Entstehung dieser Geschwulst kann kaum in anderer Weise erklärt werden, als daß Geschwulstkeime im Jahre 1914 aus der Niere abbröckelten und die Blasenschleimhaut infizierten. Sie blieben 6 Jahre latent und keimten dann erst zu einer Geschwulst aus.

**Klinische Symptome und Diagnose.** Die klinischen Symptome des Blasenpapilloms, wie der Blasengeschwülste überhaupt, sind sehr mannigfaltig und abhängig von der Größe und der Beschaffenheit des Tumors. Das häufigste und am meisten auffallende Symptom, welches auch die Patienten veranlaßt, den Arzt aufzusuchen, ist die Hämaturie. Sie tritt schon bei kleinen, vollkommen aseptischen Geschwülsten und aseptischer Blase auf, gewöhnlich plötzlich, ohne besondere Veranlassung und ohne Schmerzen. Der Patient geht zum Arzt, nur weil er durch die Hämaturie beunruhigt ist. Frauen, welche diese Blutungen nicht selten mit Blutungen aus den Genitalien verwechseln, sind in dieser Beziehung sorgloser, bemerken den Unterschied spät und suchen den Arzt erst in vorgerücktem Stadium auf, es sei denn, daß die Patientin jenseits des Klimakteriums und durch die auftretende Blutung gleichfalls beunruhigt ist. Die Blutung an und für sich macht erst dann Beschwerden, wenn sie zu starker Gerinnselbildung in der Blase geführt hat. Die dicken Koagula können sich namentlich aus der männlichen engen und gewundenen Harnröhre nicht leicht entleeren, meist nur unter sehr starker Anspannung der Bauchpresse und auch dann nur unvollkommen. Sie bleiben in der Blase liegen, werden durch neu hinzukommende vermehrt. In den schlimmsten Fällen ist die Blase durch Cruormassen vollständig ausgefüllt und stark überdehnt. Der Patient kann nur unvollkommen, in kleinen, eingedickten Portionen den Harn entleeren und hat das ständige Gefühl des Harndranges. In günstigen Fällen geht der Zustand vorüber, wenn die Blutungen tatsächlich aufhören. Die Gerinnsel macerieren im Harn, werden als braune oder graue Stücke und Fäden allmählich entleert. Der Harn wird wieder blutfrei und klar. In ungünstigen Fällen kommt es zur vollständigen Harnverhaltung durch Verstopfung der abführenden Wege oder zur Infektion der Gerinnsel und damit der Blase. Alsdann treten die Erscheinungen einer schweren Cystitis auf, sehr häufiger Harndrang, trüber, riechender, eitriger Urin, welchem faulige, gröbere Fetzen beigemischt sind, die in ihrer Gestalt, Form und Farbe durch die Infektion veränderten Gerinnsel. Sie können auch graubraun sein und ihre frühere Klumpenform besitzen, sie können aber auch in reine Eiterfetzen sich umgewandelt haben. Mit der zunehmenden Zersetzung und wechselndem Umfang der Geschwulst tritt eine stärkere Reizbarkeit der Blase auf.

Der geschilderte Verlauf tritt dann ein, wenn die Blutung sehr stark ist und einen profusen Charakter angenommen hat. Es kommt aber relativ selten und meist nur im Spätstadium zu diesen stürmischen Erscheinungen. Gewöhnlich setzt die Blutung leicht ein, gibt dem Urin eine hellrote Farbe. Gerinnselbildung fehlt oder ist nur in Spuren vorhanden. Die Blutung verschwindet von selbst, der Urin klärt sich auf. Der ganze Vorfall vollzieht sich ohne jeden Schmerz, ja sogar ohne jede Belästigung des Patienten und wird überhaupt nur dadurch bemerklich, daß die Farbe des Urins sich verändert und den Patienten beunruhigt, welcher mit und wegen des veränderten Urins den Arzt aufsucht. Bisweilen hat er dazu keine Zeit oder legt der Blutung keine Bedeutung bei, zumal da längere Zeit, ja sogar Jahre vergehen können, ehe die Blase wieder anhebt zu bluten. So ist es nicht zu verwundern, daß der Arzt bei der cystoskopischen Beobachtung relativ große und ausgedehnte Geschwülste findet, welche ihrem Träger kaum Beschwerden verursacht hatten. Der Grund für das Einholen des ärztlichen Rates war lediglich die wiederholt eintretende Blutung. Gerade diese schmerzlosen, plötzlich eintretenden, von selbst verschwindenden und ohne Ursache sich wiederholenden Blutungen sind das charakteristische Symptom des Blasenpapilloms. Erst viel später treten unter der komplizierenden Cystitis quälende Schmerzen, häufiger Harndrang, schlaflose Nächte, Störungen im Allgemeinbefinden, Anämie und Körperverfall, bzw. die bedrohlichen Erscheinungen der Harnverhaltung ein.

Diese Erkrankungen werden hervorgerufen durch Cystitis, Zerfall von Gerinnseln oder sehr rasches Wachstum der Geschwulst. Diese kann schließlich die ganze Blasenhöhle austapezieren und den Hohlraum bis auf einen schmalen Spalt verengern (allgemeine Papillomatose der Blase). Nicht selten tritt dann allerdings die maligne Entartung und unter ihrem Einfluß der Zerfall der Tumormassen hinzu, welcher seinerseits die Beschwerden durch Maceration steigert.

So vollzieht sich normalerweise der klinische Ablauf des Papilloms in den meisten Fällen. Es ist natürlich davon abhängig, ob die Geschwulst rasch oder langsam wächst. Es gibt zweifellos raschwachsende Geschwülste, bei denen sich die klinischen Symptome zusammendrängen, Blutung schnell auf Blutung folgt und die Entzündung und Infektion der Blase sich bald hinzugesellt. Diese rasche Entwicklung ist ungewöhnlich und stets verdächtig auf maligne Entartung. Ebenso selten sind die sehr langsam wachsenden Geschwülste. Jeder Urologe mit größerer Erfahrung hat Fälle gesehen, in denen ein Patient die Behandlung einer kleinen oder mäßigen Blasengeschwulst ablehnte. In den weitaus meisten Fällen häufen sich die Symptome der Blutung und Gerinnselbildung und zwingen später den Patienten dem Rat des Arztes zu folgen und die Geschwulst abtragen zu lassen. In seltenen Fällen behalten die Patienten Recht. Die Geschwulst wächst so langsam und macht so wenig Symptome, daß der Patient weder in seinem Beruf, noch in seinem Wohlbefinden irgendwie geschädigt wird und nach seinem persönlichen Befinden keine Veranlassung hat, sich einem chirurgischen Eingriff zu unterziehen. Ich gebe nachfolgend als Beispiel kurz folgende Krankengeschichte wieder:

Justizrat S. aus K. wurde vor 5 Jahren von einem namhaften Urologen seiner Heimatstadt wegen Blasenblutung untersucht. Die Untersuchung ergab ein kirschgroßes Papillom, dessen Beseitigung angeraten, aber abgelehnt wurde. Gegenwärtig hat der Patient gar keine Beschwerden, übt seinen Beruf vollkommen aus und beobachtet von Zeit zu Zeit, daß sein Urin blutig wird. Die cystoskopische Besichtigung meinerseits ergab ein höchstens kirschgroßes Papillom. Die Geschwulst ist bequem in einem cystoskopischen Gesichtsfeld unterzubringen. Dem Patienten wird wieder der Rat gegeben, sich die Geschwulst intravesical entfernen zu lassen, er erklärt aber, daß er augenblicklich beruflich in Anspruch genommen ist und die Absicht habe, nach einem Vierteljahr sich zur Behandlung einzufinden. 4 Jahre später entschloß sich der Patient, die kleine Geschwulst intravesical beseitigen zu lassen. Die Geschwulst war nicht gewachsen.

Auf S. 188 wird gleichfalls über einen Patienten berichtet, dessen Papillom mehrere Jahre stationär blieb, bis der Patient zu dem unglücklichen Entschluß seine Zustimmung gab, das Papillom durch Sectio alta beseitigen zu lassen.

Ganz ausnahmsweise sind sogar Selbstheilungen der Papillome beobachtet worden (NITZE, POSNER, BLUM u. a.).

**Diagnose.** Man kann die Abstoßung der Stückchen künstlich herbeiführen, indem man sich des von NITZE angegebenen Kunstgriffes bedient. Man führt den Katheter in die Blase ein, füllt den Hohlraum mit einigen Kubikzentimeter Wasser und saugt mittelst einer Spritze an dem Katheter. Durch dieses Verfahren werden Tumorzotten in das Katheterauge eingesogen, abgebrochen und gelangen zur mikroskopischen Untersuchung nach außen.

Noch sicherer wird man die Abstoßung durch das in jüngster Zeit von BORN empfohlene Verfahren, die Papillome durch Aspiration mittelst der Pumpe, wie sie bei der Lithotripsie gebraucht wird, anzusaugen, erreichen können, ein Verfahren, welches von PRAETORIUS nachgeprüft und gleichfalls empfohlen wurde.

Auch das einfache Röntgenbild kann gelegentlich, namentlich wenn die Tumoren groß und inkrustiert sind, durch Schattenbildung die Existenz einer Geschwulst anzeigen. Nicht inkrustierte, weiche, aber ausgedehnte Geschwülste lassen sich röntgenologisch zuweilen in der Weise nachweisen, daß man die Blase mit schattengebenden Kontrastlösungen (3% Umbrenal) anfüllt und dadurch eine Aussparung des Röntgenschattens erzielt, welche dem Tumorumfang und dem Tumorsitz entspricht.

Die Diagnose ist ohne cystoskopische Besichtigung leicht zu stellen, sobald kleine Stücke der Geschwülste abfallen, sich dem Harn beimischen und herausgeschwemmt werden, ehe sie maceriert sind. Sie werden bei der Untersuchung, auch im ungefärbten Präparat, an ihrem epithelialen Charakter als Tumorbestandteile erkannt. Man sieht die Zottenenden mit dem mehrschichtigen Epithel und in ihrer Mitte die zentrale Gefäßschlinge. Kleine Stückchen der Geschwulst entleeren sich gelegentlich von selbst durch einfache aseptische Nekrose.

Im ganzen darf man behaupten, daß alle diese Mittel, sowohl die mikroskopische Diagnose, wie die Röntgenuntersuchung, wie die klinischen Symptome gegenüber der souveränen Gelegenheit, Geschwülste mittelst des Cystoskops zu betrachten, an Bedeutung zurückstehen, meistens nur den Anstoß zur Cystoskopie geben und einen selbständigen Wert dann gewinnen, wenn die cystoskopische Besichtigung infolge Blutung, Blasenschrumpfung oder Unmöglichkeit ein Instrument *einzuführen*, nicht *ausführbar* ist.

Die Papillome haben Neigung zur malignen Degeneration. Besonders wenn sie rückfällig werden, tritt der Artwechsel ins Bösartige ein. Man hat sie alsdann als maligne Papillome bezeichnet, ein Ausdruck, welcher nur Verwirrung stiften kann und besser durch die Bezeichnung Carcinoma papilliforme zu ersetzen ist. Wann und ob die Umwandlung stattfindet, läßt sich nicht voraussagen. Bisweilen bestehen die Papillome jahrzehntelang oder sogar bis ans Lebensende ohne bösartig zu degenerieren. Selten fallen sie rasch in das Bösartige um, z. B. nach Beseitigung durch Sectio alta, während man die maligne Degeneration nach Beseitigung durch intravesicale Methoden eigentlich niemals beobachtet hat, ein weiterer, sehr erheblicher Vorteil der intravesicalen Behandlungsmethode gegenüber der operativen Behandlung.

Das papilläre Carcinom ist leicht an folgenden Merkmalen erkenntlich:

1. Die Zotten sind derb, markig, gelb, blumenkohlartig.

2. Der Tumor ist nicht im eigentlichen Sinne gestielt, man erkennt leicht, daß er ein flacher Rasen ist und infiltrierend wächst.

3. Die Tumoren ulcerieren leicht, infizieren sich und bedecken sich mit Fibrinhäuten oder Inkrustationen.

Es lag natürlich nahe, in zweifelhaften Fällen durch Probeexcision unter Leitung des Cystoskops die Diagnose zu sichern, und es sind zu diesem Zwecke verschiedenartige Instrumente angegeben worden. Bei Frauen bedarf man eines besonderen Instrumentes eigentlich nicht. Es ist nicht schwer, neben dem Cystoskop eine Fremdkörperzange einzuführen, ein Stück des Tumors zu erfassen und herauszureißen. Ich gebe beistehend das mikroskopische Bild einer solchen Probeexcision, welche von einem Carcinoma solidum der Blase [1] stammt, wieder. Das Stückchen ist von einer Frau mittelst der Fremdkörperzange gewonnen worden (s. Abb. 4). Beim Manne lassen sich zur Probeexcision ureterkatheterähnliche Instrumente verwenden, welche mit Faßzangen versehen sind, so z. B. die BLUMsche Greifpinzette oder die in letzter Zeit von SCHEELE eigens

---

[1] Das cystoskopische Bild des Tumors, von welchem die Probeexcision stammt, ist wiedergegeben S. 219, Abb. 14.

zu diesem Zwecke konstruierte Stanze. Auch amerikanische Urologen haben nach ihrem Geschmack ähnliche Instrumente konstruiert. Ich selbst benutze dazu die in meinem Operationscystoskop vorhandene Löffelpinzette. Bei der Leichtigkeit, mit welcher solche Probeexcisionen ausführbar sind, würde

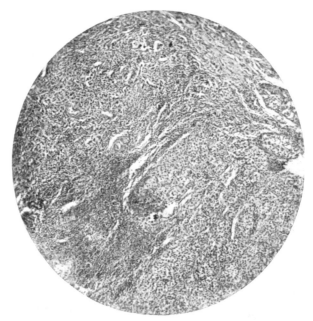

Abb. 4. Carcinoma solidum. Probeexcision. 60 fache Vergr. (Nach Joseph und Schwarz: Zeitschrift für urologische Chirurgie. 1923.)

diese Methode von jedem geübten Cystoskopiker gehandhabt werden, wenn sie wirklichen Vorteil brächte und mit ihrer Hilfe eine Entscheidung in Zweifelsfällen möglich wäre. Aber leider versagt sie gerade da, wo man sie am nötigsten braucht, weil man nur kleine Stückchen der Oberfläche entfernen

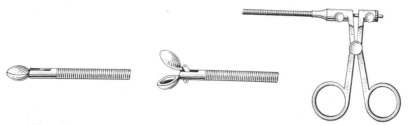

Abb. 5. Probeexcisionszange aus dem Operationscystoskop. (Nach E. Joseph.)

und zur mikroskopischen Untersuchung bringen kann. Da aber die Degeneration an der Stelle gewöhnlich anhebt, wo der Stiel aus dem Blasenboden heraussprießt, so ist die Probeexcision meist von keinem Nutzen, weil man diese Stelle nicht mit dem Instrument erreichen kann. Erhält man andererseits durch die Probeexcision bereits an der Oberfläche wirklich malignes Gewebe, hat die maligne Degeneration die Zotten ergriffen, so ist in den meisten Fällen für den geübten Cystoskopiker der Umschlag ins Bösartige auch ohne Probeexcision

leicht zu erkennen und schon durch die angegebene Veränderung der Papillomzotten äußerlich sichtbar. Die Probeexcision hat deshalb mehr eine wissenschaftliche als praktische Bedeutung. Sie dient dazu, die Geschwülste, welche
wir als bösartig erkennen haben, von den Pathologen mikroskopisch auch als
solche nachweisen zu lassen und den Verlauf der Behandlung und die Einwirkung
therapeutischer Maßnahmen zu beobachten.

**Cystoskopischer Befund.** Die Mannigfaltigkeit des cystoskopischen An-
blicks papillomatöser Wucherungen in der Blase entspricht den verschiedenen
Abarten, welche pathologisch-anatomisch vorkommen. Besser als Beschreibungen geben die nebenstehenden Abbildungen das Aussehen der Papillome
wieder. Am häufigsten finden sich die relativ langstieligen Formen mit dem
langen, algenartigen Zottenbehang (s. Abb. 6). Wenn der ebenso geformte
Tumor kurzstielig ist, so sind auch seine Zotten kürzer. Der kurze Stiel wird

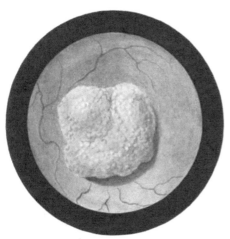

Abb. 6. Flaches Papillom. An dem Schlagschatten erkennt man, daß der Tumor gestielt
ist.

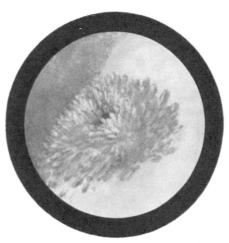

Abb. 7. Rasenförmiges breitaufsitzendes Blasenpapillom rings um eine Harnleitermündung.
Rezidiv nach 7 jährigem Intervall am Orte der
früheren Geschwulstbildung.

von dem Behang, welcher sich bis auf den Blasenboden senkt, völlig überdeckt.
Dadurch macht der Tumor einen breitbasigen, schwammartigen Eindruck und
kann in dem unerfahrenen Beobachter die Idee einer breitbasigen malignen Degeneration aufkommen lassen. In Wirklichkeit ist die Geschwulst gestielt und
gutartig. Ihr wahrer Charakter läßt sich bisweilen in der Weise erkennen,
daß man sie nach Anspritzen mit Kochsalzlösung aus einem Ureterkatheter
biegen kann. Ferner verrät dem Kundigen der eigentümliche Schlagschatten
(s. Abb. 7), daß die Geschwulst gestielt ist. Besonders bei intravesicaler Behandlung stellt es sich sehr bald heraus, daß nach Abtragung einiger über-
hängender Zotten durch Thermokoagulation der Geschwulststiel des ganzen
Tumors wie ein Baum umgelegt werden kann.

Seltener finden sich die rasenförmigen, ungestielten, dicht nebeneinander
aufsprießenden Papillommassen (s. Abb. 8). Die ganz kleinen sagokorngroßen,
erbsengroßen Papillomknötchen sind gewöhnlich Rezidive oder Aussaatknoten
eines früheren oder eines noch bestehenden Papilloms (s. Abb. 9). Sie sind
selbst in der Frühform für das Auge des geübten Cystoskopikers durch ihren
weißgelben Ton und solides Aussehen unverkennbar. Der Ungeübte schwankt,
ob er einen kleinen Tumor oder eine fibrinöse Auflagerung vor sich hat, kann

sich aber schnell dadurch ein sicheres Urteil verschaffen, daß er die Blase auswäscht und die verdächtige Stelle nochmals besichtigt. Das Fibringerinnsel ist dann gewöhnlich verschwunden und fortgeschwemmt, der Tumor bleibt an Ort und Stelle.

Auch mit Erkrankungen auf der Basis der Cystitis cystica können die Geschwülste verwechselt werden, erstere sind aber durch ihr massenhaftes Auftreten und durch ihren flachen gleichmäßigen Bau kenntlich.

Die häufigste Verwechslung und die schwierigste Differentialdiagnose spielt sich zwischen Papillom und bullösem Ödem ab. Die nicht ganz seltenen Fälle, in denen wegen der cystoskopischen Diagnose „Papillom" die Sectio alta ausgeführt, aber kein Papillom gefunden wurde, sind Opfer dieser Verwechslung. Ich muß deshalb hier auf das cystoskopische Bild des bullösen Ödems um der großen praktischen Bedeutung willen eingehen. Das Ödem wird durch runde

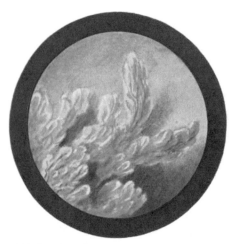 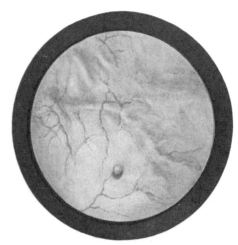

Abb. 8. Algenförmiger Ausläufer eines großen Blasenpapilloms bei Betrachtung aus der Nähe. Man sieht deutlich die Gefäßbäumchen der gefiederten Geschwulst.

Abb. 9. Kleines Papillomrezidiv neben der Narbe eines durch Thermokoagulation beseitigten Papilloms.

Blasen in der Form von ganzen oder halben Kugeln gebildet, welche meist zu mehreren dicht aneinanderliegen. Ihrer äußeren Gestalt nach gleichen sie Weintrauben oder Echinokokkusblasen. Je nachdem das Licht des Cystoskops sie diaphanisch durchleuchtet oder von ihrer Wand abprallend, reflektiert wird, je nachdem der Inhalt klar und wässerig oder durch Trübung milchig oder gelbbräunlich ist, erblickt man durchsichtige, glasige oder weiße gelbbraune, mehr solide aussehende Gebilde.

Seltener nimmt das bullöse Ödem, namentlich in der Sphinctergegend, eine merkwürdige bizarre Form in Gestalt von handschuhfingerförmigen, bukettartigen, polypenähnlichen Ausstülpungen an, welche bisweilen der Form nach den papillomatösen Neubildungen ähnlich sind. Diese Formen geben zu Verwechslung Anlaß. Gegen diese Verwechslung ist man nur durch genaue Kenntnis der Unterschiede zwischen dem echten Papillom und bullösen Ödem geschützt.

Das Papillom ist nicht transparent, macht meistens einen durchaus kernigen, fleischigen, soliden Eindruck und weist Gefäßbäumchen in seinen Verzweigungen auf. Das bullöse Ödem ist gefäßlos, weil die Zirkulation in ihm durch den Druck des wässerigen Exsudats eingeengt wird. Es ist bei durchscheinendem Licht stellenweise transparent. Das Papillom sitzt auf einem mehr oder weniger breiten Stiel und ist, abgesehen von den seltenen malignen, flächenhaften Geschwulstrasen, niemals über so breite Flächen verteilt wie das bullöse Ödem. Ferner haben das bullöse Ödem und das Papillom an verschiedenen Stellen der Blase ihren Lieblingssitz. Das bullöse Ödem sitzt mit Vorliebe am Sphincter, den es ringförmig austapezieren kann, eine Bekleidung, welche das echte Papillom niemals zustande bringt. In der Uretergegend, wo das Papillom mit Vorliebe aufkeimt, ist das bullöse Ödem seltener, gewöhnlich nur bei tuberkulösen Prozessen des unteren Ureterendes oder bei Einklemmung eines Steines nahe dem Ureterostium zu finden, also unter Umständen, welche durch andere cystoskopische Begleiterscheinungen den Charakter der entzündlichen Schwellung klarlegen. Gerade darin besteht der Hauptunterschied, daß das Papillom gewöhnlich in einer normalen, mit zarten Gefäßen ausgestatteten Schleimhaut aufsprießt, während das bullöse Ödem aus einer, zum mindesten örtlich gereizten Schleimhaut hervorquillt und deshalb stets von anderen Zeichen der Entzündung, wie Hyperämie, fibrinöse Ausschwitzung begleitet ist.

Viel schwieriger wird die Unterscheidung, sobald sich in der Umgebung einer echten malignen Geschwulst bullöses Ödem bildet, eine nicht häufige, aber für den Anfänger schwer erkennbare Kombination von richtiger Geschwulstbildung mit richtiger Entzündung. Auf diesen Anblick kommen wir noch bei Besprechung des cystoskopischen Aussehens der malignen Geschwülste zurück. Ebenso komme ich dort auf das Hilfsmittel der Probeexcision unter Leitung des Cystoskops und seine Bedeutung für die genaue Untersuchung und Unterscheidung gutartiger von bösartigen Geschwülsten zurück.

Hier möchte ich nur erwähnen, daß Ödem und Papillom leicht durch Einstich an der fraglichen Stelle mittelst der Thermokoagulationssonde, welche bekanntlich das Instrument der Wahl zur Beseitigung der Papillome ist, zu unterscheiden sind. Die Ödemblase fällt zusammen unter Entleerung des wässerigen Inhalts. Das Papillombäumchen ergraut durch die Thermokoagulation, wird nekrotisch und verklebt leicht mit der Sonde.

**Behandlung.** Da sich vielfach im Stiel des Papilloms und auch in den Zotten Epithelwucherungen finden und das Papillom nicht allzu selten einen malignen Charakter annimmt, so hatte man mit Recht, im Vergleich zu anderen Geschwülsten, die an und für sich richtige und logische Idee, das Papillom als eine nicht einwandfrei gutartige Geschwulst auf dem Wege der Sectio alta mitsamt seinem Stiel und womöglich mit einem schmalen Saum seiner Umgebung herauszuschneiden. Die Erfahrung hat gezeigt, daß dieses Verfahren unbedingt zu verwerfen ist. Es bietet nicht nur keine Sicherheit für die Beseitigung der Geschwulst, sondern veranlaßt sehr oft ein erneutes und kräftigeres Wachstum, einen ausgedehnten Rückfall an Ort und Stelle, welcher die primäre Geschwulst an Größe übertrifft, das Aufsprießen von neuen Geschwülsten in der Blase an Stellen, welche bisher von der Erkrankung nicht betroffen waren und schließlich den Umschlag der Geschwulst in das Bösartige. Die Papillome verhalten sich der blutigen Operation gegenüber wie die Warzen an der Hand. Abgeschnitten sprießen sie an der früheren und anderen Stellen auf, offenbar indem der unbekannte infektiöse Saatstoff, welcher in der Geschwulst verborgen ist, in die bei der Exstirpation unvermeidlichen kleinen Verletzungen der Schleimhaut, wie sie durch Haken oder Pinzetten verursacht werden, eindringt und Tochtergeschwülste erzeugt. Deshalb hat auch das Abbrennen der Geschwülste mittelst des Thermokauters vor einem Rückfall nicht schützen können, weil die operativ eröffneten Lymphspalten dem papillomatösen Saatstoff das Eindringen an anderen Stellen ermöglichen. Mit Vorliebe findet sich das Rezidiv nach derartigen Operationen in der Blasennarbe dort, wo die Eröffnung am

Scheitel stattfand. Die verschlechternde Wirkung der Sectio alta ist durch zahlreiche Fälle in der Literatur festgelegt. Ich gebe eine meiner persönlichen Beobachtungen nachstehend wieder:

Ein 62 jähriger Landmann leidet seit 15 Jahren an Hämaturie. Im Jahre 1904 wurde an einer Universitätsklinik ein Papillom als Ursache der Blutung festgestellt. Im Jahre 1913 wurde der Patient in unserer Klinik wegen Blasenblutung cystoskopiert und als Ursache der Blutung ein hahnenkammartiges Papillom am Blasenboden erkannt. Dem Patienten wurde geraten, die Geschwulst auf intravesicalem Wege beseitigen zu lassen. Dieser Rat wurde nicht befolgt, der Tumor wurde im selben Jahre von anderer Seite auf dem Wege der Sectio alta mitentfernt. Wenige Monate später waren zahlreiche Geschwülste in der Blase sichtbar. Sie vermehrten sich so rasch, daß jeder Versuch, sie intravesical zu entfernen, vereitelt wurde und der Patient an allgemeiner Papillomatose der Blase zugrunde ging.

Die Erfahrung, daß der blutig operative Eingriff verschlimmernd wirkt, ist nicht vereinzelt und muß prinzipiell zu dem Gesichtspunkt führen, daß *bei Blasenpapillomen die blutig operative Behandlung, wenn irgend möglich, vermieden werden soll. Wenn sie sich wegen bedrohlicher Blutungen oder Harnverhaltung nicht vermeiden läßt, müssen nach Möglichkeit alle Maßregeln ergriffen werden, um den Saatstoff, welcher durch die Operation ausgestreut werden kann, zu vernichten und sein Eindringen in die Schleimhaut zu verhindern.* Man wird alsdann die Geschwulst mit dem Thermokauter abschneiden und ihren Grund verschorfen. Die Blase ist möglichst vorsichtig zu öffnen und darauf zu achten, daß ihre Schleimhaut nicht durch Haken, Pinzetten und andere Instrumente geritzt und geschädigt wird. Nach Entfernung der Geschwulst wird die Blase vernäht, aber vor der Verschlußnaht für einige Minuten mit Alkohol oder Resorcinlösung angefüllt, in der Hoffnung, durch die keimtötende Wirkung dieser Flüssigkeiten die infektiöse Kraft des Saatstoffes zu beseitigen (Casper).

Es ist deshalb leicht verständlich, daß sowohl dem Patienten, welchem keine Garantie gegen den Rückfall gegeben werden kann, wie auch dem Arzt, welcher seinerseits das unangenehme Gefühl nicht los wird, durch den Eingriff unter Umständen verschlimmernd zu wirken, die Beseitigung der Geschwulst durch Sectio alta ein unsympathischer Akt ist. Besonders wenn ein Rückfall eingetreten ist, wird der Patient seine Zustimmung zum zweiten Male kaum geben, da man ihm auch diesmal keineswegs die Sicherheit gegen ein Ausbleiben des Rezidives gewähren kann.

Die Methode der Wahl ist deshalb die intravesicale Behandlung geworden, welche bekanntlich Nitze eingeführt und in einer großen Reihe von Fällen mit Erfolg gehandhabt hat. Infolge des komplizierten Instrumentariums und der schwierigen Technik konnte die Nitzesche Methode nicht allgemein Boden gewinnen und blieb auf einige wenige, besonders geschulte und geschickte Urologen beschränkt. Die Methode bestand bekanntlich darin, daß man den Tumor oder Teile desselben mit einer Drahtschlinge umfaßte und den in der Drahtschlinge gefaßten Geschwulstteil kalt oder heiß beseitigte, indem man entweder die Schlinge zusammenzog und den gefaßten Tumoranteil abschnürte (kalte Methode), oder indem man die Schlinge galvanokaustisch zum Glühen brachte und den Tumor abbrannte (heiße Methode). Nachdem die Geschwulst abgetragen war, wurde die Implantationsstelle des Stieles in der Blasenwand mittelst eines Thermokauters verschorft. Die Nitzesche Methode hatte mehrere Nachteile. Neben der schwierigen Technik war die Behandlung äußerst mühsam. Man konnte bei mittleren Geschwülsten nur kleinere Geschwulstteile in jeder Sitzung vernichten und brauchte geraume Zeit, um die Geschwülste gänzlich zu entfernen. Die Instrumente waren dick, vielfach nur nach Spaltung des Orificium externum einzuführen und bereiteten dem Patienten erhebliche Unannehmlichkeiten. Trotz allem muß man zugestehen, daß es

NITZE gelungen war, mit dem Originalinstrumentarium ausgezeichnete Resultate zu erzielen. WEINRICH hat uns eine Statistik über die von NITZE operierten Fälle gebracht.

NITZEs Idee wurde durch andere Forscher wesentlich verbessert und vereinfacht. CASPER, BLUM, SCHLAGINWEIT u. a. haben das Instrumentarium vereinfacht.

BLUM hat als Führungsrohr für alle Instrumente eine 1,8 mm breite, enggewundene Drahtspirale von 6 Kaliber Charrière gewählt. Diese aus besonderem Material angefertigte Spirale vereinigt nach der Angabe von BLUM mit einer überaus großen Beweglichkeit und Biegsamkeit den Vorzug, daß man das Ende der Spirale tief in die Schleimhaut der Blase, z. B. an der Basis einer Geschwulst eindrücken kann. In das Führungsrohr kann man nach Belieben andere operative Instrumente, wie z. B. eine Faßzange, eine Löffelpinzette, Doppelcurette, Greifpinzette einführen, mit welchen man eine Probeexcision und Probeauslöffelung vornimmt.

Für schwierige Fälle hat BLUM folgenden Kunstgriff angegeben: Wenn der Tumor so weit vom Cystoskop entfernt ist, daß man unmöglich mit der Schlinge herankommen kann, entwickelt man die Schlinge ohne Rücksicht auf die Lage des Tumors zunächst ringförmig so groß, daß die größte Circumferenz des Tumors sich leicht in die Schlinge hereinlegen kann. Dann entleert man die Blase, welche anfangs stark gefüllt ist, bis auf 30 ccm. Durch die Kontraktion der Blase wird der Tumor in die vor ihm liegende Schlinge gedrängt und kann auf diese Weise abgeschnürt werden.

Für die reguläre Entwicklung der Schlinge empfiehlt BLUM folgendes:

Die Spirale wird so weit vorgeschoben, daß ihr schlingentragendes Ende die gesunde Schleimhaut tief vor sich einstülpt; dann wird die Schlinge um die Basis der Geschwulst zugezogen, d. h., der Mandrin wird kräftig aus der Spirale herausgezogen, wobei man mitunter die „knirschende Empfindung des gequetschten Gewebes" fühlt. Durch Vor- und Zurückziehen der Spirale um etwa $^3/_4$ bis 2 cm, sowie durch Bewegungen mit dem ALBARRANSCHEN Hebel überzeugt man sich, daß die Schlinge am Stiel festliegt und die Geschwulst alle Bewegungen der Spirale mitmacht. Ist dies der Fall, so wird die Spirale samt der Schlinge in der Blase belassen, das Uretercystoskop wird entfernt, nach nochmaligem festen Anziehen wird die Schlinge durch Umbiegen des Mandrins am Stiel der Geschwulst geschnürt und so lange liegen gelassen, bis sie von selbst abfällt. Dies ereignet sich in der Regel in 24—48 Stunden. In mehreren Fällen lag die Schlinge 5—6 Tage. Sobald die Schlinge abgegangen ist, entleert der Patient mit dem ersten Urinstrahl die ganze Geschwulst, von der allerdings, wie BLUM sich durch wiederholte histologische Untersuchungen überzeugen konnte, nichts mehr übrig geblieben ist als ein vollkommen maceriertes, des Epithels ganz beraubtes Bindegewebsgerüst. Bei der cystoskopischen Revision findet sich in solchen Fällen noch ungefähr nach 8—14 Tagen da, wo der Stiel der Geschwulst gesessen hatte, ein kreisförmiges, mit nekrotischem Belag bedecktes Geschwür. Nach dieser Zeit fällt der Schorf spontan ab, was bisweilen mit geringgradiger Blutung einhergeht. Für besonders schwierige Fälle bedient sich BLUM folgenden Kunstgriffes: Er verwendet ein doppelläufiges Ureterencystoskop, durch dessen einen Kanal man die schlingentragende Spirale, durch dessen anderen Kanal man eine Greifpinzette einführt. Mit dem so armierten Cystoskop legt man über den größten Umfang der Geschwulst die Schlinge weit aus, greift dann mittelst der Hakenzange im Zentrum des Schlingenkreises die Geschwulstbasis an und zieht die Geschwulst möglichst tief in die Schlinge hinein, um das Papillom mittelst der aufgerichteten Schlinge abzuschnüren.

Ähnlich ist Casper mit seinem neuen Operationscystoskop gelegentlich vorgegangen. Außerdem sind eine Anzahl anderer Instrumente für operative Zwecke ersonnen worden, Scheren, Pinzetten, Löffel, Stanzen (Scheele).

Man darf behaupten, daß sowohl das alte Nitze-Instrumentarium für die Mehrzahl der Fälle in der letzten Zeit nicht mehr in Betracht kommt. Das einfachste Mittel zur Entfernung der Blasengeschwulst und die Methode der Wahl ist seit der Erfindung des amerikanischen Arztes Edwin Beer die Thermokoagulationssonde geworden. Beer kam auf den Gedanken, das Cystoskop mit einem Hochfrequenzstrom in Verbindung zu setzen und dessen koagulierende Wirkung gegen die Blasengeschwulst auszunutzen. Die Hochfrequenzwirkung kann in doppelter Form erzielt werden, monopolar und bipolar. Wir bevorzugen die bipolare Anwendung.

Wenn man einen Diathermieapparat, dessen Konstruktion, Wirkung und Handhabung den meisten Ärzten aus der Behandlung schmerzhafter Gelenkaffektionen bekannt ist (s. Abb. 10), zur Beseitigung von Blasengeschwülsten

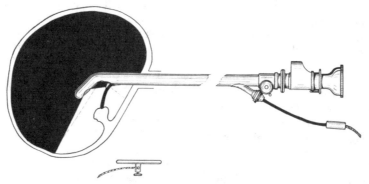

Abb. 10. Bipolare Anwendung der Thermokoagulation.

verwenden will, so ist der wichtigste Bestandteil zu diesem Zweck eine ureterkatheterförmige Elektrode, die, durch den Ureterenkanal eines einläufigen Cystoskops eingeschoben, mit Hilfe des Albarranschen Hebels unter Leitung des Auges nach Wunsch dirigiert werden kann. Die Elektrode hat wie ein gewöhnlicher Ureterkatheter eine Dicke von 6 Charrière und enthält einen bis auf seine Platinspitze durch Seidengespinst isolierten Metalldraht. Der zweite notwendige Bestandteil zur Erzeugung der Hochfrequenzwirkung ist eine breite Elektrode, die unter das Gesäß des Patienten gelegt wird. Während wir bei dem Verfahren der reinen Diathermie, z. B. bei der Behandlung von Gelenkleiden, mit zwei breiten Elektroden arbeiten und in dem zwischen den Elektroden eingespannten Körperteil eine starke Erwärmung in der Tiefe hervorbringen durch den Austausch der elektrischen Ströme, welche sich zwischen den beiden Elektroden entwickeln, wird in der kleinen, knopfförmigen Elektrode des Ureterkatheters die ganze Hitze, welche sich sonst auf die breite, flächenhafte Elektrode verteilt, zusammengedrängt. Die Hitze ist so groß, daß bei Berührung der Gewebe mit der Sonde sofort eine Koagulation des Eiweißes der Zellen trotz der Wasserkühlung eintritt, weshalb man das Verfahren recht zweckmäßig seinem inneren Wesen nach mit dem Namen Thermokoagulation bezeichnet hat. Das zur Ausübung der Koagulation notwendige Instrumentarium besteht also aus einem einläufigen Uretercystoskop, einer katheterförmigen Elektrode und einem Diathermieapparat. Nachdem beide Elektroden mit dem Diathermieapparat verbunden, die breite unter das Gesäß des Patienten gelegt, die katheterförmige in die Blase mit Hilfe des Uretercystoskops eingeführt ist, tritt die thermokoagulierende Wirkung der kleinen Elektrode ein, sobald nach Einschaltung des Stromes eine Partie der Blasenwand berührt wird. Man kann diese Wirkung sehr gut an rohem, unter Wasser befindlichen Fleisch erkennen, das, mit der Ureterkatheterelektrode betupft, an jeder Kontaktstelle einen gelbweißen Koagulationsherd aufweist und kann die Tiefenwirkung des Apparates auf diese Weise ungefähr, aber für praktische Zwecke völlig ausreichend, bemessen, was namentlich bei der Stielbehandlung, bei welcher die koagulierende Elektrode gegen die Blasenwand gedrückt wird, von Wichtigkeit ist. Auf die nähere Schilderung des Diathermieapparates verzichte ich, da sie jedem leicht in einem einschlägigen Lehrbuch zugänglich ist. SCHEELE [1] hat kürzlich eine ausführliche Darstellung für das urologische Gebiet gegeben.

Mit diesem Instrumentarium ist es selbst dem weniger geübten Cystoskopiker leicht, die Blasenpapillome zu behandeln. Sobald er die Geschwulst mit der Blasenelektrode berührt und seinen Gehilfen anweist, den Strom einzuschalten oder den Strom mit Hilfe eines Fußkontakts selbständig einschaltet, sieht er sofort, wie ohne jede Blutung die rosigen, gefäßhaltigen Zotten des Papilloms erblassen, schneeweiß werden, in ihrer Gestalt zusammenschrumpfen und gelegentlich als weiße nekrotische Fetzen an der Thermokoagulationssonde haften bleiben. Hat das Papillom einen deutlichen Stiel, so ist die Arbeit besonders leicht, indem man die Elektrode an den Stiel heranbringt und ihn so koaguliert, daß das Papillom wie ein Baum umfällt, dessen Stamm man durchsägt hat. In anderen Fällen ist zwar bei dem Papillom ein Stiel vorhanden, aber durch überwuchernde Zottenmassen verdeckt. Bisweilen hilft hier ein kleiner Kunstgriff derart, daß man die Zotten mit der Elektrode etwas anhebt und nun den Stiel sowohl sehen wie auch berühren und thermokoagulieren kann. Aber dieser Kunstgriff ist nur möglich, wenn die Zotten nach einer Seite überhängen. Hängen sie nach allen Seiten über, handelt es sich um einen ziemlich großen Tumor, so gelangt man in den ersten Sitzungen gewöhnlich nicht zum Stiel. Man muß sich damit begnügen, eine Bresche in die Zotten durch Thermokoagulation zu setzen, und nach Abstoßung der Zotten, bzw. wiederholte Breschelegung die Behandlung des Stieles einzuleiten. Bei einem großen Tumor und ausgedehnter Verästelung vergehen deshalb oft mehrere Sitzungen, ehe zur Behandlung des Stieles geschritten werden kann. Solange man die Zotten selbst behandelt, geht die ganze Manipulation für den Patienten annähernd ohne jeden Schmerz und auch ohne jeden späteren, nach der Sitzung auftretenden Reiz vor sich, vorausgesetzt, daß man nicht bei sehr großen Papillomen allzu umfangreiche Stücke auf einmal zerstört, deren koaguliertes Eiweiß der Maceration verfällt, sich zersetzt und eine Cystitis mit starker Reizwirkung erzeugt. Besonders möchte ich hervorheben, daß selbst ohne Anwendung von irgendeinem Anästheticum die Koagulation der Papillome, solange man sich nicht der Blasenwand nähert, für gewöhnlich völlig schmerzlos ist. Die Patienten haben bei der Zerstörung der Geschwulst kaum eine Empfindung. Eine Schmerzempfindung tritt erst dann hervor, wenn wir in der Tiefe an den Stiel des Papilloms herangehen, da, wo er aus der Blasenwand sich erhebt. Aber auch hier ist der Schmerz nicht bedeutend, für wenig empfindliche Personen ohne jedes Anästheticum, für empfindliche unter Anästhesierung der Blasenschleimhaut mit Alypin leicht zu überwinden. Nach jeder Sitzung läßt man einige Zeit vergehen, bis die thermokoagulierten Zotten sich abgestoßen haben und mit dem Urin abgetrieben werden. Sobald dies geschehen ist, was man leicht mit Hilfe des Cystoskops kontrollieren kann, und wobei sich gleichzeitig herausstellt,

---

[1] SCHEELE: Die endovesicale Elektrokoagulation. Ergebn. der med. Strahlenforsch. Bd. 2.

ob noch etwas von dem Tumor übrig geblieben ist, beginnt man mit einer neuen Sitzung und bringt wiederum ein Stück von dem Zottengewächs zur Thermokoagulation. Die Zahl der Sitzungen hängt, wie gesagt, nicht allein von der Größe der Geschwulst, sondern auch von ihrer Stielbildung und der Möglichkeit ab, den Stiel mit der Blasenelektrode zu erreichen. Mit Hilfe der Thermokoagulation kann man auch Geschwülste angehen, die für die Nitze-sche Schlinge durch ihren Sitz im Sphincter oder im Blasenscheitel unzugänglich sind; bisweilen allerdings auch mit der neuen Methode nur mit Schwierigkeiten. Gelingt es bei stark blutenden Geschwülsten die blutende Stelle mit dem Operationscystoskop einzustellen, mit der Blasenelektrode zu berühren, so hört gewöhnlich der Blutverlust sofort auf. Diese Art der Blutstillung bringt nicht nur eine Kräftigung des Patienten, sondern auch ein weiteres ungestörtes Arbeiten mit dem Operationscystoskop für die nächsten Sitzungen mit sich. Während man bei der Abtragung mit Schlinge und Kauter nicht selten störende Blutungen bekommt und nur kurze Zeit arbeiten kann, ist man mit Hilfe der Thermokoagulation imstande, völlig blutleer zu arbeiten und so übersichtlich und klar zu operieren, als wenn man an der Körperoberfläche einen Tumor in Angriff nehmen würde.

Technisch wäre noch zu bemerken, daß unter der Hitze der Elektrode abgespaltene Tumorstückchen an dem Knopf haften bleiben und ihn schließlich so einhüllen, daß die Wirkung der Koagulation nicht mehr richtig zustande kommt. Man hat dann nur nötig, die Thermokoagulationssonde in den Ureterenkatheterkanal zurückzuziehen und dort hin und her zu bewegen, wobei sich die Geschwulststückchen abstreifen, der Knopf wieder frei und die Sonde wirksam wird.

Andere Autoren (Heitz-Boyer) ziehen die einpolige Behandlung der Blasengeschwülste mit Fulguration vor. Sie führen zu diesem Zwecke eine starke dicke Ureterkatheterelektrode von 11—12 Charrière mittelst eines 23 Charrière starken, einläufigen Ureterencystoskops in die Blase ein. Die Gesäßelektrode fällt weg. Von der Blasenelektrode springen, wenn sie mit dem geeigneten Hochfrequenzstromapparat in Verbindung gebracht wird, Funken auf den Tumor über. In Sitzungen, welche je nach Größe der Geschwulst bis zu einer Stunde dauern können, wird die Geschwulst durch Funkenbehandlung zerstört. Während der Fulguration entsteht ein eigentümliches Geräusch, welches deutlich wahrnehmbar ist, wenn der Untersucher sein Ohr an das Cystoskop legt. Heitz-Boyer löscht bei langen Sitzungen die Cystoskoplampe aus und läßt den Strom so lange ruhig weiterlaufen, als das Geräusch hörbar und damit der Beweis geliefert ist, daß der Funkenstrom den Tumor trifft. Ist das Geräusch nicht wahrnehmbar, so ist die Sonde nicht mehr mit dem Tumor in Kontakt und muß von neuem cystoskopisch eingestellt werden. Auf diese Weise wird das Auge des Operateurs bei langen Sitzungen geschont.

Es steht außer Zweifel, daß die Thermokoagulation für kleinste, kleine und mittlere Geschwülste ein ausgezeichnetes Behandlungsverfahren ist. Mit Geduld von seiten des Patienten und des Arztes können wir auch größere und große Geschwülste mit der Thermokoagulation beseitigen. Ich habe Geschwülste entfernen können von der Größe eines kleinen Apfels. Da man jedoch stets warten muß bis nach jeder einzelnen Sitzung die entzündliche Reaktion, welche sich nach der Thermokoagulation einstellt, zurückgebildet hat, bis die Zotten, welche nekrotisch geworden sind, sich abgestoßen haben, bis der entzündliche Hof, die starke Hyperämie, die Suffusion und das bullöse Ödem, d. h. sämtliche Zeichen der Verbrennungsreaktion verschwunden sind, was gewöhnlich eine Pause von 8—10 Tagen, bisweilen aber auch bei empfindlichen Patienten von 3—4 Wochen beansprucht, so muß die Behandlung sich über sehr lange Zeit

bei großen Geschwülsten hinziehen und kann die Geduld des Arztes und des
Patienten erschöpfen. Trotzdem soll man sich nicht zu einer voreiligen erneuten
Sitzung entschließen, ehe jeder Rest von Reaktion nach der ersten Sitzung
abgeklungen ist. Abgesehen von der Gefahr, eine nachhaltige Cystitis durch
die bedeutende Nekrose, welche unabgestoßen in der Blase verbleibt, hervorzurufen, besteht, wenn man im Zeichen der noch bestehenden Brandreaktion
eine neue Sitzung anfängt, stets eine große Schwierigkeit, namentlich zu entscheiden, was Tumor und was Reaktion ist, da das ödematöse Gewebe und die
Geschwulst dicht aneinanderstoßen. Diese Schwierigkeit kann sogar später
noch bestehen bleiben, wenn die reaktive Entzündung abgeklungen ist, da als
Folge der Behandlung hyperplastische Wucherungen, eigentümliche Narben,
welche aussehen, als wenn das Gewebe von Motten zerfressen wäre und Auflagerungen in der Schleimhaut entstehen, die sehr gut mit Tumoren verwechselt

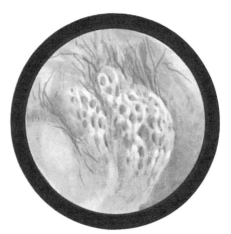
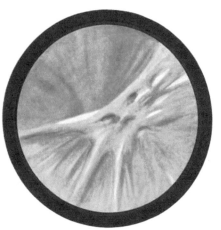

Abb. 11. Narbenbildung nach intravesicaler
Behandlung eines Blasentumors.

Abb. 12. Narbenbildung nach intravesicaler
Behandlung eines Blasentumors aus der Nähe
gesehen.

werden können (s. Abb. 11 und 12). Ich selbst habe im Anfang bei mangelnder
Erfahrung wiederholt geglaubt, ein rasch wachsendes, ausgedehntes Rezidiv
vor mir zu haben und das Gewebe mit dem Thermokauter bearbeitet, welches
nichts anderes war, als eine eigentümliche Form der Narbenbildung. Selbstverständlich wurde durch diese Mißdeutung die Narbenbildung nicht verringert,
sondern vergrößert. Bei zunehmender Erfahrung kam ich zu dem Entschluß,
in jedem zweifelhaften Falle, wo die Entscheidung unklar war, ob ein Tumor,
ob Reaktion, ob hyperplastische Narbenbildung vorlag, so lange abzuwarten,
bis die Lage sich geklärt hatte. Narbe und Reaktion bilden sich zurück, je
länger man wartet. Der Tumor wächst und verdeutlicht sich. Die Entscheidung
kann in vielen Fällen auch von dem Erfahrenen nur durch Abwarten gefällt
und dementsprechend die Behandlung entschieden werden. Man kann die Pause
zwischen den einzelnen Sitzungen dadurch etwas abkürzen, daß man sorgfältig und reichlich die Blase ausspülen läßt.

    Im Blasenscheitel und Blaseneingang gelegene Geschwülste lassen sich nur
schwer mit der Thermokoagulationssonde erreichen. Der Blasenscheitel ist
bisweilen durch sehr starke Senkung des Cystoskops für die Thermokoagulationssonde zugänglich. In einem besonders schwierigen und ungünstigen Falle habe
ich den Patienten in Knieellenbogenlage koaguliert und in dieser den Tumor

erreichen können. Im Blaseneingang gelegene Geschwülste drängen sich derart gegen Optik und Lampe, daß man mit dem gewöhnlichen Cystoskop sie nicht behandeln kann. Lohnstein hat deshalb in das retrograde Cystoskop eine Hebelvorrichtung eingefügt, welche es gestattet, die Sonde rückwärts gegen den Tumor zu lenken. Diese Vorrichtung ist überflüssig geworden, seit es durch die Konstruktion der sog. Cysto-Urethroskope gelungen ist, Tumoren, welche der urethralen oder vesicalen Sphincterfläche oder dem Sphincterrand selbst aufsitzen, zu erreichen und zu behandeln. Mir hat sich für diesen Zweck das von Mac Carthy[1] konstruierte Cysto-Urethroskop, welches jetzt auch als deutsches Erzeugnis geliefert wird, sehr bewährt.

Die Tiefenwirkung der Thermokoagulationssonde auf die Blasenwand ist bedeutend und greift nach den Untersuchungen Herzbergs in Form einer Kalotte in das Gewebe hinein, jedoch besteht kein Anlaß, bei noch so intensiver Anwendung des Thermokauters eine Durchbohrung der Blasenwand befürchten zu müssen.

Ein solches Ereignis ist bisher, obwohl der Apparat auch von ungeübten Händen angewandt wurde, nicht beobachtet worden. Selbst wenn die Thermo-koagulationssonde bis tief in die Muscularis eindringt und eine Nekrose ver-ursacht, welche bis in die Serosa reicht, so dürften sich unter der Wirkung der Sonde Verklebungen einstellen, welche die Gefahr einer Perforation beseitigen. Ebenso ist die Gefahr einer erheblichen Nachblutung gering. In der Literatur liegen nur ganz vereinzelte Beobachtungen vor, in denen eine nach der Thermo-koagulation entstandene Blutung operativ durch Sectio alta gestillt werden mußte.

Auch mit der starken, 12 Charrière dicken Sonde meines Operationscysto-skops habe ich weder eine stärkere Blutung, noch die Andeutung einer Perforation gesehen. Dagegen habe ich durch ein solches Ereignis leider beim Einschneiden des hypertrophischen Sphincters mittelst des Sternschen Resectoskops, welches ösenartig gestaltet makkaroniartige Gewebsstücke ausstanzt, einen Patienten trotz rascher operativer Drainage verloren.

Mittelst der Tiefenwirkung ist der Operateur auch imstande, den Geschwulst-stiel auszurotten. Die Sonde verschorft bis in die Muscularis hinein den Stiel des Tumors und wenn man die frische Brandwunde und ihre Umgebung un-mittelbar nach der Thermokoagulation noch der ätzenden Wirkung der Trichlor-essigsäure aussetzt (Chemokoagulation), ist eine hinreichende Sicherheit gegen ein Rezidiv an Ort und Stelle gegeben. Die gerade an der Implantationsstelle nicht selten auffindbaren Epithelwucherungen werden, wie die praktische Er-fahrung und das Ausbleiben des Rezidivs beweist, sicher vernichtet.

Es herrscht deshalb hinsichtlich der Behandlung der Blasenpapillome unter den Autoren darüber fast vollkommene Einmütigkeit, daß als Methode der Wahl die Behandlung mit Thermokoagulation zu betrachten ist. Sie hat, um nochmal kurz die Vorteile gegenüber der Excision durch Sectio alta zusammen-zufassen, folgende Vorzüge:

Während bei der Sectio alta nach Eröffnung der Blase auch bei bestem Aus-einanderfalten der Wände und guter künstlicher Beleuchtung sehr leicht erbsen-große und kleinere Geschwulstimplantate übersehen werden können, entgeht bei Besichtigung der durch Wasser prall gespannten und durch das stark vergrößernde Cystoskop betrachteten, tageshell erleuchteten Blase, nicht die winzigste Geschwulst dem Auge und somit der Behandlung. Mit dem ver-größernden Cystoskop erscheinen stecknadelkopfgroße Ansiedlungen so groß wie eine Erbse und größer. Wir sehen also die Geschwülste übertrieben und behandeln sie demnach auch übertrieben und mit besonderer Sorgfalt, die bei

---

[1] Constructeur Wappler-New York.

der ausgesprochenen Neigung dieser Erkrankung zu kleinster Aussaat von großem Vorteil ist. Auch ist bei der intravesicalen Behandlung keine Gelegenheit vorhanden, dem Patienten einen Schaden zuzufügen, da wir nicht, wie bei der Sectio alta frische Blut- und Lymphspalten eröffnen und der Geschwulst Gelegenheit zum Eindringen in die Schleimhaut und zur Bildung frischer Knoten geben.

Bisweilen ist es unmöglich, die intravesicale Behandlung anzuwenden, weil die Blutung zu stark ist und eine Besichtigung verhindert. Die Blase läßt sich nicht klar spülen und mit klarer Flüssigkeit füllen. Wir müssen alsdann darauf bedacht sein, die Blutung zu verringern. Wenn einmal die Cystoskopie in einem günstigen Augenblick gelingt, so ist es leicht, die Quelle der Blutung an dem Sitz der dort haftenden Koagula zu erkennen und durch Verschorfung dieser Stelle die Blutung zu stillen. Gewöhnlich steht die Blutung alsdann dauernd und es tritt keine Störung für das weitere intravesicale Vorgehen ein. Bisweilen blutet der Tumor vor der Untersuchung nicht, fängt aber an zu bluten, wenn das Cystoskop eingeführt und die Blase gefüllt wird, entweder weil er, am Blaseneingang gelegen, sofort von dem Instrument angestoßen und zur Blutung angeregt wird oder weil er in der linken oder rechten Blasenhälfte bei irgendeiner Bewegung von dem Cystoskopschnabel verletzt wird. Sobald man durch cystoskopische Besichtigung erst einmal über den Sitz der Geschwulst Kenntnis hat, läßt sich durch geschickte Führung des Instrumentes und Richtung des Cystoskopschnabels nach der dem Tumor entgegengesetzten Seite eine Blutung vielleicht vermeiden. Bei mäßiger Blutung pflegt man durch lange fortgesetztes Spülen der Blase oder durch den Gebrauch des MAC CARTHY Urethro-Cystoskopes unter dauernder Irrigation zum Ziele zu gelangen. In seltenen Fällen kann aber eine Besichtigung, der Blutung wegen, nicht stattfinden. Es ist unmöglich zu verhindern, daß die Blasenflüssigkeit nicht rasch wieder getrübt wird durch neu hervorquellende Blutungen und die Besichtigung vereitelt wird. Man darf in diesen Fällen nicht verzagen, sondern soll daran denken, daß derartige Zustände wechseln, blutfreie Intervalle auf solche folgen, in denen die Blutung besonders heftig ist. Es läßt sich nicht viel, jedoch einiges tun, um die Blutung zu mildern und die Blutungszeit abzukürzen. In erster Linie soll man für regelmäßigen Stuhlgang durch milde Abführmittel, besonders durch salinische Wässer sorgen, da die Patienten, wenn sie wegen harter Kotmassen die Bauchpresse stark gebrauchen und die Unterleibsorgane mit venösem Blut überfüllen, die Erneuerung der Blutung auf diesem Wege veranlassen. Die Patienten müssen Bettruhe innehalten, leichte vegetabilische Kost zu sich nehmen, durch reichliches Trinken den Urin verdünnen. Von Stypticis habe ich bei subcutaner Verabreichung der MERCKschen Gelatine Erfolge gesehen. Auch Stypticintabletten sind in manchen Fällen wirksam. Vor Ausbruch des Krieges habe ich auffallend gute Wirkung von einem Präparat gesehen, das Mammin (POHL) genannt wird, das jetzt wieder zur Verfügung steht. Vom Clauden habe ich keine Wirkung gesehen. Ich habe ferner bei starken Blutungen in die Blase 30 ccm physiologische Kochsalzlösung eingespritzt mit einem Zusatz von 15 Tropfen konzentrierter Trichloressigsäure. Der Erfolg dieser Instillation ist unsicher und die Instillation selbst bisweilen schmerzhaft, immerhin ist das Verfahren in verzweifelten Fällen zu versuchen. Obwohl kein einziges hervorragendes Mittel zur Behandlung der Blutung zur Verfügung steht, so hat die Erfahrung doch gelehrt, daß im allgemeinen die Blasenblutungen bei Bettruhe und zweckmäßiger Behandlung mit den genannten Mitteln für gewöhnlich so weit nachlassen, daß schließlich eine cystoskopische Besichtigung möglich wird. Eine Ausnahme bilden ausgedehnte, in das Harnröhrenlumen hineinragende Sphinctertumoren, welche, durch die

Einführung des Cystoskops gequetscht, immer wieder bluten und denen man nur mit Hilfe der Instrumente nach dem Typus Mac Carthy oder mittelst des Goldschmidtschen Urethroskops beikommen kann. Im ganzen aber sind bei zunehmender Übung die Fälle selten, in denen die intravesicale Behandlung, sei es wegen Blutung, sei es wegen mangelhafter Kapazität, nicht vorgenommen werden kann. Noch seltener ist es, daß man wegen akuter Blutungsgefahr gezwungen ist, die Sectio alta auszuführen und das Papillom von der Blasenwunde aus zu verschorfen.

Die intravesicale Behandlung mit Thermokoagulation ist selbst für den weniger geübten Cystoskopiker leicht durchzuführen. Der Tumor wird möglichst groß, d. h. aus nächster Nähe, eingestellt, die Sonde vorgeschoben und mittelst des Albarranschen Hebels wie zum Ureterenkatheterismus steil aufgerichtet. Es genügt gewöhnlich die Sonde 2—3 cm über den Albarranschen Hebel hinausragen zu lassen. Nur bei schwer erreichbaren Geschwülsten, welche an der Hinterwand der Blase oder am Blasenscheitel gelegen sind, muß die Thermokoagulationssonde stark verlängert werden. Mehr als 4—5 cm Sondenlänge sind aber auch hier nicht erforderlich. Die einmal richtig eingestellte und steil gerichtete Sonde braucht während der operativen Handlung nicht verschoben zu werden. Man erreicht die verschiedenen Stellen der Geschwulst besser durch Bewegungen des Cystoskops als durch Bewegungen der Sonde. Indem man mit dem ganzen Cystoskop hin und hergeht, ist man in der Lage, bei einmal richtig eingestellter Sondenlänge die Geschwulst an jedem wünschenswerten Punkte zu berühren.

Bevor man die Thermokoagulationssonde einführt, ist es zweckmäßig, sich eine Vorstellung darüber zu machen, wo der Stiel der Geschwulst sitzt. In vielen Fällen ist er leicht erreichbar, wie wir schon bei der Besprechung des histologischen Aufbaues gesehen haben, in manchen Fällen ist er schwierig, weil die überhängenden Zotten ihn völlig überdecken.

Trotzdem wird der geübte Cystoskopiker fast in allen Fällen nach der Art des Schlagschattens oder nach Bewegungen, welche die Geschwulst ausführt, über den Stiel eine Vorstellung gewinnen können. Sobald er dieselbe besitzt, ist die Art seines Vorgehens gegeben. Er muß möglichst rasch mit der Sonde an den Stiel herankommen. Bisweilen gelingt dies, indem man die Sonde unter die niedrig hängenden Zotten schiebt, dieselben etwas anhebt und das Instrument gegen den Stiel drückt, den man allerdings selbst nicht sehen kann. Bisweilen ist es notwendig, überhängende Zotten mit der Thermokoagulationssonde zu verschorfen und eine Bresche zum Stiel hin zu legen. Die Erkennung und die Behandlung des Stieles ist namentlich für große Geschwülste von Wichtigkeit, da dadurch die Zahl der Sitzungen erheblich abgekürzt werden kann. Wenn man Glück hat, gelingt es unter Umständen, selbst ziemlich beträchtliche Geschwülste auf diese Weise in wenigen Sitzungen zu beseitigen. Man trifft alsdann das im Stiel laufende Haupternährungsgefäß der Geschwulst und hemmt den Saftstrom, wodurch die Geschwulst zum Absterben verurteilt ist.

F. L., 62 Jahre, Privatiere, seit einem Monat ab und zu blutiger Urin und Brennen in der Blase. 9. 10. 1921. Urin klar, ohne Befund. In der Gegend des linken Ureters ein walnußgroßer, papillomatöser Tumor. An der rechten Blasenwand eine reiskorngroße Implantation. Thermokoagulation beider Tumoren mit anschließender Chemokoagulation. Blasenspülungen bis 13. 10. 1921. An diesem Tage Cystoskopie. Der kleine Tumor hat sich abgestoßen, ein Teil der Muttergeschwulst ist nekrotisch. Unter täglichen Blasenspülungen stößt sich die Nekrose allmählich ab, doch bleibt ein kleiner Tumorrest. Deshalb wird am 9. 12. 1921, 2 Monate nach der ersten Sitzung, der Rest durch Thermokoagulation verschorft. Diesmal muß die Blase mit 60 ccm $^{1}/_{2}$%iger Alypinlösung gefüllt werden, da die kleine Geschwulst ohne Berührung der normalen Schleimhaut nicht mehr zu entfernen ist.

3. 1. 1922. Der Tumor hat sich vollkommen abgestoßen, das Brandgeschwür ist vernarbt, die Blasenwand in der Umgebung ist noch entzündet und mit kleinen Fibringerinnseln behaftet.

17. 1. 1922. An Stelle der abgebrannten Geschwulst eine strahlenförmige Narbe.

Die Chemokoagulation, auf welche wir noch zu sprechen kommen, ist ebenfalls geeignet, die Zahl der Sitzungen zu vermindern.

Bei kleinen Tumoren bis zu Kirschgröße ist es ziemlich gleichgültig, ob man am Stiel oder an der Oberfläche die Behandlung anfängt. Es gelingt gewöhnlich, die Geschwulst in einer Sitzung im wesentlichen zu zerstören. Nach Abtragung der Geschwulst muß der Implantationsstelle besondere Aufmerksamkeit geschenkt werden. Nachdem sie ausreichend mit der Sonde verschorft ist, beriesele ich gern die frische Brandstelle mit konzentrierter Säure, welche dadurch Gelegenheit findet, tief in die Wand einzudringen und dort etwa noch befindliche Geschwulstkeime zu vernichten.

Bisweilen ist es bei der Ausführung der Thermokoagulation hinderlich, daß der Knopf der Thermokoagulationssonde mit verbrannten Geschwulststückchen verklebt, welche den Metallpol überdecken. Dadurch wird das Instrument unwirksam. Der Operateur ist genötigt, es von den anhaftenden Fetzen zu befreien. Die Sonde ganz herauszuziehen, ihre Spitze zu reinigen und die Sonde wieder einzuführen, würde einen zu großen Zeitverlust bedeuten. Man kann die Sonde gewöhnlich von den angebackenen verbrannten Geschwulstteilchen befreien und ihre Wirksamkeit wieder herstellen, indem man sie in den Ureterenkanal des Cystoskops zurück und dort hin und her zieht und dann wieder an die alte Stelle bringt, wo ihr gereinigter Metallpol gesichtet wird. Die Verklebung mit Geschwulstteilchen geschieht nicht selten, namentlich dann, wenn der Strom des Thermokoagulationsapparates zu stark gestellt ist. Alsdann kann sich auch noch ein anderes Hindernis einstellen, nämlich die elektrolytische Zersetzung des Wassers. Dadurch bilden sich reichlich Blasen, die Flüssigkeit trübt sich, die Geschwulst überzieht sich mit Luftperlen, das Arbeiten wird unsicher und gestört. Zu starkes Einstellen des Koagulationsstromes kann sich auch in der Weise äußern, daß, bevor die Sonde die Geschwulst berührt, bereits Funken vom Metallpol der Sonde zur Geschwulst überspringen. Auch diese Funken verschorfen natürlich die Geschwulst. Sie sind aber, nach meiner Ansicht, bei bipolarer Behandlung weniger wirksam als die einfache Berührung oder das gleichmäßige Bestreichen der Geschwulst mit der Thermokoagulationssonde bei weniger stark gespanntem Strom.

Vor einigen Jahren habe ich die Methode der Chemokoagulation zur Behandlung der Blasenpapillome eingeführt von den Gedanken ausgehend, daß die Papillome der Blase gleich den Warzen der Hand durch Säure zerstörbar sind. Ein ähnlicher Gedanke ist bereits früher von FRANK gefaßt und der Versuch gemacht worden, ihn auszuführen. FRANK hat später diese Idee wieder verlassen und sie zugunsten der Thermokoagulation wieder aufgegeben. Ich wählte als die wirksamste Säure die Trichloressigsäure und beriesele unter Leitung des Cystoskops durch den Ureterkatheter die Geschwulst mit der Säure. Die Säure wird folgenderweise hergestellt:

Die Krystalle der Säure werden in ein Reagensglas geschüttet und füllen das untere Ende des Reagensglases 3—4 cm hoch an. *Es wird kein Wasser hinzugesetzt.* Die Krystalle werden über der Spiritusflamme erwärmt und lösen sich in ihrem eigenen Krystallwasser auf. Es kommt eine durchsichtige, wasserklare Flüssigkeit zustande. Diese Lösung ist schwer haltbar. Sobald die Krystalle sich abkühlen, krystallisiert die Trichloressigsäure wieder zurück. Es ist deshalb notwendig, in die Lösung, um sie haltbar zu machen, auf je 4—5 ccm der konzentrierten Lösung 4—5 Tropfen reinen Glycerins hinzuzusetzen. Ferner ist es zweckmäßig, die Lösung warm zu halten und die Glasspritze anzuwärmen, in welche die Lösung eingefüllt wird. Als Ureterkatheter verwende ich etwa 30 cm lange Stücke alter gebrauchter Katheter. Die Katheter leiden unter der Säure. Deshalb verwendet man am besten abgediente Katheterteile. Die Spitze der Katheter wird vorn abgeschnitten, damit die Säure nicht seitlich, sondern geradeaus ihren Weg nimmt und der Säurestrom, welcher unter dem Spritzendruck sich aus dem Ureterkatheter entleert, genau gelenkt werden kann. Ich verwende nicht Ureterkatheter von normaler Länge, ca. 50 cm, sondern kürzere Stücke, ca. 30 cm, damit die Säure keinen unnötig langen Weg macht und keine Gelegenheit findet, im Katheter zu krystallisieren und den Katheter zu verstopfen. Noch kürzere Stücke zu verwenden ist deshalb unzweckmäßig, weil der Gehilfe, welcher die Säure ausspritzt, die Gewißheit haben muß, die Arbeit des Operateurs nicht durch den allzu kurzen Ureterkatheter zu stören oder ihn durch versehentlich abtropfende Säure zu verletzen. Der Tumor wird wie zur Thermokoagulation nahe und groß eingestellt, der Katheter wird ebenfalls wie die Thermokoagulationssonde 2—3 cm vorgeschoben und steil gestellt. Er wird ganz dicht an die Oberfläche des Tumors von oben her herangedrückt, so daß die abtröpfelnde Säure der Schwere nach auf die Geschwulst fällt. Nachdem die richtige Einstellung erzielt ist, wird der Gehilfe angewiesen, die Spritze ganz langsam auszudrücken. Es entleert sich zuerst aus dem Ureterkatheter das in demselben befindliche Wasser. Dasselbe bringt natürlich keine Wirkung hervor, dann entleeren sich Luftblasen, welche kohlensäureartig aufsteigen. Den Luftblasen folgt unmittelbar die Säure. Es ist deshalb, sobald die Luftblasen erscheinen, der Gehilfe nochmals zu ermahnen, recht langsam zu spritzen. Sobald die Säure erscheint, wird der Tumor schneeweiß, genau wie unter der Wirkung der Thermokoagulationssonde. Man übergießt ihn wie mit einer Gartenspritze und verätzt von ihm soviel als möglich. Mehr als $1^1/_2$ ccm konzentrierter Trichloressigsäure habe ich allerdings nie verwandt. Sobald die Geschwulst verätzt und weiß geworden ist, wird der Ureterkatheter herausgezogen und die Blasenflüssigkeit ausgespült, damit ihr Säuregehalt nicht die Blasenschleimhaut unnötig lange reizt. Um jede Spur zurückbleibender Säure zu vertreiben, pflege ich langsam, in Portionen, ca. 1 Liter physiologischer Kochsalzlösung durchzuspülen.

Ich benutze die Chemokoagulation in erster Linie zur Behandlung von bösartigen Geschwülsten und komme dort auf die Methode zurück. Gegen die Papillome der Blase wende ich sie an, wenn es sich um sehr ausgedehnte Geschwülste handelt, und zwar meistens in Kombination mit der Thermokoagulation. Wenn wir z. B. ein nußgroßes Papillom behandeln müssen, so brenne ich an verschiedenen Stellen der Tumoroberfläche mit der Thermokoagulationssonde Löcher in das Gewebe und überriesele die Geschwulst alsdann mit Trichloressigsäure. Die Wirkung der Säure ist bei diesem Vorgehen um so mächtiger, als das Mittel durch die vorhergehende Anwendung der Thermokoagulation Gelegenheit findet, tief in den Tumor einzudringen. Im übrigen ist die Wirkung der Säure den zarten Papillommassen gegenüber *bei der ersten Anwendung gewöhnlich am stärksten.* Wenn die Geschwulst schon einmal mit Säure überrieselt ist, so verhärtet und epidermisiert sie sich ziemlich leicht, gerade so, als wenn man ihre Oberfläche mit dem Lapisstift bearbeitet hätte. Gegen diese verhärtete Geschwulst ist die Säure fast machtlos. Man kann der Säure aber sofort den Zugang in das Gewebe wieder öffnen, indem man mit der Thermokoagulationssonde die harte Oberfläche an einzelnen Stellen sprengt und für die nachfolgende Säure Breschen in das Gewebe legt. Auf diese Weise gelingt es, die Papillome ausnahmslos, wenn es sich um wirkliche echte Papillome handelt, der Wirkung der Säure zugänglich zu machen und die Beseitigung der Geschwulst zu beschleunigen. Es steht für mich außer Frage, daß unter Mitwirkung der Chemokoagulation große Tumoren viel schneller und in weniger Sitzungen ausgerottet werden können als bei Behandlung mit reiner Thermokoagulation. Zur Beseitigung kleiner und kleinster Tumoren halte ich die Chemokoagulation nicht für notwendig und auch nicht einmal zweckmäßig, da die Säure leicht von der Geschwulst herabgleitet und auf die umgebende Schleimhaut kommt, wo sie entzündlichen Reiz und Nekrosen erzeugt. Bei großen Geschwülsten ist diese Komplikation nicht zu befürchten, weil bei der Ausdehnung der Tumoren die Säure überall immer auf Tumorgewebe stößt und dieses zur Nekrose bringt.

Ferner behandle ich den Stiel des Tumors, nachdem er durch Thermokoagulation abgetragen ist, in der gleichen Sitzung noch mit Chemokoagulation, wie ich es bereits beschrieben habe.

HAMMESFAHR hat die Methode abgeändert (Färbung der Säure mit chinesischer Tusche, Gebrauch zweier Ureterkatheter, um sofort mit Wasser überrieseln zu können). Am besten wird man sich dagegen schützen, daß man nur große Geschwülste mit Chemokoagulation angreift.

Man könnte gegen die Methode einwenden, daß sie zu gefährlich für die gesunde Schleimhaut wäre, wenn zufällig der Säurestrom gegen die Schleimhautflächen stößt, die nicht von Tumor befallen sind und welche nicht der Säurewirkung verfallen sollen. Dieser Einwand trifft nicht zu. Die gesunde Schleimhaut hält viel mehr aus als die ziemlich hinfälligen Zotten der papillomatösen Geschwulst. Der Einfluß der Säure auf die normale Schleimhaut der Blase ist gering, besteht in einer vorübergehenden leichten weißen Verfärbung, welche später von einer Rötung, Blasenbildung und im stärksten Falle von einer oberflächlichen Abschilferung abgelöst wird. Die ganze Schädigung ist nach kurzer Zeit überwunden. Gesunde Schleimhaut regeneriert sich rasch, es kommt nicht zu tiefgreifenden Nekrosen oder gar zu einer Perforation. Im übrigen läßt sich bei geschickter Technik und namentlich, wenn es sich um große Geschwülste handelt, gegen welche die Chemokoagulation in erster Linie in Betracht kommt, eine derartige Schädigung der Blasenschleimhaut sehr wohl vermeiden.

Unangenehmer ist vielleicht der Umstand, daß die Chemokoagulation als solche in der Folgezeit nach der Behandlung für den Patienten schmerzhaft ist. Auch dagegen kann man sich in der Weise helfen, daß man die Schleimhaut durch Alypin unempfindlich macht und nach Abschluß der Behandlung, sowohl durch Narkotica in Form von Zäpfchen oder Einspritzungen von Alypin in die Blasenhöhle für Schmerzlinderung sorgt. Selbstverständlich muß sich der Patient der nach intravesicaler Behandlung üblichen Blasenpflege in der Folgezeit unterziehen.

Zusammenfassend ergeben sich für die Behandlung der Blasenpapillome folgende Gesichtspunkte:

1. Die Methode der Wahl bei der Behandlung der Blasenpapillome ist die intravesicale Beseitigung durch Thermokoagulation unter Leitung des Cystoskops.

2. Mittlere und größere Geschwülste lassen sich schneller durch Kombination von Thermo- und Chemokoagulation beseitigen.

3. Der Stiel des Papilloms wird durch kombinierte Thermo- und Chemokoagulation sicherer ausgerottet, als durch Thermokoagulation allein.

4. Der Behandlung sollen alle Papillome unterzogen werden, sofern nicht durch Blutungen oder mangelhafte Fassungskraft der Blase die Behandlung unausführbar ist, oder wegen ausgedehnter Papillomatose der gesamten Blase fast aussichtslos erscheint. Auch in diesen Fällen ist doch ein Versuch mit Thermokoagulation berechtigt, da man bisweilen nach Beseitigung von Geschwulstteilen eine günstige spontane Rückbildung anderer Geschwulstteile erlebt. Auch hierin ähneln die Papillome den Warzen der Haut.

Wegen der bekannten Neigung zu Rückfällen müssen Patienten, bei denen ein Papillom entfernt wurde, unter ständiger Kontrolle bleiben. Sie müssen sich im ersten Jahr alle 3 Monate, im 2. und 3. Jahr jedes halbe Jahr, im 4., 5. und 6. Jahr je einmal im Jahr zeigen und sich einer cystoskopischen Besichtigung unterziehen. Außerdem sind sie zu ermahnen, daß sie bei jedem auffälligen Symptom (Harndrang oder Hämaturie) sich sofort außerhalb der angegebenen Zeiten melden. Auf diese Weise wird jede frisch aufsprießende Neubildung leicht entdeckt und durch Thermokoagulation zerstört. Oft sind die Rezidive sehr klein, stecknadelkopfgroß oder noch kleiner von der Größe eines Sagokornes. Sie entgehen bei den heutigen hellen optischen Instrumenten aber trotz ihrer Kleinheit nicht einem geübten Beobachter, sofern er systematisch die Blase absucht. Sie können dann im Anschluß an die Besichtigung durch ein einmaliges sekundenlanges Berühren mit der Thermokoagulationssonde vernichtet werden. Auf diese Weise wird die Bildung größerer Geschwülste und die Mühe, sie intravesical zu beseitigen, vermieden.

Von den sonstigen unblutigen Methoden zur Beseitigung der Blasenpapillome erwähne ich noch die von R. Oppenheimer eingeführte intravesicale Beseitigung der Papillome durch Elektrolyse. Oppenheimer füllt die Blase mit einer Lösung von Hydrarg. oxycyanatum 1 : 4000, führt eine Katheterelektrode, welche der Koagulationssonde ähnelt, durch ein Uretercystoskop in die Blase ein und legt auf den Leib, abgedeckt durch feuchte Handtücher, eine mittelgroße Plattenelektrode. Bei Einschaltung in den gewöhnlichen elektrischen Stromkreis der städtischen Zentrale und Gebrauch eines Stromes von 25—45 Milliampere-Stärke bilden sich durch elektrolytische Zersetzung des Blaseninhaltes feinste Gasbläschen. Die Bläschen bedecken in kurzer Zeit die ganze Oberfläche und wirken nach einiger Zeit störend, indem sie die Geschwulst verdecken oder die Optik beschlagen und ein deutliches Sehen verhindern. Die Blase muß alsdann ausgespült und neu gefüllt werden. Es gelingt, nach Oppenheimer, durch Berührung mit der elektrolytischen Sonde die Geschwulst ganz oder teilweise abzusägen.

Oppenheimers Entdeckung fiel annähernd zusammen mit der Einführung der Thermokoagulation durch Beer. Sie ist von dieser Konkurrenz, welche offenbar den Vorteil hat, daß man ohne störende Gasentwicklung arbeitet, verdrängt worden. Eigene Erfahrung mit der Oppenheimerschen Methode besitze ich nicht, ebenso liegen keine größeren Berichte über diese Methode in der Literatur vor. Sie kommt nur für diejenigen Operateure in Betracht, welche nicht im Besitz des Thermokoagulationsapparates sind.

Von sonstigen unblutigen Methoden wären zu erwähnen die Radium- und Röntgenbehandlung. Auch die Anwendung dieser Methoden kommt nur in Betracht, wenn aus einem der erwähnten Gründe die Behandlung mit Thermo- und Chemokoagulation nicht durchführbar ist. Man bringt das Radium mittelst eines Katheters in die Blasenhöhle, läßt es dort einige Zeit liegen und zieht es mit dem Katheter wieder heraus. Nach Marion hat es eine günstige blutstillende Wirkung. Die Blutstillung durch Radium wäre immerhin ein großer Vorteil, da man auf diese Weise die Möglichkeit der Behandlung mit Thermokoagulation erreichen könnte. Ich selbst habe ausgedehnte Papillome der Blase mit Radium behandeln lassen, aber keinen Erfolg gesehen. In einigen Fällen fiel es mir sogar auf, daß die Schmerzen und Beschwerden der Patienten rasch zunahmen.

Die Röntgenstrahlen sind zur Behandlung der Papillome gleichfalls von keiner großen Bedeutung. Auch sie haben eine gewisse blutstillende Wirkung, tragen aber sonst nicht zur Verminderung der Beschwerden oder objektiven Besserung des Leidens bei. Einen Fall, in dem die Papillomatose der Blase den ganzen Boden einschließlich der Uretermündungen umsäumte, sah ich im Anschluß an eine Röntgentiefenbestrahlung urämisch zugrunde gehen. Offenbar schwollen unter der reizenden Wirkung der Röntgenstrahlen die Geschwulstmassen an, verlegten durch Kompression die Harnleiter und brachten auf diese Weise die an für sich schwer geschädigten Nieren zur vollständigen Untätigkeit bei dem in seiner Vitalität stark herabgesetzten Patienten. Ebenso ist ein Fall beschrieben, in welchem der Patient im Anschluß an eine Chemokoagulation in einem Gemisch von Sepsis und Urämie zugrunde ging (GIRONCOLI). Solche Ereignisse werden sich bei vorgeschrittenem Geschwulstwachstum und allgemeiner Kachexie nicht vermeiden lassen und erklären sich durch Blockierung der Ureterenmündungen infolge entzündlicher Schwellung des umgebenden Tumorgewebes.

Genauere Angaben über die Radium- und Röntgenbehandlung befinden sich bei den Auseinandersetzungen über die Behandlung des Carcinoms, bei welchem die Radium- und Röntgenstrahlen eine bei weitem größere, wenn auch nicht erfolgreichere Rolle spielen.

**Prognose.** Wir haben nach dem Kriege eine große Anzahl von Tumoren gesehen und behandelt. Von 135 Fällen liegen genaue Aufzeichnungen vor. Unter diesen Tumoren waren 49 reine Papillome. Von diesen Papillomen waren 36 Patienten Männer und 13 Frauen. Unter den Männern war am meisten das Alter zwischen 50—60 Jahren betroffen. Acht Fälle wurden behandelt, bei denen eine Sectio alta voranging, darunter in einem Falle eine zweimalige Sectio alta. Mit Thermokoagulation allein wurden 18 Fälle behandelt, mit Chemokoagulation allein ein Fall. Mit Thermo- und Chemokoagulation 27 Fälle. Zwei Fälle entzogen sich der Behandlung. Zwei Fälle starben an interkurrenten Krankheiten. 16 Patienten kamen nicht zur Nachuntersuchung, so daß die Rezidivfreiheit bei ihnen nicht nachgewiesen werden konnte. Es ist aber anzunehmen, daß diese 16 Fälle wenig oder gar keine Erscheinungen hatten, da sie sich sonst bei der Veranlagung unserer Bevölkerung sofort eingefunden hätten. In laufender Behandlung befinden sich noch 9 Fälle. 17 Fälle wurden als rezidivfrei beobachtet, nachdem die Behandlung 7 Monate bis 4 Jahre abgeschlossen war. Die Höchstzahl der bei einem Fall überhaupt in Anwendung gekommenen Sitzungen war bei der Thermokoagulation 15, bei der Chemokoagulation 10. Unter den Rezidiven haben wir drei Fälle gesehen, bei denen der erste Rückfall nach 10, 11 und 12 Jahren eintrat. Im ganzen kann man behaupten, daß die überwiegende Mehrzahl der Fälle von Papillomen der Blase, soweit sie nicht zu ausgedehnt oder zu vielfältig waren, so daß schon eine Papillomatose der Blase bestand, durch Thermo- und Chemokoagulation geheilt werden kann, wenn auch die Heilung bisweilen wissenschaftlich nicht nachgewiesen ist, weil die Patienten aus Mangel an Beschwerden sich der Untersuchung entziehen. Ebenso tritt *in der großen Statistik* von NITZE und CASPER das günstige Ergebnis der intravesicalen Behandlung der Blasenpapillome, welches bei weitem das Ergebnis der rein operativen Behandlung übertrifft, deutlich hervor. Es herrscht in der Literatur allgemein darüber Übereinstimmung mit Ausnahme eines Autors, welcher merkwürdigerweise immer noch die operative Behandlung empfiehlt (EGGER).

Die operative Behandlung der Blasengeschwülste kommt nach unseren vorstehenden Ausführungen nur dann in Frage, wenn die intravesicale Behandlung einerseits nicht durchführbar ist wegen mangelhafter Kapazität oder Blutung, andererseits eine dringende Indikation vorliegt (Blutung, *Harnverhaltung*). Die operative Behandlung besteht in Eröffnung der Blase und Abtragung der Geschwulst. Die Blase wird durch Sectio alta eröffnet, mit stumpfen breiten Haken auseinandergehalten, wobei unter Berücksichtigung des

erwähnten Grundes darauf Wert zu legen ist, daß die Schleimhaut nicht verletzt wird. Die Geschwulst wird mit einer Zange gefaßt und mit dem Thermokauter abgetragen. Manche Autoren (Zuckerkandl) schneiden die Geschwulst
mitsamt der umgebenden Blasenwand aus. Die Blutung steht meist durch Anwendung des Thermokauters, gröbere Blutungen müssen umstochen werden.
Einige amerikanische Autoren ziehen es vor, bei geöffneter Blase den Thermo-
koagulationsstrom zu verwenden und mit diesem den Geschwulststiel abzusägen.
Das Verfahren ist (Mac Goyan) bei übergroßen Geschwülsten, welche den Blasen-
raum stark verengerten, mit Erfolg angewandt worden. Andere Autoren
(Squier) gehen von dem Prinzip aus, daß die Blasenschleimhaut nach Papillom-
entfernung große Neigung zur Geschwulstbildung besitzt und dementsprechend
verkleinert werden muß. Sie schneiden große Stücke der Blasenwand heraus
und verkleinern die Blase. Am leichtesten ist die Verkleinerung der Blase an
der Vorderwand durchzuführen, schwieriger und eingreifender ist die Resektion größerer Blasenstücke an der Hinterwand und am Blasenboden, zumal,
wenn sie mit Durchschneidung und Reimplantation der Ureteren verbunden
sind. Die Neigung der englisch-amerikanischen Autoren, bei Blasengeschwülsten
den Blasenhohlraum wegen der Möglichkeit eines Rezidivs zu verkleinern, hat
zu halbseitigen und noch größeren Resektionen der Blase geführt, welche sich,
auch wenn nur noch kleine Reste erhalten bleiben, wieder ausdehnt und eine
gute Funktion erreicht, eine Tatsache, welche mein Mitarbeiter Perlmann in
sehr schönen Tierexperimenten schlagend bewiesen hat, indem er bei Hunden
die ganze Blase samt dem Trigonum resezierte und die abgeschnittenen Harnleiter mit dem Urethralstumpf vereinigte. Erstaunlich rasch bildete sich eine
vollkommene neue Blase. Wenn die Regenerationskraft auch bei Menschen
geringer ist, so ist man doch gelegentlich auch hier über die Fähigkeit zur
Wiederherstellung überrascht. Ich sah bei einem über 70 jährigen Mann, dem
ich den größten Teil der Blase bis auf das Trigonum entfernte, die Fassungskraft der Blase schon nach wenigen Wochen auf 100 ccm ansteigen. Ob mit
dieser ausgedehnten operativen Verkleinerung der Blase wirklich das Ergebnis
gebessert und die Zahl der Rückfälle herabgesetzt wird, müssen weitere Untersuchungen lehren.

Bemerkenswert sind in dieser Richtung die Versuche von Kidd und Squier,
namentlich des letzteren, welcher über 27 Fälle bei einer Beobachtungszeit
von 2—8 Jahren verfügt. Allerdings geht aus der Arbeit Squiers nicht hervor,
wie viele Fälle Geschwülste des Blasenbodens betrafen und bei wieviel Fällen
die Geschwulst an den mobilen Teilen der Blase, am Scheitel und der Vorderwand ihren Sitz hatten. Die letzteren sind bekanntlich technisch leicht zu
resezieren, weil sie zu keinem Konflikt mit dem Ureter führen. Die Geschwülste des Blasenbodens sind an und für sich schwieriger zu entfernen und
erfordern die Versorgung der durchschnittenen Harnleiter. Squier hat für
diese Resektionen schematische Abbildungen wiedergegeben. Ich möchte allerdings bezweifeln, daß bei der unregelmäßigen Ausbreitung der Tumoren, welche
den Blasenboden in wechselnder Fläche einnehmen und darüber hinaus bald den
Blaseneingang und die Prostata — der chirurgisch-technisch unangenehmste
Vorstoß — teils auf die Hinterwand und die Seitenwände übergreifen, derartige
abgezirkelte, sog. typische Resektionen mit einiger Regelmäßigkeit ausführen.

Die Technik der Blasenresektion wird bei der Behandlung der malignen
Geschwülste abgehandelt werden.

Im Kapitel Carcinom wird auch die Technik der Totalexstirpation der Blase
besprochen werden. Dieselbe kommt für das echte Papillom nur selten in Frage.
Ich bin auch hier, selbst wenn die Papillomatose den größeren Teil der Blase
ergriffen hat, mehr zu konservativer Behandlung geneigt, besonders, da ich

gesehen habe, daß nach intravesicaler Beseitigung einiger Geschwulstrasen die übrigen Geschwulstbeete sich selbst zurückbilden können und der Patient auf diese Weise jahrelang in einem durchaus arbeitsfähigen und erträglichen Zustand bleibt. Natürlich ist diese Behandlung nur durchführbar, wenn die Blase noch eine gewisse Kapazität hat und Blutung und Infektion nicht zu übermächtig ist, um die cystoskopische Besichtigung und Behandlung zu verhindern. Sind die Qualen dagegen groß, häufen sich Tenesmen und Blutung, ist keine Aussicht trotz aller Mittel vorhanden, eine cystoskopische Beobachtung und Behandlung vorzunehmen, so muß die Totalexstirpation der Blase (s. S. 208) vorgenommen werden.

Das schlechteste Mittel für die Behandlung der Papillomatose der Blase ist die Ausschabung der Geschwulst von der Sectio alta aus. Sie bringt zunächst eine starke Blutung hervor, welche man gewöhnlich nur durch Tamponade des Blasenhohlraums stillen kann. Das Verfahren regt die Geschwulst zu raschem Wachstum, zur malignen Entartung an. Nicht selten heilt die Blasenwunde nicht mehr zusammen, da sich Tumormassen aus dem Blaseninnern nach außen in die Bauchdeckenwunde drängen und diese infiltrieren. Der Patient gerät mit seinem jauchigen, nach außen aufgebrochenen Blasentumor in einen viel schlechteren Zustand als vor der Operation und kann gleichzeitig die Aussicht, Heilung durch Totalexstirpation zu finden, durch das Übergreifen auf die Bauchdecken nahezu verlieren.

Schließlich ist gegenüber diesen ausgedehnten Operationen zu bemerken, daß die Papillome nicht allzu selten relativ gutartige, langsam wachsende, bisweilen viele Jahre lang das Leben gestattende Geschwülste sind, welche man mit den konservativen Methoden der Thermo- und Chemokoagulation lange Zeit im Zaum halten kann. Auch Spontanheilungen kommen, allerdings sehr selten, vor, wie POSNER berichtet hat.

# 5. Das Carcinom.

**Entstehung und Form.** Das Carcinom der Blase entsteht häufig aus einem Papillom, also aus einer zunächst gutartigen Geschwulst. Je öfter das Papillom rückfällig wird, um so mehr ist Aussicht für eine maligne Degeneration vorhanden. Merkwürdigerweise tritt die Umwandlung ins Bösartige spontan seltener ein, als nach operativem Eingriff. Das operative Trauma wirkt reizend auf die Geschwulst. Es kann, wie wir bereits beim Papillom besprochen haben, das Wachstum der Tumoren erheblich steigern, so daß vorher langsame, jahrelang stillstehende Geschwülste rasch zu großen Gebilden auswachsen und außerdem noch Töchtergeschwülste in der Blasenhöhle bilden. Derselbe Reiz kann offenbar im ungünstigsten Falle der Geschwulst einen malignen Charakter geben. Als echtes Carcinom dringt sie alsdann in die Muscularis der Blase, infiltriert große Strecken der Blasenwand und setzt sich auf dem Lymphwege oder metastatisch von der Blase aus in dem Körper fort. *Merkwürdigerweise übt nur das Trauma der blutigen durch Sectio alta vorgenommenen Entfernung diesen verhängnisvollen Reiz aus, während die auf intravesicalem Wege betriebene und sicher unvollkommenere Beseitigung der Geschwulst bisher trotz des zahlreichen vorliegenden Materials noch niemals eine maligne Degeneration ausgelöst hat.*

Die meisten Carcinome der Blase entstehen nicht durch Umwandlung aus Papillomen. Die Geschwülste haben vielfach vom Anfang an eine vom Papillom gänzlich verschiedene Struktur. In der Form ähnelt das aus einem Papillom entstandene Carcinom der üblichen Zottengeschwulst und trägt deshalb mit Recht den Namen Carcinoma papilliforme. Das Carcinoma papilliforme tritt meistens gleich als bösartiger Tumor auf und unterscheidet sich trotz seiner

Zottenbildung sowohl cystoskopisch wie klinisch für den einigermaßen erfahrenen Beobachter auf den ersten Blick von dem gewöhnlichen Papillom.

Die beiden anderen Carcinomformen, das Carcinoma solidum und das infiltrierend wachsende Carcinom haben überhaupt gar keine Ähnlichkeit mit dem Papillom und können zur Verwechslung mit ihm keinen Anlaß geben.

Trotz ihrer verschiedenen äußeren Gestalt kommt auch für die Entstehung der bösartigen Geschwülste der Blase derselbe Reiz in Betracht, welcher zur Entstehung der Papillome beiträgt. Die Arbeiter der Farbstoffindustrie werden in nahezu gleicher Weise von bösartigen wie gutartigen Blasengeschwülsten befallen. Ich gehe auf diese, bereits besprochene Tatsache hier nicht näher ein. Auch der Reiz der Bilharzia kann zur Entstehung echten Carcinoms führen.

**Pathologische Anatomie.** Das Carcinom der Blase können wir nach seinem äußeren Erscheinen in drei Formen einteilen:

1. das Carcinoma papilliforme
2. Das Carcinoma solidum,
3. das infiltrierend wachsende Carcinom,

1. *Das papilliforme Carcinom* sitzt breitbasig der Blasenwand auf. Zuckerkandl meint zwar, daß es echte gestielte Carcinome gibt, welche sich in nichts äußerlich von den Papillomen unterscheiden. Meiner Ansicht nach sind dies doch zunächst reine Papillome. Sie bergen zwar in ihrem Stiel atypische Epithelwucherungen und sind deshalb histologisch auf Carcinom verdächtig. Klinisch sind die Geschwülste aber keine Carcinome, da sie, durch Thermo- oder Chemokoagulation ausgerottet, häufig nicht wiederkehren, also durch eine für eine malignen Tumor vollkommen ungenügende Methode endgültig beseitigt werden. Die atypischen Zellwucherungen beweisen nicht mehr als eine *Möglichkeit* zur malignen Entartung, nicht aber den vollzogenen Umschlag in das Bösartige und sind vergleichbar mit den atypischen Epithelwucherungen des Fibroma intracanaliculare mammae, die ebenfalls nicht mehr bedeuten, als die Gelegenheit zur bösartigen Degeneration. Das echte Carcinoma papilliforme hat meistens keinen Stiel. Es sitzt flächenhaft der Blase auf, zeigt einen Zottenbehang, welcher aber, wie wir bereits beschrieben haben und wie wir noch bei der cystoskopischen Betrachtung näher besprechen wollen, doch bestimmte für Malignität sprechende Eigenschaften aufweist. Noch mehr als der Zottenbehang kennzeichnet die Neigung zur Nekrose und zur Geschwürsbildung den bösartigen Charakter der Geschwulst. Das Carcinoma papilliforme hat wie das Papillom die Neigung zur Dissemination an beliebigen Stellen der Blasenschleimhaut. Sein primärer Lieblingssitz ist der Blasenboden und dessen Nachbarschaft, der Blasenhals, welche ja auch von den übrigen Blasentumoren als Ansiedlungsplatz bevorzugt werden.

2. *Das Carcinoma solidum* besteht im Anfangsstadium aus soliden, ziemlich flachen, leicht vorspringenden Hügeln. Man könnte an ein Myom oder einen atypischen Prostatalappen denken, wenn die Schleimhaut über dieser Vorwölbung normal wäre. Die Schleimhaut ist aber gewöhnlich bereits im Anfangsstadium erheblich verändert. Sie ist nicht wie die normale Schleimhaut glatt, glänzend und von normalen Gefäßen durchzogen, sondern verdickt, stumpf und cystoskopisch gefäßarm. Ich sage cystoskopisch gefäßarm deshalb, weil infolge der Verdickung der Schleimhaut die Gefäße in der Submucosa nicht gesichtet werden können, indem die getrübte Mucosa sie verdeckt, wie das Leukom der Hornhaut die Retina. Wer häufiger ein Carcinoma solidum gesehen hat, wird gerade im Anfangsstadium über die Natur der Geschwulst keinen Zweifel haben. Im übrigen ändert die sehr rasch wachsende maligne Geschwulst bald ihr anfangs scheinbar harmloses Aussehen und nimmt eine einwandfreie

bösartige Gestalt an. Sie bricht durch die Schleimhaut durch, zerfällt geschwürig, infiltriert in Form kleiner oder mittlerer Knoten die Nachbarschaft, Knoten, welche in direktem Zusammenhang mit der Hauptgeschwulst stehen oder durch Schleimhautbrücken von ihr getrennt sein können. Auch diese Knoten brechen auf. Koagula, Fibrinnetze, Inkrustationen lagern sich über die Geschwulst und machen im Zusammenhang mit einer schweren, durch die Fäulnisprodukte hervorgerufene Cystitis den Tumor unkenntlich. Erst nachdem durch die Behandlung sich eine Reinigung der Geschwulst oberflächlich vollzogen hat, ist oft der wahre Charakter dieser scheinbaren Cystitis als Carcinom erkennbar.

3. *Das infiltrierend wachsende Carcinom.* Diese Form der Geschwulstbildung wächst plattenartig, zerfällt frühzeitig, bildet ausgedehnte, zackige hartrandige Schleimhautgeschwülste. Es liegt in der Natur dieser Geschwulst, daß sie leicht zu infektiösen Entzündungen Anlaß gibt und von den Erscheinungen derselben, dem bullösem Ödem, Eiterung, der entzündlichen Injektion verdeckt wird. Trotzdem wird der Kundige sie an der Geschwulstbildung, die ja für eine gewöhnliche Cystitis eine immerhin seltene Erscheinung ist, erkennen, oder zum mindesten den Verdacht einer malignen Degeneration fassen. Auch hier dürfte die Behandlung der Cystitis zur Reinigung und zum Hervortreten echten Carcinomgewebes führen. Was die Häufigkeit der Geschwülste anbetrifft, so ist das gewöhnliche Carcinoma papilliforme der Zahl nach den übrigen Geschwülsten bei weitem überlegen. Beide Geschwulstformen, sowohl das Carcinoma solidum wie das infiltrierend wachsende ulcerierende Carcinom, sind seltene Erscheinungen. Nach ZUCKERKANDL ist das Carcinom der Blase am häufigsten aus Cylinderzellen zusammengesetzt. Das Plattenepithelcarcinom ist dagegen selten. Wenn die Krebsgeschwulst in der Hauptsache aus Epithelmassen besteht, so hat die Neubildung eine weiche Konsistenz. Als Scirrhus tritt sie auf, wenn durch Überwiegen des interstitiellen Stromagewebes, welches die gefäßhaltige Gerüstsubstanz der einzelnen Zotten bildet, die Geschwulst sich verhärtet.

Die Blasengeschwülste bleiben lange auf den Blasenhohlraum beschränkt, infizieren aber schließlich auf dem Lymphwege die Nachbarschaft, brechen jedoch nur ganz ausnahmsweise aus der Blase spontan in die Umgebung durch, ohne daß ihnen operative Eingriffe den Zutritt erleichtern. Dagegen machen sie, wenn auch selten, Fernmetastasen. Ich sah vor einiger Zeit eine Patientin, welche an einem Blasentumor litt von etwa Haselnußgröße. Der Tumor war cystoskopisch auf Malignität verdächtig. Gleichzeitig klagte die Patientin über Schmerzen in der rechten Ferse, welche sie am Gehen hinderten und führte diese Beschwerden auf Krampfadern zurück. Sie hatte auch in der Tat an beiden Beinen erheblich entwickelte Varixknoten. Da durch das übliche Wickeln die Schmerzen nicht nachließen, wurde ein Röntgenbild angefertigt und zeigte deutlich einen beträchtlichen Spongiosadefekt im Calcaneus[1]. Über die Diagnose und die Aussichtslosigkeit jeglicher Behandlung konnte demnach kein Zweifel mehr herrschen. Derartige Frühmetastasen, welche natürlich einen erheblichen Einfluß auf unser chirurgisches Handeln ausüben, sind nicht häufig beobachtet worden (KRETZSCHMAR u. a.). Besonders findet man bekanntlich Metastasen beim Prostatacarcinom, frühzeitig erkennbar an heftigen ischiatischen Beschwerden.

Die Carcinomgeschwülste sitzen in der Mehrzahl in der unteren Partie des Blasencavums auf dem Blasenboden, dem Blasenhals, dem Übergang von Blasenboden auf Vorder-, Seiten- und Hinterwand. Nur selten beginnt ein Carcinom primär am Blasenscheitel.

---

[1] Vgl. JOSEPH: Die Harnorgane im Röntgenbild, Abb. 148. Leipzig: Gg. Thieme 1926.

Beträchtlich ist die Neigung des Blasencarcinoms zu Zerfall und Nekrose, wodurch, wie wir erwähnt haben, erhebliche diagnostische Schwierigkeiten sich ergeben können.

**Klinische Symptome.** Der Blasenkrebs unterscheidet sich klinisch zunächst in nichts vom gewöhnlichen Papillom der Blase. Auch bei ihm stellt sich als am meisten auffälliges und frühzeitiges Symptom die Hämaturie ein. Im Gegensatz zum Papillom wiederholt sich aber die Hämaturie in kurzen Zeiträumen und wird immer profuser. Sehr bald enthält der Urin immer eine Beimischung von Blut. Es kommt leicht zur Gerinnselbildung und zur ungenügenden Entleerung der Blase. Harnverhaltung kann auch durch das rasche Übergreifen der Geschwulst auf den Blasenhals erzeugt werden. Sehr bald gesellen sich zu den Blasenbeschwerden nach Damm und After ausstrahlende Schmerzen hinzu. Dazu kommen schließlich in weiter vorgeschrittenen Stadien durch den Zerfall der Geschwulst Symptome der Cystitis, d. h. andauernde Blasenschmerzen und unerträglicher Harndrang. Gewöhnlich drängen sich diese Symptome beim Carcinoma solidum und der infiltrierenden Form auf einen ganz kurzen Zeitraum zusammen. Zwischen der ersten Hämaturie und den heftigen Schmerzen, welche durch den Zerfall der Geschwulst entstehen, liegt, namentlich beim Carcinoma solidum, dem infiltrierend wachsenden Carcinom nur ein Zeitraum von $^1/_3$ Jahr bis $^1/_4$ Jahr, im Gegensatz zum Papillom der Blase, bei welchem, wie wir bereits erwähnt haben, Intervalle besten Wohlbefindens von einem Jahr und länger sich einstellen können. Auch tritt beim Carcinom, ohne daß eine greifbare Ursache, wie Metastasenbildung oder abnorme Hämorrhagien zu finden ist, frühzeitig körperliche Schwäche und Verfall des Patienten gewöhnlich ein. Zurückzuführen ist diese frühzeitige Beeinträchtigung des Allgemeinbefindens auf die Absonderung mächtiger, hochprozentiger Eiweißmassen aus der Geschwulst (s. S. 211). Fedoroff und ich haben Beobachtungen, welche die frühzeitige Kachexie erklären, gemacht (s. S. 212).

Noch häufiger als beim Papillom finden sich beim Carcinom der Blase abgebröckelte Geschwulstteilchen im Urin, weil hier der Zerfall der Geschwulst frühzeitig und umfangreich eintritt. Meist sind die Partikel allerdings derart nekrobiotisch verändert, daß schwer eine einwandfreie Diagnose auf Gund der abgetriebenen Geschwulstteilchen zu stellen ist, wenigstens beim Carcinoma solidum und dem infiltrierend wachsenden Carcinom. Häufiger treiben beim Carcinoma papilliforme für die histologische Untersuchung ausreichend erhaltene Geschwulstpartikel ab. Ihre Zotten zeigen mikroskopisch den bekannten Reichtum an Kernsubstanz, welcher für die Diagnose der Malignität verwendbar ist und sowohl im Zupfpräparat, wie ganz besonders im gefärbten Präparat hervortritt.

**Cystoskopischer Befund.** Einwandfrei und leicht ist die Diagnose cystoskopisch zu stellen. Das Carcinoma papilliforme unterscheidet sich bei der cystoskopischen Betrachtung vom gewöhnlichen Papillom durch seinen derben Zottenbehang. Derselbe sieht gelblicher aus als beim Papillom und massiger. Es fehlt die Zierlichkeit der Zotten und gewöhnlich auch zum großen Teil die feine Gefäßstruktur. Nur selten gleicht der Zottenbehang äußerlich dem Behang des Papilloms, während an der Basis und in der Tiefe die maligne Entwickelung der Geschwulst anhebt und weiter fortschreitet. Gewöhnlich ist bereits der Behang in der eben erwähnten Weise verändert. Ferner fehlt meist die Stielbildung. Man könnte an ein rasenförmiges, ungestieltes Papillom denken, wenn nicht die Struktur der Zotten dagegen spräche. Sobald Zerfall der Geschwulst und Nekrose eintritt, kann, namentlich wenn die Geschwulst noch keinen bedeutenden Umfang erreicht hat, ihr bösartiger Charakter nicht mehr bezweifelt werden. Im Spätstadium, sobald die Geschwulst tief in die Blasenwand eindringt, bildet sich in ihrer Umgebung bullöses Ödem. Es wird vom Unkundigen gewöhnlich ebenfalls als Tumor angesprochen. Es unterscheidet sich aber von der Geschwulstsubstanz durch die gleichmäßig halbkugelige Blasenbildung und daran, daß es bei verschiedener Stellung der Cystoskoplampe sein Aussehen wechselt, bald transparent und blasig ist, bald wieder solide erscheint. Wenn es nicht von einer Cystitis begleitet wird, ist sein blasses, anämisches, weißliches Aussehen und der Mangel an Gefäßen für seine statische Entstehung und als Begleiterscheinung des Carcinoms charakteristisch. Im übrigen haben wir die Anzeichen, auf Grund deren man einen Tumor von bullösem Ödem unterscheiden kann, bereits ausführlich besprochen.

Unverkennbar ist das Carcinoma solidum. Im frühen Stadium tritt es als kleiner flacher oder ganz solider Hügel oder als derbe Platte auf. Im späteren Stadium entwickelt es sich als derber kugeliger oder ovoider Tumor mit stark gespannter Schleimhaut. Er wächst rasch, erzeugt Tochtergeschwülste, bricht schließlich durch die bedeckende Schleimhaut hindurch und ulceriert an der Durchbruchstelle. Die Geschwulst ist im allgemeinen nicht zu verkennen und könnte höchstens im Anfangsstadium cystoskopisch mit einem Myom verwechselt werden. Eine kurze Zeit der Beobachtung dürfte alsdann den Irrtum aufklären.

Am schwierigsten ist cystoskopisch das infiltrierende, ulcerierende Carcinom zu deuten. In den seltenen Fällen, wo keine Cystitis besteht, sieht man ein scharf geschnittenes, zackiges Ulcus oder eine leicht erhabene, markige Schleimhautplatte. Das erstere, das Ulcus, ist überhaupt nicht zu verkennen. Die infiltrierte Platte dagegen imponiert nicht immer gleich als Carcinom, obwohl sie verdächtig erscheint. Ungleich schwerer wird die Erkenntnis, sobald die Cystitis mit ihrem entzündlichen Charakter den Tumor und seine Umgebung überzieht, Ödem an ihn absetzt, Fibrinplatten auf ihn ablagert und blutige Exsudation in ihm und um ihn erzeugt. Bei der vorstehenden entzündlichen Reizung gehört alsdann die Diagnose zu den schwierigsten cystoskopischen Rätseln, und kann oft erst nach wiederholten, sorgfältigen Beobachtungen des Blaseninnern gestellt werden.

Das gleiche gilt im allgemeinen von allen drei Formen der Blasentumoren, wenn sie in ausgedehntem Maße nekrotisch werden. Ich habe wiederholt Carcinomatose der Blase gesehen, wo die Wand fast überall mit dicken, weißen Flocken und Platten bedeckt und im übrigen keine Einzelheit, weder ein Stück Blasenschleimhaut noch ein Stück Tumor zu erkennen war. Die Geschwulst war in diesem Falle in ganzer Ausdehnung zerfallen und mit nekrotischer Masse bedeckt. Man kann den fauligen Belag durch sorgsame Behandlung, allerdings in ungewöhnlich langer Zeit und dann auch nur teilweise zur Lösung und Abstoßung bringen, indem man die Blase mit Einspritzung von Rivanol oder abwechselnden ausgiebigen Spülungen von Wasserstoffsuperoxyd behandelt. Alsdann pflegt nach längerer Zeit an der einen oder anderen Stelle durch Lösung der Nekrosen der echte Geschwulstcharakter sichtbar zu werden. Der Kundige wird schon vorher gerade an dem überaus reichlichen nekrotischen Inhalt die Wahrscheinlichkeitsdiagnose auf faulenden, zerfallenden Tumor stellen. Noch besser säubert die Chemokoagulation den faulenden Tumor und enthüllt den wirklichen Geschwulstcharakter.

Im ganzen bietet die cystoskopische Erkennung der Blasentumoren keine Schwierigkeiten. Hin und wieder wird sich aber doch ein Fall finden, in welchem die Diagnose auch für den Erfahrenen nicht mit Sicherheit zu stellen und der Wunsch nach einer Probeexcision vorhanden ist. Besonders gilt das für Fälle, in denen man nicht im klaren ist, ob noch ein einfaches Papillom vorliegt oder ob man die Geschwulst bereits als Carcinoma papilliforme ansprechen soll. Auch bei den ulcerierenden faulenden Geschwülsten erscheint bisweilen eine Probeexcision wünschenswert. Die Möglichkeit, Zottengeschwülste durch Probeexcision in ihrem gut- oder bösartigen Charakter sicherzustellen, ist nicht so groß wie man glauben sollte. Ich habe den Grund für die Mangelhaftigkeit der Methode bereits erörtert.

Das einfache Röntgenbild gibt nur bei inkrustierten Tumoren Aufschluß, die Cystoradiographie nur dann, wenn größere Tumoren[1] in das Blaseninnere hereinragen und sich als Aussparung in die Füllmasse hereindrängen. Die Größe der Aussparung löst meistens gleichzeitig die Frage, ob die Geschwulst durch Resektion der Blasenwand zu beseitigen ist.

Mit der Probefreilegung und Probeexcision durch Sectio alta wird man sparsam sein, namentlich, wenn man an einen ausgedehnten Tumor glaubt, weil nach solchen Eingriffen sich nicht selten sehr lästige Blasenfisteln und überhaupt eine beträchtliche Verschlimmerung des ganzen Zustandes sich einstellt. Dagegen wird man sich leicht dazu entschließen, wenn die Anlegung einer Fistel an und für sich wegen heftiger Tenesmen oder starker, den Urinabfluß behindernder Gerinnselbildung notwendig ist.

In weit vorgeschrittenen Fällen kann die Abtastung vom Mastdarm oder der Vagina aus die krebsig infiltrierte Blase als derben harten Widerstand nachweisen.

Deaver und Mackinney betonen die Nutzlosigkeit der Probeexcision und haben bei der Anwendung des Rongeurs schwere Nachteile (Blutungen und Cystitis) gesehen. Sie raten deshalb dringend von dem Verfahren ab, das, ohne Aufklärung zu geben, nur Nachteile mit sich bringt und wegen derselben nachträglich die Sectio alta erfordern kann.

**Behandlung.** 1. *Totalexstirpation der Blase.* Bei der Totalexstirpation der Blase ist die physiologische Versorgung der Harnleiter die bei weitem schwierigste Aufgabe. Die Operateure suchen diese Schwierigkeit in verschiedener Weise zu bewältigen. Nach den Erfahrungen der Exstirpation bei Blasenektopie ist es bekannt, daß es für die normale Funktion der Harnleiter von größter Bedeutung ist, die umgebende Schleimhaut zu erhalten und zu implantieren, weil dadurch der normale contractile Verschluß der Harnleitermündungen gewahrt, ihre Innervation nicht gestört und überdies auf die beste Weise eine Stenose vermieden wird, welche bei der Implantation des durchschnittenen und wieder eingepflanzten Harnleiters leicht eintreten kann. Wir befinden uns bei der Totalexstirpation der Blase wegen Carcinoms in einer weit ungünstigeren Lage als bei der Blasenektopie. Beim Carcinom ist es unmöglich, die Umgebung der Harnleitermündungen zu erhalten und zu implantieren. Denn gerade die Geschwulst, um derentwillen wir die Totalexstirpation ausführen, liegt ausnahmslos im Blasenboden und infiltriert die Umgebung der Harnleiter, so daß im Interesse einer Radikaloperation an die Erhaltung von Teilen des Blasenbodens nicht gedacht werden kann. Liegen die Geschwülste nicht am Blasenboden, am oberen Teil der Hinterwand, am Blasenscheitel, an der Vorderwand, so wird der Operateur die partielle Resektion der Blase ausführen und es vorziehen, eine bedeutend kleinere Blase zurückzulassen, als unter Totalexstirpation eine künstliche zu bilden. Denn nach allgemeiner Erfahrung pflegen die Blasenreste sich durch den physiologischen Gebrauch zu dehnen und zu einem funktionstüchtigen Organ allmählich sich wieder umzubilden.

Die Hauptindikation für die Exstirpation der Blase ist gerade das Carcinom des Blasenbodens, welches uns die Schonung von Teilen desselben verbietet.

---

[1] Vgl. Joseph: Die Harnorgane im Röntgenbild, Abb. 144.

Damit ist für das physiologische Spiel der Ureterenmündungen, welche man so schön im cystoskopischen Bilde beobachten kann, von Anfang an eine ungünstige Lage und die Disposition zur Stenose der durchschnittenen, ihrer normalen Innervation beraubten Harnleiter und zur Infektion der Nieren geschaffen. Methoden, welche sich bei der Blasenektopie bewährt haben, wo die Möglichkeit gegeben war, die Ureteren in den Darm einzusetzen, lassen sich nicht ohne weiteres auf die Totalexstirpation wegen Carcinoms der Blase übertragen. Die einfache Einpflanzung der Ureterenmündungen in die Flexura sigmoidea z. B. kommt für diese Zwecke nicht in Frage (MAYDL), höchstens wäre die BORELIUSsche Modifikation des MAYDLschen Verfahrens anwendbar. Bei dieser werden die Ureteren in die Flexura sigmoidea eingepflanzt, nachdem vorher durch eine breite Anastomose zwischen den Flexurenschenkeln die Kotpassage von der Implantationsstelle der Harnleitermündungen abgelenkt ist.

Die Harnleiter werden in die Kuppe der Flexur oberhalb der Anastomose eingepflanzt. Eine unbedingte Sicherheit gegen Infektion ist durch die Methode gleichfalls nicht gegeben. Während der Schutz bei Operationen der Blasenektopie wegen der Erhaltung und Einpflanzung des Blasenbodens meistens ausreicht, hat dasselbe Verfahren bei Blasencarcinom, wo die durchschnittenen Ureteren in die Flexurkuppe eingepflanzt werden, nicht die gleiche günstige anatomische Grundlage. Einige Autoren, welche die Ureteren mit Sicherheit vor Infektion schützen wollen, sind deshalb dazu übergegangen, ein Darmstück ganz auszuschalten und in das ausgeschaltete Darmstück die Harnleiter zu implantieren. Bevorzugt wird für diese Zwecke (MACCAS) die Ausschaltung des Coecums. Die Appendix kann alsdann als eine Art künstlicher Harnröhre verwandt werden. Es wird durch sie ein Katheter eingeführt, die neugebildete Blase ausgespült und der Urin nach Bedarf entleert. Zweifellos ist durch diese und ähnliche Methoden der Darm, welcher zur künstlichen Blase umgebildet wird, von dem übrigen Darm vollkommen abgetrennt und bietet so eine erhöhte Sicherheit gegen eine aufsteigende Infektion.

Das MACCASsche Verfahren hat nach meiner Ansicht den Nachteil, daß der linke Harnleiter, wegen der Rechtslage des Coecums durch die Implantation aus seiner natürlichen Lage verzogen, keine günstigen Abflußbedingungen hat. Dadurch entsteht, wie ich an einem von anderer Seite operierten Fall wahrnehmen konnte, leicht eine Infektion der *linken* Niere, welche in dem von mir beobachteten Fall trotz rechtzeitiger Exstirpation den Tod des Patienten herbeigeführt hat. Ich glaube den Anhängern der darmplastischen Methode den Rat geben zu dürfen, die Methode von SCHMIEDEN anzuwenden. SCHMIEDEN (SCHEELE) durchtrennt die Flexura sigmoidea, näht das orale Ende als Daueraften ein, verschließt und vernäht das aborale Ende und pflanzt in dieses die durchschnittenen Harnleiter ein. Dadurch wird der untere Teil der Flexura sigmoidea und das Rectum zur Harnblase umgewandelt. Die Methode hat den Vorteil, daß diese neugebildete Blase kontinent ist, da der Sphincter ani sich durch Übung daran gewöhnt, den wässerigen Inhalt nicht hindurchzulassen und sich nur in großen Zwischenräumen zur Entleerung des Urins öffnet. Die Methode hat andererseits den Nachteil des Daueraftes, welcher aber bei regelmäßiger Kotpassage bekanntlich nicht unerträglich ist und den Patienten an der Arbeitsfähigkeit nicht behindert. Immerhin ist auch bei der SCHMIEDENschen Operation der erste Akt ein bedeutender Eingriff und zunächst von keinem greifbaren Nutzen für den Patienten, denn es muß die Flexur durchtrennt, übernäht und der anale Teil eine Zeitlang ausgespült werden, ehe die Einpflanzung des Harnleiters vor sich gehen kann.

Vielleicht läßt sich die SCHMIEDENsche Operation noch abändern durch das von HEITZ - BOYER und HOVELACQUE bei der Blasenektopie ausgeführte

Verfahren, welches auch von Gosset empfohlen wird. Diese Autoren durchtrennen ebenfalls die Flexura sigmoidea, pflanzen die Harnleiter in den analen Abschnitt ein, legen aber keinen Anus praetern. am oralen Abschnitt an, sondern ziehen den oralen Teil bis zum Anus herunter und nähen ihn in den Sphincter ein, so daß auch für die fäkale Entleerung Kontinenz geschaffen wird. Ob das komplizierte Verfahren nur ausnahmsweise Erfolge gibt oder sich zu einer typischen Operation entwickeln kann, darüber könnte nur eine größere Reihe von Beobachtungen Aufschluß geben.

Eine unbedingte Sicherheit gegen aufsteigende Infektion besteht bei sämtlichen darmplastischen Operationen nicht, auch nicht bei der von Coffey angegebenen Methode, bei welcher der Harnleiter schräg nach Art der Witzelschen Gastrostomie in die Blase eingefügt wird. Weil, abgesehen von der Möglichkeit einer Stenose der durchschnittenen Harnleiter an der Einpflanzungsstelle, die Colibacillen aus dem ausgeschnittenen Darmstück trotz sorgfältiger Vorbereitung und Spülung niemals ganz entfernt werden können. Bei den darmplastischen Methoden liegt ein weiterer Nachteil darin, daß eine erhebliche Voroperation erforderlich ist, ehe dem an und für sich geschwächten Patienten ein Vorteil aus der operativen Behandlung erwächst, denn zunächst muß als erster Akt planmäßig ein Darmstück herausgeschnitten und in sich vernäht werden, der übrige Darmtractus wieder geschlossen bzw. miteinander vereinigt werden, ehe man an eine Einpflanzung der Harnleitermündungen oder einer Ausrottung der Blase denken kann. Da es sich ausnahmslos um stark heruntergekommene, durch Schmerzen und Blutungen gequälte Patienten handelt, so ist die Ausführung einer großen plastischen Voroperation, welche zunächst keinen greifbaren Nutzen, weder durch Blutstillung noch durch Beseitigung der Schmerzen stiftet, kein angenehmer Auftakt des ganzen Verfahrens.

Man kann es daher verstehen, daß andere Autoren sich auf diese komplizierten plastischen Einleitungen nicht einlassen und angesichts des schweren und unmittelbarer Hilfe bedürfenden Leidens es vorziehen, unter Verzicht auf die Bildung einer Blase die Harnleiter auf andere Weise und einfachere Art zu versorgen. Eine große Auswahl in der Methodik ist allerdings nicht gegeben. Die Einnähung in die Wunde, welche nach Exstirpation der Blase zurückbleibt, die Einnähung in die Harnröhre haben sich nicht bewährt. In dieser Weise operierte Patienten sind meistens unmittelbar nach der Operation oder kurze Zeit darauf verstorben. Das einfachste Verfahren und das Naheliegendste ist theoretisch die Freilegung des Harnleiters in der Lendenleistengegend, *die Durchschneidung desselben daselbst* und die Einnähung der durchschnittenen Lumina in die Haut. Dadurch hört sofort die Überrieselung der Geschwulst mit Urin, die Maceration, Jauchung, Blutung und meistens auch der Tenesmus auf.

Die Operation hat eine ähnliche augenblickliche Wirkung wie die Kolostomie beim Rectumcarcinom. Da die Ureterenfistel jedoch gewöhnlich rasch stenosiert und die Nieren sich in kurzer Zeit infizieren, kann ein längerer Dauererfolg auf diese Weise nicht erzielt werden. Besser scheint die doppelseitige Nephrostomie (Watson) oder Pyelostomie vertragen zu werden. Auch hier bleibt eine leichte Infektion der Niere nicht aus, jedoch wird die Stenosierung und Behinderung des Abflusses vermieden, da ein mittlerer Nelatonkatheter den Urin aus der Niere ableiten kann. Durch die Vernarbung liegt der Katheter wasserdicht und leitet von jeder Seite den Urin in eine durch Bauchgurt befestigte Flasche, welche der Patient selbst entleeren und reinigen kann. Auch diese Methode ist nicht ideal, aber sie hat doch große Vorteile. Sie verschafft dem Patienten eine unmittelbare Erleichterung durch die Trockenlegung der Blase, und kann selbst bei schwachen Patienten in einem Akt ausgeführt werden. Man gewinnt die Möglichkeit, den zweiten größeren Eingriff der Totalexstirpation einige Wochen später bei gebessertem Allgemeinbefinden durchzuführen. Ich gebe nebenstehend die Abbildung einer von mir samt der Prostata exstirpierten Blase wieder. Der Kranke starb etwa 3 Monate nach der Operation, nachdem die Wunde sich längst geschlossen hatte. Daß der Eingriff in meinem Falle nicht zur Dauerheilung führte, liegt nicht an der Art der Operation, sondern an ihrer verspäteten Ausführung.

Schließlich kann als Methode bei Frauen noch die Einpflanzung der Harnleiter in die Vagina bei gleichzeitiger Vernähung der Scheide bis auf eine für die Urinentleerung ausreichende Öffnung in Betracht kommen. Die Methode ist von PAWLICK mit jahrelangem Dauererfolg ausgeführt worden; sie hat jedoch so große äußere Nachteile, daß man sie nicht empfehlen kann. Es bilden sich Inkrustationen in der Scheide, die Patientin ist ständig von urinösem Sekret überrieselt und mit Ekzem und unangenehmem Geruch behaftet.

Zusammenfassend hat der Operateur im ganzen bei der Exstirpation der Blase zwischen folgenden Methoden zu wählen:

1. Die darmplastischen Methoden.

a) Die BORELIUS-MAYDLsche Methode, d. h. Einpflanzung der durchschnittenen Harnleiter in die Flexur nach Anlegung einer breiten Anastomose zwischen den Schenkeln der Flexur.

b) Die SCHMIEDEN-SCHEELEsche Methode: Einpflanzung der durchschnittenen Ureter in die Flexur, nachdem der Darm oberhalb durchtrennt und der orale Teil als Anus praetern. eingenäht wurde.

c) Methode von HEITZ-BOYER und HOVE-LACQUE, welche sich von der SCHMIEDENSCHEN Methode insofern unterscheidet, als der orale Teil des Darmes mobilisiert, bis zur Analöffnung heruntergezogen, dort vernäht und in die contractile Gewalt des Sphincter ani gebracht wird.

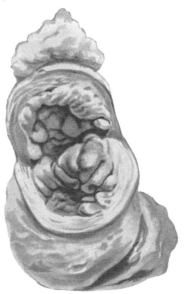

Abb. 13. Exstirpierte Blase und Prostata. Die Blase ist unterhalb des Scheitels eröffnet. Der Blasenhohlraum ist angefüllt mit Tumormasse. (Aus Zeitschr. f. urol. Chirurg. Bd. XIII.)

2. Die Methode der Blasenexstirpation mit Ableitung des Urins nach außen durch doppelseitige Nephrostomie oder Pyelostomie.

Die letztere Art ist entschieden bei entkräfteten Patienten zu empfehlen, da sie weniger Anforderungen an den Körper stellt und einen unmittelbaren Nutzen durch die sofortige Ableitung des Urins zeigt.

Nachdem die Ureter mittelst einer dieser Methoden versorgt sind, wird die Entfernung der Blase in einem zweiten bzw. bei den darmplastischen Methoden in einem dritten Akt ausgeführt. Zwischen beiden Akten vergeht längere Zeit, in welcher der Patient sich erholt und das nunmehr ungereizte Carcinom, ohne von Urin überrieselt zu werden, sich reinigt und schrumpft. Leider kann trotz der Ableitung des Urins der Säfteverlust des Patienten beträchtlich sein, da diese Geschwülste enorme Mengen eiweißhaltiger Flüssigkeit absondern und an dem Körperhaushalt zehren. Eine beschleunigte Entfernung der Blase ist unter solchen Umständen geboten. So beobachtete z. B. FEDOROFF, daß nach Durchschneidung und Implantation der Harnleiter die Blase so enorme Mengen Flüssigkeit absonderte, daß man an die Existenz eines dritten Harnleiters denken konnte. Durch Injektion von Indigcarmin wurde nachgewiesen, daß ein dritter Harnleiter

nicht vorhanden war, daß die abgesonderte stark eiweißhaltige, an Menge täglich beinahe 1 Liter betragende Flüssigkeit ein Sekretionsprodukt der Carcinomzellen war. Auch in meinem Falle ließen zwar anfangs die Beschwerden des
Patienten nach Ableitung des Urins durch doppelseitige Pyelostomie nach,
stellten sich aber sehr bald krampfartig ein und waren auf die sezernierende
Tätigkeit der Carcinomzellen zurückzuführen. Eine Ableitung des Carcinom-
saftes durch Gazedrainage aus der Blasenhöhle brachte keine Erleichterung,
erst der zweite Akt, die Totalexstirpation, beseitigte die Beschwerden des
Patienten.

Die Totalexstirpation selbst ist einschließlich der Entfernung der Prostata
meistens ohne Schwierigkeiten durchzuführen. Eine Sprengung des Knochen-
gürtels durch Symphysiotomie oder gar Resektion der Symphyse, um einen
breiteren Zugang zu erzielen, ist unnötig. Sie würde eine erhebliche Komplikation bedeuten, zumal die Sägeflächen sich leicht von dem ulcerierenden
Carcinom aus infizieren und zur Bildung von Sequestern veranlaßt werden
können. Man führt am besten einen geräumigen T-Schnitt durch die Bauchdecken, welcher die Linea alba spaltet und die Muskeln beiderseits der Linea
alba nahe der Symphyse scharf quer abtrennt. Die Vorderfläche der Blase
wird nach Entfaltung der Bauchdeckenwunde breit freigelegt und der Bauchfellüberzug teils stumpf mit dem Tupfer, teils mit der Schere von der Blase abgelöst. Bei der Ablösung mit der Schere muß man vorsichtig sein, den Schnitt
mehr gegen die Blase als nach dem Bauchfell zu richten, damit dasselbe oder
gar der dicht ihm anliegende Darm nicht verletzt wird. Verletzungen der Blase
sind von geringerer Bedeutung. In vielen Fällen gelingt es, das Bauchfell als
Ganzes uneröffnet von dem Blasenscheitel und der Blasenhinterwand ab-
zuschieben. Die der Serosa beraubte Blasenwand blutet etwas, jedoch ist die
Blutung durch Kompression oder Umstechung einiger Venen leicht zu stillen.
Man kann alsdann die Blase mit Finger und Tupfer bis zum Übergang in die
Prostata an der Hinterfläche ohne Schwierigkeiten isolieren und das ganze
Organ durch zwei Finger, welche an der Hinterfläche der Blase entlang unter
die Prostata gleiten, in die Höhe hebeln und nach oben ziehen. Man merkt
alsdann noch einen deutlichen Widerstand. Derselbe wird geleistet von den
noch zu durchtrennenden Ureteren.

Nach Durchtrennung derselben mit der Schere hat man die gesamte Hinterfläche der Blase und die Prostata freigelegt. Das Organ haftet mit einzelnen
lockeren Verbindungen vielleicht noch an der Vorderfläche und den Seiten.
Diese Verbindungen sind leicht stumpf zu durchreißen oder mit der Schere
zu durchtrennen. Nunmehr fühlen die beiden unter die Prostata geschobenen
Finger, daß der einzige Zusammenhang zwischen dem Organ und seiner Nachbarschaft nur noch durch die Pars membranacea gebildet wird. Man kann dieselbe mit von hinten nach vorn gerichtetem Scherenschlag dicht unterhalb
der Finger, welche die Prostata in die Höhe hebeln, durchtrennen oder kann sie
auch einfach stumpf abreißen, indem die unter der Prostata liegenden Finger
das ganze Organ mit einiger Gewalt nach oben ziehen.

Während der Isolierung der Hinterwand der Prostata, welche gewöhnlich
gar keine Schwierigkeiten macht und stumpf vor sich geht, hält zweckmäßigerweise ein Assistent einen Finger im Rectum, damit nicht, falls unerwartete
Verwachsungen zwischen Prostata und Rectum bestehen, das letztere eröffnet
wird. Die Wunde blutet ganz unerheblich. Es genügt gewöhnlich zur Blutstillung während der Rekonstruktion des Peritoneums und der Bauchdecken,
einen Tampon in die Wundhöhle fest einzudrücken, welcher nach Vollendung
der Peritonealnaht durch locker eingelegte Gazestreifen ersetzt wird. Die Ausschälung der Blase gestaltet sich technisch wesentlich einfacher, wenn der Blasen-

körper in seinem Hohlraum von Carcinommasse ausgefüllt sich leicht abgrenzen und isolieren läßt. In vorgeschrittenem Zustand liegt die carcinomatöse Blase von Geschwulstknollen aufgetrieben wie ein myomatöser Uterus im Operationsfeld. Wenn die Geschwulst weich ist und nur Teile der Blase ergriffen hat, kann die Totalexstirpation wesentlich erleichtert werden, wenn man von der Sectio alta aus den Hohlraum in der Blase dicht tamponiert und ausfüllt.

Bisweilen ist es nicht immer möglich, das Peritoneum ganz zu schließen, weil man größere Stücke auf dem Organ sitzen lassen mußte. Der Defekt muß dann durch einen kleinen Gazestreifen gedeckt werden. Die Heilung der Wunde kann sich bei dieser Wundversorgung reaktionslos vollziehen, nur bei schwer jauchenden, nach außen aufgebrochenen Carcinomen wird die Ableitung des Wundsekretes besser durch Drainage vom Damm her besorgt. Es wird eine Kornzange von der Wundhöhle gegen den Damm hin eingeführt und auf derselben eingeschnitten.

Die Nachbehandlung ist sehr einfach und besteht in der stückweisen Entfernung des Tampons, welcher jeden zweiten oder dritten Tag um eine Strecke gekürzt wird. Größere Aufmerksamkeit ist der Nephrostomiewunde zuzuwenden. Die in das Nierenbecken tauchenden Katheter werden am besten in der richtigen Lage durch eine Hautnaht fixiert und festgehalten. Ich empfehle Nelatonkatheter von etwa 16—17 Charrière Stärke zu verwenden. Allzu dünne Kaliber verstopfen sich leicht und dienen dann nur als Infektionsträger statt als Ableitungsröhre. Die Katheter müssen peinlich sauber gehalten werden. Ich lasse gewöhnlich dieselben in eine feuchte Sublimatkompresse einwickeln. Sie werden täglich mit der Spritze zweimal durchgespritzt. Ich rate, Rekordspritzen von nicht größerer Kapazität zu nehmen als 5 ccm, damit das Nierenbecken nicht überdehnt wird, dessen Fassungskraft normalerweise 1—4 ccm beträgt und bei diesen durch Umwachsung der Uretermündungen gewöhnlich erweiterten Nierenbecken auf mindestens 8 ccm gestiegen ist. Die Spülung erfolgt mit Rivanollösung 1 : 5000,0, zum Schluß werden 2 ccm einer Argentum nitricum-Lösung 1 : 200 in das Nierenbecken eingespritzt.

Diese nachfolgende Installation nehme ich jedoch nur jeden 3.—4. Tag vor, während die Spülungen mit Rivanol täglich mindestens einmal durchgeführt werden. Ich lasse jeden zweiten Tag außerdem eine Ampulle Cylotropin (Schering) intravenös während der ersten 14 Tage einspritzen. Trotz aller dieser Vorsicht und peinlichen Sauberkeit ist eine leichte Infektion des Nierenbeckens auf die Dauer nicht zu vermeiden. Da der Abfluß aber durch die geräumigen Katheter sich ohne Stockung vollzieht, so ist dieser Katarrh nicht von erheblicher Bedeutung und führt weder zu Temperatursteigerung noch zu Störung des Allgemeinbefindens. Die bei der Operation eingeführten Katheter bleiben 8 bis 10 Tage liegen und werden alsdann unmittelbar nach der Herausnahme durch neue sterile Katheter von der gleichen Dicke ersetzt. Bei normalem Verlauf leiten die Katheter von Anfang an den Urin wasserdicht aus dem Nierenbecken in ein sauberes Uringlas ab, welches zu beiden Seiten in der Lendengegend des Patienten aufgestellt ist. Eine besondere Siphondrainage ist nicht erforderlich. Wenn der Patient aufsteht, werden die Katheter in eine durch Bauchgurt an der vorderen Bauchwand befestigte Flasche hineingeleitet.

*2. Resektion der Blase.* Die Resektion der Blase beim Carcinom ist ein trauriger Notbehelf und entspricht nicht dem chirurgischen Prinzip, welches wir bei anderen Organen gegenüber malignen Geschwülsten anwenden. Dort rotten wir entweder das befallene Organ im ganzen aus oder schneiden große, schlauchförmige Stücke aus der Kontinuität weit im Gesunden heraus, wie z. B. beim Carcinom des Magens oder Darms. An und für sich wäre also die Totalexstirpation beim Carcinom der Blase die beste Art chirurgischen Vorgehens, wenn sie nicht die vorher erörterte Schwierigkeit der Ureterenversorgung mit sich brächte. Die Resektion müßte zum mindesten schlauchförmige Stücke aus der Blase herausschneiden, um ein radikales Ergebnis zu erzielen, Bestrebungen, welche übrigens in letzter Zeit von amerikanischen und englischen Chirurgen (SQUIER u. a.) gepflegt wurden, welche aber nur erfolgreich durchgeführt werden können, wenn die günstig gelegenen Tumoren des Blasenscheitels oder seiner Nachbarschaft entfernt werden. Bei dem Carcinom des Blasenbodens, welches wir am häufigsten zu behandeln haben, kann von einer schlauchförmigen Resektion eigentlich nicht die Rede sein (s. S. 202). Sie würde sich zu einer Totalexstirpation der Blase auswachsen. Unter diesen Umständen hat jede Resektion der Blase, chirurgisch betrachtet, etwas Unvollkommenes an sich. Es ist deshalb nicht zu verwundern, wenn die Resultate der Operation an und für sich überaus ungünstig sind und mannigfache Modifikationen ersonnen wurden, um sie zu verbessern unter Zuhilfenahme physikalischer Heilmittel, wie Röntgen und Radium, ohne daß anscheinend bisher die Erfolge sich wesentlich gebessert haben.

Wenn eine Blasengeschwulst reseziert werden soll, so ist nach den schlechten Aussichten, welche dieses Verfahren überhaupt bietet, die Operation in möglichst großer Ausdehnung auszuführen. Es genügt nicht, in der Nähe der Geschwulst die Blasenschleimhaut zu durchtrennen, sondern es muß eine ausgiebige Entfernung der weiteren Umgebung verlangt werden. Andernfalls bleibt die Resektion besser unausgeführt und ihr Ersatz durch konservative Behandlung, wie wir sie auf S. 216 geschildert haben, wünschenswert. Im Interesse eines ausgiebigen radikalen Operierens ist deshalb eine breite Freilegung der *ganzen* Blase notwendig. Nach meiner Ansicht genügt es für die meisten Fälle nicht, außer bei besonders günstigem Sitz der Geschwulst (Blasenscheitel, Vorderwand), die Blase durch Sectio alta zu eröffnen und von dort aus die Resektion durchzuführen. Man muß eine vollkommene Übersicht über die Geschwulst gewinnen und die Möglichkeit haben, eine Entfernung des Tumors, sowohl von innen wie von außen her, zu betreiben. Da man über den Sitz und die Ausdehnung der Geschwulst cystoskopisch orientiert ist, wird man bei Geschwülsten des Blasenbodens, der unteren Hinterwand und der unteren Vorderwand auf jeden Fall sich einen breiten Zugang in folgender Weise verschaffen:

Die Blase wird mit 200 ccm Wasser gefüllt, der Patient in mäßige TRENDELENBURGsche Lage gebracht. Die Haut wird durch einen T-Schnitt in der Linea alba durchtrennt, links und rechts werden die Bauchmuskeln scharf durchtrennt. Das Operationsfeld wird durch breite Haken oder Operationskrallen auseinandergehalten. An der eingestellten Blase ist zunächst der Bauchfellüberzug abzustreifen, damit das Organ als Ganzes auch an der Hinterwand der chirurgischen Behandlung zugänglich wird. Der Bauchfellüberzug läßt sich an der Vorderfläche zunächst mit Stieltupfern stumpf in die Höhe schieben und auch an den Seitenflächen in dieser Weise beweglich machen. Nach dem Blasenscheitel zu hört dann die Möglichkeit auf, ihn auf stumpfe Art loszulösen. Man kann alsdann vorgehen: 1. nach VOELCKER, indem man die Umschlagsfalte des Bauchfells ringförmig einschneidet, einen Teil der Bauchfellklappe, soweit sie fest auf der Blase sitzt, auf dem Organ beläßt. Der Defekt im Bauchfell wird alsdann vor Eröffnung der Blase durch Naht geschlossen. 2. Nach LICHTENBERG (Rosenburg), indem man auch den fest anhaftenden Teil des Bauchfells sich nicht zu eröffnen bemüht, sondern ihn an seinem Blasenansatz mit der Pinzette scharf spannend, mittelst Schere und Skalpell von der Blasenwand abpräpariert. Hierbei soll das Messer oder die Schere mehr gegen die Blase als gegen das Bauchfell gerichtet sein. In vielen Fällen gelingt es leicht, den gesamten Bauchfellüberzug geschlossen von der Blase abzustreifen. Dieses

Ergebnis, wenn es überhaupt erzielt wird, hat für den weiteren Verlauf der Operation große Vorteile, da man den geschlossenen Bauchfellsack nach der vollzogenen Resektion und dem Verschluß der entstandenen Lücke über die Nahtlinie ziehen und dieselbe vollständig mit Bauchfell bedecken kann, so daß nichts von der Nahtlinie mehr zu sehen ist. Es genügt, wenn man mit den langgelassenen Fäden der Blasennaht zum Schluß die Bauchfellfalte an beiden Seiten der Nahtlinie befestigt und noch durch einige Einzelnähte an die Vorderwand der Blase näher gegen die Symphyse annäht. Die so angelegte Naht hat den großen Vorteil der peritonealen Bedeckung. Sie heilt fast ausnahmslos per primam.

Die geschlossene Ablösung des Bauchfells ist durchaus nicht immer durchzuführen, besonders bei Frauen scheint sie mir viel schwieriger zu sein als bei Männern, da dort der Bauchfellüberzug fester an der Blase haftet. Die Ablösung des Bauchfells verursacht gewöhnlich einige venöse Blutung aus der Blasenwand, welche durch Kompression oder Umstechung gestillt werden muß. Es stellt sich während der Operation bald heraus, ob die Ablösung des Bauchfells im ganzen möglich ist. Bei zu starrer Befestigung wird man auf das Verfahren 1 (VOELCKER) zurückkommen.

3. Amerikanische Autoren (JUDD) haben die alte Methode RYDIGIERS wieder aufgenommen. In steiler TRENDELENBURGscher Lage eröffnen sie von Anfang an mit Absicht breit das Bauchfell. Därme und Netz sind durch die Hochlagerung von selbst nach oben gerückt oder werden durch Kompressen zurückgeschoben und in dieser Lage gehalten. Es wird alsdann die Hinterwand der Blase durch einen langen Schnitt, welcher das adhärente Bauchfell und die Blasenwand durchquert, breit eröffnet. Auf diese Weise wird ähnlich wie durch die Methode 1 und 2 die Hinterwand der Blase beweglich und zugänglich gemacht.

Ich glaube, daß die Methoden 1 und 2 vorzuziehen sind, da sie eine geringere Gefahr für das Entstehen einer Peritonitis in sich bergen, eine Gefahr, die immerhin angesichts des jauchigen Zerfalls der Geschwulst nach Eröffnung der Blase trotz sorgfältiger Abstopfung und trotz der bekannten Widerstandsfähigkeit des Bauchfells bei der Methode Nr. 3 besteht. Nach den Erfahrungen der amerikanischen Autoren ist allerdings diese Gefahr gering, immerhin wird sie durch die Methoden 1 und 2 vermieden.

Nachdem die Blase auch an der Hinterfläche freigelegt und beweglich geworden, die Bauchhöhle zurückgedrängt und abgeschlossen ist, wird die entleerte Blase eröffnet. Die Lage und Form des Schnittes ist von der cystoskopischen Beobachtung, welche der Operation voranging, abhängig. Bei der üblichen Lage der Geschwulst am Blasenboden ist ein geräumiger Schnitt in der Längsrichtung durch die Vorderwand und Hinterwand der Blase zu wählen. Eine Erweiterung kann durch Querschnitte geschehen. Jedenfalls läßt sich auf diese Weise eine vorzügliche Übersicht der Blase einschließlich der Harnleiter erzielen.

Wenn man durch cystoskopische Beobachtung festgestellt hat, daß einer oder beide Harnleiter in die Geschwulst einbegriffen sind, so kann man sie bei der geräumigen Schnittführung leicht isolieren. Die durch geeignete Schnittführung freigelegte Geschwulst wird ohne Rücksicht auf den späteren Verschluß der Blase und ohne Rücksicht auf die Harnleitermündungen breit herausgeschnitten. Die Lücke läßt sich bei der guten Übersicht trotz der Größe der Wunde durch Naht schließen und die Einpflanzung der Harnleiter, falls sie durchschnitten werden mußten, leicht vornehmen.

Beide Vorgänge werden erleichtert, indem man die durchschnittene Blasenwand an korrespondierenden Stellen mit Klemmen faßt und die Harnleiter vor der Durchschneidung mit Fadenzügeln versieht. Das Harnleiterrohr selbst wird geschlitzt, damit es durch die Einpflanzung nicht stenosiert. Dieselbe Rücksicht auf Stenose läßt uns zweckmäßig das Harnleiterrohr nur mit einer Naht außen an die Blasenwand befestigen. Ich möchte hier auf die Einpflanzung der Harnleiter nicht näher eingehen, da in dem Kapitel, welches über die Krankheiten des Harnleiters berichtet, von anderer Seite die notwendigen technischen Vorschriften gegeben werden.

Spezielle Instrumente sind zur Ausführung der Operation nicht erforderlich. Sehr angenehm sind zur Entfaltung der Blase und für eine gute Übersicht die von Legueu angegebenen Spatel.

Zusammenfassend läßt sich über die operative Behandlung des Carcinoms sagen, daß die beste Behandlung zweifellos die frühe Totalexstirpation der Blase ist, daß die Resektion der Geschwulst schlechte Resultate gibt und auf das Leben der Kranken gewöhnlich verkürzend wirkt. Die Aussichten für die Resektion sind etwas besser, sobald die Geschwulst ungewöhnlicherweise im Blasenscheitel gelegen ist und die Form des Cancroids besitzt. Abgesehen von diesen seltenen Bedingungen, sind die Aussichten für die Resektion durchaus ungünstig (s. Prognose der Blasengeschwulst).

Aus dieser Tatsache ergibt sich als notwendige Folge, daß wir leider operativ dem Carcinom der Blase gegenüber machtlos dastehen und geringere Erfolge erzielen können als auf irgend einem anderen Gebiet der Geschwulstchirurgie, denn die Totalexstirpation der Blase wird fast ausnahmslos beim Beginn des Leidens von den Patienten abgelehnt.

## Konservative nicht radikale Behandlung maligner Blasengeschwülste.

Es bleibt demnach eine große Zahl von Blasengeschwülsten übrig, in denen die notwendige und einzig zweckmäßige chirurgische Behandlung nicht ausführbar ist (Totalexstirpation) und in denen wir andererseits eine halbe chirurgische Maßnahme (Resektion) nicht ausführen wollen. In dieser Lage behandeln wir nach meiner Ansicht den Patienten am besten konservativ, d. h. wir suchen durch die intravesicale Methode der Thermo- und Chemokoagulation[1] die von der Geschwulst herrührende Jauchung und Blutung zu beseitigen und den Patienten in ein besseres Wohlbefinden zu setzen. Bisweilen gelingt dies nach meiner ziemlich ausgedehnten Erfahrung überraschend gut und mit einem für die bösartige Natur des Leidens überraschend langem Erfolge. Die Thermokoagulation, deren Technik ich bereits bei der Behandlung der Blasenpapillome beschrieben habe, ist gegenüber dem Carcinom der Blase von geringer Wirksamkeit und nur als Hilfsmittel für die Chemokoagulation, die Verschorfung durch Säure zu verwenden. Die Methode der Chemokoagulation ist vergleichbar der Verätzung des inoperablen Uteruscarcinoms mit Chlorzinklösung, welche bekanntlich durch Beseitigung der Jauchung und Blutung wesentliche Vorteile bringt. Ich bestreiche die Oberfläche des Carcinoms mit der Thermokoagulationssonde, bis sie sich mit einem weißen Schorf überzogen hat, oder bohre die Geschwulst, falls sie zu ausgedehnt ist, um sie oberflächlich in vollem Umfang zu verschorfen, an zahlreichen Stellen mit der Koagulationssonde an. Die Geschwulst wird alsdann mit Säure überrieselt, welche durch die eben erzeugte Gewebslücke in die frische Brandwunde und damit tief in das Gewebe eindringt. Selbst hart gefügte solide Geschwülste werden unter der vereinigten Wirkung der Thermokoagulationssonde und der konzentrierten Säure in ihrem Gefüge gelockert und zeigen Neigung zur Nekrose und zum Zerfall. Für die

---

[1] Eugen Joseph: Technik der diagnostischen und operativen Cystoskopie. Julius Springer 1928.

Behandlung entsteht alsdann eine längere Pause, da man abwarten muß, wie weit der Zerfall und die Abstoßung der Geschwulst fortschreitet. Man kann diese uns aufgezwungene Pause dazu benutzen, um den Patienten eine Röntgen-volldosis zu verabreichen, welche dem aufgelockerten Geschwulstgewebe gegen-über größere Aussicht auf Erfolg hat, als wenn sie gegen den unbehandelten und gut geformten Tumor gerichtet wird. Bei der Behandlung ist es nicht zu ver-meiden, daß sich unter der Wirkung des Geschwulstzerfalls, der Reizung durch Hitze und Säure eine Cystitis entwickelt. Wir bekämpfen dieselbe durch tägliche Ausspülungen mit 3% Borwasser und nachträglicher Instillation von 30 ccm Rivanol 1:5000, welches neben einer leichten desinfizierenden Wirkung noch einen angenehmen stundenlang anhaltenden beruhigenden Einfluß auf die Blase ausübt. Wenn die Zersetzung der Geschwulst sehr stark, die Cystitis nachhaltig und alkalisch ist, so spritze ich zweimal in der Woche 5 ccm 5% Jodoformglycerinlösung als fäulniswidriges Mittel in das Blasencavum ein und erreiche damit gewöhnlich rasch eine saure Reaktion des Urins und eine Verminderung des fauligen Zerfalls, welcher sich alsdann mehr in rein aseptischer Form vollzieht. Wenn die Geschwulst von Anfang an ulceriert oder jaucht, so versuche ich zunächst durch Blasenspülungen mit Wasserstoffsuperoxyd, Instillationen von Rivanol oder Jodoformglycerin eine Reinigung ihrer Ober-fläche herbeizuführen, ehe ich die Geschwulst mit Säure überriesele. Wenn dies Ziel nach 8—14 Tagen nicht zu erreichen ist, trotz der eingeschlagenen Behandlung, verschorfe ich die Geschwulst, trotz bestehender Nekrose aus-giebig mit Säure und habe in einigen Fällen zu meiner Überraschung gesehen, daß die jauchende, macerierende Geschwulst nach Abstoßung der nekrotischen Teile sich mit normaler Schleimhaut überzieht, aseptisch wird und dement-sprechend die Cystitis, sowie die Beschwerden der Patienten zunächst verschwin-den. Den überhäuteten Tumor bohre ich dann wieder nach einiger Zeit mit der Thermokoagulationssonde an zahlreichen Stellen an und überriesele ihn mit konzentrierter Säure.

Bei großen Tumoren suche ich besonders die Stellen des Tumors mit der Säure zu erreichen, welche bluten oder jauchen.

Die Abstoßung der nekrotischen Massen läßt sich durch Spülung mit Wasser-stoffsuperoxydlösung beschleunigen.

Die Chemokoagulation ist im Anfang bei ulcerierenden Geschwülsten, da sie den Zerfall steigert, ein ziemlich schmerzhaftes Verfahren, welches durch Verabreichung von Narkotica und durch Instillationen von Rivanol in seiner Unannehmlichkeit gemildert werden kann. Später nach der Überhäutung der Geschwulst und nach Abstoßung der nekrotischen Massen lassen auch die Beschwerden nach und verschwinden schließlich ganz, sobald die Geschwulst entweder zunächst zerstört oder wenigstens mit normaler Schleimhaut über-zogen ist. In ganz vorgeschrittenen Fällen nützt auch die Behandlung mit Chemo-koagulation nichts. Wenn die ganze Blase in eine große geschwürige Fläche verwandelt ist und von derben infiltrierenden Tumormassen eingenommen wird, bringt die Verschorfung keinen Vorteil und meistens sogar eine starke Zunahme der Beschwerden: noch häufigeren Harndrang, Verstopfung der Harnröhre durch ausgedehnte Nekrose, Verschlechterung des Allgemeinbefindens, Schlaf-losigkeit und andere Nachteile, welche leider in diesen Fällen auch späterhin von keinem Fortschritt abgelöst werden, wie bei den umschriebenen, ulcerieren-den Geschwülsten.

Immerhin gelingt es in einer beträchtlichen Anzahl von Fällen, eine be-deutende subjektive und objektive Besserung, Symptome, Hoffnungsfreudigkeit, Arbeitsfähigkeit zu erzielen. Ich gebe nachfolgend einige Beispiele aus meiner Erfahrung wieder.

F. M., 61 Jahre, Gärtner.

Seit 1 Jahr zeitweise auftretende Hämaturie. Urin stark blutig. Prostata rectal nicht vergrößert.

4. 4. 1922. Cystoskopie: in der rechten Blasenhälfte ein großer maligner, zum Teil zerfallener Tumor, der sich bis an den Sphincter erstreckt.

8. 4. 1922. Thermokoagulation.

13. 4. 1922. Chemokoagulation mit Trichloressigsäure.

13. 5. 1922. Bisher Blasenspülungen. Urin jetzt klar. Keine Schmerzen beim Urinieren, keine Blutungen. Zunächst Blasenspülungen.

10. 6. 1922. Cystoskopie: der Tumor ist nicht mehr ulceriert, geringe entzündliche Rötung der Umgebung.

13. 7. 1922. Pat. fühlt sich gut, Urin trübe. Der Tumor ist wenig ulceriert und scheint an Umfang zuzunehmen.

16. 8. 1922. Gutes Allgemeinbefinden. Cystoskopie: der knollig in die Blase hervorragende Tumor ist stellenweise leicht ulceriert, an anderen Stellen mit Fibrinfetzen bedeckt und wirft einen starken Schlagschatten. Keine Blutung.

6. 9. 1922. Befund und Allgemeinbefinden unverändert.

17. 1. 1923. Der Tumor ist entschieden größer geworden, macht aber keine nennenswerten Beschwerden. Pat. kommt aus seiner Heimat in etwa zweimonatigen Zwischenräumen zur Untersuchung. Behandlung mit Thermo- und Chemokoagulation.

Hier wirkte die Chemokoagulation hervorragend günstig auf Blutung und Jauchung. Der Patient wurde beschwerdefrei und fähig, leichte Arbeiten zu verrichten. Während eines Vierteljahres war keine Behandlung erforderlich, trotzdem die regelmäßig vorgenommene Cystoskopie ein deutliches Wachstum des Tumors zeigt.

Frau A. M., 66 Jahre, aus Neukölln, Inhaberin einer Waschanstalt.

3. 6. 1922. Seit Januar d. J. blutiger Urin. Seit 4 Wochen Verschlimmerung. Keine Schmerzen, mäßiger Harndrang. Urin stark blutig gefärbt. Cystoskopie: in der Gegend der linken Uretermündung, die selbst nicht zu erkennen ist, liegt ein pflaumengroßer zerklüfteter Tumor. Nach dem Trigonum zu bullöses Ödem. Die rechte Blasenseite ist frei. Gynäkologisch ohne Befund.

13. 6. Thermokoagulation des Tumors.

15. 6. Chemokoagulation mit 2,0 Acidum trichloraceticum. Gute Wirkung.

7. 7. Der Tumor ist viel kleiner geworden und hat reichlich nekrotische Massen abgestoßen. In der Umgebung etwas entzündliche Reaktion.

25. 8. Der zweifellos maligne Tumor wird von neuem mit Trichloressigsäure berieselt. Gute Wirkung.

29. 9. 1922. Die Cystitis in der Blase ist geschwunden. Der Urin ist fast klar, Beschwerden kaum vorhanden. Der Tumor hat sich völlig gereinigt und nach Verschwinden der Ulcera mit normaler Schleimhaut überzogen. Er verdeckt den linken Harnleiter. Da keine nennenswerten Beschwerden vorhanden sind wird beschlossen, den Tumor zunächst nicht weiter zu behandeln, sondern der Patientin Zeit zur allgemeinen Erholung zu gewähren.

18. 10. 1922. Derselbe cystoskopische und klinische Befund wie am 29. 9. 1922.

3. 11. 1922. Die Patientin zeigt sich, weil erneut leichte Blutungen aufgetreten sind. Die Cystoskopie ergibt, daß der Tumor gewachsen ist, und daß links von ihm drei milliare Geschwulstknötchen aufgetreten sind (s. Abb. 14).

Der Haupttumor wird an verschiedenen Stellen mit einer dicken Thermokoagulationssonde gestichelt. Es entstehen Brandkanäle, welche tief in das Tumorgewebe eindringen. Hierauf wird der Haupttumor, wie die Nebengeschwülstchen mit konzentrierter Trichloressigsäure überrieselt. Es tritt eine enorme Reaktion ein. Die Hauptgeschwulst, die Nebengeschwülstchen und auch ein Teil der Umgebung werden schneeweiß und nekrotisch.

1. 2. 1923. Es sind immer noch Spuren der Reaktion von dem letzten Eingriff in Gestalt von weißlichen Nekrosen zu erkennen.

14. 2. 1923. Die Reaktion ist fast abgeklungen. Man sieht an Stelle der Hauptgeschwulst eine strahlige Narbe, auf der noch Reste nekrotischer Massen sitzen. Darunter und daneben ein paar kleine Tumorknötchen.

20. 2. 1923. Die Wirkung der intravesicalen Behandlung ist jetzt, nachdem die Reaktion völlig abgeklungen und der nekrotische Rest abgestreift ist, überraschend. Von dem kleinen, übriggebliebenen Tumorstück wird heute mittelst des Operationscystoskopes zur histologischen Untersuchung durch die Löffelzange ein erbsengroßer Teil entfernt und im Anschluß an diesen Eingriff erneut Chemokoagulation vorgenommen.

1. 3. 1923. Die Untersuchung des Tumorstückchen (Prof. Ludwig Pick) hat ein sehr zellreiches Carcinom ergeben (s. Abb. 4 S. 184).

Das Allgemeinbefinden der Patientin ist vorzüglich. Sie hat gar keine Beschwerden. Der Harn ist so gut wie klar. Die Patientin übt die ganze Zeit ihre Beschäftigung als Leiterin einer Wäscherei aus.

5. 6. 1923. In der Zwischenzeit wurde die Patientin, deren Allgemeinbefinden auffallend gut ist und deren Leiden ihre Tätigkeit nicht im geringsten beeinflußt, noch mehrmals durch Thermo- und Chemokoagulation behandelt. Die Cystoskopie ergibt heute den merkwürdigen Befund, daß vom Tumor äußerlich auf der Blasenschleimhaut nichts mehr zu sehen ist. An Stelle des Tumors findet sich eine strahlige, feste, gefäßarme Narbe. Die Narbe hat die Blase derart zusammengezogen, daß beide Ureterenmündungen in einem Gesichtsfeld liegen, jedoch hat die Funktion der Harnleiter nicht gelitten. Aus beiden Öffnungen entleert sich 4 Minuten nach intravenöser Indigcarmininjektion ein dunkelgefärbter, kräftiger Strahl.

In dieser Weise wird die Patientin weiterbehandelt. So oft sich in der Narbe ein auf Tumor verdächtiges Gebilde zeigt, wird die Thermo- und Chemokoagulation gemeinsam angewandt. Durch diese Therapie gelingt es, die Patientin die Hälfte des Jahres 1923, das ganze Jahr 1924 und die erste Hälfte des Jahres 1925 bei gutem Allgemeinbefinden und

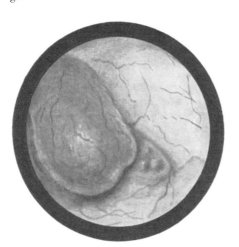

Abb. 14. Carcinom der Blase.

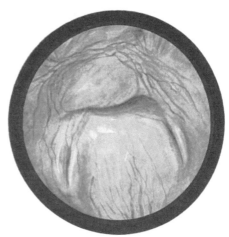

Abb. 15. Narbige Schrumpfung des Trigonums.
(Vgl. Text S. 219.)

ungestört von örtlichen Beschwerden zu erhalten. In der zweiten Hälfte des Jahres 1925 erwiesen sich die Ureterenmündungen als noch näher zusammengerückt wie in Abb. 15.

Oberhalb der Ureterenmündungen trat eine leichte Ulceration auf, gegen welche die bisherige Behandlungsmethode machtlos war. Es kam wohl zu einer sanften nekrotischen, weißlichen Verfärbung des Gewebes, aber die Ulceration blieb nach Abstoßung der Nekrose bestehen. Auch das Allgemeinbefinden wurde allmählich schlechter. Die Patientin war asthmatisch, was sie auf eine Grippe zurückführte, nicht mehr bei Appetit, verlor an Gewicht. Im Juli 1926 kam die Patientin in einem Krankenhause unter urämischen Symptomen ad exitum. Die Autopsie zeigte, daß die Geschwulst, beide Ureteren umwachsend, sich außerhalb der Blase zu einem bedeutenden Tumor entwickelt hatte, während die Blasenschleimhaut selbst, bis auf ein kleines, zwischen den beiden einander eng genäherten Ureteröffnungen liegendes Ulcus, vom Tumor nicht ergriffen war. Der Druck auf die Harnleiter hatte zu einer doppelseitigen Hydro-Pyonephrose geführt.

Wenn wir an Hand der Krankengeschichte das Ergebnis der Behandlung kurz zusammenfassen, so ergibt sich folgendes:

Eine 66 jährige Frau kommt mit einem jauchigen, medullären Carcinom der Blase im Juni 1922 in Behandlung und stirbt im Juli 1926 an dieser Geschwulst durch Urämie infolge Kompression der Harnleiter. Sie steht $3^1/_4$ Jahr allerdings fortlaufend in Behandlung und Kontrolle, ist aber während dieser Zeit fast völlig beschwerdefrei und arbeitsfähig. Nach $3^1/_4$ Jahren spricht die Behandlung nicht mehr an und $^3/_4$ Jahre später, nachdem die Behandlung wirkungslos zu werden begann, erfolgt der Exitus. Die behandelte Geschwulst gehört unter den bösartigen Blasengeschwülsten zu der am meisten bösartigen Form, zum Carcinoma solidum, welches die schlechtesten Ergebnisse bei operativer Behandlung ergibt. Nach der Statistik der Mayos fast $90^0/_0$ operative Mortalität.

Unter diesen Geschwülsten war die von mir behandelte wiederum noch besonders bösartig, wie man an der Neigung zu lentikulärer Aussaat in kleinsten Knoten ersehen kann.

Ich habe den Fall deshalb besonders ausführlich unter einer Reihe von ähnlichen derartigen Erkrankungen besprochen, weil er drastisch die Vorzüge der Chemokoagulation zeigt. Er zeigt, daß ein jauchiger, höchst maligner Tumor sich in kurzer Zeit überhäutet und im Wachstum beträchtlich aufgehalten werden kann. Er zeigt, daß wohl keine andere Methode, weder die Resektion, noch die Röntgen- und Radiumbehandlung ein derart günstiges Ergebnis für so lange Zeit ergeben hätte. Vielleicht wäre mit einer einzigen Methode mehr erreicht worden, nämlich mit der Totalexstirpation der Blase. Dieselbe wurde der Patientin mehrmals vorgeschlagen und namentlich dann dringend angeraten, als die Wirkungslosigkeit der intravesicalen Methoden augenscheinlich wurde. Aber die Patientin hat den Eingriff stets abgelehnt. Es ist auch noch die Frage, ob die ziemlich fette Frau den Eingriff überhaupt überlebt hätte und ob sie nicht nach Einpflanzung der Ureteren in den Darm oder nach doppelseitiger Nephrostomie früher an doppelseitiger Pyelonephritis zugrunde gegangen wäre als bei der Behandlung mit Chemokoagulation.

Ähnliche Fälle mit konservativer Behandlung habe ich wiederholt gesehen. Junker wird demnächst in einer Arbeit unsere Erfahrungen über die Wirkung der Thermo- und Chemokoagulation bei bösartigen Blasengeschwülsten zusammenstellen. Ein Teil unserer Ergebnisse ist bereits von mir und Otto A. Schwarz mitgeteilt.

## 1. Radiumbehandlung.

**Radium-, Mesothorium- und Röntgenbehandlung.** Man hat die Radiumbehandlung der Blasengeschwülste in dreierlei Form angewandt:

1. Intravesical unter Leitung des Cystoskops, welchem man einen besonderen Träger zum Tragen der Kapsel eingefügt hatte.

2. Intravesical ohne Leitung des Cystoskops, indem man einfach in einem Katheter die zur Verfügung stehende Radiummenge befestigte und ohne besondere Auswahl des Platzes in der Blase wirken ließ.

3. Von der Sectio alta aus, indem man entweder Radiumkapseln gegen die Geschwulst, bzw. die Resektionsstelle legte oder Radiumnadeln in die Geschwulst bzw. rings um die Resektionsstelle einstach. Man hat die Radiumnadeln auch vom Damm aus gegen die zu bestrahlenden Flächen vorgeführt, wenn man sich cystoskopisch überzeugt hatte, daß es leicht war, die Geschwulst auf diesem Wege zu erreichen. Die Einführung der Radiumnadeln in die Geschwulst ist als „Spicken" bezeichnet worden.

Von allen diesen Methoden ist im wesentlichen die Behandlung der Geschwulst bzw. der Resektionsstelle mit Radiumnadeln übrig geblieben. Die übrigen Methoden haben sich als unwirksam erwiesen, insbesondere ist ziemlich verlassen worden die intravesicale Einführung von Radiumkapseln mit Leitung des Cystoskops und die Einführung des Radiums mit einem Katheter. Die cystoskopische Einführung des Radiums ist offenbar deshalb verlassen worden, weil es nicht angängig ist, den Patienten mehrere Stunden auf dem Untersuchungstisch mit eingeführtem Cystoskop liegen zu lassen. Ich selbst habe diese Methode auch mehrfach durchgeführt, sie aber als zu anstrengend für die Patienten und als unwirksam aufgegeben. In Deutschland ist, soviel ich übersehe, die Methode noch nicht viel angewandt worden und wir sind in unserem Urteil im wesentlichen von dem Studium der amerikanischen Literatur abhängig.

Zur Spickbehandlung sind notwendig feine, kurze, hohle Stahlnadeln, welche mit Radium angefüllt werden. Die Nadeln sind mit Haltefäden versehen, mit denen sie wieder herausgezogen werden können. Sie werden in die Geschwulst bzw. die Resektionsstelle eingestochen und bleiben dort 24 Stunden oder länger liegen.

Das Urteil über den Erfolg der Behandlung ist bei den amerikanisch-englischen Autoren geteilt. Einen Nachteil scheint die Behandlung sicher zu haben, nämlich den, daß sie ziemlich schmerzhaft ist und daß sie starke Eiterung durch Gewebszerfall hervorruft, während unsere einfache Methode der Chemokoagulation das Umgekehrte leistet, nämlich durch Abstoßung zerfallener Gewebsteile den Untergrund reinigt und meistens einen faulenden Tumor in eine aseptische mit normaler Schleimhaut überzogene Geschwulst verwandelt.

Über die Spickmethode besitze ich keine eigene Erfahrung, da mir ein Vorteil für ihre Anwendung nicht nachweisbar erschien. Als ich auf einer Studienreise nach Amerika mich mit den dortigen Kollegen über die Methode unterhielt, wurde fast einstimmig zugegeben, daß die Methode einerseits die nekrotisierende Eiterung (slough) vermehrt, andererseits schmerzhaft ist. Warum soll man bei Patienten, deren Leben meist nach Monaten gemessen ist, die kurze Spanne noch durch Schmerzen verschlechtern, obwohl ein Dauererfolg ganz unwahrscheinlich ist?

Ein Vorteil wird der Radiumbehandlung nachgerühmt: die blutstillende Wirkung. Sie ist in letzter Zeit nochmals von einem so erfahrenen und kritischen Autor wie MARION betont worden und verdient deshalb ernste Beachtung. Bei stark blutenden Papillomen und anderen Geschwülsten, bei denen eine cystoskopische Besichtigung wegen der Hämorrhagie unmöglich ist, werden Radiumkapseln an einem Katheter befestigt, in die Blase eingeführt und einige Zeit liegen gelassen. Die Wirkung war in den Fällen MARIONs überraschend. Auch anderen Autoren ist diese Wirkung aufgefallen.

In neuester Zeit hat W. NEILL (Journ. of the Americ. med. assoc. 1922. Nr. 25) mittelst eines von ihm besonders konstruierten Cystoskops in steiler TRENDELENBURG-Lage 2 mm lange und $1/2$ mm im Durchmesser starke Glascapillaren, welche mit Radiumemanation gefüllt sind, durch den Cystoskoptubus in die Blase gebracht und die Blasengeschwulst mit Glasröhrchen gespickt. Die Spickung wird nach 2 Monaten wiederholt. Außerdem wandte NEILL Radiumemanation, in größeren Capillaren gegen die Oberfläche des Tumors gerichtet, an. Die Emanation wird alle 6 Wochen wiederholt. Die Capillaren entleeren sich mit dem Urin und Tumorfetzen vermischt oder heilen nach Angabe NEILLs ein, ohne Störungen zu machen.

Auch L. BUERGER hat in der letzten Zeit die Radiumbehandlung unter Leitung des Cystoskops zu verbessern gesucht und wieder aufgenommen. DEAVER und MACKINNEY dagegen sind auf Grund einer Reihe von mehr als 100 Fällen umfassender Beobachtungen zu dem Ergebnis gelangt, daß die Radiumbehandlung meistens nutzlos ist, vielfach verschlimmert und beschleunigend auf das Ende wirkt.

## 2. Mesothoriumbehandlung.

Bei breitaufsitzenden Carcinomen empfiehlt es sich, gleichzeitig zu koagulieren.

Als Erfolg wird von den Autoren angegeben, daß heftige und anhaltende Hämaturien nach 1—2 Spritzen verschwinden und der trübe Urin sich innerhalb eines Monats aufhellt. Dagegen läßt der Harndrang bisweilen nicht nach. Örtlich sahen die Autoren bei gleichzeitiger Anwendung der Elektrokoagulation zweimal ein vollständiges Verschwinden der Geschwülste nach mehrmonatlicher Behandlungsdauer. Bei drei anderen Patienten, welche sich noch zur Zeit der

Veröffentlichung in Behandlung befanden, kam eine wesentliche Verkleinerung der Geschwülste zustande. Ein infiltrierender Tumor verschwand allein durch Mesothoriumeinspritzungen. Man sah cystoskopisch die bekannte Veränderung der Tumoroberfläche in Gestalt der weißen Nekrose.

### 3. Röntgenbehandlung.

Gegenüber der Radiumbehandlung ist die Röntgenbehandlung der Geschwülste in den Hintergrund getreten. Ich habe sie, gleich anderen Autoren, vielfach versucht und sie von den besten Röntgenologen mit den besten Apparaten ausführen lassen. Einen Einfluß auf das Wachsen der Geschwulst oder auf das Rezidiv nach Resektion der Geschwulst habe ich nicht feststellen können. Die Röntgenbehandlung hat, wie anscheinend auch die Radiumbehandlung, zunächst den großen Nachteil, daß sie an die Körperkräfte des Patienten durch die entstehende Reaktion, durch den Röntgenkater, durch Schmerzen und Tenesmen, welche in der Blase auftreten, erhebliche Anforderungen stellt und nur Patienten mit einer gewissen Widerstandskraft noch zugemutet werden kann. Schon die Behandlung selbst ist für den Patienten anstrengend. Sie werden meistens unter „Kreuzfeuer" genommen und lange Zeit vom Bauch her und eine ebenso lange Zeit von der Kreuzbeingegend und vom Damm her bestrahlt. Das lange Liegen in diesen Lagen ist den Patienten äußerst unangenehm und für sie anstrengend. Mit Rücksicht auf den Zustand und die Blasenschmerzen ist gewöhnlich die Verabreichung einer größeren Morphiumdosis notwendig. In einem Falle habe ich durch die reaktive Schwellung der Geschwulst eine Verlegung der Harnleitermündungen, Anurie und Exitus gesehen. Amerikanische Autoren haben empfohlen, die Blasengeschwülste vor der Operation mit einer Volldosis Röntgenstrahlen zu behandeln, um die Zellen in ihrer Vitalität und die Möglichkeit des Rückfalls herabzusetzen. Gleich der Radiumbehandlung ist auch der Röntgenbehandlung eine blutstillende Wirkung zugesprochen worden.

ZEISS hat in jüngster Zeit drei Geschwüre der Blase beschrieben, welche nach Radium- bzw. Röntgenbehandlung von Uterusgeschwülsten auftraten. Unter Umständen können diese inkrustierten Geschwülste zu verhängnisvollen Mißdeutungen Anlaß geben. Die Heilung der Geschwüre geht sehr langsam vor sich und wird in vielen Fällen nur durch Curettement [1] unter Leitung des Cystoskops erreicht.

**Prognose.** Die Prognose des Blasencarcinoms ist außerordentlich schlecht. Die Statistik seiner Behandlung gehört zu den schlechtesten Statistiken, welche die Chirurgie aufweist. Aus den großen amerikanischen Sammelstatistiken ist als Resultat zutage getreten, daß 80% der *resezierten* Fälle einige Monate nach der Operation rückfällig wurden und einige Monate später starben, obwohl die Operation z. B. an der MAYOSCHEN Klinik von geübter Hand, welche an einem großen Material sich schulen konnte, ausgeführt wurden. *Wenn man nur das Carcinoma solidum zur Statistik verwertet, werden die Resultate sogar noch schlechter. Das Ergebnis ist nicht verwunderlich, weil man die Blase vom chirurgischen Standpunkt aus überhaupt nicht resezieren, sondern exstirpieren müßte und weil nur das schwierige Problem der Ureterversorgung uns zu der unvollkommenen Operation nötigt.* Außerdem ist der Patient meist mit der Exstirpation der Blase erst dann einverstanden, wenn er durch Schmerzen und Kräfteverlust derartig gequält ist, daß er seine Einwilligung schließlich erteilt. Wenn auch die Totalexstirpation schlechte Resultate gibt, so liegt es meistens an der verspäteten Ausführung der Operation.

---

[1] Siehe EUGEN JOSEPH, Technik der diagnostischen und operativen Cystoskopie. Julius Springer, 2. Aufl., 1928.

An und für sich ist nicht einzusehen, weshalb die langsam wachsende papilläre Geschwulst nicht durch Ausrottung der Blase radikal entfernt werden könnte, wenn die Operation früh genug ausgeführt wird. Der Versuch, die traurigen Resultate durch kombinierte Operation (Resektion) und Radiumbehandlung zu bessern, ist von den amerikanischen Ärzten mit großem Eifer betrieben worden.

Es scheint aber nicht, daß die Prognose dadurch erheblich gebessert wird. In vielen Fällen bestehen Metastasen schon vor der Radikaloperation und kündigen sich durch neuralgische Schmerzen an oder sind klinisch zwar latent, aber durch Röntgenaufnahme als kleine Aussparungen im Skeletsystem nachweisbar.

*Nach meiner Ansicht wird schwerlich durch Resektion der Blase allein oder in Verbindung mit Röntgen- und Radiumbehandlung eine Besserung der überaus traurigen Ergebnisse der Chirurgie der Blasengeschwülste erreicht werden. Die Aussichten liegen, solange uns kein anderes Heilmittel gegen das Carcinom zur Verfügung steht, nur in der frühzeitigen Totalexstirpation der Blase. Es wird notwendig sein, ohne Rücksicht auf den Eindruck, welchen unsere Erklärung auf den Patienten machen kann, die Sachlage dem Patienten oder den Angehörigen und die weitere Entwicklung der Krankheit klar und rücksichtslos in beginnenden Fällen auseinanderzusetzen und zu versuchen, seine Zustimmung zur Ausführung zu erhalten.* Wahrscheinlich wird die große Mehrzahl der Patienten, welche im Beginn wenig Beschwerden und nur leichte, gelegentliche Blutungen haben, diesen Vorschlag ablehnen. Einige werden aber doch in vernünftigem Vertrauen auf das ärztliche Urteil und im Hinblick auf die unvermeidliche Entwicklung ihre Zustimmung geben.

Ob man nach Verweigerung der Erlaubnis zur totalen Entfernung der Blase noch eine Resektion ausführen soll, ist nach der Statistik, welche über die Resultate der Resektion vorliegen, sehr zweifelhaft und wird stets eine persönliche Angelegenheit des Chirurgen sein. In einigen Fällen möchte ich aber doch für den Versuch einer Resektion eintreten. Im Sphincter, an der oberen Vorderwand und der oberen Hinterwand gelegene Geschwülste lassen sich breit im Gesunden abtragen. Hier ist die Aussicht auf eine radikalere Operation und dementsprechend auf eine Dauerheilung bei weitem günstiger als bei den Geschwülsten des Blasenbodens oder Blaseneingangs. Besonders die Geschwülste, welche mit hartem, scharfem, erhabenen Rand versehen sind und nur wenig Neigung zur Geschwürsbildung haben, welche ähnlich aussehen wie Cancroide der Haut, sind bei einem günstigen Sitz für Resektion geeignet, weil sie nicht die gleiche maligne Energie wie die übrigen Carcinome der Blase besitzen. Leider sind derartig geformte und derartig gelegene Geschwülste eine seltene Ausnahme.

# 6. Das Sarkom der Blase.

Die Sarkome der Blase sind, betrachtet im Verhältnis zu den epithelialen Geschwülsten, sehr seltene Tumoren. Sie kommen ebenfalls mehr bei Männern wie bei Frauen vor und suchen entsprechend der allgemeinen Biologie des Sarkoms auch in der Blase die jüngere Generation häufiger heim als die ältere. Während das Carcinom der Blase eine sehr geringe und späte Neigung zu Metastasen hat, besitzt das Sarkom die Eigenschaft, frühzeitig und reichlich Metastasen zu entwickeln. Man hat solche in Lunge, Pleura, Leber, Nieren, Nebennieren, Samenbläschen, Herz, Magen, Pankreas, Dickdarm, Uterus, Ileopsoas, Unterhautzellgewebe und Beckenbindegewebe gefunden. Das Blasensarkom kann die inguinalen, epigastrischen, retroperitonealen und andere Lymphdrüsen infizieren. Histologisch sind alle möglichen Formen beschrieben worden, z. B. Rund- und Spindelzellensarkome, Riesenzellensarkome, Myo-,

Fibro-, Angio- und Chondrosarkome. Von letzteren kann man mit Sicherheit annehmen, daß sie aus versprengten Keimen hervorgegangen, also aus einer embryonalen Anlage entstanden sind. Neben dem Anilinreiz spielt das Trauma bei der Entstehung der Blasensarkome eine Rolle (Klein). Das Sarkom kann in Form von Knollen, Cysten und einer diffusen Infiltration der Blasenwand auftreten. Es sitzt ebenso wie das Carcinom mit Vorliebe in der unteren Hälfte der Blase. Bisweilen kann Sarkom und Carcinom gemeinsam vorkommen. So beschreibt Kraft multiple Tumoren der Blase bei einem 78 jährigen Manne, bei welchem Carcinom und Sarkomgewebe miteinander vermischt war. Man bezeichnet die histologisch gemischten Geschwülste als Sarkocarcinome. Sie sind außerordentlich bösartig.

Im übrigen stimmen die Sarkome, was die Möglichkeit von Diagnose, Therapie und die Prognose anbetrifft, durchaus mit den Carcinomen der Blase überein, so daß für sie im allgemeinen dasselbe gilt, was wir bereits für die Carcinome erörtert haben, höchstens mit dem Unterschiede, daß die Geschwülste biologisch noch bösartiger sind und deshalb die Hoffnung auf einen therapeutischen Erfolg noch geringer ist als bei den rein epithelialen Geschwülsten.

Eine Ausnahme scheint das vom Urachus ausgehende Sarkom gelegentlich zu machen, wenigstens hat Martens einen Fall beschrieben, in dem ein solches Sarkom zwar eine ungewöhnliche Größe erreichte und die Bauchhöhle zum Teil erfüllte, aber gut entfernbar gewesen wäre bei rechtzeitiger Einlieferung, da es nicht in die Nachbarschaft eingebrochen war und keine Metastasen gesetzt hatte.

## Sekundär in die Blase durchgebrochene Geschwülste und Pseudotumoren.

In die Blase durchbrechende Geschwülste sind fast ausnahmslos bösartiger Natur. Von gutartigen Geschwülsten kommen nur die Dermoide in Betracht, welche gelegentlich aus der Nachbarschaft in den Blasenhohlraum einbrechen. Die Diagnose auf durchgebrochenes Dermoid ist meistens schon dadurch leicht zu stellen, daß mit dem Urin Haare, Talgmassen oder anderer Dermoidinhalt abtreiben. Der Tumor geht ursprünglich meist von den Ovarien aus, dementsprechend sind die Patienten meist weiblichen Geschlechts. Cystoskopische Beobachtungen bringen durch die direkte Sichtung von Bestandteilen des dermoidalen Cysteninhalts in der Blase eine Sicherung der Diagnose. So hat Zuckerkandl einen Fall aus der Klinik Schauta abgebildet, in welchem inkrustierte Haare aus der Perforationsöffnung herausragen und cystoskopisch gesichtet wurden. Die anderen in die Blase durchbrechenden Geschwülste sind bösartig. Sie gehen aus von der Scheide, dem Uterus, dem Rectum, Darm, den Ovarien und brechen meist erst im Spätstadium, entweder wenn sie inoperabel geworden sind oder nach der Exstirpation rückfällig wurden, in die Blase ein. Seltener entwickelt sich der Tumor von Anfang an nicht in der Richtung des Organs, von welchem er ausgeht, z. B. beim Rectumcarcinom nach dem Hohlraum des Mastdarms zu, sondern von Anfang an aus dem befallenen Organ heraus in die Blase hinein. In diesen seltenen Fällen treten zuerst Blasenbeschwerden auf, derentwegen der Patient auch den Arzt aufsucht. Es ist deshalb, nachdem cystoskopisch die Diagnose auf Blasengeschwulst gestellt wurde, die Nachbarschaft der Blase stets auf Neubildungen zu untersuchen, wie überhaupt bei urologischen Untersuchungen, den Nachbarorganen, auf welchen Krankheiten überspringen können, besondere Aufmerksamkeit zu schenken ist. Namentlich die Mastdarmcarcinome greifen frühzeitig auf Prostata und Blase über. Man sollte in allen Fällen ausgedehnterer Carcinombildung des Rectums eine cystoskopische Untersuchung nicht vergessen. Sie zeigt zwar häufig nicht den Tumor selbst, läßt aber durch den Nachweis von bullösem Ödem erkennen, daß die Geschwulst sich dicht an die Blasenwand herandrängt und bereits in derselben Zirkulationsstörungen verursacht. Damit ist eigentlich der Tumor als inoperabel gekennzeichnet, denn eine radikale Entfernung ist unter diesen Umständen nur mit ausgedehnter Resektion der Blase möglich. Bei nachgewiesenem Tumor der Nachbarschaft ist deswegen ein auffälliges, sicher circumscriptes Ödem der Blasenschleimhaut ohne gleichzeitig bestehende Entzündung als ein Zeichen ausgedehnter Verwachsungen und die Unmöglichkeit einer radikalen Entfernung aufzufassen. Seltener kann der von dem Nachbarorgan ausgehende Tumor selbst mit dem Cystoskop gesichtet werden. Wenn er tatsächlich perforiert, ist er meist von bullösem Ödem umrahmt und zum großen Teil von ihm überdeckt. Frei in die Blase einragende Tumormassen, ausgehend von Nachbarorganen, sind Ausnahmen. So habe ich kürzlich nach Totalexstirpation des Uterus einen Rezidiv-Tumor in der Blase von der Ausdehnung eines Fünfmarkstückes gesehen, ohne daß bullöses Ödem an der Tumorbildung beteiligt war. Es wäre noch zu bemerken, daß das Ödem, welches durch den angrenzenden Tumor hervorgerufen wird, im Gegensatz zum entzündlichen Ödem blaß, weiß und eng begrenzt ist. Der Unterschied ist auf den rein statischen Ursprung des einen und den infektiösen Ursprung des anderen Ödems zurückzuführen. Jedenfalls muß auf den Nachweis von bullösem Ödem bei verdächtigen Tumorbildungen der Nachbarschaft Wert gelegt und ihm eine entscheidende chirurgische Bedeutung zugesprochen werden.

Schließlich können in der Nachbarschaft auch Pseudotumoren erzeugt werden. Exsudate wölben die Blasenwand vor und buckeln sie tumorartig aus. Der Uterus kann in schlechter Stellung für den Unkundigen durch Vorwölbung der Blasenwand eine Geschwulst vortäuschen. Für diese Fälle ist es charakteristisch, daß die Blasenschleimhaut über der Vorwölbung vollkommen erhalten und gewöhnlich nicht verändert ist. Sie sieht cystoskopisch dunkler und röter aus als die normale übrige Wand, weil sie infolge ihrer Prominenz Schatten wirft und das Licht der Cystoskoplampe abblendet. Außerdem sind diese Pseudotumoren von gleichmäßiger und kugeliger Gestalt. Nirgends ist eine echte Proliferation von Geschwulstgewebe sichtbar, deren Erscheinen man bei Tumoren dieser Größe erwarten müßte.

HEINICKE operierte einen cystischen, sich im Blasenscheitel erhebenden Tumor. Der Tumor war gutartig und erwies sich als eine echte cystische Geschwulst. Der Fall steht einzig in seiner Art da und findet in der Literatur kein Gegenstück.

# Literatur[1].

ALAMARTINE: Papillome degenerée de la vessie traite par curietherapie. Lyon chirurg. Tom. 19, Nr. 5, p. 637—638. — ALBARRAN: Les tumeurs de la vessie. Paris 1892. — ALEXANDER, EMORY: Suprapubi sarcoma. Ann. of surg. Vol. 74, Nr. 1, p. 103—104. — BACHRACH: Über Teleangiektasien der Blase. Fol. urol. Bd. 4, Nr. 2. — BALLENGER, EDGAR G.: Drainage in bladder cancer. Ann. of surg. Vol. 76, Nr. 6, p. 801. — BANDRAGEN, D. GREGORIO: Die Hämaturien bei Blasentumoren. Rev. española de urol. y de dermatol. Tom. 24, Nr. 280, p. 191. — BARRINGER: Radium versus surgical removal of carcin. of the bladder. Journ. of the Americ. med. assoc. Vol. 79, Nr. 18, p. 1504—1506. — Technique and statistics in the treatment of carcinoma of the bladder by radium. Americ. journ. of roentgenol. Vol. 9, Nr. 11, p. 757—764. — BAYER: Ein schleimbildendes Cyetadenom der Harnblase. Virchows Arch. f. pathol. Anat. u. Physiol. Bd. 196, S. 350. 1909. — BEER, EDWIN: Removal of neoplasms of the urinary bladder. Zentralbl. f. Chirurg. Nr. 34. — BENECKE: Ein Fall

---

[1] Aus äußeren Gründen konnte nur die Literatur bis zum November 1923 berücksichtigt werden. Spätere Korrekturangaben sind nur ausnahmsweise bei der Korrektur im Frühjahr 1928 hinzugesetzt worden.

von Osteochondrosarkom. Virchows Arch. f. pathol. Anat. u. Physiol. Bd. 161, S. 70. — Berg, A. A.: The radical treatment of the carcinoma of the bladder. Ann. of surg. Sept. 1908. — Berliner: Die Teleangiektasien der Blase. Dtsch. Zeitschr. f. Chirurg. Bd. 64, H. 5 u. 6. — Binney: Diagnostic of tumours of the bladder. Yale med. journ. Jan. 1908. — Blecher und Martius: Maligner Tumor von syncytialem Bau bei einem 21jährigen Manne. Zeitschr. f. Urol. Bd. 7, Nr. 4. — Blezinger: a) Chirurgische Demonstrationen. b) Faustgroßes und apfelgroßes gestieltes Papillocarcinom der Blase. Klin. Wochenschr. Jg. 1, Nr. 7, S. 347. — Blum: Das Myofibrom der Harnblase. Fol. urol. Bd. 5, H. 5. — Kolloidcarcinom der Blase. 3. Kongreß der dtsch. Ges. für Urologie. Wien 1911. — Blum, Victor: Zur Pathologie und Therapie der Blasentumoren. Zeitschr. f. Urol. Bd. 3, Nr. 2. — Böhme: Zur Technik der intravesicalen Operation der Harnblase. Zeitschrift f. Urol. Bd. 3, Nr. 4. — Boetjes, M. P. Kingma: Blasencarcinom. Nederlandsch tijdschr. v. geneesk. Jg. 66, 2. Hälfte, Nr. 12, p. 1332. — Born: Ein neuer Weg zur Behandlung der Blasenpapillome. Zeitschr. f. Urol. 20, S. 250. — Bornmann: Über Wachstum und Nomenklatur der Blutgefäßgeschwülste. Virchows Arch. f. pathol. Anat. u. Physiol. Bd. 157. 1899. — Bosch: Sur le traitement des tumeurs vesicales. Ann. de la soc. belge d'urol. 9. année. Nr. 20. — Bovin, Emil: Fall von Blasenmyom. Hygiea. Vol. 83, H. 3, p. 102. — Brack: Zwei seltene Befunde aus der Pathologie des männlichen Urogenitalsystems. Virchows Arch. f. pathol. Anat. u. Physiol. Bd. 236, S. 301—306. — Brezina, Ernst: Internationale Übersicht über die Gewerbekrankheiten nach den Berichten der Gewerbeinspektionen der Kulturländer über die Jahre 1914—1918. — Brown: Primary carcinoma of urinary bladder. Americ. journ. of the med. sciences. Dec. 1907. — Bucky und Frank: Über Operationen im Blaseninnern mit Hochfrequenzströmen. Münch. med. Wochenschr. Nr. 7. — Buerger, Leo: Radium in carcinoma of the bladder. Urol. a. cut. review. Vol. 27, Nr. 4, p. 213. — Buerger, L. and Wolbarst: Fulguration treatment of papillomata of the bladder. New York med. journ. a. med. record. Oct. 1910. — Bugbee, Henry: Report of cases of malignant growths of the bladder treated by resection and radium. Journ. of urol. Vol. 10, Nr. 2, p. 159. — Report of cases of malignant growth of the bladder treated by resection and radium. Journ. of urol. Vol. 10, Nr. 2, p. 159—171. — Burford: Technic of immediate closure of bladder. Journ. Missouri state med. assoc. Dec. 1910. — Cabot: Surgical treatment of cancer of the bladder. Boston med. a. surg. journ. Jg. 1909. — Value of palliative operations for cancer of the bladder. Americ. journ. of urol. Sept. 1904. — Cappridge, W. M.: Carcinoma of the bladder. Report of a case, in which a cystogram aided in the diagnostic. Journ. of the chirurg.-med. assoc. Vol. 76, Nr. 22. — Carraro: Adenom der Blase und Blasenvarikositäten. Zeitschr. f. Chirurg. Bd. 11, S. 224. — Casanello: Contributo allo studio dell' epithelioma epidermoidale della vesica con speciale riguardo etc. Fol. urol. Vol. 3, p. 505. — Contribution a l'etude anatomo-pathologique et clinique de l'adenome vesicale. Ann. de méd. Tom. 1, Nr. 9. — Caspari: Complement a une recente communication et de quelques autres cas urologiques. Schweiz. Rundschau f. Med. Bd. 22, Nr. 30, S. 322. — Tumeur de la vessie. Rev. méd. de la Suisse romande. Jg. 42, Nr. 458—460. — Tumeur de la vessie. Rev. méd. de la Suisse romande. Jg. 4, Nr. 2, p. 602. — Casper: Die Rezidive der Harnblasenpapillome. Berlin. klin. Wochenschr. Nr. 6. — Blasengeschwülste. Verhandl. d. dtsch. Ges. f. Urol. April 1909. Lehrb. d. Urol. 1921. — Handbuch der Cystoskopie. 4. Aufl. 1921. — Cathelin: Extraction d'un polype geant de la vessie urinaire. Ann. de méd. Tom. 2, Nr. 22. — Cimino: Entzündungsgeschwülste der Harnblase. 28. Congr. d. soc. ital. di chirurg. Neapel 25. bis 27. Ottobre 1921. — Corbus, B. E.: The treatment of tumors of the bladder without local excision. Surg., gynecol. a. obstetr. Vol. 33, Nr. 5. — Covisa, Isidro S.: Zur Behandlung der Blasentumoren mit Hochfrequenzströmen. Rev. española de urol. y de dermatol. Jg. 23, Nr. 270. — Curschmann: Statistische Erhebungen über Blasentumoren bei Arbeitern der chemischen Industrie. Zentralbl. f. Gewerbehyg. u. Unfallverhütung. Jg. 8, H. 8 u. 9. — Daspes: Kyste hydatide pedicule de la vessie. Rev. de chirurg. Tom. 11, p. 810. — Davis: Clinico-pathologic data on the bladdertumors. Boston med. a. surg. journ. Febr. 1911. — Deaver and Mackinney: Carcinoma of the bladder. Ann. of surg. Vol. 78, Nr. 2, p. 254—259. — van Denburg, Richard: Papilloma of the bladder. Report of a case with recurrence. Urol. a. cut. review. Vol. 26, Nr. 6, p. 351—353. — v. Dittel: Über Blasenblutungen. Wien. allg. med. Zeitschr. 1892. — Dobrowsky, W. J.: Über Transsudation von Blutplasma durch zottenartige Geschwülste der Harnblase. Zeitschr. f. urol. Chirurg. Bd. 12, H. 3/4. 1923. — Duhot: Tumeur de la vessie a implantation uremale. Ann. de méd. Tom. 1, Nr. 2. — Duncan, Rex.: Das Radium in der Behandlung maligner Blasen- und Prostatageschwülste. Rev. española de urol. y de dermatol. Tom. 33, Nr. 271. — Dupont, Robert: A propos d'un cancer developpe sur une vessie extrophie. Journ. d'urol. Tom. 13, Nr. 6. — Faerber, Ernst: Ein Fall von Hämangiom der Harnblase bei einem 11 jährigen Mädchen. Fortschr. d. Med. Jg. 40, Nr. 18/19, S. 358. — Fedoroff: Über die totale Blasenexstirpation bei Tumoren der Harnblase. St. Petersburg 1921. — Fenwick: Erfolge ausgedehnter Blasenresektion. 2. Internat. Urologenkongreß. London 1911. — Figurnoff,

K. M.: Pathologie und Therapie der Harnblase. Nowy Chirurgischeski Archiv. Vol. 2, H. 1, p. 134—147. — FRANK: Über die Beziehungen der papillomatösen Wucherungen des Blasenhalses und der hinteren Harnröhre zum Mechanismus der Harnentleerung und der sexuellen Neurasthenie. Zeitschr. f. Urol. Bd. 2, Nr. 40. — FREYER: Myoma of the bladder weighing 9 ounces. Brit. gynaecol. journ. Vol. 69. 1901. — v. FRISCH: Bericht über 300 operierte Blasentumoren. Wien. klin. Wochenschr. Nr. 40. — GENERSICHS: Radikale Blasenkrebsoperation mit beiderseitiger Ureterresektion und Implantation. Fol. urol. 1908. S. 45. — GERAGHTHY: Treatment of the malignant disease of the prostate and the bladder. Journ. of urol. Vol. 7, Nr. 1. 1922. — GHEDINI: Contributo alla cura chirurgica dei neopl. dell' Urocisti. La clin. chirurg. 1919. — GIAMETTASIO, NICOLA: Contributo clinico ed istopatholog. ai papillo-carcinomi vescicali. Arch. ital. di chirurg. Vol. 6, H. 1. — GÖTZL: Leiomyoma vesicae. Zeitschr. f. Urol. Bd. 6, Nr. 5. — GOTTSTEIN: Pseudotumor der Harnblase. Zentralbl. f. Chirurg. Jg. 49, Nr. 36, S. 1335—1336. — GRAUHAN, M.: Zur Anatomie und Klinik der epithelialen Neubildungen des Nierenbeckens. Dtsch. Zeitschrift f. Chirurg. Bd. 174, H. 1—4. — GRAY: The treatment of malignant diseases of the bladder. Americ. quart. of roentgenol. Jan. 1908. — GUIZY: Tumeurs de la vessie sans hematurie. Ann. de méd. Tom. 1, Nr. 2. — GUNSETT, A. et D. SICHEL: Resultats de la roentgentherapie et d'electrol. Tom. 6, Nr. 10. — GURLT: Zitiert bei LEUENBERGER. — GUSSENBAUER: Exstirpation eines Harnblasenmyoms nach vorausgehendem tiefen und hohen Blasenschnitt. Langenbecks Arch. Bd. 17. 1875. — HADDA: Das Blasencarcinom im jugendlichen Alter. Arch. f. klin. Chirurg. Bd. 3, S. 88. — HAGMANN: Zur Behandlung der Geschwülste der Harnblase. Medizinskaja Gaseta. Jg. 1, Nr. 1, p. 13. — HAGNER: Removal of carcinoma. Ann. of surg. Nov. 1910. — HAMADA, TATEWO: On fibrous sarcoma of the bladder (6. gen. sess. of Japan med. assoc. Kyoto 4. IV. 1922). Japan. med. world. Vol. 2, Nr. 6, p. 179. — HAMILTON, ALICE: Discussion of the etiology of 10 calle aniline tumors of the bladder. Journ. of industr. hyg. Vol. 3, Nr. 1. — HAMMESFAHR, C.: Verhandlungen der dtsch. Ges. für Urologie 1924. S. 306. — HAUENSCHILD, FRIEDRICH: Papilloma vesicae (mit besonderer Berücksichtigung der postoperativen Prognose, der Rezidive und der malignen Degeneration). Diss. Bonn 1921. 33 Bl. — HEITZ-BOYER et DORÉ: Tumeurs musculaires glisses de la vessie. Ann. de méd. Tom. 11, Nr. 22—24. — HERBST, ROBERT and ALVIN THOMPSON: Adenocarcinoma of the bladder. Americ. journ. of surg. Vol. 36, Nr. 1, p. 4—7. — HERZEL: Dreimal operierter Fall von Carcinoma vesicae. Orvosi Hetilap. 216. — HINTERSTOISSER: Über das Sarkom der Harnblase. Wien. klin. Wochenschr. 1890. — HOCK: Großes, breitbasiges Papillom der Blase. (Ver. dtsch. Ärzte, Prag. Sitzg. vom 19. u. 26. Mai 1922.) Dtsch. med. Wochenschr. Jg. 48, Nr. 44, S. 1498. — Über endovesicale Behandlung von Blasengeschwülsten. Prag. med. Wochenschr. 1910. Nr. 21. — HOGGE: Sarcome fusi-cellulaire pedicule. Ann. de méd. Tom. 2, Nr. 22. — Tumeurs vesicales. Cpt. rend. Tom. 13. 1909. — HOLZBACH, ERNST: Beziehungen des Harnapparates zur Physiologie und Pathologie der weiblichen Geschlechtsorgane. Samml. klin. Vorträge (Volkmann). Gynäkol. Nr. 245—246. — HOTTINGER: Über Cysten der Harnblase. Fol. urol. Bd. 7, S. 453. — HÜBERLIN: Operative Behandlung des Blasenkrebses. Korrespondenzbl. f. Schweiz. Ärzte. 1912. Nr. 28. — JOSEPH, E.: Zur Behandlung des Carcinoms der Harnblase. Münch. med. Wochenschr. 1925. Nr. 2. — Eine neue Methode zur Behandlung der Blasengeschwülste. Zentralbl. f. Chirurg. 1919. Nr. 47. — Ein Fall von Totalresektion der Blase. Zeitschr. f. urol. Chirurg. Bd. 12, H. 3—4. 1923. — Über Chemokoagulation von Blasentumoren. Zeitschr. f. Urol. 1920. — Technik der Cystoskopie. Berlin: Julius Springer 1923. — JOSEPH, E. und O. A. SCHWARZ: Erfahrungen über die epithelialen Geschwülste der Harnblase. Zeitschr. f. urol. Chirurg. Bd. 13, H. 5—6. — JUDD: The transperitoneal operation for removal of bladder neoplasms. Journ. of the Americ. med. assoc. Dec. 1909. — Tumours of urinary bladder. Journ. of the Americ. med. assoc. Aug. 1912. — Results in the treatment of tumours of the urinary bladder. Journ. of the Americ. med. assoc. Nov. 16. 1912. — JUNGANO: Sur un cas d'angiosarcome de la vessie. Ann. de méd. Tom. 2, Nr. 19. — KARTULIS: Zitiert bei PFISTER. — KIDD, FRANK: Angeiomyoma of the bladder removed et operation. Proc. of the roy. soc. of med. Vol. 15, Nr. 8. Sect. of urol. p. 31. — KOLISCHER, GUSTAV and HARRY KATZ: Radium in malignant tumors of the bladder and prostate. Urol. a. cut. review. Vol. 27, Nr. 4, p. 218—219. — KOLISCHER and SCHMIDT: The operative treatment of vesical cancer. Journ. of the Americ. med. assoc. July 1907. — KRAFT, K.: Fälle von primärem und sekundärem Ureterpapillom. Zeitschr. f. Urol. Bd. 16, H. 2. 1922. — KRETSCHMER, HERMANN: Carcinoma of the bladder with bone metastases. Surg., gynecol. a. obstetr. Vol. 34, Nr. 2, p. 241. — KUCHENBECKER: Über den Nachweis aromatischer Amidoverbindungen im Harn. Zentralbl. f. Gewerbehyg. u. Unfallverhütung. Jg. 8. 1920. — KÜSTER: Zitiert bei LEUENBERGER. — LAMPERTS, WILHELM: Über Blasentumoren. Diss. Würzburg 1921. — LAMPRECHT, AUGUST: Ein Fall von Blasenektopie, kompliziert durch Adenocarcinoma vesicae. Diss. Halle 1921. — LANE: Extensive degenerative Naevus of the bladder. The Lancet. 1895. p. 1252. — LANGE, C. C. A.: Carcinoma of the bladder. Long Island med. journ. Vol. 17, Nr. 3, p. 100—102. —

Latzko, W.: Die Radikaloperation des Blasenkrebses beim Weibe. Zentralbl. f. Gynäkol. Jg. 46, S. 74. — Lecene et Chene: Sarcome de la vessie ayant simule une retention d'urine. Ann. de méd. 1910. p. 17. — Leck: Die ausgedehnten Resektionen der Harnblase und die Cystectomia totalis. Verhandl. in der niederländischen Vereinigung. Bd. 1, S. 80. — Legeu et Verlac: Origini e transformazoni dei papillomi vesicale. Riv. urol. 15. Juni 1910. — Legueu: Totale Cystektomie. Soc. de chirurg. Ref. Münch. med. Wochenschr. 1909. Nr. 5. — Les tumeurs vesicales latentes. Ann. de urol. 1909. Nr. 23, p. 1227. — Transformation et degeneration de papillomes de la vessie. Arch. Gener. de chirurg. Tom. 6, p. 605. 1910. — Lenormant, Ch.: Sur un cas de tumeur mixte (epitheliosarcome) de la vessie d'origine probablement allantoidenne. Journ. d'urol. Tom. 14, Nr. 4. — Leuenberger: Beiträge zur Frage der Geschwulstmutation beim Menschen auf Grund der Histogenese eines sarkomatösen Harnblasendivertikelpapilloms. Dtsch. Zeitschr. f. Chirurg. Bd. 114, H. 1—3. — Ein weiterer Beitrag zur Frage der Mutation von Harnblasenpapillom in Sarkom. Arch. f. klin. Chirurg. Bd. 99, H. 2. — Die unter dem Einfluß der synthetischen Farbenindustrie beobachtete Geschwulstentwicklung. Beitr. z. klin. Chirurg. Bd. 80, H. 2, S. 208. — Levin, Arthur: Naevus teleangiectosus der Harnblase. Berlin. Ges. f. Urol. 5. Nov. 1922. — Lichtenstern: Bericht über operierte Fälle papillärer Geschwülste der Blase. 1. Kongreß d. dtsch. Ges. f. Urol. Wien, Okt. 1907. — Lockwood: Suprapubic cystotomy in tumours of the bladder. Brit. med. journ. Nov. 15. — Löwenheim, Moritz: Remarks on tumours of the bladder with particular reference to sarcoma et. Americ. journ. of urol. Jan. 1907. — Löwenstein: Épithelwucherungen und Papillombildungen der Rattenblase. Beitr. z. klin. Chirurg. Bd. 62, S. 533. — Löwenstein, J.: Experimentelle Studien der Theorie und Ätiologie der Tumoren. Beitr. z. klin. Chirurg. Bd. 69, S. 693. 1910. — Lower, William: The end results of operations for cancer of the bladder. Ann. of surg. Vol. 76, Nr. 3. — Mac Donald: Bladders growths and their treatment. Brit. med. journ. 1921. Nr. 3165. — Mac Gowan: The use of the d'Arsonval method of coagulation necrosis for the removal of immense intravesical outgrowths of the prostate, simple or malignant. California state journ. of med. Vol. 19, Nr. 9. — Mancini, Ernesto: Sull' electroy coagulatione dei tumori vesicali. Rif. med. Jg. 38, Nr. 24, p. 559—560. — Marion: Diagnostic et traitement des tumeurs. Ann. de la soc. belge des urol. 9. année. H. 2. 1909. — Un cas d'hematurie par rupture d'une varice vesicale. Journ. d'urol. Tom. 12, Nr. 6, p. 417—418. 1921. — De l'action hemostatique du radium dans les tumeurs de la vessie ou de l'urétre. Journ. d'urol. Tom. 13, Nr. 3, p. 161—166. — Martens: Urachussarkom. Freie Vereinigung der Ärzte Berlin. 10. Mai 1909. — Martin, J.: Disparition de tumeurs de la vessie après leurs destruction incomplete par les courants de haute frequence. Journ. d'urol. Tom. 13, Nr. 2. — Melen, David: An aid in the diagnostic of tumors of the urinary bladder. Journ. of the Americ. med. assoc. Vol. 76, Nr. 12. 1921. — Morel, Ch. et Jean Tapie: Epithelioma athipique de la vessie avec adenopathie cancereuse susclaviculaire. Bull. et mém. de la soc. méd. des hôp. de Paris. Jg. 39, Nr. 11, p. 497—560. 1923. —Murakami: On the relation between bladder tumour and nocturia and a case of successfull treatment. Japan. med. world. Vol. 2, Nr. 6, p. 185. — Nakano, Hitoshi, Arikichi and Minor Sakamoto: Statistical observation of tumours of the bladder and Hypertrophie of the prostate. Japan. med. world. Vol. 2, Nr. 6, p. 179. — Necker, Friedrich und Rudolf Paschkis: Über Pseudotumoren der Ureterpapille. Zeitschr. f. urol. Chirurg. Bd. 10, S. 394—401. — Neil, William: Die Behandlung des Blasencarcinoms. Southern med. journ. Vol. 16, Nr. 4, p. 292—297. — O'Neill, P. F.: Tumor of the bladder. Journ. of urol. Vol. 7, Nr. 6, p. 439. — Oppenheimer, Rudolf: Zur Erkennung und Behandlung der Blasengeschwülste der Anilinarbeiter. Zentralbl. f. Gewerbehyg. Jg. 8, H. 6, S. 105 bis 107. 1920. — Papin: Tumeur incrustee de la vessie. Journ. d'urol. Tom. 15, Nr. 2. — Parzelt: Ein Fall von diffusen Venektasien der Blasenschleimhaut. Diss. Würzburg 1911. — Paschkis: Beiträge zur Kasuistik der Myome der Harnwege. Fol. urol. Bd. 11, Nr. 4. — Radiumbehandlung von Blasengeschwülsten. Wien. klin. Wochenschr. 1911. Nr. 45. — Zwei Fälle von Blasentumoren. Wien. klin. Wochenschr. Nr. 47.— Pasteau: Tuberculose et cancer vesical. Journ. d'urol. Tom. 12, Nr. 4, p. 281. — Pavone: Deux cas de la tumeur de la vessie. Ann. des maladies d. org. gén.-urin. Tom. 2, Nr. 22. — Pelicand: Tumeur maligne de la calotte vesicale, rupture spontanee ce ce niveau. Rev. pratique des maladies d. org. gén.-urin. Jg. 4, Nr. 19. — Pellecchia: Hochfrequenzstrombehandlung von Blasentumoren und -geschwülsten. Zeitschr. f. urol. Chirurg. Bd. 11, S. 224. — Petrow: Zur totalen Blasenexstirpation bei Carcinom. Dtsch. Zeitschr. f. Chirurg. Bd. 104, Nr. 3 bis 4. — Pfister: Über den endemischen Blasenkrebs bei Bilharziosis. Zentralbl. f. Urol. Bd. 15, H. 2, S. 85—86. 1921. — Pillet, E.: Gros polype vesical. Traitement par le cystoscope operatoire ou par la taille. Journ. des praticiens. Jg. 36, Nr. 4, p. 55—56. — Pisarsky: Ein Fall totaler Entfernung der Blase mit Einnähung der Ureteren in die Bauchwand. Przeglad lekarski. 1910. Nr. 49. — Pollnow: Die Behandlung der Blasenpapillome mit Elektrokoagulation. Inaug.-Diss. Berlin 1919. — Posner: Wie soll sich der Arzt gegenüber Blasentumoren verhalten? Berlin. klin. Wochenschr. 1908. Nr. 12. — Pousson:

De l'invention chirurgicale dans le traitement et le diagnostic des tumeurs de la vessie. Paris 1884. — PRAETORIUS: Zur Kollargolbehandlung der Blasenpapillome. Münch. med. Wochenschr. Bd. 67, Nr. 38. 1920. — Notiz zur Evakuation von Blasenpapillomen nach BORN. Zeitschr. f. Urol. 20, S. 583. — PRIMROSE: Partial resection of the bladder for malignant tumor by the transperitoneal route. Ann. of surg. Dec. 1909. — PRINGLE: Transperitoneal cystotomy etc. The Lancet. Vol. 4554, p. 1698. — PROPPING: Die Behandlung der Blasenpapillome. Therapeut. Halbmonatsh. Bd. 34, H. 8. 1920. — PROUST: Contribution a l'etude des hematuries gravidiques d'origine vesicale. — PROUVST et JUFROIT: Granulations vesicales simulant a la radiographie des calculs des voies urinaires. La presse méd. Nr. 25. — RAFIA: Diffuses Angiom der Blasenschleimhaut. Journ. d'urol. Tom. 10, Nr. 4, p. 315—316. 1921. — RATBUN: Toxic psychosis. Death after cystotomy. Internat. journ. of surg. Vol. 35, Nr. 4, p. 131. — REHN, L.: Blasengeschwülste bei Fuchsinarbeitern. Ch. Kong. 24. 1895. — RIBBERT: Über Bau, Wachstum und Genese der Angiome. Virchows Arch. f. pathol. Anat. u. Physiol. Bd. 151, S. 381. — RIESE: Blasencarcinom und -sarkom. Dtsch. med. Wochenschr. 1911. — RIHMER: Fall von Blasenkrebs. Orvosi Hetilap. Vol. 423. Die Totalexstirpation der Blase. 16. internat. med. Kongreß zu Budapest 1909. Ref. Fol. urol. Bd. 3, Nr. 6. — RINGLEB: Die Fortschritte in der Erkennung und Behandlung der Blasenkrankheiten in den letzten 10 Jahren. Zeitschr. f. Urol. Bd. 16, H. 7. 1922. — ROCHET: Reste-t'il encore des indications du traitement chirurgical du cancer de la vessie? Journ. d'urol. Tom. 11, Nr. 5—6. — ROSENSTEIN, PAUL: Über Varicenbildung in der Harnblase und ihre diagnostische Bedeutung. Monatsschr. f. Geburtsh. u. Gynäkol. Bd. 60. — ROUSSY, ERTZBISCHOFF et FUMET: Metastases cutanees inguino-pubiennes. Bull. de l'assoc. franç. pour l'étude du cancer. Tom. 11, Nr. 3, p. 141. — ROVSING: Totalexstirpation mit doppelseitiger Uretrostomia lumbalis. Arch. f. klin. Chirurg. Bd. 82. — v. RUEDIGER: Zur transperitonealen Eröffnung der Blase. Zentralbl. f. Chirurg. 1908. — RUMPEL: Über kindliche Blasentumoren. Dtsch. med. Wochenschr. 1908. Nr. 43. — SAXER: Ein Beitrag zur Kenntnis der Dermoide und Teratome. Beitr. z. pathol. Anat. u. z. allg. Pathol. Bd. 31, S. 452. — SCHEELE: Über totale Blasenexstirpation wegen Carcinom. Verhandl. d. dtsch. Ges. f. Urol. 5. Kongr. in Wien vom 29. Sept. bis 1. Okt. 1921. — SCHMIEDEN: Erfahrungen bei zwei Totalexstirpationen der carcinomatösen Harnblase. Zentralbl. f. Chirurg. Jg. 49, Nr. 41. — SCHOLL jr., ALBERT: Histology and mortality in cases of tumour of the bladder. Surg., gynecol. a. obstetr. Vol. 34, Nr. 2, p. 189. — SCHWAN: Tumours of the bladder. Journ. of the Americ. med. assoc. Vol. 74, Nr. 2. 1920. — SCHWERIN: Blasengeschwülste bei Arbeitern der chemischen Betriebe. Zentralbl. f. Gewerbehyg. u. Unfallverhütung. Jg. 8. 1920. — SEIDEL: Totalexstirpation der Blase. Münch. med. Wochenschr. 1909. Nr. 33. — SENDDER and LINCOLN: HARRINGTONs Operation of intraperitoneal cystotomy. Ann. of surg. Dec. 1908. — SEYBERTH, L.: Beitrag zur Kenntnis der Blasengeschwülste bei Anilinarbeitern. Münch. med. Wochenschr. 1907. Nr. 32. — SHATTOCK: Rhabdomyoma of urinary bladder. The Lancet 1923. — SIGHINOLFI, GUISEPPE: Sulla roentgentherapia del carcinoma della vesica. Policlinico, sez. prat. Jg. 29, H. 217. — SMITH, GEORGE GILBERT: Radical treatment of cancer of the bladder. Journ. of urol. Vol. 6, Nr. 2, p. 173—182. — SONNTAG: Über Hämangiome und ihre Behandlung. Ergebn. d. Chirurg. u. Orthop. Bd. 8. 1914. — SOTTI, GUIDO: Contributo alla studio e alla concenza dell'emangioma cavern. della vesica urinaria. Zeitschr. f. Urol. Bd. 7, S. 128. — SOTTILE: Sarkom der Harnblase bei einem 6 Monate alten Kinde. Gazzetta d. Osped. 1908. Nr. 65. — SQUIER: Segmental resection of the bladder for neoplasm. Journ. gynaecol. a. obstetr. Vol. 37, Nr. 2, p. 179 bis 185. — STADLER: Ein Fall von multiplen epidermisbekleideten Geschwülsten der Harnblasenschleimhaut. Beitr. z. pathol. Anat. u. z. allg. Pathol. Bd. 53, H. 2. — STAMMLER: Die Resultate der operativen Behandlung der Blasentumoren. Zeitschr. f. urol. Chirurg. Bd. 3, H. 1—2. — STELLWAGEN: The surgical treatment of the papilloma of the bladder. Therapeut. Gaz. Bd. 46, S. 77. — STENIUS, FJALAR: Quelques mots sur la pathologie des papillomes et du cancer de la vessie. Acta chirurg. scandinav. Vol. 55, H. 2. — STÖCKEL: Die Cystoskopie der Gynäkologen. Leipzig 1904. — STRANGAARD: Fibroepitheliales Blasenpapillom mit Operation und Elektrokoagulation behandelt. Hospitalstidende. Jg. 65, Nr. 21, p. 50. — STRAUSS: Zur totalen Blasenexstirpation. — SULLERAS, PAGES JUAN: Teilresektion der Blase wegen Myoepitheliom der oberen Wand. Semana med. Jg. 28, Nr. 19, p. 553. — SUZUREY: Implantationscarcinom in der Harnblasenschleimhaut. Berlin. klin. Wochenschr. 1909. Nr. 7. — SWOBODA: Über Selbstheilung von Angiomen. Münch. med. Wochenschr. 1905. S. 629. — TELEKY, DORA: Teratoider Tumor der weiblichen Harnblase. Arch. f. klin. Chirurg. Bd. 196, S. 350. 1909. — TERRIER, E. et HARTMANN: Contribution a l'étude des myomes de la vessie. Rev. de chirurg. 1895. — THELEN, G.: Zur Frage der Elektrokoagulation in der Urologie. Verhandl. d. dtsch. Ges. für Urologie. 1924. S. 303. THOMAS, B. A. and G. E. PFAHLER: Technic of the treatment of carcinoma of the bladder and prostate by a combination of surgery, electrocoagulation, radium implantation and Roentgen ray. Arch. of surg. Vol. 4, Nr. 2, p. 451—469. — THOMAS, GILBERT: Papilloma of the bladder and posterior urethra: Report of a case. Urol. a. cut. review. Vol. 26, Nr. 3,

p. 135—136. — Thumin: Zur Kenntnis der Hämangiome der Harnblase. Verhandl. d. dtsch. Ges. f. Urol. 1909. April. — Treplin: Über Blasentumoren. Berlin. klin. Wochenschr. 1906. Nr. 12. — Vedova, Dalla: Sarcoma dei vesica. Il Policlinico. 1909. Nr. 2. — Vedulet: Chorioepitheliomähnlicher Harnblasenkrebs mit gleichartigen Metastasen. Virchows Arch. f. pathol. Anat. u. Physiol. Bd. 96, Nr. 1. — Veer, James: Tumours of the bladder. New York state journ. of med. Vol. 2, Nr. 12, p. 454. — Verhaagen und Graeuwe: La cystectomie totale. Fol. urol. Bd. 3, Nr. 16. — Virchow: Die krankhaften Geschwülste. Bd. 3, S. 867. — Voelcker-Wossidlo: Urologische Operationslehre. 1921. — Volkmann: Exstirpation eines stark citronengroßen, polypösen Myoms der Harnblase. Arch. f. klin. Chirurg. Bd. 14. 1876. — Wade, Henry: Treatment of tumours of the bladder. Edinburgh med. journ. Vol. 30, Nr. 2. Transact. of med. chirurg. soc. sess. 1923. p. 33—34. — Watson: Extension of the field of treatment of renal and vesical conditions. Ann. of surg. Sept. 7. 1907. — The surgical treatment of the vesical papilloma and carcinoma. Urol. a. int. review. Vol. 17, p. 64. 1913. Zeitschr. f. Chirurg. u. ihre Grenzgeb. 1913. — Weinrich, M.: Zur Pathologie und Therapie der gutartigen Harn- blasengeschwülste. Arch. f. klin. Chirurg. Bd. 80, H. 4. — Wells, H. Gideon: Bone metastasis from primary carcinoma of the urinary bladder. Journ. of urol. Vol. 7, Nr. 5, p. 383—396. — Wossidlo: Elektrokoagulation und Chemokoagulation von Blasentumoren. Zeitschr. f. urol. Chirurg. Bd. 12, S. 385. — Wulff, Paul: Zur Behandlung der gut- artigen Blasentumoren. Zeitschr. f. urol. Chirurg. Bd. 10, S. 137. — Zefiroff: Tumoren der Harnblase. Chirurgica. Bd. 15. 1909. — Zeiss, Ludwig: Beitrag zur Frage der Radium- und Röntgenschädigungen der Blase. Zeitschr. f. Urol. Bd. 21. 1927. — Zuckerkandl: Blasenmyom. Ref. Wien. klin. Wochenschr. 1908. — Blasengeschwülste. Verhandl. d. dtsch. Ges. f. Urol. April 1909. — Vesicale Harnstauung bei zottigen Blasengeschwülsten. Münch. med. Wochenschr. 1912. Nr. 47.

# Die Erkrankungen der Harnröhre und des Penis.

Von

Hans Wildbolz - Bern.

Mit 10 Abbildungen.

## I. Die Verengerungen der Harnröhre.

Die Harnröhre, deren Lichtung schon normalerweise große Ungleichmäßigkeiten zeigt, kann durch krankhafte Veränderungen ihrer Wandung oder deren nächster Umgebung an einzelnen oder gleichzeitig an mehreren Stellen so stark verengt werden, daß dadurch die Harnentleerung gehemmt wird. Es können solche Verengerungen *angeboren* oder im spätern Leben *erworben* sein.

Die *angeborenen* Verengerungen sind die Folge von Hemmungsmißbildungen. Sie wurden deshalb im Kapitel der Mißbildungen Bd. III behandelt. Ihr anatomisches und klinisches Bild wurde von Schneider und von Frangenheim dort so vollständig gezeichnet, daß es hier keiner weitern Zusätze bedarf. Dagegen verlangt das Krankheitsbild der erworbenen Verengerungen der Harnröhre eine eigene Darstellung. Die erworbenen Verengerungen der Harnröhre sind nicht nur in ihrer Entstehung völlig verschieden von den angeborenen, sie bedingen auch einen andern Krankheitsverlauf und verlangen eine andere Behandlung als die angeborenen. Sie bedingen bei den beiden Geschlechtern ein so verschiedenes Krankheitsbild, daß die Verengerungen der männlichen und der weiblichen Harnröhre getrennt besprochen werden müssen.

## II. Die erworbenen Verengerungen der männlichen Harnröhre.

**Ätiologie.** Die männliche Harnröhre kann durch sehr mannigfache Veränderungen in ihrer Lichtung vermindert werden. Sie kann verengt werden durch entzündliche Schwellungen oder Wucherungen der Harnröhrenschleimhaut, durch Geschwülste, die in das Innere der Harnröhre hineinwuchern oder die von außen die Harnröhrenwand zusammenpressen. Sie kann auch durch periurethrale Abscesse, durch schnürende Fremdkörper, durch spastische Contracturen der Muskulatur usw. auf kürzere oder weitere Strecken so stark verengt werden, daß der Ausfluß von Harn aus der Blase behindert wird. Allen diesen Arten von Verengerungen ist eigen, daß die Dehnbarkeit der Harnröhre an der verengten Stelle keine dauernde Einbuße erlitten hat und die Lichtung der Harnröhre deshalb unter dem Drucke des Harnstrahles sich wieder zu ihrem normalen Durchmesser erweitert, wenn das Grundleiden, das zur Verengerung führte, beseitigt werden kann. Im Gegensatz dazu bleibt meistens dauernd, oftmals sogar nach zweckmäßiger Behandlung eine wesentliche Einbuße der Dehnbarkeit der Wandung an der verengten Stelle stehen, wenn Verengerungen der Harnröhre durch narbige Veränderungen der Urethralwand bedingt werden.

Solche narbige Verengerungen der Harnröhre werden als Strikturen bezeichnet. Sie sind die klinisch weitaus wichtigsten Verengerungen; ihnen gilt vorzugsweise die nachfolgende Besprechung.

Die *Strikturen der Harnröhre* entstehen entweder durch entzündliche Vorgänge (entzündliche Striktur) oder durch Verletzungen der Harnröhre (traumatische Striktur). Die Strikturen entzündlichen Ursprungs sind viel häufiger als die traumatischen Strikturen. Die zur Narbenbildung führende Entzündung kann verschiedener Natur sein. Es kann sich handeln um

a) Gonorrhöe,

b) syphilitische Erkrankung,

c) Infektion der Harnröhre mit banalen Eitererregern, wie Staphylo- und Streptokokken, Colibakterien usw.,

d) Tuberkulose der Harnröhre,

e) Entzündung infolge chemischer Ätzungen oder Reizungen der Harnröhre, z. B. durch medikamentöse Injektionen, durch Gicht usw.

Die *gonorrhoische Entzündung* ist weitaus die häufigste Ursache von Strikturen der Harnröhre. Wohl über $80^0/_0$ aller Strikturen sind gonorrhoischen Ursprungs. Warum die Gonorrhöe das eine Mal eine Verengerung der Harnröhre zur Folge hat, das andere Mal nicht, ist nur ungenügend aufgeklärt. Wahrscheinlich kommt der Dauer der gonorrhoischen Entzündung eine wesentliche Bedeutung zu. Je länger die gonorrhoische Urethritis anhält, um so eher ergreift sie die tiefen Schichten der Urethralwand und um so größer ist die Gefahr der Entwicklung einer Striktur. An der langen Fortdauer der Entzündung mag manchmal der hohe Virulenzgrad der Infektionserreger Schuld tragen, andere Male Bildungsfehler der erkrankten Harnröhre, wie Paraurethralgänge, Hypo- oder Epispadie, Phimose usw. Am häufigsten trägt aber eine unsachgemäße Behandlung die Schuld an dem langen Andauern der Entzündung: die Wahl ungenügend keimwidriger Injektionslösungen, mehr noch unplanmäßige, öftere Unterbrechungen der Behandlung, wodurch jeweilen wieder neue, akute Schübe der Entzündung ermöglicht werden. Sicher mögen zudem auch starke, in therapeutischer Absicht gesetzte, mechanische oder chemische Reizungen der gonorrhoischen Schleimhaut mit Dilatatoren oder allzu ätzende Injektionen einer Narbenbildung in der Harnröhrenwand Vorschub leisten. Daß, wie früher behauptet wurde, auch die richtig dosierte Injektionsbehandlung durch ihre unvermeidliche Reizung der Schleimhaut zu narbigen Strikturen führt, ist bestimmt unrichtig. Dagegen mögen sicherlich sexuelle Aufregungen infolge der die Erektion begleitenden kleinen Läsionen des entzündeten Harnröhrenwandgewebes die Bildung von Narben fördern.

Neben diesen äußeren Ursachen der gonorrhoischen Strikturbildung hilft wohl auch eine persönliche Disposition des Erkrankten zur Entstehung einer Harnröhrenstriktur. Dies geht aus dem wiederholt beobachteten *familiären Auftreten* gonorrhoischer Strikturen (THOMPSON, GETZ) hervor. Nicht selten entsteht trotz sorgfältiger Behandlung bei jedem an Gonorrhöe erkrankten Mitglied einer Familie und trotz scheinbar milden Verlaufes der Krankheit eine Striktur. Woran dies liegt, war nie zu erkennen.

Eine das Lumen verengernde Narbe entsteht in der Harnröhrenwand jedenfalls am ehesten, wenn aus irgendwelchem Anlasse die Gonokokken nicht nur in den oberflächlichen Schichten der Harnröhre wachsen, sondern längs den Drüsengängen oder durch die Lymphspalten in das kavernöse Gewebe der Urethralwand eindringen und dort zur Infiltration und Bindegewebsneubildung Anlaß geben.

*Syphilitische Strikturen* sind ziemlich selten. Sie bilden sich entweder durch Vernarbung der Initialsklerose am Meatus oder am vordersten Teile der Harnröhre oder sie finden sich durch Vernarbung tertiärer, ulceröser oder gummöser syphilitischer Entzündungsherde, die ebenfalls meist in der Nähe des Meatus, nur ausnahmsweise an tieferen Stellen der vorderen Harnröhre gelegen sind. Einzig Ross glaubt, daß die Syphilis auch tiefer liegende Strikturen, häufiger als bis jetzt erkannt, verursacht.

Ob *unspezifische Urethritiden* durch Staphylokokken, Colibakterien und andere pyogene Bakterien zu wirklichen Strikturen führen können, ist noch nicht sicher erwiesen. Die unspezifischen Entzündungen der Harnröhre beschränken sich meist auf die Schleimhaut, ergreifen selten das Corpus cavernosum und hinterlassen deshalb auch nur ganz ausnahmsweise tiefgreifende Narben in der Harnröhrenwand. Einzig im Bereiche der äußeren Harnröhrenmündung bilden banale Entzündungen nicht so gar selten narbige Verengerungen, z. B. nach Balanoposthitis. Eine Bilharziainfektion erzeugt, allerdings mehr durch die Bildung weicher Granulationsmassen, als durch derbe fibröse Narben, ab und zu tief in der Harnröhre liegende Strikturen.

Ringförmige Narben im Corpus cavernosum urethrae wurden auch ohne entzündliche Veränderungen der sie bedeckenden Urethralscheimhaut beobachtet (PIED). Sie schienen die Folge einer auf dem Blutwege entstandenen, *metastatischen Entzündungen* des Schwellkörpers (z. B. nach Scharlach usw.) zu sein.

Die früher als eigene Gruppe erwähnten Strikturen durch Exzesse in Venere, besonders nach habitueller Masturbation, sind meist nicht als wirkliche Strikturen, sondern als zeitweilige Spasmen des Harnröhrenschließmuskels aufzufassen. Immerhin mögen mit der Masturbation ab und zu verbundene Verletzungen der Urethralwand zu narbigen Verengerungen der Harnröhre führen.

*Tuberkulöse Strikturen* kommen wesentlich häufiger vor, als dies früher vermutet wurde. Nur allmählich ist dies zur Erkenntnis gekommen. Lange hielt man die Tuberkulose der vorderen Harnröhre für ein verhältnismäßig seltenes Leiden. Man glaubte, nur die hintere Harnröhre sei infolge der Nachbarschaft mit der oft tuberkulös erkrankten Blase und Prostata der tuberkulösen Infektion sehr ausgesetzt. SAWAMURA sowie später auch STEFFEN konnten aber an meinem Materiale feststellen, daß von allen an einer Tuberkulose der Harnorgane leidenden Männern ungefähr $15\%$ an einer Tuberkulose der vorderen Harnröhre erkrankt. KRZYINCKI meldete von seinen Kranken sogar $17,2\%$ mit Tuberkulose der vorderen Harnröhre. Bei den weiblichen Kranken ist im Gegensatz zu den Männern die Harnröhrentuberkulose sehr selten; sie ist nach meinen Erfahrungen höchstens bei $1\%$ der weiblichen Patienten, die an Tuberkulose der Harnorgane leiden, zu finden.

Es wird allein schon durch die tuberkulösen Infiltrate und Granulationen der Harnröhrenwandung die Lichtung der Harnröhre häufig verengt und dadurch der Harnabfluß aus der Blase erschwert, zudem die Einführung von Sonden und Kathetern durch die Harnröhre behindert. Daß aber auch wirklich *narbige* Verengerungen, also echte Strikturen der Urethra durch Tuberkulose entstehen möchten, wurde lange von vielen Seiten bezweifelt. Klinische Beobachtungen scheinbar narbiger tuberkulöser Strikturen der Harnröhre wurden zwar in erheblicher Zahl mitgeteilt (PERGE, HALLÉ und MOTZ, JEANBREAU, PASTEAU, SAWAMURA, WILDBOLZ, MINET u. a.). Aber diese klinischen Beobachtungen konnten den Einwand nicht entkräften, daß es sich bei diesen Kranken vielleicht nur um falsche Strikturen gehandelt habe, um eine Verminderung der Harnröhrenlichtung durch tuberkulöse Granulationen, nicht aber um wirkliche Narben. Erst die anatomischen Untersuchungen von KONSTANTINESCU, sowie die mikroskopischen Präparate von STEFFEN, gewonnen von 2 meiner Kranken und in letzter Zeit auch die Mitteilungen von DUVERGEY brachten den endgültigen Beweis, daß die Tuberkulose in der vorderen Harnröhre wahre, narbige Strikturen· zu erzeugen vermag. HALLÉ und MOTZ glaubten seinerzeit, daß bei 25% aller Tuberkuloseformen der vorderen Harnröhre des Mannes wahre Strikturen entstehen, BURCKHARDT schätzte die Zahl auf 35%. Nach meinen eigenen Beobachtungen möchte ich glauben, daß diese Zahlen zu niedrig sind, daß wohl 60—70% der Urethraltuberkulosen zur Bildung einer narbigen Striktur Anlaß geben.

ASCH glaubt, gestützt auf eigene klinische und experimentelle Beobachtungen, daß solche tuberkulöse Narbenstrikturen nicht immer bloß durch Vernarbung von tuberkulösen Infiltraten oder Geschwüren entstehen, sondern ab und zu einmal auch durch einen durch die Tuberkelbacillen oder deren Gifte bedingten primären Sklerosierungsprozeß ohne vorausgegangene lokale Tuberkelbildung. Da wir Ähnliches in zahlreichen anderen Geweben, in den Lungen, den Nieren, der Leber sehen, ist diese Annahme von ASCH wohl sicher nicht von der Hand zu weisen.

Strikturen durch *chemische Schädigungen* der Harnröhrenschleimhaut sind sehr selten. Medikamentöse Injektionen führen sicherlich, selbst wenn sie lange Zeit durch ausgeführt werden, nie zur Strikturbildung, wenn bei ihnen die allgemein in der Therapie üblichen Lösungen benutzt werden. Nur wenn Chemikalien irrigerweise in so starker Konzentration in die Harnröhre eingespritzt werden, daß sie zu tiefgreifender Nekrose des Gewebes führen, dann natürlich können Ätznarben und derbe, enge Strikturen entstehen (MICHON, SPITZER).

Ob auch die *Gicht* zu Strikturen der Harnröhre führen kann, steht noch in Frage. Viele Autoren verneinen diese Möglichkeit vollkommen. Andere glauben, die Gicht bilde eine Disposition zur Striktur, Gichtiker seien besonders veranlagt, nach einer Gonorrhöe an narbigen Verengerungen der Harnröhre zu erkranken. Einzelne wenige nur halten es für möglich, daß die Gicht an sich allein durch chemische Reizung der Harnröhrenwandung ohne Mitwirkung einer Gonorrhöe Strikturen bilden (BURCKHARDT).

*Traumatische Strikturen* stellen sich nach den verschiedenartigsten Verletzungen der Harnröhrenwandung ein, sobald die Verletzung nicht nur die oberflächlichen, sondern auch die tiefen Schichten der Schleimhaut oder gar das kavernöse Gewebe der Urethra trifft. Am häufigsten finden sie sich als Folge von Zerreißungen der Harnröhrenwand durch eine auf diese unmittelbar oder mittelbar durch Frakturen des Beckens einwirkende Gewalt, dann ferner nach Schnitt-, Stich- oder Schußwunden der Harnröhre. Die traumatischen Strikturen stehen an Häufigkeit weit hinter den gonorrhoischen zurück, aber sie sind doch nach diesen an Zahl die häufigsten und an klinischer Bedeutung die wichtigsten. Genaue Angaben über den prozentualen Anteil des Traumas an allen Strikturen lassen sich nicht geben. Je nach dem Materiale eines Krankenhauses wechselt die Verhältniszahl zwischen der einen zur anderen Art von Strikturen recht erheblich. Nach einer Zusammenstellung von BOEMINGHAUS berechneten

| | | | | | | | |
|---|---|---|---|---|---|---|---|
| BURCKHARDT | auf | 445 | Strikturen | 4,5% | traumatischen | Ursprungs. | |
| CHRISTEN | „ | 400 | „ | 3 „ | „ | „ | |
| DESNOS | „ | 500 | „ | 0,8 „ | „ | „ | |
| GOLDBERG | „ | 340 | „ | 3 „ | „ | „ | |
| RASKAI | „ | 157 | „ | 12 „ | „ | „ | |
| SCHMIDT | „ | 131 | „ | 25 „ | „ | „ | |
| THOMPSON | „ | 217 | „ | 8 „ | „ | „ | |

Harnröhrenstrikturen kommen fast ausschließlich beim männlichen Geschlecht vor; bei Frauen sind sie selten. Die Gonorrhöe, die beim Manne so oft zu Strikturen führt, scheint bei der Frau nur ganz ausnahmsweise eine Verengerung der Harnröhre zu hinterlassen. Einzelne Autoren verneinen sogar das Vorkommen gonorrhoischer Strikturen beim weiblichen Geschlecht. Am häufigsten entstehen Verengerungen der Harnröhre bei den Frauen nahe der

äußeren Mündung durch banale, lange dauernde Entzündung, wenn diese
mit senilen Veränderungen des Gewebes verbunden ist, ferner auch durch
syphilitische Geschwüre und durch
Tuberkulose. Natürlich können auch
Verletzungen der Harnröhre bei der
Geburt, bei Operationen, bei Un-
fällen usw. zu narbigen Verengerungen führen.

*Anzahl der Strikturen.* Durch
Verletzungen wird die Harnröhre
meist nur an einer einzigen Stelle
narbig verengt. Entzündliche Strikturen entwickeln sich dagegen recht
häufig gleichzeitig an mehreren
Stellen der Harnröhre (Abb. 1).
DESNOS fand bei 49% seiner Kranken multiple Strikturen, die meisten
anderen Autoren jedoch seltener
(BURCKHARDT z. B. nur bei 14%,
MARTENS sogar nur bei 7,2% der
Strikturkranken). Meist waren es
beim selben Kranken 2—3 Strikturen; ganz ausnahmsweise wurden
aber auch 8—10 Narbenringe beobachtet. Wenn sich in einer Harnröhre mehrere Verengerungen entwickeln, so ist meist, besonders bei
der gonorrhoischen Striktur, die
hinterste die engste.

*Alter der Strikturkranken.* Die
erworbenen Strikturen der Harnröhre werden am häufigsten im 3.
bis 4. Lebensjahrzehnt beobachtet.
Es bleibt jedoch kein Alter von
ihnen verschont. Es wurde die
frische Entwicklung von Strikturen
sowohl bei Greisen, wie auch bei
wenige Jahre alten Knaben festgestellt. Die immerhin sehr seltenen Strikturen von Kindern sind
meist die Folge einer Verletzung
oder einer Tuberkulose. Es wurden
aber auch, wenn schon selten, gonorrhoische Strikturen bei Knaben
von 3—8 Jahren beobachtet.

*Lokalisation.* Die überwiegende
Mehrzahl der Strikturen liegt im
Vorderteil der Harnröhre, am häu-
figsten in der hinteren Hälfte der
Pars bulbosa, wo mehr als $^2/_3$ aller
Verengerungen zu finden sind. Ein
weiterer bevorzugter Punkt der
Strikturbildung ist gleich hinter

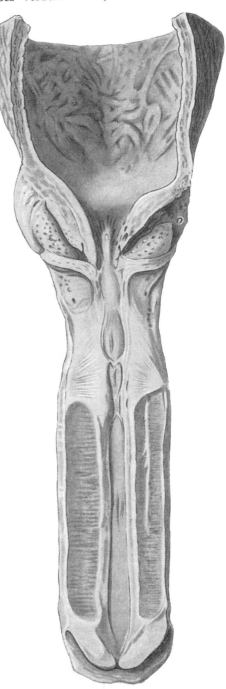

Abb. 1. Multiple gonorrhoische Strikturen.
(Aus WILDBOLZ: Lehrbuch der Urologie.)

der Fossa navicularis. Als Ursache der häufigen Bildung von Strikturen an diesen beiden Stellen macht DITTEL den Drüsenreichtum dieser Schleimhautpartien namhaft, ferner die Mächtigkeit des kavernösen Gewebes im Bulbus.

In der hinteren Harnröhre sind Strikturen sehr viel seltener. Am ehesten entwickeln sie sich in der Pars membranacea. Diese ist mechanischen Verletzungen (bei Beckenfrakturen, bei Fall rittlings auf einen harten Gegenstand

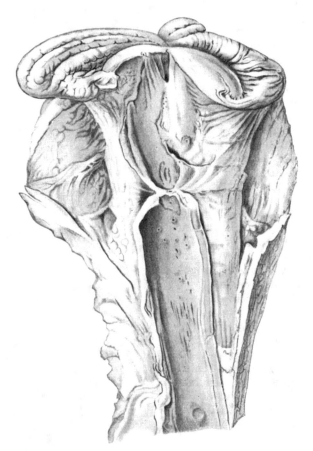

Abb. 2. Traumatische Harnröhrenstriktur. (Nach WILDBOLZ.)

usw.) stark ausgesetzt und wird deshalb verhältnismäßig oft der Sitz traumatischer Strikturen (Abb. 2). Die in der Pars membranacea gelegenen entzündlichen Verengerungen sind beinahe ausnahmslos Ausläufer einer Striktur der Pars bulbosa (BAZY und DECLOUX). Das Vorkommen von Strikturen im prostatischen Teile der Harnröhre wurde von einzelnen Autoren mit Unrecht vollkommen geleugnet. Es können auch dort durch mechanische oder chemische Schädigungen der Urethralwand schnürende Narbenringe entstehen. Selbst die Gonorrhöe kann, wie BURCKHARDT und ANDRÉ berichteten, ausnahmsweise Anlaß zu Strikturen des prostatischen Harnröhrenteiles geben. Dagegen hat die Behauptung von VIRGHI GIROLANO, daß gonorrhoische Strikturen der Pars prostatica keine Seltenheit seien, bis jetzt keine Bestätigung gefunden. Entzündliche Strikturen der Pars prostatica werden am häufigsten durch Tuberkulose veranlaßt und, wie PFISTER beobachtete, ab und zu auch durch Bilharzia.

**Pathologische Anatomie.** Die Strikturen verengern die Harnröhrenlichtung in sehr verschiedener Weise. Bei den sog. „weiten" Strikturen ist, selbst wenn sie klinisch deutliche Erscheinungen machen, anatomisch oft kaum eine Verengerung des Harnröhrenlumens zu bemerken, sondern nur eine starke Minderung der Dehnbarkeit eines eng begrenzten Teiles des Urethralrohres.

Die „engen" Strikturen dagegen schnüren die Lichtung der Harnröhre manchmal bis auf einen feinen, mit der dünnsten Sonde kaum passierbaren Kanal ein. Selten wird die Harnröhre in der ganzen Länge der Striktur gleichmäßig verengt. In der Regel steigert sich die Verengerung von beiden Seiten der Striktur gegen die Mitte zu. Bei der dabei entstehenden Sanduhrform der Harnröhre ist im allgemeinen die hintere Trichterbildung kürzer und weiter als die vordere. Ein- und Ausgangsöffnung der Striktur liegen meist nicht in der Achse des Kanals, sondern exzentrisch. Die verengte Harnröhrenlichtung verläuft zwischen den beiden Mündungen der Striktur oft stark gewunden (Spiralstriktur). Die Länge der Strikturen ist sehr verschieden. Selten besteht nur ein schmaler, scharf begrenzter Narbenring; häufiger erstreckt sich die Narbe cylindrisch über eine größere Strecke der Harnröhre; sie ist immerhin selten länger als 1 cm.

Die Harnröhrenschleimhaut bleibt im Bereiche der Striktur nur an wenigen Stellen normal. Sie ist auf ihrer Oberfläche meist rauh und uneben, teilweise mit papillomatösen Wucherungen bedeckt, oder aber, sei es in ganzer Ausdehnung, sei es streckenweise, von pergamentartigem Aussehen. Die Schleimhaut ist auch verdickt und mit dem unterliegenden Schwellkörper eng verwachsen. Der Schwellkörper selbst ist im Bereiche der Striktur narbig und hart, und zwar bald ringförmig um die ganze Harnröhre herum, bald nur an einzelnen Sektoren der Wandung. Die sklerosierende Entzündung ergreift keineswegs vorzugsweise die Unterwand des Kanals, wie früher behauptet wurde, sondern ebenso oft die Ober- und Seitenwand. Wenn sie nur auf einen Sektor der Harnröhrenwand beschränkt bleibt, so kann sie durch Bindegewebsneubildungen, die in das Lumen der Urethra vorragen, klappenförmige Strikturen bilden. Hinter der Striktur ist die Harnröhrenlichtung immer erweitert, die Schleimhaut entzündet. Die dort in die Harnröhre einmündenden Drüsengänge sind auch meist erweitert und häufig mit eitrigem Schleim angefüllt. Hinter der Striktur entstehen infolge der chronischen Entzündung und der Dehnung der Harnröhrenwand nicht selten Schleimhautgeschwüre, die zum Ausgangspunkte einer Urininfiltration werden können. Eine auch nur geringe Urininfiltration führt rasch zu Abscessen, zu Gangrän und Fisteln. Solche periurethrale Abscesse mit Fisteln können sich aber auch ohne vorherige Geschwürsbildung entwickeln. Sie sind oft die Folge kleiner Verletzungen der Harnröhre durch Katheter oder Sonden.

Nicht nur hinter, auch vor der Striktur ist die Urethralschleimhaut entzündet und in ihr auch dort die Mündungen der LITTRÉschen Drüsen, sowie die MORGAGNIschen Lakunen erweitert und mit Sekret gefüllt.

*Histologie.* Bei der mikroskopischen Untersuchung der verengten Harnröhre zeigt sich, daß, wie dies jeweilen schon die Betrachtung mit unbewaffnetem Auge vermuten läßt, die Gewebeveränderungen sich nicht nur auf die Stelle der Striktur beschränken, sondern sich vor und hinter dieser verschieden weit, oft sogar über die ganze Länge der Urethra ausdehnen. Sie sind aber an der Strikturstelle immer am stärksten ausgesprochen.

In der gesunden Harnröhre ist die Schleimhaut von einem fast reinen Cylinderepithel überzogen. Im Bereiche der Striktur und oft noch weit darüber

hinaus wird dieses Cylinderepithel verwandelt in ein mehrschichtiges Plattenepithel, das an seiner Oberfläche vielerorts verhornt ist und zapfenartige Fortsätze nach der Tiefe treibt. Unter der verhornten Schicht läßt sich manchmal
ein Stratum granulosum nachweisen, dessen Zellen mit Eleidin beladen sind
und unter welchen eine Schicht von Stachelzellen liegt. Auch die auf der
Schleimhaut schon mit unbewaffnetem Auge sichtbaren polypösen Bildungen,
die aus Bindegewebe bestehen, sind mit geschichtetem Plattenepithel überkleidet. Die Schleimhaut wird durch die Umwandlung ihres Cylinderepithels
in Plattenepithel in ihrem Aussehen der Haut ähnlich. Ob die nachgewiesene
Epidermisierung der Harnröhrenschleimhaut als eine Metaplasie des Cylinderepithels aufzufassen ist, oder ob sie ihren Ausgang nimmt von Plattenepithelinseln, die auch normalerweise mitten im Cylinderepithel getroffen werden
können, ist noch unaufgeklärt.

Das verhornte Plattenepithel des Strikturringes ist so eng mit der Spongiosa
verbunden, daß eine Trennungslinie zwischen ihnen mit bloßem Auge nicht zu
erkennen ist. Die Schleimhautdrüsen gehen im Bereiche der Striktur vollständig
zugrunde oder werden doch rudimentär. Im subepithelialen Gewebe finden
sich verschiedene Stadien einer chronischen Entzündung: von der beginnenden
Rundzelleninfiltration bis zur derben Narbe. Durch die Infiltrationsherde
ziehen nicht selten zahlreiche neugebildete, meist erweiterte Gefäße, wodurch
das Gewebe den Charakter des Granulationsgewebes erhält. Die Rundzellen
und Epitheloidzellen verwandeln sich allmählich in Spindelzellen. Das erst
lockere, neugebildete Bindegewebe verliert sein welliges Gefüge; es wird derb,
verdickt und fibrös.

Diese Erscheinungen chronischer Entzündung beschränken sich manchmal
auf das subepitheliale Gewebe. Meist aber dringt die entzündliche Infiltration
entweder entlang den Drüsen und den Blutgefäßen, oder frei durch das Gewebe
durch bis in den Schwellkörper hinein, vielerorts bis an dessen fibröse Hülle.
Dabei verdicken sich die Balken des Corpus cavernosum; seine Maschenräume
werden kleiner und schwinden stellenweise ganz. Die Drüsen atrophieren
oder degenerieren cystös. Die Gefäße der Spongiosa werden durch Wucherungen
der Intima verengt, die Muskeln entarten. Im Corpus cavernosum bildet sich
schließlich eine homogene, starre Narbe. Dort büßt die Harnröhre ihre normale
Elastizität vollständig ein und ihre starrgewordenen Wandungen legen sich nicht
mehr aneinander.

Die Veränderungen des Schwellkörpers sind am hochgradigsten, wenn die
Striktur im Bereiche des Bulbus liegt, wo das Corpus cavernosum besonders
mächtig ist. Das im Bereiche der Striktur neugebildete Bindegewebe, der sog.
Callus, kann, wenn die entzündliche Reizung lange andauert, schließlich einen
großen Tumor bilden, der sich über Perineum, Scrotum und Penis erstreckt.
Das Gewebe solcher, besonders von Dittel und von Schuchardt beschriebenen
Callusgeschwülste zeigt zwischen den rein bindegewebigen Teilen mit spärlichen
runden und spindelförmigen Kernen einzelne Bezirke, in denen, dicht gedrängt,
zahlreiche runde oder spiralförmige, großkernige Zellen, vielfach ohne Intercellularsubstanz, liegen. Es entstehen so Bilder, die einer sarkomatösen Neubildung ähnlich sehen. Die festen callösen Massen können sich manchmal
durch Resorption des neugebildeten Bindegewebes wieder zurückbilden. Statt
der derben, knolligen Verdickung zeigt dann die Urethra an der Stelle der
Striktur eine dünne, derbe, eingezogene Narbe (marastische oder Schwundstriktur).

Dieses eben geschilderte Fortschreiten des ursprünglich subepithelialen
Entzündungsprozesses auf die Corpora cavernosa, die Umwandlung des Rundzellen- und Spindelzellen-Infiltrates in fibröses Gewebe, die damit einhergehende

Verschmelzung von Mucosa und Corpus cavernosum zu einer starren Masse ist als das histologische Merkmal der Striktur zu bezeichnen (RASKAI).

Bei den traumatischen Strikturen finden sich nach den Untersuchungen von MARTENS die gleichen, eben beschriebenen Gewebeveränderungen. Es besteht zwischen den traumatischen und den gonorrhoischen Verengerungen histologisch kein wesentlicher Unterschied.

*Anatomische Folgezustände der rückwärts der Striktur gelegenen Harnorgane.* Die Hemmung des Harnabflusses durch die Verengerung der Harnröhre hat nicht nur eine Erweiterung der rückwärts der Striktur liegenden Harnröhre zur Folge, sondern sie macht sich auch in der Blase und bis zu den Nieren hinauf geltend. Sie bedingt vorerst eine Hypertrophie der Blasenwandmuskulatur und schließlich, nach ständiger Zunahme des urethralen Hindernisses, eine Überdehnung der Blasenwand durch den dauernd in der Blase bleibenden Restharn. Sobald die Blase sich nicht mehr völlig zu entleeren vermag, macht sich ein Stauungsdruck auch in den Harnleitern und in den Nierenbecken geltend. Es entsteht infolge der Harnröhrenstriktur, wie nach der Prostatahypertrophie und nach allen andern Leiden, die mechanisch den Harnabfluß aus der Blase hochgradig hemmen, eine Erweiterung der Ureteren und der Nierenbecken; schließlich bilden sich beiderseits hydronephrotische Schrumpfnieren. Da hinter einer Striktur der Harnröhre immer reichlich Infektionskeime auf der Schleimhaut und im Harne wuchern, so breitet sich mit der Harnstauung die Infektion in der Regel aus der Urethra in die oberen Harnwege aus. Nicht nur Prostatitis und Vesiculitis seminalis entstehen infolge der Harnröhrenverengerung, sondern auch eine Cystitis und Pyelonephritis. Die frühere Anschauung, die Rückstauung des Harns hinter der Striktur bedinge stets eine Atrophie der Prostata, verhindere jedenfalls eine Hypertrophie dieser Drüse, hat sich als irrig erwiesen. Man findet auch hinter engen und lange bestehenden Strikturen nicht selten eine Prostatahypertrophie.

**Symptome.** Eine Striktur der Urethra löst meist erst dann dem Kranken lästige Krankheitserscheinungen aus, wenn die durch die Narbe bedingte Verengerung der Harnröhre so erheblich geworden ist, daß sie den Harnabfluß aus der Blase ernstlich hemmt. Häufig macht sich die Striktur längere Zeit nur durch eine chronische Urethritis bemerkbar, selbst wenn die Narbe in der Harnröhre bei der Sondierung schon sehr gut zu fühlen ist.

War eine Gonorrhöe die Ursache der Striktur, so treten die ersten Miktionsstörungen meist erst 1—2 Jahre, oft sogar noch später nach der gonorrhoischen Infektion der Harnröhre auf. Wird ein Trauma zum Anlaß einer Striktur, so stellen sich die ersten Hemmungen der Harnentleerung oft schon bald, d. h. wenige Wochen oder Monate nach der Verletzung der Harnröhre ein. Immerhin wurden auch Kranke beobachtet, bei denen sich die ersten Erscheinungen der traumatischen Striktur doch erst mehrere Jahre nach der Verletzung geltend machten.

Die *Behinderung des Harnabflusses* durch die Verengerung der Harnröhre äußert sich zuerst durch ein verlangsamtes Abfließen des Harns und durch eine Verförmung des Harnstrahles. Der Harnstrahl wird dünner als normal, zudem oft gedreht und gegabelt. Er ist nicht mehr weittragend, sondern fällt nahe der Urethralmündung ab. Der Urin fließt nur noch unter Mitwirkung der Bauchpresse ab, der Strahl wird deshalb oft unterbrochen. Die Miktion, statt wie gewohnt scharf abzuschließen, endet in einem längere Zeit anhaltenden Nachträufeln von Harn, weil sich hinter der Striktur in der stark erweiterten Harnröhre merkliche Harnmengen stauten. Schließlich fließt der Urin überhaupt nie mehr im Strahle ab, sondern nur noch tröpfelnd. Wird der Harnabfluß derart erschwert, dann entleert sich die Blase nur noch unvollkommen. Es bleiben in ihr allmählich wachsende Mengen Restharn zurück. Dadurch wird die Häufigkeit des Harndranges gesteigert; dieser stellt sich alle 1—2 Stunden, schließlich noch öfter ein. Bei jeder Miktion sucht der Kranke durch Mithilfe der Bauchpresse den Harnabfluß zu beschleunigen. Dieses viele Pressen bringt häufig Hämorrhoiden und Hernien zum Austreten.

Zur Pollakiurie gesellt sich schließlich eine *Inkontinenz*. Meist handelt es sich um eine Incontinentia paradoxa. Da es dem Kranken trotz der Mitwirkung der Bauchpresse nicht mehr gelingt, durch die verengte Urethra die Blase zu entleeren, sammeln sich in dieser immer größere Mengen Restharn an. Die Blasenwand bleibt dauernd gedehnt, der Blasendruck steigt und bedingt schließlich ein anhaltendes tropfenweises Überfließen des Blaseninhalts. Diese Inkontinenz zeigt sich vorerst nur nachts, weil im Liegen die willkürliche Harnentleerung besonders schlecht ist; schließlich hält die Inkontinenz aber auch tags an. Sie schwindet in der Regel sogleich, sowie die Striktur durch Sondierung etwas erweitert wird. Darin liegt ein sicherer Beweis, daß der unwillkürliche Harnabfluß nicht durch eine Schwäche der Sphincteren, sondern durch Überfließen der ungenügend entleerten Blase verursacht wurde. Eine wahre Inkontinenz tritt bei Striktur nur sehr selten auf. GOLDBERG beobachtete eine solche nur 5 mal bei 340 Kranken mit enger Striktur. Sie wird meist bezeugt durch entzündliche Schädigungen der Schließmuskeln (KOKORIS, LOHN-STEIN).

*Vollständige Harnverhaltung.* Die Harnröhre wird auch durch die engste Striktur nie ganz verschlossen, es sei denn, daß durch Fistelbildung an der Blase oder der Harnröhre der Harnstrom von der Strikturstelle völlig abgeleitet wird. Sonst bleibt an der Narbenstelle stets ein feiner Kanal offen. Trotzdem kann bei diesen Kranken der Harnausfluß aus der Blase oft plötzlich vollständig versagen infolge einer kongestiven Anschwellung der Mucosa im Bereiche der Striktur. Ursache davon ist meist eine Erkältung, ein Alkoholexzeß oder eine körperliche Anstrengung. Wird diese völlige Harnverhaltung nicht rasch durch instrumentelle Hilfe behoben, so bringt sie den Kranken durch den stetsfort sich steigernden Harndrang in einen fürchterlich qualvollen Zustand. Ein Platzen der überdehnten Blase ist aber nicht zu befürchten, außer wenn die Blasenwand durch entzündliche Einschmelzung oder durch Tumorzerfall an der einen oder anderen Stelle geschwächt ist.

Weniger belangreich für den Kranken als die Störung des Harnabflusses ist die durch die Striktur bedingte *Behinderung der Samenentleerung*. Es wird die Kraft der Ejaculation derart gebrochen, daß der Samen ohne Druck aus der Harnröhre ausfließt. Wird die Striktur sehr eng, so fließt der Samen überhaupt nicht mehr nach außen. Nach seinem Anprall an der Strikturstelle wird er in die Blase zurückgedrängt. Diese mechanische Behinderung des Samenaustrittes macht vielen Kranken die Kohabitation sehr schmerzhaft.

Reicht die Strikturnarbe sehr tief und in erheblicher Ausdehnung in die Spongiosa der Harnröhre, so wird auch schon die Erektion schmerzhaft und die Kohabitation zudem durch Verbiegungen des Membrums schwierig.

Eine *Infektion* der Harnröhre fehlt bei der Harnröhrenstriktur fast nie. Die meisten Strikturen sind ja die Folge einer Urethritis. Infolgedessen wuchern vom Anbeginn der Strikturbildung, nicht nur vor, sondern auch hinter der Narbenstelle zahlreiche pathogene Bakterien auf der Schleimhaut. Wenn auch die Mehrzahl der entzündlichen Strikturen gonorrhoischen Ursprungs ist, so finden sich bei den Strikturkranken im Urethralsekret doch in der Regel keine Gonokokken. Die Striktur entwickelt sich so spät nach der gonorrhoischen Infektion, daß bis dahin die spezifische Gonokokkeninfektion erloschen ist, nur noch eine nicht-spezifische Urethritis fortbesteht.

Bei traumatischen Strikturen kann eine Entzündung der Harnröhre lange fehlen. Sie stellt sich aber auch bei ihnen in der Regel ein, sobald die narbige Verengerung der Harnröhre den Harnabfluß so weit hemmt, daß nach jeder Miktion längere Zeit etwas Harn hinter dem Strikturring verhalten bleibt und dadurch einer Infektion Vorschub leistet.

Die Urethritis äußert sich durch Trübung der ersten Urinportion oder durch Verkleben der Meatuslippen. Ein eitriger Ausfluß zeigt sich in der Regel nur morgens als sog. Morgentropfen, seltener auch tagsüber.

Wenn die Urethritis sehr heftig ist, wird der Ausfluß blutig-eitrig, oder es tritt am Ende der Miktion gar reines Blut aus der Urethra aus. Selten stellt sich eine *totale Hämaturie* ein. Diese kann übrigens ohne begleitende Infektion lediglich infolge der Harnstauung und der diese begleitenden, gewaltigen, venösen Stase in den Nieren und in der Blasenwand entstehen. Es wurden solche Blutungen von mir zweimal bei sehr engen Strikturen beobachtet, ebenso von AVERSENQ, sowie von DUVERGEY und DAX. Solche Stauungsblutungen schwinden, sobald durch Sondierungen die Striktur etwas erweitert wird. Spontane heftige Urethralblutungen, wie sie HAMONIC, JACQUES u. a. beschrieben haben, sind selten; dagegen sind Blutungen aus der Harnröhre nach instrumenteller Behandlung der Striktur häufig.

Da bei einer engen Urethralstriktur nicht nur in der Harnröhre, sondern auch in der Blase und schließlich auch in den Ureteren und in den Nierenbecken der Harn gestaut ist, so breitet sich eine Infektion der Harnröhre sehr leicht auf die Blase und auf die oberen Harnwege fort. Eine enge Striktur ist deshalb fast stets nicht nur von Urethritis und Cystitis begleitet, sondern auch von Pyelonephritis, zudem auch von einer Prostatitis, Spermatocystitis und Epididymitis.

Ab und zu entwickeln sich im Bereiche der verengten Urethra auch *Harninfiltrationen, Harnabscesse* und *Harnfisteln.* Diese schweren Komplikationen entstehen am ehesten, wenn der Epithelschutz der Harnröhre durch mechanische Schädigungen, z. B. beim Sondieren usw. oder durch geschwürigen Zerfall einzelner Schleimhautbezirke lückenhaft wird. Es können sich aber periurethrale Abscesse bei Striktur auch ohne wirkliche Lücken des Epithelbelages bilden; es können Keime aus der entzündeten Urethra durch die erhaltene, aber in ihrem Gefüge gelockerte Epithelschicht in das periurethrale Gewebe durchwandern. Besonders längs der entzündeten und durch Sekret erweiterten Ausführungsvorgänge der LITTRÉschen und COWPERschen Drüsen kann eine solche Keimwanderung stattfinden. Sie erzeugt im periurethralen Gewebe entweder flächenhaft sich ausdehnende, phlegmonöse Entzündungen oder umschriebene Abscesse. Diese können durch eitrige Einschmelzung des Gewebes in die Urethra einbrechen und dem Urin den Weg in das periurethrale Gewebe breit öffnen. Bei jeder Miktion wird nun der Urin durch den Epitheldefekt der Urethralwand in das umliegende Gewebe hineingepreßt, wodurch eine fortschreitende Urininfiltration entsteht, die sich je nach der Einbruchsstelle entweder längs des Penis in das Scrotum und nach den Bauchdecken hin ausbreitet oder sich nach unten gegen den Damm zu entwickelt und schließlich in die Fossa ischiorectalis durchbricht. Der keimhaltige Urin erzeugt in den infiltrierten Geweben rasch Verjauchung und Nekrose. Die Haut der infiltrierten Körpergegend wird ödematös gespannt und glänzend, erst rot, später bläulich verfärbt. Scrotum und Penis schwellen unförmlich an. Manchmal bildet sich im Bereiche der entzündeten Gewebe unter der Einwirkung gasbildender Bakterien ein Hautemphysem. Erhält der in die Gewebe eindringende Urin nicht freien Ausgang nach außen durch spontanen Durchbruch oder durch tiefe, zum Teil bis in die Urethra reichende Einschnitte, so führt die Harninfiltration durch allgemeine Sepsis rasch zum Tode. Ein spontaner oder operativ ermöglichter Abfluß des Urins aus den infiltrierten Geweben nach außen beseitigt wohl die Lebensgefahr, hinterläßt aber Harnfisteln, die nur zuheilen, wenn die Verengerung des Urethralrohres behoben wird. Andernfalls bleiben die Fisteln fortbestehen und bilden den Ausgangspunkt stets sich wiederholender phlegmonöser Schübe.

In den Gängen der Harnfisteln und auch in der Urethra hinter der Striktur können sich bei ammoniakalisch zersetztem Urin kleine Konkremente bilden, die aus Phosphaten oder Carbonaten bestehen. Lange fortdauernde Harnfisteln wurden wiederholt Ausgangspunkt cancroider Neubildungen.

**Diagnose.** Das Auftreten eines oder mehrerer der oben geschilderten Symptome: Schwierigkeiten der Harnentleerung, verkleinerter Strahl, Harnträufeln Urethritis usw. berechtigt natürlich noch nicht zu der Annahme einer Striktur. Erst eine lokale Untersuchung läßt die Diagnose sicherstellen. Sie gibt, richtig ausgeführt, nicht nur Aufschluß, ob eine Verengerung der Harnröhre vorhanden ist, sie läßt auch Sitz und Beschaffenheit der Striktur erkennen. Zur lokalen Untersuchung der Harnröhre ist eine äußere Palpation der Harnröhre und eine innere instrumentelle Austastung nötig, sowie in besonderen Fällen auch noch eine Urethroskopie, welche das Harnröhreninnere dem Auge zugänglich macht und einzelne Formen von Strikturen, die sog. weiten, früher erkennen läßt als die Sondierung. Die Untersuchung des Kranken soll sich aber nicht auf die Urethra beschränken, sondern die gesamten Urogenitalorgane umfassen. Die äußere Betastung der Harnröhre läßt häufig durch die Weichteile durch die derbe Narbe in der Harnröhre fühlen; sie gibt zudem Aufschluß, ob bereits periurethrale Infiltrate oder gar eine beginnende Urininfiltration besteht. Zur inneren Austastung der Harnröhre dient am besten eine sog. Knopfsonde aus Seidengewebe, welche die Lage und Länge der Striktur leicht bestimmen läßt. Die Striktur ist mit einer solchen Sonde am deutlichsten zu fühlen, wenn der Knopf des Instrumentes eben noch knapp durch den Narbenring der Harnröhre hindurchzuschieben ist. Da die Weite der Striktur vorerst unbekannt ist, so soll die Untersuchung mit Sonden von mittlerer Dicke beginnen, mit Sonden Nr. 16—18 Charrière. Entspricht der größte Durchmesser der eingeführten Sonde der Strikturlichtung, so wird der Sondenknopf durch den Narbenring durchgleiten, wobei deutlich ein Reiben zwischen Instrument und Striktur fühlbar wird. Beim Zurückziehen der Knopfsonde durch den Strikturring hakt sich der Sondenknopf am Hinterrande der Narbe eine Weile an und springt bei weiterem Vorziehen mit einem Rucke über das Narbenhindernis hinweg. Die Länge der Striktur kann bei diesem Vorziehen der Sonde gut berechnet werden. Wird die Länge des aus dem Meatus vorragenden hinteren Sondenteiles beim Anhaken des Sondenknopfes am Hinterrande der Striktur bestimmt und nachher verglichen mit der Länge des über den Meatus vorragenden Sondenteiles, wenn die Sonde von vorne her an die Striktur angepreßt wird, so ergibt sich aus dem Unterschiede dieser Längenmaße die Länge der Strikturnarbe. Läßt sich die erst gewählte Sonde mittleren Durchmessers nicht durch die Striktur durchschieben, so sind kleinere Sondennummern zu wählen, bis schließlich die eine oder die andere durch den Narbenring hindurchgleitet.

Bei *engen Strikturen* lassen sich oft nur filiforme Bougies einschieben. Manchmal stößt sogar die Einführung einer solchen filiformen Bougie auf erhebliche Schwierigkeiten. Aber wenn, statt gerader, am einen Ende bajonettartig oder spiralig geformte Bougies gegen die Striktur angeschoben werden, gar 2—3 derselben gleichzeitig, so wird bei geduldig und vorsichtig fortgesetzten Bemühungen schließlich meist doch die eine oder die andere der Sonden durch den Strikturring dringen.

*Weite Strikturen* sind nur deutlich fühlbar bei Austastung der Harnröhre mit großen Knopfsonden. Deshalb darf, wenn eine kleine oder mittlere Olivensonde leicht durch die Harnröhre durchgleitet, daraus noch keinesfalls auf das Fehlen einer Striktur geschlossen werden. Es muß die Harnröhre auch noch mit den dicksten Sondennummern untersucht werden. Erst wenn auch mit diesen kein Infiltrat der Harnröhrenwand zu fühlen ist, dann darf das Bestehen einer Striktur verneint werden. In den seltenen Zweifelsfällen wird die letzte Unsicherheit der Diagnose durch die Endoskopie der Harnröhre beseitigt.

Die Sondenuntersuchung der Harnröhre läßt, verbunden mit der äußeren Palpation den *Sitz der Striktur* immer genau bestimmen. Der an der verengten Stelle anstoßende Sondenknopf ist immer deutlich von außen oder vom Rectum her durchzufühlen, so daß genau zu erkennen ist, wo die Verengerung liegt. Wird durch die Striktur eine cylindrische Sonde durchgeschoben, so ist an dem zwischen Sonde und Haut fühlbaren Narbenteile Härte und Breite des Narbenrings oft recht deutlich zu erkennen. Ein der eingeführten Sonde in der Urethra entgegentretender Widerstand ist nur dann sicher als Folge einer Striktur zu deuten, wenn es gelingt, mit der Sonde das Hindernis zu überwinden und dieses von hinten nach vorne mit dem Sondenknopf abzutasten. War das Hindernis durch eine Narbenstriktur bedingt, so wird beim Herausziehen des Instrumentes an der verengten Stelle ein fester Widerstand sich geltend machen, über den der Sondenknopf ruckweise hinüberspringt. Handelt es sich aber bei dem Hindernis um einen reinen Muskelkrampf, dann wird sich beim Herausziehen des Instrumentes an der scheinbar verengten Stelle lediglich ein elastischer, leicht zu überwindender Widerstand fühlen lassen, über den der Sondenknopf ganz glatt, ohne irgendwelchen Ruck, hinweggleitet. Charakteristisch für Muskelspasmen ist zudem auch, daß dünne, weiche Sonden schwerer durch das Hindernis durchzuschieben sind als dicke schwere Metallsonden.

Nicht zu vergessen ist auch, daß in der vorderen Harnröhre primäre Carcinome der Urethralwand eine Verengerung bedingen können. In der prostatischen Harnröhre kann eine Vergrößerung der Prostata eine Verzerrung der Harnröhre bedingen und eine Striktur vortäuschen.

Sollten nach einer genauen palpatorischen Untersuchung der Urethra noch Zweifel an der Diagnose einer Striktur bestehen, so können die Verhältnisse durch die Endoskopie völlig aufgeklärt werden. Der endoskopische Befund bei ausgebildeter Harnröhrenstriktur ist ein durchaus charakteristischer (siehe Urethroskopie Bd. II). Eine grau-weiße oder rötlich-weiße, mattglänzende und mit dem Endoskoptubus nicht eindrückbare Gewebsmasse zeigt sich im Gesichtsfelde. Die Zentralfigur ist ständig klaffend, ist ohne die für den betreffenden Harnabschnitt typische Form. Die Starrheit der Urethralwand wird besonders deutlich beim Anpressen des Tubus an die Narbenstelle, wobei die Wandung gespannt wird. Die weitklaffende Zentralfigur gestattet dann oft einen Einblick in den hinter der Narbe gelegenen Abschnitt des Kanals. Die Schleimhaut der Urethra ist an der Narbenstelle bald glatt, bald granulös. In letzterem Falle sind die Lichtreflexe unregelmäßig, fleckig. Gewöhnlich ist der Übergang der narbigen in die normale Mucosa ein allmählicher. In der nächsten Umgebung der Striktur ist die Schleimhaut blasser als normal. Ihre feine radiäre Streifung ist verschwunden, ihr Epithel stellenweise verdickt, stellenweise fehlend; von Drüsen ist in ihr gewöhnlich nichts zu sehen. Die sog. weiten Strikturen, die mit mittelgroßen Knopfsonden kaum fühlbar sind, werden im Endoskop leicht erkennbar durch das charakteristische Klaffen der Zentralfigur, das eine Folge verminderter Elastizität der Harnröhrenwandung ist. Daß die Endoskopie auch zum Aufsuchen und Sondieren einer scheinbar impermeablen Striktur dienen kann (STERN), sei nur nebenbei erwähnt. Daß auch die Radiographie der mit Kontrastflüssigkeit gefüllten Harnröhre sich als

Hilfsmittel zur Diagnose bewähren kann, zeigen die Erfahrungen von BÉCLÈRE und HENRY, PFISTER u. a.[1].

Die Untersuchung eines Kranken mit Harnröhrenstriktur ist erst vollständig, wenn auch die Folgezustände der Striktur, die sekundären Veränderungen der übrigen Urogenitalorgane klargelegt sind. Die Untersuchung soll sich deshalb nicht nur auf die Harnröhre und ihre Umgebung vor und hinter der Striktur erstrecken (Urethritis, retrostrikturale Erweiterungen, urethrale und periurethrale Abscesse, Fisteln, Cowperitis, falsche Wege, Konkremente), sondern auch auf die Blase (Cystitis, Blasendilatation, Atonie, Hypertrophie der Wand, Steine), die Nieren (Pyelitis, Nephritis, Hydronephrose), die Prostata (Prostatitis, Abscesse, Konkremente), endlich auch die Testikel (alte Schwielen, Epididymitis, Hydrocele).

**Prognose.** Eine Restitutio ad integrum der Harnröhre ist bei Strikturen in der Regel nicht zu erzielen. Dagegen kann durch eine geeignete Behandlung oft eine funktionelle Heilung erreicht werden. Die Heilungsaussichten sind am besten bei gonorrhoischen, am schlechtesten bei tuberkulösen Strikturen. Sie sind verhältnismäßig am günstigsten bei frischen, schmalen Strikturen und sie werden um so schlechter, je älter und breiter und je zahlreicher die Narbenringe sind; es bleiben dann wohl noch momentane Heilerfolge möglich, aber die Neigung zu Rückfällen, die alle Strikturen zeigen, bleibt bei diesen Formen besonders groß. Nur eine jahrelang fortgesetzte, regelmäßige Kontrolle des Harnröhrenkalibers und die sofortige Wiederaufnahme einer regelmäßigen Behandlung bei erneuter Verengerung schützt vor raschen Rückfällen. Viele Strikturkranke bleiben trotz Operation und energischer Nachbehandlung zeitlebens vom Arzte abhängig.

Eine Striktur heilt, sich selbst überlassen, fast nie aus; sie wird im Gegenteil immer enger und zieht immer stärkere Veränderungen der oberen Harnwege nach sich. Eine infolge der Striktur entstandene Urethritis oder Cystitis schwindet nach Behebung der Verengerung gewöhnlich rasch. Auch periurethrale Abscesse und Harnfisteln haben keine schlechten Heilungsaussichten, wenn gleichzeitig mit ihnen auch die Striktur selbst zweckmäßig behandelt wird. Von viel üblerer Bedeutung ist die Bildung einer Urininfiltration. Doch darf, wenn die Infiltration nicht gar zu ausgedehnt ist, bei frühzeitigem und ausgiebigem Spalten der infiltrierten Gewebe und bei Sicherung eines freien Urinabflusses durch die äußere Urethrotomie oder die suprapubische Cystotomie eine Heilung erwartet werden. Sehr ungünstig ist die Prognose für den Strikturkranken, wenn bei ihm schwere Veränderungen der oberen Harnwege entstanden sind (hochgradige Erweiterung der Ureteren, Hydronephrose, chronische Pyelonephritis usw.). Eine wirkliche Heilung ist dann auch bei Heilung der Striktur nicht mehr zu erhoffen. Die Prognose ist um so übler, als solche Kranke gegen instrumentelle Eingriffe an den Harnorganen erfahrungsgemäß sehr empfindlich sind und selbst bei vorsichtigster Behandlung manchmal mit schweren septischen Allgemeinerscheinungen erkranken, oder einer plötzlichen Herzlähmung erliegen. Bei jahrelang bestehenden hochgradigen Strikturen, namentlich bei fistulösen, ist wiederholt eine maligne Degeneration der indurierten und infiltrierten Gewebe beobachtet worden.

**Behandlung.** Die Behandlung der Harnröhrenverengerungen muß darauf hinzielen, die normale Weite der Urethra wieder herzustellen, die krankhaft veränderten Gewebe der Harnröhrenwand und ihrer Umgebung zu normaler Dehnbarkeit zurückzuführen und dadurch eine leichte und vollständige Entleerung

---

[1] PFISTER: Zeitschr. f. Urol. Bd. 14. 1920. BÉCLÈRE et HENRY: Journ. d'urol. 1922. Auch BURDEN: Surg., gynecol. a. obstetr. 1924.

der Blase zu ermöglichen und die sekundären, infolge der Urinstauung aufgetretenen Veränderungen der unteren und oberen Harnwege zu beseitigen. Wenn es auch leider längst nicht immer gelingt, allen diesen Forderungen nachzukommen, die eine oder die andere häufig unerfüllt bleiben muß, so gehört die Behandlung der Harnröhrenverengerungen trotzdem zu den dankbarsten Aufgaben des Arztes. Bei richtiger Wahl der Heilmethoden gelingt es fast ausnahmslos, wenn auch nicht eine wahre Heilung zu erzielen, so doch alle Beschwerden des Kranken und die durch die Striktur bedingten Gefahren zu beseitigen.

Die verschiedenen Behandlungsmethoden lassen sich einteilen in

A. Behandlung durch Dilatation,
B. Behandlung durch Elektrolyse,
C. Behandlung durch operative Eingriffe, worunter in Betracht kommen
   a) Urethrotomia interna,
   b) Urethrotomia externa,
   c) die Resektion der Striktur,
   d) die Urethrostomie.

A. *Dilatation.* Die allmähliche Dilatation ist die gebräuchlichste Behandlungsweise der Strikturen. Sie genügt häufig an sich allein, die Heilung zu erreichen; andere Male müssen ihr operative Eingriffe vorausgeschickt werden. Die Dilatation ist jedenfalls das schonendste Heilverfahren. Sie stört in der Regel während ihrer ganzen Dauer den Kranken nur wenig in seiner Arbeitsfähigkeit.

Die zur Dilatation der Striktur in die Harnröhre eingeführten Sonden sollen nicht nur rein mechanisch den Narbenring bis zur Grenze seiner Dehnbarkeit erweitern, sie sollen vielmehr auch in der Narbe Reizerscheinungen auslösen, die zur Erweichung und zum Abbau des Narbengewebes führen. Die Anregung zu dieser Reaktion muß gut dosiert werden. Ist sie zu heftig, so kann die allzu starke reaktive Schwellung des Narbengewebes eine totale Urinverhaltung zur Folge haben. Die übermäßige Dilatation birgt zudem die Gefahr der oft unheilvollen Zerreißung des Narbenringes. Die Dilatationsbehandlung ist deshalb sehr vorsichtig durchzuführen. Nie soll eine Sonde unter Anwendung von Gewalt durch die verengte Stelle durchgezwängt werden.

Die erste Sonde, die zu Behandlungszwecken eingeführt wird, muß in ihrem Kaliber so gewählt werden, daß sie eben noch mühelos die verengte Stelle passiert. Darauf wird in derselben Sitzung nur noch die nächst oder auch noch die zweitnächst größere Nummer eingeführt. Weiter soll die Dilatation in ein und derselben Sitzung nicht getrieben werden. In der folgenden Sitzung wird die höchste der vordem benutzten Nummern zuerst wieder eingeführt und nach ihr die 1—2 nächst höheren Nummern und so fort von Sitzung zu Sitzung, solange die Narbe sich leicht dehnen läßt.

Bei besonders *starren* Narben müssen oft mehrere Sitzungen hindurch immer wieder gleich große Sonden eingeführt werden, bis schließlich die allmählich weiterschreitende Erweichung der Striktur eine stärkere Dehnung erlaubt. Schwierigkeiten setzen der Dilatation oft auch die sog. elastischen Strikturen entgegen. Bei diesen gelingt wohl jeweilen die Dilatation momentan leicht, die Striktur geht aber bis zur nächsten Sitzung wieder auf ihr früheres Kaliber zurück, so daß auch bei ihr oftmals nacheinander immer nur dieselben Sondennummern eingeführt werden können.

Die Dehnung des Narbenringes muß ziemlich weit getrieben werden, wenn sie einen einigermaßen dauernden Erfolg haben soll. Sie genügt erst, wenn die Striktur die Sonden Nr. 25—27 leicht passieren läßt. Einzelne Autoren verlangen sogar die Einführung noch dickerer Kaliber, bis zu Nr. 35. Die Einführung so hoher Sondennummern macht die Meatotomie notwendig.

Die einzelnen Sitzungen müssen durch 1—2 tägige Pausen voneinander getrennt sein. Wenn trotz dieser Vorsicht sich stärkere Reizerscheinungen in der Harnröhre geltend machen, so muß die Sondierung noch seltener, in 4- bis 8 tägigen Zwischenräumen vorgenommen werden. Nur ganz im Beginne der Behandlung ist es zur Erhaltung der ersten, mühsam erzielten Erweiterung der Striktur notwendig, täglich Sonden einzuführen.

Solange die Striktur eng ist, werden am zweckmäßigsten konische Seidensonden, und zwar besser geknöpfte als spitz auslaufende, eingeführt. Dünne Metallsonden einzuführen, ist sogar in geübter Hand nicht ungefährlich; allzu leicht wird dabei die Harnröhre verletzt. Erst wenn der Narbenring auf Nr. 16—17 erweitert ist, sollen die Seidensonden durch Metallsonden ersetzt werden. Diese bewirken durch ihren starren und unnachgiebigen Druck eine lebhaftere Reaktion im Narbengewebe als die Seidensonden und dadurch auch eine raschere Aufweichung und Resorption der Narbe.

Zur Schonung des Kranken soll vor der Sondenbehandlung die Harnröhrenschleimhaut durch Injektion von 5—10 ccm einer 2%igen Novocain-Suprareninlösung anästhesiert werden. Der Zusatz von Suprarenin zum Novocain ist aber zu unterlassen, wenn die Harnröhre ulceriert ist oder durch vorausgegangene Sondierung oberflächlich verletzt wurde. Denn die allzu rasche Resorption des Suprarenin durch die geschädigte Urethralschleimhaut führt leicht zu Vergiftungserscheinungen (plötzlicher heftiger Schmerz im Nacken und Hinterkopf, Blässe des Gesichtes, starker Schweißausbruch, schwacher, rascher Puls).

Die durch Auskochen sterilisierten Sonden werden durch Übergießen sterilen Öles, Glycerins oder einer Glycerin-Tragacanthschleimmischung (Katheterpurin) schlüpfrig gemacht. Der Kranke wird zur Vornahme der Behandlung am besten horizontal gelagert. Der Arzt steht zu seiner Rechten. Die weichen Sonden werden bei gestrecktem Penis eingeführt und ohne besondere äußere Leitung langsam durch die Harnröhre vorgeschoben. Zur Einführung einer gebogenen Metallsonde wird der Penis erst handschuhfingerförmig über die rechtwinklig zum rechten Oberschenkel gehaltene Sonde hinweggezogen, dann die Sonde leicht vorgeschoben, bis deren Spitze im Bulbus urethrae anstößt. Darauf wird der Griff der Sonde mit der rechten Hand des Chirurgen um etwa 90 Grad nach oben gegen die Symphyse gedreht, und nun die Sonde, von beiden Händen gelenkt, in der Längsrichtung des Körpers um die Symphyse herum in die Blase eingeführt. Wenn das Durchgleiten der Sonde unter der Symphyse durch auf ein Hindernis stößt, hilft folgender Handgriff rasch über die Schwierigkeiten hinweg. Es übernimmt die linke Hand die Führung des Instrumentes an seinem äußeren Ende und die rechte Hand preßt vom Damme her die Spitze der Sonde gegen die Blase zu vor.

Von den verschiedenen Formen von Metallsonden haben sich die sog. Béniqués in der Strikturbehandlung am besten bewährt (Abb. 3). Ihre Krümmung ist dem Verlaufe der hinteren Harnröhre angepaßt.

Ihre verschiedenen Kaliber werden nach einer besonderen Skala numeriert. Während sonst bei allen Sonden der Unterschied des Durchmessers von einer Sonde zur anderen $\frac{1}{3}$ mm beträgt, ist er zwischen den einzelnen Nummern der Béniqués nur $\frac{1}{6}$. Das dickste Kaliber, das 1 cm Durchmesser hat, trägt nicht, wie bei den übrigen Sonden die Nr. 30, sondern die Nr. 60. Es entspricht also die Nr. 30 der Béniqués der Nr. 15 der Skala Charrière. Die Béniqués werden entweder mit einer auf sie aufgeschraubten Leitsonde oder ohne eine solche eingeführt. Bei Verwendung von Leitsonden sind statt der cylindrischen Béniqués solche mit konisch zulaufender Spitze zu empfehlen.

Das Aufschrauben von dünnen, weichen Leitsonden auf die Metallsonden war früher gefürchtet, weil nicht selten die Leitsonden an ihrer Fassungsstelle abbrachen und beim Zurückziehen der Metallsonde in der hinteren Harnröhre oder gar in der Blase zurückblieben. Heute wird aber die Vereinigung des Metallteiles der Leitsonde mit dem Seidengewebe so innig hergestellt, daß dieses Abbrechen der Sonde fast nie mehr vorkommt.

Von vielen Autoren wird empfohlen, bei der allmählichen Dilatation der Striktur jede einzelne der eingeführten Sonden längere Zeit in der Harnröhre liegen zu lassen. BURCKHARDT z. B., der gewöhnlich in jeder einzelnen Sitzung nur zwei metallene Sonden einführte, ließ die erste nur kurze Zeit, die zweite aber 10—30 Minuten in der Harnröhre liegen. Vielfache Beobachtungen lassen ein so langes Liegenlassen der Sonden als nutzlos oder gar als zu stark reizend erscheinen. Es genügt in der Regel, die einzelnen Sonden 1—2 Minuten in der Urethra zu lassen. Eine leichte Massage der Strikturnarbe auf der eingelegten Sonde soll nach der Meinung verschiedener Autoren (z. B. BARTRINA) die Resorption der Narbe beschleunigen.

Eine sog. *permanente Dilatation*, d. h. das Einlegen eines Verweilkatheters während 24—48 Stunden und noch länger, hat in der Regel nichts vor der eben geschilderten langsamen Dilatationsbehandlung voraus. Sie macht wohl harte, schwer dehnbare Strikturen vorübergehend weicher und nachgiebiger, aber dieser Erfolg ist von kurzer Dauer. Die Narbe ist bald wieder hart und verlangt neuerdings, wie vor dem Einlegen der Dauersonde, ein nur langsames Steigern der Dilatation. Nur bei den *sehr engen, schwer passierbaren Strikturen* ist eine permanente Dilatation im Beginne der Behandlung manchmal notwendig, um die Striktur einer wiederholten, allmählich steigernden Dilatation überhaupt zugänglich zu machen.

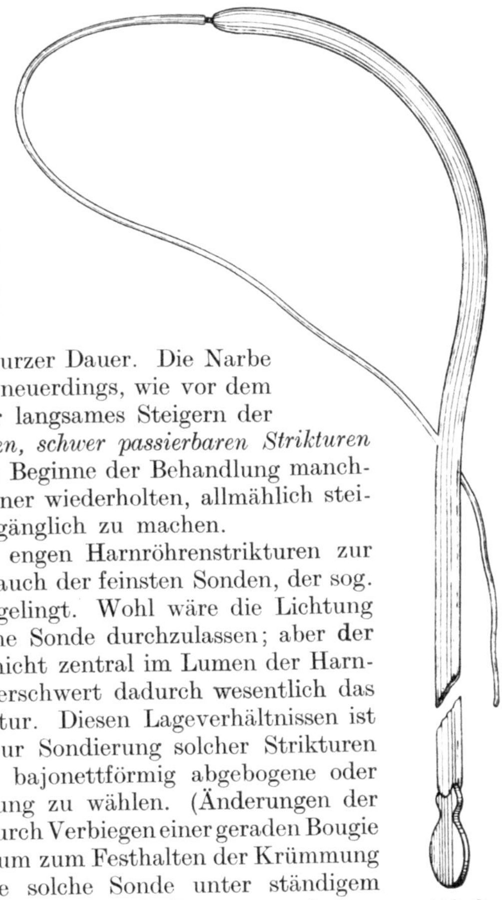

Oft kommen Kranke mit so engen Harnröhrenstrikturen zur Behandlung, daß die Einführung auch der feinsten Sonden, der sog. Bougies filiformes nur mühsam gelingt. Wohl wäre die Lichtung der Striktur weit genug, die dünne Sonde durchzulassen; aber der Eingang in die Striktur liegt oft nicht zentral im Lumen der Harnröhre, sondern exzentrisch und erschwert dadurch wesentlich das Eintreten der Sonde in die Striktur. Diesen Lageverhältnissen ist Rechnung zu tragen und sind zur Sondierung solcher Strikturen statt gerader, filiformer Bougies bajonettförmig abgebogene oder spiralig gekrümmte zur Sondierung zu wählen. (Änderungen der Sondenform können, wenn nötig, durch Verbiegen einer geraden Bougie und durch Übergießen mit Kollodium zum Festhalten der Krümmung improvisiert werden.) Wird eine solche Sonde unter ständigem Drehen vorsichtig tastend wiederholt gegen die Striktur vorgeschoben, so tritt ihre Spitze schließlich in den Eingang der Striktur ein, wonach das Durchschieben der Sonde durch den Narbenring leicht ist. Die Sondierung einer engen Striktur mit filiformen Bougies

Abb. 3.
Béniqué mit
Leitsonde.
(Nach
WILDBOLZ.)

wird auch dadurch manchmal erleichtert, daß 2—3 Bougies nebeneinander gegen die Öffnung der Striktur vorgeschoben werden. Die eine oder die andere dieser Bougies wird sich vor die Öffnung stellen und bei dem wechselweise versuchten Vorschieben der Bougie in den Strikturring hineingleiten. Eine Erleichterung der Sondierung bringt auch das vorherige Einspritzen einer Novocain-Adrenalin-lösung, wodurch die Harnröhrenschleimhaut nicht nur unempfindlich wird, sondern auch abschwillt und das Lumen der Striktur sich weitet. Manchmal verhilft zum Gelingen der Sondierung eine Einspritzung von Öl oder Glycerin in die Harnröhre unmittelbar vor dem Einführen der Sonde. BURCKHARDT u. a. erleichterten sich das Einschieben der ersten dünnen Sonde in sehr enge

Strikturen durch das Sichtbarmachen des Einganges zur Striktur mit dem Urethroskop. Ebenfalls das Liegenlassen einer bis *vor* die Striktur hinangeführten filiformen Bougie während 24 Stunden soll das nachherige Durchführen der Sonde durch den Narbenring ganz wesentlich erleichtern (HOCK).

Ist es nach vieler Mühe gelungen, eine Bougie filiforme durch die Striktur in die Blase einzuführen, so wäre es töricht, die Bougie nach kurzem Liegenlassen wieder zu entfernen und damit Gefahr zu laufen, beim nächsten Sondierungsversuch den gleichen Schwierigkeiten zu begegnen. Besser ist es, wie oben bereits erwähnt, die eingeführte filiforme Bougie 24—48 Stunden in der Harnröhre liegen zu lassen. Die Strikturnarbe wird dadurch so erweicht und erweitert, daß sie nach Entfernung der filiformen Bougie ohne wesentliche Schwierigkeiten größere Sonden, z. B. Nr. 10—12, passieren läßt und weiterhin dauernd der fortschreitenden Dilatation zugänglich wird.

Das Verfahren von LE FORT, in der ersten Sitzung gleich mehrere sehr rasch steigende Sondennummern, z. B. Nr. 9, 15, 21 Charrière (auf eine Leitsonde aufgeschraubt), einzuführen, wird wenig mehr gebraucht und ist auch nicht empfehlenswert. Es ähnelt in seiner Wirkung der früher viel benutzten, jetzt aber wegen ihrer Gefahren ganz verlassenen Methode der *gewaltsamen Dilatation der Striktur.* Beim Zersprengen der Strikturnarbe durch Durchzwängen einer Reihe immer größerer Metallsonden während einer einzigen Sitzung entstehen unregelmäßige, oft recht tief reichende Einrisse in die Harnröhrenwand, durch welche aus der infizierten Urethra Eiterkeime in die Blutbahn eindringen und Pyämie hervorrufen können. Die unregelmäßigen Einrisse des Strikturringes erzeugen zudem beim Verheilen ihrerseits sehr unregelmäßige Narben, die das Lumen der Harnröhre wieder stark verengern (CIMINO).

Zur Dehnung der Strikturnarben wurden auch verschiedenartig gebaute metallene, zwei- und mehr-

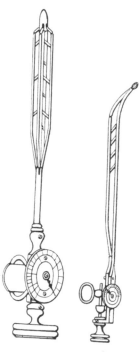

Abb. 4. Dilatatoren der Harnröhre. (Nach WILDBOLZ.)

blätterige *Dilatatoren* (OBERLÄNDER, KOLLMANN, WOSSIDLO, PRÄTORIUS u. a.) empfohlen (Abb. 4), die geschlossen durch die enge Stelle der Harnröhre durchgeführt werden und deren Blätter in der Striktur allmählich durch Schraubengewalt soweit geöffnet werden als sich die Narbe ohne Einreißen dehnen läßt. Bei sehr vorsichtiger Anwendung mögen mit diesen Dilatatoren günstige Erfolge erzielt werden; aber die Methode birgt mehr als die allmähliche Sondendilatation die Gefahr einer plötzlichen Überdehnung und ungewollten Zersprengung der Narbe. Im großen und ganzen werden die Dilatatoren wohl besser zur Dehnung weicher, frischer Infiltrate der Harnröhrenwand verwendet, als zur Behandlung der ausgebildeten narbigen Strikturen. Viele verzichten vollständig auf ihren Gebrauch, ohne deshalb geringere Heilerfolge zu sehen.

BURCKHARDT empfahl seinerzeit die Sondendilatation der Striktur mit einer lokalen, chemischen Behandlung der kranken Urethralschleimhaut zu verbinden. Die narbig veränderten Schleimhautstellen sollen seines Erachtens im Endoskop sichtbar gemacht, mit Lösungen von Jod, Argentum nitricum, Sublimat usw. in 3—4tägigen Intervallen betupft werden. BURCKHARDT glaubte dadurch namentlich bei frischen Strikturen andauerndere und raschere

Heilresultate erzielt zu haben, als durch die Dilatation allein. Von seinen Strikturrezidiven fiel die Mehrzahl, d. h. 61,54 % auf nur mit Dilatation behandelte Kranke, während bloß 38,46 % der Rückfälle bei Kranken sich einstellte, bei denen die Striktur außer mit Dilatation unter Leitung des Endoskops auch chemisch behandelt worden war.

Wie weit durch subcutane Injektionen von Fibrolysin eine Erweichung der Harnröhrenstrikturen zu erzielen ist, wird recht verschieden beurteilt. Die einen verneinen jede Wirkung des Fibrolysins; andere glaubten sowohl durch Palpation, wie auch im Endoskop eine Erweichung der Strikturnarbe nach Fibrolysineinspritzungen haben nachweisen zu können. Allerdings wurde auch wiederholt gemeldet, diese Erweichung sei nur von sehr kurzer Dauer, die Narbe erreiche bald wieder ihre frühere Härte und Starrheit. Doch glauben immerhin zahlreiche Beobachter, eine wesentliche Erleichterung und Beschleunigung der Dilatationsbehandlung derber Strikturen durch die Mitbenutzung von Fibrolysin erreicht zu haben (NATHAN, TRAUTWEIN, DEFINE, SCHOURP). Von PAYR wurde empfohlen, vom Damme her in die Nähe der Strikturnarbe eine 1%ige Pepsin-Pregllösung mit $1/2$% Novocain-Adrenalinlösung vermischt, einzuspritzen, weil durch diese Lösung die Narbe rasch abgebaut werde. Größere Erfahrungen mit dieser Methode fehlen noch. Wiederholt wurde auch die Diathermie zur Erweichung der Harnröhrennarben mit gutem Erfolg verwendet (PICARD).

Die allmähliche Dilatation mag durchgeführt werden wie man will, sie darf nicht endgültig abgebrochen werden, bevor jedes mit der Sonde fühlbare oder im Endoskop sichtbare Infiltrat der Urethralschleimhaut geschwunden, die Narbe vollständig resorbiert ist. Da eine derartige Rückbildung der Narbe auch im besten Falle sehr lange Zeit in Anspruch nimmt, so ist es notwendig, selbst nach einer Erweiterung der Striktur bis zu den höchsten Sondennummern die Harnröhre trotzdem über Monate und Jahre hin regelmäßig in allmählich größer werdenden Intervallen zu sondieren. Die ersten 6 Monate nach der vollendeten Dilatation soll nach ALBARRAN wenigstens noch monatlich einmal, weitere 6 Monate hindurch jeden 2. Monat einmal die Harnröhre sondiert werden. Im 2. Jahre nach der Dilatationsbehandlung soll alle 4 Monate einmal eine Sonde eingeführt werden und im Laufe der nächsten Jahre jährlich noch zweimal. Erst wenn sich nach so großen Behandlungspausen endgültig keine Narbenbildung mehr geltend macht, dann darf der Kranke als dauernd geheilt betrachtet werden. Die Mißachtung dieser Vorschriften zur Nachbehandlung führt leider zu manchem Rückfalle des scheinbar geheilten Strikturleidens.

*Komplikationen der Dilatationsbehandlung.* Wenn auch die Dilatationsbehandlung der Strikturen in der Regel an den Kranken ohne Berufsstörung durchgeführt werden kann, so ist sie doch keineswegs vollständig gefahrlos. Es treten gar nicht so selten während der Kur Zwischenfälle auf, welche den Kranken nicht nur arbeitsunfähig machen, sondern auch in Lebensgefahr bringen.

*Fieber, örtliche und allgemeine Infektion.* Die Dilatation der Strikturen verursacht, wenn bei ihr sorgfältig jede Verletzung der Schleimhaut vermieden wird, meist keine Fieber, selbst nicht bei infizierten Harnwegen der Kranken. Es gibt aber doch eine große Zahl von Patienten, DESNOS schätzt sie auf 10%, BURCKHARDT auf 11,7%, die auch nach der vorsichtigsten Sondierung immer mit Fieber, und zwar recht hohem, reagieren. Dieses Fieber ist nicht, wie früher geglaubt wurde, ein nervöses, durch einen Reflex von der Harnröhre her ausgelöst, es ist vielmehr die Folge eines Einbruches von Harnbakterien oder deren Toxinen in die Blutbahn durch die ihres Epithelschutzes stellenweise beraubten Urethralschleimhaut hindurch. Warum selbst ganz geringfügige, nicht blutende Verletzungen der Harnröhrenschleimhaut bei den einen Kranken zu

Fieber Anlaß geben, bei anderen nicht, mag seinen Grund darin haben, daß bei einzelnen Kranken besondere lokale Verhältnisse den Einbruch der Bakterien in den Blutkreislauf begünstigen oder daß bei ihnen eine besonders hochgradige Empfindlichkeit auf jede, auch die kleinste Bakterieneinwanderung besteht. Besonders widerstandslos sind Kranke, bei denen die Striktur schon längere Zeit eine Urinstauung bedingt hatte. Bei solchen Kranken kann unmittelbar im Anschluß an die Sondierung der Harnröhre nach heftigem Schüttelfrost der Tod unter den Erscheinungen plötzlicher Herzschwäche oder unter den Symptomen der Anurie eintreten.

Oberflächliche Schleimhautschürfungen sind meist nur von kurzen Fieberanfällen gefolgt, durch die die Kranken wenig geschädigt werden. Schlimmer verläuft das sog. Urethralfieber, wenn bei Sondierung der Harnröhre die Schleimhaut durch unvorsichtige Führung des Instrumentes erheblich verletzt, gar auch das submuköse Gewebe zerrissen, ein sog. falscher Weg gebahnt wurde. Da fällt das kurz nach der Sondierung, meist unter Schüttelfrost eintretende Fieber nicht, wie bei den vorhin erwähnten Fällen, rasch ab, sondern es dauert mit intermittierendem Charakter mehrere Tage an. An der verletzten Stelle der Harnröhre entwickeln sich häufig heftige örtliche Entzündungserscheinungen: Harninfiltration und Harnabscesse; oft schließt sich daran eine allgemeine Pyämie an, die rasch zum Tode führen oder doch durch Endokarditis, eitrige Arthritis usw. den Kranken dauernd schwer schädigen kann.

Die neben einer Striktur der Harnröhre fast nie fehlende Urethritis hat nicht selten eine Prostatitis, Epididymitis oder Cystitis zur Folge.

Grundlage jeder Vorsorge gegen alle diese Zwischenfälle während der Dilatationsbehandlung ist natürlich eine zuverlässige Sterilisation des Instrumentariums und äußerste Sorgfalt bei Einführung der Sonden. Außerdem aber ist es notwendig, jedem in Dilatationsbehandlung stehenden Kranken während der ganzen Dauer der Kur innerlich Harnantiseptica zu verabreichen und bei ihm zudem vor und nach jeder Sondenbehandlung eine antiseptische Harnröhrenspülung vorzunehmen. Stellt sich trotzdem nach der Sondierung Fieber ein, so darf eine neue Sitzung mit Dilatation der Harnröhre erst nach völligem Schwinden des Fiebers vorgenommen werden. Fällt das Fieber nach Verabreichung der üblichen Antipyretica, wovon beim Harnfieber besonders Chinin (3 mal täglich 0,3—0,5) empfehlenswert ist, nicht rasch ab, so muß dem Kranken ein Dauerkatheter eingelegt werden, um zu vermeiden, daß bei jeder Harnentleerung Keime durch die verletzte Harnröhrenschleimhaut in die Blut- und Lymphbahnen eingepreßt werden. In schweren Fällen werden die örtlichen und allgemeinen Infektionserscheinungen am besten entweder durch die Urethrotomia externa bekämpft oder aber durch Anlegen einer suprapubischen Blasenfistel. Das Ableiten des Harns von der Harnröhre bedingt eine rasche Dekongestion des Strikturringes, dadurch eine Erleichterung der allmählichen Dilatation und zudem einen sicheren Schutz vor Fieberanfällen nach den Sondierungen der Striktur (v. LICHTENBERG).

*Blutung.* Die instrumentelle Dehnung der Striktur ist fast regelmäßig von einer ganz leichten Urethralblutung gefolgt. Diese belanglose Blutung tritt entweder gleich nach Entfernung der Sonde aus der Harnröhre auf oder aber anschließend an die erste Harnentleerung nach der Dilatation. Starke Harnröhrenblutungen sind durch Sorgfalt bei der Sondierung der verengten Harnröhre zu vermeiden. Sie zeigen sich nur, wenn durch ungeschicktes Einführen der Sonden falsche Wege gebohrt werden oder wenn der Narbenring infolge zu starker Dehnung platzte und das Gewebe bis in die Spongiosa einriß. Einzig bei Hämophilen können auch schon ganz kleine Schürfungen oder Risse der Urethralschleimhaut zu erheblichen Blutungen führen.

Alle diese Urethralblutungen lassen sich meist durch Druck von außen auf die blutende Stelle stillen. Nur selten wird eine Tamponade der blutenden Harnröhre durch den Endoskoptubus oder gar eine äußere Urethrotomie zur Blutstillung nötig. Nach jeder erheblichen Blutung muß natürlich die Dilatationsbehandlung längere Zeit unterbrochen werden, nach kleinen, spontan stehenden Blutungen dagegen nicht. Bei Hämophilen kann durch besondere Vorsicht beim Sondieren und durch eine der Sondierung vorgehende Adrenalinjektion in die Harnröhre die Blutung meist vermieden oder doch auf ein geringes Maß beschränkt werden.

*Behandlung der akuten Urinverhaltung bei Strikturkranken.* Bei engen Strikturen kann nach einer Erkältung, nach reichlichem Genuß alkoholischer oder kalter Getränke, nach längerem, willkürlichem Zurückhalten des Urins trotz Harndrang ferner auch nach einer Sondierung der Harnröhre plötzlich infolge Hyperämie und exsudativer Durchtränkung des Narbengewebes eine vollständige Harnverhaltung auftreten. Der Kranke, der bis dahin trotz seiner Striktur den Urin spontan, wenn auch nur in kleinem Strahle, entleeren konnte, vermag trotz des heftigen, stets sich steigernden Harndrangs keinen Tropfen Urin herauszupressen. Diese äußert qualvolle Harnverhaltung zu beheben, bietet beim Strikturkranken meist größere Schwierigkeiten als beim Prostatiker. Die Verengerung der Harnröhre macht die künstliche Entleerung der Harnblase durch die natürlichen Wege oft recht schwer. Im Gegensatz zur Harnverhaltung durch eine Prostatahypertrophie ist es bei der Urinretention infolge einer Verengerung der Harnröhre natürlich zwecklos, zu großkalibrigen Kathetern verschiedener Form zu greifen. Am besten ist es, einen ersten Sondierungsversuch mit konisch zulaufendem Seidenkatheter Nr. 11—12 zu machen. Mißlingt dieser, so soll statt des Katheters eine *Bougie filiforme* in die Harnröhre eingeführt werden, und zwar, wenn eine solche zur Hand ist, eine Leitbougie mit Gewinde, auf die ein konischer Seidenkatheter aufgeschraubt werden kann [sondes PHILIPS (Abb. 5)]. Stellen sich der Einführung dieser Bougies Schwierigkeiten entgegen, so müssen die verschiedenen, oben erwähnten Kunstgriffe zur Sondierung enger Strikturen angewandt werden (Einführen mehrerer Bougies nebeneinander, Einspritzung von Öl oder von Novocain-Adrenalinlösung in die Harnröhre usw.).

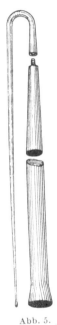

Abb. 5.
Seidensonde
nach PHILIPS.

Glückt die Einführung einer dünnen Bougie, so ist die Hauptschwierigkeit überwunden. Hat die eingelegte Bougie ein Gewinde, so wird ein Seidenkatheter Nr. 11 oder 12 auf sie aufgeschraubt und in die Blase einzuführen gesucht. Gelingt es trotz der Leitsonde nicht, einen Katheter in die Blase einzuführen, so soll die Leitsonde in der Harnröhre liegen gelassen und durch Heftpflaster oder Baumwollfaden in ihrer Lage festgehalten werden. Nach wenigen Minuten schon wird der feinen Bougie entlang der Urin erst tropfenweise, später in kleinerem Strahle abfließen, und es wird sich die Blase im Laufe weniger Stunden fast vollkommen entleeren. Wird die filiforme Bougie während 24 bis 48 Stunden in der Harnröhre liegen gelassen, so wird dadurch nicht nur eine genügende Entleerung der Blase momentan gesichert, sondern es wird auch fast immer die nachherige Erweiterung der Striktur durch weiche Sonden wesentlich erleichtert, da durch das längere Verweilen der Bougie in der Urethra der Strikturring erweicht wird.

Sollte ausnahmsweise die Einführung einer filiformen Bougie durch die Striktur nicht gelingen, oder ihr Einlegen den Urinausfluß nicht genügend ermöglichen, so bleibt zum Beheben der Harnverhaltung die Wahl zwischen der *Blasenpunktion* oder einer *Urethrotomia externa* mit Durchtrennung des Strikturringes. In der Klinik wird eher die Urethrotomie gewählt werden; für den Praktiker dagegen eignet sich besser die Blasenpunktion. Sie beseitigt ohne Gefahren und ohne technische Schwierigkeiten wenigstens momentan die Harnverhaltung und schafft die Möglichkeit der Überführung des Kranken in die Klinik; andererseits ermöglicht die Blasenpunktion durch die ihr folgende Dekongestion und Abschwellung der Strikturnarbe manchmal wieder eine spontane Harnentleerung, oder erleichtert doch den wieder nötig werdenden Katheterismus der Blase.

Die Urethrotomia externa hat gegenüber der Blasenpunktion den Vorteil, nicht nur momentan dem Harne Abfluß zu geben, sondern durch die Spaltung die Harnröhrenwand schnürenden Narbe das Miktionshindernis auf längere Zeit oder gar dauernd zu beseitigen.

Resektionen der Urethra mit plastischen Ergänzungen, wie sie weiter unten geschildert werden, sind im Anfall vollständiger Urinverhaltung nicht angezeigt.

B. *Behandlung durch Elektrolyse.* Die elektrolytische Behandlung wurde für Strikturen empfohlen, bei denen eine langsame, allmähliche Dilatation fehlschlug und eine blutige Operation aus irgend einem Grunde zu vermeiden nötig scheint. Zwei Arten der Elektrolyse werden benutzt, die *lineäre* nach FORT und die *zirkuläre* nach NEWMAN.

Das dem *lineären Verfahren* dienende Instrument, der Urethro-Elektrolysor, besteht aus einem dünnen, in eine filiforme Leitbougie auslaufenden Schaft, aus dessen Innerem an der Übergangsstelle zum filiformen Führungsteile ein Platindraht knieförmig vortritt und als Elektrode dient. Diese Urethralelektrode wird mit dem negativen Pole einer galvanischen Batterie verbunden; mit dem positiven Pole eine Plattenelektrode, die der inneren Fläche des linken Oberschenkels oder den Bauchdecken aufgelegt wird. Bei einer Stromstärke von 14 Milliampère wird nun bis an die verengte Stelle der Harnröhre das hinangeführte Platinknie des Elektrolysors in 20—30 Sekunden durch die Striktur hindurchgeschoben, wobei die linienförmige Zerstörung der Gewebe ohne jede Wärmeentwicklung vor sich geht. In derselben Weise wird das Instrument zur Vertiefung der gesetzten Furche wieder zurückgezogen und danach sofort eine Sonde Nr. 18—19 eingelegt. Die Operation vollzieht sich schmerzlos und ohne Blutung. Nach der Auffassung von FORT fehlt der Elektrolyse eine kaustische Wirkung; sie bedingt eine langsame, molekuläre Zerstörung des kranken Gewebes. Diese FORTsche Methode wurde in Frankreich viel angewandt (PETIT, GENOUVILLE, DESNOS, SÉGUIN). In anderen Ländern wurde sie wenig gebraucht; in Deutschland wurde sie in letzter Zeit nur von PENDL und von PEYSER empfohlen.

Zu der von NEWMAN angegebenen *zirkulären Elektrolyse* werden katheterförmige Instrumente verwendet, die nahe bis zu ihrem Schnabel gut isoliert sind, dort in einem eiförmigen, auswechselbaren Metallknopf verschiedener Stärke enden, der die negative Elektrode bildet. NEWMAN benützt 4 verschiedene Arten dieser Instrumente; solche mit kurzer Krümmung, ganz gerade, ferner solche mit einer Hohlrinne zur Einführung über eine filiforme Leitbougie und endlich Instrumente, die gleichzeitig als Evakuationskatheter bei Harnverhaltung oder zu Blasenspülungen während der Operation benützt werden können. In der Regel soll die Elektrode 3 Nummern stärker gewählt werden als das Kaliber der Striktur beträgt. Die Sonde wird in die Harnröhre eingeschoben, bis der Metallknopf der Striktur dicht anliegt. Der Schaft des Instrumentes wird darauf mit dem negativen Pole der Batterie verbunden, eine positive Schwammelektrode irgend einem Körperteil aufgesetzt und der Strom geschlossen. Die

Stromstärke beträgt 5 Milliampère und mehr, die Dauer der Sitzung 5 bis 20 Minuten. In dieser Zeit gelingt es, den Sondenknopf unter sanftem Drucke durch die Striktur hindurchzupressen und bei dessen Zurückziehen den Strom noch einmal auf das Strikturgewebe einwirken zu lassen. In Zwischenräumen von 1—2 Wochen muß diese Behandlung durchschnittlich 5—6 mal wiederholt werden, um die Heilung zu erzielen. Die Wirkungsweise des Verfahrens sieht NEWMAN darin, daß sich an der Kathode Ammoniak und Wasserstoff entwickeln, die bei starken Strömen eine dem kaustischen Alkali analoge Wirkung entfalten. Als Vorzüge dieser Behandlung werden genannt: sichere und rasche Erweiterung der Strikturen, schmerzlose und ungefährliche Operation, keine Unterbrechung der Arbeitsfähigkeit, keine Rezidive. NEWMANs Verfahren wird besonders in Amerika und England geübt, während in Deutschland auch diesem elektrolytischen Verfahren gegenüber Zurückhaltung gezeigt wird.

Sowohl die lineäre als die zirkuläre Elektrolyse können sicherlich gute unmittelbare Resultate ergeben, und zwar nicht nur bei Einzelstrikturen, sondern auch bei multiplen Verengerungen. Aber ob sie auch wirkliche Dauererfolge zeitigen, ist fraglich. FORT, NEWMAN, DESNOS, VIRGHI u. a. konnten allerdings ein Anhalten der Dilatation der Striktur noch jahre- sogar noch jahrzehntelang nach der Elektrolyse beobachten. Von anderer Seite aber lauten die Urteile über den Dauererfolg der Elektrolyse zurückhaltender (MONAT, DELAGÉNIÈRE). Heute herrscht jedenfalls eher die Meinung vor, daß die elektrolytische Behandlung an sich allein nicht zu Dauererfolgen führt, sie immer verbunden werden muß mit einer Nachbehandlung durch Sondendilatation (BIRNAY, DESNOS, SÉGUIN, PETIT, MINET).

Ganz gefahrlos ist die elektrolytische Behandlung der Strikturen leider nicht. Es wurden durch sie wiederholt Urininfiltration, lokale und allgemeine Infektionserscheinungen, ja sogar Todesfälle verursacht (ABADIE, IMBERT und BOSE, DEUTSCH). In den letzten Jahren wurden allerdings keine so schlimmen Folgen der elektrolytischen Behandlung mehr mitgeteilt. PETIT glaubt sie sicher vermeidbar, wenn die Tatsache beachtet wird, daß, je kleiner die Oberfläche der Elektrode ist, um so stärker der Strom wirkt. Deshalb soll z. B. bei Lineärelektrolyse ein schwächerer Strom und eine kürzere Behandlungszeit gewählt werden als bei der breiten Elektrode der zirkulären Elektrolyse.

In der Aufstellung der *Indikationen* zur Elektrolyse besteht noch keine Einigkeit. Während die einen Autoren das Verfahren nur bei Strikturen anwenden, die nicht enger sind als Nr. 10, nicht zahlreicher als 3, die zudem nicht zu hart und nicht zu lang sind, halten andere vor allem die alten, harten und langen Strikturen zur Elektrolyse geeignet. Auch darüber, welche der beiden elektrolytischen Behandlungsmethoden, die lineäre oder die zirkuläre, angewandt werden soll, sind die Meinungen verschieden. M. und A. BIRNAY z. B. verwerfen die zirkuläre Elektrolyse, da sie zu langsam zum Ziele führe und sie verwenden nur die lineäre Elektrolyse in Verbindung mit Dilatation durch KOLLMANNs Dilatator während 5—6 Sitzungen. DESNOS dagegen scheint wiederum fast nur die zirkuläre Elektrolyse anzuwenden; er erachtet die Resultate der lineären als zu unsicher und zu unbeständig.

Wenn auch die elektrolytische Behandlung der Strikturen nicht zu so raschen Erfolgen führt, wie von einzelnen Autoren gerühmt wird, so bedeutet sie doch immerhin eine Abkürzung der Dilatationsbehandlung. Sie mag deshalb besonders für die Patienten angezeigt erscheinen, bei denen aus äußeren Gründen eine regelmäßige Dilatationsbehandlung nicht über längere Zeit hin durchgeführt werden kann (GENOUVILLE) und zudem bei Fällen, bei denen ein rascher, wenigstens unmittelbarer Erfolg in der Minderung des Miktionshindernisses besonders wünschenswert ist.

C. *Urethrotomia interna.* Der innere Harnröhrenschnitt wird zur operativen Behandlung der Strikturen in mannigfach veränderter Form seit Jahrhunderten ausgeübt (s. Thompson). Durch eine gedeckt eingeführte, scharfe Klinge wird vom Inneren der Harnröhre her der verengernde Narbenring an einer oder an mehreren Stellen durchschnitten. Der Schnitt wird je nach dem Bau des Instrumentes von vorne nach hinten oder von hinten nach vorne gezogen; er

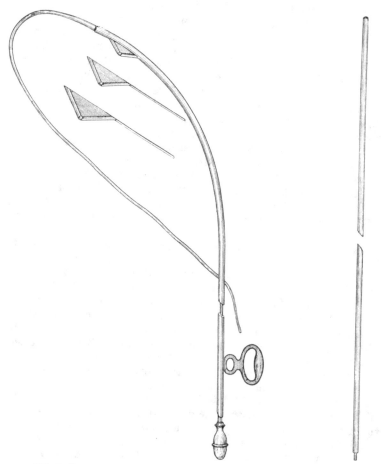

Abb. 6. Urethrotom. (Nach Maisonneuve.)    Abb. 7. Leitstab zum Urethrotom.
(Nach Maisonneuve.)

soll die Narbe in ihrer ganzen Tiefe trennen, aber die äußersten Schichten der Harnröhrenwand schonen.

Die Zahl der zur Urethrotomie empfohlenen Instrumente ist sehr groß. Das klassische, auch heute wohl noch am meisten gebrauchte Urethrotom ist das von Maisonneuve (s. Abb. 6). Es besteht aus einer feinen, katheterförmig gebogenen, nach oben offenen Metallrinne, in welcher eine dreieckige, an der Spitze abgestumpfte Messerklinge gleitet.

**Technik.** Der Eingriff ist, unter Lokalanästhesie ausgeführt, fast schmerzlos, so daß eine allgemeine Narkose unnötig ist; eine vor dem Eingriff gegebene Morphiumgabe genügt. Auf eine Leitbougie aufgeschraubt wird die katheterförmige Metallrinne durch die Striktur in die Blase eingeführt. Das Instrument wird darauf von einem Assistenten in einem Winkel von 45⁰ zur Längsachse des Kranken festgehalten. Nun wird vom Chirurgen durch die Rinne des Instrumentes die dreieckige Klinge in die mit der linken Hand gestreckte Urethra langsam eingeschoben, bis sie an der Narbenstelle anstößt. Mit kurzem kräftigen Schnitt wird der Narbenring durchstoßen, die schneidende Klinge darauf in der gleichen Ebene wieder durch den Ring zurückgezogen und aus der Urethra entfernt. Statt der katheterförmigen Metallrinne wird nun auf die in der Harnröhre liegende Leitsonde ein gerader dünner Metallstab aufgeschraubt (Abb. 7) und in die erweiterte Harnröhre eingeführt. Über diesen hinweg wird ein endständig offener Katheter Nr. 16—18 in die Blase eingelegt.

Um der Gefahr zu begegnen, vor oder hinter der Striktur gelegene Gewebsteile mit dem eingeführten Messer zu verletzen, wurden Instrumente konstruiert, welche erlauben, die schneidende Klinge im Schafte vollkommen gedeckt bis hinter die Striktur einzuführen, erst dort durch Schraubendrehung vortreten zu lassen, um nun die Strikturen von hinten nach vorne durchschneiden zu können. Die gebräuchlichsten Instrumente dieser Art sind die von BAZY und von ALBARRAN.

Eine dritte Art der Urethrotomie, den Narbenring unter gleichzeitiger Dehnung zu durchschneiden, wurde speziell für die sog. weiten Strikturen empfohlen. Dazu geeignete Dilatationsurethrotome wurden von OTIS, KOLLMANN u. a. empfohlen.

Die Durchtrennung des Strikturringes, gleichviel mit welchem der Instrumente ausgeführt, soll die obere Urethralwand treffen, weil dort nur wenig erektiles Gewebe und nur wenig Blutgefäße vorhanden sind, somit auch die Gefahr einer stärkeren Blutung gering ist. Zudem weicht die dorsale Harnröhrenwand dem Messer auch weniger aus als die untere. Nur in dem der Symphyse anliegenden Harnröhrenabschnitte soll der Schnitt eher in die untere Wand verlegt werden, weil an dieser Stelle der Harnröhre der Plexus Santorini der oberen Urethralwand unmittelbar anliegt und daher bei der dorsalen Schnittführung leicht verletzt werden könnte. Mehrere Autoren, z. B. ALBARRAN, GUIARD, JEANBREAU empfehlen nicht nur einen Schnitt durch den Strikturring zu machen, sondern durch 2—4 Schnitte den Strikturring in mehrere Segmente zu spalten. Derartige multiple Incisionen sind besonders bei sehr harten, aber nicht infizierten Strikturen angezeigt; bei Infektion der Urethra wird jedenfalls besser nur ein Schnitt gemacht.

GUIARD empfahl ein Instrument, das erlaubt, neben dem einen tiefen Dorsalschnitt mehrere kleine Incisionen von höchstens 1 mm Tiefe an der Seiten- und Unterwand zu machen.

Sind in der Harnröhre mehrere Strikturen, so dürfen alle die verschiedenen Narbenringe in ein und derselben Sitzung durch das Urethrotom durchschnitten werden (ALBARRAN, DESNOS).

Daß nur unter möglichst aseptischen Bedingungen (Ausspülen von Harnröhre und Blase vor und nach dem Schnitte, sorgfältige Sterilisation des Instrumentariums) operiert werden darf, ist selbstverständlich. Das Einlegen eines Verweilkatheters nach der Operation ist unbedingt angezeigt. Sein Kaliber soll immer einige Nummern geringer sein als der Durchmesser des nun gespaltenen Strikturringes. Der Dauerkatheter soll 2—4 Tage lang liegen, bei Auftreten von Fieber so lange, bis die Temperatur eine normale geworden ist. Setzt nach Entfernung des Dauerkatheters wieder Fieber ein, und zwar dauerndes, nicht etwa nur, wie es oft vorkommt, ein einmaliger Schüttelfrost, so muß der Katheter neuerdings eingelegt werden. Schwindet auch dann das Fieber nicht, so wird eine Urethrotomia externa angezeigt.

Mit der momentanen Heilung des Harnröhrenschnittes ist die Behandlung keineswegs abgeschlossen. Zur Erzielung eines guten Dauererfolges der Urethrotomie ist nach ihr immer eine mehrwöchentliche Dilatationskur unbedingt erforderlich, welche ungefähr 8 Tage nach der Urethrotomie beginnen soll. Die erst eingeführte Sonde soll etwas kleiner sein als der Durchmesser der bei der Operation benutzten Urethrotomklinge und die Erweiterung soll bis Nr. 25—30 getrieben werden. Diese Sondendilatation bleibt die Hauptsache der Therapie; die Urethrotomie ist nur als ein die Heilung beschleunigender Vorakt zu betrachten.

Der innere Harnröhrenschnitt bietet keine großen Gefahren. Er ist aber immerhin kein ganz harmloser Eingriff. Wiederholt wurden Todesfälle beobachtet, welche direkt auf ihn zurückzuführen waren. Nach einer Sammelstatistik von GOLDBERG fielen auf 2323 innere Urethrotomien 0,73% Todesfälle; POUSSON berechnete auf seine eigenen 600 Urethrotomien ungefähr die gleiche Sterblichkeitsziffer. NOGUÈS berechnete auf 980 innere Urethrotomien der Klinik NECKER 1,11% Todesfälle, CIFUENTES hatte auf 240 Urethrotomien 2 Todesfälle durch Infektion. Wenn auch die Urethrotomie das Leben der Kranken nur wenig gefährdet, so hat sie doch nicht gar so selten allerlei Wundstörungen zur Folge, durch welche die Operierten mehr oder weniger stark geschädigt werden.

So wurden früher erhebliche *Blutungen* ziemlich oft nach dem Harnröhrenschnitt beobachtet. Mit der verbesserten Technik und der strengeren Asepsis sind sie aber in den letzten Jahren sehr viel seltener geworden. POUSSON hatte z. B. in seinen 600 Operationen nie eine erhebliche primäre Blutung, wohl aber zweimal eine ziemlich starke Nachblutung. Eine solche ist auch von PILLET[1] beobachtet worden. Diese Nachblutungen treten fast nur bei Infektion der Operationswunde auf. Sie schwinden in der Regel rasch nach dem Einlegen eines Dauerkatheters; andernfalls müssen sie durch Kompression oder Tamponade der Urethra, schlimmsten Falles durch eine Urethrotomia externa gestillt werden.

Viel häufiger als Blutungen sind *Infektionserscheinungen* nach der inneren Urethrotomie zu beobachten. Fieber, das als Zeichen einer Wundinfektion aufzufassen ist, stellt sich nach der inneren Urethrotomie in einem Drittel bis zur Hälfte der Fälle ein; es ist aber, wenn auch hochgradig, meist von kurzer Dauer, besonders wenn durch antiseptische Maßnahmen die Infektionsgefahr soweit angängig bekämpft wird. Aber auch heute sind die Fälle nicht vollkommen geschwunden, in denen trotz aller antiseptischen Maßnahmen das Fieber andauert und sich Erscheinungen der Pyämie: Endokarditis, eitrige Arthritis usw. einstellen.

Seltener treten lokale, auf die unmittelbare Umgebung der Operationsstelle beschränkte Entzündungserscheinungen auf: diffuse phlegmonöse Prozesse, Urininfiltration, periurethrale Abscesse usw. Bei allen diesen infektiösen Zuständen nach der Urethrotomia interna muß unbedingt, entweder durch eine Sectio alta der Blase oder durch eine breite Urethrotomia externa, der Harn von der Strikturstelle der Harnröhre abgeleitet werden.

Die Indikationen zur Urethrotomie sollen deshalb immer nur nach reiflicher Erwägung gestellt werden, um so mehr als ja in der überwiegenden Mehrheit der Fälle die Heilung der Striktur sehr wohl mit der einfachen, progressiven Dilatation erreicht werden kann, nach BURCKHARDT in 89,8% der Fälle. Die innere Urethrotomie wegen der ihr anhaftenden nicht sicher zu vermeidenden Gefahren ganz zu verwerfen, wie dies auch heute noch einzelne Autoren beantragen (BOEMINGHAUS), ist nicht gerechtfertigt.

Die innere Urethrotomie ist angezeigt (nach BURCKHARDT) 1. bei durchgängigen gonorrhoischen Strikturen, bei denen mit der langsamen, progressiven

---

[1] Journ. d'urol. Tom. 18. 1924.

Dilatationsbehandlung nichts auszurichten ist (stetiges Rezidivieren, Reaktion gegen die Sonde mit Fieber, heftigen Schmerzen, Blutungen) und wenn keine Komplikationen septischer Natur vorhanden sind (eitrige Urethritis, periurethrale Entzündungen und Abscesse, Urininfiltration, schwere Formen von Cystitis und Pyelonephritis) und kein voluminöser Callus besteht,

2. bei schmaler faltenförmiger Striktur,

3. bei multiplen Strikturen für die peripheren, wenn ein tiefgelegener Strikturring die äußere Urethrotomie nötig macht.

*Erfolge.* Bei der Urethrotomia interna ist eigentlich kaum von endgültigen Heilungen zu sprechen. Wenn die Operation zu Dauererfolgen führen soll, so muß sie immer mit einer regelmäßigen Dilatationsbehandlung verbunden werden; dieser letzteren kommt ebensoviel Anteil an dem Erfolge zu, wie der Urethrotomia interna. Die Erfolge sind deshalb bei beiden Heilmethoden die gleichen. Wird nach der Urethrotomie auf eine Nachbehandlung durch fortschreitende Dilatation verzichtet, dann stellt sich meist rasch wieder eine Verengerung der Harnröhre ein. Nur ausnahmsweise wird trotz ungenügender Nachbehandlung ein Dauerresultat bestehen bleiben (GENOUVILLE). Am leichtesten rezidivieren die Strikturen der Pars pendula; bei diesen ist nach der Urethrotomie eine ganz besonders sorgfältige Nachbehandlung notwendig.

*Urethrotomia externa.* Wie der innere, so ist auch der äußere Harnröhrenschnitt ein seit Jahrhunderten geübtes Heilverfahren. Dieser Eingriff kommt fast ausschließlich für Strikturen der Pars fixa der Harnröhre, besonders der Pars bulbosa und Pars membranacea in Frage. Er wird gewöhnlich in folgender Weise ausgeführt: in Steinschnittlage des Kranken wird eine Bougie oder eine an ihrer Konvexität gerinnte Metallsonde durch die verengte Harnröhre in die Blase eingeführt. (Ist eine solche Sondierung der Striktur möglich, so wird von einzelnen Autoren, bevor von außen auf die Striktur eingeschnitten wird, eine Urethrotomia interna gemacht.) Ist die Durchführung einer Sonde durch die Striktur nicht möglich, so wird eine mitteldicke Metallsonde in der Harnröhre bis eng an das Hindernis hinangeführt und in dieser Lage festgehalten. Darauf werden bei hochgezogenem Scrotum die Weichteile des Dammes auf der Höhe der Striktur durch einen Längsschnitt genau in der Mittellinie gespalten. Schichtweise präparierend wird auf die vor dem Strikturring fühlbare Spitze der Sonde vorgedrungen. Die Blutung ist dabei, auch beim Durchtrennen des Bulbus, wenig bedeutend, da das normalerweise blutreiche Gewebe durch die Narbenbildung gefäßarm geworden ist. War die Leitsonde nur bis zum Struktureingang einzuführen, so wird die Harnröhre genau median auf der Sondenspitze vor der Striktur eröffnet, die Wundränder mit kleinen Wundhaken auseinandergezogen und der Struktureingang mit einer feinen Metallsonde aufgesucht. Gelingt das Durchführen dieser feinen Sonde durch den Strikturring, so wird dieser längs der Sonde durchschnitten.

Das Auffinden des Einganges zum Strikturring kann dadurch erleichtert werden, daß vor der Operation eine Methylenblaulösung in die Harnröhre eingespritzt wird, wodurch sich die Harnröhrenschleimhaut blau färbt. Es kann der Eingang in die verengte Harnröhrenstrecke, wenn in Lokalanästhesie operiert wird, auch dadurch sichtbar gemacht werden, daß der Kranke nach operativer Freilegung der Strikturstelle zum Urinieren angehalten wird. Es wird die Abflußstelle des Urins in der Wunde sichtbar. Ist der Kranke narkotisiert, so läßt sich oft durch Druck auf die Blase etwas Urin durch die Strikturstelle auspressen und damit das Lumen der Striktur sichtbar machen. Gelingt keiner dieser kleinen Kniffe, so muß versucht werden, den hinter der Striktur gelegenen Harnröhrenteil durch eine freie Incision vom Damme her zu eröffnen. Dabei muß genau darauf geachtet werden, mit den präparierenden Längsschnitten

nicht von der Mittellinie abzuweichen, da sonst leicht der Schnitt an dem Harnröhrenlumen vorbeigeht. Kann die Harnröhrenlichtung hinter der Striktur
auf diese Weise nicht gefunden werden, so wird der retrograde Katheterismus
nötig, der das Öffnen des hinter der Striktur gelegenen Harnröhrenteils leicht
macht. Der retrograde Katheterismus wird entweder von einer Sectio alta aus
oder aber, von der eröffneten Pars prostatica oder Pars membranacea urethrae
her vorgenommen (GAUDIANI, LAMBERT). Der retrograde Katheterismus von
der hinteren Harnröhre her hat den Vorzug, keine zweite Operationswunde
zu setzen. Seine Ausführung ist leicht, wenn zur Urethrotomia externa statt
des meist üblichen medianen Längsschnittes am Damm der DITTEL-ZUCKER-
KANDLsche quere Bogenschnitt benutzt wird. Von diesem Schnitte aus ist,
wie bei der Prostatektomie, die übersichtliche Freilegung der Pars membranacea und prostatica urethrae sehr leicht.

Nachdem es auf die eine oder andere Weise gelungen ist, den Strikturring
auf seiner Unterseite zu spalten, so müssen auf der Unterseite der Harnröhre
die dichten Callusmassen exzidiert werden. Ist im Bereiche der Operationswunde
das Gewebe noch phlegmonös entzündet oder bestehen Harnfisteln oder
Harnabscesse, so sei man mit der Resektion etwas zurückhaltend und sorge
nur dafür, daß alle Wundtaschen breit gespalten werden und überall der freie
Abfluß der Wundsekrete gesichert sei. Die Operationswunde ist deshalb vollständig offen zu lassen. Auch wenn rings um den gespaltenen Strikturring
nur noch eine geringe Entzündung besteht, soll ein vollkommener Wundschluß
vermieden werden und soll man sich mit einer Verkleinerung der Wunde durch
einige tiefe Nähte begnügen. Denn sobald eine, wenn auch nur eine geringgradige, Verhaltung von Wundsekret eintritt, so entwickeln sich in der Wunde
häufig rasch um sich greifende phlegmonöse Prozesse.

Nur bei scheinbar nicht infizierten Fällen darf man es wagen, während
der ersten Tage den Urin aus der Blase durch einen vom Meatus her durch die
Harnröhre eingeführten Katheter abzuleiten. Viel sichereren Schutz vor Infektion der umliegenden Gewebe gewährt aber das Einlegen eines Blasen-
katheters von der Dammwunde her oder das Verfahren, den Patienten frei
durch die vollkommen offene Dammwunde urinieren zu lassen. Die Harn-
drainage soll, gleichgültig ob sie durch die vordere Harnröhre oder durch das
Perineum erfolgt, jedenfalls nie länger als 4—6 Tage liegen bleiben. Die
Operationswunde heilt viel rascher, wenn dem Kranken die spontane Urinentleerung frühzeitig gestattet wird und das Lumen der Harnröhre durch
regelmäßige Sondierungen mit Metallsonden von allmählich gesteigerter Dicke
täglich geweitet wird.

Die Heilung der Operationswunde nimmt bei dieser Behandlung in der
Regel 3—5 Wochen in Anspruch. Nur selten bleibt längere Zeit eine Urinfistel,
fast ausnahmslos nur, wenn zur Zeit der Operation bereits Fisteln und sehr
derbe Infiltrate am Damme bestanden hatten. Auch durch diese postoperativen
Harnfisteln soll man sich nicht zum Einlegen eines Dauerkatheters verleiten
lassen. Dieser vermag die Heilungsdauer der Fistel erfahrungsgemäß nicht
abzukürzen. Regelmäßiges Sondieren der Harnröhre und Kauterisation des
Fistelganges sind der Anwendung des Dauerkatheters bei weitem vorzuziehen.

Der äußere Harnröhrenschnitt erscheint als ein ungefährlicher Eingriff,
besonders wenn er ohne allgemeine Narkose, sondern unter Sakral- oder Parasakralanästhesie ausgeführt wird. Der Blutverlust bei der Urethrotomia externa
ist bei sachverständigem Vorgehen immer sehr gering und bei richtiger Technik
wird der Eingriff auch nie zur Ausbreitung der Infektion Anlaß geben. Und
doch wird seine Operationsmortalität in den Statistiken zum Teil recht hoch
berechnet (GREGORI 3,02%, NOVOTNY VON ANTAL 3,75%, HORWITZ 4,3%,

BURCKHARDT 12 $^0/_0$, MARTENS 14,6 $^0/_0$). Allerdings mögen viele der postoperativen Todesfälle nicht dem Eingriffe an sich zur Last fallen. Einzelne
der durch ihr Leiden chronisch-septisch gewordenen Kranken mit schweren
Läsionen der Nieren sterben trotz, nicht wegen des Eingriffes.

Wenn der äußere Harnröhrenschnitt wirkliche Dauererfolge geben soll, so
muß er, gleich wie die interne Urethrotomie, unbedingt von einer regelmäßigen
Sondenbehandlung mit progressiver Dilatation der Stricturstelle gefolgt sein.
Vor Rezidiven schützt diese Nachbehandlung allerdings auch nicht mit Sicherheit. Immerhin scheinen die Rückfälle nach dem äußeren Harnröhrenschnitt
doch wesentlich seltener sich einzustellen, als nach der inneren Urethrotomie.
Die Dauerresultate des äußeren und des inneren Harnröhrenschnittes zu vergleichen, ist aber gar nicht zulässig, da die beiden Methoden in zu verschiedenartigen Fällen angewandt werden. Im großen und ganzen gilt die Regel, die
Urethrotomia externa auszuführen:

1. bei für feine Sonden undurchgängigen Harnröhrenverengerungen,
2. wenn eine starke Urethritis oder Cystitis die Urethrotomia interna als
gefährlich erscheinen lassen muß,
3. bei allen Stricturen, die von Urininfiltration, Harnabsceß oder Harn-
fistelbildung begleitet sind.

Das gleichzeitige Bestehen mehrerer Stricturen hintereinander darf wohl
nicht als eine unbedingte Anzeige zum äußeren Harnröhrenschnitt gelten,
wie dies wiederholt gefordert wurde; denn auch die innere Urethrotomie kann
in diesen Fällen völlige Heilung bringen. Oft mag es allerdings besser sein,
die hinterste der Stricturen durch den äußeren Harnröhrenschnitt zu durchtrennen und diesem Eingriff sofort die endourethrale Durchschneidung der
vorderen Verengerungen folgen zu lassen.

Ob die Strictur gonorrhoischen oder traumatischen Ursprungs ist, bleibt
ohne Einfluß auf die Wahl der Operationsmethode.

*Resektion der Urethra:* Die Excision des Stricturringes mit nachfolgender
Naht der Harnröhrenenden oder mit plastischem Ersatz des in Wegfall gekommenen Harnröhrenstückes ist ein Operationsverfahren, dessen erste Anfänge bis in das 17. Jahrhundert zurückreichen, das aber als typische Behandlungsmethode bestimmter Stricturformen erst der neueren Zeit angehört.

Die Resektion der Strictur ist entweder:
a) eine partielle, auf einen Teil des Narbenringes beschränkte oder
b) eine totale, wobei das ganze narbige Segment der Harnröhre entfernt wird.

Die *partielle Resektion* steht in ihrer Technik der Urethrotomia externa
nahe. Es werden bei ihr außer der Spaltung der Harnröhre auch noch die fühlbaren Callusmassen der Stricturstelle möglichst bis ins gesunde, weiche Gewebe
herausgeschnitten. Dabei wird aber immer an der Dorsalseite der Urethra
ein mehr oder weniger breiter Streifen der Harnröhre mitsamt der Schleimhaut
geschont. Eine derartige nur teilweise Resektion der Harnröhre ist besonders
angezeigt, wenn, wie dies oft bei gonorrhoischen, fast immer bei traumatischen
Stricturen zu beobachten ist, die dorsale Harnröhrenwand von Narbenbildung
verschont geblieben ist. Dieser erhaltene Streifen wahrt die Kontinuität der
Harnröhre und verhindert ein weites Auseinanderweichen der Urethralwund-
ränder. Er erleichtert eine direkte Vereinigung der Harnröhrenstümpfe durch
eine quere Naht. Eine Quernaht aber ist nicht nur wünschenswert, weil durch
sie die Heilung beschleunigt wird, sondern auch weil sie zur Weitung der Harnröhrenlichtung wesentlich beiträgt (STERN). Ist wegen eines zu großen Substanzverlustes die Naht der Harnröhrenstümpfe nicht möglich, so ist die Erhaltung
des dorsalen Schleimhautstreifens natürlich trotzdem von großem Vorteil,

da von diesem aus die Epithelisierung der durch Granulationen neu zu bildenden Harnröhre außerordentlich gefördert wird.

Viel klarere Wundverhältnisse als die partielle Resektion schafft die *totale Resektion* der Striktur. Bei ihr wird ein ganzes Segment aus der Urethra entfernt und danach die völlig voneinander getrennten Harnröhrenstümpfe durch Naht vereinigt. Es wird die Strikturstelle entweder von einem medianen Längsschnitt aus oder durch den bogenförmigen Perinealschnitt von DITTEL und ZUCKERKANDL freigelegt. Die Harnröhre wird knapp vor dem peripheren Ende der Striktur im gesunden Gewebe quer durchtrennt und das erkrankte Stück der Urethra mitsamt der Spongiosa und den umgebenden Schwielen bis zum zentralen Strikturende herauspräpariert. Dort wird im Gesunden die Urethra wieder quer durchschnitten. Der durch diese totale Excision der Narbe gesetzte Defekt der Harnröhre erscheint infolge der elastischen Retraktion der beiden, vollkommen voneinander getrennten Harnröhrenstümpfe immer viel länger als die Strikturnarbe. Er wird fast doppelt so lang als diese. Eine direkte Nahtvereinigung der beiden Urethralstümpfe ohne plastische Nachhilfe erscheint vorerst fast unmöglich. Werden aber die beiden Stümpfe, mit Erhaltung ihrer Albuginea, von ihrer Unterlage und den umgebenden Geweben losgelöst, so wird ihre Dehnbarkeit so groß, daß sie sich leicht ohne starke Spannung miteinander vereinen lassen. Die Mobilisation der beiden Stümpfe darf sehr ausgiebig vorgenommen werden, da, wie GOLDMANN nachwies, sowohl der vordere als der hintere Harnröhrenstumpf auch bei einer sehr weitgehenden Präparation reichlich mit Blut versorgt bleibt, wenn die Albuginea des urethralen Schwellkörpers nicht verletzt ist. Die Vereinigungsnaht der beiden Stümpfe kann entweder zirkulär angelegt werden oder sie kann sich nur auf einige Knopfnähte beschränken. Diese Nähte müssen submukös liegen und sollen möglichst breit die periurethralen Gewebe mitfassen. Stets sollen am vorderen Harnröhrenstumpfe seitliche Entspannungsnähte zwischen Spongiosa und den anliegenden Weichteilen in der Mitte der Operationswunde angelegt werden. Die Hautwunde soll über diesen Nähten nie vollständig geschlossen werden, damit ja nicht durch eine Sekretverhaltung eine Infektion der Urethralnähte begünstigt. Ein Dauerkatheter darf in die genähte Harnröhre nicht eingelegt werden. Die durch ihn erzeugte Urethritis würde fast immer eine Infektion und ein Durchschneiden der Nähte zur Folge haben. Um eine glatte Heilung der Resektionswunde zu sichern, ist eine Ableitung des Blasenharnes durch eine suprapubische Fistel unbedingtes Erfordernis (JONNESCU, SOCIN-GARRÈ, CHOLZOFF, GOLDMANN, ROCHET, MARION, HEITZ-BOYER).

Diese, besonders von MARION, gut ausgebaute Methode der Mobilisation beider Harnröhrenstümpfe mit nachfolgender direkter Naht von End-zu-End, verbunden mit der Ableitung des Urins durch eine suprapubische Fistel, erlaubt es, fast alle Strikturen, auch die mit sehr breit entwickeltem Callus, mit Erfolg zu resezieren. Es können Harnröhrendefekte von 6—9 cm auf diese Weise ergänzt werden. Allenfalls kann man bei sehr großen Defekten die Vereinigung erleichtern durch Abtrennen des Ligamentum suspensorium und Loslösen des Penis und Harnröhre von der Symphyse (EKKEHORN). Die Dauererfolge der Operation sind recht günstige. Nur in sehr wenigen Fällen versagt die Methode, sei es, daß der Defekt allzu groß ist, um die Stümpfe vereinen zu lassen, oder sei es, daß der Substanzverlust der Urethra so nahe der äußeren Harnröhrenmündung liegt, daß eine ausgedehnte Mobilisation der Harnröhrenstümpfe nicht möglich ist. In solchen Ausnahmefällen muß der durch die Resektion der Striktur geschaffene Defekt durch plastische Operationen, durch Verschiebung von Hautlappen oder gar durch freie Transplantation gedeckt werden. Die dazu nötigen Hautlappen werden entweder dem Damme (ISELIN,

PASTEAU, COLOMBINO) oder dem Scrotum (BUDDE) entnommen oder aus dem Oberschenkel frei transplantiert (MICHON, GAYET). Auch Fascienlappen aus dem Oberschenkel wurden benutzt (HOHMEIER). GASTEAU empfahl nach Resektion der Narbe die beiden Harnröhrenenden breit in die Haut einmündend zu befestigen, so daß eine Vulva urethrae perinealis entstehe. Nach einiger Zeit kann diese Fistel durch eine cutane Autoplastik leicht geschlossen werden.

Zur Ergänzung der Harnröhre zwischen den Resektionsstümpfen wurde einige Male die ihrer Serosa entkleidete Appendix (ANGERER, LEXER) oder ein Stück der Vena saphena (MÜHSAM, CUTURI, MOREL, ZIMMERMANN) benutzt. Gegen die letztere Methode macht DOMINICI geltend, daß nach einer gewissen Zeit die Gefäßwand sich in Bindegewebe umwandelt und dadurch eine neue Verengerung oder eine vollständige Verlegung des Harnröhrenlumens entstehen kann. Die mit Transplantation der Gewebe verbundenen Methoden zur Deckung des Urethraldefektes führen nur dann mit einiger Sicherheit zum Ziele, wenn sie mit einer vorübergehenden Ableitung des Urins durch eine suprapubische Fistel verbunden werden. Diese Eingriffe sind alle nicht gefährlich. Die Heilung der Wunde erfolgt meist in 4—5 Wochen.

Man mag von den Resektionsmethoden wählen, welche man will, stets muß auch hier nach der Heilung der Wunde eine regelmäßige Dilatationsbehandlung der Harnröhre folgen. Ohne diese können sich Rezidive wie nach dem inneren oder äußeren Harnröhrenschnitt einstellen, selbst wenn die Vereinigung der beiden Resektionsstümpfe durch Naht ohne Wundstörung gelungen ist. Die Hoffnung, daß nach der Resektion der Narbenmassen und nach Verbindung der Stümpfe durch eine lineäre Narbe jede Neigung zur Striktururbildung ausfalle, hat sich als irrig erwiesen.

*Urethrostomia perinealis* (Perineostomie). Gelingt es nicht, die Harnröhre an der Strikturstelle wieder gut durchgängig zu machen, so muß das Anlegen einer Urethrostomie in Frage gezogen werden, um Harninfiltrate und Harnfisteln zu vermeiden. Man versteht unter dieser Operation das Anlegen einer Harnröhrenmündung am Damme, die einen freien und unbehinderten Urinabfluß aus der Blase nach außen sichert. Der künstliche Meatus soll entweder ein dauernder oder ein nur zeitweiliger sein. Selbstverständlich ist der dadurch geschaffene Zustand nicht als „Heilung" der Striktur zu betrachten; es handelt sich lediglich um eine palliative Maßnahme, bei der ein großes Stück Harnröhre, nämlich das peripherwärts der künstlichen Öffnung liegende, außer Funktion gesetzt wird. Mit einer perinealen Fistel am Damme ist der Kranke viel weniger geplagt als mit einer Blasenfistel; denn bei letzterer ist der Urinabfluß ein unwillkürlicher, mehr oder weniger ständiger, während bei der perinealen Urethrostomie dank Erhaltung der Sphincteren es durchaus im Willen des Kranken liegt, seinen Urin zu entleeren oder zurückzuhalten.

*Technik der Urethrostomie.* Durch einen perinealen, medialen Längsschnitt wird die Urethra möglichst ausgiebig freigelegt, blasenwärts vom Hindernis eröffnet und quer durchschnitten. Nachdem man sich durch Einführen einer dicken Sonde überzeugt hat, daß der hintere Abschnitt der Harnröhre frei durchgängig ist, wird dieser von der Resektionsstelle aus so weit nach hinten mobilisiert, bis sich der Stumpf ohne Zug an die Oberfläche des Perineums vorlagern läßt. Soll die Perineostomie nicht dauernd, sondern nur vorübergehend angelegt bleiben, so wird die Harnröhre hinter der Striktur nicht quer durchtrennt, sondern nur längs gespalten, und danach ihre Wundränder, blasenwärts von der Striktur, an die äußere Haut vorgenäht.

Eine dauernde Urethrostomie ist angezeigt, wenn es auf keine Weise gelingt, die verengte Harnröhre gut wegsam zu machen und dauernd wegsam zu halten, so z. B. bei großen Substanzverlusten der Harnröhre durch Gangrän, Trauma usw. Von weiteren Anzeigen zur Operation finden sich in der Literatur noch verschiedene andere, die indessen meines Erachtens nicht zwingend sind, so z. B. das Bestehen multipler Strikturen, schwere Pyelonephritis, eine Intoleranz gegen den Dauerkatheter. Bei solchen Zuständen ist wohl eher eine nur temporäre Urethrostomie angezeigt. Diese ist auch bei stark entwickelten Infiltraten an der Strikturstelle eine ausgezeichnete Hilfsmethode in der Behandlung. Sie bringt durch die Ableitung des Urins selbst ausgedehnte Infiltrate im Bereiche der Striktur häufig zur Rückbildung (Fuller) und schafft dadurch viel bessere Bedingungen zur Ausführung der Urethralresektion.

## III. Die Strikturen der weiblichen Harnröhre.

Beim Weibe treten erworbene Strikturen der Harnröhre ungleich viel seltener auf als beim Manne. Es soll nach der Berechnung von Moisel auf 378 Strikturen beim Manne eine einzige beim Weibe fallen.

Traumatische Strikturen in der weiblichen Harnröhre entwickeln sich nach Geburtsverletzungen, nach operativen Läsionen der Urethra, bei der Extraktion von Fremdkörpern oder von Steinen aus der Blase, bei der Excision endourethraler Geschwülste usw. Ab und zu sind sie durch Unfallverletzungen bedingt. Hin und wieder vermag auch die Vernarbung luetischer oder diphtheritischer Geschwüre besonders an der äußeren Mündung der Harnröhre starke Verengerungen zu erzeugen (Spremolla, Bernhard). Die bei dem Manne so häufig vorkommenden gonorrhoischen Strikturen sind bei der Frau selten, doch kommen sie bei ihr zweifelsohne auch vor (Pasteau, Genouville, Matzenauer). Die sog. senile Striktur, als deren Ursache eine im höheren Alter entstehende fibröse Verdickung und Induration der Harnröhrenwand angenommen wird, ist häufig, führt aber selten zu Beschwerden. Daß die Tuberkulose zu narbiger Stenose der Urethra führen kann, ist wiederholt beobachtet worden (siehe Tuberkulose der Harnorgane). Der pathologisch-anatomische Befund ist bei den entzündlichen Strikturen der weiblichen Harnröhre dem beim Manne erhobenen sehr ähnlich. Auch in der weiblichen Harnröhre findet sich eine Verdickung des Epithels und seine Umwandlung in Plattenepithel, sowie eine starke Sklerose des submukösen und kavernösen Gewebes.

Die Strikturen sitzen meist nahe der äußeren Harnröhrenmündung. Fast immer handelt es sich um Einzelstrikturen; nur ab und zu werden zwei und mehr Strikturen hintereinander beobachtet (Genouville, Guyon und Hallé, Pasteau). Form und Länge der Striktur sind, wie beim Manne, sehr verschieden. Es werden ring- und halbringförmige, membranöse, briden- und klappenartige Strikturen beschrieben, die das Kanallumen bald stark, bald wenig verengern. Ausnahmsweise ist die Verengerung nicht auf eine umschriebene Stelle des Urethralrohres beschränkt, sondern sie erstreckt sich auf größere Strecken, ja sogar auf die ganze Länge des Kanals. Selten sind die Strikturen sehr eng, so eng, daß nur eine filiforme Bougie durchzuführen ist. Aber auch wenn die Striktur noch verhältnismäßig weit ist, kann sie bei den weiblichen Kranken recht erhebliche Beschwerden verursachen, offenbar weniger durch die Verminderung des Lumens, als durch den Mangel an Elastizität des Urethralrohres. Es kommt jedenfalls auch beim Weibe, wenn schon die Strikturen nur ausnahmsweise sehr eng sind, doch nicht selten zu Rückstauungen von Urin in der Blase und in den oberen Harnwegen mit allen den anderweits geschilderten schädlichen Einwirkungen auf die Nierentätigkeit. Ein Grund, warum bei den Frauen die Harnröhrenstrikturen rascher als beim Manne zur Hemmung des Harnabflusses führen, mag wohl darin liegen, daß die weibliche

Blase weniger muskelkräftig ist als die männliche und deshalb ein Abfluß-hindernis weniger leicht zu überwinden vermag.

Die **Erscheinungen** einer ausgebildeten Striktur sind: Schmerzen bei der Miktion, Hemmungen der Entleerung, sich äußernd in vermehrter Frequenz, unterbrochenem Strahl, mühsamem Auspressen, langer Dauer der Miktion, Nachträufeln. Diese Störungen sind meist um so stärker, je peripherer die Striktur liegt. Zur vollständigen Harnverhaltung kommt es selten, jeden-falls viel seltener als beim Manne; dagegen ist die chronische unvollständige Verhaltung häufig. In einzelnen Fällen ist Ischuria paradoxa beobachtet worden. Hat sich infolge der chronischen Retention eine Distension der Blase ausgebildet, so gesellt sich meist bald eine Infektion der Blase hinzu. Diese ist die gefährlichste Komplikation des Leidens, da sie fast immer auch auf die oberen Harnwege übergreift. Durch die starke Urinstauung kann sich in seltenen Fällen hinter der Striktur in der stark erweiterten Urethra eine eigentliche Urethrocele bilden, die als Tumor der vorderen Vaginalwand fühlbar wird. Als Folgen der infizierten Striktur wurden auch Urethrovaginal- und Vesicovaginal-fisteln beobachtet.

Die **Diagnose** der Urethralstriktur ist leicht zu stellen. Bei der Digital-palpation von der Vagina aus sind periurethrale Infiltrate, umschriebene Narben und Callositäten der Urethralwand zu fühlen. Noch deutlicher ist die Striktur zu erkennen bei der Sondierung der Harnröhre, sei es mit dem Katheter oder mit einer Knopfsonde. Erlaubt die Striktur die Einführung eines Urethro-skopes, so sieht man in der Harnröhre eine klaffende Zentralfigur, narbige Beschaffenheit der Mucosa an der verengten Stelle, katarrhalische Verände-rungen der Schleimhaut, besonders zentralwärts von der Striktur.

Zur **Behandlung** genügt in der großen Mehrzahl der Fälle die langsam fort-schreitende Dilatation. Bei bedeutender Stenose und schwieriger Sondierung ist das Einlegen eines Dauerkatheters während 24—48 Stunden zweckmäßig. Ein Erzwingen der Dilatation ist auch hier verwerflich. Wie für die Striktur beim Manne wurde auch bei der Frau die elektrolytische Behandlung, sowohl die lineäre wie die zirkuläre, empfohlen. Ist die Striktur schwer dehnbar, so ist die Urethrotomia interna angezeigt. Der Schnitt wird mit einem kurzen geraden Urethrotom nach MAISONNEUVE, wenn immer möglich im Bereiche der oberen Urethralwand, angelegt. Sitzt die Striktur am Meatus, so genügt die Incision des letzteren mit einem schmalen, geknöpften Messer. Der inneren Urethrotomie hat immer die systematische Sondendilatation zu folgen. Viel seltener kommt beim Weibe die Urethrotomia externa in Betracht. Es sind dies Fälle von undurchgängiger langer Striktur. Bei Strikturen nach ausgedehntem Substanz-verlust der weiblichen Urethra können auch plastische Operationen nötig werden.

# IV. Harnröhrenfisteln.

Harnröhrenfisteln können angeboren oder erworben sein.

## 1. Die angeborenen Harnröhrenfisteln.

Angeborene Harnröhrenfisteln werden nur selten beobachtet. Sie sind die Folge sehr frühzeitiger Störungen in der Entwicklung der Frucht und sind deshalb meist von anderen Mißbildungen, besonders solchen der Kloakenregion, begleitet. In der Mehrzahl sind die angeborenen Harnröhrenfisteln urethro-rectale Fisteln, verbunden mit einer Atresia ani. Ihre Ursache liegt in einer unvollkommenen Trennung der Kloake durch das Septum uro-rectale bei gleich-zeitigem Bestehenbleiben der den Anus schließenden Kloakenmembran.

Nur äußerst selten sind angeborene Harnröhrenfisteln beobachtet worden, die nicht im Rectum, sondern im Bereiche des Penis an der Körperoberfläche ausmünden. Diese äußeren Harnröhrenfisteln sind als eine unvollständige Doppelbildung der Harnröhre aufzufassen, oder aber, wie die sog. paraurethralen Gänge, als Abkömmlinge der Urogenitalmembran oder als abnorm gelagerte Drüsengänge des Urogenitalkanales (LICHTENBERG, STIEDA). Solche Harnröhrenfisteln gehen meist vom vorderen, sehr selten vom hinteren Teile der Harnröhre aus, ihre Gänge verlaufen mehr oder weniger weit der Harnröhre parallel und münden in der Mittellinie des Penis, vorzugsweise auf dessen dorsaler Seite auf der Körperoberfläche aus.

Die *äußeren* angeborenen *Harnröhrenfisteln* sind meistens sehr fein; es fließt bei der Miktion nur selten reichlich Urin durch sie ab, meist nur wenige Tropfen. Die größte Menge des Urins entleert sich durch die natürliche äußere Harnröhrenmündung. Darin liegt der Grund, warum diese feinen angeborenen Harnröhrenfisteln am Penis beim Kinde oftmals lange übersehen, erst am Erwachsenen beachtet werden, z. B. bei Anlaß einer gonorrhoischen Infektion.

Eine angeborene *Urethro-Rectalfistel* hingegen wird immer bald nach der Geburt der Frucht bemerkt. Die neben ihr bestehende Mißbildung am Darm, das Verschlossenbleiben der Analmündung, ist so auffällig, daß eine genaue Untersuchung des Kindes nicht lange unterbleibt. Es wird dann leicht bemerkt, daß nach vorne vom verschlossenen Anus, entweder am Damme oder im Bereiche des Scrotums, etwas Meconium mit ziemlich reichlich Harn abgeht. Die dadurch unverkennbar gewordene Verbindung zwischen Harnröhre und Darm liegt meist nicht auf der Höhe der äußeren Fistelmündung, sondern sie liegt mehr blasenwärts. Es führt von der hinteren Harnröhre ein Fistelgang in die mißbildete, analwärts geschlossene Ampulla recti. Diese steht ihrerseits durch einen von ihrer Vorderwand nach dem Damme ziehenden engen Gang mit der Körperoberfläche in Verbindung.

Die offene Verbindung zwischen Harnröhre und Mastdarm setzt den Träger der Mißbildung stets der Gefahr einer schweren Infektion der Harnwege aus. Wenn trotzdem einzelne, an angeborener Recto-Urethralfistel Leidende ein verhältnismäßig hohes Lebensalter erreichen (PAGE, CLAIRMONT u. a.), so macht doch diese Infektionsgefahr und auch der den Kranken schwer belästigende unwillkürliche Harnabfluß an abnormer Stelle einen möglichst frühzeitigen Verschluß der Harnröhrenfistel wünschenswert. Ob der Versuch eines Schlusses gleich schon nach der Geburt des Kindes gemacht werden darf oder erst in späteren Lebensmonaten, hängt vom Kräftezustand des Kindes ab.

Am zweckmäßigsten ist es, durch einen queren Bogenschnitt vom Damme her die geschlossene Ampulle recti aufzusuchen. Sie läßt sich an dem bläulichen Durchschimmern ihres Meconiuminhaltes erkennen. Es gelingt, wenn man zur Vermeidung einer Eröffnung des Peritonealsackes nahe der Vorderfläche des Kreuzbeins nach oben vorgeht, meist leicht, die Ampulle stumpf auszulösen und nach unten in den Analring zu ziehen. Es wird dabei der Verbindungsgang zwischen Ampulle und Harnröhre so weit sichtbar, daß er zwischen Klammern durchtrennt werden kann. Die Fistelöffnungen in der Harnröhre einerseits, dem Mastdarme andererseits, müssen übernäht werden. Bleiben trotz des Herabziehens der Ampulle die vernähten Fistelmündungen an Harnröhre und Mastdarm nahe beieinander, so kann die große Gefahr der Wiederbildung einer Mastdarm-Harnröhrenfistel in zuverlässiger und einfacher Weise durch die von CLAIRMONT empfohlene, früher auch schon von VOELCKER in ähnlicher Weise ausgeführte Plastik vermieden werden. Es wird in Verbindung mit Drehung des Mastdarmes die Zwischenlagerung eines Bindegewebelappens aus der seitlichen Dammgegend vorgenommen. Die seinerzeit von MICHON empfohlene

Zwischenlagerung eines gestielten Scrotallappens ist viel umständlicher und verspricht nicht so sicheren Erfolg.

Die im Bereiche des Penis mündenden Urethralfisteln, die nicht mit dem Rectum in Verbindung stehen, können manchmal durch Excision des ganzen Fistelganges leicht beseitigt werden. Ist dies technisch nicht möglich, so muß versucht werden, den Fistelgang an seiner Abgangsstelle von der Harnröhre zur Verödung zu bringen, der periphere Teil des Fistelganges kann dann bestehen bleiben. Eine Verätzung des peripheren Fistelgangteiles ist zu widerraten, weil die Ätznarbe leicht die Erektion hindert. Zudem kann eine unvollkommene Verätzung des Fistelganges, die einzelne Strecken des Ganges offen stehen läßt, zu Cystenbildung Anlaß geben.

## 2. Die erworbenen Harnröhrenfisteln.

Harnröhrenfisteln werden erworben 1. durch Verletzungen, 2. durch entzündliche Prozesse oder 3. durch Neubildungen.

Ein *Trauma*, sei es Schnitt, Riß oder Stich usw. kann durch die entstandene Wunde die Harnröhre mit einer benachbarten Körperhöhle (Vagina, Rectum) oder mit der Körperoberfläche in offene Verbindung setzen und kann dadurch zu einer Harnröhrenfistel Anlaß geben. Ein Trauma kann aber auch ohne offene Wunde, sondern durch eine subcutane Verletzung der Urethralwand eine Fistel zur Folge haben, wenn sich infolge der Verletzung ein periurethrales Harninfiltrat bildet, das nach Vereiterung nach außen durchbricht.

Unter den *entzündlichen Prozessen*, die zu Urethralfisteln Anlaß geben, steht die *Gonorrhöe* an erster Stelle. Meist entsteht die Fistel erst nach Schwinden der Gonokokken. Sie entwickelt sich weitaus am häufigsten infolge einer Urininfiltration im Bereiche einer postgonorrhoischen Striktur, die zum Durchbruch eines periurethralen Urinabscesses nach innen und außen führt. Seltener bildet ein wirklicher Gonokokkenabsceß in der Harnröhrenwand, oder in einem paraurethralen Gang, in den Cowperschen Drüsen oder in der Prostata durch seinen Durchbruch nach der Körperoberfläche eine Harnröhrenfistel.

Auch *nichtgonorrhoische Abscesse,* sei es im Schwellkörper, in den Cowperschen Drüsen oder in der Prostata können zu Harnfisteln führen, gleichgültig, ob sie infolge einer Entzündung der Urethralschleimhaut bei gesunder Urethra oder durch eine hämatogene Infektion entstanden seien. Die glücklicherweise ziemlich seltene Gangrän am Penis, die ab und zu bei Diabetes und Erysipel oder auch ohne erkennbare Ursache, als sog. spontane foudroyante Gangrän des Penis auftritt, hinterläßt fast immer eine Harnröhrenfistel. Recht häufig entstehen entzündliche Fisteln der Harnröhre bei Tuberkulose der Urethra oder der Cowperschen Drüsen. Auch die Prostatatuberkulose wird nicht selten zum Anlaß einer Urinfistel.

In Europa ausnahmsweise, häufig dagegen in Ägypten und in den südafrikanischen Staaten sowie in anderen von Bilharzia heimgesuchten Gebieten wird die *Bilharzia* zur Ursache von Harnröhrenfisteln.

*Syphilitische Harnröhrenfisteln*, sei es bedingt durch den Durchbruch syphilitischer Geschwüre, sei es entstanden durch Gummata im Bereiche der Harnröhre, sind verhältnismäßig selten. Sie können in allen Teilen der Harnröhre vorkommen, sogar in der Pars prostatica in Form einer Urethro-Rectalfistel; verhältnismäßig am häufigsten sind sie aber im vorderen Teile der Harnröhre.

Auch ein Ulcus molle wird hie und da durch Einbruch in die Harnröhre zum Ausgangspunkt einer meist im Bereiche der Glans gelegenen Urethralfistel.

Von den *Neubildungen* geben nur *Carcinome* und *Sarkome*, nie gutartige Tumoren Anlaß zur Bildung von Harnfisteln. Die bösartigen Geschwülste, gleichgültig, ob sie von der Urethralwand ausgehen oder von außen her in diese sekundär hineinwuchern, können durch Zerfall ihres Gewebes eine offene Verbindung zwischen Harnröhre und Körperoberfläche schaffen. Ganz besonders rasch geschieht dies beim Urethralcarcinom. Es können aber diese Tumoren auch ohne Zerfall ihres Gewebes Harnröhrenfisteln bewirken. Wenn sie die Harnröhre stark verengern oder gar schließen, entwickelt sich hinter der Stenose eine Urethritis, eine periurethrale Harninfiltration und schließlich ein Harnabsceß, der durch seinen Durchbruch die Harnröhre mit der Körperoberfläche an abnormer Stelle in Verbindung setzen kann.

**Pathologische Anatomie. Lage und Form der Fisteln.** Bei den weiblichen Kranken sind die Harnröhrenfisteln fast immer Urethro-Vaginalfisteln mit kurzem, ziemlich gerade verlaufendem Gange, der verhältnismäßig rasch durch Einwuchern des Epithels von der Harnröhre, sowie von der Vagina her epithelisiert wird (Lippenfisteln).

Beim Manne sind Lage und Form der Fisteln sehr verschiedenartig. Es liegt die äußere Fistelmündung meist sehr nahe der Urethra, sei es am Penis, am Damme oder im Rectum; sie kann aber auch sehr weitab vom Verlaufe der Harnröhre gelegen sein, z. B. in der Leiste oder am Oberschenkel, am Gesäß, dort meist nahe den Tubera Ischii, oder oben in der Lendengegend.

Einer Erwähnung wert sind auch die allerdings sehr seltenen Urinfisteln, die sich nach einer Epididymektomie mit Vasektomie in der Leiste oder im Scrotum entwickeln. Solche Fisteln wurden bis jetzt nur bei Tuberkulose des Nebenhodens beobachtet. Der Urin quillt nur während und unmittelbar nach der Miktion aus der Fistel aus, ein Beweis, daß diese mit der Harnröhre, nicht direkt mit der Blase in Verbindung steht. Es fließt der Urin aus dem oberen Stumpf des Vas deferens aus, das durch die Tuberkulose zu einem starren Rohr geworden, in welches der Urin von der Urethra her hineingepreßt wird. (Eigene Beobachtung sowie Beobachtung von Bonneau [1].)

Als Seltenheit muß auch eine Mitteilung von Reynard und Duvin [2] gelten, wonach bei einem Gonorrhoiker multiple Harnfisteln an der Eichel bestanden, aus denen sich während jeder Miktion meist nur tropfenweise, selten in feinem Strahle, Urin entleerte. Eine enge Striktur am Meatus urethrae schien zu diesen multiplen Fisteln an der Eichel geführt zu haben. Ähnliches sah ich bei einem Nephritiker mit multiplen, wahrscheinlich gonorrhoischen Strikturen der Harnröhre.

Die Harnfistelgänge verlaufen, wenn sie im Bereiche der Pars pendula urethrae gelegen sind, meist ziemlich direkt von der Harnröhre zur Haut, sind also kurz. Am Scrotum oder am Damm ausmündende Harnröhrenfisteln haben dagegen einen ziemlich gewundenen Verlauf und sind verhältnismäßig lang. Bei den entzündlichen, nicht tuberkulösen Fisteln besteht die Wandung der Gänge aus einem Granulationsgewebe, umgeben von einer Schicht ziemlich dichten fibrösen Gewebes. Es schiebt sich, ausgehend von den beiden Fistelmündungen eine Epithelschicht in den Gang vor. Bei kurzen Fistelgängen kann allmählich das ganze Innere mit einem allerdings meist sehr unregelmäßigen Epithelbelag ausgekleidet werden. Ist der Fistelgang so kurz, daß äußere Haut und Schleimhaut der Urethra fast unmittelbar ineinander übergehen, ohne durch einen wesentlichen Zwischengang getrennt zu sein, so spricht man von Lippenfisteln.

---

[1] Bonneau: Congrès français d'urol. 1922.
[2] Journ. d'urol. Tom. 13. 1922.

Die Fistelgänge sind verschieden weit; die einen sind so eng, daß die feinsten Sonden kaum durchgehen, andere aber bilden eine 1—2 cm breite Verbindung zwischen Harnröhre und Körperoberfläche.

Bei tuberkulösen Fisteln sind in der Wandung der Gänge Tuberkel- und Käseherde zu finden. Führt ein Neoplasma zu einer Urethralfistel, so ist in der Fistelwandung Tumorgewebe nachzuweisen.

Bei längeren Fistelgängen, bei denen größere Strecken ohne Epithelaus- kleidung bleiben, entstehen zeitweilig an einzelnen Stellen Verklebungen der Gangwand. Es werden dadurch häufig infektiöse Sekretmassen in den Gängen verhalten und im und um den Fistelgang neue Schübe akuter Entzündung, oft mit Absceßbildung, ausgelöst. Das Durchbrechen solcher Abscesse bringt neue Verzweigungen der Fistelgänge und neue äußere Fistelöffnungen. Der Damm wird fast siebartig durchlocht. Nicht jeder äußeren Fistelmündung entspricht eine eigene urethrale Gegenmündung; es vereinigen sich meist mehrere Fistel- gänge nach innen zu einem gemeinsamen, in der Regel in der Unterwand der Harnröhre ausmündenden Fistelgang. Die vielen, von einer derben fibrösen Masse umgebenen Fisteln, die nahe aneinander gelegen sind, bilden schließlich am Damme ein ausgedehntes, ziemlich zusammenhängendes Infiltrat, das stellen- weise fast hart wie Knorpel ist und durch seine ungleichmäßige Dicke und oftmals höckerige Oberfläche tumorähnlich wird (sog. Callustumor).

Die **Symptome** der Harnröhrenfisteln sind so eindeutig, daß die **Diagnose** leicht zu stellen ist. Bei jeder Miktion, oft auch noch kurz nach ihr, fließt Urin aus der äußeren Fistelmündung ab. Ein ständiges Abträufeln von Urin, wie bei den Blasen- und Ureterfisteln, findet bei Urethralfisteln nur ausnahms- weise statt, wenn die Schließmuskeln der Blase und Urethra schwer geschädigt sind oder wenn der Blasenschluß durch die Einklemmung eines Steines od. dgl. unvollständig geworden ist. Ob der Fistelgang von der Blase oder von der Harnröhre ausgeht, wird im Zweifelsfalle eine Cystoskopie erkennen lassen.

Ein Harnabfluß aus der Fistel beweist immer sicher, daß es sich um wirkliche Harnfisteln, nicht etwa um Fistelgänge handelt, die vom Nebenhoden, der Prostata oder einer pararectalen Drüse ausgehen. Ist die aus der Fistel- mündung fließende Flüssigkeitsmenge so gering, daß ihre Herkunft fraglich ist, so gibt die Färbung des Blasenurins durch Methylenblau od. dgl. oder die Injektion einer färbenden Flüssigkeit in die Harnröhre Aufschluß darüber, ob die Fistel mit der Harnröhre in offener Verbindung steht oder nicht.

Eine Harnfistel, auch wenn sie klein ist, belästigt den Kranken immer stark durch das Nässen von Haut und Kleidern.

Bei weiten Fistelgängen fließt während der Miktion fast aller Urin durch die Fistel ab, manchmal in kräftigem Strahl, dies besonders wenn peripher der urethralen Fistelmündung die Harnröhre durch eine Striktur verengt ist.

Der Träger einer Urethro-Rectalfistel empfindet fast nach jeder Miktion Stuhldrang und entleert bald nach dem Harnen einen schleimig-wässerigen Stuhl. Es gehen auch häufig Winde durch die Harnröhre ab, nur selten Kot.

Wie bei jeder Miktion Urin aus der Harnröhrenfistel abfließt, so geht nach jeder Ejaculation auch immer etwas Sperma durch die Fistel ab. Diese Ab- leitung des Spermas durch die Fisteln kann je nach der Lage der äußeren Fistelöffnung eine Impotentia generandi zur Folge haben.

Richtung und Länge des Harnröhrenfistelganges sind manchmal aus einem Infiltrationsstrange zu erkennen, der von der äußeren Fistelmündung in die Tiefe zieht. Andere Male läßt sich Länge und Richtung des Fistelganges nur bemessen, wenn es gelingt, den Gang von außen her mit einer feinen Metall- oder Knopfsonde zu sondieren und diese an einer in die Urethra eingeführten Metallbougie zum Anschlag zu bringen.

Bei Urethro-Rectalfisteln fühlt der in das Rectum eingeführte Finger die rectale Fistelmündung meist deutlich am Grunde einer kleinen, trichterförmigen Ausbuchtung der Darmwand. Es gelingt häufig unter Leitung des Fingers durch die rectale Fistelmündung eine biegsame Sonde in die hintere Harnröhre einzuführen, weil der Fistelgang meist kurz und ziemlich gerade verlaufend ist.

Einen guten Aufschluß über Verlauf und Form eines Harnröhrenfistelganges ergibt eine radiographische Aufnahme der mit Kontrastflüssigkeit gefüllten Fistelgänge.

Die Ursache und Natur der Fistel festzustellen, ist nicht immer leicht. Und doch ist diese Feststellung nötig, soll es gelingen, den richtigen Weg zur Heilung der Fistel zu finden. Einen Schluß dieser Fisteln anzustreben ist immer dringlich nötig. Nicht nur wird der Kranke durch die Fistel stark belästigt, er wird durch sie auch in seinem Leben bedroht. Es unterhalten die Harnfisteln unvermeidlich eine Infektion der Harnwege, welche die Nieren gefährdet. Zudem werden die im Bereiche der Fisteln häufigen Harnabscesse und phlegmonösen Entzündungen leicht zum Ausgangspunkt einer allgemeinen Sepsis. Führen sie auch nicht zu einem so schlimmen Ende, so bedingen sie doch durch die häufigen Schübe einer Zellgewebsentzündung Bindegewebswucherungen und Zirkulationsstörungen im Unterhautzellgewebe, die zu äußerst lästigen, elephantiastischen Prozessen in der Haut des Penis und des Scrotums führen können.

Wie ist nun die Ursache der Fistel zu erkennen? Liegt sie in einem *Trauma,* so geht dies meist schon aus der Anamnese deutlich hervor. Immerhin ist zu bedenken, daß ab und zu das Trauma nur scheinbar die Ursache der Fistel war, die Fistel vielmehr hervorging aus einem bis dahin vom Kranken unbemerkt gebliebenen Entzündungsprozeß der Urethra, der durch das Trauma eine Verschlimmerung erfahren hatte.

Zu entscheiden, ob eine durch *entzündliche* Einschmelzung des Gewebes entstandene *Urethralfistel* gonorrhoischen, banal-entzündlichen, syphilitischen oder tuberkulösen Ursprungs ist, wird nur bei sehr aufmerksamer Untersuchung möglich werden. Vor allem ist es notwendig, die Harnröhre mit einer elastischen Olivensonde auszutasten und ihr Inneres mit dem Urethroskope zu betrachten. Art und Ort der neben den Urethralfisteln fast immer gefundenen Harnröhrenverengerung lassen die Natur der urethralen Entzündung oft erkennen oder doch vermuten. Für Syphilis spricht bei positivem Wassermann eine nahe der äußeren Harnröhrenmündung gelegene, sehr derbnarbige Striktur. Nach gonorrhoischer Entzündung finden sich schmale, scharf begrenzte, oft multiple, bei Berührung mit der Sonde nicht besonders leicht blutende Narbenringe in der Harnröhre. Gonokokken sind dabei im Urethralsekret fast nie mehr zu finden, auch wenn Gonorrhöe die Ursache der Fistel war. Der Tuberkulose verdächtig sind granulöse, leicht blutende Infiltrate der Harnröhrenwand. Oftmals bringt der Befund von Tuberkelbacillen im Harne des Kranken Sicherheit über die Natur der Fistel. Ferner weisen manchmal bei männlichen Kranken mit Urethralfisteln tuberkulöse Herde im Nebenhoden, der Prostata und den Samenblasen auf die tuberkulöse Natur der Harnröhrenfisteln hin. Häufig lassen sich bei tuberkulösen Fisteln in den wuchernden Granulationen der Fistelmündung histologisch Tuberkel nachweisen.

Recht schwer ist es, *Neoplasmen,* die sich hinter einer Urethralfistel verbergen, frühzeitig zu erkennen. Eine ungewöhnliche Derbheit der Harnröhre im Bereiche der Fistel muß immer den Verdacht auf Tumor erwecken, ebenso eine große Schmerzhaftigkeit bei Sondierung der Harnröhre oder beim Versuche der allmählichen Erweiterung störender Strikturen. Sehr charakteristisch für Neoplasma ist der jauchige Zerfall der über die Fistelöffnung hinauswuchernden Granulationen. Sicherheit in die Diagnose bringt eine Probeexcision.

**Therapie:** Besteht eine Harnröhrenfistel, deren Wandung weder epithelisiert, noch sehr derb infiltriert ist, so darf, wenn für einen ungehemmten Harnabfluß aus der Harnröhre gesorgt wird (durch Dilatation einer Striktur, durch Beseitigung eines Harnröhrensteins usw.), eine spontane Vernarbung der Fistel erhofft werden. Sobald aber die Fistelgänge von derbem Narbengewebe umgeben sind und sie innen teilweise oder gar, was bei den kurzen Fisteln der Pars pendula und auch bei den Recto-Urethralfisteln sehr rasch sich vollzieht, vollständig von Epithel ausgekleidet sind, ist nur noch operativ ihre Heilung zu erzwingen. Je nach Form und Lage der Fistel ist der dazu nötige Eingriff verschieden.

Bei scrotalen und perinealen Harnröhrenfisteln kann schon die Spaltung und nachherige Auskratzung des Fistelganges zur Heilung führen. Unerläßliche Vorbedingung des Fistelschlusses durch eine so einfache Behandlung ist, daß in der Harnröhre dem Harnabflusse nirgendwo ein Hindernis entgegensteht. Sicherer und rascher wird der Fistelschluß erzielt, wenn der ganze Fistelgang von außen bis eng an die Harnröhre hinan umschnitten und mit den ihn umgebenden Narbenmassen entfernt, danach die urethrale Fistelmündung vernäht wird. Zeigt die Harnröhre nahe der Abgangsstelle des Fistelganges eine Verengerung, so ist es angezeigt, gleichzeitig mit dem Fistelgange auch den verengten Harnröhrenteil zu resezieren. Wenn die verengernde Narbe auf die Unterwand der Harnröhre beschränkt ist, so genügt eine Excision der unteren Harnröhrenwand ohne völlige Quertrennung der Harnröhre (JUNGANO). Umfaßt aber die verengernde Narbe die Harnröhre auch seitwärts oder gar vollkommen, dann wird eine Querresektion der Harnröhre notwendig. Der operative Defekt in der Harnröhre wird gedeckt durch Vorlagerung des hinteren Harnröhrenstumpfes und dessen Vernähung mit dem vorderen Stumpfende, oder er wird durch eine Plastik nach BUDDE ersetzt.

Große Schwierigkeiten zur Heilung bieten die Urethralfisteln der Pars pendula. Dort ist sowohl die Urethralwand, wie auch die zwischen ihr und der äußeren Haut gelegene Gewebeschicht sehr dünn. Es stehen zum Verschlusse nur sehr schmächtige Gewebeschichten zur Verfügung. Außerdem erschweren dort die Erektionen durch die Zerrung der Wundränder eine glatte Vernarbung. Es ist deshalb die bloße Excision des Fistelganges mit nachfolgender Naht der frisch geschaffenen Wundränder zum Verschlusse der Fistel ungenügend, auch dann, wenn durch eine schräge Schnittrichtung von außen nach innen eine Trichterform der Wunde geschaffen und die aneinander zu lagernden Wundflächen dadurch möglichst breit gemacht werden. Dem Verfahren von LAUENSTEIN, die Urethralschleimhaut und die äußere Haut der Fistelränder durch horizontale Spaltung voneinander zu trennen und den dadurch ohne Opfer von Gewebe tiefer gemachten Fistelgang durch drei Nahtreihen zu schließen, haftet die Gefahr der Gewebsnekrose an. Bei weiten Fisteln oder nach Mißerfolgen mit den eben erwähnten kleinen Eingriffen wird eine Hautlappenplastik nötig, eine Plastik nach der sog. Brückenlappenmethode nach DIEFFENBACH oder nach der Methode von DITTEL mit Verschiebung eines gestielten Hautlappens aus dem Scrotum. Bei Fisteln in unmittelbarer Nähe der Glans wird zur Deckung der Fistelöffnung das Praeputium benutzt.

Bei allen diesen Eingriffen ist das Einlegen eines Dauerkatheters in die Harnröhre zu widerraten, da die unvermeidliche Fremdkörperurethritis die Nähte häufig zum Durchschneiden bringt. Um die Wundnähte vor der Durchnässung durch Urin zu schützen und um den Heilerfolg zu sichern, ist eine Ableitung

des Harnes durch eine blasenwärts der Nahtstelle angelegte temporäre Harnfistel dringlich anzuempfehlen.

Die Recto-Urethralfisteln heilen nur äußerst selten spontan; fast immer
müssen sie durch einen blutigen Eingriff geschlossen werden. Die einfache Vernähung der Fistelöffnung vom Rectum aus genügt nie, noch weniger die Verätzung oder Verschorfung mit dem Galvanokauter. Der Fistelgang muß durch
einen prärectalen Schnitt, mit welchem das Rectum von der Harnröhre abgelöst wird, durchtrennt und danach die beiden Fistelmündungen, die urethrale
und die rectale für sich, von der perinealen Wunde aus vernäht werden. Damit
die vernähten Fistelmündungen vor ihrer Vernarbung nicht wieder aufeinander
zu liegen kommen und untereinander in Verbindung treten, müssen sie durch
eine Gazetamponade oder besser noch durch einen dazwischen gelagerten, aus
der seitlichen Dammgegend genommenen, gestielten Fettlappen voneinander
lange getrennt gehalten werden. Um ein Sichwiederfinden der beiden Fistelmündungen sicher zu verhindern, empfahl erst ZIEMBICKI und unabhängig
von ihm später auch FULLER, das Rectum um 90° zu drehen, wodurch die ge-
nähten Fistelöffnungen weit auseinander zu liegen kommen. Statt dieser Drehung
des Rectums empfahl ich bei nicht allzu hohem Stande der rectalen Fistelmündung eine Amputation des Rectums auf der Höhe der Fistel und sein Vorlagern in den geschonten Sphincterring. Dieses Vorgehen wurde später auch
von YOUNG empfohlen.

Bei den Urethro-Vaginalfisteln kann durch Anfrischen und Naht der Fistel
von der Vagina aus meist ohne erhebliche Schwierigkeiten die Heilung erzielt
werden; häufig mag hier die von CLAIRMONT empfohlene Zwischenlagerung eines
gestielten, der Vulva entnommenen Fettlappens angezeigt sein.

Sehr schlechte Aussichten auf Heilung bieten die Harnfisteln, welche durch
Neubildung oder Tuberkulose der Harnröhre entstanden sind. Ein Verschluß
wird nur möglich, wenn es gelingt, das Grundleiden zu heilen.

# V. Fremdkörper der Harnröhre.

Fremdkörper gelangen am häufigsten durch den Meatus in die Harnröhre.
Es handelt sich dabei entweder um Bruchstücke therapeutisch verwendeter
Instrumente (Katheter usw.) oder aber viel öfter um Gegenstände, die bei masturbatorischen Manipulationen in die Harnröhre glitten. An Arten und Formen
solcher Fremdkörper wurde in der Harnröhre ziemlich alles gefunden, was durch
die Mündung der Harnröhre durchgezwängt werden kann (Bleistifte, Nadeln
usw.). Als Seltenheit sei erwähnt der Fund von Maden verschiedener Fliegen-
arten in der männlichen Harnröhre[1].

Fremdkörper können aber auch direkt durch die Urethralwand in die Harnröhre eindringen, entweder nach mechanischer Durchbohrung der Urethralwand (abgebrochene Teile stechender Instrumente, Holzsplitter nach Pfäh-
lungen, Knochensplitter bei Beckenfrakturen usw.) oder nach dem Einbruch
periurethraler Abscesse (Ligaturfaden, nekrotische Knochensplitter bei Ostitis
des Beckens, seltener nach Perforation von Extrauteringraviditäten oder von
Dermoidcysten usw.).

Beim Weibe bleiben in der kurzen und weiten Urethra Fremdkörper natürlich viel seltener haften als in der männlichen Harnröhre.

Die **Symptome,** welche der Fremdkörper in der Harnröhre verursacht, wechseln
je nach dessen Lage und Größe und je nach den durch sein langes Verweilen
in den Harnwegen bedingten Veränderungen. Das Eindringen eines Fremd-

---

[1] EZICKSON: The pathol. soc. of Philadelphia. Vol. 25. 1923.

körpers erzeugt fast immer sofort einen mehr oder weniger heftigen *Schmerz*, oft begleitet von *Blutung* aus der Harnröhre. Beide Symptome werden durch Erektion des Gliedes verstärkt. Meist wird die *Harnentleerung gehemmt*, bei großen Fremdkörpern sogar zeitweilig ganz behindert. Seltener verursacht der Fremdkörper, wenn er in der hinteren Harnröhre liegt und besonders, wenn er bis in die Blase hineinragt, *Harnträufeln*. Wird der Fremdkörper, dank seiner Form und Lagerung, durch den Harnstrahl aus der Harnröhre ausgetrieben, so schwinden die genannten Krankheitserscheinungen rasch. Sie dauern an oder steigern sich sogar, wenn der Fremdkörper in der Harnröhre eingekeilt oder in die Urethralwand eingespießt, durch den Harnstrahl nicht verschoben werden kann, oder wenn er trotz seiner Verschieblichkeit durch den Harnstrom nicht nach vorn gespült wird, sondern infolge ungeschickter Manipulationen von Arzt oder Patient immer weiter nach hinten gedrängt wird und schließlich in die Blase fällt. Dieses „Wandern" der Fremdkörper durch die vordere Harnröhre nach hinten wird ermöglicht durch ein Zusammenstauchen der Urethra ihrer Länge nach, ferner durch Verschieben der Schleimhaut über dem Fremdkörper bei Erektionen oder beim Ziehen am Penis während des Extraktionsversuches. Es werden durch das Ziehen an der Harnröhre hinter dem Fremdkörper gelegene Schleimhautsegmente über ihn vorgezogen. Erschlafft der Penis, so kann der über den Fremdkörper vorgezogene Schleimhautteil durch diesen festgehalten, nicht wieder zurückweichen, ohne gleichzeitig den anstemmenden Fremdkörper blasenwärts zu drängen. Durch die häufige Wiederholung von Dehnung und Kürzung der Harnröhre wird der Fremdkörper allmählich in die hintere Harnröhre verschleppt. Von dort wird er durch die Kontraktionen der Muskeln der Urethralwand und des Perineums blasenwärts getrieben. Es kann auf diese Weise ein Fremdkörper manchmal sehr rasch die ganze Urethra bis in die Blase durchwandern.

Durch den Fremdkörper wird die Urethralschleimhaut immer mehr oder weniger stark verletzt, er bedingt auch stets eine Urinstauung. Bei längerem Verweilen des Fremdkörpers bleibt deshalb eine Entzündung der Harnröhre nie aus. Infolge dieser Fremdkörperurethritis entsteht ein eitrig-seröser oder blutiger Ausfluß, Brennen bei der Miktion, Trübung der ersten Urinportion. Oft entwickeln sich rings um den Fremdkörper, der durch den zersetzten Urin inkrustiert, die Harnröhrenwandung immer mehr drückt und reizt, tiefer greifende Entzündungen der Urethralwand, Harninfiltrate, Harnabscesse mit sekundären Harnfisteln; auch Cystitis, Pyelitis und Pyelonephritis sind häufige Folgen längeren Verweilens von Fremdkörpern in der Harnröhre.

Die **Diagnose** macht meist keine Schwierigkeiten, wenn auch oft der Patient aus natürlicher Scham eine irreführende Anamnese gibt. In der Mehrzahl der Fälle ist der Fremdkörper durch die Urethralwand durchzufühlen und ist seine Lage und Form leicht zu erkennen. Sollte zur Ergänzung der Diagnose eine Sondierung der Harnröhre nötig werden, so muß immer sehr vorsichtig vorgegangen werden. Um ein Tieferschieben des Fremdkörpers durch die Sonde zu vermeiden, ist es zweckmäßig, hinter ihm die Urethra während der Sondenuntersuchung zusammenzupressen. Gibt über die Art des Fremdkörpers die Betastung nicht genügenden Aufschluß, so ist eine Urethroskopie oder die Radiographie von Nutzen.

Aufgabe der **Therapie** ist, nicht nur den Fremdkörper zu entfernen, sondern auch die durch ihn bedingten, sekundären Veränderungen der Harnorgane zu beseitigen. Scheinen Form und Größe des Fremdkörpers dessen Abgang durch die natürlichen Wege zu erlauben, so sind vorerst unblutige Verfahren zu seiner Entfernung zu versuchen. Zuweilen genügt es, den Meatus während der Miktion durch Fingerdruck eine Weile zu schließen und den Kranken beim Harnen stark mitpressen zu lassen, dann plötzlich den Meatus zu öffnen, und der Fremdkörper wird durch den Harnstrahl herausgeschleudert. Der Abgang des Fremdkörpers kann auch erleichtert werden durch das Einlegen eines bis an ihn hinangeführten Dauerkatheters; durch diesen wird die Harnröhre erweitert und der Fremdkörper beweglicher. In der Regel aber ist es am zweckmäßigsten, ohne weitere Vorbereitungen den Fremdkörper mit Hilfe einer der gebräuchlichen Harnröhrenzangen, z. B. der COLLINschen Fremdkörperzange, aus der Urethra herauszuziehen. Um ein Einspießen seines peripheren Endes in die Urethralwand zu vermeiden, ist es angezeigt, einen möglichst weiten Endoskoptubus bis an den Fremdkörper hinanzuführen und den Fremdkörper durch das Metallrohr hindurch unter Leitung des Auges oder des Gefühles herauszuziehen. Es ist nie zu vergessen, daß der Fremdkörper in der Urethra nach längerem Verweilen durch Aufquellen, Inkrustieren usw. seine ursprüngliche Form wesentlich ändern kann. Lange dünne Körper, wie feine Sonden, Kettchen usw. können während des Einführens in die Urethra sich spontan knoten, wodurch ihre Extraktion ohne Verletzung der Urethralwand sehr schwer wird.

Bei Stecknadeln ist eine besondere Technik der Extraktion notwendig. Es muß durch Biegung des Penis oder durch Fingerdruck vom Damme oder vom Rectum her die Spitze der in der Harnröhre liegenden Nadel durch die Weichteile hindurch nach außen gestoßen, hier gefaßt und so weit vorgezogen werden, bis der Nadelkopf inwendig an der Harnröhrenwand anstößt und hängen bleibt. Nun wird das nach außen durchgestoßene spitze Ende der Nadel so nach hinten gewendet, daß der Kopf im Innern der Harnröhre gegen den Meatus vorgeschoben und mit der Fremdkörperzange gefaßt und herausgezogen werden kann. Ist dies nicht möglich, so muß auf den Stecknadelknopf eingeschnitten und durch die kleine Wunde die Nadel herausgezogen werden.

Die Urethrotomia externa ist bei allen Fremdkörpern angezeigt, deren Form eine Extraktion auf natürlichem Wege nur mit erheblicher Verletzung der Harnröhrenschleimhaut erlauben würde; sie ist auch angezeigt, wenn der Fremdkörper schon lange in der Harnröhre lag und sich infolgedessen rings um ihn in der Urethra stärkere entzündliche Veränderungen entwickelt hatten. Die Technik des äußeren Harnröhrenschnittes ist bei Fremdkörpern ungefähr die gleiche, wie bei den Strikturen der Urethra.

# VI. Die Neubildungen der Harnröhre.

Bei den Neubildungen der Harnröhre sind die beiden großen Klassen der gutartigen und der bösartigen Tumoren zu unterscheiden.

Beide Arten sind weder beim männlichen, noch beim weiblichen Geschlecht selten; die gutartigen werden besonders beim Weibe recht häufig beobachtet.

Die *gutartigen Neubildungen* der Harnröhre zeigen eine große Mannigfaltigkeit in ihrem Gewebeaufbau, und sie haben deshalb auch eine sehr mannigfaltige Benennung erhalten. Man teilt sie wohl am besten nach dem Vorschlage von BURCKHARDT, dem auch LEGUEU gefolgt ist, in drei Gruppen ein:

a) die gutartigen *Polypen* mit ihren Abarten der Carunkel, Papillome, Kondylome, Drüsenpolypen oder Adenome,

b) die *Fibrome, Myome* oder *Angiome,*

c) die *Cysten* der Harnröhre.

## 1. Die gutartigen Polypen der Harnröhre

sind besonders beim weiblichen Geschlecht sehr häufig; beim Manne werden sie sehr viel seltener beobachtet. *Bei der Frau* bilden sie sich vorzugsweise zwischen dem 30. und 60. Lebensjahre. Sie liegen meist nahe am Meatus urethrae, in der Regel dessen unterem Rande aufsitzend und werden beim Auseinanderspreizen der Vulva als blaurötliches oder hochrotes, glattes oder gewulstetes, aus der Harnröhre vorragendes Gebilde sichtbar. Haftet der Polyp nicht dem Meatusrande an, entwickelt er sich tiefer in der Harnröhre, so sitzt er immerhin doch so nahe der Mündung, daß er bei leichtem Auseinanderziehen der Urethralmündung sichtbar wird und durch leichten Fingerdruck auf die Harnröhre von der Vagina her mit seiner äußersten Kuppe vor der Urethralmündung vorzudrängen ist.

*Beim Manne* sitzen die gutartigen, in der Regel sehr kleinen Polypen ebensooft nahe der äußeren Harnröhrenmündung als in der prostatischen Harnröhre, wo sie besonders häufig vom Veru montanum, ausnahmsweise vom Utriculus prostaticus ausgehen (RANDALL).

Form, Farbe und Konsistenz dieser polypösen Neubildungen wechseln je nach dem Gewebeaufbau.

**Pathologische Anatomie.** Die sog. Carunkel und die Papillome sind außerordentlich gefäßreich; die Kondylome, sowie die Drüsenpolypen und Adenome enthalten wesentlich weniger Blutgefäße.

Die *Carunkel* bestehen zur Hauptsache aus erweiterten, vielfach gewundenen Gefäßen, die in einem lockeren, oft mit typischen Plasmazellen infiltrierten Bindegewebe liegen. Sie sind umhüllt von einem mehrschichtigen Plattenepithel, dessen oberste Schicht nach längerem Bestande des Tumors manchmal verhornt. Nie ist eine starke Papillenbildung nachzuweisen.

Bei den *Papillomen* dagegen ist eine starke Verästelung des Stromas sowie Papillenbildung charakteristisch. Im gefäßreichen, bindegewebigen Stroma liegen zahlreiche, embryonale Zellen und die Oberfläche ist überdeckt von einer breiten Schicht Plattenepithel, das keine Verhornung aufweist. Unter der Ansatzfläche des Tumors entwickelt sich oftmals eine derbe Infiltration. Die Papillome sind nach der Auffassung einzelner Untersucher (GRÉGOIRE, BURCKHARDT) ein Vorstadium der Carunkel; durch starke Gefäßbildung und -erweiterung und Verhornung der Epithelschicht werden sie zu Carunkeln.

Von den gleich zu schildernden Kondylomen unterscheiden sich die Papillome durch ihren stärkeren Gefäßreichtum und dadurch, daß sie meist solitär, nicht multipel wie die Kondylome, auftreten.

Die *Kondylome* ähneln, wie gesagt, in ihrem Aufbau den Papillomen, nur ist ihr fibrilläres Bindegewebe derber, ärmer an Zellen und vor allem längst nicht so reich an Gefäßen wie bei den Papillomen. Die deckende Epithelschicht ist sehr mächtig, oft stark verhornt, epidermisartig, an ihrer Oberfläche zerklüftet, so daß die Geschwülstchen blumenkohl- oder hahnenkammförmig werden. Die starke Epithelschicht und der geringe Gefäßreichtum bedingen, daß die Kondylome, statt hochrot bis blaurot wie die Papillome und Carunkel, mehr blaßrot oder grauweiß aussehen.

Die *Drüsenpolypen* oder *Adenome* der Harnröhre entstehen durch Hypertrophie der Schleimhautfollikel. Sie zeigen eine Ähnlichkeit mit den sog. Schleimpolypen der Nase. Bei ihnen liegt unter einem mehrschichtigen Epithel ein lockeres Bindegewebe, in das zahlreiche Schleimdrüsen eingebettet sind. Die Schleimdrüsen sind von einer einschichtigen Lage von Cylinderzellen ausgekleidet und sie erscheinen auf ihrem Querschnitte mehrfach ausgebuchtet. Größere Gefäße finden sich nur gegen den Stiel der Geschwulst.

**Ätiologie.** Den Anstoß zur Bildung von Papillomen oder Polypen auf der Urethralschleimhaut scheinen Entzündungsvorgänge zu geben. Beim Manne entwickeln sich solche Neubildungen auffällig oft anschließend an eine Gonorrhöe; bei Frauen aber findet man die Tumoren so außerordentlich oft ohne vorausgegangene Gonorrhöe, daß anzunehmen ist jede entzündliche Reizung, nicht nur eine solche gonorrhoischer Natur, vermöge die Polypenbildung zu erzeugen. Wahrscheinlich wirkt die Entzündung dadurch, daß sie, wenigstens stellenweise, zu einer Abstoßung des Epithelbelages, zur Freilegung der Papillarkörper und damit zu deren Wucherung Anlaß gibt. Manchmal mögen polypöse Wucherungen auch dadurch entstehen, daß beim Einreißen entzündlicher Infiltrate oder Narben, z. B. bei der Erweiterung von Strikturen der Harnröhre einzelne krankhaft veränderte Schleimhautpartien mit ihrem umgebenden Gewebe teilweise losgerissen werden. Auch das Platzen cystisch entarteter LITTRÉscher Drüsen soll zur Entwicklung polypöser Tumoren Anlaß geben (ENGLISCH), sowie auch längere Sekretstauung in der Urethra, z. B. infolge einer Stenose des Meatus (GRÉGOIRE). Zur Entstehung von Carunkeln kann jede venöse Stauung im Bereiche der Beckengefäße, gleichgültig welchen Ursprungs, Anstoß geben.

**Symptome.** Die polypösen Neubildungen der Harnröhre verursachen häufig, besonders beim Manne, gar keine Beschwerden. Sie werden oftmals zufällig entdeckt. Andere Male aber bedingen sie in der Harnröhre Schmerzen, die bis in die Blase, nach der Leiste, dem Unterbauche usw. ausstrahlen und die besonders bei körperlichen Anstrengungen, ferner bei der Urinentleerung, beim Gehen, bei den Frauen beim Coitus sich peinlich steigern.

Nicht selten werden aber allerlei Schmerzen in Blase und Harnröhre mit Unrecht als Folge eines bei der Untersuchung gefundenen Polypen gedeutet, während sie in Wahrheit durch ein anderes, neben den Polypen bestehendes Leiden, z. B. eine Cystitis bedingt sind, oder aber gar nicht in einem lokalen Leiden, sondern in der allgemeinen Nervosität der Kranken ihren Grund haben.

Diese nicht unerträglichen, aber stets sich wiederholenden *Schmerzen* erzeugen beim Kranken oft neurasthenische Zustände und lokale nervöse Reizerscheinungen (allgemeine Reizbarkeit, Schlaflosigkeit, Vaginismus, Blasentenesmen). Außer Schmerzen bewirken die Neubildungen auch öfters *Störungen der Urinentleerung*, teils rein mechanisch durch die Größe des Tumors, teils dynamisch durch reflektorische Krampfzustände der Urethralmuskulatur. Diese Störungen äußern sich in Spaltung oder Ablenkung des Urinstrahles, in teilweiser oder vollständiger Urinverhaltung, in Harnträufeln. Ein drittes Symptom der gutartigen Polypen sind *Blutungen* aus der Urethra. Diese sind meist geringgradig, beschränken sich auf den Abgang einiger Tropfen Blut am Beginne und am Ende der Miktion. Doch kann jede Berührung des Tumors durch den Katheter, durch reibende Kleidungsstücke, durch Fingerpalpation stärkere, wie MARSAN[1] meldete, sogar lebensbedrohliche Blutungen verursachen. Zwischen den Blutungen besteht oft dauernd ein blutig gefärbter, *eitrig-seröser Ausfluß* aus der Harnröhre. Polypen in der hinteren männlichen Harnröhre können, weil sie vorzugsweise im Gebiete des Samenhügels sitzen, auch Störungen der Samenentleerung bedingen (Spermatorrhöe, Hämospermie, Pollutionen).

**Diagnose.** Die *Carunkel* sind leicht zu erkennen und richtig zu deuten. Sie bilden meist einen am Meatus urethrae sichtbaren, hochroten oder bläulichen, weichen, von Mucosa bedeckten, glatten oder grobwulstigen Tumor, der schon bei leisester Berührung blutet. Sitzt der Carunkel nicht an der Mündung selbst, so liegt er doch nie tief in der Harnröhre, sondern stets so nahe deren Mündung, daß er sicher durch ein leichtes Auseinanderziehen der Meatuslippen sichtbar wird oder bei weiblichen Kranken durch Druck auf die vordere Vaginalwand zum Vorfallen gebracht werden kann.

Die *Papillome, Kondylome* und *Drüsenpolypen* sind ebenfalls leicht zu erkennen, wenn sie, wie oft, an der Mündung der Harnröhre liegen: sie sind

---

[1] Journ. d'urol. Tom. 11. 1921.

schwerer zu erkennen, wenn sie in der Tiefe der Harnröhre sitzen. Die Papillome und Kondylome sind meist mehr oder weniger dünn gestielt und lassen an ihrer Oberfläche ihren papillären Bau erkennen. Sie treten oft multipel auf. Die Papillome sind zarter, blutreicher und infolgedessen lebhafter rotgefärbt als die Kondylome. In der Tiefe der Harnröhre sind die Geschwülste nur mit Hilfe des Endoskopes zu sehen.

Die *Carcinome* der Harnröhre unterscheiden sich von den gutartigen Polypen immer durch ihre harte Konsistenz und ihr rasches Wachstum. Bei den Frauen können polypöse aus der Harnröhre vorragende Tumoren mit einem *Vorfall der Harnröhre* verwechselt werden. Der zirkuläre Ansatz des letzteren gegenüber dem deutlich gestielten der Polypen läßt aber die Unterscheidung sicher treffen. Andere diagnostische Irrtümer kommen kaum in Frage.

**Prognose.** Die Heilungsaussichten sind bei den polypösen Geschwülsten der Harnröhre günstig. In einzelnen Fällen stellte sich die Heilung sogar spontan durch Abstoßen der gangränös gewordenen Tumoren ein. Fast immer ist aber wegen fortschreitenden Wachstums der Geschwülstchen und wegen der Gefahr ihrer carcinomatösen Entartung eine operative Beseitigung der Neubildung nötig. Nach dieser wachsen Carunkel selten wieder, Polypen dagegen, sowie vor allem Kondylome und Papillome bilden sich sehr oft von neuem.

Bevor eine **Behandlung** der gutartigen Polypen der Harnröhre eingeleitet wird, soll man sich, besonders bei weiblichen Patienten, klar zu werden suchen, ob wirklich das gefundene Geschwülstchen die von den Kranken geklagten Beschwerden verursacht, ob nicht diese Beschwerden rein nervösen, resp. psychischen Ursprungs sind. Denn hat man einmal durch Lokalbehandlung die Aufmerksamkeit der Kranken auf ihren Harnröhrenpolyp gezogen, dann werden sich bei Nervösen nach der Entfernung dieser Geschwulst die Beschwerden oftmals viel stärker geltend machen als vor der Behandlung, selbst wenn es gelingt, die Geschwulst dauernd zu beseitigen. Erweist sich die Entfernung der Harnröhrengeschwulst für nötig, dann muß die Behandlung eine chirurgische sein; die medikamentöse ist unsicher und zeitraubend, wie auch die Behandlung mit Radium (SOILAND[1]). Bei der Frau können die Polypen und Carunkel entweder mit einem kleinen Galvanokauter abgetragen werden oder man umschneidet ihre Basis mit dem Messer und vereinigt die Schleimhautwundränder durch eine feine, fortlaufende Naht. Wird die Basis der Geschwulst nicht durch einfaches Vorziehen des Tumors sichtbar, so muß, um Zugang zu verschaffen, die Harnröhre vom Meatus her gespalten werden. Dies geschieht, um sicher eine Urethro-Vaginalfistel zu vermeiden, am besten an der oberen Wand der Urethra. Die Harnröhre wird dabei entweder ringförmig umschnitten und vorgezogen, oder sie wird nur dorsal durch einen zwischen ihr und der Symphyse liegenden, halbkreisförmigen Schnitt, wenn nötig, bis an die Blase hinan, freigelegt und gespalten. Dadurch wird der Überblick über die ganze Urethralschleimhaut so frei, daß auch multiple Tumoren sauber entfernt werden können, entweder durch Umschneidung ihrer Basis mit Messer oder Galvanokauter, oder aber durch Resektion größerer Schleimhautpartien. In einem besonders schweren Falle haben LEGUEU und DUVAL[2] die Harnröhre ganz reseziert und eine vaginale Cystostomie angelegt.

Beim Manne werden die nahe am Meatus liegenden Neubildungen am besten mit dem Galvanokauter abgetragen. Tief in der Urethra sitzende Polypen müssen auf endoskopischem Wege entfernt werden. Die früher dazu benutzten, mannigfaltigen Instrumente, wie Scherchen, Zange, Polypenkneifer,

---

[1] Zeitschr. f. urol. Chirurg. Bd. 13. 1923.
[2] Ann. des maladies d. orig. gén.-urin. 1903.

Galvanokauter usw. sind heute alle durch die Elektrokoagulationssonde verdrängt worden. Frank hat durch endoskopische Kauterisation eine über die ganze Harnröhre ausgedehnte Papillomatose zur Heilung gebracht[1]. Nur sehr selten wird es nötig sein, die Papilloma der männlichen Urethra von einem äußeren Harnröhrenschnitte her auszuräumen.

## 2. Fibrome, Myome und Angiome.

Reine *Fibrome* der Urethra sind selten (Palm[2]). Sie können als sehr große Einzelgeschwülste bis zu 375 g Gewicht (Routier[3]) auftreten oder als multiple bohnen- bis haselnußgroße Tumoren. Ihr histologischer Bau bot das eine Mal das Bild des Fibroma molluscum (Santos[4]), das andere Mal bestand die Geschwulst aus myxomatösem Bindegewebe mit kleinen Rundzellen und zahlreichen feinen Blutgefäßen; sie war bedeckt mit Plattenepithel (Goldenberg[5]). Mankiewicz[6] fand in einem Fibrom eine mit mehrfach geschichtetem Cylinderepithel ausgekleidete Cyste eingeschlossen.

*Myome* und *Fibromyome* der Urethra sind ebenfalls selten und kommen ausschließlich bei Frauen vor. Sie nehmen ihren Ausgang von der Muskelschicht der Harnröhre nahe dem Meatus und haben einen ähnlichen Bau wie die Uterusmyome. In der Mehrzahl der Beobachtungen wuchsen sie rasch und wurden bis hühnereigroß (Ottow[7], Michaelis[8]). Fibrome und Myome sind meist von rundlicher Form, derb-elastischer Konsistenz und haben eine glatte Oberfläche, blaßrote oder graugelbe Farbe.

Die **Symptome** der kleinen Fibrome und Myome unterscheiden sich wenig von denen der Polypen. Der einzige Unterschied ist, daß die größeren fibromatösen und myomatösen Tumoren einen viel stärkeren Zug und Druck in der Harnröhre und in den äußeren Genitalien bewirken als die Polypen, zudem auch hochgradigere Schmerzen, sowohl beim Gehen als beim Stehen. Die Harnentleerung ist bedeutend erschwert; der Strahl wird zerteilt oder so stark gebrochen, daß der Urin nur tropfenweise abfließt. Die jeweilen entleerte Urinmenge ist klein, der Urindrang häufig. Bei Frauen wird durch die Tumoren die Kohabitation sehr schmerzhaft oder überhaupt unmöglich. Nach längerem Bestehen und bei raschem Wachstum bilden sich an der Oberfläche der Geschwulst Geschwüre, die zu Blutung, übelriechender Sekretion, Infektion usw. Anlaß geben; ohne Geschwürsbildung sind Blutungen selten.

Die **Diagnose** ist bei kleinen Fibromen und Myomen durch Palpation und Inspektion, bei tiefem Sitze unter Mithilfe des Endoskops, leicht zu stellen. Große Fibrome oder Myome werden bei flüchtiger Untersuchung leicht verwechselt mit einer Cystocele, einem Uterusprolaps oder bei geschwüriger Oberfläche auch mit einem zerfallenden Carcinom. Die genaue Feststellung der Beziehungen der Geschwulst zu den benachbarten Organen (Vagina, Uterus, Blase) wird aber die Natur der Geschwulst bald richtig beurteilen lassen. Zu beachten ist, daß die Geschwürsbildung an diesen Tumoren in der Regel auf die Schleimhaut beschränkt ist, nicht in die Tiefe reicht, wie beim Carcinom.

Die beste **Behandlung** ist die Excision, die sich fast immer sehr leicht ausführen läßt. Bei einiger Sorgfalt ist eine zu tiefgehende Verletzung

---

[1] Zeitschr. f. Urol. Bd. 16. 1922.
[2] Monatsber. f. Geburtsh. u. Gynäkol. Bd. 13.
[3] Ann. des maladies d. orig. gén.-urin. 1896.
[4] Königl. Ärzteverein Budapest 1900.
[5] New York med. journ. a. med. record. 1891.
[6] Monatsber. f. Urol. Bd. 9.
[7] Zentralbl. f. Gynäkol. 1921. Nr. 10.
[8] Zentralbl. f. Gynäkol. 1923.

der Harnröhrenwand zu vermeiden und der Schließmuskel unschwer zu schonen.

*Angiome* der Harnröhre werden nur selten beobachtet. Sie verursachen von der Miktion unabhängige, oft recht beträchtliche Urethralblutungen, die sich beim Manne meist anschließend an eine Erektion einstellen.

Die Diagnose wird, wenn das Angiom nicht nahe dem Meatus liegt, nur durch die Endoskopie ermöglicht. Bei einer Kranken von TATE[1] wurde sie erst nach der mikroskopischen Untersuchung der resezierten Harnröhre gestellt.

Die Heilung wurde in den mitgeteilten Fällen durch Kauterisation oder durch Radiumbehandlung erzielt (FORQUE et JEANBRAU[2], TUFFIER[3]).

## 3. Die Cysten.

Die in der Harnröhre beobachteten Cysten sind immer Retentionscysten. Sie entstehen durch den Verschluß einer Lakune, des Ausführungsganges einer COWPERschen oder LITTRÉschen Drüse oder infolge einer Sekretverhaltung in einem sog. Urethralgange. Sie bilden sich nicht so sehr selten in der hinteren Harnröhre an der Mündung des Sinus prostaticus oder der Ductus ejaculatorii. Die Cysten liegen beim weiblichen Geschlechte häufiger nahe dem Meatus als in der Tiefe der Harnröhre. Meist sind sie nur erbsen- bis bohnengroß; selten werden sie pflaumen- oder gar eigroß. Die größeren Cysten treten durchwegs einzeln auf; kleinere kommen dagegen auch multipel vor.

**Pathologische Anatomie.** Die Wand der Cysten ist im wesentlichen gebildet aus derbem, faserigem Bindegewebe, zuweilen durchzogen von Schichten glatter Muskelfasern, und ist ausgekleidet von einem mehrschichtigen Übergangsepithel. Oft ragen in das Cystenlumen Papillen vor, besonders bei Cysten, die aus Lakunen entstanden sind. Platzt die Cyste, so können diese Papillen der Ausgangspunkt einer Carunkelbildung werden. Der Cysteninhalt ist von braungelber Farbe, selten gallertig, meist dünnflüssig-serös, oft leicht eitrig oder blutig.

Die **Symptome** sind je nach der Größe der Cyste verschieden. Ganz kleine Cysten verursachen bei Erwachsenen keine nennenswerten Erscheinungen; sie werden gewöhnlich zufällig bei einer endoskopischen Untersuchung festgestellt. Größere dagegen können vielerlei Störungen bedingen: Ausfluß, lästiges Jucken, Gefühl von Druck oder wirklichem Schmerz in der Harnröhre beim Wasserlassen, vermehrtes Urinbedürfnis, schlechten Strahl, Nachträufeln, Tenesmen usw. Sitzt die Cyste nahe am Meatus, so wird sie beim Drängen und Pressen als prall-elastischer, glänzend-roter oder blau-roter, durchscheinender Tumor sichtbar mit zahlreichen Gefäßen in seiner Wandung. Bei zunehmendem Wachstum der Cyste können sich durch Harnstauung schwere Veränderungen in den oberen Harnwegen einstellen. Dies geschieht besonders bei Kindern, bei denen es schon im Fetalleben zur Cystenbildung gekommen war und bei denen der Tumor zur Zeit der Geburt oder doch schon in den ersten Lebenswochen eine ansehnliche Größe erreicht hatte. Bei ihnen kommt es zu ganz bedeutender Erweiterung der Blase, der Ureteren und der Nierenbecken.

Die **Diagnose** der Cyste ist aus der Transparenz, der kugeligen Form und der prallelastischen Konsistenz leicht zu stellen. Die tief in der Harnröhre liegenden Cysten sind natürlich nur im Endoskop zu erkennen.

**Therapie.** Die Cysten können nach spontanem Platzen ihrer Wand von selbst ausheilen. Auf diesen glücklichen Zufall darf aber nicht gezählt werden. Es ist besser, die Cyste, sobald sie erkannt ist, operativ zu entfernen. Die einfache

---

[1] Lancet 1910.
[2] X. Session de l'assoc. franc. d'urol. 1906.
[3] Bull. et mém. de la soc. de chirurg. de Paris 1909.

Entleerung der Cyste durch Eröffnen ihrer Wand bringt meist keine vollständige Heilung. Die gerissene, schlaff gewordene Cystenwand staut manchmal ventilartig den Harnstrom und sie wird leicht zur Ausgangstelle lokaler Infektionen. Zudem können die zurückbleibenden Papillen der Cystenwand zu polypösen Neubildungen Anlaß geben. Deshalb ist es besser, die Cyste nicht nur zu entleeren, sondern samt ihrer Wand zu entfernen oder, wenn sie tief in der Harnröhre gelegen ist, mit dem Galvanokauter oder durch Elektrokoagulation zu zerstören.

# VII. Der Harnröhrenkrebs.

Der Harnröhrenkrebs ist kein häufiges Leiden. Er ist aber immerhin nicht eine große Seltenheit, wie früher geglaubt wurde. Selbst wenn nur die primären Carcinome der Urethra mitgezählt werden, ohne die vielen Carcinome, die von der Blase, der Prostata, den COWPERschen Drüsen oder von der Scheide auf die Harnröhre übergegriffen haben, so sind doch nach den Zusammenstellungen von RIZZI[1], sowie von O'NEILL[2] mehr als 60 Fälle von primärem Harnröhrenkrebs beim Manne in der Literatur beschrieben worden, nach den Mitteilungen von KRETSCHMER[3] sogar 79 und nach den Angaben von IMBERT[4] nahe an 100. Bei weiblichen Patienten wurde ein primäres Urethralcarcinom ungefähr ebenso oft beobachtet (O'NEILL 1. c. VERNOT et PARCELIER[5], POMEROY, LAWRENCE and MILWARD[6]).

Als Ursache der Carcinomentwicklung in der Harnröhre werden von allen Autoren langdauernde Entzündungen angesprochen. Jedenfalls ist auffällig, daß das Urethralcarcinom besonders nach chronischen Urethritiden, sowohl gonorrhoischen wie nichtgonorrhoischen, dann aber vor allem aus nach einer länger bestehenden Striktur oder Harnfistel auftritt. Oft mag die im Laufe einer chronischen Urethritis auftretende Leukoplakie der Harnröhrenschleimhaut den Übergang zum Carcinom bilden. Gleichwie entzündliche Schädigungen der Schleimhaut, so mögen offenbar manchmal auch Traumen der Harnröhre den Anstoß zur Entwicklung des Harnröhrenkrebses geben. Bei Frauen scheinen anfänglich gutartige, polypöse Wucherungen der Harnröhrenschleimhaut nicht selten der Ausgangspunkt eines Harnröhrencarcinoms zu werden, viel seltener wird ähnliches bei Männern bemerkt.

Wie alle Carcinome tritt auch das Urethralcarcinom vorzugsweise im höheren Alter auf; doch ist es wiederholt vor dem 40. Lebensjahr beobachtet worden (BOSSE[7], LEGUEU et CHÉRON[8]).

Der Sitz des Tumors ist bei den Frauen meist nahe dem Meatus, beim Manne liegt er eher etwas häufiger im perinealen Teile der Harnröhre. Von 60 primären Carcinomen beim Manne gingen nach den Mitteilungen von DIEHL 33 von der Pars bulbosa oder membranacea aus und nur 26 von der Pars pendula; zweimal wurde ein Carcinom in der Fossa navicularis beobachtet (OTTOW[9], ALLENBACH[10]).

**Anatomie.** Durch Verschiedenheiten im Wachstum lassen sich beim Urethralcarcinom zwei Formen unterscheiden: 1. das *knotenförmige Urethralcarcinom*, bei

---

[1] Zeitschr. f. urol. Chirurg. 1921.
[2] Journ. of urol. Vol. 5, Nr. 4. 1921.
[3] Arch. of surg. 1923.
[4] Encyclop. franç. d'urol. Tom. 5.
[5] Rev. de chirurg. 1921.
[6] Surg., gynecol. a. obstetr. Vol. 35. 1922.
[7] Diss. Göttingen 1897.
[8] Journ. d'urol. Tom. 5, p. 291.
[9] Zeitschr. f. Urol. Bd. 7. 1913.
[10] Dtsch. Zeitschr. f. Chirurg. Bd. 138. 1916.

dem die Neubildung polypös oder blumenkohlartig in die Harnröhrenlichtung vorragt und diese verstopft,

2. das *infiltrierende Carcinom*, welches die Harnröhrenwand verdickt und verhärtet, die Harnröhrenlichtung aber oft längere Zeit offen läßt und nicht verengt. Bei dieser Form des Carcinoms ist die Oberfläche des Tumors nach der Harnröhre zu im Beginne glatt; sie wird erst später durch Zerfall des Tumorgewebes höckerig.

Bei beiden Geschwulstformen, der knotigen und der infiltrierenden, ist das periphere Wachstum stark. Die Neubildung greift rasch auf den Schwellkörper der Harnröhre über, bildet in diesem Verhärtungen und Schwellungen und wuchert in ihm so schnell gegen die Glans zu, daß der Tumor diese erreicht, bevor er weiter hinten in der Urethra die Albuginea des Corpus cavernosum urethrae durchbrochen hat. Wie in den Bluträumen des Schwellkörpers, so breitet sich der Krebs auch auf der Oberfläche der Harnschleimhaut besonders leicht aus. Deshalb kann die carcinomatöse Neubildung schon verhältnismäßig frühzeitig entweder durch die äußere Harnröhrenmündung auf die Glans übergreifen, oder hinten in die Blasenschleimhaut und in die Prostata hineinwuchern. Wie Rizzi feststellte, werden die Krebszellen aus dem primären Urethralcarcinome manchmal durch den Harnstrom nach vorne verschleppt. Es kann dadurch in den vorderen Teilen der Harnröhre ein Implantationscarcinom entstehen.

Während die Neubildung an ihrer Peripherie rasch weiterwuchert, tritt in ihren zentralen Teilen bald ein Gewebszerfall ein. Dieser Gewebszerfall ermöglicht dem Harne meist frühzeitig ein Eindringen in die krebsig infiltrierte Submucosa und in die vom Krebs durchwucherten Schwellkörper der Urethra. Es entstehen im Bereiche der Geschwulst periurethrale Abscesse und ausgedehnte phlegmonöse Entzündungen, durch die in und außerhalb des Carcinoms kleine und große Zerfallshöhlen entstehen. Beim infiltrierenden Carcinom der Harnröhre bildet der durch die Urininfiltration beschleunigte Gewebszerfall manchmal eine das starre Urethralrohr umgebende, mit Zerfallsmassen und Eiter ausgefüllte Höhle (Carcinoma dissecans urethrae). Das Carcinom greift schließlich durch die Albuginea des Corpus cavernosum urethrae hindurch auf das umliegende Gewebe über; es durchwuchert nicht nur den ganzen Penis, der dabei oft monströse Formen annimmt, sondern häufig auch das Scrotum, den Damm und endlich auch das Beckenzellgewebe. Die immer weitergreifende Harninfiltration und der phlegmonöse Zerfall dieses ausgedehnten Tumors bedingen schließlich eine sehr weitgehende Zerstörung der äußeren Genitalien, unter Bildung unförmlicher, jauchiger Geschwulstmassen. Durch Verschleppung der Infektionskeime kommt es oft zu Thrombosierung der Beckenvenen, auch der Vena iliaca externa.

*Metastasen* des Urethralcarcinoms entwickeln sich oft schon frühzeitig in den inguinalen und epigastrischen Lymphdrüsen, treten später auch in den mesenterialen Drüsen auf, von wo sie oftmals zu einer Peritonealcarcinosis führen.

Bei dem Befunde von derben Lymphdrüsen neben einem Urethralcarcinom ist stets zu bedenken, daß diese Drüsen nicht immer Geschwulstmetastasen sind, sondern oftmals rein entzündlicher Natur sein können, weil beständig im Bereiche des Urethralcarcinoms sich starke Entzündungsprozesse abspielen.

Außer in den Lymphdrüsen entstehen Metastasen des Urethralcarcinoms häufig in den Lungen, den Pleuren, der Leber. Auch die Prostata und die Hoden sind nicht selten der Sitz von Carcinommetastasen, bevor sie, wie dies häufig ist, auch durch direktes Übergreifen des Carcinoms in Mitleidenschaft gezogen werden.

*Histologisch* erweisen sich 90% der Urethralcarcinome als *Plattenepithel-krebse.* Cylinderzellenepithelkrebse werden nur vereinzelt gefunden, noch seltener Adenocarcinome, die wohl von den Littréschen Drüsen ausgehen (Kauf-mann). Ein einziges Mal ist ein Cystoma papillare carcinomatosum gefunden worden (Buday), einmal auch ein melanotischer Tumor von papillärem Bau mit carcinomatöser Infiltration (Albrecht [1]). Das Vorwiegen des Plattenepithel-krebses in der Urethra vor allen anderen Krebsarten auf der, zur Hauptsache mit Cylinderepithel bekleideten Schleimhaut mag wohl seinen Grund in der sehr häufig beobachteten Metaplasie des urethralen Cylinderepithels in Platten-epithel haben, sowie auch in der nach der Entzündung keineswegs seltenen Leukoplakie der Harnröhrenschleimhaut. Ein weiterer Grund mag aber auch in der Tatsache liegen, daß in der Harnröhre schon normalerweise neben dem Cylinderepithel vereinzelte Herde von Plattenepithel vorkommen (Ceder-kreutz [2], Aschoff u. a.).

**Symptome und Verlauf.** Entsteht der Harnröhrenkrebs, wie dies oft der Fall ist, in einer chronisch entzündeten Harnröhre oder anschließend an eine Harnröhrenstriktur, so bleiben seine ersten Krankheitserscheinungen oftmals längere Zeit hinter den vordem bestehenden Symptomen einer Urethritis oder Striktur verborgen. Bildet sich aber das Carcinom in einer vordem gesunden Harnröhre, so sind seine ersten Zeichen eine *Behinderung der Harnentleerung, Schmerzen* bei der *Miktion,* sowie *Ausfluß* aus der Harnröhre. Das erst rein seröse Sekret wird allmählich serös-eitrig oder blutig-eitrig, später jauchig-eitrig. Durch Zerfall des Tumors können sich dem Urethralsekrete kleinste Geschwulstbröckel beimischen. Die erst nur während der Miktion und Kohabi-tation in der Urethra auftretenden Schmerzen werden allmählich fast an-haltend und steigern sich in ihrer Stärke. Sie strahlen häufig nach dem Kreuz und in die Oberschenkel aus. Sehr schmerzhaft ist jeder äußere Druck auf die Harnröhre, noch mehr die innere Untersuchung mit der Knopfsonde. Die Son-dierung ruft zudem auffällig leicht Blutung hervor. Die Sonde verfängt sich manchmal in der unregelmäßig gebuchteten Oberfläche des Tumors. Der Harn-drang wird häufig; die jeweilen entleerte Urinmenge ist klein. Der Harnstrahl wird schwach, stark zerteilt. Später fließt der Harn nur noch tröpfelnd unter starkem Pressen ab. Schließlich verschließt die stets sich vergrößernde Ge-schwulst die Harnröhre so stark, daß sich Anfälle vollständiger Harnverhaltung einstellen. Aber später wird infolge teilweisen Zerfalles des Tumors die Harn-röhre oft wieder freier durchgängig. Die Sphincteren werden zudem manchmal so stark geschädigt, daß die Blase inkontinent wird. Zu der beim Urethral-carcinom nie fehlenden Urethritis gesellt sich nach kurzem eine Cystitis, oft auch eine Pyelitis.

Hat das Carcinom seinen Sitz in der Pars pendula urethrae, so ist es früh-zeitig von außen als scharf umschriebener Knoten fühlbar oder gar bei stark peripherer Lage durch die äußere Harnröhrenmündung sichtbar. Da das Carcinom sehr oft längs des Corpus cavernosum sehr rasch weiterwuchert, so läßt sich im Verlaufe der Harnröhre oft ein mehrere Zentimeter langer, harter, scharf umschriebener Gewebestrang fühlen.

Sitzt das Carcinom in der Pars fixa urethrae, dann wird es erst nach Durch-wuchern der Urethralwand fühlbar. Es bildet einen wenig scharf umschriebenen Tumor, der fast immer vorerst als ein periurethrales, entzündliches Infiltrat angesprochen wird. Das Wachstum des Urethralcarcinoms ist, wie bereits er-wähnt, im allgemeinen ein rasches. Die Neubildung durchwuchert, wie oben

---

[1] Zentralbl. f. allg. Pathol. u. pathol. Anat. 1910. Nr. 10.
[2] Arch. f. Dermatol. u. Syphilis. Bd. 79.

geschildert, meist bald die Harnröhrenwand, greift auf die Schwellkörper des Penis, auf die Haut, die Hoden, die Vorsteherdrüse und die Blase über, schließlich auch auf die Beckenknochen. Durch die Harninfiltration bilden sich im Bereiche des Tumors zahlreiche periurethrale Abscesse und Harnfisteln. Das Allgemeinbefinden des Kranken leidet stark, teils durch die Harninfektion, teils durch die Krebskachexie. Fieber, aufsteigende Entzündung der Harnwege, Metastasen in Drüsen, Lunge, Leber führen allmählich zum Tode.

Die **Diagnose** des Urethralcarcinoms bietet im Beginne, solange äußerlich keine erkennbaren Veränderungen der Harnröhre vorhanden sind, ziemlich große Schwierigkeiten. Es ist die Verwechslung des Carcinoms mit einer chronischen Urethritis oder einer Striktur leicht möglich. Dies um so eher, als durch Spülungen, Sondierungen und Dilatation auch bei einem beginnenden, die Urethra teilweise verlegenden Carcinom die Beschwerden des Kranken vorübergehend gebessert werden können. Eine nur kurze Dauer der Besserung muß immer Verdacht auf eine maligne Neubildung erwecken. Verdächtig muß auch erscheinen, wenn jede, auch noch so schonende Sondierung der Harnröhre Blutungen und starke Schmerzen verursacht, oder wenn im Bereiche einer Striktur eine von außen fühlbare, an Größe stetig zunehmende Verhärtung sich bildet, die nicht so rasch wie ein rein entzündliches Infiltrat abscediert.

Ab und zu wird schon in den Frühstadien des Carcinoms eine sichere Diagnose durch die *Urethroskopie* möglich. Die endoskopische Untersuchung sollte deshalb nie unterlassen werden, wenn ohne vorausgegangene Tuberkulose, Gonorrhöe oder Trauma sich die Zeichen einer Urethralstriktur einstellen. Ist ein Urethralcarcinom Ursache der Verengerung, so wird nach BURCKHARDTS Schilderung im Endoskop nicht, wie bei einer entzündlichen Striktur, ein weißes Narbengewebe mit klaffender Zentralfigur sichtbar, sondern eine plötzlich ins Gesichtsfeld hineinragende Gewebemasse, die sich durch ihre hochrote oder gelblich-weiße Farbe und ihre höckerige Oberfläche deutlich von der übrigen Urethralschleimhaut abhebt. Allfällige carcinomatöse Geschwürchen kennzeichnen sich durch ihre speckige, gelbe Farbe, sowie durch ihr rauhes, zerklüftetes Aussehen. Die Neubildung läßt sich fast nie in toto im Endoskop übersehen; sie muß nach Verschieben des Tubus in mehreren Einstellungen betrachtet werden. Während der Untersuchung entstehen fast immer Blutungen aus dem Tumor, welche die genaue Besichtigung des Harnröhreninnern stören.

Ab und zu erlauben kleinste, dem Harnröhrensekret beigemischte Tumorteilchen, das Urethralcarcinom sicher festzustellen. Meist aber ist zur Sicherung der Diagnose des Harnröhrencarcinoms eine Probeexcision nötig. Sie ist jedenfalls stets angezeigt, wenn scheinbar rein entzündliche, periurethrale Infiltrate oder Harnröhrenfisteln der üblichen Behandlung lange trotzen und wenn das Fistel- oder Urethralsekret jauchig zu riechen beginnt. Durch diesen Jauchegeruch unterscheidet sich das zerfallende Urethralcarcinom deutlich von dem ihm sonst sehr ähnlichen periurethralen tuberkulösen Infiltrat. Einem Carcinom der vorderen Harnröhre kann auch ein syphilitischer Schanker sehr ähnlich sein. Oft läßt nur eine Probeexcision oder der Erfolg einer spezifischen Behandlung die Differentialdiagnose sicherstellen. Das äußerst seltene Carcinom der COWPERschen Drüsen ist nur in seinem Anfangsstadium deutlich vom Harnröhrenkrebs zu unterscheiden. Bei ihm fehlen zuerst die Miktionsstörungen vollkommen, und die Sondierung der Harnröhre, sowie die urethroskopische Untersuchung ergeben einen normalen Befund. Dagegen ist bei dem Carcinom der COWPERschen Drüse bei der Rectaluntersuchung dicht hinter dem Bulbus ein Knoten zu fühlen, der deutlich außerhalb der Urethra und unterhalb der Prostata liegt. Ab und zu ist dieser Knoten auch schon vom Damme her fühlbar. Greift in den späteren Stadien das Carcinom der COWPERschen Drüse auf die Urethra über, so treten Miktionsstörungen ein und werden alle Krankheitserscheinungen dem Urethralcarcinom so gleich, daß der Ausgangspunkt des Carcinoms nicht mehr mit Sicherheit festzustellen ist.

Bei *weiblichen Kranken* ist die Diagnose des Urethralcarcinoms in der Regel leichter als beim Manne. Der Tumor ist häufig äußerlich sichtbar. Seine ungleichmäßige, höckerige Form, seine Härte und seine meist geschwürig zerfallene Oberfläche mit aufgeworfenen, zerfressenen Geschwürsrändern und einem kraterförmigen, speckig belegtem Geschwürsgrunde, einem stinkenden Sekret, lassen ihn leicht als carcinomatöser Art erkennen und lassen ihn von den in der Harnröhre wachsenden gutartigen Tumoren, sowie vom Schleimhautprolaps unterscheiden. Tief in der Harnröhre sitzende Carcinome sind natürlich nur durch das Endoskop sichtbar, aber ihre Form, Ausdehnung und Konsistenz ist von der Vagina aus deutlich fühlbar, so daß sie nicht leicht zu verkennen sind.

Die **Prognose** der Harnröhrenkrebse ist eine sehr schlechte. Trotz radikaler Operation sind Rezidive bei allen anatomischen Formen, auch dem Cancroid, häufig. Ganz besonders gering sind die Heilungsaussichten bei Carcinomen, die in den tieferen Teilen der vorderen Harnröhre gelegen sind. Trotz scheinbar sehr radikaler Eingriffe, wie z. B. Emaskulation, stellen sich fast immer Metastasen des Tumors ein. Der Grund davon ist, daß einerseits die operativen Eingriffe nicht genügend radikal gemacht werden können, 2. daß bei tiefem Sitz des Carcinoms die Diagnose meist sehr spät gestellt wird, weil das Carcinom oft mit entzündlichen Prozessen, Strikturen, periurethralen Abscessen und Harnfisteln verwechselt wird. Am ehesten ist eine Heilung oder ein längeres rezidivfreies Intervall zu erwarten bei peripherem Sitz und guter Begrenzung des Urethralcarcinoms.

**Therapie.** Bei der unverkennbar hochgradigen Bösartigkeit des Krebses versprechen nur sehr radikale operative Eingriffe eine Dauerheilung. Eine bloße Resektion des Tumors ist auch bei scheinbar kleinem, umschriebenem Carcinom der Urethra nicht erlaubt. Bei peripherem, noch im beweglichen Teile der Harnröhre gelegenem Sitze des Tumors kann eine Amputatio penis, verbunden mit Ausräumung der Leistendrüsen, Heilung bringen. Ob jeweilen stets auch die Hoden mitentfernt werden sollen oder nicht, wird verschieden beurteilt. Einige sehen die Castratio bei solchen Kranken als unnötig weitgehenden Eingriff an, da Harnröhre und Testikel getrennte Lymphbahnen haben. Andere wollen mit der Amputatio penis stets die Entfernung der Hoden verbinden, da Metastasen des Urethralcarcinoms in den Hoden nicht sogar selten sind. Jedenfalls wird die Entfernung der Hoden nötig, sobald das Carcinom auf die Scrotalhaut übergegriffen hat.

Sitzt das Carcinom in dem perinealen Teile der Urethra, dann kann nur eine totale Emaskulation in Frage kommen, bei der, wenn der Tumor über die Harnröhre hinaus bereits auch in das periurethrale Gewebe hineingewuchert ist, breite Massen des Dammes mitentfernt, zudem stets auch die Inguinaldrüsen beiderseits ausgeräumt werden. Der zurückgelassene hintere Urethralstumpf muß am Damme in die Haut eingenäht werden (Urethrostomia perinealis). Der Schließapparat der Blase bleibt unverletzt. Der Eingriff ist wohl sehr groß, aber seine unmittelbare Mortalität trotzdem nicht hoch. Die Emaskulation ist beim Urethralcarcinom dringlich angezeigt, da sie immerhin, wie beim Peniscarcinom, eine zeitweilige Heilung erhoffen läßt (Hadda [1]).

Bei weiblichen Patienten kann bei peripherem Sitze des Carcinoms die Urethra unmittelbar vor der Blase abgetragen und der Sphincter geschont

---

[1] Arch. f. klin. Chirurg. Bd. 117. 1921.

werden. Bei tiefem Sitze des Carcinoms ist es jedoch nötig, den Sphincter der Blase und ein Stück Blasenboden mit dem Carcinom zu entfernen, wenn die Operation irgendwelche Aussichten auf Dauerheilung haben soll. Die durch den Sphincterverlust entstandene Inkontinenz der Blase kann durch Einpflanzung der Ureteren in den Damm bekämpft werden oder durch eine Blasen-Darmanastomose oder eine suprapubische Fistel nach Vernähung des Blasenbodens. Stets sind auch die Leistendrüsen auszuräumen, wenn sie vergrößert und hart sind.

Dauerheilungen sind sowohl beim Manne, wie bei der Frau nur spärlich gemeldet (PEACOCK [1], DESNOS, zitiert nach IMBERT [2], GRAF [3]). Selbst nach jahrelanger lokaler Heilung des Harnröhrenkrebses wurden Metastasen des Urethraltumors in Lungen und anderen Organen beobachtet (OBERLÄNDER [4]).

Weder die Radium-, noch die Röntgenbehandlung der Urethralcarcinome haben bis jetzt befriedigende Resultate gegeben. Immerhin sind einzelne Heilungen gemeldet worden (LEGUEU et CHÉRON, l. c.). Es sind deshalb weitere Versuche mit der Strahlentherapie anzuraten.

# VIII. Die Sarkome.

**Vorkommen und Ätiologie.** Das Sarkom ist eine außerordentlich seltene Geschwulstform der Urethra. Es sind kaum mehr als ein Dutzend solcher Tumoren in der Literatur mitgeteilt. Es waren meistens Spindelzellen-, seltener Rundzellen-, einige Male Melanosarkome. Sie können eine erhebliche Größe erreichen. Das Sarkom entsteht eher bei jüngeren, als bei alten Individuen. Wie das Carcinom, so entsteht auch das Sarkom häufig auf dem Boden einer entzündlich veränderten oder narbigen Harnröhre.

Die *Symptome* sind sehr ähnlich denen des Carcinoms. Bemerkenswert ist bei dem Sarkom nur das außerordentlich rasche Wachstum.

Auch bezüglich der *Diagnose* liegen die Verhältnisse ähnlich wie beim Krebs. Verwechslungen mit entzündlichen Prozessen, periurethralen Abscessen, callösen Strikturen usw. sind möglich und sind auch tatsächlich wiederholt vorgekommen. Vom Carcinom unterscheidet sich das Sarkom durch seine weichere Konsistenz und durch die Bildung größerer und grobhöckeriger Tumoren. Zudem tritt das Sarkom vorzugsweise bei jugendlichen, das Carcinom bei älteren Individuen auf.

Neben flächenhaft ausgebreiteten Sarkomen kommen auch gestielte vor, die operativ leichter zu entfernen und in der Prognose günstiger sind. Diese Sarkomformen können leicht mit benignen Tumoren der Harnröhre, Polypen usw. verwechselt werden. Bei pigmentierten Tumoren ist mit größerer Wahrscheinlichkeit auf Melanosarkom als auf Melanocarcinom zu schließen. Gewißheit in der Diagnose gibt in allen Fällen nur das Mikroskop. Es ist daher auch hier die Probeexcision kleiner Tumorstückchen zum Zwecke der histologischen Untersuchung das sicherste Mittel, die Diagnose abzuklären.

Die *Prognose* ist ebenso schlecht wie beim Carcinom; Rezidive nach der Operation sind außerordentlich häufig. Nur in den Fällen, in denen der Tumor eng umschrieben ist, kann eine vollständige oder doch längere Zeit dauernde Rezidivfreiheit erwartet werden. Wahrscheinlich handelt es sich in diesen Fällen ursprünglich um einen gutartigen fibrösen oder papillomatösen Tumor, der

---

[1] Med. journ. 1910.
[2] l. c.
[3] Zentralbl. f. Gynäkol. 1921.
[4] Zentralbl. f. Krankh. d. Harn- u. Sexualorg. 1900.

später sarkomatös entartete. Der Tod erfolgt meist an inneren Metastasen (Leber, Lunge usw.) und Kachexie.

Die *Behandlung* der Sarkome soll nach den gleichen Grundsätzen wie beim Carcinom durchgeführt werden.

# IX. Die Neubildungen des Penis.

Fast alle Geschwulstarten, die an der Harnröhre zur Beobachtung kommen, treten beim Manne auch am Penis auf. Bei großer Ausdehnung der Neubildung ist es oft schwer zu erkennen, wo ihr Ausgangspunkt liegt, ob im Penisgewebe oder in der Harnröhre. Nur solange die Tumoren klein sind, wird dieser Entscheid leicht.

## 1. Die gutartigen Neubildungen.

Von den gutartigen Neubildungen des Penis haben die papillären Wucherungen ihrer Häufigkeit wegen die größte praktische Bedeutung. Die **Papillome** des Penis oder *spitzen Kondylome* sind Fibroepitheliome. Sie bestehen aus einem verästelten Bindegewebe als Stützsubstanz, bedeckt mit einer breiten, an der Oberfläche oft verhornten Epidermisschicht. Nach der Auffassung von UNNA ist die Wucherung des Epithels das Primäre und führt erst sekundär durch Abfurchung zu den Veränderungen des Bindegewebes. Die Papillome sitzen vorzugsweise auf der Innenfläche der Vorhaut und im Sulcus coronarius glandis; sehr selten entwickeln sie sich auf der Glans selbst. Ihre Farbe ist rötlich, bei Sitz auf der Haut weiß-gelblich.

Anstoß zu diesen papillären Wucherungen geben Entzündungen der Vorhaut, wie sie besonders bei Phimose häufig sind und entweder primär im Vorhautsack in Form der einfachen Balanoposthitis einsetzen, oder aber in der Folge einer gonorrhoischen oder nicht spezifischen Urethritis sich entwickeln. Neben den papillomatösen Wucherungen im Vorhautsacke und im Sulcus coronarius finden sich manchmal gleichzeitig auch solche in der Mündung oder in den vordersten Teilen der Harnröhre.

Unterbleibt eine zweckmäßige Behandlung, so wachsen diese Papillome ziemlich rasch. Sie werden zu recht massigen Geschwülsten, die schließlich die Innenfläche der Vorhaut völlig überziehen, ausnahmsweise sogar auch größere Teile der Eichel überdecken. Sie werden den blumenkohlartigen Carcinomen der Eichel ähnlich, unterscheiden sich aber immerhin schon klinisch von diesen durch ihre weiche Basis und das Fehlen geschwüriger Zerfalles. Bei der histologischen Untersuchung zeigt sich, daß sich bei ihnen im Geschwulstboden stets nur Rundzelleninfiltrate, nie in die Tiefe reichende Nester oder Stränge bilden. In den oberflächlichen Schichten des Papilloms verhornen die Zellen recht häufig.

Ausnahmsweise entstehen sogar wahre *Hauthörner,* spiralig gedreht und längs gerippt, welche hart wie ein Nagel werden. Sie sind von schmutzig brauner oder schwärzlicher Farbe. An ihrer Wurzel finden sich mikroskopisch oft Epithelzapfen, die, abweichend vom üblichen Verhalten der Papillome, in die Tiefe des Gewebes eindringen. Darin äußert sich die Neigung dieser Gebilde zu carcinomatöser Entartung.

Eine spontane, vollständige Rückbildung der Papillome findet nie statt. Die Gewächse müssen immer *operativ* entfernt werden. Sind sie noch klein, so werden sie am besten mit dem Galvanokauter zerstört; bei massiger Bildung müssen sie mit Messer und Schere abgetragen werden. Um allfällig noch zurückgebliebene, kleinste papilläre Wucherungen zu vernichten und einen Rückfall des Leidens zu verhindern, soll die Innenfläche der Vorhaut, sowie die Eichel mit einer Mischung von Alaun und Summitae sabinum pulv. āā eingepudert werden. Ähnlich wie diese Bepuderung wirken Umschläge mit 3% Resorcinlösung.

Die seltenen Hauthörner müssen wegen ihrer Neigung zu carcinomatöser Entartung an ihrer Basis recht tief ausgeschnitten werden; noch sicherer ist es, wenn sie irgendwie Zeichen beginnender carcinomatöser Entartung erkennen lassen, die Glans zu amputieren.

An Glans und Praeputium wurden ab und zu **kavernöse Angiome** beobachtet, die den Kranken durch Blutung in Gefahr brachten und ihm zudem oftmals durch mechanische Behinderung Schmerzen verursachten. Nur selten waren sie gestielt, vielmehr meist sehr breitbasig; sie erstreckten sich manchmal bis unter die Schleimhaut der Harnröhre. Bei einem Kranken von YOUNG war die Neubildung vom Penis über das ganze Scrotum bis in die Leistenbeugen ausgebreitet. Diese Angiome zeigen in der Regel den Bau eines Kavernoms. In einem Falle von KROLL fanden sich im Tumor zahlreiche große und kleine Spalträume, voneinander getrennt durch Septen von feinfaserigem Bindegewebe und von Zügen glatter Muskulatur. Die Hohlräume waren ausgekleidet mit einem einfachen Endothel. Der Blutungsgefahr wegen ist die Beseitigung dieser Angiome stets angezeigt. Sie gelingt am raschesten durch Excision. Würde diese aber eine zu starke Verstümmelung zur Folge haben, so ist eine Zerstörung der Geschwulst durch Kohlensäureschnee oder Elektrokoagulation vorzuziehen.

Hin und wieder sind am Penis, gewöhnlich auf dessen Rücken, selten an der Glans, sehr große *Varicen* beobachtet worden, die einen operativen Eingriff nötig machen.

**Lymphangiome** am Penis sind nur in Einzelfällen gesehen worden, ebenso **Myome** und **Lipome,** sowie auch **Fibrome,** als scharf begrenzte, rundliche Knoten an der Oberfläche der Glans oder im Praeputium, ausnahmsweise in den Schwellkörpern des Penis. YOUNG macht darauf aufmerksam, daß bei der RECKLINGHAUSENschen Krankheit Neurofibromknoten auch am Penis auftreten können.

Als Kuriosa sind unter den gutartigen Tumoren des Penis noch zu erwähnen *Enchondrome* in den Schwellkörpern.

Häufiger als die letzterwähnten Gewächse wurden am Penis **Csytengeschwülste** beobachtet. Unter diesen sind die angeborenen von den erworbenen zu unterscheiden.

*Angeboren* in ihrer Anlage sind
a) die *Dermoidcysten* mit verschiedenartigen Einschlüssen;
b) die *Cylinderepithelcysten* mit weißem oder gelblichem, gallertigem oder schleimigem Inhalt und dünner, glatter Wand. Diese Cysten stammen vom Urethralseptum ab und entwickeln sich in ähnlicher Weise wie die akzessorischen Gänge des Penis. Sie sitzen meist median an der Unterfläche des Gliedes und sind von einem mehrschichtigen Cylinderepithel ausgekleidet. Ihre Kapsel besteht aus fibrösem Bindegewebe. Sie können eine erhebliche Größe erreichen. Werden sie dadurch dem Kranken lästig, so müssen sie trotz ihrer Gutartigkeit operativ entfernt werden.

Von *erworbenen* Cysten sind zu erwähnen
a) die nach ritueller Circumcision wiederholt beobachteten *traumatischen Epithelcysten* und
b) die meist nur sehr kleinen Atherome der Talgdrüsen oder der Haarbälge, die fast immer in der Vorhaut, selten an der Glans sich entwickeln.

## 2. Die bösartigen Tumoren.

Die weitaus wichtigste Geschwulstart des Penis ist das **Carcinom,** seiner Bösartigkeit wegen, wie auch wegen seiner verhältnismäßig großen Häufigkeit.

4—5% aller Krebsgeschwülste des Mannes haben ihren Sitz am Penis (Küttner). Werden die Erkrankungen des weiblichen Geschlechts miteinberechnet, dann fallen allerdings von allen bösartigen Geschwülsten nur 1—3% auf das Peniscarcinom, nach der Zusammenstellung Andrews von fast 8000 bösartigen Tumoren gar nur 0,79%. Unter 12 500 Kranken der Klinik von Young wurden 35 Peniscarcinome beobachtet, daneben am gleichen Materiale ungefähr 500 Blasen- und 600 Prostatacarcinome.

Das Peniscarcinom tritt hauptsächlich nach dem 40. Lebensjahre auf. Es entwickelt sich aber keineswegs sehr selten auch schon in jugendlicherem Alter. Küttner berechnete aus seiner Statistik, daß immerhin 13,4% der Peniscarcinome schon zwischen dem 25.—40. Altersjahre entstehen. Nach neueren Mitteilungen scheint diese Zahl zu niedrig angesetzt zu sein. Barney sah von 100 Peniscarcinomen 15 im Alter zwischen 25—40 auftreten, Schreiner und Kress von 18 Peniscarcinomen 3 vor dem 40. Lebensjahre. Bei den Youngschen Kranken entstanden sogar 20% der Peniscarcinome vor dem 40. Lebensjahre, bei Barringer und Dean 25%.

Die Ätiologie des Peniscarcinoms ist wie bei fast allen Krebsgeschwülsten noch unerforscht. Immerhin sind eine Reihe von Gewebeveränderungen bekannt, die offenkundig eine Disposition zur Bildung der Carcinome schaffen. Unzweifelhaft zeigen alle *papillomatösen Wucherungen* der Vorhaut eine Neigung zu krebsiger Entartung. In noch höherem Maße die *Leukokeratosis* oder *Leukoplakia penis,* wobei das Epithel an der Glans stark verdickt und trocken ist, blauweiß oder kreideweiß verfärbt. Eine Übergangsform zwischen benigner papillärer Geschwulst zum Carcinoma penis ist das *Acanthoma callosum,* eine Hauthyperplasie, die in ihrem Gewebebau einerseits mit Warzen, andererseits mit den spitzen Kondylomen eine Ähnlichkeit hat. Sie unterscheidet sich von den letzteren durch den Mangel an stark verzweigten Papillen und durch die derbere Konsistenz, von den Warzen durch den Mangel einer primären Hyperkeratosis. Das Acanthoma callosum ist in seiner äußeren Form einem Carcinom so ähnlich, daß es oft mit diesem verwechselt worden ist (Baruch). Ebenso verhält es sich auch mit den von Buschke und Löwenstein beschriebenen exzessiv wuchernden spitzen Kondylomen, die ein teilweise infiltrierendes Wachstum zeigen.

Wie zu gutartigen Epithelwucherungen so scheinen alle langdauernden Entzündungen an Vorhaut und Eichel auch zur Carcinombildung zu disponieren. Jedenfalls ist auffällig, wie oft dem Auftreten eines Peniskrebses langdauernde lokale Entzündungen am Penis vorausgehen.

Ob eine *Phimose* an sich eine Disposition zur Entwicklung eines Carcinoms schafft, erscheint noch fraglich. Wohl findet sich sehr oft ein Zusammentreffen von Phimose und Peniscarcinom, nach Dumarquey und Hay in 70, resp. 75%, nach Barringer und Dean in 76%, nach Kaufmann und nach Riquolle in 17,7%, im Materiale Küttners in 54,5%. Trotzdem darf man aber der Phimose keineswegs rückhaltlos eine vorwiegende Rolle in der Carcinombildung beimessen. Denn aus den Nachforschungen Küttners geht hervor, daß im Widerspruch zu den Behauptungen anderer, wie z. B. Sherills, bei Beschnittenen, abgesehen von den Juden, Peniscarcinome gar nicht so sehr selten sind, bei Muselmannen, die auch beschnitten sind, Peniscarcinome sogar oft beobachtet wurden. Barringer und Dean, sowie auch Sampoerno berichteten aus Indien ähnliches; erstere weisen aber immerhin darauf hin, daß dort die Hindus, die nicht beschnitten sind, viel häufiger an Peniscarcinom erkranken als die gleichen Orts lebenden Mohammedaner. Daß die Juden so außerordentlich selten an Peniscarcinom erkranken, scheint seinen Grund eher in deren Rassenimmunität zu haben, als in der rituellen Beschneidung.

Sicherlich mag aber die Phimose insoweit einen Einfluß auf die Bildung des Peniscarcinoms ausüben, als sie sehr oft zu chronischer Balanoposthitis Anlaß gibt, die ihrerseits, wie erwähnt, nicht nur zu gutartiger Papillombildung, sondern wohl auch zur Entwicklung von Carcinomen Anlaß gibt.

Daß *Traumen* Carcinombildung am Penis auslösen, erscheint trotz einiger derart zu deutender Mitteilungen von DUPUYTREN, KELLER und KRÖNLEIN fraglich. Ebenso ist auch für die Annahme, es möchte der Verkehr mit einer an Genitalkrebs erkrankten Frau durch Überimpfung des Tumors ein Peniscarcinom hervorrufen, noch kein ausreichender Beleg erbracht worden.

KÜMMEL und PARTSCH machen aufmerksam, wie selten bei den sozial besser Gestellten Peniscarcinome entstehen. Die mangelhafte Reinlichkeit scheint demnach eine Rolle bei der Entwicklung dieser Tumoren zu spielen.

**Pathologische Anatomie.** Der Peniskrebs nimmt in der Regel seinen Ausgang von der Eichel oder von der Innen-, viel seltener von der Außenfläche der Vorhaut. Nur ganz ausnahmsweise entsteht er weiter hinten am Penis, z. B. in einem Harnfistelgang. Er ist meist ein sehr stark verhornender Plattenepithelkrebs. Er tritt entweder auf als *papillomatöses, blumenkohlartiges Gewächs* oder als *oberflächliches Geschwür* oder als *markiger Knoten.*

Die *papilläre Form* des Peniskrebses (Abb. 8) ist weitaus die häufigste. Bei dieser wuchert der Krebs als ein blumenkohlartiges, oft übelriechendes, meist breitbasiges Gewächs aus der Eichel oder Vorhaut vor. Frühzeitig schon treibt er auch an seiner Basis Zellstränge in die Tiefe der Gewebe. Klinisch läßt sich dies deutlich an der zunehmenden Derbheit der basalen Teile der Geschwulst erkennen, die sich sowohl in die Tiefe, wie in die Breite oft sehr rasch ausbreitet. Die oberflächlichen Teile des papillären Gewächses werden rasch nekrotisch und zerfallen unter Geschwürbildung.

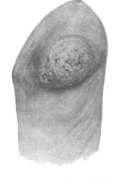

Abb. 8. Papillärer Krebs des Penis. (Nach WILDBOLZ.)

Das *Krebsgeschwür* entsteht meist an der Eichel als ein flaches rötliches Infiltrat mit zentraler, erst nur oberflächlicher Nekrose. Es bildet sich bald ein tiefergreifendes Geschwür mit aufgeworfenen, unregelmäßigen Rändern, an denen Andeutungen eines papillären Baus fast nie fehlen. Ganz ausnahmsweise werden auch Geschwüre mit PAGET-Zellen beobachtet (YOSHIDA).

Der *markige Krebsknoten* ist die seltenste Form des Peniskrebses. Er geht in der Regel von der Glans aus und kann bis faustgroße, grobknollige Tumoren bilden, deren Oberfläche Geschwüre und mit schmierigem Epithelbrei ausgefüllte Spalten aufweist.

Die *Ausbreitung* aller Peniscarcinome erfolgt vorzugsweise in den Blutbahnen der spongiösen Gewebe der Corpora cavernosa oder aber in den perivasculären Lymphräumen (KAUFMANN), meist per continuitatem, seltener sprungweise unter Bildung einzelner voneinander getrennter Knoten. Das Vorrücken des Gewächses vollzieht sich meist in breiter Front, ohne Aussendung einzelner langer Stränge, weshalb es zur völligen Entfernung alles Kranken meist genügt, die Geschwulst 2—3 cm hinter ihrem fühlbaren Rande abzutragen. Aber ausnahmsweise treibt die Neubildung doch, wie KÜTTNER beobachtete, bis 7 cm lange Stränge von Krebszellen über die fühlbare Grenze des Tumors hinaus. Dabei erfolgt das Fortwuchern meist in den Blutgefäßen; es sind aber von KAUFMANN, von PARTSCH, THOMSON (zitiert nach KÜTTNER) auch vom Tumor ausgehende carcinomatöse Lymphstränge beobachtet worden, die schon klinisch als harte, rundliche Gebilde fühlbar waren.

Bei diesem Weiterwuchern der Geschwulst bleibt das Corpus cavernosum urethrae oft lange Zeit von der Neubildung verschont. Es zeigen deshalb viele Peniskrebskranke gar keine Störungen der Harnentleerung. Schließlich wird aber auch das Corpus cavernosum urethrae von den Tumormassen durchwuchert oder es wird doch die Harnröhrenwand durch die im Schwellkörper des Penis entstandenen Tumormassen derart verengt, daß die Harnentleerung schwierig wird. Gehemmt wird die Harnentleerung außerdem auch häufig durch die beim Peniscarcinom fast nie ausbleibende Phimose. Das Carcinom greift schließlich auf das Scrotum und auf die Bauchdecken über, nach längerem Bestande gar auch auf die Beckenknochen, die Samenblasen und das Rectum. Während die Geschwulst körperwärts weiterwuchert, zerfällt sie in ihren peripheren Teilen am Penis. Es bilden sich dort jauchende, häufig schmierig belegte Geschwüre, durch welche der Penis fortschreitend von vorne nach hinten zerstört wird (Abb. 9 und 10).

Meist schon bevor die Neubildung eine große Ausdehnung erreicht hat, werden die inguinalen Lymphdrüsen carcinomatös und bald ergreift die Erkrankung auch die Iliacaldrüsen. Nur selten erkranken diese letzteren vor den Leistendrüsen, da einzelne Lymphbahnen vom Penis unter Umgehung der Leistendrüsen direkt zu den Beckenlymphdrüsen führen. Beim Nachweis geschwollener Lymphdrüsen im Bereiche des Peniscarcinoms ist zu beachten, daß diese Schwellung nicht stets durch carcinomatöse Metastasen bedingt ist, sondern daß sie manchmal durch eine banale Entzündung verursacht ist. So fand BARNEY bei 75% aller Peniscarcinome die Leistendrüsen geschwollen, aber nur bei 60% von diesen war die Schwellung durch Carcinom bedingt. Bei den anderen war sie entstanden durch unspezifische Entzündung, ausgegangen von dem ulcerierten und infizierten primären Tumor. Ähnliche Beobachtungen machte auch KÜTTNER.

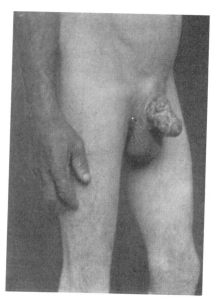
Abb. 9. Carcinoma penis mit fortschreitender Nekrose des Gliedes. (Nach WILDBOLZ.)

Während auf dem Lymphwege Metastasen sehr häufig entstehen, ist ihre Aussaat auf dem Blutwege beim Peniscarcinom sehr selten. Es finden sich bei ihm Metastasen nur ausnahmsweise in den inneren Organen, verhältnismäßig am häufigsten in der Leber und in den Lungen. Bei einzelnen Kranken waren allerdings Metastasen des Peniscarcinoms in zahlreichen Organen zerstreut, im Darm, im Mediastinum, in der Milz und in den Pleuren. Wahrscheinlich handelte es sich dabei um einen sekundären Einbruch von Lymphmetastasen in die Blutbahn.

**Symptome.** Der Peniskrebs verursacht im Beginne nicht erhebliche *Schmerzen*, meist nur ein mäßiges Brennen oder gar nur ein Jucken. Einzig bei der Erektion tritt ein wirkliches Schmerzgefühl auf. Später, bei ausgedehntem Zerfall der Geschwulst, wird der Schmerz heftiger und andauernder. Immerhin bleiben auch dann noch häufig die Beschwerden auffällig gering im Verhältnis zu den ausgedehnten Gewebeveränderungen und Zerstörungen im Bereiche des Peniscarcinoms. Bei einzelnen Kranken allerdings werden die Schmerzen sehr heftig, bald mehr auf den Tumor beschränkt, bald weithin ausstrahlend. Manchmal treten sie nur während der Miktion auf oder machen sich lediglich beim Coitus geltend. Nach KÜTTNERs Erfahrungen ist in der Heftigkeit der Schmerzen kein Zeichen besonderer Bösartigkeit des Tumors zu sehen. Er fand

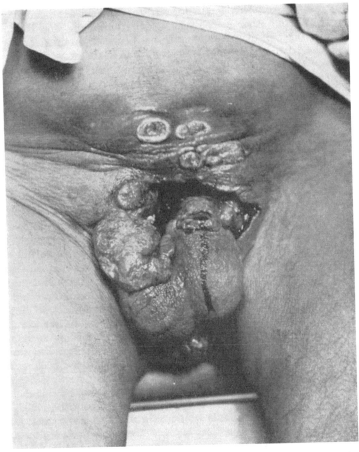

Abb. 10. Derselbe Kranke wie auf Abb. 9. ³/₄ Jahre später mit ausgedehntem krebsigen Zerfall von Penis, Scrotum und Bauchdecken. (Nach WILDBOLZ.)

unter den dauernd vom Peniscarcinom Geheilten sehr viel mehr Kranke, die über Schmerzen im Tumor geklagt hatten, als unter den Ungeheilten. Die Schmerzen haben das Gute, den Kranken frühzeitig zum Arzte und frühzeitig zur Operation zu treiben.

Außer durch Schmerzen plagt das Peniscarcinom den Träger durch einen *scheußlichen Geruch*, entstanden durch den Zerfall und die nie ausbleibende Verjauchung der Geschwulst.

*Blutungen* aus dem Tumor sind trotz des Zerfalls und der nie ausbleibenden Infektion der Geschwulstgewebe keineswegs häufig und dabei selten sehr stark. Nur ausnahmsweise werden sie lebensbedrohend; dies fast immer nur, wenn z. B. in der Leistenbeuge Geschwulstmetastasen in die großen Blutgefäße einbrechen. Blutungen aus dem Tumor oder seinen Metastasen sind immer ein übles Vorzeichen. Bei keinem einzigen der Kranken KÜTTNERs, bei denen sich eine Blutung aus dem Tumor eingestellt hatte, war eine dauernde Heilung zu erzielen.

*Harnbeschwerden* verursacht das Peniscarcinom, wie bereits erwähnt, verhältnismäßig selten, nur wenn die Neubildung durch seitlichen Druck oder durch Einwuchern in die Lichtung die Harnröhre verengt. Die Harnentleerung wird dann nur unter heftigem Mitpressen der Bauchdecken möglich und wird zudem schmerzhaft. Aber selbst bei freiem Durchgang der Harnröhre kann das Urinieren für den Kranken durch ein heftiges Brennen beim Ausfließen des Harns über den zerfallenden Penistumor sehr beschwerlich werden.

**Diagnose.** Die Diagnose des Peniscarcinoms ist, wenn dieses bereits vorgeschritten, nicht schwer. Keine andere Geschwulstart am Penis zeigt einen so ausgedehnten Zerfall und so starke Verjauchung wie das Carcinom. Durch diese Verjauchung läßt sich das Carcinom schon ohne histologische Untersuchung von dem ihm in seiner äußeren Form sehr ähnlichen Acanthoma callosum unterscheiden.

In seinen Anfangsstadien dagegen ist das Peniscarcinom oft schwer zu erkennen. Tritt es in papillärer Form auf, so hat es, im Beginne wenigstens, große Ähnlichkeit mit den benignen spitzen Kondylomen. Die Frühdiagnose dieser Art von Carcinom ist besonders dann sehr schwierig, wenn, wie dies wiederholt beobachtet wurde, das papilläre Carcinom durch Entartung aus einem jahrelang gutartig fortbestehenden, papillären Gewächs hervorging (YOUNG). Charakteristisch für das papilläre Carcinom gegenüber den gutartigen papillären Geschwülsten ist die derbe Infiltration seiner Basis und der Zerfall seiner peripheren Teile. Eine sichere Differentialdiagnose zwischen benignen und malignen papillären Wucherungen ist aber häufig erst durch die histologische Untersuchung möglich. Deshalb soll bei zweifelhaftem Charakter einer papillären Wucherung stets eine Probeexcision gemacht werden und zwar eine genügend in die Tiefe des Gewebes reichende. Dazu soll immer das Messer benutzt werden, der Kauter nur zur Verschorfung der nach der Excision zurückbleibenden Wunde. Denn nach den Erfahrungen YOUNGs wird bei der Excision mit dem Kauter das abgetragene Gewebe infolge der tiefgehenden Brandnekrose häufig zur histologischen Untersuchung völlig unbrauchbar.

Der Peniskrebs wird oft mit *syphilitischen Erkrankungen,* mit Schanker oder Gummata verwechselt. Vor dem Entschluß zur Operation eines carcinomverdächtigen Geschwürs am Penis ist deshalb immer eine Wassermannreaktion vorzunehmen. Im Zweifelsfalle darf auch kurze Zeit eine energische spezifische Behandlung des Geschwürs versuchsweise angewendet werden. Tritt aber eine unzweifelhafte Besserung nicht sehr rasch ein, so müssen solche therapeutische Versuche sofort abgebrochen und muß eine Probeexcision gemacht werden, der bei positivem Ausfall die Radikaloperation unmittelbar folgen muß.

Verwechslungen des Peniscarcinoms mit *Tuberkulose* sind nicht sehr zu befürchten. Eine Penistuberkulose tritt außerordentlich selten isoliert auf. Fast immer ist sie von multiplen Herden im Urogenitalsystem begleitet, die auf den tuberkulösen Charakter der Peniserkrankung hinweisen. Eine mikroskopische Untersuchung zur Abklärung der Diagnose wird selten nötig werden.

YOUNG machte auf die Möglichkeit einer Verwechslung eines Peniscarcinoms mit *Granuloma inguinale* aufmerksam, das auch auf dem Penis Wucherungen bilden kann. Es fehlen allerdings beim Granulom die beim Carcinom sehr deutlich fühlbaren Infiltrate in der Tiefe des Gewebes, und charakteristisch für das Granulom ist ferner seine leichte Beeinflussung durch Injektionen von Tartarus stibiatus.

Da Carcinome, wie andere Geschwülste der Glans und der Innenseite des
Praeputiums, recht häufig durch eine primäre oder eine sekundär infolge des
Tumors entstandene Phimose verborgen gehalten werden, so muß unbedingt
die Regel gelten, bei jedem leisesten Verdacht auf Tumorbildung im Bereiche
der Glans, d. h. sobald durch die Vorhaut hindurch ein Knoten oder ein Infiltrat
fühlbar wird, die Phimose zu spalten, um die Innenfläche der Vorhaut und die
ganze Glans einer genauen Besichtigung zugänglich zu machen. Selbst bei
einer scheinbar gutartigen Balanoposthitis ohne fühlbares Infiltrat, ist die Phi-
mosenoperation dringlich, sobald das Sekret einen jauchigen Geruch annimmt.
Denn schon oftmals entwickelte sich hinter einer Phimose verborgen ein Carcinom unter dem Bilde einer gewöhnlichen Balanoposthitis. Anstatt durch Beseitigung der Phimose die Innenseite des Präputialsackes durch ein dünnes
Irrigationscystoskop sichtbar zu machen, wie dies YOUNG empfiehlt, wird wohl
nur ausnahmsweise bei ganz besonders ängstlichen Kranken erlaubt sein.

**Prognose und Therapie.** Das Peniscarcinom führt keineswegs immer rasch
zum Tode. Es nimmt gar nicht so sehr selten einen recht langsamen, auf viele
Jahre sich erstreckenden Verlauf, selbst wenn jede ernstliche Therapie unterlassen wurde. LEBERT sah einen Kranken mit unbehandeltem Peniscarcinom
sogar noch 10 Jahre nach der Erkrankung am Leben. Bei anderen Kranken
wiederum zeigt das Peniscarcinom eine ungewöhnliche Bösartigkeit. Es kann
schon in einem halben oder in einem Jahre zum Tode führen. Am raschesten
tötet das Peniscarcinom, das am Entstehungsorte klein bleibt, das aber rasch
wachsende Drüsenmetastasen bildet.

Da das Peniscarcinom über kurz oder lang immer tödlich endigt, so kann
nicht dringlich genug seine frühzeitige operative Beseitigung gefordert werden.
Ein Versuch mit der immer wieder empfohlenen Behandlung des Peniscarcinoms
mit Elektrokoagulation (LE FUR), mit Röntgen und Radium (BARRINGER und
DEAN) ist der geringen Heilaussichten wegen zu widerraten. Die einzige erfolg-
versprechende Therapie ist die Ablatio penis. Das Glied soll immer $2^1/_2$—3 cm
hinter dem Tumor abgesetzt werden. Dabei ist stets darauf zu achten, die Harnröhre mit ihrem Schwammgewebe etwas weniger weit hinten abzutragen als
die Corpora cavernosa penis, so daß der Urethralstumpf die Amputationsfläche
überragt. Dies ist notwendig zur Ermöglichung eines reinlichen Harnens ohne
Nässen des Kranken. Die Schwellkörper des Penis weiter nach hinten, als die
der Harnröhre, zu resezieren, ist auch deshalb ratsam, weil die Ausbreitung
des Carcinoms in den Schwellkörpern rascher erfolgt als in der Spongiosa der
Harnröhre.

Ob mit der Amputatio penis stets auch eine Ausräumung der Leistendrüsen
verbunden werden soll, wird verschieden beurteilt. Einzelne Chirurgen verlangen die Ausräumung als Regel. Diesen gegenüber weist aber KÜTTNER auf
die große Zahl dauernder operativer Heilungen des Peniscarcinoms ohne Ausräumung der Leistendrüsen hin. Auch berichtete SHERILL über einen Kranken
dieser Art, der 14 Jahre nach der Amputatio penis ohne begleitende Ausräumung
der Leistendrüsen noch rezidivfrei war. Die Leistendrüsen erkranken offenbar
bei nicht besonders bösartigem Verlauf des Peniscarcinoms oft recht spät carcinomatös. Deshalb ist es nicht ausnahmslos nötig, bei der Operation des Peniscarcinoms die Leistendrüsen auszuräumen. Sind diese aber neben dem Carcinom
vergrößert fühlbar, dann müssen sie stets entfernt werden, unbeachtet der Möglichkeit, daß sie nicht carcinomatös, sondern nur durch bakterielle Infektion
zur Anschwellung gebracht wurden. KÜTTNER erachtet eine Ausräumung
der Leistendrüsen, selbst wenn sie nicht vergrößert erscheinen, ebenfalls für
notwendig, wenn das Peniscarcinom Zeichen besonderer Bösartigkeit aufweist.
Als solche nennt er 1. ein schnelles Wachstum des Tumors, 2. sein Übergreifen

auf das Corpus cavernosum, 3. das Auftreten des Tumors in jugendlichem Alter und 4. Blutungen aus dem Gewächse.

Erweist sich aus dem einen oder anderen Grunde die Ausräumung der Leistendrüsen angezeigt, so wird die Radikaloperation des Peniscarcinoms am besten mit dieser Ausräumung begonnen. Von einem von der Leiste bis zur Resektionsstelle über das Dorsum penis ziehenden Hautschnitt werden vorerst die Leistendrüsen im Zusammenhang mit den sie umgebenden Fettmassen, dann die aus dem Penis hervortretenden Lymphstränge über die Wurzel des Penis hinweg bis zur Amputationsstelle in einem Stück herauspräpariert und im Zusammenhang mit dem amputierten Penisteile reseziert. Auf diese Weise ist die beste Gewähr gegeben, aller zwischen dem primären Tumor und den Drüsenmetastasen in den Lymphbahnen liegenden Geschwulstzellen habhaft zu werden.

Bei ausgedehntem Carcinom des Penis mitsamt den Lymphdrüsen auch die Hoden zu entfernen, also eine vollständige Emaskulation vorzunehmen, ist wiederholt vorgeschlagen worden, so in letzter Zeit auch wieder von DAX, von CUNNINGHAM und von HADDA. Es muß aber dieser Eingriff als eine meist unnötige Verstümmelung des Kranken erscheinen; denn alle Beobachtungen stimmen darin überein, daß das Carcinom fast nie auf die Hoden übergreift. Ihre Entfernung ist deshalb kein unbedingtes Erfordernis. Die Meinung, durch die Beseitigung der Hoden und damit der Libido dem Patienten den teilweisen Verlust seines Membrums leichter zu machen, hat sich als irrig erwiesen. Die Depression des Kranken ist nach vollständiger Emaskulation viel größer, als nach Amputation des Penis mit Erhaltung der Testes, wonach ihm selbst bei sehr kleinem Penisstummel oftmals die Kohabitation noch möglich bleibt. Da vom Penis keine Lymphbahnen zum Scrotum ziehen, ist auch die Resektion des Scrotums unnötig, wenn nicht das Carcinom sehr nahe an dieses herangewuchert ist.

Die Erfolge der Radikaloperation des Peniscarcinoms sind recht erfreuliche. YOUNG, der sehr radikal operiert, hat 49% Heilungen erzielt, obschon sehr viele seiner Operierten schon mit großen Drüsenmetastasen bei ihm in Behandlung getreten waren. KIDD, der regelmäßig mit dem Peniscarcinom die Leistendrüsen mitentfernte, erzielte bei 5 Kranken eine Heilung, die 1 bis 9 Jahre kontrolliert werden konnte. FÖDERL berichtet 40—50% Dauerheilungen. KÜTTNER beobachtete sogar 60% Dauerheilungen, obschon er neben der Penisamputation nicht immer eine Ausräumung der Leistendrüsen vorgenommen hatte.

Bestehen bei einem Kranken mit Peniscarcinom sehr ausgedehnte, große Drüsenmetastasen, gar auch solche in der Iliacalgrube, dann ist eine Dauerheilung nicht mehr zu erhoffen. Aber die Amputatio penis und die Ausräumung der Leistendrüsen ist trotzdem anzuraten, wenn sie ohne allzu große Lebensgefahr auszuführen ist. Denn der Eingriff wird dem Kranken durch die Beseitigung jauchender Carcinomherde immerhin Erleichterung bringen.

# X. Die Sarkome des Penis.

Nach einer statistischen Zusammenstellung von JOELSON sollen nur 32 Beobachtungen von bösartigen Tumoren des Penis nicht carcinomatöser Natur in der Literatur mitgeteilt worden sein. Es betrafen diese 7 Endotheliome, 8 Melanosarkome, und 17 Rundzellen-, Spindelzellen- oder Mischzellensarkome, sowie Fibrosarkome. Vereinzelte Mitteilungen über bösartige Tumoren nicht carcinomatöser Natur sind auch noch in den allerletzten Jahren erschienen, so von GOBBI, von PETERS, von BRANDEN.

Die *Endotheliome* scheinen von den Endothelien der Schwellkörper auszugehen und erfüllen die Maschenräume der Schwellkörper mit ihren Geschwulstzellen im Gegensatz zu den Sarkomen, die innerhalb der bindegewebigen Balken
der Corpora cavernosa wuchern, die Maschenräume freilassen, resp. sie lediglich durch Druck verengen.

Die Endotheliome bleiben offenbar nie lange scharf begrenzt. Sie durch-
wuchern ziemlich rasch den Penis und bilden eine unscharf begrenzte Infiltration.
Sie sind begleitet von Priapismus. Ob sie wirklich den Sarkomen zuzuzählen
sind, zieht von BORRMANN in Zweifel, da er einen Fall dieser Art beobachtete,
der eher einem Carcinome als einem Sarkome ähnlich war.

Die *nicht pigmentierten spindel- oder großzelligen Sarkome*, sowie die *Fibrosarkome* gehen ebenfalls meist von den Corpora cavernosa aus, sehr viel seltener
von der Glans. Sie bilden knotige, umschriebene Tumoren von weich-elastischer
Konsistenz. Sie wachsen in der Regel sehr rasch und bilden auch sehr bald
Metastasen in den Inguinal- und in den Iliacaldrüsen; sie ergreifen ab und zu
auch die Hoden und die Prostata. Sehr selten bilden sie Metastasen in den inneren
Organen (WINIWARTER).

*Melanosarkome* gehen bald von den Corpora cavernosa, bald von der Haut
des Penis aus, im Falle von PAYR z. B. von einer pigmentierten Warze. Sie
haben eine schwarzblaue Farbe, durch die sie charakterisiert werden. Sie sind
meist unscharf begrenzt. Sie dringen infiltrierend sehr rasch im Penisgewebe
vor, bilden nach kurzem Metastasen nicht nur auf dem Lymphwege, sondern
auch durch Einbruch in die Blutbahn (im Falle PAYR z. B. in die Vena saphena).
Man findet häufig bei Melanosarkomen Metastasen in den inneren Organen.

Die Prognose aller Sarkome des Penis ist sehr schlecht. Trotz Amputation
des Penis und Ausräumung der Leistendrüsen stellen sich in der Regel bald
Rezidive des Tumors ein, sei es lokal, sei es in Form von Metastasen.

# Literatur.

### Strikturen der Harnröhre.

ABADIE: Contribution à l'étude des accidents consécutifs à l'électrolyse uréthrale.
Ann. des maladies d. org. gén.-urin. Tom. 1. 1909. — ASCH: Tuberkulöse Strikturen der
Urethra. Verhandl. d. 2. Kongresses d. dtsch. urol. Ges. 1909. — AVERSENG: Journ. d'urol.
Tom. 18. 1924. — BOEMINGHAUS: Ergebn. d. Chirurg. u. Orthop. Bd. 17. 1924. — BRUYÈRE:
Traitement mixte des rétrécissements de l'urètre. Diss. Paris 1919. — CIMINO: Ann. des
maladies d. org. gén.-urin. Tom. 2. 1909. — DEFINE: Giorn. s. scienze med. 1909. Ref.
Zeitschr. f. Urol. 1910. — DESNOS: Ann. Guyon. 1908. — DEUTSCH: Einiges über Harn-
röhrenstrikturen überhaupt und solche seltener Form. Monatsberichte der Krankh. des
Harn- und Sexualapparates. Bd. 4, S. 255. — DUVERGEY: Rétrécissement tuberculeux
de l'urètre. Journ. d'urol. Tom. 14. 1922. — DUVERGEY et DAX: Grandes hématuries
du rétrétis. Journ. d'urol. Tom. 18. 1924. — GAUDIANI: Fol. urol. Bd. 1, Nr. 1. 1908. —
GENOUVILLE: Ann. Guyon. 1909. — Assoc. franç. d'urol. 1920. — GOLDBERG: Dtsch. Zeitschrift f. Chirurg. Bd. 57. — GUIARD: Ann. des maladies d. org. gén.-urin. Tom. 1. 1908.
HAMONIC: Urethrorrhagies spontanées consécutives au rétrécissement blénorrhagique.
La méd. moderne. 1893. — HOCK: Zur Behandlung schwer permeabler Harnröhrenstrikturen. Zeitschr. f. Urol. Bd. 2. 1908. — JACQUES: Un cas d'uréthrorrhagie spontanée consecutive au rétrécissement blénorrhagique. Ann. des maladies d. org. gén.-urin. 1893.
IMBERT et BOSE: Electrolyse et infiltration d'urine. Ann. des maladies d. org. gén.-
urin. 1901. Nr. 8. — KLEINWÄCHTER: Strikturen der weiblichen Urethra. Zeitschr. f. Geburtsh. u. Gynäkol. Bd. 28. 1894. — KOKORIS: Zeitschr. f. Urol. Bd. 4, Nr. 6. — LAMBERT:
Rétreciss. infrachiss. de l'urètre périnéal. Rev. clin. et thérap. des maladies des voies urin.
1907. — v. LICHTENBERG: Die temporäre Ausschaltung der Harnröhre und ihre Anwendung bei der Behandlung von Strikturen. Zeitschr. f. urol. Chirurg. Bd. 6. 1921. — LOHN-
STEIN: Dtsch. Urologenkongreß. Berlin 1909. — MINET: Rev. pratique des maladies d.
org. gén.-urin. Tom. 4. 1907. — NATHAN: Fibrolysin bei der Behandlung von Harnröhrenstrikturen. Zeitschr. f. Urol. Bd. 5. 1911. — PASTEAU: Arch. des maladies des reins et des

org. gén.-urin. Tom. 1. 1922. Ann. Guyon. 1897. — PENDL: Zentralbl. f. Chirurg. 1922.
S. 990. — PETIT: Ann. Guyon. 1909. — PFISTER: Kongreß der dtsch. Ges. f. Urologie.
Wien 1911. — PICARD: Klin. Wochenschr. 1923. — PILLET: Journ. d'urol. Tom. 18. 1924.
RICHTER: Acta chirurg. scandinav. Vol. 59. 1925. — ROSS: Brit. med. journ. 1927.
p. 266. — SCHOURP: Therapeut. Monatsh. 1906. — SEGUIN: Ann. Guyon. 1908. — SPITZER:
Wien. med. Wochenschr. 1910. Nr. 9. — STEFFEN: Tuberkulöse Strikturen der Harnröhre.
Zeitschr. f. urol. Chirurg. Bd. 4. 1918. — STERN: Journ. of the Americ. med. assoc. Vol. 73.
1919. — THOMSON: Die Strikturen und Fisteln der Harnröhre, übersetzt von L. CASPER.
München 1888. — TRAUTWEIN: Einfluß des Fibrolysins auf Beseitigung von Harnröhrenstrikturen. Dermatol. Zentralbl. 1909. Nr. 8. — VIRGHI: Uretro-elettrolisi circolare. Giorn.
internaz. delle scienze med. 1909. — VIRGHI GIROLANO: Les rétréc. inflammatoires de
l'urèthre prostatique. Ann. des maladies d. org. gén.-urin. Tom. 2. 1910. — WYNNE: Urethralstricture in the female. Surg., gynecol. a. obstetr. Vol. 94. 1922.

### Resektion der Harnröhre.

BUDDE: Zentralbl. f. Chirurg. 1920. Nr. 2. — CHOLTZOFF: Die Radikalbehandlung
der Harnröhrenverengerungen durch Resektion der verengten Stelle. Zeitschr. f. Urol.
Bd. 2. 1908. — COLOMBINO: Radikalkur der blennorrhagischen rezidivierenden Harnröhrenverengerungen. II Policlinico. 1908. Nr. 32. — CUTURI: Ricercha sperimentali sui
trapianti delle vene nell'uretra. Rif. med. 1913. Nr. 16. — DOMINICI: Sulle uretero-etero-
plastiche con trapianti vaseli. La clin. chirurg. Juli 1911. — EKEHORN: Norw. med. Arkiv.
1912. Nr. 28. — GOLDMANN: Zur Autoplastik der Harnröhre. Beitr. z. klin. Chirurg. Bd. 57.
1908. — v. HACKER: Distentionsplastik mittels Mobilisierung der Harnröhre. Arch. f.
klin. Chirurg. Bd. 48. 1906. — HÄGLER: Zur Behandlung der Harnröhrenverletzungen
und ihrer Folgen. Dtsch. Zeitschr. f. Chirurg. Bd. 29, S. 277. — HOHMEIER: Überbrückung
eines ausgedehnten Harnröhrendefektes durch freie Fascienplastik. Dtsch. med. Wochenschrift. 1911. Nr. 19. — JONNESCO: La taille hypogastrique préliminaire dans la résection
de l'urèthre périnéal et pénien. III. Sess. d. l'assoc. franç. d'urol. 1889. — LEXER: Der
Ersatz eines Harnröhrendefektes durch den Wurmfortsatz. Med. Klinik. 1911. Nr. 39.
MARION: De la reconstitution de l'urèthre par urétroraphie circulaire avec dérivation
de l'urine. Journ. d'urol. Tom. 1. 1912. — MICHON: Arch. génér. de chirurg. 1913. — MOREL:
Arch. urol. Necker. Bd. 2. 1919. — ROCHET: La dérivation urinaire temporaire dans les
opérations sur l'urèthre. Journ. d'urol. Tom. 1. 1912. — STERN: Journ. of the Americ.
med. assoc. 1920. — WELIMOWSKY: Die technische Entwicklung der Harnröhrenresektion
auf Grund literarischer Studien. Diss. Berlin 1913.

### Harnröhrenfisteln.

BOUNEAU: Congrès franç. d'urol. Paris 1922. — CLAIRMONT: Arch. f. klin. Chirurg.
Bd. 139. 1926. — DUVERGNEY: Journ. d'urol. Tom. 17. 1924. — FRANZ: Zeitschr. f. Urol.
Bd. 12. — FULLER: Journ. of cutaneous genito-urinary dis. 1897. — JUNGANO: Journ.
d'urol. Tom. 15. — LAUENSTEIN: Dtsch. Zeitschr. f. Chirurg. Bd. 32, S. 563. — MICHON:
Journ. d'urol. Tom. 2. 1912. — WILDBOLZ: Monatsberichte f. Urologie. Bd. 11, H. 3. 1906.
YOUNG and STONE: Transact. Americ. assoc. of Guito-Urinary Sorg. 1913. — ZIEMBICKI:
Rev. de chirurg. 1889. p. 938.

### Fremdkörper.

GOLDBERG: Über Fremdkörper der Harnröhre. Zentralbl. f. d. Krankh. d. Harn- u.
Sexualorgane. Bd. 8. 1897. — GROSGLIK: Sequester als Fremdkörper in der Harnröhre.
Ibid. 1897. — HARTMANN: Traitement des corps étrangers de l'urètre. La presse méd.
1901. Nr. 59. — KAUFMANN: Verletzungen und Krankheiten der männlichen Harnröhre
und des Penis. Dtsch. Chirurg. Liefg. 50a. 1886.

### Neubildungen der Harnröhre.

#### Polypen.

BURCKHARDT: Die Neubildungen der Harnröhre. Handb. d. Urol. von FRISCH und
ZUCKERKANDL. Bd. 3. 1906. — FLUSS: Beiträge zur Klinik ausgebreiteter papillärer Geschwülste der Harnröhre. Wien. klin. Wochenschr. 1907. — GOTTFRIED: Cysten, Polypen
und Papillome der Urethra. Zeitschr. f. urol. Chirurg. Bd. 9. 1922. — GRÉGOIRE: Les polypes
de l'urèthre chez la femme. Ann. des maladies d. org. gén.-urin. 1904. Nr. 5. — OBER-
LÄNDER: Über die papillomatöse Schleimhautentzündung der männlichen Harnröhre.
Vierteljahrsschr. f. Dermatol. u. Syphilis. 1897. — RANDALL: Eine Studie über die gutartigen Polypen der männlichen Harnröhre. Surg., gynecol. a. obstetr. 1913.

## Fibrome, Myome und Angiome.

GOLDBERG: Fibromyom der Urethra. Zentralbl. f. Gynäkol. 1920. — LABHARDT: Verkalktes Myom der Urethra. Zeitschr. f. gynäkol. Urol. Bd. 2, H. 1. — MULZER: Allgemeine Angiomatose der Harnröhre als Ursache einer Hämaturie. Zeitschr. f. Urol. Bd. 11. 1917. — TILP: Tumorförmiges Amyloid der Harnröhre. Zentralbl. f. allg. Pathol. u. pathol. Anat. 1909. Nr. 20. — TUFFIER: Angiome de l'urèthre. Soc. nationale de chirurg. Mars 1912. Arch. gén. de chirurg. Tom. 6. 1912. — WOLF: Angiom der Harnröhre als Ursache heftiger Blutung. Wien. klin. Wochenschr. 1913. Nr. 34.

## Cysten.

DE BARY: Über zwei Fälle von Cysten der weiblichen Harnröhre. Virchows Arch. f. pathol. Anat. u. Physiol. Bd. 106. — PASCHKIS: Über Drüsen und Cysten im Epithel der männlichen und weiblichen Harnröhre. Monatsber. f. Urol. Bd. 8. 1903. — SCHWERIN: Über Cystenbildung in der Urethra. Zentralbl. f. d. Krankh. d. Harn- u. Sexualorgane. Bd. 13, H. 4. — UNDERHILL: Über Cysten in der prostatischen Harnröhre. Journ. of the Americ. med. assoc. Vol. 62, Nr. 4. 1914.

## Carcinome.

ALBARRAN: Epithéliome primitif de l'urèthre. Ann. des maladies d. org. gén.-urin. 1895. — BIERBAUM: Über das primäre Carcinom der männlichen Harnröhre (Literatur). Diss. Leipzig 1912. — CHRISTEN: Étude sur le cancer primitif de l'urèthre. Journ. d'urol. Tom. 19. 1925. — ENGLISCH: Das Epitheliom der männlichen Harnröhre. Fol. urol. Bd. 1. 1907. — HALLÉ: Leucoplasies et cancroides dans l'appareil urinaire. Ann. des maladies d. org.-gén.-urin. 1896. — HOTTINGER: Über das primäre Carcinom der Harnröhre. Korrespondenzbl. f. Schweiz. Ärzte. 1897. — KARAKI: Über primäres Carcinom der weiblichen Harnröhre. Zeitschr. f. Geburtsh. u. Gynäkol. Bd. 61. 1907. — PREISWERK: Über das primäre Carcinom der männlichen Harnröhre (Literatur). Zeitschr. f. Urol. Bd. 1. 1907. — WASSERMANN: Epithélioma primitif de l'urèthre. Paris: Steinheil 1895.

## Sarkome.

COLMERS: Über Sarkome und Endotheliome des Penis. Beitr. z. allg. pathol. Anat. u. Pathol. Bd. 34. 1903. — EHRENDORFER: Sarkom der weiblichen Urethra. Zentralbl. f. Gynäkol. 1892. — HERRMANN: Melanosarcoma urethrae. Wien. med. Wochenschr. 1917. Nr. 15. — KAPSAMMER: Lymphosarcoma bulbi urethrae, von einer gonorrhoischen Striktur ausgehend. Wien. klin. Wochenschr. 1903. — MARK: Primary sarcoma of the male urethra. Ann. of surg. 1912.

## Neubildungen des Penis.

ANDREWS (zitiert bei BARNEY). — BARNEY: Massachusetts general Hosp. Public. 1908. BARRINGER and DEAN: Journ. of urol. Vol. 11. 1924. — BARUCH: Beitr. z. klin. Chirurg. Bd. 95. 1914. — BORRMANN: Ergebn. d. allg. Pathol. u. pathol. Anat. 1902. — BRANDES: Scalpel. Jg. 75. 1922. — BUSCHKE und LÖWENSTEIN: Klin. Wochenschr. Jg. 4. 1925. — CUNNINGHAM: Journ. of urol. Vol. 7. 1922. — DAX: Dtsch. Zeitschr. f. Chirurg. Bd. 172. 1922. — FÖDERL: Dtsch. Zeitschr. f. Chirurg. Bd. 198. 1926. — GOBBI: Policlinico. Jg. 29. 1922. — HAYOS: Zeitschr. f. urol. Chirurg. Ref. Bd. 20/465. 1926. — JOELSON: Boston med. a. surg. journ. Vol. 188. — Surg., gynecol. a. obstetr. 1924. — KAUFMANN: Lehrb. d. spez. pathol. Anat. 1922. — KIDD: Proc. of the roy. soc. of med. Vol. 15. 1922. — KROLL: Med. Klinik. 1922. — KÜTTNER: Beitr. z. klin. Chirurg. Bd. 26. 1900. — LE FUR: Assoc. franç. d'urol. 1925. — PAYR: Dtsch. Zeitschr. f. Chirurg. Bd. 53. 1899. — PERRIN: Ann. de dermatol. et de syphiligr. Tom. 3. — PETERS: Zeitschr. f. Urol. Bd. 16. 1922. — SCHREINER und KRESS: Journ. of radiol. 1921. — SHERILL: Americ. journ. of surg. Vol. 38. 1924. — SAMPOERNO: Dtsch. Zeitschr. f. Chirurg. Bd. 201. 1927. — TUFFIER et CLAUDE: Ann. des maladies d. org. gén.-urin. 1891. — YOUNG: Practice of urol. Saunders 1926.

# Die Samenblase und ihre Erkrankungen.

Von

R. Th. Schwarzwald-Wien.

Mit 25 Abbildungen.

## 1. Geschichte und Nomenklatur.

Wie durch Claudius Galenus, den Begründer der anatomischen Wissenschaft (131—201 n. Chr.) verbürgt ist, waren die Samenbläschen schon dem Alexandriner Herophilus (375—280 v. Chr.) bekannt. Dieser verlieh ihnen den Namen προστάται mit dem Zusatz ἀδενοειδεῖς. Galen selbst nannte sie (De usu partium, Lib. XIV, Cap. 9) σώματα ἀδενοειδῆ und in seinen Definitionibus medicae, num. LIX: παραστάται περιεκτικοὶ σπέρματος. Das von uns als Prostata bezeichnete Organ findet bei Galen keine Erwähnung; er dürfte es wohl gar nicht gekannt haben. Es mag dies darin seine Erklärung finden, daß dieser ausgezeichnete Untersucher jener entlegenen Zeit nicht *menschliche* Leichen, sondern vorwiegend Wiederkäuer zergliederte, welche eben nur drüsige Samenblasen, aber keine Prostata besitzen (nach Hyrtl).

Erst Gabriele Fallopia (1523—1562) blieb es vorbehalten, Prostata und Samenblasen als besondere, voneinander unabhängige Organe festzustellen.

Die Samenbläschen, welche vordem, wie der Nebenhode, Parastatae varicosae s. cirsoideae, Vascula varicosa und Tortuositas anfractuum benannt waren, erhielten ihren jetzigen Namen als *Vesiculae seminales* durch Rondelet, welcher sie beim Delphin genauer beschrieb (Haller: Elem. physiol., Tom. 7, p. 108, zit. nach Hyrtl). Fallopia gab uns ihre Anatomie beim *Menschen* und behielt die Benennung Rondelets bei: „geminae quasi vesiculae, circa cervicem vesicae, non unam habent cavitatem, ut aliae vesicae, sed multiplicem et anfractuosam, videnturque varicum complicationem formare" (zit. nach Hyrtl). Wenn somit C. J. Lampferhoff, Heinrich Kayser und mit ihnen F. Voelcker in ihren vortrefflichen Monographien das Verdienst der „Entdeckung der Samenblasen" Fallopia zuerkennen, eine Auszeichnung, welche von Guelliot übrigens für Berenger de Carpi in Anspruch genommen wird, so ist dies wohl ein Irrtum und mag bloß mit der aus den oben erbrachten Daten hervorgehenden Einschränkung auf die Anatomie der *menschlichen* Samenblasen Geltung behalten.

Die Geschichte der Samenblasen ist gleichzeitig die Überlieferung eines sich durch Jahrhunderte fortspinnenden, wohl schon auf die Alten zurückgehenden Streites über ihre *physiologische Bedeutung*, eines Streites, an den sich die Namen erlesenster Geister der ärztlichen Forschung knüpfen.

Schon in der gegensätzlichen Namengebung des Galenus (s. o.) kommt die Ungewißheit zum Ausdrucke, ob es sich bei der Samenblase um ein *drüsiges Organ* oder um einen *Samenbehälter* handle. Dieser Zweifel mag wohl auch die Ursache gewesen sein, daß in den meisten der auf uns überkommenen historischen Bezeichnungen das morphologische Verhalten, die Ähnlichkeit der Samenblasen in ihrem äußeren Aussehen mit varikösen Venen, zu ihrer Benennung herangezogen wurde.

FALLOPIA schrieb den Samenblasen die Bedeutung von *Behältern für den männlichen Zeugungsstoff* zu. Auch BERENGER DE CARPI, welcher eine alte Bezeichnung, Parastata cavernosa, wieder aufnahm, erblickt in ihnen ein Reservoir für den Samen („Sperma ibidem contentum pro duobus vel pluribus coitibus"). Gegen FALLOPIA wandte sich dessen berühmter Zeitgenosse und Lehrer ANDREAS VESALIUS (1514—1564) in einer Streitschrift (Anatomicarum Fallopiae observ. examen), worin er die Existenz der Samenblasen rundweg leugnete und FALLOPIA zumutete, die stark gefüllten Ampullen des Samenleiters für besondere Organe gehalten zu haben. Wohl setzte sich FALLOPIA mit Schärfe gegen den kränkenden Vorwurf zur Wehre („Quandoque bonus dormitat Homerus"), allein gegen die überragende Autorität eines VESAL, des „Reformators der Anatomie", vermochte er sich nicht durchzusetzen: Die Stimme VESALS brachte für Jahre jede weitere Kontroverse zum Verstummen.

Aus dem Jahre 1610 liegt eine genaue Beschreibung der Samenblasen von HABICOT, aus dem Jahre 1621 eine Arbeit von PLAZZONI vor. Letzterer sieht in dem komplizierten Bau der Samenblasen eine zweckmäßige Einrichtung, um ihre leichte Entleerung zu verhindern und Material für wiederholte Kohabitationen aufzustapeln. („Nisi hae vesiculae datae essent, non posset vir una nocte pluribus vicibus congredi et in Veneris palaestra luctari.")

Mit dem Auftreten von THOMAS WHARTON wurde 1656 der ruhende Streit von neuem entfacht. Auf Untersuchungen am Menschen und einzelnen Tieren gestützt, verfocht WHARTON die Ansicht, daß die Samenblasen einen besonderen Stoff erzeugen, der von dem in den Hoden bereiteten Samen verschieden sei, und daß sie demnach nicht als Receptacula des Samens anzusehen seien. Gegen diese Behauptung erhob sich 1668 REGNERUS DE GRAAF. Indem dieser zeigen konnte, daß eine in das Vas deferens testifugal eingespritzte Flüssigkeit zunächst die Samenblase fülle und dann erst in die Harnröhre fließt, machte er sich zum Fürsprecher der Lehre FALLOPIAS und erklärte gleich diesem die Samenblasen als Aufbewahrungsorte für den Samen. Alsbald erstand jedoch dieser Lehre in JOH. VAN HOORNE, dem Auffinder des menschlichen Milchbrustganges, ein neuer Widersacher, welcher sich mit seiner Anschauung auf WHARTONs Seite schlug. Als auch JOH. SWAMMERDAM der WHARTONschen Meinung beipflichtete, unterbreitete GRAAF die Entscheidung über die Streitfrage einer in London aus den Mitgliedern der Societas regia zusammengesetzten wissenschaftlichen Instanz. Das Ergebnis der Kommissionsberatungen lautete nach THOMAS BIRCH (the history of the royal society of London 1757) folgendermaßen: „Es steht fest, daß die Samenblasen des Pferdes in bezug auf ihre Verbindung mit dem Vas deferens denjenigen des Menschen nicht unähnlich sind, in ihrem Endteile sind sie drüsig, und auch die Samenblasen des Menschen scheinen drüsiger Natur zu sein. Man darf vermuten, daß in ihnen eine eigenartige Flüssigkeit bereitet werde, welche dem Samen zugemengt wird, eine Annahme, die um so wahrscheinlicher wird, wenn man die Samenblasen verschiedener Tiere in den Kreis der Beobachtung hineinzieht."

Mit dem Tode GRAAFs (1673) schien der Streit zur Ruhe gekommen. Doch schon im Jahre 1679 wurde er von J. J. HARDERUS von neuem aufgenommen. Dieser betonte gegenüber FALLOPIA und seinen Anhängern die drüsige Natur der Samenblasen und warf gleichzeitig, indem er die von FALLOPIA behauptete Verbindung der Samenblase mit dem Vas deferens leugnete, einen neuen Zankapfel in das Lager der Streitenden. Ihm widersprach LEAL LEALIS, welcher erklärte, daß Samenblase und Vas deferens einen gemeinsamen Ausführungsgang besitzen, eine Behauptung, die auch BOERHAVE unterstützte. In einer späteren Ausgabe seines Werkes ließ sich der letztere freilich durch GIOV. BATISTA MORGAGNIs Autorität verleiten, drei Ausführungsgänge anzunehmen, einen größeren mittleren, und zwei kleinere seitliche, zu beiden Seiten des Caput gallinaginis gelegene. Hierin schuf nun BERNH. SIEGFR. ALBINUS Klarheit, indem er FALLOPIAS richtige Darstellung wieder zu Ehren brachte. Die Frage über die Funktion der Samenblasen ließ er immerhin offen. Auch ALBINUS' Schüler ALBRECHT HALLER stellte die Tatsache eines gemeinsamen Ausführungsganges für Samenblase und Vas deferens fest.

Gleich HARDERUS verfocht auch TAURY die Meinung WHARTONs hinsichtlich der Drüsennatur der Samenblasen. JOHN HUNTER, welcher den Nachweis zu liefern versuchte, daß die Samenblasen ihren Inhalt nicht aus dem Vas deferens empfangen und einen eigenartigen Saft ausscheiden, erklärte sie ebenfalls für drüsige Organe und nicht für Samenspeicher, eine Anschauung, welche auch bei CHAPTAL vom vergleichend anatomischen Standpunkte aus Zustimmung fand. Ebenso trat auch TANDON auf HUNTERs Seite, während SAM. THOMAS SOEMMERING und BRUGNON, letzterer in einer großen Abhandlung, die Samenblasen im Sinne FALLOPIAS als Samenbehälter aufgefaßt wissen wollten.

In eine neue Phase trat der Streit mit dem 19. Jahrhundert, als PRÉVOST und DUMAS die Frage nach dem Vorhandensein von Sperma im engeren Sinne, d. i. von Samenfäden, in der Samenblase aufwarfen. Während sich solche beim Menschen stets vorfanden, zeigten die Samenblasen verschiedener Tiere ein wechselndes Verhalten in bezug auf den Spermatozoengehalt. Trotz Fehlen von Samenfäden in den Samenblasen mancher Tiere gaben diese Autoren eine eigene Drüsentätigkeit der Samenblasen nicht zu, während BURDACH u. a., wenigstens für einzelne Säuger, eine sekretorische Funktion der Samenblase anerkannten.

E. H. WEBER und ebenso GURLT, die sich mit ähnlichen Untersuchungen beschäftigten, hielten die Samenblasen für Aufspeicherungsorgane des Samens. GURLT ließ wohl für einzelne Tiere den sekretorischen Charakter der Samenblasen gelten, bezeichnete aber die Organe der Tiere, die zwar morphologisch mit denen des Menschen übereinstimmen, in denen sich aber keine Spermatozoen vorfanden, als „falsche Samenblasen", eine Benennung, die auch andere Autoren, wie OWEN und OUDEMANS, vorschlugen. R. WAGNER hinwiederum rechnete die Samenblasen den sezernierenden Organen zu.

HENLEs Schüler C. J. LAMPFERHOFF, dem wir eine ausgezeichnete Monographie: „De vesicularum seminalium, quas vocant, natura atque usu" verdanken, fand in den Samenblasen eines jungen, kräftigen, eines gewaltsamen Todes gestorbenen Mannes, die er sogleich nach dem Tode („statim") untersuchen konnte, keine Samenfäden, dagegen eine Menge derselben in den Vasa deferentia. Zu einem anderen Resultate gelangte JOHN DAVY auf Grund von Leichenuntersuchungen im allgemeinen Militärhospital im Fort Pitt: „Die Samenblasen sind Aufbewahrungsbehälter, welche aber auch Schleim und vielleicht eine andere Flüssigkeit absondern..."

E. H. WEBER, der, wie früher erwähnt, die Samenblasen als Samenreservoirs angesprochen hatte, äußert sich später: „Bei den Menschen und beim Pferde ... enthalten die Samenbläschen nur wenig Samentiere, aber weit mehr eigenes Sekret." In einer Abhandlung über die Geschlechtsteile der männlichen Tiere vertritt LEYDIG den Standpunkt, daß die Samenblasen akzessorische Drüsen und nicht Samenbehälter seien, weil er bei vielen Tieren in ihrem Inhalte keine Samenfäden finden konnte und beim Pferde, wie auch beim Menschen, die Zahl dieser Fäden im Samen der Samenbläschen viel geringer war als im unteren Ende des Vas deferens.

Überblicken wir noch die Angaben in der Literatur der zweiten Hälfte des vorigen Jahrhunderts, so finden wir bei KOELLIKER (1854) den Ausspruch: „Samenfäden habe ich mit vielen anderen so häufig in den Samenbläschen gesehen, daß ich dieselben als normal bezeichnen und den Samenblasen die doppelte Rolle zuschreiben möchte, neben der Hauptfunktion eines besonderen Sekretionsorganes auch als Samenbehälter zu dienen."

L. J. HERCKENRATH fand in den Samenblasen eine bald größere, bald geringere Zahl von Spermatozoiden. HENLE konnte bei einer großen Zahl von Leichen stets Spermatozoen in den Samenblasen feststellen. Nach W. KRAUSE (1876) werden Samenfäden in den Samenblasen dann angetroffen, „wenn eine Zeitlang keine Entfernung des Sekretes stattgefunden hat".

AEBY (1871) hält die Samenbläschen nicht für einfache Sammelorgane, „vielmehr liefern sie ... eine eiweißhaltige Flüssigkeit, welche dem in sie eindringenden Samen sich beimischt und ihn verdünnt".

Nach v. MEYER (1873) spielt die Samenblase eine ähnliche Rolle für den Samen, wie die Gallenblase für die Galle; ihre „Hauptbedeutung scheint indessen diejenige eines akzessorischen Sekretionsorganes zu sein".

L. HOLLSTEIN (1873) und C. E. HOFFMANN (1877) sprechen den Samenbläschen gleichermaßen die Rolle von Sekretions- und Aufbewahrungsorganen zu.

Auch nach HYRTL (1882) ist „die physiologische Bedeutung der Samenbläschen eine doppelte. Sie wirken erstens als Samenbehälter des männlichen Zeugungsstoffes, wie dies die ... Gegenwart der Spermatozoen im Inhalte der Vesiculae seminales beweist. Sie verändern zweitens den Samen durch Beimischung eines eigentümlichen albuminös-schleimigen, synoviaähnlichen Sekrets, welches sie in ziemlicher Menge liefern".

O. GUELLIOT (1883) sieht die Samenblasen als Samenreservoire an: „Les vésicules spermatiques servent de réservoirs à la sécretion testiculaire, mais de plus, elles modifient ce liquide qui séjourne dans leur cavité; enfin, elles agissent au moment de l'éjaculation pour expulser leur contenu dans l'urèthre."

Demgegenüber bezweifelt SEDGWICK CH. MINOT (1885) überhaupt die Bedeutung der Samenblasen als Samenbehälter bei den Säugetieren, „denn in keinem Falle sind sie normalerweise mit Sperma gefüllt, doch enthalten sie gelegentlich eine kleine Menge desselben."

Von C. GEGENBAUR (1888) wird die Meinung vertreten, daß die Samenblasen sich nicht allein auf die Aufbewahrung des Samens beschränken, „vielmehr Organe vorstellen, welche dem Sperma ihr Sekretionsprodukt beimischen".

BROESIKE (1889), welcher nur selten Spermien in den Samenblasen vorfand, will sie als Drüsen betrachtet wissen, deren Sekret „bei der Entleerung der Samenflüssigkeit der letzteren beigemischt wird".

H. KAYSER, der auch eine ausführliche historische Darstellung (1889) erbringt, welcher die hier angeführten Daten zum Teile entnommen sind, stellt auf Grund von Untersuchungen an 7 meist eines gewaltsamen Todes gestorbenen kräftigen Männern fest, daß die Samenblase *stets* Samenfäden, bald in größerer, bald in geringerer Menge beherbergt. Ebenso enthielten die Vasa deferentia allemal (in 3 Fällen ebensoviele, in einem Falle weniger, in 3 Fällen mehr) Spermatozoen. Die widersprechenden Befunde der Autoren beim Menschen und namentlich bei den Tieren bringen KAYSER auf den Gedanken, es könnte der Eintritt von Samenfäden in die Samenblase etwa eine *postmortale* Erscheinung sein; der häufige Befund von Spermatozoen beim Menschen und beim Pferd gegenüber anderen Säugern wäre alsdann damit erklärt, daß sich aus äußeren Gründen kaum Gelegenheit findet, die Samenblase eines Mannes sofort nach seinem Tode oder jene eines eben getöteten Hengstes zu untersuchen.

Der Frage der postmortalen Einwanderung von Spermatozoen in die Samenbläschen trat nun KAYSER in einer Anzahl von Tierversuchen näher. Es ergab
sich, daß beim *Kaninchen* Samenfäden in den Samenblasen vorkommen *können*.
Daß aber die Samenblase ein Behälter sei, in dem sich der Samen während
längerer Zeit ansammle, darf nach KAYSERs Untersuchungen für das Kaninchen
als ausgeschlossen gelten. Für *Meerschweinchen* und *Ratten*, bei denen sich keine
Samentierchen in den Samenblasen vorfinden ließen, ist die Bedeutung der
Samenblase als Reservoir gleichfalls mit Bestimmtheit abzulehnen. Auch bei
*Mäusen* dienen die Samenblasen nach KAYSER nicht als Receptacula seminis.
Desgleichen waren auch in den Samenblasen des *Ebers* Spermatozoen nicht an-
zutreffen. In den Samenblasen des *Stieres* fanden sich nur sehr wenige Samen-
fäden, weshalb KAYSER auch für *Eber* und *Stier* in der Samenblase nicht einen
Samenbehälter erblickt. So kommt denn KAYSER zur zusammenfassenden
Schlußfolgerung: „Die Vesiculae seminales sind Organe, deren Wandungen
ein eiweißartiges Sekret liefern, welches sich in den Blasen selbst ansammelt.
Sie sind also *Receptacula für ihr eigenes Sekret*, dessen physiologische Bedeutung
noch nicht bekannt ist. In dem Inhalt der Samenblasen finden sich bald mehr,
bald weniger Samenfäden, jedoch nicht so regelmäßig, und nicht so zahlreich,
daß man deshalb die Samenblasen auch als Samenbehälter für die Spermatozoen ansehen könnte."

FÜRBRINGER sowie REHFISCH (1896) haben in 80—90%, OHMORI (1923)
in der Hälfte der untersuchten Fälle Spermien im Samenblaseninhalt gefunden.
Hingegen äußert sich SCHAFFER (1922): „In den Samenblasen des Menschen
findet man Samenfäden; das ist aber nur eine Ausnahme, so daß man die Samenblasen nicht für Receptacula halten darf."

Im Anschlusse an die oben erwähnten Untersuchungen KAYSERs sei hier
noch bemerkt, daß GALLANDAT HUET (1909) bei Untersuchung der Samenblasen von 13 ausgewachsenen *Stieren* in 4 Fällen, bei 35 ausgewachsenen
*Widdern* kein einziges Mal, bei *5 Ebern* 2mal, bei *3 Kaninchen* 1mal, bei *2 Caviae*
keinmal Spermatozoiden in den Samenblasen antreffen konnte.

Wie man sieht, hat die Heranziehung von vergleichenden Untersuchungen
der Samenblasen bei Tieren eher zur Verwirrung als zur Klärung der Frage
nach der Funktion der menschlichen Samenblase beigetragen. Fast alle Forscher
haben nämlich den Irrtum begangen, den Kollektivnamen „Samenblase"
sowohl für das betreffende Organ des Menschen als auch für das der untersuchten
Tiere anzuwenden, ohne daß diese Anwendung morphologisch gerechtfertigt
war. Von „Samenblasen" sollte füglich nur dann gesprochen werden, wenn
darin konstant Spermatozoen nachgewiesen werden können. Es ist das Verdienst von REHFISCH, in einem besonders bemerkenswerten Aufsatz über die
Physiologie der Samenblasen (1896) darauf hingewiesen zu haben.

Indessen: für die Frage, ob Samenbehälter oder Sekretionsorgan, kommt
dem Vorkommen von Samenfäden in den Samenblasen weniger entscheidende
Bedeutung zu, als vielmehr dem Umstand, der dieses Vorkommen erklärt:
der Art der Ausmündung der Samenblasen.

Während beim Menschen (und so auch bei den Primaten, Artiodactylen,
Perissodactylen, Probosciden, Sirenen) die Samenblasen in das Vas deferens
ausmünden, münden sie bei einer anderen Gruppe von Säugern, zu denen auch
viele Nager gehören, in den Sinus urogenitalis. Es erklärt sich dies mit der
Verschiedenheit ihres entwicklungsgeschichtlichen Ursprungs: während die
menschliche Samenblase aus dem WOLFFschen Gang hervorgegangen ist, dürften
die Samenblasen jener Tiere, bei denen sie direkt in den Sinus urogenitalis ausmünden, ähnlich wie die Prostata, aus dem Anfangsstück des genannten Sinus
entstanden sein (REHFISCH). Das Fehlen von Samenfäden in den Samenblasen

der einen, die regelmäßige Anwesenheit von Spermatozoen in den Samenblasen der anderen Gruppe findet hierin eine einleuchtende Erklärung.

Es geht daraus hervor, daß die Samenblasen des Menschen und der Tiere nicht ohne weiteres zu identifizieren sind, und daß sie untereinander gewisse physiologische Unterschiede aufweisen müssen. Mit anderen Worten: die Samenblasen des Menschen und jene der meisten untersuchten Tiere haben ihre *eigene*, voneinander verschiedene physiologische Bedeutung.

Was nun die menschliche Samenblase betrifft, so zeigt sich, daß die Mehrzahl der Autoren der letzten Jahrzehnte sich zu einer dualistischen Auffassung bekennt und sie sowohl als Aufbewahrungsorgane für den Samen wie als Erzeugungsstätte für einen wesentlichen Bestandteil des Sperma ansieht.

Gegen die alleinige Bedeutung der menschlichen Samenblase als Samenbehälter wird ins Feld geführt, daß bei einer großen Reihe von Säugern (Monotremen, Marsupialiern, Cetaceen, Carnivoren) überhaupt keine Samenblasen vorkommen, daß, wie erwähnt, bei anderen Säugern die Samenblase ohne Verbindung mit dem Vas deferens ist, daß ferner die Menge der in den Samenblasen befindlichen Spermatozoen diejenige in den Samenleitern nicht übertrifft, vielmehr meist hinter letzterer zurückbleibt, und daß schließlich die Vesiculae seminales als bloße Aufbewahrungsorgane bei Kastration atrophisch werden müßten, was aber nach den Beobachtungen von HUNTER (am Pferde), OTTO, GRUBER und BILHARZ jun. (am Menschen) nicht der Fall ist.

Für ihre Rolle als Receptacula sprechen aus jüngerer Zeit die Befunde von FÜRBRINGER, sowie jene von SCHLEMMER, von denen der erstere bei 60 männlichen Leichen in 80% der Fälle, der letztere bei 156 Fällen in 89% Spermatozoen in der Samenblase gefunden hat. Auch der alte Versuch von REGNERUS DE GRAAF, wonach sich bei Einspritzung von Flüssigkeit in das Vas deferens erst die Samenblasen prall füllten, ehe der eingespritzte Stoff im Ductus ejaculatorius erschien — ein Versuch, der durch REHFISCH (Injektion von Berlinerblau), durch PALLIN u. a. Bestätigung fand —, gibt dieser Auffassung eine bedeutsame Stütze. Endlich sprechen der Befund von lebenden Spermatozoen im Samen eines Eunuchen (PRINCETEAU[1]), sowie die Beobachtungen von Befruchtung durch kastrierte Individuen für eine längere Konservierung von Spermien in den Samenblasen. So lesen wir bei HYRTL: „Daß übrigens der in den Samenbläschen aufbewahrte Samen, selbst nach vollführter Kastration, noch einen fruchtbaren Beischlaf ermöglichen kann, ist nicht zu bezweifeln."

Ebenso berichtet HYRTL: „Bei der Sekte der Scopzi in Rußland wird die Kastration meistens durch Weiber gemacht. . . . . Übrigens lassen sich nur solche Männer kastrieren, welche verheiratet und bereits Väter sind. Ihre Weiber bekommen auch nach der Entmannung ihrer Gatten noch Kinder." Freilich fügt HYRTL launig hinzu: „Sei es, daß der Vorrat in den Samenbläschen noch zu einer Befruchtung ausreicht oder daß nachbarliche Freunde des verstümmelten Ehemannes und seiner nicht verstümmelten Frau die Väter jener Kinder sind, welche vom kastrierten Papa ausnahmslos als seine eigenen anerkannt und geliebt werden."

Ein Näheres über die Bedeutung der Samenblase wird in dem Kapitel Physiologie zu sagen sein.

Die ältesten Daten über *Erkrankungen* der Samenblasen reichen nach W. COLLAN auf MORGAGNI und seine denkwürdigen Episteln zurück. Schon dieser Autor findet bei den meisten Tripper- und Nachtripperkranken Prostata und Samenblasen erkrankt und bringt die Entzündung der Samenbläschen sowie auch andere pathologische Veränderungen derselben mit der Gonorrhöe in Beziehung. Die Ausscheidung eines „mit puriformer Materie und mit Blut

---

[1] Zit. bei LEPRINCE: Le début de la spermatogenèse dans l'espèce humaine. p. 19. Paris 1899.

untermengten, stinkenden Samens" wird als Zeichen gonorrhoischer Erkrankung der Samenblasen gedeutet. Bei einem jungen Manne mit jahrelangem Nachtripper fand MORGAGNI die Samenblasen so hochgradig geschrumpft, daß von einer Höhle kaum noch die Rede sein konnte, desgleichen waren bei einem Manne nach langdauerndem Tripper die genannten Organe auffallend klein.

Eine eingehendere Bearbeitung erfuhren die krankhaften Veränderungen der Samenblasen zum erstenmal durch BAILLIE. Obschon dieser „niemals Gelegenheit gehabt hat, die Samenbläschen an und für sich selbst entzündet zu beobachten", bezweifelt er das Vorkommen entzündlicher Erkrankungen dieser Organe nicht, da er sie „in den natürlichen Folgen der Entzündung mit den sie umgebenden Teilen verwickelt" fand. Er beschäftigt sich weiter mit den Anomalien, der Skrofulose und der scirrhösen Degeneration der Samenblasen.

GAUSSAIL vezeichnet im Jahre 1831 zwei Sektionsbefunde von Samenblasenentzündung bei gonorrhoischer Hoden- und Nebenhodenerkrankung.

In einer gründlichen Monographie, die sich ausführlich mit den Krankheiten der Samenbläschen, der Vasa deferentia und der Ductus ejaculatorii beschäftigt (1833), macht ALBERS für die mangelhafte Kenntnis der Pathologie der Samenblasen die verborgene Lage dieser Organe und die Umständlichkeit ihrer genaueren Untersuchung bei den Sektionen verantwortlich. Er kommt zu dem Schlusse, daß die Samenblasenerkrankungen nur selten für sich allein vorkommen, sondern in der Regel mit Krankheiten der Prostata, der Hoden und des Samenstranges vergesellschaftet sind, und daß sie leicht zu übersehen seien, weil ihre Erscheinungen von jenen ihrer Begleiterkrankungen verdeckt werden. Die Vieldeutigkeit der auftretenden Symptome gestatte keine sichere Diagnose. Die Entzündung der Samenblase, welche „nie für sich allein gefunden wird", werde häufiger in ihrer chronischen Form, als in der akuten angetroffen.

In einer späteren Behandlung des Themas durch denselben Autor werden die Ursachen der Samenblasenerkrankungen und deren Symptome auseinandergesetzt, es wird ferner die Bedeutung der Entleerung von krankhaft entartetem Samen, von Schleim und Eiter besonders hervorgehoben und auf die Vergrößerung und Empfindlichkeit des Organes bei der rectalen Untersuchung hingewiesen. Auch werden bestimmte cerebrale Symptome als diagnostisch bedeutsam angeführt.

NAUMANN erwähnt in einer ausführlichen Beschreibung der Samenblasenkrankheiten als neu die Blutung aus den Samenblasen, die „Spermatocystidorrhagia", welche jedoch schon früher unter dem Namen Haemorrhagia ejaculatoria, Haematuria seminalis (W. PHILIPP) beschrieben worden war (W. COLLAN). LALLEMAND bringt die Samenblasenentzündung gleichfalls mit der Gonorrhöe in Zusammenhang und beschreibt die Veränderungen als Folgen alter Urethritis.

In einer ausgezeichneten Monographie befaßt sich F. C. FAYE, ein norwegischer Arzt, im Jahre 1840 mit dem Studium der Anatomie und Pathologie der Samenblasen sowie der Ätiologie, Symptomatologie, Diagnose und Therapie ihrer Erkrankungen.

EUG. RAPIN betont (1859) die Häufigkeit der sekundären Entzündung (bei Erkrankungen der Nachbarorgane) gegenüber der selten vorkommenden primären Entzündung. Er teilt die Symptome in allgemeine und lokale ein und empfiehlt die digitale Untersuchung vom Mastdarm aus, welche oberhalb der schmerzhaften Prostata die empfindliche Samenblase zu tasten ermögliche. Als das wichtigste Zeichen einer Samenblasenerkrankung bezeichnet er die häufigen Entleerungen eines von braun bis zu rosa gefärbten, „johannisbeergeleeartigen" Samens, eine Färbung, die durch die Blutbeimischung hervorgerufen sei.

Einen umfassenden Überblick über die bis zum Jahre 1858 bekannt gewordenen Fälle von Samenblasenkrankheiten bringt CIVIALE in einem vorzüglichen Werk über die Urogenitalerkrankungen. Dieser Autor unterscheidet eine akute und eine chronische Form der Inflammation. Unter den Symptomen erwähnt er die präcipitierte Ejaculation bei fehlender Erektion, sowie die oft tagelang anhaltende allgemeine Schwäche und Mattigkeit nach der Ejaculation, ferner den unfreiwilligen Samenabgang. Als Ursachen für die Samenblasenerkrankungen führt er Strikturen der Harnröhre, Irritation und Inflammation des Praeputiums und der Glans, Prostata- und Blasenhalserkrankungen sowie solche des Rectums an, ferner Störungen auf dem Gebiet der Genitalfunktionen, schließlich allgemeine Krankheitszustände und Heredität. Die Gonorrhöe wird zwar als ursächlicher Faktor anerkannt, die ihr von den Autoren angelastete große ätiologische Bedeutung jedoch in Abrede gestellt. Hingegen wird der Masturbation eine beachtenswerte provokatorische Rolle bei der Entstehung von Erkrankungen der Samenblasen eingeräumt.

Einen überragenden Rang nimmt in der Literatur über die Samenblasen das großzügige und grundlegende Werk von OKTAVE GUELLIOT ein. Hier erscheint zum ersten Male eine erschöpfende, vielfach auf eigenen Beobachtungen und Erfahrungen fußende, ungemein lehrreiche Zusammenfassung der gesamten Materie niedergelegt.

Besondere Erwähnung verdient auch noch der Aufsatz über die Samenblasen von TH. KOCHER in dem von diesem Autor bearbeiteten Kapitel über die Krankheiten der männlichen Geschlechtsorgane (Deutsche Chirurgie, 1887).

Die in den genannten Werken festgelegten Erfahrungen und Angaben werden in unseren Ausführungen mehrfach Erwähnung finden, so wie auch den zahlreichen seither erschienenen Publikationen und kasuistischen Mitteilungen französischer, englischer und deutscher Autoren und ganz besonders der überaus fruchtbaren amerikanischen Literatur auf diesem Gebiete gebührende Beachtung wird zuteil werden müssen.

Namen wie LLOYD, FULLER, PICKER, YOUNG, CUNNINGHAM, BELFIELD, SQUIER, WHITE und GRADWOHL, um nur einige um die Forschung auf dem Gebiete der Samenblasen besonders verdiente Männer zu nennen, werden mit der Geschichte der Samenblasen dauernd verknüpft bleiben.

Ein bibliographischer Überblick der Samenblasenliteratur wäre jedoch unvollkommen, würde nicht unter den zeitgenössischen Forschern deutscher Zunge F. VOELCKERS gedacht, welcher in seiner „Chirurgie der Samenblasen" (Neue Deutsche Chirurgie, 1912), über die durch den Titel seines Werkes gesteckten Grenzen weit hinausgehend, den gesamten Komplex der Materie mit tiefschürfender Gründlichkeit zu mustergültiger Darstellung gebracht und dieses Stiefkind medizinischer Forschung unserem Interesse und Verständnis näher gerückt hat.

# 2. Anatomie.

Die Samenblasen des Menschen sind Anhangsgebilde des untersten Abschnittes der Samenleiter. Sie erscheinen somit als paarige Organe, welche sich oberhalb der Basis der Prostata der hinteren Blasenwand anschmiegen (Abb. 1). Sie stellen ellipsoidische, meist dorsoventral abgeplattete, sackförmige Hohlkörper mit unregelmäßig höckeriger Oberfläche dar und erinnern in ihrem äußeren Aussehen an ein Konvolut geschlängelter Venen. Im ganzen zeigen sie eine mehr oder weniger birnförmige Gestalt mit breiterem oberen und verjüngtem unteren Ende. Das letztere wird als *Hals* (Collum), das obere als *Kuppe* oder

*Basis* (Fundus) bezeichnet[1]. Man unterscheidet eine vordere flache, der Harnblase anliegende *(vesicale)* und eine hintere gewölbte, dem Mastdarm zugewendete *(rectale)* Fläche, ferner einen *medialen*, der Ampulle des zugehörigen
Samenleiters zugekehrten und entsprechend abgeplatteten, leicht konkaven,
sowie einen stärker ausgebauchten, in seinem untersten Abschnitt der oberen
Prostatagrenze folgenden *lateralen* Rand.

Die *Größe* der Samenblase ist, vom Alter und von ihrem wechselnden Füllungs-
zustande abgesehen, nicht unerheblichen Schwankungen unterworfen. Sie
steht manchmal in ganz auffallendem Gegensatz zur Körperstärke (R. Hartmann). Aber auch die beiden Samenblasen ein und desselben Individuums

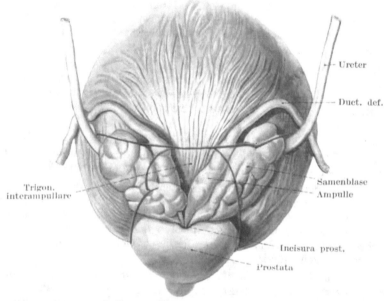

Abb. 1. Ansicht der Harnblase, der Samenblasen usw. von hinten. Die rote Linie bezeichnet die
Umschlagstelle des Peritoneums, die blaue den Kontaktbereich mit dem Rectum.

zeigen oft verschiedene Gestalt und Größe. Meist ist die rechte Samenblase
etwas größer, doch kann auch das umgekehrte Verhältnis obwalten (Waldeyer).
Als mittlere Werte gelten für den Längendurchmesser 45—55 mm (in $^9/_{10}$ der
Fälle nach Guelliot), für den Breitendurchmesser 15—20 mm (bei Henle
40—85 bzw. 6—27 mm). Ihre Dicke erreicht etwa 10 mm.

Als Maximallänge fand G. Pallin unter 19 Samenblasen 76 mm, der kürzeste
longitudinale Durchmesser betrug 36 mm. In einem Falle Pallins betrug die Länge der
rechten Samenblase 53, die der linken 40 mm. Die maximale Breite wird bei Pallin mit
24 mm, die minimale mit 12 mm angegeben. Die größte Verschiedenheit in der Breite
bei einem Individuum zeigte sich in den Maßen von rechts 19 mm und links 13 mm.

D. Ohmori hat als extreme Werte (bei 33 untersuchten Fällen) für die rechte Samenblase die Maße 50×30×15 mm bzw. 31×7×4 mm, für die linke 46×10×8 bzw. 29×5×3,5 mm
ermittelt.

Mitunter differieren die Samenblasen beider Seiten in ihren Maßen im
entgegengesetzten Sinne, so daß die längere Samenblase den geringeren Breitendurchmesser zeigt als die kürzere.

---

[1] Hinsichtlich des mehrfach gebrauchten Terminus „Spitze" der Samenblase herrscht
einige Verwirrung unter den Autoren, indem manche von ihnen den Halsteil, andere die
Kuppe darunter verstehen wollen.

Am Durchschnitt zeigen die Samenbläschen ein wabiges Aussehen (Abb. 2), welches von BARTHOLINUS mit den Fächern im Inneren der Granatäpfel verglichen wurde: „Cavitas granorum mali Punici cellulas, ordine et figura eleganter aemulatur." Die zellige Struktur kommt dadurch zustande, daß die von einer Schleimhaut ausgekleidete Innenwand nach den verschiedensten Richtungen netzartig in zahlreiche miteinander anastomosierende, mehr oder minder steile Falten gelegt ist, wodurch Gruben zustande kommen, deren Wandungen ihrerseits wieder durch Bildung ähnlicher Leistchen zur Entstehung neuer Grübchen Anlaß geben. Diese labyrinthartige Textur ist letzten Endes dadurch bedingt, daß es sich bei der Samenblase eigentlich um ein in

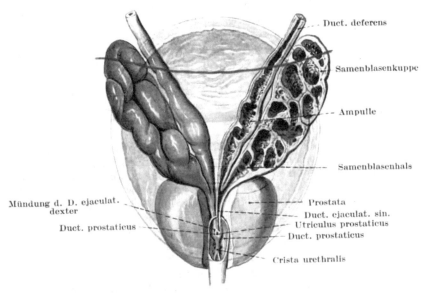

Abb. 2. Projektion der Samenblasen auf die (durchscheinend dargestellte) hintere Blasenwand. Ansicht von vorne. Die Samenblase, die Ampulle, der Samenleiter und der Ausspritzungskanal der linken Seite sowie die Pars prostatica urethrae vorne abgekappt. Die rote Linie bezeichnet die Umschlagstelle des Bauchfells, die roten Marken entsprechen den Harnleitermündungen.

Windungen gelegtes, zudem verästeltes und mit Divertikeln versehenes schlauchförmiges Gebilde handelt.

Der genauere *Aufbau* der Vesiculae seminales ist Gegenstand eingehenden Studiums gewesen, hat aber wegen seiner großen Variabilität verschiedene, mehr oder weniger voneinander abweichende Beurteilung erfahren. Im folgenden mögen die Angaben einiger namhafter Autoren über diese Frage Anführung finden:

E. H. WEBER äußert sich: „Die Samenblasen haben bei verschiedenen Menschen eine verschiedene Gestalt. Bisweilen bestehen sie aus einem einzigen Kanal, der nicht in längere Äste geteilt ist, sondern nur hier und da einen sehr kleinen hohlen Auswuchs zeigt, den man seiner Gestalt nach mit der Knospe eines Zweiges vergleichen kann ... In anderen Fällen teilt sich der Hauptkanal der Samenblasen in mehrere Äste, die bisweilen selbst wieder knospenförmige hohle Auswüchse haben."

Nach der Darstellung von LUSCHKA ist die Samenblase „ein vielfach gekrümmter, mit kürzeren und längeren Ausbuchtungen versehener, d. h. verästelter Schlauch".

Henle meint, die Kuppe der Samenblase sei „die Umbeugestelle eines Schlauches, der einem Taschenmesser ähnlich, erst auf- und dann wieder absteigt und mit dem wirklich blinden Ende zur Gegend des Ursprunges zurückkehrt."

Bei Hyrtl lesen wir: „Die Samenbläschen sind zwei geästelte, 3—4 (ja selbst 6) Zoll lange, drei Linien weite Kanäle, welche durch Bindegewebe auf einen Ballen oder breiten Lappen zusammengedrängt werden, und erst nach Entfernung desselben sich zu ästigen Röhren entwickeln lassen. Je weniger eine Samenblase geästelt ist, desto länger pflegt sie zu sein. Selten besteht die Samenblase nicht aus einem, sondern aus mehreren, zu einem Büschel verbundenen Schläuchen, welche gar keine Astbildung, sondern nur seitliche Ausbuchtungen besitzen."

Rehfisch gibt folgende Darstellung: „Die Samenblasen stellen einen Hohlraum dar, der im wesentlichen einen sehr weiten Hauptkanal enthält. Von diesem Kanal gehen für gewöhnlich 4—6 Nebenkanäle ab. Unter diesen Kanälen befindet sich meist einer an dem äußeren distalen Ende des Organs, der hakenförmig umgebogen ist. Der Übergang aus dem Hauptkanal in die Nebenrohre ist ein sehr enger und steht in gar keinem Verhältnis zu dem erweiterten Lumen dieser Nebenräume. Diese nehmen insoferne noch einen sehr eigentümlichen Verlauf, als sie sich zuerst nach unten oder hinten wenden, um dann knieförmig nach oben gebogen in eine Spitze auszulaufen."

Nach M. Fränkel (1901) bestehen die Samenblasen „aus einem 6—8 mm dicken und etwa 12—20 cm langen Rohre, welches an manchen Stellen mehr verengert, an anderen mehr erweitert ist, und das schließlich blind endet. Seitlich sitzen diesem Rohre divertikelartige Verlängerungen auf, die ebenfalls blind endigen. . . . Da zwischen allen Kanälen sich ein straffes Bindegewebe befindet, so ist es leicht erklärlich, wie sich bei der einfachen Präparation ohne vorausgegangene Injektion allen früheren Forschern ein falsches Bild dargeboten hat, und so sehen wir denn, daß stets von einem aufgerollten Kanal die Rede ist".

Einen grundlegenden Beitrag zu diesem Thema haben die Studien von Gustav Pallin (1901) geliefert. Dieser hat die Samenblasen von 22 Individuen, und zwar 2 mittels Bornscher Modelle, die übrigen, (von denen 19 Erwachsenen und die 20. einem Neugeborenen entstammte), mit Verwendung von *Celloidinkorrosionen* untersucht (Abb. 3—6), wobei die Injektion vom Vas deferens aus erfolgte, von wo die Celloidinlösung immer *zuerst in die Samenblase drang* und erst, nachdem diese gefüllt worden, durch den Ductus ejaculatorius abging.

Abgesehen von der Variabilität der Samenblasen ihrer Form und Größe nach (auch bei dem einzelnen Individuum) macht Pallin folgende Feststellung: Das blinde Ende des Hauptganges befindet sich zumeist an der Basis der Samenblase. In einigen Fällen fand sich dieses jedoch nicht an der Basis, sondern etwa an der Mitte der Samenblasen, darauf beruhend, daß der Hauptgang an der Basis der Blase umbiegend eine längere oder kürzere Strecke wiederkehrend verlief (vgl. oben Henle). Ja, er kann sogar selbst bis zum Hals der Samenblase wiederkehren, um dort eine nochmalige Umbiegung zu machen, so daß das blinde Ende hier ebenfalls an der Mitte der Blase gelegen ist. Unterhalb der Mitte lag das blinde Ende des Hauptganges in keinem der von Pallin untersuchten Fälle. Die Verschiedenheit der Länge des Hauptganges und seiner Windungen steht in Wechselbeziehung zur Entstehung der Divertikel. Je länger und gewundener nämlich der Hauptgang ist, desto weniger Raum bietet sich für die Entwicklung der Divertikel (s. o. auch Hyrtl).

Nach dem Grade der Windungen des Hauptganges und der Entwicklung der Divertikel stellt Pallin folgendes Entwicklungsschema auf:

I. Samenblasen mit *schwach* gewundenem Hauptgang.

1. Solche mit kurzen, gleichförmig entwickelten Divertikeln (embryonale Ursprungsform).

2. Solche mit ungleichförmigen, teilweise stark entwickelten, mehrfach verzweigten oder gewundenen Divertikeln.

II. Samenblasen mit *stark* gewundenem Hauptgang.

1. Solche mit gleichförmig entwickelten Divertikeln.

a) Mit verhältnismäßig wenigen (4—7) winzigen Divertikeln (den „Knospen" WEBERS entsprechend).

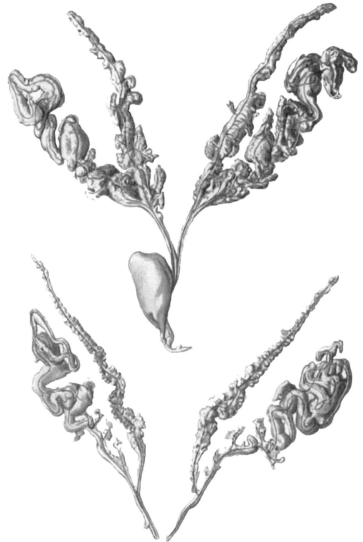

Abb. 3 und 4. Korrosionspräparate der Samenblasen mit rot eingezeichnetem Gangsystem. (Kombiniert nach G. PALLIN.)

Die Samenblase besteht hier fast ausschließlich aus dem stark gewundenen Hauptgang (untersuchter Fall vom Neugeborenen).

b) Mit 8 bis mehr Divertikeln.

2. Solche, von deren Divertikeln nur wenige (1—3) sehr stark entwickelt, verzweigt oder gewunden sind.

a) Mit 4—7 Divertikeln (welche meist verhältnismäßig nahe dem Blasenhals münden).

b) Mit 8 bis mehr Divertikeln (bei meist sehr stark gewundenem Hauptgang).

Es ist endlich ein bleibendes Verdienst von RUDOLF PICKER, durch seine ausgezeichneten, an einem großen Materiale durchgeführten mühevollen Forschungen über die Morphologie des Kanalsystems der menschlichen Samenblase (1911) in diese Frage *endgültig* Klarheit gebracht zu haben.

PICKER hat die große Zahl von 72 Samenblasen nach eigenem technischen Verfahren untersucht. Nach Unterbindung der Ductus ejaculatorii am Colliculus

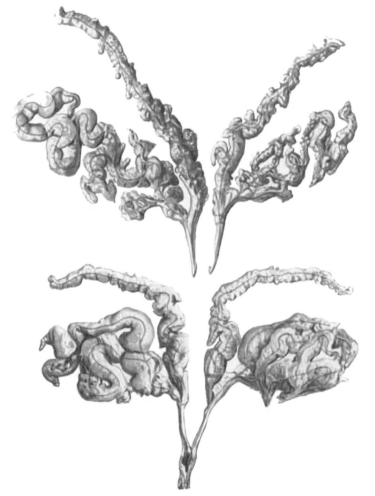

Abb. 5 und 6. Korrosionspräparate der Samenblasen mit rot eingezeichnetem Gangsystem.
(Kombiniert nach G. PALLIN.)

seminalis wurden die Samenblasen vom Vas deferens aus mit der BECKschen *Wismutpasta* injiziert. Die *Präparation der prallgefüllten Organe* brachte die räumlichen Verhältnisse voll zur Ansicht und ließ den Hauptgang mit seinen Windungen oder Knickungen, sein Verhältnis zu den Nebengängen und Divertikeln, sowie die Zahl und Länge dieser in plastischer Form zur Darstellung bringen, wobei dann das *Röntgenbild* noch weitere Details, besonders in der Struktur der Ampulle, zutage förderte. Während die groben makroskopischen Verhältnisse am Präparat besser hervortraten, erschienen die feineren

anatomischen Einrichtungen der untersuchten Organe besonders am Röntgenbilde viel klarer.

PICKER betont besonders, daß es mit der Messerpräparation (nach seinen
Erfahrungen bei Aufarbeitung von 150 Paar Samenblasen) unmöglich ist, in
der Entwirrung des Gangsystems des ungefüllten Organes so weit zu kommen
wie bei Entwirrung des *gefüllten* Organes mit zwei Pinzetten oder mit Pinzette
und Schere. Diese ist am gefüllten Organ stets leicht vorzunehmen, da die
gefüllten Gänge von selbst den richtigen Weg zur vollkommenen Entwirrung
weisen (s. oben auch M. FRÄNKEL).

Die Analyse der von PICKER zur Untersuchung herangezogenen Fälle ergab
nun folgende Typen:

A. Den einfachen, kurzen, geraden Schlauchtypus.

B. Den großen, langen, gewundenen Schlauchtypus bis zu 24 cm Länge
und 10 ccm Inhalt.

C. Dünne gewundene Röhren mit oder ohne kleine Divertikel.

D. Gerader oder gewundener Hauptgang mit größeren, traubig aufsitzenden
Divertikeln.

E. Kurzer Hauptgang, große verästelte Nebengänge.

Schon PICKER hat hervorgehoben, daß die Umbiegung des Hauptganges
in der großen Mehrzahl der Fälle nach der lateralen Seite erfolgt, und daß die
mediale Umbiegung weitaus seltener zu beobachten ist.

Im isolierten und gestreckten Zustande ist der Hauptgang nach v. BARDE-
LEBEN 10—12 cm (nach M. FRÄNKEL 12—20 cm) lang, 6—7 mm dick.

In neuerer Zeit hat G. PERNA auf Grund entwicklungsgeschichtlicher und vergleichend-
anatomischer Studien folgende Typen unterschieden.

Typus I. Die Pars ascendens (oder Körper) setzt sich in eine Pars descendens (oder reflexa)
fort. An der Basis bildet sie 1 oder 2 Divertikel (häufigste Form — 64,5% —).

Typus II gleicht dem Typus I. Es fehlen die Divertikel.

Typus III. Pars ascendens *ohne* Pars reflexa. Divertikel vorhanden.

Typus IV. Wie Typus III. Divertikel fehlen.

Je nachdem die Divertikel medial oder lateral von der Pars ascendens liegen, ergeben
sich verschiedene Untertypen.

Die genauere Kenntnis der gröberen und feineren anatomischen Einrichtungen,
welche wir den Studien von PALLIN und PICKER verdanken, und namentlich
die von PICKER daraus gezogenen klinischen Schlußfolgerungen haben neues
Licht in die Pathologie und Klinik der infektiösen Erkrankungen der Harn-
und Samenwege gebracht.

Der Verlaufsrichtung des Samenleiterendstückes entsprechend nehmen die
Samenblasen einen schrägen, mit ihren Längsachsen von oben und lateral nach
unten und medial gerichteten Verlauf, so daß sie zueinander in einem nach
oben offenen Winkel (von 45—120° und darüber) eingestellt sind (Abb. 1 und 2).
Während sie mit ihren Halsteilen am oberen Prostatarande einander stark
(auf etwa 2 cm) genähert sind, weichen ihre Kuppen weit (bis 5 cm und darüber)
auseinander und erreichen (v. BARDELEBEN) mitunter fast die seitliche Beckenwand. Gegen die Horizontalebene sind sie in einem Winkel von 50—60°
geneigt.

Indem die Samenblasen mit den Ampullen der zugehörigen Samenleiter
caudalwärts konvergierend an die Blase herantreten, begrenzen sie mit der
Umschlagstelle des Peritoneums an der hinteren Blasenwand ein dreieckiges
Feld, dessen obere Basis durch eben diese Umschlagsfalte (Plica rectovesicalis
peritonei) und dessen nach unten gerichtete Spitze durch die aneinander-
tretenden Samenleiter mit ihren Samenblasen gebildet wird (Abb. 1 und 2). Das

„interampulläre Dreieck" (Trigonum rectovesicale, H. K. Corning) mißt bei mittlerer Füllung der Blase in seiner Basis 2—4 cm, in der Höhe 1,5—4 cm. Bei starker Füllung der Blase können beide genannten Maße 5 cm und mehr betragen.

Der durch das Trigonum interampullare vesicae begrenzte Bezirk der hinteren Blasenwand ist mithin vom Mastdarm aus zugänglich (Punktion der Blase — Fleurant, Mastdarmblasenschnitt — Sanson) ohne Gefahr, daß das Bauchfell getroffen wird (Abb. 1), ein Verhalten, welches jedoch, wie weiter unten ausgeführt wird, nur für Erwachsene als Regel gelten kann.

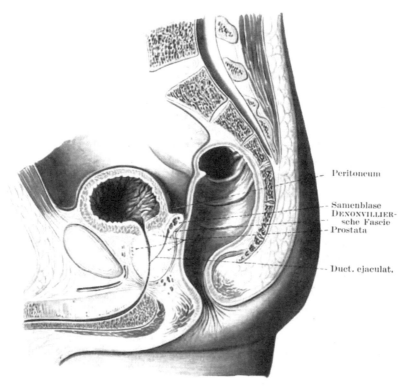

Abb. 7. Sagittalschnitt durch die männlichen Beckenorgane. Die rote Linie markiert die Peritonealauskleidung.

Gelegentlich können im Bereiche dieses Dreieckes Steine, Fremdkörper und auch Tumoren der Blase durch den palpierenden Finger vom Rectum her getastet werden.

M. Fränkel betont, daß bei starker Vergrößerung der Samenblasen, namentlich bei tuberkulöser Erkrankung und bei cystischen Degenerationen diese die Ductus deferentes bedecken oder sogar über sie hinausragen können, wodurch die Breite des interampullären Dreieckes erhebliche Einbuße erfährt.

Bei diesem Autor finden wir auch die Bemerkung, daß sich bei äußerster Füllung der Blase die beiden Ductus deferentes einander nähern. Danach würde bei zunehmender Füllung der Blase durch das Aufwärtsrücken des Bauchfells die Basis des Dreieckes emporgeschoben, gleichzeitig aber dessen Breite entsprechend verschmälert. Dem widersprechen die neueren Angaben von R. Heiss, welcher in exakten Untersuchungen (Füllung der Beckenhöhle an

frischen Leichen mit dickflüssiger, warmer Gelatine und Formolfixierung)
dartun konnte, daß bei starker Ausdehnung der Blase und mittlerem Aus-
dehnungsgrad des Mastdarmes die Samenleiter sowie die Samenblasen selbst
stark lateralwärts verschoben er-
scheinen.

Mit der Harnblase sind die Samenblasen durch lockeres Bindegewebe
verbunden. Mit ihrer Hinterfläche
berühren sie die Ampulle bzw. die
Curvatura perinealis des Mastdarmes,
von der sie aber durch die Lamina
visceralis fasciae pelvis (Fascia rectovesicalis — TYRREL-DENONVILLIER-
sche Fascie) geschieden sind (Abb. 1
und 7).

Samenblasen und Ampullen haben
eine gemeinsame fibröse Kapsel,
welche mit der der Prostata in Zusammenhang steht und reichlich mit

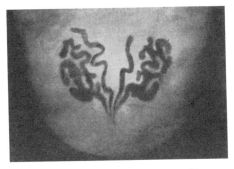

Abb. 8. Röntgenogramm der Samenblasen.
(Nach W. T. BELFIELD.)

teils longitudinal, teils transversal verlaufenden glatten *Muskelfasern* versehen
ist, welche einen „beiden Organen gemeinsamen muskulären Komplex" (OHMORI)
darstellen. Zu ihnen gehören auch die von FRAENKEL erwähnten Muskelfasern
in der Pars interampullaris vesicae, welche transversal zwischen beiden Samenblasen verlaufen und von einem medianen Sehnenstreifen ausstrahlen. Diese
glatte Muskulatur hängt mit der
Rectummuskulatur zusammen und
soll die Aufgabe haben, die Samenblase in ihrer Lage festzuhalten,
außerdem aber noch, ihren Inhalt
bei der Ejaculation auszupressen.
Deshalb bezeichnet sie TESTUT als
„véritables muscles expulseurs".
VINER ELLIS gibt diesen Muskelfasern und der äußeren longitudinalen Muskelschicht der Vesiculae
seminales den gemeinsamen Namen
„Musc. compressor vesiculae et ductus seminis" (FRAENKEL). Schon
bei KOELLIKER findet sich ein aus
glatten Muskelfasern bestehendes
Band beschrieben, welches beide
Samenblasen miteinander verbindet. Dieses Gebilde verdient nach
HYRTL den Namen eines Adductor
vesicularum seminalium, „nähert
die Samenbläschen wahrscheinlich
erst kurz vor ihrer Entleerung, und

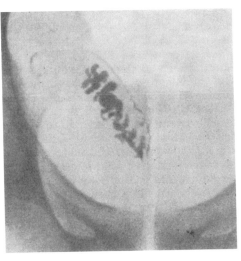

Abb. 9. Röntgenogramm einer normalen Samenblase
und Ampulle. (Nach W. T. BELFIELD und
H. C. ROLNICK.)

bringt dadurch ihre Ductus ejaculatorii in eine mehr gerade Richtung zur
Harnröhre".

Die *Projektionsverhältnisse der Samenblasen auf die hintere Blasenwand*
(Abb. 2) wurden u. a. von BARNETT und namentlich von G. v. SAAR genauer
studiert. In besonders sinnfälliger Weise können sie neuerdings durch die

*Vesiculographie* zur Darstellung gebracht werden, wenn die Samenblasen mit schattengebendem Medium und gleichzeitig die Harnblase mit Luft gefüllt wird (Abb. 8 und 9).

Übereinstimmend wird von den verschiedensten Autoren angegeben, daß die Vesiculae seminales das Trigonum vesicae in seinen lateralen Abschnitten überlagern. Dagegen finden sich vielfach irrige Angaben hinsichtlich der Frage, ob die Samenblasen zur Gänze in das Trigonum fallen oder dieses mit ihren Kuppen kranialwärts überragen. (So lesen wir in dem ausgezeichneten Lehrbuch der systematischen und topographischen Anatomie von v. Langer-Toldt: „Die Samenbläschen überlagern und überragen mehr oder weniger die Gegend des Trigonums vesicae.") In Wirklichkeit sind die Samenblasen *wesentlich länger* als die Seiten des Trigonums, so daß ihr oberhalb der Uretermündung gelegener Abschnitt die Distanz zwischen dieser und dem Orificium internum der Urethra um *mehr als die gleiche Länge*, nach Barnett sogar um das Doppelte überragt (Abb. 2).

Das untere Ende der Samenblase (Abb. 2) geht in einen wenige Millimeter langen Kanal, den Ductus excretorius über. Der Ductus excretorius vereinigt sich mit dem Ductus deferens in annähernd gleich großem Kaliber zur Bildung des Ductus ejaculatorius, welcher, 20—25 mm lang, die Prostata zwischen Commissur und Lobus medius durchsetzt (Abb. 7), um sich am seitlichen Abhange des Colliculus seminalis[1] in die Pars prostatica urethrae zu öffnen (Abb. 2). Der Ductus ejaculatorius ist in seinem oberen Abschnitte (Sinus ejaculatorius) etwa 4—5 mal so weit als an der Stelle seiner Einmündung in die Urethra, wo sein Lumen etwa 0,5 mm im Durchmesser beträgt.

*Inhalt* und *Weite* der Samenblasen zeigen ein sehr wechselndes Verhalten. Der Inhalt stellt eine bald schleimige, bald gallertige, bald eiterähnliche, bald wässerige geruchlose Flüssigkeit dar. Ein wässeriger Inhalt ist stets frei von Samenfäden und findet sich öfter bei Alkoholikern (M. Simmonds), der eiterähnliche Inhalt enthält meist sehr reichlich Samenfäden und ist von wirklichem Eiter nur mit Hilfe des Mikroskops zu unterscheiden (s. das Kapitel Histologie). Was die *Kapazität* der Samenblase betrifft, so konnten wir bei Füllung derselben vom Vas deferens aus in vivo mit 5 ccm fast regelmäßig bereits einen Teil der Füllungsflüssigkeit am Orificium urethrae austreten sehen. Indessen läßt sich schon wegen der Unkenntnis des jeweiligen natürlichen Füllungszustandes der Samenblase vor ihrer künstlichen Füllung daraus kein brauchbarer Schluß auf ihre wirkliche Kapazität ziehen, um so weniger, als ein Teil des Füllungsmediums regelmäßig auch in die Harnblase gelangt (Abb. 10). Exakte Messungen liegen von R. Picker vor, welcher Werte von 1,5 bis 11 ccm für eine Samenblase ermitteln konnte. D. E. Shea gibt als Grenzwerte 3—11,5 ccm an.

Für den Chirurgen sind die *Beziehungen* der Samenblasen zu den *benachbarten Organen* (**Syntopie der Samenblase**) von besonderem Interesse. Der topographischen Verhältnisse zur *Harnblase* und zum *Rectum* wurde bereits oben gedacht und erwähnt, daß die Beziehungen der Samenblasen zur Harnblase nähere sind als jene zur vorderen Wand der Ampulle, von welcher sie durch das Septum vesicorectale (Fascia vesicorectalis) getrennt sind. Der *Ductus deferens* kreuzt in seinem Verlaufe die Aa. und die Vv. obturatoriae und den N. obturatorius, die obliterierte A. umbilicalis, weiters die Aa.

---

[1] Caput gallinaceum (Eustachius), Caput gallinaginis (R. de Graaf), Veru montanum (Haller), Caruncula urethrae (Bauhin). Weitere Synonyma: Eminentia rostriformis, Verruca, Monticulus carnosus (Riolan).

vesicales superiores et mediae und nähert sich nun, zwischen Harnleiter und Harnblasenwand hindurchziehend der Samenblase (Abb. 1). In leicht geschlängeltem Verlauf umgreift der Samenleiter den oberen Rand der Samenblase (Abb. 1 und 9) und folgt nun ihrem medialen Rande eine kurze Strecke lang, um nun erst in die spindelig aufgetriebene Ampulle überzugehen. Dergestalt ,wird das obere Ampullenende von der Samenblasenkuppe kranial um einiges überragt (Abb. 1, 2 und 9). Die Beziehungen zwischen Samenblase und Ampulle sind äußerlich recht innige, indem beide Organe durch Bindegewebe zu einem einheitlich erscheinenden lappigen Ballen zusammengedrängt sind.

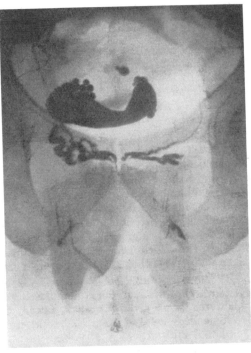

Abb. 10. Röntgenogramm der Samenblasen bei Prostatahypertrophie. (Nach W. T. BELFIELD und H. C. ROLNICK.)

Der *Ureter* kreuzt noch oberhalb der Samenblase den Samenleiter, welcher an seiner medialen Seite vorbeiziehend mehrfach unregelmäßige Windungen beschreibt (Abb. 1)[1]. Nach ihrer Kreuzung bilden Harnleiter und Samenleiter einen nach unten offenen Winkel, welcher die Kuppe der Samenblase in sich aufnimmt. Der Ureter erreicht die Samenblase an ihrem lateralen Rande, etwas caudalwärts von ihrer Kuppe (Abb. 1). Alsdann verläuft er in der Regel eine ganz kurze, höchstens 1 cm betragende Strecke zwischen Samenblase und Harnblase in medialer und caudaler Richtung, um nun in stumpfwinkeliger Knickung die Harnblasenwand schräg zu durchsetzen. Bis unmittelbar vor seiner Einmündung in die Blase liegt der Ureter dem Peritoneum dicht an.

Diese syntopischen Verhältnisse sind klinisch von besonderem Interesse, einmal, weil Entzündungsprozesse von der Samenblase auf den ihr so innig benachbarten Ureter übergreifen und mit dessen Stenosierung oder Knickung zu konsekutiven Abflußbehinderungen aus der zugehörigen Niere und deren Folgen führen können, und andererseits, weil operative Verletzungen des Ureters bei Operationen an der Samenblase, zumal bei der Exstirpation, eben wegen dieser innigen Lagebeziehungen zwischen beiden Organen sehr wohl möglich erscheinen.

Von Wichtigkeit sind weiters die Beziehungen des *Bauchfelles* zu der Samenblase. In diesem Punkte gehen die Angaben vielfach auseinander. Während beispielsweise nach WALDEYER und M. FRÄNKEL die Samenblase an der oberen *Hälfte* ihrer hinteren Fläche vom Peritoneum bekleidet und nur ihr unteres Ende, der Hals, extraperitoneal gelegen ist, nach VOELCKER etwa das obere *Drittel* der hinteren Fläche vom Peritoneum überzogen wird, äußert sich HYRTL:

---

[1] Nach E. ZUCKERKANDL geschieht die Kreuzung in der Weise, daß der Ureter unmittelbar vor der Kreuzungsstelle *lateral*, nach der Kreuzung, also näher der Blase, *kranial* vom Ductus deferens liegt.

„Das Peritoneum der Beckenhöhle setzt sich nicht so weit herunter fort, um sich zwischen Samenbläschen und Mastdarm einzulagern." E. ZUCKERKANDL macht die Angabe: „Die Samenblasen liegen größtenteils subperitoneal, nur ihre oberen Anteile werden dorsal vom Bauchfelle bekleidet, welches jedoch nur lose auf ihnen haftet." In TOLDTs Lehrbuch lesen wir: „Die Samenblasen sind ganz außerhalb des Bereiches des Bauchfells gelegen und erreichen dasselbe nur manchmal mit ihrem oberen Ende ... sie besitzen daher in der Regel gar keinen, oder wenn sie stark angefüllt sind, nur ganz oben einen kleinen und locker haftenden Bauchfellüberzug."

Die Verschiedenheit in den Angaben der Autoren wird erklärlich, wenn man die entwicklungsgeschichtlichen Verhältnisse berücksichtigt.

Das von DOUGLAS beschriebene Cavum rectovesicale reicht ursprünglich bis zur Höhe des Sinus urogenitalis herab, so daß auch die Prostata dorsalwärts vom Bauchfell überkleidet ist[1]. Durch kranialwärts fortschreitende sekundäre Verwachsung seiner serösen Wände (E. ZUCKERKANDL) wird indessen das Cavum immer seichter, so daß auf diese Weise die Prostata und die caudalen Partien der Vesiculae seminales gewöhnlich ihre direkte Beziehung zur Peritonealhöhle verlieren. (Die verlöteten Peritonealblätter stellen das Septum rectovesicale dar.)

In der Tat reicht auch bei Kindern die Excavatio rectovesicalis über die Kuppen der Samenblasen hinweg nach abwärts. HYRTL erklärt dies mit dem durch die Kleinheit des kindlichen Beckens bedingten Hochstande der kindlichen Harnblase, bei welcher bekanntlich das Orificium internum in die Ebene des Beckeneinganges fällt. Jedenfalls bedeutet das Tieferreichen der Excavatio rectovesicalis ein Stehenbleiben auf einer fetalen Entwicklungsstufe (CORNING, BLUMBERG u. a.) und ist als Hemmungsbildung aufzufassen. So erklärt sich auch, daß in seltenen Fällen die Excavatio bis an den Beckenboden herabreichen und gelegentlich zur Bildung einer Hernia perinealis Anlaß geben kann.

Die *Regel* ist, daß *bloß die Kuppe der Samenblase einen Peritonealüberzug trägt* (Abb. 7). Zwischen den Samenblasen verläuft die Umschlagsfalte in einem caudalwärts sanft geschwungenen Bogen, dessen Scheitelpunkt etwa in der Mittellinie liegt und von den Endpunkten nur um ein geringes überragt wird (Abb. 1 und 2).

Bei gefüllter Harnblase und leerer Ampulle des Mastdarmes werden die Vesiculae seminales lateralwärts und etwas nach unten verschoben und schließen sich der vorderen Wand der Ampulle des Rectums enger an, ein Moment, welches für die Palpation der Samenblase von Bedeutung ist.

In Studien, welche S. M. INGAL an 30 Leichen bei verschiedener Lage derselben, bei gefüllter Blase und Rectum und bei entleerten Organen vornahm und wobei er zu den Samenblasen auf verschiedenen Wegen, per laparotomiam, auf perinealem Wege und nach Resektion des Kreuz- oder Steißbeines vordrang, ergab sich, daß bei gefüllter Blase und entleertem Rectum die Samenblasen aus dem Zentrum des Beckens verschoben und zur hinteren Wand gedrängt werden. Wird hierbei noch von der Gegend der Symphyse her ein Druck ausgeübt, so werden die Samenblasen bei reseziertem Steißbein der Hautwunde stark genähert. Weiters zeigte sich, daß bei gefüllter Blase die Samenblasen auch dem Beckenboden genähert werden, und daß andererseits dadurch die Entfernung zwischen ihnen und den Harnleitern verkleinert wird.

---

[1] Nach TRÄGER reicht die Excavatio rectovesicalis bis zum 4.—5. Monat des intrauterinen Lebens bis an den Beckenboden herab. Bei Neugeborenen findet sie ihre Grenze an der Basis der Prostata. Gegen Ende des 2. Lebensjahres ist sie bereits bis zur Einmündungsstelle der Ureteren in die Harnblase emporgestiegen.

Zum Schlusse sei noch der sekundären Veränderungen gedacht, welche die Samenblasen und Samenleiter bei der *Prostatahypertrophie* erfahren, wie sie von J. TANDLER und O. ZUCKERKANDL in ihren klassischen Studien zur Anatomie und Klinik der Prostatahypertrophie dargetan wurden: „Schon durch die Verlängerung der oberen prostatischen Harnröhre erleiden die Ductus deferentes" (in ihren Endteilen, den Ductus ejaculatorii) „eine Verschiebung aus ihrer Lage; die am Caput gallinaginis endenden Ductus werden durch die sakralwärts wachsende Geschwulst vom Blasenostium abgedrängt. Es wird die Winkelstellung zwischen Ductus und der Harnröhre insofern geändert, als die ersteren nicht mehr in spitzem, sondern eher in rechtem Winkel an die

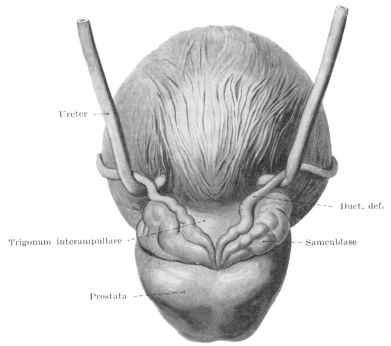

Abb. 11. Die Lage der Samenblasen bei Prostatahypertrophie. (Eigenes Präparat.)

Harnröhre herantreten. Die außerhalb der Prostata gelegenen Abschnitte sind gleichfalls aus ihrem normalen Verlauf verdrängt; ihre Endstücke geraten in stärkere Spannung und werden durch die sakral vorgewölbte Blasenbasis seitlich verschoben, so daß sie sich in einem stumpfen Winkel treffen, wodurch ein größeres Feld des Blasengrundes zwischen beiden freibleibt.

Im gleichen Sinne werden die Samenblasen aus ihrer Lage vom Blasengrund abgehoben und in die Horizontale gedrängt. Auch die Lagebeziehung der Vereinigungspunkte der beiden Ductus zum Blasengrunde ist geändert, indem diese durch die im Gebiete des Lobus medius entwickelte Geschwulst von der Blase caudalwärts verschoben werden. Während unter normalen Verhältnissen die Mündung der Ductus dorsal in der Mittellinie an der Grenze zwischen Lobus medius und posterior an einer Stelle gelegen ist, die wegen der geringen Ausdehnung des Lobus medius mit der Furche zwischen oberer Begrenzung der Prostata und der Blase zusammenzufallen scheint, ist sie bei ausgeprägter Hypertrophie des Mittellappens durch den breiten, zwischen Blase und oberem hinteren Rand der Prostata eingeschobenen Geschwulstanteil des Mittellappens so weit abgedrängt, daß die Einmündungsstelle beträchtlich caudalwärts von der Blase abgerückt ist. Es resultiert auf diese Weise eine veränderte Relation zwischen Ductus und den Harnleitern. Die Strecke von der Ductusmündung bis zur Kreuzung mit dem Harnleiter ist länger geworden. Der Ductus wird gedehnt, stärker angespannt und es kann sich ereignen, daß er eine deutliche Kompression des Harnleiters veranlaßt" (Abb. 10 und 11).

*Blutgefäße.* Die Gefäßversorgung der Samenblasen ist eine so auffallend starke, daß der „ganz enorme" Gefäßreichtum dieses Organs von MAX FRÄNKEL mit dem des Uterus verglichen wurde.

Die vielfach geschlängelten *Arterien* (Abb. 12) bilden ein arkadenreiches, vielverzweigtes, namentlich die Kuppe der Samenblase dicht umspinnendes Anastomosennetz. Die arterielle Gefäßversorgung geschieht hauptsächlich aus der Art. haemorrhoidalis media und den unteren vesicalen Ästen der Iliaca interna, speziell der Vesicalis inferior, sowie aus der Art. deferentialis.

Während GUELLIOT die Vesicalis inferior als Hauptgefäß für die Blutzufuhr anspricht, wird von M. FRÄNKEL, der dieser Frage besonders eingehendes Studium gewidmet hat, diese Bedeutung der Art. haemorrhoidalis media eingeräumt.

Nach FRÄNKEL unterscheidet man:
1. Vasa posteriora superiora, aus der Haemorrhoidalis media und der Deferentialis.
2. Vasa posteriora inferiora, aus der Haemorrhoidalis media, gelegentlich auch aus der Arteria vesicalis inferior accessoria und der Haemorrhoidalis superior.
3. Vasa anteriora, hauptsächlich aus der Arteria vesicalis inferior, zum Teil aus der Deferentialis.

GUELLIOT konnte die Arterien der Samenblasen durch die Kapsel hindurch innerhalb der glatten Längsmuskulatur, welche sie durchbohren, bis zur Schleimhaut verfolgen.

Wie von BARNETT hervorgehoben wird, kommt der Gefäßverteilung für die Auslösung der Samenblase große Wichtigkeit zu, weil das Organ durch den hauptsächlich an seinem oberen äußeren Pol erfolgenden Gefäßeintritt — BARNETT spricht deshalb von einem „Gefäßpol" — immobilisiert wird. Daher kommt es, daß die Samenblase bis zu den Ductus ejaculatorii herab und von der Ampulle weg leicht ausgelöst werden kann, daß es aber erst sorgfältiger Ligatur der Gefäße bedarf, um das Organ vollends freizumachen.

Ähnlich wie die Arterien bilden auch die *Venen* ein reich ramifiziertes Geflecht um die Samenblase, namentlich an ihrem Halsteil, der Hinterfläche und dem äußeren Rand, welches als Plexus venosus seminalis beschrieben wird. Aus dem Plexus ergießt sich das Venenblut nach dem Plexus vesicalis und weiter in die Vena hypogastrica. Die Samenblasenvenen zeigen nicht selten variköse Erweiterungen und sind mitunter der Sitz von Phlebolithen.

GUELLIOT macht besonders auf die Gefahr der operativen Verletzung des stark entwickelten Venengeflechtes am äußeren Samenblasenrande aufmerksam, die bei der Exstirpation des Organs zu schwerer Blutung Anlaß geben kann.

Auch die von SAPPEY genauer studierten *Lymphgefäße* der Samenblase sind ungemein zahlreich und anastomosieren vielfach untereinander. Zwei bis drei aus ihnen hervorgehende Stämme verlaufen zu den Lymphoglandulae hypogastricae. Neuere, von H. BAUM an einem größeren Materiale (12 Hunden, 12 Rindern, 4 Schweinen, 2 Pferden, 2 menschlichen Leichen) systematisch durchgeführte Untersuchungen haben gezeigt, daß die Lymphgefäße der Samenblasen, der Prostata, der Harnblase und Harnröhre, sowie der Bulbourethraldrüse untereinander in weitgehender Kommunikation stehen, und daß sich von einem dieser Organe aus die Lymphgefäße der anderen Organe bis in ihr Wurzelbereich injizieren lassen.

CRONQUIST hat darauf aufmerksam gemacht, daß öfters geschwollene Lymphgefäße von dem seitlichen oder hinteren Rande der Prostata ausgehend strangförmig nach oben ziehen und zur Verwechslung mit geschwollenen Samenblasen führen können.

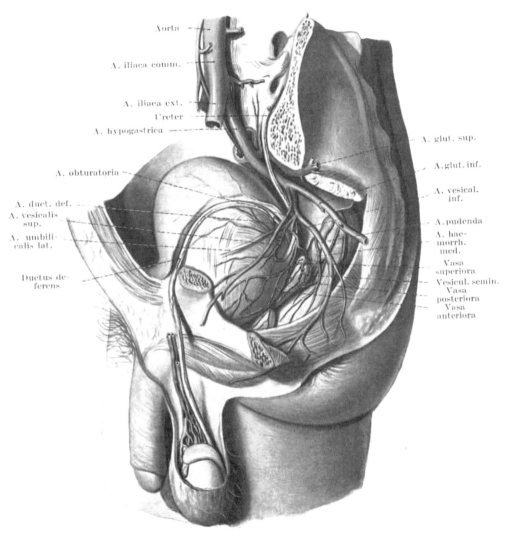

Abb. 12. Die arterielle Gefäßversorgung der Samenblase. (Vasa superiora aus der Haemorrhoidalis media, Vesicalis inferior, superior und Deferentialis. Vasa posteriora aus der Haemorrhoidalis media. Vasa anteriora aus der Vesicalis inferior.)

Die *Nerven* der Samenblase (Abb. 13) setzen sich größtenteils aus markhaltigen, zum geringeren Teile aus marklosen Nervenfasern zusammen. Die letzteren zeigen in der äußeren Umhüllung der Samenblase Häufchen von Nervenzellen.

Die Nerven folgen den Arterienverzweigungen und bilden wie diese ein das Organ netzartig umspinnendes Fasergeflecht. Sie entstammen den aus den Rami communicantes der Lumbalnerven und dem Lumbalmark entspringenden, von Ganglienzellen unterbrochenen Fasern des Plexus hypogastricus, zum Teil auch aus dem Sakralmark kommenden Nervenbündeln (Nervus pelvicus), welche beiden Nervensysteme sich untereinander zu einem innigen Geflecht vermengen. Genauere Kenntnis der Anatomie und Histologie dieser Nerven verdanken wir den Untersuchungen von L. R. MÜLLER und DAHL.

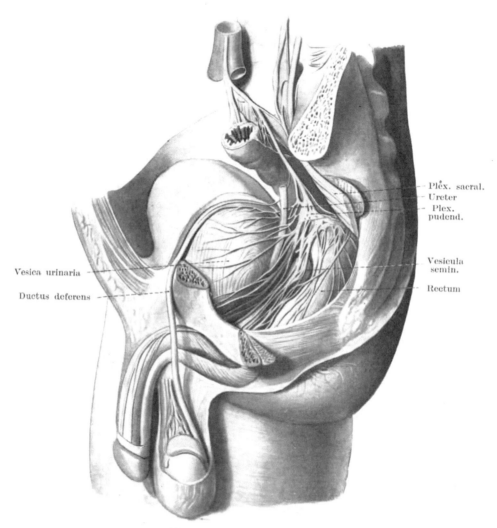

Abb. 13. Die Nerven der Samenblase.

Ein autonomes Ganglienzellensystem ist für die Samenblasen nicht anzunehmen (PERUTZ und KOFLER), was auch den histologischen Erfahrungen (MÜLLER und DAHL) entspricht.

## 3. Histologie.

Die Samenblasenwand setzt sich aus *drei* deutlich differenzierbaren Schichten zusammen: einer bindegewebigen, einer muskulären und einer Schleimhautschicht.

Die durch ihre Zartheit ausgezeichnete *Bindegewebsschicht* birgt in ihren Maschen reichlich Gefäße. Gegen die Muskelschicht zu verdichtet sie sich allmählich, wird zugleich gefäßärmer und zeigt konzentrische Anordnung ihrer Fasern. M. FRÄNKEL betont gegenüber GUELLIOT, welcher in dieser Schicht keine anderen Elemente vorfand, daß bei fettreichen Individuen hier stets reichlich Fettgewebe anzutreffen sei.

Den weitaus breitesten Raum nimmt die *Muskelschicht* ein ($^2/_3$ nach TESTUT, $^8/_{10}$ nach GUELLIOT). Während die Mehrzahl der Autoren an der Muskulatur der Samenblasen in Analogie zu der Ampulle des Ductus deferens 3 Lagen beschreibt, eine äußere und innere Längsschicht und eine mittlere zirkuläre Schicht, konnte GUELLIOT nur eine äußere dünnere Längsmuskellage und eine innere Ringmuskelschicht feststellen, eine Angabe, der auch FRÄNKEL beipflichtet, wobei dieser Autor hinzufügt, daß sich stellenweise eine genaue Richtung der einzelnen Züge nicht erkennen lasse, indem die eine Schicht in die andere übergeht. Auch finden sich vielfach Bindegewebsfasern zwischen den Muskeln.

AKUTSU fand hier und da an der Innenseite der zirkulären Schicht einzelne, zerstreut liegende, längsverlaufende Muskelfasern, welche jedoch keine deutlich abgegrenzte Schicht bilden.

Nach D. OHMORI bildet die Muscularis im Querschnitt entweder straffe Ringe, meist in einer Anordnung wie bei größeren Arterien, oder schlaffe Säcke, indem die spärlichen Muskelfasern mit reichlicherem Bindegewebe untermengt sind. Das Vorkommen von drei Schichten der Muskulatur konnte auch er nicht bestätigen.

Im späteren Alter wird die Muscularis bis auf geringe Reste durch Bindegewebe ersetzt.

Die *Schleimhaut* ist wie jene der Ampulle und des Ductus deferens durch eine auffallend starke Entwicklung des *elastischen Gewebes* ausgezeichnet. Dieses bildet eine geschlossene, oft ziemlich dicke Lage der Schleimhaut, während in die sekundären Faltungen nur zarte Züge einstrahlen (SCHAFFER). Die elastische Faserhaut bildet die Hauptmasse der Propria und das Epithel sitzt ihr unmittelbar auf. Im Gegensatz zur Angabe von AKUTSU sind nach NAMBA elastische Fasern schon beim Neugeborenen zu finden und erfahren mit der Geschlechtsreife eine stärkere Entwicklung. Bei 16—17 jährigen Individuen hat sie AKUTSU in reichen Massen im Subepithelium und in der Bindegewebsschicht angetroffen. Das Maximum ihrer Entwicklung erreichen sie etwa im 30. Lebensjahre. Im Greisenalter tritt kein bemerkenswerter Schwund des elastischen Gewebes ein, doch kann man höckerige Verdickung und klumpige Umwandlung wahrnehmen.

D. OHMORI fand das elastische Gewebe in normalen Samenblasen nur in spärlicher Menge vor. Bei Verdickung der Samenblasenwand nehmen die elastischen Fasern sichtlich ab, während bei Atrophie das elastische Gewebe deutlich vermehrt erscheint.

Der Charakter des *Schleimhautepithels* ist Gegenstand vielfacher Kontroverse gewesen. Von VALENTIN wurde es als Pflasterepithel aufgefaßt, SAPPEY und namentlich LANGERHANS, der sich mit dieser Frage eingehend beschäftigt hat, sprechen es als Cylinderepithel an. GUELLIOT weist auf die Verschiedenheit des Epithels je nach dem Alter des Individuums hin: beim Embryo sind die Zellen cylindrisch, zweimal so hoch als breit, aber schon bei der Geburt erscheinen sie niedriger, um später allmählich platter und kubisch zu werden. Auch nach AKUTSU sind die Epithelzellen in der Grundform cylindrisch, aber beim Erwachsenen meist kubisch, eine Darstellung, die wir auch bei SCHAFFER finden und unsererseits bestätigen können. Die Kerne sind basalständig.

Nach SZYMONOWICZ ist das die Samenblasen auskleidende Epithel *zweireihig*, denn zwischen den basalen Enden der Cylinderzellen liegen stets niedrige Zellen (Basalzellen), welche verschiedene Ausbildung zeigen können und bei reichlichem Auftreten unter den

Cylinderzellen eine zweite, fast kontinuierliche Schicht bilden. Sie häufen oft Fett an, welches in Form eines großen Tropfens die ganze Zelle ausfüllen kann (Limon). Die das Lumen auskleidenden Cylinderzellen sind nach Petersen von früher Jugend an sezernierende Elemente und zeigen je nach ihrem Sekretionszustand ein verschiedenartiges Aussehen. Neben Fett- und Pigmentkörnchen enthalten sie teils basophile (Limon), teils acidophile (Petersen) Sekretkörner, welche in das Lumen ausgestoßen werden.

Die Epithelzellen sind, wie übrigens auch die glatten Muskelfasern und die Bindegewebszellen, Träger von *Pigment*. Das die Epithelien reichlich durchsetzende Pigment zeigt Körnchenform und ist von gelblicher bis bräunlicher Farbe. Die Farbenintensität nimmt gewöhnlich mit dem Alter zu. Nach Namba stellt die Pigmentierung einen physiologischen Vorgang dar und findet sich schon in den Samenblasen von Kindern. Hingegen konnte Akutsu bei Neugeborenen und Kindern niemals Pigment nachweisen und bezeichnet die Pigmentablagerung als eine regelmäßige, nach der Pubertät auftretende Erscheinung. Auch nach Kaufmann beginnt die Pigmentierung des Epithels erst zur Zeit der Pubertät. Die von Akutsu angegebene Abhängigkeit des Pigmentreichtums von Krankheitsprozessen wird von Namba bestritten.

Das Epithelpigment reagiert positiv auf Osmium, Sudan III und Scharlach R. Indessen ist die durch diese Reagenzien färbbare Substanz eine mit dem eigentlichen Pigmentfarbstoff innig verbundene, welche durch Alkohol oder Äther extrahiert werden kann. Es scheint also das Epithelpigment den Lipochromen nahe zu stehen.

Das Bindegewebs- und Muskelpigment tritt gleichfalls erst nach der Pubertät auf. Es reagiert auf die oben genannten Reagenzien nicht.

Im Alter stellt sich bei der Atrophie der Samenblase frühzeitig eine Pigmentierung der glatten Muskulatur ein (Oberndorfer), welche weiterhin schwindet und Bindegewebe Platz macht (Ribbert).

Die Pigmente entstehen anscheinend metabolisch in den Zellen selbst.

Viel umstritten ist die Frage, ob in der Schleimhaut selbständige *Drüsen* vorkommen. Viele Autoren, wie Henle, Gegenbaur, Leydig, Gerlach, Hyrtl, Stoehr, sprechen sich für das Vorhandensein von Drüsen aus. Andere wie Klein, Koelliker, Waldeyer, Guelliot und Fränkel bestreiten hingegen das Vorkommen von Drüsen.

Die von den Autoren als Drüsen gedeuteten Ausbuchtungen und grubigen Vertiefungen der Schleimhaut fehlen, wie dies in den ausgezeichneten Abbildungen zur Arbeit Fränkels zur Darstellung gebracht ist, beim Fetus vollständig und sind in der Samenblase eines einjährigen Kindes in mäßiger Entwicklung begriffen. In dem Durchschnitt durch die Samenblase eines 15jährigen jungen Mannes haben die Buchten an Zahl und Tiefe bedeutend zugenommen und in dem eines 21jährigen Mannes sind sie in voller Entwicklung zu sehen. Diese zum Teil außerordentlich tiefen Einbuchtungen sind es, die den Eindruck von Drüsen erwecken und zu entsprechender Deutung seitens verschiedener Autoren geführt haben. Mit Recht betont aber Fränkel, daß sich, sollte es sich um wirkliche Drüsen handeln, die Drüsenanlagen in irgend einer Weise schon bei jugendlichen Individuen bereits angedeutet vorfinden lassen müßten.

Durch die zahlreichen Ausbuchtungen gewinnt die Schleimhautoberfläche ein papilläres Aussehen. Doch zeigen diese Papillen im Gegensatz zu echten Papillenformationen *kein Bindegewebsstroma mit Gefäßen*, vielmehr besitzen sie ein muskuläres, niemals Gefäße führendes, oft hyalin degeneriertes Stroma. Während diese „Papillen" normalerweise zart und mittellang erscheinen, sind die papillären Leisten bei atrophischen Samenblasen sehr verkümmert (bzw. die zu ihrer Entstehung führenden Ausbuchtungen stark reduziert), das Epithel deutlich verkleinert, die Zellgrenzen unscharf (Ohmori).

Bei Durchsicht einer größeren Zahl von histologischen Samenblasenpräparaten[1] muß es auffallen, wie selten sich, auch bei gleichaltrigen Individuen und bei fehlenden pathologischen Veränderungen, übereinstimmende Befunde erheben lassen und wie sehr die verschiedenen Bilder voneinander abweichen. Sieht man von den zahlreichen, wechselnden Mannigfaltigkeiten im Detail ab, so lassen sich immerhin einige ziemlich scharf umrissene Typen herausgreifen:

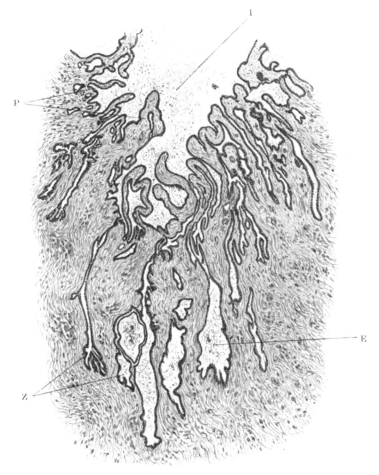

Abb. 14. Zur Histologie der Samenblase. (Typ. I.)

I. Bei diesem Typus (Abb. 14) finden sich spaltförmige, von Epithel bekleidete Einsenkungen (E) mit vielfachen Verzweigungen (Z). Das Epithel erscheint durchwegs flach kubisch. Der Inhalt (I) der sich sehr selten leicht erweiternden Buchten entspricht einer dünnflüssigen, fädig geronnenen Masse. Gegen das Lumen springen ziemlich derbe, zottenartige Bildungen (P) vor, welche die gleichen Epithelverhältnisse wie eben beschrieben aufweisen. Zweifellos liegen hier keine echten Zotten vor — es fehlen die charakteristischen Stromagefäße —,

---

[1] Einschlägige Untersuchungen wurden an dem unter derzeitiger Leitung des Herrn Doz. Dr. Th. Bauer stehenden pathologisch-histologischen Institut weiland Prof. Dr. Stoerk durchgeführt.

sondern epithelbekleidete Leisten, aus Muskulatur, Bindegewebe und elastischen
Fasern bestehend.

II. Hier (Abb. 15) erscheint die fibrös-muskuläre Wand (W) wie besetzt
von zahlreichen, verschieden geformten Cystchen (C). Das Epithel, welches
sie bekleidet, ist meist kubisch. Die zentral gelegenen Cystchen zeigen vorspringende Leisten (L) von besonderer Zartheit. Als Inhalt findet sich eine
homogene oder leicht krümelige Masse. Die Entstehung der Cystchen dürfte
auf eine sekundäre Verklebung einander berührender Leisten zurückzuführen
sein.

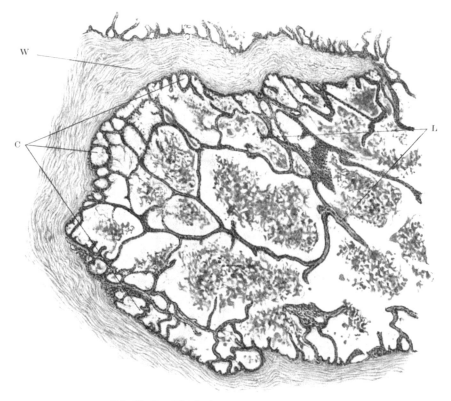

Abb. 15. Zur Histologie der Samenblase. (Typ. II.)

III. Diese Type (Abb. 16) entspricht in vielem dem Typus I, mit dem Unterschiede, daß einerseits die Einsenkungen in der Tiefe weit mehr verästelt und
verzweigt sind, die vorspringenden Leisten hingegen viel spärlicher erscheinen.

IV. Die Samenblase des alten Mannes (Abb. 17). Sie erinnert an den Typus II.
Verdickung der fibrös-muskulären Wand (W) mit Involution der epithelialen
Elemente. Die letzteren erscheinen augenfällig im Zustande der Atrophie.
Die Einsenkungen fehlen fast vollständig, auch die Kammern- und Cysten-
bildung ist äußerst spärlich.

Die ersten Angaben über den *Inhalt* der Samenblasen finden wir bei VALENTIN.
Bei einem kurz nach dem Tode untersuchten Hingerichteten fand dieser Autor
die Samenblasen strotzend gefüllt. Der Inhalt enthielt sehr zahlreiche Spermatozoen und eine Menge „eigentümlicher, bald länglich runder, bald mehr genau

runder Blättchen". Diese „hatten einen bald konzentrischen, bald aber auch exzentrischen, hellen und farblosen Kern, der von einer scholligen, feingranulierten Scheibe umgeben war". Es sind dies die nachmals von ROBIN als „Sympexions" bezeichneten amorphen, transparenten Gebilde, die man stets im Sekret findet und die diesem seine eigentümliche grauweiße Farbe verleihen.

Nach ROBINs an Enthaupteten erhobenen Befunden hat die der Samenblase entstammende Flüssigkeit eine geleeartige Beschaffenheit und ist schwerer

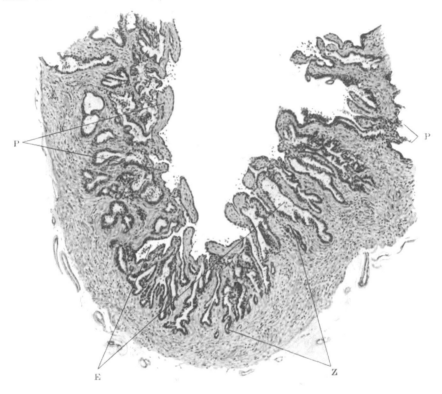

Abb. 16. Zur Histologie der Samenblase. (Typ. III.)

als Wasser. In einem Falle erschien sie „gelblichgrau und halb durchsichtig", in einem zweiten „weißlichgrau, kaum halb durchscheinend, rahmartig".

KOELLIKER beschreibt den Inhalt normaler Samenbläschen als „eine helle, etwas zähe Flüssigkeit, die im Tode zu einer leichten Gallerte gesteht, jedoch später sich ganz verflüssigt und eine in Essigsäure sehr leicht lösliche Proteinverbindung enthält, die offenbar mit der in der Flüssigkeit des ejaculierten Samens enthaltenen identisch ist".

KRAUSE bemerkt: „Der Inhalt der Vesiculae seminales ist eine eiweißhaltige, kolloide, spontan, aber nicht durch Essigsäure gerinnbare Flüssigkeit."

Nach HOFFMANN enthalten die Samenblasen „eine weiße, zähe Flüssigkeit, welche sich der Samenflüssigkeit beimischt, in ziemlich reichlicher Menge".

VIRCHOW findet, daß der Inhalt der Samenbläschen besonders durch eine Proteinverbindung ausgezeichnet ist, die in Wasser sich nicht löst, wohl aber in Essigsäure, und zwar schneller und leichter als irgend eine bekannte

Proteinverbindung, und aus der Lösung durch Kaliumeisencyanür in starker Fällung niedergeschlagen wird.

Kayser fügt hinzu, daß die gewöhnlich gallertartige Masse sich bei leichtem Erwärmen verflüssigt und beim Erkalten wieder gesteht.

Bei Thomas und Harrison findet sich die Angabe, daß das Sekret unlöslich ist in Wasser, leicht löslich in Essigsäure und Ferrocyankalium. Es wird nicht

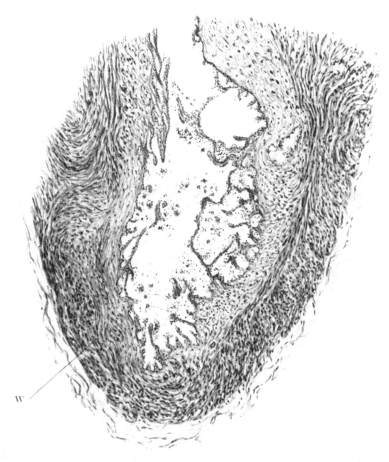

Abb. 17. Zur Histologie der Samenblase. (Samenblase eines alten Individuums.)

koaguliert durch Hitze, außer bei Anwesenheit von Salzen, besonders Kochsalz. In der Kälte wird es gelatinös.

Neuerdings hat Ohmori in einer größeren Anzahl von Fällen im menschlichen Samenblaseninhalt den Sperminkrystallen des Prostatasekrets ähnliche Krystalle gefunden.

Aus dem Umstande, daß der Samenblaseninhalt schwerer ist als Wasser und sich darin nicht löst, erklärt sich das von Schlagintweit als für das reine Samenblasensekret charakteristisch angegebene Phänomen, daß ein Tropfen hiervon, in Wasser aufgefangen, untersinkt, während dies bei Beimengung von Prostatasekret nicht der Fall ist, indem sich alsdann der Tropfen mit dem Wasser vermischt.

# Anhang.

Der **Samenleiter,** Ductus deferens [1] ist ein spulrunder, auffallend harter Strang von 40—45 cm Länge und 2—3 mm Dicke. Am Schweif des Nebenhodens beginnend, steigt er am hinteren Rande des Hodens an dem Nebenhoden vorbei aus dem Hodensack gegen den Leistenkanal empor. Nachdem er etwa in der Höhe des oberen Hodenpols seine definitive Stärke erreicht hat, durchläuft er nach dem Eintritte in den äußeren Leistenring mit dem Samenstrang den Leistenkanal, welchen er am inneren Leistenring verläßt, um, vom Bauchfell bedeckt, über den Beckenrand medianwärts absteigend in das kleine Becken zu gelangen und zwischen Harnleiter und Harnblasenwand die mediale Seite der Samenblase zu erreichen. Diesem Verlaufe entsprechen die Bezeichnungen Pars ascendens bzw. Pars descendens des Samenleiters.

Das Lumen beträgt 0,16 mm und zeigt einen sternförmigen Querschnitt, indem die Schleimhaut in 5—7 Längsfalten gegen die Lichtung vorspringt. Wie die Samenblase und die Ampulle, so zeigt auch der Samenleiter in seiner Schleimhaut eine auffallend starke Entwicklung des elastischen Gewebes, welches eine geschlossene, oft ziemlich dicke Lage in der Submucosa darstellt und in zarteren Zügen in die sekundären Falten einstrahlt. Die elastische Faserhaut bildet die Hauptmasse der Propria und das Epithel sitzt ihr unmittelbar auf. Letzteres zeigt eine zweifache Reihe von Cylinderzellen, deren äußere Lage etwas flacher ist als die innere. Die Epithelzellen enthalten braune Pigmentkörnchen.

Nicht so selten ist *Metaplasie* des Epithels im Ductus deferens anzutreffen, wobei das Cylinderepithel in geschichtetes Pflasterepithel umgewandelt erscheint (Abb. 18). Sie wird meist mit chronischer Entzündung des Gewebes in Zusammenhang gebracht, wobei nach OHMORI nicht so sehr der Grad als die Dauer der Entzündung für die Entwicklung der metaplastischen Vorgänge maßgebend ist. Doch können auch andere Ursachen, wie Bakterien und ihre Toxine, chemische und mechanische Reize, als Entstehungsbedingungen für die Metaplasie eine Rolle spielen. ASKANAZY erblickt in der Metaplasierung eine morphologische und biologische Immunisierung des Epithels, als einen natürlichen Verteidigungsakt.

Die Muskelhaut besteht aus einer inneren schwachen, manchmal gänzlich fehlenden und einer äußeren stärkeren Längslage, zwischen denen eine *kräftige Ringmuskelfaserschicht* eingeschlossen ist. Ihre Dicke beträgt 1 mm und darüber.

Die umgebende Faserhaut, die Adventitia, ist reich an stärkeren Gefäßen und Nerven. Sie enthält verstreute Längsmuskelbündel, ganz vereinzelt auch Ringfasern. Diese glatten Muskelzellen, welche häufig Verdichtungsknoten zeigen, sind, wie im ganzen Genitaltrakte, durch reichliches Bindegewebe getrennt, was schon KOELLIKER erkannt hat zur Zeit, als man noch von einer „Kittsubstanz" zwischen den Muskelfasern sprach (J. SCHAFFER).

Nachdem der Ductus deferens an die mediale Seite der Samenblase gelangt ist, erweitert er sich, etwas caudalwärts von der Samenblasenkuppe, 4 cm oberhalb der Prostata, zur spindelförmigen **Ampulle** [2], welche sich dem medialen Rand der Samenblase innig anschmiegt, von dem sie durch ein stark entwickeltes Gefäßnetz geschieden ist. Von vorne nach hinten meist leicht abgeplattet, hat die Ampulle eine Länge von 3—4 cm, bei 0,7—1,0 cm größter Breite (WALDEYER).

---

[1] Vas deferens nach CARPUS. Bei RUFUS hießen die Samenleiter πόροι σπερματικοὶ und γόνιμαι φλέβες. Synonyma sind: Evacuatorium s. Expulsorium seminis, Vas nervosum (MUNDINUS), Itinera seminalia, Venae genitales und die neueren Bezeichnungen als Canales deferentes, Pori deferentes, Meatus deferentes.

[2] Der Name stammt von HENLE. VESAL bezeichnet sie als „extrema vasorum semen deferentium pars glandulosa".

In das verjüngte distale Endstück der Ampulle mündet der Ductus excretorius der Samenblase (ohne Bildung eines Sporens — Rehfisch) ein. Der nun gemeinsame, den Ductus deferens und den Ductus excretorius der Samenblase aufnehmende Gang heißt von hier ab Ductus ejaculatorius.

Auch die Schleimhaut der Ampulle ist in der Längs- und Querrichtung in Falten gelegt, so daß ein Netzwerk rundlicher und polygonaler Buchten entsteht.

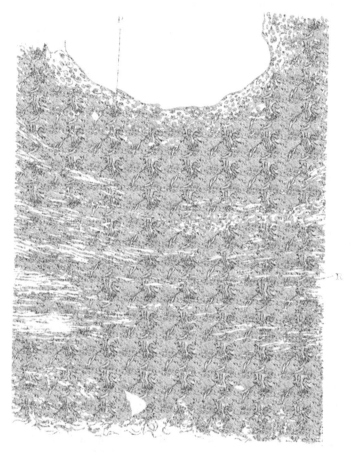

Abb. 18. Samenleiter vor dem Übergang in die Ampulle. Epithelmetaplasie zu Plattenepithe :(P). Das sonst sternförmige Querschnittsbild des Lumens ist verschwunden; man sieht eine glatte Cylinderform. In der Tiefe, unterhalb desPlattenepithels finden sich reichlicheRundzelleninfiltrate(R).

Die im Grunde dieser Buchten sich neuerlich zu leistenartigen Fältchen erhebende Schleimhaut begrenzt kleine einfache und zusammengesetzte Täschchen und Grübchen, von deren Grunde gewundene, oft reich verzweigte Gänge sich in die Tiefe fortsetzen, wobei sie nicht nur die elastische Faserhaut, sondern auch die Muscularis durchbrechen.

Das Epithel ist auf den Leisten zweischichtig, cylindrisch, in den Gruben oft nur einschichtig und kubisch. Manchmal sind die Zellen körnig, so daß an ihrer sekretorischen Tätigkeit nicht gezweifelt werden kann (J. Schaffer).

Die Muskelhaut der Ampulle ist beträchtlich schwächer als jene des Samenleiters selbst und setzt sich aus glatten Längs- und Ringmuskelfasern zusammen, welche hier keine geschlossene Lage bilden.

Auch die elastische Faserhaut läßt ringförmig und längs angeordnete Elemente erkennen.

Als **Ductus ejaculatorius,** Ausspritzungskanal, wird das Endstück des Ductus deferens, von der Einmündung der Samenblase bis zur Ausmündung in die Harnröhre bezeichnet. Er stellt einen dünnwandigen, in seinem Querschnitt ovalen Kanal von 20—25 mm (nach WALDEYER 16—19 mm, nach ALBARRAN 15—16 mm) Länge dar, welcher sich bei ursprünglich 8 mm weitem Durchmesser (J. ALBARRAN) — Sinus ejaculatorius — sehr bald verengt und an seinem Ende nur $^1/_2$ mm (nach WALDEYER 0,2 mm, nach ALBARRAN 3 mm) breit erscheint. Er ist in das Gewebe der Prostata eingegraben, in welche er zwischen Commissur und Lobus medius eindringt. In ihrem Verlaufe nähern sich die beiden Ausspritzungskanäle einander und legen sich der Wand des Utriculus prostaticus an, von der sie durch feine Venen getrennt sind. Vor ihrer Ausmündung in die Pars prostatica urethrae der am lateralen Abhange des Colliculus seminalis, verlaufen die Ductus ejaculatorii eine Strecke weit unter der Harnröhrenschleimhaut, welche sie schließlich in schräger Richtung durchsetzen. Es entsteht auf diese Art ein Schlitz, „un orifice allongé en forme de ferte antéro-postérieure" (GUELLIOT), welcher das Zurücktreten von Flüssigkeit aus der Harnröhre in die Samenblasen verhüten soll.

Die Wandung des Ductus ejaculatorius besteht aus einer dünnen Schleimhaut, welche zierlich gefaltet ist und an ihrer Oberfläche ein besonders reichliches Netz elastischer Fasern trägt. Dieses geht im Colliculus seminalis direkt in das elastische Gewebe des reichen Venenplexus über, welcher hier die Ductus ejaculatorii umgibt (SCHAFFER). Das Epithel ist ein cylindrisches und zeigt auf der Höhe der Schleimhautfältchen die kugeligen Kerne in zwei übereinander gelegenen Reihen angeordnet, ohne daß es sich um ein zweireihiges Epithel handelte (SCHAFFER).

R. LICHTENSTERN, welcher operativ entnommene hypertrophische Vorsteherdrüsen frontal durchschnitt und in Serien zerlegte, konnte sehen, daß das geschichtete Pflasterepithel der Urethra auf die Duct. ejaculatorii übergeht, um erst in beträchtlicher Tiefe einem Cylinderepithel zu weichen; auch konnte er eine mehr oder weniger deutliche, konzentrisch um die Ductus angeordnete glatte Muskulatur verfolgen.

Schließlich sei angemerkt, daß die Schleimhaut des Ausspritzungskanales kein einfaches Rohr darstellt, sondern durch größere und kleinere Divertikelbildungen mehrfach ausgebuchtet ist.

# 4. Entwicklungsgeschichtliches.

Die Entwicklung der inneren Genitalien steht mit den Schicksalen des zuerst von WOLFF beim Hühnchenembryo entdeckten, später auch beim Säugetierembryo durch OKEN festgestellten paarigen „WOLFFschen Körpers" (Primordialniere nach JACOBSON, Urniere nach RATHKE) in innigem Zusammenhang. Der „Sexualteil" der Urniere und der aus ihm hervorgehende WOLFFsche Gang (primärer Harnleiter) liefern die Elemente zur Bildung der in den Sinus urogenitalis ausmündenden Ausführungswege der männlichen Geschlechtsprodukte. Der Ausführungsgang des WOLFFschen Körpers verlängert sich und verknäuelt sich in seinem proximalen Anteil, wodurch der Nebenhoden entsteht. Aus dem distalen Abschnitt, wo die Verknäuelung aufhört und der Verlauf geradlinig bleibt, wird der Ductus deferens und weiter dessen Fortsetzung, der Ductus ejaculatorius, an dessen Inokulationsstelle in den Sinus urogenitalis sich der Colliculus seminalis erhebt. (Die Glomeruli der Urniere gehen zugrunde und ihre Kanälchen setzen sich mit dem Rete testis, dessen solide Stränge eine

Lichtung erhalten, in Verbindung, wodurch die Ductuli efferentes des Nebenhodens entstehen).

Der Müllersche Gang hat bei männlicher Geschlechtsentwicklung keine weitere Rolle zu spielen: er schwindet in der Richtung von oben nach unten. Bloß die in den Sinus urogenitalis einmündenden caudalen Endstücke der beiden Müllerschen Gänge bleiben, zu einem unpaarigen Hohlorgan verschmolzen, als *Utriculus prostaticus*[1] erhalten, welcher auf der Höhe des dem Müllerschen Hügel entsprechenden Colliculus seminalis sich in den Sinus urogenitalis öffnet.

Etwa um die Mitte des dritten Embryonalmonates nehmen die im Genitalstrang eingeschlossenen Partien der Wolffschen Gänge beträchtlich an Weite zu. Von ihren distalen Abschnitten aus entsteht, wie von Gustav Pallin in Serienschnittreihen gezeigt wurde, durch Abschnürung einer von longitudinalen Falten begrenzten Rinne je eine laterale hohle Ausbuchtung. Diese Ausbuchtungen werden nach Pallin in caudaler Richtung von den Wolffschen Gängen teilweise abgeschnürt und stellen die Anlagen der Samenblasen dar.

Nach Koelliker bilden sich die Samenblasen im 3. Monate und sind noch am Ende desselben einfache birnförmige, hohle Anhänge des Samenleiters von kaum mehr als 1 mm Länge. Dagegen gibt S. Minot an, daß diese Länge erst bei einem 5 Monate alten Embryo erreicht werde.

Die anfangs einfachen Samenblasenanlagen, welche caudalwärts mit den Wolffschen Gängen in Verbindung bleiben, beginnen gegen Ende des 4. Monats kurze Zweige, sog. Divertikel auszusenden. Zu gleicher Zeit entwickeln sich aus den Partien der Wolffschen Gänge, von welchen die Vesiculae seminales abgeschnürt wurden, die *Ampullen* der Ductus deferentes. Erst etwas später gelangen auch an diesen ähnliche, aber kürzere Divertikel, gleichfalls durch Abschnürung longitudinaler Falten, zur Entwicklung. Etwa um die Mitte des Embryonallebens sind die Samenblasen schon so weit entwickelt, daß sie der Form und Lage nach mit den Samenblasen der Erwachsenen fast übereinstimmen (Pallin).

In neuerer Zeit hat sich E. M. Watson mit dem Studium der Entwicklung der Samenblasen befaßt und kommt zu folgenden Ergebnissen:

Während der 13. Woche des intrauterinen Lebens erscheinen die Samenblasen als gestielte divertikelartige seitliche Ausstülpungen der Wände der Wolffschen Gänge in ihrem untersten Abschnitt, etwa 0,25 mm oberhalb der Prostatatubuli.

In der 14. Woche ist der künftige Bau schon genau vorgezeichnet, mit einem proximalen Kanal und einer eigenen verzweigten Samenblase mit definitiven Sackbildungen.

Die Wolffschen Gänge dilatieren sich, und ihre Divertikel erscheinen in der 19. Woche.

In der 25. Woche besteht jede Samenblase aus 5 oder mehr elongierten Kanälen, welche sich untereinander oder mit dem proximalen Kanal verbinden, um ein unregelmäßig sich verzweigendes Organ zu bilden.

Zwischen der 25. und 31. Woche ist die Periode des größten Wachstums.

Bei der Geburt besteht jede Samenblase aus 10 elongierten fingergleichen Ausstülpungen mit vielen kleinen, seichten, abzweigenden Säckchen. Diese verbinden sich wieder untereinander oder mit dem proximalen Kanal und bilden ein außerordentlich unregelmäßig verzweigtes Gebilde. Im allgemeinen sind beide Samenblasen nach Größe und Bau ähnlich, doch variieren sie im Detail des Aufbaues beträchtlich. Die Maße bei der Geburt sind 4,75 : 3,75.

---

[1] Uterus masculinus (E. H. Weber). Synonyma: Vesicula prostatica, Vagina prostatica, Vagina masculina, Sinus prostaticus s. pocularis.

# 5. Mißbildungen.

Die engen entwicklungsgeschichtlichen Beziehungen zwischen den Generationsorganen und dem uropoetischen System bringen es mit sich, daß Fehlbildungen der inneren Genitalorgane häufig mit Entwicklungsstörungen der Niere (Agenesie, Dystopie, Verschmelzung usw.) vergesellschaftet sind. Von der Entwicklungsperiode, auf welche die Mißbildung in ihrem Ursprunge zurückzuführen ist, hängt es ab, ob ein Zusammentreffen von Defekten beider Systeme stattfindet oder nicht. Macht sich die Entwicklungsstörung zu einer Zeit geltend, wo die Abtrennung der Nierenanlage von dem WOLFFschen Gang noch nicht erfolgt ist, also vor dem Ende der 5. Woche, so sind Nierenanomalie und Genitalanomalie miteinander kombiniert vorhanden. Bestehen Genitalanomalien ohne Nierendefekt, oder ist eine Nierenanomalie ohne begleitende genitale Mißbildung vorhanden, so muß das die Entwicklung störend beeinflussende Moment zu einer Zeit eingewirkt haben, da die Trennung der Nierenanlage vom WOLFFschen Gang bereits vollzogen war.

Mithin bietet es durchaus nichts Auffälliges und bedarf nicht erst besonderer Hervorhebung, daß *Mißbildungen der Genitalorgane* so gut wie ausschließlich *auf der Seite des Nierendefektes* auftreten.

Nach V. D. BROEK sind Anomalien, deren teratogenetische Terminationsperiode im Sinne SCHWALBES in einer *früheren* Zeit der Entwicklung liegt, *seltener* als diejenigen, deren Terminationsperiode später fällt. Die in Mitleidenschaft gezogenen Urogenitalabschnitte sind um so *größer*, je *früher* die Anomalie entstanden ist.

Die *Ursache* der Defektbildungen liegt noch völlig im Dunkeln. Das kombinierte Auftreten von Fehlbildungen am Genitaltrakt und an der Niere legt die Annahme nahe, daß die die Entwicklung beeinträchtigende Noxe einseitig einwirkt; die Frage aber, ob es sich um ein Vitium primae formationis, einen primären Anlagedefekt, oder um sekundäre Schädigungen (mechanische Momente, mangelnde Wachstumsenergie — STRUBE —, Lageanomalien oder dergleichen) handelt, läßt sich dermalen noch nicht beantworten.

Die *genitalen Defektbildungen* beschränken sich meist auf das System der Ausführungsgänge, beim männlichen Geschlecht also auf die Reste des WOLFFschen Ganges; dementsprechend erscheinen vor allem der Ductus deferens und die Samenblase in Mitleidenschaft gezogen, dagegen bleiben die Keimdrüsen selbst in der Regel verschont, wenn sie auch häufig hypoplastisch oder atrophisch angetroffen werden [1].

In den schwersten Fällen sind nur die aus dem WOLFFschen Körper hervorgehenden Organe, der Hode und der Kopf des Nebenhodens vorhanden, und es fehlen die aus dem WOLFFschen Gange stammenden Teile, Corpus und Cauda des Nebenhodens, der Ductus deferens und die Samenblase, sowie der Ductus ejaculatorius vollständig. Seltener hingegen sind jene leichteren Fälle der Anomalie, wo nebst dem ganzen Nebenhoden auch noch ein mehr oder weniger großes Stück des Ductus deferens erhalten ist, und der Defekt sich auf die Samenblase und den Ausspritzungskanal beschränkt.

Bei der Wechselbeziehung zwischen Genitaldefekten und Nierenanomalien geziemt es, auf die letzteren mit wenigen Worten zu reflektieren.

---

[1] Anorchia unilateralis (Monorchie) findet sich seltener ganz allein als mit Defekten der Samenableitungswege. Anorchia bilateralis kommt in der Regel mit weitgehenderen inneren Mißbildungen vor; dabei fehlen bald die Testikel allein, bald gleichzeitig auch die Samenausführungsgänge teilweise oder ganz (W. GRUBER).

In 19 von GUELLIOT zusammengestellten Fällen von Anorchie waren die Samenblasen 12mal normal, 7mal atrophisch.

Der *einseitige Nierendefekt* wird in jedem Lebensalter angetroffen[1]. Mit der Niere fehlen stets auch sämtliche Nierengefäße der betreffenden Seite, meist fehlt auch der Ureter.

Das *männliche Geschlecht* erscheint besonders *bevorzugt*. Die Verhältniszahlen sind in der Sammlung von BALLOWITZ 117 männlich : 88 weiblich, bei GÉRARD 122 : 93, unter den 39 Fällen von GUIZZETTI und PARISET 27 : 12.

In einer namhaften Zahl von Fällen, bei denen von dem „Fehlen" einer Niere die Rede ist, dürften sich indes bei genauerer, namentlich auch mikroskopischer Untersuchung kleinste Rudimente einer Nierenanlage wohl noch haben nachweisen lassen. Die vielfach recht mühsame Aufsuchung von kleinsten Gewebskörpern, welche das Nierenrudiment darstellen, ihre unter Umständen große Sorgfalt und Kunstfertigkeit erheischende anatomische Darstellung und genaue mikroskopische Untersuchung erscheint für diese Frage freilich unerläßlich. Es ist jedenfalls auffallend, daß es einem ebenso geübten als gewissenhaften Untersucher wie C. STERNBERG gelingen konnte, unter 6 Fällen mit Nierendefekt *viermal* den Nachweis von Nierenrudimenten zu erbringen.

Mit Recht betont ja auch v. D. BROEK, daß in Fällen von einseitigem Nierendefekt, in denen sich die Urniere gebildet hat (Nebenhoden und Samenleiter vorhanden sind), auch Nierenrudimente zu finden sein müssen, da wenigstens ein Teil der bleibenden Niere demselben Gewebe entstammt, dem die Urniere ihre Entstehung verdankt.

Nach den übereinstimmenden Angaben aller Autoren (BALLOWITZ, GÉRARD, MANKIEWICZ u. a.) ist der kongenitale Nierendefekt beim *Manne häufiger linksseitig* anzutreffen, während beim weiblichen Geschlecht beide Seiten ziemlich gleich häufig betroffen werden. Die Verhältniszahlen zwischen beiden Seiten sind beim männlichen Geschlecht nach BALLOWITZ 70 links : 42 rechts, nach GÉRARD 78 links : 44 rechts, nach CADORÉ 136 links : 96 rechts, nach MANKIEWICZ 76 links : 47 rechts, nach GUIZZETTI und PARISET 17 links : 10 rechts.

Während nun aber *Nierenanomalien*, insbesondere die vollständige Agenesie das *männliche Geschlecht bevorzugen*, sind auffallenderweise *Defektbildungen der Genitalorgane* mit vorhandener Nierenanomalie beim männlichen Geschlecht viel *seltener* beobachtet als beim weiblichen (28 männliche : 41 weiblichen bei BALLOWITZ). Doch ist leider bei dem Befund von Nierenanomalie vielfach auf das gleichzeitige Bestehen von Genitaldefekten *zu wenig geachtet* worden, zumal bei männlichen Individuen, bei denen der übliche Gang der Sektion auf die hier erforderliche sorgfältige und genaue Präparation zu wenig oder überhaupt gar nicht Rücksicht nimmt. Zahlreiche Sektionsprotokolle von Fällen mit Nierendefekt lassen denn auch jegliche Angabe über den Zustand des Genitales vermissen.

Wenn nun von GÉRARD in Übereinstimmung mit anderen Autoren angegeben wird, daß bei völliger Agenesie einer Niere die Genitalanomalien zur *Regel* gehören, so kann das Zurückbleiben der Zahl der beschriebenen männlichen Genitaldefekte gegenüber den weiblichen wohl nur in der mangelhafteren Untersuchung der männlichen Geschlechtsorgane, welche vorhandene Mißbildungen übersehen ließ, seine Erklärung finden. Es ist mehr als wahrscheinlich, daß auch die statistischen Zahlen über *Genitaldefekte* bei aufmerksamerer Beobachtung eine *Verschiebung zugunsten des männlichen Geschlechtes* erfahren werden. Tatsächlich fanden GUIZZETTI und PARISET unter 8 männlichen Nieren-

---

[1] Das vollständige Fehlen einer Niere war schon ARISTOTELES bekannt: „Sed corde carens nullum unquam animal ortum est, quamquam liene carens et duplicem habens lienem et altero vacans rene." De animalium generatione lib. IV, cap. IV in ARISTOTELIS opera omnia. Graece et Latine. Parisiis 1854.

defekten, bei denen wirklich die Genitalien sorgfältig untersucht worden waren, nicht weniger als 7 Fälle von Genitalanomalie.

Das häufige Zusammentreffen von genitalen Mißbildungen mit Nierenanomalien ist, von dem wissenschaftlichen Interesse abgesehen, nicht ohne *praktische Bedeutung*, weil der Nachweis einer *bestehenden Genitalanomalie den Gedanken an eine* etwa *gleichzeitig vorhandene Nierenmißbildung* wachrufen muß. GUIZZETTI und PARISET betonen (1911), daß man niemals bei Männern das Abtasten des Samenstranges unterlassen sollte, weil bei *Fehlen des Ductus deferens* fast sicher auf eine *Nierenanomalie* geschlossen werden darf. Wenn freilich diese Autoren bemerken, daß auf die diagnostische Bedeutung dieser Untersuchung „weder in den klinischen Lehrbüchern noch anderswo" hingewiesen ist, so übersehen sie, daß schon lange vor ihnen (1895) BALLOWITZ hervorgehoben hat, daß „abnorme Befunde am Genitalapparat", speziell auch die „Unfühlbarkeit eines Vas deferens im Funiculus spermaticus, asymmetrische Ausbildung der beiden Prostatahälften[1] usw. . . . . wohl von vornherein auf die Möglichkeit eines bestehenden Nierendefektes die Aufmerksamkeit hinlenken" könnten.

Ebenso wurde auch schon von M. TICHONOW (1904) die praktische Notwendigkeit der Beachtung von Nebenhoden, Samenleitern und Samenblasen vor Operationen an den Nieren unter Hinweis auf die genetischen Zusammenhänge betont.

Auch GEORG HEINER, der in einer sehr wertvollen Monographie (1909) aus dem E. ZUCKERKANDLschen anatomischen Institut das Syndrom von Nierenanomalien mit solchen der ableitenden Samenwege behandelt, äußert sich folgendermaßen: „Bei einem nachgewiesenen Defekt des Ductus deferens ist . . . ein gleichseitiger Nierendefekt wahrscheinlich, eine Nierenverlagerung und normale Lagerung der Nieren immerhin möglich." Und weiter: „Wird in allen solchen Fällen von Defekt des Ductus deferens und eventueller Asymmetrie der Prostata, in denen zunächst an gleichseitigen Nierendefekt gedacht werden muß, zur Bestätigung dieser Wahrscheinlichkeitsdiagnose die Cystoskopie herangezogen, und finden sich wider Erwarten normale, funktionstüchtige Ureterenorificien, so ist zunächst an eine Nierendystopie, sodann an die Möglichkeit normal gelagerter Nieren zu denken."

Bei dem innigen genetischen Zusammenhang zwischen den inneren Geschlechtsorganen und dem uropoetischen Apparat erscheint es unerläßlich, zum Verständnisse der Mißbildungen im Bereiche der ableitenden Samenwege in aller Kürze noch einige entwicklungsgeschichtliche Daten anzuführen.

Der primäre Harnleiter treibt beim Embryo von 5—8 mm (MINOT) — in der 1. Hälfte des 2. Monats (KUPFFER) —, zu einer Zeit, da er schon seine Mündung in die Kloake gefunden hat, dicht oberhalb dieser, an seiner dorso-medialen Wand einen blindsackähnlichen Epithelsproß, die Ureterknospe, aus welcher schließlich der Ureter hervorgeht (KUPFFER). Dorsalwärts auswachsend, wächst dieses Gebilde in das von der Urnierenbildung her übriggebliebene nephrogene Gewebe ein. Hierbei weitet es sich an seinem terminalen Ende zu einem Bläschen, dem primitiven Nierenbecken aus, welches sich bald in einen caudalen und einen kranialen Schenkel spaltet. Um dieses primitive Nierenbecken legt sich das metanephrogene Gewebe an.

---

[1] Das Verhalten der Prostata sowie der COWPERschen Drüsen hat leider wenig Beachtung gefunden. Häufig zeigte die Prostata auf der Seite der Anomalie der Samenausführungswege (in manchen Fällen allerdings auf der entgegengesetzten Seite) eine beträchtliche Verkleinerung und dadurch bedingte Asymmetrie (s. die Tabellen auf S. 334—340).

Der unterste Teil des Wolffschen Ganges, von seiner Einmündung in den Sinus urogenitalis bis über die Ureterknospe hinaus, weitet sich trichterförmig aus und wird schließlich in den Sinus urogenitalis selbst mit einbezogen, wodurch der Ureter nicht mehr in den Wolffschen Gang mündet, sondern eine selbständige Ausmündung nach dem Sinus gewinnt (5. Woche des Embryonallebens nach Schreiner [1]). Allmählich entfernen sich die beiden Mündungen in den Sinus urogenitalis voneinander, indem der Ureter gleichsam an der hinteren Wand des Sinus stetig höher emporrückt, bis er in die Blase ausmündet. Jene Teile der Harnblasenwand, welche aus der zwischen beiden Mündungen liegenden Ausweitung des primären Harnleiters stammen, bleiben als ein Derivat der Wolffschen Gänge dauernd, auch an der fertigen Blase, von der übrigen Wandung als Trigonum vesicale differenziert.

Ist der untere Abschnitt des Wolffschen Ganges, aus welchem die Ureterknospe aussproßt, nicht angelegt worden oder nicht entwickelt, dann fehlt das Trigonum auf der Seite dieser Mißbildung.

Die Samenblasen entwickeln sich erst, nachdem bereits die Einbeziehung des unteren Abschnittes des primären Harnleiters in die Kloake bzw. Harnblase erfolgt ist, also an einer Stelle, welche wesentlich höher liegt als die Ursprungsstelle der Ureterknospe. Wenn also der Ureter mit der Samenblase oder mit einer der Samenblase benachbarten Stelle des Samenleiters bzw. des Ductus ejaculatorius in Kommunikation steht, so muß die Ureteranlage primär aus einer höher oben gelegenen Stelle des Wolffschen Ganges hervorgegangen sein, als dies unter normalen Entwicklungsverhältnissen der Fall ist.

Unter Umständen bilden sich *zwei* Ureterknospen, die eine kranial von der anderen, von denen sich jede selbständig entwickelt und ihr eigenes Nierenbecken bildet. Bei der mit der Aufweitung des Wolffschen Ganges erfolgenden Einbeziehung der Teile in die Harnblase muß naturgemäß die Mündung des kranialen Ureters mehr medial, jene des caudalen weiter lateral in das Trigonum eintreten. Indem nun bei der weiteren Entwicklung des Trigonums seine laterale Spitze nach oben wächst, kommen die drei Mündungen (Wolffscher Gang, kranialer Ureter, caudaler Ureter) in eine schräge, von unten und medial nach oben und lateral verlaufende Linie („ureteric line") zu liegen, mit anderen Worten: das Ureterostium des oberen, kranialen Nierenanteiles muß stets medial und caudal, also harnröhrenwärts von der Uretermündung des caudalen Nierenabschnittes gelegen sein (C. Weigert, R. Meyer, H. Wimmer).

Nun kann es geschehen, daß die kraniale Ureterknospe höher oben am Wolffschen Gang, weitab von der caudalen aussproßt. In diesem Falle wird nach der Aufweitung des Wolffschen Ganges und Miteinbeziehung der die Uretersprossen tragenden Wandteile in den Sinus urogenitalis der aus der kranialen Ureterknospe hervorgehende Ureter weiter weg von der Mündung des caudalen Ureters ausmünden, ja unter Umständen, wenn er nämlich oberhalb der zur Bildung des Trigonums verwendeten Partie liegt, überhaupt nicht an das Trigonum gelangen, sondern seine Ausmündung nach dem Wolffschen Gange dauernd beibehalten. So erklären sich die Befunde von Ausmündung des überzähligen Harnleiters in die Pars prostatica urethrae, in den Ductus ejaculatorius, in den Ductus deferens und in die Samenblase. Immer muß es der *kraniale* Ureter sein, welcher *an falscher Stelle* inoskuliert.

---

[1] Schreiner sah bei einem Embryo vom Anfang der 5. Woche den Ureter noch in den Wolffschen Gang münden, während bei einem anderen mit einer Länge von 11,5 mm, die dem Ende der 5. Woche (His) entspräche, Ureter und Wolffscher Gang bereits getrennte Mündungen zeigten.

In den folgenden Blättern ist der Versuch unternommen, eine möglichst vollständige, zum Teil tabellarische Zusammenstellung einschlägiger Fehlbildungen aus der uns zugänglich gewordenen Literatur zu erbringen.

I. Fälle von angeborenem Mangel einer Samenblase (Abb. 19).

    a) bei Fehlen der (gleichnamigen) Niere (s. Tabelle 1),

    b) bei dystoper Niere bzw. Verwachsungsniere (s. Tabelle 2),

    c) bei Cystenniere (s. Tabelle 3),

    d) bei doppelseitigem Nierendefekt (s. Tabelle 4).

II. Angeborener Mangel beider Samenblasen (s. Tabelle 5).

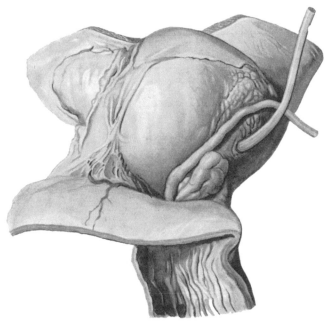

Abb. 19. Defekt der linken Samenblase nebst Samenleiter und Ampulle. (Eigenes Präparat.)

III. Fälle mit rudimentärer Samenblase.

    a) einseitig (Tabelle 6),

    b) beiderseitig (s. Tabelle 7).

IV. Verdoppelung einer Samenblase (überzählige Samenblase).

*Verdoppelungen* der Samenblase sind nach VOELCKER wohl darauf zurückzuführen, „daß ein Divertikel sich ebenso stark ausbildet wie der Hauptgang und dadurch diesem an Größe gleichkommt". Der gleichen Ansicht ist auch KLEBS.

Eine derartige Verlängerung eines Samenblasendivertikels liegt wohl auch in dem Falle von R. MATAS vor, wo ein Divertikel infolge inniger Verlötung mit dem Samenleiter, diesem in seinem Wachstum folgend, so weit ausgezogen wurde, daß es gelegentlich einer Hernienoperation als ein röhrenförmiges Gebilde von Kleinfingerdicke vom Ann. inguin. internus an bis zur Basis der Blase verfolgt werden konnte, wo es sich in der Gegend der rechten Samenblase verlor.

FR. WEISZ führt als hierher gehörig einen Fall von ZACCHIAS und VOELCKER nebst diesem einen solchen von R. PICKER an. Ferner sei auf den weiter unten angeführten Fall von ECKARDT (links zwei Samenblasen) hingewiesen.

Tabelle 1. *Kongenitaler Defekt der Samenblase bei gleichseitigem Nierenmangel.*

| Autor | Samenblase | Ductus deferens | Ductus ejacul. | Hoden | Nebenhoden | Prostata | Ureter | Niere | Bemerkungen |
|---|---|---|---|---|---|---|---|---|---|
| Albrecht, Neugeborenes | R fehlt | fehlt | fehlt | fehlt | | | fehlt | R fehlend | „Nur linker Hoden und linkes Vas def. vorhanden" |
| Bachhammer, J., Neugebor. | L fehlt | fehlt | | vorhanden | vorhanden | | fehlt | L fehlend | |
| Ballowitz, E., 40jährig | L fehlt | fehlt | fehlt | atrophisch | reduziert | | fehlt | L fehlend | |
| Batterham und Mamby, 48jährig | L fehlt | normal | | anscheinend normal | | asymme-trisch, linke Hälfte kleiner | fehlt | L fehlend | |
| v. d. Broek I | R fehlt | fehlt | | fehlt | fehlt | asymme-trisch, recht. Lappen auffallend kleiner | fehlt | R fehlend | |
| Derselbe II | fehlt | fehlt | | vorhanden | verkümmert | | fehlt | fehlend | |
| Derselbe III | fehlt | fehlt | | vorhanden | vorhanden | | fehlt | fehlend | |
| Derselbe IV | fehlt | vorhanden | | vorhanden | | | fehlt | fehlend | |
| Cusco | L fehlt | fehlt | | | Corpus und Cauda fehlend, im Rudiment Spermien | | fehlt | L fehlend | |
| Dreyer I | L fehlt | fehlt | | | | | fehlt | L fehlend | |
| Derselbe II | L fehlt | fehlt | | hypo-plastisch vorhanden | | | fehlt | L fehlend | auch rechterseits genitale Anomalie |
| Gayet und Bansillon | L fehlt | fehlt | | vorhanden | | | fehlt | L fehlend | |
| Greenfield, 59jährig | R fehlt | fehlt | | | | | fehlt | R fehlend | Sinus pocularis einseitig |

| | | | | | | | | | |
|---|---|---|---|---|---|---|---|---|---|
| GRUBER, W., 35jährig | L fehlt | fehlt | | verkleinert | verkleinert | | fehlt | L fehlend | |
| GUIZZETTI, P., 25jährig | R fehlt | fehlt | fehlt | gut entwickelt | Cauda fehlt | | | R fehlend | R Beckenniere |
| GUIZZETTI und PARISET | L fehlt | fehlt | ? | normal | | | fehlt | L fehlend | |
| DIESELBEN II, 63jährig | L fehlt | fehlt | fehlt | normal | Corpus und Cauda fehlen | | fehlt | L fehlend | |
| DIESELBEN III, 19jährig | L fehlt | fehlt | fehlt | vergrößert | Corpus und Cauda fehlen | | fehlt | L fehlend | |
| DIESELBEN IV, 44jährig | R fehlt | fehlt | fehlt | | Corpus und Cauda fehlen | normal | fehlt | R fehlend | Utriculus prostaticus fehlt |
| DIESELBEN V, 45jährig | L fehlt | fehlt | fehlt | | | linke Seite etwa 1/3 kleiner | | L fehlend | Aorta angusta |
| DIESELBEN VI, 36jährig | L fehlt | unvollst. entwickelt | | | | | fehlt | L fehlend | auch die linke Samenblase erheblich kleiner, ebenso der Ductus deferens |
| GUTTMANN, P., 15jährig | R fehlt | fehlt | | normal | | | fehlt | R fehlend | |
| HEINER, G., 40jährig | R fehlt | fehlt | fehlt | normal | Schweif fehlt | symmetrisch, normal groß | fehlt | R fehlend | |
| MAYOR, 8ljährig | L fehlt | fehlt | fehlt | vorhanden | Cauda fehlt | asymmetrisch, links kleiner | fehlt | L fehlend | |
| MOORE I | R fehlt | fehlt | fehlt | fehlt | fehlt | symmetrisch, kleiner | fehlt | R fehlend | |
| DERSELBE II | L fehlt | fehlt | fehlt | fehlt | fehlt | normal | fehlt | L fehlend | |
| MÜNCHMEYER, E., 12jährig | L fehlt | fehlt | fehlt | normal | rudimentär | asymmetrisch, linke Hälfte kleiner | fehlt | L fehlend | |
| PALMA, 45jährig | L fehlt | fehlt | | vorhanden | Cauda fehlt, Kopf cystisch | | | L fehlend | Hypospadie |
| PARISE, Frucht von 8 Monat. | L fehlt | fehlt | | | | | fehlt | L fehlend | |

Tabelle 1 (Fortsetzung).

| Autor | Samenblase | Ductus deferens | Ductus ejacul. | Hoden | Nebenhoden | Prostata | Ureter | Niere | Bemerkungen |
|---|---|---|---|---|---|---|---|---|---|
| POLLAKOW | R fehlt | fehlt | | | | | fehlt | R fehlend | |
| REVERDIN, alter Mann | L fehlt | fehlt | | normal | | | fehlt | L fehlend | |
| SANGALLI, G., 20jährig | R fehlt | fehlt | | entwickelt | rudimentär | | | R fehlend | |
| DERSELBE, 49jährig | L fehlt | dünn in den recht. Duct. def. mündend | | normal | | | | L fehlend | an Stelle der linken Ves. semin. eine verdichtete Bindegewebsmasse ohne Samen |
| DERSELBE, 46jährig | L fehlt | fehlt | | normal | | | | L fehlend | linkes Vas deferens stärker als gewöhnlich |
| DERSELBE, 50jährig | R fehlt | fehlt | fehlt | kleiner | fehlt | rechte Hälfte atrophisch | | R fehlend | |
| SIMON | L fehlt | fehlt | | | | | fehlt | L fehlend | |
| STERNBERG, C. | L fehlt | | fehlt | etwas kleiner | Cauda fehlt | | | L Rudiment | |
| STRECKER, F., 36jährig | L fehlt | fehlt | fehlt | normal | Corpus und Cauda fehlen | | fehlt | L fehlend | unten genauer angeführt Trigonum gleichmäßig entwickelt |
| THIEBIERGE, 9jährig | R fehlt | | | nicht untersucht | | | fehlt | R fehlend | |
| TICHONOW I | fehlt | | | | | | | fehlend | |
| DERSELBE II | fehlt | | | | | | | fehlend | |
| VIANNAY-COTTE, 60jährig | R fehlt | fehlt | fehlt | kleiner | fehlt | asymmetrisch, linker Lappen kleiner | fehlt | R fehlend | „nur eine linke Samenblase" |
| ZAALJER, 62jährig | R fehlt | normal | | | | | nur im unteren Abschnitt vorhanden | R fehlend | |

Tabelle 2. *Kongenitaler Samenblasendefekt bei dystoper bzw. Verwachsungsniere.*

| Autor | Samenblase | Ductus deferens | Ductus ejacul. | Hoden | Nebenhoden | Prostata | Ureter | Niere | Bemerkungen |
|---|---|---|---|---|---|---|---|---|---|
| FRIEDLAND, Fetus | R fehlt | communiciert mit dem Ureter | | | | | nimmt das Vas deferens auf | R rudimentär und verlagert | in beiden Samensträngen akzessorische Nebennieren |
| GODARD | R fehlt | R fehlt im abdominellen Teil | | R fehlt | R fehlt | | 2 Ureteren dieser Niere in die Blase mündend | L Beckenniere | Verwachsungsniere (?) in der Kreuzbeinhöhlung |
| GUIZZETTI und PARISET, 62jährig | L fehlt | fehlt | fehlt | | | symmetrisch | Ureter sehr schmächtig | L angeborene Dystopie | Niere vor der Synchondrosis sacro-iliaca sinistra, ein Drittel kleiner als die rechte, rundlich, Hilus hinten |
| DIESELBEN, 38jährig | R fehlt | fehlt | fehlt | normal | Corpus und Cauda fehlen | symmetrisch | | R angeborene Dystopie | Niere vor dem Promontorium biskuitförmig, Hilus vorn |
| HEINER-TANDLER, 20jährig | R fehlt | fehlt | fehlt | normal | Corpus und Cauda fehlen | asymmetrisch, der linke Lappen kleiner | | R Kuchenniere | die rechte COWPERsche Drüse fehlt |
| HORAND, RENÉ | L fehlt | kreuzt das linke Ureterrudiment hinten | | klein und atrophisch, ohne Zusammenhang mit dem Nebenhoden | | R rudimentär, scheint mit dem linken Ductus deferens zu communicieren | linker Ureter kurz, blind endigend, erreicht die (linke) Niere nicht | R fehlend (?) | nach HEINER: gekreuzte Dystopie, die *linke* Niere fehlt, während die rechte an den Ort der linken verlagert **ist** |
| HOWDEN | R fehlt | dünner fibröser Strang | | | | | | R Beckenniere | |
| PACOND | L fehlt | fehlt | | | | atrophisch | | L Beckenniere | an Stelle des linken Vas def. ein Ligament, das sich im Samenstrangzellgewebe verliert |

Tabelle 3. *Kongenitaler Samenblasendefekt und Cystenniere.*

| Autor | Samenblase | Ductus deferens | Ductus ejacul. | Hoden | Nebenhoden | Prostata | Ureter | Niere | Bemerkungen |
|---|---|---|---|---|---|---|---|---|---|
| Pick, L. | fehlt | | | | | | | | |
| Schäffer, Fetus 38 cm lang | R fehlt | solider Strang sich im Nachbargewebe verlierend | | mikroskop. nachweisbar | mikroskop. nachweisbar | fehlt | obliteriert | polycystisches Rudiment. R Cystenniere | linksseitiger Urogenitaldefekt |
| Weigert, C., Neugeborenes | R fehlt | | | | | | teilweise obliteriert (Aplasie) | R hypoplastisch (Cystenniere) | andere Mißbildungen |

Tabelle 4. *Kongenitaler Samenblasendefekt bei doppelseitigem Nierendefekt.*

| Autor | Samenblase | Ductus deferens | Ductus ejacul. | Hoden | Nebenhoden | Prostata | Ureter | Niere | Bemerkungen |
|---|---|---|---|---|---|---|---|---|---|
| Bartscher, L. | R fehlt | | | | | | | doppelseitig. Defekt | doppelseit. Kryptorchismus, linke Ves. semin. klein, Mißbildung der Urethra |

Tabelle 5. *Defekt beider Samenblasen.*

| Autor | Samenblase | Ductus deferens | Ductus ejacul. | Hoden | Nebenhoden | Prostata | Ureter | Niere | Bemerkungen |
|---|---|---|---|---|---|---|---|---|---|
| Beraud | fehlen | der rechte mündet in den linken | | normal | | Defekt der rechten Hälfte | | normal | Defekt der rechten Hälfte der Crista urethralis, derCowperschen Drüse rechts |
| Comelli | fehlen | | | hypoplastisch | | Defekt | stark dilatiert | | Verengerung der Urethra. Hypertrophie der Harnblase. Hypospadie. Utriculus fehlt |

| | | | | | | | | |
|---|---|---|---|---|---|---|---|---|
| GODARD | fehlen | enden in einem Knoten neben den inneren Iliacalgefäßen | fehlen | | fehlt | | | Penis fehlt |
| HUFFMAN | fehlen | | | | | | rechte Niere normal, linke Niere klein, in der Höhe des rechten Sakroiliacalgelenks, mit dem Nierenbecken auf der Teilungsstelle der rechten Art. iliaca communis | |
| MARTIN-MAGRON | fehlen | vorhanden | vorhanden | | | | | Verschmelzung der Ampullen Atresia ani |
| PARISOT | fehlen | verlieren sich in der Seitenwand der Blase | | | | | | |
| ROSENOW, 8monatl. Fetus | fehlen | fehlen | | | fehlt | fehlt | polycystisches Rudiment der linken, Defekt der rechten Niere | |
| TENON | fehlen | enden in Blindsäcken hinter der Blase | | | | | | Exstrophia vesicae |

22*

Tabelle 6. *Einseitig rudimentäre Samenblase.*

| Autor | Samenblase | Ductus deferens | Ductus ejacul. | Hoden | Nebenhoden | Prostata | Ureter | Niere | Bemerkungen |
|---|---|---|---|---|---|---|---|---|---|
| Ballowitz, 60jährig | L rudimentär | fehlt | fehlt | vorhanden, ein Drittel kleiner als der rechte | verkümmert | asymmetrisch, der linke Lappen halb so groß wie der rechte | fehlt | L fehlend | |
| Beumer, 31jährig | L mangelhaft entwickelt | im oberen Teil schwach entwickelt | | normal | | | fehlt | L fehlend | rechte Samenblase vergrößert |
| Dufour | L repräsentiert durch einen einfachen Knoten des Ductus deferens | | | | | | | | |
| Eckardt, 50jährig | R obliteriert | mit dem Ureter communicierend | obliteriert | | | | mit dem Vas deferens communicierend | R fehlend | |
| Gruber, W., 40jährig | L verkümmert | obliteriert | | größtenteils verödet | | | fehlt | L fehlend | |
| Guizzetti und Pariset | R glatter Schlauch ohne Säckchen mündet in 4 Löchern im Trigonum | | hypoplastisch | | | asymmetrisch, recht. Lappen kleiner | rudimentär, an der Stelle seiner Mündung nur eine Vertiefung | R fehlend | Utriculus prostaticus fehlt, andauernde Spermatorrhöe! |

Über den Befund einer *akzessorischen* Samenblase bei einem 81 jährigen Manne mit Prostatacarcinom berichtet BRACK. Sie befand sich an der Hinterwand der Blase, in der Mittellinie, etwa 4 cm über der Umschlagstelle des Peritoneums, retroperitoneal gelegen und hatte einen eigenen, bis zum rechten Nebenhoden verlaufenden Samenleiter. BRACK nimmt an, daß die normale Samenblasenanlage nicht nur an zwei, sondern an *drei* Stellen gleichzeitig stattgefunden hat. (Doppelte Epithelausstülpung aus dem Ductus deferens und frühzeitige intrauterine Abspaltung der überzähligen Anlage.)

## V. Unpaarige Samenblase.

Wenn die Urnierengänge sich in regelwidriger Weise in der Mittellinie oder auf einer Seite in ihren distalen Partien vereinigen, dann ist nur *ein* Samenbläschen vorhanden.

Einen derartigen von HUNTER beobachteten Fall erwähnt GUELLIOT.

Linkerseits, in der Höhe der Teilung der Vasa iliaca interna, fand sich ein Sack. In diesen mündete sowohl der rechte Samenleiter (welcher, nur in seiner Abdominalpartie bestehend, die Blase kreuzte. um den links befindlichen Sack zu erreichen), als auch der Samenleiter der linken Seite. Die Höhlung des Sackes war symmetrisch, und jede Hälfte ließ sich einzeln aufblähen, wenn man in den zugehörigen Samenleiter Luft eintrieb. Der Sack stand mit der Harnröhre durch keinerlei Kanal in Verbindung.

HYRTL und FLÜGGE (zit. bei G. HEINER) beschreiben bei normalen Nieren, Ureteren usw. eine in beiden Fällen ähnliche Anomalie der Ductus deferentes, die einen gemeinsamen Endabschnitt an der hinteren Blasenwand besitzen, der, oben ausgebaucht, eine *unpaarige* Vesicula seminalis darstellt, während der Rest zu einem Ductus ejaculatorius wird, der im Fall HYRTLs ein einziges Lumen besitzt, am höchsten Punkt des Colliculus seminalis mündet und somit einen Fall von Pseudohermaphroditismus mascul. intern. darstellt. Im Falle FLÜGGEs hat dieser Rest der unpaarigen Höhle zwei getrennte Lumina, die auch wie normale Ductus ejaculatorii am Colliculus seminalis münden.

## VI. Kommunikation der Samenblase mit dem Ureter.

Hierher gehören folgende Fälle:

BOSTRÖM. 73 jährig. Linke Niere fehlt.

Linker Ureter vorhanden, schlauchartig, cystisch dilatiert, endigte oben mit einer geschlossenen blasenartigen Erweiterung. Das untere Ende des Ureters mündete nicht in die Harnblase ein, sondern communicierte durch eine große Öffnung mit der linken dilatierten Samenblase, welche sich blasenartig in das Lumen der Harnblase vorstülpte. Der Ausführungsgang der Samenblase war geschlossen.

ECKARDT. 32 jährig. Linke Niere fehlt.

Die Samenblasen beider Seiten münden gemeinsam in einem plattgedrückten Strange auf der Mitte des Colliculus seminalis aus. Während rechts alles normal war, mündeten links in diesen gemeinsamen Ausführungsgang zwei als Gestalt Samenblasen sehr ähnliche, stark ausgedehnte Säckchen. Von dem oberen ging ein etwa 5 mm dicker hohler Strang nach oben, der blind endigte; er stellte die Ureteranlage dar.

Der untere ging gleichfalls in einen zu dem ersteren annähernd parallel verlaufenden Strang über. Die Samenblasen beider Seiten mündeten gemeinsam am Colliculus seminalis, ihre Einmündungsstelle war durch ein kleines Septum geteilt.

EPPINGER. 22 jährig. Links Nierenrudiment.

Der linke Ureter erweitert sich an der hinteren Blasenwand zu einer 4 cm weiten Blase, die mit der gleichseitigen Vesicula seminalis communiciert. Der Ductus ejaculatorius mündet normal.

EPPINGER. Rechts dystopes Nierenrudiment.

Ureter teilweise durchgängig, erweitert sich an der hinteren Blasenwand in einen spindelförmigen dickwandigen muskulösen Hohlraum (Samenblase ?). Dieser mündet, nachdem er den rechten Ductus ejaculatorius aufgenommen hat, am Colliculus seminalis. Linker Prostatalappen kleiner als der rechte.

P. FISCHER. 27 jährig. Linke Niere hypoplastisch.

Im Gewebe des walnußgroßen braunroten Organes (4:2$\frac{1}{2}$:1$\frac{1}{2}$) keine Nierenelemente. Statt des Nierenbeckens Schläuche von verschiedenen Kalibern, aus denen der Ureter hervorgeht. Der Ureter ist in seinem oberen Abschnitte stark erweitert, geschlängelt; mit Sperma gefüllt, im unteren mit zahlreichen Einschnürungen und Ausbuchtungen versehen und nimmt den linken Ductus deferens auf. Der gemeinsame unterste Abschnitt zeigt die typische Konfiguration einer Samenblase. Eine Sonde gelangt in die Ampulle und weiter in den Ductus ejaculatorius, welcher 1 cm vor der normalen Mündung blind endet.

W. GRUBER. Rechtsseitiges dystopes Nierenrudiment.
Der Ureter endigt oben und unten blind. Das untere Ende befindet sich lateral von der rechten Samenblase und hat an seiner Innenseite eine Kommunikation mit der Samenblase.
Der Ductus ejaculatorius obliteriert.

HOFFMANN. 42 jährig. Beiderseits zwei Ureteren.
Das rechte Nierenbecken zweigeteilt. Die untere Abteilung mit normal verlaufendem Ureter, die obere stark hydronephrotische ging in einen weiten derben Schlauch mit zahlreichen Einschnürungen und Ausbuchtungen über, der sich direkt in die etwas vergrößerte rechte Samenblase fortsetzte. Diese communicierte dicht an der Harnblase mit dem Ductus deferens und mündete mit ihrem Ductus ejaculatorius am Colliculus seminalis aus.

HOFFMANN. 42½ jährig. Linke Niere in zwei Abteilungen geteilt.
Die untere Abteilung mit normalem Ureter, die obere Abteilung ging in einen weiten, vielfach ausgebuchteten Schlauch über, der sich in seinem unteren Abschnitte mit einem dem Samenleiter dorsal anliegenden Blindsack, dem Samenbläschen, verband. Er ging dann in den Ductus ejaculatorius über, der nach Aufnahme des unteren Samenleiterendes am Colliculus seminalis mündete.

PALMA. Linke Niere etwas vergrößert mit zwei Ureteren und zwei Becken. Der untere Ureter mündet normal, der obere in den linken Ductus deferens. Das untere Ende dieses oberen linken Ureters hat die Bedeutung einer linken Samenblase.

SANKOTT. 62 jährig. Links dystopes Nierenrudiment.
Der davon ausgehende Ureter erweiterte sich caudalwärts und sprang in die Harnblase in Form zweier, keinerlei Öffnungen zeigender Cysten vor. An seiner hinteren Wand communicierte der linke Ureter spaltförmig mit der linken Samenblase, die mittels eines Ductus ejaculatorius normal ausmündete.

SCHMIDT. 64 jährig. Fehlen der rechten Niere, ebenso ihrer Gefäße.
Rechte Samenblase bedeutend vergrößert, durch zarte Septen in mehrere Kammern geteilt. Sie erzeugt in der rechten Hälfte des Trigonum vesicae eine kleinkirschgroße, weich-elastische Vorwölbung. Auf ihrer Dorsalseite mündet nahe dem äußeren oberen Umfange der in seinem Endteile etwas erweiterte und geschlängelte Ductus deferens. Dicht lateral neben ihm setzt sich ein etwa 5 cm langer, allmählich sich verjüngender, schlauchförmiger Fortsatz, der blind endet, an. Er liegt dorsal vom Ductus deferens und verhält sich seiner Lage und Richtung nach entsprechend dem linken Ureter. Hoden und Nebenhoden etwas kleiner.

SCHMIDT. 48 jährig. Linke Niere rudimentär, in der Höhe der Arteria mesenterica inferior.
Dem linken Ureter entspricht ein 8 cm langer Strang, der an seinem distalen Ende in ein die Stelle der linken Samenblase einnehmendes Konvolut von Schlingen übergeht. Der linke Ductus deferens vor dem Ureter geht in den medialen Teil der vergrößerten linken Samenblase über. Der linke Ductus ejaculatorius, sowie seine Öffnung in die Urethra nicht auffindbar.
Der in der oberen Hälfte nicht sondierbare linke Ureter enthält in der unteren Hälfte ein spaltförmiges Lumen, das mit dem Lumen der linken Samenblase communiciert. Das Sekret der letzteren enthält einzelne wohlerhaltene Spermatozoen.
Der linke Hoden vorhanden, etwas kleiner als der rechte.

SCHMIDT. 76 jährig. Linke Niere rudimentär.
An dem Rande des Rudimentes mehrere derbe Bindegewebszüge, die sich nach abwärts zu einem soliden, etwa stricknadeldicken, ungefähr 30 cm langen Strang vereinen, der in seinem Verlaufe dem linken Ureter entspricht. Er ist an keiner Stelle sondierbar und geht allmählich in die linke, etwas vergrößerte (3 × 2 cm) Samenblase über.
Der Ductus ejaculatorius fehlt ebenso wie seine Mündung.
Linker Ductus deferens ohne Besonderheiten, seine Mündung in die Samenblase läßt sich nicht mit Sicherheit feststellen. In der Samenblase Spermien nicht mit Sicherheit nachweisbar. Hoden normal.

THIERSCH. (Zit. nach E. SCHMIDT.) Rechte Niere fehlte.
Auf der rechten Seite saß ein kleines, drüsenähnliches Organ, aus dem 5 Kanäle entsprangen. Diese hingen mit einer großen Blase zusammen und vereinigten sich zu einem gemeinsamen, mit der rechten Samenblase communicierenden Kanal.
Hoden und Vas deferens dieser Seite wohlgebildet, letzteres endet blind.

WEIGERT. Faultotes Kind.
Unter anderen Mißbildungen links große Cystenniere, deren erweiterter 12 cm langer Ureter in die linke Samenblase mündete.
Beide Samenblasen mündeten mit einem gemeinsamen Ductus ejaculatorius in die Urethra.

WHITEFORD-PLYMOUTH. 68jährig. Linke Niere rudimentär.
Der linke Ureter dünnwandig und durch getrübte Flüssigkeit ausgedehnt, mündete am höchsten Punkt der linken Samenblase ohne Verbindung mit der Blase.

ZIMMERMANN. Linke Niere rudimentär.
Ureter schlauchartig, verdickt; er mündet in einem eiförmigen cystischen Tumor (6 × 4 cm), aus dessen medialem oberen Pol das Vas deferens entspringt.
Vom Ductus ejaculatorius keine Spur.
Vas deferens und Ureter communicierten durch den Tumor, das ganze Hohlraumsystem war mit Sperma gefüllt.

## VII. Defekt des Ductus deferens
### a) bei fehlender Samenblase (s. o. Tabelle 1—6).

Hierher gehört auch der Fall BOSSCHA (zit. nach GODARD), bei welchem über die Nieren nichts angegeben ist, die Ureteren beiderseits vorhanden waren und der Mangel des Beckenteils vom linken Samenleiter mit einem Defekt der linken Vesica seminalis verbunden war. Links bestand auch ein kleiner Abdominaltestikel mit einem blind endigenden Ductus deferens. Der rechte Testikel fehlte (Pseudohermaphroditismus masc. ext. und int.).

In einem Falle von GODARD fehlte bei vollständigem Mangel des Ductus deferens und der Samenblase der linken Seite der größte Teil des Nebenhodens bis auf ein Rudiment des Kopfes, die zugehörige Hälfte der Prostata war bedeutend kleiner als die andere.

### b) bei fehlender Angabe über die Samenblase (s. Tabelle 8).

### c) bei vorhandener Samenblase.

In dem hierher gehörigen Falle von BALLOWITZ (s. Tab. 6) war ein Rudiment der linken Samenblase vorhanden, während der Samenleiter vollständig fehlte. In einem Falle von THIERSCH (zit. bei FÖRSTER), bei welchem eine Kommunikation zwischen der rechten Samenblase und dem Ureter bestand, endete der sonst wohlgebildete rechte Samenleiter blind.

In einem Falle von HUNTER bildeten die Samenblasen eine große hinter der Harnblase gelegene Tasche, scheinen aber gesondert geblieben zu sein. (Ihre Ductus ejaculatorii fehlten bei normal entwickeltem Colliculus seminalis.) Der Schwanzteil des Nebenhodens fehlte und der Ductus deferens begann erst einen Zoll unter dem äußeren Leistenring.

## VIII. Kommunikation des Ductus deferens mit dem Ureter.
Wir führen folgende Fälle an:

ECKARDT. 50jährig. Rechte Niere und Gefäße fehlend.
Vom Vas deferens gelangte man in eine über bohnengroße, etwas zerklüftete Höhle, in welche zwei als Samenblase anzusprechende Säckchen einmündeten. Nach unten und hinten von dieser Höhle, durch eine zweizipfelige, segelartig ausgespannte Scheidewand zum größten Teile abgeschlossen, lag ein taubeneigroßer zweiter Hohlraum, dessen unterstes Ende noch einige Millimeter unter den Colliculus seminalis herabreichte. Nach oben zu, dicht an die zweizipfelige Scheidewand ansetzend, zog von hier aus . . . ein hohler, 12 mm breiter, geschlängelter und stellenweise erweiterter Gang, der *Ureter*, welcher im Innern zahlreiche klappenartige Vorsprünge aufwies und schließlich mit vier hohlen, handschuh-fingerartigen Ausläufern endete. Der Ureter ließ sich vom Vas deferens aus injiziert.
Rechte Samenblase war obliteriert, ohne Ausmündung auf dem Colliculus.

FISCHER s. S. 341.

FRIEDLAND (Fetus). Rechte Niere rudimentär und verlagert.
Der rechte Ureter nimmt 2 cm unter seinem Ursprung das rechte Vas deferens auf.
Rechte Samenblase fehlt.
Links normale Verhältnisse. In beiden Samensträngen akzessorische Nebennieren.

HOFFMANN s. S. 342.

HOFFMANN s. S. 342.

RENÉ HORAND. Gekreuzte Nierendystopie.
Die linke Niere fehlt bis auf ein Ureterrudiment, während die rechte Niere nach links, an den Ort der linken, verlagert ist. Der rechte Ductus deferens zeigt normale Topographie zu dem rechten Ureter, wie auch der linke Ductus deferens das linke Ureterrudiment hinten kreuzt. Die beiden letzteren scheinen zu communicieren.
Es fehlt die linke Samenblase.

HUFFMAN. 64jährig. Völliges Fehlen der linken Niere.
Der linke, stark gewundene, dünnwandige Ureter maß 22,5 cm in der Länge bei 1 cm Durchmesser; er endete oben blind an normaler Stelle, sein unterstes Ende mündete in das linke Vas deferens, welches dick und erweitert war. Der linke Ductus ejaculatorius fehlte.
Hoden, Prostata normal.

Tabelle 7. *Beiderseitiges Samenblasenrudiment.*

| Autor | Samenblase | Ductus deferens | Ductus ejacul. | Hoden | Nebenhoden | Prostata | Ureter | Niere | Bemerkungen |
|---|---|---|---|---|---|---|---|---|---|
| BAILLIE | beide Samenblasen klein und versteckt, leicht zu übersehen | | | | | | | | andere Teile nicht verändert |
| RAMBEAU | rudimentär (beiderseits) | | | klein | | | | | |

Tabelle 8. *Samenleiterdefekt bei fehlender Angabe über die Samenblase.*

| Autor | Samenblase | Ductus deferens | Ductus ejacul. | Hoden | Nebenhoden | Prostata | Ureter | Niere | Bemerkungen |
|---|---|---|---|---|---|---|---|---|---|
| MORESCO, 45jährig | nicht untersucht | partieller Defekt (2 cm lange Schlinge in der Gegend des inneren Leistenrings) | | vorhanden | rudimentär | | | L Niere verlagert, hypoplastisch (?) | palpatorisch Mangel der linken Niere |
| HEINER-TOLDT, 38jährig | keine Angabe | L fehlt | | normal | Corpus und Cauda fehlend | keine Angabe | | L gekreuzte Dystopie der linken Niere samt Ureter R fehlend | beide Nieren rechts liegend |
| CLAUDIUS TARRAL-RAYER, Erwachsener | | fehlt | | fehlt | | | fehlt | | |
| HUNTER, JOHN | | beiderseits unterbrochen, erreichen den Nebenhoden nicht | | normal | hypoplastisch | | | nichts ausgesagt | sonst normaler Harnapparat |

PALMA s. S. 342.

TH. ROTT. 52jährig. Rechtes Nierenrudiment.
Ureter aus drei ganz dünnen, 2 cm langen hohlen Bindegewebssträngen hervorgehend, sehr stark erweitert. In der Nähe der Blase mündet in den rechten Ureter das rechte Vas deferens ein; beide sind von Spermatozoen erfüllt. Die Samenblase klein, communiciert nur mit dem Ductus ejaculatorius, ist aber *ohne Kommunikation mit dem Vas deferens.* Dieses ist in seinem unteren Teile stark varikös erweitert.
Der Ureter bildete in der Blasenwand eine vom Trigonum bis zum Caput gallinaginis reichende blasenartige Vorwölbung und mündete auf letzterem.
Rechte Samenblase und Ductus ejaculatorius normal.

SCHMIDT s. S. 342.

SCHMIDT s. S. 342.

C. STERNBERG. Linkes Nierenrudiment. Hoden beiderseits in der Bauchhöhle.
Linker Ureter und Vas deferens münden in ein spindeliges Gebilde, das sich mikroskopisch in drei Anteile zerlegen läßt, von denen je einer dem Ureter- bzw. Vas deferens-Rudiment entspricht, der dritte als Rest des MÜLLERschen Ganges aufgefaßt wird. Eine Verbindung dieses Gebildes mit der Harnblase war nicht nachzuweisen.
Linke Samenblase fehlte (rechte Samenblase normal). (Andere Mißbildungen.)

H. ZIMMERMANN s. S. 343.

## IX. Kommunikation beider Samenleiter untereinander.

Eine solche fand sich in folgenden Fällen:

BERAUD. Nieren, Testikel, Blase normal.
Das rechte Vas deferens mündet in das linke Vas deferens.
Defekt des rechten Prostatalappens, der rechten Hälfte der Crista urethralis, der rechten COWPERschen Drüse.
Beide Samenblasen fehlen.

HYRTL und FLÜGGE s. S. 341.

SANGALLI. 20jährig. Linke Niere fehlte, Samenblase fehlte links.
Das linke Vas deferens dünn, trat ins Becken ein, nahm hinter der Blase einen schrägen Verlauf gegen die rechte Samenblase hin und mündete in das zu dieser gehörige Vas deferens ein. Hoden normal.

## X. Fehlbildungen des Ductus ejaculatorius.

Schon seit MORGAGNI ist es bekannt, daß die Ausspritzungskanäle *nicht immer* am *Colliculus seminalis* zu beiden Seiten des Utriculus prostaticus, sondern manchmal im Utriculus selbst *ausmünden.* Dieses Vorkommnis ist ebenso wie sonstige Anomalien des Ductus ejaculatorius im Hinblick auf den empfohlenen therapeutischen Katheterismus dieses Kanals von erhöhtem Interesse. Wie aus der oben erbrachten tabellarischen Zusammenstellung und den zitierten Fällen hervorgeht, besteht der Mangel des Ductus ejaculatorius nur in den seltensten Fällen für sich allein und ist meist mit Defekten der Samenblase sowie auch des Samenleiters vergesellschaftet. P. ANCEL hat unter 22 Kadavern 4mal, also in 18%, das Fehlen des Ductus ejaculatorius, meist mit anderen Anomalien verbunden, festgestellt.

*Obliteration bzw. blindes Ende* des Ausspritzungskanals erwähnen BOSTRÖM, ECKARDT, FISCHER, GRUBER, HOCHHEIM, HUNTER, LOMBROSO[1] und SCHELLIN. In einem von BACHRACH mitgeteilten Falle zeigte der Ductus ejaculatorius 4 mm oberhalb des Colliculus seminalis eine *Verengung*, in einem Falle von GUIZZETTI und PARISET erwies er sich als *hypoplastisch* (s S. 341—346).

*Verschmelzung* beider Ductus ejaculatorii findet sich bei WEIGERT, CEELEN, HYRTL und ECKARDT angegeben. In dem Falle von RECH (s. S. 346) mündete der *linke* Ductus ejaculatorius *in den rechten* (s. S. 341, 342 und 403).

---

[1] Anomalie auf Seite der *vorhandenen* Niere! Linksseitiger Nierendefekt, rechte Niere in der Fossa iliaca, in ihrer Nähe der rechte Hoden. Auf dem Colliculus seminalis war rechts nur eine kleine Einsenkung vorhanden, die nicht durchbohrt und kaum sichtbar war, während die Geschlechtsorgane sich links als durchaus normal erwiesen. Die allein vorhandene dystope rechte Niere hatte mechanisch den Descensus testiculi und die Weiterentwicklung des Geschlechtsapparates der rechten Seite aufgehalten.

*Einseitig fehlenden* Ductus ejaculatorius bei vorhandener Samenblase fanden Huffman, E. Schmidt (in zwei Fällen) und Zimmermann, letztere bei gleichzeitig vergrößerter Samenblase (s. S. 342 und 343).

Auch in den oben erwähnten Fällen war zum Teil (Boström, Bachrach) die entsprechende Samenblase vergrößert.

In den Fällen von Hunter und von Rosenow fehlten die Ausspritzungskanäle *beider Seiten*; bei ersterem bildeten die beiden Samenblasen zusammen eine hinter der Harnblase gelegene Tasche.

Im übrigen sei auf unsere Tabellen verwiesen.

Einen einzigartigen Fall von Bildungsanomalie hat Cruveilhier (zit. nach Hyrtl) beobachtet. Beide Ductus ejaculatorii traten nicht in die Prostata ein, sondern begaben sich *um die Drüse herum auf die Rückengegend der Urethra*, um sich daselbst zu einem *unpaaren* Gang zu vereinigen, welcher die *ganze Länge des Penis durchlief* und an der Rückenfläche der Eichel, *dicht hinter der Corona glandis*, mündete.

## XI. Kommunikation des Ductus ejaculatorius mit dem Ureter.

Wir fanden diesen Befund in folgenden Fällen angegeben:

Bachrach. Nierenrudiment rechts. Der oben blind endigende Ureter trägt querstehende leistenartige Falten und ist im untersten Drittel erweitert. Er mündet in den Ausführungsgang der Samenblase und communiciert so mit der bedeutend vergrößerten rechten Samenblase, welche einen cystischen Tumor darstellt. Der Ductus ejaculatorius zeigt 4 mm oberhalb des Colliculus seminalis eine Verengung.

Eppinger s. S. 341.

F. H. Kreuzbauer [1]. Beiderseitiger Doppelureter. Der kraniale linksseitige Ureter, aus einem hydronephrotischen Sack kommend, ist in einen ungleich weiten Schlauch umgewandelt und mündet dystop in den linken Ductus ejaculatorius am Übergange in die Ampulle.

Rech. 69jährig. Linke Niere hypoplastisch. Linksseitige Ureterenverdopplung. Der mediale Ureter mündet in einen Sack ($3^{1}/_{2}$ : 2 cm), welcher als cystisch erweiterter Teil des linken Ductus deferens erscheint. Letzterer selbst mündet in den kranialen Teil der Cyste ein. Dicht neben der Mündungsstelle des medialen Ureters, kranialwärts von ihm, mündet mit kurzem Stiele die linke Samenblase ($4 : 2^{1}/_{2}$ : 1). Der laterale Ureter mündet gleichfalls in die Cyste, und zwar zwischen den Mündungsstellen des Ductus deferens und der Samenblase. Caudalwärts verjüngt sich die Cyste zu einem dünnen Gang, der nach kurzem Verlauf in den rechten Ductus ejaculatorius einmündet, von dessen Lumen er durch eine dünne Membran vollkommen abgeschlossen ist. Beide Ureteren zeigen halbmondförmige Faltenbildungen. Colliculus seminalis gut ausgebildet, auf seiner Höhe die Ausmündung des rechten Ductus ejaculatorius. Blase asymmetrisch, der linke Schenkel des Trigonums nicht gebildet. Prostata hypertrophisch. Hoden vorhanden, Nebenhoden normal.

Reliquet. Rechtsseitige hochgradige Hydronephrose. Zwei stark dilatierte Ureteren, von denen der obere unter dem Blasengrund in eine Tasche auslief, die sich durch die Mündung des rechten Ductus ejaculatorius in die Urethra öffnete.

Schellin. Beiderseits doppelte Ureteren. Rechts endet der obere Ureter am Colliculus seminalis mit einer bläschenartigen Erweiterung, in welche die Ductus ejaculatorii einmünden, von denen der rechte verschlossen ist.

## XII. *(Anhang).* Weitgehende Defekte des Genitaltraktes bei Nierenanomalie.

In einem Falle von Henot (8—9 Monate alte Mißgeburt) (zit. bei Heiner) waren bei fehlender linker Niere und Ureter die *Geschlechtsorgane höchst rudimentär*, so daß sich kaum das Geschlecht unterscheiden ließ.

Über einen ähnlichen, einen sehr mißgestalteten Fetus betreffenden Fall berichtet Hamy (zit. bei Ballowitz), wo bei fehlender rechter Niere und Ureter ein *Mangel der Geschlechtsorgane* verzeichnet ist.

Godard erwähnt einen Fall von *einseitigem Genitaldefekt* bei bestehender Verwachsungsniere.

---

[1] Zeitschr. f. urol. Chirur. Bd. 23. H. 5/6, 1927.

Schließlich sei noch einiger Fälle gedacht, welche in unserer Gruppenzusammenstellung keinen Platz finden konnten, so des Falles von Marsh, bei dem es sich um das Fehlen der rechten Samenblase bei Dystopia testis transversa handelte, weiters eines Falles von Blandin (zit. bei Hyrtl und Klebs), wo gleichzeitig mit der Samenblase der Ductus deferens und der Hode derselben Seite fehlten, der Fälle von Velpeau und Perreux, wo bei Defekt einer Samenblase der *Geschlechtsapparat derselben Seite vollständig fehlte*, und endlich eines Falles von König-Pels Leusden (bei Mankiewicz) mit *Defekt des gesamten linksseitigen Urogenitalapparates.*

Der beschränkte Rahmen, der diesen Ausführungen zur Verfügung steht, gestattet es nicht, auf die Wechselbeziehungen der Defekte der verschiedenen Abschnitte der Samenausführungswege untereinander näher einzugehen und die sich aus unseren Tabellen ergebenden Konklusionen zu ziehen.

Es sei deshalb nur hervorgehoben, daß *Entwicklungsstörungen der Samenblase fast regelmäßig mit Defekt der gleichnamigen Niere* einhergehen, dagegen bei vorhandener, oder gar normal entwickelter Niere zu den großen Seltenheiten zu gehören scheinen, und es ist besonders bemerkenswert, daß es sich in den von uns gesammelten Fällen dann jedesmal um den Mangel *beider* Samenblasen gehandelt hat.

Wir verweisen hier auf die Fälle Beraud und Huffman, sowie auf den Fall Rosenow, bei welch letzterem es sich um einen 8 monatigen Fetus handelte, bei dem allerdings bloß ein *Rudiment* der linken Niere vorlag (s. Tabelle 5).

Die sich hieraus ergebende Folgerung, daß der *klinische Befund einer fehlenden Samenblase mit allergrößter Wahrscheinlichkeit auf einen vorhandenen Defekt der gleichnamigen Niere zu schließen gestattet*, dürfte indessen kaum je praktische Bedeutung erlangen.

Weiters sei darauf hingewiesen, daß das Fehlen der Samenblase in der Regel von einem Defekt des zugehörigen Samenleiters begleitet ist. In nur ganz seltenen Fällen findet sich allein der Defekt der Samenblase angegeben, wobei jedoch zu beachten ist, daß nur ganz vereinzelt das Vorhandensein eines Samenleiters ausdrücklich vermerkt erscheint, während sonst über den Ductus deferens jede Angabe fehlt.

Derartige Fälle von Mangel der Samenblase bei vorhandenem Samenleiter sind von v. Broek sowie von Zaaijer (s. Tabelle 1) erwähnt. In einem Falle von Baillie (zit. nach Heiner) fehlte das Samenbläschen einer Seite, wobei aber das untere Ende des Samenganges stark gewunden war. F. Weisz berichtete von einem 39jährigen Hermaphroditen eigener Beobachtung mit klein entwickeltem Penis und Defekt der Hoden und Samenblasen, wo statt der Samenblasen eine von dem Ductus deferens ausgehende Vorwölbung bestand.

Besonders hervorhebenswert sind endlich noch die Fälle von Th. Rott und Erh. Schmidt, bei welchen die *Samenblase ohne Verbindung mit ihrem Ductus deferens* angetroffen wurde. Auch P. Angel und J. Watrin beobachteten 4 Fälle, bei denen die Samenblasen getrennt von den Samenleitern am Colliculus seminalis mündeten. Diese Befunde sind von *allergrößtem theoretischen Interesse*, weil sie geeignet sind, die *Theorie von der Funktion der menschlichen Samenblase als Samenspeicher zu erschüttern* und die Annahme zu stützen, daß diesen Organen eine *rein sekretorische Aufgabe* zufällt.

Nur selten machen Mißbildungen der abführenden Samenwege *klinische Erscheinungen*; so in dem Falle von Boström (s. 341), wo die Vorwölbung des cystisch dilatierten Ureters gegen das Lumen der Harnblase das Orificium urethrae internum verlegte, ferner in dem Falle von Reliquet (s. 346), wo infolge der Kommunikation eines Ureters mit dem Ductus ejaculatorius von Zeit zu Zeit mit dem Harn eine überriechende schwarze Flüssigkeit entleert wurde, welche Harnstoff und veränderte Erythrocyten enthielt. In einem Falle von Guizzetti und Pariset, bei dem ein anomaler Kanal zwischen der

rechten Samenblase und dem Trigonum vesicae vorlag, konnte die Samenflüssigkeit auch ohne Ejaculation fortwährend dem Urin beigemischt werden,
es bestand also eine andauernde *Spermatorrhöe*. SANKOTT, der in seinem Falle
die gleiche Beobachtung machen konnte, spricht die Vermutung aus, daß
„manche Fälle unheilbarer Prostato- oder Spermatorrhöe sich bei endoskopischer
Untersuchung der Ureterenmündungen als derartige Mißbildungen herausstellen
würden".

# 6. Physiologie.

Unser Wissen um die physiologische Bedeutung der Samenblasen, sowie
der akzessorischen Drüsen des männlichen Geschlechtsapparates überhaupt,
ist zur Zeit noch unvollkommenes Stückwerk.

Schon im historischen Teile haben wir über den Jahrhunderte alten Zwiespalt
unter den Autoren berichtet, von denen die einen in der Samenblase ein Sammel-
organ für den männlichen Zeugungsstoff, die anderen ein selbständiges drüsiges
Organ erblicken. Dort wurden auch die Argumente zusammengetragen, mit
welchen∙in dem Widerspiel der Meinungen die Vertreter beider Lager ihre Auffassung in mehr oder weniger überzeugender Weise zu stützen suchen. Auch
wurde erwähnt, daß seit Mitte des vorigen Jahrhunderts von den meisten
Autoren eine doppelte Funktion der Samenblase — als Reservoir und als
Sekretionsorgan — angenommen wird.

An jener Stelle haben wir auch auf die große Verwirrung hingewiesen, welche
durch irrige morphologische Identifizierung verschiedener, fälschlich als Samenblasen angesprochener Organe, zumal bei den zum Studium meist herangezogenen Nagern, hervorgerufen wurde. Schon M. REMY SAINT LOUP hat
im Jahre 1894 in einer Arbeit über die Samenblasen und den Uterus masculinus
der Nagetiere betont, daß die Nomenklatur bald angenommenen physiologischen Voraussetzungen, bald anatomischen und embryologischen Vergleichen
entspreche. Auch D. REHFISCH hat in seinen ausgezeichneten Untersuchungen
über die Physiologie der Samenblasen (1896) den von fast allen Forschern
begangenen Irrtum aufgezeigt, den Kollektivnamen „Samenblase" sowohl
für das betreffende Organ des Menschen, als auch für das der untersuchten
Tiere anzuwenden, ohne daß dies in morphologischer Beziehung gerechtfertigt
wäre. „Wenn irgendwo in der Nomenklatur eines Organs ein Mißgriff stattgefunden hat, so ist es sicherlich hier der Fall."

So handelt es sich, um nur ein Beispiel zu nennen, bei der unpaaren, in zwei kurze
Hörner auslaufenden, stets reichlich Zoospermien enthaltenden Tasche des Kaninchens,
die von vielen Forschern als Samenblase angesehen wurde, um den Utriculus masculinus
bzw. richtiger (G. v. MIHALKOVITS) um ein sowohl aus dem MÜLLERschen wie aus dem
WOLFFschen Gang hervorgegangenes Organ (WEBER — WEBERsches Organ —, W. KRAUSE
u. a.). Die außer dieser Tasche, unmittelbar neben dem Ductus deferens in die Urethra
mündenden kleinen Samendrüsen wurden hierbei meist übersehen.

Ähnlich wurde auch das von RAUTHER als Samenleiterblase (Vesicula ductus deferentis,
Vesicula glandulae vasis deferentis) bezeichnete Organ mehrfach als Samenblase angesprochen
(CH. SEDGWICK MINOT).

Handelt es sich somit um teils morphologisch[1], teils entwicklungsgeschichtlich verschiedenartige Organe, so ist eine Verschiedenheit ihrer physiologischen
Bedeutung nicht weiter verwunderlich.

Auch das Vorkommen von Spermatozoen in den Samenblasen, das als
Kriterium für die Entscheidung herangezogen wurde, ob es sich bei dem jeweils

---

[1] Während die Samenblasen des Menschen sich aus relativ weiten, von flüssigem
Inhalt erfüllten Hohlräumen zusammensetzen, erscheinen jene des Igels, des Meerschweinchens, der Ratte und der Maus als solidere, kompakte Organe, welche ein dickliches, talg-
artiges Sekret bergen.

vorliegenden Organ eines Versuchstieres auch wirklich um die echte Samenblase oder um eine „falsche Samenblase" handelte, ist für diese Frage nicht ausschlaggebend, da für den Spermiengehalt in erster Reihe die Art der Ausmündung der Samenblase (in den Ductus deferens — wie beim Menschen — oder in den Sinus urogenitalis — wie bei vielen Nagern —) maßgebend ist.

Wenn demnach die Ergebnisse der Untersuchungen an verschiedenen Tieren nur mit großer Vorsicht auf den Menschen zu übertragen sind, so kann doch für die menschliche Samenblase folgendes als erwiesen gelten.

Das Vorkommen von Spermatozoen ist ein fast regelmäßiger Befund. (GUELLIOT fand sie „regelmäßig in der geschlechtsreifen Zeit", FÜRBRINGER in 80%, SCHLEMMER in 89% bei männlichen Leichen, REHFISCH bei 50 jungen kräftigen Männern *allemal* im Expressat.)

Bei Injektion von Flüssigkeiten in den Ductus deferens (REGN. DE GRAAF, REHFISCH, GUELLIOT, VOELCKER, WERTHEIMER und DUBOIS und andere) gelangt der eingespritzte Stoff erst nach Füllung der Samenblase in den Ductus ejaculatorius bzw. in die Urethra und Blase.

Bei den Organen einer Leiche, bei denen REHFISCH durch das sorgsame Abpräparieren die Samenblasen angeschnitten hatte, floß das Wasser aus der Schnittöffnung ab, ohne überhaupt aus dem Ductus ejaculatorius herauszutreten.

Wenn nun daraus auch geschlossen werden darf, daß die Samenblase ein Samenbehälter ist, so ist damit wohl nicht auch gesagt, daß hierin ihre besondere Funktion zu erblicken sei, oder daß sich gar damit ihre physiologische Aufgabe erschöpfe. Es beweisen dies in unzweideutiger Weise jene Fälle, wo, wie bei ANCEL und WATRIN, ROTT und SCHMIDT, die Samenblase getrennt von den Ductus deferentes auf dem Colliculus seminalis mündete, wo sie also *niemals die Rolle eines Samenbehälters übernehmen konnte*. Es besteht hier eine Analogie zu jenen Säugetieren, bei welchen die Samenblasen nicht in den Ductus deferens, sondern, wie dies beispielsweise bei vielen Nagern der Fall ist, in den Sinus urogenitalis münden.

Schon in dem histologischen Aufbau ihrer Schleimhaut kommt der Charakter der Samenblase als *sezernierendes Organ* unverkennbar zum Ausdrucke, ob man nun echte Drüsenbildungen anerkennen mag oder nicht. Das cylindrische oder kubische Epithel mit seinen basalständigen Kernen, welches die Schleimhaut auskleidet, „scheidet ein eigentümliches Sekret aus, das an in Alkohol gehärteten Organen in netzartigen Massen geronnen erscheint. Besonders die Zellen in den drüsigen Räumen scheinen wie Becherzellen zu sezernieren, indem man oft pfropfartige Hervorragungen an ihnen sieht, die sich ähnlich färben wie das geronnene Sekret" (J. SCHAFFER). KAYSER spricht denn auch die Samenblasen als Receptacula für ihr eigenes, eiweißartiges Sekret an, und OWENs Bezeichnung „Glandulae vesiculares" erscheint durchaus nicht unzutreffend.

Die *physiologische Bedeutung dieses Sekretes*, sowie jene der Sekrete der übrigen akzessorischen Geschlechtsdrüsen, ist freilich noch nicht genügend erforscht.

Nach G. BROESIKE wird bei der Ejaculation zuerst das Prostatasekret, dann das spermienführende Hodensekret und zuletzt jenes der Samenblasen entleert, ohne daß es zu einer Vermischung dieser Flüssigkeiten kommt. Das schon bei der Erektion entleerte Sekret der COWPERschen Drüsen macht die Urethra schlüpfrig und hat die Aufgabe, wie das Prostatasekret, saure Harnreste der Urethra bzw. den Vaginalschleim zu neutralisieren. Das zum Beschlusse der Ejaculation entleerte Sekret der Vesiculae seminales soll *die in der Harnröhre zurückgebliebenen Spermareste mechanisch entfernen*. Diese Theorie wird, wie gleich bemerkt werden soll, da sie zu wenig begründet und nicht auf Experimente gestützt ist, von vielen Seiten, unter anderen auch von E. Godlewski jun. (Handbuch der vergl. Physiologie) als nicht beweiskräftig verworfen.

Waldeyer hat die Vermutung ausgesprochen, daß das Samenblasensekret den mit ihm in Berührung kommenden Spermatozoen eine *größere Vitalität,* bzw. eine größere Befruchtungsfähigkeit verleihe. (Nach den bekannten Untersuchungen von Fürbringer, Steinach u. a. ist der Prostatasaft das eigentlich belebende Element.)

Eine wichtige Aufgabe des Sekrets der Samenblasen (und der akzessorischen Drüsen) scheint darin zu bestehen, daß sie das *Medium* für die Spermatozoen *verdünnen* und hierdurch eine bessere Beweglichkeit derselben gewährleisten. Im besonderen bedingt die Beimengung des Samenblasensekrets das *Zäh- und Klebrigwerden des Samens* und ist daher von großer Bedeutung für die Konzeption.

Mit der Verteilung der Spermien auf eine größere Menge suspendierenden Menstruums wird auch die Chance einer sichereren Neutralisierung des Vaginalschleimes einerseits, des Herangelangens gutbeweglicher Spermatozoen an den Uterus andererseits erhöht.

G. Walker, der sich mit dem Studium über den Einfluß des Sekrets der akzessorischen Drüsen auf die *Spermienbeweglichkeit* beschäftigte, vermengte den Samen aus dem Hundehoden mit den Sekreten der akzessorischen Drüsen und fand, daß die Beweglichkeit der Samenfäden sehr davon abhängt, ob das Medium dick- oder dünnflüssig ist, und daß sie bedeutend lebhafter ist bei dünnflüssigem Medium. Er schließt daraus, daß der unmittelbare Anstoß zur Bewegung der Zoospermien durch die Verdünnung des Sekrets gegeben wird. Eine Mischung von Samen aus den Nebenhoden mit physiologischer Kochsalzlösung ergab lebhafte Bewegung an jenen Stellen, wo tatsächlich eine Mischung eingetreten war, während sich in den nichtvermengten Teilen keine Bewegung der Spermien zeigte. Die *Fortdauer* der Bewegung durch längere Zeit führt Walker darauf zurück, daß „der Prostatasaft Stoffe enthält, welche entweder auf die Samenfäden erregend wirken oder Nährmateriale für sie sind".

E. Ivanoff konnte zeigen, daß das Sekret der Prostata und der Samenblasen durch $\frac{1}{2}$%ige Lösungen von Natriumcarbonat und andere Salzlösungen ersetzt werden kann.

Die Natur der die Spermatozoen beeinflussenden Substanzen suchten L. Camus und E. Gley zu erforschen. Sie stellten fest, daß das Sekret der akzessorischen Drüsen, speziell der Prostata, bei Nagern und manchen Insektenfressern ein spezifisches Ferment — sie nannten es Vesiculase — enthalte, welches die Gerinnung und Agglutination der im Sperma enthaltenen Substanzen hervorruft[1]. Dadurch erklärt sich die von Leuckart, Bischoff und anderen gemachte Beobachtung, daß bei diesen Tieren ein Teil des Spermas nach dem Coitus in der Scheide des Weibchens zu einem Pfropf gesteht, der das Abfließen des Spermas aus der Vagina verhindert.

Daß das Samenblasensekret des Meerschweinchens viel Fibrinogen enthält, hatte schon früher H. Landwehr nachgewiesen.

---

[1] Camus und Gley fanden, daß bei den europäischen Nagern durch den Prostatasaft das Samenblasensekret zur Gerinnung gebracht wird. (Das gleiche fand Gley bei den brasilianischen Riesennagern.) Nach diesen Autoren wirkt auch die Prostataflüssigkeit des Fuchskaninchens auf das Samenblasensekret dieses Tieres, ebenso wie das Prostatasekret des Meerschweinchens auf den Samenblaseninhalt des Meerschweinchens; nur ist die Wirkung eine langsamere und schwächere. Weiter fanden sie, daß ein Tropfen Prostatasekret des indischen Kaninchens nicht nur den Samenblaseninhalt desselben Tieres sofort zu einer wachsartigen Gerinnung bringt, sondern ebenso auch jenen des Meerschweinchens sowie der weißen Maus und vice versa.

Den Samenblasen kommt aber noch eine weitergehende Bedeutung zu. J. R. Tarchanoff hatte auf Grund seiner Beobachtungen an Fröschen die Meinung ausgesprochen, daß die Füllung der Samenblasen, welche während der Brunstzeit bei diesen Tieren stattfindet, als auslösendes Moment für den *Geschlechtstrieb* in Betracht komme. Diese Annahme, welche von manchen Autoren auch auf die Säugetiere übertragen wurde, hat jedoch E. Steinach durch seine klassischen Forschungen widerlegt.

Zur Entscheidung der Frage, ob die Füllung der Samenblasen den Geschlechtstrieb beeinflusse, nahm Steinach bei Fröschen, später bei weißen Rattenmännchen, die Exstirpation der Samenblasen vor und konstatierte, daß die ersteren sich sogar während der Operation weiter umschlungen hielten, die letzteren 11 Tage nach der Operation normale Begattungslust zeigten. Das Ergebnis seiner Untersuchungen faßt Steinach dahin zusammen, daß „*der Geschlechtstrieb und das Begattungsvermögen in keiner Weise an die Integrität der Glandulae vesiculares gebunden sei*".

M. Nussbaum, welcher an Rana fusca die Beeinflussung des Begattungstriebes durch während der Kopulation ausgeführte *Kastration* bzw. *Samenblasenexstirpation* studierte, fand, daß Kastration ohne Entfernung der Samenblasen oder die letztere allein den Begattungstrieb nicht aufhebe, wohl aber *gleichzeitige Ausführung beider Eingriffe.*

Von Steinach wurden auch Versuche angestellt, welche die Bedeutung der Samenblasen für die *Zeugungsfähigkeit* zum Problem hatten. Um festzustellen, ob eine Befruchtung ohne Samenblasensekret möglich sei, brachte Steinach 14 weiße Rattenweibchen mit 4 Männchen derselben Spezies, denen er vorher die Samenblasen entfernt hatte, zusammen. In 53 von Steinach beobachteten Wurfperioden (Ratten werfen 4—5mal im Jahr etwa 10 Junge) waren nur 8 fruchtbar. Von den 14 Weibchen, von denen unter normalen Verhältnissen mindestens 180 Junge hätten geboren werden sollen, waren nur· 5 trächtig geworden und hatten zusammen 19 Junge geworfen. (Die 9 nicht befruchteten wurden, nachher mit normalen Männchen zusammengebracht, alle befruchtet.) Da, wie oben ausgeführt, das Begattungsvermögen durch die Samenblasenexstirpation nicht beeinträchtigt wird, so geht aus den Versuchen hervor, „*daß das Zeugungsvermögen infolge der Exstirpation der Glandulae vesiculares sehr tief gesunken*" war. Dies kommt in der Ergebnislosigkeit der meisten Wurfperioden und in der geringen Zahl von in einer Wurfperiode geborenen Jungen zum Ausdrucke.

In einer weiteren Versuchsreihe exstirpierte Steinach männlichen Ratten sowohl die *Samenblasen* als auch die *Prostata*. Von 12 Weibchen wurde nach 42 Wurfperioden nicht ein einziges befruchtet. Es wird also durch *gleichzeitige Entfernung der Prostata und der Glandulae seminales das Zeugungsvermögen gänzlich vernichtet.* Die Erklärung hierfür erblickt Steinach in der fehlenden Beimischung des Sekrets der genannten akzessorischen Drüsen, welche den Spermatozoen „das Nährmaterial bieten, und dadurch ihre Bewegungsfähigkeit länger erhalten; sei es, daß sie ihre Widerstandskraft gegen schädigende Einwirkungen vermehren, was namentlich bei Tieren mit saurem Vaginalschleim in Betracht käme; sei es endlich, daß sich auf die Samenfäden andere, noch nicht erkannte, zur Funktion unerläßliche Einflüsse geltend machen".

Schon Fürbringer hatte den Ausspruch getan, daß ein befruchtungsfähiges Sperma mindestens aus 3 Komponenten zusammengesetzt sein müsse, nämlich aus den Sekreten des Hodens, der Samenblasen und der Prostata.

An dieser Stelle sei auch der interessanten Versuche von künstlicher Befruchtung Erwähnung getan, welche von E. Rehfisch angestellt wurden.

Zunächst wurde das reichlich spermienhaltige Sekret aus dem Nebenhoden, sowie jenes aus der Samentasche des Kaninchens in die Vagina eines gesunden Weibchens eingebracht. In keinem Falle konnte Befruchtung erzielt werden. Weiter ließ REHFISCH einen Kaninchenbock, der, über Nacht durch ein Gitter getrennt, mit einem Weibchen beisammen gewesen war, am nächsten Tage zum Coitus zu, um beide Tiere gleich darauf zu töten. Das getötete Weibchen zeigte in der Vagina große Mengen von Sperma, bei dem getöteten Bock waren die Samentaschen stark gefüllt, dagegen zeigten der Nebenhoden und das Vas deferens kollabierte Wände. Ein zweiter Bock, der, gleichfalls abgesondert, einem Weibchen gegenüber gesessen hatte, aber nicht zum Coitus zugelassen wurde, zeigte nicht allein stark gefüllte Samentaschen, sondern auch von Sekret prall erfüllte Ductus deferentes, welche als dicke Stränge zu tasten waren. In die Vagina eingebracht, führte dieses Sekret *nicht zur Befruchtung*.

Diese Versuche lehren, daß das Hodensekret und jenes der Samenblasentasche (des Kaninchens) weder für sich allein, noch miteinander gemeinsam für eine Befruchtung ausreichen.

Halten wir damit die Versuchsergebnisse (an Ratten) von STEINACH zusammen, wonach die Zeugungsfähigkeit durch alleinige Entfernung der Samenblasen *vermindert* und erst durch gleichzeitige Entfernung der Prostata *völlig aufgehoben* wird, so ergibt sich daraus die dominierende Bedeutung des Prostatasekretes für die Befruchtungsfähigkeit der Spermatozoen.

Zahlreiche Beobachtungen scheinen für ein Abhängigkeitsverhältnis der akzessorischen Drüsen und ihrer Entwicklung von der *Keimdrüse* zu sprechen.

Bei *einseitiger Kastration* ist nach Angabe zahlreicher Autoren ein Einfluß auf die Ausbildung der Samenblase nicht erkennbar. Ihre Größe und Form bleibt (bei Nagern) unverändert, Sekret ist in ihnen reichlich vorhanden (H. POHL). Auch LODE, welcher die einseitige Kastration bei jungen Tieren ausführte, fand, daß die der kastrierten Seite entsprechende Samenblase weiter wächst und sich mit dem charakteristischen Inhalt füllt [1].

A. LIPSCHÜTZ berichtet neuerdings über 4 Fälle (1 Maus, 3 Meerschweinchen), bei denen einseitige Kastration eine *Verkleinerung* der Samenblase auf der kastrierten Seite im Gefolge hatte und zieht daraus den Schluß, daß zwischen der Keimdrüse und den sekundären Geschlechtsmerkmalen außer den hormonalen noch morphogenetische Beziehungen unbekannter Natur bestehen.

Anders bei *doppelseitiger* Kastration. Diese *verhindert* die *Entwicklung* der Samenblasen (GRUBER, TANDLER und GROSZ, FISHER).

Schon HYRTL hat die Vermutung ausgesprochen, daß es hierbei wohl sehr darauf ankomme, in welchem Alter die Kastration vorgenommen wird. Die einschlägigen, von E. STEINACH an Ratten vorgenommenen Versuche zeigen denn auch, daß in Fällen, wo die Entfernung der Hoden *vor* der Pubertät vorgenommen wurde, die akzessorischen Drüsen überhaupt nicht zur Entwicklung gelangten. Wurde (N. F. FISHER) die Kastration an erwachsenen Männchen (Ratten und Meerschweinchen) ausgeführt, so zeigte sich *Atrophie* der Samenblasen, die Sekretion hörte jedoch nicht völlig auf, wenn auch die Menge des in der Prostata und den Samenblasen produzierten Sekrets abnahm. Schließlich kam es überhaupt nicht mehr zur Ejaculation (G. AMANTEA).

Beim Meerschweinchen versiegt nach beiderseitiger Kastration das Samenblasensekret nach etwa 2—3 Wochen gänzlich (F. BATELLI und J. MARTIN).

Für eine dem Hoden eigentümliche spezifische hormonale Beeinflussung des Wachstums der Samenblase sprechen auch die *Transplantationsversuche* von N. F. FISHER. Wurden unentwickelte Samenblasen auf normale Männchen

---

[1] LODE konnte andererseits an Rindern und Pferden, welche in der Jugend kastriert worden waren, atrophische Samenblasen feststellen.

überpflanzt, so entwickelten sie sich zu großen, sekretgefüllten Drüsen. Ovarientransplantate, die auf normale Männchen mit intakten Hoden übertragen wurden, beeinflußten die Größe und Ausbildung der Glandulae vesiculares nicht.

Neben der Funktion der Samenblase als Sekretionsorgan und ihrer Rolle als Vorratskammer von Spermien für den Coitus, welch letztere, mag man sie auch anerkennen, doch sicherlich gegenüber der sekretorischen Funktion weit in den Hintergrund tritt, wurde von SIGM. EXNER noch eine weitere funktionelle Aufgabe für die Samenblasen zur Diskussion gestellt.

EXNER legt sich die Frage nach dem Schicksal des im mannbaren Alter kontinuierlich sezernierten Hodensekrets vor, wenn durch längere Zeit kein Coitus geübt wird; die im jugendlichen Alter häufiger auftretenden Pollutionen, durch welche es entfernt wird, nehmen mit zunehmendem Alter ab und schwinden gänzlich oder werden doch so selten, daß man nicht annehmen könne, es würde alles gebildete Sperma durch sie entfernt. EXNER schließt nun, daß zum mindesten ein Teil irgendwo *resorbiert* werden müsse und erblickt in den Samenblasen die *Resorptionsorgane für das unverbrauchte Hodensekret.* FÜRBRINGERs Befund, daß das Hodensekret in den Samenblasen mitunter mit ziemlich scharfer Grenze gegen das eigene Sekret der Samenblasen abgesetzt erscheint, würde hierdurch verständlich.

Wenn auch experimentell noch nicht belegt, so hat doch diese sehr bestechende Theorie EXNERs vielfach Anklang und Anerkennung gefunden. MARTIN PULIDO, welcher besonders warm für sie eintritt, stützt sie durch folgende Überlegungen: Während reine Receptacula, wie z. B. die Harnblase, sphärisch gebaut sind und bei größtem Fassungsraum kleinste Oberfläche haben, zeigt die Samenblase in ihrem anatomischen Bau ein entgegengesetztes Verhalten. Desgleichen entspricht auch der histologische Bau, mit den zahlreichen papillenähnlichen Erhebungen und dazwischenliegenden Buchten, welche eine möglichst weitgehende Oberflächenvergrößerung bedingen, einer Funktion als Resorptionsorgan. Hierzu kommt, daß auch das einschichtige cylindrische oder kubische Epithel für diesen Charakter spricht, im Gegensatz zu dem mehrschichtigen kubischen oder platten Epithel der Excretionsorgane. Schließlich weist PULIDO auf die Feststellung FULLERs hin, wonach die gonorrhoischen Gelenkserkrankungen von den infizierten Samenblasen ihren Ausgang nehmen, was ein Beweis sei für die Leichtigkeit, mit der die Resorption in den Samenblasen erfolge.

Auch H. KÖNIGSTEIN, der sich mit der Frage über das Schicksal der nicht zur Befruchtung gelangenden Spermatozoen befaßt, ist der Ansicht, daß das überflüssige Hodensekret in der Samenblase resorbiert wird. Er fand in letzterer kugelförmige, sich mit Eosin deutlich rot färbende Körper, welche zweifellos Abkömmlinge der Spermatozoen sind, da ihre Entstehung aus den Spermien durch eine geschlossene Reihe von Übergangsbildern deutlich gemacht wird. Im Laufe der Zeit ist in diesen kugelförmigen Gebilden einerseits Vakuolen-, andererseits Körnchenbildung zu sehen. Die genannten Gebilde werden in den Sekreten der anderen akzessorischen Geschlechtsdrüsen vermißt.

Wenn nun auch daraus bloß hervorgeht, daß die Zoospermien in der Samenblase zerfallen, was als ein vorbereitender Akt für ihre nachherige Resorption gedeutet werden könnte, so sind desselben Autors Untersuchungen an Rattenweibchen, welche ergeben haben, daß wohl der größte Teil der Spermien aus dem Uterus mechanisch entfernt, ein Teil aber von *Leukocyten gefressen* wird, ein Hinweis auf die Möglichkeit der Resorption von Spermatozoen in der Samenblase.

23

Die *Ampullen* der Samenleiter werden von R. Disselhorst für die bei den verschiedenen Säugern wechselnde *Dauer des Begattungsaktes* verantwortlich gemacht. Disselhorst weist darauf hin, daß die Ampulle des Ductus deferens bei allen in der Brunst getöteten Tieren Spermaballen enthält und als das eigentliche Receptaculum seminis anzusehen sei. Tiere, denen die Ampulle fehlt, zeigen eine ungewöhnlich lange Kohabitationsdauer (Hund, Katze, Eber), während bei jenen Tieren, die eine stark entwickelte Ampulle besitzen (Rind, Pferd, Schaf, Nager), der Kohabitationsakt von nur kurzer Dauer ist.

Die *Ductus deferentes* sind von Epithelien ausgekleidet, welche nach J. Benoit für die *Lebenderhaltung der Zoospermien* wichtige Stoffe abscheiden. Ihre „Drüsenfunktion" erfüllen die Zellen unter dem Einflusse des Hodens. Diese hormonale Wirkung äußert sich schon zu einer Zeit, wo der Hoden noch die Struktur eines embryonalen Organs zeigt.

Eine Reihe von Autoren beschäftigt sich mit der Wechselbeziehung zwischen der Ligatur des Ductus deferens bzw. der Vasektomie und dem Verhalten des *Keimepithels*. Experimente an den verschiedensten Tieren (Eber: B. L. Warwick, Hund: R. M. Oslund, Kaninchen: C. R. Moore und W. F. Quick, weiße Leghornhähne: J. F. Nonidez) ergaben übereinstimmend, daß es nach der Operation *nicht* zur Degeneration der Samenepithelien kommt.

Was den *Mechanismus der Spermaentleerung* anlangt, so sei zunächst hervorgehoben, daß die Mehrzahl der Autoren zur Annahme neigt, daß beim Menschen die *neugebildeten Spermien unbeweglich* sind, und daß ihre Fortbewegung sohin *passiv* erfolgen müsse [1].

Die Frage, in welcher Weise sich der Inhalt der Samenleiter fortbewegt, ist Gegenstand zahlreicher Untersuchungen gewesen. In Analogie mit anderen muskulösen schlauchförmigen Hohlorganen mußte angenommen werden, daß der Inhalt durch *peristaltische* Bewegungen befördert wird, daß also die Kontraktion des Samenleiters wellenförmig von dem Nebenhoden gegen die Ampulle zu abläuft (Budge, Exner). L. Fick, welcher die bezüglichen Angaben für das Kaninchen und den Kater bestätigen konnte, fand später, daß beim Hunde durch elektrische Reizung des Samenleiters keine peristaltischen Bewegungen desselben erfolgten, sondern daß die Fortbewegung des Spermas durch *Verkürzung* des Samenleiters infolge einer *Zusammenziehung* desselben in toto bewirkt wurde. Auch Kölliker und Virchow fanden an einem Hingerichteten, daß die Samenleiter „bei galvanischer Reizung mit ungemeiner Energie sich verkürzen und verengern".

W. A. Nagel, welcher dieser Frage gründliche Untersuchungen widmete, faßt die Ergebnisse seiner Reizungsversuche am bloßgelegten Samenleiter des Kaninchens folgendermaßen zusammen: „Die Austreibung erfolgt durch schnelle, kräftige Verkürzung des muskulösen Rohres, während höchstwahrscheinlich gleichzeitige Kontraktion der Ringmuskellage eine Erweiterung des Lumens verhindert oder gar die Lichtweite des Samenleiters verkleinert. Da der Samenleiter in frischem Zustande sich schon bei schwacher Reizung mindestens bis auf die Hälfte seiner Länge verkürzt, muß auch der Binnenraum des Rohres sich mindestens auf die Hälfte vermindern."

---

[1] Bei Igeln und Kaninchen fand Rehfisch die Spermatozoen im Hoden und Nebenhoden so außerordentlich beweglich, daß es „absolut nicht möglich war, in der Erscheinungen Flucht einen ruhenden Pol zu finden".

Während C. Lommel sowohl Peristaltik als Antiperistaltik beobachten konnte, äußern sich Tzukulidze und Simkow auf Grund von Versuchen an Hunden, Katzen und Meerschweinchen: „Es gibt keine nachweisbare peristaltische Bewegung des Samenstranges. Der Effekt der elektrischen Reizung weist aber darauf hin, daß eine solche vorhanden sein muß."

In neuerer Zeit haben Perutz und Taigner am überlebenden Samenstrang der Ratte nachgewiesen, daß der Ductus deferens, der körperwarm dem Versuchstiere entnommen, isoliert und vom Zentralnervensystem abgetrennt, nach der Methode von Magnus „überlebend" gehalten wurde, sich automatisch kontrahierte und Eigenbewegungen zeigte, die sich graphisch in Form einer *Wellenlinie* registrieren ließen. Auch J. A. Waddell sah an den überlebenden, eben exstirpierten Ductus deferentes der Ratte und des Kaninchens in Ringerlösung rhythmische Kontraktionen.

Auf die pharmakodynamische Beeinflußbarkeit der Kontraktionen soll hier nicht näher eingegangen werden (D. J. Macht, J. Waddell, Perutz und Taigner, Perutz und Merdler u. a.).

Es sei nur erwähnt, daß nach den Untersuchungen von D. J. Macht, welcher das Verhalten des Ductus deferens (und des Ureters) an überlebenden herausgeschnittenen Organen, am lebenden Körper in situ und auch an ausgeschnittenen menschlichen Organen studierte, der isolierte Samenleiter sich am besten in einem leicht alkalischen Medium kontrahiert, wie dies dem natürlichen Verhalten im Körper entspricht. Weiter zeigte sich, daß Temperatursteigerung nach vorübergehender Reizung die Kontraktion des Samenleiters lähmt und daß für das Erhaltenbleiben der Kontraktionen entsprechende O-Zufuhr von größter Wichtigkeit ist.

Perutz und Merdler studierten die Beeinflussung des Samenleiters durch Änderung der H-Ionenkonzentration und fanden, daß „eine Änderung der chemischen Reaktion der Umspülungsflüssigkeit die Tätigkeit des überlebenden Samenstranges der Ratte beeinflußt, und zwar ruft Alkalisierung eine starke Kontraktion hervor, während die Säuerung eine Erschlaffung im Gefolge hat". Diese Versuche sind nicht bloß von theoretischem Interesse; sie gestatten die Annahme, daß beim Eintritt von Sperma in den Samenleiter durch die alkalische Reaktion desselben die Kontraktion des Ductus deferens angeregt wird. Auch ist daran zu denken, daß die bei *Entzündungen* auftretende Acidose der Gewebssäfte auf die Kontraktion des Samenleiters im Sinne einer Hemmung und Erschlaffung wirksam sein dürfte.

Endlich wäre noch die Frage der *Antiperistaltik* des Ductus deferens, über welche schon im Jahre 1866 Löb berichtet haben soll, zu behandeln. Ihr Vorkommen wurde 1903 durch Akutsu experimentell bestätigt, von Oppenheim und Löw 1905 auch für den Menschen anerkannt. Doch ergaben von Perutz und Merdler ausgeführte Reizungsversuche, „daß *normalerweise nur Peristaltik* eintritt, während *Antiperistaltik* nach vorausgegangener Peristaltik dann erfolgt, *wenn die peristaltische Welle sich an einem Hindernis bricht*". Hierbei ist folgendes Versuchsergebnis dieser Autoren besonders bemerkenswert. Sie unterbanden den Samenstrang eines Meerschweinchens und reizten hierauf den N. hypogastricus. Die auftretende peristaltische Welle brach sich am Hindernis und es erfolgte eine antiperistaltische Bewegung, die sich hodenwärts verfolgen ließ. Nun wurden knapp hinter der Ligatur einige Tropfen einer Eisenchloridlösung in den Samenleiter eingespritzt und abermals der Hypogastricus faradisch gereizt: Die Lösung wurde durch die Antiperistaltik nach dem Nebenhoden zu ausgepreßt. Alsdann wurden Hoden und Nebenhoden exstirpiert und histologisch bzw. mikrochemisch auf Eisen untersucht. Es zeigte sich, daß der *ganze Nebenhoden eisenhaltig* war, während *im Hoden kein Eisen* nachgewiesen werden konnte.

Nach alledem müssen wir uns das Spiel des Mechanismus bei der Entleerung des Samens folgendermaßen vorstellen: Das im Hoden angesammelte Sekret gelangt unter Mithilfe des Flimmerepithels aus dem Nebenhoden in den Anfangsteil des Samenleiters und erzeugt hier infolge seiner alkalischen Reaktion eine Peristaltik, welche — analog wie der Ureter den Urin (Engelmann) — den Samen durch den Ductus deferens hindurchpreßt.

Außerhalb der geschlechtlichen Erregung gelangt das Hodensekret auf diese Weise in die Ampulle und weiter in die Samenblase. Daß es nicht in den Ductus ejaculatorius und in die Urethra abfließt, erklärt sich daraus, daß der an seiner Ausmündungsstelle im Verhältnis zum Anfangsstück um vieles engere Ausspritzungskanal durch ein elastisch-kavernöses Gewebe, welches die Stelle der fehlenden Muscularis einnimmt, verschlossen gehalten wird. Auch Guelliot, der einen Sphincter an der Mündung des Kanals leugnet, nimmt einen Verschluß desselben durch den Druck der elastischen Umgebung, speziell der Prostata, an.

Unter normalen Verhältnissen verbleibt die Samenflüssigkeit also im Ductus deferens bzw. in der Ampulle und der Samenblase.

Im Orgasmus kommt es zu kräftiger reflektorischer Erregung der mächtig entwickelten glatten Muskelfasern des Ductus deferens, sowie der Samenblasenwand (Compressor vesiculae et Ductus seminalis — Elliot)[1], und es gelangt nun das von der Samenblase ausgestoßene, mit dem Inhalt des Samenleiters vermengte Sekret in den Ductus ejaculatorius und weiter in die Pars prostatica urethrae. Hier wird es durch den hinzutretenden Prostatasaft verdünnt und schließlich durch die kräftigen rhythmischen Kontraktionen der Mm. ischio- und bulbocavernosi aus der Harnröhre herausgeschafft.

# 7. Cystenbildungen, Ektasien, Hydrops der Samenblasen.

Durch Kompression oder vollständigen Verschluß der Ausspritzungskanäle — wie beispielsweise bei chronischen Entzündungsprozessen, welche die Ausführungsgänge verschließen oder infolge von Prostatahypertrophie (Socin), durch welche die Ductus ejaculatorii aus ihrer normalen Lage abgedrängt und überdies mechanisch komprimiert werden — ferner auch bei Atrophie der Samenblasen kann es zu einer Retention des Samenblaseninhaltes mit konsekutiver Erweiterung der Samenblase und gleichzeitiger Verdünnung ihrer Wand kommen (*Hydrops* vesiculae seminalis, *Ektasie* der Samenblase).

Besteht eine vollständige Obliteration oder Obturation des Ausspritzungskanales, so ist Aspermatismus die zwangsläufige Folge.

Die Obliteration des Ausführungsganges der Samenblase ist in der Mehrzahl der Fälle ein Residuum abgelaufener Entzündung[2]; indessen muß die Obliteration, wie Morgagni und Lallemand gezeigt haben, nicht immer eine Ektasie zur Folge haben.

Englisch hat beim männlichen Geschlecht 4 Arten von *Cysten* unterschieden:

1. In der Nähe des Ductus deferens in den seitlichen Partien der hinteren Blasenwand gelegene, die ihre Entstehung Überresten der Wolffschen Gänge verdanken.

2. Mehr median gelagerte Cysten an der hinteren Blasenwand. Diese sind von Resten der Müllerschen Gänge abzuleiten.

---

[1] Reizung des Samenleiters bewirkt nach Perutz und Merdler reflektorische Kontraktionen der Samenblase, sowie umgekehrt Reizung der Samenblase Erregungen der Ductus deferentes auslöst.

[2] Der Verschluß des Ductus ejaculatorius muß nicht notwendig Effekt einer Entzündung bzw. der Blockade durch entzündliche Sekretionsprodukte sein, sondern kann auch als Folge eines Krampfes oder von Faltenbildung im Lumen zustande kommen.

3. Cysten, welche aus dem Utriculus prostaticus entstehen, wenn dieser sich bei Verschluß seiner Mündung am Colliculus seminalis erweitert.

4. Endlich solche, welche — stets im Anschluß an Entzündungen der Samenblasen — durch Abschluß kleiner Alveolen bzw. Divertikel der Samenblase zustande kommen. Diese können uni- und multilokulär sein. Sie allein stellen die Cysten der Samenblase s. str. dar.

Bei solch verschiedenartiger Genese ist es begreiflich, daß irrige Deutungen bei dem Befund von Cysten der Samenblasengegend leicht möglich sind.

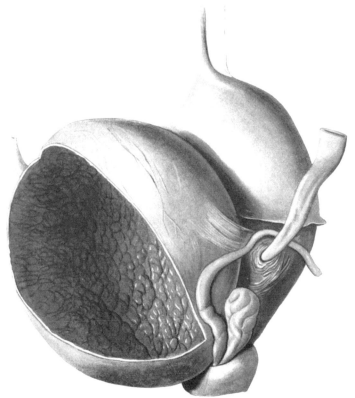

Abb. 20. Cyste der linken Samenblase. (Präparat von Rokitansky. Aus dem Wiener pathol.-anatomischen Institut Prof. Maresch.)

Wir möchten aus der Literatur folgende Fälle zusammenstellen.

Bei der Obduktion eines Falles von Ralfe, die einen 28jährigen Mann betraf, fand sich ein mit der vergrößerten linken Samenblase innig verwachsener cystischer Tumor, der, zwischen Blase und Mastdarm emporsteigend, bis zum Nabel reichte. Der Tumor hatte sich innerhalb von 4 Monaten entwickelt. Die rechte Samenblase, vollständig normal, lag hinter der Cyste. Die Prostata lag vor dem Tumor. Die Samenleiter verliefen über den cystischen Tumor zu dessen Basis. Die Innenwand der Cyste zeigte eine mächtige Fibrinschicht, ihren Inhalt bildete eine blutig-seröse Flüssigkeit.

Auch in dem als Hydrocele vesiculae seminalis bezeichneten Falle von Smith handelte es sich um einen zwischen Blase und Mastdarm gelegenen, das kleine Becken fast vollständig ausfüllenden Tumor, der bis zum Nabel emporreichte. Die Punktion per rectum förderte 5 Liter einer bräunlichen Flüssigkeit zutage. Die näheren anatomischen Verhältnisse blieben unbekannt.

In beiden Fällen hat es sich wohl nicht um eine *echte* Samenblasencyste gehandelt, sondern um Formen von Cystenbildung, die in eine der anderen von Englisch aufgestellten Kategorien einzureihen sind.

Damski berichtet über eine außerordentlich große von der Samenblase ausgehende Cyste bei einem 45jährigen Individuum.

Die ziemlich harte, glatte Geschwulst war im linken Hypogastrium bis über die Nabelhorizontale und auch vom Mastdarm aus oberhalb der normalen (eher etwas kleineren) Prostata zu tasten und wölbte die vordere Rectalwand gegen das Lumen vor. Während Symptome seitens des Urogenitaltraktes fehlten, bestand bedeutende Erschwerung der Defäkation, nach welcher kolikartige Schmerzen einsetzten. Die Punktion der Cyste vom Rectum her lieferte eine trübe, bräunliche, stark eiweißhaltige Flüssigkeit, welche Epithelzellen und körnigen Detritus, aber keine Spermien enthielt. Die weitere Beobachtung ließ eine vom Becken ausgehende maligne Geschwulst vermuten, welche durch Kompression zur Stauung und cystischer Dilatation der Samenblase geführt hatte.

Nach einem halben Jahre wurde der Tumor inzidiert und seine Wand gegen die Rectalschleimhaut vorgenäht. Der bei dieser Gelegenheit den rundlichen Hohlraum austastende Finger stellte eine dicke, mit Trabekeln versehene Wand fest.

Nachdem der Kranke sich erholt hatte, wurden aus der inzwischen wiedergefüllten Cyste neuerdings 100 ccm trüber schleimiger Flüssigkeit entleert. Diese roch nun deutlich nach Sperma und enthielt normal gebildete Spermatozoen. Danach verließ der Kranke gebessert das Hospital.

Leider bleibt auch dieser Fall unaufgeklärt. Der Geruch des Cysteninhalts nach Sperma spricht eher gegen seine Provenienz aus der Samenblase. Der Ausgangspunkt des malignen Tumors, ja das Vorhandensein eines solchen überhaupt, ist nicht sichergestellt. Eine Untersuchung der Cystenwand war unterblieben.

Ebenso unbewiesen ist der vielzitierte Fall von Guiteras, welcher eine das ganze Becken ausfüllende, den Douglasschen Raum nach unten vorwölbende, „wahrscheinlich" von der rechten Samenblase ausgehende Cyste beschreibt.

Die Cyste heilte nach suprasymphysärer medianer Incision, Einnähung und Drainage aus. Sie barg serös-eitrigen Inhalt, dessen cytologische Untersuchung Cholesterinkrystalle (keine Echinokokkushäkchen) zeigte.

Ähnlich fand Fisk bei einem unter Blasenbeschwerden erkrankten 35jährigen Manne bei rectaler Untersuchung einen das kleine Becken fast vollständig ausfüllenden fluktuierenden Tumor von glatter Oberfläche hinter der Blase liegend und deren hintere Wand ebenso wie die vordere Rectalwand vor sich her vorwölbend.

Durch Punktion und Aspiration vom Rectum aus wurde etwa $1/2$ Liter einer bräunlichen Flüssigkeit gewonnen. Nach neuerlicher Füllung der Cyste wurde sie innerhalb eines halben Jahres noch zweimal entleert, wobei das erstemal 100, das zweitemal 50 ccm entfernt wurden. Danach füllte sie sich nicht wieder.

Die aspirierte Flüssigkeit reagierte alkalisch, enthielt Blut, Eiterkörperchen, Fetttropfen und Cholesterin. Ihr spezifisches Gewicht betrug 1023, sie enthielt 91,06% Wasser, 8,94% an festen Bestandteilen, 0,65% Asche und etwa 6% Serumalbumin.

Bei Klebs findet sich die Angabe, daß Cazeneuve und Darenberg in der durch Punktion entleerten Flüssigkeit dreier Samenblasencysten 98% Wasser, viel Kochsalz und etwas Alkalialbuminat fanden, eine Analyse, die mit dem Befund von Holzmann bei Retentionscysten des Hodens übereinstimmt.

Von Kocher wird deshalb auf die eventuelle Möglichkeit *diagnostischer Verwertung einer genauen cytologischen und chemischen Untersuchung des Inhalts von Cysten* der Samenblasengegend hingewiesen.

Auch das von Voelcker beschriebene Myom der Samenblasenkapsel, welches eine im Verhältnis zu ihrem Hohlraum, der etwa 100 ccm faßte, sehr dickwandige cystische Geschwulst darstellte, mag hier als Samenblasencyste in weiterem Sinne Erwähnung finden.

Emmerich berichtet über einen Fall mit enormer Cystenbildung des *Samenleiters*. Die Sektion eines 74jährigen Mannes, der an einer Leukämie zugrunde gegangen war, ergab einen über das kleine Becken hervorragenden, ungefähr *straußeneigroß*en, fluktuierenden, gestielten Tumor, welcher mit dem linken Ductus deferens durch einen dickwandigen, 6 cm langen, daumendicken Schlauch in Kommunikation stand. Dieser ging median zwischen

Ampulle und Ductus ejaculatorius ab. Der cystische Tumor war mit dünnflüssigem, bräunlichem Inhalt gefüllt, zeigte glatte Oberfläche und eine Wanddicke von 2 mm.

Für eine Entwicklungshemmung sprach in diesem Falle das Fehlen der rechten Niere und ihres Ureters. (Die linke Niere war in ihrem unteren Pol Sitz eines pflaumengroßen Grawitztumors.) Samenblasen beiderseits normal.

Einen Fall von *echter* Samenblasencyste beschreibt ZINNER.

Bei dem 18jährigen Patienten hatten seit einem halben Jahre ab und zu terminale Miktionsbeschwerden bestanden, in den letzten Monaten war die Miktion auch insofern gestört, als sie immer erst auf längeres Zuwarten in Gang kam. Der Urin war klar, der rechte Prostatalappen viel kleiner als der linke.

Im linken Hypochondrium war eine Resistenz zu tasten. Ihr entsprach cystoskopisch ein an der vorderen Blasenwand über die rechte Seitenwand bis an die Mitte des Trigonums reichender Tumor von Kindskopfgröße. Das rechte Ureterostium war nicht zu finden, das linke normal.

Bei der Operation (Sectio alta) platzte die Cyste nach Incision der Schleimhaut und entleerte einen braunroten, blutig-serösen, visciden Inhalt. Ihren Boden bedeckten grünlichgelbe schleimige Massen.

Mikroskopisch fanden sich im Inhalt zahllose unbewegliche, zum Teil verkümmerte Spermatozoen.

Nach Resektion der Cyste wurde die Wundhöhle tamponiert und sodann die Blase nach Etablierung der DITTELschen Drainage vernäht.

Nach 3 Wochen Exitus an Pelveoperitonitis. Die Sektion ergab einen rechtsseitigen Nierendefekt und rudimentären rechten Ureter. Die exstirpierte Cyste war von der rechten Samenblase ausgegangen.

ZINNER nimmt eine durch höchstwahrscheinlich *angeborene* Atresie erworbene Retentionscyste an.

Hier hatten Defektbildungen des Urogenitaltraktes (rechte Niere, rechter Ureter und rechter Prostatalappen) bestanden und es scheint eine gleichzeitige Fehlbildung der rechten Samenblase wohl nicht von der Hand zu weisen. Auch dürfte die Atresie im Anschlusse an eine latent verlaufene Entzündung entstanden sein und nun erst zur Retention und damit zum Auftreten von Beschwerden geführt haben. Die Blasenmucosa war bloß durch eine ganz dünne Bindegewebsschicht von der Samenblasenwand getrennt, die Cystenwand entsprach einer „durch chronische Entzündung veränderten" Samenblase, in welcher das oberflächliche Epithel nur teilweise erhalten geblieben war. Die Schleimhaut war durch derbes fibröses Granulationsgewebe ersetzt, welches vielfach von Blutungen durchsetzt war; in den tieferen Anteilen fanden sich Anhäufungen von Rundzellen um die Gefäße. Man muß annehmen, daß bei angeborener Atresie Retention und Beschwerden wohl schon früher aufgetreten wären und daß eine die Samenblase schon vor langer Zeit befallende Entzündung, welche an dem miterkrankten Ductus ejaculatorius zur Atresie geführt haben sollte, Zeichen weitgehender narbiger Schrumpfung und Verödung des Organs hätte vorfinden lassen müssen.

Neuerdings berichtet BOEMINGHAUS über einen Fall von Samenblasencyste, bei welchem die Diagnose auf Grund der rectalen Palpation einer prallen elastischen Geschwulst vermutet und durch ein Röntgenogramm nach Füllung der letzteren mit Umbrenal von einer Punktionsstelle des Rectums aus bestärkt wurde. Eine nachträgliche Injektion des schattengebenden Mediums vom linken Ductus deferens aus zeigte den Schatten der linken gefüllten Samenblase, nach Injektion in den rechten Samenleiter kam die *rechte Samenblase und mit ihr auch wieder die Cyste* zur Darstellung.

Ein 43jähriger Mann klagte über Gefühl von Völle im Mastdarm, erschwerten Stuhlgang, Schmerz in der Dammgegend und Harninkontinenz. Nervenstatus normal. Äußere Untersuchung der Genitalorgane ergab eine bohnengroße derbe Induration am rechten Nebenhoden. Der cystoskopische Befund war negativ. Es bestand keine wirkliche Inkontinenz, sondern es tropfte nach jeder Miktion durch einige Minuten Harn aus der Urethra ab. Für diese Erscheinung wurde eine urethroskopisch nachweisbare auffallend tiefe Ausbuchtung der hinteren Harnröhrenwand zwischen dem Samenhügel und dem inneren Blasenschließmuskel verantwortlich gemacht. Durch Druck auf die Urethra posterior vom Rectum aus konnte nach jeder Miktion noch ein kleiner Harnstrahl erzielt werden.

Die rectale Palpation ergab eine kleine Prostata von normaler Konsistenz mit spärlichem, ganz vereinzelte Leukocyten führenden Expressionssekret. *Oberhalb der Prostata* fühlte man eine gegen diese gut abgegrenzte *hühnereigroße Schwellung zwischen beiden Samenblasen*, deren prall-elastische Konsistenz gleich „den Eindruck erweckte, daß es sich um eine Cyste handle". Nun wurde eine Punktionsnadel seitlich von der Mittellinie zwischen Rectum und Harnröhre bis zu der „Cyste" vorgeführt und ihr bräunlichgelber Inhalt entleert, welcher keinerlei Formbestandteile enthielt. Hierauf wurde die Cyste durch die Kanüle mit Umbrenal gefüllt: Das Röntgenogramm (s. Abb. 21) zeigt eine etwa hühnereigroße Cyste und gleichzeitig die rechte Samenblase. Zur weiteren Aufklärung wurde nach Entleerung der Cyste Umbrenal in die Samenleiter eingespritzt und eine neuerliche Röntgenaufnahme angeschlossen. Die linke Samenblase gab einen deutlichen Schatten, mit der rechten Samenblase kam auch wieder die Cyste deutlich zum Vorschein.

Es ist sehr zu beklagen, daß auch in diesem Falle eine Sicherstellung der Diagnose nicht erfolgen konnte, da der Kranke eine Operation ablehnte.

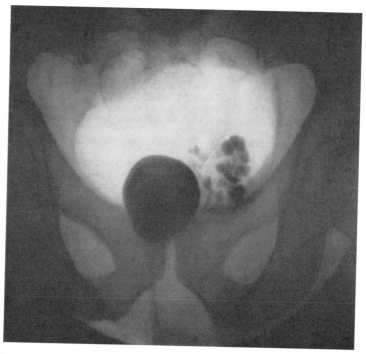

Abb. 21. Röntgenogramm einer „Samenblasencyste" nach Füllung mit Umbrenal. (Fall Boeminghaus.)

In einer epikritischen Betrachtung nimmt Boeminghaus eine kongenitale Anlage für die Cystenbildung an und führt sie auf Reste des Muellerschen Ganges zurück. Die Annahme, daß es sich um ein erworbenes Divertikel der Samenblase nach Verschluß des Samenblasenganges handle, wird mit Rücksicht auf den Wegfall einer in Analogie mit der Harnblase zur Entstehung des Divertikels erforderlichen intravesiculären Drucksteigerung und auf die die Samenblase umgebende feste bindegewebige Kapsel abgelehnt. Der wohl naheliegenden Deutung als cystische Erweiterung eines präformierten Divertikels wird vom Autor nicht gedacht.

So bestechend in diesem Falle Palpationsbefund und Röntgenogramm für die Diagnose einer Samenblasencyste erscheinen mögen, so kann doch eine lediglich auf den Tastbefund und die röntgenologische Darstellbarkeit eines entsprechenden, vom Samenleiter her füllbaren Hohlraums sich stützende Diagnose ohne anatomische Verifizierung derselben unter Umständen zu Irrtümern führen, wie dies ein von uns selbst beobachteter Fall lehrt:

E. Sch., 73jähriger Oberintendant, wurde am 18. 10. 1926 an unserer Abteilung mit einem metastasierenden Prostatacarcinom eingeliefert. Es bestand gleichzeitig eine Tabo-paralyse. In den letzten 4 Monaten zwei Attacken von kompletter Harnverhaltung, die durch Katheterismus behoben wurden.

Die Untersuchung ergab: Harn trüb, reichlich Eiter- und rote Blutzellen enthaltend. Prostata rectal in beiden Lappen stark vergrößert, breit ausladend, von derb elastischer Konsistenz und nichthöckeriger Oberfläche. Linkerseits oberhalb der Prostata ein etwa pfirsichgroßer fluktuierender, gegen die Prostata gut abgrenzbarer Tumor zu tasten. Residuum 100 ccm. Cystoskopie: Prostata deutlich prominierend, die linke Blasenhälfte vorgewölbt, der Blasenscheitel trichterförmig ausgezogen. Die Schleimhaut diffus mäßig geschwollen und gerötet. Cystographie: Hebung des Blasenbodens, die Blase in toto nach rechts verschoben, der Scheitel zu einem stumpf-dreieckigen Zipf ausgezogen. Hochgradige Zerstörung des Ramus inferior ossis pubis und ischii, sowohl rechts als links (Tumor-metastasen).

9. 11. 1926: Füllung der Samenblase vom linken Ductus deferens her (10% Kollargol). Die linke Samenblase, wenn auch unscharf, darstellbar, *in ihrem Bereiche* ein annähernd kreisförmig begrenzter, *gut 3 cm im Durchmesser haltender Kollargolschatten.*

20. 11. 1926: Rectoskopie: Leichte Vorwölbung entsprechend dem palpablen Tumor. Durch Punktion läßt sich eine schwarzbraune Flüssigkeit entleeren, die cytologisch reich-lich Detritus, Kollargolreste, zerfallene und wohlerhaltene Erythrocyten, jedoch keine Spermatozoen enthält. Eine chemische Untersuchung ist leider unterblieben.

Unter zunehmender Kachexie, rechtsseitiger Facialisparese und Erschwerung der Schluck- und Kaubewegungen Exitus am 3. 2. 1927 (3½ Monate nach der Einlieferung).

Aus dem *Obduktionsbefund* (Doz. Dr. TH. BAUER): Carcinom der Prostata von hämor-rhagisch-cystischem Charakter mit multiplen Metastasen der Beckenknochen beiderseits von ebensolchem Bau. Durchbruch des Carcinoms zur linken Samenblase und in die Ampulla recti. Mesaortitis syphilitica nebst Atheromatose, letztere insbesondere im abdominalen Teil, welcher von metastatischen Lymphdrüsen eingescheidet wird.

Die Prostata wölbt sich nach Art der Seitenlappenhypertrophie vor, ihre Oberfläche ist von der stark verdünnten, stellenweise defekten Schleimhaut bedeckt. Auf der Schnitt-fläche treten vor allem die unscharf begrenzten Konturen der Prostatadrüse hervor. In einer gelblichen homogenen Gewebsmasse finden sich zahlreiche hämorrhagische cystische Bildungen, welche sich durch die Samenblase hindurch bis in die Rectumschleimhaut verfolgen lassen und eine Kommunikation von Harnblase bzw. Urethra posterior und Ampulla recti darstellen. Mikroskopisch handelt es sich um ein *Gallertcarcinom* der *Prostata,* welches dem Typus des tubulösen sezernierenden Carcinoms entspricht. Die Krebsschläuche imponieren vielfach als Mikrocysten, welche nach Konfluenz mehrerer solcher makroskopisch sichtbare Cysten bilden. Die ausgedehnten Nekrosen und Hämorrhagien, welche allent-halben vorhanden sind, deuten auf ein sehr lebhaftes rasches Wachstum hin.

Palpationsbefund und röntgenologisches Füllungsbild, welch letzteres an das von BOEMINGHAUS abgebildete Röntgenogramm durch weitgehendste Ähnlichkeit erinnerte, hatten in unserem Falle die klinische Diagnose einer — neben dem Prostatacarcinom bestehenden — Samenblasencyste provoziert, während in Wirklichkeit das im Bereiche der Samenblase füllbare Cavum Effekt eines Durchbruchs des cystischen Prostatacarcinoms nach der Samen-blase gewesen. Der negative Spermienbefund im Punktat hatte die Diagnose nicht beeinflußt.

# 8. Concretionen und Calcificationen.

Bei Behinderung des Abflusses aus den Samenblasen kann es zur Stagnation, Eindickung und Verkalkung des normalen Inhalts oder entzündlicher Sekrete in den Samenblasen kommen, sowie umgekehrt eine dickliche, schleimige Be-schaffenheit des Inhalts ihrerseits zur Erschwerung des Abflusses und folgender Sekretstauung zu führen vermag. In derartigen Fällen kann es durch Kalk-ablagerung zur Bildung von Konkretionen kommen, welche, da sie Samenfäden enthalten, als *Samensteine* bezeichnet werden. Als organisches Substrat der Steinbildung mögen die von VALENTIN entdeckten amorphen transparenten Gebilde angesehen werden, die von ROBIN mit dem Namen „Sympexions" belegt wurden.

Samensteine wurden bisweilen in großer Zahl — in einem Falle von Mitchell in mehr als 200 Exemplaren — vorgefunden, können aber auch isoliert angetroffen werden. In ihrer Größe schwanken sie von Sandkorn- bis zu Linsengröße und darüber. Sie sind in Essigsäure löslich. Bei ihrer Vergrößerung tritt eine Umwandlung insofern ein, als sie sich in Essigsäure nicht mehr lösen, nur noch in Kalilauge (Kocher).

Sie bestehen im wesentlichen aus phosphorsaurem und kohlensaurem Kalk, zeigen jedoch nicht immer die gleiche chemische Zusammensetzung. Peschier fand überwiegend phosphorsauren Kalk ($86\%$, neben $2\%$ kohlensaurem Kalk und $12\%$ organischer Substanz).

Solange die Inkrustation nicht höhere Grade erreicht hat, geben die Konkretionen der Samenblase die Form ihrer Umgebung wieder. Reliquet fand in der Samenblase cylindrisch geformte Fragmente mit buckeliger Oberfläche, welche 12 mm an Länge und 2 mm an Dicke erreichten und getreue Ausgußformen ihres Bettes darstellten.

In den aus petrifiziertem Sperma bestehenden Samensteinen finden sich vielfach Spermien mit gut erhaltenen Köpfen (Guerrieri), bei Alkalizusatz oft auch deutlich sichtbarem Schwanz.

Zum erstenmal findet sich das Vorkommen von „Samensteinen" bei Albers erwähnt. Seither wurden sowohl in der Samenblase als in den Ampullen und im Ductus ejaculatorius mehrfach Concretionen beobachtet.

Über einen deutlich geschichteten Samenstein von Kirschkerngröße, welcher sich nahe der Mündung des Ductus ejaculatorius vorfand, berichtet O. Beckmann. Über geschichtete Amyloidkörper Paulischke (zit. bei Kocher).

Perna hat neuerlich Steine im Ductus ejaculatorius und im Utriculus prostaticus, in einem Falle auch im Ductus deferens vorgefunden. Die Samenleitersteine beschreibt er als bröckelig, von weißgelber Farbe und ovalärer Gestalt. Sie geben auf der Röntgenplatte einen nur schwachen Schatten.

Guelliot betont, daß es sich meist um ältere Individuen handelt oder um solche, welche infolge von Krankheiten ihre Geschlechtsfunktionen durch längere Zeit nicht ausübten, woraus geschlossen werden kann, daß es die *Stagnation* des Samenblaseninhalts ist, welche den Anstoß zur Steinbildung gibt.

Daß *Entzündungen* bei der Steinbildung eine Rolle spielen, beweisen Fälle, wie jener von Segalis, welcher Konkremente bei einem 84jährigen Manne feststellte, der durch 6 Jahre an Tripper gelitten hatte. Ebenso hat auch Englisch in durch adhäsive Entzündung abgeschnürten Samenblasenzellen Steinbildung beobachtet.

Die Diagnosenstellung auf Grund der rectalen Palpation, wenn diese im Bereiche der Samenblasen eine entsprechende Resistenz feststellen läßt, bleibt höchst problematisch. Die Wahrscheinlichkeit zugunsten der Diagnose ist größer, wenn man bei rectaler Untersuchung eine kleine harte Masse von scharfer Begrenzung im Bereiche einer von den Samenblasen findet (J. und P. Fiolle). Nach Kocher soll die Palpation von Samensteinen durch Einführung einer Sonde in die Urethra wesentlich erleichtert werden. Es ist kein Zweifel, daß Täuschungen, wie beispielsweise durch Venensteine, welche ja in dem die Samenblase umgebenden Venengeflecht nicht selten vorzukommen pflegen, sehr leicht möglich sind.

Wie unsicher eine auf dem palpatorischen Befund basierende Diagnose ist, zeigt ein Fall von Guelliot, wo eine vom Rectum her getastete steinverdächtige harte Resistenz in der Samenblasengegend sich bei der Autopsie als ein gestielter Prostatalappen herausstellte.

Aussichtsreicher erscheint für die Erkennung der Samenblasensteine schon die Röntgenographie, wobei freilich auch Verwechslungen mit den für das kleine Becken in Betracht kommenden Schattenbildungen anderer Provenienz leicht möglich sind und kritisch wohl erwogen werden müssen.

In den meisten Fällen völlig symptomlos verlaufend, können die Samenblasensteine mitunter Beschwerden verursachen, welche denen der Prostatitis, der Urethritis posterior und der Spermatocystitis gleichen.

An subjektiven *Symptomen* sind gesteigerter Geschlechtsreiz, auch Samenkoliken angegeben. KOCHER erwähnt als häufiges, wenn auch indirektes Zeichen Schmerzen während des Miktionsaktes und nach demselben sowie Harndrang und als „wichtigstes Symptom Schmerz in der Gegend der Samenblasen mit Ausstrahlung nach dem Rectum bei und nach dem Coitus in Verbindung mit fehlender Ejaculation". Das durch das vorliegende Konkrement bedingte Hindernis für die Samenblasenentleerung kann, wie erwähnt, auch zu dem Komplex von Erscheinungen führen, welcher von RELIQUET als „Colique spermatique" beschrieben wurde.

BENTLEY SQUIER hat 3 Fälle von Steinbildung in den Samenblasen mit dem seiner Meinung nach charakteristischen Syndrom von urethralem Ausfluß und mehr oder weniger konstanten perinealen Schmerzen beobachtet. In einem dieser Fälle wurde wegen Samenkoliken während des Coitus, quälender Schmerzen und Gefühl der Schwere im Perineum an Stein gedacht. SQUIER hält übrigens die calculöse Vesiculitis für häufiger als gemeinhin angenommen wird, weil das chronisch entzündete Organ, das sich nur schwierig entleert, einen günstigen Boden für die Steinbildung abgibt.

JAMES und SHUMAN haben einen Fall von Samenblasenstein unter dem Symptomenkomplex einer rechtsseitigen Nephrolithiasis verlaufen gesehen.

VOELCKER weist mit Recht auf die auffallende Tatsache hin, daß die in Analogie mit der Hämaturie bei Steinbildungen in den Harnwegen zu gewärtigende Blutbeimengung zum Sperma, die Hämospermie, in den bisherigen Beobachtungen gefehlt zu haben scheint.

KOCHER empfiehlt, die Konkremente nach Einführung einer Sonde in die Urethra vom Rectum aus zu zerdrücken und erwähnt einen Fall von RELIQUET, wo eine schmerzhafte Schwellung der Samenblasen bestand und sich nach Einführung eines Lithotriptors 40 etwa linsengroße, zusammendrückbare, weißliche Steine entleerten, welche eine streifig homogene Grundsubstanz zeigten und eine große Zahl von Samenfäden enthielten.


Schon DUPLAY hat (1855) über eine in zwei Fällen — bei einem 83-Jährigen und einem 80-Jährigen — beobachtete Veränderung der *Ductus deferentes* berichtet, welche er als Ossification der Samenleiter ansprach. Da in diesen Fällen eine histologische Untersuchung ausblieb, dürfte man mit der Annahme, daß es sich hierbei um eine *Verkalkung der Samenleiter* gehandelt habe, wohl nicht fehlgehen.

Zum ersten Male wurde von CHIARI auf die *Verkalkung der Ampullen und der Samenblasen* als auf eine besondere Lokalisation dieser regressiven Metamorphose aufmerksam gemacht.

Dieser Autor berichtet über drei einschlägige Beobachtungen.

Bei einem 68jährigen Manne fiel die steinartige Härte der *Samenblasen und Ampullen* auf, welche beim Einschneiden ein deutliches Knirschen verspüren ließen. Äußere Konfiguration und Innenarchitektur waren unverändert geblieben. Schon mit freiem Auge ließen sich die Kalkmassen in Form von weißlichen Flecken in der Muskularis erkennen, und die mikroskopische Untersuchung bestätigte die ausschließlich die Tunica muscularis betreffende Verkalkung bei gut erhaltenem Epithel. Da kein Anzeichen auf eine abgelaufene chronische Entzündung hinwies, hält sich CHIARI für berechtigt, „die Ursache für die Bindegewebsvermehrung und Sklerosierung in dem höheren Alter des Individuums zu suchen und so auch die sich anschließende Verkalkung als einen lokalen Effekt des Seniums, wobei übrigens ganz wohl die Altersveränderungen des Skeletes und die gleichzeitig vorhandene stärkere Nierenerkrankung mitgewirkt haben mochten".

In einem zweiten Falle, der ein 58jähriges Individuum betraf, fiel die Härte der *symmetrisch verkalkten Ampullen* auf. Die Samenleiter waren in ihren übrigen Anteilen ebenso wie die Samenblasen von der Verkalkung frei geblieben. Auch hier zeigte sich die Kalkablagerung in den inneren zirkulären Muskelschichten und namentlich in den diese durchsetzenden homogenen Bindegewebsmassen. In den äußeren Schichten war die Kalkinfiltration entsprechend der weit geringeren Bindegewebswucherung auch weniger entwickelt.

Der dritte Fall von Chiari betraf einen 75jährigen Paranoiker. Wieder waren ausschließlich die *Ampullen* der Ductus deferentes betroffen und wieder fand sich die Kalkablagerung in den sklerotischen Bindegewebsherden innerhalb der Muskularis.

Gleichfalls aus dem Chiarischen Institut stammt eine Mitteilung von S. George, welcher im Bereiche des unteren Drittels der *rechten Samenblase* eines 63-Jährigen einen circumscripten ovalen Calcificationsherd von 0,25 cm Länge beobachtete.

Derselbe Autor fand bei einem 53jährigen tuberkulösen Individuum ohne vorhandene Genitaltuberkulose den *linken Samenleiter* knochenhart vor.

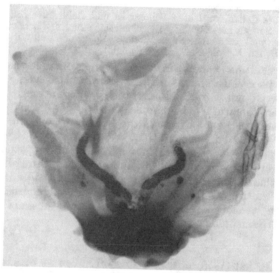

Abb. 22. Verkalkung beider Samenleiter (und der Beckenarterien). (Nach E. Fraenkel.)

Einen weiteren Beitrag zu diesem Gegenstand hat Eug. Fraenkel geliefert.

Bei einem 45jährigen an einer Lungentuberkulose Verstorbenen war die starre Beschaffenheit und Härte der Samenleiter aufgefallen. Auf der Röntgenplatte (Abb. 22) erschienen *beide Samenleiter* in einer Ausdehnung von gut 5 cm als dunkle, umgekehrt S-förmige, nach oben außen verlaufende röhrenförmige Gebilde. Die Samenleiter waren in ihrem ganzen Umfange von dicht nebeneinander liegenden zirkulären Kalkringen umgeben. Auch hier war, wie schon das Röntgenbild gezeigt hatte und die nachträgliche mikroskopische Untersuchung bestätigte, die Kalkablagerung in die zirkulären Anteile der Muskularis erfolgt. Während entzündliche Veränderungen fehlten, konnte man erkennen, daß die schollig-klumpigen Kalkmassen in einem hyalin umgewandelten Gewebe abgelagert waren.

In diesem Falle handelte es sich um ein *verhältnismäßig junges Individuum* und um eine auffallende Intensität und Extensität einer die *Samenblase* befallenden Verkalkung, welche nach Meinung des Autors, da man hier nicht wohl von einer senilen Affektion sprechen könne, möglicherweise mit einer gewissen *Gewebsdisposition zur Verkalkung* zu erklären sei. Die Beckenarterien zeigten nämlich gleichfalls auffallende Mediaverkalkung. Die Kalkablagerung erfolgte in ein in seiner Ernährung geschädigtes Gewebe (herdweise hyaline Degeneration des Bindegewebes bzw. der glatten Muskulatur).

Ein zweiter Fall von Fraenkel betraf einen 62jährigen Mann, der einer Pyämie erlegen war. Es fiel bei der Sektion ein abnormer Verlauf des durch besondere Härte ausgezeichneten *rechten Samenleiters* auf. Dieser erschien nach rechts verschoben, bog dann nach links gegen die Mittellinie ab und zog, in eine langgestreckte S-förmige Schlinge gelegt, nach rechts aufwärts, wie auf dem Röntgenbilde (Abb. 23) deutlich ersichtlich ist. Die den intensiven Schatten auf der Platte bedingenden, eng aneinander gelagerten Kalkringe der Samenleiterwand ließen sich caudalwärts bis zur Ampulle verfolgen und erreichten eine Gesamtlänge von 9 cm. Gleichzeitig brachte das Röntgenbild auch *strichförmige Verkalkungen an beiden Samenblasen,* und zwar am oberen Rande der linken und in einer medianen unteren Partie der rechten, sowie einen Venenstein zur Ansicht.

Auch hier war die Kalkablagerung ausschließlich in die zirkulären Lagen der Tunica muscularis erfolgt, Entzündungserscheinungen fehlten. Die das anorganische Material aufnehmenden Wandschichten erschienen hyalin gequollen.

In diesem Falle blieb die Verkalkung, ähnlich wie in den Fällen von GEORGE und im Gegensatze zu den übrigen bisher mitgeteilten Fällen *auf eine Seite beschränkt* und hatte den rechten Samenleiter unter Freilassung der Ampulle befallen, in geringerer Intensität hatte sie auch *die beiden Samenblasen* ergriffen.

Hier wird für die Verkalkung vom Autor das *Senium* verantwortlich gemacht, für die Einseitigkeit der Samenleiterverkalkung wohl auch die mit seiner Schlängelung zusammenhängende *Ernährungsstörung seiner Wandungen,* die zu hyaliner Degeneration seiner Muskularis geführt und die Ablagerung von Kalksalzen in das so geschädigte Gewebe begünstigt habe.

Zwei weitere von FRAENKEL mitgeteilte einschlägige Beobachtungen wurden diesem von SIMMONDS zur Verfügung gestellt.

In dem einen bestand eine *beide Samenleiter,* allerdings in verschiedenem Grade, ergreifende Verkalkung bei einem 60jährigen Manne, in dem anderen, von dem bloß ein mikroskopischer Schnitt vorlag, handelte es sich um eine Verkalkung *beider Ductus deferentes* eines 45jährigen Individuums.

Schon CHIARI hat diese „gewissermaßen als *idiopathisch aufzufassenden selbständigen"* Verkalkungen, bei denen *entzündliche Veränderungen* oder *Residuen solcher vermißt* werden, von jenen Calcificationsprozessen getrennt, welche in den schwielig verdickten Wandungen der Samenblasen und Samenleiter auftreten und relativ häufiger zur Beobachtung gelangen. Da jene meist im höheren Alter auftreten, hat

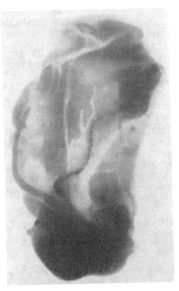

Abb. 23. Verkalkung des rechten Samenleiters und an beiden Samenblasen. (Nach EUG. FRAENKEL.)

sie CHIARI schlechthin als *senile Verkalkungen* bezeichnet. Demgegenüber meint FRAENKEL, es sei „bei Personen, welche in der Mitte der 40er oder 50er Jahre stehen, nicht ohne weiteres berechtigt, vom Senium zu sprechen, insonderheit dann nicht, wenn anderweitige, dem Greisenalter zukommende Organveränderungen fehlen".

Die nähere Ätiologie dieser Fälle von Verkalkung und die Bedingungen für ihr Auftreten harren somit noch ihrer Aufklärung, welche künftiger Forschung vorbehalten bleibt. Daß der Kalkablagerung regressive Veränderungen der Samenblasenwandung (sklerosierende Prozesse in den bindegewebigen Bestandteilen, hyaline Veränderungen der muskulären Elemente) vorausgehen, geht aus den bisherigen Beobachtungen deutlich hervor.

Im allgemeinen ist die Verkalkung ein relativ *seltenes* Vorkommnis. Sie betrifft häufiger und in höherem Grade die Samenleiter bzw. deren Ampullen als die Samenblasen selbst.

Zweifellos dürfte die Aufdeckung von Calcificationsherden, durch das Heranziehen der röntgenologischen Untersuchung erleichtert, heutzutage öfter gelingen als in früheren Jahren.

Der Prozeß ist bald doppelseitig (in der Mehrzahl der Fälle), wenn auch nicht jederseits in gleichem Maße entwickelt, bald einseitig[1]. Der *Samenleiter* wird immer nur in seinen *peripheren, der Samenblase benachbarten Teilen* befallen. „La portion des canaux, qui longent le bas-fond des la vessie jusqu'a leur abouchement avec le col de la vésicule" (Duplay), während die Pars ascendens und der im oberen Beckenteile gelegene Abschnitt von der Verkalkung verschont bleiben.

Nach Fraenkel dürfte die Affektion von vornherein größere Strecken des Kanales auf einmal in ihrer Wand befallen und im allgemeinen eher von der vesicalen Seite ausgehend hodenwärts fortschreiten.

Kalkablagerung auf Basis chronisch-entzündlicher schwieliger Veränderungen der Samenblasen- und Samenleiterwand sowie nach tuberkulöser Erkrankung dieser Organe sind öfter beschrieben.

Eine interessante Beobachtung aus neuerer Zeit hat H. L. Kretschmer veröffentlicht.

Bei einem 14jährigen Jungen, bei welchem die röntgenologische Untersuchung einen Schatten in der Blasengegend ergeben hatte, wurde unter der Diagnose eines Blasensteines die Cystotomie ausgeführt. Da sich kein Stein vorfand, wurde ein Ureterstein angenommen. Die Blasenfistel schloß sich durch mehrere Jahre nicht, es bestand gesteigerter Harndrang. leichte Blutung und Unbehagen auf der linken Seite. Die rechte Niere war leicht vergrößert. Im Harn fanden sich Eiterzellen, Erythrocyten und Bakterien, keine Tuberkelbacillen.

Eine neuerliche Röntgenuntersuchung ergab einen elongierten, mäßig dichten Schatten (1 : 3 cm) in der Beckengegend links, welcher der Lage und Konturierung nach *nicht* einem Ureterstein entsprach. Eine in das linke (dilatierte) Ostium eingeführte schattengebende Sonde fiel mit dem Schatten zusammen. Bei liegender Sonde ließ die rectale Untersuchung die linke harte und unregelmäßige Samenblase palpatorisch vom Katheter trennen. Der Harn der linken Niere ließ trotz wiederholter Untersuchung Tuberkelbacillen nicht auffinden.

Schließlich wurde die linke Niere exstirpiert: es bestand eine tuberkulöse Pyonephrose mit verdicktem und dilatiertem Ureter. Nun schloß sich die Blase.

Die Verkalkung der Samenblase war die *Folge einer anatomisch ausgeheilten Tuberkulose.*

Chetwood fand in einem Falle bei der Operation Verkalkungsherde in beiden Samenblasen und in der Prostata. Er hatte Tuberkulose angenommen, doch handelte es sich um eine sehr alte protrahierte Entzündung der Samenblase und Vorsteherdrüse.

Daß durch das Röntgenverfahren immer häufiger verkalkte Herde der Samenblasengegend zur Beobachtung gelangen, beweist der Bericht Kretschmers, welcher persönliche Mitteilungen über derartige Befunde von Braasch (einige Befunde von verkalkten Herden in der tuberkulösen Prostata und Samenblase), von Pfahler (3—4 Fälle von Verkalkung in den Samenblasen), Skinner (gleichfalls einige Fälle) und von Potter (kleine knotenförmige Verkalkungen bei Urogenitaltuberkulose mit Sitz entsprechend den Samenblasen) anführt. Gleichwohl betont Kretschmer die Seltenheit der Fälle von Samenblasenverkalkung und weist darauf hin, daß vielen ihm bekannten amerikanischen Urologen Fälle von Calcification nicht untergekommen sind.

Sind die Calcificationen der abführenden Samenwege auch ohne besondere klinische Bedeutung, so können sie immerhin durch die von ihnen herrührenden Schattenbildungen auf der Röntgenplatte, namentlich bei einseitiger umschriebener Lokalisation des Prozesses, zu Täuschungen und Irrtümern Anlaß geben.

Heitzmann fand (1917) bei einem 25jährigen Manne im linken *Samenleiter* an der Stelle einer Atresie *metaplastisches Knochengewebe* in der Ausdehnung von 2 cm und von 1½ cm Durchmesser.

---

[1] In den von uns gesammelten Fällen waren die Samenleiter 7mal (davon 5mal beiderseitig), die Ampullen 3mal (allemal symmetrisch auf beiden Seiten), die Samenblasen 3mal (2mal auf beiden Seiten) befallen.

# 9. Verletzungen.

Im Inneren des knöchernen Beckenringes verborgen, allenthalben von Weichteilen umgeben, nach vorne und hinten zu zwischen Blase und Mastdarm, als Hohlorgane gebettet, welche von flüssigem bzw. gasförmigem oder festweichem Inhalt erfüllt sind, und denen darum eine mehr weniger elastische, luftkissenartige Nachgiebigkeit in hohem Maße eignet, sind die Samenblasen schon durch ihre Lage vor Verletzungen, namentlich vor solchen durch stumpfe Gewalt, ganz besonders geschützt. Dementsprechend liegen auch über traumatische Schädigungen der Samenblasen nur außerordentlich spärliche Berichte vor. Pels Leusden hat in einem Aufsatz über chirurgische Erkrankungen und Verletzungen der männlichen Geschlechtsorgane (1925) ihrer nicht einmal Erwähnung getan.

Immerhin finden sich in der Literatur, namentlich in Guelliots auch dieses Thema ausführlich behandelnder Monographie, einige Fälle von Verletzung der Samenblasen vor. So wird von verschiedener Seite ein Fall von Velpeau zitiert, wo es bei einer Fraktur des Os ischii zu einer Zerreißung der entsprechenden Samenblase gekommen war. Auch Naumann und Kocher haben Rupturen der Samenblasen beschrieben.

Kocher beobachtete einen 61jährigen Mann, der von einer *stürzenden Tanne aufs Kreuz* getroffen worden war und erst nach mehr als 2 Wochen vorübergehender Arbeitsfähigkeit unter starkem Brennen bei der Miktion und rechtsseitigen Lenden- und Kreuzschmerzen erkrankte. Unter Fiebererscheinungen trat eitrige Epididymitis und Periorchitis sowie eine Schwellung des Samenstranges der rechten Seite auf. Rectal fühlte man rechts oberhalb der normalen Prostata eine längsovale, circumscripte, druckempfindliche und fluktuierende Anschwellung, bei deren Punktion etwa 40—50 g dicken Eiters entleert wurden. Zwei Monate nach dem erlittenen Trauma trat der Tod an Pyämie ein, höchstwahrscheinlich durch Phlebitis und Verschleppung infektiöser Thromben aus dem umgebenden Venenplexus. Die Autopsie deckte metastatische Lungenabscesse und einen halbhaselnußgroßen Absceß im Kopf des Nebenhodens auf. Blase, Urethra, Prostata und die andere Samenblase waren normal. Am Becken fand sich keine Abnormität, welche die Einwirkung eines Trauma verraten hätte.

Einen analogen Fall von Purser verzeichnet Guelliot. Bei diesem fanden sich, gleichfalls an ein *Trauma* anschließend, neben einer älteren Spermatocystitis bei der Obduktion Abscesse in Lungen, Herz, Nieren und Blase vor.

H. C. Rolnick berichtet über einen Fall von *Ruptur* der Samenblase, hervorgerufen durch allzu energische *Massage*.

Während einer kräftigen Massage einer dilatierten infizierten Samenblase entleerte sich dieselbe plötzlich, ohne daß nennenswerte Eitermengen im Harn aufzufinden waren. Innerhalb 24 Stunden entwickelte sich eine schmerzhafte Schwellung in der Leiste, welche nach 5 Wochen wieder verschwand. Die Samenblase war „zweifellos rupturiert". Der infektiöse Inhalt der Samenblase hatte sich in ihre Scheide entleert, entlang der Scheide des Ductus deferens in die Leiste ausgebreitet und eine Funiculitis erzeugt. Epididymitis hatte nie vorher bestanden. Hätte der Samenblaseninhalt in den Samenleiter regurgitiert, dann wäre eine Epididymitis entstanden.

Einen Fall von *Ruptur* des Organs nach *therapeutischer Samenblasenwaschung* finden wir bei Fraser, Reith und Goldschmidt vermerkt.

Diese Fälle weisen auf die *große Bedeutung von Traumen bei bestehender Entzündung* der Samenblasen hin.

Daß nichtdestruierende Traumen, welche die Samenblasen treffen, als ätiologisches Moment für die *Entstehung von Entzündungen* des Organs in Betracht kommen, wird an anderer Stelle ausgeführt.

*Schußverletzungen* der Samenblasen sind wohl größtenteils in den schweren Krankheitsbildern der sie begleitenden Läsionen und ihrer Folgen (Blutungen, Urininfiltration, Kotphlegmone, Knochenfrakturen) unbemerkt geblieben.

Dasselbe gilt von *Verletzungen durch Pfählung.*

Auch nach *Incision* von *Prostataabscessen* ist es gelegentlich zu Samenblasenverletzungen und zur Bildung von *Samenfisteln* ins Rectum gekommen.

Häufiger dürften in früherer Zeit bei den heutzutage veralteten, nur mehr der Geschichte angehörenden *rectovesicalen* und *perinealen Steinschnittoperationen* Verletzungen der Samenblasen vorgefallen sein.

In einem Falle von Simonin handelte es sich um einen mit dem rectovesicalen Steinschnitt operierten 13jährigen Knaben, bei dem eine Rectovesicalfistel hinterblieb. Die Ejaculation erfolgte ins Rectum, so daß das Sperma dem Kot beigemischt war. Guelliot erwähnt nebst diesem einen ähnlichen Fall von Sanson.

Unter den perinealen Steinschnittmethoden war es besonders der auf Celsus und Paul von Aegina zurückgehende, von Jacques Beaulieu, einem Dragoner und späteren Franziskanerbruder (daher Frère Jacques) in mehreren tausend Fällen ausgeführte, von Joh. Jac. Rau übernommene und später durch William Cheselden vereinfachte *laterale Perinealschnitt*, seltener der *mediane Steinschnitt* (Vacca Berlinghieri) und die *Sectio bilateralis* (Le Dran, nach ihm Dupuytren), bei denen es zu Verletzungen der Samenblase kam. Es möchte uns jedoch scheinen, als ob die bei den genannten Steinschnittmethoden vorgefallenen Samenblasenverletzungen nicht so sehr der Methode selbst zur Last zu legen wären, als vielmehr der geringeren Geschicklichkeit und Kunstfertigkeit des jeweiligen Operateurs.

Hier wollen wir einem berufenen Manne aus der ersten Hälfte des vorigen Jahrhunderts das Wort geben, der den Seitenblasenschnitt „an beiden Geschlechtern, vom zarten Kinde bis in das hohe Greisenalter, 334 mal verrichtet und von dieser großen Anzahl nur 31 Operierte und darunter nicht den dritten Teil unmittelbar als Folge der Operation verloren" hat. „Somit dürfte wohl über Fertigkeit, Erfahrung und günstigen Erfolg kein Zweifel mehr entstehen."

Es ist Vincenz von Kern, k. k. Leibchirurg und Direktor des Wiener chirurgischen Operationsinstitutes, welcher sich über diesen Gegenstand (1828) folgendermaßen vernehmen läßt:

„*Die Verletzung der Samenbläschen* bei dem Blasenschnitte wird gewiß von dem größten Teile unserer Kunstgenossen als ein höchst ungünstiges Ereignis gehalten. Allein wir können, gestützt auf unsere Erfahrung, versichern, daß die Verwundung derselben von gar keinem Belangen sei, und wenn sie geschieht, nicht die geringsten üblen Folgen habe. Wir sind sogar überzeugt, daß in den Fällen, wo die Verwundung der Samenbläschen wirklich erfolgt, die geschehene Verletzung kaum erkannt werden dürfte; denn im kindlichen Alter sind sie unausgebildet und enthalten keinen Samen und nur die Entleerung des Samens kann uns von der erfolgten Verletzung derselben Kunde geben. Wie sie also in diesem Falle erkennen? Erfolgt die zufällige Verletzung der Samenbläschen während des Blasenschnittes an einem mannbaren Individuum, so fließt der wenige in ihnen enthaltene Samen während der Vollendung der Operation, mit Blut und Harn gemischt, sicher unbemerkt ab. Ebenso geschieht es, daß der in der Folge in das verletzte Samenbläschen überbrachte Samen, mit Eiter gemischt, durch den ausfließenden Harn unbeobachtet ausgeleert wird. Bei unseren vielfältig verrichteten Blasenschnitten beobachteten wir nur ein einziges Mal eine samenähnliche Feuchtigkeit an der äußeren Wunde, und zwar in dem Falle, in welchem wegen der Größe des Steines die Wunde der Weichgebilde bedeutend vergrößert werden mußte. Aber auch bei diesem Operierten bemerkten wir hierdurch keine Störung, weder während des Heilungsprozesses, noch nach erfolgter Schließung der Wunde. Im höheren Mannesalter geschieht die Sekretion des Samens ohnedies karger und die Samenbläschen verkleinern und veröden größtenteils, ihre Verwundung bei dem Blasenschnitte erfolgt daher auch nicht so leicht, und wenn sie geschieht, so sind Verwunden und Heilen derselben Vorgänge, welche gewiß dem aufmerksamsten Beobachter entweichen."

Bei der kunstgerecht ausgeführten *Enucleation* des *Prostadaadenoms* kommt die Samenblase nicht in Gefahr, verletzt zu werden. Anders bei dem nicht selten auf die Samenblase übergreifenden Carcinom der Vorsteherdrüse.

Wir selbst haben bei der Exstirpation eines Prostatacarcinoms (1924) ein Stück der — wie auch die histologische Untersuchung erkennen ließ, bereits von der carcinomatösen Wucherung ergriffenen — linken Samenblase mitentfernt. Der Heilungsverlauf blieb dadurch vollkommen unbeeinträchtigt, die Samenblasenverletzung machte sich durch keinerlei Zeichen bemerkbar. Der Kranke erholte sich in dem ersten Jahre nach der Operation zusehends. Leider trat vor einigen Monaten ein Umschwung ein; es entwickelt sich ein Rezidiv mit langsam zunehmender Kachexie. Die Samenblasenverletzung zeigt *keine erkennbaren Symptome.*

Daß eine Samenfistelbildung *Aspermatismus* zur Folge hat, ist um so verständlicher, als — wie schon im Kapitel Physiologie erwähnt — E. REHFISCH zeigen konnte, daß eine durch den Samenleiter in die Samenblase eingespritzte Flüssigkeit bei bestehender Verletzung der Samenblase zur Gänze durch die Öffnung der lädierten Samenblase ausfließt, ohne daß auch nur ein Tropfen in den Ductus ejaculatorius gelangt. Die Ampulle braucht hierbei gar nicht mitverletzt zu sein, wie dies VOELCKER anzunehmen scheint.

# 10. Die Entzündung der Samenblasen.
## Spermatocystitis (Vesiculitis seminalis)

Die Entzündung der Samenblasen wird in der Regel durch bakterielle Infektion hervorgerufen. Doch gibt es auch eine ansehnliche Zahl von Fällen, in denen andere, nicht infektiöse Ursachen ätiologisch in Frage kommen.

Unter den *Infektionserregern* steht der Gonokokkus an erster Stelle. In einer Reihe von 1000 untersuchten Fällen von Spermatocystitis wurde er von WHITE und GRADWOHL in 80% (davon 60% in Reinkultur, 40% neben anderen Bakterien) vorgefunden. Es ist dies, beiläufig bemerkt, ein Prozentsatz, welcher dem von den Gynäkologen für die gonorrhoische Salpingitis errechneten (85%) annähernd gleichkommt.

Wenn LEWIN und BOHM bei 218 Fällen 14%, W. COLLAN bei 15 Fällen 60% ermittelt haben, so kommt diesen Zahlen bei dem ihnen zugrunde liegenden relativ geringen Material begreiflicherweise weniger Beweiskraft zu.

Auch wenn Gonokokken nicht nachzuweisen sind, ist eine vorliegende Samenblasenentzündung meist als eine postgonorrhoische anzusehen, wofern nicht eine andere infektiöse Ursache für ihre Entstehung ätiologisch klar zutage liegt. Ja auch in Fällen, bei denen die banalen Infektionserreger anzutreffen sind, ist eine ursprünglich gonorrhoische Natur des Erkrankungsprozesses oft nicht von der Hand zu weisen; vielfach ist auch dann der Gonokokkus der Schrittmacher für eine folgende Infektion gewesen, für welche er den Boden vorbereitete, um im Laufe der Erkrankung zu verschwinden oder von dem späteren Erreger überwuchert[1] zu werden. So ist es verständlich, daß SMITH und MORRISEY unter 77 operierten Fällen in keinem Falle Gonokokken und immer nur andere Erreger auffinden konnten.

In 10% der Fälle von WHITE und GRADWOHL waren kulturell Gonokokken nicht zu finden, doch war eine positive gonorrhoische Komplementfixation im Blut zu erhalten; entweder weil die Gonokokken nicht immer ausgepreßt werden können, oder weil sie auf der Kultur nicht wuchsen (s. auch CUNNINGHAM), oder aber, weil die Reaktion auch nach Verschwinden der Gonokokken durch längere Zeit (bis zu einem Jahre) persistiert.

In 10% der Fälle, wo andere Organismen als der Gonokokkus nachgewiesen wurden, war die Antigen-Antikörperfixation positiv, was beweist, daß in diesen Fällen der ursprünglich vorhanden gewesene Gonokokkus durch andere Mikroorganismen verdrängt wurde. Es geht daraus hervor, daß die gonorrhoische Natur einer Spermatocystitis erst bei wiederholtem negativem Ausfall der Komplementfixation im Blut mit einiger Sicherheit auszuschließen ist (WHITE und GRADWOHL).

Außer den Gonokokken wurden Staphylokokken (Staphylococcus aureus, albus, viridans, haemolyticus), Streptokokken (Streptococcus viridans, haemolyticus), Bacterium coli commune, Micrococcus tetragenus, Micrococcus catarrhalis, Meningococcus cerebrospinalis, Pyocyaneus, Proteus, Diphtheriebacillen,

---

[1] Gerade diese Fälle von Überwucherung des Gonokokkus sind für die Indikation eines eventuellen operativen Eingriffes von praktischer Bedeutung (SMITH).

Pseudodiphtheriebacillen, Typhusbacillen und Entamoeba histolytica als Erreger der Samenblasenentzündung vorgefunden.

Dem Gonokokkus zunächst steht an Häufigkeit der Staphylococcus albus. Pseudodiphtheriebacillen fanden sich in 15%, der Micrococcus catarrhalis in 10% der Fälle. Auffallend selten wurde Bacterium coli (1%) angetroffen.

*Die durch den Gonokokkus und den Tuberkelbacillus hervorgerufenen Samenblasenerkrankungen werden von anderer Seite in eigenen Kapiteln abgehandelt.*

Der *Weg*, auf welchem die Infektionserreger in die Samenblase gelangen können, ist ein mehrfacher:

1. Per continuitatem, von den Harn- und Samenwegen aus. Dieser Infektionsweg ist der häufigste.
2. Per contiguitatem, durch Überwanderung vom Mastdarm aus (enterogen).
3. Hämatogen, von anderen Infektionsherden her oder bei allgemeiner Sepsis.
4. Lymphogen.

Aus der *Harnröhre* und *Harnblase* können die Krankheitserreger direkt intracanaliculär wie in die Prostata, so auch in die Samenblasen gelangen.

Während im allgemeinen der normale Verschluß der Ductus ejaculatorii hinreichen soll (s. S. 327), um ein Eindringen von Infektionserregern aus dem Urin in die Samenwege hintanzuhalten, dürfte durch eine bei der Urethritis auftretende Schwellung der Mündungen der Ausspritzungskanäle mit konsekutiver Sekretstauung in diesen, einer Invasion von Bakterien in die Samenwege eher Vorschub geleistet werden. Hier sei daran erinnert, daß durch die entzündliche Reizung des Colliculus seminalis bei Anwesenheit von Kokken in der hinteren Harnröhre von Oppenheim und Löw experimentell eine Kokkenepididymitis erzeugt werden konnte[1]. Vielleicht spielen auch die durch die Entzündung geschaffenen physikochemischen Veränderungen der Gewebssäfte im Sinne der Acidose (Schade) eine die Bakterieneinwanderung begünstigende Rolle.

Wir müssen annehmen, und es ist dies ein durchaus einleuchtender Parallelismus, daß ebenso wie die Prostata durch Einwanderung von Bakterien in die Ductuli prostatici erkrankt, auch die Infektion der Samenblasen von ihren Ausführungsgängen, den *Ductus ejaculatorii* her erfolgen kann. Die anatomischen Verhältnisse machen es wohl verständlich, daß Bakterien aus dem infizierten Harn leichter in die Prostata als in die Samenblase eindringen, und es steht damit ja auch die größere Häufigkeit der Prostatitis gegenüber der Spermatocystitis in vollem Einklange (Lewin und Bohm fanden die Prostatitis in 29% ihrer Fälle von Urethritis posterior gegenüber 5% isolierter Vesiculitis).

Ist einmal die Prostata von der Entzündung befallen, dann mag freilich eine durch die Schwellung des Organs bedingte Beeinträchtigung in der Wegsamkeit der Ductus ejaculatorii und die dadurch gegebene Sekretstauung, auch wohl eine Vermittlung durch die Lymphbahnen eine Miterkrankung der Samenblasen nach sich ziehen.

So häufig aber auch bekanntlich das gleichzeitige Befallensein von Prostata und Samenblasen[2] anzutreffen ist (Cunningham, Boyd, Rathbun), scheint es uns doch unbegründet, für die Samenblasenerkrankung eine Vermittlerrolle

---

[1] Nach Orth können vom entzündeten Colliculus seminalis *rückläufige* peristaltische Bewegungen erfolgen.

[2] Ein *Parallelismus* zwischen der Samenblasenentzündung und der Entzündung der Prostata *besteht nicht* (Cunningham, Delzell und Lowsley).

seitens der Prostata zu postulieren, wie dies namentlich seitens Voelckers geschieht.

Daß infektiöse Erkrankungen der oberen Harnwege bei Mitbeteiligung der Harnblase bzw. der Urethra auch die Samenblase befallen können, braucht nicht besonders hervorgehoben zu werden.

Auch das Übergreifen der Entzündung von der mehr oder weniger schwer infizierten Harnblase der Prostatiker auf die Samenblase ist eine vielbeobachtete Tatsache. Hierbei spielen die durch die Prostatahypertrophie veränderten *anatomischen Verhältnisse* der Ausspritzungskanäle (Tandler und Zuckerkandl s. S. 315) sicherlich eine unterstützende Rolle. In um so höherem Maße ist dies nach der Prostatektomie der Fall, wo die bei der Operation gesetzte *Verletzung* der Ductus ejaculatorii bzw. der sie begleitenden Lymphgefäße für die Infektion besonders günstige Bedingungen schafft. Die so entstehende Spermatocystitis hat, obschon häufig vorkommend, nur wenig Beachtung gefunden und ist doch von großer praktischer Wichtigkeit. Seit der Beobachtung von Boyd (1923), bei welcher eine derartige Infektion der Samenblase mit dem Micrococcus catarrhalis nach Prostatektomie erfolgt war, ist bis auf Rathbun (1925) hiervon nur wenig in der Literatur bekannt geworden. Thomson-Walker erwähnt (1924), daß das Fortbestehen einer Pyurie nach Prostatektomie seine Ursache in einer chronischen Entzündung der Samenblase haben könne. Eine in solchen Fällen auftretende Epididymitis ist als Symptom der bestehenden Spermatocystitis aufzufassen und sollte auf letztere hinweisen. Nichtsdestoweniger wird die hohe Temperatur sowie die Pyurie (Thomson-Walker, E. G. Mark u. a.) als von Pyelitis, Cystitis oder Infektion des Prostatawundbetts herrührend gedeutet. Die wiederholte rectale Palpation sowie die mikroskopische Untersuchung des exprimierten Samenblasensekretes sollten deswegen bei Prostatikern und Prostatektomierten niemals unterlassen werden. Eine bestehende Spermatocystitis muß vor der Prostatektomie sorgfältig behandelt werden, um die postoperative Infektion des Wundbettes zu vermeiden. Zur Verhütung der Entstehung einer postoperativen Samenblasenentzündung muß bei Enucleation der Prostata die hintere Harnröhre mit den Ductus ejaculatorii möglichst schonend behandelt und jedes brüske Verfahren vermieden werden. Selbstverständlich wird eine postoperativ entstandene Spermatocystitis der entsprechenden Behandlung (aber nicht unmittelbar nach der Operation, Rathbun) zu unterziehen sein (Boyd, Rathbun).

Rathbun weist aber auch darauf hin, daß nicht nur lokale, sondern auch Allgemeinsymptome bei Protastikern auf das Bestehen der Spermatocystitis hindeuten können und führt als solche hohe Temperatur, Schmerzen im Abdomen, in den Hoden, am Perineum, im Rectum, ferner Pyurie, Pollakisurie, Dysurie und schmerzhafte Erektionen an. Auch Fälle von Harnverhaltung selbst (Leegueu) sollten, namentlich vor einem geplanten Eingriff, zu der differentialdiagnostischen Erwägung Anlaß geben, ob die Prostatahypertrophie oder eine Samenblasenentzündung als Ursache der Störung anzusehen ist, weil erfahrungsgemäß eine zweckentsprechende, in der Expression der Samenblasen bestehende kausale Behandlung die Erscheinungen zum Schwinden bringen kann.

Wie von den Ductus ejaculatorii aus, so kann die Samenblase auch vom *Nebenhoden* her intracanaliculär erkranken. Nach Belfield kommt dem Nebenhoden in gleicher Weise wie der Niere die Bedeutung eines excretorischen Organs für Mikroorganismen zu. Tuberkelbacillen, Spirochäten, Malariaplasmodien, Influenzabacillen sowie Typhusbacillen können von der Epididymis aus in die Samenblase einwandern, wo sie sich auf einem günstigen Nährboden vermehren und von wo aus sie unter anderem auch in die Blase gelangen können.

Die *Samenwege,* insbesondere Nebenhoden und Samenblasen, können, wie bei der Tuberkulose, so auch bei Infektionen anderer Art unter Umständen die *einzigen auffindbaren Infektionsherde im Körper* sein.

Von großem Interesse sind die Studien über die Samenbläschen als Virusträger bei Tieren, welche Gallandat Huet in einem für unsere Frage höchst wichtigen Aufsatz veröffentlicht hat.

Die bakteriologische Untersuchung des Samenblaseninhaltes bei einer Reihe *gesunder* Tiere ergab:

bei  7 Hengsten 2mal 1 positives Resultat,
bei 27 Wallachen 7mal 1 positives Resultat,

und zwar wurden Bacterium coli commune, Staphylococcus aureus und Streptokokkus gefunden;

bei 13 Stieren wurden 3mal Kokken gezüchtet;
bei 35 Widdern wurden in 5 Fällen Bakterien der Coligruppe isoliert;
bei  5 Ebern wiesen die Samenblasen einmal Kokken auf.

Bei der bakteriologischen Bearbeitung von Samenblasen, welche von Versuchstieren stammten, die probeweise mit einem spezifischen *Infektionsstoff behandelt* worden und dann *verendet* waren

wurden die Mikroorganismen (Milzbrand, Rauschbrand, Rotlauf, Pleuropneumonie der Kälber und Druse) *stets in Reinkultur* wiedergefunden.

Die bakteriologische Verarbeitung der Samenblasen von Tieren, welche nach experimenteller *Einverleibung eines Infektionsstoffes* charakteristisch erkrankt und nach vollkommener *Wiedergenesung* getötet worden waren, ergab

bei 4 Caviae (Rotlauf), daß bei *einem* das Virus nach 10 Tagen nicht mehr in der Blutbahn und den Organen, *wohl aber in den Samenbläschen* zu finden war;

bei 4 anderen (Pleuropneumonie der Kälber — intraperitoneal), daß das Virus noch bei einem in der Samenblase vorhanden war, während alle Kontrollimpfungen mit den verschiedenen Organen negativ waren;

bei 3 weiteren (Pleuropneumonie der Kälber — subcutan) ergab sich, daß die Samenblasen eines Tieres, das ungefähr einen Monat nach dem Krankwerden getötet wurde, noch Virus enthielten, während *alle* übrigen Organe ein negatives Resultat lieferten.

J. Poels beschreibt einen Fall, wo ein anscheinend ganz gesunder Deckhengst viele der gedeckten Stuten infizierte.

Es wurde festgestellt, daß intravenöse Injektionen von Sperma von diesem Hengst bei gesunden Pferden nach einer bestimmten Inkubationsperiode *Pferdestaupe* hervorriefen, was jedoch mit Harninjektionen nicht der Fall war. Unter gewöhnlichen Verhältnissen übertrug dieser Hengst die Krankheit nicht, da er unter gesunden Pferden stehen konnte, ohne sie zu infizieren. Erst wenn er zum Belegen gebraucht wurde, verbreitete sich der Infektionsstoff.

Poels hält die geringe physiologische Funktion für einen wichtigen Faktor, welcher den dauernden Aufenthalt eines Infektionserregers an einer bestimmten Stelle ermöglicht.

Ähnliche Beobachtungen bei Pferden liegen von Jensen, James Clark, Recks, Grimme u. a. vor.

*Danach können sich Infektionskeime, die nirgendwo anders im Körper nachgewiesen werden können, bei anscheinend ganz gesunden Individuen durch Jahre in den Samenblasen latent verborgen halten, um später einmal durch Austreten virushaltigen Sekrets eine neue Infektion zu verursachen.*

Howard hat bei dem Urheber einer Typhusepidemie bei bacillenfreiem Stuhl Typhusbacillen in den Samenblasen gefunden. Ähnlich haben Hines und Belfield in je einem Falle am Lebenden bei amöbenfreiem Stuhl Entamoeba histolytica in den Samenblasen nachgewiesen.

Auch in einem Falle von Williamson konnten, nachdem Amöben aus dem Darm bereits geschwunden waren, von Belfield im Samenblasensekret nach Massage Amöben aufgefunden werden.

Die *enterogene* Infektion, d. h. die Überwanderung von Bakterien aus dem benachbarten Dickdarm in die Samenblase, ist nach den heute gültigen Anschauungen wohl nicht zu bestreiten (Nogues, Fuchs, Voelcker). Bacterium coli wurde wiederholt in dem Inhalt entzündeter Samenblasen bzw. in deren Expressat gefunden und kann sowohl als primärer wie als sekundärer Erreger in die Samenblase gelangt sein. Daß Erkrankungen des der Samenblase innig benachbarten Mastdarms (Proctitis, vereiterte Hämorrhoiden — YOUNG — Periproctitis, Ulcerationen der Darmwand, Koprostase) hierbei ganz besonders in Betracht kommen, liegt auf der Hand.

Auf den *hämatogenen* Infektionsweg wird besonders von BELFIELD hingewiesen, welcher die Vermittlerrolle des als Ausscheidungsorgan funktionierenden Nebenhodens hervorhebt.

Auch die hämatogene Infektion von entfernten Organen aus (Zähne, Tonsillen, die Nebenhöhlen und andere schlecht drainierte Infektionsherde, von denen Emboli oder Toxine in den Kreislauf gelangen) spielt bei der Entstehung der Samenblasenentzündung gelegentlich eine Rolle. Doch sind nach VOELCKER eitrige Metastasen in der Samenblase bei pyämischen oder septicämischen Prozessen eine Seltenheit.

Schließlich kann es auch durch Propagation auf dem Wege der *Lymphbahnen* zur Infektion und Erkrankung der Samenblasen kommen, wobei wir auf die weitgehende Kommunikation hinweisen möchten, in welcher die Lymphgefäße der Samenblasen mit denen der Prostata, der Harnblase und der Harnröhre stehen. ROLNICK hat besonders auf den Ausbreitungsweg der Infektion durch die *Hüllen* des Ductus deferens aufmerksam gemacht.

An dieser Stelle soll auch der Beziehungen des Nebenhodens und des Samenleiters zur Samenblasenentzündung gedacht werden.

Die Nebenhodenentzündung dürfte, soweit sie nicht hämatogen entstanden ist, in der Regel im Anschlusse an eine schon bestehende Spermatocystitis zustande kommen[1] (PULIDO, CUNNINGHAM, BOYD, RATHBUN u. a.), ohne daß jedoch jede Samenblasenentzündung von einer solchen des Nebenhodens begleitet sein müßte. Letzteres wird durch die häufig im Ductus deferens entstehende obliterierende Entzündung erklärt, welche das Fortschreiten der Infektion verhindert.

Eine im Globus minor beginnende Epididymitis gilt als sicherer Beweis einer Samenblaseninfektion.

In jenen Fällen, wo der Nebenhoden auf hämatogenem Wege erkrankt ist, können, wie erwähnt, die Mikroorganismen per continuitatem in die Samenblase gelangen.

## a) Die nicht bakteriellen Entzündungen der Samenblase.

Wenn auch die große Mehrzahl der Fälle von Samenblasenentzündung durch Mikroorganismen hervorgerufen wird, so ist doch in einer nicht zu unterschätzenden Anzahl von anderen Fällen eine Entzündung ohne Mitbeteiligung von bakteriellen Erregern sehr wohl möglich. In der Literatur hat sich eine Reihe von Autoren auf den Begriff der rein *abakteriellen* Entzündung festgelegt. Es liegen zahlreiche Beobachtungen vor, bei denen in der Anamnese jede Art von Infektion, insbesondere die Gonorrhöe fehlt (LLOYD, FULLER) und wiederholte genaueste Untersuchung der in Betracht kommenden Sekrete kein positives Resultat ergab.

Man hat begreiflicherweise in solchen Fällen nach anderen Ursachen gefahndet und teils näher, teils ferner liegende Momente aus der Anamnese zu verwerten gesucht. Hierher gehören *Traumen*, welche, entweder mit größerer Intensität oder in häufigerer Wiederholung, sowohl von der Harnröhre und Blase als vom Perineum aus auf die in der Tiefe des Dammes gelegenen Organe einwirken

---

[1] Daß auch bei fehlender Samenblase eine Nebenhodenentzündung auftreten kann, beweist eine Beobachtung von VOELCKER, welcher nach Excision der Samenblase während der Nachbehandlung eine Epididymitis auftreten sah.

und, ebenso wie zu Erkrankungen der Prostata, zu solchen der weniger beachteten Samenblasen führen können.

Unter diesen Traumen wird namentlich das übermäßige Radfahren von mehreren amerikanischen Autoren (Lloyd, Fuller, Wiltse u. a.) angeschuldigt. Hierbei wird eine Sekretstauung in den Samenblasen durch Druck des Sattels auf die Ductus ejaculatorii angenommen. So hat Wiltse unter 8 Fällen abakterieller Spermatocystitis 6mal Radfahrer angetroffen.

In analoger Weise wird ja auch von vielen Autoren, so auch von Voelcker, die Möglichkeit eines kausalen Zusammenhanges zwischen dem Radfahrtrauma und der Prostatitis angenommen, wenn sie auch von anderen, wie von v. Frisch, für vorher gesunde Organe abgelehnt wird.

*Erkältungen* spielen bei der Entstehung der Samenblasenentzündung wahrscheinlich eine, wenn auch nicht ausschlaggebende, so doch darum nicht minder wichtige Rolle. v. Saar hat diesem Punkte seine besondere Aufmerksamkeit gewidmet und beleuchtet in plausibler Weise den Einfluß der Kälte auf den komplizierten Apparat der Blasenentleerung mit seinen von sympathischen, parasympathischen und spinalen Nerven versorgten, fein abgestuften und minutiös aufeinander eingestellten Reflexmechanismen. Bekanntlich können durch Verkühlung auch ohne jede Mithilfe von Bakterien, wie wir namentlich im Kriege erfahren haben, mehr oder minder schwere Blasenstörungen (Dysurie, Cystitis) entstehen. Um so mehr werden die in den Samenblasennischen oft latent schlummernden Bakterien unter dem unterstützenden Einflusse der Kälte bzw. der durch diese bedingten Störungen der Blutzirkulation Entzündungen zu wiederholter Exazerbation bringen.

Delzell und Lowsley haben einen Fall von akuter Spermatocystitis im Anschlusse an die Anwendung des *Hochfrequenzstroms* in der Blase beobachtet.

Herman und Stuart weisen darauf hin, daß Samenblasenerkrankungen sowie auch solche der Prostata im Anschlusse an die therapeutische transrectale und intravesicale Applikation von *Radiumnadeln* (durch Infektion) entstehen können.

Die Ursache der Spermatocystitis ist im einzelnen Falle oft nicht zu erweisen, und man bleibt nur auf vage Vermutungen angewiesen. *Geistige Überanstrengung, Alkohol* und *Nicotin, Coitus interruptus, sexuelle Exzesse, Masturbation* (Civiale, Young und Sanders), *unsaubere sexuelle Gewohnheiten* (Delzell und Lowsley) und dergleichen mehr werden mit mehr oder weniger Berechtigung mit einer Entzündung der Samenblase in kausalen Zusammenhang gebracht.

In einem Falle gibt Voelcker den Coitus interruptus dezidiert als Ursache der Entzündung an, wobei er in dem willkürlichen Zurückhalten der normalen Ejaculation die Ursache einer Sekretstauung und der konsekutiven Samenblasenentzündung erblickt. Er ist auch der Meinung, daß viele Fälle von chronischer katarrhalischer Spermatocystitis unter der Flagge der „reizbaren Schwäche aus Coitus interruptus" segeln, unter welchem Namen Finger die charakteristischen Symptome des imperiösen Harndranges, Brennens bei der Miktion, Druckgefühls und Schmerzen in der Blasengegend, am Perineum und im Kreuz beschrieben hat. Hierzu gesellen sich auch Störungen der Potenz und Entleerung samenartiger Flüssigkeit bei hartem Stuhlgang.

## b) Häufigkeit der Spermatocystitis.

Während über die gonorrhoische und tuberkulöse Spermatocystitis genügend zahlreiche Sammelbeobachtungen vorliegen, welche ein annäherndes Urteil über die Häufigkeit ihres Vorkommens gestatten[1], ist dies bei der banalen Spermatocystitis infolge ihrer weitaus größeren Seltenheit, ihrer vieldeutigen Symptomatologie und der daraus resultierenden selteneren sicheren Diagnosen-

---

[1] Siehe die einschlägigen Kapitel dieses Handbuches.

stellung derzeit kaum möglich. Bei den vielfach verstreuten Einzelmitteilungen, welche ätiologisch und oft auch diagnostisch nicht immer strenger Kritik standhalten, könnten statistische Angaben über ungewisse Vermutungen nicht hinauskommen. Noch gewagter wäre es, wollte man etwa versuchen, aus den relativ spärlich vorliegenden, zudem oft genug unsicheren Berichten Schlüsse auf die Bevorzugung der einen oder der anderen Seite zu ziehen. Die Erfahrung zahlreicher amerikanischer Autoren geht übrigens dahin, daß die Entzündung der Samenblasen in der Regel beiderseitig ist.

### c) Pathologische Anatomie und Histologie.

Eine eingehende Darstellung der pathologischen Anatomie der Samenblasenentzündung stößt aus dem Grunde auf Schwierigkeiten, weil, wie schon an anderer Stelle erwähnt, nicht nur die Kliniker, sondern auch die pathologischen Anatomen der Samenblase, diesem Stiefkind ärztlicher Forschung, viel zu wenig Beachtung geschenkt haben.

Während besonders sinnfällige Befunde, wie Tumoren, Cysten, Steinbildungen, auch das Empyem der Samenblase, die der Beobachtung eben nicht entgehen konnten, immerhin etwas häufiger Gegenstand pathologisch-anatomischen Studiums gewesen sind, ist gerade die Samenblasenentzündung nur wenig beachtet geblieben. Aus diesem Grunde begnügen sich die berufenen Autoren in ihren Darstellungen mit einigen flüchtigen Bemerkungen über diese Erkrankung. So findet, um nur ein Beispiel zu nennen, die Samenblasenentzündung in der Pathologischen Histologie von BORST (1926) nicht einmal ihre Erwähnung. Mit Recht beklagen daher verschiedene Autoren die große Vernachlässigung der Samenblasen seitens der Anatomen, bei welchen der Appell nach größerer Würdigung dieses Organs wohl nicht unbeachtet verhallen sollte.

Es ist übrigens zu erhoffen, daß unsere einschlägigen Kenntnisse schon aus der zunehmenden operativen Behandlung der Samenblase in Hinkunft wertvolle Bereicherung erfahren werden.

Man hat an der Samenblase eine *akute* und eine *chronische* Form der Entzündung unterschieden (ALBERS, CIVIALE).

Die Aufstellung einer subakuten Form (DELFEAU) erscheint nach GUELLIOT und VOELCKER überflüssig.

Bei der *akuten* Entzündung beginnt der Prozeß, gleichgültig, ob es sich um die fortgeleitete oder die metastatische Form handelt, mit einer Schwellung der Schleimhaut, welche lebhaft injiziert erscheint. Der Inhalt wechselt nach Menge und Art und ist mehr oder weniger sanguinolent oder eitrig. Die Umgebung ist ödematös durchtränkt. Es kommt zur Desquamation des Epithels und zur Infiltration der Mucosaschicht mit Rundzellen. Die desquamierten Epithelien setzen sich mit den Eiterzellen und Bakterien zu Konglomeraten zusammen, welche Ausgüsse der jeweiligen Form des Samenblasenschlauchs, dem sie entstammen, darstellen. Diese können, sofern ihnen der Austritt durch den Ductus ejaculatorius möglich ist, im Expressat der Samenblase nachweisbar sein.

Bei längerer Fortdauer des Prozesses werden sämtliche Wandschichten ergriffen, und es kommt schließlich zu schwieliger Verdickung der Wand des Organs und zur Verwachsung mit der Umgebung, so daß die Samenblase, in derbe Schwielen eingebettet, aus ihrer Umgebung kaum auszulösen ist.

In eingehender Weise beschäftigt sich JOHN H. CUNNINGHAM (1919) mit der pathologischen Anatomie der Spermatocystitis.

Cunningham beschreibt verschiedene Grade, von beginnender frischer Entzündung bis auf die Spätstadien mit ausgesprochener chronisch-entzündlicher Infiltration der die Samenblase und Prostata umgebenden Gewebe, wobei die Organe in eine dichte Masse von Narbengewebe eingebettet waren; hiedurch obliterierten die normalen Zwischenräume zwischen Rectum, Prostata und Blase, so daß die Bloßlegung der Samenblase sehr erschwert, in zwei Fällen sogar unmöglich gemacht wurde.

In den Frühstadien sind die Samenblasen ausgedehnt und fluktuieren von den zurückgehaltenen Produkten der Entzündung und Sekretion. Wenn die Infektion längere Zeit dauert, kommt es zur Induration und Bildung straffer Adhäsionen zwischen den verdickten Wänden der Samenblase und ihrer Umgebung (Prostata, Rectum). Wenn sich das plastische Exsudat rings um die Samenblasen organisiert, kann es zu Kompression des benachbarten Ureters kommen, ebenso kann der Entzündungsprozeß auf die Blase übergreifen und eine basale Cystitis oder Trigonitis erzeugen. In vielen Fällen wird auch die die Samenblasen bedeckende Fascie verdickt, infiltriert und verwächst so innig mit den Samenblasen, daß man diese nicht frei präparieren kann; man ist dann genötigt, die Samenblase durch die verdickte Fascie zu eröffnen.

In einigen wenigen Fällen waren die Samenblasen wie eine akut entzündete Appendix von frischen Entzündungsprodukten umgeben und mußten aus ihrem entzündlichen Bett freigemacht werden.

Ein genauer Autopsiebefund, der begreiflicherweise nur selten am Sektionstisch anzutreffenden akuten Form der Samenblasenentzündung liegt von Gruber vor, der eine akute Staphylokokken-Spermatocystitis mit Pyämie beobachtete.

Auch der Ductus deferens, der meist mitbeteiligt ist, zeigt eine geschwollene, ödematös verdickte Mucosa, sein Lumen ist von desquamierten Epithelien und Eiterzellen erfüllt. In vorgeschrittenen Stadien findet man kleinzellige Infiltration der Schleimhaut sowie der ganzen Wand.

Eindickung des eitrigen Inhalts kann zu Steinbildung im Samenleiter führen (s. S. 361).

In leichteren Fällen kann es zu einer Restitutio ad integrum kommen; das Epithel regeneriert sich, und der Kanal wird wieder durchgängig. In anderen kommt es zu narbiger Schrumpfung der Schleimhaut und Verödung des Kanallumens (Atresie).

Der Prozeß kann sich auf eine Stelle beschränken oder mehrere Stellen befallen und führt zu einer Erweiterung des hodenwärts gelegenen Abschnittes.

Simmonds hat unter 1000 Männerleichen 17mal einseitigen, 6mal beiderseitigen Samenleiterverschluß gefunden. Nach J. Despouys ist er in 1% der Fälle vorhanden.

Der Frage, ob der Verschluß des Ductus deferens, welcher natürlich Sterilität bedingt, neben dem Zerfall der Samenzellen auch eine Wucherung der Zwischenzellen zur Folge hat, wie dies Bouin und Ancel behaupten, Lipschütz und Lichtenstern bestätigen, stehen andere Autoren, unter ihnen Aschoff, skeptisch gegenüber. Simmonds hat unter 40 Männern mit dauerndem Verschluß der Samenabführwege nach Entzündung nur zweimal Wucherung der Leydigschen Zellen gesehen.

Die *chronische* Entzündung kann entweder aus der akuten hervorgegangen oder selbständig entstanden sein.

W. Collan (1898) hat zwei Formen der chronischen Entzündung unterschieden, wobei es sich bei der einen mehr um *oberflächliche* Entzündung der Schleimhaut, bei der anderen um ein Übergreifen der Entzündung auf die *tieferen* Schichten, die Muskulatur und das umgebende Bindegewebe handelt, eine Einteilung, welche von Lewin und Bohm akzeptiert wird, indem diese Autoren eine Spermatocystitis *superficialis* und *profunda* auseinanderhalten.

Nach THOMAS und HARRISON kann die Entzündung der Samenblasen in folgende Gruppen geteilt werden:
1. die *katarrhalische,*
2. die *eitrige* (mit oder ohne Absceßbildung),
3. die *interstitielle* und
4. die *perivesiculäre* Entzündung.

Von mehreren Autoren werden die chronischen Entzündungsformen in Gruppen geteilt, welche nicht sowohl pathologisch-anatomischen Prinzipien als vielmehr *klinischen* Gesichtspunkten Rechnung tragen.

ALBERT MAYER (1903), welcher aus dem Palpations- und Sekretbefund auf die Art der Samenblasenerkrankung in pathologisch-anatomischer Beziehung Rückschlüsse zieht, unterscheidet drei Formen:
1. *Spermatocystitis catarrhalis.* Palpatorisch mäßige Schwellung, im Sekret wenige Eiterkörperchen.
2. *Spermatocystitis fibrosa.* Die Samenblasen als derbe, zum Teil schmerzhafte Stränge zu tasten.
3. *Eitrige Form* (für diese schlägt MAYER, da es sich um einen Eitererguß in einen präformierten Hohlraum handelt, die Bezeichnung „*Samenblasenempyem*" vor). Die Samenblase enorm vergrößert, als prall elastischer eventuell fluktuierender Tumor palpabel, Fieber, starke Beeinträchtigung des Allgemeinbefindens.

LEWIN und BOHM (1908) stellen in Anlehnung an MAYER folgende Formen auf:
1. *Spermatocystitis catarrhalis,* die Samenblasen prall elastisch tumorartig, wie Tubarsäcke, Eitergehalt gering.
2. *Spermatocystitis catarrhalis,* die einzelnen Fächer deutlich unterscheidbar.
3. *Spermatocystits fibrosa,* die Samenblasen bilden derbe harte Stränge.
4. *Perispermatocystitis und Empyem,* diffuse Schwellung beider Samenblasen.
In eine 5. Gruppe werden Formen zusammengefaßt, welche sich in keine der vier oben genannten Rubriken einreihen lassen.

JULES FRANÇOIS (1921) unterscheidet die folgenden pathologisch-anatomischen Formen:
1. *Katarrh.* Die Samenblase ist tastbar, weich, ihr Inhalt leicht ausdrückbar. In den seltenen *nichtgonorrhoischen Formen* ist der Gehalt an Eiterkörperchen sehr gering. Hierher gehört auch die von FULLER beschriebene Form der „adenomatösen Wucherung".
2. *Chronische Eiterung.* Sie ist selten und entsteht stets auf Basis einer akuten bakteriellen Infektion. Die Samenblase ist deutlich palpabel, groß, verhärtet und enthält reichlich Eiter, mitunter auch Bakterien.
3. *Chronisches Empyem.* Diese Form kommt durch narbigen Verschluß des Ductus ejaculatorius nach chronischer Eiterung zustande.
4. *Sklerose der Samenblasen.* Die Samenblase ist als harter unregelmäßiger Strang zu fühlen und läßt meist eitrigen Inhalt auspressen. Es kann zu teilweiser Veröddung der Lichtung und zu Abschnürung nicht sezernierender Gangteile kommen.
5. *Perivesiculitis.* Sie entsteht durch Übergreifen der Entzündung auf das umgebende Gewebe und führt zur Bildung einseitig oder diffus tastbarer, großer, harter und unregelmäßiger Gebilde oberhalb der Prostata, deren obere Grenze oft nicht zu erreichen ist und in denen man oft kleine Abscesse fühlt. Diese Form führt entweder zur Sklerose oder aber durch Ausbreitung der Eiterung zur perivesiculären Phlegmone mit Durchbruch und Fistelbildung.

J. R. DILLON und F. B. BLAISDELL unterscheiden unter dem Gesichtspunkte der *operativen Indikationsstellung* vier Typen.

*Type I. Makroskopisch weder innere noch äußere Veränderungen:*
Große, dünnwandige, sekreterfüllte Samenblasen, gegen die DENONVILLIERsche Fascie und das perivesiculäre Gewebe leicht isolierbar, ohne rectal exprimierbares Sekret, hervorgerufen durch Stenose der Ductus ejaculatorii infolge entzündlicher Veränderungen. Die Prostata ist in der Regel groß und geschwollen, sie komprimiert die Ductus ejaculatorii und verhindert die Drainage.

*Type II. Makroskopisch nur äußerliche Veränderungen:*
Gleichfalls cystisch erweiterte Samenblasen, aber mit Hyperämie und Ödem des perivesiculären Gewebes bis zur Bildung von verdicktem Narbengewebe, welches nicht nur die Samenblasen, sondern auch die Ductus ejaculatorii einscheidet. Auch hier auf Massage kein Sekret.

*Type III. Makroskopisch nur innere Veränderungen:*
Samenblase induriert, verdickt, mit sehr geringer Sekretion (beim Einschneiden gewinnt man 1—2 Tropfen Sekret). In dieser Gruppe sind die Samenblasen leicht aus ihrer Umgebung zu lösen.

*Type IV. Makroskopisch sowohl innere als äußere Veränderungen:*
Sie begreift verschiedene Formen in sich bis zu ausgesprochen atrophischen Exemplaren, die in ein mächtiges straffes Narbengewebe eingeschlossen sind. Ihre Auffindung und Durchschneidung ist oft schwer, sie sind mit der Umgebung (Harnblase, Peritoneum, Ureteren und Ductus deferentes) in inniger Verwachsung.

*Histologisch* ist die Mucosa in Falten geworfen (ähnlich den Tuben), das Lumen entsprechend labyrinthartig, die Falten sind dünn und sekundär verzweigt.

Bei den cystischen Typen (Gruppe I und II) sind die Falten abgeflacht und verkürzt, auch das Cylinderepithel erscheint abgeplattet. Bei den *nicht* cystischen Typen sind in frühen Stadien die Falten durch Rundzelleninfiltration verdickt, mit Entblößung vom Epithel auf der Höhe der Falten, woselbst sich Granulationsgewebe bildet. Die zusammenfließenden Granulationsknospen schließen darunterliegende Recessusse ab. Dabei kommt es oft zu exzessiver Verdickung der Samenblasenwände. Die Faltenverdickung ist, wie erwähnt, erzeugt durch Infiltration mit Rundzellen, auch mit Plasmazellen und Fibroblasten.

Das Granulationsgewebe wird später fibrös und komprimiert und verschließt die darunterliegenden, mit entzündlichem Exsudat, Zelldetritus und Sekret erfüllten Buchten. Schließlich kommt es zur Verengung des Lumens der Samenblase, welches von entzündlichem Detritus und von dem fibrösen Gewebe, in welches die Schleimhautfalten umgewandelt sind, erfüllt ist.

Einzelne Teile des Organes können normal, andere dilatiert, wieder andere verödet sein. Die Samenblasenwände werden oft fibromuskulär hyperplastisch und komprimieren die drüsigen Elemente bis zu ihrem völligen Schwund. Das perivesiculäre Gewebe zeigt oft Infiltration mit Rundzellen und polynucleären Leukocyten; in fortgeschrittenen Stadien der Perivesiculitis können sich kleine Abscesse bilden.

In den schwersten Fällen kommt es zu ausgesprochener Fibrose mit Zerstörung der sezernierenden Schleimhaut.

## d) Mitbeteiligung benachbarter und entfernter Organe.

Hier ist der Ort, von den Schädigungen zu sprechen, welche dadurch entstehen können, daß eine bestehende Spermatocystitis die ihr unmittelbar *benachbarten Organe* in *Mitleidenschaft* zieht, sowie von jenen, durch welche auch *entfernte Organe* getroffen werden können.

Es kommen in erster Reihe die Harnblase und der Ureter, die Prostata, namentlich die hypertrophische, das umgebende Beckenbindegewebe, ferner das Peritoneum und das Rectum in Betracht.

Von entfernten Organen sind vor allem die Gelenke und weiter andere durch metastatische Infektion befallene Organe zu erwähnen.

Die Mitbeteiligung der *Harnblase*, bzw. ihrer der Samenblase unmittelbar benachbarten Abschnitte ist begreiflicherweise bei der Spermatocystitis nicht selten. Eine eingehendere Würdigung dieser Form von Cystitis wird an anderer Stelle erfolgen.

Es kann sich dabei um eine lokale oder um eine allgemeine Cystitis durch unmittelbares Übergreifen des Entzündungsprozesses, aber auch um schwere Wandschädigung, ja selbst um Perforation des Samenblaseneiters in die Harnblase handeln. Die letztere ist, wie dies auch von Voelcker, dem im Jahre 1912 noch kein derartiger Fall bekannt war, betont wird, außerordentlich selten.

Ein einschlägiger Fall wird von Herman und Baird mitgeteilt.

$1\frac{1}{2}$ Jahre nach Auftreten einer akuten Urethritis posterior trat starke Pyurie und terminale Blutung auf. Es ließ sich ein wurstförmiger, harter und druckempfindlicher Tumor unter dem rechten Leistenkanal bis zur Spina anterior fühlen. Rectal schien der Tumor von der rechten Samenblase auszugehen, die nach oben zu durch den Finger nicht begrenzt werden konnte. Die linke Samenblase war weich. Bei Druck vom Rectum aus entleerten sich unter dem Cystoskop nach der Blase durch einen *zollangen ulcerierten Spalt über dem Fundus* in der Mittellinie große Eitermengen.

Wenn die Autoren auch eine instrumentelle Schädigung, eine Appendicitis oder eine von den Beckenlymphdrüsen ausgehende Eiterung als Ausgangspunkt der Infektion nicht ausschließen können, so halten sie doch in diesem Falle eine primäre Infektion der rechten Samenblase im Hinblick auf die Krankengeschichte für das Wahrscheinlichste.

Auch WHITE hat einen Fall von Durchbruch eines Samenblasenabscesses in die Harnblase cystoskopisch feststellen können.

Wenig gekannt sind die Veränderungen, welche der unterste, der Samenblase benachbarte Abschnitt des *Harnleiters* (s. Anatomie) durch die Spermatocystitis erleiden kann. Es kommen hierbei vielfach bloß rein mechanische Momente (Druck seitens der vergrößerten Samenblase auf den Ureter) in Frage. Aber auch eine chronische, zur Schrumpfung führende Perivesiculitis kann durch Miteinbeziehung des untersten Ureterabschnittes zur Wegsamkeitsstörung infolge Stenosierung oder Verziehung des Harnleiters führen. Schließlich kann auch die Ureterwand selbst durch Übergreifen des Entzündungsprozesses mitbefallen werden und so zur Beeinträchtigung des Harnabflusses Anlaß geben.

Hauptsächlich sind es amerikanische Autoren, durch welche eine Anzahl von einschlägigen Beobachtungen bekannt geworden sind.

Schon BARNETT hat auf die „Immobilisation" beider Organe gegeneinander durch den am oberen Pol der Samenblase in nächster Nachbarschaft des Harnleiters erfolgenden Gefäßeintritt, bzw. durch das die Gefäße umscheidende Bindegewebe hingewiesen. BARNETT vergleicht das diese Gefäße, die Samenblase, den Ureter und den Ductus deferens einhüllende Bindegewebe mit dem Ligamentum latum und spricht von einem Ligamentum latum des Mannes. Dieser Autor beschreibt auch einen Fall von Ureterstriktur infolge chronischer Samenblasenentzündung.

Im Jahre 1902 berichtet MORGAN über einen Fall von *Einschnürung* und *Klappenbildung* des rechten Ureters durch von der Samenblase ausgehende Bindegewebsmassen und im Jahre 1904 YOUNG von einer *totalen Obstruktion* durch derbe Gewebsmassen, welche den rechten Ureter oberhalb seines Eintrittes in die Blase verschlossen.

HERBST (1918), welcher an der Hand zweier eigener Beobachtungen die Meinung ausspricht, daß die Striktur des unteren Ureterabschnittes häufiger vorkomme, als man gemeinhin annimmt, betont ihre Entstehung als eine nicht seltene Folge des Übergreifens einer Spermatocystitis.

CAULK (bei MARK und HOFFMAN) hat eine Stenose des rechten Ureters mit *konsekutiver Harnstauung*, verschuldet durch Entzündung der rechten Samenblase, beobachtet. Die Retention wurde durch lokale Behandlung behoben.

In drei eigenen Fällen fanden MARK und HOFFMAN *beiderseitige Harnstauung* infolge *beiderseitiger* Samenblasenentzündung vor.

In dem ersten Falle (Schmerzen in beiden Nieren, $1^{1}/_{2}$ cm oberhalb der Blase im linken Ureter ein Hindernis) mußte in schwer urämischem Zustand die linke Niere entfernt und rechts eine Nierenfistel angelegt werden. Nach eingetretener Besserung wurde die rechte dünnwandige, schlaffe, an der Spitze fibröse Samenblase inzidiert, die linke indurierte exstirpiert.

Obschon sich rectal zwei enorme wurstförmige Samenblasen hatten tasten lassen, bestanden bemerkenswerterweise weder objektive noch subjektive Symptome von Cystitis. Die Diagnose lautete: bilaterale Vesiculitis und Ureteritis, Striktur des Ureters und Hydronephrose.

Im zweiten Falle (Schmerzen in beiden Nierengegenden, namentlich rechts) fanden sich rectal zwei außergewöhnlich große indurierte Samenblasen, aus denen sich auf Massage sehr viel Eiter entleerte (Gonokokken positiv). Die Cystoskopie ergab eine diffuse Cystitis und beiderseitige Vorwölbung der hinteren Blasenwand. Die Ureteren waren durchgängig, doch bestand beiderseits Harnretention.

Auf rectale Wärmeapplikation schwanden Schmerzen und Harnstauung.

In dem dritten Falle endlich (Diagnose: bilaterale Pyelitis) bestanden Schmerzen in beiden Nierengegenden, die Nieren waren palpabel. Die Ureteren zeigten sich für den Katheter zwar glatt durchgängig, aber beim Vordringen über 5 cm Höhe trat Harnflut und augenblickliche Erleichterung ein.

Beide Samenblasen waren enorm vergrößert und entleerten auf Druck große Eitermengen (bakteriologische Untersuchung fehlt).

Es bestand eine Cystitis mit Vorwölbung entsprechend den Samenblasen.

WHITE und GRADWOHL haben die Relationen des Ureters, namentlich zum sklerotischen Typ der Spermatocystitis näher beleuchtet und betonen, daß nicht selten infolge der Periureteritis und Perivesiculitis entstandene Adhäsionen beseitigt werden müssen, um die Ureteren frei zu machen. Es handelt sich dabei, wie schon erwähnt, nicht allein um reine mechanische Störung (Kompressionsstenose), sondern es machen sich auch die Störungen der Blutzirkulation sowie der Innervation der Harnleiter geltend, wodurch es zu einem atonischen oder paralytischen Zustand des unteren Ureterabschnittes kommt, so daß die Ureterperistaltik mehr oder minder geschädigt, ja sogar aufgehoben werden kann (PETILLO). Auch die Bildung einer Ureterocele kann auf diese Weise zustande kommen, wie dies in drei Fällen von PETILLO eindeutig beschrieben ist.

CUNNINGHAM weist darauf hin, daß das Fortschreiten der Samenblasenentzündung auf die Blasenwand (basale Cystitis und Trigonitis) durch Übergreifen auf das Ureterostium zu einer *Stenose der Uretermündung* führen kann.

Schon bei der Besprechung der Infektionswege hat sich die Gelegenheit ergeben, die Beziehungen der Spermatocystitis zu der *Vorsteherdrüse*, bzw. zu der entzündeten oder hypertrophischen Prostata zu erläutern (s. S. 370, 371).

Selbstverständlich kann es bei der Prostatahypertrophie auch infolge des Druckes auf die das Organ durchsetzenden Ductus ejaculatorii zur Stauung des Sekrets in den Samenblasen kommen. Die dadurch erzeugten Symptome sind es, welche nach VOELCKERs Meinung die bekannten Züge im Krankheitsbilde des ersten Stadiums der Prostatahypertrophie verursachen. Eine Unterstützung dieser Annahme erblickt VOELCKER einmal in dem, wenn auch nur vorübergehend, günstigen Effekt der Massage der Samenblasen, weiters auch in der nach Vasotomie und Kastration beobachteten Besserung der Symptome. VOELCKER glaubt auch, daß in manchem Falle der Palpationsbefund zu der Annahme einer hypertrophischen Prostata führt, während es sich in Wirklichkeit um vergrößerte Samenblasen handelt.

ROCHET hat vier verschiedene Kategorien von Samenblasenveränderungen bei den verschiedenen Arten von Prostatikern unterschieden.

1. Das Fibroadenom: mächtig geschwollene Samenblasen von weicher Konsistenz und nicht schmerzhaft (wahrscheinlich Retention, daher durch Massage gut zu beeinflussen).

2. Rein fibromatöser Typus: eine oder beide Samenblasen von derber Konsistenz, auch nicht druckempfindlich (wahrscheinlich Rest einer alten chronischen Entzündung oder frische Entzündung durch Katheterinfektion, dann schmerzhaft).

3. Sklerotische Prostata: eine oder beide Samenblasen vergrößert, ziemlich hart. Die Prostata eher klein. Es handelt sich bei der Samenblase entweder um Desquamation oder um eine alte oder frische Entzündung, herrührend von urethraler oder prostatischer Infektion.

4. Prostata von unzweifelhaft maligner Konsistenz: Die Samenblasen sind hart und meist auch carcinomatös degeneriert (prostato-vesikuläres Carcinom). Immerhin kann die Samenblase bloß in dem Zustande der Retention oder der Blutüberfüllung, also bei bestehendem Prostatakrebs, nicht carcinomatös sein.

Auch das *Peritoneum* kann, wenn auch selten, von der entzündeten Samenblase aus, sei es auf dem Lymphwege, sei es durch Perforation, infiziert werden.

Bei VOELCKER finden sich mehrere Fälle aus älterer Zeit (VELPEAU, PETER, MITCHELL, LLOYD) zitiert, bei denen die Obduktion die Provenienz der Peritonitis von den Samenblasen her feststellte. Neuere Berichte liegen von ORTH sowie von DREYER und KAUFMANN vor. Letzterer hat über einen Todesfall an eitriger Peritonitis bei einem an gonorrhoischer Spermatocystitis erkrankten Kürassierunteroffizier berichtet.

GOSSELIN (bei GUELLIOT) will im Verlaufe einer gonorrhoischen Spermato-cystitis eine *seröse* Peritonitis auftreten gesehen haben, welche durch konservative Behandlung zur Heilung gebracht werden konnte.

Unter Umständen können die die Samenblasen reichlich umspinnenden *Venengeflechte* infolge der Entzündung der Organe auch ihrerseits zu eitriger Entzündung kommen und in weiterer Folge zu einer Allgemeininfektion führen. GUELLIOT berichtet über zwei solche Fälle.

Die Erkennung einer derartigen Thrombophlebitis und die daran geknüpfte Indikation zur Ligatur der abführenden Venen (Vena hypogastrica, Vena iliaca interna) gehört wohl zu den schwierigsten Problemen. In neuerer Zeit hat SCHWYZER über einen Fall berichtet, bei dem in der Annahme einer Thrombo-phlebitis des Plexus seminalis die Unterbindung der rechten Vena iliaca interna ausgeführt wurde.

Gonorrhöe vor 18 Jahren. Wenige Tage vor Krankheitsbeginn kurzdauernder geringer Ausfluß. Beginn der Erkrankung unter Schüttelfrost und Erbrechen. Objektiv geringe Schmerzhaftigkeit der Gallenblasengegend und Ikterus. Rectaler Palpationsbefund der Samenblasen undeutlich. Die Probelaparotomie ergab negativen Befund bis auf eine Vor-wölbung der rechten Samenblasengegend. Unterbindung der Vena iliaca int. dextra. Zwei Wochen später *Samenblasenabsceß,* der perineal eröffnet wurde. Heilung.

Zu den großen Seltenheiten gehört der Durchbruch der eitrig entzündeten Samenblase gegen das Rectum.

Zwei bei GUELLIOT zitierte Fälle von LALLEMAND und COVILLARD, bei denen es sich um im Anschlusse an Perforation der Samenblasen entstandene rectale bzw. perineale Fistelbildung handelte, sind in ihrer Provenienz nicht einwandfrei.

An die Erwähnung des Falles von LALLEMAND (gonorrhoische Prostatitis mit folgender Passage von Sperma in den Darm) knüpft GUELLIOT die Bemerkung: ,,Une pareille infirmité est d'autant plus regrettable qu'elle échappe à la thérapeutique chirurgicale." J. FIOLLE und P. FIOLLE halten es für angezeigt, in derartigen Fällen nach der Perforationsstelle in der Samenblase zu suchen, diese eventuell zu entfernen und die Öffnung im Rectum zu vernähen.

WEISZ[1] bot sich der seltene Zufall, zwei Fälle von Spermatocystitis mit Durchbruch gegen das Rectum beobachten zu können.

CUNNINGHAM weist darauf hin, daß perforierte Samenblasen- und Prostata-abscesse vielfach unter der Flagge von ,,ischiorectalen Abscessen" segeln. In jenen Fällen, wo bei fehlender Erkrankung des Rectums gleichzeitig frische urethrale Infektion besteht, handelt es sich nach seiner Meinung meist um ischioprostatische oder ischiovesiculäre Abscesse.

Ebenso wichtig wie die eben geschilderten Einwirkungen der Spermato-cystitis auf ihre unmittelbare Umgebung, aber in ätiologischer sowie in diagnosti-scher und therapeutischer Hinsicht noch weniger gewürdigt ist die *Fernwirkung* der Samenblasenentzündung. Es soll der Zweck der nachfolgenden Zeilen sein, die durch Spermatocystitis verursachte Allgemeininfektion bzw. ihre lokalen Manifestationen, namentlich die Gelenkaffektionen näher zu beleuchten.

Es braucht wohl nicht nochmals betont zu werden, daß die einmal infizierte Samenblase bei der eigentümlichen Art des anatomischen Baues und dem außerordentlichen Gefäßreichtum des Organs ganz besonders geeignet ist, die, öfter als man vermutet, in ihr retinierten Bakterienmassen bzw. deren Toxine

---

[1] Dieser Autor sah auch zwei Fälle von Samenblasenentzündung mit Durchbruch in die *Urethra.*

— oft nach jahrelanger Latenz[1] — in den Kreislauf zu werfen und damit Sepsis oder Pyämie zu erzeugen.

Sehr oft betreffen die Metastasen nicht den gesamten Organismus, sondern lokalisieren sich in einem oder mehreren *Gelenken*, teils in akuter, teils in perakuter, teils in chronischer oder rezidivierender Form.

Es soll einer der Leitsätze dieses bescheidenen Beitrages zur Popularisierung der Kenntnis und Erkenntnis der Spermatocystitis sein, *in keinem Falle einer Allgemeininfektion und in keinem Falle einer auch nur irgendwie unklaren arthritischen („rheumatischen") Erkrankung des ätiologischen Faktors Samenblase zu vergessen.*

Voelcker, der 1912 seine für die deutsche Literatur bahnbrechende Monographie herausgab, gelang es trotz bewundernswerter Beherrschung der einschlägigen, namentlich auch amerikanischen Literatur, nur wenige Fälle diagnostisch sichergestellter Allgemeininfektion, häufiger schon solche von mit Spermatocystitis zusammenhängender Mono- und Polyarthritis anzuführen.

Es gehören hierher die bereits in Kürze zitierten Fälle von Pyämie von Gruber und Kocher, wozu sich noch ein sehr instruktiver Fall von geheilter kryptogenetischer Sepsis mit Polyarthritis von Picker gesellt. Voelcker selbst führt eine eigene Beobachtung von Polyarthritis an, bei der es sich um eine von den Samenblasen ausgehende Erkrankung der beiderseitigen Knie- und Fußgelenke ohne allgemeine Symptome handelte.

Weitaus reicher ist, namentlich seit Voelcker, die Zahl einschlägiger Beobachtungen seitens der Amerikaner, besonders im letzten Jahrzehnt.

Es ist dies wohl nicht bloßer Zufall, sondern hängt damit zusammen, daß im allgemeinen in Europa der Frage der Samenblasen, sehr zu Unrecht, nur wenig Interesse entgegengebracht wird, und daß selbst Picker und Voelcker mit ihren ausgezeichneten Arbeiten Rufer in der Wüste geblieben sind. Ist es uns doch noch in allzu guter Erinnerung, wie Picker auf dem Deutschen Urologen-Kongreß 1911 in Wien mit seinem heute im kritischen Rückblick fast als Sensation erkannten Vortrage über die Samenblase und ihre Affektionen, den er durch eine imponierende Zahl von mit großem Fleiße angefertigten Präparaten zu erläutern bemüht war, kaum Beachtung fand.

Ein zweites gewichtiges Moment zur Erklärung der in Amerika wesentlich vorgeschrittenen Erkenntnis in dieser Frage ist die dort weit regere Tätigkeit auf dem Gebiete der Samenblasenchirurgie, wie ja überhaupt die ehemaligen Schüler ihre Lehrer auf dem alten Kontinent in manchen Stücken weit überholt haben.

Es sind, um von dieser Abschweifung auf unser Thema zurückzukommen, durchaus nicht, wie man etwa glauben könnte, nur gonorrhoische Erkrankungen der Samenblasen, die bei der Allgemeininfektion und bei der Arthritis eine Rolle spielen. Wohl hat man es in der großen Mehrzahl der Fälle[2] mit ursprünglich gonorrhoischen Affektionen zu tun, allein der Gonokokkus manifestiert sich nur selten als solcher, ist weit öfter geschwunden und von anderen Mikroben überwuchert. Oft genug handelt es sich aber, wie in dem Kapitel über die Infektionswege bereits angeführt wurde, auch primär um andersartige Mikroorganismen, welche der Spermatocystitis und den konsekutiven Erkrankungen bzw. der Toxämie zugrunde liegen.

Außer der bereits erwähnten Allgemeininfektion und den arthritischen Affektionen müssen als entfernte, oft für sich allein vorkommende metasta-

---

[1] Kidd Frank hat eine Latenzzeit von 44 Jahren, Luys eine solche von 48 bis 52 Jahren beobachtet.

[2] Bentley Squier nimmt an, daß bei *fast allen* „rheumatischen" Affektionen der Gelenke und Muskeln früher einmal eine Gonorrhöe bestanden habe.

tische Erkrankungen auch Lumbago, Ischias und andere Nervenaffektionen, Bursitis (praepatellaris), Exostosen, Myocarditis und Iritis genannt werden.

Für die ursächlichen Beziehungen der chronischen Spermatocystitis zu den genannten Erkrankungen geben die außerordentlich beachtenswerten *Erfolge der chirurgischen Samenblasentherapie* beredtes Zeugnis.

FULLER hat in 254 Fällen von chronischer Entzündung der Samenblasen durch Vesiculotomie einen in 124 Fällen bestehenden toxischen Rheumatismus radikal beseitigt.

CUNNINGHAM hat 128 Fälle von rheumatischer Affektion nach Spermatocystitis der chirurgischen Behandlung (Drainage oder Entfernung der Samenblase oder Prostata) unterzogen. Es handelte sich um teils mono-, teils polyartikuläre Symptome, welche in einer ans Wunderbare grenzenden Weise zu raschem Schwinden gebracht werden konnten. Die Schmerzen schwanden, die Gelenke wurden 24 bis 48 Stunden nach der Operation normal. ,,Wenn auch die Erklärung dieses Phänomens noch aussteht, so bleibt doch die Tatsache feststehend, daß die Schmerzen und die periartikulären, oft auch die intraartikulären Schwellungen in erstaunlicher Weise verschwinden, so daß man wohl nicht von einem übertriebenen Enthusiasmus sprechen kann."

Bei den intraartikulären Schwellungen, welche nach längerem Bestande zu Knorpelerosionen und Knochenatrophie führen, kam es selten zur Restitutio ad integrum, namentlich nicht an den größeren Gelenken (Knie und Hüfte).

Calcaneussporen, welche (mit Ausnahme eines Falles) stets bilateral vorhanden waren, verschwanden dauernd, dagegen blieben periostale Veränderungen in den langen Röhrenknochen auch nach operativer Beseitigung des Herdes in Samenblase und Prostata bestehen.

110 Fälle ohne destruktive Gelenkveränderungen wurden lokal geheilt. In den Fällen mit Knochen- und Knorpeldestruktion blieb Bewegungseinschränkung bestehen, bei villöser Arthritis hinterblieb Schwäche und Schwellung der Gelenke, *alle* Fälle konnten als bedeutend gebessert bezeichnet werden.

Auch vorhanden gewesener Harnröhrenausfluß sistierte nach der Operation häufig, in vielen Fällen aber erst nach anschließender lokaler Behandlung, in vielen anderen blieb er stationär.

In allen Fällen war die vorausgegangene Behandlung mit dem gesamten Rüstzeug der konservativen Therapie ganz erfolglos geblieben, mitunter aufgetretene Remissionen waren immer wieder von Exazerbationen gefolgt.

CUNNINGHAM äußert sich enthusiasmiert über die ganz ausgezeichneten Resultate der operativen Behandlung, welche er als einen Triumph der Chirurgie bezeichnet.

## e) Symptomatologie.

Die Symptome der Samenblasenentzündung sind ebenso variabel als vieldeutig, oft auch nur vage und unbestimmt.

In den jüngeren amerikanischen Arbeiten gibt es wohl kaum einen Autor, der nicht seine eigene Einteilung in semiologische Krankheitsgruppen getroffen hätte, die dem praktischen Bedürfnisse Rechnung tragen sollen.

So haben schon RAPIN (1859) *allgemeine* und *lokale,* CHUTE und O'NEIL (1901) *direkte* und *Reflexsymptome* unterschieden.

VOELCKER (1912) nimmt eine Dreiteilung vor:
1. In allgemein entzündliche Symptome,
2. Symptome von seiten der Harnwege,
3. Symptome von seiten der Genitaltraktes.

FULLER (1912) gruppiert die Fälle nach den hervorstechendsten Symptomen
1. in solche mit Harnsymptomen,
2. solche mit Genitalsymptomen,
3. solche mit nervösen und psychischen Symptomen,
4. rheumatische Fälle.

Eine analoge Einteilung finden wir bei Thomson-Walker (1924).

v. Saar unterscheidet (1919) *subjektive* und *objektive* Symptome.

Cunningham (1919) zählt folgende Gruppen auf:
1. die entzündliche Gruppe,
2. die rheumatische Gruppe,
3. die „pain“-Gruppe und
4. die neurasthenische Gruppe.

White und Gradwohl, die ihre Mitteilungen auf ein Material von 1000 eigenen Fällen basieren, unterscheiden (1921):
1. nervöse Symptome,
2. perineale, testikuläre und anale Symptome,
3. Blasen- und Harnröhrensymptome,
4. abdominelle Symptome,
5. rheumatische Symptome und schließlich
6. sexuelle Symptome.

Alle hier angeführten Einteilungen mögen gewiß ganz begründet sein, aber gerade das klinische Krankheitsbild der Spermatocystitis läßt sich in der Theorie wohl klar und logisch in Formeln fassen, deutlich und anschaulich schildern, allein in der Praxis erscheint das Symptomenbild für gewöhnlich sehr verschwommen und verhüllt. Ja man könnte fast die Behauptung wagen, daß die Samenblasenentzündung immer nur dann diagnostiziert wird, wenn man sie schon von vornherein in den Kalkül zieht.

Es scheint uns deshalb hinreichend, wenn es schon ohne Einteilung nicht abgeht, etwa von *subjektiven* und *objektiven* oder von *lokalen* und *entfernten* Symptomen zu sprechen.

Unter den subjektiven Symptomen ist eines der wichtigsten, wenn auch wenigst prägnanten, der **Schmerz.**

Der Sitz des Schmerzes ist ebenso wechselnd wie sein Charakter und seine Intensität. Am häufigsten wird der Schmerz in der Tiefe des *Damms* empfunden. Er äußert sich oft nur in leichtem Unbehagen, Druck- und Völlegefühl sowie ziehenden Sensationen unbestimmten Charakters, kann aber mitunter auch hohe Grade erreichen. Er kann kontinuierlich sowie anfallsweise auftreten. Die oft im Vordergrunde stehenden perinealen Schmerzen veranlaßten Cunnigham sowie Smith und Morrison eine eigene „pain“-Gruppe der Spermatocystitis aufzustellen.

Bei den Fällen mit Schmerzen im Damm, sowie in der suprapubischen und Leistengegend sind nach Mark stets Zeichen von Perivesiculitis zu finden.

Neben den perinealen Schmerzen werden auch solche in der *Analgegend,* meist in Form von Jucken und Brennen angegeben. White und Gradwohl haben bei 50% ihrer Kranken Brennen und Stechen in der Aftergegend beobachtet. Die Schmerzen verschlimmern sich häufig beim Stuhlgang und strahlen in die Umgebung aus. So können die Urethra, die Glans penis, Samenstrang und Hoden von fortgeleiteten Schmerzen befallen werden.

Aber auch das *Abdomen* in seinen unteren Partien (durch Reizung des peritonealen Überzuges der entzündeten Samenblase — in 95% der Fälle), namentlich die Blasengegend und die Ileocöcalgegend, ferner die Sakroiliacalgegend (Wolbarst) und der *Rücken* können der Sitz von Schmerzen sein, so daß die Lokalisation des Schmerzsymptoms im einzelnen Falle weit eher eine Appendicitis, Nieren- und Ureterkoliken, Cholelithiasis, Lumbago und Ischias in diagnostische Erwägung ziehen läßt.

Voelcker zitiert Fälle von Youmans, Belfield und Engelbach, in der späteren Literatur finden sich drei Fälle von Dailey und Grant, sowie ein Fall bei Herman und Stuart, bei denen die unter der Annahme einer Appendicitis vorgenommene Operation das Fehlen einer Entzündung des Wurmfortsatzes und erst der weitere Verlauf eine solche der Samenblasen ergab.

Selbstverständlich können auch beide Erkrankungen gleichzeitig nebeneinander vorkommen, wie ein Fall von Nelson erweist.

Wie schon erwähnt, können die Schmerzen auch anfallsweise in Form regelrechter Koliken als „*Samenblasenkoliken*" auftreten in Fällen, wo der Abfluß aus der mit entzündlichen Sekreten gefüllten Samenblase durch Verlegung ihres Ausführungsganges, sei es durch das eingedickte Sekret, sei es durch Steine, oder durch Kompression von außen, behindert ist. Von der Möglichkeit der Verwechslung solcher Koliken mit Ureter- und Nierenkoliken, an die eher gedacht wird, soll bei der Besprechung der Differentialdiagnose noch die Rede sein; doch darf nicht vergessen werden, daß auch hier, ebenso wie bei der Appendicitis, ein simultanes Vorkommen möglich ist, um so mehr als — wie bereits an anderer Stelle ausgeführt — die Samenblasenentzündung gelegentlich den benachbarten Ureter und indirekt auch die Niere in Mitleidenschaft ziehen kann.

Auf die durch eine Spermatocystitis bedingten Affektionen entfernter Organe, welche mit Schmerzsensationen verbunden sind, wird später noch zurückzukommen sein.

### Harnröhren-, Blasen- und Genitalsymptome.

Es ist verständlich, daß durch eine bestehende Spermatocystitis Blase und Urethra leicht in Mitleidenschaft gezogen werden können. Gerade die von der Mitbeteiligung dieser (vielfach schon primär ergriffenen) Organe herrührenden Symptome stehen gewöhnlich ganz im Vordergrunde und verschulden die so häufigen Fehldiagnosen.

Oft, wenn auch nicht in jedem Falle, zeigt sich ein *Ausfluß aus der Harnröhre*, der manchmal unvermittelt auftritt und ebenso verschwindet, in manchen Fällen bei der Defäkation oder Miktion in Erscheinung tritt. Häufig besteht gleichzeitig ein brennendes Gefühl oder Jucken in der Tiefe der Harnröhre. Der Ausfluß ist mitunter dadurch charakteristisch, daß er infolge Reinfektion von der Samenblase her jeglicher Behandlung trotzt. Die gleichzeitig bestehende chronische Urethritis posterior kann, ebenso wie die noch zu schildernde Cystitis, Dysurie und gesteigerte Miktionsfrequenz mit sich bringen.

Die Symptome der entzündeten *Blase* selbst sind vermehrte Miktionsfrequenz, Dysurie, krampfartige Schmerzen gegen Ende der Miktion, Störungen, die in ihrer Intensität verschieden sind, je nachdem es sich bloß um eine lokalisierte oder um allgemeine Cystitis handelt.

Die durch die *Cystoskopie* feststellbaren objektiven Blasenveränderungen sollen an anderer Stelle ihre Erwähnung finden.

Das Vorkommen von *Harnretention* wird im allgemeinen bei der Spermatocystitis geleugnet, außer bei akuten Fällen, sowie bei akuten Exazerbationen chronischer Fälle (Voelcker) und bei Komplikation mit ausgesprochener Prostatitis oder Striktur (White und Gradwohl). Thomas und Harrison haben in einem Falle von perivesiculärer Entzündung mit chronischer Infiltration des Trigonums und des Blasenhalses bei dem Symptomenbild des Prostatismus Harnretention gesehen. v. Saar führt in einem Falle von akutem beiderseitigem Empyem der Samenblase eine Harnverhaltung an. Desgleichen haben wir selbst (bei einem Falle von akuter linksseitiger Spermatocystitis) komplette Harnverhaltung beobachtet.

Nach Marks Erfahrungen können durch chronische Spermatocystitis (oder auch bloß durch überdehnte Samenblasen) ohne obstruierende Prostatahypertrophie oder Contractur des Blasenhalses Symptome des Prostatismus hervorgerufen werden.

Der *Harn* selbst kann bei abakterieller Samenblasenentzündung vollständig normal sein, in Fällen von bakterieller Infektion je nach Intensität der Entzündung wechselnde Eiterbeimengung enthalten. Keinesfalls ist klarer Harn beweisend gegen vorhandene Spermatocystitis.

*Bacillurie* als Folge von Spermatocystitis wird von Mark bestritten. Demgegenüber führt Luys als Beweis für eine auf die erkrankte Samenblase zurückzuführende Kolibacillurie eine Beobachtung an, wonach bei einem 55 jährigen Arzt, der im 20. Lebensjahre an Gonorrhöe, im 40. an einem Prostataabsceß und linksseitiger Spermatocystitis erkrankt war, durch Samenblasenwaschungen die Kolibacillen aus dem Harn (und aus dem Sperma) schwanden.

In manchen Fällen ist *terminale Hämaturie* angegeben, welche öfter bei der akuten, als bei der chronischen Form der Entzündung vorkommen soll.

Voelcker betont, daß die *Phosphaturie* ein häufiges Begleitsymptom chronischer Spermatocystitis bildet, möchte dieses Symptom jedoch nicht als Sekretionsneurose der Niere bei Neurasthenikern oder als Folge von Hyperchlorhydrie des Magens im Sinne Klemperers aufgefaßt wissen, sondern führt es auf die Spermatocystitis selbst zurück (die ihrerseits wieder die sexuelle Neurasthenie verursacht), indem durch Beimengung einiger, ja selbst auch schon eines Tropfens Samenblaseninhalts, der aus der hinteren Harnröhre in die Blase gelangt, die Phosphate aus dem Harn zur Ausfällung gelangen (analog wie ja auch Oppenheim die Phosphaturie der Gonorrhoiker durch Beimengung des alkalischen Sekretes der entzündeten Prostata zum Harn erklärt).

Nach Besprechung der vom Harntrakt stammenden Symptome sind die von der *Genitalsphäre* ausgehenden subjektiven und objektiven Krankheitszeichen zu erörtern.

Es finden sich oft auffallend gesteigerte geschlechtliche Erregbarkeit, häufige, schmerzhafte Erektionen, auch Priapismus, ferner (manchmal schmerzhafte) Pollutionen. Die Ejaculation ist von einem brennenden Schmerz in der Gegend der hinteren Harnröhre begleitet, wobei das Sperma mit Eiter oder Blut vermengt sein kann. Charakteristisch ist dabei eine mehr oder weniger gelbrötliche bis braunrötliche Verfärbung des Ejaculats. Die sexuelle Überreizung kann im Verlaufe der Erkrankung einer sexuellen Schwäche (Ejaculatio praecox, unvollkommene Erektionen, Verlust der Libido) bis zu kompletter Impotenz [1] Platz machen (Chute, Fuller, White und Gradwohl). Die Erscheinungen von seiten der Sexualsphäre waren in 75% der hierhergehörigen Fälle von White und Gradwohl *schwerer* Natur.

Charakteristisch ist jedenfalls, daß die genitalen Symptome durch Operation (Spaltung der Samenblase — Fuller) zum Schwinden gebracht und normale sexuelle Verhältnisse erzielt werden konnten.

Voelcker warnt davor, den Zusammenhang zwischen der geschilderten sexuellen Neurasthenie und der Samenblasenentzündung zu generalisieren, besonders bei *jugendlichen* Individuen, bei denen man die ausschlaggebenden psychischen und anderen Momente, wie die Onanie, als kausale Faktoren der sexuellen Neurasthenie nicht vernachlässigen dürfe.

Daß auch Sterilität im Gefolge einer Spermatocystitis — durch Verschluß des Ausführungsweges — verschuldet werden kann, wurde bereits mehrfach erwähnt.

---

[1] 35% der Fälle von White und Gradwohl zeigten verschiedene Grade der Störung, von leichter sexueller Schwäche bis zu kompletter Impotenz. Atonische Samenblasen fanden sich bei Ejaculatio praecox mit unvollkommener Erektion, dagegen zeigten Fälle kompletter Impotenz immer harte sklerotische Samenblasen.

Die *Epididymitis*, welche, sofern es sich nicht um eine hämatogen entstandene Form handelt, als Begleitsymptom einer Spermatocystitis auf das Bestehen der letzteren hinweisen muß[1], wurde im Kapitel der Pathologie bereits besprochen. Daß auch bloß eine Affektion der *Ampulle* der Epididymitis zugrunde liegen kann, ist zweifellos, wird aber im Einzelfalle kaum je zu entscheiden sein und ist demnach praktisch ohne Belang.

Ein nicht allzu häufiges Symptom der chronischen Spermatocystitis ist die *Hämospermie*, das ist die Beimengung von Blut zum Samen.

Man hat wahre und falsche Hämospermien zu unterscheiden. Bei der ersteren ist das Blut mit dem Sperma innig vermengt; die Blutung erfolgt hierbei in den Samenblasen (Spermatocystidorrhagie — NAUMANN 1837). Bei der falschen Hämospermie ist die *Urethra* Sitz der Blutung; hierbei ist das Blut im Sperma als streifige Beimengung enthalten.

Bei der echten Hämospermie ist die Färbung des Samens nach VOELCKER dem Sputum einer Pneumonie ähnlich, rostfarben, je nach der Menge oder dem Alter der Blutbeimischung auch dunkler, schokoladefarben.

COHN spricht von wahrer Hämospermie dann, wenn die Blutung in den *samenbereitenden* Organen, also in den Hoden, den Samenblasen oder in der Prostata entstanden ist, von einer falschen, wenn sie in den *samenabführenden* Organen, das ist Nebenhoden, Samenleitern, Ductus ejaculatorii oder Harnröhre stattgefunden hat.

Nach KEERSMAKER und GOLDBERG stammt das Blut bei der Hämospermie aus der Prostata, nicht aus den Samenblasen. Auch ZUCKERKANDL glaubt in der größten Mehrzahl der Fälle die Hämospermie nicht durch Spermatocystitis, sondern durch chronische Prostatitis und Urethritis veranlaßt. Dagegen hält LICHOWETZER die Samenblasen für die einzige Quelle der Blutbeimengung als Folge arterieller Fluxion in das Organ.

Auch sexuelle Exzesse können Hämospermie verursachen (GUELLIOT).

GUELLIOT meint, daß die nicht so selten bei Sektionen älterer Männer anzutreffende Blutbeimengung zum Samenblaseninhalt durch *Stauung* desselben verursacht wird, während VOELCKER auch für diese Fälle eine chronische Spermatocystitis als Ursache für wahrscheinlicher hält.

VOELCKER macht darauf aufmerksam, daß das *Expressat* der Samenblase meist artifiziell beigemengtes Blut enthält, und daß sich die Bezeichnung Hämospermie nur auf das blutige *Ejaculat* beziehen dürfe.

*Schmerzhafter Hämospermie* wird von GUELLIOT *pathognomonische* Bedeutung beigemessen.

Geht nun aus dem Gesagten hervor, daß das Symptom der Hämospermie schon wegen der Verschiedenheit seiner Provenienz nicht eindeutig ist, so kommt noch hinzu, daß auch eine aus der Samenblase selbst stammende Blutbeimengung nicht immer gerade auf eine *entzündliche* Erkrankung der Samenblasen zurückzuführen sein muß, da sie auch bei anderen Samenblasenaffektionen beobachtet werden kann.

Auch *Spermatorrhöe* kann durch bestehende Spermatocystitis, namentlich durch entzündliche Erkrankung der Ductus ejaculatorii hervorgerufen sein.

Von den *entfernten Symptomen* wären die *rheumatischen* (in $5^0/_0$ der Fälle von WHITE und GRADWOHL) zu erwähnen, welche bereits an anderer Stelle ihre Erwähnung gefunden haben. Hier sei nur noch bemerkt, daß neben Gelenken und Knochen auch Sehnen und Muskeln befallen werden können. Myokarditis und auch Iritis wurden von verschiedener Seite beobachtet.

An dieser Stelle soll jedoch nicht unerwähnt bleiben, daß nach Meinung zahlreicher, auch amerikanischer Autoren, die rheumatischen Erkrankungen als Folgen der Spermatocystitis vielfach überschätzt werden.

---

[1] LLOYD, LUCAS, PETERSEN, COLLAN, COLOMBINI u. a. empfehlen in allen Fällen von Epididymitis die rectale Untersuchung der Samenblasen.

Zum Schlusse wäre noch der *nervösen* Symptome zu gedenken, die in einer überaus großen Zahl der Fälle von chronischer Spermatocystitis (80% bei Smith und Morrissey, 90% bei White und Gradwohl) zur Beobachtung gelangen. Sie sind graduell außerordentlich verschieden und werden natürlich vielfach falsch gedeutet. Von leichter, namentlich sexueller Neurasthenie und Angstzuständen bis zu schwerster Depression und Melancholie mit Tentamen suicidii, wovon zwei Fälle von White und Gradwohl beobachtet sind, können alle Stufengrade in Erscheinung treten. Die psychischen Züge des Krankheitsbildes können selbst bei leicht physikalischen Befunden in der Samenblase im Vordergrunde stehen, wie ja überhaupt der pathologische Befund der Samenblasen mit dem Symptomenbild nicht immer im Einklang steht.

## f) Diagnose.

Die *Palpation* der Samenblasen per rectum (schon 1859 von Rapin empfohlen) steht naturgemäß unter den exakten Untersuchungsmethoden an erster Stelle, wiewohl auch sie im Stiche lassen kann, insoferne, als die Samenblasen oft überhaupt, und häufig genug auch im erkrankten Zustande, *nicht palpabel* sind, und als andererseits auch bei normalem Tastbefunde die Symptome einer Entzündung des Organes bestehen können (Hyman und Sanders).

Während nach Guyons Angabe die normale Samenblase fast immer palpabel ist, äußert sich Guelliot: ,,Une vésicule que l'on peut reconnaitre avec le doigt, est un vésicule malade." Der gleichen Ansicht sind Rehfisch, A. Mayer, Fraser, Reith, Goldschmidt u. a.

Auch François konnte bei 80 vollkommen gesunden Männern nur in 7 Fällen die Samenblasen fühlen. Im Gegensatz hierzu gelang dies Lewin und Bohm unter 18 Fällen 13 mal (in Knie-Ellenbogenlage und bei möglichst gefüllter Blase). Ziegler konnte die Samenblasen in 95% seiner Fälle tasten.

Von Wichtigkeit ist vor allem die Höhenlage der Samenblasen, wir meinen ihre Distanz von dem Analringe, die sich nach Feleki und Lewin und Bohm für das untere Ende der Samenblase zwischen 5,5 und 9,2 cm, für ihre Kuppe zwischen 8 und 12,5 cm bewegt (bei leerer Blase und leerem Rectum).

Es wird demnach im allgemeinen oft schwer sein, mit der Zeigefingerkuppe oder auch mit der Nagelfläche (bei hochgelegenen Organen — Fuller) die Samenblasen zu erreichen bzw. bei nicht deutlich ausgesprochenen Veränderungen sie in ihrem ganzen Umfange abzutasten, geschweige denn genauere palpatorische Details zu erheben.

Die Schwierigkeiten der Palpation der Samenblase, die aus ihrer anatomischen Lage und Beschaffenheit erwachsen, werden von den verschiedenen Autoren durch eigene Methoden in der Position des Untersuchten bzw. auch des Untersuchers zu vermindern gesucht.

Nach Sellei *kniet* der Kranke auf einem Untersuchungsstuhle, faßt mit beiden Händen die Sitzfläche desselben, beugt sich vornüber und rückt nun mit dem Körperhinterteile so weit zurück, daß derselbe über den Rand des Untersuchungsstuhles hinausragt. Der Patient befindet sich dermaßen in kauernder Stellung, wobei die Oberschenkel die Unterschenkel berühren, die Bauchmuskeln angespannt sind und die Unterleibsorgane gegen das Rectum gedrückt werden, so daß der obere Rand der Prostata bzw. die Samenblasen leicht zu erreichen sind. Die Vorteile dieser Untersuchung werden noch erhöht bei *gefüllter Blase,* was man sich sowohl für diagnostische als auch für therapeutische Zwecke (Massage) zunutze machen sollte.

Neuerdings (1922) empfiehlt Spencer ebenso wie Reynolds die *bimanuelle* Untersuchung resp. Massage der entzündeten Samenblasen bei voller Blase

und offenem Munde behufs Entspannung der Bauchmuskulatur. Hierbei rät
SPENCER zur Erhöhung der Kraft des massierenden Fingers den Ellenbogen
gegen das rechte Bein zu stützen. Die Untersuchung wird möglichst im *Stehen*
ausgeführt, wobei die die Bauchwand eindrückende linke Hand den Inhalt
des kleinen Beckens nach abwärts und damit dem palpierenden Finger entgegen drückt.

Es muß hier jedoch gleich festgestellt werden, daß schon PICKER (1909)
in seiner topischen Diagnose der chronischen Gonorrhöe des Mannes die
bimanuelle Palpation genau beschrieben und empfohlen hat.

Wenn der obere Teil der Samenblase trotzdem nicht erreicht wird, empfiehlt
SPENCER die Untersuchung in *Steinschnittlage* mit leicht erhöhten Schultern,
wodurch die Bauchmuskeln relaxiert werden und der Anus stärker vortritt.
Bei nicht zu fetten und muskulösen Kranken gelang es, nicht allein den oberen
Pol der Samenblase, sondern auch das Vas deferens bis zum inneren Leistenringe
zu erreichen.

Eigentlich hat schon FULLER vor den oben erwähnten Autoren für die rectale
Palpation der Samenblasen die *aufrechte Stellung mit vorgeneigtem Oberkörper*
empfohlen, wobei die Beine gespreizt, im Knie gestreckt und im Hüftgelenk
rechtwinkelig gebeugt werden. Der Oberkörper ruht entweder auf einem Tisch
auf, oder der Patient stützt sich mit den Händen auf ein niederes Sofa.

Auch VOELCKER akzeptiert diese Methode als die weitaus beste, während er
die Seitenlage des Kranken für nicht ganz zweckmäßig, aber auch die Rückenlage und die Knie-Ellenbogenlage (A. MAYER u. a.) für nicht so günstig hält.
WILDBOLZ findet sowohl die Untersuchung im *Stehen* als jene in *Seitenlagerung*
des Patienten mit hochgezogenen gebeugten Knien als geeignet.

Die 1894 von THOMSON angegebene „Froschhüpfstellung", wobei der frei-
stehende Patient sich mit ausgestreckten Armen auf die eigenen Knie stützt,
ist nach VALENTINE und TOWNSEND zu widerraten.

In jüngster Zeit hat POMEROY zum Zwecke genügender Erschlaffung des
Kranken vor der Auspressung der Samenblasen die Anästhesierung der hinteren
Harnröhre und des Rectums empfohlen.

v. SAAR wurde durch MERK darauf aufmerksam gemacht, daß die Palpation
der Samenblasen durch Einführung einer Metallsonde in die Harnröhre erleichtert
wird.

Die palpatorische Untersuchung mit Hilfe von den Finger verlängernden
Instrumenten (FELEKI, SWINBURNE, EASTMAN) ist wohl wegen der unsicheren
Dosierung des anzuwendenden Druckes und der Schwierigkeit, Details der
Samenblase zu tasten, ja auch nur Prostata und Samenblasen exakt auseinander
zu halten, nicht empfehlenswert. Sie ist zum Teil auch von den Erfindern der
Instrumente selbst wieder verlassen.

Die Palpation, welche wie erwähnt, bei voller Blase erfolgen soll, wird vor
allem auf *Größe* und *Konsistenz* sowie auf *Druckschmerzhaftigkeit* des Organs
zu achten haben.

Über die verschiedenartigen Palpationsbefunde bei den unterschiedlichen
Formen der Samenblasenentzündung wurde bereits im pathologisch-anatomischen Abschnitt ausführlich gesprochen (s. S. 377).

An dieser Stelle sei nur noch hervorgehoben, daß die Trias von Schwellung
mit Druckschmerzhaftigkeit der Samenblase, terminaler Hämaturie und begleitender Prostatitis als für das *akute* Entzündungsstadium charakteristisch gilt.

LEWIN und BOHM messen dem Schmerz bei der Palpation nur geringen
diagnostischen Wert bei. Auch GUYON bemerkt: „Leur sensibilité n'est modifié
que dans les vésiculites aigues: la plupart du temps leur touches est indolore."

Bei der Palpation wird selbstverständlich auch auf Veränderungen, welche die *Umgebung* der Samenblasen betreffen (Perivesiculitis) Rücksicht zu nehmen, sowie die meist gleichzeitig miterkrankte *Prostata* sorgfältig zu beachten sein.

Hier sei nochmals angemerkt, daß CRONQUIST darauf aufmerksam macht, daß nicht selten geschwollene Lymphdrüsen, welche vom Rande der Prostata ausgehend strang-förmig nach aufwärts ziehen, zur Verwechslung mit vergrößerten Samenblasen führen können.

Für die Diagnosenstellung nicht minder wichtig als die Palpation und viel-fach noch aufschlußreicher ist die Untersuchung des durch *Expression* der Samenblasen gewonnenen *Sekrets*.

Die Gewinnung des Sekrets auf dem Wege der *Punktion* vom Rectum oder Damm her wird von den meisten Autoren verworfen. Sie kommt, wie VOELCKER betont, nur für jene Fälle in Betracht, wo infolge Behinderung des Abflusses des Samenblaseninhaltes gegen die Harnröhre eine Auspressung des Organs nicht möglich ist. Derartige zu diagnostischen Zwecken vorgenommene Punk-tionen von FISK, DAMSKI, LLOYD, SMITH, KOCHER, BOEMINGHAUS und von uns selbst sind an anderer Stelle angeführt.

Die Gewinnung des Sekrets auf indirektem Wege durch Punktion und Aspiration vom Ductus deferens her hat wohl kaum Aussicht auf Erfolg.

Um eine möglichst isolierte Sekretgewinnung aus den Samenblasen zu erreichen, sind verschiedene Methoden angegeben.

COLLAN (1898) übt folgenden Vorgang: Bei leerer Blase des Patienten wird zu-nächst die Prostata exprimiert. Das Sekret erscheint am Meatus oder im Expressions-harn. Nunmehr wird die Blase gründlich mit antiseptischer Lösung gespült und hierauf die Samenblase mit dem tief ins Rectum eingeführten Finger exprimiert.

CABOT (1905) schickt der Prostataexpression eine Spülung der Urethra und Blase und schließlich die Füllung der letzteren voraus. Nach der dem Ausdrücken der Vorsteherdrüse folgenden Entleerung der Blase (die Flüssigkeit enthält das Prostatasekret) wird die Blase neuerlich gewaschen und gefüllt und hierauf die Samenblase exprimiert. Das Sekret wird am Orificium urethrae externum aufgefangen oder durch Zentrifugieren des Blaseninhalts gewonnen.

In ähnlicher Weise geht JOST (1915) vor: Nach Irrigation der ganzen Urethra mit einem milden Antisepticum wird die Prostata unter Respektierung der Samenblasen ausgepreßt. Nun wird die vorher gefüllte Blase entleert und neuerlich aufgefüllt. Jetzt erfolgt die Massage der Samenblase unter Gegen-druck vom Abdomen her und dieses Expressat wird auf Eiter, Bakterien und Spermien untersucht.

Es ist klar, daß alle diese Methoden auf wissenschaftliche Exaktheit nicht Anspruch erheben können, da ja trotz der vorausgegangenen Spülungen Reste von Urethral- und Prostatasekret (Eiter, Bakterien) dem zum Schlusse unter-suchten Sekret noch beigemengt sein können. Aus diesem Grunde hat schon COLLAN eine exaktere Methode angegeben. Aus dem unter den angegebenen Kautelen gewonnenen Expressat der Samenblasen werden die größten und bestkonservierten sagoähnlichen Spermakörner herausgefischt, sorgfältig in sterilem Wasser gewaschen und dann in Alkohol gehärtet, um nach Einbettung in Celloidin der histologischen Untersuchung im Schnitt zugeführt zu werden. Die in diesen Körnern eingeschlossenen Eiterkörperchen und Bakterien ent-stammen zweifellos der Samenblase.

Leider verhindert die Umständlichkeit dieser Methode ihre Verbreitung in der Praxis.

DELZELL und LOWSLEY bedienen sich, um die Berührung des exprimierten Sekrets mit der Urethralflora zu vermeiden, einer sterilen endoskopischen Tube zur Sekretabnahme.

Die mikroskopische Untersuchung des ausgestreiften Samenblaseninhalts geschieht am nativen und entsprechend gefärbten [1] Präparat.

Über die Beschaffenheit des *normalen* Samenblaseninhalts wurde bereits in dem Kapitel Anatomie gesprochen.

*Pathologische* Beimengungen zum Samenblaseninhalt sind Leukocyten, Erythrocyten, veränderte Spermatozoen, sowie Bakterien.

Was die *Leukocyten* anlangt, so finden sich in der Literatur vereinzelte Angaben, wonach sie auch im normalen Samenblaseninhalt angetroffen wurden. Jedenfalls dürfte es sich hierbei nur um vereinzelte Exemplare gehandelt haben.

LEWIN und BOHM fanden Leukocyten ausnahmlos in allen untersuchten Fällen von Spermatocystitis.

Da sich Eiterzellen auch bei Prostatitis im Ejaculat finden lassen, empfehlen E. S. BALLENGER und O. F. ELDER zur differentialdiagnostischen Feststellung der Provenienz des Eiters die Massage der Prostata, welche einen viel größeren Gehalt an Eiterzellen (im Ausstrich) ergibt.

*Rote Blutzellen* können bei kräftiger Expression wohl auch von dem Trauma selbst (cave Massageinstrumente!) herrühren (s. VOELCKER, S. 387).

Die *Spermatozoen* sind wohl in der Regel dem Expressat beigemengt und geben strenge genommen den sichersten Beweis für die Provenienz des Sekrets aus den Samenblasen, wenn auch einzelne Autoren ihre Anwesenheit im Samenblasensekret verneinen. Ihre Zahl ist naturgemäß verschieden. Es können sowohl unversehrte als auch fragmentierte Spermien auftreten. Ihre Schädigung erfolgt durch den Einfluß der Bakterien (GUGGENBERGER).

E. G. MARK fordert die *Nekrospermie* in Verbindung mit *deformierten und fragmentierten* *Spermatozoen* für die Diagnose der Spermatocystitis. Bei dem gleichzeitigen Befund von lebenden und normal geformten Spermatozoen ist das Vorhandensein einer geringen Menge von Eiter oder auch von Bakterien im Expressat oder Ejaculat nach MARK nicht beweisend für das Bestehen einer Spermatocystitis. HUHNER hingegen warnt vor der Verwertung der Nekrospermie für die Diagnose.

Wie bereits erwähnt, wird von vielen Autoren betont, daß die Samenfäden sich im normalen Samenblasensekret nicht bewegen, während andere gegenteiliger Meinung sind. LEWIN und BOHM fanden lebende Spermatozoen in 20%, tote in 11% ihrer Fälle.

Die im exprimierten Sekret als primäre oder sekundäre Erreger der Spermatocystitis auffindbaren *Bakterien* wurden bereits gelegentlich der Besprechung der Ätiologie erwähnt. Ihre Darstellung geschieht auf tinktoriellem oder kulturellem Wege.

Zuweilen finden sich im Expressat der Samenblasen charakteristische Ausgüsse der verschiedenen Hohlräume des Organs, sowie auch der Ampulle des Ductus deferens, wie sie als erster PICKER demonstriert hat. Sie geben naturgemäß das beste Material für die mikroskopische und bakteriologische Untersuchung ab.

Auch die *endoskopische Untersuchung* der Harnröhre sowie der Blase wurden naheliegenderweise als Behelfe für die Diagnose der Samenblasenentzündung herangezogen.

Was zunächst die *Urethroskopie* betrifft, so ist nach Angabe mancher Autoren die Gegend des Colliculus seminalis oft schwer verändert. („Le veru montanum est le miroir des vésicules séminales" — LUYS.)

HYMAN und SANDERS fanden bei Untersuchung von 100 Fällen, je nachdem es sich um vergrößerte, weiche, katarrhalische oder um harte, verkleinerte,

---

[1] Spermatozoen, Eiterkörperchen, Epithelien und Mikroorganismen nehmen den Farbstoff an, hingegen nicht die von den Drüsen der Samenblasen gelieferten Bestandteile (A. MAYER).

fibröse Samenblasen handelte, endoskopisch zwei entsprechende Formen: Einen hypertrophischen, hyperämischen, himbeerähnlichen und einen atrophischen, harten, grauweißen Colliculus. Während der erstere sehr vulnerabel ist und wegen der Hyperämie bei leisester Berührung blutet, ist die blasse Form gegenüber Reizung unveränderlich. Bei stark geschwollenem Colliculus sind die Ductus ejaculatorii nicht sichtbar. In manchen Fällen verrät sich die Mündung des Ausspritzungskanals durch einen roten Hof. Beim sklerotischen Typus sind die Ränder oft infiltriert, die Öffnungen weit.

Bei einseitiger Spermatocystitis erschien die Mündungsstelle des Ductus der erkrankten Seite stets gegenüber der anderen Seite verändert.

Bemerkenswert ist — im Gegensatz zur Prostatitis — das *Fehlen* von endoskopischen *Sphincterveränderungen* bei der Spermatocystitis. Nur bei sehr großen entzündeten Samenblasen zeigte der Sphincterrand unregelmäßige Konturen.

Eine Differenz zwischen gonorrhoischen und nichtgonorrhoischen Fällen zeigte sich im endoskopischen Bilde nicht.

Hyman und Sanders kommen zu dem Resultat, daß eine *Diagnose der Samenblasenentzündung aus dem urethroskopischen Befunde der Urethra nicht möglich ist,* außer in dem Falle des *Austrittes von Eiter aus dem Ductus ejaculatorius.* Einen solchen Fall bringt Voelcker, der bei Druck auf die linke Samenblase vom Rectum her aus der Gegend des linken Ductus ejaculatorius eine feine Wolke trüben Sekrets sich entleeren sah.

Indessen können die geschilderten Befunde in der hinteren Harnröhre ebensowohl wie bei der Spermatocystitis auch bei der Urethritis posterior erhoben werden.

François, welcher 50 Fälle urethroskopisch untersuchte, konnte die angeblich konstanten Veränderungen des Colliculus seminalis bei Spermatocystitis *nicht* konstatieren. 8 mal fand er entzündliche, 8 mal narbige Veränderungen.

Ist somit die Urethroskopie als solche ein nur selten verläßliches Hilfsmittel zur Erkennung der Spermatocystitis, so kann sie doch *mittelbar* gelegentlich von hohem Werte sein.

Die rationellste diagnostische (und therapeutische) Methode wäre — analog dem Katheterismus der Ureteren für die Diagnostik, Radiographie und Therapie der Nierenerkrankungen — die *Sondierung* der *Ductus ejaculatorii* mit Hilfe des Urethroskops. Dies ist nun auch kein pium desiderium mehr. Freilich ist das Verfahren wegen seiner großen technischen Schwierigkeiten („Mais elle est parfois hérissée de difficultés insurmontables" — Luys) bislang nicht Allgemeingut der Urologen geworden. Doch mag es in der Hand einiger weniger in manchem Falle von dem erwünschten Erfolg begleitet sein.

Hermann Klotz hat 1895 als erster auf endoskopischem Wege mit einer Spritze Medikamente in die Samenblase eingeführt. Da das Verfahren ein schlechtes Resultat brachte (Epididymitis), war die Methode alsbald in Vergessenheit geraten.

Ernest G. Mark will die Sondierung des Ductus ejaculatorius schon im Jahre 1904 geübt haben und hat darüber in einer Kongreßsitzung der amerikanischen urologischen Gesellschaft Mitteilung gemacht.

Georges Luys hat am Londoner internationalen Urologenkongreß 1913 den methodischen Katheterismus der Ductus ejaculatorii empfohlen. Luys und Young haben diagnostische Befunde und therapeutische Erfolge bei Strikturen der Ductus ejaculatorii erzielt. Auch Belfield, Barmey und Pancoast haben in vielen Fällen die Sondierung der Ausspritzungskanäle und im Anschlusse daran die *Vesiculographie* sowie die medikamentöse Behandlung der entzündeten Samenblase vorgenommen.

Nach Einstellung des Colliculus im Urethroskop versucht man mit einer gabelförmigen Kanüle die urethralen Ostien der Ductus ejaculatorii zu entrieren, indem man zuerst mit dem längeren Ast in die eine und sodann mit dem kürzeren in die andere Öffnung zu gelangen sucht. Es genügen im allgemeinen nach diesen Autoren 3 ccm einer Lösung von Natrium-Thorium, um sowohl beide Samenblasen als auch die Ampullen und Samenleiter röntgenologisch darzustellen. Die Röntgenogramme PICKERs bieten natürlich den besten Standard zum Vergleich. Viele Einzelheiten der Radiogramme, wie gewisse Aussparungen und Verdichtungen, können trotz aller Fortschritte heute noch nicht ganz klar gedeutet werden. Doch lassen sich durch die Sondierung und nachherige Vesiculographie im Falle des Gelingens Strikturen der Samenwege und pathologische Zustände der Samenblasen und Ampullen eindeutig nachweisen.

So ist YOUNG und WATERS eine exakte röntgenologische Darstellung der Samenblase und ihrer Hohlräume, des Ductus deferens und der Ampulle gelungen; sie konnten die Durchgängigkeit des Samenleiters bzw. den Sitz von Strikturen feststellen und den Zustand der Samenblasen bei Entzündung und Tuberkulose prüfen. Mit Hilfe einer eigens konstruierten gegabelten Nadel und eines eigenen Untersuchungstisches gelang es ihnen (nach Injektion von Thoriumlösung), das ganze oberhalb gelegene Kanalsystem auf röntgen-stereoskopischem Wege zur Anschauung zu bringen. Von dem Ausbau der Methode, mit dem sie sich fortgesetzt beschäftigen, erwarten sie noch weitere Erfolge.

Die Vesiculographie kann natürlich auch, und dies viel leichter, vom Ductus deferens her ausgeführt werden. Hiervon soll später noch die Rede sein [1].

KROPEIT hat 1918 eine eigene Methode für die Sondierung der Samenblase angegeben, die darin besteht, daß man nach Einführung der Sonde in den Ductus ejaculatorius bis zum üblichen Widerstande (etwa $1^1/_2$—2 cm ober der Mündung) einen Finger in den Mastdarm bis zum oberen Rande der Prostata einführt. Während die andere Hand den Sondengriff erfaßt und bei leicht drehender Bewegung die Sonde vorzuschieben versucht, drückt der im Mastdarm befindliche Finger die Gegend der Ductus ejaculatorii im oberen Teil der Prostata gegen die Harnröhre bis die Sonde den Widerstand überwunden hat und leicht 5 cm weiter in die Samenblase gleitet. Der Finger fühlt die Sonde und deren Bewegung deutlich in der Samenblase. KROPEIT hat auf diese Weise eine Anzahl von Spermatocystitiden mit Erfolg medikamentös behandelt.

---

[1] MC CARTHY, RITTER und KLEMPERER haben sich mit der Frage beschäftigt, weshalb es 1. bei Injektion von Flüssigkeiten durch das Vas deferens zur Füllung der Samenblase vor dem Austritte der Flüssigkeit in den Ductus ejaculatorius und 2. bei Injektion von dem letzteren aus vor dem Übertritt der Flüssigkeit in den Ductus deferens zur Ausdehnung der Samenblase kommt und geben hierfür folgende Gründe an:

ad 1. Der normale Widerstand der Wände der Ductus ejaculatorii, welche an Lumen allmählich abnehmen.

Die muskelreiche Prostata, welche die Ductus ejaculatorii umgibt, hindert ihre Ausdehnung.

Der Ductus ejaculatorius hat keine eigene Muskulatur, um die Resistenz der Muskulatur der Prostata zu überwinden.

Der Ausführungsgang der Samenblase enthält nur elastisches Gewebe, welches weniger resistent ist als Muskelgewebe.

ad 2. Der Ausführungsgang der Samenblase ist eine direkte Fortsetzung des Ductus ejaculatorius.

Die Wand des Ausführungsganges enthält elastisches Gewebe und ist wenig resistent und leichter dehnbar als die Ampulle des Ductus deferens. Das Lumen der Ampulle ist von dicken muskulösen Wänden umgeben und öffnet sich oben medial in den Ductus ejaculatorius.

Es enthält einige klappenähnlich vorspringende Falten, welche den Eintritt von Flüssigkeit in den Ductus deferens hindern.

DELZELL und LOWSLEY sind gleichfalls warme Anhänger der Sondierung, welche sie als „mit Leichtigkeit" durchführbar bezeichnen. Bei Unsichtbarkeit des Colliculus infolge von Schwellung empfehlen sie die Kauterisation des Samenhügels mit 50% Carbolglycerin. Für die Vesiculographie benützen sie 20% Jodnatriumlösung, welche bis zum Gefühl von Drängen in der Rectalgegend eingeführt wird. Die Autoren geben ein eigenes Instrument für diese Zwecke an. Es ist ein 23 cm langes, vernickeltes Stahlrohr von der Stärke eines Filiform-Bougies Nr. 6, dessen $1^1/_2$ cm lange Spitze sich zu Nr. 4 verjüngt. Es besitzt am Schaft einen unten rechtwinklig gebogenen Handgriff und einen nach oben ebenso gebogenen Öffnungsansatz, durch welchen die Medikamente unter Leitung des Auges in die Samenblase eingespritzt werden.

Wenn nun auch eine Anzahl von Autoren der Methode des Katheterismus der Ausspritzungskanäle bei ihrer weiteren Ausbildung und Entwicklung ein günstiges Horoskop stellen, und der therapeutische Effekt der Samenblasenwaschung auf diesem Wege nicht in Zweifel gezogen werden soll, so möchte es uns doch bedünken, daß die Bestrebungen, mit diesem Verfahren, als einer *Methode*, diagnostisch und therapeutisch zu reussieren, von einem vielleicht allzu sanguinischem Optimismus getragen sind. Hat sich ja auch LUYS selbst (1925) davon wieder abgekehrt und steht eine Reihe von anderen Autoren (DESPOUYS, BAENSCH und BOEMINGHAUS, KIDD FRANK, MARK, THOMAS, MOLONY) dem Verfahren skeptisch oder gar völlig ablehnend gegenüber.

Von großer diagnostischer Bedeutung, wenn auch wenig gekannt und beachtet, sind die im *Cystoskop* aufscheinenden Veränderungen der Blasenschleimhaut, welche von der Entzündung der benachbarten Samenblase durch direkten Kontakt hervorgerufen werden.

v. SAAR hat darauf hingewiesen, daß selbst CASPER (1918) in einer Arbeit über die Cystoskopie bei para- und perivesicalen Erkrankungen, in welcher er aller möglichen Affektionen der Blase und ihrer Nachbarschaft gedenkt, die zu lokalen cystitischen Prozessen führen können, die Cystitis ex inflammatione vesicularum seminalium mit keinem Worte erwähnt.

v. SAAR hat sich, wie schon vor ihm auch FULLER, mit dem Studium des cystoskopischen Blasenbildes bei der Spermatocystitis befaßt und konnte in seinen Fällen *stets eine mehr oder weniger ausgeprägte Cystitis der basalen Teile* der Harnblase nachweisen.

Die Entzündung ist von der Samenblase direkt durch die Blasenwandung fortgeleitet. Sie ist bald ein-, bald doppelseitig, symmetrisch oder asymmetrisch entwickelt und äußert sich in Rötung und Auflockerung der Schleimhaut, Verschwinden der Gefäßzeichnung, Bildung feiner fibrinöser Stippchen, gelegentlich sogar eines bullösen Ödems oder schwererer destruktiver Veränderungen (nekrotisierende Entzündung, Ulceration, selbst Perforation).

Wichtig ist nach v. SAAR die spezifische Lokalisation der Entzündung im *Trigonum*, in der Regio posttrigonalis und um die Mündung der Ureteren, sowie seitlich und nach oben und hinten davon.

Schon FULLER hatte auf den Umstand als den besten Beweis für den Kausalnexus zwischen der Spermatocystitis und den Blasenveränderungen hingewiesen, daß die letzteren häufig nach der an der Samenblase vorgenommenen Operation verschwinden.

Charakteristisch, ja geradezu pathognomonisch ist es, wenn neben der Cystitis basalis bzw. Pericystitis trigoni die übrige Blase von entzündlichen Veränderungen vollständig frei geblieben ist.

Die von der Pyosalpinx verursachten Blasenerkrankungen finden mithin ihr entsprechendes Analogon in den von der Spermatocystitis, der ,,Pyosalpinx des Mannes" (BELFIELD) ausgehenden Blasenveränderungen.

Zahlreiche neuere Arbeiten (FRANÇOIS, WILDBOLZ u. a.) gönnen denn auch der Cystoskopie einen breiteren Raum in der Schilderung des Krankheitsbildes der Samenblasenentzündung.

Im Anschluß an die Erörterung der Symptomatologie und der Diagnose wollen wir nochmals, wenn auch in gedrängter Kürze, die namentlich für den Praktiker wichtige **Differentialdiagnose** erwähnen, und auf mögliche Fehldiagnosen hinweisen, die in einer Anzahl von Fällen selbst zu schweren, natürlich erfolglosen operativen Eingriffen geführt haben.

Es kommen — wie im diagnostischen Teile bereits erwähnt — in Betracht die Appendicitis (DAILEY und GRANT; WHITE und GRADWOHL), Nierensteine (YOUNG — 10 Fälle) Ureterstriktur und Hydronephrose (WHITE und GRADWOHL, YOUNG, BELFIELD, HERBST — 2 Fälle —, CAULK, MARK und HOFFMANN — 3 Fälle), Beckenabscesse mit und ohne Perforation in die Blase (HERMAN und STUART), Prostatacarcinom (MARION, ROCHET), schließlich Peritonitis (Übergreifen der Entzündung auf das Bauchfell). Selbstverständlich sind es auch die benachbarten Organe des Urogenitaltraktes, und diese vor allem, welche durch ihre Miterkrankung eine Spermatocystitis verdecken können. Es muß die Aufgabe einer exakten topischen Diagnose sein, hierbei diagnostische Irrtümer zu verhüten.

## g) Prognose.

*Verlauf* und namentlich *Prognose* der Samenblasenentzündung sind in erster Linie von dem jeweiligen mehr oder weniger komplizierten Bau des erkrankten Organs abhängig, worauf ja schon PICKER selbst in seiner wertvollen Monographie eingehend hingewiesen hat. Es ist auch ohne weiteres einleuchtend, daß die einfacher gebauten Typen des PICKERschen Schemas größere Neigung zu rascher und vollständiger Ausheilung zeigen, als die kompliziert gebauten Samenblasen.

Die Heilung wird behindert, wenn es zur Obliteration des Ductus ejaculatorius gekommen ist (BARNETT, BELFIELD). Es kommt dann zur Retention und zu chronischem Empyem (Analogon zur Pyosalpinx — BELFIELD[1]). Dabei kann es zum Absterben der Bakterien und Sterilität des Inhalts kommen, analog wie ja auch der Tubeninhalt bei der Pyosalpinx in 85% der Fälle steril angetroffen wird.

Im allgemeinen ist die Prognose unsicher, sowohl quoad restitutionem bzw. sanationem des Organs als in funktioneller Beziehung.

Selbst hinsichtlich der Prognose der katarrhalischen Form gehen die Meinungen der Autoren auseinander; während LEWIN und BOHM sie trotz langwierigen Verlaufs für relativ günstig erachten, wird die Vorhersage von anderen weniger günstig beurteilt. Dubioser ist die Prognose bei den eitrigen Formen, wo besonders ein Übergreifen auf das Peritoneum, ja selbst ein Durchbruch nicht außer dem Bereich der Möglichkeit liegt, und am ungünstigsten bei der fibrösen Form, wo es zum Untergang der Schleimhaut und zur Verödung und Schrumpfung des ganzen Organs kommen kann.

Meist sind es chronische Fälle, welche in die Hände des Arztes gelangen.

---

[1] Selten — im Gegensatz zur Tuberkulose — kommt es zu vollkommener Verödung und Umwandlung des Organes in solide Bindegewebsmassen, häufiger zu abgeschlossenen Retentionscysten durch Abschnürung von Divertikeln. Auch bei offenem Abfluß kann es unter Umständen zur Dilatation der entzündeten Samenblase kommen, ein Zustand, der als *atonische Dilatation* bezeichnet wurde.

Der Verlauf ist im allgemeinen langwierig und schleppend und erfordert, namentlich wegen der langen Dauer und der Häufigkeit der Rezidive, welche besonders bei der katarrhalischen Form beobachtet werden, viel Geduld und Ausdauer seitens des Kranken und des Arztes. Selbst nach dem Urteile von White und Gradwohl, die über ein immenses Material verfügen, sind die Resultate der Behandlung nicht zufriedenstellend. Insbesondere weisen diese Autoren darauf hin, daß meist das neuropsychische Moment in hohem Grade prädominiert und daß Pessimismus und Hoffnungslosigkeit, denen die Kranken leicht verfallen, der Heilung wenig förderlich sind. Sie fordern in Übereinstimmung mit fast allen Autoren eine durch lange Zeit fortgesetzte Behandlung durch palliative Maßnahmen und bezweifeln, daß nach Erschöpfung dieser ein großer chirurgischer Eingriff, wie ihn die Vesikulektomie darstellt, gerechtfertigt sei, ausgenommen bei akuten Eiterungen und bei rheumatischen und Gelenkserkrankungen, die durch periodische Ausschwemmung von Mikroben ins Blut bedingt sind, und schließlich bei sklerotischen und atonischen Samenblasen, welch letzteren wechselnde Symptome in verschiedenen Intervallen erzeugen.

Unbedingt müssen (und darin sind sich wohl alle Autoren einig) alle palliativen Behandlungsmethoden erschöpft sein, ehe man an ein aktives Eingreifen denkt.

## h) Behandlung der Spermatocystitis.

Die Behandlungsmethoden der Samenblasenentzündung sind teils konservative, teils operative. Die letzteren werden von besonderer Seite in einem eigenen Abschnitt abgehandelt.

Was zunächst die *akute* Spermatocystitis betrifft, so ist ein möglichst wenig aktives Vorgehen, vor allem Vermeidung jeglicher instrumentellen Behandlung anzuraten. Man begnüge sich im allgemeinen mit Verordnung reizloser Diät, Alkoholverbot und sexueller Hygiene, sowie Regelung des Stuhlgangs. Als zweckmäßig erweist sich oft die von Petersen empfohlene Einführung kleiner Eisstückchen in den Darm oder die Anwendung des kühlen Arzberger-Apparates. Oft werden Narkotica wegen der heftigen Schmerzen zur Anwendung gebracht, gleichzeitig auch die lästige sexuelle Irritation, welche ihrerseits dem Entzündungsprozeß Vorschub leistet, günstig beeinflussen. Zu warnen ist jedenfalls vor Massage des akut entzündeten Organs, da es hierdurch sehr leicht zur Propagation auf dem Wege der Lymphbahnen mit Allgemeininfektion (Sepsis, Pyämie und Polyarthritis) kommen kann. In jenen Fällen, wo der Abfluß einer intravesiculären Eiteransammlung behindert ist, tritt das operative Verfahren (Vesiculotomie) in seine Rechte, welches eine sichere Eiterentleerung gewährleistet.

Die *Massage* spielt für die Behandlung der *chronischen* Spermatocystitis eine dominierende Rolle. Sie dient nicht allein der Eliminierung des retinierten Samenblaseninhalts, sondern vergrößert gleichzeitig den Blutafflux, bessert die peristaltische Funktion des Organs (Shea) und fördert die Lösung von bindegewebigen Adhäsionen mit der Umgebung.

Über die entsprechende Technik (Position des Kranken und des Arztes) wurde bereits in den der Palpation und diagnostischen Expression gewidmeten Zeilen ausführlich gesprochen. Man wird in der Regel bei gefüllter Blase und unter entsprechenden Kautelen (vorherige Massage der Prostata usw.) die Samenblase exprimieren. Die Massage soll möglichst kräftig (Wolbarst), aber doch nicht stark genug sein um eine Blutung zu erzeugen (Fahrmann). Allzu energische Massage hat in einem Falle von Rolnick sogar zur Ruptur der Samenblase geführt.

Das Ausstreichen des Organs muß von der Kuppe gegen den Ausführungsgang zu erfolgen. Über die Dauer und Häufigkeit der Massage können absolute Regeln nicht aufgestellt werden; ihr Effekt (Sekretabfluß, Änderung der Konsistenz, Abnahme der Schmerzhaftigkeit) wird im einzelnen Falle hierfür bestimmend sein. Selbstverständlich wird jeder Massage eine genaue cytologische und eventuell bakteriologische Untersuchung des Expressats folgen müssen, desgleichen eine antiseptische Irrigation der ganzen Harnröhre und Blase behufs Vermeidung einer Neuinfektion dieser Schleimhäute durch den infektiösen Samenblaseninhalt.

Im allgemeinen wird die gefüllte Blase als Widerlager genügen und sich die Befolgung des von RELIQUET (später MERK bei v. SAAR) angegebenen Vorschlags, auf einer in die Urethra eingeführten Sonde zu massieren, erübrigen.

Daß und aus welchen Gründen die Autoren in überwiegender Zahl für die Benützung des natürlichen Massageinstrumentes, des eingefetteten Fingers, eintreten und die verschiedenen hierzu angegebenen, zum Teil sinnreich erdachten Instrumente verwerfen, wurde bereits an anderer Stelle erwähnt.

Zur Erleichterung des Sekretabflusses aus den Ductus ejaculatorii dürfte auch die Dilatation der hinteren Harnröhre zwecks Eröffnung der Mündungen der Ausspritzungskanäle, eventuell eine instrumentelle Dilatation dieser letzteren selbst (DELZELL und LOWSLEY) von Vorteil sein.

Die Massage als Hauptfaktor der palliativen Behandlung darf in keinem Falle forciert und allzu lange fortgesetzt werden, weil ein nach länger fortgesetzter Massage ausbleibender Erfolg auch späterhin nicht mehr zu erwarten ist, ja im Gegenteil in vielen Fällen, namentlich bei sexuellen Neurasthenikern, sogar eine Verschlimmerung herbeigeführt werden kann.

Aus diesem Grunde ist auch bei aller gebotenen Beharrlichkeit und Ausdauer in der palliativen Behandlung überhaupt doch vor einer Polypragmasie zu warnen. „These cases are often overtreated" (WHITE und GRADWOHL). Es empfiehlt sich die Einschaltung von Ruhepausen in der Behandlung (schon wegen der durch allzu häufige und prolongierte Massage hervorgerufenen Reizzustände des Anus und des Rectums).

Daß sich bei Vorhandensein einer Epididymitis die Massage verbietet, ist wohl selbstverständlich. Aber auch bei Polyarthritis muß man mit der Massage sehr vorsichtig sein, da oft Exazerbationen oder das Befallenwerden vorher gesunder Gelenke die durch die Massage herbeigeführte Propagation des infektiösen Samenblaseninhalts beweisen, und hier meist erst ein radikaler chirurgischer Eingriff zur Heilung führt.

Genaue Regeln, welche Formen der chronischen Spermatocystitis der Massagebehandlung zuzuführen sind, sowie Weisungen über die Dauer der durchzuführenden Behandlung lassen sich nicht aufstellen. Sie ergeben sich im Einzelfalle aus der persönlichen Erfahrung und der genauen Beurteilung des jeweils erzielten Effekts, wie dies bereits oben erwähnt wurde.

In manchen Fällen hat sich nach Versagen vorausgegangener Behandlung die Diathermie als erfolgreich erwiesen (E. ROUCAYROL, W. H. EHRICH). Bei der folgenden Massage ließ sich die Samenblase leichter entleeren, der Charakter der Sekretion änderte sich und es trat Besserung, nach einiger Behandlung Genesung auf (500—600 Milliamp. durch 30—40 Minuten in 4—15 Sitzungen).

GAZZARINI hat eine neue Rectalelektrode angegeben, welche die genauere Lokalisierung der Therapie sichert.

Bei der Besprechung der palliativen Behandlung wäre noch der modernen Vaccinetherapie zu gedenken. Man hat vielfach durch Vaccination, in erster Linie mit Autovaccine, eine rein ätiologische Beeinflussung der Samenblaseninfektion angestrebt. Doch sind im allgemeinen die Erfolge keineswegs durchaus zufriedenstellend. In einzelnen Fällen (BARNETT, BELFIELD, MACLEOD) zeitigte die Methode überraschende Erfolge, doch berichtet BELFIELD auch von ebenso vielen Mißerfolgen. FRANÇOIS sah bei einem größeren Material von dieser

Behandlung überhaupt keinen Wert. Duhot hinwiederum beobachtete einen trotz 10 jähriger Behandlung refraktär gebliebenen Fall von Streptokokken-Spermato-cystitis, bei dem nach Injektion artfremden, hochwertigen Streptokokken-serums in größerer Menge und in kurzen Intervallen (250 g in 3 Dosen innerhalb eines Tages) die Streptokokken gänzlich aus dem Sekret verschwanden. Nach 5—6 Tagen stellten sich schwere Reaktionserscheinungen (Erythem, Lähmung der unteren Extremitäten, Gelenkschmerzen und hohes Fieber) ein, die bedroh-lichen Charakter annahmen, aber am nächsten Tage wieder verschwanden. Wie dieser Fall lehrt, ist bei Anwendung dieser in ihrem Erfolge noch nicht genügend erprobten Therapie jedenfalls große Vorsicht am Platze.

Ähnliches gilt auch von der in den letzten Jahren vielfach geübten *Protein-körpertherapie*, wiewohl es auch hier begeisterte Anhänger gibt, wie z. B. Fahrman, welcher der Meinung ist, daß die physikalischen und biologischen Heilfaktoren und die Proteinkörpertherapie einen dauernderen Wert haben als die chemische, welche wohl rascher, aber nur vorübergehend wirkt.

Einen wichtigen Fortschritt in der konservativen Behandlung der Spermato-cystitis bedeutet die allgemein unter dem Namen der Belfieldschen *Operation* bezeichnete Eröffnung des Ductus deferens zum Zwecke der Einführung von Medikamenten in die Samenblase auf dem Wege des Samenleiters. Voelcker vindiziert die Priorität der Methode für Hermann v. Büngner, der sie bereits im Jahre 1901 auf dem Deutschen Chirurgenkongreß für die Behandlung tuber-kulöser Samenblasen mit Jodoformglycerin nach sog. hoher Kastration vor-brachte. Auch Young hat in dem gleichen Jahre die Bloßlegung des Ductus deferens und Injektion von Carbolsäure bei Tuberkulose in Vorschlag gebracht und seither die Tuberkulose der Samenblase nach Ausführung der Epididym-ektomie auf diese Weise behandelt. William T. Belfield hat zuerst im Jahre 1905 und eingehender im Jahre 1909 das Verfahren methodisch ausgearbeitet.

In bezug auf die Nomenklatur herrscht vielfach Unklarheit und mangelnde Präzision. Als *Vasotomie* sollte wohl die Incision des Ductus deferens, als *Vasostomie* die Incision mit Offenerhalten des Lumens (zum Zwecke wiederholter Injektion), als *Vasoligatur* die Unterbindung des Samenleiters benannt werden. Die Durchtrennung des Ductus deferens zwischen zwei Ligaturen wäre als solche bzw. als *Resektion* zu bezeichnen. Die Bezeich-nung *Vasopunktur*[1] (analog der Venaepunktion) bedarf keiner besonderen Erläuterung.

Für die Eröffnung des Samenleiters zum Zwecke der Injektion von Medi-kamenten ist eine ganze Reihe verschiedener Verfahren angegeben worden. Eine Zusammenstellung derselben findet sich bei Lespinasse. Modifikationen in manchen Details haben Frank Kidd, Greenberg, Hess, Thomas, Ross und mehrere andere vorgeschlagen. Gegenüber der früher bevorzugten Vaso-tomie (Eröffnung des Ductus deferens durch eine kleine Incision mit dem Spitz-bistouri) hat sich in letzter Zeit die Punktion des bloßgelegten Samenleiters mittels verschiedener, zum Teil eigens konstruierter Nadeln den Vorrang erobert. Auch Belfield selbst spricht in seinen letzten Publikationen (1925) wohl noch von der Vasotomie, führt aber nur mehr die Vasopunktur aus, welche er eben schlechthin als Vasotomie bezeichnet.

Auch die percutane Punktion ist in Vorschlag gebracht worden, doch hat sich dieses Verfahren wegen der technisch schwierigen Durchführbarkeit nicht durchzusetzen vermocht, zumal ein sicheres Eindringen der Flüssigkeit in den Ductus deferens nicht gewährleistet ist.

Lespinasse fordert für die einzuführenden Arzneimittel folgende Eigen-schaften: sie dürfen das Epithel des Ductus deferens nicht ätzen, seine Schleim-

---

[1] Thomas gebraucht als erster im Jahre 1919 die Bezeichnung Vasopunktur. Das Ver-fahren übte er schon 1913.

haut sowie die hintere Harnröhre nicht reizen, sie sollen befähigt sein, die Sekrete und Exsudate zu lösen und eine antikoagulierende Eigenschaft besitzen, um die normale Koagulation dieser Sekrete zu verhindern, sie müssen schließlich bactericide Wirkung haben.

*Kein* Medikament wird allen diesen Forderungen gerecht.

Reizende Lösungen erzeugen einen Spasmus der Samenblase, welche sich sofort ihres Inhalts entledigt. Von den meisten Autoren wird das Kollargol in $10^0/_0$iger oder auch schwächerer Lösung bevorzugt. Es wird in der Menge von 3—20—30 ccm empfohlen.

Besser als Kollargol und die kolloidalen Präparate ist nach GREENBERG Arg. nitricum in $2^0/_0$iger Lösung wirksam.

Daneben sind Argyrol ($10^0/_0$), Protargol ($0,5^0/_0$), Neosilvol $10^0/_0$, Acriflavin ($1^0/_{00}$), Mercurochrom ($2^0/_0$ — dieses hat sich KIELE nicht bewährt), Mercurophen (1 : 5000), Meroxyl ($1^0/_0$), Chlorazen (1 : 1000—4000) und Natr. bicarbon. ($1—5^0/_0$), also im wesentlichen alle auch zur Behandlung der Urethritis empfohlenen Mittel im Gebrauch.

DELZELL und LOWSLEY empfehlen den häufigen Wechsel der Medikamente.

LESPINASSE erblickt in einer Mischung von Immunserum mit frischem menschlichen oder tierischen Blutserum das idealste Mittel für die Desinfektion der Samenblase, aber der therapeutische Wert desselben ist wohl noch zweifelhaft.

Die Injektion selbst soll langsam und unter gelindem Druck durchgeführt werden. Eine vorausgehende Massage zur Entleerung der Samenblase (DESPOUYS) kann nur vom Nutzen sein.

LUYS empfiehlt nach der Waschung der Samenblase den *Darm* zu *immobilisieren* (Opium durch mindestens 4 Tage), um die Kontraktion der Samenblase und Elimination des Kollargols zu verhüten, welches längere Zeit einwirken soll. Aus gleichem Grunde wird von mancher Seite auch Bettruhe empfohlen.

Über die Häufigkeit der Injektion bzw. die einzuschaltenden Intervalle gehen die Meinungen stark auseinander. Bestimmend ist wohl hauptsächlich der Umstand, wie lange die eingespritzte Lösung in dem Labyrinth der Samenblase zurückgehalten wird. Darüber geben nun mehrfache Beobachtungen Aufschluß. So hat v. SAAR in zwei Fällen von Semikastration 4 ccm einer $10^0/_0$igen Jodoformglycerinlösung eingespritzt und bei fortlaufender Röntgenkontrolle erst nach 10—12 Tagen die letzten Reste aus der Samenblase verschwinden gesehen. CUMMING und GLENN konnten sich überzeugen, daß die Medikamente Wochen und Monate, in einem Falle sogar 4 Monate lang in der Samenblase verblieben, aus welcher sie nach Massage derselben zutage kamen.

BELFIELD selbst macht 3 Injektionen im Laufe einer Woche. ETTERLEN führt 3 Injektionen, falls erforderlich, in Abständen von 6—7 Tagen aus. FRANÇOIS injiziert 1—2mal täglich durch 8—20 Tage. CUMMING und GLENN wiederholen die Punktion 8 Tage lang evtl. täglich.

Selbstverständlich hat die Behandlung eine *exakte Indikationsstellung* zur unerläßlichen Voraussetzung.

H. L. KRETSCHMER hat 50 anderweitig operierte Fälle gesehen, welche sämtlich die alten Beschwerden beibehalten hatten. Bei vielen bestanden Urethralstrikturen, bei vielen fand sich Eiter in der Prostata, viele zeigten verdickte und sklerotische Samenblasen.

BELFIELD hat als *Indikation* für die Vasotomie im allgemeinen akute und chronische Infektionen der Samenblasen[1] und Ampullen sowie rezidivierende Epididymitis auf Grund von Samenblaseninfektion aufgestellt. In den neueren Publikationen tritt auch die Indikation der chronischen Arthritis immer mehr in den Vordergrund.

---

[1] Nach BELFIELD ist das Stadium der Exazerbation der günstigste Zeitpunkt für die Behandlung der chronischen Spermatocystitis.

Die Indikation für die Vasotomie kann auch eine bloß diagnostische sein um die Ausführung der Vesiculographie zu ermöglichen. Doch ist beispielsweise v. Saar der Meinung, daß dieser Zweck den immerhin nicht ganz gleichgültigen Eingriff nicht rechtfertige, da die Erhöhung des Binnendruckes der infizierten Samenblase auch zu septischer Allgemeininfektion führen kann.

Als *Kontraindikation* gelten die akute Epididymitis sowie die akute Urethritis anterior, ferner der Befund von harten fibrösen Samenblasen. Im letzteren Falle ist die Operation zwecklos und steigert nur noch den ohnehin vorhandenen Schmerz (Herbst und Mark). Hier tritt die Vesiculektomie in ihre Rechte.

Die *Erfolge* der Behandlung werden zum Teil außerordentlich optimistisch, andererseits aber auch nicht ohne Skepsis beurteilt.

Belfiled selbst hat im Verlaufe von 22 Jahren (1925) 1143 Fälle operiert und in 80% restlose Heilung erzielt. Cumming und Glenn haben unter 55 Fällen (Vasopunktur) 40 mal, François in zwei Dritteln seiner Fälle rasche Heilung eintreten gesehen.

Kidd Frank hat von 25 Fällen in 4 Fällen keinen Erfolg gesehen, in allen übrigen die Erkrankung in 3 Wochen zur Heilung gebracht. Auch Luys bezeichnet auf Grund von 150 Vasopunkturen die Resultate als ausgezeichnete, desgleichen setzen sich Wolbarst, Irving Simons, Herbst u. a. mit Wärme für das Verfahren ein.

Hingegen ist Cummingham von den Resultaten nicht befriedigt, ja er hält mit Picker und Abr. Nelken eine gründliche Keimabtötung in allen infizierten Bezirken der Samenblase überhaupt für nicht möglich und empfiehlt deshalb radikaleres Vorgehen. Auch Clinton Smith tritt der aus vorschneller Begeisterung geborenen Meinung, als sei diese Methode als eine Panacee für alle Arten von Samenblaseninfektion anzusehen, mit Entschiedenheit entgegen und betont ihren durchaus zweifelhaften Wert, besonders in alten Fällen mit schweren Veränderungen des Organs.

Fehlt es somit nicht an zahlreichen Stimmen vorsichtiger Zurückhaltung und ernsten Zweifels, so fallen mehr noch jene ins Gewicht, welche auf *Schädigungen und Gefahren* hinweisen, die durch die vielfach für allzu harmlos gehaltene Belfieldsche Behandlungsmethode hervorgerufen werden.

Über diese Frage hat sich eine recht umfangreiche Kontroverse entsponnen. Belfield selbst, der hierzu kritisch Stellung nimmt, spricht von dreierlei Schädigungen:

1. Könne die Injektion *statt in das Lumen außerhalb desselben* erfolgen. Um dies zu vermeiden, widerrät Belfield den Gebrauch scharfer Nadeln, welche nach der Einführung in das Lumen auch in die Wand eindringen können, und empfiehlt eine *stumpfe Silberkanüle.*

2. Die Entstehung einer *Epididymitis* im Gefolge der Injektion. Diese sei jedoch niemals auf eine mechanische Schädigung oder auf die chemische Wirkung der eingeführten Medikamente zurückzuführen, sondern nur bei eitriger *Infektion der Wunde* möglich. Darin pflichten Belfield, G. Luys, H. C. Rolnick u. a. bei.

3. Der *Verschluß des Ductus deferens.* Dieser könne wohl durch ausgedehnte *Laceration* des Samenleiters, seiner Scheide oder der benachbarten Gewebe zustande kommen, Schädigungen, welche jedoch bei einiger Aufmerksamkeit leicht zu vermeiden seien und lediglich dem Operateur zur Last fallen.

Aber auch *epithelzerstörende chemische Stoffe* können zur Obstruktion des Ductus deferens führen. Davor behütet die Wahl geeigneter Medikamente, denen epithelschädigende Eigenschaften fehlen.

Ferner könne *Wundinfektion mit folgender Narbenbildung* zum Verschluß des Samenleiters führen. Die Asepsis müsse also strenge gewahrt werden.

Schließlich könne es zur *Regurgitation* [1] der Injektionsflüssigkeit kommen, welche für die Wand selbst harmlos, im umgebenden Bindegewebe konstringierende Narbenbildung erzeugt. Dies sah BELFIELD nach Anwendung des sonst ausgezeichnet wirksamen und deshalb von vielen Autoren bevorzugten Kollargols. Auch THOMAS und BIRDSALL haben nach Kollargolgebrauch in 50% der Fälle Okklusion festgestellt. J. BRAMS hat in einer großen Reihe von Hundeversuchen nach Injektion von 5% Kollargol in den Ductus deferens histologisch schwere Veränderungen im Samenleiter nachgewiesen. In seiner durch ausgezeichnete Abbildungen erläuterten Arbeit zeigt er, daß es zunächst zu einer intensiven akuten entzündlichen Reaktion mit Zerstörung des Lumenepithels, Ödem der Mucosa und Muscularis und zu dichter Rundzelleninfiltration kommt. Später kommt es zu Proliferation von Fibroblasten, welche innerhalb zwei Wochen nach der Operation zum kompletten Verschluß der Lichtung führt.

In experimentellen Untersuchungen (91 Vasotomien an 47 Hunden) hat ROLNICK festgestellt, daß Kollargol, Mercurochrom, Mercurophen, Meroxyl — diese Mittel wurden absichtlich in stärkerer Konzentration als sonst verwendet — wegen ihrer reizenden Wirkung häufig zur Okklusion des Ductus deferens führten. Allein das *Chlorazen* zeigte bei verhältnismäßig hoher Konzentration (1—2%) geringere Reizwirkung. In einer Verbindung von 1 : 400—500 kann dieses nach ROLNICK ohne Furcht vor Regurgitation nach der Scheide des Ductus deferens und dem dadurch bedingten Verschluß des Samenleiters mit Erfolg zur Anwendung gebracht werden.

Im allgemeinen begünstigt die Vasotomie die Okklusion, weshalb die *Vasopunktur* ihr vorzuziehen ist.

Als besondere Vorteile seiner Vasopunktur rühmt THOMAS ihre größere Einfachheit, die geringere Traumatisierung des Samenleiters, die geringere Schmerzhaftigkeit des Eingriffes und die kurze Rekonvaleszenz, weiters die geringere Möglichkeit der Regurgitation antiseptischer Flüssigkeit in den Samenstrang (Funiculitis), die geringere Infektionsgefahr (Epididymitis), die geringere Neigung zu Verschluß und Strukturbildung und endlich die Möglichkeit beliebig häufiger Wiederholung.

CUMMING hat von 336 Fällen, in denen er die beiderseitige Vasopunktur ausgeführt hatte und unter denen in 288 Fällen keine Epididymitis vorausgegangen war, 113 Fälle nachuntersucht. Die Kontrolle ließ in allen Fällen Spermien im Ejakulat nachweisen.

BELFIELD selbst hat u. a. 8 Männer mit *je einem* funktionierenden Hoden vasopunktiert und bei allen nach der Punktion reichlich Spermatozoen gefunden.

Ebenso konnte CLINTON SMITH in 100 Fällen nach Vasopunktur Spermatozoen nachweisen.

THOMAS und BIRDSALL haben bei vergleichenden Versuchen an Hunden nach 18 Vasotomien in 55% einseitigen, in 33% beiderseitigen Samenleiterverschluß festgestellt. Hingegen war es nach 20 Vasopunkturen nur *einmal* (5%) zur Okklusion gekommen.

Die *Samenblasenwaschung vom Ductus ejaculatorius her* findet auf mancher Seite, wie bei DELZELL und LOWSLEY, YOUNG und WATERS u. m. a. wärmste Anhängerschaft.

In auffallendem Gegensatz zu diesen auf ihre ausgezeichneten Erfolge hinweisenden Wortführern der Samenblasenwaschung auf dem Wege der

---

[1] Regurgitation verursacht Schmerz und Fieber und kann sogar perineale und suprapubische Infiltrate erzeugen.

Ausspritzungskanäle betonen FRASER, REITH und GOLDSCHMIDT, daß der Katheterismus der Ausspritzungskanäle nur bei normaler Urethra, niemals jedoch bei kranker Urethra gelinge und daß die Injektion in die Samenblase überhaupt unmöglich sei, da die Flüssigkeit stets neben der Kanüle zurückfließe. Auch wurden stets (bei Anwendung der YOUNGschen gegabelten Kanüle) Schädigungen beobachtet.

Auch ein Pionier der Methode wie LUYS bekennt, daß die Urethra posterior in der Regel deformiert und besonders der Colliculus seminalis verändert sei, und daß Deformationen oder polypöse Bildungen den Katheterismus schwierig, oft sogar ganz unmöglich machen, weshalb die Injektion durch den Samenleiter vorzuziehen sei.

Noch absprechender äußert sich ROLNICK. Bei Versuchen an Leichen, Flüssigkeit durch den Ductus ejaculatorius in die gefüllte Samenblase zu injizieren, ergab sich auch hier, daß, wenn die Samenblase gefüllt war, die Flüssigkeit entlang der Nadel wieder zurücklief. In einem einzigen von 24 Versuchsfällen war die Ampulle von der Kontrastflüssigkeit erfüllt. Es erscheint demnach unmöglich, die Ampulle vom Ductus ejaculatorius her zu füllen. Da die Ampullen meist miterkrankt sind, ist der Versuch einer medikamentösen Behandlung der Samenblasen von den Ausspritzungskanälen her ein „zweckloses Bemühen". Auch betont ROLNICK die Schwierigkeit und Unsicherheit der Technik unter Hinweis darauf, daß ihm sogar an seinen Leichen in vielen Fällen die Auffindung der Mündungen der Ductus ejaculatorii nicht habe gelingen können.

R. PICKER, welcher die Samenblasenwaschung überhaupt verwirft, hält die sich auf strenge Indikationsstellung stützende Expression der Organe, welche sich von landläufiger schablonisierender Massage durch Exaktheit und Zielbewußtheit unterscheiden müsse, für durchaus genügend. Daß übrigens die sonst üblichen Behandlungsmethoden keinesfalls vernachlässigt werden dürfen, darüber herrscht unter den Autoren volle Einmütigkeit, und immer wieder wird auf den großen Wert der konservativen Therapie mit Nachdruck hingewiesen.

# 11. Tumoren.

Nur selten werden die Samenblasen von Geschwulstbildungen befallen. Zumal maligne Tumoren, welche dieses Organ zu ihrem *primären* Standort erwählen, gehören zu den besonderen Raritäten.

GUELLIOT erwähnt von *gutartigen* Tumoren das vereinzelte Vorkommen von *Angiomen* und *Lipomen*.

Die *cystischen* „Geschwulstbildungen" haben wir in einem eigenen Kapitel abgehandelt. Dort erscheint auch ein von VOELCKER beobachteter, einen ungefähr 100 ccm fassenden Hohlraum einschließender Tumor registriert, der sich bei näherer Untersuchung als ein *Myom* herausstellte und deshalb an dieser Stelle genauere Erwähnung finden soll.

Der 56jährige Patient hatte durch fast zwei Dezennien an Schmerzanfällen in der Dammgegend gelitten, deren stetig zunehmende Heftigkeit ihn zum Morphinisten werden ließ. Zahlreiche Chirurgen hatten ihn ergebnislos untersucht bzw. behandelt. VOELCKER fand nun bei aufmerksamer Untersuchung oberhalb der Prostata eine glatte, rundliche, nicht schmerzhafte, mit der Rectalschleimhaut nicht verwachsene Anschwellung, die sich bei bimanueller Palpation als apfelgroßer, etwa kugelrunder fester Körper erwies. Im cystoskopischen Bilde erschien die hintere Blasenwand durch den Tumor vorgewölbt.

Bei der operativen Freilegung ließ sich eine mehrere Millimeter dicke bindegewebige Kapsel feststellen, die den weißlich glänzenden Tumor umkleidete. Die Incision des letzteren ließ erkennen, daß er eine dicke Wandung besaß und einen glattwandigen Hohlraum umschloß. Es gelang, den Tumor bis auf ein kleines Stück, welches sich mit der Blase innig verwachsen zeigte, ohne Nebenverletzung zu exstirpieren.

Der Kranke genas nach 3 Wochen und blieb von da ab beschwerdefrei.

Das Präparat stellte einen faustgroßen Tumor dar, dessen 1—3 cm dicke Wand konzentrische Schichtung zeigte und sich mikroskopisch als ein *Myom* erwies.

VOELCKER erwähnt auch ein ähnliches von LUCKSCH beschriebenes Sektions-präparat.

An der Hinterwand der Blase eines 54jährigen Mannes fand sich 2 cm oberhalb der Prostata, in Fettgewebe verborgen, eine $1^1/_2$ cm im Durchmesser haltende rundliche Geschwulst, die mit den Samenleitern in fester Verbindung stand und nur aus *Myomgewebe* bestand.

Die Annahme von LUCKSCH, daß sich der Tumor von Resten der MÜLLER-schen Gänge herleite, macht sich VOELCKER auch für seinen oben beschriebenen Fall zu eigen.

Die Provenienz dieses von VOELCKER als *Myom der Samenblasenkapsel* beschriebenen Tumors der Samenblasengegend und insbesondere sein wirklicher Zusammenhang mit der Vesicula seminalis erscheint allerdings unsicher; die Samenblasen waren, soweit der Beschreibung entnommen werden kann, weder palpatorisch nachzuweisen, noch bei der Bloßlegung zur Darstellung gekommen. Sicher ist nur, daß es sich um eine zwischen Blase und Mastdarm, oberhalb der Prostata gelegene Geschwulstbildung gehandelt hat. Das gleiche gilt für den Fall von LUCKSCH.

Ein *Fibromyom* der Samenblase ist von W. CEELEN aus dem Berliner pathol.-anatomischen Institut beschrieben.

Der 67jährige Kranke hatte durch etwa $^3/_4$ Jahre an ,,wechselndem Stuhlgang'' und zeitweiligem Erbrechen gelitten. Vor 12 Wochen wurde wegen aufgetretenen Ascites punktiert. Bei der Rectaluntersuchung stieß der Zeigefinger nach links oben auf eine ziemlich derbe, nicht weiter abgrenzbare Resistenz. Die Prostata war deutlich tastbar.

Nach Entleerung von 500 ccm dunkelgefärbten Harnes mit dem Katheter ließ sich am Tage vor dem Exitus in der linken Unterbauchgegend ein Tumor tasten, der sich jedoch wegen des starken Ascites nicht genauer lokalisieren ließ.

Die Sektion ergab folgende Verhältnisse: Aus dem kleinen Becken ragte ein derber, etwa kindskopfgroßer, oberflächlich von Peritoneum überzogener Tumor hervor. Rectum und Flexura sigmoidea waren ebenso wie die Blase durch den Tumor plattgedrückt, die letztere nach links verdrängt. Nach unten reichte die Geschwulst bis an die Pars membranacea urethrae, nach oben bis reichlich handbreit über die Symphyse. Die Pars prostatica urethrae war in die Länge gezogen, die kleine Prostata saß mit der hinteren Seite dem Tumor fest an. Der Ductus ejaculatorius der rechten Seite vereinigte sich vor dem Eintritt in die Prostata mit jenem der Gegenseite. Die rechte Samenblase erschien wesentlich kleiner als die linke und lag medial und unter der linken. An ihrer Hinterseite schien sie in den Tumor überzugehen. Im Innern des Tumors fand sich eine Höhle, welche 70 ccm trüber grauroter Flüssigkeit einschloß. Ihre Wand war fetzig, zeigte anhaftende Blutgerinnsel und eine graugelbe bis grauweiße Farbe. Die Wanddicke betrug 3—4 cm.

Die *mikroskopische* Untersuchung des Tumors ließ streifige Zellzüge erkennen, deren Elemente langgestreckte, stäbchenförmige Kerne zeigten. Das Protoplasma, welches sich mit VAN GIESON-Lösung gelb färbte, erschien größtenteils wie bestäubt mit feinsten, gelb-braunen Pünktchen, die mit Sudan einen blaßrötlichen Farbenton annahmen. Der Tumor war überdies durchzogen von grobfaserigen, sich nach VAN GIESON leuchtend rot färbenden Bindegewebsstreifen sowie von Blutgefäßen. Vereinzelte Stellen ließen nekrotische Vorgänge erkennen. Weiters fanden sich, teils in Gruppen zusammenliegend, teils isoliert, hyalin degenerierte Gefäße.

Während das vordere Drittel der rechten Samenblase histologisch normale Verhältnisse zeigte, waren die beiden hinteren Dritteile in den Tumor aufgegangen.

Die histologische Diagnose lautete demnach: Fibromyom mit starken regressiven Veränderungen und angiomatösen Partien.

Die eigentliche Todesursache war eine Lebercirrhose mit Ikterus, Ascites und Cholämie. ,,Daß jedoch auch der an und für sich gutartige Tumor bereits eine deletäre Wirkung entfaltet hatte, bewies der schon ziemlich stark hydronephrotische Zustand der Nieren (infolge Kompression der Ureteren), der bei weiterem Fortschreiten zur Urämie geführt hätte.''

Von den *bösartigen* Geschwülsten ist das *Sarkom* der Samenblasen bisher in einem *einzigen Falle* von W. ZAHN beobachtet.

Die Sektion eines 76jährigen Mannes ergab, ,,daß beide (Samenblasen) und ganz besonders die rechte, beträchtlich vergrößert sind. Die linke Samenblase zeigt bis zu ihrem untersten Abschnitt keine Veränderungen, hier aber ist sie verdickt, von weißlicher Farbe und haftet einer sie mit der rechten Samenblase verbindenden Geschwulst von der Größe einer Kirsche fest an. Die rechte Vesica seminalis selbst ist sehr derb und in eine weißliche Masse umgewandelt, die keine Windungen und Divertikel mehr erkennen läßt. Auf dem Schnitt hat sie eine weiße Farbe, ein fast sehniges Aussehen, sie ist von derber Beschaffenheit und im allgemeinen transparent. Man kann in ihr verschiedene ziemlich weite rundliche Öffnungen und längliche Spalten erkennen, die sich durch ihre gelbbräunlichen Wandungen von dem sie umgebenden weißlichen Gewebe scharf abheben. Das an die Samenblase angrenzende Prostatagewebe hat ein nicht ganz normales Aussehen, indem dasselbe . . . in der Mitte . . . eine weißliche Farbe hat."

*Mikroskopischer* Befund: ,,Die erkrankten Partien der Prostata sind von zahlreichen kleinen Rundzellen durchsetzt, die Drüsenläppchen selbst jedoch gut erhalten. Die Öffnungen und Spalten, welche sich in der an Stelle der rechten Samenblase vorhandenen Geschwulst vorfinden, sind . . . die noch ziemlich wohlerhaltenen Kanäle der Samenblase. Die Schleimhaut selbst ist bis zur elastischen Schicht der Wandung verhältnismäßig wenig verändert, die Epithelien der in der letzteren enthaltenen Drüsen sind gut erhalten." Erst außerhalb der elastischen Grenzschicht beginnt die eigentliche Tumorgewebsmasse, welche sich zum größten Teile aus verschieden langen Spindelzellen, weiter peripheriewärts aus Rundzellen zusammensetzt.

Da die Herzwand, der linke Nierenhilus und das Peritoneum Sitz multipler Metastasen waren (das Fehlen von Lungenmetastasen erklärte sich durch ein offen gebliebenes Foramen ovale), die Samenblase hingegen gleichmäßig diffus ergriffen erschien und in den Venen ihrer Umgebung Geschwulstthromben nachweisbar waren, wird der Tumor von Zahn als ein ,,*primäres Sarkom der linken Samenblase*" charakterisiert.

Außerordentlich spärlich ist auch die Zahl der mitgeteilten Fälle, in welchen die Samenblase Sitz eines *primären Carcinoms* gewesen ist. Steht ja Fritz König nicht an, sogar die Meinung auszusprechen, daß ,,die Samenblase fast sichere Schutzkräfte gegen die primäre Entwicklung des Carcinoms" besitze, und wenn O. Lyons von dem primären Samenblasencarcinom als einer ,,medizinischen Kuriosität" spricht, so erscheint dies nicht gerade als eine Hyperbel.

Im Einzelfalle wird der Charakter einer vorliegenden Samenblasengeschwulst als *primärer* Tumor oft zweifelhaft bleiben. Schon König betont, daß ,,die direkte Entwicklung des primären Samenblasencarcinoms von normaler Schleimhaut vielleicht nie wird konstatiert werden können, denn es liegt in der Natur der Sache, daß nur vorgeschrittene Tumoren dieses Ausganges zur Beobachtung kommen . . . Von ausschlaggebender Bedeutung wäre es, wenn einmal in einer krebsigen Alveole der Samenblase Spermatozoen nachgewiesen würden".

H. Kudlich, welcher in jüngster Zeit (1926) einen Fall aus dem Ghonschen Prager pathol.-anatomischen Institut beschrieben hat, konnte in der Literatur nur 4 Fälle [1] auffinden, in denen die Samenblasen als Ursprungsorgan eines Carcinoms gelten können.

Wir sind in der Lage, 11 aus der Literatur gesammelte Fälle und daran anschließend zwei eigene, insgesamt also 13 Fälle [2] anzuführen, wobei wir mit Kudlich betonen müssen, daß nicht in allen Fällen das Ausgehen des Tumors von dem Epithel der Samenblase mit voller Sicherheit erwiesen ist, daß vielmehr in manchem Falle ,,schließlich das Gesamtbild des Falles zur Entscheidung herangezogen werden mußte, da auch die genaue anatomische und histologische örtliche Untersuchung die Diagnose eines primären Samenblasenkrebses wohl stützen konnte, nicht aber mit Sicherheit stellen ließ".

Ein solcher Fall ist auch der von Kudlich selbst bekanntgegebene.

Ein 84jähriger Mann, bei dem die klinische Untersuchung einen Tumor der Prostatagegend festgestellt hatte, war an den Folgen eines Ileus zugrunde gegangen.
Die Sektion deckte ein Carcinom der Samenblasen (10 : 6 : 5 cm) mit Übergreifen auf die Prostata und starker Durchwachsung derselben auf. Es fanden sich sekundäre Carcinombildungen in den äußeren und inneren inguinalen, in den iliakalen und paraaortalen Lymph-

---

[1] Die Fälle von Guelliot, Walter, Kaufmann und Teubert; die Fälle von Berger und Fenwick werden von Kudlich als unsicher nicht mitgezählt.
[2] Die später erwähnten Fälle von Gay of Boston, Burkard und Harald Johnson sind in dieser Zahl nicht miteinbezogen.

knoten, ferner Metastasen in beiden Lungen, in den Pleuren und im Perikard, Carcinomknoten in den linken tracheobronchialen und den rechten paratrachealen, sowie in beiden bronchopulmonalen und den linken paratrachealen Lymphknoten, auch in den Lymphknoten des Ligamentum pulmonale links.

Der wulstartig quergestellte Tumor zeigte einen knolliglappigen Bau, war von weißlicher, stellenweise rötlicher Farbe und überall von Serosa bedeckt. Die Gegend des Trigonums erschien gegen das Blasenlumen vorgewölbt. Die Prostata zeigte in ihren mittleren Teilen, besonders in der Gegend der Ductus ejaculatorii, eine weißlich markige, knotige Aftermasse.

Mehrere Schnitte durch die Samenblasengegend zeigten die gleiche weißlich markige Tumormasse, von zahlreichen Bindegewebssträngen durchzogen, in denen stellenweise eine gelbliche, fast orangenfarbige Pigmentierung erkennbar war. Von den Samenblasen war beiderseits nichts mehr mit Bestimmtheit festzustellen, wogegen der Samenleiter links deutlich, rechts etwas weniger deutlich hervortrat; die äußeren Wandschichten des letzteren waren stellenweise von einwuchernder Aftermasse durchsetzt.

Histologisch zeigte sich das Bild eines *Adenocarcinoms* von tubulär-papillärem Bau, jedoch mit allen Übergängen bis zur soliden infiltrierenden Form des Carcinoms.

KUDLICH erklärt die Geschwulst mit Rücksicht auf die stärkste Veränderung der rechten Samenblase als ein *primäres* Carcinom derselben, welches sekundär (entlang und in dem lockeren Bindegewebe der äußeren Samenblasenhüllen) auf die Prostata und die linke Samenblase übergegriffen und zu den anderen Metastasen geführt habe.

Ebenfalls aus neuerer Zeit (1925) liegt die Mitteilung eines einschlägigen Falles von OLIVER LYONS vor.

Bei einem 77jährigen Manne, welcher bis auf einen 8 Jahre vorher erlittenen Eisenbahnunfall, bei dem er sämtliche Zehen des linken Fußes einbüßte, sich stets ausgezeichneten Gesundheitszustandes erfreut hatte, und der drei Geschwister an Krebs verloren hatte, trat vor 3 Jahren plötzlich ein heftiger Schmerz in der linken Inguinalgegend auf, der ins linke Bein ausstrahlte. Damals wurde eine Prostatavergrößerung konstatiert. Die Schmerzen nahmen in der Folge zu, es traten *Miktionsbeschwerden* (erschwertes Harnen und Harndrang) auf, in den letzten 12 Stunden vor seiner Einlieferung bestand *Harnverhaltung.*

Der kräftige, 160 Pfund wiegende Mann hatte in wenigen Monaten 15 Pfund an Gewicht verloren. Es bestanden quälende Schmerzen im linken Bein, das Abdomen war aufgetrieben. Bei rectaler Untersuchung erwies sich die Prostata klein, weich und leicht empfindlich, die rechte Samenblase war nicht palpabel. Die linke Samenblase, groß, birnförmig, steinhart und druckschmerzhaft, konnte an ihrem distalen Ende nicht erreicht werden.

Die linke Extremität war ödematös und wegen der Schmerzen in reflektorischer Beugestellung. Wassermannreaktion negativ.

Nach Entnahme von 400 ccm mit dem Katheter war die Blase noch nicht evakuiert. Die Cystoskopie zeigte eine *Vorwölbung über der linken Samenblase,* welche das Ureterostium verdeckte. Im Cystogramm war der Blasenboden gehoben.

Röntgenologisch erschien das mit Barium gefüllte Rectum durch einen nicht dem Skelet angehörenden Schatten nach rechts und aufwärts verdrängt. Es wurde ein Tumor zwischen Blase und Rectum auf der linken Seite diagnostiziert.

Die 17 Monate nach dem Eintritt in das Spital erfolgte Autopsie zeigte weiße Geschwulstknoten von weicher Konsistenz und Erbsen- bis Walnußgröße an beiden Lungenoberflächen und Pleuren, bis taubeneigroße Tumoren in beiden Leberlappen. Beide Nieren waren vergrößert, die Ureteren, insbesondere der linke, erweitert, der letztere mit Eiter gefüllt.

Die Blase lag im rechten Hypogastrium.

Ein großer elliptischer Tumor (18 : 6 : 6) erstreckte sich von der linken Samenblase nach aufwärts. Er ließ sich von S romanum und der Blase leicht isolieren. Die eröffnete Blase war frei von Geschwulstbildung. Auch die Prostata zeigte mit Ausnahme eines fibrösen Knotens von 1 cm Durchmesser im rechten Lappen nichts Abnormes. Die rechte Samenblase war normal.

*Mikroskopisch* fanden sich Massen von meist polygonal gestalteten Epithelzellen mit bläschenförmigen Kernen, atypisch in ein bindegewebiges Stroma eingewachsen. Die Prostata zeigte ein fibromuskuläres Stroma mit Hyperplasie des Drüsenparenchyms, das Drüsengewebe wies keinerlei atypische Proliferation auf.

Die anatomische Diagnose lautete: *Carcinom der linken Samenblase* mit Metastasen in den Lungen, Pleuren und in der Leber, Adenom der Prostata.

Die auf die *linke Samenblase beschränkte Lokalisation* der Neubildung bei *freier rechter Samenblase und Prostata* sowie der histologische Befund lassen diesen Fall wohl unbedenklich als *primäre Geschwulstbildung* der linken Samenblase anerkennen.

ROCHET (1923) erwähnt einen Fall von primärem Samenblasencarcinom eigener Beobachtung bei einem 73jährigen Manne mit seit einigen Monaten bestehender kompletter Retention.

Die fibromatöse Prostata hatte die Größe einer kleinen Mandarine, die Samenblasen waren wenig hart und nicht „holzig". Durch Operation wurden Prostata und Samenblasen entfernt. Histologisch zeigte die Prostata Zeichen von Malignität (neben typischem Adenom unregelmäßige, wahrscheinlich maligne Zellwucherungen). Die Samenblasen wiesen eine von epithelialer Neubildung infiltrierte Wand auf, in der perivesiculären und periprostatischen Kapsel ebenfalls Epithelnester analog den vorher beschriebenen.

Dieser Fall muß als zweifelhaft bezeichnet werden.

Aus dem Jahre 1921 stammt der Bericht über *zwei* primäre Samenblasencarcinome von E. BRACK aus dem E. FRAENKELschen pathol.-anatomischen Institut in Hamburg.

Der erste Fall betrifft ein 73jähriges Individuum, bei welchem die Obduktion 10 cm oberhalb des Anus im Rectum eine etwa bohnengroße, dunkelrote, breit aufsitzende, exulcerierte Geschwulst und im perirectalen Gewebe einige bis walnußgroße Tumoren auffinden ließ. Noch weiter aufwärts zeigte die vordere Mastdarmwand zwei kugelige Vorwölbungen, welche derben, zwischen Blase und Mastdarm gelegenen Konvoluten entsprachen. Die weite Harnblase zeigte keine Vorwölbung gegen das Lumen. Es ließen sich beide Ureteren, beide Samenleiter und die linke Samenblase freilegen. Die rechte Samenblase, welche sich erst nach Durchtrennung fester bindegewebiger Stränge isolieren ließ, erschien in einen hühnereigroßen Tumor umgewandelt, der wabenartige bindegewebige Stränge aufwies, zwischen denen gelbe und grauweiße Aftermassen eingelagert waren. Nur ganz lateral und an der Tumorrückfläche ließen sich makroskopisch Reste von Samenblasengewebe feststellen. Die Prostata zeigte keine Veränderung.

Die Leber war von zahlreichen bis kirschgroßen grauweißen Geschwulstknoten durchsetzt.

*Histologisch* handelte es sich um ein typisches *Adenocarcinom* der rechten Samenblase.

Der Verfasser betont in diesem Falle die gute Abgrenzung des Tumors gegen die Harnblase und gegen das nur leicht stenosierte Rectum, ferner das gleichzeitige Vorhandensein von *lymphogenen* und *hämatogenen* (Pfortadergebiet) Metastasen.

In dem zweiten Falle handelte es sich um einen 78jährigen Mann, bei dem die klinische Diagnose mit Rücksicht auf den Rectalbefund „stark vergrößerte Prostata, deren Lappen nicht abgrenzbar waren", auf Prostatacarcinom gelautet hatte.

Der Sektionsbefund ergab eine weite Harnblase, deren Schleimhaut oberhalb des Trigonums an zwei nahezu pfennigstückgroßen Stellen vielbuckelig, durch derbe Knoten vorgedrängt schien. Auch das im Douglas grünschwarz verfärbte Peritoneum erschien durch höckerige Massen vorgebuckelt. Die rechte Samenblase und der Samenleiter in hühnereigroße, die linke in etwas kleinere, sehr derbe Tumormassen eingeschlossen, die Ureteren in ihrem Anfangsteile umwachsen und beiderseits von der Hinterwand der Harnblase weit abgedrängt. Der linke Ureter weiter als der rechte und stark geschlängelt. Das Rectum mit den Tumormassen verwachsen, aber abtrennbar. Die Prostata beiderseits fast walnußgroß, derb.

Die Beckendrüsen weich, graugelb bis zu Pflaumengröße geschwollen.
*Histologisch Adenocarcinom.*

Bemerkenswert ist hier, daß der Tumor *beide* Samenblasen vollständig einnahm, daß er beiderseits etwa hühnereigroß geworden war, ohne den Mastdarm, ohne auch in wesentlicher Weise die Prostata und die Harnblase befallen zu haben. Die Metastasierung war eine *lymphogene.*

Eine genauere Mitteilung über die *erste Beobachtung* eines *primären* Samenblasencarcinoms findet sich bei O. GUELLIOT (1881). Sie bezieht sich auf den von H. TILLMANNS u. a. ohne nähere Beschreibung zitierten Fall von LABBÉ „mitgeteilt von MERICAMP".

Ein 50jähriger, stark abgemagerter Patient litt an Schmerzen in der Lebergegend, Ikterus und Ascites. Ein vorhandener großer harter Tumor im Oberbauch führte zur Diagnose eines die Gallenblase komprimierenden Pankreascarcinoms. Die Leber war nicht vergrößert und zeigte eine glatte Oberfläche. Unter starken Diarrhöen und Kräfteverfall erfolgte der Tod 8 Monate nach Beginn des Leidens.

Bei der Nekropsie fand man eine knollige Geschwulstbildung am Leberhilus, den Gallenblasenhals infiltrierend, zahlreiche weiße Tumormetastasen in der Umgebung der Leber, eine ebensolche im Pankreasschwanz sowie in der linken Lunge, reiche Aussaat im Peritoneum, im großen Netz (welches in eine höckerige Masse verwandelt war) und im Gekröse, ferner eine harte höckerige Geschwulstbildung am Milzhilus.

Während Harnblase, Prostata und die rechte Samenblase intakt geblieben waren, war die *linke* Samenblase in einen 8 cm langen, an der Basis über 2 cm breiten, harten, unebenen, am Durchschnitt gelbbraunen und derben Tumor umgewandelt. Sie ließ sich aus der intakten Umgebung leicht herausschälen. Das derbe scirrhöse Tumorgewebe der Samenblase zeigte die gleiche Beschaffenheit wie die Metastasen. Ein *mikroskopischer* Befund *fehlt*.

Einen weiteren Fall hat P. BERGER (1871) unter dem Titel ,,Cancer des vesicules séminales et de la prostate" veröffentlicht.

An der linken Seite der Harnblase fand sich eine umfängliche, die Basis der Prostata einnehmende Geschwulstbildung, die sich nach aufwärts bis zur Einmündungsstelle der Ureteren in die Blase erstreckte. In den Tumor waren die *linke Samenblase* und der *linke Samenleiter* anscheinend völlig aufgegangen, während Samenblase und Ductus deferens der rechten Seite frei geblieben waren. Sprachen schon die höckerige Beschaffenheit sowie das makroskopische Aussehen der Geschwulst, ihre graugelbliche, leicht ins Rötliche spielende Farbe und die abstreifbare typische Krebsmilch für eine carcinomatöse Neubildung, so wurde diese Annahme auch durch das Mikroskop bestätigt.

Dieser Fall ist als primäres Carcinom der Samenblase nur mit allergrößter Reserve zu registrieren. Der Verfasser selbst äußert sich über den primären Sitz des Tumors nicht.

E. HARRY FENWICK hat im Jahre 1887 über ein von einem 59jährigen Manne stammendes, von ihm demonstriertes Präparat berichtet, bei dem die linke Samenblase und der angrenzende Teil des linken Prostatalappens in eine carcinomatöse Aftermasse umgewandelt waren.

Bei Eröffnung der Blase erschienen linkerseits zwei Dritteile des Trigonums und die Umgebung des linken Ureterostiums von einer flachen Geschwulstmasse eingenommen, die sich offenbar von außen her gegen die Blase zu vorwölbte.

Auch FENWICKS Fall ist nur mit Reserve als ein primäres Samenblasencarcinom aufzunehmen, da die Frage nach dem Ursprungssitz des Tumors offen gelassen wurde. Immerhin läßt die Erwägung, daß das primäre Prostatacarcinom durch lange Zeit die Organgrenzen respektiert, hier die Annahme eines primären Sitzes in der Samenblase nicht kurzerhand ablehnen.

Aus dem Jahre 1891 stammt eine einschlägige Dissertationsschrift aus dem pathologischen Institut von GRAWITZ in Greifswald, welche E. WALTER zu ihrem Verfasser hat und einen Fall von ,,Primärcarcinom des Samenbläschens" behandelt.

Der Hals der Harnblase erschien in ein derbes weißes Geschwulstgewebe verwandelt, ihre Schleimhaut war gut erhalten. Die nicht wesentlich verdickte Prostata und die Blasenwand fühlten sich auffallend derb an. Die rechte Samenblase klein, gut erhalten.

,,Links fühlt man, ungefähr der Gestalt der Samenblase entsprechend, anstatt dieser einen derben Tumor, in welchen sich das Vas deferens dieser Seite hineinverfolgen läßt. Beim Einschneiden sieht man an zahlreichen Stellen die kleinen Lumina des gewundenen Samenstranges."

Entlang den großen Gefäßen und in den retroperitonealen Lymphdrüsen fanden sich Metastasen.

Hier war also die linke Samenblase vollkommen in die krebsige Neubildung aufgegangen, während die Prostata und die Harnblase nur in geringem Grade mitbetroffen waren. Die *mikroskopische* Untersuchung der linken Samenblase zeigte ,,die charakteristischen Alveolen der Samenblasen angefüllt mit kleinen, teils runden, teils kubischen Zellen, die ein kümmerliches Protoplasma aufwiesen."

Dieser Fall wird von Courvoisier, Kaufmann, König und Kudlich als primäres Samenblasencarcinom *nicht* anerkannt.

Ed. Kaufmann beschreibt (1902) aus der Baseler Sammlung ein Präparat von *primärem Samenblasencarcinom* bei einem 87jährigen Manne. Der Fall ist mit dem von W. Courvoisier schon früher (1901) beschriebenen identisch.

„Der fast hühnereigroße, derbe, lappige, die Samenblasen einnehmende Tumor, auf dessen Durchschnitt sich noch grünlich-bräunliche Reste der Schleimhaut markierten, geht diffus infiltrierend auf die Prostata über, wobei er einen medullären Charakter annimmt, während in dem derben Primärtumor Nester und Stränge von auffallend vakuolisierten und stark fettig degenerierten Krebszellen vorherrschen, deren *Zusammenhang mit dem Epithel deutlich* zu sehen war. Der linke Prostatalappen war über walnußgroß, der rechte etwa walnußgroß. Blase und Rectum sind frei von Tumormassen. Auf dem Peritoneum des Douglasschen Raumes sitzen dagegen einige Knötchen von Linsengröße. Retroperitoneale und auch einige Lymphdrüsen im Hilus der linken Lunge sind krebsig infiltriert." Auffallend war der Befund von Vakuolen in den meisten Krebszellen, neben stark fettiger Degeneration des spärlichen Protoplasmasaumes.

Dieser histologische Befund, welcher den Zusammenhang der Krebszellen mit dem Schleimhautepithel der Samenblase mit Sicherheit erweist, läßt an dem primären Standort der Geschwulstbildung in der Samenblase keinen Zweifel übrig und stempelt diesen Fall zu einem klassischen Beispiel eines primären Samenblasencarcinoms.

A. Teubert trägt in einem weiteren Beitrag zu diesem Thema (1903) aus der gesamten Literatur bloß 3 Fälle [1] der „extremen Rarität" einer primären bösartigen Geschwulstbildung der Samenblasen zusammen und fügt diesen einen eigenen neuen, gleichfalls im Greifswalder pathologischen Institut zur Beobachtung gelangten Fall hinzu.

Der wegen Harnverhaltung an die chirurgische Klinik eingelieferte Kranke bot einen Obduktionsbefund, aus welchem wir das Folgende entnehmen: Beide Samenblasen vergrößert, die rechte mißt 8 : 4 : 3 cm, die linke 6 : 2 : 1 cm. In dem Venenplexus der rechten Seite frische Thromben und zahlreiche Phlebolithen. Die rechte Samenblase sehr derb, schwer freizupräparieren, weil eine knollige Geschwulstbildung nach oben und hinten zu die Kapsel durchbrochen hat und in das umgebende Gewebe eingewuchert ist. Am Durchschnitt hat sie ihre Struktur verloren und ist in ihrer oberen Hälfte von einer derben grauweißen, markig und glänzend aussehenden Aftermasse substituiert. Auch der Samenblasenhals ist von der Geschwulstbildung teilweise ergriffen, die Geschwulst erstreckt sich von hier aus durch den oberen Teil des mittleren Prostatalappens gegen die linke Samenblase. Die letztere ist in ihrem unteren Abschnitte solide, in ihren beiden oberen Dritteilen erhalten. Auch der größte Teil des Mittellappens sowie beide Seitenlappen der Prostata sind frei und fühlen sich relativ weich an. Im Leberparenchym bis hirsekorngroße grauweiße Metastasen.

*Mikroskopisch* finden sich große, aus überwiegend kubischen Zellen zusammengesetzte Krebsnester, die in ein zartes Stromagewebe eingebettet sind. Auch die makroskopisch veränderten Teile der Prostata waren von der krebsigen Neubildung durchwuchert.

Die pathologisch-anatomische Diagnose lautete: „Carcinoma vesicae seminalis dextrae in prostatam et vesicam seminalem sinistram progressum."

*Drei weitere Fälle*, der bei Guiteras zitierte von Gay of Boston, ein bei Voelcker und Brack erwähnter Fall von Burkard (primäres (?) Adenocarcinom) sowie ein von Delzell und Lowsley kurz beschriebener Fall von Harald Johnson, blieben für uns leider unauffindbar bzw. unzugänglich.

In dem letztgenannten Falle bestand eine Geschwulst der *rechten* Samenblase, welcher cystoskopisch ein bullöses Ödem der rechten Seitenwand der Blase entsprach. Die Biopsie ergab die Diagnose Carcinom, die Nekropsie stellte den Ausgang von der rechten Samenblase fest.

---

[1] Die Carcinomfälle von Guelliot und Walter nebst dem Sarkom von Zahn. Der Fall Berger wird von Teubert nicht anerkannt.

Diesen aus der Literatur gesammelten 11 Fällen können wir *zwei* neue Fälle anreihen, von denen der erste eigener Beobachtung entstammt, während wir den zweiten der Freundlichkeit des Kollegen Herrn Doz. Dr. Th. Bauer, die dazugehörigen klinischen Daten der Abteilung des Kollegen Lichtenstern verdanken.

Fall. I. Der 87jährige Kranke, der bis auf eine Darmerkrankung vor 27 Jahren stets gesund gewesen war, war 4 Wochen vor dem Eintritt in unsere Abteilung (14. 5. 1926) an *akuter Harnverhaltung* erkrankt. Fortab mußte Patient, der nie an Miktionsstörungen gelitten hatte, durch Katheterismus entleert werden.

Der stark abgemagerte Kranke zeigte leichte Anämie. Ödeme und Cyanose fehlten. Lungen- und Herzbefund boten nichts Besonderes. RR. 160.

Der trübe Harn enthielt Eiweiß und im Sediment massenhaft Leukocyten.

Durch dreimal täglichen Katheterismus werden täglich um 1600 ccm Harn entnommen, am dritten Tage Verweilkatheter.

Bei der digitalen Exploration fällt die deutlich prominierende Prostata, namentlich in ihrer linken Hälfte durch sehr derbe Konsistenz auf. Links konnte ihre obere Umgrenzung von dem tastenden Finger nicht erreicht werden.

Mit Rücksicht auf das hohe Alter und den fortschreitend schlechten Kräftezustand wurde der Kranke palliativ behandelt.

Zunehmende Schwäche, mangelhafte Orientierung, kataleptische Züge und endlich Herzschwäche infolge einer Pneumonie beschlossen das Krankheitsbild 15 Tage nach der Einlieferung in das Spital.

Die *Obduktion* (Doz. Dr. Bauer) ergab hochgradige Atheromatose der Aorta, beiderseitige Lobulärpneumonie, Cholelithiasis, chronische Gastritis, weichen Milztumor, hochgradige Hypertrophie der Prostata mit katarrhalisch-eitriger Cystitis und beginnender ascendierender Pyelitis.

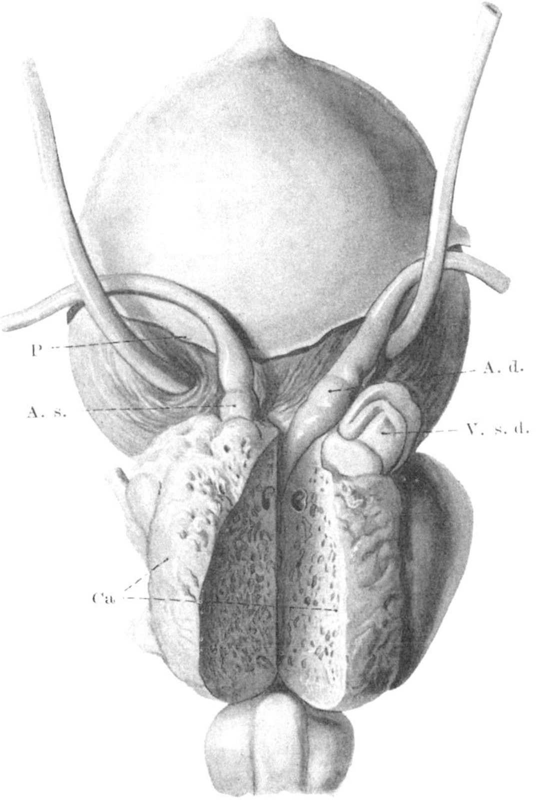

Abb. 24. Carcinom der linken Samenblase. A. s. linke Ampulle, V. s. d. rechte Samenblase, A. d. rechte Ampulle, P Umschlagstelle des Peritoneums, Ca Carcinom. (Eigene Beobachtung.)

Nach präparatorischer Entfernung des leicht ablösbaren Rectums zeigen sich die Samenblasen nicht in ihrer bekannten Schmetterlingsform, sondern man stößt auf eine fast kleinapfelgroße solide Neubildung, welche die Ves. seminales zu großem Teil substituiert. Die linke Samenblase ist zur Gänze in der Geschwulstbildung aufgegangen, während rechterseits nur der Halsteil des Organes ergriffen erscheint. Die Konsistenz dieser graugelblichen Neubildung ist ziemlich derb, auf ihrer Schnittfläche zeigt sich eine Art wabiger Struktur mit kleinen Cystchen und Spalträumen, welche von einem gelbbräunlichen Hof umsäumt sind.

Die Abgrenzung gegen die stark vergrößerte Prostata ist, namentlich rechterseits, sehr scharf und deutlich, während linkerseits die Geschwulst anscheinend die Prostata bereits infiltriert. Die *Ampulle* des linken Samenleiters erscheint in die Geschwulstbildung miteinbezogen, während die Ampulle der rechten Seite sowie der größte Teil der rechten Samenblase leicht darstellbar und von der Geschwulst verschont geblieben sind (Abb. 24).

*Mikroskopisch* zeigen Schnitte mitten durch die beschriebene wabige Geschwulst folgendes Bild (Abb. 25): Vornehmlich findet sich der tubuläre Typus des *Cylinderzellencarcinoms* vor, wobei die kleineren Schläuche ein mehrschichtiges Epithel mit glattem kreisrundem Lumen aufweisen, während die größeren Schlauchbildungen durch Wucherung des Epithels einen mehr papillären Charakter annehmen. Stellenweise sind noch Reste der ursprünglichen Bläschen vorhanden mit einem Inhalt, der zweifellos zugrunde gehende *Spermatozoen* enthält.

Die Vielschichtigkeit des Epithels einerseits, mitotische Kernteilungsfiguren andererseits, sowie ausgedehnte Herde von Nekrosen kennzeichnen den malignen Charakter der

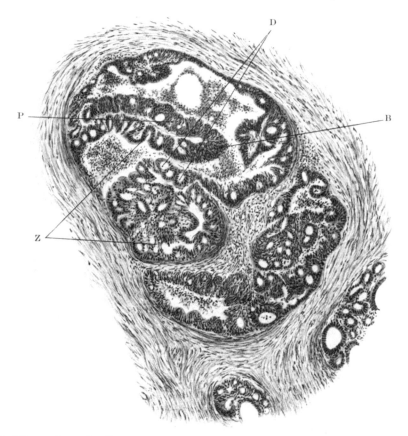

Abb. 25. Adenocarcinom der Samenblase, nahe ihrer Mündung. Man sieht größere Hohlräume, anscheinend den früheren Bläschen B entsprechend, und, in dieselben vorspringend, zahlreiche papilläre Erhebungen P, von denen aus wieder kleine Zotten Z ausgehen, deren Endstücke miteinander verkleben und so gleichsam Drüsenlumina D bilden. Das Epithel ist cylindrisch, sekretarm, stellenweise sehr lebhaft proliferierend. Entsprechend dem raschen Wachstum finden sich ausgedehnte Nekrosen.

vorliegenden Geschwulst. Vergleicht man das Epithel der neugebildeten Carcinomschläuche mit den Resten des zurückgebliebenen ursprünglichen Epithelbelages, so muß die Ähnlichkeit ohne weiteres anerkannt werden: mit ein wichtiges Moment, um den Ausgangspunkt der Neubildung in der Samenblase zu erblicken.

War sonach schon bei der makroskopischen Betrachtung als Sitz der primären Geschwulst die Samenblase anzunehmen, so fand diese Annahme durch den mikroskopischen Befund ihre Stütze.

Fall II. Bis auf eine einmal überstandene Pneumonie war der 72jährige Kranke stets gesund. Seit mehreren Jahren wurde die Nachtruhe durch 6—7maliges Miktionsbedürfnis gestört. Seit einem Jahre Stuhlbeschwerden, Verstopfung abwechselnd mit Diarrhöen sowie Schmerzen im Mastdarm und am Peritoneum.

Lokalbefund zur Zeit der Einlieferung (5. 8. 1926): Prostata faustgroß, von höckeriger Oberfläche, links mit der Umgebung verwachsen.

Im Harn Eiweiß schwach positiv, im Sediment Leukocyten, Epithelien und anorganische Bestandteile. Restharn 10 ccm.

3 Tage nach Einlieferung scheiterte ein Cystoskopieversuch wegen starker Blutung. Am 10. 8. 1926 Hämaturie. 15. 8. 1926. Wasserstoßversuch ergibt „elende Nierenfunktion". Ödem in den unteren Extremitäten. 24. 8. 1926 derbes Scrotalödem. Ascites. Hämaturie. Prostata sichtlich größer. 29. 8. 1926 Rectoskopie: durch die stark geschwollene Schleimhaut schimmert ein bläulich gefärbter Tumor durch. Reststickstoff 60. Harn blutig-jauchig. Die Leber sehr groß, weit über den Rippenbogen reichend.

Unter rasch zunehmendem Ascites und Benommenheit tritt der Exitus am 2. 9. 1926, also 4 Wochen nach der Spitalsaufnahme, ein.

Aus dem Obduktionsbefund (Doz. Dr. TH. BAUER): Doppeltmannsfaustgroße Geschwulst an der Grenze zwischen der Prostataperipherie und den Samenblasen. Während die letzteren in der Geschwulst gänzlich aufgegangen sind, ist die vergrößerte Prostata sowohl in ihrer Form als auch in ihrer Struktur anscheinend wohl erhalten. An ihrer dem Rectum zugekehrten Fläche zeigt die Neubildung eine über daumendicke tiefe Längsrinne, aus welcher die darin eingegrabene Rectumwand ausgelöst werden muß. Hier erscheint das Rectum durch Kompression von seiten der sie umschließenden Neubildung hochgradig verengt und erklärt die ausgeprägte Koprostase in den darüber befindlichen Darmabschnitten.

Auf einem quer angelegten Schnitt, welcher die Prostata und die Gegend der Samenblasen zur Anschauung bringt, sieht man, daß nur die Randpartien der Prostata von der Geschwulstbildung ergriffen werden, während von den Samenblasen selbst so gut wie nichts mehr erhalten geblieben ist.

Die Geschwulst weist eine homogene kompakte Beschaffenheit auf, ist von gelblicher Farbe und setzt sich entlang den großen Gefäßen auf die Hinterwand der Blase fort, wobei sie die untersten Abschnitte der Harn- und Samenleiter sowie die großen Beckengefäße umscheidet.

(Multiple Metastasen entlang den großen Beckengefäßen und in der Leber. Gangränöse Cystitis mit inkrustierten Fibrinklumpen. Hydroureter und Hydronephrose, im linken Nierenbecken und in den trabekulären Divertikeln der Blase fixierte kleine Konkremente.)

*Mikroskopisch* liegt hier ein *Carcinoma simplex*, d. i. jene unreife Form von krebsiger Neubildung vor, deren Zellelemente weder als Cylinderepithelien, noch auch als Plattenepithelien zu deuten sind. Die Tumorzellen sind klein, mit uncharakteristischem Protoplasma und dunklen, runden oder ovalen Kernen; sie bilden solide Komplexe von ziemlich bedeutendem Umfange und werden von einer bindegewebigen Lamelle umsäumt. Die zentralen Anteile der Geschwulst sind von ausgedehnten Nekrosen eingenommen.

Da die Samenblasen in toto im Tumor untergegangen erscheinen, läßt sich eine nähere Lokalisation des Ausgangspunkts in diesem Organ selbst nicht mehr feststellen.

Scheiden wir aus den hier zusammengestellten Fällen jene aus, bei denen eine mikroskopische Untersuchung nicht vorliegt (LABBÉ), ferner die Fälle, bei denen der Autor selbst hinsichtlich des Primärsitzes der Geschwulst sich nicht entscheidet (FENWICK, BERGER) und legen wir einen strengen kritischen Maßstab an, so verbleiben die Fälle von KAUFMANN, TEUBERT, BRACK (2), LYONS, KUDLICH und die 2 von uns mitgeteilten neuen Fälle übrig. Es reduziert sich somit die oben angegebene Zahl auf 8.

Aus diesen Fällen geht hervor, daß es sich durchwegs um Individuen *sehr hoher Altersstufen* (zwischen 72 und 87 Jahren) handelt.

In der Beobachtung von LYONS und in dem 1. Falle von BRACK war *bloß eine* Samenblase von der Geschwulstbildung befallen, während die andere als normal angegeben ist. In den Fällen von BRACK (2. Fall), KAUFMANN, TEUBERT, KUDLICH sowie in den von uns beschriebenen beiden Fällen waren *beide* Samenblasen mehr oder weniger von der Krebsbildung ergriffen.

Sofern aus der geringen Zahl der vorliegenden Beobachtungen ein Schluß gezogen werden darf, erscheint die *linke Seite bevorzugt.*

Die *Prostata* war *normal* im ersten, walnußgroß, derb im zweiten Falle von BRACK, sie zeigte bei LYONS einen kleinen fibrösen Knoten, in den Beobachtungen von KAUFMANN, TEUBERT, KUDLICH und in den unsrigen hatte der Tumor auf die Vorsteherdrüse zum Teil *übergegriffen.*

*Histologisch* handelte es sich in BRACKs Fällen und in dem Falle von KUDLICH um *Adenocarcinome*, in unserem ersten um einen *Cylinderzellenkrebs*, während in unserem zweiten Falle ein *Carcinoma simplex* vorlag. Im Falle von KAUF-MANN zeigte der Primärtumor Nester und Stränge von auffallend vakuolisierten und stark fettig degenerierten Krebszellen, während er in der Prostata einen medullären Charakter annahm. TEUBERT beschreibt große Krebsnester, die durch verhältnismäßig dünne und zarte Septen eines feinfaserigen Stroma-gewebes voneinander getrennt sind. Die Krebsnester sind zum überwiegenden Teile aus großen, meist kubischen Zellen, daneben aber auch aus großen, an Plattenepithelien erinnernden Gebilden zusammengesetzt. In dem von LYONS berichteten Falle waren Massen von polygonalen Epithelzellen atypisch in ein bindegewebiges Stroma eingewachsen. Einige zeigten ein zentrales Lumen.

*Metastasen* können, wie wir gesehen haben, auf *lymphogenem*, aber auch auf *hämatogenem* Wege (Pfortaderäste) entstehen. In einem unserer eigenen Fälle *fehlten* solche vollständig.

Als *Symptome* sind Schmerzen in der Inguinalgegend mit Ausstrahlung in die untere Extremität, Schmerzen im Mastdarm und am Perineum, Stuhl-und Miktionsbeschwerden (Harndrang, erschwerte Miktion, Harnverhaltung — in 3 Fällen —) angegeben. Cystoskopisch ist bullöses Ödem in der Gegend der erkrankten Samenblase beschrieben.

Die *Diagnose* wird den Tumor meist in die Prostata lokalisieren, aber auch bei richtiger Lokalisation eher zur Annahme einer Tuberkulose der Samen-blase oder einer Spermatocystitis führen.

OLIVER LYONS gelang es, die Diagnose *in vivo* zu stellen (große, steinharte, druckschmerzhafte, in ihren distalen Anteilen dem tastenden Finger nicht erreichbare linke Samenblase bei palpabler rechter und kleiner, weicher Pro-stata). Cystoskopisch Vorwölbung über der linken Samenblase. Röntgenologisch Tumor zwischen Rectum und Blase.

Der 1. Fall von BRACK wurde in vivo „nicht sicher" diagnostiziert, im 2. Falle wurde ein Carcinoma prostatae angenommen.

In unseren eigenen Fällen lautete die Diagnose, wie in den meisten übrigen, gleichfalls auf Krebs der Vorsteherdrüse.

Aus dem Umstande, daß nur bei sehr frühzeitiger Diagnose von einer chirurgischen Therapie ein Erfolg erwartet werden könnte, ergibt sich, daß die therapeutischen Bestrebungen wenig aussichtsreich bleiben müssen. Die *Prognose* muß demnach als *durchaus ungünstig* bezeichnet werden.

Relativ häufiger wird die Samenblase *sekundär* von Geschwulstbildungen benachbarter Organe mitergriffen.

Um zunächst von dem Carcinom zu sprechen, sind es bei den innigen Beziehungen zwischen den Lymphgefäßen der Samenblasen und jenen der Prostata und der Harnblase (BAUM) in erster Reihe diese Organe, in welchen der primäre Tumor seinen Sitz hat (ORTH). Aber auch das Rectum kann den Ausgangspunkt für ein sekundäres Samenblasencarcinom abgeben.

GUELLIOT hat 13 Fälle von sekundärer Krebsbildung in den Samenblasen beobachtet. Hierbei war die Prostata 8mal, die Blase 3mal, das Rectum 1mal Standort der primären Geschwulst.

Meist erscheinen die Samenblasen mit der Prostata bzw. der Blase oder dem Mastdarm zu *einer* Geschwulstmasse verbacken.

Der meist infiltrierende Charakter des Prostatacarcinoms macht das häufige Übergreifen desselben auf die Vesicula seminalis leicht verständlich. So hat denn auch KAUFMANN unter 100 gesammelten Fällen von sichergestelltem Prostata-krebs 23 mal beide Samenblasen, 4mal die eine Seite als mitbefallen verzeichnet.

Eine Vergrößerung der Samenblase ist jedoch keineswegs immer im Sinne einer Propagation des Carcinoms auf das Organ zu deuten. MARION beschreibt 3 Fälle, wo bei malignem Prostatatumor die Erweiterung der Samenblasen durch Einbeziehung der Ductus ejaculatorii in den Tumor (Kompression bzw. Miterkrankung) und konsekutive Sekretverhaltung zustande gekommen war (s. auch ROCHET S. 380). *Schmerzhafte* Vergrößerung der Samenblasen bei einem Prostatiker sei freilich immer auf Prostatacarcinom verdächtig.

Auch die Ductus deferentes können — meist nur in den Abschnitten zunächst der Ampulle — mitergriffen werden. KAUFMANN fand in einem Falle die Wand des Samenleiters von außen her total von Krebsmassen durchsetzt, während die Mucosa freigeblieben war.

KÖNIG beschreibt einen Fall von metastatischer Invasion der Samenblasen von einem primären Mastdarmkrebs. In einem von CHOPART mitgeteilten Falle war zwischen Blase und Mastdarm alles in eine schwartenartige Carcinommasse umgewandelt.

Selbstverständlich können auch *maligne* Tumoren der *Bindesubstanzgruppe* auf die Samenblasen — meist von der Prostata aus — übergreifen. Hierbei können die Samenblasen ein- oder doppelseitig, ganz oder teilweise von der Geschwulstbildung ergriffen sein. Doch können sie auch bei mächtiger Geschwulstbildung in der Prostata, ja selbst bei Progredienz der Geschwulstmasse auf das Beckenzellgewebe vollkommen freibleiben.

Als Raritäten hat schließlich KAUFMANN je 1 Fall von *Lymphosarkom* bzw. von *malignem Rhabdomyom* der Prostata mit Propagation der Geschwulstbildung auf die Samenblasen beobachtet.

Sie seien in aller Kürze hierhergesetzt.

I. Lymphosarkom. $24^{1}/_{2}$jähriger Mann. Prostata kleinfaustgroß, Blasenhals, Anfangsteil der Urethra und Colliculus seminalis derb infiltriert. Die Prostata größtenteils von speckigen weißen Geschwulstmassen ersetzt, welche sich auf die rechte Samenblase und rechte Ampulle ohne scharfe Grenze fortsetzen. Das Samenbläschen ist in eine 4 cm breite und fast 5 cm dicke, nach außen wenig scharf begrenzte Geschwulstmasse verwandelt. Auch der untere Teil der linken Samenblase geht in das Geschwulstgewebe über, die linke Ampulle ist frei.

Metastasen in den Pleuren, Nieren, dem Pankreas, der Dura, den Halslymphdrüsen sowie in Femur, Tibia und Schädeldach. Mikroskopisch *Lymphosarkom* mit teils feinmaschigem und feinfaserigem, teils grobfaserigem Reticulum, das mit teils lymphoiden kleineren, teils größeren, zuweilen mehrkernigen Zellen ausgefüllt ist.

II. 4jähriger Knabe. Schmerzen in der Harnröhre, Urinretention (dreimal täglich Katheterismus). Vom Rectum her, 2 cm oberhalb des Anus, ein hühnereigroßer druckempfindlicher, die vordere Mastdarmwand vorwölbender elastisch harter Tumor. Nach einigen Wochen füllt die namentlich links beträchtlich angewachsene Prostata die Excavatio sacri fast ganz aus. Beiderseits gut bohnengroße Inguinaldrüsen. Fieber, Schüttelfröste. Im folgenden Monat füllt der Tumor bereits das Becken fast vollständig aus und große Drüsenpakete präsentieren sich auf der linken Fossa iliaca. Ante exitum oberhalb der Symphyse faustgroße, birnförmige, derbe Geschwulst, die sich auch gegen den Damm vordrängt. Im Urin u. a. stecknadelkopfgroße Partikel, die aus fettig degenerierten Spindelzellen zusammengesetzt sind. Obduktion: Der Prostata entsprechend zweifaustgroßer Tumor, in dem Prostata, Samenblasen und Ampullen aufgegangen sind. Mikroskopisch: Zellreiches (*malignes*) *Rhabdomyom*.

Wegen der Gefahr der Propagation auf die Samenblasen empfiehlt ALBARRAN bei bösartigen Geschwülsten der Prostata die Samenblase immer mitzuentfernen. Auch THOMSON-WALKER tritt für die gleichzeitige Entfernung der Vorsteherdrüse und eines Teiles des Blasenbodens bei malignen Prostatatumoren ein, wobei er die transvesicale Methode bevorzugt, welche die Gefahr der Verletzung des Sphincter internus mit folgender Inkontinenz vermeidet.

STOERK und MÖNCKEBERG haben über *Rhabdomyome des Samenleiters* berichtet.

## 12. Syphilis.

Es ist gewiß in höchstem Grade auffallend, daß die Organe des Urogenitalsystems so außerordentlich selten eine Ansiedelungsstätte für das Treponema pallidum abgeben. Es besteht hierin ein vielfach betonter Gegensatz zu der Infektion mit dem Tuberkelbacillus, für welche ja bekanntermaßen der Urogenitaltrakt gerade einen Prädilektionssitz der Erkrankung darstellt.

Für die luetische Infektion kommt eigentlich als das einzige erwiesenermaßen befallene Organ des Urogenitalapparates der Hode in Betracht. Doch auch die syphilitische Erkrankung dieses Organes ist ja ein relativ nur seltenes Vorkommnis. Merkwürdig genug, wenn man die Bedeutung des Hodens als Anreicherungsstätte der Spirochäten in der experimentellen Syphilisforschung (Kaninchenlues) in Erwägung zieht. Müßte man doch danach eher geneigt sein, für den Hoden nachgerade eine ganz besondere Disposition für die syphilitische Erkrankung anzunehmen.

Für die *Samenblasen* sollte man schon wegen ihres ganz außerordentlichen Gefäßreichtums besonders günstige Bedingungen[1] für die luetische Erkrankung voraussetzen dürfen. Dennoch stellt auch die Samenblasenlues eine ganz besondere Rarität dar. Ein neuerlicher Beweis hierfür ist durch die Untersuchungen von E. R. Saleeby erbracht worden, welcher bei 28 sicheren Luikern mit Ausnahme von vielleicht 2 Fällen, deren Serosagefäße perivasculäre Infiltrate von reichlichen Plasmazellen und Lymphocyten aufwiesen, in keinem Falle syphilitische Veränderungen nachweisen konnte. Auch färberisch (Levaditi) konnten in keinem der 28 Fälle Spirochäten dargestellt werden.

Die Frage, ob bzw. aus welchem Grunde der Urogenitaltrakt und mit ihm die Samenblasen keinen günstigen Boden für die luetische Infektion abgeben oder ob und wodurch die Spirochäten hier etwa zum Untergange kommen, läßt sich vorerst noch nicht beantworten.

In jüngster Zeit hat S. Bergel wohl festgestellt, daß die Lymphocyten bzw. deren Abkömmlinge, die Plasmazellen ein lipolytisches Ferment bilden, welches die Fetthüllen der Spirochäten zur Einschmelzung bringt und dadurch die Syphiliserreger vernichtet. Doch ließe sich daraus nur dann eine Erklärung für die Seltenheit der Lues in den Organen des Urogenitaltraktes ableiten, wenn diese etwa nennenswerte Lymphocytenanhäufungen aufzuweisen hätten, was nun freilich nicht der Fall ist.

Im folgenden finden sich *vier* Fälle aus der gesamten Literatur zusammengetragen, welche von ihren Beobachtern als luetische Samenblasenerkrankung gedeutet und veröffentlicht worden sind.

Die erste Mitteilung stammt von Duhot, welcher in der Sitzung der Soc. belge d'urologie vom 8. Dezember 1901 einen Kranken mit 6 Monate alter Lues vorgestellt hat, bei dem die ebenso wie die Prostata *bedeutend vergrößerten* Samenblasen nach einer *Schmierkur* rasch zur *Norm* zurückgekehrt waren.

Im Jahre 1907 beschrieb Paul Cohn einen weiteren Fall bei einem 35jährigen Manne, bei welchem das wiederholte Auftreten einer *Hämospermie* die Aufmerksamkeit auf die Samenblasen gelenkt hatte.

Vor 2½ Jahren hatte der Kranke eine Lues akquiriert, welche trotz Behandlung außergewöhnlich häufig rezidivierte. Im letzten Jahre war er rezidivfrei geblieben. Da die Rectaluntersuchung an der Prostata und den Samenblasen nichts Abnormes ergab, auch Hoden, Nebenhoden, Samenstrang und Harnröhre keine Veränderung zeigten, ließ sich die Ursache einer neurlich aufgetretenen Hämospermie nicht eruieren. Da sich die Blutung in achttägigen Intervallen noch zweimal wiederholte, wurde der Kranke einer *Injektionskur*

---

[1] Zahlreiche feinste Gefäßreischen liegen ganz oberflächlich in der Schleimhaut und sind stellenweise nur von einer einfachen Epithellage bedeckt, eine Anordnung, wie sie nach Benke und Cohn an keiner anderen Stelle des Genitaltraktes anzutreffen ist.

unterzogen, mit dem Ergebnis, daß sich die Hämospermie nun nicht mehr wiederholte und der Patient in jahrelanger Beobachtung vollkommen gesund blieb.

COHN hält daher die Annahme für berechtigt, daß die Hämospermie durch eine luetische Erkrankung der Schleimhautcapillaren bedingt gewesen sei und spricht von einer „*Lues haemorrhagica* der Samenblasen".

Zwei weitere Mitteilungen über luetische Samenblasenerkrankung liegen aus neuerer Zeit von E. R. W. FRANK und von F. KEVE vor.

Der Fall von FRANK (1925) betrifft einen 54jährigen Mann mit 25 Jahre zurückliegender *Infektion*. Damals machte er mehrere Schmierkuren durch und wurde wegen im Anschluß an Pollutionen auftretender *Hämaturie* mit Prostatamassage behandelt. Seit einigen Jahren, Patient hatte inzwischen geheiratet und einen gesunden Knaben gezeugt, bestanden *neuralgische Beschwerden* bei positiver Wassermannreaktion, welche nach mehreren Kuren verschwand. April 1924 neuerliche Hämaturie ohne lokale Beschwerden. Gleichzeitig Auftreten von nervösen Störungen und deutlich ausgesprochener Wassermannreaktion.

Die rectale Untersuchung fand die rechte Samenblase *wenig vergrößert, etwas derb*, nicht druckschmerzhaft. (Hoden, Nebenhoden und Nierenbefund zeigten normale Verhältnisse.)

Auf eine energische *antiluetische* Behandlung mit Wismutpräparaten und Sulfoxyl-Salvarsan besserten sich zunächst die nervösen Beschwerden, der Blutdruck sank alsbald von 180 auf 150, der Urin wurde blutfrei, die Wassermannreaktion negativ. Das Ejaculat enthielt reichlich Spermatozoen, einige Epithelien und Schleim, keine Erythrocyten. Die rechte Samenblase zeigte nun palpatorisch einige feine *strangförmige Narbenzüge*. Im Expressat fehlten Erythrocyten.

Als Ursache der Hämospermie wird die luetische Infektion angesehen.

Wegen der Schmerzlosigkeit der erkrankten Samenblase einerseits, ihrer Vergrößerung und Derbheit sowie der gleichzeitig am Zentralnervensystem beobachteten „Späterscheinungen" andererseits nimmt der Autor an, daß es sich nicht um einen ulcerösen Prozeß, sondern um *gummöse* Veränderungen der rechten Samenblase gehandelt haben mochte.

Bei KEVE (1925) handelte es sich um einen 40jährigen Schlosser, der seit Tagen über *erschwerte Miktion* klagte. Der linke Prostatalappen erschien mäßig groß, der rechte etwas härter. Nach einigen Tagen trat *komplette Harnverhaltung* ein. Bei der Rectaluntersuchung zeigten Prostata und Samenblase links eine *weich elastische Konsistenz*, während die rechte Prostatahälfte ziemlich hart erschien und die rechte Samenblase nicht zu tasten war. Da der Dauerkatheter keine Besserung brachte, wurde nunmehr im Hinblick auf eine $1^{1}/_{2}$ cm lange tiefe Narbe an der Stirn, die vor Jahren nach einer Eiterung entstanden war, eine Wassermannprobe angestellt. Diese ergab ein positives Resultat.

Die danach eingeleitete *antiluetische* Behandlung (dreimal täglich 15 Tropfen Jodtinktur in Wasser) hatte den Erfolg, daß Spontanmiktion wieder auftrat. Nun wurde noch eine Neosalvarsaninjektionskur angeschlossen, wonach die digitale Untersuchung per rectum die linke *Samenblase kaum fühlen* ließ. Die Miktion ging glatt vonstatten.

Wie man sieht, handelt es sich in allen Fällen um eine Diagnose, die *ex juvantibus* gestellt worden war.

Der *Palpationsbefund* ergab in dem Falle von DUHOT beiderseits bedeutend vergrößerte Samenblasen, welche durch eine Schmierkur rasch zur Norm zurückgeführt wurden, in dem Falle von FRANK war die rechte Samenblase wenig vergrößert und derber, sie zeigte nachträglich strangförmige Narbenzüge, in KEVES Fall bot die linke Samenblase eine weich-elastische Konsistenz und war nach der Behandlung kaum noch palpabel, während in der Beobachtung von COHN die Samenblasen schon vor der Behandlung normalen Befund ergaben.

In COHNS Fall bestand *Hämospermie*, im Falle von FRANK im Anschlusse an Pollutionen auftretende *Hämaturie* nebst nervösen Störungen, während KEVE über *Miktionsstörungen* bis zu völliger *Harnverhaltung* berichtet.

In den Fällen von COHN und FRANK war eine sichere luetische Infektion vorausgegangen.

Die in den Beobachtungen von FRANK und KEVE nachgewiesene positive Wassermannreaktion schwand gleichzeitig mit der eingetretenen Besserung.

# Literatur.

AEBY, CH. TH.: Der Bau des menschlichen Körpers usw. Leipzig 1871. — AKUTSU: Beiträge zur Histologie der Samenblasen nebst Bemerkungen über Lipochrome. Virchows Arch. f. pathol. Anat. u. Physiol. Bd. 168, S. 467. 1902. — ALBARRAN, J.: Operative Chirurgie der Harnwege. Deutsch von E. GRUNERT. Jena 1910. — ALBERS: Über die Krankheiten der Samenbläschen, der Vasa deferentia und der Ductus ejaculatorii. Journ. d. Chirurg. u. Augenheilk. von GRÄFE und WALTER. Bd. 19, H. 2, S. 173. Berlin 1833. — Beobachtungen aus dem Gebiete der Pathologie und pathologischen Anatomie. 2. Teil. Bonn 1838. — AMANTEA, G.: Richerche sulla secrezione spermatica. Nota XI. Contributo alla conoscenza della funzione delle vescichette seminali e degli epididimi. Arch. d. farmacol. sperim. e scienze aff. Nr. 31, H. 7, p. 108. 1921. — Richerche sulla secrezione spermatica. Nota XII. Prime osservazioni fisiologiche sulla secrezione delle vescichette seminali. Arch. di farmacol. sperim. e scienze aff. Nr. 31, H. 8, p. 124. 1921. — Richerche sulla secrezione spermatica. Nota XIII. Sul comportamento della secrezione della prostata et della vescichette seminali dopo la castrazione. Arch. di farmacol. sperim. e scienze aff. Nr. 32, H. 11, p. 167. 1921. — Atti d. Reale Accad. dei Lincei, rendiconto. 1923. — ANGEL, P.: Sur l'absence du canal éjaculateur. Journ. d'urol. 1. 8. 1918. — ANGEL, P. et J. WATRIN: Sur le rôle de la vésicule séminale chez l'homme. Cpt. rend. des séances de la soc. de biol. Tome 83, Nr. 8, p. 236. 1920. — ARISTOTELES: De animalium generatione. Lib. IV, Cap. IV, Parisiis. 1854. p. 403. Zit. nach BALLOWITZ. — ASKANAZY: Über die Veränderungen der großen Luftwege, besonders ihre Epithelmetaplasie bei der Influenza. Korresp.-Blatt d. Schweizer Ärzte. 1919. Nr. 13. — BACHHAMMER: Arch. f. Anat. u. Physiol. Anat. Abt. Jg. 1879. S. 139. — BACHRACH, ROBERT: Über kongenitale Bildungsfehler des Harnapparates. Zeitschr. f. Urol. Bd. 3, S. 921. 1909. — BAENSCH, W. und H. BOEMINGHAUS: Die Röntgendiagnostik bei Erkrankungen des uropoetischen Systems. Zeitschr. f. chirurg. Urol. Bd. 7, S. 48. 1921. — BALLENGER, S. and OMAR F. ELDER: Microscopic Examination of Semen to determine the presence of seminal vesiculitis. Journ. of urol. Vol.10, p. 405. 1923. — BALLOWITZ, E.: Über angeborenen einseitigen vollkommenen Nierenmangel. Virchows Arch. f. pathol. Anat. u. Physiol. Bd. 141, S. 309. 1895. — BARDELEBEN, K. v.: Lehrbuch der systematischen Anatomie des Menschen. 2. Abt. — BARNETT: The vesicules seminales. Surg., gynecol. a. obstetr. 1910. p. 122. — BARNEY: Recent studies in the pathology of the seminal vesicles. Boston med. a. surg. journ. Vol. 171, p. 59. 1914. — BARNEY, J. D.: Die Injektion von Kollargol in die Samenblasen zum Zwecke der Radiographie. Americ. journ. of surg. Vol. 28, Nr. 12, p. 471. 1914. — BATELLI, F. et J. MARTIN: La production du liquide des vésicules séminales en rapport avec la sécrétion interne des testicules. Cpt. rend. des séances de la soc. de biol. Vol. 87, Nr. 25, p. 429—431. 1922. — BATTERHAM and MAMBY: Lancet. Vol. 1, p. 661. 1885. — BAUER: Absence congenital du rein, uretere et de la vésicale séminale. Bull. et mém. de la soc. anat. de Paris. Anné 76, p. 339. — BAUM, HERMANN: Die Kommunikation der Lymphgefäße der Prostata mit denen der Harnblase, Harnröhre, Samenblase und Bulbourethraldrüse. Anat. Anz. Bd. 57, Nr. 1/2, S. 17—27. 1923. — BECKMANN, O.: Virchows Arch. f. pathol. Anat. u. Physiol. Bd. 15. Zitiert bei NEUMANN und bei KOCHER. — BELFIELD, WILLIAM T.: Irrigation and drainage of the seminal duct and vesicle through the vas deferens. Transact. of the Americ. assoc. genito-urinary surg. Vol. 1. 1906. — Vasostomy, radiographie of the seminal duct. Journ. of the Americ. med. assoc. Vol. 61, Nr. 21, p. 1867 to 1869. 1913. — Skiagraphie of the seminal ducts. Journ. of the Americ. med. assoc. Vol. 60, p. 800—801. 1913. — Vesical obstruction by diseased seminal vesicles. Surg., gynecol. a. obstetr. Vol. 21. 1915. — Injuries possible through vasotomy. Journ. of urol. Vol. 14, Nr. 4, p. 349. 1925. — Transact. of the Americ. urol. assoc. 1909. p. 16. — Hematogenous infections of the seminal duct. Journ. of the Americ. med. assoc. Vol. 84, Nr. 24, p. 1818—1819. 1925. — Zeitschr. f. Urol. Bd. 8, S. 394. 1914. — Anatomy of gonorrhea in the male. Principle of treatment. Journ. of the Americ. med. assoc. Vol. 78, Nr. 17, p. 1290—1293. 1922. — Journ. of the Americ. med. assoc. 1920. — BELFIELD, W. T. and H. C. ROLNICK: Vesiculographie by means of Iodized Oils. Journ. of urol. Vol. 16, Nr. 1, p. 73. 1926. — BENOIT, J.: Recherches anatomiques, cytologiques et physiologiques sur les voies excrétices di testicule chez les mammifères. Bull. histol. appel. Tome 2, p. 78. 1925. — BERGEL, S.: Die Syphilis im Lichte neuer experimentell-biologischer und immuntherapeutischer Untersuchungen. Jena: G. Fischer 1925. — BERGER, P.: Cancer des vésicules séminales et de la prostate, métastase. Bull. et mém. de la soc. anat. de Paris. Tome 46, p. 222. 1871. — BEUMER: Virchows Arch. f. pathol. Anat. u. Physiol. Bd. 72, S. 344. 1878. — BISCHOFF: Entwicklung der Säugetiere und des Menschen. Leipzig 1842. — BLANDIN: Anat. topogr. 1834. — BLUMBERG, JOHN: Lehrbuch der topographischen Anatomie. 1926. S. 133. — BOEMINGHAUS, H.: Beitrag zur Samenblasenpathologie. Arch. f. klin. Chirurg. Bd. 139, H. 2—3, S. 641. 1926. — BONDI, D.: Proposta di una nuova via per il trattamento di infermita di determinati segmenti genito-urinario. Folia urol. Nov. 1907. — BORST, MAX: Pathologische Histologie. Leipzig

1926. — Boström: Beiträge zur pathologischen Anatomie der Nieren. 1884. H. 1, S. 36. — Boyd, Montague L.: A simple and accurate method of examining the secretions obtained by massage from the prostate, seminal vesicles and ampullae of the vasa. Journ. of the Americ. med. assoc. Vol. 82, Nr. 10, p. 792—793. 1924. — Seminal vesiculitis after prostatectomy. Surg., gynecol. a. obstetr. Vol. 38, Nr. 3, p. 317—322. 1924. — Seminal vesiculitis after prostatectomy due to infection with Micrococcus catarrhalis. Journ. of urol. Vol. 10, p. 387. 1923. — Brack, E.: Zwei seltene Befunde aus der Pathologie des männlichen Urogenitalsystems. Virchows Arch. f. pathol. Anat. u. Physiol. Bd. 236, S. 301. 1922. — Über primäre Samenblasencarcinome unter Beibringung zweier neuer Fälle. Zeitschr. f. Urol. Bd. 15, S. 232. 1921. — Brams, Julius: The effects of injecting collargol into the vas deferens. Journ. of urol. Vol. 10, p. 393. 1923. — Brock, A.: Anat. Anz. Bd. 31, Nr. 17/18. 1907. — v. d. Broek: Ein Fall vollkommener Agenesie des rechten Urogenitalapparats. Anat. Anz. Bd. 31, S. 417—423. — Broesike, G.: Ein Fall von kongenitaler S-förmiger Verwachsung beider Nieren. Arch. f. pathol. Anat. 1898. — Über die Entleerung und Beschaffenheit der menschlichen Samenflüssigkeit. Arch. f. mikroskop. Anat. Bd. 78, 2. Abt., S. 128. 1911. — Broman, Ivar: Normale und abnorme Entwicklung des Menschen. 1911. — Brooks: A case of congenital renal malposition with anomalous arterial supply. New York. pathol. soc. med. record. 1900. — Bruhns, C.: In Erh. Riecke: Lehrbuch der Haut- und Geschlechtskrankheiten. 1923. S. 646. — Budge: Spezielle Physiologie des Menschen. — Burkard: Über Entwicklungsstörungen und Geschwülste der Samenblasen. Mit kasuistischem Beitrag. München 1904. — Cabot: Diagnostic de la vésiculite séminale. Gaz. des hôp. civ. et milit. 1905. Nr. 65. — Cadoré: Les anomalies du rein. Thèse de Lille 1903. — Camus, L. et E. Gley: Cpt. rend. hebdom. des séances de l'acad. des sciences. Tome 123, p. 194. 1896. — Action coagulante du liquide de la prostate externe du hérisson sur le contenu des vésicules séminales. Cpt. rend. hebdom. des séances de l'acad. des sciences. Paris. Tome 128. 1899. — Action du liquide prostatique du myopotame sur le produit de la sécrétion des vésicules séminales. Cpt. rend. hebdom. des séances de l'acad. des sciences et mém. de la soc. de biol. 1900. — Action du liquide de la prostate externe du hérisson sur le liquide des vésicules séminales: natur de cette action. Cpt. rend. hebdom. des séances de l'acad. des sciences. Paris. Tome 131. 1901. — Action coagulante du liquide prostatique de la viscache sur le contenu des vésicules séminales. Cpt. rend. des séances de la soc. de biol. Tome 87, Nr. 23, p. 207—209. 1922. — Action coagulante du liquide prostatique de la gerboise sur le contenu des vésicules séminales. Cpt. rend. des séances de la soc. de biol. Tome 87, Nr. 24, p. 320—321. 1922. — Mc Carthy, J. F., J. Sydney Ritter and Paul Klemperer: Anatomical and histological study of the verumontanum with especial reference to the ejaculatory ducts. Journ. of urol. Vol. 17, Nr. 1. 1927. — Casper, L.: Die Cystoskopie bei peri- und paravesiculären Erkrankungen. Berlin. klin. Wochenschr. 1918. Nr. 21, S. 495. — Lehrbuch der Urologie. 3. Aufl. S. 592. — Monatsber. über d. Harn- u. Sexualapparat. Bd. 2, S. 278. 1897. — Ceelen, W.: Ein Fibromyom der Samenblase. Virchows Arch. f. pathol. Anat. u. Physiol. Bd. 207, S. 200. 1912. — Chevassu, M.: 19. Session de l'association française d'urologie. Paris. Oct. 1919. — Cheyne: A case of moveable third Kidney. Lancet. Vol. 1, p. 215. 1899. — Chiari: Über senile Verkalkung der Ampullen, der Vasa deferentia und der Samenblasen. Zeitschr. f. Heilk. Bd. 24. 1903. — Chopart: Traité des maladies des voies urinaires. Paris 1821. — Christian: Chron. katarrh. Prostatitis. Journ. of cut. a. gen.-urin. dis. 1900. — Chute, A. L.: Some observations on chronic seminal vesiculitis. Boston med. a. surg. journ. 1901. — Civiale: Traité pratique sur les maladies des organs génito-urinaires. Tome 2, p. 840. Paris 1858. — Clark, James: Transmission of pink eye from apparently healthy stallins to mares. Journ. of comp. pathol. a. therapeut. Vol. 5. 1894. — Cohn, Paul: Über Hämospermie, ein Fall von Lues haemorrhagica der Samenblasen. Zeitschr. f. Urol. Bd. 1, S. 312. 1907. — Collan, Walter: Über Spermatocystitis gonorrhoica. Monatshefte für praktische Dermatologie, 1898. Ergänzungsh. 2. — Corning, H. K.: Lehrbuch der topographischen Anatomie. 6. Aufl. — Lehrbuch der Entwicklungsgeschichte des Menschen 1921. — Courvoisier, Walter: Das Prostatacarcinom. Inaug.-Diss. Basel. S. 45. 1901. — Cronquist: Zitiert bei Bruhns. — Cruveilhier: Bull. et mém. de la soc. anat. de Paris. Tome 35, p. 56. 1860 et Gaz. méd. 1860. p. 50. — Culwer: A study of the bacteriology of chronic prostatitis and spermatocystitis. Journ. of the Americ. med. assoc. Vol. 66, Nr. 8, p. 19. 1916. — Cumming, R. E.: Sterility in the male following vas puncture and unilateral epididymectomy. Urol. a. cut. review. Vol. 28, Nr. 2, p. 65—66. 1924. — Cumming, Robert E. and Joseph E. Glenn: Vas puncture as a means of cure for chronic seminal vesiculitis: a report of fifty-five cases. Journ. of urol. Vol. 5, Nr. 1, p. 43—61. 1921. — Cunningham, John H.: Operative treatment of seminal vesiculitis. Journ. of urol. Vol. 3, p. 175. 1919. — Seminal vesiculitis: its local and general manifestations. Boston. med. a. surg. journ. Vol. 184, Nr. 8, p. 189—194. 1921. — Seminal vesiculitis; its local and general manifestations. Internat. journ. of surg. Vol. 34, Nr. 2, p. 53. 1921. — Dailey, U. G. and W. S. Grant: Vasovesiculitis simulating acute appendicitis. Med. journ. a. record. Vol. 119.

Nr. 12, p. 147—148. 1924. — DAMSKI, A.: Cas d'un kyste des vésicules séminales. Ann. des maladies des org. gén.-urin. Tome 26, H. 13, p. 981. 1908. — DAVY, J.: Observations on the fluid in the vesiculae seminales. Edinburgh med. journ. 1838. Nr. 136. — DELZELL, WILLIAM R. and OSWALD SWINNEY LOWSLEY: Diagnosis and treatment of diseases of the seminal vesicles. Journ. of the Americ. med. assoc. Vol. 82, Nr. 4, p. 270—274. 1924. — DESPOUYS, J.: Une injections poussée par le canal déférent remplitelle la vésicule séminale. Introduction à l'étude de l'operation de BELFIELD. Thèse de Toulouse 1923. — DILLON, JAMES R. and FRANK E. BLAISDELL: Surgical pathology of the seminal vesicles. Journ. of urol. Vol. 10, Nr. 5, p. 353. 1923. — Surgical pathology of the seminale vesicles, california state journ. of med. Vol. 18, Nr. 5, p. 149. 1920. — Discussion on seminal vesiculitis (paper by CUNNINGHAM, JOHN H.). Internat. journ. of surg. Vol. 34, Nr. 2, p. 63—69. 1921. — DISSE: Untersuchungen über die Lage der menschlichen Harnblase. In den anat. Briefen von MERKEL und BONNET. Bd. 1. 1892. — DISSELHORST, R.: Die akzessorischen Geschlechtsdrüsen der Wirbeltiere mit besonderer Berücksichtigung des Menschen. Wiesbaden 1897. — Abführungsapparat und Anhangsdrüsen der männlichen Geschlechtsorgane. Lehrb. d. vergl. mikrosk. Anat. d. Wirbeltiere von ALB. OPPEL. Teil 4. Jena 1904. — DOLLINGER, BARNEY: Neue Studien über die Pathologie der Samenblasen. Boston med. a. surg. journ. 1914. p. 59. — DOUGLAS, JACOB: Description of the peritoneum etc. London 1730. — DREYER, A.: Beiträge zur Pathologie der Samenblasen. Inaug.-Diss. Göttingen 1891. — DUFOUR, Bull. et mém. de la soc. anat. de Paris. Tome 24, p. 39. 1851. — DUHOT, ROB.: Spermatocystite chron. rebelle a streptocoques. Ann. de la policlinique centr. de Bruxelles. 1902. p. 77. — Contribution à l'étude anatomo-pathologique des vésicules séminales. Ann. des maladies des org. gen.-urin. 1901. Nr. 7. — Societé belge d'urol. 8. Dez. 1901. — Zentralbl. f. d. Krankh. d. Harn- u. Sexualorg. 1902. S. 547. — VAN DUHOT: Ann. de la policlinique centr. de Bruxelles. 1903. p. 121. — EASTMAN: Thimbles for massage and stripping of the seminal vesicles. New York med. journ. a. med. record. Oct. 1900. — The manner of stripping the seminal vesicles. Med. a. surg. monitor. Indianopolis 1904. — EBERTH: Die männlichen Geschlechtsorgane. G. Fischer S. 54. 1904. — ECKARDT: Über die kompensatorische Hypertrophie und das physiologische Wachstum der Niere. Virchows Arch. f. pathol. Anat. u. Physiol. Bd. 114, S. 217. 1888. — EMMERICH, EMIL: Enorme Cystenbildung des Vas deferens. Zentralbl. f. allg. Pathol. u. pathol. Anat. Bd. 21, Nr. 15, S. 673. 1910. — ENGLISCH: Über Cysten an der hinteren Blasenwand bei Männern. Med. Jahrb. Wien 1875 und Sitzungsber. d. k. k. Ges. d. Ärzte. Wien 1874. — EPPINGER, H.: Prag. Vierteljahrsschr. 1875 und Prag. med. Wochenschr. Bd. 1. 1875. — Über Agenesie der Nieren. In: KLEBS, Beitr. z. pathol. Anat. H. 2, S. 118. Prag 1880. — Dasselbe in Prag. med. Wochenschr. Jg. 4, Nr. 36—37, S. 353. 1879. — ETTERLEN, J.: L'inflammation des vésicales séminales. Rev. méd. de l'est. Tome 52, Nr. 23. p. 782. 1924. — EXNER, SIGMUND: Handb. d. Urol. von FRISCH und ZUCKERKANDL. Bd. 1, S. 234. 1904. — FAHRMAN, GEORGE F.: Zitiert bei SHEA. — FAYE, F. C.: De vesiculis seminalibus dissertatio. Skienae 1840 u. 1841. — FELEKI, HUGO: Ein seltener Fall von Hämospermie. Orvosi Hirlap. 1900. Nr. 12. — FELIX: Zur Anatomie der Duct. ejacul., der Ampulla duct. deferentis und der Vesicula seminalis des erwachsenen Menschen. Anat. Hefte. Wiesbaden. Bd. 17, S. 1—54. 1901. — FELIX, A.: Entwicklung der Harnorgane bei HERTWIG, Handb. d. Entwicklungslehre d. Wirbeltiere. 1. Teil, Bd 3, S. 326. 1906. — FELIX, W.: Entwicklungsgeschichte des Excretionssystems. Ergebn. d. Anat. u. Entwicklungsgesch. (MERKEL-BONNET). Bd. 13, S. 592. 1903. — FENWICK, E. H.: A case of carcinoma of the left vesicula seminalis and adjoining lobe of prostate. Transact. pathol. soc. of London. Vol. 38, p. 199. 1887. — FIOLLE, J. et P.: La chirurgie des vésicules séminales. Monogr. cliniques. Nr. 67. Paris 1912. — FISCHER, P.: Ein Beitrag zu den Mißbildungen des Ureters, der Samenblasen und der Niere. Inaug.-Diss. Zürich 1899. — FISHER, N. F.: The influence of the gonad hormones on the seminal vesicles. Americ. journ. of physiol. Vol. 64, Nr. 2, p. 244—251. 1923. — FISK: A cyst of the right vesicula seminalis. Aspiration per rectum. Ann. of surg. Vol. 28, p. 652. 1898. — FLÜGGE: Beitrag zur Mißbildung d. Duct. def., d. Ves. sem. und d. Duct. ejac. Inaug.-Diss. Göttingen 1904. — FRAENKEL, EUG.: Über pathologische Verkalkungen und ihren Nachweis durch Röntgenstrahlen. Fortschr. a. d. Geb. d. Röntgenstr. Bd. 14, S. 87. 1909—1910 u. Münch. med. Wochenschr. 1906. Nr. 30. — Über Fehldiagnosen bei Harnleiterstein- und Blasensteinuntersuchungen. Verhandl. d. dtsch. Röntgenges. Bd. 3, S. 157. 1907. — FRÄNKEL, MAX: Die Samenblasen des Menschen. Berlin: Hirschwald 1901. — Die Nerven der Samenblase. Zeitschr. f. Morphol. u. Anthropol. Stuttgart 1902—1903. S. 346. — FRANÇOIS, JULES: Contribution à l'étude de la vésiculographie séminale. Scalpel. Jg. 75, Nr. 45, p. 1091. 1922. — Les vésiculites chroniques non tuberculeuses. (Kongreßreferat.) Scalpel. Jg. 74, Nr. 30, p. 723—730; Nr. 32, p. 769—775; Nr. 33, p. 795—802; Nr. 34, p. 819—825. 1921. — FRANK, ERNST RICH. WILH.: Ein Fall von Syphilis der Samenblasen. Zeitschr. f. Urol. Bd. 19, H. 6, S. 415—417. 1925. — Über Resorption und Ausheilung von entzündlichen Infiltraten in den samenleitenden Organen. Zeitschr. f. Urol. Bd. 1, S. 797. 1907. — FRANK und MARTIN: Handbuch der Anatomie der

419

Literatur.

Haustiere. 8. Aufl. Stuttgart 1896. — FRASER, A. REITH, L. B. GOLDSCHMIDT: Some points in the surgical management of seminal vesiculitis. Lancet. Vol. 211, p. 15. 1926. — FULLER, EUGEN: Seminal vesiculotomy. Journ. of the Americ. med. assoc. Vol. 59, Nr. 22, p. 1959. 1912. — External urethrotomy and seminal vesiculotomy combined in a single operative procedure. Journ. of the Americ. med. assoc. Vol. 69, p. 276. 1917. — Seminal vesiculotomy. The postgraduate. Okt. 1904. Harvard med. soc. of New York City. Okt. 1904. Med. News. Jan. 1905. — FÜRBRINGER: Prostatafunktion. Berlin. klin. Wochenschr. 1886. — Untersuchungen über die Entstehung der Spermakrystalle. — Prostatorrhöe und Spermatorrhöe. Zeitschr. f. klin. Med. 1881 und Volkmanns Samml. klin. Vorträge. Nr. 207. — Die Störungen der Geschlechtsfunktionen des Mannes. Wien 1895. — GASS-MANN: Note sur un cas de bactériurie avec quelques remarques sur le diagnostic de prostatitis. Ann. des maladies des org. gén.-urin. 1900. Nr. 2. — GAUSSAIL: Mémoire sur l'orchite blennorrhagique. Arch. gén. de méd. Tome 27, Série 1, p. 188. 1831. — GAYET et BANSILLON: Double diverticule de la vessie avec absence du rein, de l'uretère et de la vésicule séminale du même coté. Lyon méd. Tome 131, Nr. 13, p. 573. 1922. — GAZZARINI, ALDO: Delle applicazioni diatermiche sulla prostata nuova forma di elettrodo per le applicazioni della prostate e delle vescichette seminali. Giorn. ital. di dermatol. e sifilidol. 1926. p. 67. — GEGENBAUR, C.: Lehrbuch der Anatomie des Menschen. 3. Aufl. Leipzig 1888. — Grundriß der vergleichenden Anatomie. 1878. — GEORGE, S.: Calcification of the vas deferens and the seminal vesicles. Journ. of the Americ. med. assoc. 1906. — GERARD: Journ. de l'anat. Nr. 3—4. 1905. Zit. nach G. HEINER. — GLEY, E.: Prostate et vésicules séminales de quelques rongeurs du Brésil. Cpt. rend. des séances de la soc. de biol. Tome 89, Nr. 35, p. 1133—1135. 1923. — GODARD: Cpt. rend. des séances de la soc. de biol. Série 2. Paris 1856 et Gaz. méd. de Paris Nr. 44, p. 701. 1855; Tome 11, p. 294. 1856. — GOD-LEWSKI, E. jun.: Die Zeugungsfähigkeit und die akzessorischen Drüsen des männlichen Geschlechtsapparates. Handb. d. vergl. Physiol. Bd. 3, 2. Hälfte, S. 610. — Die akzesso-rischen Drüsen des männlichen Geschlechtsapparates der Säugetiere und die Begattung. Handb. d. vergl. Physiol. Bd. 3, 2. Hälfte, S. 765. 1910—1914. — GOLDBERG: Über blutiges Prostatasekret. Dermatol. Centralbl. 1903. S. 506. — GREENBERG, GEZA: A simplified technique of vasostomy, and injection of the vas deferens. Urol. a. cut. review. Vol. 27, Nr. 6, p. 350—351. 1923. — GREENFIELD: Transact. of the pathol. soc. of London. Vol. 28, p. 164. 1877. — GRIMME: Dtsch. tierärztl. Wochenschr. 1903. — GROSZ: Handb. von FINGER usw. Wien 1910. — GROSZ, SIEGFR.: Beiträge zur Anatomie der akzess. Geschlechts-drüsen der Insektivoren und Nager. Arch. f. mikroskop. Anat. Bd. 66. 1905. — Handb. von FINGER usw. Wien 1910. — GRUBER, A.: Untersuchungen einiger Organe eines Kastraten. Virchows Arch. f. pathol. Anat. u. Physiol. 1847. — GRUBER, G. B.: Pyämie nach akuter staphylomykotischer Spermatocystitis. Münch. med. Wochenschr. 1911. Nr. 19, S. 1014. — GRUBER, W.: Arch. f. pathol. Anat. u. Physiol. Bd. 107. 1887. — GUELLIOT, O.: Anatomie et pathologie des vesicules seminales. Paris 1883. — GUÉPIN, A.: La prostate et les vésicules séminales. Acad. des sciences. 5. Mai 1902. — GUERRIERI, RAFFAELE: Sui zoospermi inclusi nelle concrezioni lamellari seminali (sympexions di Robin, seminaliti Majocchi) e nei calcoli urinari in rapporto alle ricerche medico legali. Bull. d. scienze med. Bologna. Jg. 84, Nr. 11, p. 645. 1913. — GUGGENBERGER, J.: Untersuchungen über die Lebensfähigkeit der menschlichen Spermien in vitro. Monatsschr. f. Geburtsh. u. Gynäkol. Bd. 59, H. 1/2. 1922. — GUITERAS: Beziehungen der Entzündungen der Samen-blasen zur atonischen Impotenz. Journ. of cut. and gen.-urin. dis. Juli 1900. — A case of Epididymitis. Journ. of cut. and gen.-urin. dis. 1898. p. 285. — A case of a seropurulent Zyst probably of the right seminal vesicle. Lancet 1894. — GUIZETTI, P.: Zentralbl. f. allg. Pathol. Bd. 16, S. 387. 1905. — GUIZETTI-PARISET: Beziehungen zwischen Miß-bildungen der Nieren und der Geschlechtsorgane. Virchows Arch. f. pathol. Anat. u. Physiol. Bd. 204. 1911. — GUTTMANN, P.: Virchows Arch. f. pathol. Anat. u. Physiol. Bd. 92, S. 187. 1883. — HAMY: Description d'un fétus monstrueux. Journ. de l'anat. et de la physiol. 20. année, p. 193. 1884. — HARTMANN: Lehrbuch der Anatomie. 1881. — HEINER, G.: Kongenitale Nierendystopie und kongenitaler Nierendefekt mit Anomalien der ableitenden Samenwege. Folia urol. Bd. 3, Nr. 1, S. 186. 1909. — HEISS, R.: Beiträge zur topographischen Anatomie der Pars pelvina des Ureters. Zeitschr. f. Anat. u. Entwicklungsgesch. Bd. 67, S. 557. 1923. — HEITZMANN: Zentralbl. f. allg. Pathol. u. pathol. Anat. Bd. 28, H. 13, S. 329. 1917. — HENDRICK, ARTHUR: Vergleichende makroskopische und mikroskopische Unter-suchungen über die Samenblase und Ampullen der Samenleiter bei den Haussäugetieren mit Einschluß von Hirsch und Rehbock. Internat. Tierheilk. f. Anat. u. Physiol. Bd. 22, H. 10—12. — HENLE: Handbuch der Eingeweidelehre des Menschen. 2. Aufl. Braun-schweig 1873. — Anatomie. — HENOT: Arch. gén. de méd. 8. année. Tome 24. 1830. — HENRIET: Anomalie des uretères et des bassinets. Bull. et mém. de la soc. anat. de Paris. Tome 49, p. 428. 1874. — HERBST, R. H.: The surgical treatment of chronic seminal vesiculitis by vasotomy (BELFIELD-Operation.) Journ. of the Americ. med. assoc. Vol. 59, Nr. 25. 1912. — Acquired stricture of the lowes end of the ureter. Journ. of the Americ. med.

27*

assoc. Vol. 71, p. 1722. 1918. — Herckenrath, L. J.: Bijdrage tot de Kennis von den bouw en de verrigting der vesicula seminalis. Inaug.-Diss. Amsterdam 1858. Zit nach Kayser. — Herman, Leon and Baird Stuart: Extraperitoneal pelvic suppuration in the male. Journ. of urol. Vol. 8, Nr. 4, p. 323—338. 1922. — Hertwig: Entwicklungsgeschichte. — Hess, E. F.: A modification of vasotomy permitting frequent irrigations of the vesicles. Journ. of the Americ. med. assoc. Vol. 76, Nr. 20, p. 1349. 1921. — Hines, L. E.: Endameba histolytica in seminal fluid in a case of amebic dysentry. Journ. of the Americ. med. assoc. Vol. 81, p. 274. 1923. — Hoffmann, C. E. E.: Lehrbuch der Anatomie des Menschen. 2. Aufl. Erlangen 1877. — Hoffmann, E.: Zwei Fälle von Umwandlung der Samenblase in Harnleiter. Arch. f. Heilk. Bd. 13, S. 533. 1872. — Hollstein, L.: Lehrbuch der Anatomie des Menschen. 5. Aufl. Berlin 1873. — Horand, René: Absence congénitale du rein droit, uretère droit desservant le rein gauche. Bull. et mém. de la soc. anat. de Paris. Tome 7, Série 6, Nr. 4, p. 307—312. 1880. — Horsley, J. S.: Surgical drainage from biologic point of view. Journ. of the Americ. med. assoc. Vol. 70, p. 159. 1920. — Howden: Journ. of anat. a. physiol. Vol. 21, p. 551. — Huet, Gallandat: Samenbläschen als Virusträger. Zentralbl. f. Bakteriol., Parasitenk. u. Infektionskrankh. Bd. 52, S. 477. 1909. — Huffman, L. F.: Congenital displacements of the kidney. Journ. of urol. Vol. 12, Nr. 4, p. 363. 1924. — Unilateral renal aplasie, ureter opening in to vas. Journ. of urol. Vol. 12, Nr. 4, p. 379. 1924. — Humphry: Affections of the vesiculae seminales, bei Holmes: A system of surgery. 2. Aufl., S. 170. 1871. — Hunter: Med. transact. Vol. 3, p. 253. Zit. nach Meckels pathol. Anat. 1812. Teil 1, p. 627. — Hunter, John: Zit. bei Godard. — Hyman, A. and A. S. Sanders: Chronic seminal vesiculitis, a clinical résumé, with special reference of the urethroskopic findings in the posterior urethra. New York med. journ. a. med. record. 97, p. 652. 29. März 1913. — Hyrtl, Joseph: Österr. med. Wochenschr. 1841. Nr. 45. — Onomatologia anatomica. Wien 1880. — Jahrbuch der Anatomie. — Handbuch der topographischen Anatomie. Bd. 2. 1882. — Ingal, S. M.: Die Samenleiter, Samenblasen und der operative Zugang zu ihnen. Diss. Moskau 1913. (Russisch.) — Iwanoff, E.: Über die physiologische Rolle der akzessorischen Geschlechtsdrüsen der Säugetiere an der Hand der Beobachtungen der Biologie der Spermatozoen. Arch. f. mikroskop. Anat. Bd. 77. 1911. — James, C. S. and J. W. Shuman: Seminal calculi simulating nephrolithiasis. Surg. gynecol. a. obstetr. Vol. 16, p. 302. 1913. — Jeanbreau: Montpell. médic. 1909. p. 1583. — Jensen: Dtsch. Zeitschr. f. Tiermed. 1894, — Johnson, Harald: Zitiert bei Delzell und Lowsley. — Jost: The surgical treatment of seminal vesiculitis. Med. Fortnightly. Vol. 47, p. 141. 1915. — Kaufmann, E.: Lehrbuch der speziellen pathologischen Anatomie. Bd. 2, S. 1186 u. 1187. 1922. — In: A. Socin und E. Burckhardt: Die Verletzungen und Krankheiten der Prostata. Dtsch. Chirurg. Lief. 53. 1902. — Kayser, Heinrich: Untersuchungen über die Bedeutung der Samenblasen. Inaug.-Diss. Berlin 1889. — Keersmaeker: Hämospermie. Zentralbl. f. d. Krankh. d. Harn- u. Sexualorg. 1899. H. 3. — Kenna Mc, C. M.: Pathology and treatment of seminal vesiculitis and acute epididymitis. Illinois med. journ. Vol. 35. Febr. 1919. — Kern, Vincenz R. v.: Die Steinbeschwerden der Harnblase, ihre verwandten Übel und der Blasenschnitt bei beiden Geschlechtern. Wien 1828. — Keve, Franz: Ein Fall von Syphilis der Samenblasen. Zeitschr. f. Urol. Bd. 19, S. 885. 1925. — Keyes, E. L.: Journ. urol. 1917. p. 569. — Kidd, Frank: Vasostomy for seminal vesiculitis with a description of a new and improved technic for the operation. Lancet. Vol. 205, Nr. 5, p. 213—218. 1923 und Internat. journ. of med. a. surg. Vol. 37, Nr. 1, p. 1—9. 1924. — Kile, Ray P.: Treatment of the seminal vesicles. Urol. a. cut. review. Vol. 28, Nr. 2, p. 66—68. 1924. — Klebs, E.: Handbuch der pathologischen Anatomie. 1873. 4. Lief. S. 776. — Klein: In Strickers Handbuch der Lehre von den Geweben der Menschen und der Tiere. — Kocher, Theodor: Die Krankheiten der männlichen Geschlechtsorgane. Dtsch. Chirurg. Lief. 50 B. 1887. — Krankheiten der Samenblase in Pitha und Billroth: Handb. d. Chirurg. Bd. 3, Abt. 2, S. 463. — Koelliker: Gewebelehre des Menschen. 1854. — Entwicklungsgeschichte des Menschen. 1879. — König: Bei Hildebrandt: Dtsch. Zeitschr. f. Chirurg. Bd. 40, S. 92. — König, Fritz: Pathologisch-anatomische Arbeiten. S. 192. Hirschwald 1903. Festschr. für Joh. Orth. — Königstein, H.: Untersuchungen über die männlichen Geschlechtsdrüsensekrete in der Dunkelfeldbeleuchtung. Zeitschr. f. Urol. Bd. 5, S. 701. 1911. — Über das Schicksal der Spermatozoen, welche nicht zur Befruchtung gelangen. Zeitschr. f. Urol. Bd. 2, S. 854. 1908. — Kofler und Perutz: Dermatol. Zeitschr. Bd. 34, S. 150. 1921. — Krause, W.: Allgemeine und mikroskopische Anatomie. Hannover 1876. — Kretschmer, H. L.: Calcification of the seminal vesicles. Journ. of urol. Vol. 7, 1, p. 67—71. 1922. — Kropeit: Die Sondierung der Samenblasen. Zeitschr. f. Urol. Bd. 12, S. 101. 1918. — Kudlich, H.: Ein Fall von primärem Samenblasencarcinom. Med. Klinik. 1926. Nr. 18, S. 691. — Kupffer: Untersuchungen über die Entwicklung des Harn- und Geschlechtssystems. Schultzes Arch. f. mikroskop. Anat. Bd. 1, S. 233. — Labbé: Cpt. rend. des séances de la soc. de biol. 1854. — Lallemand: Des pertes séminales involontaires. Paris 1836—1842. — Lampferhoff, C. J.: De vesicularum seminalium, quas vocant, natura atque usu. Inaug.-Diss. Berlin 1835. — LANDOIS: Lehrbuch der Physiologie. 1922. S. 893. — v. LANGER-TOLDT: Lehrbuch der systematischen und topographischen Anatomie. 1920. — LANDWEHR, H. A.: Über den Eiweißkörper (fibrinogene Substanz) der Vesicula seminalis der Meerschweinchen. Pflügers Arch. f. d. ges. Physiol. Bd. 23, S. 538. 1880. — LEGUEU: Progr. méd. Sept. 1922. — LEPRINCE: Le début de la spermatogènese dans l'espèce humaine. Paris 1899. — LESPINASSE, V. D.: Local treatments for seminal vesiculitis with a description of some new methods. Journ. of urol. Vol. 4, Nr. 3, p. 265. 1920. — LEUCKART: Zur Morphologie der Geschlechtsorgane. 1853. — LEWIN: Pathologie der Samenblasenerkrankungen. Allg. med. Zentral-Zeit. Bd. 23, S. 319. 1911. — LEWIN, ARTHUR und GUIDO BOHM: Zur Pathologie der Spermatocystitis gonorrhoica. Zeitschr. f. Urol. Bd. 3, H. 1. 1908 und Bd. 3, S. 43. 1909. — LEWIS, B.: Case of chronic seminal vesiculitis; removal of the vesicles, recovery. St. Louis courier of med. April 1905. — LEYDIG, FRANZ: Zur Anatomie der männlichen Geschlechtsorgane und Analdrüsen der Säugetiere. Zeitschr. f. wiss. Zoologie. 1850. — LICHOWETZER: Hämospermie. Inaug.-Diss. Berlin 1898. — LICHTENBERG, A. v.: Chirurgie der Samenwege. Klin. Wochenschr. S. 2344. Berlin 1924. — Über die Indikationsstellung in der Chirurgie der Samenwege. Bd. 18, S. 297. — Die Chirurgie der Samenwege. Verhandl. d. dtsch. Ges. f. Urologie. 6. Kongr. 1924. S. 188. — LICHTENSTERN: Behandlung der Sterilität beim Manne. Bd. 16, S. 85. — LIMON: Note sur l'epithelium des vésicules séminales et de l'ampoule de canaux déferents. Journ. de l'anat. et physiol. Paris. Tome 37, p. 424. 1901. — LIPSCHÜTZ, ALEXANDER: Einseitig ausgebildete Folgeerscheinungen im Anschluß an Kastration. Cpt. rend. hebdom. des séances de l'acad. des sciences. Tome 181, Nr. 2, p. 75—77. 1925. — LODE: Experimenteller Beitrag zur Physiologie der Samenblase. Sitzungsber. d. k. Akad. d. Wissensch. in Wien, 3. Kl. Bd. 104. 1895. — LOMBROSO: Gazz. med. ital. Febr. 1860. Lyon méd. Tome 6, p. 300. Paris 1860. — LUBARSCH: Einiges zur Metaplasiefrage. Verhandl. d. dtsch. pathol. Ges. Bd. 10. 1907. — LUCKSCH: Über eine seltene Mißbildung an den Vasa deferentia. Prager med. Wochenschr. Bd. 28, Nr. 33. 1903. — LUSCHKA: Lehrbuch der Anatomie. — LUYS, G.: Le lavage des vésicules séminales. Bull. et mém. de la soc. méd. des hôp. de Paris. 1925. — 27. Kongr. der Assoc. franç. d'urol. Okt. 1913. — Les cathétérisme des canaux ejaculateurs. Rev. prat. des maladies des org. gén.-urin. Jg. 10, Nr. 56, p. 113. 1913. — Indications thérapeutiques des spermatocystitis. Bull. et mém. de la soc. des chirurg. de Paris. 1926. — Technique du Lavage des vésicules séminales. Bull. et mém. de la soc. des chirurg. de Paris. 1926. — LYONS, OLIVER: Primary carcinoma of the left seminal vesicle. Journ. of urol. Vol. 13, Nr. 4, p. 477. 1925. — MACHT, DAVID L.: A contribution to the physiology of the ureter and the vas deferens. Journ. of urol. Vol. 1, p. 97. 1917. — Action of opium alkaloids on the ducts of the testis. Journ. of pharmacol. a. exp. therapeut. Vol. 9, 2, p. 121. — MAGNUS: Pflügers Arch. f. d. ges. Physiol. Bd. 102. — MARCHILDON: Spermatocystitis et prostatitis typhiques et leur rapport avec la bacillurie typhique chronique. Americ. journ. of the med. sciences. Bull. 1910. p. 74. Ref. Hildebrands Jahrb. 1910. S. 1240. — MARION, G.: De la signification des vésisulites chroniques chez les prostatiques. Journ. d'urol. Tome 9, p. 11. 1920. — Resection d'une vésicule séminale et castration pour haemorrhagie des voies génitales. Societé de chirurg. de Paris 1908. 14. Okt. Rev. de chirurg. Tome 12, p. 856. 1908. — MARION: Société française d'urologie. Paris. Dec. 1919. — MARK, ERNEST G.: Indication for Vasotomy. Journ. of urol. Vol. 14, Nr. 4, p. 323. 1925. — MARK, ERNEST and R. LEE HOFFMANN: Renal retention due to seminal vesiculitis. Journ. of urol. Vol. 8, Nr. 1, p. 89—98. 1922. — MATAS, RUDOLF: A rare anomaly fond in a congenital right inguinal hernia; a tubular diverticulum or prolongation of the right seminal vesicle extending into the scrotum as a component of the spermatic cord. Surg. clin. of North America Vol. 2, Nr. 5, Southern Nr., p. 1155—1163. 1922. — MAYER, ALBERT: Zur Diagnostik der Spermatocystitis. Zentralbl. f. d. Krankh. d. Harn- u. Sexualorgane. Bd. 14. 1903. — MAYOR: Bull. et mém. de la soc. anat. de Paris. 51. Jg., p. 592. 1876. — MECKEL, HEINR.: Zur Morphologie der Harn- und Geschlechtsorgane der Wirbeltiere. Halle 1848. — MERKEL: Kasuistischer Beitrag zu den Mißbildungen des männlichen Geschlechtsapparates. Beitr. z. pathol. Anat. u. z. allg. Pathol. Bd. 82, S. 157. — MEYER, ROBERT: Zur Anatomie und Entwicklungsgeschichte der Ureterverdoppelung. Virchows Arch. f. pathol. Anat. u. Physiol. u. f. klin. Med. Bd. 187, S. 408. 1907. — MIHALKOWICZ, G. v.: Entwicklung des Harn- und Geschlechtsapparates des Menschen. Internat. Monatsschr. f. Anat. u. Histol. 1885. — MINOT, SEDGWICK CH.: Zur Kenntnis der Samenblasen beim Meerschweinchen. Anat. Anz. 1875. Aus dem Laboratory for Histology and Embryologie of the Harvard School. London 1885. — Human Embryology. — MITCHELL, HENRY: Méd. chir. transactions. Tome 53. 1850. — MÖNCKEBERG, J. G.: Über heterotope mesodermale Geschwülste am unteren Ende des Urogenitalapparates. Virchows Arch. f. pathol. Anat. u. Physiol. Bd. 187, S. 489. 1907. — MOORE, C. R. and W. F. QUICK: Vasectomy in the rabbit. Americ. journ. of anat. Vol. 34, p. 269. 1924. — MORGAGNI: Epist. XLIV, Nr. 14 u. 25; Epist. XXIV, Nr. 18. — MORRISSEY, JOHN H.: Chronic disease of seminal vesicle and prostate as a focus in arthritis and other systemic disorders. Med. journ. a. record. Vol. 125.

1927. — Morrissey, John H. and Frederic W. Smith: Surgery of the seminal vesicles. Indication, technique and results. Reports of 135 cases. Surg., gynecol. a. obstetr. Vol. 37, Nr. 4, p. 480—489. 1923 and Med. journ. a. record. 1927. p. 125. — Morton, H.: Acute seminal vesiculitis. Philadelphia med. journ. 22. Sept. 1900. — Mühlpfordt, H.: Spermatozoen und Eiter. Zeitschr. f. Urol. 1924. Nr. 18, S. 385. — Mueller und Dahl: Dtsch. Arch. f. klin. Med. Bd. 107. 1912. — Müller: Die männlichen Geschlechtsteile als Quelle tödlicher septico-pyämischer Allgemeininfektion. Inaug.-Diss. Jena 1915. — Nagel: Über Contractilität und Reizbarkeit des Samenleiters. Pflügers Arch. f. d. ges. Physiol. Suppl. Bd. 287. 1905. — Nagel, W.: Über die Entwicklung des Uterus und der Vagina beim Menschen. Arch. f. mikroskop. Anat. Bd. 37. 1891. — Physiologie der männlichen Geschlechtsorgane. In Nagels Handbuch der Physiologie des Menschen. Braunschweig 1897. — Namba, K.: Zur Frage über die elastischen Fasern und das Pigment in den Samenblasen des Menschen. Frankfurt. Zeitschr. f. Pathol. Bd. 8, H. 3. 1911. — Naumann: Über die Häufigkeit der Bildungsanomalien der Nieren. Inaug.-Diss. Kiel 1897. (19 Fälle.) — Naumann, M. E. A.: Handbuch der medizinischen Klinik. Bd. 7, S. 566. 1837. — Nelson, A. W.: Draining and medicating the seminal vesicles. Eclectic. med. journ. Vol. 74, Nr. 1, p. 17. 1914. — Seminal vesiculitis and appendicitis. Ohio state med. journ. Mai 1910. — Neumann, J.: Über Komplikationen der Urethritis. Allg. Wien. med. Zeit. 1874. Nr. 20, 21 u. 23. — Die Entzündung der Samenbläschen — Vesiculitis blenorrhoica. Spermatocystitis gonorrhoica. Allg. Wien. med. Zeit. 1887. S. 320. — Nobl, G.: Zur Klinik und Ätiologie der Deferentitis pelvica. Wien. klin. Rundschau. 1906. Nr. 10 u. 11. — Nonidez, José F.: The effect of ligation of the vas def. on the structure of the testis. Americ. journ. of anat. Vol. 34, p. 359. 1924. — Nussbaum, M.: Über den Bau und die Tätigkeit der Drüsen. Arch. f. mikroskop. Anat. Bd. 80, Abt. 2, S. 1. 1912. — Oberndorfer: Beitr. z. pathol. Anat. u. z. allg. Pathol. Bd. 31. 1902. Ref. Pathologie der männlichen Geschlechtsorgane. Ergebn. d. allg. Pathol. u. pathol. Anat. Bd. 9, S. 1. 1904. — Ohmori, D.: Über Hyperplasie und Metaplasie des Epithels bei Entzündungen des Nebenhodens und des Vas deferens. Zeitschr. f. Urol. 1921. Nr. 15, S. 240. — Histopathologische Studien an den akzessorischen Geschlechtsdrüsen (Prostata und Samenblase) unter besonderer Berücksichtigung ihrer Wechselbeziehungen. Zeitschr. f. urol. Chirurg. Bd. 12, H. 1/2. 1923. — Oppenheim: Antiperistaltik des Vas deferens. Wien. klin. Wochenschr. 1924. S. 1242. — Orth: Lehrbuch der speziellen pathologischen Anatomie. 1893. — Oslund, Robert M.: Vasectomy on Dogs. Americ. journ. of physiol. Vol. 70, p. 111. 1924. — Otto: Monstrorum sexcentorum descriptio anatomica. 1841. p. 316. — Oudemans, V.: Die akzessorischen Geschlechtsdrüsen der Säugetiere. Haarlem 1892. — Pallin: Beiträge zur Entwicklungsgeschichte der Prostata. Arch. f. Anat. u. Physiol. Anat. Teil 1901. — Pallin, Gustav: Beiträge zur Anatomie und Embryologie der Prostata und der Samenblasen. Arch. f. Anat. u. Entwicklungsgesch. 1901. — Palma: Zur pathologischen Anatomie der Bildungsanomalien im uropoetischen System. Prag. med. Wochenschr. 1891. Nr. 33, S. 367—380. — Parmenter, Fr. J. and Burton T. Simpson: A case of blastomykosis involving the prostate and seminal vesicles. Journ. of urol. Vol. 3, Nr. 6, p. 449. 1919. — Pasteau, Hogge et Maurice Chevassu: Recherches anatomiques sur les vésicules séminales. Journ. d'urol. Tome 14, Nr. 4, p. 329—330. 1922. — Pels Leusden: Chirurgische Erkrankungen und Verletzungen der Harnorgane. In: Diagnostische und therapeutische Irrtümer und deren Verhütung. Chirurg. Leipzig 1925. — Perna, Giovanni: Sulla forma delle vescichetta seminale nell' uomo. Bull. d. scienze med., Bologna. Vol. 8, H. 6, 7, 8, p. 245. 1920. — Perutz, Alfr.: Harnröhrengonorrhöe des Mannes. Wien 1925. — Perutz und Merdler: Dermatol. Wochenschr. 1925. H. 5. — Arch. f. Dermatol. u. Syphilis. Bd. 148. 1924. — Perutz und Kofler: Dermatol. Zeitschr. Bd. 34. 1922. — Perutz und Taigner: Wien. med. Wochenschr. 1920. Nr. 30—31. — Arch. f. Dermatol. u. Syphilis. Bd. 131. 1921. — Petersen: Anat. Hefte. Bd. 34, S. 237. 1907. — Petillo, Diomede: Ureterocele; clinical significante and process of formation. Surg., gynecol. a. obstetr. Vol. 40, p. 811. 1925. — Picard: Traité des maladies de la prostate et des vésicules séminales. 1898. — Pick: Dermatol. Studien. Bd. 20. Unna-Festschr. Bd. 1. 1910. — Pick, L.: In Noeggerath-Eckstein. S. 212. — Über Meningokokkenspermatocystitis. Berlin. klin. Wochenschr. 1907. Nr. 30 u. 31. — Picker: Studien zur Pathologie der Gonorrhöe. Ges. f. Urol. II. Kongr. April 1909. — Picker, Rudolf: Studien über das Gangsystem der menschlichen Samenblase. Berlin 1911. — The anatomical configuration of the human vesicula seminalis in reaction to the clinical features of spermacystitis. Urol. a. cut. review. Vol. 17, Nr. 9, p. 463—466. 1913. — Über den Bau der menschlichen Samenblasen. Anat. Anz. Bd. 44, H. 15/16, S. 377. 1913. — Die Chirurgie der Samenwege. Zeitschr. f. Urol. Bd. 19, S. 401. 1925. — Poels, J.: Smetstofdragers. Tijdschr. v. veeartsenijkunde. Deel 36, Nr. 2. — Pohl, Hans: Über das Epithel in den Samenblasen des Meerschweinchens. Anat. Anz. Bd. 57, S. 266. 1924. — Pomeroy, E. S.: Das Ausmelken der Samenblasen. Journ. of the Americ. med. assoc. 1926. Nr. 25. — Porosz, M.: Die Anatomie und die physiologische Rolle des Ductus ejaculatorius und des Colliculus seminalis. Monatsber. f. Urol. Bd. 9, H. 1. 1906. — Pousson: Über Störungen in der Entleerung des Sperma (Dyspermatie). Ann. des maladies des org. gén.-urin. 1899. H. 4. — PULIDO, MARTIN ANGEL: Die Entzündung der Samenblasen. Siglo med. Vol. 73, Nr. 3665, p. 241—243. 1924. (Spanisch.) — Über die Pathologie der Samenblasen. Rev. española de urol. y de dermatol. Jg. 25, Nr. 294, p. 305—311. 1923. (Spanisch.) — QUINBY, WILLIAM C.: Anatomie und Physiologie der Samenblasen mit Betrachtungen über die Behandlung ihrer Affektionen. Boston. med. a. surg. journ. 1914. p. 58. — RALFE: Cystic tumor of the left seminal vesicle etc. Lancet. 1876. p. 782. — RAPIN, EUGÉNE: De l'inflammation des vésicules séminales et des canaux éjaculateurs. Thèse de Strassbourg. 1859. — RATHBUN, N. P.: Seminal vesiculitis as a complication of prostatism and prostatectomy. Surg., gynecol. a. obstetr. 1925. Nr. 40, p. 214. — RATHKE: Entwicklungsgeschichte der Säugetiere. Leipzig 1861. — Beobachtungen und Betrachtungen über die Entwicklungsgeschichte der Geschlechtsorgane der Säugetiere. Danziger Schriften. H. 4. — RAUTHER, MAX: Über den Genitalapparat einiger Nager und Insektivoren, insbesondere die akzessorischen Geschlechtsdrüsen derselben. Jenaische Zeitschr. f. Naturwiss. Bd. 38, H. 2. 1903. — RECH, WALTER: Über eine eigentümliche kombinierte Mißbildung des männlichen Urogenitalapparats und ihre formale Genese. Zeitschr. f. urol. Chirurg. Bd. 11, S. 6. 1922. — RECKS: Journ. of comp. pathol. a. therapeut. 1902. — REHFISCH, E.: Neue Untersuchungen über die Physiologie der Samenblasen. Dtsch. med. Wochenschr. 1896. Nr. 16 u. 22. — Über akute Spermatocystitis. Dtsch. med. Wochenschr. 1895. — Samenblasen. Realenzyklopädie von EULENBURG. 5. Jahrb. — RELIQUET: Zit. bei E. SCHMIDT. — REMY, SAINT LOUP M.: Sur les vésicules séminales et l'utérus mâle des rongeurs. Cpt. rend. des séances de la soc. biol. 1894. — REVERDIN: Bull. et mém. de la soc. anat. de Paris. 45. année, p. 325. 1870. — REYNES: Rein en fer à cheval. Marseille méd. 1895. — Kongreßbericht. Assoc. franç. d'urol. 1. Jan. Sess. Okt. 1909. — Des vésiculites. Rev. clin. d'urol. 1. Jan. 1912. p. 46 et Journ. d'urol. Tome 4, p. 579. 1912. Ref. Hildebrands Jahrb. 1912. S. 863. — REYNOLDS, R. L.: Bimanual massage on seminal vesiculitis. Journ. of the Americ. med. assoc. Vol. 78, Nr. 9, p. 651. 1922. — RIBBERT: Lehrbuch der allgemeinen Pathologie und der pathologischen Anatomie. 1923. S. 693. — RICHMOND: Abnormal ureters. Journ. of anat. a. physiol. Vol. 19, p. 120. London 1884—1885. — ROBIN, CH.: Journ. de l'anat. et de la physiol. Tome 6, p. 456 ff. 1869. — ROCHET: Les vésicules séminales grosses on dures, chez les prostatiques. Journ. d'urol. Tome 15, p. 47. 1923. — ROLNICK, H. C.: Regeneration of the vas deferens. Arch. of surg. p. 188. Chicago 1924. — Experimental studies on the vas deferens. Effect of antiseptics. Journ. of urol. Vol. 11, p. 445. Baltimore 1924. — Infections along the sheath of the vas deferens. Journ. of urol. Vol. 14, Nr. 4, p. 371—383. 1925. — ROSENOW, GG.: Polycystisches Nierenrudiment bei Fehlen des Ureters und des Vas deferens. Ein Beitrag zur Entwicklungsgeschichte der menschlichen Niere. Virchows Arch. f. pathol. Anat. u. Physiol. Bd. 205. 1911. — ROSS, W. L.: Vas function after vasotomy. Journ. of urol. Vol. 12, p. 135. Baltimore. Aug. 1924. — RÖSSLE: Fall von septico-pyämischer Allgemeininfektion, ausgehend von dem männlichen Genitaltractus. Münch. med. Wochenschr. 1913. Nr. 33, S. 1856. — ROST, G.: Beiträge zur Pathologie der Gonorrhöe des männlichen Urogenitalkanales und seiner Adnexe. Zeitschr. f. Urol. Bd. 4, S. 330. 1910. — ROSTHORN: Über die Folgen der gonorrhoischen Infektion bei der Frau. Prager med. Wochenschr. 1892. Nr. 2 u. 3. — ROTT, TH.: Ein Fall von Mangel der rechten Niere nebst einer seltsamen Mißbildung des Harn- und Samenleiters derselben Seite. Verhandl. d. physikal.-med. Ges. Würzburg. N. F. Bd. 13, S. 125. 1879. — ROUCAYROL, E.: Diathermy in gonococcal vesiculitis. Journ. d'urol. méd. et chirurg. Tome 18, p. 466. Paris 1924. — SAAR, GÜNTHER Freih. v.: Chirurgische Beiträge zur Kenntnis der Erkrankungen der Samenblase. Zeitschr. f. Urol. Bd. 13, S. 295. 1919. — SALEEBY, ELI R.: Seminal vesicles from syphilitic patients. Journ. of the Americ. med. assoc. Vol. 85, Nr. 15, p. 1131. 1925. — SANGALLI, G.: Delle alterazioni congenite ed acquisite, che possono riscontrarsi nei casi di rene unico nell' uomo. Giorn. internaz. de med. Napoli. Anno 3, p. 1—7. 1881. — Sopra una speciale condizione anatomica, osservata in tre casi di mancanza d'un rene. Reale Istituto Lombardo di science e lettere. Rendiconti. Vol. 9, Serie 2, p. 488. Milano 1876. — SANKOTT, A.: Ein Fall von Agenesie der linken Niere mit Dystopie des Rudiments und Kommunikation des cystenartig endigenden Ureters mit der Samenblase. Arch. f. klin. Med. Bd. 58. 1897. — SATANI, J.: Histological study of the ureter. Journ. urol. 1919. p. 111. — SCHAFFER, JOSEF: Lehrbuch der Histologie und Histogenese. Leipzig 1922. S. 429. — SCHEUER, L.: Zeitschr. f. Heilk. 1907. H. 4. — SCHLAGINTWEIT, F.: Das Phänomen des schwimmenden Tropfens. Zentralbl. f. d. Krankh. d. Harn- u. Geschlechtsorgane. 1901. S. 173. — SCHLEMMER: Beitrag zur Histologie des menschlichen Sperma. Vierteljahrsschr. f. gerichtl. Med. — SCHMIDT: A serie of unusual cases with pathological conditions outside of the bladder, caused markedly vesical symptomes. Surg., gynecol. a. obstetr. Vol. 13. — SCHMIDT, E.: Beitr. z. pathol. Anat. u. z. allg. Pathol. Bd. 42, S. 517. 1907. — SCHULTZE, OSCAR: Grundriß der Entwicklungsgeschichte des Menschen und der Säugetiere. Leipzig 1877. — SCHWARZ: Über abnorme Ausmündungen der Ureteren und deren chirurgische Behandlung. Bruns' Beitr.

z. klin. Chirurg. Bd. 15, H. 1, S. 159. 1895. — Schwarz, O. A. und A. Simkow: Über Erfolge der konservativen und operativen Behandlung der Samenblasenerkrankungen. Zeitschr. f. urol. Chirurg. Bd. 14, H. 3/4, S. 180. 1923. — Schwyzer, Arnold: A case of so-called cryptogenetic sepsis. Surg. clin. of North America (Minneapolis-St. Paul Nr.) Vol. 3, Nr. 5, p. 1449—1454. 1923. — Seifert, E.: Über den Bau der menschlichen Samenblase. Anat. Anz. Bd. 44, H. 6—7, p. 136—142. 1913. — Sellei, Josef: Zur Palpation der Prostata, der Samenblasen und der vesicalen Endung der Ureteren. Zeitschr. f. Urol. Bd. 1, S. 974. 1907. — Shea, Daniel E.: The seminal vesicles on arthritis with a discussion of the symptomatology and the surgical and nonsurgical treatment Journ. of the Americ. med. assoc. Vol. 82, Nr. 4, p. 274. 1924. — Simmonds, M.: Über die Ursachen der Azoospermie. Berlin. klin. Wochenschr. 1898. Nr. 36. — Pathologische Anatomie von L. Aschoff. Bd. 2. 1923. — Verhandl. d. dtsch. pathol. Ges. Bd. 18. 1921. — Smith: Zit. nach Voelcker. Lancet. Vol. 2, p. 559. 1872. — Anatomy and pathology of the posterior urethra. Transact. sec. gen.-urin. dis. Americ. med. assoc. Vol. 33. 1918. — Smith, Frederic W.: Case reports on prostatectomy and seminal vesiculectomy. Internat. journ. of surg. Vol. 33, Nr. 3, p. 69. 1920. — Smith, Frederick and Morrissey: Infection of the seminal vesicles in relation to systemic disease. Journ. of urol. Vol. 9, Nr. 6, p. 537—548. 1923. — Smith, K. Clinton: Chronische gonorrhoische Entzündung der Samenblasen. The urologie and cutaneous review. Vol. 24, Nr. 3, p. 123. — Socin: Über Nephrektomie usw. Bruns' Beitr. z. klin. Chirurg. Bd. 4. — Socin, A. und E. Burckhardt: Die Verletzungen und Krankheiten der Prostata. Dtsch. Chirurg. Lief. 53, S. 440. 1902. — Spencer, John C.: Bimanuelle massage of the seminal vesicles, suppurative prostatitis, and thraetening abscess. Urol. a. cut. review. Vol. 26, Nr. 6, p. 342—343. 1922. — Squier, Bentley J.: Surgery of the seminal vesicles. Cleveland med. journ. Vol. 12, Nr. 12, p. 801. 1913. — Indications for operation on the seminal vesicles. Boston med. a. surg. journ. Vol. 170, Nr. 24, p. 908—911. 1914. — Steinach, E.: Untersuchungen zur vergleichenden Physiologie der männlichen Geschlechtsorgane, insbesondere der akzessorischen Geschlechtsdrüsen. Pflügers Arch. f. d. ges. Physiol. Bd. 56, S. 304. 1894. — Sternberg, Carl: Zur Kasuistik der Nierendefekte und Mißbildungen des Urogenitalapparates. Wien. klin. Wochenschr. Jg. 20, S. 1391—1393. 1901. — Stoehr: Lehrbuch der Histologie und mikroskopischen Anatomie des Menschen. 9. Aufl. 1901. — Stoerk, O.: Über ein metastasierendes Rhabdomyom (Rhabdomyosarkom) des Vas deferens. Zeitschr. f. Heilk. Bd. 22. 1901. — Stokes: Report of 52 cases of seminal vesiculitis. Journ. of the Americ. med. assoc. Vol. 10. 1917. — Sträter, M.: Dtsch. Zeitschr. f. Chirurg. Bd. 33, S. 55. 1906. — Strecker, Friedrich: Beitrag zur Kenntnis der Defektbildungen des Urogenitaltractus. Arch. f. Anat. u. Entwicklungsgesch. 1911. S. 207. — Stricker: Handbuch der Lehre von den Geweben des Menschen und der Tiere. 1871. — Strube: Virchows Arch. f. pathol. Anat. u. Physiol. Bd. 137. 1894. — Suzuki: Virchows Arch. f. pathol. Anat. u. Physiol. Bd. 250. 1924. — Szymonowicz, Ladisl.: Lehrbuch der Histologie und der mikroskopischen Anatomie. 1921. S. 300. — Tandler, J. und S. Grosz: Über den Einfluß der Kastration auf den Organismus. Arch. f. Entwicklungsmech. d. Organismen. Bd. 27. 1909. — Tandler, J. und O. Zuckerkandl: Studien zur Anatomie und Klinik der Prostatahypertrophie. Berlin 1922. — Tangl: Beiträge zur Kenntnis der Bildungsfehler der Urogenitalorgane. Virchows Arch. f. pathol. Anat. u. Physiol. Bd. 118, S. 414. — Tarchanoff, J. R.: Zur Physiologie des Geschlechtsapparates des Frosches. Pflügers Arch. f. d. ges. Physiol. Bd. 40. 1887. — Tarral, Claudius et Rayer: In: Rayer, Traité des maladies des reins. Tome I, p. 397. 1839. Atlas pl. IV, Abb. 6. — Teubert, Alfred: Über die bösartigen Geschwülste der Samenblasen unter Mitteilung eines neuen Falles von primärem Samenblasenkrebs. Inaug.-Diss. Greifswald 1903. — Thibierge: Bull. et mém. de la soc. anat. de Paris. 62. année, p. 42. 1882 et Progr. méd. Tome 10, p. 656. 1882. — Thiersch: Zit. bei E. Schmidt. — Entwicklung der Geschlechtsorgane. Münch. med. Zeit. 1852. — Thiery: Bull. et mém. de la soc. anat. de Paris. 63. année, p. 368. 1888. — Thomas, B. A.: Vasopuncture. A technical modification of vasotomy for seminal vesiculitis. Journ. of urol. Vol. 14, Nr. 4, p. 331. 1925. — Thomas, B. A. and Birdsall: Vaso-puncture vertus vasotomy relative to stricture formation. An experimental study un dogs. Journ. of urol. Dez. 1926. — Thomas, B. A. and F. G. Harrison: The bacteriologie and microscopie of the contents of the seminal vesicles post mortem. A study of fifty-two cases. Journ. of urol. Vol. 1, p. 59. 1917. — Thomson-Walker, John: Transvesical vesiculectomy and vesiculotomy. Soc. internat. di urol. Vol. 1, p. 503. 1924. — Tichonow: Zwei Fälle vollkommen einseitiger Entwicklung des Wolffschen Körpers. Russ. Arch. f. Chirurg. 1904 und Zentralbl. f. Chirurg. 1905. S. 103. — Tillmanns, Herm.: Lehrbuch der speziellen Chirurgie. Bd. 2, S. 374. 1896. — Toldt, C.: Lehrbuch der Gewebelehre. 2. Aufl. 1884. — Träger: Über abnormen Tiefstand des Bauchfells im Douglas. Virchows Arch. f. pathol. Anat. u. Physiol. 1897. — Triepel, H.: Lehrbuch der Entwicklungsgeschichte. 1922. — Tzukulidze, A. und A. Simkow: Untersuchungen über die Bewegungen des Vas deferens. Zeitschr. f. urol. Chirurg. Bd. 14, H. 3/4, S. 105. 1923. — Valentin: Repert. f. Anat. u. Physiol. 1836. T. 1. — Valentine and

TOWNSEND: Massage of prostata and stripping seminal vesicles. New York med. journ. a. med. record. Juni 1908. — VELPEAU: Medico-chirurgial Rev. Vol. 1. 1857. — VERNEUIL, V.: Journ. de méd. et chirurg. 1874. — VIANNAY et COTTE: Lyon méd. 11. März 1906. — Absence congenital du rein, de l'uretère et des voies spermatiques du coté droit. Bibliogr. anat. Tome 15, Fasc. 1, p. 20—23. — VOELCKER: Samenblasenoperationen. Zeitschr. f. Urol. Bd. 7, S. 147. 1913. — Operationen an den Samenblasen. Zeitschr. f. Urol. Bd. 7, S. 927. 1913. — VOIRIN, V.: Über die Bedeutung der sog. Samenblasen. Zeitschr. f. Tiermed. Bd. 6, S. 263. — WADE, H. KING: Occlusions of the vas deferens with method of treatment for some. Urol. a. cut. review. Vol. 25, Nr. 12, p. 735. 1921. — WADDELL, J. A.: The pharmacology of the Vas deferens. Journ. of pharmacol. a. exp. therapeut. Vol. 8, Nr. 9, p. 551. — The pharmacology of the seminal vesicles. Journ. of pharmacol. a. exp. therapeut. Vol. 9, Nr. 2, p. 113. — WAKULENKO, M. W.: Ein Fall von Anastomose des Vas deferens mit dem Hoden nach RASUMOWSKIJ. Kasanski Medizinski Zournal. Jg. 19, Nr. 1, p. 49—51. 1925. (Russisch.) — WALKER, G.: Beitrag zur Kenntnis der Anatomie und Physiologie der Prostata nebst Bemerkungen über den Vorgang der Ejaculation. Arch. f. Anat. u. Physiol. (Anat. Abt.) 1899. — The nature of the secretion of the vesiculae seminales etc. Bull. of Johns Hopkins hosp. Baltimore 1910. — WALTER, E.: Zur Kasuistik der Prostatacarcinome und ein Fall von Primärcarcinom des Samenbläschens. Inaug.-Diss. Greifswald 1891. — WARWICK, B. L.: Die Wirkung der Vasektomie beim Eber. Anat. record. Vol. 31, Nr. 1, p. 19. 1925. — WATSON: Edinbourgh med. journ. Vol. 20, part. 1. 1874. — WATSON, ERNEST M.: The developmental stages of the human seminal vesicles. Journ. of urol. Vol. 2, p. 129. 1918. — Americ. Journ. of anat. 1918. — WEBER, E. H.: Zusätze zur Lehre von dem Bau und den Verrichtungen der Geschlechtsorgane. Müllers Arch. 1846. — WEIGERT, C.: Zwei Fälle von Mißbildungen eines Ureters und einer Samenblase. Virchows Arch. f. pathol. Anat. u. Physiol. Bd. 104. — Über einige Bildungsfehler der Ureteren. Virchows Arch. f. pathol. Anat. u. Physiol. Bd. 70, S. 490. 1877 und Bd. 72, S. 131. 1878. — WEIL, A.: Die chemischen Ursachen der Spermatozoenbewegung. Arch. f. Frauenkrankh. u. Eugenetik. Bd. 7, H. 3. — WEISZ, FRANZ: Zur Ätiologie und Pathologie der Samenblasenerkrankungen. Wien. med. Presse. 1904. Nr. 33—34. — WERTHEIMER, E. et CH. DUBOIS: Sur le fonctions des vésicules séminales des quelques rongeurs. Cpt. rend. des séances de la soc. de biol. Tome 86, p. 35. Paris. Jan. 1922. — L'experience de Regnier de Graaf et les fonctions des vésicules séminales. Cpt. rend. des séances de la soc. de biol. Tome 85, p. 504. 1921. — WHITE, EDWARD WILLIAM and R. B. H. GRADWOHL: Seminal vesiculitis a study of 1000 cases. Med. rec. Vol. 99, Nr. 2, p. 76. 1921. — Seminal vesiculitis: symptoms, differential diagnosis, treatment and bacteriological studies in one thousand cases. Journ. of urol. Vol. 6, Nr. 4, p. 303. 1921. — WHITFORD-PLYMOUTH: Zit. bei E. SCHMIDT. — WILDBOLZ, HANS: Lehrbuch der Urologie. Berlin 1924. — WILDBOLZ: De la spermatocystite aiguë. Ann. des maladies des org. gen.-urin. 1903. Nr. 20. — WILLIAMSON: Zitiert bei BELFIELD. — WILTSE, J. W.: Subacute and chronic seminal vesiculitis (catarrhalis. form). Albany med. ann. Sept. 1906. — WIMMER, H.: Doppelbildungen an der Niere und ein Versuch ihrer entwicklungsgeschichtlichen Deutung. Virchows Arch. f. pathol. Anat. u. Physiol. Bd. 200. 1910. — WOLBARST, ABR. L.: Chronic seminal vesiculitis: Its diagnosis and surgical treatment. Internat. journ. of surg. Vol. 34. Nr. 1, p. 4—8. 1921. — YOUMANS: Seminal vesiculitis and its treatment. Columbus M. J. Vol. 21, p. 267. 1898. — Seminal vesiculitis versus appendicitis. Ohio state medical journ. 1909. — YOUNG, HOUGH H.: The rôle of the prostate and seminal vesicles in general toxemias. Journ. of the Americ. med. assoc. Vol. 61, Nr. 11, p. 822. 1913. — YOUNG, HOUGH H. and CHARLES A. WATERS: X-ray studies of the seminal vesicles and vasa deferentia after urethroscopic injection of the ejaculatory ducts with thorium, a new diagnostic method. Americ. journ. of roentgenol. Vol. 7, Nr. 1, p. 16. 1920. Bull. of John Hopkins hosp. Vol. 31, Nr. 347, p. 12—13. 1920. — ZAAIJER: Observ. anat. Arch. Néerland. des sciences naturelles. Vol. 7, p. 449. — ZAHN: Über einen Fall von primärem Sarkom der Samenblase usw. Dtsch. Zeitschr. f. Chirurg. Bd. 22, S. 22. 1885. — ZIMMERMANN, H.: Einseitige Nierenhypoplasie mit Mündung des Ureters in die Samenblase. Beitr. z. pathol. Anat. u. z. allg. Pathol. Bd. 32, S. 1. 1921. — ZINNER, ALFRED: Ein Fall von intravesicaler Samenblasencyste. Wien. med. Wochenschr. 1914. Nr. 13, S. 606. — ZUCKERKANDL, E.: Handbuch der Urologie von FRISCH und ZUCKERKANDL. Bd. 1, S. 107. — ZUCKERKANDL, O.: Handbuch der Urologie. Bd. 1, S. 750.

Siehe auch die Literatur bei GUELLIOT, KOCHER, KAYSER, BALLOWITZ, LEWIN und BOHM, HEINER, VOELCKER und v. SAAR.

# Die Erkrankungen der Prostata.

Von

**V. BLUM** und **H. RUBRITIUS**-Wien.

Mit 137 Abbildungen.

### Inhalt.

## I. Anatomie der Prostata.

Die Prostata, Vorsteherdrüse (Glandula prostatica) ist ein drüsiges Organ, welches vor dem Blasenausgange, dem Blasenboden fest aufsitzend, die Harnröhre ringförmig umgibt. Der Name *Vorsteherdrüse (Prostata)* stammt von dieser topischen Beziehung zur Harnröhre und Blase. Der größere Teil der Drüse liegt hinter der Harnröhre dem Rectum zugewendet und mit diesem durch straffes, fettarmes Bindegewebe verbunden und kann vom Mastdarm aus als kastaniengroßes, etwa kartenherzförmiges Gebilde getastet werden. Der vordere Teil des Ringes, der die wesentlich geringere Masse darstellt, liegt der Symphyse an. Wir unterscheiden also von der Harnröhre aus betrachtet einen vorderen und einen hinteren Anteil. Die Pars prostatica urethrae durchbohrt die Vorsteherdrüse (Canalis urethralis prostaticus) und beschreibt innerhalb derselben einen nach vorn konkaven Bogen. Ein zweites Kanalsystem durchbohrt den hinteren Anteil der Prostata: die zwei langgestreckten Ductus ejaculatorii (Canales deferentiales prostatici), die von den beiden oberen Polen der Basis prostatae konvergierend etwa zur Mitte des prostatischen Anteils der Harnröhre hinziehen. Sie münden an beiden Seiten des Colliculus seminalis,

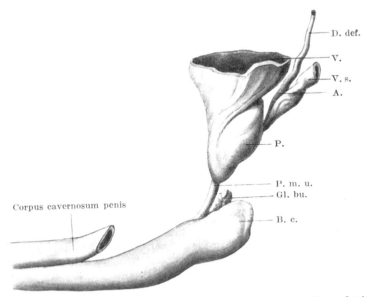

Abb. 1. Prostata mit Harnröhre. Die Blase ist kurz über dem Orificium urethrae abgetrennt, ebenso die Samenblasen. D. def. Ductus deferens. V. Vesica urinaria. V. s. Vesicula seminalis. A. Ampulla ductus def. P. Prostata. P. m. u. Pars membranacea urethrae. Gl. bu. Glandula bulbourethralis. B. c. Bulbus corporis cavernosi urethrae. (Nach K. EBERTH, im Handb. d. Anat. d. Menschen. Bd. 7.)

einer kleinen, hügelförmigen Vorwölbung, in welche als Überrest des MÜLLERschen Ganges der Utriculus masculinus eingebettet erscheint.

An der dem Mastdarm zugewendeten hinteren Fläche der Prostata unterscheiden wir eine nach oben gerichtete *Basis*, welche median gelagert eine deutliche Incisur aufweist, gegen welche die Samenblasen und die Vasa deferentia konvergierend verlaufen, und einen nach unten gerichteten Apex, welcher sich unmittelbar gegen den membranösen Anteil der Harnröhre fortsetzt. An diesem kartenherzförmigen Gebilde können wir unschwer einen rechten und linken Seitenlappen und zwischen denselben eine längs verlaufende, mediane Furche, *Sulcus prostatae* wahrnehmen.

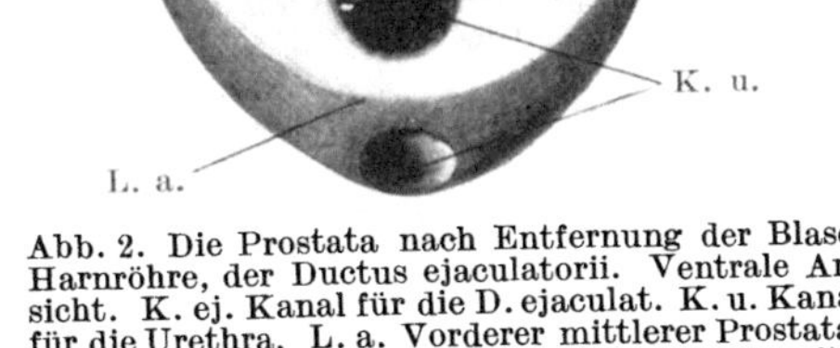

Abb. 2. Die Prostata nach Entfernung der Blase, Harnröhre, der Ductus ejaculatorii. Ventrale Ansicht. K. ej. Kanal für die D. ejaculat. K. u. Kanal für die Urethra. L. a. Vorderer mittlerer Prostatalappen. L. l. d. Rechter, L. l. s. linker, L. m. mittlerer Prostatalappen. (Nach EMIL ZUCKERKANDL, aus v. FRISCH-ZUCKERKANDL: Handb. d. Urol. Bd. 1.)

Während also die Hauptmasse der Drüse im hinteren Anteil vereinigt ist, bildet der vordere Anteil eine nur gering ausgebildete Gewebsbrücke zwischen den beiden Seitenlappen.

Eine durch die beiden Samengänge gedachte Ebene läßt von dem oberen Anteile der Prostata eine Gewebepartie abgrenzen, welche von den Anatomen als Lobus medianus oder Portio intermedia bezeichnet wird. Dieser letztere von Sir Everard Home (1806) als dritter Lappen oder „Middle part" beschrieben, liegt der Schleimhaut der prostatischen Harnröhre unmittelbar an und wölbt

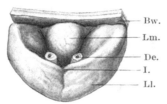

Abb. 3. Hilus der Prostata.
Bw. Blasenwand. Lm. Lobus medius.
De. Ductus ejaculatorius. I. Incisur.
Ll. Lobus lateralis.
(Nach K. Eberth.)

dieselbe am Blasenausgange manchmal, namentlich bei älteren Männern zapfenförmig vor und bildet hier die als „Uvula vesicae" bezeichnete Bildung. Bei der Untersuchung jüngerer Männer ist diese Uvula wohl nur ganz ausnahmsweise zu konstatieren und ältere Anatomen beschreiben diese Bildung ganz mit Unrecht als typischen Befund der normalen Prostata (Abb. 3).

Die Uvula vesicae, wie ein Zäpfchen im inneren Blasenmunde ausgebildet, verändert die Konfiguration des Orificiums derart, daß an Stelle der normalerweise runden Öffnung nunmehr ein sichelförmiger Spalt entsteht Es wird später ausführlich davon zu sprechen sein, daß die Bildung einer Uvula schon der Ausdruck einer beginnenden Prostatahypertrophie ist.

Der „dritte Lappen", Lobus medianus, Caruncula, Tuberculum, Lobus pathologicus in der älteren Literatur bezeichnet, hat in der klinischen Nomenklatur noch andere Benennungen gefunden: Portion transversale (Amussat), Isthmus prostatae (Huschke) usw.

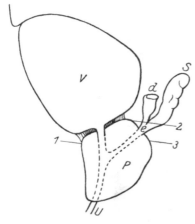

Abb. 4. Schematischer Sagittalschnitt durch Blase, Prostata und Samenblase. 1 Commissure préuréthrale. 2 Commissure prégénitale = Lobe moyen. 3 Commissure rétrogénitale. (Nach Auberet, in Encyclopèdie d'urol. Bd. 1.)

Das was unter normalen Verhältnissen als Lobus medianus prostatae bezeichnet werden darf, ist ein kleiner Teil der Pars posterior der Prostata, dessen artifizielle Präparation aus der Abb. 3 (nach Eberth) hervorgeht.

Als Commissura anterior und posterior bezeichnet man an der basalen (vesicalen) Fläche des Prostatapräparates zwei Gewebeabschnitte, welche durch eine querverlaufende, fast bis zu den Seitenrändern sich erstreckende Furche oder Vertiefung voneinander getrennt werden.

Um die Existenz des „Mittellappens" ist ein großer Streit entstanden. Während die einen Autoren, wie früher erwähnt, eine zapfenförmig in der hinteren Circumferenz des inneren Blasenmundes gebildete Uvula vesicae als eigenen Lappen auch beim normalen Menschen annehmen, wurde das Bestehen dieses Mittellappens von anderen Autoren (namentlich den Klinikern) als normale Bildung mit gutem Grunde geleugnet. Weder bei der Besichtigung des Harnröhrenmundes durch Urethroscopia posterior noch bei cystoskopischer Betrachtung sieht man dieses Gebilde unter normalen Verhältnissen. Findet man jedoch bei klinischer Untersuchung ein solches zapfenförmig in die Urethralöffnung hineinragendes Läppchen — es kommt auch gelegentlich bei jüngeren Männern zur Beobachtung — so ist dies immer als pathologische Bildung anzusehen.

MARQUIS[1] führte als Beweis gegen das normale Vorkommen des Mittellappens auch das Ergebnis der vergleichend anatomischen Forschung ins Treffen, welche lehrte, daß bei allen untersuchten Tieren — Hengst, Stier, Schaf, Hase, Meerschweinchen — nur Seitenlappen der Prostata, eine „Formation bilobée", niemals aber ein Mittellappen mit der Form der Prostata als „Disposition trilobée" zu finden sei.

THOMPSON (zit. bei VON FRISCH) sagt hierüber: „Jede lappenartige Bildung an diesem Orte hat eine pathologische Bedeutung und schon bei mäßiger Entwicklung einer solchen pflegen sich Zeichen einer erschwerten Harnentleerung einzustellen."

Am Sagittalschnitte erkennt man zunächst eine Zweiteilung des Organes durch den breiten Canalis urethralis; durch diesen zieht die prostatische Harnröhre in einem nach vorne konkaven Bogen, in dessen Mitte des Colliculus seminalis liegt. Am Sagittalschnitte (Abb. 4) sieht man also einen symphysenwärts gelegenen kleinen „vorderen" Lappen, dessen Drüsengehalt variabel ist und rectalwärts den hinteren Lappen der Prostata. Der letztere wird durch die in der Gegend des Samenhügels mündenden Ductus ejaculatorii in 2 Abschnitte geteilt: der obere (Pars supramontana) (MERCIER) liegt der oberen Hälfte der prostatischen Harnröhre und dem Blasenboden innig an, er bildet die Pars intermedia oder den mittleren Lappen; der untere, distale (Pars submontana prostatae) liegt der Blase nirgends an. Dieser Anteil enthält die Hauptmasse der Prostatadrüsen, deren Ausführungsgänge sich derart um die Harnröhre

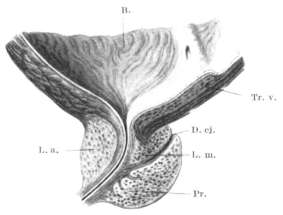

Abb. 5. Lateraler Sagittalschnitt durch den Blasengrund mit der Prostata. B. Blase. D. ej. Ductus ejaculatorius. L. a. Vorderer, L. m. mittlerer, Pr. seitlicher Prostatalappen. Tr. v. Trigonum vesicale. (Nach EMIL ZUCKERKANDL.)

drehen, daß sie fast ausnahmslos an der hinteren Wand der prostatischen Harnröhre neben dem Samenhügel in den Sulci laterales münden.

Es wird bei späterer Gelegenheit noch darauf zurückzukommen sein, wie sich der Aufbau der einzelnen die Prostata zusammensetzenden Drüsenläppchen gestaltet. Ihre Anordnung ist derart getroffen, daß die Ausführungsgänge konvergierend gegen den Colliculus seminalis ziehen, ein Umstand der für die Auffassung der physiologischen Funktionen von besonderer Bedeutung ist (G. WALKER).

Ein transversaler Schnitt durch die Prostata in verschiedenen Höhen zeigt zunächst die ungleichmäßige Entwicklung des hinteren und vorderen Anteiles.

Der vordere, ventrale der Symphyse zugewendete Anteil ist schmal und dünn und enthält nur wenige prostatische Drüsen.

Der ventrale Abschnitt der Prostata gewinnt in seltenen Ausnahmefällen eine gewisse Selbständigkeit (ZUCKERKANDL). ASCHOFF sah diesen präurethralen Drüsenwulst selbst dann fortbestehen, wenn die übrige Prostata geschwunden war. In seltenen Fällen kann die gesamte Drüsenmasse der Prostata vor der Harnröhre liegen (TANCHOU und DESNONVILLERS, zit. bei K. EBERTH).

In älteren Abhandlungen über den Gegenstand ist eine Form der Prostatahypertrophie beschrieben, bei welcher eine fast isolierte Vergrößerung des Vorderlappens entwickelt ist.

---

[1] MARQUIS: Origine de l'hypertrophie de la prostate. Rev. de chirurg. 1910. XII.

Diese anatomische Anordnung bewirkt eine rechtwinklige, manchmal sogar spitzwinklige Abknickung der Harnröhre. Diese Deformation der Urethra führt zu besonderen Schwierigkeiten für die Einführung von Instrumenten in die Harnröhre, die sich immer wieder an der Knickungsstelle in das Gewebe einbohren und sogar eine Tunellierung des Vorderlappens herbeiführen können (s. Abb. 68).

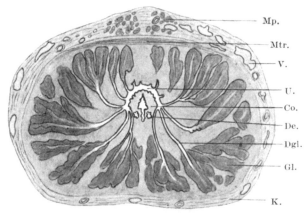

Abb. 6. Querschnitt der Prostata (halbschematisch). Drehung der Ausführungsgänge. Mp. Muscul. pubovesicales. Mtr. Muscul. trigonalis. V. Vasa. U. Urethra. Co. Colliculus seminalis. De. Ductus ejaculatorii. Dgl. Ductus glandularis. Gl. Glandula. K. Kapsel. (Nach K. Eberth.)

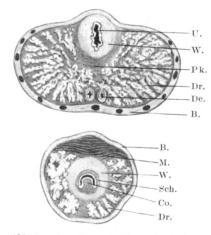

Abb. 7 und 8. Querschnitt durch die Prostata. U. Urethrallichtung. W. Wand der Urethra. Pk. Kern der Prostata. Dr. Drüsen. De. Ductus ejaculatorii. B. Bindegewebe. M. Muskeln. W. Harnröhrenwand. Sch. Schleimhaut. Co. Colliculus. Dr. Drüsen. (Nach K. Eberth.)

Die Drüsensubstanz der Prostata, aus etwa 30—50 gesonderten Läppchen bestehend, liegt vorwiegend im hinteren, dorsalen, dem Rectum zugewandten Abschnitte und in den seitlichen Partien des Organs. Jedes Läppchen entsendet einen Ausführungsgang. Das System dieser Ausführungsgänge ist so angelegt, daß fast alle Drüsenläppchen der seitlichen und vorderen ventralen Abschnitte ihre Entleerungskanäle im Bogen um die prostatische Harnröhre führen, so daß sie konvergierend an der hinteren Urethralwand, zu beiden Seiten des Samenhügels an dessen seitlichen Furchen ausmünden (Eberth, Aschoff, Horn und Orator).

Transversale Schnitte durch die Prostata zeigen ferner, daß der hinten durch die Anordnung des Ductus deferentes abgegrenzte mittlere Lappen auch seitwärts sich von dem peripheren Anteil der prostatischen Drüse durch ein mehr oder minder stark entwickeltes Lager von Muskelfasern abgrenzen läßt; die so entstehende mehr zentrale Zone wurde von Albarran und Motz 1902 beschrieben und als „Zentralkern" der Prostata bezeichnet (Tandler und Zuckerkandl)[1].

---

[1] Albarran beschreibt diese zentralen Drüsen folgendermaßen: Im Systeme der Drüsen, welche die Harnröhre des erwachsenen Mannes zwischen Blasenmund und äußeren Schließmuskel umgeben, kann man zwei Gruppen von Drüsen unterscheiden, eine zentrale und eine periphere. Die zentrale Gruppe besteht aus Drüsen, die unmittelbar unter der Schleimhaut der Harnröhre liegen oder sich nur wenig von derselben entfernen. Die periphere

Diese topographische Anordnung der Drüsen ist wohl nicht immer sichtbar, da die Muskelfasern des Sphincter interprostaticus (MOTZ) fast immer nicht ganz zirkulär verlaufen, sondern meist nur an der Hinterwand der Urethra. Nahe dem Blasenhalse findet man zwei Ansammlungen der zentralen Drüsen, die eine sehr bedeutsame Rolle in der Entstehung des Mittellappens bei der Prostatahypertrophie spielen. Eine dieser Drüsengruppen, unterhalb der Schleimhaut des Blasenhalses liegend, wurde von JORES und ALBARRAN als „subcervicale Drüsen" bezeichnet, die zweite Gruppe von zentralen Drüsen ist von der subcervicalen durch die Muskulatur des Blasenhalses geschieden.

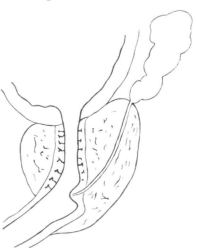

Mit der Anatomie und Pathologie dieser zentralen Drüsen befaßten sich in der Folgezeit zahlreiche Arbeiten.

Die innerhalb des Sphincter interprostaticus gelegenen Drüsen — also die zentralen Drüsen ALBARRANS — wurden von LENDORF als „akzessorische", von GRINENKO als „periurethrale" Drüsen bezeichnet. Diese Drüsen wurden schon von PALLIN an der unteren Urethralwand des Fetus gesehen und von IVERSEN als „Urethraldrüsen" beschrieben.

Abb. 9. Schematischer Medianschnitt durch den Blasenmund, die Prostata und Samenblasen, periurethrale Drüsenzone.

ADRION studierte diese Verhältnisse genauer: „Es sind kleine unscheinbar in der Pars prostatica urethrae konstant nachzuweisende mehr oder minder verzweigte unmittelbar unter der Schleimhaut liegende mit kurzen stiftförmigen Ausführungsgängen versehene Drüsen, die sich direkt und unmittelbar in die

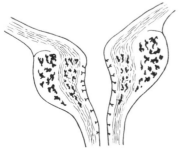

Abb. 10 a. Schematische Darstellung der normalen Prostata. Schnitt in Längsrichtung der Urethra zeigt die Lage der Innendrüse zwischen der Muskulatur und der Außendrüse außerhalb derselben. (Nach ADRION.)

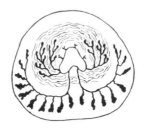

Abb. 10 b. Schematische Darstellung der normalen Prostata. Schnitt senkrecht zur Urethra. Die Innendrüse verzweigt sich innerhalb der Muscularis, die Außendrüse außerhalb derselben. (Nach ADRION.)

Urethra ergießen". Sie liegen an der vorderen und hinteren Wand der prostatischen Harnröhre und vor allem in der Gegend des Samenhügels. „Der hypertrophische Teil der Drüse der nach unseren Beobachtungen mit der eben erwähnten Drüsengruppe nichts gemein hat und sich vollkommen selbständig und

Gruppe der periurethralen Drüsen bildet die eigentliche Drüsensubstanz der Prostata. Sie liegen mehr exzentrisch als die zentralen Drüsen und sind mehr oder wenig deutlich von ihnen durch eine Lage von glatten Muskeln getrennt, welche den glatten Sphincter der Pars membranacea in die prostatische Harnröhre fortsetzen."

unabhängig von ihm entwickelt, ist ein wohl charakterisierter Drüsenanteil, den wir als „Innendrüse" bezeichnen wollen."

A. W. FISCHER veröffentlichte eine Studie über diese Drüsen aus der SCHMIEDENschen chirurgischen Klinik. Er führt aus, daß diese von LITTRE und viel später von L. ASCHOFF genau erforschte Drüsengruppe, die vom Blaseneingang bis zum Samenhügel innerhalb der urethralen Längs- und Ringmuskulatur liegt, als *besondere akzessorische Geschlechtsdrüse* aufzufassen ist, die auch entwicklungsgeschichtlich eine gewisse Sonderstellung einnimmt. Die Prostata

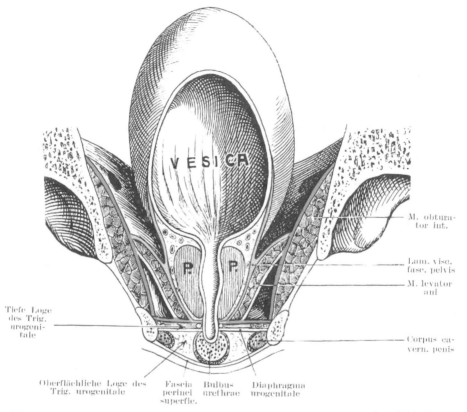

Abb. 11. Frontalschnitt durch das männliche Becken (vorn), Harnblase und Prostata (P.) in ihren Beziehungen zur Lamina visceralis fasciae pelvis. Lamina pariet. fasc. pelvis blau. Lamina viscer. fasc. pelvis grün. Schematisch, nach DROPPLER, Thèse de Paris 1893.

ist ein Abkömmling des Mesoderms, die submukösen Drüsen der prostatischen Harnröhre dagegen des Entoderms.

Aus ASCHOFFs pathologischem Institute veröffentlichen HORN und ORATOR eine Studie „zur Frage der Prostatahypertrophie", in der sie zunächst auch zur feineren Anatomie der normalen Prostata Stellung nehmen und daselbst (d. h. in der Pars prostatica urethrae) dreierlei Drüsen unterscheiden:

1. Die mukösen, analog den LITTREschen und MORGAGNIschen Drüsen der vorderen Harnröhre,

2. die submukösen, innerhalb des Sphincters gelegenen in drei Gruppen:

a) die Trigonumgruppe am Blasenhalse (identisch mit ALBARRANs subcervicalen Drüsen),

b) die Colliculusgruppe lateral von der Harnröhre,

c) distale Gruppe am Dache der Harnröhre.

Diese Drüsen bezeichnen sie als „paraprostatische" Drüsen.

3. Die eigentlichen Prostatadrüsen.

**Die topographischen Beziehungen der Prostata zu den umliegenden Organen und deren bindegewebigen Umhüllungen** erhellen aus der Abb. 11, die ein halbschematisches Bild der Aponeurosen des kleinen Beckens des Mannes gibt.

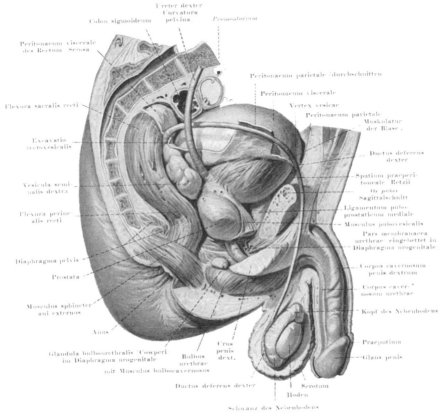

Abb. 12. Geschlechtsorgane des Mannes. Die rechte Becken- und Bauchwand entfernt, der Schnitt geht median durch die Wirbelsäule, aber etwas seitlich von der Symphyse durch das rechte Schambein. Der rechte Hodensack ist so weit abgetragen, daß der Hode und Nebenhoden frei vorliegen. Die Haut des Penis und die weiche Bauchdecke sind genau median durchtrennt und auf der rechten Körperseite entfernt. Man sieht auf die rechte Seite der inneren und äußeren Geschlechtsorgane.
(Aus BRAUS: Anatomie Bd. 2.)

Für die Erkenntnis der Pathologie mancher Erkrankung der Prostata (der Abscesse, der Neoplasmen usw.) ist es von größter Wichtigkeit, die Fascienverhältnisse des kleinen Beckens genauer zu kennen.

Die zuerst von DESNONVILLIERS genauer beschriebene viscerale Fascie hebt sich an den Seiten und hinten von der Beckenfascie ab und erscheint wie ein Umschlag dieser Fascie auf die Prostata (WALDEYER). Von dieser geht sie, die Samenblasen und die Ampulle der Ductus deferentes mit einschließend, auf die Blase über (Fascia rectovesicalis von FRISCH).

Die Lagebeziehungen der Prostata zu den umliegenden Organen sind die folgenden: Der ventrale vordere Lappen liegt hinter der Schambeinfuge, von dieser durch ein lockeres Bindegewebe, das den Musculus pubovesicalis zahlreiche Venen des Plexus pudendalis und Lymphgefäße enthält, getrennt. Die Projektion des oberen Randes der Prostata in der Horizontalebene trifft die Mitte der Schambeinfuge, die der Prostataspitze liegt $^1/_2$ cm unter dem Schambogen.

Die Beziehungen zur Harnblase und den hinter derselben gelegenen Samenblasen und Samengängen wurden schon geschildert; sie ergeben sich auch aus der Betrachtung der Abb. 14 u. 15.

Die *Unterlage,* auf der das Organ ruht, wird von der tiefen Beckenmuskulatur (Musculus trigoni urogenitalis (Eberth), Sphincter vesicae externus (Henle),

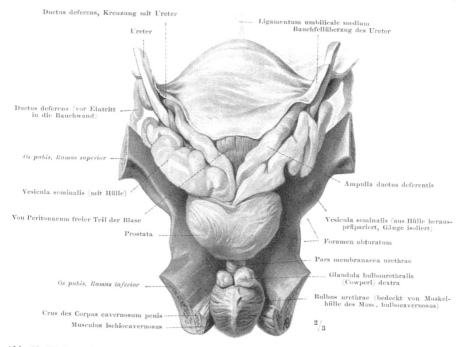

Ductus deferens, Kreuzung mit Ureter

Ureter

Ligamentum umbilicale medium
Bauchfellüberzug des Ureter

Ductus deferens (vor Eintritt in die Bauchwand)

Os pubis, Ramus superior

Vesicula seminalis (mit Hülle)

Von Peritonaeum freier Teil der Blase

Prostata

Os pubis, Ramus inferior

Crus des Corpus cavernosum penis

Musculus ischiocavernosus

Ampulla ductus deferentis

Vesicula seminalis (aus Hülle herauspräpariert, Gänge isoliert)

Foramen obturatum

Pars membranacea urethrae

Glandula bulbourethralis (Cowperi) dextra

Bulbus urethrae (bedeckt von Muskelhülle des Musc. bulbocavernosus)

$^2/_3$

Abb. 13. Hintere Blasenwand des Mannes. Links ist das Samenbläschen nicht auspräpariert, rechts die einzelnen Gänge präparatorisch isoliert. Rechts und links von der Symphyse sind die oberen und unteren Äste des Schambeines durchsägt. (Aus Braus: Anatomie Bd. 2.)

Diaphragma urogenitale) gebildet. Auch der untere freie Randteil des Musc. levator ani schiebt sich von der Seite her noch etwas unter die Prostata und schickt Fasern in die Kapsel der Prostata (Eberth).

*Seitlich* der Prostata liegt in lockerem Bindegewebe jederseits der Plexus venosus vesicoprostaticus. Die *hintere* dorsale Fläche der Prostata grenzt mit spärlich ausgebildetem, fettarmem Bindegewebe an das Rectum, dessen Austastung die exakte Umgreifung von Prostata, Samenblasen, Blasenboden und Ductus deferentes gestattet.

Die Basis der Prostata bzw. die oberen Pole der beiden Seitenlappen, an welche sich die Samenblasen und die Ampullen der Vasa deferentia anschließen, stehen in engen Beziehungen zu dem caudalen Ende des Bauchfellsackes, der als Douglassche Falte bekannt ist.

Wenn auch in der Regel zwischen der Basis der Prostata und dem unteren Rande des Douglasschen Raumes ein Zwischenraum von 1—2 cm (Delbet) liegt, gibt es eine häufige Abweichung von der Regel, indem die Bauchfellduplikatur ein ganzes Stück über den oberen Pol der Prostata hinüber zieht. Der perineale Zugangsweg zur operativen Freilegung der hinteren Fläche der Prostata führt nach Durchtrennung des Cavum ischiorectale hinter dem von der Musculi bulbocavernosi bedeckten Bulbus der Harnröhre und zwischen den Musc. ischiocavernosi zu einer muskulären Gewebsbrücke (Diaphragma urogenitale, Levator ani und Sphincter ani), deren Durchtrennung sofort zur hinteren Fläche der Prostata führt. Um das Rectum vollständig abschieben zu können, muß

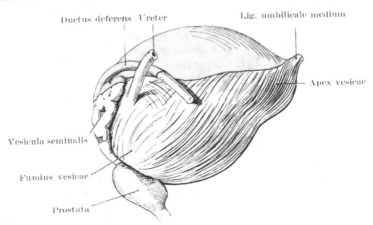

Abb. 14. Harnblase und Prostata von der Seite. Peritonaeum grün. Mit Benutzung des Hisschen Gipsabgusses. (Aus Corning: Lehrb. d. Topogr. Anat.)

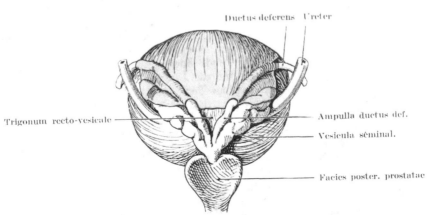

Abb. 15. Harnblase, Prostata und Samenblasen von hinten, Peritonaeum grün. Mit Benutzung des Hisschen Gipsabgusses. (Aus Corning: Lehrb. d. Topogr. Anat.)

man den median in der Raphe gelegenen Musculus recto-urethralis scharf durchtrennen.

Die Prostata wird in ihrer Lage durch folgende Bildungen *erhalten*: Der Schnabel (Apex) ist durch das Ligamentum puboprostaticum, das den Apex mit dem Os pubis auf beiden Seiten verbindet, fixiert. Nach hinten ist die Prostata an das Rectum durch den Musculus recto-urethralis fixiert, der nichts anderes als eine Fortsetzung der Bündel des M. levator ani darstellt. Die tiefen Lagen des Ligamentum triangulare fixieren die untere Fläche der Prostata (Lowsley), indem sie die membranöse Harnröhre dicht umflechten. Die lateralen Flächen der Drüse werden von Teilen des Levator ani umfaßt — an dieser Stelle in lockerem, nicht fixen Bindegewebe eingebettet liegt jederseits das große Venengeflecht (Plexus venosus vesico-prostaticus).

# 1. Der feinere Aufbau der Prostata.

Die Prostata stellt eine Drüse von tubulo-alveolärem Baue dar. Sie besteht ihrer Hauptmasse nach aus Drüsengewebe, der Rest ist glatte Muskulatur, die in eigenartiger Anordnung den physiologischen Aufgaben der Prostata entsprechend angeordnet ist. Das Drüsengewebe läßt sich in 30—50 einzelne Drüsenläppchen zerlegen, die eine langkegelförmige Gestalt haben: mit der Basis nach der Drüsenoberfläche, mit der Spitze nach der Harnröhre zu. Jedes solche Läppchen besitzt einen Ausführungsgang, 2—3 derselben vereinigen sich zu einem gemeinsamen Gang, welcher in die Harnröhre mündet. Zu beiden Seiten des Samenhügels befindet sich eine seichte Rinne (Sulcus lateralis), in welcher diese Mündungen, etwa 15—30 (Svetlin) an Zahl, deutlich sichtbar sind.

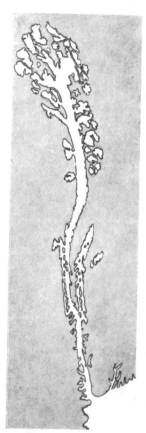

Abb. 16. Eine Prostatadrüse von ihrer Mündung bis zu ihren Endverzweigungen. (Nach K. Eberth.)

Jedes Läppchen ist von einer Längs- und Ringschichte von Muskelfasern umgeben, welche so angeordnet sind, daß sie das Drüsensekret schnell und kräftig austreiben können (Walker). Die Muskeln begleiten die Ausführungsgänge bis zu ihrer Mündung in die Harnröhre und nehmen gegen diese Mündung hin an Dichte ab. Eigentliche Sphincteren der Ausführungsgänge sind nicht zu finden. Finger nahm irrtümlicherweise an, daß die Prostatamuskulatur in ringförmiger Anordnung Schließmuskelapparate für die Ductus ejaculatorii und die Ausführungsgänge der Prostata bildet.

Dadurch, daß sich die Mündungen der Ausführungsgänge auf einen ganz engen Raum zu beiden Seiten des Samenhügels zusammendrängen, bekommen die Ausführungsgänge eine zum Samenhügel konvergierende Richtung, ein Umstand, der für die Physiologie der Prostata eine ganz besondere Bedeutung gewinnt.

Die einzelnen Drüsentubuli stellen ein System verzweigter Drüsenschläuche dar, welche von einem ein- oder mehrschichtigem zylindrischen Drüsenepithel bekleidet sind. Die Ausführungsgänge sind im Durchschnitt 1 cm lang und zeigen gegen die Harnröhrenmündung eine ampulläre Erweiterung; in ihrer ganzen Länge findet man zahllose divertikelartige, einfache und verzweigte Ausbuchtungen, die von einer Epithelschicht von 1—2 Lagen Cylinderepithel ausgekleidet sind. Beim Erwachsenen finden sich häufig cystisch erweiterte Drüsenhohlräume, die mit dem charakteristischen Prostatasekret erfüllt sind. Das letztere enthält immer die später noch genauer zu beschreibenden Amyloidkörperchen der Prostata (s. Abb. 33).

Das Netzwerk von Muskelfasern, welches in der Drüsensubstanz der Prostata ein weitmaschiges Gerüst bildet, dient in erster Linie der Aufgabe, das

Drüsensekret in die Harnröhre zu befördern, es hat nichts mit dem Blasenverschlusse zu tun und es ist unrichtig, der eigentlichen Prostatamuskulatur eine Funktion im Sinne eines muskulären Verschlusses des Blasenausganges zuzuschreiben. Diese Aufgabe fällt lediglich den Sphincteren der Blase zu, die mit der eigentlichen Muskelsubstanz der Prostata keine direkte Verbindung haben.

Die glatte Muskulatur, die der Beförderung des Drüsensekretes dient, umgibt die einzelnen Läppchen in mächtigen, teils zirkulären, teils longitudinalen Faserbündeln; ihre Masse macht etwa $^1/_6$ des ganzen Prostatavolumens aus[1].

Die prostatische Harnröhre ist überdies von einer etwa 3 mm breiten Muskellage umgeben, deren Gesetzmäßigkeit in den verschiedenen anatomischen Bearbeitungen noch nicht definitiv festgelegt ist. Es ist dies die als *„Sphincter interprostaticus"* bezeichnete Muskelschicht, welche, von den Ausführungsgängen der Prostatadrüse durchbohrt, einen zylindrisch geformten Abschnitt des Prostatagewebes abgrenzt, meistens nur noch die „submukösen und akzessorischen paraprostatischen und periurethralen" Drüsen enthält und als *Zentralkern* der Prostata bezeichnet wird.

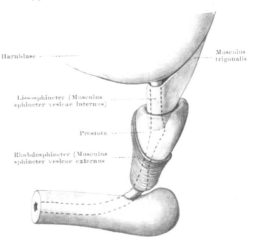

Abb. 17. Lisso- und Rhabdosphincter der menschlichen Harnröhre, halbschematisch. Blau glatte Muskeln, rot quergestreifte Muskeln. Lichtung der Harnröhre gestrichelt. (Aus Braus: Anatomie Bd. 2.)

Das System der Blasenschließmuskulatur. „Nach der Harnröhrenöffnung zu geht der Musculus trigonalis allmählich in eine Schlinge über, welche schleuderartig von oben hinten nach unten vorne schräg absteigend *um* den Anfangsteil der Urethra (Pars prostatica) herumgelegt ist. Sie ist etwa 1 cm hoch und $^1/_2$ cm dick; sie heißt Lissosphincter zum Unterschiede von dem etwas weiter von der Harnblase entfernten Rhabdosphincter, einem Schließmuskel aus quergestreiften Muskelfasern, welcher dem Willen untersteht. Eigentlich gehört der Lissosphincter bereits ganz der Harnröhre an, da er aber aufs engste mit dem M. trigonalis und durch diesen mit der Ureterenwand zusammenhängt, so behandelt man ihn im allgemeinen zusammen mit der Blase" (BRAUS) (s. Abb. 17). Innerhalb der Pars prostatica der Harnröhre gehen die Fasern des Lissosphincters zahlreiche Verflechtungen mit der zu ihm gehörigen glatten Muskulatur innerhalb der Prostata ein.

Das *Prostatabindegewebe* zeigt im vorderen ventralen und hinteren dorsalen Abschnitt des Organes eine kräftige mediane Scheidewand, die mit dem periurethralen Gewebe innig zusammenhängt. Das um die Harnröhre befindliche Bindegewebe ist vom Stroma der Harnröhre nicht zu trennen (EBERTH).

Die Prostatadrüse ist von einer engmaschigen Bindegewebs- und Muskelfaserschicht umgeben, welche von mächtigen Venenplexus (Plexus prostatici) durchzogen ist. Sie steht in inniger Verbindung mit der Beckenfascie (DENONVILLIERS). Dies ist die eigentliche *Prostatakapsel*, deren Existenz von einzelnen Autoren (ALBARRAN) geleugnet wird, nicht zu verwechseln mit der

---

[1] KÖLLIKER meint zwar, daß die Drüsensubstanz innerhalb der Prostata kaum mehr als $^1/_3$ oder $^1/_2$ der ganzen Masse ausmache, während WALKER die Menge von Drüsenparenchym in der Prostata auf etwa $^5/_6$ des Gesamtgewichtes einschätzt.

*chirurgischen* Kapsel der hypertrophen Drüse, welche bei der Pathologie der Prostatahypertrophie noch eingehend zu beschreiben sein wird.

In der Drüse verstreut findet sich auch in unregelmäßigen Zwischenräumen *adenoides Gewebe* (Walker).

Lowsley[1] fand dieses lymphoide Gewebe nur in der Prostata der Erwachsenen, niemals in Drüsen vor der Pubertät. Waldeyer fand ähnliches beim Hunde, Weski auch beim Menschen. Ohmori fand bei der Untersuchung der Genitalorgane eines 8 Monate alten Knaben dicht an dem oberflächlichen Bindegewebe der Prostata, einen zwischen Ganglien und Nerven eingebetteten kleinen Knoten von Nebennierenrindengewebe. Über das Nervengewebe siehe später.

## 2. Entwicklungsgeschichtliches.

Die ersten Anlagen der Drüsen treten im 3. Fetalmonate in Gestalt solider Epithelsprossen des Harnröhrenepithels auf, die in die Länge wachsen und seitliche Äste treiben. Mit dem fortschreitenden Längenwachstum überschreiten sie die Schleimhaut und durchsetzen auch die glatte Harnröhrenmuskulatur. Die Arbeiten, die sich mit der Entwicklungsgeschichte der Prostata befassen, sind die folgenden: Debierre, der bei einem Embryo von $3\frac{1}{2}$ cm Länge entsprechend dem Anfang des dritten Monats die Anlage der Vorsteherdrüse nachwies. Cadiat, der bei einem $2\frac{1}{2}$ monatigen Embryo eine zweilappige Anlage fand; Tourneur, Pallin, Nagel, die in der Mitte des dritten Monats und Aschoff, der bei einem $4\frac{1}{2}$ cm langen Embryo die Vorsteherdrüsenanlage studierte. Über den Ausgangspunkt dieser Anlage, ob sie von der Harnröhrenschleimhaut, von den Müllerschen Gängen, vom Samenhügel aus sich entwickelt, herrscht noch keine einheitliche Auffassung. Was die Muskulatur der Vorsteherdrüsen anlangt, zeigte Aschoff bei einem Embryo von $4\frac{1}{2}$ cm einzelne querverlaufende Fasern. Die Muskulatur des Prostatagerüstes ist demnach die eigentliche Muskulatur der Harnröhre (Tourneur).

Nach Lowsleys ausgezeichneten Untersuchungen (s. Abb. 18) über die Embryologie der Prostata nimmt die Prostata ihre Entwicklung von 5 voneinander unabhängigen Gruppen von Tubuli, welche sich innerhalb der Urethra prostatica ungefähr von der 12. Woche des Fetallebens an ausbilden.

a) Der unpaarige Mittellappen, entstanden aus 9—10 Tubuli zwischen Blase und Mündung der Samengänge. Wenn die Anlage zum Mittellappen fehlt, dann entsteht durch Einwachsen von den seitlichen Drüsengruppen eine Drüsenanhäufung an dieser Stelle.

b) Paarig; die Hinterlappen, gebildet aus 12 Tubuli, die durch eine Bindegewebsschichte von allen anderen Teilen der embryonalen Prostata geschieden sind und die hintere Wand der Urethra einnehmen.

c) Paarig; der Vorderlappen; er ist ziemlich groß bis zur 16. Woche und nimmt später an Größe und Bedeutung ab.

Als akzessorische Drüsen findet man beim Fetus eine *subtrigonale* Drüsengruppe erst in der 22. Woche; sie besteht aus etwa 6 kleinen Drüschen und eine *subcervicale* Drüsengruppe (Albarrans Drüse) von der 15. Woche an (12 kleine Drüschen).

Im postfetalen Leben bleibt die Prostata in den ersten Lebensjahren noch klein und unentwickelt und zur Zeit der beginnenden Geschlechtsreife gleichzeitig mit dem Wachstum der Hoden bekommt die Prostata einen mächtigen Reiz zur Volumenvergrößerung und erreicht etwa um das 16. Lebensjahr die Größe einer Prostata des erwachsenen Mannes.

---

[1] Lowsley: Surgery and Surg. Pathology of the human Prostate gland. Amer. med. Association. 1918.

Über die Untersuchung der Prostata beim Neugeborenen liegen außerordentlich wertvolle und umfangreiche Untersuchungen von ENGLISCH[1] vor, der in seiner Arbeit „Zur Anatomie der Prostatahypertrophie" das Ergebnis von Untersuchungen von ungefähr 2000 Leichen von Früchten und Neugeborenen mitteilt. Das Wesentliche in diesen Befunden liegt darin, daß die Prostata des Neugeborenen genau dieselbe Anordnung zeigt, wie die Drüse im reifen Mannesalter und auch im Greisenalter. Es läßt sich ein deutlicher Einfluß der

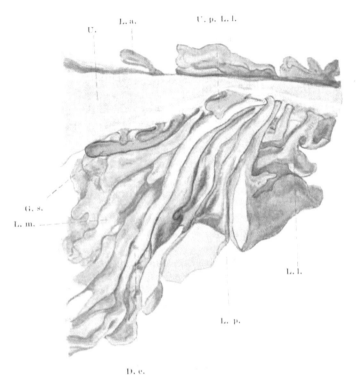

Abb. 18. Sagittalbild der Prostata eines Neugeborenen. Plattenmodell nach LOWSLEY. D. e. Ductus ejaculatorius. G. s. Glandulae submucosae. L. a. Lobus anterior. L. l. Lobus lateralis. L. m. Lobus medius. L. p. Lobus posterior. U. Urethra. U. p. Utriculus prostaticus. (Aus TANDLER-ZUCKERKANDL: Prostatahypertrophie.)

allgemeinen Körperkonstitution feststellen. Je kräftiger das Individuum, um so stärker ist die Vorsteherdrüse entwickelt, kleine Drüsen liegen bei schwächlichen, schlecht genährten Individuen vor. Es besteht ein deutlicher Zusammenhang zwischen der Entwicklung der Hoden und der Vorsteherdrüse. Bei einseitiger Kleinheit des Hodens ist auch die Vorsteherdrüse klein. Bei Fehlen der Hoden fehlt auch die Vorsteherdrüse. Über die Veränderungen der Prostata bei Kastraten wird an anderer Stelle berichtet werden.

Die *Blutversorgung* der Prostata entstammt den beiden Arteriae vesicales inferiores und haemorrhoidales mediae (EBERTH). Die Abfuhr des venösen Blutes erfolgt durch den ausgedehnten venösen Plexus am Grunde der Blase: Plexus vesico-prostatici, deren Lage bereits geschildert wurde.

---

[1] ENGLISCH: Folia urologica. Bd. 8. 1913.

Adrions Untersuchungen ergaben: „Durch Injektion der Arteria prostatica, die mit Tusche an frisch der Leiche entnommenen Präparaten vorgenommen wurde, zeigt es sich, daß sich diese in zwei Äste teilt, in einen vorderen und einen hinteren Ast, wobei der vordere für die Innendrüse, der hintere für die Außendrüse bestimmt ist. Das Arterienpaar für die Innendrüse verläuft an der vorderen Seite der Prostata und bei deren Injektion wird die Innendrüse mit Farbstoff infiltriert, während die Außendrüse vollkommen frei bleibt; eine gewisse Variabilität der Gefäße ist natürlich auch hier möglich, in jedem Falle findet sich aber

1. ein vorderer Ast für Innendrüse, Blase und Urethra,
2. ein hinterer Ast, der an die Rückenfläche der Prostata herantritt und die Außendrüse versorgt (s. Abb. 10).

Die *Nervenversorgung* steht mit den sympathischen und parasympathischen Geflechten des kleinen Beckens in innigem Zusammenhang; in der bindegewebigen Prostatakapsel und auch in dem Gewebe zwischen den einzelnen Drüsenläppchen, findet man ein mit Ganglienzellen vermengtes Nervengeflecht (Näheres im folgenden Abschnitte).

Die *Lymphgefäße* der Prostata bilden innerhalb der Drüse ein peritubuläres Netz, das die Lymphe in große periprostatische Lymphplexus führt, die in Verbindung mit 3 Gruppen von Lymphknoten stehen:

1. Vordere Lymphknoten, die prävesical liegen,
2. hintere und seitliche Lymphknoten, die zu den Drüsen in der Bifurkation der Iliacae führen,
3. ein weiterer Lymphweg steht in Verbindung mit den präsakralen Lymphdrüsen.

Die größeren Lymphgefäße liegen zwischen den Schichten der bindegewebigen Kapsel und begleiten die Blutgefäße, die kleineren laufen ganz oberflächlich (Walker).

Die durchschnittlichen Maße der Prostata in bezug auf Größe, Ausdehnung und Gewicht der Drüse im geschlechtsreifen Mannesalter betragen nach von Frisch:

Größter transversaler Durchmesser . . . . . 34—51 mm
Länge von der Basis zur Spitze . . . . . . 33—45 mm
größter Dickendurchmesser . . . . . . . . 13—24 mm
Gewicht im Durchschnitte . . . . . . . . 14—22 g

# 3. Nervenversorgung der Prostata.

Die Prostata erhält zwei Arten von Nervenfasern: die einen, marklosen kommen vom Plexus hypogastricus, die anderen markhaltigen werden vom 3. und 4. Sakralnervenpaar geliefert. Der Darstellung von Genté folgend, begleiten die ersteren die zuführenden Arterien der Prostata; die letzteren verlaufen in zweierlei Art: Die einen passieren den Plexus hypogastricus, dann den Plexus prostaticus, die anderen kommen direkt vom 3. und 4. Sakralnervenpaar und deren Anastomose; diese letzteren wenden sich von hinten nach vorne. So gelangen diese im Verlaufe der sagittalen Aponeurosen zu den großen Nervenplexen, die die Prostata umgeben. Diese Plexus prostatici genannt, sind nunmehr gebildet von verschiedenen Kategorien konvergierender Nervenfasern. In diesen prostatischen Geflechten wurden mehrere Ganglien gefunden (Müller, R. Maier, Reinert). Von diesen Geflechten gehen die verschiedenen Nervenästchen in die einzelnen Prostatalappen. Außer den bis in die Epithelschichten der Drüsenacini und der prostatischen Harnröhre einstrahlenden *Endfasern* sind an der äußeren Oberfläche der Prostata als Nervenendorgane zahlreiche Vater-Pacinische Körperchen gefunden worden (Reinert, Krause) (s. Abb. 19).

Von Planner fand in der prostatischen Harnröhre eine große Anzahl von derartigen Endkölbchen, welche in der oberflächlichen Schichte der Schleimhaut gelegen sind und dieselbe manchmal deutlich sichtbar vorwölben. Timofeew

beschrieb in einer ausgezeichneten Arbeit in der Kapsel und im Parenchym
der Prostata ganz eigentümliche Kolben, die eine große Ähnlichkeit mit den
Pacinischen Körperchen aufweisen. „Von besonderem Interesse ist der Umstand, daß stets 2 markhaltige Nervenfasern, die sich in ihrer Beschaffenheit
und in ihrem Verhalten wesentlich voneinander unterscheiden, in die Körperchen
eintreten. Die eine ist dick, dringt als nackter Achsencylinder in den inneren

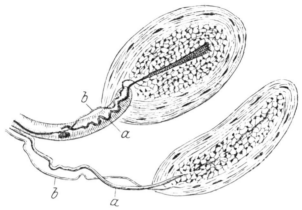

Abb. 19. Nervenendigungskörperchen in der Prostata. (Nach Timofeew, in Encyclopédie d'urol.
Bd. 1.)

Kolben, plattet sich hier ab, bekommt ausgezackte Ränder und endet am entgegengesetzten Pol zugespitzt oder knopfförmig verdickt. Die andere Faser
ist dünn, verliert ebenfalls die Markscheide und bildet durch wiederholte Teilungen einen engmaschigen Fadenapparat, welcher die Achsencylinder der ersten
Faser in Form einer durchlöcherten Hülse umgibt" (v. Frisch) (s. Abb. 19).

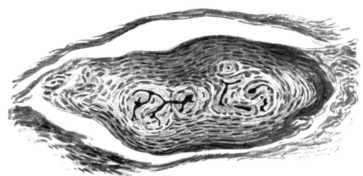

Abb. 20. Timofeewsches Körperchen aus der Prostatakapsel eines einmonatigen Knaben. 350 : 1.
(Nach Ohmori.)

D. Ohmori veröffentlichte kürzlich seine Studien im Physiologischen Institut
der Universität Wien (Abt. Prof. Dr. W. Kolmer)[1].
Auch er beschreibt in dieser mustergültigen Arbeit den außerordentlichen
Nervenreichtum der Prostata und der prostatischen Harnröhre und auch er konnte
die Timofeewschen Befunde bestätigen.

----

[1] Ohmori: „Über die Entwicklung der Innervation der Genitalapparate als peripheren
Aufnahmeapparat der genitalen Reflexe." Zeitschr. f. Anat. u. Entwicklungsgesch. Bd. 70,
H. 4/6.

Über die physiologische Bedeutung dieses Gebildes wird in einem der nächsten Kapitel gesprochen werden (s. Abb. 20).

# 4. Die Urethra prostatica.

Die Länge der prostatischen Harnröhre beträgt normalerweise etwa 2,5—3 cm und hat einen Durchmesser von 11—12 mm. Die größte Weite besitzt die prostatische Harnröhre etwa in der Mitte, diese Erweiterung wird als Sinus prostaticus bezeichnet; hier ist auch an der hinteren Wand eine größte Krümmung der Harnröhre zu sehen (Merkelsche Krümmung). In dieser Exkavation erhebt sich das hügelförmige *Caput gallinaginis* (Veru montanum) etwa 3 mm hoch und 11 mm lang. Von diesem Colliculus ziehen divergierend 2 Leisten zum Sphincterrand, die auch als Frenula colliculi bezeichnet werden. Ihre Anordnung unterliegt individuellen Variationen. Ihre Kenntnis ist für die Deutung der Bilder bei der Urethroskopia posterior unumgänglich nötig. Das bei Eberth abgebildete Schema der hinteren Harnröhre entspricht den gewöhnlich gefundenen Verhältnissen keineswegs.

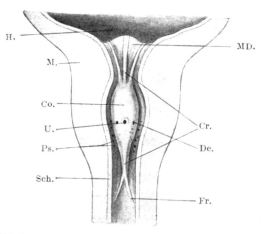

Abb. 21. Diagramm. Einteilung der hinteren Harnröhre. H. Harnblase. M. Muskulatur der Harnröhre. Co. Colliculus seminalis. U. Mündung des Utriculus prostaticus. Ps. Mündungen der Prostataschläuche. Sch. Schleimhaut der Harnröhre. MD. Mittlerer Lappen der Prostata. Cr. Crista urethralis. De. Mündung des Ductus ejaculatorius. Fr. Frenulum cristae. (Nach Leo Buerger: Fol. urol. Bd. 6. S. 26.)

Am Colliculus sieht man in der Regel 3 Öffnungen, eine mediane, den Utriculus, und 2 laterale, die Mündungen der Ductus ejaculatorii (Abb. 21 und 22).

Zwischen dem Sphincterrand und dem Veru montanum finden sich die Öffnungen der Ausführungsgänge einzelner Drüsen (nach Griffiths die Ausführungsgänge der Drüsen des mittleren Lappens), das sind aber in Wirklichkeit die Ausführungsgänge der Glandulae subcervicales (Albarran).

Der *Utriculus masculinus* (Synonyme: Vagina masculina Thierschs, Uterus masc. Webers, Sinus prostaticus Morgagni) stellt ein Divertikel der hinteren Harnröhre dar, einen blind endigenden Gang von der Höhe des Colliculus bis tief in das Prostatagewebe. An der Vorderwand der Harnröhre münden die Ausführungsgänge der spärlichen Drüsen des Vorderlappens; proximal vom Colliculus an der hinteren Urethralwand die Ausführungsgänge des Lobus medius.

An der hinteren Wand der prostatischen Harnröhre sehen wir den Colliculus mit seiner Kuppe. Der proximale obere Anteil der Urethra trägt die Fossula prostatica und ist durchzogen von mehreren Leisten Cristae superiores; der distale enthält die mediane Crista inferior. Die Fossula prostatica reicht nach oben bis zum Blasenhalse, nach unten bis zum Ende des Colliculus. Normalerweise ist wohl die Fossula prostatica der weiteste Abschnitt der hinteren Harnröhre; in Fällen von Altershypertrophie der Seitenlappen der Prostata erweitert sich die Fossula zu enormen Dimensionen. Die Vertiefungen zu beiden Seiten des Colliculus sind die Sulci laterales.

Man teilt die prostatische Urethra nach BUERGER ein in Pars supramontana zwischen Sphincter und Colliculus und ein Pars montana; sie reicht vom Samenhügel bis zur membranösen Urethra (s. Abb. 24).

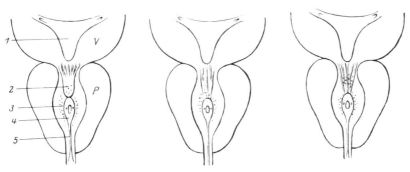

Abb. 22. Schematische Darstellung der morphologischen Variationen der prostatischen Harnröhre. 1 Trigonum vesicae. 2 Frenulum superius foveola des Veru montanum, Ausführungsgänge der prostatischen Drüsen. 3 Ausführungsgänge der prostatischen Drüsen in der Einstellung des V. m. 4 Veru montanum. 5 Crista urethralis des V. m. (Nach AUBERET, in Encyclopédie d'Urol. Bd. 1.)

Der Samenhügel, dessen Größe, Form und Lage selbst unter normalen Umständen in weiten Grenzen variabel ist, besteht aus einem aus glatten Muskeln reichen Gewebe mit Einlagerung von kavernösen Räumen, deren Maschen mit den Venen der Harnröhre und Prostata in Verbindung stehen. In der Mitte des Colliculus ist sein Gewebe dichter (Achsensubstanz, EBERTH) durch die stärkere Entwicklung glatter Längsmuskelzüge. „Die den Samenhügel überziehende Schleimhaut ist leicht gefaltet und durch zahlreiche einfache und zusammengesetzte seichte Buchten und schlauchförmige Grübchen unterbrochen."

Die Ductus ejaculatorii sind von einer einfachen (zwei- oder dreifachen) Schichte von Cylinderzellen ausgekleidet, die Schleimhaut ist vielfach gefaltet. Für die von seiten einzelner amerikanischer Autoren (RYTINA und WATSON, ROSEN) vermutete Zugehörigkeit des Samenhügels zu den endokrinen Organen besteht keinerlei Anhaltspunkt. Nach ERNEST M. WATSONs Untersuchungen entwickelt sich der Samenhügel in der 13. Woche des Fetallebens vom Boden der hinteren Harnröhre aus undifferenzierten Mesenchymzellen; zwischen der 25. und 31. Woche öffnet sich der Utriculus prostaticus in der hinteren Harnröhre. Bei der Geburt ist der Colliculus seminalis 4 mm lang, 1 mm hoch und 1,5 mm breit und erreicht beim erwachsenen Manne Halberbsengröße. Um die Histologie des Samenhügels

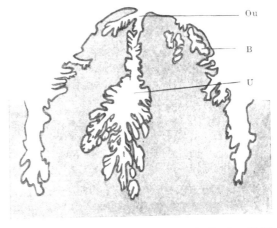

Abb. 23. Querschnitt des Colliculus seminalis eines 30 jährigen Mannes. Virginales 20. Ou. Orificium utriculi prostatici. B. Schleimhautbucht. U. Utriculus. (Nach EBERTH.)

machte sich F. Fischl[1] verdient, der eine Anzahl von Samenhügeln geschlechtsreifer Männer in Serienschnitten zerlegt untersuchte. Er fand, daß das vielfach angenommene kavernöse Gewebe überaus gering ist, manchmal fehlt und daß die Blutversorgung des Organs nicht besser ist als die der Umgebung. Damit fällt auch die Annahme von der erektilen Fähigkeit des Samenhügels. Die Nervenuntersuchung des Samenhügels zeigte, daß seine Nervenversorgung nicht allzu reichlich ist, daß nirgends Ganglienzellen oder Nervenendapparate daselbst gefunden werden. Die Wände sind aus glatten Muskeln zusammengesetzt und Bindegewebe, welches zirkulär angeordnet ist (Porosz). In der Gegend des Samenhügels verlieren diese Gewebe die Dichte der Anordnung, so daß ihre sphincterartige Wirkung bezweifelt werden muß.

Lowsley widmete der Anordnung der Ausführungsgänge der Drüsen in die hintere Harnröhre ein besonderes Studium bei der Zergliederung der Organe

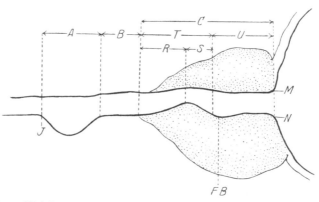

Abb. 24. Diagramm-Einteilung der hinteren Harnröhre. (Nach Leo Buerger: Fol. urol. Bd. 6. 1911.)

in allen Altersstufen von $2^1/_2$monatigen Fetus bis zum 76jährigen Manne. Er fand folgende Zahlen von Drüsenausführungsgängen:

des mittleren Lappens . . . . . . . 10
des rechten Seitenlappens . . . . . 16
des linken Seitenlappens . . . . . . 16
des hinteren Lappens . . . . . . . 9
des vorderen Lappens . . . . . . . 7 in Summa 58.

## 5. Die weibliche Prostata.

Ebenso wie der Utriculus masculinus ein zwar der Vagina und Uterus homologes, aber in seiner Größe und Funktion unvergleichlich geringeres Organ darstellt, kann beim erwachsenen Weibe von einer organmäßig entwickelten Prostata nur in dem Sinne gesprochen werden, daß einzelne gruppenweise liegende periurethrale Drüsenschläuche ihrer Genese und ihrem histologischen Aufbau nach der männlichen Prostata entsprechen. Es gibt allerdings im embryonalen Leben ein Stadium, in welchem bei beiden Geschlechtern die Prostata ganz gleich ist. Im dritten Fetalmonate bildet sich eine ringförmig um den Anfangsteil des Sinus urogenitalis gelegene, aus fibromuskulärem Gewebe bestehende Schwellung, in die vom Epithel des Sinus mehrere Ausstülpungen eindringen und durch ihre Verästelungen die drüsigen Partien der späteren

---

[1] Fischl, F.: Über die physiol. Bedeutung des Collicullus seminalis. Wien. med. Wochenschr. 1924. Nr. 52.

Prostata liefern. Diese primäre Anlage der Prostata ist bei beiden Geschlechtern gleich, nach EVATTs Untersuchungen [1] können die Drüsengewebe beim weiblichen Fetus vom Prostatagewebe eines ebenso alten männlichen Embryos mikroskopisch nicht unterschieden werden. Obzwar diese Drüsen die weibliche Urethra in ihrer ganzen Länge umgeben und manche von ihnen distal von der Blase knapp an der Mündungsstelle des Canalis uterovaginalis — der späteren Vagina — entspringen, sind sie nicht mit der ganzen männlichen Prostata, sondern nur mit den aus den kranialen und ventralen Prostataanlagen entwickelten Drüsen homolog (PALLIN) [2]. Dieser Unterschied beruht darauf, daß die ganze weibliche Harnröhre bloß der Pars prostatica urethrae beim Mann bzw. nur dem Teil der prostatischen Harnröhre entspricht, der vom Utriculus blasenwärts liegt (JOHNSON). Der Teil des Sinus urogenitalis, aus welchem beim Mann die übrigen Partien der Harnröhre sich bilden, wächst beim Weibe nicht in die Länge, sondern in die Breite und liefert das Vestibulum vaginae. Untersuchungen, die EVATT in der hinteren Vaginalwand und im Vestibulum vornahm, um hier Drüsen zu finden, die dem caudalen Anteil der Prostata entsprechen könnten, führten zu keinem positiven Resultat. Wenn auch JOHNSON [3] in den

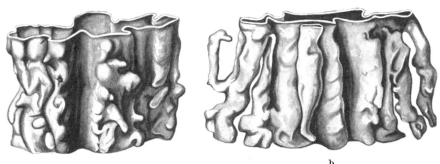

a                                          b
Abb. 25a und b. Wachsplattenrekonstruktion der Drüsen der weiblichen Urethra.

paraurethralen sog. SKENEschen Gängen die homologen Organe zum distalen Prostatateil erblicken will, so stehen seiner Auffassung die Ansichten anderer Autoren entgegen, von denen z. B. SACHS die SKENEschen Gänge als Ausstülpungen der Harnröhre betrachtet und auf den vollständig mit der Harnröhre übereinstimmenden Bau dieser Gänge hinweist. Fassen wir diese Ergebnisse zusammen, so kann festgestellt werden, daß im frühen embryonalen Stadium eine, in ihrem Bau vollkommen der männlichen Prostata entsprechende Drüse auch bei weiblichen Embryonen gefunden wurde, diese aber nur dem blasenwärts liegenden Anteil der männlichen Prostata entspricht. Drüsen, die den caudalen Prostatapartien homolog sind, konnten beim Weibe nicht einwandfrei festgestellt werden.

Im Verlaufe der weiteren Entwicklung bildet sich die prostatische Anlage beim Weibe zurück und außer spärlichen Drüsenresten bleibt nur die fibromuskuläre Kapsel der Drüse bestehen, aus welcher sich nach EVATT und CASSIDY [4] der Sphincter urethrae entwickelt. Bei der erwachsenen Frau finden sich

[1] EVATT: A contribution to the development of the prostate gland in the human female etc. Journ. of anat. a. physiol. Vol. 45. 1911.
[2] PALLIN: Anatomie und Embryologie der Prostata und der Samenblasen. Arch. f. Anat. 1901. S. 135.
[3] JOHNSON: The homologue of the prostate in the female. Journ. of urol. Vol. 8. 1922.
[4] EVATT and CASSIDY: A note on the female prostate. Dublin journ. of med. science. Ser. 4. 1924.

als verkümmerte Reste der Prostata um die Harnröhre gelegene, einfache oder geschlängelte, tubuläre, manchmal verzweigte oder blind endigende Drüsenschläuche, die mit einem zweireihigen, niedrigen Cylinderepithel ausgekleidet sind (SACHS)[1]. Man findet sie nicht immer, aber meistens in dem Septum urethrovaginale, sie können aber auch, wie ASCHOFF feststellte, auch kranzförmig die ganze Urethra umgeben. Als Zeichen ihrer organmäßigen Entwicklung kann

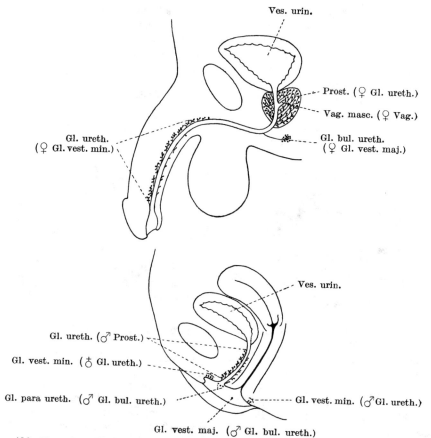

Abb. 26a und b. Die homologen Drüsen des männlichen und weiblichen Urogenitaltraktes. (Schematische Zeichnung.)

der Befund verwertet werden, daß sie, in einem annähernd elliptisch geformten bindegewebigen Lappen eingebettet, von der Umgebung gut abgrenzbar sind. Diese periurethralen Drüsen finden sich manchmal der ganzen Länge der Urethra entsprechend, sind aber gehäufter gegen die Blase zu zu finden. SACHS konnte in Serienschnitten wiederholt ihre Einmündung in Buchten der Harnröhre feststellen, und da sie hauptsächlich blasenwärts ziehen, ist eine weitgehende Übereinstimmung dieser Drüsen mit den Drüsengängen der männlichen Prostata nachzuweisen.

Über Physiologie und Pathologie dieser weiblichen Prostatadrüsen ist wenig bekannt. Für eine, wenn auch geringe Sekretion der Drüsenzellen spricht

---

[1] SACHS: Beiträge zur Anatomie und Histologie des weiblichen Urethralwulstes. Wien. klin. Wochenschr. 1911. Nr. 11; 1921. Nr. 51; Zeitschr. f. Urol. Bd. 19.

Vorbedingung für die Befruchtungsfähigkeit des Samens. Der aus dem Nebenhoden durch die Samenleiter in die Harnröhre gelangende Same ist eine zähflüssige aus wenigen Tropfen bestehende Masse, welche die Samenfäden (bei
Menschen und Hunden) zum Teile in unbeweglichem, starrem Zustande
enthält; erst durch die Beimengung des dünnflüssigen Prostatasekretes, und
zwar teils durch seine verdünnende und alkalisierende Wirkung, teils durch eine
spezifisch-biologische Wirkung, gewinnen die Spermatozoen ihre zur Befruchtungsfähigkeit notwendige Beweglichkeit, die man immer dann vermissen
wird, wenn dem Ejaculate kein oder ein krankes Prostatasekret beigemengt wird.

Im Sinne eines biologischen Experimentes läßt sich eine Beobachtung
Fürbringers verwerten, der einen Kranken zur Behandlung bekam, welcher
an einem hartnäckigen „Samenflusse" litt. Die Untersuchung des während der
Spermatorrhöe ausgeschiedenen Sekretes ergab unbewegliche, tote Spermatozoen und Fehlen des charakteristischen Spermageruches. Nach Besserung
der neurasthenischen Beschwerden traten regelmäßige Pollutionen auf und in
diesem Ejaculate fanden sich die Samenfäden in lebhafter, hurtiger Bewegung.
Es bedarf also der Beimengung des Prostatasekretes um die Samenfäden zur
normalen Beweglichkeit, zur Lebens- und Befruchtungsfähigkeit anzuregen.

G. Walker untersuchte in seinen Studien über die Funktion der Prostata
den Samen des Hundes und fand folgendes:

1. In der Samenflüssigkeit aus dem Hoden keine Bewegung,
2. aus dem Kopfe des Nebenhodens keine Bewegung,
3. aus dem Schwanze des Nebenhodens geringe Beweglichkeit einiger
Samenfäden an denjenigen Stellen, wo die Flüssigkeit dünn war,
4. einen ähnlichen Befund an dem Samen im Ductus deferens,
5. in einem Gemisch von Samen aus dem Hoden mit Prostatasekret war
deutliche aber nicht lebhafte Bewegung vorhanden,
6. eine Mischung von Samen aus dem Nebenhoden und von Prostatasekret,
zeigte lebhafte Bewegung, welche für längere Zeit unvermindert fortdauerte.

Für die ununterbrochene Fortdauer der Beweglichkeit der Samenfäden
ist die Beimengung von Prostatasekret unerläßlich, denn nach Steinach hört
die Beweglichkeit der Samenfäden nach Verdünnung mit physiologischer Kochsalzlösung nach 3 Stunden auf, während, wenn Prostatasaft als Verdünnungsflüssigkeit gewählt wird, die Beweglichkeit 20 Stunden andauert.

Casper (Impotenz und Sterilität) erwähnt die Beobachtung von Percy,
daß die Spermatozoen im Uterusschleim rasch absterben, wenn sie nicht mit
Prostatasaft vermischt sind; in dieser Mischung jedoch halten sie sich 3—8 Tage
lebendig.

Steinach wies ferner nach, daß die Prostatektomie bei Ratten die Geschlechtsfähigkeit in dem Sinne beeinflußt, daß die Potentia coeundi erhalten
bleibt, die Potentia generandi jedoch wegen des Ausfalles des Prostatasekretes
erlischt.

Ist die Verdünnung und Mischung des Hodensekretes mit der Verdünnungsflüssigkeit eine nur oberflächliche, so bleiben immer dickflüssige Tropfen mit
unbeweglichen Spermatozoen zurück und nur eine absolut innige Vermengung
sämtlicher Sekrete gewährleistet die Beweglichkeit und Befruchtungsfähigkeit
nahezu aller ejaculierten Spermatozoen. Der restlosen Erfüllung dieser Aufgaben dient die anatomische Anordnung der Muskulatur der Prostata einerseits,
die radiär konvergierende Anlage der Ausführungsgänge der Prostata und
Samenleiter anderseits und endlich die Funktion des Samenhügels.

Bei dieser Gelegenheit sei einiges über die *Funktion des Samenhügels* und die
irrige Beurteilung derselben in früherer Zeit vorweg genommen. Man nahm früher
an, daß die Funktion des Samenhügels, dem man eine erektile und muskuläre

Fähigkeit beimaß, darin bestehe, daß während der Erektion durch das Anschwellen des blutreichen „kavernösen" Gewebes des Colliculus die Harnröhre verschlossen würde, wodurch die Unmöglichkeit der Harnentleerung während einer starken Erektion und der Mischung des Spermas mit Urin während der Ejaculation begründet sei und wodurch der Samen verhindert würde, in die Blase abzufließen. Auch hier war es G. WALKER, welcher auf die Unmöglichkeit eines solchen Vorganges hinwies, da der etwa 3 mm hohe und 10 mm lange Samenhügel auch bei stärkster Füllung an Injektionspräparaten und bei Beobachtung im Tierexperimente niemals so voluminös wurde, daß er einen Verschluß der Harnröhre bewirkt hätte. In Wirklichkeit dient der Samenhügel dank seiner erektilen und muskulären Fähigkeiten als *Mischer des Samens*, welcher während der Ejaculation in den relativ weiten Hohlraum der prostatischen Harnröhre entleert wird. Durch die „Erektion" des Colliculus kommen alle Mündungen der Ausspritzungskanäle in das Zentrum der Urethralhöhle zu liegen.

Eine gewisse Bedeutung kommt dem Veru montanum auch in der *Pathologie der Miktion* unter Umständen zu. Es ist eine recht gewöhnliche Klage mancher Neurastheniker, speziell der Harnneurastheniker, deren nervöser Symptomenkomplex ätiologisch auf exzessive Onanie, Coitus interruptus und ähnliches zurückgeht, daß sie die letzten Tropfen des Harnes nicht in kräftigem Strahle („Coup de piston") entleeren, sondern daß diese letzten Tropfen unwillkürlich abfließend ihre Wäsche beschmutzen. Sie glauben an „Inkontinenz" zu leiden.

Die endoskopische Untersuchung dieser Fälle zeigt oft eine ausgesprochene Hypertrophie des Colliculus (ORLOWSKI), die so hochgradig sein kann, daß der an einem in die Länge gezogenen Stiele hängende polypöse Colliculus den ganzen Hohlraum der Fossula prostatica ausfüllt. Es kann in diesen Fällen zu einer Stagnation des Harnes in der Fossula, in schwereren Fällen zu einem ernsten Miktionshindernis kommen. Das postmiktionelle Harnträufeln kann eine Folge der Colliculushypertrophie sein. Der Effekt der Therapie, der kaustischen Zerstörung des hypertrophen Colliculus, bringt in der Regel die Dysurie zum Verschwinden und kann auch auf die allgemeine Neurasthenie sehr günstig einwirken.

Dem Prostatasafte kommt weiters eine eigentümlich *koagulable Fähigkeit* zu, indem der dünnflüssige, aus der Vermischung des Hoden- und Prostatasekretes gebildete Samen durch die Beimengung *des Samenblaseninhaltes* zu einer gallertigen dickflüssigen Masse umgewandelt wird. Für die Physiologie der Begattung niederer Tiere kommt dieser koagulablen Fähigkeit des Prostatasaftes eine ganz besondere Bedeutung zu, denn es wird bei Nagetieren, Ratten, Maulwürfen, Kaninchen nach erfolgter Ejaculation des dünnflüssigen Samens in die Vagina des Weibchens das zuletzt ausgespritzte Samenblasensekret durch die Berührung mit dem Prostatasafte in eine kompakte geronnene Masse verwandelt, welche stöpselartig die Scheide verschließt und den Abfluß des Samens verhindert (LEUCKART).

CAMUS und GLEY[1] fanden, daß zur Gerinnung des in den Samenblasen dünnflüssigen Sekretes die Berührung mit dem Prostatasafte notwendig sei. Dieses enthält nach den Untersuchungen der eben genannten Forscher ein Ferment „Vesiculase". Das Prostatasekret des Meerschweinchens kann auf 65—69° erhitzt werden, ohne die Fähigkeit zu verlieren, den Samenblaseninhalt zur Gerinnung zu bringen.

Aus dem Vorhergehenden erhellt, daß der Prostata außer ihrer muskulärenmotorischen Funktion noch eine Arbeitsleistung innewohnt, die sich in der *befruchtungsfördernden* Gestaltung des Samens auswirkt: das Prostatasekret stellt die für die Vitalität der Spermatozoen optimale Verdünnungsflüssigkeit

---

[1] CAMUS und GLEY: Cpt. rend. Acad. sciences Paris, zit. bei W. NAGEL.

dar und anderseits wirkt dasselbe auf das Ejaculat der Samenblasen in koagulierendem Sinne, wodurch der Same in eine gallertige, viscide, teilweise zähflüssige Masse verwandelt wird, die das längere Verweilen des Spermas im weiblichen Genitalschlauche begünstigt. Wenn auch diese letztere Funktion des Prostatasekretes weitaus bedeutsamer in den niederen Tierklassen für deren Begattungsakt ist, so kommt doch auch in der menschlichen Biologie diesem Verhalten des Spermas vermutlich eine gewisse Bedeutung zu.

Hiebei ist es bis heute noch nicht restlos aufgeklärt worden, welcher Bestandteil des Prostatasaftes [1] der Träger der bewegungsfördernden und der koagulablen Tätigkeit ist. Die Wirkung gleicht einer Fermentwirkung; immerhin ist es heute noch durchaus nicht geklärt, ob die Prostatakörnchen — früher von Posner als Lecithin, später als Lipoidkörnchen beschrieben — die Träger der Fermentwirkung sind.

Es ergibt sich nun als weitere Frage, ob die Tätigkeit der Prostata außer der Sekretion von Substanzen, die für die Befruchtungsfähigkeit des Samens unerläßlich sind, noch als eine *excretorische* Funktion aufzufassen ist, „daß nämlich mit der Herausbeförderung des Drüseninhaltes *schädliche* Stoffe aus dem Körper entfernt werden" (Posner).

Mit diesem Problem im Zusammenhang ist die Frage, ob der Prostatasaft nur während der Ejaculatio seminis sezerniert wird, oder ob auch außerhalb des Begattungsaktes Prostatasekret den Körper verläßt.

Während man im Tierreich, wo die Brunftperioden eine erhöhte Tätigkeit aller sexualen Drüsen bedeuten, während des Winterschlafes (z. B. des Maulwurfes) ein absolutes Ruhestadium in der Tätigkeit der Prostata aus einer ausgesprochenen Atrophie derselben erschließen kann, ist beim Menschen — bei dem die Brunftperioden bis zur Unkenntlichkeit verwischt sind (Posner) — doch jederzeit während des geschlechtsreifen Alters, Prostatasekret zur Verfügung, z. B. für einen jederzeit ausführbaren Kohabitationsakt oder dadurch nachweisbar, daß man sich durch digitale Expression vom Vorhandensein des Prostatasaftes überzeugen kann.

Wenn nun aber am Vorhandensein des Prostatasekretes auch außerhalb sexueller Reiz- und Aufregungszustände nicht gezweifelt werden kann, so ist das Abfließen von Prostatasaft außerhalb des Ejaculationsaktes doch immer als ein krankhaftes Vorkommnis zu werten: *Defäkations- und Miktionsprostatorrhöe*, ferner die Propeptonuria (Posners) sive Albuminuria spuria.

Es gehört *zur normalen Funktion der Prostata, das in ihrem sezernierenden Parenchym angesammelte Sekret auch zurückzuhalten*, bis bei geeigneter nervöser Vorbereitung der Ejaculationsakt eintritt, bei welchem die überaus kräftige Muskulatur eine vollständige Entleerung der Drüsenlumina bewirkt. Die Zurückhaltung des Sekretes in der Drüse ist jedoch nicht auf die Wirkung von eigenen Sphincteren der Ausführungsgänge — wie Finger annimmt — zu beziehen, da ja sphincterartig wirkende Muskelringe bei anatomischen Untersuchungen nicht gefunden wurden und auch die Exprimierbarkeit der Drüse durch digitalen Druck vom Mastdarm aus gegen das Vorhandensein von Schließmuskeln spricht.

Es läßt sich jedoch annehmen, daß überschüssiges Prostatasekret in die Lymphbahnen um die Prostata *rückresorbiert* werden kann. Substanzen, welche auf diese Weise ins Blut gelangen, können beim Menschen vielleicht erotisierend wirken und nach längerer Abstinenz das Desiderium cohabitationis bewirken oder auf dem Umwege der nächtlichen Pollution zur Entleerung der Samen-

---

[1] Fürbringer hält die Fähigkeit des Prostatasaftes „das schlummernde Leben der Zoospermien auszulösen" für eine Säure- bzw. Alkaliwirkung.

flüssigkeiten nach außen führen. Die während der Brunftperioden der Tiere mächtig anschwellenden genitalen Drüsen, Hoden und Prostata, produzieren natürlich besonders große Mengen von Sekreten, deren Stauung bzw. Resorption sich als libidoerregend erweisen.

Der große Nervenreichtum der Prostata, ihr großer Gehalt an Nervenfasern, Ganglien und vor allem der aufsehenerregende Befund TIMOFEEWs über die zahlreich in der Prostata vorhandenen Endkolben — die sich kaum wesentlich von den VATER-PACINIschen Tastkörperchen unterscheiden (s. Abb. 19) — führte zur Diskussion der Frage, welcher Aufgabe diese Nervenelemente dienen.

1. In bezug auf die *Sekretionsnerven* der Prostata gelangen MISLAWSKY und BOR-MANN auf Grund der Untersuchungen von LANGLEY und BORMANN zu dem Resultate, daß sämtliche *motorische und vasomotorische* Fasern in den Nervi erigentes und in den vom Ganglion mesentericum inferius herstammenden Nervi hypogastrici zur Prostata gelangen. Als Versuchstiere wurden curarisierte Hunde verwendet: Reizung der Erigentes hatte ein negatives Resultat oder wie schon von ECKHARDT angegeben, anfänglich Ausscheidung beträchtlicher Sekretmengen, dann vollständiges Aussetzen der Sekretion zur Folge, Reizung der Hypogastrici hingegen bewirkt eine andauernde echte Sekretion. Es pressen die Erigentes nur das Sekret aus der Drüse, welches durch Reiz der Hypogastrici abgeschieden worden ist; diese sind somit die eigentlichen Sekretionsnerven (v. FRISCH).

2. Die außerordentlich reichliche Versorgung der prostatischen Harnröhre und der Prostata selbst mit sensiblen Nerven und Endkölbchen läßt sich in Beziehung zu der unzweifelhaften Tatsache bringen, daß von diesem Orte aus durch verschiedenste Reize ein ganz spezifischer Effekt — *der imperiöse Harndrang* — ausgelöst wird.

Ohne an dieser Stelle auf die Hypothesen über die Physiologie der Harnentleerung und des Blasenverschlusses einzugehen — die in einem eigenen Kapitel abgehandelt wurden — sei nur auf die seit GUYON feststehende Nomenklatur, auf die Unterscheidung von ,,Harnbedürfnis'' und ,,Harndrang'' hingewiesen. Wir können als feststehend annehmen (unsere cystoradioskopischen Untersuchungen [BLUM, EISLER, HRYNTSCHAK] haben dies auch bestätigt), daß das Harnbedürfnis, das Gefühl der vollen Blase der cerebralen Wahrnehmung der Kontraktionswellen des Detrusors entspricht, das Gefühl des ,,Harndrangs'' aber dem Momente der konzentrischen maximalen Kontraktion des Detrusors entspricht. Als peripheres Organ, dessen Reizung immer zum Gefühle des imperiösen ,,unaufschiebbaren'' Harndranges führt, wurde die Schleimhaut der prostatischen Harnröhre und des sog. Blasenhalses erkannt (KÜSS, GOLTZ, LANDOIS, DUBOIS, DITTEL, FINGER, POSNER u. a.). Die ,,periphere'' Empfindung des Harndranges entsteht mit der Sicherheit des Experimentes durch jegliche Reizung der prostatischen Harnröhre: entzündliche Zustände daselbst im Verlaufe der Urethritis posterior zeigen als initiales Symptom quälenden ,,unaufschiebbaren'' Harndrang, ebenso wirken Verletzungen dieses Teiles der Schleimhaut; ja selbst die Einführung eines Katheters in die gesunde Urethra löst im Momente des Eintrittes des Instrumentes in die prostatische Harnröhre unangenehmen, oft schmerzhaften Harndrang aus; Steine und Fremdkörper, an dieser Stelle in der Urethra eingeklemmt, führen zu den quälendsten, ununterbrochenen Drangempfindungen und sogar der einfache Druck auf die prostatische Harnröhre vom Mastdarm aus wird als ,,Harndrang'' empfunden.

Experimentell läßt sich dies jedesmal auch dadurch erweisen, daß die Eintropfung von Lapislösungen in die prostatische Urethra sofort Urindrang erzeugt, während im Bereiche der Urethra anterior die Lapisätzung nur ein Gefühl des Brennens hervorruft. Durch die Versuche v. FRANKL-HOCHWARTs und ZUCKER-KANDLs mit dem Ballonkatheter wurde gleichfalls festgestellt, daß der imperiöse

Harndrang von der Schleimhaut der prostatischen Harnröhre ausgelöst werden kann.

Es liegt nun nahe, wenngleich dies aus den morphologischen Untersuchungen niemals mit zwingender Beweiskraft ermittelt werden kann, den Sitz dieser den Harndrang erzeugenden spezifischen Empfindungsqualität in die sensiblen Nervenendapparate in der Schleimhaut der prostatischen Harnröhre zu verlegen; die Nervenendapparate, ins Epithel hineinreichende Fasern und (nach v. Planner und Krause) Vater-Pacinische Körperchen sind an diesem Platze in außergewöhnlicher Reichlichkeit enthalten.

3. Der große Nervenreichtum der Prostata und der prostatischen Harnröhre weist auch auf eine weitere funktionelle Bedeutung des Organes hin, „daß in der Prostata auch sog. periphere Zentren für die Erektion gelegen sein müssen". v. Frisch ersieht dies aus der Leichtigkeit, mit welchem Druck auf die Prostata vom Mastdarm aus (bei Erwachsenen nicht mit solcher Leichtigkeit wie bei Kindern) Erektionen zur Folge hat. Auch Druck auf die Pars prostatica von der Urethra aus (Einlegen schwerer Sonden) führt häufig Erektionen herbei. Der mitunter unzweideutige Erfolg lange fortgesetzter Prostatamassage oder Sondierungen zur Behandlung der asthenischen Impotenz spricht gleichfalls für diese erotogene Zone.

Auch D. Ohmori wirft in seiner Studie über die Entwicklung der Innervation der Genitalapparate [1] die Frage auf, „was für eine Bedeutung der große Reichtum und das Zusammendrängen von so vielen Endigungen, auch vielen gleicher Art, auf einem relativ kleinen Bezirke des Körpers hat". Er hält die in so reichlicher Anzahl in allen Teilen des äußeren Genitales und auch in der Prostata auffindbaren Nervenendkölbchen vom Typus der Vater-Pacinischen Körperchen für die Träger der spezifischen genitalen Empfindungen, deren Reizung zur Auslösung der einzelnen Phasen der geschlechtlichen Reflexvorgänge, Erektion und Ejaculation führt.. Er findet außerordentliche individuelle Verschiedenheiten in der Zahl und Verteilung dieser Nervenelemente", und wir können uns vorstellen, daß sich damit verschiedene Grade von Reizbarkeit bis herunter zur vollständigen Frigidität parallel mit dieser Ausbildung der Körperchen in der Peripherie ergeben. Da sich herausstellt, daß die Entwicklung der letztgenannten Körperchen erst relativ spät auftritt, so könnten wir darin eine Art von „peripherer Pubertät" erblicken. Es ist dies auch ein Anhaltspunkt dafür, daß erotogene Zonen in individuell verschiedener Weise entwickelt sein können, was klinisch längst bekannt ist und wofür jetzt ein anatomisches Korrelat hiermit aufgefunden wäre".

4. Schwerere nervöse und psychische Störungen, wie sie im Verlaufe von destruktiven Prostataerkrankungen und nach der Prostatektomie zuweilen beobachtet wurden, legten den Gedanken nahe, daß der Ausfall der inneren Sekretion der Prostata an derartigen Erscheinungen die Schuld trage. So nahm Guisy (zit. bei Biedl), allerdings in rein hypothetischer, kaum beweisbarer Form an, daß gerade das Prostatasekret einen direkten Einfluß auf die psychische Sphäre des Gehirns ausübe und die Integrität des Intellektes sichere. Diesem Gedankengange entsprechend wurde auch eine Organotherapie mit getrocknetem Prostatapulver oder Glycerin- und Wasserextrakten der Stierprostata unternommen. Seit wir wissen, daß die Prostatektomie niemals eine totale Exstirpation der Drüse ist, sondern nach moderner Auffassung nur die Ausschälung eines Adenoms innerhalb der Prostata, müssen wir den Gedanken, die sog. Prostatektomie führe zum Ausfalle der inneren Sekretion der Prostata, von vornherein ablehnen — das gerade Gegenteil hat viel mehr Wahrschein-

---

[1] Ohmori, D.: Zeitschr. f. d. ges. Anat. Bd. 70. H. 4/6. 1924.

lichkeit für sich — die vom Drucke des wachsenden Adenoms befreite, zum Druckschwunde verurteilte eigentliche Prostatadrüse gewinnt durch die Prostatektomie geradezu die Möglichkeit, sich zu regenerieren und äußere und innere ( ? ) Sekretion neuerdings zur Wirkung gelangen zu lassen[1].

Sehr verbreitet sind die Theorien, daß das *Prostatasekret eine besonders giftige Substanz sei.* „Genügt doch schon die Injektion weniger Kubikzentimeter einer Prostatamaceration, eines Glycerin- oder Wasserauszuges von der Vorsteherdrüse des Stiers, um kleine Tiere unter den Erscheinungen erst gesteigerten, dann immer mehr herabgesetzten Blutdruckes zu töten. Diese zuerst von THAON angestellten Versuche wurden durch J. COHN wiederholt und im wesentlichen bestätigt (POSNER)."

Auch BIEDLs Versuche ergaben die Berechtigung der Annahme, daß der Prostataextrakt stark toxisch bei intravenöser Injektion wirkt. Keinesfalls jedoch ist es erwiesen, daß hier eine spezifische Wirkung vorliegt. Nach DUBOIS und BOULET ruft frisch bereiteter Extrakt der Prostata intravenös injiziert beim Hunde Bewegungen der Blase hervor; selbst bei Tieren mit zerstörtem Rückenmark. DE BONIS (BIEDL) fand, daß die nach Entfernung der Hoden auftretende Sekretionsverminderung und Atrophie der Prostata durch Zufuhr von Prostataextrakt gehemmt wird (Versuche von LIEBEN). Nach Injektion von Prostatasekret konnte SELLEI bei Hunden auffallende Abmagerung und starken Haarausfall beobachten.

Nach diesen Erfahrungen der experimentellen Physiologie drängt sich die Frage auf, welchem Zwecke die innere Sekretion der Prostata bei normalen geschlechtsreifen Individuen dienen soll. Es ist durchaus ungeklärt, ob hier eine Wirkung auf den Allgemeinorganismus, ein Einfluß auf die sexuellen Daseinsbedingungen vorliegt oder ob durch dieses innere Sekret etwa die Funktion der Harnblase gesteuert wird. Der Hinweis POSNERs auf die bei destruktiver Erkrankung der Drüse entstehenden Lähmungserscheinungen der Blase (Prostatitis cystoparetica GOLDBERGs) sowie die Möglichkeit, die Entstehung des Residualharnes im Krankheitsbild der Prostatahypertrophie mit einem Ausfall der inneren Sekretion der druckatrophischen Prostata bei dieser Erkrankung zu erklären; all dies sind heute noch vage Hypothesen, zu deren Stütze keinerlei Erfahrung des Tierexperimentes herangezogen werden kann.

Wir müssen daher der Annahme, der Prostata eine inkretorische Fähigkeit zuzubilligen, zunächst mit größter Skepsis gegenüberstehen.

Eine andere Frage, die in dem entsprechenden Kapitel über die Prostatahypertrophie noch eingehend gewürdigt werden muß, betrifft den von LEGUEU zuletzt ventilierten Gedanken, *ob dem Prostataadenom bei der Hypertrophie der Prostata eine inkretorische Wirkung innewohne,* da es diesem Forscher und seinen Schülern an einer großen Serie von Tierversuchen an Hunden nachzuweisen gelang, daß dem Preßsaft des Prostataadenoms bei intravenöser Injektion eine ganz besondere Giftigkeit innewohne und daß auch im Krankheitsbilde der Prostatahypertrophie gewisse Zeichen einer inneren Intoxikation zu finden sind, wie die Eosinophilie des Blutes und die Zeichen der prostatischen Kachexie.

Über die Bedeutung der inneren und äußeren Sekretion der Prostata legten LEGUEU und GAILLARDOT zahlreiche Versuche an in der Absicht, die biologischen Wirkungen des Prostatagewebes bzw. des Gewebes der Prostatahypertrophie am Versuchstiere auszuwerten. Von einem ähnlichen Gesichtspunkte ausgehend hatte THAON Versuche unternommen, die er in der Société de Biologie 1907 veröffentlicht. Er untersuchte an Kaninchen die Giftigkeit von Prostataextrakten des Stiers, die er außerordentlich toxisch fand im Gegensatz zur

---

[1] BLUM: Ist die Verjüngung nach der Prostatektomie als Steinacheffekt aufzufassen? Wien. klin. Wochenschr. 1923. S. 1.

atrophischen Prostata des Ochsen, welche keinerlei Giftigkeit zeigte. 20—25 cg der Stierprostata töten in 3—5 Minuten ein Kaninchen von $2^1/_2$ kg. Schon THAON stellte die Frage auf, ob nicht unter gewissen Umständen diese toxischen und hypertensiven Substanzen, wenn sie in die allgemeine Zirkulation gelangen, bei der Entstehung einzelner Symptome der Prostatahypertrophie eine gewisse Rolle spielen.

Die Versuche der zuerst genannten Autoren betrafen die Injektion von normaler Prostatasubstanz des Menschen und des Hundes; die Injektion von Adenompreßsaft von Menschen und Hunden und außerdem Versuche mit Adenomen und Fibromen anderer Organe (Uterus und Mamma); die Ergebnisse dieser Untersuchungen sind nun auffallend genug. Während die Injektionen mit normaler Prostata, mit Uterusfibrom und dem Gewebebrei des Mamma-adenoms selbst in hohen Dosen die Versuchshunde niemals getötet haben, erwiesen sich die Injektionen von hypertrophen Prostaten als außerordentlich toxisch und führten mit Regelmäßigkeit zum Tode des Versuchstieres. Auch die hypertrophe Prostata des Hundes zeigte sich ebenso toxisch wie das Adenom der Prostata des Menschen. Die Toxizität äußerste sich in beträchtlichem Abfall des Blutdruckes, Störungen der Respiration und der Herztätigkeit. Es zeigt sich also aus diesen Experimenten, daß die hypertrophe *Prostata des Menschen wie die des Hundes ein Gewebe von außerordentlicher Giftigkeit ist.*

Für die Bewertung der Operationsresultate nach der Enukleation des Adenoms ist diese Kenntnis von der besonderen Giftigkeit des Prostataadenoms von größter Bedeutung. Zu der Besserung des Allgemeinzustandes des Kranken durch die Behebung des mechanischen Hindernisses der Harnentleerung kommt noch die Entlastung des Organismus von einem Herd besonderer Giftigkeit, welche nach den Untersuchungen der genannten Autoren auch im klinischen Bilde der Erkrankung durch die erhöhte *Eosinophilie* des Blutes zum Ausdrucke kommt. Diese letztere, in ausgesprochenen Fällen bis zu 10% eosinophiler Zellen (gegen $1^1/_2$ bis 2% normalerweise) bildet ein differential-diagnostisches Moment gegenüber dem Prostatacarcinom, bei welchem die eosinophilen Zellen mitunter vollständig verschwinden. Nach erfolgter Prostatektomie (d. h. Enukleation des Adenoms) pflegt die Eosinophilie sich rasch zu vermindern und auf vollständig normale Werte zurückzugehen.

Nachtrag: Sowohl in der klinischen Erfahrung als auch im Tierexperimente ergaben sich Beobachtungen und Erfahrungen, welche an die Möglichkeit *einer inneren Sekretion* der Vorsteherdrüse denken lassen. Es waren zunächst Beobach-tungen von SERRALACH und PARÉS, die zu der Annahme einer inneren Sekretion der Prostata geführt haben. Sie fanden bei Hunden nach Entfernung der Prostata ein Aufhören der Ejaculation und der Sekretion der Vorhautdrüsen, ein tempo-räres Sistieren der Samenbildung und Atrophie des Hodens. Durch Zufuhr von Glycerinextrakten der Prostata konnten alle diese Folgen der Prostatektomie ver-hindert werden. Allerdings wurde von HABERERN die Beweiskraft dieser Versuche mit Recht bezweifelt und BIEDL selbst verfügt über ein Experiment, in welchem er (gemeinsam mit FRITSCH) einen transvesical prostatektomierten Hund über 1 Jahr überleben sah, ohne irgendwelche Störungen an demselben vorzufinden.

Die Versuche von SERRALACH und PARÉS zum Nachweise der inneren Sekretion der Prostata führten zur Entdeckung der „fonction spermatorrhéique" der Prostatadrüse. Hunde, bei denen durch möglichst radikale Operation der Prostata die Fähigkeit, Spermatozoen auszustoßen erloschen ist ( ?), bekommen sofort und mit Leichtigkeit normale Samenfäden in ihre Urethra, wenn man ihnen Prostataextrakt („Prostatine") peroral gibt.

Die intravenöse Injektion von Glycerinextrakten der Prostata hatte regel-mäßig zur Folge: Vasodilatation im Hoden, spontane Entleerung des Spermas durch den Samenleiter in die Urethra. *Mit absoluter Regelmäßigkeit führte die Prostatektomie zu Atrophie der Hoden und Aufhören der Spermatogenese* (beim Hunde). Anderseits konnten die beiden Autoren durch Injektion von Prostatine eine ausgesprochene Kongestionierung der Hoden herbeiführen. „*Das Prostatin (oder, was auf das gleiche hinauskommt, die Prostata) aktiviert durch ihre innere Sekretion die Funktion der Hoden*".

Für die Annahme einer inneren Sekretion der Prostata sprechen Versuche von DAVID J. MACHT[1] aus YOUNGS Klinik in Baltimore: Durch Verfütterung von getrockneter Prostatasubstanz verschiedener Tiere an Kaulquappen wurde das Wachstum und die Entwicklung mehrerer Spezies dieser Larven studiert. Es fand sich als einwandfreies Ergebnis, daß die Verfütterung von Prostatasubstanz die Metamorphose und das Wachstum von Frosch- und Salamanderlarven entchieden fördere. (Diese Versuche sind auf die gedankenreichen Experimente von GUDERNATSCH über die Verfütterung von Schilddrüsen- und Thymussubstanz auf Froschlarven zurückzuführen.)

Durch eine andere sinnreiche Versuchsanordnung konnten DAVID J. MACHT und WM. BLOOM nachweisen, „daß die endokrine Funktion der Prostatadrüse nicht in Beziehung zu der intellektuellen Fähigkeit dieser Tiere steht".

Für die Berechtigung der Lehren von der inneren Sekretion der Prostata bzw. von den innigen Beziehungen der Prostata zu anderen endokrinen Drüsen sprechen ferner die Beobachtungen *von Beeinflussung der Prostata durch die Kastration*.

Zahllose Autoren fanden durch klinische Beobachtungen und Erfahrungen im Tierexperimente, daß nach Kastration jugendlicher Individuen die Prostata atrophisch bleibt oder wird. CASPER fand, daß bei einem noch nicht geschlechtsreifen Hunde die Kastration ein Verschwinden aller um die Urethra gelegenen Drüsen zur Folge hat. LAUNOIS Versuche, die von zahlreichen Autoren bestätigt wurden, führten zu dem Ergebnis, daß, wenn die Kastration vor der Geschlechtsreife vollführt wird, die Prostata in der infantilen Entwicklungsphase bleibt, nach vollendeter Reife führt die Kastration zur Atrophie der Prostata (WHITE, KIRBY, ALBARRAN und MOTZ u. a.).

Die Beziehung der Prostata zum Hoden (wie ja bei allen Drüsen mit innerer Sekretion zu anderen endokrinen Systemen Beziehungen nachweisbar sind) dokumentieren sich auch in den Beobachtungen der Tierphysiologie, daß die Funktion der Prostata mit der Aktivität der Hoden koinzidiert (VON FRISCH).

GRIFFITHS unterscheidet drei Perioden im funktionellen und anatomischen Zustande der Prostata: den Ruhezustand (etwa beim Winterschlafe niederer Tiere), einen mittleren und einen Aktivitätszustand. Im Ruhezustand ist die Drüse klein und enthält nur einzelne Drüsengänge; im aktiven Stadium sind die drüsigen Anteile vermehrt und vergrößert, der Epithelbelag besteht aus hohen Cylinderzellen.

Die erwähnten und noch zahlreiche andere Erfahrungen der Tier- und Menschenbiologie lassen die *Annahme einer inneren Sekretion als wahrscheinlich erscheinen*. Der zwingende Beweis jedoch durch das Tierexperiment ist bis jetzt noch nicht vollständig gelungen. Das mag wohl darin liegen, daß eine vollkommene Prostatektomie nicht leicht durchführbar ist. Schon in den Versuchen von SERRALACH und PARÉS ergab sich das auffällige Ergebnis, daß trotz sorgfältig vorgenommener Prostatektomien am Hunde nach einiger Zeit eine Neubildung der Prostata (im anatomischen und funktionellen Sinne) offenbar aus Hyperplasien der zurückgelassenen Drüsenacini von „Nebenprostaten" festzustellen war.

---

[1] MACHT, DAVID J.: Journal of Urology. 1920—1926.

Daß die beim Menschen wegen Prostatahypertrophie durchgeführte sog. Prostatektomie nicht zu charakteristischen Ausfallserscheinungen durch Verlust der inneren Sekretion der Prostata führen kann, ist ohne weiteres verständlich, wenn wir der Überlegung Raum geben, daß die Operation, die wir Prostatektomie nennen, in Wirklichkeit nur eine Ausschälung eines Adenoms *innerhalb* der Prostata darstellt, und daß von einer Exstirpation der Prostatadrüse hierbei niemals die Rede ist.

Wir selbst haben versucht, aus dem klinischen Bilde vorgeschrittener Fälle von Prostatahypertrophie im Stadium der Inkontinenz und Kachexie das Bild einer Autointoxikation durch Ausfall des inneren Sekretes der Prostata herauszuschälen, namentlich da wir eine typische Prostatakachexie (als Kachexia prostatopriva) in den Endstadien tödlich verlaufender Prostataerkrankungen beobachteten, welche von dem üblichen Bilde des urämischen Todes solcher Kranken abwichen. In mehreren Fällen sahen wir die schwere Kachexie unaufhaltsam fortschreiten und beobachteten tetanieartige Krämpfe in den oberen und unteren Extremitäten.

Seitdem wir wissen — wie in einem späteren Kapitel noch ausführlich auseinanderzusetzen sein wird — daß das Wesen der sog. Prostatahypertrophie auf einer adenomatösen Neoplasmabildung in einer „atrophischen" Prostata beruht, gewinnt die Annahme einer Hypofunktion der inneren Sekretion der Prostata im Krankheitsbilde der vorgeschrittensten Fälle der Alterskrankheit der Prostata an Wahrscheinlichkeit.

Seinerzeit im physiologischen Institute des Prof. Exner in Wien gemeinsam mit O. Marburg diesbezüglich durchgeführte Tierexperimente an Katern, bei denen die Prostatektomie leicht durchführbar ist, hatten jedoch keinen Erfolg. Wir sahen an den den Eingriff überlebenden Tieren keine Erscheinungen im Sinne des Ausfalls einer inneren Sekretion.

Die vor einigen Jahren erfolgte Mitteilung Kondoleons (Athen) [1] über Auftreten von nußgroßen Mammahypertrophien nach der suprapubischen Prostatektomie älterer Männer erregte ein gewisses Aufsehen; die Meinung Kondoleons, man müsse annehmen, daß die Prostata durch ihre innere Sekretion eine hemmende Wirkung gegenüber der Entwicklung der Mamma entfalte (nach Entfernung der Prostata müsse dieser hemmende Einfluß wegfallen und so könnte sich die Mammahypertrophie entwickeln) ist leicht durch die Ergebnisse der modernen Forschung über die Prostatahypertrophie zu widerlegen. Wie schon früher erwähnt, wird ja bei dieser Operation die eigentliche Prostata nicht entfernt und nur ein Adenom enukleiert, dem allerdings wahrscheinlich gewisse innersekretorische Funktionen innewohnen können (Legueu und Gaillardot).

·Vieles was wir in der Literatur über innere Sekretion der Prostata und Beziehungen der Prostata zu anderen endokrinen Systemen lesen, ist noch recht hypothetisch und kontrovers: Eugène Dupuy wies in seinen Studien über die Beziehungen der Schilddrüse, der Prostata und des Uterus darauf hin, daß Kranke mit Prostatahypertrophie von Müttern mit Struma oder Myomen des Uterus abstammen, daß Mädchen mit Basedow von Vätern gezeugt wurden, die an Prostatahypertrophie leiden. Unter diesen Beobachtungen waren zwei Fälle, in welchen sich die Krankheit bei den Descendenten entwickelte, bevor noch bei den Ascendenten die ersten Krankheitserscheinungen auftraten (!).

Haberer berichtet, daß in Tirol, wo der endemische Kropf zu Hause ist, auch die Prostatahypertrophie außerordentlich häufig zu beobachten ist.

---

[1] Kondoleon: Zentralbl. f. Chirurg. Bd. 36, S. 1098. 1920.

P. F. RICHTER zeigt den Zusammenhang der senilen Prostataerkrankungen mit dem Climacterium virile (KURT MENDEL) auf.

Die Beziehungen der Prostata zu den anderen Sexualdrüsen suchte R. LICHTENSTEIN durch experimentelle Untersuchungen zu klären. Im Gegensatz zu SERRALACH und PARÈS fand er, daß auch nach vollständiger Prostatektomie bei infantilen Tieren sich sowohl der psychische Geschlechtscharakter (Libido, Potenz), als auch die somatischen Merkmale (Penisschwellkörper, Samenblasen, Körpergröße) zur Norm entwickeln und daß auch die Spermatogenese zur richtigen Zeit auftritt und erhalten bleibt. Die normale Tätigkeit der generativen wie der innersekretorischen Elemente des Hodens ist von der Funktion der Prostata unabhängig.

Die Physiologie der Prostata als exakte Wissenschaft muß sich heute mit den Erkenntnissen der äußeren Sekretion der Drüse begnügen, deren Rolle als befruchtungsbeförderndes Agens des Spermas oben auseinandergesetzt wurde. Manche Tatsache aus der Physiologie der Prostata ergaben sich erst aus der vergleichenden Physiologie der niederen Tiere. So haben wir von der koagulablen Wirkung des Prostatasaftes auf das Samenblasensekret gesprochen und es sei noch der Hinweis POSNERs an dieser Stelle wiedergegeben. Dem Prostatasekret haftet wie FÜRBRINGER gezeigt hat, der eigentümliche Spermageruch an. Nun wissen wir, daß Riechstoffe im Tierreiche bei der Begattung eine große Rolle spielen.

Am deutlichsten zeigt sich dies beim Igel, bei dem die Prostata nicht einfach, sondern doppelt vorhanden ist (LEYDIG) und beide Prostatae ein verschiedenes Sekret absondern; während die erste ein Sekret liefert wie es der Vorsteherdrüse eigentümlich ist, gibt die zweite eine fettige Flüssigkeit ab, ähnlich wie eine Talgdrüse. Nach DISSELHORSTs Vermutung dient diese zweite Prostata nun in der Tat zur Produktion des eigentümlich bisamartigen Geruches, welcher in der Brunftperiode des Igels auftritt und seine Fährte bezeichnet. Vielleicht dürfen wir in der Herstellung des spezifischen Riechstoffes in der Prostata des Menschen eine Erinnerung an diese alte Bestimmung als Brunftorgan erblicken, eine Bestimmung, die allerdings jetzt bedeutungslos geworden ist, jedenfalls an Wert den anderen vielfachen Aufgaben dieses Organs weit zurückbleibt.

Überblicken wir am Schlusse dieses Abschnittes über die Physiologie der Prostata die eben entwickelten Tatsachen und Theorien, so ergibt sich für die normale Funktion der Prostata folgendes Schema:

**Funktionen der Prostata.** I. Motorische: A. Beteiligung der innerhalb der Prostata gelegenen Muskeln am Mechanismus des Blasenverschlusses.

B. Expression des Drüseninhaltes in die Harnröhre, anderseits Zurückhaltung des Sekretes im Drüsenlumen außerhalb der Zeiten sexueller Tätigkeit.

II. Sekretorische: A. Das Sekret der Prostata dient der Verdünnung und Mischung des Samens, der Erweckung der Vitalität der Spermatozoen, der Koagulation des Samenblaseninhaltes.

B. Die innere Sekretion.

III. Nervöse Funktionen. A. Sekretionsnerven.

B. „Taktile" Endorgane und ihre Beziehungen zur Entstehung des Harndrangs und der erotogenen Zonen.

C. Beziehungen der Prostata zu den übrigen Geschlechtsdrüsen und anderen endokrinen Systemen.

## Das Prostatasekret.

Das Prostatasekret ist eine dünnmilchige Flüssigkeit von leicht alkalischer Reaktion. Während ECKHARD beim Hunde das Sekret neutral fand, konstatierte

Pöhl im Kadaver, eine saure Reaktion Fürbringer und Lohnstein auch beim Lebenden. Posner und Haberern finden das Sekret immer alkalisch und halten die Alkalinität des Sekretes als optimale Bedingung für die Beweglichkeit der Spermatozoen.

Das Prostatasekret enthält Albumin in mäßigen Mengen und enthält kein Mucin. Der Träger des charakteristischen Geruches ist das Spermin in seinen basischen Salzen (Pohl).

Die mikroskopische Untersuchung des beim Lebenden durch digitale Expression vom Mastdarm aus gewonnenen Sekretes ergibt in einem leicht opalisierenden Medium das Gesichtsfeld überschwemmt mit kleinen, stark lichtbrechenden Körnchen, etwa von der Größe eines Viertels eines roten Blutkörperchens, die von Posner zuerst als Lecithinkügelchen später als Lipoidkörnchen erkannt wurden. Außerdem findet man verschieden große Epithelzellen aus der Harnröhre und aus den Ausführungsgängen der Prostatadrüsen, ferner einzelne Leukocyten, die manchmal mit den eben genannten Lipoidkörnchen überfüllt sind, ferner eigentümlich geschichtete und stark lichtbrechende kleine Körnchen, die Corpora amylacea. Die letzteren bestehen aus einer organischen Substanz, welche Eiweißreaktion gibt und auf Jodzusatz sich blau färbt (Iversen).

Das Sekret ist mit seinen feinsten Lipoidkörnchen im Inneren der Epithelzellen der Prostatadrüsen nachzuweisen. Ebenso befinden sich die geschichteten Körnchen in allen Teilen der Drüse, selbst in den kleinen Schleimhautdrüsen des Colliculus. Ein weiterer Bestandteil des Prostatasekretes sind die Böttcherschen Sperminkrystalle. Diese enthalten die Schreinersche Basis, welche auch den organischen Kern der geschichteten Konkretionen bildet. Die letztere ist der Träger des charakteristischen Spermageruches. Wenn das Prostatasekret frei von Sperminkrystallen befunden wird, so lassen sich nach Fürbringer durch Zusatz von Ammoniumphosphat die Böttcherschen Krystalle in großer Anzahl nachweisen. Die Böttcherkrystalle sollen identisch mit den Charcot-Leydenschen Krystallen sein. Nach Fürbringer bildet das Prostatasekret die Grundlage für die Formation der Böttcherschen Krystalle, die aus Phosphorsäure gebildet sind. Am Kadaver sind es die postmortalen chemischen Gewebsveränderungen der Epithelien, die die Phosphorsäure zur Bildung der Krystalle liefern. Fürbringer konnte nämlich bei seinen Kadaveruntersuchungen in 90% der Fälle Böttchersche Sperminkrystalle durch Expression und Eindampfung des Prostatasekretes nachweisen. Ihre Anwesenheit ist vollkommen unabhängig von der Menge der Spermatozoen (von Frisch).

Der Nachweis, daß die im Prostatagewebe und im Prostatasekrete vorhandenen lichtbrechenden Körnchen tatsächlich Lipoide sind, gelang Hans L. Posner vermittels der von Kaiserling und Kasarinoff modifizierten Ciaccioschen Methode. Die Prostata ist das einzige bisher bekannte drüsige Organ, in dessen Sekret dauernd Lipoide nachweisbar sind. Sowohl die bei der mikroskopischen Untersuchung des Expressionssekretes frei herumschwimmenden lichtbrechenden Körnchen, als auch die das Innere von einzelnen Leukocyten ausfüllenden Körnchenkugeln (C. Posner und Rappoport), als auch endlich die im Schnitte der Prostatadrüse vorgefundenen körnchenerfüllten Epithelien erweisen sich als Lipoide. Welche Bedeutung diese Lipoide für die Physiologie und Pathologie der Prostata haben, ist durchaus nicht geklärt. Die Lipoide sind namentlich der Bestandteil des Prostatasekretes, dem die Eigenschaft zukommt, die Beweglichkeit der Spermatozoen zu fördern oder zu erwecken. „Daß sie für das Sperma eine große Rolle spielen müssen, ist um so mehr naheliegend, als auch ein großer Teil des Hodenfettes Lipoid zu sein scheint" (Hans L. Posner).

# III. Allgemeine Diagnostik und Untersuchungsmethoden der Prostata.

## 1. Allgemeine Diagnostik der Prostataerkrankungen.

Die Erkrankungen der Prostata — traumatische, entzündliche, neoplasmatische — akute und chronische — kann man nicht als selbständige Einheit auffassen, sie bilden nur ein Glied in dem großen Komplexe der Urogenitalerkrankungen, die man mit Recht als eigentliche *Systemerkrankungen* auffassen kann. Die häufigsten Krankheiten der Prostata — im jugendlichen Alter die entzündlichen, im höheren Mannesalter die neoplasmatischen, das Adenom und das Carcinom — kommen fast niemals als solitäre Erkrankungen vor. Beinahe ausnahmslos finden wir Krankheitszeichen im ganzen System des Urogenitalapparates ausgebildet. So wird im Verlaufe der akuten oder chronischen gonorrhoischen Prostatitis immer eine Veränderung im Urin sichtbar werden; die Prostatitis wird sich immer in kongestiven und entzündlichen Erscheinungen an der hinteren Harnröhre und den unmittelbar angrenzenden Schleimhautpartien der Blase auswirken, gar nicht so selten werden Funktionsstörungen der Blase (komplette oder inkomplette Harnverhaltung) und ihre Folgeerscheinungen auf die höheren Harnwege (Cystopyelonephritis) die Begleitsymptome akuter, subakuter oder chronischer Prostatitis sein. Besonders aber im Krankheitsbilde der Altersvergrößerung der Prostata wird man fast ohne Ausnahme die Zeichen der Erkrankung nicht auf die Prostata als solche beschränkt finden, sondern das ganze *urogenitale Organsystem mit einer organischen* oder funktionellen Störung *an dem Symptomenkomplex beteiligt finden.*

Vergleiche mit anderen Organ-Systemerkrankungen, wie Erkrankung des Nervensystems, wobei die Symptome in gleicher Weise auf die peripheren Nerven, die spinalen, sympathischen und cerebralen Apparate hinweisen; des Zirkulationssystems, welches Herz- und Gefäßsystem (arterielles und venöses) umfaßt; Digestionssystem, welches die Schleimhautdistrikte vom Munde und der Zunge angefangen bis an die Analöffnung und sämtliche mit diesen Schleimhautbezirken in Beziehung stehenden drüsigen Organe umfaßt; das Hautsystem, welches die oberflächliche Körperbedeckung und ihre Drüsen einschließt: all diese Organsysteme weisen in der Pathologie eine ausgesprochene Zusammengehörigkeit auf; und geradeso auch das urogenitale Organsystem. Begründet ist diese Auffassung der Pathologie als urogenitale Systemerkrankung zunächst in der eben beschriebenen typischen Koinzidenz von Erkrankungen aller oder fast aller Teilorgane bei einer entzündlichen, neoplasmatischen oder diathetischen Erkrankung eines Organes. Es sei hier nur auf die Verhältnisse bei der eben skizzierten gonorrhoischen Infektion, auf die Beteiligung des ganzen Organsystems beim Adenoma prostatae, auf die Auswirkung eines nephrolithiatischen Anfalles auf die Gesamtheit der urogenitalen Organe hingewiesen.

Hierzu kommt eine gewisse histologische Übereinstimmung aller Schleimhautpartien des ganzen Systems. Das „Übergangsepithel", eine gewisse Übergangs- oder Zwischenstufe zwischen den zwei großen Epitheltypen des Körpers, dem Plattenepithel und dem Cylinderepithel, findet sich ohne wesentliche Unterschiede von den Papillenspitzen ins Nierenbecken, entlang dem Ureter in der Blase und Harnröhre bis zum Übergange in die Plattenepithelzone der äußeren Öffnung der Harnröhre.

Daß diese histologische Eigentümlichkeit für gewisse epitheliale Infektionen wie den Gonokokkus, das Bacterium coli commune und ähnliche besondere Prädisposition bildet, scheint über jeden Zweifel erhaben zu sein. Denn anders ließe sich ja die Ausschließlichkeit der gonorrhoischen Infektion in den Schleimhäuten der Harnorgane und die Immunität aller anderen Schleimhäute mit Ausnahme der ähnlich gebauten Bindehaut nicht erklären.

Histologische Eigentümlichkeiten des epithelialen Baues und der Struktur der „Submucosa" bedingen ferner die Neigung aller Schleimhäute des urogenitalen Systems zur Erkrankung an papillären Geschwülsten (Papillom, spitzes Kondylom, papilläres Carcinom, Polyposis usw.). Die histologischen Studien Störks und Zuckerkandls scheinen in diese früher recht rätselhafte Prädilektion einiges Licht geworfen zu haben.

Wollen wir nun daran gehen, eine Prostataerkrankung richtig zu erkennen und zu behandeln, so wird sich unsere Untersuchung nicht allein mit der Untersuchung der Prostata begnügen dürfen, es wird sich als unerläßlich erweisen, in jedem Falle, in welchem der Verdacht einer Prostataerkrankung vorliegt, den ganzen Organismus, insbesondere aber den ganzen Tractus urogenitalis einer genauen Durchforschung zu unterziehen, um nicht in der Diagnose, Prognose und Therapie einen schwerwiegenden Fehler zu begehen.

Wohl weist uns schon das **Krankenexamen** in mancher Hinsicht auf die richtige Fährte einer Prostataerkrankung.

Wenn wir von einem Tripperkranken hören, daß er im Verlaufe der zweiten oder dritten Woche einer akuten Harnröhrengonorrhöe plötzlich an einer schmerzhaften Sensation in der Gegend des Mastdarms und des Dammes erkrankt, daß gleichzeitig ein exzessiv gesteigerter Harndrang oder Harnverhaltung auftritt und der früher in der zweiten Portion klar gelassene Harn trübe zu werden beginnt, manchmal sogar trüber als der in der ersten Portion gelassene, dann ist die Wahrscheinlichkeit einer akuten entzündlichen Erkrankung der Prostata ziemlich groß.

Die plötzlich auftretende Unfähigkeit, trotz gesteigerten Harndranges die Blase zu entleeren, also die *akute komplette Harnverhaltung* im Verlaufe der akuten Urethritis totalis oder posterior ist fast ausnahmslos als erstes und wichtigstes Symptom des *Prostataabscesses* (Prostatitis acuta parenchymatosa) zu deuten.

Auch die hämatogen metastatisch entstandene Prostatitis acuta suppurativa kann sich durch plötzlich auftretende akute Harnverhaltung mit heftigen Schmerzen im Mastdarm unter Fiebererscheinungen dokumentieren. Als Zeichen drohender oder schon ausgebildeter Eiterung in der Prostata findet sich mit Regelmäßigkeit ein Symptom ausgebildet: *die Unfähigkeit zu sitzen* wegen heftiger Schmerzen im Damme oder im ganzen Becken. Besteht kein anderes Symptom als Harnverhaltung und Schmerzen beim Sitzen, so ist eine Affektion der Prostata wahrscheinlich. Besteht gleichzeitig unregelmäßiges Fieber, so wird die Diagnose Prostataabsceß mit großer Wahrscheinlichkeit zu stellen sein.

Die *akute Harnverhaltung* als Symptom von Prostataerkrankungen hat eine außerordentlich große symptomatologische und diagnostische Bedeutung. Von Civiale stammt die, wenn auch etwas schematisierende, so doch häufig genug in die richtige Bahn lenkende Differentialdiagnostik der akuten Harnverhaltung: Harnretentionen bei Kindern sind meist auf angeborene Hindernisse in der Entleerung des Harnes (Falten und Klappen der Harnröhre, Blasensteine) zurückzuführen; Harnverhaltungen im Jünglingsalter etwa zwischen 18 und 30 Jahren pflegen durch gonorrhoische Prostataabscesse verursacht zu sein; Harnverhaltungen zwischen 30 und 50 sind meist auf Folgeerkrankungen der Gonorrhöe (Strikturen) und Retentionen jenseits des 50. Lebensjahres auf Prostatahypertrophie zurückzuführen.

Wir müssen ohne weiteres zugeben, daß diese schematisierende Diagnostik keineswegs vollständig die Differentialdiagnose der Harnverhaltung erschöpft (die nervösen, spinalen und cerebralen Harnretentionen fehlen in diesem Register vollständig). Es ist aber immerhin von großem Werte, in einem konkreten Falle von Harnverhaltung, sich dieses Schema vor Augen zu halten und es als Basis für die weiteren Untersuchungen zu verwenden.

*Einer der wichtigsten Grundsätze in der Diagnostik der urogenitalen Erkrankungen ist es in jedem Falle, der auf eine Krankheit des Tractus urogenitalis hinweist, den Harn zu untersuchen.* Unzählige Methoden der Untersuchung des Harnes wurden angegeben, um eine topische Diagnose der Erkrankung zu ermöglichen. Wir bedienen uns in der alltäglichen Praxis zunächst der makroskopischen Besichtigung des Harnes vermittels der *Zwei- oder Mehrgläserproben.* Für die Diagnostik der Prostataerkrankungen lernen wir nur unter folgenden Bedingungen etwas aus der Mehrgläserprobe: die akute gonorrhoische Prostatitis wird eine Wahrscheinlichkeitsdiagnose, wenn (vorbehaltlich der Übereinstimmung mit den übrigen Symptomen wie gonorrhoischer Ausfluß, Fieber, Schmerzen im Damme) bei der Zweigläserprobe beide Portionen trübe sind und die zweite beträchtlich trüber als die erste befunden wird oder wenn am Schlusse der Miktion unter heftigen Schmerzen und Harndrang mehrere Tropfen blutigen Eiters ausgepreßt werden (terminale Pyurie).

Die *chronische* Prostatitis kann man vermutungsweise aus der Zweigläserprobe dann erkennen, wenn in der zweiten Harnportion, die klar oder leicht getrübt sein kann, die recht charakteristischen, kleinen kommaförmigen Filamente in größerer Anzahl gefunden werden, welche FÜRBRINGER als Zeichen der Expression kleinster eitriger Pfröpfe aus den Ausführungsgängen der Prostata beschrieben hat. Zur Diagnose der chronischen Prostatitis wurde die modifizierte JADASSOHNsche *Fünfgläserprobe* angegeben. Nach Durchspülung der vorderen Harnröhre mittels zweier Spritzen klaren Wassers (erstes Glas) wird der Harn in zwei Gläsern entleert (2 und 3) und der Patient aufgefordert, ein gewisses Quantum Urin in der Blase zurückzubehalten. Das zweite Glas enthält also Filamente aus der hinteren Harnröhre, das dritte Glas den Harn, wie er in der Blase ist. Nunmehr wird eine Massage der Prostata vorgenommen und der Rest des Harnes in das vierte Glas entleert. Das letztere enthält nun die krankhaften *und* normalen Sekrete der Vorsteherdrüse. Führt man nun als letzten Akt eine Expression der Samenblasen durch und spült dieses Expressionssekret mittels einer Spritze klarer Flüssigkeit in ein fünftes Glas, so gelingt es vermittels dieser Fünfgläserprobe, die gonorrhoische Erkrankung auf die einzelnen Teile des Harnröhrenschlauches und der Adnexdrüsen zu lokalisieren.

Die Untersuchung des Urins im Verlaufe der als Prostatahypertrophie bezeichneten Alterskrankheit der Prostata ist eine unerläßliche Vorbedingung für die Einreihung des Falles in die verschiedenen Stadien der Erkrankung. Wir werden der Harnuntersuchung entnehmen, ob es sich um einen Prostatiker des unkomplizierten ersten Stadiums oder um eine Hypertrophie im dritten Stadium mit Mitbeteiligung der Nieren handelt. Im ersten Stadium der Hypertrophie, im prämonitorischen Stadium — solange die Blase noch imstande ist, den Harn vollständig und restlos zu entleeren — wird man oft keinerlei krankhafte Veränderung des Harnes selbst wahrnehmen. Wohl aber wenn man die einzelnen Teilportionen berücksichtigt, wird sich ein auffallendes und von der Norm abweichendes Verhalten einstellen. Die größere Menge des Harnes wird während der Nachtstunden entleert (Nykturie) und die geringere Menge während der Tagesstunden. Die gesteigerte Miktionsfrequenz während der Nacht (Pollakisuria nocturna der Prostatiker) führt oft auch zu einer gewissen Polyuria nocturna. In diesem ersten Stadium der Hypertrophie finden wir den Harn von hohem spezifischen Gewicht (zwischen 1020 und 1030), er enthält keine pathologischen Bestandteile, wenn es sich um einen vollkommen unkomplizierten Fall handelt.

Im zweiten und dritten Stadium der Hypertrophie, welche Krankheitsphasen dadurch charakterisiert sind, daß die Blase die Fähigkeit, ihren Inhalt vollständig zu entleeren, eingebüßt hat, zeigen sich in der Regel sehr markante Zeichen der chronischen Harnretention.

Wenn die Blase ihren Inhalt nicht restlos austreiben kann, so herrscht in der Regel ein erhöhter Innendruck in der Blase und dieser Druck pflanzt sich oft genug durch die nicht vollständig suffizienten Ureterblasenmündungen gegen das Nierenbecken und die Nieren selbst fort. Eine solche Rückstauung des Harnes gegen die Niere führt zu den Zeichen der hydronephrotischen Nierenbeckenerweiterung mit Druckschwund des Parenchyms der Marksubstanz. Eine Polyurie bei niedrigem spezifischen Gewicht ist die Folge.

Die Tagesharnmenge steigt von der Norm (von etwa 1500 ccm) unverhältnismäßig hoch an und erreicht in exzessiven Fällen mehrere Liter. Dabei ist das spezifische Gewicht nahe dem des destillierten Wassers. Wenn der Harn in diesen Stadien auch nur minimale Spuren von Albumin enthält, ist der Verdacht einer arteriosklerotischen Nephrosklerose nicht unbegründet.

Die Untersuchung des Harnes in Fällen von Prostatahypertrophie wird uns über eine der wichtigsten Komplikationen der Krankheit orientieren, über die Infektion des Harnes. Ob eine Urethritis, eine Cystitis, Cystopyelitis oder Pyelonephritis vorliegt, ob die Entzündung und Infektion sich auch in der hypertrophen Prostata selbst abspielt, darüber belehrt uns die genaue klinische, chemische, bakteriologische und mikroskopische Harnuntersuchung. Die Beimengung von Eiter und Bakterien (Bacillen und Kokken) evtl. auch im Expressionssekret der Prostata wird uns über die Art der Infektion, die Albuminurie, Cylindrurie, Hämatopyurie über die Ausdehnung und den Grad der Harninfektion belehren.

*Hämaturie.* Die Auffindung von *Blut*elementen *im Urin* im Verlaufe der entzündlichen Erkrankung der Prostata als terminale Hämaturie bildet einen charakteristischen Befund bei der akuten follikulären Prostatitis.

, Die Beimengung von Blut kann den gesamten Harn gleichmäßig blutig färben, „totale Hämaturie". Es können bloß die ersten Tropfen blutig sein, der Rest ist frei von Blut, „initiale Hämaturie", wie sie bei allen aus der Harnröhre stammenden Blutungen vorkommt und endlich terminal: die letzten Tropfen des Harnes sind rein blutig. Von einer gewissen semiotischen Bedeutung ist es ferner, ob das Blut in flüssigem Zustande dem Harn beigemengt ist oder ob auch Blutgerinnsel vorhanden sind, große Massen geronnenen Blutes, wie sie beim Bersten einer größeren Vene des Mittellappens gar nicht so selten beobachtet werden, können die Blase vollständig ausfüllen und die Entleerung des Harnes unmöglich machen (Bluttamponade der Blase).

Beträchtliche Blutbeimengungen zum Harn in Fällen von Prostatahypertrophie sind entweder als Zeichen beginnender maligner Degeneration oder als Kombination der Prostatahypertrophie mit Blasensteinen, Blasentumoren oder Divertikel aufzufassen.

*Pneumaturie.* Die Beimengungen von Luft oder anderen Gasen zum Harne sehen wir im Krankheitsbilde der Harninfektion gar nicht so selten. Gasbildende Bakterien, namentlich Bacterium coli und Bacterium aerogenes führen zu einer Zersetzung und das Gas wird mitunter unter deutlich hörbaren flatusartigen Geräuschen aus der Harnröhre ausgestoßen.

## 2. Die Untersuchung der Prostata.

So wichtig auch die Berücksichtigung der eben besprochenen Untersuchung des Urins und der subjektiven Klagen des Patienten für die Wahrscheinlichkeitsdiagnose einer Prostataerkrankung sind, so unerläßlich ist die direkte Untersuchung des Organs für die feinere Diagnose, für die differentielle Diagnostik der einzelnen Prostataerkrankungen. Es muß geradezu als ein schwerwiegender Fehler angesprochen werden, wenn man es verabsäumt, im Verlaufe einer urogenitalen Erkrankung die Prostata digital zu untersuchen. Die Untersuchung ist ja meist so einfach, ohne jede Vorbereitung und ohne instrumentelle Hilfe durchführbar, daß man diesen fundamentalen Grundsatz in der urologischen Diagnostik nicht genug oft wiederholen kann. Schon aus der einfachen Untersuchung der Prostata mittels **digitaler Palpation** gelingt es in manchen Fällen, eine Prostataerkrankung ganz genau zu lokalisieren und den therapeutischen Weg mit aller Sicherheit vorzuzeichnen (Abb. 27). Bei der akuten gonorrhoischen Prostatitis können wir den beginnenden und voll ausgebildeten Absceß erkennen und lokalisieren. Bei der chronischen Entzündung der Prostata, selbst wenn kein anderes Symptom auf eine Erkrankung der Prostata hinweist, wird man durch digitale Untersuchung des Organes evtl. auch durch mikroskopische Untersuchung des Prostataexpressionssekretes die exakte Diagnose zu stellen imstande sein und damit die Heilung eines oft jahrelang dauernden Prozesses anbahnen.

Um den Charakter einer chronischen Epididymitis richtig zu erkennen, verhilft unter Umständen die Untersuchung der Prostata und Samenblasen zur richtigen Erkenntnis der *tuberkulösen* Natur der Erkrankung.

Bei der *Hypertrophie der Prostata* versetzt uns die Palpation der Prostata in die Lage, nicht nur die Größe der Drüse, die Menge des Residualharnes in der Blase, die Wegsamkeit des Mastdarmes zu erkennen, sie erlaubt uns auch einen Schluß auf die Chancen der operativen Behandlung und ermöglicht vor allem in vielen Fällen die Unterscheidung der malignen Entartung der Drüse und ihrer Umgebung von der gutartigen Altershypertrophie.

Die *Untersuchung der Prostata*, die zu den verstecktest gelagerten Organen des menschlichen Körpers gehört, *gelingt auf dreierlei Wegen:*

Die Untersuchung vom *Mastdarm*, von der *Blase* und von der *Harnröhre* aus.

Aus diesen drei Zugangswegen ergeben sich die Gruppierungen der Untersuchungsmethoden der Prostata:

1. Die Palpation, digital und bimanuell,
2. die Expression der Prostata und die Untersuchung des Prostatasaftes,
3. die intraurethrale Untersuchung vermittelst urethral eingeführter Instrumente und der endoskopischen Betrachtung und
4. die intravesicale Untersuchung mit Sonden, Meßinstrumenten und Cystoskopen und endlich evtl. die transvesicale Untersuchung der Prostata nach Eröffnung der Blase und die Probepunktion.

Die digitale Austastung des Rectums zur Untersuchung der Prostata nehmen wir in der Regel in Rückenlage des Patienten vor. Der rechte Zeigefinger, geschützt durch einen Handschuh oder Gummifingerling, eingefettet mit einem nicht reizenden Gleitmittel (Vaselin oder Öl), wird unter vorsichtigen Drehungen in den Anus eingeführt. Patient liegt mit im Knie und Hüftgelenk flektierten Beinen auf dem Untersuchungstisch, während die linke Hand des Untersuchers flach über der Symphyse die Weichteile gegen den im Rectum palpierenden Finger eindrückt. Diese Lagerung zur Untersuchung empfiehlt sich jedoch nur bei mageren Menschen, bei stark ausgebildetem Fettpolster namentlich in der perinealen Gegend wird man mitunter den tastenden Finger nicht tief genug einführen können, um in Rückenlage des Patienten die Prostata in all ihren

Teilen palpieren zu können. Man wird bei sehr fettleibigen Patienten auf die bimanuelle Untersuchung verzichten müssen und die digitale Exploration des Mastdarmes in der Knieellenbogenlage oder in vertikaler Stellung des Patienten bei gebeugtem Oberkörper vornehmen müssen, wobei man nach dem Vorschlage Voelckers den Patienten auffordern soll, sich geradezu auf den palpierenden Finger zu setzen. Die Untersuchung in Rückenlage des Patienten empfiehlt sich auch aus dem Grunde, weil bei sehr nervösen und empfindlichen Patienten durch die Mastdarmuntersuchung und den Druck auf die Prostata leicht Ohnmachtsanfälle hervorgerufen werden können. Namentlich wenn wir an die Fingeraustastung eine diagnostische Massage der Prostata zum Zwecke der Untersuchung des Expressionssekretes anschließen müssen, empfiehlt sich die Rückenlage als besondere Vorsichtsmaßregel.

Der Finger untersucht zunächst die Ausdehnung und Größe der Vorsteherdrüse durch Austastung der Ränder des Organs und Erforschung der Beziehungen zu den benachbarten Geweben, dem knöchernen Becken, der Schleimhaut und Wand des Mastdarms, der Beschaffenheit der Samenblasen und Vasa deferentia. Man achtet bei dieser Untersuchung auf die Symmetrie und Asymmetrie der seitlichen Lappen und deren Konsistenz und Empfindlichkeit gegen Druck, auf die Beschaffenheit des die beiden Seitenlappen verbindenden Sulcus medianus prostatae.

Im normalen Zustande tastet man die Seitenlappen von gleicher Größe, das ganze Organ etwa kastaniengroß und die dem Rectum zugekehrte Fläche ungefähr kartenherzförmig mit der Basis nach oben und der Spitze (Apex) caudalwärts. Die Ränder und seitlichen Begrenzungen setzen sich ganz deutlich von der seitlichen Beckenwand ab, die von dem knöchernen Beckenring und dem bedeckenden Levatormuskel, welcher Teile des Plexus vesico-prostaticus enthält, gebildet wird. Der Druck auf die Prostata wird wohl immer als unangenehme und leicht schmerzhafte Sensation, der energische Druck auf den Sulcus medianus prostatae als intensiver Harndrang empfunden.

Unter *krankhaften Verhältnissen* ergibt die Palpation in verschiedener Richtung hin Abweichungen von dem eben geschilderten normalen Verhalten. Das Organ kann als Ganzes vergrößert, verhärtet und übermäßig schmerzhaft sein. Es können Asymmetrien der Seitenlappen, knotenförmige Indurationen in demselben und anderseits wieder Erweichungen mit dem deutlichen Gefühle der Fluktuation in der Prostata konstatiert werden, es können namentlich in den Randpartien Veränderungen der umgebenden Gewebe, z. B. Infiltration des Beckenbindegewebes, Perforation oder Verwachsung mit der Mastdarmwand, bretthartе Infiltration des periprostatischen Gewebes, das crepitierende Gefühl von Prostatasteinen usw. usw. zu finden sein.

Für die *differentiale Diagnostik von Prostataerkrankungen* kommen etwa folgende *Palpationsbefunde* in Betracht:

Bei der akuten Gonorrhöe der hinteren Harnröhre tastet man in der Regel eine leichte Vergrößerung und teigige Schwellung der Prostata, hervorgerufen durch ein allgemeines Ödem der Gewebe um die entzündete Harnröhre herum. Hat sich der akute Prozeß in der Prostata selbst lokalisiert, so findet man eine überaus druckschmerzhafte Schwellung in Form eines derben Knotens in einem oder beiden Seitenlappen der Prostata. Sind die entzündlichen Infiltrationen einer follikulären Prostatitis eitrig eingeschmolzen, so pflegt der palpierende Finger zunächst eine mächtige Schwellung und Verhärtung eines ganzen Seitenlappens zu konstatieren. Im Verlaufe von wenigen Tagen kann ein solches entzündliches Infiltrat in einen ausgesprochenen Prostataabsceß sich umwandeln, welchen man aus dem Gefühle einer mehr oder minder deutlichen *Fluktuation* in der Geschwulst erkennen kann. In solchen Fällen weist in der

Regel auch die Schleimhaut des Mastdarmes als Zeichen des kollateralen Ödems eine deutliche Auflockerung und Unverschieblichkeit auf. Ist der Absceß im Begriffe, gegen die Harnröhre oder Blase zu perforieren, oder ist der Durchbruch schon erfolgt, so tastet man vom Mastdarm aus eine leicht eindrückbare Stelle, bei deren Palpation mitunter überaus große Mengen dicken, rahmigen Eiters aus der Harnröhre abfließen. In den seltenen Fällen, in welchen der Absceß, die Prostatakapsel durchbrechend, sich in den Mastdarm entleert, findet man schon bei der Palpation des letzteren die rectale Fistel der Prostata mit ihren indurierten und entzündlich geschwollenen Schleimhauträndern. In diesen Fällen ist die Verwechslung der Durchbruchstelle in den Mastdarm mit einem Rectumcarcinom sehr naheliegend. Wir haben selbst solche Fälle gesehen, welche so täuschend das Bild eines kraterförmig vertieften Epithelioms des Mastdarmes aufwiesen, daß auch die Rectoskopie in der Differentialdiagnose versagte und erst der Befund von Gonokokken im Sekret des Mastdarmes und rasche Rückbildung des Prozesses und das negative Ergebnis einer Probeexcision die richtige Diagnose ermöglichte.

Die chronische Prostatitis auf gonorrhoischer Basis präsentiert sich dem tastenden Finger als diffuse oder nur auf einen Seitenlappen beschränkte Schwellung und Verhärtung des Organes, auch ist eine besondere Schmerzhaftigkeit bei der Palpation der Prostata selbst ohne Vergrößerung des Organs sehr verdächtig auf entzündliche Infiltration. Entscheidend für die Diagnose der chronischen Prostatitis ist die Untersuchung des bei der Palpation exprimierten Prostatasaftes, über welchen noch weiter unten berichtet werden soll. In den ganz veralteten Fällen der chronischen Prostatitis fühlt man nicht allzuselten, meistens nur in einem Seitenlappen, eine knotenförmige Schwellung und Verhärtung des Drüsengewebes, welche bei Druck auf dieselbe eine gewisse Menge rein eitrigen Prostatasekretes abfließen läßt (chronischer Absceß, Kaverne s. S. 493).

Die Palpation der *tuberkulösen Prostata* ergibt meistens recht eindeutige Befunde. Es pflegt einseitig, und zwar auf der Seite des Nebenhodeninfiltrates innerhalb des Parenchyms eines Seitenlappens ein Knoten von besonders auffallender Derbheit und körniger Oberfläche palpabel zu sein. Diese Knoten liegen meistens in einem oder beiden Polen der Basis prostatae und setzen sich als derbes Infiltrat auf die Samenblase ein- oder doppelseitig fort, welche als derbe, infiltrierte, die Konfiguration der Samenblase imitierende Masse zu tasten ist. Solche Palpationsbefunde sind für das infiltrierende und fibröse Stadium der Prostatatuberkulose charakteristisch. Erweichungen, die durch das eigentümliche Gefühl der tiefen Fluktuation gekennzeichnet sind, und sich manchmal über einen ganzen Seitenlappen oder sogar die ganze Prostata erstrecken, charakterisieren das kavernöse Stadium der Prostatatuberkulose.

Die *Hypertrophie der Prostata* ist in den meisten Fällen durch die Austastung vom Mastdarm aus erkennbar. Es empfiehlt sich in diesen Fällen die rectale Palpation erst nach spontaner Entleerung der Blase und Messung der Residualharnmenge durch den Katheterismus vorzunehmen. Nunmehr wird man den Finger ins Rectum einführen und wird durch die bimanuelle Palpation nicht nur die Veränderungen an der rectalen Fläche der Prostata, sondern auch die Größe des ganzen Organs mit einiger Sicherheit abschätzen können. Es ist bekannt, daß der Befund der rectalen Palpation der Prostata häufig in Widerspruch steht mit den Beschwerden, die die Prostatahypertrophie hervorruft. Ganz kleine, kaum haselnußgroße Adenome, die in das Lumen der prostatischen Harnröhre oder als kleine Mittellappen in das Orificium internum hineinwachsen (Uvula vesicae), sind der Diagnose durch die Palpation nicht zugänglich. Man tastet in solchen Fällen ein normal großes Organ und doch können gerade hier die allerschwersten Störungen der Entleerung der Blase vorliegen. Dies sind wohl die selteneren Fälle; in der großen Mehrzahl wird man durch die Palpation eine Vergrößerung des Organs nachweisen können, die manchmal eine so starke Ausdehnung hat, daß man mit dem Finger kaum die Mitte der Prostata erreicht, während sich noch viel weiter hinauf eine Tumormasse erstreckt, die in den schweren Fällen sogar die Wegsamkeit des Mastdarmes verlegen kann. In der Regel ist die Hypertrophie der Prostata dadurch charakterisiert, daß das Organ als Ganzes geschwollen erscheint und halbkugelig gegen den Mastdarm vorragt. Dabei pflegt die leichte Einsenkung, die man in normalen Fällen zwischen den beiden Seitenlappen tastet, verstrichen zu sein. Die Oberfläche der Geschwulst ist immer glatt und größere Höcker- oder Knotenbildungen sind bei der einfachen Hypertrophie nicht zu tasten.

Besondere *Schmerzhaftigkeit bei der Palpation der vergrößerten Drüse legt den Verdacht auf entzündliche oder carcinomatöse Herde nahe.* Die *Konsistenz* des rectal gefühlten Tumors ist verschieden. Es gibt sehr derbe Hypertrophien (meist sind dies fibro-myomatöse Prostaten) und weiche Hypertrophien (adeno- matöser Typus).

Entsprechend der in einem späteren Kapitel getroffenen Einteilung in ver- schiedene anatomische Formen (intravesicaler und subcervicaler Typus) der Hypertrophie kann man zunächst feststellen, daß bei den reinen Fällen des I. Typus die rectale Palpation einen von der Norm nicht abweichenden Befund ergeben kann, während der Typus II immer einen charakteristischen Palpations- befund ergibt.

Bezüglich der näheren Details der diagnostischen Bedeutung der rectalen Palpation für die Differentialdiagnosik der Prostatahypertrophie verweise ich auf das entsprechende Kapitel im speziellen Teil S. 604.

Die *Atrophie der Prostata* dokumentiert sich bei der rectalen Palpation als einseitige oder doppelseitige Miniaturform der normalen Prostata. Bei der angeborenen Atrophie, der sog. angeborenen Kleinheit *(Englisch)* der Pro- stata, ist man in der Regel überhaupt nicht imstande, bei der Austastung des Rectums das Organ nachzuweisen oder man tastet ganz winzig kleine etwa mandelgroße Seitenlappen. Es gleicht dies ungefähr dem Befunde, den man bei der Austastung des Rectums im kindlichen Alter vor dem Beginne der Pubertät erheben kann. Derselbe Palpationsbefund ist auch bei in der Jugend Kastrierten festzustellen.

Bei der „entzündlichen" Atrophie kann man gleichfalls eine Volum- verminderung der Drüse konstatieren, so daß man in ausgesprochenen Fällen den ganzen Verlauf der prostatischen Harnröhre eingescheidet in eine derbe, fibröse, meistens sehr druckempfindliche, röhrenförmige Masse tasten kann. Diese Verhärtung des Prostatagewebes um die hintere Harnröhre herum ist durchaus charakteristisch für die nach Entzündungen zurückbleibenden Schrumpfungen der Prostata, die man als *Contracture of the neck of the bladder* bezeichnet. Hierher gehören auch vermutlich die als senile Atrophie bezeichneten Fälle von Schrumpfungen der Prostata im hohen Alter.

Von besonderer diagnostischer Wichtigkeit ist der Rectalbefund bei den *bösartigen Neubildungen der Prostata*, dem Carcinom und dem Sarkom. Hier kommt es auf Veränderungen des Volumens, der Form, der Konsistenz, der Druckempfindlichkeit und Beweglichkeit des Organs an. Die Vergrößerung der carcinomatösen Prostata kann so hohe Grade erreichen, daß das Organ weit in den Hohlraum der Ampulle des Mastdarmes hineinragt, ja sogar die Lichtung desselben vollständig verlegen kann. Das schrankenlose Wachstum der erkrankten Drüse macht sich in einer Vergrößerung nach allen Dimensionen hin geltend; es gibt Fälle, in denen die Prostatageschwulst schon beim Einführen des Fingers in den Anus tastbar ist. Andere Fälle wieder, in denen die Verbreiterung der rectalen Oberfläche ohne tastbare Grenze die knöchernen Bestandteile des Beckenringes erreicht („Carcinose prostato-pelvienne"). Die *Vergrößerung* des Organes pflegt beim ausgesprochenen Carcinom eine unregelmäßige, manchmal nur auf eine Prostatahälfte beschränkte zu sein. Man tastet einen grobhöckerigen Tumor.

In der überwiegenden Mehrzahl der Fälle zeigt sich die maligne Degeneration in einer *Verhärtung* einzelner Teile der rectalen Oberfläche der Prostata. In den Anfangsstadien der carcinomatösen Degeneration der Prostata findet man in der noch nicht wesentlich vergrößerten Drüse ganz umschriebene Knoten, die im Verlaufe der Erkrankung zu derben großen knotigen Massen konfluieren und schließlich eine kompakte fast unbewegliche und uneindrückbare knorpelharte Masse bilden. Gerade die Unmöglichkeit mit dem tastenden Finger die Geschwulst an irgend einer Stelle eindrücken zu können, unterscheidet diese scirrhösen Formen von den entzündlichen Schwellungen der Prostata.

MARION gibt an, daß ein besonders charakteristisches Frühsymptom der carcinomatösen Umwandlung der Prostata das Verschwinden der medianen Verbindungsbrücke zwischen den Seitenlappen sei. Nach unserer Erfahrung gilt dies nur dann, wenn diese zwischen den Seitenlappen liegende Einsenkung der Prostata sich unter einer besonderen Konsistenzvermehrung in eine halbkugelige, unregelmäßig höckerige Geschwulst verwandelt.

In der Literatur werden seltene Fälle von *weichem, pulpösem Prostatacarcinom* beschrieben, welche ähnlich wie eine adenomatöse Hypertrophie, eine Vergrößerung des ganzen Organes bewirken und nur dadurch sich von den letzteren unterscheiden, daß die Grenzen der Geschwulst gegen die Samenblasen, gegen die Pars membranacea und gegen den knöchernen Beckenring verschwunden sind. Wir selbst haben niemals solche weiche Carcinome gesehen und auch YOUNG konnte niemals derartige Fälle feststellen.

Zur Differentialdiagnose der benignen und malignen Prostatahypertrophie dient die Kombination der rectalen Palpation mit der Sondenuntersuchung. CHEVASSU wies als erster darauf hin, daß man die durch die Harnröhre eingeführte Metallsonde bei der rectalen Palpation nicht durchfühlen könne, wenn es sich um carcinomatöse Umwandlung der Hypertrophie handelt (weil in der großen Mehrzahl der Fälle die initiale Ausbreitung des Carcinoms gerade die um die Harnröhre liegenden Teile der Drüse, etwa die Gegend der Ductus ejaculatorii, betrifft. YOUNG hat die Gewohnheit, wenn er einen Prostatiker cystoskopisch untersucht hat, bei liegendem Cystoskop den rechten Zeigefinger ins Rectum einzuführen und zu untersuchen, ob zwischen Sonde und Finger eine härtere Geschwulstmasse zu tasten ist. Bei der Hypertrophie gelingt es fast immer, den Schnabel des Cystoskops vom Mastdarm aus durchzutasten. Beim Carcinom verhindern die vergrößerten und verhärteten Massen der hinteren Commissur das Durchtasten des Schnabels des Cystoskops.

Charakteristisch für das Prostatacarcinom ist weiters die vollkommene Fixation und Immobilität des ganzen Organs, die man mittels des ins Rectum eingeführten Fingers feststellen kann.

Von der gutartigen Hypertrophie unterscheidet sich das Carcinom auch durch eine besondere Druckempfindlichkeit und Schmerzhaftigkeit. Nach FÜRSTENHEIM dauert der Schmerz nach der Palpation der carcinomatösen Prostata längere Zeit, manchmal mehrere Stunden lang an. Nach VON FRISCH begründet die auf einen bestimmten Punkt der rectalen Oberfläche beschränkte Schmerzempfindlichkeit unbedingt den Verdacht auf Prostatakrebs. Ebenso läßt sich der intensive Schmerz bei der Massage der Prostata nach PAUCHET und der regelmäßige Befund von roten Blutkörperchen im Exprimate zur Differentialdiagnose des Carcinoms von der gutartigen Hypertrophie verwenden.

In manchen Fällen, namentlich bei weit vorgeschrittenen Krebsen der Prostata gelingt es bei der Austastung des Mastdarms, krebsige Drüsen am Kreuzbein und im Beckenbindegewebe zu tasten. Kaufmann fand die Lymphdrüsenerkrankung beim Prostatakrebs in 27% der Fälle. Young konnte nur 2 mal in seiner großen Anzahl von Beobachtungen die Beckendrüsen vergrößert und verhärtet tasten.

Auf die Differentialdiagnose der Palpationsbefunde bei der Tuberkulose der Prostata und den entzündlichen, carcinomatösen, luetischen Erkrankungen der Drüse wird in dem Kapitel des speziellen Teiles eingegangen werden.

Die *Steinkrankheit der Prostata* kommt in zwei Formen vor. 1. Steine in der prostatischen Harnröhre, die sich namentlich im Utriculus prostaticus als urethro-divertikuläre Steine entwickeln und 2. die in den Drüsenlumina aus den geschichteten Konkretionen der Prostata entstandenen Steinchen. Die Palpation ergibt bei den Steinen der hinteren Harnröhre das deutliche Gefühl eines verschieden großen steinharten Fremdkörpers in der hinteren Harnröhre. Die Palpation dieser Steine pflegt äußerst schmerzhaft zu sein, das Expressionssekret ist blutig.

Bei den multiplen Steinen im Prostataparenchym erzeugt der rectal drückende Finger ein charakteristisches Gefühl bzw. Geräusch der sich aneinander reibenden, crepitierenden Konkrementchen.

## a) Die Expression der Prostata und die Untersuchung des Prostatasekretes.

Die diagnostische Bedeutung der Massage der Prostata und der Untersuchung des Exprimates wurde schon anfangs dieses Kapitels bei Besprechung der Mehrgläserprobe kurz erwähnt.

Das Prostataexpressionssekret läßt sich auf verschiedene Weise durch Druck auf die Prostata bei rectaler Palpation derselben gewinnen. Diese diagnostische Massage soll auf folgende Weise durchgeführt werden: Beide Seitenlappen der Prostata werden in regelmäßigen Friktionen unter mäßigem Druck von der Peripherie des Organs gegen die Urethra zu ausgedrückt. Hat man gleichmäßig die gesamte rectale Oberfläche dieser Massage unterzogen, so streift man die Urethra prostatica von der Basis der Prostata aus gegen die Pars membranacea zu in mehreren kräftigen Zügen aus. Das Sekret, das sich im Inneren der prostatischen Harnröhre durch die Massage angesammelt hat, wird durch diesen Druck durch den Sphincter externus nach vorne durchgepreßt und hat nunmehr Gelegenheit, durch das Orificium externum der Harnröhre abzutropfen. Fast immer gelingt die Gewinnung des Sekretes auf diese Weise, und nur in Ausnahmefällen gleitet die ganze Sekretmasse durch den inneren Schließmuskel zurück in die Blase. Fordert man nun den Kranken auf, seine Blase zu entleeren, so erhält man auch in diesen Fällen das Sekret, allerdings mit Urin gemischt, zur Untersuchung. Will man das Sekret möglichst isoliert und rein, eventuell zu einer bakteriologischen Untersuchung, gewinnen, so hat man so vorzugehen, daß man zunächst die Harnröhre nach spontaner Entleerung der Blase mit Borlösung durchspült, dann führt man den Katheter in die Blase ein, die man energisch mit Borlösung wäscht und füllt dieselbe mit 100 ccm dieser Lösung. Dann erfolgt die Massage der Prostata und die nunmehr durch spontane Miktion oder Katheterismus entleerte Flüssigkeit enthält das Prostatasekret ohne Beimischung von Bestandteilen der Harnröhre, der Harnblase oder der Nieren. Die Flüssigkeit wird nun zentrifugiert und mikroskopisch und bakteriologisch untersucht.

*Normalerweise* ist die Flüssigkeit, die man auf diese Weise gewinnt, eine leicht opalisierende, leicht getrübte Aufschwemmung des Prostatasekretes, die keinerlei makroskopisch sichtbaren Fäden und Flocken enthält. Wohl aber sieht man in derselben, wenn man auch die Samenblasen bei Gelegenheit der Prostatamassage mitexprimiert hat, charakteristische sagokornartige Körner — koagulierte Samenblasensekrete —. Das Zentrifugat nach Expression der normalen Prostata enthält zahlreiche Epithelien, unzählbare, kleinste Lipoidkörnchen, wenige Leukocyten, dieselben liegen niemals in Pfröpfchen angeordnet. An einzelnen weißen Blutkörperchen sieht man eine grobe Körnung — phagocytierte Lipoidkörnchen. Das gleiche mikroskopische Bild zeigt auch der im Meatus externus erscheinende Sekrettropfen. Die Menge des unter *normalen Umständen* an der äußeren Mündung erscheinenden Sekretes nach Massage der Prostata ist sehr verschieden. Manchmal gelingt es nur, einen kleinen Tropfen zu exprimieren, in anderen Fällen erreicht seine Menge mehrere Kubikzentimeter.

Für die *Differentialdiagnose der Prostataerkrankungen liefert die mikroskopische Untersuchung des Sekretes wertvolle Aufschlüsse:*

Bei der *akuten Prostatitis* sieht man mitunter ein rein eitriges Expressionssekret. Bei follikulären oder konfluierenden Absceßchen, die durch die Ausführungsgänge der Prostatadrüsen mit der Harnröhre communicieren, sieht man nicht allzu selten nach Druck auf die Prostata große Massen reinen Eiters am Meatus abtropfen. Die Untersuchung dieses Eiters gibt Aufschlüsse über die Natur der Erkrankung (Gonorrhöe, Mischinfektionen mit anderen Eitererregern, Tuberkulose, Influenza u. a.).

Bei der *chronischen Prostatitis* gelingt es fast immer durch Expression der Prostata ein eiterzellenreiches Sekret zu gewinnen. Die Eiterzellen sind häufig in Form von Cylindern oder Pfröpfen als Zeichen des Ausgusses der erkrankten Ausführungsgänge einzelner Drüsenläppchen angeordnet (Fürbringers Filamente). In einer fibrinösen Grundsubstanz liegen meistens Eiterzellen, Amyloidkörperchen und Spermatozoen in Form von kleinen kommaförmigen Filamenten, manchmal auch in Fäden von der Länge von 1—2 cm. Handelt es sich um chronische Abscesse in der Prostata, so sieht man im Expressionssekret manchmal erbsengroße Fibrinflocken mit Eiter besetzt als Ausgüsse der Absceßhöhlen.

Das Expressionssekret bei der *Prostatahypertrophie*, solange der Patient noch nicht infiziert ist, unterscheidet sich kaum von dem normalen Prostatasekret. Bei infizierten Prostatikern sieht man Eiter- und Fibrincylinder, Bakterienhaufen und auffallend viele geschichtete Prostatakörner im Exprimate.

Für die Differentialdiagnose zwischen gutartiger Hypertrophie und beginnendem *Carcinom* der Prostata ist die Untersuchung des Expressionssekretes in dem Sinne zu verwerten, daß die regelmäßige Auffindung von zahlreichen roten Blutkörperchen für Carcinom spricht (Pauchet). Wiederholt gelang es beim Carcinom der Prostata, im Expressionssekrete Tumorzellen nachzuweisen, die als Schollen und Flocken meistens mit einem großen Gehalt an roten Blutkörperchen im Expressionssekrete erscheinen.

Bei *Prostatasteinen* liefert der Druck auf die Drüse in der Regel ein blutiges Expressionssekret.

Bei der Massage der Prostata zu diagnostischen Zwecken hat man auch auf die Empfindlichkeit der Drüse zu achten, da, wie schon früher erwähnt auch der *Druckschmerz* der Prostata eine besondere differentialdiagnostische Bedeutung besitzt. Auch die normale Prostata löst bei der Massage eine unangenehme

Druckschmerzempfindung aus und die Palpation der zwischen den beiden Seitenlappen liegenden Gewebebrücke führt zu intensivem Harndrang. Sind jedoch die Schmerzen bei der Massage einer nicht vergrößerten und nicht verhärteten Prostata exzessiv, so spricht dieser Umstand allein für die Wahrscheinlichkeit entzündlicher Veränderungen in derselben.

Über den Schmerz bei der tuberkulösen Erkrankung der Prostata und beim Prostatastein wird anderwärts berichtet.

### b) Der urethrale Weg zur Untersuchung der Prostata.

Für die Untersuchung der Prostata von der Harnröhre stehen uns folgende Maßnahmen zur Verfügung:

1. die Untersuchung mit dem weichen Katheter,
2. die Untersuchung mit der Bougie à boule und mit dem Metallkatheter,
3. die Endoskopie der hinteren Harnröhre und
4. die Cystoskopie.

Schon durch die Einführung des weichen Katheters in die Blase gewinnen wir einen Anhaltspunkt für die Beurteilung der *Länge des urethralen Weges*. Während die normale Länge der Harnröhre etwa 18—20 cm beträgt, wovon 3—5 cm auf die Länge des prostatischen Anteils entfallen, sehen wir bei der Hypertrophie der Prostata eine außerordentliche Verlängerung des Weges durch die Harnröhre um mehrere Zentimeter. In schweren Fällen beträgt die Länge der ganzen Harnröhre 30 cm und darüber, d. h. also wir müssen den Katheter viel tiefer als gewöhnlich unter normalen Verhältnissen einführen, um das Blasencavum zu erreichen. Bei der Sondierung mit metallischen Kathetern müssen wir die Griffplatte der Sonde tief zwischen die Schenkel des Patienten senken, um die Blasenhöhlung zu erreichen, während unter normalen Verhältnissen die Einführung der Sonde und die Senkung der Griffplatte bis zur Horizontalen den Eintritt des Sondenschnabels in die Blase kennzeichnet (v. Frisch).

Die *Messung der Länge der prostatischen Harnröhre* gelingt am einfachsten durch Kombination der rectalen Palpation mit der Einführung eines metallischen Katheters. Der Finger im Rectum tastet den Moment des Eintrittes der Sondenspitze bzw. der Bougie à boule in die Pars membranacea. Schiebt man den Katheter weiter vor bis zum Abfließen des ersten Tropfen des Blaseninhaltes, so kann man aus der Differenz dieser zwei Punkte die Länge der prostatischen Harnröhre bestimmen. Eigene Meßinstrumente für die Länge der Harnröhre sind die sinnreichen Instrumente von Schlagintweit und Cathelin. Das Instrument von Cathelin ist ein nach Art des Lithotriptors gebauter metallischer Apparat von Nr. 17 der französischen Skala mit einem männlichen und weiblichen Teil, an dessen äußerem Griffmechanismus eine Zentimeterskala angebracht ist. Der männliche Teil wird an der Symphyse angehakt, der weibliche Teil nach Drehung um 180⁰ um die größte Prominenz des Mittellappens herumgelegt. An der äußeren Meßstange läßt sich die Verlängerung des Weges bei der Prostatahypertrophie direkt ablesen. Durch Kombination dieses Apparates mit einem ins Rectum eingeführten sondenartigen Hebel läßt sich auch die rectale Ausdehnung der Prostatageschwulst zahlenmäßig abschätzen.

Die Untersuchung mit der Bougie à boule, „des verlängerten Fingers" nach Guyon, vom Kaliber 16—22 belehrt uns ziemlich genau zunächst über den Moment des Eintrittes in die membranöse Harnröhre, da der äußere Sphincter immer als Widerstand bei der Einführung der Bougie empfunden wird. Unter sanftem Druck gelangt diese Bougie in die hintere Harnröhre und man fühlt mit großer Deutlichkeit die verschiedenen Hindernisse, denen der Knopf der Bougie begegnet. Verziehungen der Urethra prostatica, winkelige Knickungen, vorspringende Adenomknoten lassen sich mit Leichtigkeit auf diese Weise feststellen. Auch die Länge der Harnröhre und deren Deformation machen sich bei dieser Untersuchung geltend. Steine, die im Inneren der prostatischen Harnröhre liegen, geben das deutliche „kratzende" Gefühl des fremden Körpers. Auch eine Sensibilitätsprüfung der Harnröhre, die bei verschiedenen Formen der Hypästhesie der Urethra eine nicht zu unterschätzende diagnostische Bedeutung hat, gelingt leicht mittelst dieses Verfahrens.

Zieht man die Bougie à boule heraus, so versäume man nicht, das Sekret, das sich in der Mulde des Instrumentes angesammelt hat, zu besichtigen und

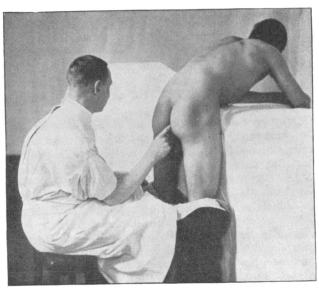

Abb. 27. Austastung des Mastdarms, nach VOELCKER. Der Patient wird aufgefordert, sich auf den eingeführten Finger zu setzen. (Aus VOELCKER: Samenblasen.)

eventuell mikroskopisch oder bakteriologisch zu untersuchen. Mit der Bougie à boule kann man auch das Sekret der vorderen Harnröhre herausbefördern, wenn man mit dem Knopf nur bis in den Bulbus eingeht, dann die Urethra anterior mit der flachen Hand komprimiert und durch die mechanisch verengte Harnröhre, gleichsam „schabend", das Sekret der Urethra anterior am Sondenknopf herausbefördert (CRIPPAS Handgriff).

Die Endoskopie der hinteren Harnröhre, die mittelst der verschiedenen Apparate, dem GOLDSCHMIDTschen, MAC CARTHY, WOSSIDLOschen, GLINGARschen Urethroskope oder mit LUYS' Endoscope à vision directe ausgeführt wird, hat wohl nur eine beschränkte, diagnostische Bedeutung für die Erkrankungen der Prostata. Es ist uns jedoch wiederholt gelungen, durch Kombination der Irrigations-Urethroskopie mit der rectalen Palpation das Abfließen eitrigen Prostatasekretes in die hintere Harnröhre endoskopisch nachzuweisen; auch Verziehungen der hinteren Harnröhre bei den Neubildungen der Prostata, dem Adenom und Carcinom, Vorwölbungen der Urethra bei diesen Erkrankungen lassen sich endoskopisch deutlich darstellen, ebenso Steine, die im Lumen der prostatischen Urethra liegen.

In seinem kürzlich erschienenen ausgezeichneten Buch über „Maladies de la Prostata"[1] widmet G. Luys einen großen Abschnitt der endo- und cystoskopischen Untersuchung der Prostata. Luys verwendet grundsätzlich seine geraden Tuben zur Endoscopie à vision directe, durch welche er Urin, Sekrete, Blut vermittels einer dünnen Wasserstrahlpumpe absaugt. Die Technik ist eine überaus einfache, die Ergebnisse, wie wir uns selbst überzeugt haben, vorzügliche.

Man sieht in der hinteren Harnröhre bei Prostataentzündungen diffuse oder auf einem bestimmten Lappen lokalisierte Rötungen, Schleimhautschwellungen. Ein circumscriptes bullöses Ödem weist auf einen nahe bevorstehenden Durchbruch eines Prostataabscesses hin. Bei chronischen Entzündungen der Prostata ist in der Regel die Schleimhaut der Pars posterior urethrae mitbeteiligt. Man sieht von gerötetem Hofe umgebene Krypten und Drüsenausführungsgänge, aus welchen sich bei Druck vom Mastdarme her eitriges Sekret in die Harnröhre exprimieren läßt, man beobachtet häufig Rötungen und Schwellungen des Colliculus seminalis. Namentlich wenn die Samenblasen und die Ductus ejaculatorii an der Entzündung teilhaben. „Das Veru montanum ist der Spiegel der Samenblasen (Luys)". Am Colliculus und der ihn umgebenden Schleimhaut sieht man bei Prostatitis chronica gerötete verdickte Stellen des Epithels und einzelne fingerförmige Excrescenzen, manchmal ausgesprochene gestielte, dendritisch verzweigte Papillombildungen.

Bei der Prostatahypertrophie erwiesen sich die endoskopisch sichtbaren Veränderungen der hinteren Harnröhre namentlich bei dem sog. subvesicalen Typus (Zuckerkandls und Tandlers) als sehr charakteristisch. Der Hohlraum der hinteren Harnröhre ist mächtig erweitert. Die Fossa prostatica stellt geradezu eine der wirklichen Blase vorgelagerte Nebenblase dar, dabei erscheint das erweiterte Lumen durch die von beiden Seiten vordrängenden hypertrophischen Seitenlappen (s. Abb. 28) säbelscheidenartig eingeengt. Die Wand der erweiterten hinteren Harnröhre ist so verdünnt und in die Länge und Breite gezogen, daß die darunter liegenden Knoten und Knollen der hypertrophen adenomatösen Seitenlappen als bucklige Prominenzen deutlich sichtbar werden.

Die Deformationen der hinteren Harnröhre infolge der Adenombildungen dokumentieren sich im endoskopischen Bilde durch überaus eindrucksvolle Bilder: die einseitige Seitenlappenhypertrophie macht eine halbkugelige grobhöckerige Vorwölbung ins Cavum der prostatischen Harnröhre; die doppelseitige Seitenlappenhypertrophie, welche die prostatische Harnröhre säbelscheidenartig einengt, zeigt die bizarrsten Formen der S-förmigen Verziehung der Harnröhre, wo sich ein hypertrophischer Knoten des einen Seitenlappens in eine Vertiefung des anderen Seitenlappens hineinlegt.

Die kleinsten Hypertrophien, die Miniaturadenome, sind oft genug nur durch die endoskopische Untersuchung nachweisbar. Ein erbsengroßer Adenomknoten unmittelbar unter dem Sphincter vesicae internus gelegen, kann die schwerste Dysurie mit kompletter oder inkompletter Harnretention hervorrufen und weder durch rectale Palpation noch durch cystoskopische Untersuchung läßt sich eine solche Miniaturhypertrophie diagnostizieren. Lediglich die Endoscopia posterior läßt solche Knoten aufscheinen.

Beginnende Prostatahypertrophie in der Form der eingangs beschriebenen Uvula vesicae macht eine ganz charakteristische endoskopisch nachweisbare Veränderung der Gestalt des Orificium int., *mondsichelartiges Orificium.*

Der zweite Typus der Prostatahypertrophie, die Mittellappenbildung zeigt sich auch im Bilde der Urethroscopia posterior durch eine Verziehung des internen Orificiums der Blase. Namentlich bei der fächerartigen Mittellappenbildung

---

[1] G. Doin u. Cie. Paris 1926.

(„en eventail") sieht man die divergierend auseinanderstrebenden Pfeiler, die den Mittellappen aufbauen, schon aus der hinteren Harnröhre, der Fossa prostatica, ihren Ursprung nehmen.

Das endoskopische Bild der prostatischen Harnröhre in Fällen von malignen Geschwülsten der Prostata ist schwer zu beschreiben. Es gleicht kaum ein Fall dem anderen. Beim Prostatacarcinom sieht man manchmal Ulcerationen, die über den in die Blase vorragenden Lappen sich bis in die Urethralschleimhaut erstrecken, granulationsartige Massen bedecken mit nekrotischen Membranen vermischt, die Basis des Geschwüres. Solange das Neoplasma die Schleimhautsubstanz noch nicht perforiert hat, sieht man unregelmäßige Vorwölbungen im urethralen Cavum, welche zum Teil mit bullösem Ödem bedeckt sein können. Auch starre Retraktionszüge, die wie strahlige Narben die Urethralschleimhaut verziehen, sieht man ab und zu bei der skirrhösen Form des Prostatacarcinoms.

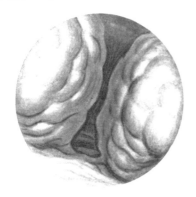

Abb. 28. Endoskopisches Bild der hinteren Harnröhre bei Seitenlappenhypertrophie der Prostata. (Nach LUYS.)

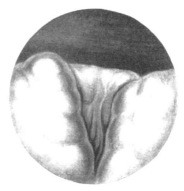

Abb. 29. Endoskopisches Bild des Orific. internum (Urethroscopia posterior). Knollige Hypertrophie der Seitenlappen u. Mittellappen. (Nach LUYS.)

Das endoskopische Bild der Blasenmundschrumpfung (Contracture of the neck of the bladder) weist nur selten ein charakteristisches Gepräge auf: Narbige Schleimhautschrumpfung, strikturartige Starre der Wand der prostatischen Harnröhre.

Im Gegensatze zu diesem durch Schrumpfung und Bindegewebswucherung verursachten Krankheitsbilde, das vielfach mit der s. Zt. beschriebenen „Prostataatrophie" identisch ist, sehen wir einen sehr eigenartigen endoskopischen Befund, der unter dem Namen des SCHRAMMschen Phänomens in das Schrifttum übergegangen ist: die Sichtbarkeit der Gebilde der hinteren Harnröhre (Fossula prostatica, Frenula colliculi und Veru montanum und die Drüsenausführungsgänge) im cystoskopischen Bilde bei Parese des Sphincter vesicae internus.

Ein ähnliches Bild habe ich schon 1919 in meiner Divertikelmonographie beschrieben. Eine Art von Sanduhrblase bei parenchymatöser Cystitis und Schrumpfblase (tuberkulöse oder chronisch entzündliche Infiltration der Blasenwand), bei welchen infolge des völlig verlorengegangenen Fassungsvermögens der Blase auch der Hohlraum der prostatischen Harnröhre mit in das spärliche Receptaculum urinae einbezogen ist. Wir haben in diesen Fällen eine Art Sanduhrblase: der obere Hohlraum wird gebildet durch die geschrumpfte, infiltrierte Blasenwand mit einem weit klaffenden Sphincter internus, der untere Hohlraum ist die Urethrae prostatica; der funktionelle Verschluß dieser Sanduhrblase obliegt dem Sphincter externus, der als quergestreifter Muskel einer dauernden tonischen Kontraktion nicht fähig ist. Das endoskopische Bild dieser Fälle gleicht in gewissem Sinne dem Schrammschen Phänomen. Man sieht die Gebilde der prostatischen Harnröhre, Colliculus um Fossa prostatica und in der Regel die stark erweiterten Ausführungsgänge der prostatischen Drüsen, der Ductus ejaculatorii, so daß eine wahre siebförmige Membran als Boden dieser Vorblase endoskopisch sichtbar wird.

Die Bedeutung der Endoskopie der hinteren Harnröhre, namentlich bei der Prostatahypertrophie, liegt nicht so sehr in der Diagnostik als vielmehr in den Versuchen der therapeutischen Beeinflussung der Adenome von der Urethra aus. Ausführliches hierüber, über den Weg von der Bottinischen Operation bis zur Forage der Prostata und der Elektrokoagulation kleinster Adenome auf urethroskopischem Wege (Mac Carthy, Bürger, Squier, R. W. Day, Rosenburg) wird in dem Kapitel über die Therapie der Prostatahypertrophie berichtet werden.

## c) Die Cystoskopie als Untersuchungsmethode bei Prostataerkrankungen.

Da wir gewohnt sind, in jedem Falle von Urogenitalerkrankung mit Störungen der Miktion zur Aufhellung des Falles eine cystoskopische Untersuchung vorzunehmen, kommen auch die Veränderungen der Prostata unter den verschiedensten Umständen zur cystoskopischen Untersuchung. *Wohl nur bei akuten entzündlichen Erkrankungen der Prostata,* die wir durch die verschiedenen anderen klinischen Untersuchungsmethoden feststellen, *ist die Einführung des metallischen Apparates in die Harnröhre,* aus leicht begreiflichen Gründen *kontraindiziert.*

Bei *chronischen Prostatitiden* zeigt in der Regel das Orificium internum recht charakteristische Veränderungen. Die den inneren Blasenmund begrenzenden Schleimhautfalten zeigen bei den chronischen Fällen von Prostataentzündungen krankhafte Veränderungen, Rötung, Schwellung, Auflockerung und starke Gefäßinjektion, papilläre Excrescenzen. Bedient man sich zur Untersuchung der Blase der retrograden Optik des Schlagintweitschen Cystoskops, so sieht man das ganze Orificium internum begrenzt von lebhaft geschwollenen, prominenten pallisadenartig angeordneten Schleimhautfalten. Auch papilläre Excrescenzen, die bei den chronischen Formen der Entzündung fast die ganze hintere Harnröhre bedecken können, zeigen sich als fingerförmige Papillen mit einem zentralen Blutgefäß, manchmal in dichtem Kranze um den inneren Blasenmund. Die untere dorsale Hälfte ist meistens stärker ergriffen als die symphysenwärts gelegene Hälfte.

Bei der *Hypertrophie der Prostata* finden sich ausnahmslos im cystoskopischen Bilde des inneren Blasenmundes charakteristische Veränderungen. Dieselben werden bei der Diagnostik der Prostatahypertrophie eingehend gewürdigt werden, hier sei nur in kurzem hingewiesen, daß wir mittels dieser Untersuchungsmethode selbst die geringsten Ansätze des Mittellappens der hypertrophen Prostata wahrnehmen können, die von den älteren Autoren als „Uvula vesicae" beschriebene zapfenförmige Vorwölbung im Ringe des Blasenmundes. Ausgesprochene Mittellappen, in die Blase prominierende Auswüchse der Seitenlappen können hierbei nicht übersehen werden.

Die cystoskopische Untersuchung leistet oft viel und Entscheidendes für die Differentialdiagnostik zwischen Adenom und Carcinom. Exulcerationen am Mittellappen, wenn sie nicht traumatischer Genese sind, etwa Decubitalgeschwüre durch lange liegende Verweilkatheter hervorgerufen, ferner bullöses Ödem über den blasenwärts entwickelten Auswüchsen der Prostata sprechen für maligne Entartung eines hypertrophen Mittellappens.

## d) Die Röntgenuntersuchung der Prostata.

Die Untersuchung der Prostata mittels Röntgenstrahlen spielt nur ganz ausnahmsweise eine besondere diagnostische Rolle. Daß wir zur Erkennung, Lokalisierung und Größenbestimmung von Steinen, die im prostatischen Teile der Harnröhre oder in der Prostata selbst gelegen sind, der Röntgenuntersuchung kaum entraten können, versteht sich von selbst (s. Abb. 30).

PASTEAU wies darauf hin, daß die mediane Lage von Steinschatten in der Prostatagegend für sog. „falsche Steine" der Prostata spricht, da es sich hierbei um Blasensteine, die in die Urethra prostatica eingewandert sind, handelt. Die extramediane Lage solcher Schattenbilder spricht für wahre Prostatasteine, doch muß auch hier die Differentialdiagnose von anderen schattengebenden

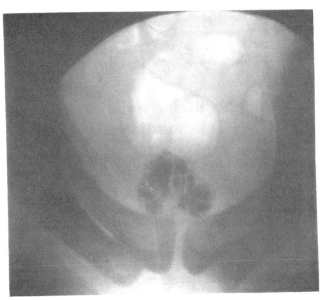

Abb. 30. Prostatasteine, axiale Beckenaufnahme.

Konkretionen dadurch sichergestellt werden, daß sie außerhalb des Schattens der mit einer Kontrastlösung gefüllten Blase zu liegen kommen.

Die Darstellung der Prostata als Organ auf der photographischen Platte gelingt nur dann, wenn man die umgebenden Gewebe durch Füllung mit kontrastgebenden Mitteln der Darstellung zugänglich macht. So wird sich ein in die Blase vorspringender Mittellappen der hypertrophischen Prostata in der mit Luft gefüllten Blase auf der photographischen Platte deutlich abzeichnen. Die Versuche LICHTENBERGs und ROSENSTEINs durch Insufflation von Luft oder Sauerstoffgas um die Blase und Prostata herum (Verhandlungen des 6. Kongresses der deutschen Gesellschaft für Urologie Berlin 1924) hat wohl ergeben, daß die Möglichkeit besteht, auf diese Weise ein deutliches Schattenbild der Prostata und ihrer einzelnen Lappen auf der Platte zu entwerfen. Das Verfahren ist jedoch noch immer so umständlich und die diagnostische und differential-diagnostische Bedeutung dieser neuen Untersuchungsmethode noch lange nicht einleuchtend genug, daß man weitere Erfahrungen mit dieser Methode abwarten muß, bevor man ein abschließendes Urteil über ihren Wert fällen kann.

Bei der Cystoradioskopie, der Beobachtung der mit Bromnatrium-Lösung gefüllten Blase vor dem Röntgenschirm, sieht man bei Krankheiten der Prostata zum Unterschiede von der normalen Blase meistens eine mächtige *Verbreiterung der Basis der Blase* bei der Hypertrophie der Prostata, wobei sich ein stark entwickelter Mittellappen als halbkugelige Aussparung des Schattens der Blase kennzeichnet. Ganz unregelmäßige und zackige Aussparungen sieht man mitunter bei der Cystoradiographie, wenn Carcinome der Prostata mit größeren Geschwulstmassen in das Innere der Blase hineinragen.

Das Röntgenbild der mit Kontrastmasse gefüllten Blase zeigt charakteristische Veränderungen in Fällen von Prostatektomie, in denen die Loge prostatique sich mit dem Kontrastmittel auffüllt und eine Sanduhrform des Blasenschattens bewirkt.

Bachrach demonstrierte in der Wiener Urologischen Gesellschaft 1926 Cystogramme von Prostaten, bei welchen außer der charakteristischen Hebung des Blasenbodens und Aussparungen des Mittellappens auf die Sichtbarmachung des Ligamentum interuretericum durch Luftfüllung der Blase nach Ablauf der schattengebenden Flüssigkeit hingewiesen wurde.

# IV. Pathologie und Klinik der Prostataerkrankungen.

## A. Angeborene Fehlbildungen und Formanomalien der Prostata.

Es ist sattsam bekannt, daß kaum anderswo im tierischen Körper so mannigfache Formabweichungen und Mißbildungen beobachtet werden, wie im Urogenitalsystem. Der Grund, warum gerade an dieser Stelle so besonders zahlreiche Normwidrigkeiten zur Beobachtung gelangen, ist nicht ohne weiteres klar zu sehen. Es sind wohl die *Körperöffnungen* im allgemeinen zu Fehlbildungen besonders disponiert, ganz speziell aber die caudale Körperöffnung, bei welcher die normale Wachstumsordnung, die zur Scheidung der Kloake in Darm und Harnöffnung führen soll, durch mannigfache Umstände gestört werden kann. Unpaarige und paarige embryonale Anlagen sollen an einem engbegrenzten Raum typischerweise zusammentreffen, sollen sich zu unpaarigen Organen vereinigen (Uterus, Prostata, Sinus urogenitalis).

Geringe Einflüsse mechanischer Art und hormonaler Natur können das fetale Wachstum entscheidend beeinträchtigen und zu Entwicklungsvariationen und Mißbildungen führen.

Nach Kölliker ist die Entwicklung der Prostata auf den dritten Monat des Fetallebens zurückzuführen. Die Vorsteherdrüse ist zu dieser Zeit als eine Verdickung der Stelle zu erkennen, an welcher die Harnröhrenanlage und der „Genitalstrang" zusammentreffen. Epithelsprossen gehen nach Chetwood von der Schleimhaut der hinteren Harnröhre unterhalb des Blasenschließmuskels aus und wachsen nach rückwärts und sprengen durch ihr Wachstum die Kontinuität des Sphincterringes, der zu einem Halbring umgewandelt wird. Nachdem die freien Räume zwischen Urethra und Perineum mit Zellmassen ausgefüllt sind, ist eine Größenzunahme des Organs nur nach der Seite hin möglich — Seitenlappen der Prostata und gegen das Blasencavum (Anlage des Mittellappens). Im vierten Monat ist schon mit Deutlichkeit die Anlage des Samenhügels in der Harnröhre und in ihm liegend die Ausspritzungsgänge, die Samenleiter und der Utriculus masculinus zu erkennen. Die Drüsenkanälchen der

Prostata entsprießen dem Urethralepithel. Der Utriculus masculinus entsteht als Rest des aus den verschmolzenen MÜLLERschen Gängen entstandenen Sinus genitalis und entspricht der Vagina.

In gewissem Sinne bildet die Prostata ein Analogon des Uterus, sie stellt ein von Schleimhaut ausgekleidetes Kanälchensystem dar, um welches ein mächtiges Muskelsystem entwickelt ist. Analog dem Uterus entwickelt sich die Prostata zu ihrer definitiven Größe und Form bei erreichter Pubertät; freilich ist funktionell eine Analogie kaum zu konstruieren.

Analog dem Uterus sieht man auch bei der Prostata verschiedene typische Variationen: dem Uterus bicornis entsprechend eine Prostata bipartita, eine Form, die von den Franzosen als ,,Prostate en taureau'' bezeichnet wird. Auch angeborene Asymmetrien in der Entwicklung der Seitenlappen sind nicht selten. Die anatomischen Variationen in der hinteren Harnröhre und namentlich am Samenhügel sind überaus mannigfach.

Von den schwersten angeborenen Mißbildungen der Prostata ist zunächst das *vollständige Fehlen des Organes* als überaus seltene Monstrosität zu erwähnen. Selbstverständlich ist ein solcher Defekt bei den Mißgeburten zu finden, bei denen die untere Körperhälfte in fehlerhafter Weise ausgebildet ist; bei Kloakenbildung mit Aplasie der Genitalorgane, ferner gelegentlich bei der Bauchblasenspalte. Es ist kaum möglich, alle die verschiedenen schweren Mißbildungen der caudalen Körperhälfte aufzuzählen, bei denen fehlerhafte Bildungen der Prostata oder sogar ein vollständiges Fehlen des Organes beschrieben wurde.

Ein *teilweiser Mangel der Prostata* gehört zu den besonders seltenen Monstrositäten. Einen derartigen Fall beschrieb BERAUD, bei welchem die rechte Hälfte der Prostata und des Samenhügels fehlte. Die beiden Samenleiter vereinigten sich über der Prostata zu einem einfachen in die linke Seite des Samenhügels mündenden Kanal, es fehlten beide Samenblasen. Die übrigen Harn- und Geschlechtsorgane verhielten sich normal (zitiert bei v. FRISCH).

Eine besondere Bedeutung können unter Umständen *abgesprengte und verirrte Prostataanlagen* an verschiedenen Stellen der caudalen Körperpartien gewinnen. In der älteren Literatur findet man hierüber manche Angaben. So z. B. die Mitteilungen von ROKITANSKY, TOREL, KÜSTER. Es gewinnt beinahe den Anschein, als ob diese sogenannten versprengten Prostataanlagen mit den von JORES, ASCHOFF, ALBARRAN, TANDLER, ZUCKERKANDL u. a beschriebenen submukösen Drüsen der hinteren Harnröhre identisch wären.

Die anatomischen Variationen, Fehl- und Mißbildungen der Gebilde der hinteren Harnröhre, die Falten- und Klappenbildungen, die Diaphragmen in der hinteren Harnröhre und Mißbildungen des Utriculus masculinus erfordern eine besondere Besprechung.

Bei der Besprechung der angeborenen Variationen und Mißbildungen der Prostata verdient die von JOSEF ENGLISCH zuerst genauer studierte *angeborene Kleinheit der Vorsteherdrüse* eine besondere Beachtung. Da jedoch dieses Krankheitsbild sich von den übrigen Formen der *erworbenen* Kleinheit (das ist *Atrophie der Prostata*) nur schwer trennen läßt, so dürfte es angebracht erscheinen, an dieser Stelle auch über die

## Atrophie der Prostata

ausführlicher zu sprechen.

Mit dem Ausdrucke *Atrophie der Prostata* bezeichnet man eine *angeborene oder erworbene Kleinheit der Drüse, also einen angeborenen Mangel der Entwicklung oder eine mehr oder weniger gleichmäßige Rückbildung des Drüsengewebes,* welches früher ordnungsmäßig entwickelt war. Man unterscheidet nach der ätiologischen Einteilung von THOMPSON folgende Fälle von Atrophie:

1. bei Erschöpfungskrankheiten, 2. senile Atrophie, 3. Kompressionsatrophie, 4. Atrophie, bedingt durch lokale krankhafte Prozesse und 5. angeborene Atrophie. Socin unterscheidet 1. Atrophia senilis, 2. cachectica, 3. congenitalis, 4. traumatica und 5. suppurativa.

Englisch selbst macht zunächst den Unterschied zwischen angeborener Kleinheit der Vorsteherdrüse und weiters von erworbener Atrophie in folgenden Formen: 1. *die senile*, 2. *die durch Erschöpfungskrankheiten bedingte*, 3. *die funktionelle*, 4. *die entzündliche* und 5. *die Druckatrophie*.

Daß die Kleinheit der Prostata tatsächlich einen häufig beobachteten Befund darstellt, ist keinesfalls zu bezweifeln. Denn es lehren die Statistiken, die teils von klinischer Seite, teils von Beobachtungen im Seziersaale herrühren, daß der Prozentsatz der kleinen oder atrophischen Prostaten mindestens ebenso groß ist wie der der hypertrophischen Prostata im vorgeschrittenen Mannesalter. So berechnete Mercier bei der Untersuchung von 100 Männern (über 60 Jahre alt) Hypertrophie der Prostata in 35 Fällen, normale Vorsteherdrüsen in 45 Fällen und Atrophie in 20 Fällen. v. Dittel und Chrastina untersuchten 115 alte Männer eines Wiener Versorgungshauses und fanden Hypertrophie in 15,6%, Atrophie in 30,5%. Socin nimmt an, daß 20—30% aller Männer über 50 Jahren Prostataatrophie haben. Messer fand an 20% der untersuchten Fälle Atrophie. Unter 164 Leichenuntersuchungen von Männern über 60 Jahren fand Thompson 56 Fälle von Hypertrophie, 11 Fälle von Atrophie und 97 normale Vorsteherdrüsen.

Die umfassendsten Untersuchungen hierüber machte wohl Josef Englisch, der in den Jahren 1879—1882 2000 Männer, die seiner Abteilung eingeliefert wurden, genau untersuchte. In 1757 Fällen wurden genaue Angaben über Hoden, Nebenhoden und Vorsteherdrüse verzeichnet. Hiervon fand er in 199 Fällen kleine Vorsteherdrüsen, die als angeborene Unterentwicklung und nicht durch krankhafte Prozesse während des Lebens verursacht worden sind.

In unserem Kapitel über die angeborenen Miß- und Fehlbildungen der Prostata sollte eigentlich nur von diesen letzteren, den angeborenen Atrophien die Rede sein, es wird jedoch sich als unerläßlich erweisen, auch *über die erworbenen Atrophien der Prostata bei dieser Gelegenheit wenigstens summarisch zu berichten*.

Die Bedeutung, die man der Prostataatrophie im Schrifttum des vorigen Jahrhunderts beimaß, besteht wohl heute nicht ganz zu Recht. Namentlich das, was als das klinische Bild der Altersatrophie der Prostata mit schweren Störungen der Funktion der Blase und der oberen Harnwege beschrieben wurde, läßt sich bei sorgfältiger Analyse und kritischer Sonderung der Fälle auf Grund der modernen cystoskopischen Untersuchungsmethode zum Teile wenigstens einreihen in die folgenden Kapitel: *die Miniaturform der Prostatahypertrophie* (Zuckerkandl), *die Contractur des Blasenhalses, die Barrièrebildung am Blasenhalse, die Innervationsstörung im Schließmuskel* infolge von spinaler Erkrankung und in einzelnen Fällen, worauf amerikanische Autoren mit besonderem Nachdrucke mit Recht hinweisen, auf *beginnende carcinomatöse Entartung* kleinster Adenomknoten innerhalb der Prostata und endlich die angeborene Hypertrophie des Sphincterus (Marion).

Wenn man auf diese Weise die Fälle von scheinbarer oder wirklicher Prostataatrophie in das entsprechende Gebiet zurückverweist, so kommt für das, was man als echte Atrophie der Prostata ansehen muß, nur mehr sehr wenig in Betracht. Nach derartig kritischen Sichtungen wurden im Baseler pathologischen Institut von Kaufmann unter 300 Sektionen drei Fälle von Prostataatrophie und fünf Fälle von abnormer Kleinheit der Prostata gezählt.

Was nun zunächst die *angeborene Form der Atrophie* bzw. die *angeborene Kleinheit der Vorsteherdrüse* anlangt, so kommt diese zunächst zusammen mit

anderen angeborenen Mißbildungen und Entwicklungsstörungen im Urogenital-
apparate zur Beobachtung. So z. B. bei allen mit Aplasie oder Atrophie der
Hoden einhergehenden Mißbildungen. Hier handelt es sich um Hemmungsbildungen, d. h. um Stehenbleiben der Prostata auf einer fetalen Entwicklungsstufe. Dem Studium der angeborenen Kleinheit der Vorsteherdrüse widmet
ENGLISCH seine besondere Aufmerksamkeit. Als Ursache für die angeborene
Kleinheit der Prostata nimmt er eine verminderte Vitalität an. „Es erklärt
sich daraus das gleichzeitige Vorhandensein von schwächlichem Körperbau
mit Kleinheit der Drüse." Man findet daher die angeborene Kleinheit der Vorsteherdrüse immer vergesellschaftet mit Kleinheit der Hoden. Nebenbei sieht
man fast immer eine schwache Entwicklung der Blasenmuskulatur, woraus nach

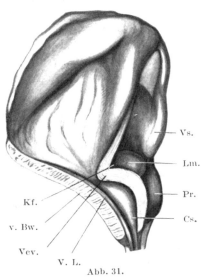 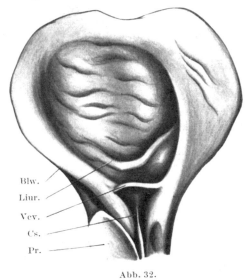

Abb. 31.

Abb. 32.

v. Bw. Vordere Blasenwand. Vcv. Valvula
colli vesicae. V. L. Vorder-Längsfasern.
Kf. Kreisfasern. Lm. Lobulus medius prostatae. Cs. Colliculus seminalis. Vs. Vesicula seminalis. Pr. Prostata.
(Nach ENGLISCH.)

Blw. Blasenwand. Liur. Ligamentum interuretericum. Vcv. Valvula colli vesicae. Cs. Colliculus
seminalis. Pr. Prostata. (Nach ENGLISCH.)

ENGLISCH die Tendenz dieser Blasen zu mächtigen Distensionen abzuleiten
ist. Aus der Kleinheit der Vorsteherdrüse ergeben sich infolge mangelhafter
Entwicklung der Blasenschließmuskelapparate mancherlei Störungen der
Blasenfunktion. Es entwickeln sich z. B., wie als erster MERCIER gezeigt hat,
am hinteren Umfange der Blasenmündung der Harnröhre klappenartige Schleimhautfalten, die sich von hintenher über das Lumen der Harnröhre vorschieben
(Valvula colli vesicae).

Die *Blasenhalsklappen* (Valvula colli vesicae, urethro-vesicale Barrière)
können folgende Formen haben.

    I. A. Klappen ohne Drüsensubstanz
        a) nur aus Schleimhaut gebildet (Valvula mucosa);
        b) aus Schleimhaut und Muskelfasern (Valvula muscularis).
    B. Mit Drüsensubstanz (Valvula musculo-glandularis).
    II. Stärkere Entwicklung der Ringfasern als dicker, nicht vorspringender Wulst
    (J. ENGLISCH).

Die Entwicklung der Blasenhalsklappen stellt ein ernstes Hindernis für die
Harnentleerung dar; da in der Regel die Blasenmuskulatur bei dieser atrophischen

Blasenhalsklappe äußerst mangelhaft entwickelt zu sein pflegt, so tritt verhältnismäßig rasch eine übermäßige Ausdehnung der Blase auf. Selbst bei jungen Individuen, bei denen eine derartige Barrière einer Blasenhalsklappe sich entwickelt, sehen wir mitunter die höchsten Grade der Blasenerweiterung. Die Harnstauung setzt sich schon frühzeitig auf die höheren Harnorgane, die Nierenbecken und Nieren selbst fort. Die Überdehnung der Blase führt oft zu nächtlicher Enuresis, während untertags ein ungemein häufiger Harndrang und Harnverhaltung besteht.

In der Veröffentlichung von ENGLISCH über diese Blasenhalsklappen finden wir eine ganz besonders große Anzahl von Krankengeschichten verzeichnet, bei denen wir heute nicht ohne weiteres eine Prostataatrophie oder angeborene Kleinheit der Prostata diagnostizieren würden, sondern, wie schon früher erwähnt, eine Contractur des Blasenhalses, eine Miniaturform der Prostatahypertrophie in der Form der Uvula vesicae, eine spinale Blasenstörung oder eine Diaphragmabildung in der hinteren Harnröhre.

In das früher geschilderte Schema ENGLISCHs der verschiedenen Formen der Prostataatrophie läßt sich eine Form nicht so leicht einreihen, das ist die *Atrophie der Prostata nach der Kastration.* So beschrieb BURCKHARDT 7 Fälle von auffallend kleinen Prostaten nach vorangegangener Kastration. Auch bei Hodenatrophie nach entzündlichen Zuständen, Vereiterungen, kann die entsprechende Prostataseite auffallend atrophisch werden, oder wenn die Zerstörung beide Hoden ergriffen hat, so kann ein Schwund beider Prostatalappen die Folge sein. Es besteht ein zweifelloser Parallelismus in der Entwicklung der Hoden und der Prostata. Die Kastration, wenn sie an Individuen vor erlangter Geschlechtsreife ausgeführt wird, führt zu einem Stehenbleiben der Entwicklung der Prostata in infantilem Zustande. Die bindegewebigen und muskulären Elemente übertreffen die Drüsensubstanz in solchen Fällen um ein Vielfaches.

Wenn jedoch die Kastration ein Individuum *nach* erlangter Geschlechtsreife trifft, so ist an eine beträchtliche Größenabnahme des Organes zunächst nicht zu denken, erst viel später treten Schrumpfungen, die für eine wahre Atrophie gehalten werden können, auf. Immerhin ist auch in derartig verkleinerten Prostaten das Drüsengewebe im gleichen Verhältnisse zum muskulären und Bindegewebe nachzuweisen wie beim normalen Individuum. Die Möglichkeit der Verkleinerung der hypertrophen Prostata durch die sog. Sexualoperationen (Kastration, Vasoligatur) ist gering, sie wird in diesem Zusammenhange an entsprechender Stelle diskutiert werden.

Der mikroskopische Befund der atrophischen Prostata ist verschieden, je nach der Ursache der Atrophie (ENGLISCH). Beruht die Atrophie nicht auf entzündlichen Veränderungen, so beginnt der Prozeß mit Zerfall der Drüsen-Epithelien, deren Detritus die Drüsenlumina ausfüllen kann. Allmählich nehmen die Wandungen der Drüsen, Zellen und Ausführungsgänge an der Bindegewebswucherung teil und es erscheint die ganze Drüse als eine Bindegewebsmasse, in der nach Untergang der Muskeln infolge fettiger Degeneration striemenförmige oder kugelige Massen eingelagert sind. Mit dem Schrumpfen des Bindegewebes wird die Drüse in eine harte, höckerige Masse verwandelt, in der kaum mehr Reste von Drüsensubstanz nachweisbar sind (ENGLISCH).

Das eben geschilderte Verhalten findet sich sowohl bei der angeborenen Kleinheit der Prostata, als auch bei der senilen und kachektischen Form der erworbenen Atrophie. Bei schwer erschöpfenden Krankheiten, namentlich bei der Tuberkulose, findet man geradeso wie die Hoden und anderen Drüsen, so auch die Prostata atrophisch. Das Daniederliegen der Funktion, der Sekretion, der Zirkulation und der Ernährung ist die Ursache des Schwundes der Drüsensubstanz.

Die *funktionelle Atrophie* der Prostata ist identisch mit dem, was früher über den Schwund der Vorsteherdrüse nach Erkrankungen und Funktionsstörungen der Hoden gesagt wurde. Daß es unter diesen Umständen namentlich

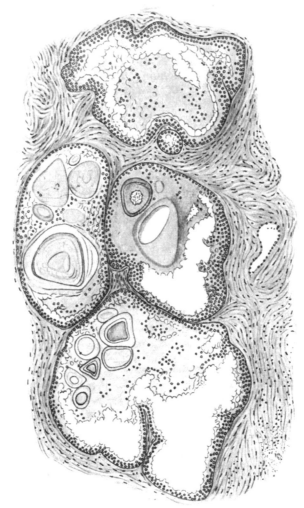

Abb. 33. Corpuscula amylacea. Schnitt aus einer atrophischen Prostata. (Nach v. FRISCH.)

nach der Entfernung eines oder beider Hoden zu einer Verkleinerung und zum Schwunde des Drüsenparenchyms der Vorsteherdrüse kommen muß, ergeben zahllose Tierexperimente, sowie die Beobachtungen an Früh- und Spätkastraten, bei den Skopzen und anderen religiösen Sekten, bei denen die Entfernung der Hoden geübt wird.

Die *entzündliche Atrophie* der Prostata wird im folgenden Kapitel abgehandelt.

# B. Entzündungen der Prostata.

## 1. Pathologie der entzündlichen Erkrankungen der Prostata.

### a) Die nichtgonorrhoische Entzündung der Prostata und der Prostataabsceß.

Die entzündlichen Prozesse, welche sich in der Prostata abspielen, haben eine überaus große Bedeutung, da sie als Teilerscheinung aller möglichen und erdenklichen entzündlichen und infektiösen Prozesse im ganzen Harnapparat zur Beobachtung kommen und als Lokalisationen bei allgemeiner pyämischer Infektion im Prostatagewebe einen Lieblingsansiedlungsplatz finden.

Es lehrt die Statistik und die tägliche Erfahrung, daß die überwiegende Mehrzahl aller Prostatitiden im Verlaufe oder Gefolge einer Harnröhrengonorrhöe auftreten. Nach der Berechnung von Socin und Burckhardt sind 90% aller Prostataentzündungen als gonorrhoisch anzusprechen, Barragan hat unter 762 Fällen von Prostataentzündungen 89 nichtgonorrhoische gefunden. Da jedoch die gonorrhoische und postgonorrhoische Prostatitis in einem anderen Abschnitte im Zusammenhang mit anderen Komplikationen der Gonorrhöe abgehandelt wird, beschränken wir uns an dieser Stelle auf *die nichtgonorrhoischen Formen der Prostataentzündung.*

Wir beobachten in der urologischen Klinik eine so große Anzahl von entzündlichen Erkrankungen der Vorsteherdrüse, daß nach unserer Meinung, wenn man alle hierher gehörigen Fälle von Prostatitis und Prostataabsceß zusammenrechnet, ungefähr eine gleiche Zahl für die gonorrhoischen wie für die nichtgonorrhoischen Formen der Prostatitis zu berechnen ist.

Gegenstand unserer Besprechungen werden also sein: 1. die sogenannten „aseptischen Prostatitiden", bei welchen ein fließender Übergang von einfacher kongestiver Stauung bis zu katarrhalischer Prostatitis stattfindet. 2. Die Formen der katarrhalischen und eitrigen Prostatitis, die im Verlaufe der Urethritis non gonorrhoica zu beobachten ist, 3. die metastatische Prostatitis im Verlaufe allgemeiner akuter Infektionskrankheiten, namentlich der Pyämie und 4. diejenigen Formen der Prostatitis, welche im Rahmen und als Komplikationen der Prostatahypertrophie des Prostataadenoms, eine große Bedeutung haben.

Die Entzündung der Prostata in ihrer akuten sowie in ihrer chronischen Form ist sehr häufig *der Ausgangspunkt einer allgemein septischen Infektion* des Gesamtorganismus. Kleinste eitrig entzündliche Herde in der Prostata können den Ausgangspunkt für eine kryptogenetische Sepsis bilden. Abgesehen von diesen schweren Gefahren der Erkrankung für den Gesamtorganismus ist die Entzündung der Prostata auch deshalb von so großer Bedeutung, weil die radikale Heilung der Grundkrankheit, etwa der Urethritis oder der Spermatocystitis nur äußerst schwer erfolgt, solange nicht die letzten Reste der Prostataentzündung durch unsere therapeutischen Maßnahmen beseitigt sind.

Eine ganz besondere Bedeutung unter den Infektionen der Prostata kommt der tuberkulösen Prostatitis zu, da jedoch auch diese, ihre akute und chronische Form, in einem besonderen Kapitel, wo über die Tuberkulose des Genitaltraktes berichtet wird, ausführlich gesprochen wird, werden wir in unseren Besprechungen auch die tuberkulöse Prostatitis außerhalb unserer Berücksichtigung lassen.

**Definition, Pathogenese und pathologische Anatomie.** Die Prostata, eine tubulo-acinöse Drüse, kann durch die Invasion von Bakterien, durch dauernde, schwere Zirkulationsstörungen, mechanische, chemische und thermische, ferner toxische Reize in einen entzündlichen Zustand geraten. Die von Schleimhaut ausgekleideten Ausführungsgänge und Drüsenacini beantworten den Reiz der Infektion mit einer vermehrten Exsudation, die Ausführungsgänge können sich durch eitrige Exsudatmassen verstopfen, es tritt eine

Erweiterung des Drüsenlumens und Stauung des hier befindlichen Exsudates auf, wodurch es nach einem anfänglich *katarrhalischen* Stadium zu einer eitrigen, follikulären Entzündung kommen kann. Durch Konfluenz benachbarter, eitrig eingeschmolzener Drüschen kann es zu umfangreicheren Eiterhöhlen kommen, welche einen ganzen Lappen, gelegentlich auch die ganze Prostata, in eine Eiterhöhle verwandeln können. Nach Durchbruch eines solchen Abscesses durch die Prostatakapsel oder durch eitrige Einschmelzung thrombophlebitischer Herde in den Plexus prostatici kann es dann zu dem schwersten Krankheitsbilde der Prostataentzündung kommen, der *akuten periprostatischen Phlegmone.*

### a) *Die aseptische Prostatitis.*

Mit dem Ausdrucke aseptische Prostatitis bezeichnet man — allerdings mit einer nicht ganz zutreffenden Nomenklatur — einen Krankheitszustand, der sich, in kurzen Zügen geschildert, folgendermaßen präsentiert: Subjektiv finden sich Zeichen von leichten Dys- und Parästhesien in der Dammgegend, im Mastdarm und im Glied und gegen die Innenseite der Oberschenkel ausstrahlend. Es besteht ein Brennen beim Urinieren und erhöhte Harnfrequenz. Die schwersten Fälle zeigen höchst alarmierende Anfälle von neuralgischen Schmerzen in der Prostata und im Damme mit Ausstrahlungen in die Harnröhre, den Mastdarm und in die unteren Extremitäten.

Neben den Zeichen der Störungen der Harnentleerung beklagen unsere Patienten in diesen Fällen Zeichen gestörter Sexualfunktionen: Gehäufte *Pollutionen* (unter Umständen mit blutigem Ejaculat, Hämospermie), *Impotenz, Ejaculatio praecox und sexuelle Neurasthenie.*

Bei rectaler Palpation fühlt man eine diffuse weiche Schwellung der Prostata, der Druck auf dieselbe wird vom Patienten mitunter äußerst schmerzhaft empfunden und löst gar nicht selten schwere Ohnmachtsanfälle und dauerndes Unbehagen aus. Das reichliche Expressionssekret ist milchig getrübt und weist bei mikroskopischer Untersuchung sehr starke Vermehrung der Leukocyten und Leukocytenklümpchen auf; bakteriologische Untersuchung zeigt das Exprimat vollkommen aseptisch und steril.

Diesem Symptomenkomplexe liegt im Anfang nicht eigentlich eine Entzündung der Drüsensubstanz oder der Schleimhaut der hinteren Harnröhre zugrunde, sondern ein ausgesprochener Kongestivzustand mit Schwellung des ganzen Organs und kleinzellige Infiltration der Drüsenläppchen mit starker Hypersekretion. Diese geringfügigen Veränderungen charakterisieren das anatomische Bild dieser Erkrankung.

Die Untersuchung dieser Patienten mittels der Urethroscopia posterior deckt mit einer gewissen Regelmäßigkeit ein typisches Bild von Veränderungen in der hinteren Harnröhre auf; neben den Zeichen einer chronischen Hyperämie der Schleimhaut findet man Ödembläschen und papilläre Excrescenzen verstreut in der Fossula prostatica bis zum Sphincterrand und sehr häufig eine „*Hypertrophie des Colliculus*". Das Veru montanum ist in eine unförmliche polypoide Masse verwandelt oder es gleicht einem großen, fast das ganze Harnröhrenlumen ausfüllenden, gestielten Polypen. An den Ausspritzungskanälchen und den Ausführungsgängen der prostatischen Drüsen sieht man im Gesichtsfelde der Irrigationsurethroskopie das anziehende Bild abwechselnder Sekretion trüber Flüssigkeit aus den verschiedenen Mündungen der Kanälchen.

Die Untersuchung der Gebilde der hinteren Harnröhre ist in diesen Fällen deshalb von um so größerer Bedeutung, weil geradeso wie die Bilder des Fundus der Blase, des Trigonums und der Uretermündungen ein Spiegel der Vorgänge in den Nieren, Nierenbecken und Ureteren sind, die Gebilde der hinteren Harnröhre (Veru montanum, Fossula prostatica und Sulci laterales) ein Spiegelbild der Vorgänge in den männlichen sexuellen Adnexdrüsen darstellen.

Die Kongestionierung der Schleimhaut daselbst und die hyperplastischen Vorgänge am Colliculus und in der Schleimhaut der Fossula prostatica weisen auf kongestive und hyperplastische („aseptisch entzündliche") Vorgänge in der Prostata hin (Orlowski, Rathburn, Wood Ruggles, Luys, Felix Marsan).

Nach F. Marsan liegt in folgendem die Bedeutung der *Colliculushypertrophie*:

1. Durch das Gefühl der Schwellung und des Fremdkörpers entsteht das subjektive Gefühl der Dys- und Parästhesie.

2. Die Colliculushypertrophie verursacht Schmerzen bei der Ejaculation, weil die Ausspritzungskanälchen verlegt sind oder komprimiert werden.

3. Durch fibröse Bindegewebswucherung am hypertrophischen Colliculus entstehen Behinderungen der Samengänge.

4. (Orlowski.) Die mangelhafte Dekongestionierung nach dem Sexualakte, der Mangel der Deturgescenz ist die Ursache der dauernden Hyperämie, der dauernden Irritation, der sexuellen Neurasthenie.

Und damit sind wir schon zur Pathogenese dieser eigentlich aseptischen Entzündung gekommen.

Der Abusus sexualis, dauernde Masturbation, Coitus interruptus, erschöpfende Exzesse in Venere, frustrane Erregungen, Perversitäten, Abstinenz usw.: in all diesen Fällen (Orlowski) fehlt der brüske Abfall der Erregungskurve nach der Ejaculation. Der automatische Reflex der unmittelbaren Vasokonstriktion der kongestionierten Gefäße ist verhindert. Der Tonus der Blutgefäße hat auf diese Weise gelitten, sie bleiben in einem Mittelzustand zwischen der Dilatation bei der Erregung und einem Erweiterungszustand, wie er der Ruhepause entspricht. Diese Gefäßerweiterung, diese dauernde Hyperämie, die Schlaffheit der Gefäßwandungen, sind die Prämissen der Entzündung.

Peyer macht auch auf die Rolle des Coitus interruptus in der Entstehung der Entzündungen der hinteren Harnröhre und Prostata aufmerksam, geradeso wie beim Weibe die Irritable bladder auftritt. Es unterliegt keinem Zweifel, daß die Annahme einer dauernden Kongestion als Ursache einer Entzündung etwas Gezwungenes an sich hat, aber immerhin, „es ist nicht einzusehen, warum nicht die Prostata ebensogut wie andere Drüsen (Parotis, Hoden) Sitz einer kleinzelligen Infiltration mit seröser Exsudation wird und unter rascher Resorption dieser Produkte wieder zur Norm zurückkehren könnte" (Socin und Burckhardt).

An dieser Stelle sei auch ein Hinweis auf einen Fall von Gosselin gemacht, der bei einer epidemischen Parotitis eine metastatische Entzündung nicht nur im Hoden, sondern auch in der Prostata beobachtet hat, daß Harrison bei akuten Anfällen von Gicht die Prostata geschwollen und enorm schmerzhaft fand.

*β) Die urethrogene bzw. urogene Prostatitis und die Infektion der Urethra auf dem Lymphwege.*

Die häufigste Entstehung der Prostataentzündung ist die urethrogene bzw. urogene Infektion. Das typische Beispiel hierfür ist die gonorrhoische Erkrankung der Prostata, aber geradeso wie die Schleimhautentzündung, die durch den Gonokokkus hervorgerufen wird, zu einer Erkrankung der Prostatadrüse führt, können alle anderen bakteriellen Entzündungen, wenn sie die Urethra prostatica erreicht haben, zu entzündlichen Prozessen innerhalb der Prostata führen. Die Häufigkeitsskala der bakteriellen Entzündungen der Prostata ist die folgende (ausschl. Gonorrhöe und Tuberkulose):

Die verschiedenen Arten des Staphylokokkus,
das Bacterium Coli commune,
der Streptokokkus,
der Proteus (HAUSER),
der Pyocyaneus.

Wenn wir uns die Frage vorlegen, wie es im Verlaufe einer Infektion der hinteren Harnröhre zu einer Erkrankung der Prostata kommen kann, so müssen wir zunächst die in vielen älteren Lehrbüchern dargestellte Art der Infektion als unwahrscheinlich zurückweisen, daß es sich hierbei um ein einfaches Weiterwachsen der Bakterien in die Ausführungsgänge der prostatischen Drüsen und in die Ausspritzungskanälchen handelt. Wenn wir uns die „Ascendenz" einer Entzündung in einem schlauchförmigen Organ, wie es letzten Endes auch die Prostatadrüsen sind, auf eine so primitive (morphologische) Art des pathologischen Geschehens vorstellen, so unterliegen wir leicht einem schwerwiegenden Irrtum, denn in den langen, schlauchartigen Organen, wie im Vas deferens, im Ureter, in der Tube usw. kann das Ascendieren einer Entzündung sicherlich nicht mit einem einfachen Fortschreiten der Entzündung in den Schlauch hinein erklärt werden. Sehen wir doch die Entstehung einer akuten Entzündung in einem solchen Organ, etwa die Entstehung einer Nebenhodenentzündung, einer Nierenbeckenentzündung mit einem plötzlichen Schmerzanfalle auftreten, an nicht, wie man erwarten sollte, im Beginn des Schlauches, sondern an dessen Endorgan auftritt, z. B. der akute Nierenschmerzanfall bei einer Cystitis, wenn eine brüske Blasenspülung oder eine Lithotripsie durchgeführt wird. Eine akute, plötzlich auftretende Entzündung eines Nebenhodens sehen wir häufig im Momente einer wegen Urethritis ausgeführten Harnröhrenwaschung nicht etwa als Schmerz in der hinteren Harnröhre auftreten, sondern als plötzlichen akuten Hodenschmerz[1].

Die Pathogenese aller akuten Entzündungen in Schlauchorganen dürfte einheitlich so zu erklären sein, wie es durch Experimente beim Versuchstiere und durch Erfahrungen in der Klinik für die Entstehung der akuten Epididymitis nachgewiesen wurde (OPPENHEIM und Löw). Durch irgendeinen Reiz an der Einmündungsstelle des schlauchförmigen Kanals (mechanischen, chemischen, thermischen Reiz an dieser Stelle) wird eine antiperistaltische Kontraktion des schlauchförmigen Gebildes ausgelöst, welche eine Ansaugung infektiösen Materials aus der Harnröhre in den Nebenhoden zur Folge hat. So erklären wir uns die Entstehung aller in der Pathologie der Harn- und Sexualorgane so häufig vorkommenden sog. ascendierenden" Entzündungen, welche wir verständnisvoller „antiperistaltische" Entzündungen nennen sollten.

Die Natur bedient sich gegen die Möglichkeit sog. ascendierender Infektionen mancherlei Schutzvorrichtungen: Schon die Richtung des natürlichen Sekretionsstromes etwa von der Niere abwärts gegen die Blase, bildet einen Schutz gegen die Einwanderung und Ansiedlung von Infektionskeimen an der Uretermündung. Weiters spielen gewisse sphincterartige Muskelanlagen eine bedeutsame Rolle als Schutz gegen die ascendierende Infektion. So verfügt der Ureter in der klappenförmigen Anlage der vesicalen Uretermündung über einen wirksamen Schutz gegen die Infektion. Ebenso auch die Sekretionsrichtung im Vas deferens und die Anlage der Mündungsstellen der Ausspritzungskanälchen in der hinteren Harnröhre.

Es ist naheliegend, diese Art der Infektionsmöglichkeit analog auch in den prostatischen Drüsen und deren Ausführungsgängen zu suchen. Die normale Peristaltik dieser Drüsenschläuche ist von der Prostataperipherie gegen den Samenhügel in der hinteren Harnröhre gerichtet (urethrogener oder urogener

---

[1] ROLNICK, H. C.: The Mechanism of Epididymidis. Surg. Gyn. Obst. 1919. p. 15.

Infektionsmodus). Eine antiperistaltische Muskelwelle ist sicherlich geeignet, infektiöses Material, eitriges Exsudat und entzündungserregende Bakterien aus der hinteren Harnröhre in die Drüsenlumina zu aspirieren; zumal da wir über wirksame Verschlußmechanismen der Ausführungsgänge der prostatischen Drüsen nichts Sicheres wissen.

Wenn wir also im Bereiche aller Adnexdrüsen von ascendierender Entzündung sprechen, so ist damit nur die *Richtung* der Infektion gekennzeichnet, niemals aber der wahre Modus infectionis getroffen.

Bei Entzündungen in der Umgebung der Prostata, Proktitis, Periproktitis, infizierten Neoplasmen des Darmes spielt sich der Entzündungsprozeß nicht nur lokal, sondern auch in den diese Organe umgebenden Lymphgefäßen und Lymphdrüsen ab. Die räumliche Nähe dieser Organe sowie der Mangel wirksamer, bindegewebiger Scheidewände bringt es mit sich, daß entzündliche Vorgänge in der Umgebung der Prostata auf das Drüsenparenchym selbst übergreifen können (lymphogene Infektion bei Prostatitis).

### γ) Die metastatische Prostataentzündung.

„Eine idiopathische, d. h. selbständige primäre akute purulente Prostatitis kommt nicht vor" (Socin, Burckhardt).

Metastatische Prostataentzündungen sind nicht allzu häufig. Es ist mitunter auch überaus schwer, bei einem voll ausgebildeten Krankheitsbilde einer akuten Prostatitis weitabliegende eitrige Herde im Organismus, welche evtl. schon vor längerer Zeit im Stadium akuter Entzündung waren, später noch aufzufinden; und dennoch kann es keinem Zweifel unterliegen, daß akute Entzündungen in der Prostata als späte und entfernte Metastasen irgendeines eitrigen Prozesses im Körper auftreten können. So berichtet v. Frisch über Prostataabscesse nach Armphlegmonen und Tonsillenabscessen. Tiefgehende Panaritien (Legrein), Beinhautabscesse in den Kiefern, Angina phlegmonosa, Furunkeln und Karbunkeln, Zellgewebseiterungen, Appendictis usw. können die Primärherde für metastatische Prostataabscesse abgeben. Aber auch im Verlaufe akuter Infektionskrankheiten treten als späte Lokalisation akute Prostataentzündungen auf. Die großen Grippeepidemien der letzten Jahrzehnte brachten Häufungen von Prostataabscessen im Verlaufe der Influenza. Wir selbst haben einige derartige Fälle operiert, bei denen keinerlei urethrale Erkrankung dem Prostataabsceß vorangingen, sondern nur eine heftige, typische epidemische Grippe. Von anderen Infektionskrankheiten spielt der Typhus, der Paratyphus, das Erysipel, die Angina, der Scharlach und der epidemische Mumps bei der Entstehung des metastatischen Prostataabcesses eine gewisse Rolle.

Prostataentzündungen bei Pyämie wurden von Weigert, Hanau, Klebs, Tuffier, Socin, Burckhardt, v. Frisch u. a. beobachtet. Ferner bei Rotzkrankheit, bei Parotitis, bei der infektiösen Pneumonie, bei Influenza und Grippe, bei phlegmonöser Angina, Karbunkeln und Furunkeln.

Mit besonderem Nachdrucke sei darauf hingewiesen, daß wir bei gewissen krankhaften *Diathesen*, namentlich bei der *Zuckerkrankheit* eine ganz besondere Disposition znr Entwicklung der Prostataabscesse gesehen haben und ungefähr die Hälfte aller der von uns beobachteten Prostataabscesse bei Männern über 50 Jahren fand sich bei *Diabetikern*. Auch die gichtische Diathese soll eine Rolle bei der Entwicklung der Prostatitis spielen.

Zu den disponierenden Ursachen der Prostataentzündungen gehören ferner *Erkältungen und Traumen*. Wiewohl die Art der Gewebsschädigung durch die Erkältung noch keineswegs geklärt ist, ist ein Zusammenhang der akuten ersten Symptome einer Prostatitis im Verlaufe einer akuten Urethritis mit einer Erkältung in manchen Fällen nicht zu verkennen. Ob die durch Erkältung und

Durchnässung der Hautoberfläche hervorgerufene Hyperämie der inneren Organe die Ursache der Entwicklung der Prostataentzündung ist oder ob auch hier durch den thermischen Reiz provozierte antiperistaltische Kontraktionen der Drüsenmuskulatur ausschlaggebend sind, ist noch viel zu wenig erforscht.

## b) Die pathologische Anatomie der Prostataentzündung.

Wenn wir daran gehen, die pathologische Anatomie der entzündlichen Prostataerkrankungen zu besprechen, so empfiehlt es sich, gesondert a) *die akute* und b) *die chronische Prostatitis* zu besprechen. Die akute Prostatitis entwickelt sich in vier, dem Grade nach verschiedenen Formen.

1. Die Prostatitis catarrhalis,
2. die follikuläre oder glanduläre Prostatitis,
3. die parenchymatöse Prostatitis und der Prostataabsceß und
4. die periprostatische Phlegmone.

### α) *Die akute Prostatitis.*

### I. Die katarrhalische Prostatitis.

Sie wurde von FINGER als akuter gonorrhoischer Katarrh der Prostata bezeichnet, von GOLDBERG als Prostatitis endoglandularis beschrieben.

Die in die Hohlräume der Drüsen und deren Ausführungsgänge eingewanderten Bakterien führen als mildeste Form der Infektion zu einer Desquamation der Epithelien und Auswanderung von Eiterzellen in das Lumen der Drüschen. Es gleicht diese Art der Erkrankung der Prostata der akuten katarrhalischen Erkrankung der LITTRÉschen Drüsen in der vorderen Harnröhre, im Verlaufe einer infektiösen Urethritis, wie dies von FINGER, GOHN und SCHLAGENHAUFER für die Gonorrhöe nachgewiesen wurde. Der Grad der Entzündung und ihre Folgezustände, die Exsudation und Eiterbildung sind so geringfügige, daß das gesamte Organ weder in seiner Größe, noch in seiner Form und Konsistenz, eine besondere Veränderung zeigt. Sicherlich kann man auch bei dieser akuten katarrhalischen Prostatitis im Bereiche der hinteren Harnröhre eine Rötung und Schwellung der Ausführungsgänge der prostatischen Drüsen nachweisen, schwerere Veränderungen fehlen jedoch.

Der zweite Grad der Entzündung präsentiert sich uns in der Form der

### II. Prostatitis glandularis (LALLEMAND) oder als follikuläre Prostatitis (FINGER).

Der Entzündungsprozeß gelangt bis an die Ausführungsgänge der prostatischen Drüsen, welche zunächst durch Schleimhautschwellung eine Verstopfung ihres Lumens erleiden, wodurch zu einer Stagnation des Drüseninhaltes und somit zu einer follikulären Eiterretention der Anlaß gegeben ist *(follikulärer Absceß)*. Die Prostatitis acuta follicularis, die einer vollständigen Rückbildung fähig ist, kann nur ganz geringe Veränderungen in der Prostata hervorrufen, ganz vereinzelte miliare Absceßchen entwickeln sich, und nur selten sieht man durch Konfluenz benachbarter vereiterter Drüsenlichtungen die Entwicklung kleiner Hohlräume, die mit Eiter gefüllt sind und durch den Drüsen-Ausführungsgang mit der Harnröhre frei communicieren.

Die klassische Schilderung FINGERs über die Entstehung der follikulären Prostatitis sei hier wörtlich zitiert: „Gelangt der Gonokokkus in einen solchen blinden Gang (einer prostatischen Drüse), dann erzeugt er zunächst in diesem Divertikel einen eitrigen Katarrh. Aus dem Ausführungsgang des etwas geschwellten Divertikels tritt ein Eitertropfen heraus. Schwellung der Wand des Ausführungsganges, Stagnation des Sekretes in demselben, Verlegung der Mündung durch einen festhaftenden Eiterpfropf, bedingen einen vorübergehenden

Abschluß des Divertikels. Indem sich aller nun produzierter Eiter, am Abfluß gehindert, in dem Lumen des Divertikels ansammelt, steigern sich die entzündlichen Erscheinungen. Das Divertikel wölbt sich als gerötetes, schmerzhaftes, etwa erbsengroßes Knötchen aus seiner Umgebung hervor, die Eiterung in seinem Lumen wird immer größer, es kommt zu Durchbruch des Eiters entweder durch den Ausführungsgang, die natürliche Ausmündung des Divertikels, oder neben dieser durch die verdünnte Schleimhaut. Es hat sich ein Absceß oder, wie

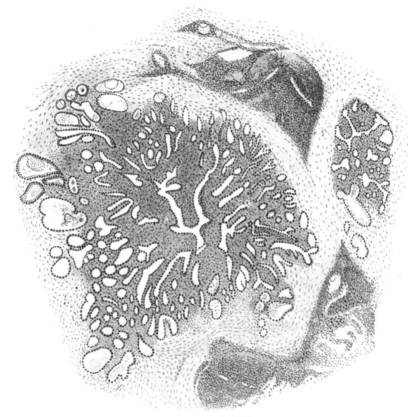

Abb. 34. Follikuläre Prostatitis. Periglanduläre Abscesse, Drüsenwucherung, Absceß im Stroma.
(Nach v. Frisch.)

Jadassohn richtig sagt, da es sich um eine Eiteransammlung in einem präformierten Lumen handelt, ein Pseudoabsceß gebildet."

In der Regel pflegt die ganze Prostata bei Vorhandensein eines solchen aus follikulären Absceßchen bestehenden Entzündungsherdes infolge ödematöser Durchtränkung des Gewebes vergrößert zu sein, die Konsistenz ist sehr derb und eine deutliche Asymmetrie beweist das Vorhandensein eines größeren Herdes in einem der beiden Seitenlappen.

Auch bei der mikroskopischen Untersuchung sieht man das den Herd umgebende Gewebe teils ödematös, teils kleinzellig infiltriert. Einen oder den anderen Ausführungsgang der prostatischen Drüsen findet man durch einen Eiterpfropf verschlossen, das Epithel des Drüsenacinus teils abgehoben, teils kleinzellig infiltriert und von polynucleären Eiterzellen durchsetzt. Der Drüsenhohlraum selbst ist von rein eitrigen Massen erfüllt.

Von dieser follikulären und glandulären Form der akuten Prostataentzündung führt ein fließender Übergang zu der nächsten schwereren Form, zu der III. parenchymatösen Prostatitis und dem Prostataabsceß.

### III. Parenchymatöse Prostatitis und Prostataabsceß.

Während bei der follikulären Form eines oder wenige Drüsenläppchen von der Entzündung und Eiterung ergriffen sind, sieht man bei der parenchymatösen Prostatitis sämtliche, einen Lappen oder aber die die ganze Prostata zusammensetzenden Drüsen entzündet und infiltriert, es kann ein ganzer Lappen oder das ganze Organ bienenwabenartig durchsetzt sein von kleinen Abscessen, die im weiteren Verlaufe durch Konfluenz und eitrige Einschmelzung des fibromuskulären Stromas der Prostata zu ausgesprochener, großer Absceßbildung geführt haben.

Wenn auch das anatomische Bild des Prostataabscesses durch zahlreiche operative und Leichenuntersuchungen genau studiert ist, so sind doch die Anfänge der parenchymatösen Prostatitis nur ausnahmsweise Gegenstand sorgfältiger anatomischer Untersuchung geworden. Der Anfang der akuten Form der parenchymatösen Prostatitis, etwa einer metastatischen parenchymatösen Prostatitis oder der akuten Entzündung des Prostataadenoms, zeigt sich als starke aktive, kongestive Hyperämie und seröse Durchtränkung sämtlicher Gewebe der Prostata und deren Umgebung. In v. FRISCHs Darstellung der Krankheiten der Prostata finden wir wörtlich zitiert die Darstellung THOMPSONs, der einmal Gelegenheit hatte, die frühesten Veränderungen der akuten parenchymatösen Prostatitis an der Leiche zu untersuchen: „Die Prostata ist um das Doppelte, selbst um das Vierfache vergrößert und fühlt sich fest und gespannt an. Die Blutgefäße an der Außenfläche sind mit dunklem Blute überfüllt, eröffnet man die Harnröhre von vorne her, so findet man die Schleimhaut etwas dunkler gefärbt als in gewöhnlichem Zustande, doch nur in sehr mäßigem Grade; die Schnittfläche der Prostata aber ist stärker gerötet als im gesunden Organ. Durch Druck entleert sich eine rötliche und etwas trübe Flüssigkeit, ein Gemenge von Lymphe und Serum und Blut aus den gefüllten Capillaren, von Prostataflüssigkeit und von sehr wenig Eiter, denn unter dem Mikroskop erkennt man bloß einzelne Eiterkörperchen darin. Auf Schnitten in einen der Seitenlappen zeigt sich die nämliche Flüssigkeit, aber in größerer Menge."

Aus diesem Anfangsstadium entwickelt sich das voll ausgebildete Krankheitsbild der akuten parenchymatösen Prostatitis, bei welcher geradeso wie bei dem früher geschilderten follikulären Stadium, wo nur einzelne Drüsenläppchen zu follikulären Abscessen sich verwandeln, nunmehr das ganze Organ oder aber ein ganzer Lappen in ein von eitrigen Follikeln durchsetztes, stark geschwollenes und derb infiltriertes Gewebe verwandelt ist. Die noch nicht ergriffenen Teile des Prostatagewebes, also das die Drüsenlappen umgebende Muskelgewebe und Bindegewebe der Prostata, wird in den Krankheitsprozeß einbezogen, die Durchsetzung mit Eiterkörperchen, die eitrige Einschmelzung der bindegewebigen Scheidewände zwischen den einzelnen eitrigen Drüsenläppchen verwandelt in raschem Verlaufe bezirksweise das Drüsengewebe in eine Absceßhöhle, welche in den schwersten Fällen, ausgehend von einer plurifokalen eitrigen Entzündung, die ganze Prostatadrüse in einen Absceß verwandeln kann. Ein solcher Absceß ist eingeschlossen von der serös durchtränkten und von Eiterzellen durchsetzten bindegewebigen Kapsel der Prostata, die Innenfläche der prostatischen Harnröhre ist durch ein Ödem der Schleimhaut (daher rührt die fast nie zu vermissende akute Harnverhaltung beim Prostataabsceß)[1] vorgewölbt, zeigt buckelförmige

---

[1] KRETSCHMER, HERMANN L.: Abscess of the Prostate. Americ. Assoc. of Gen. Urin Surgeons. May 31. 1920.

Erhabenheiten und gar nicht so selten kann man den Beginn des Durchbruches des Abscesses an dieser Stelle, an welcher eine bindegewebige Kapsel der Prostata vermißt wird, wahrnehmen. Die Wand des Abscesses an dieser Stelle wird eben nur von der geschwollenen Mucosa der hinteren Harnröhre gebildet.

Der häufigste Ausgang des Prostataabscesses ist, wie dargestellt, der Durchbruch desselben in die prostatische Harnröhre. Seltener (weil es dazu der Perforation der bindegewebigen Kapsel und des gesamten Zellgewebes zwischen Prostata und Rectum bedürfte) ist der Durchbruch in den Mastdarm. Zahlreiche Fälle, namentlich diejenigen, welche in den 4. Grad, in die periprostatische Phlegmone übergehen, zeigen einen Durchbruch des Abscesses nach vorne, in das Corpus cavernosum penis oder in das Cavum Retzii und verursachen auf diese Weise eine perivesicale Phlegmone, andere wieder zeigen entsprechend den Muskel- und Fascienspalten einen Durchbruch ins Perineum, in die Glutäalmuskeln oder in den Bauchfellraum.

Über einen anderen Ausgang der akuten prostatischen Eiterung, in die sog. *prostatische Kaverne*, wird bei Gelegenheit der Besprechung der pathologischen Anatomie der chronischen Prostatitis zu sprechen sein.

## IV. Die periprostatische Phlegmone.

Außer den bekannten Veränderungen, welche das Prostataparenchym selbst bei der eitrigen Entzündung erleidet — katarrhalische Entzündung der Ausführungsgänge und der Drüsenschläuche, disseminierte follikuläre Eiterungen in den einzelnen Drüsenläppchen und eitrige Einschmelzung größerer Bezirke bis zur Bildung von Kavernen — findet man ödematöse Schwellung der Prostatakapsel, akute Entzündung der periprostatischen Lymphräume, eventuell Thrombosen in den großen Venenplexus, welche die Prostata umgeben. Sobald sich nun hier eine größere Menge des anfangs lymphatisch-serösen, später eitrigen Exsudats gebildet hat, sucht sich dasselbe nach verschiedenen Richtungen Bahn zu machen. Wie aus der nebenstehenden Abbildung nach Cornings topographischer Anatomie ersichtlich ist, wird der nächste Weg der sein, daß sich der Absceß gegen das Rectum zu vorwölbt, die Lamina visceralis fasciae pelvis vor sich herschiebt und bei rapidem Wachstum der Exsudatmenge wird sich die Flüssigkeit unterhalb der genannten Fascie längs des Überzugs der Blase hinauf ziehen und das Peritoneum über dem Blasenscheitel abheben. Nach vorne gelangt dann der Eiter in das Cavum Retzii, so daß sich die Phlegmone rings um den Körper der Blase als pericystitische Eiterung erstrecken kann. In anderen Fällen bricht das Exsudat die Lamina visceralis pelvis durch und kann direkt subperitoneal erscheinen. Aus der nebenstehenden Abbildung ist auch ohne weiteres ersichtlich, daß der Absceß nach Durchbruch des genannten Fascienblattes am Perineum, in der Fossa ischiorectalis, sogar in der Inguinalgegend und durch das Foramen obturatorium perforierend am Oberschenkel erscheinen kann.

Der glücklicherweise viel häufigere Ausgang der periprostatischen Eiterung und der akuten Prostataabscesse ist jedoch der spontane Durchbruch ins Rectum und in die Urethra.

In einer Arbeit befassen sich Aversenq und Dieulafé mit der Anatomie und Pathogenese der periprostatischen Eiterungen. Auf experimentellem Wege, durch Injektion gefärbter Gelatine in das Gewebe der „loge prostatique" suchten sie die Frage der Ausbreitungsweise der periprostatischen Eiterungen zu lösen. Auf Grund ihrer anatomischen Untersuchungen und der Experimente und auf Grund einer genauen Revision der in der Literatur niedergelegten Beobachtungen kamen sie zur Aufstellung folgender pathologisch-anatomischer Typen der periprostatischen Phlegmone:

1. *Vordere periprostatische Abscesse.* Durch eitrige Entzündung der Kapsel des vorderen Prostataanteiles, welches die äußerst zarten Plexus Santorini enthält, entsteht daselbst ein Absceß, der sich bis ins Cavum Retzii erstrecken kann (Fälle von BAZY, HEATH, FLORENCE).

2. *Seitliche periprostatische Abscesse.*

Zu beiden Seiten der Prostata ist ein äußerst blut- und lymphgefäßreiches Fettgewebe, welches gelegentlich durch eine eitrige Prostatitis infiziert werden kann (Fälle von MOYSANT und LEBAIT).

3. *Hintere periprostatische Abscesse.* Schon anatomisch lassen sich diese in retroprostatische Abscesse (hinter der locker gebildeten anatomischen Kapsel der Prostata) und retrovesiculäre Abscesse unterscheiden, welch letztere hinter den dichtgefügten Lamellen, hinter den Samenblasen liegend, direkt an den Peritonealüberzug der hinteren Blasenwand gelangen (Fälle von AVERSENQ, HALLÉ, NOGUÉS, DESNOS, CAMPENON).

4. *Vordere extraprostatische Phlegmone-Eiterungen* des Cavum Retzii. ENGLISCH hat in einer klinischen Studie das Bild dieser Erkrankung in übersichtlicher Weise entworfen (idiopathische Eiterungen des Cavum Retzii).

5. *Laterale extraprostatische Phlegmonen,* das sind Zellgewebsentzündungen, die wahrscheinlich durch Lymphangoitis und Phlebitiden dieser Region entstehen.

6. *Hintere extraprostatische Phlegmonen* (prärectale Phlegmonen). Diese Form des Abscesses scheint

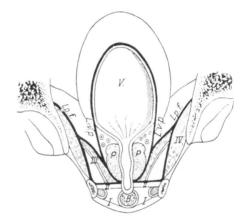

Abb. 35. Frontalschnitt durch das männliche Becken (vorne). V. Blase. P. Prostata. B. Bulbus urethrae. L. v. p. Lamina visceralis fasciae pelvis. L. p. f. Lamina parietalis fasciae pelvis. 1. Fascia perinei superficialis. II. Diaphragma urogenitale. III. Musc. levator ani. IV. Musc. obturator. internus.

der häufigste Ausgang der periprostatischen Phlegmone zu sein. Hierher gehören die zahlreichen Fälle der Literatur, in welchen Prostataabscesse spontan ins Rectum perforierten oder vom Rectum aus durch oberflächliche Incision sich eröffnen ließen.

### β) Die chronische Prostatitis.

Stellt schon das pathologisch-anatomische Bild der akuten Prostatitis ein vielgestaltiges Ensemble krankhafter Befunde dar, so überragt die Polymorphie des anatomischen Bildes der chronischen Prostatitis noch weitaus die der akuten. Es ist wohl richtig, daß gerade bei der chronischen Prostatitis die Gonorrhöe in ätiologischer Beziehung die größte Rolle spielt, aber dennoch ist der Befund von Gonokokken in den erkrankten Drüsen, sowohl bei der akuten wie bei der chronischen Prostatitis ein verhältnismäßig selterer. Wir müssen also annehmen, daß die Entzündung der Prostata im Verlaufe der Gonorrhöe weitaus häufiger von *Mischinfektionen* herrührt, als von der Einwanderung der Gonokokken selbst in die Drüse. Sowohl am Lebenden durch bakteriologische Untersuchung der Exprimate aus der entzündeten Drüse im Verlaufe der Gonorrhöe, als auch durch die autoptischen Befunde bei Operationen und Kadaveruntersuchungen, ließ sich nachweisen, daß dem Gonokokkus selbst eine weitaus geringere Rolle zuzuschreiben ist, als den anderen bekannten Eitererregern, von welchen in den zahllosen Untersuchungen am Lebenden und am Kadaver folgende Formen als Ursachen der Prostataentzündungen gefunden wurden:

Der Staphylococcus aureus,
der Streptococcus albus,
Streptokokken,
Streptokokken und Staphylokokken gemischt,
Pneumokokken, ein anaerobes Bacterium,
der Bacillus perfringens (Veillon und Zuber) (wahrscheinlich identisch mit dem Bacillus des malignen Ödems),
das Bacterium coli, ferner Influenza-, Typhusbacillen usw.
Mischfloren von Staphylokokken, Streptokokken, Proteus vulgaris, Bacterium coli und Pyocyaneus.

Während einzelne Autoren (Neisser, Finger, Wälsch, Frank u. a.) annehmen, daß sich die Gonokokken bei der Prostatitis jahrzehntelang lebend erhalten können, machte in einer sorgfältigen Studie v. Notthaft darauf aufmerksam, daß die ursprünglichen Erreger der Entzündung, die Gonokokken, nach jahrelangem Bestehen der Prostatitis daselbst verschwinden können und anderen Bakterien Platz machen, so z. B. den Staphylokokken, Streptokokken, Bakterien aus dem Stamme der Colibacillen u. a. L. Casper fand bei der bakteriologischen Untersuchung des Eiters von 30 Prostataabscessen, von denen 25 als Komplikationen der Gonorrhöe auftraten, nur einmal Gonokokken im Eiter, ebenso Hinrichsen, Porosz, le Fur u. a.

Bei den Formen der chronischen Prostatitis, die sich an nicht gonorrhoische Erkrankungen der Harnröhre anschließen, ist der bakteriologische Befund in der Prostata ein äußerst wechselnder. Die banale Urethritis non gonorrhoica führt geradezu in der Mehrzahl der Fälle zu einer Beteiligung der Prostata in der Form einer ganz schleichend verlaufenden katarrhalischen Prostatitis. Entzündungen der Prostata im Anschlusse an unsauberen Katheterismus nach Verletzungen der hinteren Harnröhre und nach dem Gebrauche des Dauerkatheters sind weitere Formen der akuten und chronischen Prostatitis.

Auch die eingangs geschilderte aseptische Prostatitis tritt in der Form einer milde verlaufenden chronischen katarrhalischen Prostatitis auf.

Die chronische Prostatitis kann der Folgezustand nach einer akuten Entzündung sein. Häufig genug verläuft das akute Stadium so wenig stürmisch, daß der Kranke kaum etwas davon berichtet und man nur die Beschwerden und Symptome einer chronischen Entzündung nachweisen kann.

Chronische Prostatitis kann sich weiters an den Durchbruch einer prostatischen oder periprostatischen Eiterung anschließen und eine gesonderte Besprechung verdienen *die Entzündungserscheinungen in der Prostata bei bestehender Hypertrophie der Drüse (Infektion im Adenom s. S. 598)*.

In pathologisch anatomischer Beziehung können wir auch hier bei der chronischen Prostatitis eine Reihe von dem Grade nach verschiedenen pathologischen Manifestationen unterscheiden:

1. die chronische katarrhalische Prostatitis,

2. die chronische glanduläre Prostatitis,

3. den chronischen Prostataabsceß oder die „prostatische Kaverne" und endlich

4. das späte Endprodukt der Prostataentzündung, die fibröse Umwandlung der Drüse, die *entzündliche Atrophie der Prostata*, die *Blasenhalscontractur*.

Über die einzelnen eben genannten Formen ist nicht viel zu berichten. Sie sind beinahe identisch mit den Bildern der verschiedenen Formen der akuten Prostatitis. Bei der katarrhalischen und follikulären Prostatitis pflegt die Drüse im allgemeinen kaum eine nennenswerte Veränderung in der Größe, in der Oberfläche, in der Konsistenz zu zeigen, während bei den chronischen eitrigen Formen, die zur Ausbildung chronischer Absceßhöhlen geführt haben, die dem Abscesse benachbarten Anteile der Prostata derbhöckerige Vorwölbungen zeigen.

Sehr charakteristisch für die chronische Form der Prostatitis gegenüber den Bildern der akuten Entzündung ist die Ausbildung von cystischen Hohlräumen im Parenchym der Drüse als Folge lange dauernder Stauung des Drüseninhaltes bei verschlossenem Ausführungsgange. Durch Wucherungen des Bindegewebes in der Umgebung der Ausführungsgänge kommt es nämlich häufig genug zu Obliterationen des Ganges und die erweiterten Hohlräume der Prostatadrüsen, angefüllt mit serös-eitrigem Exsudate und stagnierendem Prostatainhalt, Lipoidkörnchen und Corpuscula amylacea bilden ein System von dünnwandigen Cysten, die an die Bildungen von cystischen Adenomen erinnern. An dem chronischen Entzündungsprozeß ist immer auch das fibromuskuläre Stroma lebhaft beteiligt, es zeigt kleinzellige Infiltrationen und Wucherung des Bindegewebes, Auftreten von Plasmazellen.

In allen Fällen von chronischer Prostatitis sieht man fast ausnahmslos sehr charakteristische Veränderungen in der hinteren Harnröhre. Die Schleimhaut daselbst, namentlich in den Sulci laterales und in der Fossula prostatica ist uneben, höckerig, vielfach von Ödembläschen durchsetzt. Am Colliculus seminalis und von hier bis an den Sphincter der Blase sieht man als Zeichen der chronischen Entzündung häufig die Einlagerung kleinster Cystchen und Follikeln (Urethritis follicularis und cystica), oft auch die Ausbildung von papillären Excrescenzen, welche, ödematös durchtränkt, das Bild der Urethritis proliferans oedematosa (bullöses Ödem) zeigen oder zu verzweigten wahren Polypen und Papillomen der Urethra führen.

G. LUYS beschrieb wohl als erster in einer genauen anatomischen und klinischen Studie das Krankheitsbild der „prostatischen Kaverne".

Wenn die heißen Abscesse der Prostata heutzutage ein vollständig genau durchforschtes pathologisches Gebiet darstellen, so gilt dies nicht für die chronischen Eiterungen der Prostata, deren Anatomie und Diagnostik noch weitaus nicht die gebührende Aufmerksamkeit erreicht hat.

An eine akute Prostatitis im Verlaufe einer gonorrhoischen oder nicht gonorrhoischen Entzündung der Harnröhre schließt sich manchmal ein unerwartet lang dauerndes Stadium chronischer Eiterung in der Prostata an, welches außer den Symptomen des nicht endenwollenden und durch keinerlei Therapie zu beeinflussenden eitrigen Ausflusses nur noch das eine Symptom zeigt, daß bei Druck auf die nicht besonders vergrößerte Prostata ein mächtiger Strom eitrigen Sekretes die Urethra verläßt, um nach wenigen Tagen zu der Erneuerung des Wechselspiels: eitriger Ausfluß, Anfüllung der Prostata mit eitrigem Exsudat und Abfließen desselben bei Druck auf die Prostata zu führen.

Nach LUYS ist nur die Urethroscopia posterior imstande, das Krankheitsbild vollständig zu klären. Man sieht nämlich in der Fossula prostatica an der Seite des Colliculus eine abnorme Öffnung, etwa von der Größe eines Stecknadelkopfes, aus welcher während der Untersuchung ein Spritzer von weißlichem Eiter in das Lumen der Harnröhre entleert wird. Bei genauer Besichtigung kann man nun wahrnehmen, daß hinter dieser Öffnung eine Höhle besteht, und wenn man mit dem Galvanokauter die Kommunikationsöffnung erweitert, so erblickt man die ganze Ausdehnung der „prostatischen Kaverne", die Wände derselben sind von einer höckerigen, granulösen Membran gebildet, die mit eitrigem Exsudat bedeckt ist. Diese eitrigen Höhlen sind die Folgen chronischer Prostatitis infolge von Harnröhreninfektionen, welche zu mehr oder minder ausgedehnten akuten Prostataabscessen geführt hat, der anfangs „eingekapselte" Eiter bricht sich Bahn gegen das Lumen der Harnröhre, die Höhle zieht sich allmählich zusammen, die Perforationsöffnung bleibt punktförmig vorhanden. Da eine gründliche Desinfektion einer solchen Höhle durch keinerlei therapeutische Maßnahmen erfolgen kann, dauert die prostatische Kaverne unbegrenzt lange an. Luys heilt diese Kavernen mittels endoskopischer Behandlung, wenn er gleichzeitig die fast immer hierbei bestehende Spermatocystitis mitbehandelt.

Nach unserer Erfahrung spielt sich die prostatische Kaverne nicht immer so typisch und durch endoskopische Betrachtung darstellbar ab, denn wir kennen eine Reihe von derartigen Krankheitsfällen, bei welchen die Abszeßhöhle weitab von dem Lumen der Harnröhre liegt und die Perforationsstelle bei endoskopischer Betrachtung nicht gesehen werden kann, da durch den natürlichen Ausführungsgang die Kaverne mit der Harnröhre communiciert. Wohl sieht man bei der Irrigationsurethroskopie den Eiter in die Harnröhre spritzen, wenn man digital vom Rectum aus komprimiert. Eine Heilung auf endoskopischem Wege ist bei diesen weit abseits liegenden Kavernen nicht möglich, hier hilft die radikale chirurgische Operation, die perineale Freilegung der Drüse und die Exkochleation der von Granulationsmassen ausgefüllten Kaverne. Man hat bei einem derartigen Sitz der Kaverne weit abseits von der Harnröhre etwa im Zentrum oder den Randpartien der Prostata die Ausbildung dauernder Harnröhrenfisteln nicht zu befürchten.

So verdienstlich wir die Darstellung der Pathologie der prostatischen Kavernen durch G. Luys finden, so können wir uns doch nicht seinen Schlußsätzen vollständig anschließen, von denen der wesentlichste der ist, daß die Behandlung der prostatischen Kaverne die ausschließliche Domäne der Urethroskopie sei.

Die Kenntnis dieser chronischen Eiterungen der Prostata erscheint jedoch besonders wichtig, da in solchen Fällen keine andere Behandlung zum Ziele führt als die chirurgische, endoskopische oder radikale perineale Prostatotomie.

Eines charakteristischen Zeichens dieser Kavernen ist noch zu gedenken, des Abganges großer fibrinöser Pfröpfe bei rectaler Massage; dieselben stellen Ausgüsse der Abszeßhöhle dar, sie enthalten vorwiegend Fibrin und wenig Eiter.

### c) Die Prostatitis bei der Prostatahypertrophie.

Auch bei der Besprechung der pathologischen Anatomie der Prostatahypertrophie werden die Beziehungen zwischen der Entzündung der Drüse und der Entwicklung des Adenoms ausführlich gewürdigt werden, und auch einzelne Bemerkungen angefügt, welche die Rolle der Entzündung in den schon ausgebildeten Adenomen betrifft.

Ohne an dieser Stelle die Frage zu diskutieren, inwieweit entzündliche Vorgänge in der Prostata an der Entwicklung der Altershypertrophie schuldtragend sind, sei hier nur über die verschiedenen Arten der Infektion des Prostataadenoms und deren Konsequenzen berichtet.

Bei bestehender Prostatahypertrophie kann eine Infektion auf verschiedenen Wegen die hypertrophe Drüse erreichen. Geradeso wie wir dies für die akute Prostatitis und den Prostataabszeß in der normalen Drüse entwickelt haben, kann eine spontane Infektion auf hämatogenem Wege erfolgen: Im Verlaufe akuter Infektionskrankheiten, ferner bei Bakteriämien, ausgehend von einer Furunculose, einem Panaritium, einer peritonsillären Eiterung und ähnlichem, kommt es zu einer metastatischen akuten Entzündung in der hypertrophen Prostata. In diesen Fällen, bei welchen bis zu diesem Zeitpunkte noch keinerlei instrumenteller Eingriff gemacht wurde und auch sonst keinerlei Ursache für eine urethrogene Infektion vorliegt, kombinieren sich die Symptome aus diesen beiden pathogenen Ursachen: der akuten Prostatitis und der Prostatahypertrophie. In der Regel steigern sich die in den Anfangsstadien der Prostatahypertrophie nur angedeuteten Harnbeschwerden zu exzessiver Höhe, die akute Entzündung führt zu einer ödematösen Durchtränkung des ganzen Organes und eine komplette Harnverhaltung ist meist die Folge der Entzündung. In diesem Anfangsstadium dominiert im Symptomenbild die Störung des Allgemein-befindens, hohes Fieber, Schüttelfröste, allgemeine Prostration und von lokalen Beschwerden die akute Harnverhaltung, besondere Schmerzhaftigkeit der Prostata bei Druck und spontan, die Unfähigkeit zu sitzen und als entfernte Symptome der Entzündung und des kollateralen Ödems, Ausstrahlungen im Gebiete des Nervus ischiadicus. Die rectale Palpation der Prostata zeigt eine meist einseitige asymmetrische starke Schwellung eines Prostatalappens, welche im Verlaufe weniger Tage in eine fluktuierende, von ödematöser Mastdarm-schleimhaut überzogene Geschwulst übergeht. Sobald diese Erweichung des entzündlichen Tumors durch die Fingeruntersuchung nachweisbar wird, kann

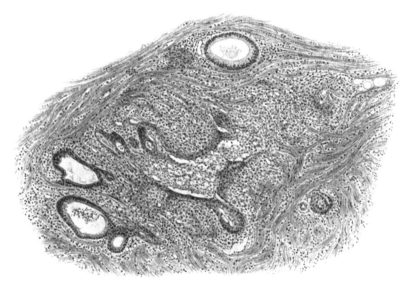

Abb. 36. Entzündungen bei Prostatahypertrophie. Beginnende eitrige Einschmelzung eines Drüsenkomplexes. (Aus TANDLER-ZUCKERKANDL: Prostatahypertrophie.)

man annehmen, daß der meist im Zentrum der Prostata entwickelte Entzün-dungsherd zu einer weitgehenden eitrigen Einschmelzung der um die Prostata gelegenen Weichteile geführt hat, eine eitrige Periprostatitis.

Ganz in parenthesi sei an dieser Stelle bemerkt, daß diese Fälle von Kom-bination von Prostataabscessen mit Prostatahypertrophie den Arzt bezüglich der therapeutischen Indikationsstellung vor die schwierigste Aufgabe stellen. Nach mündlichen Mitteilungen des verstorbenen Prof. ZUCKERKANDL ist es ihm niemals gelungen, einen solchen Fall operativ zur Heilung zu bringen. Nach unserer Erfahrung ist die Prognose dieser Fälle doch nicht so ernst. Es verdient an dieser Stelle hervorgehoben zu werden, daß bei unseren Fällen von kom-biniertem Prostataabsceß und Prostataadenom besonders häufig ein *Diabetes* vorhanden ist. Daß die diabetische Konstitution eine besondere Rezeptivität des Adenoms für Infektionen verursacht, unterliegt ja keinem Zweifel. Die große Gesetzmäßigkeit jedoch, daß wir in so vielen Fällen von Prostataabsceß und Prostataadenom einen Diabetes feststellen konnten, finden wir jedoch nirgends in der Literatur entsprechend hervorgehoben. Die therapeutische Indikation liegt nach unserer Erfahrung in diesen Fällen in möglichst früh-zeitiger radikaler Operation: perineale Freilegung der Prostata, Enucleation des Adenoms und Eröffnung und Drainage des Abscesses.

Der urethrogene Infektionsmodus der hypertrophen Prostata führt geradezu ausnahmslos in allen Fällen, in welchen gewohnheitsmäßig durch lange Zeit die Einführung des Katheters notwendig wurde, zur Infektion des Adenoms in der Form der katarrhalischen Prostatitis, ausgehend von einer Entzündung der Ausführungsgänge und Drüsenläppchen, wodurch einerseits das Parenchym der eigentlichen Prostata, andererseits aber auch das Adenom selbst und die in demselben enthaltenen Drüsenschläuche die Zeichen der Entzündung aufweisen. Durch Verlegung der Ausführungsgänge der einzelnen Prostatadrüsen kommt

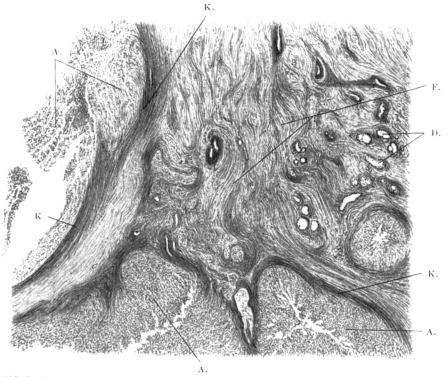

Abb. 37. Entzündung bei Prostatahypertrophie. A. Abscesse. D. Reste von Drüsenparenchym.
F. Fibröse Umwandlung des Gewebes. K. Kapselartige Bindegewebsverdichtungen am Eiterherde.
(Aus Tandler-Zuckerkandl.)

es zur Stauung des Sekretes mit cystischer Erweiterung der Hohlräume, welche mit abgestoßenen Epithelzellen, Eiter- und Exsudatmassen erfüllt sind und so bei mikroskopischer Untersuchung das Bild kleiner oder größerer Eiterherde (Empyeme) bieten. Das Stroma der Prostata zeigt immer in diesen Fällen kleinzellige Infiltration und alle früher geschilderten Zeichen der akuten und chronischen Prostatitis, die katarrhalische follikuläre, die eitrige Entzündung und endlich auch die periprostatische Phlegmone kommt in diesen Fällen oft zur Beobachtung.

Durch den einfachen Katheterismus, selbst wenn er unter aseptischen Kautelen ausgeführt wird, können infektiöse Keime aus der vorderen Harnröhre in die rückwärtige Harnröhre überführt werden, woselbst sie nach den in dem früheren Kapitel geschilderten pathogenetischen Vorgängen zur Infektion und Entzündung der Prostata führen.

Besonders diejenigen Fälle, welche auf die mehrmalige Einführung von Kathetern oder kurze Zeit nach Beginn der Verweilkatheterbehandlung mit einer starken traumatischen Urethritis reagieren, zeigen besonders häufig die verschiedenen Formen der Infektion des Prostataadenoms.

Wenn in französischen Publikationen (R. DARGET)[1] die Kombination von Prostatitis und Hypertrophie mit dem Namen „Les prostatites simples des vieillards" bezeichnet wird, so scheint mir diese Bezeichnung den Kern der Frage nicht zu treffen, denn die „Prostatitis der Greise" ist keine dem Greisenalter eigentümliche Erkrankung, sondern fast immer nur eine Komplikation der Prostatahypertrophie.

## d) Die entzündliche Atrophie der Prostata und die Fibrose (Sklerose) des Blasenhalses.

Eine besondere Form des Ausganges der chronischen und auch der akuten Entzündung der Prostata ist hier noch zu besprechen, die namentlich in der älteren Literatur eine große Rolle spielt, während in der modernen urologischen Literatur eine gewisse Verwirrung der Begriffe Platz gegriffen hat.

Sowohl unter der Bezeichnung entzündliche Atrophie der Prostata in der älteren Literatur, als auch mit der Benennung „Contracture of the neck of the bladder" ist vielfach Mißbrauch getrieben worden und es ist unsere Aufgabe, diese Verwirrung zu lösen und die entsprechenden Krankheitsbilder richtig zu gruppieren.

So haben wir im Kapitel angeborene Mißbildung und Anomalien diejenigen Formen der Atrophie der Prostata abgehandelt, welche als angeborene Kleinheit (ENGLISCH) genau beschrieben und bearbeitet wurden. Im Anschlusse daran haben wir auch von denjenigen Formen der erworbenen Atrophie der Prostata gesprochen, die sich im Anschlusse an Zerstörungen eines oder beider Hoden entwickeln. Hier an dieser Stelle sollen jene Formen der *erworbenen Atrophie* abgehandelt werden, die sich im Anschlusse und auf der Basis einer akuten oder chronischen Entzündung der Vorsteherdrüse entwickeln.

Ähnlich steht es mit den Krankheitsbildern, die unter der Sammelbezeichnung „bladder neck obstructions", „contracture of the neck of the bladder" zusammengeworfen wurden. Unter diesem Begriff wurden auch ganz verschiedenartige Krankheitsbilder unrechtmäßigerweise zusammengeworfen:

1. Prostatisme sans prostate (GUYON).

Diejenigen Fälle, die alle klinischen Erscheinungen der senilen Prostatahypertrophie aufweisen und bei deren Untersuchung man nicht nur keine Hypertrophie der Prostata, sondern eher eine Verkleinerung der Prostata finden konnte. Eröffnet man die Blase bei einem solchen Kranken, so findet man das Orificium externum krampfhaft geschlossen und weder eine Hypertrophie, noch eine Entzündung, noch ein Neoplasma der Prostata ist für die Auslösung aller der Symptome verantwortlich zu machen.

2. Die „falschen" Prostatiker, bei denen die Erscheinungen der Prostatahypertrophie, Harndrang, erschwerte Miktion, Harnverhaltung, Residualurin, Inkontinenz, durch eine *spinale* Störung der Blaseninnervation verursacht sind.

3. Die *Miniaturformen der Prostatahypertrophie*, die wir bei der Besprechung der Prostatahypertrophie ausführlich schildern.

4. Die „Sklerose" des Blasenhalses, d. i. eine Umwandlung der contractilen muskulären Elemente des Blasenschließmuskels in bindegewebige starre Narbenmassen als Endresultat einer akuten oder chronischen Entzündung (entzündliche und narbige Atrophie).

5. Die Sklerosen des Blasenhalses, entstanden durch scirrhöse Veränderung der Sphincterpartie der Blase und der prostatischen Harnröhre (Cancer prostatae).

---

[1] DARGET, R.: Rev. de Chirurg. 1923. Nr. 6, p. 459.

Als letztes Stadium der Entzündung der Prostata sieht man manchmal eine Bindegewebswucherung auftreten, ausgehend von einer kleinzelligen Infiltration des Stromas der Prostata. Es kommt zu enormer Schrumpfung der Ausführungsgänge und endlich auch der Drüsenläppchen der Prostata. Endlich erscheint die ganze Drüse als eine Bindegewebsmasse, in welcher die Prostatamuskulatur kaum mehr nachzuweisen ist, da sie durch die Wucherung des Bindegewebes völlig verdrängt und fettig degeneriert ist.

So verwandelt sich durch die narbige Schrumpfung des Bindegewebes die ganze Prostata in eine äußerst derbe, unter dem Messer knirschende, höckerige Masse, in welcher von der Drüsensubstanz und den Ausführungsgängen der Drüse kaum mehr etwas nachzuweisen ist. Vereinzelte cystische Hohlräume, mit Detritus und Corpuscula amylacea erfüllt, sind die letzten Reste der Drüsenacini. Die Schrumpfungsvorgänge bleiben nicht auf die Prostata allein beschränkt, sie gehen auch auf das periprostatische Gewebe über. Samenblasen, Vasa deferentia usw. sind in schweren und lange dauernden Prozessen in eine bindegewebige derbe, kleinhöckerige, flache Masse umgewandelt.

Die selbstverständliche anatomische Folge dieses die ganze Prostatadrüse und ihre Umgebung erfassenden Schrumpfungsprozesses ist eine sehr charakteristische Veränderung des Orificium internum. Da auch die Muskulatur des Schließmuskels ganz ähnliche Veränderungen aufweist, nämlich fettige Degeneration und Zerfall des Muskels und sein Ersatz durch wucherndes Bindegewebe, so verwandelt sich der sonst elastische und sich irisartig kontrahierende Schließmuskel in ein starres, unbewegliches, sehr verengtes, narbig geschrumpftes Gebilde, welches ein ernstes Harnabflußhindernis bildet — Contracture of the neck of the bladder —. Die häufigste Ursache dieser „Blasenhalsverengerung" sind entzündliche Veränderungen in der Prostata und in der Urethra prostatica. Die Anfänge dieser krankhaften Umwandlung der normalen Harnröhrenschleimhaut bei dieser narbigen Beschaffenheit ist auf urethroskopischem Wege bei vielen Fällen von Urethritis posterior und Prostatitis chronica zu erkennen. Es sind die mit Urethritis cystica einhergehenden chronischen Entzündungsprozesse, bei welchen die Schleimhaut der Fossula prostatica von derben blassen, gespannten Narbenzügen durchzogen ist. Die Einführung eines dehnenden Instrumentes in die hintere Harnröhre ist oft unmöglich, da diese Stellen äußerst schmerzhaft sind und bei der Berührung mit metallischen Instrumenten zu Blutungen Anlaß geben. Besonders bezeichnend ist das Bild des Colliculus und der Sulci laterales in solchen Fällen. Man sieht in einem auffallend blassen bläulich schimmernden Schleimhautbezirk die lebhaft geröteten Ausführungsgänge der prostatischen Drüsen.

Bei klinischer Untersuchung kann man in diesen Fällen zunächst durch digitale Mastdarmuntersuchung eine besonders derbe, mäßig große, flache Verhärtung in der Gegend der Prostata tasten, die ohne deutliche Grenzen, in die Samenblasen und den Blasenboden übergeht. Die Derbheit, die höckerige Beschaffenheit der Oberfläche der Prostata, die oft hochgradige Schmerzhaftigkeit bei Berührung vom Mastdarm aus, die Berücksichtigung des klinischen Symptomes (der Harnverhaltung, Dysurie und Strangurie, Harndrang und in der Regel Infektion des Blaseninhaltes), alle diese Momente legen in vielen dieser Fälle den Gedanken an eine maligne scirrhöse Erkrankung der Prostata nahe. Erst die in solchen Fällen durchgeführte Operation, die suprapubische Eröffnung der Blase und die Keilexcision des Sphincters oder die intravesicale „Punch"operation (Young) ermöglichen dann die richtige Diagnose auf Grund der *histologischen Untersuchung* der exzidierten Gewebstücke.

Hier findet man nämlich eine außerordentliche Wucherung des Bindegewebes nicht nur im Bereiche der Prostatadrüse mit Untergang der Drüsenelemente der Muskulatur und des fibromuskulären Stromas, sondern auch eine besonders starke Veränderung des Schließmuskelgewebes. Auch hier dringen Bindegewebsmassen zwischen die einzelnen Muskelzüge ein durch den Wachstumsdruck dieses Bindegewebes geht das contractile Muskelelement zugrunde. Die submukösen Gewebe unterhalb der Urethra und der Blasenschleimhaut sind gleichfalls atrophisch und die Schleimhaut selbst bekommt eine narbige Beschaffenheit.

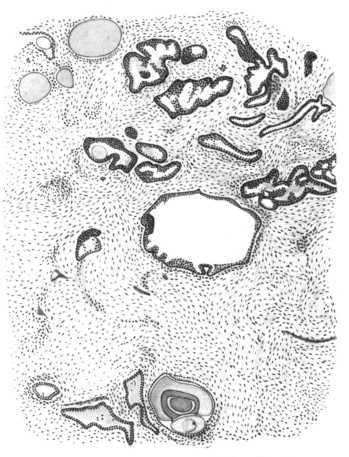

Abb. 38. Atrophie der Prostata. (Nach v. Frisch.)

Die der funktionellen Betrachtungsweise angepaßte englische Nomenklatur „Contractur des Blasenhalses" wäre nach unserer Meinung durch die zutreffendere morphologische Bezeichnung *narbige Sklerose* oder *entzündliche Fibrose* des Blasenhalses zu ersetzen.

Von dieser entzündlichen Form der „contracture of the neck of the bladder" sind alle anderen Arten der Blasenhalscontractur, die eingangs erwähnt waren, streng zu unterscheiden. Die *Blasenhalsklappe,* die auf eine angeborene Kleinheit und Atrophie der Drüse zurückzuführen ist, wurde in dem Kapitel Mißbildungen abgehandelt. Die Form, die auf „Miniatur"-Adenombildung beruht, wird im Kapitel Prostatahypertrophie behandelt, die neoplasmatische Contractur findet im Kapitel Neubildung der Prostata ihre eingehende Würdigung und die spinal bedingte, oder sonst durch fehlerhafte Innervation, Hypertonie usw. verursachte Contracture of the neck of the bladder wird in dem Schlußkapitel Sphincteranomalien (RUBRITIUS) genauer besprochen.

### e) Die Prostatitis chronica „cystoparetica" (GOLDBERG).

Es erscheint mir angebracht, an dieser Stelle über das von GOLDBERG im Jahre 1906 in einer ausgezeichneten klinischen und pathogenetischen Studie dargestellte neue Krankheitsbild der chronischen cystoparetischen Prostatitis etwas eingehender zu berichten.

GOLDBERG versucht unter den Formen der chronischen Prostatitis eine abzusondern und gründlich zu beschreiben: d. i. die Prostatitis junger Männer, welche mit Retentio urinae verbunden ist. Auf eigenen 12 Fällen und aus der Literatur zusammengestellten Fällen von chronischer Prostatitis, die mit Residualurin einhergehen (ZUCKERKANDL, DESNOS, ALBARRAN, MOTZ und ARRESE, KEYES und CHETWOOD, LE FUR) beruht seine Darstellung. Seither wurde viel über die Prostatitis chronica cystoparetica diskutiert und auch wir haben solche Fälle wiederholt gesehen und behandelt und auch durch operative Therapie histologisches Material zu dieser Frage liefern können. Bloß gegen die Bezeichnung „cystoparetica" ergeben sich manche pathologisch-physiologische Bedenken.

Die Befunde bei der Prostatitis chronica cystoparetica (der Rectal-Digital-Befund, die Urethroskopie, die Cystoskopie, die Untersuchung des Exprimates und die allgemeine Körperuntersuchung) unterscheiden sich in nichts von der gewöhnlichen Prostatitis chronica glandularis, es besteht nur eine gewisse Unfähigkeit der Blase, ihren Harninhalt restlos zu entleeren. Dabei aber eine Parese des Blasenmuskels als Ursache der Harnverhaltung anzunehmen, ist nicht ganz beweisend. v. FRISCH äußert sich demgegenüber: „Zufälle von kompletter Harnverhaltung kommen bei der Prostatitis nur ausnahmsweise vor, hingegen beobachtet man oft, daß die Blase durch die häufigen Sphincterkrämpfe vorübergehend, zuweilen auch bleibend, insuffizient wird. Es können Residualharnmengen von 100—250 ccm gefunden werden" (v. FRISCH 1899). Diese Erklärung des Residualharnes mit einer durch den Schließmuskelkrampf entstandenen Insuffizienz des Austreibungsmuskels ist wohl plausibler als die Annahme einer Parese der Blase.

Bei der cystoskopischen Untersuchung dieser Blasen fand GOLDBERG einmal Schrumpfblase, einmal chronische Cystitis mit Balkenblase, einmal chronische diffuse Cystitis, einmal herdförmige Cystitis. MOTZ fand interstitielle Cystitis, zugleich Balken und Divertikel.

Bezüglich der pathologischen Anatomie dieser Fälle von Prostatitis chronica cystoparetica liegen einzelne genaue Berichte vor, die von Präparaten stammen, die bei Operationen bzw. bei der Nekropsie gewonnen wurden. Die Prostata ist in der Regel nicht vergrößert, im Gegenteil in allen ihren Dimensionen verringert, es bestehen Verwachsungen mit den umgebenden Geweben des Mastdarmes und der Harnröhre, häufig so feste Adhäsionen, die nur mit scharfen Instrumenten gelöst werden können, als Folgen einer lange dauernden Periprostatitis. Das Drüsengewebe ist durch Umwandlung in Eiterkavernen zugrunde gegangen oder durch Sklerose des fibromuskulären Stromas der Prostata fast gänzlich verödet, ab und zu findet man cystische, dilatierte Hohlräume, die mit Leukocyten und zelligem Detritus erfüllt sind.

v. FRISCHs im Handbuche der Urologie abgebildeten mikroskopischen Präparate eines Falles von Prostatitis chronica cystoparetica stammen von Kranken, bei denen wegen der Erscheinungen der Contracture of the neck of the bladder, die

ja in solchen Fällen identisch sind mit denen der Prostatitis chronica cystoparetica nach suprapubischer Eröffnung der Blase, ausgedehnte Excisionen der
Prostata gemacht wurden, und die prostatischen Drüsen zeigen sowohl periglanduläre Infiltrate, als auch Veränderungen des Drüsenepithels. Die Drüsentubuli sind mit proliferierten und desquamierten Epithelzellen erfüllt oder sie
enthalten neben desquamierten Epithelien auch polynucleare Leukocyten in
größerer oder geringerer Anzahl, bis zu fast vollständiger Erfüllung ihres Lumens
mit Eiterkörperchen. Die periglandulären Infiltrate liegen hauptsächlich in
jenen Partien periglandulären Bindegewebes, welche sich zwischen die einzelnen
Drüsentubuli einschieben. Sie springen dann als Zotten in das Lumen der Drüse
vor; von FRISCH sagt hierüber: „in einem Falle von Prostatitis chronica fand
ich dichte Rundzelleninfiltrate um das Ganglion der Prostata und in den
Scheiden der in dieses eintretenden Nerven. Bemerkenswert erscheint mir noch
zu sein, daß an den Drüsen in manchen Fällen eine wahre Neubildung von
Drüsenschläuchen zu beobachten ist, eine Tatsache, welche bisher wenig bekannt
und meines Wissens nur einmal flüchtig von ALBARRAN erwähnt wurde. Diese
Drüsenneubildung ist zuweilen geradezu eine derartige, daß adenomähnliche
Bilder entstehen. Der desquamativ eitrige Prozeß im Hohlraum der Drüsen
führt in weiterem Verlauf zu vollständigem Verlust des Epithels und Erweiterung des Lumens, indem sich Detritus, Lecithinkörnchen und geschichtete
Amyloide finden. Die periglandulären Infiltrate führen schließlich zur peri-
acinösen Sklerose. Die Muskelfasern des Stromas gehen nach und nach vollständig zugrunde und es bleiben endlich nur noch Bindegewebezüge übrig, die
das Organ nach verschiedenen Richtungen durchsetzen."

Ich wollte es mir nicht versagen, diese klassische Schilderung der pathologischen Histologie der chronischen Prostatitis hier wörtlich zu zitieren. 1. weil
mir die Fälle, von denen die Präparate stammen, ausnahmslos gut bekannt sind
und ich an ihrer Verwertung beteiligt war; 2. weil man kaum besser und prägnanter
die Schilderung sämtlicher Formen der chronischen Prostatitis mit ihren Aus-
gängen in Prostatasklerose und Fibrose und die Prostatitis chronica cystoparetica im histologischen Bilde finden könnte.

Die chronisch entzündlichen Veränderungen bei der Prostatahypertrophie,
die Rolle der Infektion beim Prostataadenom wird an anderer Stelle ausführlich
behandelt werden.

## 2. Klinik der nicht gonorrhoischen Prostatitis und des Prostataabscesses.

Die *akute,* sowie die *chronische Prostatitis* verdanken ihre Herkunft *am
häufigsten der Gonorrhöe,* die chronische Form noch viel häufiger als die akute,
ja man kann sagen, daß die chronische Prostatitis beinahe ausschließlich
gonorrhoischer Natur sei. Da die gonorrhoische Prostatitis bereits in einem
früheren Abschnitt behandelt wurde, soll hier in erster Linie nur von der *nicht*
gonorrhoischen die Rede sein. BARRAGAN hat unter 762 Fällen von Prostatitis
nur 67 Fälle von Prostatatuberkulose und 22 Fälle anderer Ätiologie beobachtet.
In allen übrigen Fällen handelt es sich um gonorrhoische Prostatitis.

*Ätiologie.* Die Prostatitis kann auf verschiedenartigen Wegen und durch
mancherlei Ursachen zustande kommen.

1. Die häufigste Entstehungsart ist die durch *Propagation von der Harnröhre
aus.* Auf diese Weise breitet sich namentlich die Gonorrhöe von der Urethra
posterior auf die Prostata aus. Aber auch, wenn wir die Gonorrhöe unberücksichtigt lassen, gibt es noch verschiedene Momente, welche das Auftreten einer
akuten Prostatitis von der Harnröhre aus bewirken können. Zunächst seien

verschiedene *lokale Eingriffe in der Harnröhre* erwähnt, bei denen es zu größeren und kleineren Verletzungen der Harnröhrenschleimhaut kommen kann. Ob die rückwärtige Harnröhre zur Zeit einer solchen Verletzung schon einen Entzündungsprozeß aufwies oder nicht, ist für die Entstehung der Prostatitis nach solchen Harnröhrentraumen gleichgültig. Solche Möglichkeiten sind gegeben durch einen forcierten oder nicht aseptisch durchgeführten Katheterismus, durch die Einführung einer Sonde, eines Cystoskopes oder eines Lithotriptors zum Zwecke der Litholapaxie. Auch die *Urethritis*, welche oft im Verlaufe einer *Dauerkatheterbehandlung* auftritt, kann zur Entstehung einer Prostatitis Veranlassung geben. Ebenso müssen an dieser Stelle die chronischen Formen der Prostatitis genannt werden, welche man oft im Verlaufe von *chronischen Blasenkatarrhen*, *Blasensteinen* und *Harnröhrenstrikturen* beobachten kann. Einen breiten Raum nehmen auch die an anderer Stelle zu besprechenden *Entzündungserscheinungen in einer Prostatahypertrophie* ein.

2. Verhältnismäßig selten ist *die Infektion der Prostata auf dem Wege der Lymphbahnen* von *Entzündungsprozessen* der Nachbarschaft aus, also am häufigsten von solchen, welche *im Mastdarm* oder um denselben herum lokalisiert sind. *Rectale und periproktitische Eiterungen*, *Mastdarmfisteln*, *entzündete Hämorrhoidalknoten*, *Fremdkörperverletzungen des Mastdarmes* sind die häufigsten Ursachen für solche Prozesse.

3. Überaus häufig entsteht die Prostatitis *auf hämatogenem Wege*. Man hat Eiterungen der Prostata bei *pyämischen Prozessen* gesehen, ferner im Anschlusse an schwere *Infektionskrankheiten*, wie *Rotz*, *Variola*, *Typhus* und *Pneumonie*. Nicht gar so selten sehen wir *Prostataabscesse* nach *Grippe*, *Angina*, *Furunkeln* und *Karbunkeln* auftreten.

Eine besondere Stelle nehmen auch 4. *die aseptischen chronischen Formen der Prostatitis* ein, welche, wie man annehmen muß, *durch dauernde Kongestionszustände* der Drüse hervorgerufen werden. Veranlassungsursachen für solche Kongestionen sind: *Masturbation, geschlechtliche Abnormitäten* und *excessive geschlechtliche Erregungen*.

Alle die angeführten Entzündungs- und Eiterungsprozesse in der Prostata werden durch die gewöhnlichen Eitererreger hervorgerufen.

## a) Symptomatologie der akuten Prostatitis und des Prostataabscesses.

Bei der leichtesten Form der Prostatitis, der einfachen *Kongestion der Drüse*, klagen die Kranken nur über ein Druckgefühl im Mastdarm und in der Gegend des Dammes. Dazu besteht leichter Harndrang, das Harnlassen ist etwas erschwert und schmerzhaft. Beim zweiten Grade, der *parenchymatösen Entzündung*, sind die Beschwerden schon viel erheblicher. Die *Schmerzen im Mastdarm* sind gesteigert, nehmen eine Art von überaus lästigem Fremdkörpergefühl an und haben bohrenden Charakter. Die *Harnentleerung* vollzieht sich langsam *unter großen Schmerzen*. Der Harn ist dabei immer noch klar. Nichtsdestoweniger kann es ganz plötzlich und unvermittelt zu einer *akuten Harnverhaltung* kommen. Mittlerweile nehmen die bohrenden und reißenden Schmerzen im Mastdarme erheblich zu und strahlen gegen den Damm, in die Kreuzgegend, in beide Oberschenkel und in die Glans penis aus. Sie steigern sich bei der Harnentleerung und in ganz besonderem Maße aber bei der Stuhlentleerung, welche sich für den Kranken zu einem qualvollen Akt gestaltet. Dazu besteht gewöhnlich noch eine Obstipation, welche nur unter Anwendung schärfster Mittel behoben werden kann. In manchen Fällen vervollständigen noch schmerzhafte Erektionen und Pollutionen die Beschwerden, unter welchen ein solcher Kranker zu leiden hat. Dieser Zustand ist von mäßigen *Fieberbewegungen* begleitet, auch *Schüttelfröste* stellen sich mitunter ein.

Bei der rectalen Untersuchung, welche außerordentlich schmerzhaft ist und nur unter größter Schonung und mit Zartheit vorgenommen werden darf, erweist sich die Prostata *übermäßig groß*; sie ist hart, ihre Oberfläche glatt und gespannt. Die Drüse kann in ihrer Gänze betroffen sein oder ist der Prozeß nur halbseitig lokalisiert. In den allermeisten Fällen dauern diese Erscheinungen in gleicher oder steigernder Intensität durch 5 oder 6 Tage an, um dann langsam abzuklingen. Dies ist der bei weitem häufigere Ausgang.

Gehen die Krankheitserscheinungen nicht innerhalb einer Woche oder 10 Tagen zurück, so deutet dies darauf hin, daß der Prozeß fortschreitet, bzw. in Eiterung übergeht. Damit kommt es zu einer ganz *erheblichen Steigerung aller Symptome, vor allem der Schmerzen.* Diese können sich bis zur Unerträglichkeit steigern und halten in gleicher Intensität Tag und Nacht an, ohne Rücksicht auf die Körperstellung, welche der Kranke einnimmt. Dazu kommen noch die *furchtbaren Schmerzen, welche die Harnentleerung und der Stuhlgang bereiten.* Erstere geht nur tropfenweise vor sich und kann auch ganz unmöglich werden, so daß sich die Notwendigkeit eines Katheterismus herausstellt. Das Allgemeinbefinden ist durch *hohes Fieber, Schüttelfröste, Kopfschmerz, Durstgefühl* und *vollständige Appetitlosigkeit* arg in Mitleidenschaft gezogen. Das Fieber kann zwar auch fehlen. Man kann oft die Beobachtung machen, daß Prostataabscesse vollkommen fieberlos verlaufen (DESNOS: *„latente"* Abscesse); namentlich die Eiterungen in einer hypertrophischen Prostata pflegen sehr oft ohne Fiebersteigerungen einherzugehen.

Durch die *übermäßigen Schmerzen,* die *hohen Fieberbewegungen, die Erschwerung der Harn- und Stuhlentleerung und das schwer beeinträchtigte Allgemeinbefinden* ist *das klinische Bild des Prostataabscesses wohl charakterisiert.* Er ist in diesem Stadium noch auf die Prostatakapsel beschränkt. Im weiteren Verlaufe erfolgt der Durchbruch des Eiters in ein benachbartes Hohlorgan oder in das umgebende Zellgewebe und gibt in letzterem Falle Anlaß zur Ausbildung einer *periprostatischen Phlegmone.*

*Am häufigsten bricht der Eiter in die Harnröhre oder in den Mastdarm durch.* Die Ruptur in die Harnröhre vollzieht sich oft gelegentlich einer Miktion oder eines Katheterismus. Mit dem Durchbruch können alle Krankheitserscheinungen plötzlich schwinden. Der Harn enthält jetzt große Mengen von Eiter und die Heilung vollzieht sich rasch. Aber nicht immer erfolgt die Rückbildung so prompt. Es kommt vor, daß die Perforationseröffnung zu klein ist, und als Folge davon stellen sich immer wieder Eiterretentionen ein, welche sich durch Fieberanstieg dokumentieren.

Breitet sich der Absceß gegen das Rectum hin aus, so kann man an der großen harten Geschwulst im Mastdarm an einer oder mehreren Stellen Erweichungen mit Schwellung der darüber hinziehenden Schleimhaut auftreten sehen, bis sich endlich die in den Mastdarm vorspringende Prostata als *großer fluktuierender Tumor* präsentiert. Damit soll aber nicht gesagt sein, daß bei jedem Prostataabsceß vom Mastdarm aus Fluktuation nachweisbar ist. Auch nach dem Eiterdurchbruch ins Rectum erfolgt gewöhnlich rasche Rückbildung und Heilung.

Wenn der Absceß nicht in die Harnröhre oder in den Mastdarm durchbricht, so entwickelt sich eine *Zellgewebseiterung,* welche *verschiedene Ausbreitungswege* nehmen kann. Der Eiterungsprozeß kann einmal gegen das Perineum fortschreiten; er kann sich ferner in die Fossa ischiorectalis senken und um das Rectum herum nach außen durchbrechen oder es erfolgt die Ausbreitung nach oben hin gegen die Blase. Dann wird das präperitoneale Fettgewebe mit herangezogen und der Durchbruch erfolgt über der Symphyse, in der Inguinalgegend oder an der Innenseite des Oberschenkels. Als überaus selten muß der Durchbruch in die Bauchhöhle bezeichnet werden.

Die periprostatischen Phlegmonen geben, wenn sie nicht rechtzeitig durch ausgiebige Incision und Drainage eröffnet werden, sehr häufig Veranlassung zur Ausbildung schwerer, lebensbedrohender Allgemeininfektionen.

Der Eiterungsprozeß kann andererseits in einen chronischen übergehen, indem sich ausgedehnte Infiltrate mit zahlreichen fistelförmigen Durchbrüchen entwickeln, deren definitive Heilung oft sehr lange Zeit in Anspruch nimmt.

### b) Symptomatologie der chronischen Prostatitis.

Die Symptome der chronischen Prostatitis sind außerordentlich mannigfaltige. Um Wiederholungen zu vermeiden, sollen hier nur die *Störungen der Harnentleerung* und die verschiedenen *Schmerzparoxysmen* besprochen werden. Bezüglich der krankhaften Veränderungen der Geschlechtsfunktion, der nervösen Erscheinungen und der abnormen Sekretion der Drüse, alles Zustände, wie sie mehr oder weniger nur bei der chronischen Prostatitis gonorrhoischer Natur vorkommen, sei auf den diesbezüglichen Abschnitt verwiesen.

Die *Störungen der Harnentleerung* treten in Form von vermehrtem Harndrang und erschwertem und schmerzhaftem Urinieren in Erscheinung. Oft werden die Kranken von einer peinlichen Pollakisurie geplagt, welche nicht nur bei Tag, sondern auch bei Nacht anhält. Eine ebenfalls sehr lästige Erscheinung für den Kranken ist das Harnträufeln nach der Miktion. Es kommt so zustande, daß nach Beendigung der Harnentleerung die energische terminale Sphincterkontraktion ausbleibt. Diese Erscheinung beobachtet man auch bei dem von Porosz als *Atonie der Prostata* bezeichneten Symptomenkomplex, welcher häufig das Endstadium einer durch geschlechtliche Exzesse hervorgerufenen aseptischen Prostatitis darstellt.

In selteneren Fällen ist die Harnentleerung so weit gestört, daß die Blase sich selbsttätig nicht mehr vollständig entleeren kann. Diese Blaseninsuffizienz hat zur Folge, daß Restharn in der Blase zurückbleibt und daß sich diese Restharnportionen im Laufe der Zeit steigern. Goldberg hat auf diese Formen der chronischen Prostatitis mit schweren Störungen seitens der Miktion hingewiesen und für sie die Bezeichnung „*Prostatitis chronica* cystoparetica" gewählt.

Die Schmerzen, welche eine chronische Prostatitis begleiten, sind überaus verschiedenartig. Sie treten bei der Miktion auf oder an deren Schluß, können aber auch in den Miktionspausen bestehen. Ihr Charakter ist oft ein dumpfer, dazu kommt das Gefühl der Völle im Mastdarm; auch Kitzeln in der Dammgegend und im Verlauf der Harnröhre werden empfunden. Manchmal sind die Schmerzen bohrend und reißend und treten anfallsweise auf, namentlich bei der Stuhlentleerung, beim Coitus und bei Pollutionen. Dazu gesellen sich lästige, lang dauernde Erektionen, häufige Pollutionen. Von anderen Störungen der Genitalfunktion beobachtet man in einigen Fällen Ejaculatio praecox oder eine stark herabgesetzte, bzw. aufgehobene Potenz; ferner Abfluß von Prostatasekret aus der Harnröhre gelegentlich der Defäkation oder unabhängig davon, Prostatorrhöe, auch Spermatorrhöe kann auftreten. Von nervösen Begleiterscheinungen der chronischen Prostatitis wären eine gewisse allgemeine Mattigkeit, Hypochondrie und andere neurasthenische Beschwerden anzuführen.

**Diagnose.** Die Diagnose der *akuten Prostatitis* bietet gewöhnlich keine besonderen Schwierigkeiten. Die charakteristischen Schmerzen, welche sich während der Harn- und Stuhlentleerung in ihrer Intensität erheblich steigern, und der rectale Palpationsbefund lassen beinahe niemals einen Zweifel an der richtigen Diagnose aufkommen. Der Tastbefund im Mastdarm ist gewöhnlich so eindeutig, daß eine Verwechslung mit einer malignen Geschwulst oder einer Hypertrophie der Prostata ausgeschlossen erscheint. Schwierigkeiten kann in manchen Fällen die rechtzeitige Erkennung von *Absceßbildungen* bereiten. Da kommt es darauf an, wo die eitrige Einschmelzung zuerst auftritt. Kommt es zur Eiterbildung zunächst in den an den Mastdarm angrenzenden Partien, so ist der Nachweis einer fluktuierenden Stelle in dem großen entzündlichen Tumor sehr leicht. Beginnt die Einschmelzung in der Umgebung der prostatischen Harnröhre, so kann die rectale Untersuchung im Stiche lassen. Aber gewöhnlich schreitet die Eiterbildung rasch fort und schon in wenigen Tagen zeigt die große entzündliche Prostatageschwulst breite Fluktuation. Die Diagnose der *chronischen Prostatitis* stützt sich auf das Ergebnis der digitalen Exploration des Rectums und auf die Beschaffenheit des durch Druck auf die Prostata ausgedrückten Sekretes. Der Rectalbefund ist sehr wechselnd. Wir finden bei der chronischen Prostatitis manchmal eine glatte Oberfläche der vergrößerten Drüse, manchmal ist sie wieder höckerig, von derberen Stellen durchsetzt. Oft können wir auch erhebliche Unterschiede in der Form und Größe zwischen dem rechten und linken Seitenlappen feststellen; es können ferner kleine fluktuierende Stellen mit derben abwechseln. In seltenen Fällen kann man die Grenzen der Prostata gar nicht palpatorisch ermitteln, da die Drüse mit dem umgebenden Gewebe ein gleichmäßig derbes Infiltrat bildet, welches unter Umständen eine ganz erhebliche Härte aufweisen kann, so daß die Unterscheidung von malignen Geschwülsten der Prostata mitunter recht schwierig werden kann. In solchen Fällen muß man zunächst den Versuch machen, die entzündliche Schwellung des Beckenbindegewebes zum Schwinden zu bringen, was am besten durch energische Wärmeapplikation erreicht wird. Kommt es durch solche Maßnahmen, welche oft durch ein bis zwei Wochen fortgesetzt werden müssen, zu einer Rückbildung des harten Infiltrates und treten nachher die Formen der entzündlich geschwellten Drüse wieder hervor, so hat man es mit einer chronischen Prostatitis zu tun.

Bezüglich der Beschaffenheit des Sekretes, der Technik seiner Gewinnung und Untersuchung sei ebenfalls auf den Abschnitt „gonorrhoische Prostatitis" verwiesen.

## c) Prognose.

Die unkomplizierte akute und die chronische Prostatitis sind prognostisch günstig, sie bedrohen das Leben nicht und gehen meistens in Heilung über. Freilich können die Heilungschancen bei der chronischen Form, wenn die Erkrankung bereits sehr lange besteht, recht ungünstige werden. Die eitrige Prostatitis und der Prostataabsceß sind immer ernst zu bewerten, namentlich dann, wenn es sich um ältere Menschen handelt, weil der tödliche Ausgang durch eine septische Allgemeininfektion nicht ausgeschlossen ist. Es kommt immer darauf an, ob der Absceß rechtzeitig durch Operation eröffnet wird. Nicht operierte oder zu spät operierte Prostataabscesse geben gewöhnlich eine schlechte Prognose. Nach einer alten statistischen Zusammenstellung von SEGOND aus dem Jahre 1880 betrug die Sterblichkeit bei sich selbst überlassenen Prostataabscessen 25,3%, bei operativ eröffneten 11,6%.

## d) Therapie.

Die Behandlung der akuten, parenchymatösen Prostatitis ist zunächst eine rein *konservative*. Bettruhe, leichte Kost, Regelung des Stuhlganges sind vor allem notwendig. Von *antiphlogistischen* Maßnahmen wären zunächst die Kälteapplikation vom Rectum aus anzuführen. Diese bewerkstelligen wir am besten mit dem Arzberger-Apparat, der sich im Dienste der Prostatitisbehandlung sehr bewährt hat. Die Kälte bewirkt ein Nachlassen der Schmerzen, die Harnentleerung geht leichter vonstatten, die Schwellung bildet sich zurück.

Man kann auf diese Weise oft die Eiterbildung verhüten. Wir lassen den Kranken zwei- bis dreimal im Tage den Arzberger-Apparat immer durch je eine viertel bis eine halbe Stunde lang anwenden, indem wir Wasser in der Temperatur von 6—12 Grad durchfließen lassen. Von manchen Patienten wird die Kälte schlecht vertragen und steigert den Harndrang. Dann muß man von ihrer Anwendung absehen. Gegen die starken *Schmerzen* verordnen wir Opium, Morphin oder Extractum belladonnae in Form von Stuhlzäpfchen. Auch Klysmen mit Antipyrin und Opium wirken sehr gut. Bei großer Intensität der Schmerzen wird man Morphin auch intern oder subcutan anwenden müssen. Gegen den quälenden Harndrang haben wir in dem Kodein ein sehr gutes Mittel, welches wir in Lösung 5—6 cg pro die verordnen.

Tritt eine Harnverhaltung ein, so ist der Katheterismus notwendig. Da das Einführen eines Katheters bei einer akuten Prostatitis überaus schmerzhaft ist, so muß der Katheterismus mit größter Zartheit und Schonung vorgenommen werden. Wir benützen einen Nelatonkatheter von nicht zu starkem Kaliber und schicken dem Katheterismus eine Instillation in die prostatische Harnröhre mit Cocain und Adrenalin bzw. einem der modernen, weniger giftigen Cocainpräparate voraus (Novocain, Tutocain).

Überaus wirksam hat sich in neuerer Zeit bei der Behandlung der akuten Prostatitis die *Proteinkörpertherapie* erwiesen. Sie bewirkt ein Nachlassen der Schmerzen oft schon nach der ersten Einspritzung und wir kommen gewöhnlich mit zwei Einspritzungen aus, welche wir im Verlaufe von drei Tagen vornehmen. Unter den zahllosen Präparaten, welche in neuerer Zeit für die unspezifische Reizkörpertherapie angegeben wurden, haben sich uns am besten das *Aolan* und das *Novoprotin* bewährt. Aolan (Beiersdorf) wird intramuskulär in der Einzeldosis von 10 ccm gegeben. Von dem *Novoprotin* (Chemische Werke Grenzach, A.-G., Baden) geben wir einen Kubikzentimeter intravenös. Der Erfolg einer solchen Proteinkörperbehandlung ist oft so eklatant, daß wir von jeder anderen symptomatischen Therapie absehen können.

### e) Die Behandlung des Prostataabscesses

ist eine rein chirurgische. Wenn wir einen Absceß nachgewiesen haben, so besteht die Notwendigkeit, ihn sobald als möglich durch Incision zu eröffnen. Manchmal erfolgt zwar der Durchbruch spontan in die Harnröhre oder in den Mastdarm und die Erscheinungen klingen rasch vollständig ab. Es kommt aber auch vor, daß die Perforation in ein Hohlorgan nur ungenügende Entleerung schafft und daß nach einer kurz dauernden Remission wieder Fieber und starke Schmerzen einsetzen. Dann ist die Perforationsöffnung nicht genügend groß, es kommt zur Retention von Eiter; in solchen Fällen ist ebenfalls eine breite Incision angezeigt. In den meisten Fällen aber sind die klinischen Erscheinungen so stürmische, daß man keinesfalls auf einen spontanen Durchbruch warten kann. Aber auch bei weniger stürmischen Symptomen ist die operative Eröffnung des Prostataabscesses unbedingt geboten, wenn man den Absceß als solchen erkannt hat. Das Warten auf einen spontanen Durchbruch kann leicht eine septische Allgemeininfektion und damit das letale Ende herbeiführen.

Die *Methode der Wahl* für die Eröffnung eines Prostataabscesses ist die *Freilegung der Prostata vom Damme* aus mit nachfolgender Incision der Drüse. Alle anderen Methoden, welche zur Eröffnung von Prostataabscessen angegeben wurden, haben sich größtenteils nicht bewährt. Es genügt, diese Methoden nur der Vollständigkeit halber anzuführen. Stevens hat die Ruptur des Abscesses durch eine spitze, gekrümmte Sonde angegeben, welche in die Harnröhre unter Kontrolle des ins Rectum eingeführten Zeigefingers bis zur oberen Prostatagrenze eingeführt wird. Die Sonde wird dann noch etwa zwei Zentimeter weit vorgeschoben und hierauf unter Drehung um 90 Grad einmal nach rechts, einmal nach links mit ihrer Spitze gegen die Prostata angedrückt. Unter den Nachteilen dieses Verfahrens ist vor allem die Möglichkeit einer starken Blutung anzuführen. Die Drainage vom Rectum aus wurde von CASPER und ORAISON empfohlen. Sie eignet sich in erster Linie für solche Abscesse, welche sich breit fluktuierend gegen das Rectum vorwölben und dem Durchbruche nahe sind, bietet aber große Nachteile bezüglich der Möglichkeit der Infektion der Absceßhöhle vom Rectum aus. Außerdem besteht die Gefahr, daß sich eine bleibende Mastdarm-Harnröhrenfistel ausbildet. Die perineale Incision der hinteren Harnröhre und digitale Ruptur des Abscesses, ebenso die Methode von PRÄTORIUS, welcher nach Anlegung einer Boutonnière den Absceß mit einem Knopfmesser spaltet, haben den Nachteil unvollständiger Übersicht über die Absceßhöhle. Die Eröffnung des Abscesses von der Blase aus nach einer Sectio alta schafft ungünstige Drainageverhältnisse.

Für die Eröffnung des Abscesses vom Damme her bedienen wir uns heute noch der alten klassischen Methode v. DITTELs unter Verwendung des ZUCKER-KANDLschen bogenförmigen, prärectalen Schnittes.

Der Patient liegt in Steinschnittlage, in die Harnröhre ist eine starke Metallsonde eingeführt. Ein großer prärectaler Bogenschnitt von einem Sitzknorren zum anderen, dessen höchster Punkt genau in der Mitte zwischen Analöffnung und Scrotalhaut liegt, durchtrennt die Haut und das Unterhautzellgewebe. Bei der Durchtrennung der Dammuskulatur ist besonders darauf zu achten, daß der Bulbus urethrae nicht verletzt wird. Sobald letzterer freiliegt, wird er mit einem Haken nach oben gezogen und es erscheint genau in der Mitte der Musculus recto-urethralis und seitlich von ihm die Züge des Levator ani. Der Musculus recto-urethralis wird durchschnitten, die Ränder des Levator ani eingekerbt und hierauf gelingt es leicht, die lockere Bindegewebsschicht zwischen Mastdarm und Prostata stumpf mit beiden Zeigefingern zu lösen. Auf diese Weise ist das Rectum von der Prostata nach hinten abgelöst und die Prostata liegt nun frei zutage. Man kann nun mit einer Probepunktion der Prostata nach dem Absceß fahnden und, wenn man auf Eiter kommt, die Punktionsöffnung durch einen Schnitt erweitern. Für gewöhnlich kommen wir aber bei der perinealen Freilegung eines Prostataabscesses gar nicht so weit. Denn der Prostataabsceß wölbt sich gegen das Perineum vor und hat sehr oft schon die Prostatakapsel durchbrochen, so daß wir schon bei der Freilegung der Drüse und bei der scharfen Durchtrennung der Dammuskulatur auf Eiter stoßen. Hat man die Absceßhöhle eröffnet, so muß sie sorgfältig ausgetastet werden, um nicht noch andere bestehende Eiterherde zu übersehen. Die so resultierende große Absceßhöhle wird teils mit Gazestreifen, teils mit Gummidrains ausgelegt und darüber die Haut mit einigen Knopfnähten geschlossen.

Aus der Incisionswunde entleert sich gewöhnlich durch einige Tage Harn. Diese Harnsekretion sistiert aber sehr bald nach Maßgabe der Verkleinerung der Wunde.

Wenn wir einen Prostataabsceß rechtzeitig nach dieser Methode eröffnet haben, so werden wir im allgemeinen beinahe immer gute Heilerfolge zu verzeichnen haben. v. DITTEL, ZUCKERKANDL, ALBARRAN, CASPER, FELBER, SMITS, v. FRISCH, KRETSCHMER, RANDALL, ALEXANDER u. a. berichten über günstige Erfolge mit der perinealen Operationsmethode. Die Operation bietet keinerlei technische Schwierigkeiten und bedeutet in epiduraler Anästhesie ausgeführt keinen allzu großen Eingriff, auch nicht für einen älteren Patienten. Deswegen kann nicht oft genug betont werden, daß der festgestellte Prostataabsceß sobald als möglich operativ zu eröffnen ist.

Von unangenehmen Folgezuständen nach Prostataabscessen sind die Impotentia generandi und die Inkontinenz zu nennen. Zur bleibenden Impotentia generandi kommt es durch Verzerrung oder narbige Einbettung der Ductus ejaculatorii. Inkontinenzerscheinungen beobachtet man, wie Boeminghaus ausführt, gewöhnlich dann, wenn die ganze Drüse durch eitrige Einschmelzung zugrunde gegangen ist.

### f) Therapie der chronischen Prostataentzündung.

Bei der *chronischen Prostataeiterung* sind viele kleine Abscesse in dem infiltrierten Drüsengewebe verstreut und communicieren mit den Ausführungsgängen der Drüse. Es kommt leicht zu Retentionen in diesen Abscessen, weswegen sie immer wieder Anlaß zu Fiebersteigerungen und Fistelbildungen geben. Hier genügt die einfache Incision und Drainage nicht. Man muß das ganze Drüsengewebe entfernen und erreicht dies am besten durch die *Prostatektomie.* Wegen der besseren Drainageverhältnisse und weil man in solchen Fällen die Drüse nicht leicht enukleieren kann, ist es angezeigt, übersichtlich zu operieren und bedient sich also für diese Zwecke am vorteilhaftesten der perinealen oder der ischiorectalen Prostatektomie.

In der *Therapie der chronischen Prostatitis* nehmen die *Massage* der Drüse und die *Wärmeapplikation* die erste Rolle ein. Die Massage wird am besten mit dem durch einen Gummihandschuh geschützten Finger in zarter Weise ausgeführt. Es ist keineswegs notwendig, dabei besondere Kraft anzuwenden. Man soll trachten durch mäßiges Streichen und Kneten einerseits das gestaute Sekret aus den Drüsengängen auszudrücken, andererseits aber den Tonus der Muskulatur der Drüse und deren Zirkulation zu bessern. Die Massagekur dauert gewöhnlich 4 Wochen, durch eine Woche wird täglich, später in 2- bis 3tägigen Pausen massiert. Die Wärmeapplikation geschieht mit dem Arzbergerapparat, durch welchen man Wasser in der Temperatur von etwa 40 Grad fließen läßt oder durch Anwendung des Diathermieverfahrens mit einem eigens konstruierten Metallkolben, an welchen der Diathermie-Apparat angeschlossen ist. Es ist erstaunlich, wie die Anwendung von Massage und Wärme die Erscheinungen der chronischen Prostatitis in überraschender Weise oft in kürzester Zeit zu beheben imstande ist. Auch die Störungen der Genitalfunktion, wie Prostatorrhöe Ejaculatio praecox, herabgesetzte Potenz erfahren durch diese einfachen Mittel eine erhebliche Besserung. Freilich gibt es auch resistente Fälle, bei welchen auch eine lang fortgesetzte Behandlung wenig oder gar keinen Erfolg aufzuweisen hat. Daneben ist eine richtige Behandlung der begleitenden Urethritis posterior von allergrößter Wichtigkeit. Auch darüber wurde alles Wissenswerte in dem Kapitel „Gonorrhöe" angeführt.

# C. Neubildungen der Prostata.

Aus Mitteilungen der älteren Literatur und aus Zusammenstellungen in älteren Hand- und Lehrbüchern gewinnt man den Eindruck, als ob unter den Neubildungen der Prostata die malignen Tumoren, die Sarkome und Carcinome den breitesten Raum einnehmen würden. Neuere Untersuchungen in pathologisch-anatomischer, namentlich aber in topographisch-anatomischer Richtung haben jedoch ergeben, daß die Prostata auch häufig der Sitz von gutartigen Neubildungen sein kann. Vor allem müssen wir nach dem Ergebnisse moderner Forschung *die Prostatahypertrophie* den gutartigen Neubildungen zuzählen. Die Auffassung der Prostatahypertrophie als echte Neubildung ist zwar noch nicht Gemeingut aller Pathologen geworden; die meisten unter ihnen vertreten aber heute den Standpunkt, daß die Prostatahypertrophie eine echte

Adenombildung sei und daß ihre Bezeichnung als *„periurethrales Adenom"* die richtigere wäre. Immerhin hat sich der Name „Prostatahypertrophie" so eingebürgert, daß wir, vor allem aus Gründen, welche uns die Klinik dieses Krankheitsbildes vorschreibt, noch immer an der Bezeichnung „Prostatahypertrophie" festhalten müssen. In einem modernen Handbuche muß aber doch in erster Linie dem pathologisch-anatomischen Standpunkte Rechnung getragen werden und demnach müssen wir die Prostatahypertrophie unter den Neubildungen der Prostata besprechen.

Neben dem benignen periurethralen Adenom sind noch andere, allerdings sehr wenige, gutartige Tumoren der Prostata beschrieben worden (Fibrome, Myome und Mischformen beider), welche von der sogenannten Prostatahypertrophie abgegrenzt werden müssen. Auch die Cysten der Prostata sollen hier abgehandelt werden.

So ergibt sich also folgende *Einteilung* für die Neubildungen der Prostata:
1. *Die gutartigen Tumoren und die Cysten.*
2. *Die sogenannte Prostatahypertrophie.*
3. *Die malignen Tumoren, Sarkome und Carcinome.*

## 1. Die gutartigen Tumoren und die Cysten.

In der Literatur der letzten 20 Jahre sind 5 Fälle von echten gutartigen Neubildungen der Prostata zu finden. Es sind dies der Fall von VIGNOLO (*Fibromyom*), der Fall von NAEGELI (*Fibrom*), ein solcher von DAMSKI (*Myom*), BUGBEE (*Leiomyom*) und ein eigener Fall (*Leiomyom*). Alle diese Fälle sind vor allem dadurch charakterisiert, daß die Tumoren zu beträchtlicher Größe gediehen waren, daß sie die ganze Prostata substituierten und dabei geringe oder keinerlei Störungen der Miktion hervorriefen.

Der Fall von VIGNOLO betraf einen 63 Jahre alten Mann, der über Schmerzen in der Dammgegend klagte und die Empfindung äußerte, als ob er auf Steinen säße. Keine Störung im Harnlassen und beim Stuhlgang, Restharn 30 ccm. Der Tumor wölbte das Perineum vor und bestand aus vielen nuß- bis mandarinengroßen Knoten, welche den rechtsseitigen urethro-recto-perinealen und ischiorectalen Raum vollständig einnahmen, teilweise auch auf die linke Seite übergehend. Die Exstirpation wurde auf perinealem Wege vorgenommen, die Ausschälung gelang stückweise unter Schonung der Harnröhre. Die entfernte Geschwulst hatte ein Gewicht von 250 g und erwies sich histologisch als ein Fibromyom ohne eine Spur von Drüsenepithel.

NAEGELI beobachtete einen 43 jährigen Mann mit geringen Beschwerden beim Stuhlgang und beim Wasserlassen. Vom Mastdarm aus konnte man eine gleichmäßig harte, kaum bewegliche, nach hinten oben nicht abgrenzbare Prostata tasten, welche den Raum zwischen den Schambeinästen vollkommen ausfüllte. Unter der Diagnose „Prostatahypertrophie" wurde die suprapubische Eröffnung der Blase vorgenommen und eine über hühnereigroße Geschwulst von glatter Oberfläche ausgeschält, welche die Harnröhre nach vorne verdrängt hatte. Im mikroskopischen Bilde zeigte der Tumor den Bau eines zellarmen Fibroms, weshalb ihn NAEGELI „als einen von den seltenen benignen Tumoren der Prostata" auffaßt.

Einen 3. Fall, bei dem keinerlei Blasenbeschwerden bestanden, beschreibt DAMSKI. Die Dammgegend zeigte eine walnußgroße, harte, gut abgrenzbare Anschwellung rechts von der Mittellinie; vom Rectum aus war an Stelle der Prostata eine umfangreiche Geschwulst zu tasten, welche sich nach oben und rechts in die Gegend des rechten Samenbläschen ausdehnte. Die obere Grenze der Geschwulst konnte man nicht erreichen, die Konsistenz war gleichmäßig hart, die Form kugelig. Bei der Exstirpation auf perinealem Wege zeigte sich ein Zusammenhang der das Perineum vorwölbenden Geschwulst mit dem großen Prostatatumor; die Entfernung der Geschwulst gelang stumpf unter der Schonung der Harnröhre. Der exstirpierte Tumor, 180 g schwer, bestand nur aus glatten Muskelfasern. Es lag also ein *Prostatamyom* vor.

Einen 5. Fall konnte Rubritius in jüngster Zeit selbst beobachten. Es handelte sich um einen 70 Jahre alten Patienten, der an leichter Dysurie und inkompletter Harnverhaltung litt. Bei der suprapubischen Prostatektomie trat nach Eröffnung der Blase ein etwa 6 cm in die Blase vorspringender Tumor von der Form und Größe eines Tannenzapfens zutage, der die innere Harnröhrenmündung umgab. Der Tumor wurde an der Basis im Umkreis der inneren Harnröhrenmündung umschnitten und ausgeschält, wobei sich zeigte, daß noch ein beträchtlicher Teil der Geschwulst zwischen Blase und Mastdarm gelegen war. Der enukleierte Tumor war beinahe mannsfaustgroß und bestand aus mehreren zusammenhängenden Knollen, deren histologische Untersuchung in allen Teilen den gleichen Bau eines gutartigen Leiomyoms zeigte.

Diese fünf Fälle müssen als *echte Neubildungen* der Prostata *gutartigen Charakters* angesehen werden. Es handelte sich in keinem Falle um eine Prostatahypertrophie. Denn alle diese Tumoren hatten sich nicht innerhalb der Prostata entwickelt, sondern zeigten ein Wachstum, unabhängig von dem Raum, um die prostatische Harnröhre herum. Sie nahmen ihre Entwicklung zwischen Harnröhre, Blase und Rectum, einerseits hoch bis zu den Samenblasen hinaufreichend, und andererseits sich nach unten gegen die Dammgegend verbreitend. Ihr Wachstum war mehr oder weniger schrankenlos, weit über die zu einer Schale umgebildete Prostata hinausreichend. Daß es sich um fibromatöse, myomatöse, bzw. fibromyomatöse Formen einer Prostatahypertrophie gehandelt hätte, muß bei allen drei Fällen entschieden abgelehnt werden, da bei allen diesen Geschwülsten der Adenomcharakter fehlte.

### Andere gutartige Tumoren der Prostata.

Hierher gehören ferner die *Adenome*, die, aus versprengten prostatischen Drüsen hervorgegangen, im inneren Blasenmunde sich nach Art eines Prostatamittellappens entwickeln, jedoch von diesem sich dadurch unterscheiden, daß es sich um vollständig selbständige, mit den übrigen Lappen der Prostata in keinerlei Beziehung stehende Bildungen handelt. Solche Fälle wurden zuerst von Rokitansky als versprengte Prostatamassen im Blasengrunde und Trigonum beschrieben. „Sie erscheinen oft schon dem freien Auge sichtbar als kleine, über das Niveau der Mucosa prominierende Knötchen, in denen echte Corpuscula amylacea in den Ausführungsgängen kleiner tubulärer Schläuche stecken" (v. Frisch) (s. Abb. 39).

Thorel hebt hervor, daß sich der Sitz dieser Gebilde meistens in der Mitte zwischen den Einmündungsstellen der beiden Ureteren befindet. v. Frisch bildet einen Fall eines solchen Blasenadenoms im Orificium internum ab, dessen mikroskopische Untersuchung das Bild einer Prostatahypertrophie zeigt. R. Paschkis hat in jüngster Zeit die Anatomie und Histologie dieser Blasenadenome genauer studiert.

### *Cysten der Prostata.*

Es erscheint aus mancherlei Gründen notwendig, die im Bereiche dieser Organe auftretenden cystischen Bildungen gemeinsam abzuhandeln, obgleich dieselben ganz verschiedenen Ursprunges sein können: es kann sich um *Retentionscysten nach Verengerungen oder Verlegungen der Drüsenausführungsgänge* der Prostatadrüschen handeln, es können weiters *angeborene Cysten der prostatischen*

*Harnröhre*, hervorgegangen aus angeborenen Mißbildungen des Samenhügels und des Utriculus masculinus beobachtet werden. Es kommen hier weiters verschiedenartige *Cystome als teratoide Bildungen* und endlich auch *Echinokokkuscysten* vor.

Im Bereiche der prostatischen Harnröhre und der ihr benachbarten Schleimhaut des Samenhügels hat ENGLISCH, dem wir sehr umfassende und wertvolle Untersuchungen über die Anatomie des Urogenitaltraktes bei Neugeborenen und wenige Tage alten Kindern verdanken, wiederholt (unter 70 Fällen 5mal) Cysten gefunden. Er erklärt dieselben durch Verklebungen in der Höhe des Samenhügels, wodurch im Sinus pocularis eine Retentionscyste entstehen kann. Es kommt häufig vor, daß neugeborene Kinder erst am 2. oder 3. Tage ihren Harn entleeren. ENGLISCH hält es für wahrscheinlich, daß in solchen Fällen die Erweiterung des Sinus pocularis anfänglich ein Hindernis für die Harnentleerung abgibt und dieses durch starkes Drängen überwunden wird, indem hierbei die Cyste zum Platzen kommt. Das Erscheinen

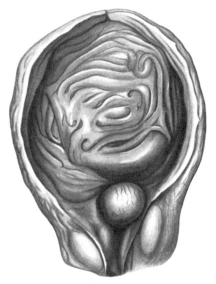

Abb. 39. Aus versprengten prostatischen Drüsen hervorgegangenes, einen Prostatamittellappen vortäuschendes sogenanntes Adenoma vesicae. (Nach v. FRISCH.)

weniger Tropfen schleimiger Massen *vor* der Entleerung des Urins bei neugeborenen Knaben, die erst am zweiten oder dritten Tag nach der Geburt zum erstenmal eine Harnausscheidung zeigen, ist *pathognomonisch für eine rupturierte Cyste des Utriculus* (MILEY B. WESSON). Wenn jedoch die Verklebung des Utriculus eine festere ist und sich ein größerer Hohlraum als Retentionscyste hinter der Verklebung entwickelt, so kommt es schließlich zu einem schrankenlosen Wachstum der Cyste in das Gewebe der Prostata hinein, so daß das Parenchym der Prostata durch Druckschwund zugrunde geht und die Cyste bis nahe an den Mastdarm reichen kann. Durch das Wachstum dieser Cyste entsteht eine Kompression der Harnröhre, die zu chronischer Harnverhaltung und den bekannten Störungen im Bereiche der oberen Harnwege führen kann, wie aus der beigegebenen *Zeichnung nach* SPRINGER ohne weiteres klar ersichtlich ist. SPRINGER führte aus, daß derartige Retentionscysten, die von ENGLISCH als Cysten an der hinteren Blasenwand beschrieben wurden, nicht nur bei Neugeborenen, sondern auch bei Erwachsenen vorkommen

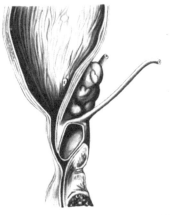

Abb. 40. Cyste der Prostata mit Kompression der Harnröhre und des Ductus deferens. (Nach SPRINGER: Zeitschr. f. Heilk. Bd. 19. S. 454. 1898.)

können. Der weitere Verlauf derartiger Cysten, die sich entweder erst im späteren Lebensalter bilden oder durch erhöhtes Wachstum im späteren Leben zu ernsteren Symptomen führen, ist charakterisiert durch die Störungen der

Harnentleerung, ähnlich denen bei der Prostatahypertrophie, weiters durch die Möglichkeit der Infektion des Cysteninhaltes, wodurch es zu chronischen Eiterungen aus der Prostatacyste kommen kann und endlich durch die Möglichkeit des Auftretens von Konkrementen in diesen Cysten, wodurch sog. *eingesackte Harnsteine* in der Pars prostatica urethrae zu erklären sind. Über die letzteren wird in dem Kapitel über die Prostatasteine ausführlich gesprochen werden (s. S. 709).

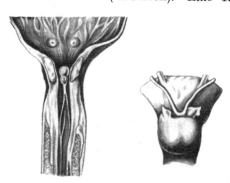

Abb. 41. (Nach Englisch.)

In einer späteren Arbeit, 1904, *über eingesackte Harnsteine* bespricht Englisch diese Cystenbildungen, deren er selbst 9 Fälle beobachtet hat, die zum Teile als cystische Bildungen in das Lumen der Harnröhre vordrangen, zum Teile jedoch nach rückwärts dem Rectum entgegen zu großen cystischen Hohlräumen führten. „In diesen Fällen findet sich ein Strang, welcher von der Schleimhaut der Harnröhre durch die Vorsteherdrüse zieht, als Beweis, daß wir es hier mit den obliterierten vereinigten Überresten der Müllerschen Gänge zu tun haben. Das hintere Ende trägt einen Cystenraum von verschiedener Größe. Das Ende der Cyste liegt in dem subperitonealen Zellgewebe; je größer die Cyste, um so mehr besitzt sie einen peritonealen Überzug. Es sind dies demnach angeborene, zwischen Blase und Mastdarm gelagerte Cysten. Hierzu kommen noch zwei Fälle von haselnußgroßem Uterus masculinus bei Erwachsenen mit deutlicher Schleimhaut und Muskelschichte" (Englisch). Eine Reihe von ähnlichen Fällen beschrieb

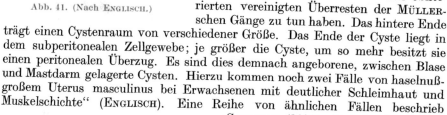

Abb. 42. (Nach Englisch.)

Springer (1898). Daß das Wachstum dieser Retentionscysten des Utriculus tatsächlich ein schrankenloses sein kann, beweisen Fälle, bei denen die Ausdehnung der Cyste bis zum Nabel gefunden wurde (Fälle von Smith und Nelaton u. a., zit. bei Englisch). Auch in der Fossula prostatica, also nicht im Samenhügel selbst, beobachtete Englisch eine halbkugelige Cyste, die wie ein Prostatamittellappen in die Blasenhöhle hineinwuchs. Englisch hält die Entstehung dieser Cyste durch Erweiterung prostatischer Drüsenelemente (versprengte Keime in der Umgebung des inneren Blasenmundes) erklärbar. Eine ganz ähnliche Beobachtung stammt von Burckhardt, der eine pflaumengroße Cyste, die ähnlich wie ein Mittellappen den Blasenausgang versperrte, durch Blasenschnitt operativ entfernte.

v. Frisch erwähnt weiters eine andere Art von Cysten in dem Bindegewebe zwischen der Prostata, der Blase und dem Mastdarm, deren Entstehung auf die Erweiterung von Überresten embryonaler Gebilde zurückgeführt wird. „Liegen dieselben in der Medianebene, so entsprechen sie den stellenweise nicht obliterierten Müllerschen Gängen, während bei seitlicher Lagerung ihre Abkunft entweder aus Überresten des Wolffschen Körpers oder aus Ausbuchtungen des Vas deferens hergeleitet wird" (Arnold, Steglehner, H. Meckel, Thiersch).

Aber auch nach Verengerung oder Verschluß der Drüsenausführungsgänge der Prostata selbst infolge von Entzündungen der hinteren Harnröhre können sich *Retentionscysten* an diesen Stellen entwickeln. Sie betreffen ein oder mehrere Läppchen der Prostatadrüse, aber bei ihrem starken Wachstum bringen sie das übrige Drüsengewebe zur Atrophie, und so kann es vorkommen, daß die ganze sogenannte Prostata sich auf einen parenchymarmen Kapselsack, der die Cyste umhüllt, beschränkt. Der Inhalt dieser Cysten ist schleimig oder serös oder nach erfolgter Infektion katarrhalisch oder eitrig. Diese Cysten können als Retentionscysten der eigentlichen Prostatadrüsen auftreten, aber auch von den submukösen Drüsen der hinteren Harnröhre (JORES, ASCHOFF, TANDLER und ZUCKERKANDL) ihren Ausgang nehmen. Namentlich die Retentionscysten, die von diesen submukösen Drüsen ausgehen, führen zu halbkugeligen Vorwölbungen im Bereiche der hinteren Harnröhre.

Einen derartigen Fall von Retentionscyste in der Prostata haben wir vor einigen Jahren selbst beobachtet und operiert. Ein 54jähriger Mann mit den Erscheinungen des Prostatismus ohne besonders starke Vergrößerung zeigte im Orificium internum bei der cystoskopischen Untersuchung eine kugelige, kirschkerngroße Geschwulst, die wir für eine Miniaturform eines Mittellappens hielten. Bei der Operation (suprapubische Prostatektomie) erwies sich die Geschwulst als eine solitäre Cyste, deren histologische Untersuchung ein geschichtetes mehrreihiges kubisches Epithel und eine dünne Cystenwand ergab.

Im Bereiche der Prostata gibt es ferner typischerweise eine besondere Form der *Echinokokkuscyste*. Es sind dies *Hydatidensäcke*, welche im Raume zwischen der Blase und dem Mastdarm manchmal mit enormer Ausdehnung beobachtet werden. Innerhalb der Prostatadrüse selbst kommen die Echinokokkuscysten nur ganz selten zur Beobachtung. Die in der Prostata entstandenen Echinokokkuscysten sind nach ORTH durch das Vorhandensein von Muskelfasern im Cystensack charakterisiert.

NICAISE stellte 33 Echinokokkuscysten an dieser Stelle zusammen, von diesen stammten nur vier aus dem Prostataparenchym selbst. Die Hydatidencysten können sich zu ganz außergewöhnlicher Größe entwickeln, so daß das ganze kleine Becken von dem gefüllten Sacke ausgefüllt ist, den man vom Mastdarm aus als fluktuierenden Tumor, aber auch durch die Bauchdecken als cystische Geschwulst tasten kann.

In einer neueren Arbeit (1925) sammelte MILEY B. WESSON 55 Fälle von Cysten der Prostata und der prostatischen Harnröhre aus der gesamten Literatur; er selbst berichtet aus der YOUNGschen Klinik in Baltimore über vier eigene Beobachtungen an erwachsenen Menschen:

1. Eine cystische gestielte Geschwulst am Blasenmund, ausgehend von einer Retentionscyste einer prostatischen (subtrigonalen) Drüse.

2. Eine solche Cyste im Orificium internum bei einer Frau mit Incontinentia urinae. Beim Weibe entsprechen die cystischen Gebilde im Blasenhalse dem Homologon der Prostata, gewissen urethralen Drüsen und den SKENEschen Gängen.

3. Eine breitbasige Cyste des Blasenmundes, die ernste Schwierigkeiten der Blasenentleerung bereitete.

4. Eine Cyste im Seitenlappen der Prostata ohne Symptome.

YOUNG und VAN DENBURG konnten im Jahre 1921 aus der gesamten Literatur nur fünf Fälle von echten Cysten der Prostata sammeln; an BRADYS urologic Institute in Baltimore kamen gleichfalls fünf Fälle zur Beobachtung.

Der Umstand, daß derartige Gebilde der hinteren Harnröhre und der Prostata selbst in der heutigen Zeit relativ gar nicht so selten, in früherer Zeit aber fast

gar nie beobachtet wurden, findet seine Erklärung zunächst in der Unzulänglichkeit der instrumentellen Untersuchungen der früheren Zeit, die die Erkennung des Leidens intra vitam fast immer verhinderte und in zweiter Linie
in der Vernachlässigung genauer
autoptischer Untersuchungen bei
den Sektionen. Die Urethra
wurde früher fast nie der ganzen
Länge nach aufgeschnitten und
so konnten wohl viele Fälle von
Cysten der Beobachtung entgehen.

Cysten, die in der hinteren
Harnröhre und Prostata vorkommen, werden gemeiniglich
folgendermaßen gruppiert:

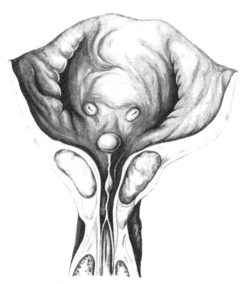

1. Echinokokkuscysten.
2. Cysten der Prostata beim Carcinoma prostatae (Cabot, Castano).
3. Cysten der Cowperschen Drüsen
(Fenwick, Lydston, Johnson).
4. Cysten der Littreschen Drüsen.
5. Cysten im Adenoma prostatae
(Legueu et Verliac, Geraghty, Lemoine, Lydston, Mac Gowan).
6. Cystische Dilatation des Utriculus und der Ductus ejaculatorii (Englisch, Springer, Klotz).
7. Retentionscysten der prostatischen Drüsen.

Abb. 43. (Nach Englisch.)

Hierzu kommen noch die Bildungen von echter Urethritis cystica, wie wir
ja im ganzen Harntrakt, in allen Schleimhäuten desselben, Cystenbildungen
finden können, deren Entstehung auf
die Limbeck-Brunnschen Zellnester zurückgeht. Auch aus den submukösen
Drüsen des Blasenhalses, die im Kapitel
„Pathogenese der Prostatahypertrophie"
eingehend geschildert werden (s. S. 518),
können bei Verstopfung ihrer Ausführungsgänge Retentionscysten entstehen,
die zum Teile im Prostataparenchym
selbst sitzen.

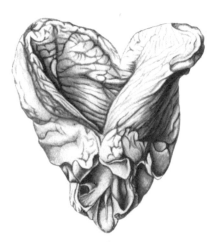

Die Mehrzahl der gestielten Cysten
im Orificium vesicale stammen von den
subtrigonalen Drüsen her.

Eine besondere Art der in der hinteren Harnröhre vorkommenden Cysten
sind die von P. S. Pelouze beschriebenen
Lymphcysten „Lymphocystic urethral
lesions" (Journ. of urol. 1922, VII), die
in enger Beziehung zu allgemeiner Tuberkulose stehen sollen.

Abb. 44. Kongenitale Cysten der Prostata
nach Legueu und Verliac. Eine große Cyste
nimmt die dorsale Partie der Prostata ein und
ist von der Harnröhre durch eine zweite kleinere
Cyste getrennt.

Pleschner stellt in der Wiener urologischen Gesellschaft am 9. Juni 1926
einen Fall von Prostatacyste vor, deren Größe besonders auffallend war.
55 jähriger Patient, mäßige Beschwerden beim Urinieren und Druck gegen das
Rectum. Rectal rechte Prostatahälfte normal, links ein über walnußgroßer,

runder, glatter, derber, gut abgrenzbarer Tumor. Unter der Diagnose Carcinom Röntgenbestrahlung. Keine Veränderung. Bei späterer Untersuchung Tumor an seinem oberen Ende weicher.

Operation: Ischiorectale Freilegung der Prostata in Seitenlage. Der Tumor erweist sich als dünnwandige, prall gefüllte Cyste, nach deren Entleerung die Wand wegen ihrer Zerreißlichkeit nicht exstirpierbar ist. Im unteren caudalen Teil Granulationsgewebe. Tamponade der Cyste. Primäre Wundheilung, langsame Entfernung des Streifens, nach Heilung der Drainlücke Rectalbefund normal.

Die *Cysten der Prostata* sind nicht sehr häufig und geben nur selten Veranlassung zu einem energischeren therapeutischen Handeln. Ihre *Diagnose* wurde erst mit der Vervollkommnung der Technik der Urethroskopie auf breitere Basis

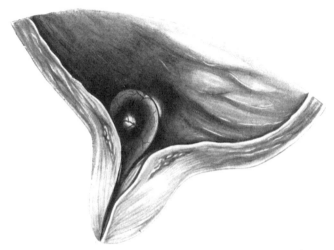

Abb. 45. Prostata. Cyste am Blasenhals. (Nach WESSON.)

gestellt. Sie sind der Erkennung zugänglich entweder im urethroskopischen bzw. cystoskopischen Bilde oder durch die Palpation vom Mastdarm aus. Im Urethroskop für die rückwärtige Harnröhre erscheinen sie oft als kleine, höchstens 1 bis 2 cm im Durchmesser haltende, kugelige Geschwülste, von einer glatten durchschimmernden Schleimhaut bedeckt. Sie sind gewöhnlich in der Mitte zwischen den Ausführungsgängen der beiden Ductus ejaculatorii situiert. Im Cystoskop sieht man sie in der Circumferenz der inneren Harnröhrenmündung als halbkugelige Vorwölbungen, die auch beträchtliche Größe erreichen können. Die Diagnose durch Palpation vom Rectum her gelingt nur sehr selten. Man tastet die Prostata bei einer bestehenden Cyste entweder in ihrer Gänze vergrößert oder fühlt die Cyste selbst als fluktuierende Geschwulst; in letzterem Falle gewöhnlich in der Mitte, im Gegensatz zu dem Absceß der Prostata, der beinahe immer in einem der beiden Lappen lokalisiert ist, wie GREENBERG hervorhebt. Auch zeigt die Cyste keine Druckschmerzhaftigkeit.

Je nach der Lokalisation sind die *Symptome*, welche eine Cyste verursacht, verschiedenartig. Eine solche im Bereich der Urethra posterior macht die Erscheinungen einer chronischen, jeder Therapie trotzenden Urethritis, eine Cyste im Umkreis der inneren Harnröhrenmündung kann erschwertes Urinieren hervorrufen, welches sich bis zur kompletten Harnverhaltung steigern kann.

Nach Englisch beobachtet man Prostatacysten manchmal bei neugeborenen Knaben. Wenigstens kommt es bei solchen öfters vor, daß sie in den ersten Tagen nach der Geburt nicht urinieren können. Nach Einführung einer Sonde oder eines dünnen Katheters in die Harnröhre wird dann zunächst eine schleimige Flüssigkeit abgesondert, welcher der Harnstrahl folgt. Englisch zieht aus dieser Erscheinung den Schluß, daß angeborene Prostatacysten vorliegen, welche durch den eingeführten Katheter eingerissen und geöffnet werden.

In der *Behandlung* ist zunächst das Verfahren der Thermokoagulation anzuwenden. Die kleinen, als solche leicht erkennbaren Cysten im Bereiche der rückwärtigen Harnröhre werden am besten angestochen oder an einer Stelle durch Thermokoagulation verschorft, bis ihr Inhalt ausfließt. Auch das Innere der Cyste soll dann noch mit der Koagulationssonde verödet werden. Dasselbe Verfahren ist bei den Cysten am Blasenhals am Platz, wenn man im Cystoskop die Cysten als solche diagnostiziert. Dies ist aber nicht immer der Fall, vielfach ist die bedeckende Schleimhaut entsprechend dick und läßt den flüssigen Inhalt nicht durchschimmern. In solchen Fällen muß, schon um zu einer richtigen Diagnose zu kommen, die Sectio alta ausgeführt werden, bei welcher man die Cyste mit der Schere abträgt und womöglich auch den Cystensack exstirpiert. Keyes beschreibt 2 Fälle von großen am Blasenhals situierten Cysten, welche cystoskopisch den Eindruck eines malignen Tumors machten. Es wurde unter Leitung des Cystoskops eine Radiumnadel auf die Geschwulst gebracht, worauf die Cyste kollabierte. Die beiden Fälle blieben nach dieser einfachen Eröffnung der Cysten dauernd geheilt.

## 2. Die Prostatahypertrophie.

### a) Definition und Nomenklatur.

Schon bei den alten medizinischen Schriftstellern seit Morgagnis Zeiten findet man angedeutet, daß es im höheren männlichen Lebensalter Störungen der Harnentleerung gibt, welche auf eine Erkrankung der Prostata zurückzuführen sind. Das Krankheitsbild wurde von den älteren französischen Autoren (Guyon) in unpräjudizierender Form als Prostatismus zusammengefaßt. Als man später eine vom Mastdarm aus tastbare und am Obduktionstische regelmäßig in solchen Fällen feststellbare Vergrößerung der Vorsteherdrüse als Ursache der senilen Harnstörungen erkannte, wurde die Krankheit anatomisch als Prostatahypertrophie bezeichnet. Mercier war wohl der erste, der die Bezeichnung „Prostatahypertrophie" einführte, mit einer Begründung der Nomenklatur, deren Logik wir heute nicht vollständig zustimmen können. Der entsprechende Passus in deutscher Übersetzung lautet etwa folgendermaßen: „Wir sind heutzutage zu der Überzeugung gelangt, daß die senile Vergrößerung (tuméfaction) der Prostata weder das Resultat einer Entzündung, noch einer besonderen Diathese ist; wir wissen ferner, daß das Drüsengewebe der Vorsteherdrüse weder verschwindet noch in seiner Natur sich irgendwie verändert hat; wir beobachteten anderseits, daß diese Vergrößerung der Prostata ohne irgendwelchen Schmerz vor sich geht, ohne daß der Kranke sich dessen bewußt wird, außer durch die mechanische Behinderung des Harnlassens; wir müssen daher glauben, daß es sich lediglich um eine Vermehrung der natürlichen Bestandteile, eine übermäßige Ausbildung des Organs (um einen excès de nutrition) handelt, mit einem Worte um eine Hypertrophie (ὑπερ = excès, τροφή = nutrition).

Der Ausbau der pathologischen Anatomie seit Virchows Lehre von den Geschwülsten führte zu einer Änderung der Auffassung der Natur der Prostatahypertrophie. Virchow hielt sie für eine Neubildung. Die moderne Auffassung des anatomischen Bildes der Prostatahypertrophie lehrt uns, daß es sich bei dieser Erkrankung wohl um eine Neubildung von Drüsenparenchym, ausgehend von den akzessorischen, submukösen, suburethralen Drüsen der hinteren Harnröhre handelt. Ob es sich jedoch um eine echte Adenombildung oder um eine Hyperplasie dieser Drüsen handelt, darüber sind die Akten noch nicht geschlossen.

Die von verschiedener Seite vorgeschlagenen neuen *Nomenklaturen* „Adenoma prostatae" „urethroprostatische Adenome" der Prostata treffen die wahre Natur der Erkrankung auch nicht vollständig, ebensowenig wie die Bezeichnung „Prostatahypertrophie", da es sich ja, wie wir heute wissen, weder um eine Neubildung der *Prostata,* sondern wahrscheinlich um eine Erkrankung der *suburethralen Drüsen* handelt, noch um eine wahre Hypertrophie der eigentlichen Drüse, die im Gegenteil durch die Druckwirkung des Adenoms einer ausgesprochenen *atrophischen* Veränderung unterworfen ist.

Und trotzdem halten wir an der Bezeichnung Prostatahypertrophie fest, da sie ja so allgemein eingebürgert ist und wir uns heute noch nicht entschließen können, die anderen Vorschläge für die Nomenklatur zu akzeptieren, wenn sie auch dem Wesen der Erkrankung näher kommen, aber dasselbe noch immer nicht erschöpfend darstellen.

Mit dem Ausdrucke Prostatahypertrophie bezeichnen wir das anatomische und klinische Krankheitsbild einer im höheren Mannesalter auftretenden Vergrößerung des Organs, einer gutartigen Neubildung von adenofibromyomatösem Typus; diese Vergrößerung beobachten wir in verschiedenen anatomischen Typen, aber immer einhergehend mit einer Veränderung des inneren Harnröhrenmundes und des Blasenhalses. Dadurch sind zunächst Störungen in der Harnentleerung bedingt, die ihren Grund in Verengerungen oder Verziehungen der Harnröhre haben.

Entsprechend unserer Auffassung der urogenitalen Erkrankungen als Systemerkrankungen sieht man gerade bei der Prostatahypertrophie mit ausgesprochener Regelmäßigkeit Erscheinungen, die sich im Verlaufe dieser chronischen Erkrankung im ganzen Tractus urogenitalis auswirken: Störungen der Funktion und der anatomischen Integrität der genitalen Drüsen und Gänge, der Harnblase, der Ureteren, Nierenbecken und Nieren.

Der Gedanke, die Prostatahypertrophie geradezu als das Paradigma einer urogenitalen Systemerkrankung hinzustellen, stammt wohl von GUYON, dessen anatomische und klinische Studien über die Erkrankung ihn dazu führten, im Bilde der Prostatahypertrophie in vorgeschrittenerem Stadium den Beweis zu finden, daß der ganze Harntrakt ganz gleichmäßig erkrankt ist. Vorgeschrittene arteriosklerotische Erkrankung der Nieren (arteriosklerotische Schrumpfniere), Dilatation und Atrophie der Muskulatur der Blase, der Ureteren und Nierenbecken, und die adenomatöse Vergrößerung der Prostata; all diese Erscheinungen führen GUYON zu der lange Zeit unwidersprochenen Lehre, daß sich die arteriosklerotische Systemerkrankung des Tractus urogenitalis bei allgemeiner sklerotischer Gefäßerkrankung nicht nur in den direkt nachweisbaren Folgen der Endarteriitis wie Schrumpfniere, Degeneration des Blasenmuskels usw., sondern auch in der Entstehung einer prostatischen Neubildung (Prostatahypertrophie) auswirke.

Wenn wir also in den folgenden Auseinandersetzungen an dem Ausdrucke „*Prostatahypertrophie*" festhalten, so seien doch wenigstens die gangbarsten Bezeichnungen der Erkrankung nebst einigen Bemerkungen für und gegen deren Berechtigung hier verzeichnet. Entsprechend der pathologisch-anatomischen Forschung hat sich seit etwa 15 Jahren der Ausdruck Adenoma prostatae eingebürgert (Casper, Ribbert, Runge, Motz, Albarran, Legueu u. a.), der namentlich bei den französischen Autoren großen Anklang gefunden hat. So bezeichnet Motz, dem wir in der Histogenese der Erkrankung wertvolle Untersuchungen verdanken, die Prostatahypertrophie als *Adenoma periurethrale*. Marquis schlug von der Anschauung ausgehend, daß nicht die ganze Prostata an der Hypertrophie sich beteiligt, sondern nur die suburethralen Drüsen, den Ausdruck *„suburethraler Tumor"* vor. Die weitgehende Analogie zwischen der Prostatavergrößerung und der Schilddrüsenvergrößerung in anatomisch deskriptiver Beziehung rechtfertigte den Vorschlag Tsunodas an Stelle von Prostatahypertrophie von einer *Struma prostatae* zu sprechen, ein Vorschlag, dem sich mit gewissen Vorbehalten auch Simmonds anschließt [1]. In seiner letzten Publikation über diesen Gegenstand spricht Legueu von „La maladie prostatique, l'adenome prostatique".

### b) Pathogenese.

Seit den berühmten klassischen Abhandlungen über den Gegenstand durch Civiale, Thompson und Guyon ist der klinische Begriff und das Krankheitsbild der Prostatahypertrophie als ein völlig feststehendes zu betrachten; die pathologisch anatomischen Untersuchungen hingegen, die in zahllosen Arbeiten zur Klärung der Pathogenese niedergelegt wurden, sind bei weitem noch nicht zu einem so feststehenden Ergebnisse gelangt, da gerade in den letzten 15 bis 20 Jahren in der pathologisch-anatomischen Auffassung der Prostatahypertrophie geradezu ein Umschwung in den bis dahin herrschenden Ansichten über die Entstehung der Erkrankung eingetreten ist.

Wenn wir uns zunächst die Frage vorlegen, was wir unter einer Hypertrophie einer Drüse verstehen, so müssen wir, auf die Prostata bezogen, von einer Prostatahypertrophie dann sprechen, wenn eine Vergrößerung des Organs durch Vermehrung der dasselbe aufbauenden Elemente, der Drüsen und Muskelsubstanz, zu beobachten ist. Der pathologisch-anatomischen Nomenklatur entsprechend könnten wir auch in diesem Falle nicht von einer Hypertrophie, sondern von einer *Hyperplasie* sprechen (Runge). Die Vergrößerung und Vermehrung der muskulären Elemente wurden hierbei als Arbeitshypertrophie, (bei Obliteration der Ausführungsgänge und Überbeanspruchung der Austreibungsmuskeln) aufgefaßt (Rotschild, Stilling).

Daß es sich jedoch bei der Hypertrophie der Prostata nicht um eine diffuse gleichmäßige Vergrößerung der drüsigen und muskulären Elemente der normalen Prostata handelt, das lehrten schon die anatomischen Untersuchungen Civiales (1858) und Thompsons (1881). Schon diese Untersucher fanden innerhalb der Prostatageschwulst einzelne als Fibrome bezeichnete kugelige Tumoren und Thompson fand bei der mikroskopischen Untersuchung hypertropher Prostaten, daß dieselben aus keinerlei neuem Elemente zusammengesetzt sind; nur das Verhältnis der einzelnen Bestandteile zueinander war in der vergrößerten Drüse gegenüber der Norm verändert und er war es, der die Hypertrophie als ein Überwiegen der Entwicklung des Bindegewebes über die Drüsensubstanz charakterisierte.

Guyon und seine Schule sah in der Prostatahypertrophie zunächst eine Systemerkrankung, die den ganzen Tractus urogenitalis ergriffen hat und für die er einen arteriosklerotischen Prozeß in den Gefäßen dieser Organe hauptsächlich verantwortlich macht. In seinen ausgedehnten Studien über die Pathologie des Prostatismus lenkte Guyon die Aufmerksamkeit auf das häufige

---

[1] Simmonds selbst schlägt die Bezeichnung „Knollige Prostatahypertrophie" vor.

Mißverhältnis zwischen der Größe der Prostata und den durch die Veränderung der Prostata verursachten klinischen Erscheinungen. Er beschrieb Krankengeschichten, bei denen außerordentlich große Prostatahypertrophie ohne Störung der Entleerung der Blase vorkam und andere wieder, bei denen geradezu atrophische Prostaten zu einer kompletten Harnverhaltung geführt haben (Prostatismus sine prostata). Da somit eine einfache mechanische Erklärung der Pathogenese der Symptome des Prostatismus nicht befriedigte, nahm er an, daß eine gemeinsame höhere Gesetzmäßigkeit in den Veränderungen der gesamten Harnorgane des alten Mannes herrschen müsse und dies sah er als das Resultat einer allgemeinen Arteriosklerose der Harnorgane, der Nieren, der Blase und der Prostata. Sein Schüler LAUNOIS (1885) unternahm es, in anatomischen Untersuchungen hypertrophischer Prostaten die Folgezustände arteriosklerotischer Degeneration (Endarteritis und Periarteritis) für das Drüsengewebe zu studieren. Nach seinen Untersuchungen wirkt sich das Atherom der prostatischen Gefäße in einer Zerstörung des Drüsengewebes der Prostata aus und an seine Stelle tritt eine Wucherung des fibrösen Gewebes, welche als knollige, fibromyomatöse, abgekapselte Knoten zum Ausdrucke kommt.

In den Nieren verbreitet sich die Arteriosklerose von den primitiven Gefäßapparaten, den Glomeruli, auf das Parenchym, befällt in gleicher Weise die Blase, wo eine Neubildung sklerosierenden Bindegewebes in der Submucosa und zwischen den Muskelbündeln die contractilen Elemente erdrückt und in ihrer Wirkung hemmt und erstreckt sich endlich auch auf die Prostata. Es erscheint hier notwendig, den schon früher erwähnten Begriff „*Prostatismus*" näher zu umschreiben, der in der französischen Literatur seit GUYON ein allgemein gebrauchter Terminus geworden ist und auch in der deutschen und englischen Literatur Einbürgerung fand.

Entsprechend der Auffassung, daß der Krankheitsprozeß der Prostatahypertrophie als Systemerkrankung auf der Basis einer Allgemein-Arteriosklerose aufzufassen ist, formuliert GUYON als „Prostatismus vesicalis" ein Krankheitsbild: Häufigkeit der Harnentleerung mit Schmerzen und Erschwerung der Austreibung des Harnes; unvollständige Entleerung, ja selbst Harnverhaltung, genau so wie bei all den Kranken mit vergrößerter Vorsteherdrüse; bei der klinischen Untersuchung jedoch läßt sich eine Vergrößerung der Drüsen nicht nachweisen, oft sogar eine Atrophie des Organes annehmen („*Prostatisme sans prostate*"). Die pathologische Auswirkung der Arteriosklerose zeigt sich in solchen Fällen 1. an der Prostata selbst, die unter der Einwirkung der obliterierenden Endarteritis die deutlichen Zeichen der Atrophie zeigt, 2. an der Blase in einer arteriosklerotischen Atrophie der Austreibungsmuskulatur, die von neu gewucherten Bindegewebszügen durchsetzt, die Kontraktionsfähigkeit der muskulären Elemente in hohem Grade beeinträchtigt, 3. an der Niere mit den Zeichen der arteriosklerotischen Schrumpfniere.

Da sich nun diese arteriosklerotische Degeneration der Blase nicht nur bei männlichen, sondern auch beim weiblichen Geschlechte zeigen mußte, bedeutet es nur einen Schritt weiter in der Verfolgung der arteriosklerotischen Theorie, daß DESNOS 1888 auch einen „*Prostatismus bei der Frau*" beschrieb.

Er fand unter 100 Insassinnen eines französischen Greisinnenasyls — alle im Alter von über 65 Jahren — in mehr als zwei Drittel der Fälle Symptome von Prostatismus vesicalis, wie er im männlichen Greisenalter typisch ist: Häufiger Harndrang bei Nacht, erschwertes und mühsames Urinieren und unvollständige Blasenentleerung.

Da die Prostatahypertrophie eine Erkrankung des männlichen Greisenalters ist und in diesem Lebensalter die Arteriosklerose ein regelmäßiger Befund ist, fand die Erklärung der GUYONschen Schule allgemein Glauben und die arteriosklerotische Theorie von der Pathogenese der Prostatahypertrophie herrschte durch fast ein Dezenium als anerkannte Hypothese. Daß jedoch Prostata-hypertrophie auch in viel jüngeren Jahren, in denen von einer allgemeinen Arteriosklerose gewiß noch nicht die Rede sein kann (Iversen und Burck-hardt), angetroffen wurde, sprach von allem Anfang gegen die französische Theorie. Casper konnte dieselbe vollends widerlegen, indem er durch sorg-fältige Untersuchung von 28 Präparaten von Prostatahypertrophie in mehr als der Hälfte der Fälle keinerlei atheromatösen endarteritische Veränderungen der Gefäße des Harnapparates nachweisen konnte und anderseits in anderen Fällen bei bestehender allgemeiner Arteriosklerose die Prostata vollkommen normal befand [1]. Während in der Folgezeit aus der französischen Schule Guyons die grundlegenden Arbeiten über die *neoplasmatische Theorie* der Pathogenese der Prostatahypertrophie erschienen (Motz und Perearnau und Albarran und Hallé (1896 und 1900), über die wir weiter unten ausführlich berichten werden, stellte Ciechanowsky 1899 eine ganz neue Ätiologie der Prostatahypertrophie fest, indem er aus zweifellos richtigen pathologisch-anatomischen Befunden hypertrophischer Prostaten den Schluß zog, daß *die Ursache der Hypertrophie in chronisch entzündlichen Veränderungen der Drüse liege*, daß es sich in Wirklichkeit um eine *Prostatitis hypertrophicans* handle. Die entzündlichen Läsionen führen in der Vorsteherdrüse zu produktiven Bindegewebswucherungen im Stroma des Organs, die herdförmig auftreten und durch ihre Lokalisation in der Umgebung der Ausführungsgänge Ver-engerungen oder Verschluß dieser letzteren herbeiführen; dadurch komme es zu einer Ansammlung des Sekretes in den Drüsenlumina und zu mächtigen Erweiterungen der Drüsenverästelungen. In diesen letzteren fanden sich teils katarrhalische, teils eitrige Prozesse. Als häufigste Ursache dieser Entzündung, die manchmal jahrzehntelang ohne jedes Symptom verlaufen kann, sieht Ciechanowsky in einer großen Zahl von Fällen in früher Jugend erworbene *Gonorrhöe* an.

In zahlreichen Arbeiten, in denen die Resultate ausgedehnter und mühsamer histologischer Untersuchungen niedergelegt sind, verfocht A. Rothschild die entzündliche Theorie der Entstehung der Prostatahypertrophie. Seine Ar-gumente, daß er bei der Untersuchung von 30 Vorsteherdrüsen von Männern zwischen 30 und 50 Jahren, bei denen eine geschlechtliche Infektion nicht be-standen hat, in 90% dieser Fälle entzündliche Veränderungen vorgefunden hat, ferner die Übereinstimmung dieser Zahl mit der von verschiedenen Autoren gefundenen Zahl von 70—80% von gonorrhoischer Prostatitis unter allen geschlechtsreifen Männern in Großstädten; ferner die Ähnlichkeit des patho-logisch-histologischen Bildes der chronischen Prostatitis gonorrhoica mit den histologischen Untersuchungen vieler Fälle von Prostatahypertrophie; all diese Erwägungen führten Rothschild zu der Annahme, daß das *Endstadium einer chronischen über Jahrzehnte hin sich erstreckenden gonorrhoischen Prostatitis die Prostatahypertrophie der Greise darstelle.*

Zahlreiche Autoren bekannten sich gleichfalls zur entzündlichen Theorie (Daniel Herring, le Fur, Gosset und Brourt u. a.). Wenn auch die meisten dieser Autoren in der Jugend überstandene Gonorrhöe als Ursache der Ent-zündung beschuldigen, fehlt es unter den Anhängern der entzündlichen Hypo-

---

[1] Casper wies ferner mit Recht darauf hin, daß in der ganzen Pathologie nirgends als Folgezustand von arteriosklerotischen Veränderungen hypertrophisch wuchernde Pro-zesse bekannt seien, sondern im Gegenteile immer atrophische Prozesse: Z. B. die arterio-sklerotische Schrumpfniere, die Prostataatrophie, die arteriosklerotische bzw. senile In-volution der Geschlechtsdrüsen. Zu der gleichen Auffassung, der Ablehnung der fran-zösischen Theorie, führten die Arbeiten und pathologisch-histologischen Untersuchungen von Ciechanowsky, Motz, Bohdanowich u. a.

these nicht an Stimmen, die die *Quelle der Entzündung im Darmkanal, in der Blase und dem Nierenbecken* sehen. *Chronisch entzündliche Irritationen* als Folgezustände *sexueller Reize und Schädlichkeiten* nimmt BUNGE in 85% seiner 300 Fälle von Prostatahypertrophie, deren Anamnese er genau durchforscht hat, als Ursache der Erkrankung an. Ebenso sieht CANNIANTI die Ursache der Erkrankung in chronischen Reizzuständen infolge schwerer und lange protrahierter sexueller Schädlichkeiten, wie frustrane Erregungen, Coitus interruptus und ähnliches [1].

In seiner früher erwähnten Arbeit, in der er die arteriosklerotische Theorie GUYONs als unrichtig erkannte, wandte sich CASPER auch gegen die entzündliche Theorie, indem er den Nachweis erbrachte, daß die in der hypertrophen Drüse gefundenen *entzündlichen Herde sekundärer Natur* sind und nichts mit Gonorrhöe zu tun haben. Er wies ferner darauf hin, daß fast niemals eine Prostatahypertrophie bei Leuten mit gonorrhoischen Strikturen zur Beobachtung komme, trotzdem gerade die Striktur der Harnröhre eine geradezu typische Spätfolge der Gonorrhöe darstelle. Er machte ferner auf die bemerkenswerte Tatsache aufmerksam, daß orthodoxe Juden, bei denen gonorrhoische Infektionen schon wegen der aus religiösen Gründen geforderten sexuellen Unberührtheit der jungen Männer zu den äußersten Seltenheiten gehören, mit auffallend großer Häufigkeit an Prostatahypertrophie erkranken.

GREEN und BROOKS beschrieben in einer großen Anzahl von Fällen im Gefolge einer chronischen Entzündung der Prostatadrüse eine fibröse Hypertrophie mit Untergang der Muskulatur und starkem Zurücktreten der Drüsensubstanz, in der großen Minderzahl der Beobachtungen cystische Erweiterung der Drüsenlumina.

Für ROTHSCHILD bilden die histologischen Befunde den Beweis für die entzündliche Histogenese der Vergrößerung der Prostata. ,,Letztere ist ein Produkt der die Drüsenlumina verengernden resp. strikturierenden Rundzellen-Bindegewebsherde und entsteht in der Hauptsache aus der daraus folgenden passiven Erweiterung der vorhandenen Drüsenlichtungen. Diese ist ein eminent langsam, latent, chronisch sich entwickelnder Vorgang. — Eine zweite, aber nebensächlichere Bedeutung für die Vergrößerung hat die Bindegewebsproduktion selbst: Die im Sekretabflusse behinderten Drüsen können ferner einen gewissen Grad von funktioneller Muskelhypertrophie zur Folge haben; doch spielt dieses Moment keine wesentliche Rolle unter den die Vergrößerung bedingenden Momenten.... Indem das Stroma durch die sich gruppenweise erweiternden Drüsenlumina nach außen an die Peripherie der Gruppe gedrängt wird, bilden sich die Anfänge der Knoten, diese Knoten vergrößern sich nur durch die passive Erweiterung der Drüsenlumina". . . . . ,,Außer diesen Fällen von Prostatavergrößerung sind noch die selteneren, wesentlich neoplastischen Veränderungen in der Prostata zu nennen; es handelt sich um Myome, Adenome und Carcinome".

TSUNODAs ausgezeichnete Untersuchungen bei VON HANSEMANN ergaben demgegenüber, daß die Drüsenhyperplasie immer eine spontane Gewebswucherung ohne entzündliche Erscheinung sei. Die in späteren Stadien auftretenden herdweisen Eiter- und Lymphzelleninfiltrationen im Zellgewebe haben keine kausale Bedeutung, sondern sind als Folgezustände sekundärer Infektion und Entzündung der Drüsenlumina aufzufassen.

Vollends gestürzt wurde die ganze Lehre von der entzündlichen Genese der Prostatahypertrophie durch die Ergebnisse der histologischen und anatomischen

---

[1] NITZE-SONNENBURG: Handbuch der praktischen Chirurgie. Bd. III. S. 858. ,,Ich kann noch hinzufügen, daß die im Gefolge von Diabetes auftretende Urethritis gleichfalls zur Hypertrophie der Prostata Veranlassung geben kann."

Forschung der letzten Jahre, die in überzeugender Übereinstimmung die *neoplasmatische Theorie* auf den Schild hob.

Die **neoplasmatische Theorie** über die Pathogenese der Prostatahypertrophie geht eigentlich auf Virchow zurück. Virchow sah in der Prostatahypertrophie eine echte Neubildung, ausgehend von den die Prostata aufbauenden Elementen, im drüsigen und im fibromuskulären Anteil. Je nach dem Vorwiegen der einzelnen histologischen Elemente, unterscheidet er Myome, Fibrome und Adenome. Auch beschreibt er schon die *knotige Form* der in die hypertrophe Prostata eingestreuten Neoplasmen. Die bedeutendsten deutschen pathologisch-anatomischen Forscher schlossen sich Virchows Ansicht an, so Cohnheim, Klebs, Birch-Hirschfeld, Jores u. a.

In Frankreich, wo damals gerade die arteriosklerotische Theorie in hohem Ansehen stand, gelang es erst Motz und seinen Mitarbeitern und Albarran, durch ausgedehnte histologische Untersuchungen der neoplasmatischen Theorie Geltung zu verschaffen. Motz veröffentlichte zuerst im Jahre 1896 die Ergebnisse seiner histologischen Forschungen, worin er feststellte, daß das Drüsengewebe die Hauptrolle bei der Bildung der Hypertrophie der Prostata spiele. In der Hälfte der untersuchten Präparate betrug die Menge des Drüsengewebes zwei Drittel oder mehr vom ganzen Volumen der hypertrophen Drüse. Die *Prostatahypertrophie besteht also in der Neubildung von Drüsengewebe in der Form der „Corps sphéroides"*, verstreut im Innern der Drüse. Außerhalb der letzteren gibt es andere knotige Gebilde, deren anatomische Struktur eine ausgesprochene muskuläre ist. Es handelt sich bei diesen um kleine Myome. Die arteriosklerotische Theorie war zu widerlegen, da er feststellen konnte, daß unter 30 untersuchten Hypertrophien die Gefäße in 21 Fällen normal befunden wurden und ferner, daß die beinahe regelmäßig gefundene Prostatitis sekundär entstanden sei, als Folge der Infektion des Harntraktes. Diese Arbeit von Motz, welche das ganze Gebäude der arteriosklerotischen Theorie Guyons umzustürzen geeignet war, fand durch die Untersuchungen von Albarran und Hallé ihre volle Bestätigung (1900). Auch sie fanden in 100 untersuchten Präparaten ein Vorwiegen der Neubildung des Drüsengewebes und sie unterscheiden 1. eine Hypertrophie von glandulärem Typus in 32%, 2. eine gemischte Hypertrophie in 52% und 3. eine Fibrosis in der hypertrophen Prostata in 3%.

In der Folgezeit bekannten sich fast alle ernsten Untersucher zur neoplastischen Theorie. Runge untersuchte 22 Fälle und fand stets die Hypertrophie aufgebaut aus neugebildetem adenomatösem Drüsengewebe. Lissauer fand unter 37 Fällen zweimal Myome, sonst ausnahmslos Fibroadenome und Adenome. Tsunoda hält die Prostatahypertrophie für eine adenomatöse Neubildung, für welche er, ausgehend von der Ähnlichkeit der histologischen Bilder mit der Struma der Schilddrüse, die Benennung Struma parenchymatosa, cystica, myomatosa und fibrosa prostatae in Vorschlag bringt.

Auch die neuesten Forschungen über die mikroskopische Anatomie der hypertrophen Prostata kommen übereinstimmend zu dem Ergebnisse, daß es sich bei dieser Erkrankung um eine Neubildung gutartiger Natur, aufgebaut aus den die normale Prostata zusammensetzenden Elementen handle (Tandler und Zuckerkandl, Loeschcke und Adrion, Aschoff, Simmonds und Legueu, ebenso die englischen und amerikanischen Autoren).

Nur ganz vereinzelt lassen sich Stimmen vernehmen, daß man es bei der Prostatahypertrophie nicht mit einer echten, wenn auch gutartigen Neubildung zu tun hat, sondern daß es sich um eine wahre Hypertrophie handelt. Borst schreibt in der Lehre von den Geschwülsten 1902: „Wir müssen verlangen, daß bei einer Hypertrophie oder Hyperplasie das neugebildete Gewebe mit der Textur und der Struktur des normalen Drüsengewebes des betreffenden Standortes in jeder Weise übereinstimmt; geringe Abweichungen wie Vergrößerung, Erweiterung, Gestaltsveränderung der Drüsen ausgenommen, daß ferner die Beschaffenheit der Epithelien und ihre Formationen, insbesondere die Anordnung des Bindegewebes um die Drüsen durchaus der Norm entsprechen, endlich daß erkannt werden könne, daß der Wucherung auch eine funktionelle Bedeutung zukomme. Wichtig ist auch der Nachweis von mit den neugebildeten Drüsenmassen regulär verbundenen und normal ausmündenden Ausführungsgängen." Nun hat in einer kürzlich erschienenen Arbeit HERBERT KAUSCH aus dem LOESCHCKEschen Institute eine Arbeit über die Knotenbildung bei der Prostatahypertrophie veröffentlicht und durch äußerst mühsame Rekonstruktionen der Schnitte den Nachweis zu erbringen versucht, daß die sog. Prostatahypertrophie, die man allgemein für eine Adenombildung ansieht, allen den von BORST für eine wahre Drüsenhypertrophie aufgestellten Postulaten vollkommen entspricht, d. h. daß die Knoten in der hypertrophen Drüse zusammengesetzt sind aus neugebildeten Elementen der normalen Prostata, die sich in keiner Weise von den histologischen Elementen der normalen Prostata unterscheiden, daß sie eigene Ausführungsgänge besitzen, die geeignet sind, das normale Sekret dieser Drüsen in die gemeinsamen Ausführungsgänge der Prostatadrüsen abzuleiten, kurz, daß es sich um eine wahre Hypertrophie und nicht um eine Adenom- oder Myombildung handle.

KORNITZER und ZANGER beschließen ihre histologische und histogenetische Arbeit über die Prostatahypertrophie mit folgenden Sätzen, die sich auf Grund ihrer Befunde auf die Histogenese der Prostatahypertrophie beziehen.

„Im Zustande präseniler Atrophie der Prostatadrüse kann es unter hormonaler Beeinflussung von seiten des noch gut funktionierenden Hodens zu einer Art Ersatzbildung kommen, die sich als drüsige Prostatahypertrophie darstellt. Diese Bildung ist durch ihre relative Autonomie befähigt, bei Aufhören des innersekretorischen Reizes eine Proliferation auch der anderen sie zusammensetzenden Gewebsbestandteile in Erscheinung treten zu lassen, so daß in einem späteren Stadium sowohl die Drüsensubstanz adenomartige Bildungen wie auch die glatte Muskulatur — ebenso das Bindegewebe — diffuse oder umschriebene Proliferationszonen aufweisen können."

Die Frage jedoch, die einer vollständigen befriedigenden Lösung noch immer harrt, betrifft den Ausgangspunkt der neoplasmatischen Bildung.

**Die Ausgangspunkte der Prostatahypertrophie.** Die histologische Forschung der hypertrophen Prostata ergibt — darin stimmen sämtliche Untersucher bis in die jüngste Zeit überein —, daß das neugebildete Gewebe durch Wucherung normaler Bestandteile der Prostata entstanden ist. In der überwiegenden Mehrzahl der Fälle dominiert die glanduläre Form der neoplasmatischen Wucherung, die man mit voller Berechtigung als adenomatöse Neubildung bezeichnen kann. Daneben jedoch (viel seltener) kommen Knoten aus fibromyomatösem Gewebe in der vergrößerten Drüse zur Beobachtung. Übereinstimmung herrscht ferner darüber, daß das eigentliche Gewebe der Prostata, durch den Wachstumsdruck der neugebildeten Adenommassen zur Seite gedrückt, einen Mantel von atrophischem Prostatagewebe um das Adenom herum bildet (Pseudokapsel oder chirurgische Kapsel des Prostataadenoms).

Die äußere Form der gewucherten Adenommassen imitiert beinahe vollständig das Bild der normalen Prostata, an der man 2 seitliche Lappen und in der Regel einen mittleren Lappen unterscheiden kann. Dieser letztere der Mittellappen der Prostata ist das Gebilde, welches schon bei den frühesten anatomischen Untersuchungen (HOME) als besonders auffälliges in das Blaseninnere gewachsenes kegelförmiges oder halbkugeliges Gebilde die Aufmerksamkeit auf sich lenkte.

Durch Jahrzehnte glaubte man, daß dieser Mittellappen der Prostata-hypertrophie seinen Ausgang nimmt von einer Wucherung des sog. mittleren Lappens der normalen Prostata, d. i. jener Gewebsabschnitt der Prostata, welcher zwischen dem Ductus ejaculatorii einerseits, der prostatischen Harnröhre und den Trigonum anderseits gelegen ist (siehe anatomische Einleitung Seite 429).

Die Vorstellung, daß von diesem Gebilde aus sich die Prostatahypertrophie in die Richtung des geringsten Widerstandes, also gegen das Blasencavum zu als Mittellappen, entwickelt, war um so bestrickender, als es in vielen Fällen durch operative Entfernung dieses fast gestielten Lappens gelang, eine Harnverhaltung definitiv zu beheben.

Wie schon in der Besprechung der Anatomie der Prostata hervorgehoben wurde, ist jedoch der Lobus medianus der normalen Prostata als ein von dem übrigen Prostatagewebe abgrenzbares Gebilde nicht nur nicht bewiesen, es muß im Gegenteil ernstlich bezweifelt werden, ob die von den Anatomen beschriebenen Gewebsabgrenzungen eines Mittellappens in der normalen Prostata ebenso wie das als Uvula vesicae bezeichnete Zäpfchen im inneren Blasenmunde nicht als Artefakte oder schon als pathologische Bildungen im Sinne einer beginnenden Hypertrophie aufzufassen sind.

Im Jahre 1894 war es JORES, der wohl als erster darauf hinwies, daß der sogenannte Mittellappen nicht aus der sogenannten Pars intermedia hervorgeht, sondern daß seine Bildung aus gewissen Drüsen, die normalerweise submukös in der prostatischen Harnröhre liegen, hervorgehe. Auch ASCHOFF schloß sich dieser Auffassung an. LENDORF führte in einer eingehenden Arbeit über die Entstehung der Prostatahypertrophie aus, daß von der eigentlichen Prostata durch einen interprostatischen, aus glatten Muskelfasern bestehenden Ringmuskel getrennt, periurethrale Drüsen gelegen sind, die von Schleimhaut überzogen und mit ihren Ausführungsgängen unmittelbar in die Harnröhre münden. Diese Drüsen haben die Tendenz, adenomatöse Neubildungen zu formieren, welche die eigentliche Prostatahypertrophie darstellen, whrend die Prostata selbst zur Seite gedrängt und eine Kapsel um die hypertrophischen Massen bildet.

Dank den Untersuchungen von TANDLER und ZUCKERKANDL, MOTZ und ALBARRAN und MARQUIS u. a. können wir heute den Standpunkt als gesichert annehmen, daß es einen wahren mittleren Lappen der *normalen* Prostata gar nicht gibt und daß die Meinung, daß sich aus diesem mittleren Lappen der normalen Prostata durch Wucherung des Drüsengewebes der Mittellappen der Prostatahypertrophie entwickelt, unrichtig ist. Durch vergleichende anatomische Untersuchungen über die Anatomie der Prostata bei verschiedenen Tieren (Hund, Hengst, Stier, Schaf und Hase) konnte MARQUIS den Nachweis führen, daß es einen mittleren Lappen der normalen Prostata nicht gibt.

ROKITANSKY spricht die Möglichkeit aus, daß die Prostatahypertrophie *von Wucherungen versprengter oder akzessorischer Prostatadrüsen* ihren Ausgang nimmt. Seitdem die pathologische Histologie mit einem wahren Feuereifer sich der Histogenese der Prostatahypertrophie angenommen hat, wurden von zahlreichen Autoren (Näheres hierüber im anatomischen Teile) bestimmte Drüsengruppen im Bereiche der prostatischen Harnröhre beschrieben, von deren adenomatöser Wucherung die Prostatahypertrophie ihren Ausgang nehmen sollte. Diese von ALBARRAN als „subcervicale", von GRINENKO als akzessorische Drüsen, von MOTZ als „periurethrale", von der Schule LOESCHCKE als Innendrüse, ferner als Zentralkern beschriebene Formation ist zweifellos als der Ausgangspunkt der sog. Hypertrophie der Prostata anzusehen.

MARQUIS (1910) stellte fest, daß es sich bei dieser Erkrankung um einen *suburethralen extraprostatischen Tumor* von adenomatösem Bau handle, der mit den eigentlichen Prostatadrüsen gar nichts zu tun hat. Wohl gelang es ihm, die völlige histologische Identität der suburethralen Drüsen und der Prostatadrüsen festzustellen, wie auch aus der Abbildung in der MARQUIS- schen Arbeit zu entnehmen ist.

Am weitesten gingen in einer früheren Arbeit TANDLER und ZUCKERKANDL, die das ganze pathologisch anatomische Bild der Prostatahypertrophie als Neubildung eines sog. Mittellappens erklärten, der sich innerhalb der zur Atrophie verurteilten eigentlichen Prostata entwickelt. Diese Ansicht, daß die ganze Masse der adenomatösen Neubildung, also Mittellappen und Seitenlappen, soweit sie sich bei der Prostatektomie in einer natürlichen Gewebsschicht enukleieren läßt, als Mittellappen aufzufassen sei, konnten die genannten Autoren in ihrer letzten Publikation nicht mehr aufrecht halten.

Das Ergebnis aller der modernen Untersuchungen über den Ausgangs- punkt und die Natur der Prostatahypertrophie, das auch mit unseren eigenen Erfahrungen an operativ gewonnenen Präparaten übereinstimmt, ist folgendes: *Die als Prostatahypertrophie bezeichnete, histologisch als adenomatöse und fibro- myomatöse Neubildung charakterisierte Gewebsmasse stellt eine neoplasmatische Wucherung der die ganze Circumferenz der prostatischen Harnröhre vom Orificium internum bis zum Samenhügel einnehmenden suburethralen Drüsen dar, deren subcervicale Gruppe durch Wachstum ins Blaseninnere den Mittellappen, deren Colliculusgruppe durch Wachstum in der Richtung gegen die Seitenlappen der normalen Prostata die sog. Seitenlappen der Prostatahypertrophie bilden.*

Die aus dem LOESCHCKEschen Institute neuerdings veröffentlichten Er- fahrungen KAUSCHs, der in mühseligen Plattenmodellkonstruktionen für jeden Adenomknoten die entsprechenden astförmig verzweigten Ausführungs- gänge darstellen konnte und auf Grund dieser Untersuchungen die Prostata- hypertrophie nicht als eine neoplasmatische, sondern als eine echte hyper- plastische Gewebsbildung aufgefaßt wissen will, sind noch nicht durch ent- sprechend zahlreiche Nachprüfungen bestätigt, so daß wir zunächst an der festgefügten Basis der neoplasmatischen Theorie der Histogenese der Prostata- hypertrophie und an deren Ausgangspunkt von den suburethralen Drüsen der hinteren Harnröhre festhalten müssen.

Wenn wir in der Ätiologie und Pathogenese der Prostatahypertrophie bisher die drei wichtigsten Gruppen besprochen haben, die arteriosklerotische, die entzündliche und die neoplasmatische Theorie, so bleibt noch eine vierte Gruppe von Theorien übrig, die zur Erklärung der Entstehung der Prostata- hypertrophie aufgestellt wurden, die wir zusammenfassend als **Degenerations- Theorien** bezeichnen können.

Strenge genommen können wir auch die zuerst besprochene arterio- sklerotische Theorie unter die Gruppe der degenerativen Theorie subsumieren, denn die französische Schule (GUYON und sein Mitarbeiter LAUNOIS) sahen in dem Entstehen der senilen Prostatavergrößerung eine Teilerscheinung eines den ganzen Tractus urogenitalis in Mitleidenschaft ziehenden arteriosklerotischen Degenerationsprozesses. Der Ausgangspunkt und gleichzeitig die wichtigste Stütze der französischen Theorie bildete die auffallende Erscheinung des Auf- tretens der Prostatavergrößerung im hohen Alter. *Involutionsvorgänge der genitalen Drüsen* in der Zeit des Abklingens des sexualen Lebens sind die charakte- ristischen Stigmen des beginnenden Alters beim männlichen und weiblichen Geschlechte; die auf die Ovarialatrophie zurückführbare Menopause beim Weibe, der atrophische Schwund der Geschlechtsdrüsen, der Hoden, beim Manne.

Die *Beziehungen des Hodens zur Prostata* sind nun außerordentlich mannigfache und einwandfrei beweisbare. Durch genaue Messungen und Wägungen konnte Lowsley und Simmonds diese Beziehungen graphisch durch eine Kurve darstellen, welche in ihrem aufsteigenden Schenkel eine gleichzeitige und gleichmäßige Größen- und Gewichtszunahme der Hoden und Prostata vom ersten Lebensjahre bis zur erreichten Pubertät darstellt, während der Zeit der hohen sexualen Aktivität eben verläuft und vom 6. Lebensdezennium an eine wenn auch geringe Senkung in absteigender Linie zeigt.

Die wiederholt zitierten Arbeiten von Tandler und Zuckerkandl über die Anatomie und Entwicklungsgeschichte der Prostatahypertrophie kommt, wie besprochen, zu dem Ergebnisse, daß im Alter die Prostata atrophiert, nach der Meinung dieser Autoren in Form von *Druckatrophie*, ausgehend von dem auf der eigentlichen Prostata lastenden Wachstumsdrucke der periurethralen Adenommassen. Andere Autoren wiederum (Simmonds, Fischer u. a.) sehen in dem Bilde der atrophischen Prostata (bei bestehender Prostatahypertrophie) eine Teilerscheinung der allgemeinen Involution der Genitaldrüsen im Senium. Wenn wir das Bild der senilen Prostataatrophie ins Auge fassen, bei welchem wir einen genuinen Schwund des Drüsengewebes der Prostata nachweisen können, so müssen wir in diesem anatomischen Bilde eigentlich die Regel der Altersveränderung der Prostata sehen und die *Knotenbildung hypertropher Massen* im anatomischen Bilde der Prostatahypertrophie ist nach Simmonds Ansicht als ein *kompensatorischer Vorgang* gegenüber dem Ausfall des sezernierenden Gewebes der atrophischen Prostata aufzufassen. Damit wäre nun die Theorie begründet, *daß die Atrophie als ein Anfangsstadium der Prostatahypertrophie zu werten ist.*

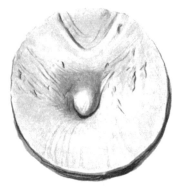

Abb. 46. Mächtig dilatierte Blase infolge eines kleinen uvulaartigen Mittellappens der Prostata. Schwerstes Harnabflußhindernis. (Präparat aus der Sammlung v. Frisch.)

Es wurde oft genug von allen Anatomen und den erfahrenen Klinikern betont, daß für die klinischen Erscheinungen, d. h. für die Schwere der Miktionsbehinderung nicht die Größe des prostatischen Tumors ausschlaggebend ist; die Atrophie der Prostata führt zu denselben schweren Harnstörungen bis zur Retention wie die Hypertrophie („Prostatismus sans prostate"). Mehrere operative Erfahrungen veranlaßten Otto Zuckerkandl zur Feststellung des Krankheitsbegriffes einer „*Miniaturform der Prostatahypertrophie*". Das sind Fälle, in denen ein etwa erbsengroßer Adenomknoten in einer sonst atrophischen Prostata zu kompletter Harnverhaltung geführt hat. Auch wir selbst haben mehrere derartige Beobachtungen gemacht und solche Harnverhaltungen durch die Enukleation des Miniaturadenoms zur Heilung gebracht (s. Abb. 46).

Die Zeit, in der die genitalen Organe ihren Involutionsprozeß beginnen, ist individuell verschieden. Ein Parallelismus zwischen der Größe und dem Gewichte der Hoden und Prostata ließ sich bei den genauen Untersuchungen von Simmonds nicht immer feststellen. Die Atrophie der Prostata beginnt manchmal schon im 4. Lebensdezennium, so daß Simmonds von einer *präsenilen und einer senilen Atrophie des Organs* spricht und er sieht in der Ausbildung der Prostatahypertrophie in solchen Fällen eine kompensatorische Bildung gegenüber dem Ausfalle der Sekretion und inneren Sekretion der normalen Prostatadrüse. „Ähnliche kompensatorische Bildungen mit allen Übergängen von der harmlosen, knotigen Hypertrophie, die als kompensatorische Bildung bei Parenchymdegeneration auftritt, zum geschwulstförmigen Adenom und zum Carcinom lassen sich in der Leber verfolgen."

Da die makroskopische Untersuchung zur Erklärung der gleichzeitigen senilen Involution der Hoden und der Prostata nicht ausreichte, versuchte KENNETH M. WALKER durch mikroskopische Untersuchung der Hoden die Korrelation zwischen dem Altersschwund der Prostata bzw. dem Auftreten der sog. Prostatahypertrophie und der Abnahme der LEYDIGschen Zellen im Hodenzwischengewebe in einer Kurve festzulegen, welche ganz entsprechend der Kurve des männlichen Sexuallebens einen steilen Anstieg in der zweiten Lebensdekade bis zum Erreichen der Pubertät und vom 6. Dezennium an ein allmähliches Absinken der Kurve zeigt und diese *Kurve erweist sich als vollkommen identisch, sowohl für die Größe der Prostata, als auch für die Zahl und Beschaffenheit der LEYDIGschen Zellen.* Ganz unabhängig davon zeigte die mikroskopische Untersuchung keine Störung der Spermatogenese in 8 von den 11 untersuchten Fällen. Die 3 Fälle, in denen Spermatogenese nicht nachweisbar war, waren carcinomatöse Prostaten und „wie MOTT zeigte, pflegt die Spermatogenese in allen Fällen von bösartiger Erkrankung zu fehlen". Genau so wie in diesen Fällen zeigte sich auch in zahlreichen Kontrollfällen (ohne Prostatahypertrophie) als charakteristisches Zeichen des Alters die Degeneration der LEYDIGschen Zellen und deren spärliche Anzahl.

Diese neuen Befunde der geistvollen Arbeit WALKERs können als wichtiges anatomisches Substrat für die Richtigkeit der Degenerationstheorie von SIMMONDS gewertet werden. Als Ursache für das präsenile Auftreten der Prostataatrophie und Hypertrophie führt SIMMONDS die Möglichkeit einer hereditären Disposition an. So gibt es als Zeichen *familiär* auftretenden frühzeitigen Alterns präsenilen Haarausfall, Presbyopie, frühzeitige Menopause und ähnliches.

Der Besprechung der degenerativen Theorien reiht sich die Diskussion über *die Anwendung der Lehre von der inneren Sekretion auf die Genese der Prostatahypertrophie* an:

Wenn SIMMONDS in einer Atrophie des Drüsengewebes der Prostata mit ein charakteristisches Zeichen des Alterns erblickt, so muß sich auch der Ausfall der Sekretion der zum Schwund verurteilten Drüse — auch der inneren Sekretion — auswirken. „Dieser Defekt wird sich um so mehr geltend machen, je mehr bei erhaltener Funktion des Hodens von diesem Organ aus eine Einwirkung auf die Prostata erfolgt. Die Folge wird sein, daß in der Vorsteherdrüse Ersatzbildungen entstehen, welche den Ausfall an Sekretion decken sollen und so kommt es zur Entwicklung umschriebener Drüsenhyperplasien." Die Beziehungen der inneren Sekretion auf das Wachstum der Prostata wurden schon im physiologischen Teile dieser Abhandlung berührt und es sei nur nochmals auf die Arbeiten von WHITE, CASPER, ROVSING und MAC EWAN über die Verkleinerung der Prostata nach Kastration hingewiesen.

Die hier geschilderte Degenerationstheorie über die Entstehung der Prostatahypertrophie läßt sich ungezwungen mit der neoplasmatischen Theorie vereinigen und wenn wir nach dem heutigen Stande des Wissens die Histogenese der Prostatahypertrophie in der neoplasmatischen Genese unzweifelhaft sehen, so lassen sich doch in *ätiologischer Hinsicht die Beziehungen* „zu den senilen Rückbildungserscheinungen und den Reaktionen darauf" (R. NIEMEYER[1]) nicht leugnen.

NIEMEYER kommt auf Grund seiner Untersuchungen zu folgender Schlußfolgerung: Das Wesen der sog. Prostatahypertrophie besteht bei geringgradigen Veränderungen in kompensatorischer Hyperplasie auf dem Boden seniler

---

[1] NIEMEYER, R.: Dtsch. Zeitschr. f. Chir. 167. Bd. 1921.

Involution; bei hochgradigen Veränderungen handelt es sich um Geschwulst-bildung. Es sind dann Fibromyoadenome, selten Fibromyome, die vorwiegend aus dem Gebiete der Innendrüse hervorgehen.

Dies geht vor allem auch aus den später folgenden Auseinandersetzungen hervor, die sich mit der Häufigkeit der Prostatahypertrophie und dem Lebens-alter bei Menschen verschiedener Rassen und Konstitutionen und mit einzelnen Tatsachen der vergleichenden Anatomie befassen sollen.

## c) Ätiologie.

v. Frisch hat das Kapitel „Ätiologie der Prostatahypertrophie" in dem 1906 erschienenen Handbuche der Urologie mit dem Satze eingeleitet: „Die Hypertrophie der Prostata ist eine idiopathische Geschwulstbildung, welche dem höheren Mannesalter eigentümlich und deren Ursache bis heute nicht bekannt ist." Dieser Satz besteht eigentlich heute, nach mehr als 25 Jahren noch zu Recht, was uns um so sonderbarer anmuten muß, als die Literatur über das Kapitel Prostatahypertrophie in diesen Jahren zu einer kaum mehr über-blickbaren Masse angeschwollen ist, als die ganze Lehre von dieser Erkrankung gerade in diesem Zeitabschnitt große Wandlungen durchgemacht hat und vieles scheinbar Feststehende durch die Ergebnisse neuer Forschung wieder um-gestoßen wurde. Einigermaßen sicher fundiert scheint nur die Annahme zu sein, daß die *Hypertrophie gar nicht von der eigentlichen Prostatadrüse, sondern von gewissen paraprostatischen Drüsen ihren Ausgang nehme.* Von diesen Drüsen aus kommt es zur Entwicklung von knotigen Bildungen, welche geschwulstartigen Charakter aufweisen; über die Ursache dieser geschwulst-ähnlichen Wucherungen aber herrscht noch völlige Unklarheit.

Die ältesten Erklärungsversuche für die Pathogenese der Prostata-hypertrophie basierten auf bloßen Vermutungen, welche durch Erfahrungen am Krankenbett nahegelegt erschienen. Solche aus späterer Zeit sind zwar durch pathologisch-anatomische und histologische Untersuchungen begründet, aber meistens nur so zustande gekommen, daß man Folgezustände teils in der erkrankten Drüse, teils in allen Partien der Harnwege als ursächliche Momente ins Auge faßte. So kamen Irrtümer zustande, welche, wie z. B. die arterio-sklerotische und die entzündliche Theorie, lange vorherrschten. Erst als man neben der Histologie der veränderten Prostata auch die topographisch-ana-tomischen Verhältnisse zu studieren begann und erkannte, daß sich diese geschwulstartigen Knoten *innerhalb der eigentlichen Prostatadrüse* entwickeln, erst dann war es möglich, die Pathogenese der Prostatahypertrophie von ganz anderen Gesichtspunkten aus zu ergründen.

Von älteren Autoren wurden Skrofulose, Alkoholismus, Gicht, Rheumatismus, Gonorrhöe und Syphilis als Ursache ins Treffen geführt; aber auch Kongestion der Beckenorgane, Tafelfreuden, Reiten, Reizzustände der Blase, geschlechtliche Enthaltsamkeit, geschlechtliche Exzesse, Erkältungen, sitzende Lebensweise u. a. m. wurden beschuldigt; andere wieder erblickten das kausale Moment im Katheterismus, Sondierungen der Harnröhre, Blasensteinen, Fremdkörpern in der Blase und Strikturbildungen. Es muß allerdings bemerkt werden, daß Tafelexzesse, unzeitgemäße Erregungen der Geschlechtsfunktion, anhaltendes Reiten, sitzende Lebensweise mit Neigung zu Obstipation, Reizungen der Harnröhre u. a. eine erhebliche Verschlimmerung der bereits bestehenden Krankheitserscheinungen bedeuten können.

Die Forschung nach der Ätiologie der Hypertrophie der Prostatadrüse hat verschiedene Wandlungen durchgemacht. Verschiedene Autoren haben ihre Ansichten über den Ursprung dieser Drüsenwucherungen dargelegt, welche teils Zustimmung, teils Ablehnung fanden. So haben sich Theorien ausgebildet, von denen aber vorläufig keine in befriedigender Weise das Wesen und die Ursache dieser Erkrankung zu erklären imstande ist.

Die arteriosklerotische Theorie von LAUNOIS, einem Schüler GUYONs, begründet, betrachtet die Hypertrophie als Teilerscheinung einer, den gesamten Harnapparat ergreifenden Arteriosklerose.

Nach LAUNOIS' Ansicht sind bei der Hypertrophie der Prostata nicht nur die Drüse selbst, sondern auch die Blase und die Nieren von arteriosklerotischen Veränderungen befallen. In der Prostata seien die Arterien verengt und teilweise obliteriert, in der Blase komme es zur Bildung größerer Mengen von sklerosierendem Bindegewebe zwischen den Muskelbündeln, durch welche die contractilen Elemente ganz erdrückt werden. Ebenso setzten sich in den Nieren die sklerotischen Veränderungen von den Glomerulis auf das Parenchym fort. LAUNOIS erklärt die Harnretention in weiterer Folge seiner Theorie nicht als eine Folgeerscheinung der Prostatahypertrophie, sondern als ein Phänomen, welches durch die oben angedeutete Umwandlung der Blasenmuskulatur zustande komme. GUYON, der sich dieser Theorie seines Schülers anschloß, prägte dann den Ausdruck „Prostatismus", ein Zustand, der mit einer arteriosklerotischen Entartung in den Gefäßen des Urogenitalsystems, aber nicht immer mit einer Vergrößerung der Prostata einhergehen müsse. Unter dem Namen „Prostatismus vesicalis" hat man alle die Blasenstörungen zusammengefaßt, wie sie bei einer Hypertrophie bestehen, ohne daß dabei die Drüse eine Vergrößerung aufweisen muß. Später stellten dann französische Autoren für solche Fälle die Bezeichnung „Prostatisme sans prostate" auf.

Da die Prostatahypertrophie eine Erkrankung des Greisenalters ist und andererseits auch die Arteriosklerose für gewöhnlich erst in späteren Lebensdezennien auftritt, so war diese Auffassung LAUNOIS sehr bestechend und daher lange Zeit die herrschende, um so mehr, als sich auch GUYON rückhaltlos zu ihr bekannte.

Gegen die LAUNOISsche Theorie ist namentlich CASPER aufgetreten, der darauf hinwies, daß Arteriosklerose und Prostatahypertrophie zwar oft vergesellschaftet sind, daß sie aber in keinem ursächlichen Zusammenhange stehen; er führt unter anderem an, daß in der ganzen Pathologie kein Beispiel dafür zu finden sei, daß durch Degeneration der Gefäße Hypertrophie eines Organes entstehen würde, und stellte fest, daß nach seinen Untersuchungen arteriosklerotische Veränderungen der Gefäße des Harnapparates bei der Prostatahypertrophie oft fehlen und daß in anderen Fällen trotz bestehender Arteriosklerose die Prostata wieder vollständig normal befunden wurde. Außerdem sprachen sich auch VIRCHOW und THOMPSON gegen die arteriosklerotische Theorie aus. MOTZ und CIECHANOWSKI wiesen an der Hand größerer histologisch untersuchter Serien von Prostaten nach, daß das gleichzeitige Vorkommen von Arteriosklerose und Hypertrophie keineswegs konstant sei.

LÖSCHCKE und ADRION haben in neuester Zeit wieder auf die arteriosklerotische Theorie zurückgegriffen. Nach ADRION ist die Blutversorgung des von der Schule LÖSCHCKEs als Innendrüse bezeichneten Teiles der Prostata durch eine doppelte Gefäßversorgung ausgezeichnet. Die Arteria prostatica teilt sich in zwei Äste, welche einen konstanten Verlauf nehmen, einer zieht zur Außendrüse, der andere zur Innendrüse. Zwischen beiden bestehen gar keine oder nur capillare Anastomosen. Die Innendrüse bekommt außerdem noch Äste von der Arteria vesicalis. Die Muskellage, in der die Innendrüse eingebettet ist, wirkt massierend auf die Drüsenschläuche der letzteren. Teils wegen der doppelten Gefäßversorgung, teils wegen dieser massierenden Wirkung der Muskulatur sei die Innendrüse nur sehr selten von Arteriosklerose befallen.

**34**

Dagegen konnten arteriosklerotische Veränderungen an den Gefäßen der Außendrüse von Adrion immer nachgewiesen werden. Daraus ziehen nun Löschcke und seine Schüler den Schluß, daß es durch die Arteriosklerose der Gefäße der Außendrüse zur Atrophie dieses Drüsenteiles komme und daß die Hypertrophie der Innendrüse daher als eine vikariierende anzusehen sei.

Obwohl Thompson bereits 1861 den Satz aufstellte: „Aus der Liste der ursächlichen Momente der Prostatahypertrophie muß die Entzündung ganz und gar gestrichen werden," haben Griffiths und Ciechanowski um 1890 herum geglaubt, wieder auf die Beziehungen von Hypertrophie und gewissen Formen der Atrophie der Prostata zu entzündlichen Vorgängen in der Drüse hinweisen zu müssen. Namentlich Ciechanowski erblickte in der reichlichen Bindegewebsentwicklung den Ausgangspunkt für die Vergrößerung der Drüse. Diese produktiven Bindegewebsprozesse führen, wenn sie zentral in der Umgebung der Hauptausführungsgänge lokalisiert sind, eine Verengerung oder einen Verschluß des Lumens dieser Ausführungsgänge herbei, wodurch es zur Ansammlung von Sekret und zu einer Erweiterung der peripheren Drüsenzweige kommt. Die Vergrößerung der Drüse ist nach seiner Ansicht ausschließlich auf eine Erweiterung der peripheren Drüsenräume zu beziehen. Er fand stets pathologische Prozesse teils katarrhalischer, teils eitriger Natur in der Drüse. Da aber solche entzündliche Prozesse sehr oft durch eine chronische Gonorrhöe hervorgerufen sind, so macht er für diese Entzündungsvorgänge zwar nicht direkt die Gonorrhöe verantwortlich, bei der großen Verbreitung letzterer aber hält er einen Zusammenhang mit ihr für sehr wahrscheinlich. Rothschild wählte für seine Untersuchungen Organe, welche dem Lebensalter vor der Entwicklung der Hypertrophie entstammen und kommt zu dem Schlusse, daß die Altersvergrößerung der Prostata in den meisten Fällen ein späteres Entwicklungsstadium einer chronischen Prostatitis darstelle, die am häufigsten gonorrhoischer Natur sei. Neben den Einwänden von Motz und Perearnau und Wichmann haben Thompson, Socin und Burckhardt, Casper und Rovsing immer wieder hervorgehoben, daß die Prostatitis wie jeder chronische Entzündungsprozeß in seinen Endstadien zur Destruktion des Parenchyms, zur Bindegewebsschrumpfung und Atrophie und nicht zu einer Volumzunahme des erkrankten Organes führen müsse. Casper weist auch darauf hin, daß bei einer Hypertrophie so gut wie niemals Strikturen der Harnröhre als anderweitige Folgeerscheinungen von Entzündungen gefunden werden, was bei der Annahme der Gonorrhöe als ursächlichem Moment doch unbedingt der Fall sein müßte.

Die *entzündliche Theorie* hat heute so gut wie gar keine Anhänger. Alle Autoren stimmen darin überein, daß die kleinzelligen Infiltrate in den hypertrophierten Prostaten als sekundäre Veränderungen anzusehen sind.

Schon in verhältnismäßig früher Zeit wurde die Prostatahypertrophie als eine von der Prostatadrüse ihren Ausgang nehmende echte gutartige Neubildung interpretiert. Diese Annahme geht zurück bis auf Virchow, der bereits zwei Formen der Prostatahypertrophie unterschied, eine, welche in die Reihe der Myome gehört, und eine, die in die Reihe der drüsigen Geschwülste zu stellen ist. Man hat immer wieder zu ihr zurückgegriffen, solbad sich eine der erwähnten anderen Theorien als gegenstandslos erwiesen hatte.

Bevor wir uns mit der *neoplastischen Theorie* näher befassen, müssen wir uns vorerst die neueren Anschauungen der Pathologen über den Ausgangspunkt der geschwulstmäßig auswachsenden Bildungen vor Augen halten. Schon Rokitansky weist auf die Möglichkeit der Entstehung von Prostatatumoren aus akzessorischen Prostatadrüsen hin. Jores erbrachte 1894 den Beweis, daß die Hypertrophie des Mittellappens nicht von der Pars intermedia, sondern von akzessorischen, submukös liegenden Drüsen ausgehe. 1873 hat HENLE zuerst die Drüsen der prostatischen Harnröhre beschrieben, welche große Ähnlichkeit mit den prostatischen Schläuchen haben. ALBARRAN hat in der normalen Prostata eine zentrale, innerhalb des Sphincters gelegene, und eine periphere Gruppe von Drüsen unterschieden. MOTZ und PEREARNAU verlegten den Ausgangspunkt für die Hypertrophie in diese zentrale Drüsengruppe. TANDLER und ZUCKERKANDL, LENDORF und später GRINENKO haben die Beziehungen der adenomartigen Bildungen zur eigentlichen Prostatadrüse topographisch-anatomisch festgelegt und die Ansicht ausgesprochen, daß die Entwicklung der Adenome nicht von der eigentlichen Prostata aus erfolge, sondern von akzessorischen, dem Schleimhautbereiche der rückwärtigen Harnröhre angehörigen Drüsen. SIMMONDS kommt auf Grund seiner Forschungen zu dem Ergebnis, daß das primäre Moment bei der Entwicklung der Prostatahypertrophie eine senile, bzw. präsenile Atrophie der Prostata sei. Durch innersekretorische Einflüsse komme es nun bei zunehmendem Schwund der Drüse zu knollenförmigen Bildungen der Schleimhautdrüsen der prostatischen Harnröhre, welche er als kompensatorische Drüsenhyperplasien auffaßt. LÖSCHCKE, ADRION und KAUSCH sprechen in ähnlicher Weise wie ALBARRAN von einer Innen- und Außendrüse. Sie bestreiten die Bedeutung der submukös gelegenen periurethralen Drüsen für die Entwicklung der Adenombildung und sehen einzig und allein in der Innendrüse den Ausgangspunkt für die Drüsenwucherungen, welche sie als eine reine Hypertrophie auffassen. Diese ihre Anschauung glauben sie durch die anatomische Feststellung der Ausführungsgänge aller dieser Drüsen sowohl der periurethralen, als auch der unter dem Namen Innendrüse zusammengefaßten bekräftigen zu können und durch die leichte Ausschälbarkeit der Innendrüse aus der Außendrüse, auch wenn erstere noch keinerlei hypertrophisches Wachstum zeigt. Sie greifen auch, wie wir gesehen haben, auf die alte arteriosklerotische Theorie zurück. HORN und ORATOR wenden sich einmal gegen die Ansicht von SIMMONDS, indem sie einwenden, daß in vielen Fällen gar keine Atrophie von Prostatagewebe zu finden sei, und wenn sie schon nachzuweisen sei, so käme sie durch eine Druckatrophie der wachsenden Knoten zustande. Wenn es sich also schon nicht um eine Geschwulstbildung bei den knotigen Wucherungen handle, so muß man sie doch als autonome Bildungen ansehen, die nach ihrer Entwicklung, nach den histologischen Bildern und nach der Tendenz der Isolierung als blastomatöse und nicht als einfache kompensatorische Hypertrophie angesehen werden müssen und ihren Ausgang von den Drüsen der Submucosa nehmen. Diese Drüsen benennen HORN und ORATOR paraprostatische und differenzieren unter ihnen eine Trigonum-, eine Colliculus- und eine distale Gruppe.

Wir sehen also, wie gewisse Drüsengruppen im Schleimhautbereich der prostatischen Harnröhre für die Pathologie der Prostatahypertrophie immer mehr Bedeutung gewonnen haben. Es scheint müßig zu sein, nachzuforschen, ob es sich dabei um die *akzessorischen Drüsen* LENDORFs, um die *periurethralen* GRINENKOs, um die *paraprostatischen* HORN und ORATORs, um die *rudimentären Drüsen des oberen Anteiles der prostatischen Harnröhre* TANDLER und ZUCKERKANDLs, um den *Zentralkern* von MOTZ und PEREARNAU oder schließlich um die *Innendrüse* der Schule LÖSCHCKEs handle. Die Ansichten divergieren jetzt nur noch hinsichtlich der Auffassung, ob man die knotigen Wucherungen dieser Drüsen als hypertrophische oder als geschwulstmäßige Bildungen auffassen soll, bzw. ob man ihnen direkt den Charakter von autonomen Geschwülsten zuerkennen soll.

*Soll die Auffassung der Prostatahypertrophie als echter Neoplasmabildung eine Bedeutung für die Ätiologie dieser Erkrankung gewinnen, so wird dies,* wie

Jakoby sehr richtig ausführt, *erst dann möglich sein, bis wir einmal über die Ätiologie der Geschwülste überhaupt Näheres wissen werden. Jedenfalls ist die Verlegung des Ausgangspunktes der Drüsenwucherungen von der eigentlichen Prostata in die oben erwähnten, um die prostatische Harnröhre angeordneten submukösen Drüsen ein wichtiges Ergebnis neuerer Forschungen und der Widerstreit der Meinungen, ob da eine Hyperplasie, eine Hypertrophie oder aber eine geschwulstmäßige Bildung vorliege, erscheint noch nicht ausgetragen.*

In aller Kürze sei erwähnt, daß Stilling die Prostatahypertrophie als eine Myombildung auffaßt, welche auf folgende Weise zustande komme: Die Ausführungsgänge der Drüse sind nach seiner Auffassung durch hyaline Körper obliteriert. Die muskulären Elemente der Drüse trachten die so gebildeten Hindernisse in den Ausführungsgängen zu überwinden, und reagieren im weiteren Verlaufe mit einer Hypertrophie der Muskelbündel. Diese Annahme fällt aber mit der Tatsache, daß die Prostatahypertrophie in der überwiegenden Mehrzahl der Fälle einen drüsigen Aufbau zeigt. Diese Stillingsche Theorie hat aber nichts zu tun mit den Erklärungsversuchen, welche uns Kornitzer und Zanger über die Entstehung der myomatösen und adenomatösen Prostatahypertrophie gegeben haben. Die letztgenannten Autoren betrachten die drüsige Prostatahypertrophie als eine Ersatzbildung unter hormonalem Einfluß seitens der noch gut funktionierenden Hoden. Diese Bildung ist bei Aufhören des innersekretorischen Reizes zu einer Proliferation auch anderer Gewebsbestandteile befähigt, so daß in einem späteren Stadium einerseits die Drüsensubstanz adenomartige, andererseits die glatte Muskulatur und das Bindegewebe diffuse oder umschriebene Proliferationszonen aufweisen können.

Eine *vierte Theorie*, welche man als die *funktionelle* oder Degeneration bezeichnen könnte, gründet sich ihrem Wesen nach auf die Beziehungen zwischen Hoden und Prostata und erblickt die Ursache für die im höheren Alter auftretenden Gewebsveränderungen der Prostata in einem um diese Zeit sich einstellenden Ausfall der physiologischen Hodenfunktion (White, Mac Evan). Danach würde also die im Alter auftretende *Hypertrophie der Prostata als eine sekundär beeinflußte Erscheinung* aufzufassen sein, *um eine beginnende senile Insuffizienz der Hoden zu kompensieren.* Rovsing war der erste, der eine solche kompensatorische Hyperplasie annahm. Nach ihm hat Simmonds, wie oben ausgeführt, seine Ansicht in ähnlicher Weise entwickelt, ebenso Niemeyer.

Nemenow sah bei Hunden nach Röntgenbestrahlung der Hoden in letzteren eine bedeutende Vermehrung der Leydigschen Zellen. Die Prostaten dieser Hunde zeigten eine bedeutende Zunahme des Drüsengewebes. Diese Wucherung der Prostatadrüse erklärt er nun folgendermaßen: Die Atrophie der samenbildenden Zellen hat eine Vermehrung der Leydigschen zur Folge, welche eine erhöhte innere Sekretion entfalten. Diese vermehrte innersekretorische Tätigkeit der Leydigschen Zellen verursacht das Wachstum der Prostata. Nemenow will nun ihn ähnlicher Weise das Zustandekommen der Prostatahypertrophie erklären, indem er annimmt, daß es im höheren Alter beim Aufhören der Spermatogenese zunächst zu einer Vermehrung der Leydigschen Zellen komme, deren gesteigerte innere Sekretion zum Anlaß wird, daß die Drüsenschläuche der Prostata zu wuchern beginnen.

Mijsberg lenkte die Aufmerksamkeit wieder auf den unabhängigen Mittellappen, der bei fast allen Affen viel stärker entwickelt ist als beim Menschen. Lowsley hat diesen selbständigen Mittellappen zuerst beim menschlichen Embryo beschrieben. Mijsberg vertritt nun die Ansicht, daß die paraurethralen Drüsen beim Menschen nur rudimentär gebliebene Teile des ursprünglichen Mittellappens sind. Er nimmt ferner an, daß durch irgendwelche hemmende Einflüsse (vom Hoden aus) die Entwicklung dieser Drüsen beim

Menschen ausgeblieben ist, daß sie also in einem fetalen Stadium geblieben sind, während sie sich beim Affen weiter entwickelt haben. Im höheren Alter wird dann beim Verlöschen der Hodenfunktion und deren hemmenden Einflüssen die menschliche Prostata der des Affen ähnlich. Mit dieser Hypothese glaubt MIJSBERG die Ätiologie der Prostatahypertrophie vollauf erklären zu können.

Daß für die Entwicklung einer Hypertrophie das Fortbestehen der Hodentätigkeit in keiner Weise ausschlaggebend ist, beweisen zwei Fälle, welche HORN und ORATOR in der Literatur finden konnten. Es handelt sich um die Ausbildung einer Prostatahypertrophie, trotzdem die betreffenden Patienten viele Jahre vorher beiderseitig kastriert worden waren (MOSES, LUMPÉRT).

All diesen Erklärungsversuchen liegt der Gedanke zugrunde, daß man dem Hoden im Alter, also zur Zeit des Erlöschens der Genitalfunktion eine erhöhte innersekretorische Tätigkeit zuschreibt, welche die Wucherung der Prostatadrüse, bzw. der gewissen submukösen Drüsen hervorrufen soll. Das ganze Gebäude der funktionellen Theorien muß aber zusammenbrechen, wenn man sieht, wie sich die Prostatahypertrophie auch schon, wenn auch selten, bei jüngeren Männern ausgebildet hat, deren genitale Funktionen noch keinerlei Einbuße erlitten haben. Wobei noch zu bemerken wäre, daß eine Vergrößerung der Prostatadrüse im Sinne einer Hypertrophie bei vielen Menschen auch schon in jüngeren Jahren, also vor dem 50. Lebensjahre, nachgewiesen werden kann, und daß in allerdings nur seltenen Fällen eine derartig hypertrophierte Prostata bei solchen jüngeren Individuen auch bereits die typischen klinischen Krankheitserscheinungen hervorruft.

Es ist aber hier noch folgende Überlegung am Platze! Sollte die Prostatahypertrophie nichts mit der eigentlichen Prostatadrüse zu tun haben, sondern wirklich von submukösen Drüsen der prostatischen Harnröhre auswachsen, eine Annahme, welche ja allerdings noch nicht einwandfrei bewiesen ist, dann muß die Frage aufgeworfen werden, ob man diesen rudimentär angelegten Drüsen, welche doch aller Wahrscheinlichkeit nach vollkommen außerhalb der Einflußsphäre der Genitalfunktion stehen, eine innersekretorische Beeinflussung bzw. eine selbständige endokrine Funktion zubilligen kann. Und diese Frage muß meines Erachtens eher im verneinenden Sinne beantwortet werden.

Ein neuer Gesichtspunkt, dem vielleicht ebenfalls in der Frage der Ätiologie Bedeutung zugemessen werden muß, ist von HORN und ORATOR angedeutet worden. Diese beiden Autoren sind geneigt, für die Drüsenwucherungen gewisse, uns noch unbekannte chemische Reize, welche im Gebiete der rückwärtigen Harnröhre zur Auswirkung gelangen, in den Kreis ihrer Betrachtungen zu ziehen. Es kommt also vielleicht gewissen Schleimhautbezirken der prostatischen Harnröhre mehr Bedeutung zu, als man bisher angenommen hat.

LEGUEU äußert einen ähnlichen Gedanken; auch er verlegt die Ursache für die Entwicklung der drüsigen Wucherungen in den Raum der prostatischen Harnröhre; er faßt alles das zusammen, was ,,Prostatismus" erzeugt, also die verschiedenartigsten Bildungen um den Blasenhals, einerlei, ob es sich um adenomatöse, bindegewebige oder muskulöse Gewebsproliferationen handelt. Nur erblickt er die Ursache aller dieser Wucherungen in der Wirkung spezifischer Hormone, welche sich erst geltend machen in der Zeit, wenn die Prostata ihre Rolle ausgespielt hat, also mit dem Eintritt des genitalen Verfalles. LEGUEU ist also in gewissem Sinne auch Anhänger der funktionellen Theorie. Er mißt aber dem Blasenhals und der prostatischen Harnröhre eine gewisse Bedeutung für die Entwicklung der verschiedenen, sich dort abspielenden pathologischen Prozesse bei und bezeichnet *die Prostatahypertrophie als eine Hypertrophie des Blasenhalses.*

Nach ZUCKERKANDL spricht manches für diese Auffassung, so die Identität in den klinischen Erscheinungen von Prostatahypertrophie, fibrösen Entartungsprozessen am Orificium internum und Sphincterveränderungen, welche das automatische Öffnen dieses Muskels erschweren. Ebenso die Tatsache, daß man durch Ausschneidung eines Teiles der oberen prostatischen Harnröhre und des Blasenhalses in Fällen von Prostatismus ohne Hypertrophie die Harnstauung erfolgreich bekämpfen kann.

Die Veränderungen der Schleimhaut der prostatischen Harnröhre in ausgedehntem Maße hinsichtlich ihres physiologischen und pathologischen Verhaltens in allen Lebensaltern zu studieren, wird Aufgabe der künftigen Forschung sein müssen.

Der ganze Fragenkomplex aller ätiologischen Momente, welche uns das Zustandekommen der Prostatahypertrophie erklären sollen, scheint nicht so einfach zu liegen. Wir sind zwar in der neuesten Zeit ein Stück weitergekommen, aber es bleibt noch vieles ungeklärt. Feststehend ist nur die Tatsache, daß die Krankheit sich gewöhnlich erst *im höheren Alter,* jenseits der 50, entwickelt und daß ihr Auftreten an *erbliche* und *konstitutionelle Faktoren* gebunden ist.

In jüngster Zeit hat sich Blatt mit der Untersuchung von Prostatikern hinsichtlich ihres konstitutionellen Baues beschäftigt und hat gefunden, daß bei der Einreihung der Prostatiker in die Sigaudschen Typen der digestive Typus an Zahl weitaus überwiegt (57,8% Digestive bei Prostatikern, dagegen 9,4% bei einem Kontrollmaterial im entsprechenden Alter). Auffallend ist die Beschaffenheit der Haut und der Behaarung. Die Haut ist zart, glatt, weich und feucht zum Unterschied von der gewöhnlich trockenen und runzeligen Haut alter Männer. Der weitaus größte Teil der untersuchten Männer zeigt ein vollkommenes oder fast vollkommenes Fehlen der Stammbehaarung. Hierbei soll nicht unerwähnt bleiben, daß es sich um ein vorläufig kleines und relativ einseitiges Material handelt, bei welchem man von einer Rassendifferenzierung nicht sprechen kann.

**Vorkommen und Häufigkeit der Prostatahypertrophie.** Daß die Prostatahypertrophie vorzugsweise im höheren männlichen Lebensalter, etwa nach dem 50. Lebensjahre, vorkommt, ist eine allgemein anerkannte, von Klinikern und Anatomen bestätigte Tatsache. Die statistischen Zahlen über die Häufigkeit dieser Erkrankung sind verschieden, je nach dem Beobachtungsmateriale. Während von Klinikern, denen die Zahlen der hilfesuchenden Kranken zur Verfügung stehen, meist niedrigere Verhältniszahlen angegeben werden, zeigen die Statistiken der pathologischen Anatomen beträchtlich höhere Perzentverhältnisse und es ist ohne weiteres zuzugeben, daß nur diese Zahlen einen richtigen Überblick über die Häufigkeit der Prostatahypertrophie im höheren Alter geben. Dittel und Chrastina, welche aus den Einwohnern des Wiener Versorgungshauses eine Statistik über die Häufigkeit der Prostatahypertrophie zusammenstellten, fanden unter 115 Einwohnern dieser Anstalt im Alter von 52 bis 100 Jahren (mit einem Durchschnittsalter von 70) 18 mal Hypertrophie, das ist 15,6 % der Fälle und 36 mal = 31,3 % Atrophie der Drüse. Der Direktor des pathologischen Institutes der Universität Basel, M. Roth, stellte 300 Sektionsprotokolle von Männern über 36 Jahren zusammen, bei welchen 101 mal die Prostata vergrößert gefunden wurde (exklusive Entzündungen und bösartige Neubildungen). Die Zahlen lauten:

| | | | | | | | | |
|---|---|---|---|---|---|---|---|---|
| zwischen 36—40 Jahren | 51 | Fälle, darunter Prostatahypertrophie | | | | 7 = 13% |
| ,, | 40—50 | ,, | 91 | ,, | ,, | ,, | 23 = 25% |
| ,, | 50—60 | ,, | 64 | ,, | ,, | ,, | 20 = 31% |
| ,, | 60—70 | ,, | 55 | ,, | ,, | ,, | 31 = 56% |
| ,, | 70—80 | ,, | 28 | ,, | ,, | ,, | 14 = 50% |
| ,, | 80—90 | ,, | 11 | ,, | ,, | ,, | 6 = 54% |

THOMPSON fand bei Leichen von Männern über 60 Jahren in 34% der Fälle, MESSER in 35% Prostatahypertrophie. Nach einer Statistik aus dem Hamburger pathologischen Institute (Prof. FAHR) fand F. REISCHAUER (1925) zwischen dem 50. und 60. Lebensjahre über 40% zwischen 60 und 70 in 75% der untersuchten Fälle Prostatahypertrophie. In späteren Lebensjahren „fast regelmäßig die typischen Knotenbildungen an typischen Stellen".

SIMMONDS fand auf Grund von 500 Wägungen folgende Werte für das Gewicht der Prostata:

im 20. bis 30. Lebensjahr das Normalgewicht 15 g, d. Durchschnittsg. 15 g,
„ 31. „ 40. ,, ,, ,, 16 ,, ,, ,, 16 ,,
„ 41. „ 50. ,, ,, ,, 17 ,, ,, ,, 17 ,,
„ 51. „ 60. ,, ,, ,, 18 ,, ,, ,, 20 ,,
„ 61. „ 70. ,, ,, ,, 16 ,, ,, ,, 23 ,,
„ 71. „ 80. ,, ,, ,, 15 ,, ,, ,, 40 ,,

Die Werte für das Normalgewicht ergeben sich aus der Berücksichtigung nur der Fälle, in denen das Organ keine pathologischen Veränderungen aufweist, deshalb stimmt Normal- und Durchschnittsgewicht etwa bis zum 50. Lebensjahr überein, in späteren Lebensaltern hingegen zeigt sich eine senile Atrophie als gewöhnlicher Befund; daher ein geringeres „Normalgewicht."

Was die Größe der Prostata in verschiedenen Altern anlangt, ergeben die Messungen LOWSLEYs folgende Zahlen:

| Alter | Zahl der untersuchten Fälle | Länge: Durchschnitt | Breite | Höhe |
|---|---|---|---|---|
| 1—10 | 38 | 1,2 | 1,5 | 0,9 |
| 10—20 | 10 | 3 | 3,8 | 2,1 |
| 20—30 | 40 | 3,3 | 4,1 | 2,4 |
| 30—40 | 33 | 3,15 | 4,10 | 2,55 |
| 40—50 | 42 | 3,45 | 4,0 | 2,65 |
| 50—60 | 29 | 3,65 | 4,37 | 2,75 |
| 60 | 32 | 3,23 | 4,12 | 2,47 |

Besondere Beachtung verdienen die mikroskopischen Studien LOWSLEYs über den Beginn und den Ausgangspunkt der Prostatahypertrophie, welche zeigen, daß *von der subcervicalen Drüsengruppe die Hypertrophie in der Regel ihren Ausgang nimmt.* Er fand in mehr als 23% der Prostaten von Männern im Alter von über 30 Jahren diese Drüsengruppe hypertrophiert. Wenn auch dieser Befund den Beginn einer anatomischen Prostatahypertrophie kennzeichnet, so ist in diesen Fällen die Prostata, als Organ genommen, nicht vergrößert gewesen und es bestanden auch keinerlei Zeichen von Störung der Harnentleerung.

Aus den angegebenen Zahlen geht unzweideutig hervor, daß in der großen Mehrzahl der Leichen von Männern über 50 Jahren ein verschieden hoher Grad von Prostatavergrößerung nachweisbar ist. Würde man eine Statistik an lebenden Männern über 50 Jahren anstellen, so wäre dieselbe nur dann für die Häufigkeit der Prostatahypertrophie im höheren Alter zu verwerten, wenn man als Basis für die Zählungen die Ergebnisse der cystoskopischen Untersuchungen und der Endoskopie der hinteren Harnröhre annehmen würde. Nur auf diese Weise könnte man die Anfangsstadien, die noch keinerlei Symptome machen, feststellen und man käme vermutlich zu denselben Resultaten wie die Anatomen. *Die Prostatahypertrophie ist also im höheren Lebensalter eher die Regel als die Ausnahme.*

Mit der Feststellung der Häufigkeit der Hypertrophie im höheren Alter ist jedoch noch gar nichts für die Ätiologie dieser Erkrankung gesagt. Welchem charakteristischen Zuge des beginnenden Greisenalters die Neigung zur Erzeugung der Prostatahypertrophie innewohnt, ist noch keineswegs feststellbar und es geht zu weit, die Prostatahypertrophie mit als ein charakteristisches Zeichen des männlichen Alters zu bezeichnen, etwa wie es Sir Benjamin Brody (zit. bei Walker) beschreibt: „Wenn das Haar grau und dünn wird, wenn atheromatöse Veränderungen die Arterienwände ergreifen, wenn ein weißer Ring sich in der Hornhaut bildet, zu dieser selben Zeit beginnt in der Regel, ich möchte sagen unabwendbar, die Prostata ihr Volumen zu vergrößern."

Ein Hinweis auf die *vergleichende Anatomie und Pathologie* der Haustiere ist nur soweit von Wert, als man berücksichtigt, daß ja die meisten männlichen und geschlechtsfähig erhaltenen Haustiere weit vor der Erreichung ihres physiologischen Seniums getötet werden. Nur der Hund wird häufig bis zu seinem natürlichen Lebensende erhalten und gerade bei diesem Tiere beobachtet man mit außerordentlicher Regelmäßigkeit die Entwicklung der Prostatahypertrophie. Nach Kenneth M. Walkers Nachforschungen kommt auch in den zoologischen Stationen bei vielen anderen Tiergattungen die Vergrößerung der Prostata im hohen Alter zur Beobachtung.

Wenn auch die Berichte aus allen europäischen und amerikanischen Stationen eine etwa gleichmäßige Häufigkeit der Entwicklung der Prostatahypertrophie im hohen Alter ergeben, so ist es doch eine allgemein bekannte Tatsache, daß

1. *nicht alle menschlichen Rassen eine gleiche Tendenz zur Entwicklung der Prostatahypertrophie haben, daß*

2. *bei derselben Menschenrasse die verschiedenen konstitutionellen Typen eine verschiedene Neigung zur Prostatahypertrophie zeigen und daß*

3. *auch individuelle Dispositionen angeborener und erworbener Art in der Entwicklung der Prostatahypertrophie eine nicht zu unterschätzende Rolle spielen.*

Über die Verteilung der Prostatahypertrophie bei den verschiedenen Rassen sei es gestattet, an dieser Stelle an die Ausführungen von Kenneth M. Walker zu erinnern, der in seiner Hunterian Lecture im Jahre 1922 folgendes ausführt: Wenn man zunächst von der Erfahrung ausgeht, daß die Prostatahypertrophie eine Erkrankung des hohen Alters ist, so wird man mit Recht folgern, daß dort, wo die Männer ein hohes Alter nicht zu erreichen pflegen, auch die Prostatahypertrophie selten sein wird. Schon dieser logische Gedankengang erklärt in gewissem Ausmaße die Seltenheit der Erkrankung bei bestimmten afrikanischen Rassen. Aus einer Rundfrage bei verschiedenen Hospital- und Amtsärzten der ganzen Welt ergaben sich folgende Feststellungen:

*Indien.* Die Prostatahypertrophie ist nicht so selten. In einem Spitale mit 1000 neuen Fällen per annum wurden 30 Fälle von Hypertrophie festgestellt. Die Krankheit ist häufiger bei den Mohammedanern als bei den Hindus; häufiger bei den wohlhabenden als bei den niedereren Klassen. Wie in anderen Ländern, wo die Individuen ihre sexuelle Reife sehr frühzeitig erwerben, treten auch die ersten Symptome der vergrößerten Vorsteherdrüse relativ *frühzeitig* auf.

*Japan.* Die Prostatahypertrophie ist äußerst selten. Unter vielen tausenden Patienten pro Jahr, des urologischen Spitales der Universität in Kyoto wurden nur 4 Fälle von Prostatahypertrophie beobachtet. Prof. Hayami derselben Universität fand niemals einen solchen Fall auf dem Sektionstische.

*China.* Die Prostatahypertrophie ist äußerst selten. Im Kanton-Hospital in Honkong wurden in der Zeit von 1910—1919 gegen 14 000 Operationen ausgeführt, darunter waren nur 6 Prostatektomien.

*Ägypten.* Hypertrophie ist sehr häufig, wenn auch weniger häufig als in England. Im Spital in Kairo wurden im Jahre 1921 8500 männliche Patienten behandelt, darunter 17 Fälle von Prostatahypertrophie. Auch in Ägypten kommt die Krankheit weit häufiger bei den gutsituierten Klassen als bei den niederen Klassen vor. In Oberägypten und im Sudan ist die Krankheit außerordentlich selten.

*Südafrika.* Unter den Eingeborenen ist die Prostatahypertrophie außerordentlich selten. Allerdings muß bemerkt werden, daß hier ein Eingeborener nur selten ein höheres Alter als das 50. erreicht.

*Nordamerika.* Unter der weißen Bevölkerung ist die Prostatahypertrophie ebenso häufig wie in England. Bei der farbigen Rasse außerordentlich selten. Das Häufigkeitsverhältnis der Prostatahypertrophie zwischen diesen beiden Rassen beträgt etwa 7 zu 3.

Aus diesen Feststellungen zieht KENNETH M. WALKER die Schlußfolgerung, daß die Vergrößerung der Vorsteherdrüse in ihrer Verteilung unter den verschiedenen Rassen mehr einen anthropologischen als einen geographischen Charakter aufweist. Bei der mongolischen und Negerrasse ist die Krankheit überaus selten. Eine weitere Schlußfolgerung geht dahin, daß in der Ätiologie der Prostatahypertrophie die so häufig beschuldigten sexuellen Exzesse und die Gonorrhöe kaum eine entscheidende Rolle spielen können, denn gerade unter den Rassen, die mehr oder minder immun gegen die Hypertrophie sind, kamen diese sexualen Krankheiten in allererster Linie in Betracht. Allgemein gesprochen scheint die Prostatahypertrophie häufiger zu sein bei den Fleischessern und den Menschen mit sitzender Lebensweise in den großen Städten, als bei den Vegetariern und den frugaler lebenden Bauern.

Nachforschungen über die **Beziehung der Prostatahypertrophie zu konstitutionellen Typen** beschäftigten P. BLATT in Wien, deren Ergebnisse er am 6. Kongresse der deutschen Gesellschaft für Urologie auszugsweise mitteilte: SIGAUD und seine Schüler teilen die Menschen auf Grundlage von zahlreichen Einzelmerkmalen der äußeren Körperform in 4 konstitutionelle Gruppen ein: der respiratorische, cerebrale, digestive und muskuläre Typus.

Der respiratorische Habitus entspricht etwa dem, was man früher Habitus phthisicus genannt hat. Der cerebrale Typus wird dokumentiert durch ein Mißverhältnis zwischen der Schädelgröße und der zarten Entwicklung des Rumpfes und der Gliedmaßen. Beim *Typus digestivus finden wir eine auffallend starke Ausbildung des unteren Gesichtsdrittels, großen Mund, starkes Gebiß, mächtig vorspringenden Unterkiefer, kurzen breiten Hals, ebensolchen Thorax, mächtig entwickeltes, fettreiches Abdomen mit stumpfem epigastrischen Winkel.* Der Typus, der so ziemlich normale, regelmäßige Konfiguration des Schädels und des Rumpfes aufweist, ist der muskuläre: Kräftige Ausbildung der Muskulatur, starke Körperbehaarung und guter Bartwuchs.

Die Schule SIGAUDs weist darauf hin, daß jeder dieser 4 Typen zu ganz bestimmten Krankheiten neigt. Durch genaue Messungen und Untersuchungen von 57 Fällen von Prostatahypertrophie zieht BLATT den Schluß, daß der digestive Typus in 57,8% der Fälle dominiert, und daß der cerebrale Typus fast vollständig fehlt, so daß man vielleicht von einer gewissen *Disposition des digestiven Typus zur Prostatahypertrophie* sprechen kann. Die Auseinandersetzungen BLATTs bedürfen noch einer sorgfältigen Nachprüfung an einem großen Materiale und Vergleich mit anderen Krankheitsgruppen, denn es scheint in der Schematisierung etwas zu weit gegangen zu sein, wenn man bei BLATT „das Äußere des typischen Prostatikers" geschildert findet. Die konstitutionelle Forschung, der wir gewiß in Hinkunft noch manchen lehrreichen Aufschluß bei Krankheiten unklarer Pathogenese verdanken, wird sicherlich auch das strittige Gebiet der Ätiologie und Pathogenese der Prostatahypertrophie zum Gegenstand weiterer Untersuchungen machen.

Wenn wir von dem allgemeinen konstitutionellen Typus absehen, so kommen noch individuelle Dispositionen und vielleicht auch andere pathogenetische Ursachen bei der Entwicklung der Prostatahypertrophie in Betracht. Eine solche Disposition scheint zunächst in einer *familiären Heredität* gelegen zu sein. In den Anamnesen zahlreicher Prostatiker erfahren wir, daß deren Väter, Großväter oder andere Verwandte der Ascendenz an Prostatahypertrophie erkrankt waren. Simmonds weist darauf hin, daß man die Disposition zu frühzeitigem Senium in manchen Familien deutlich ausgeprägt findet in den Erscheinungen frühzeitigen Ergrauens, frühzeitigen Haarausfalles und frühzeitigen Auftretens von Prostatahypertrophie und Presbyopie. In mehreren Publikationen (Guyon und Legueu) werden Beobachtungen von Auftreten von Prostatahypertrophie bei Vätern und Söhnen berichtet. Legueu konnte an einem Tage in seiner Vorlesung 2 Fälle von Prostatektomie, Vater und Sohn betreffend, vorstellen. Wir selbst haben vor mehreren Jahren einen Vater und 2 Söhne wegen Prostatahypertrophie behandelt und zwei davon operiert. Bei all den 3 Personen erwies sich der familiäre Charakter der Erkrankung nicht nur in der Ähnlichkeit der Ausbildung der prostatischen Symptome, sondern auch in der bei allen drei Patienten nachweisbaren Hypospadia urethrae mit Öffnung der Harnröhre im Sulcus coronarius; die Erscheinungen der Prostatahypertrophie bei den zwei Söhnen gingen auf frühe Jugendzeit bis zum 35. Lebensjahre zurück.

Schon die ältesten Beschreiber des Krankheitsbildes der Prostatahypertrophie suchten in Anomalien der Vita sexualis die Ätiologie der Erkrankung festzustellen (A. Cooper, Home u. a.). Andere wieder suchten in Besonderheiten der Lebensführung, z. B. Blutstauung bei sitzender Lebensweise, anhaltendes Reiten, die Ursache der Prostatahypertrophie zu finden. Ein kausaler Zusammenhang zwischen diesen Besonderheiten der Lebensführung und der Entwicklung der Prostatahypertrophie ließ sich niemals mit der zwingenden Logik der Tatsachen in Serien von Fällen nachweisen. Ebensowenig der ätiologische Zusammenhang der Prostatahypertrophie mit Skrofulose, Gicht und Syphilis, wie er bei älteren Autoren wiederholt besprochen wird.

Caminiti und Salomoni „halten die Prostatahypertrophie bedingt durch das Mißverhältnis zwischen der Tätigkeit der Drüse und der funktionellen Inanspruchnahme der Genitalien". Besonders günstig für die Entwicklung der Drüsenzunahme halten sie den Coitus reservatus und den verspäteten, erst in höheren Jahren ausgeübten Coitus.

Frank Lydston erklärt die Entwicklung der Prostatahypertrophie gleichfalls als Folge sexueller Funktionsstörungen, gewissermaßen als Folge einer Überanstrengung der Prostata in der Periode der sexuellen Betätigung. Es gehe ihr zunächst eine Hyperämie und eine glanduläre Proliferation entzündlichen Charakters voraus. Diesem Gedankengange widerspricht, wie schon Tsunoda ausführt, die Erfahrung, daß die eigentliche Prostata im höheren Alter eher atrophisch wird.

### d) Pathologische Anatomie der Prostatahypertrophie.

„Die Lehre von der Prostatahypertrophie teilt mit vielen Kapiteln der Pathologie das Schicksal, recht wechselnde Wandlungen durchgemacht zu haben. Was gestern als richtig galt, wurde heute bekämpft, um morgen wieder als neue Wahrheit verkündet zu werden" (Simmonds).

Blättert man in der Literatur über die pathologische Anatomie der Prostatahypertrophie, so kann man finden, daß seit den ersten Beschreibern des Krankheitsbildes fast jeder Autor, der sich eingehend mit der makroskopischen oder mikroskopischen Anatomie der Prostatahypertrophie befaßte, eine von früheren Beobachtern abweichende Darstellung bringt, eine neue Einteilung der anatomischen Formen, unter denen sich die Prostatahypertrophie bietet, festsetzt, ohne daß dadurch die Einheitlichkeit der Auffassung irgendwie gefördert worden wäre. Es wird daher in den folgenden Auseinandersetzungen der Versuch zu machen sein, das sicher Feststehende in der Lehre von der Pathologie der Altersvergrößerung der Vorsteherdrüse vom morphologischen, pathologischen und pathogenetischen Standpunkte aus festzulegen und namentlich die Ergebnisse der Forschungen in den letzten 20 Jahren französischer, englischer, italienischer, deutscher und österreichischer Autoren zu einem fest umrissenen Aufbau der pathologischen Anatomie der Prostatahypertrophie zu vereinigen.

Natürlich wird es hierbei nötig sein, nach kritischer Würdigung verschiedener älterer anatomischer Arbeiten, manches Irrige und Irreführende auszumerzen. Die großen Errungenschaften der pathologischen Anatomie, die zu den modernen Anschauungen über das Wesen der Erkrankung geführt haben, stammen auffallenderweise gerade von klinischer Seite und nicht von anatomischer und ganz speziell die eigenartigen Befunde bei der Untersuchung enukleierter Prostataadenoma führten erst zu der heute allgemein anerkannten Auffassung der sog. Prostatahypertrophie als Vergrößerung des Organs durch neoplasmatische Wucherung von außerhalb der Prostata gelegenen Drüsen.

Die Darstellung der pathologischen Anatomie des uns beschäftigenden Krankheitsbildes wird sich zunächst in die Einteilung der verschiedenen Formen der Prostatahypertrophie vom morphologisch deskriptiven Standpunkt aus unter Berücksichtigung der makroskopischen und mikroskopischen Anatomie und weiters in die Darstellung der pathologischen Einwirkung der erkrankten Drüse auf die benachbarten Organe und Gewebe gliedern.

Wie schon im vorhergehenden Kapitel ausführlich dargelegt wurde, stehen wir auf dem Standpunkt der Lehre von der neoplasmatischen Genese der Prostatahypertrophie. Als Ausgangspunkt der Drüsenwucherung sieht man allgemein die submukös gelagerten, die ganze Circumferenz der prostatischen Harnröhre vom inneren Blasenmunde bis zum Samenhügel einnehmenden Drüsengruppen an, welche von ALBARRAN in ihren Beziehungen zur Genese des sog. Prostataadenoms genauer studiert und beschrieben wurden. Es sei gestattet, einige Sätze aus der Arbeit ALBARRANs, die sich an die grundlegenden Arbeiten von JORES, MOTZ und PEREARNAU anschließt, wörtlich zu zitieren: „Um die pathologische Anatomie der chronischen Prostatitis und der Prostatahypertrophie zu verstehen, ist es unabweislich, eine klare Vorstellung von der Topographie der Drüsenelemente der Prostata zu besitzen: Im Drüsensystem, welches die prostatische Harnröhre des erwachsenen Mannes umgibt (zwischen dem Sphincter urethrae membranaceae) bis hinauf zum Blasenmunde, kann man 2 Gruppen von Drüsen unterscheiden: die eine zentral, die andere peripher gelegen. Die zentrale Gruppe besteht aus Drüsen, die unmittelbar unter der Schleimhaut der Urethra gelegen sind oder nur ganz wenig von dieser entfernt. Man findet sie entlang diesem ganzen Abschnitt der Harnröhre und auch in deren ganzer Circumferenz. An der vorderen und oberen Wand der Harnröhre sind die Drüsen relativ wenig zahlreich; eine große Zahl unter ihnen ist nur durch kleine Einstülpungen, in die sich das Urethralepithelium einstülpt, gebildet; andere besitzen einen kurzen Ausführungsgang. An der hinteren Harnröhrenwand gibt es viel zahlreichere und besser entwickelte derartige Drüsen der ganzen Länge der prostatischen Harnröhre entlang und diese bilden zwei hauptsächliche

Ansammlungen. Eine etwa in der Mitte der Prostata in der Höhe des Samenhügels, die andere in der Höhe des Blasenhalses. Die am Colliculus gelegene
Gruppe wird von Drüsen gebildet, deren Ausführungsgang direkt in die Harnröhre oder in die Höhle des Utriculus prostaticus ausmündet. Die subcervicale
Blasenhalsgruppe erstreckt sich zum Teil auf die Harnröhrenpartie, zum Teil
auf die trigonale Partie des Blasenhalses; auch diese Drüsen liegen unterhalb
der Schleimhaut, von der Muskelschicht der Blase und Harnröhre und von der
Prostata selbst deutlich geschieden. Die subcervicale Drüsengruppe, deren
Entwicklung individuell sehr verschieden ist, die sogar in manchen Fällen vollständig mangeln kann, hat eine große Bedeutung für die Pathologie, denn von
ihr aus entwickelt sich wenigstens in der Mehrzahl der Fälle diejenige Form
der Hypertrophie, die unter dem Namen eines Mittellappens der Prostata
bekannt ist.

Die periphere Gruppe der periurethralen Drüsen stellt die eigentliche Drüsensubstanz der Prostata selbst dar. Sie sind mehr exzentrisch gelagert als die
zentrale Drüsengruppe und sind von dieser mehr oder minder deutlich durch
glatte Muskelfasern getrennt, welche sich durch die ganze prostatische Harnröhre hinziehen und in den glatten Sphincter der Pars membranacea fortsetzen."

Wenn man diese pathologisch-anatomische Auffassung ALBARRANs akzeptiert
— und fast ausnahmslos alle modernen Arbeiten über die Pathologie der Prostatahypertrophie bestätigen diese Befunde —, so wird schon die von vielen früheren
Autoren getroffene Einteilung in Hypertrophie des Mittellappens und Hypertrophie der Seitenlappen der Prostata hinfällig, denn wir wissen heute, daß
die Annahme unrichtig ist, daß die Prostatahypertrophie ihren Ausgang von
einer Vergrößerung der Seitenlappen oder des Lobus medianus der Anatomen
nimmt.

Wohl kann man bei der Untersuchung hypertropher Prostaten, namentlich
aber der Präparate, die durch die suprapubische Enukleation der Adenome
gewonnen worden sind, in einer großen Zahl der Fälle ein dreilappiges Gebilde
feststellen, an welchem man unschwer einen ,,Mittellappen und zwei Seitenlappen" demonstrieren kann. Den Ausdruck Lappen der hypertrophen Prostata
können wir auch weiterhin gelten lassen, wenn wir auch ausdrücklich den Vor-
behalt machen, daß diese Bezeichnung als Lappen nichts für die Entwicklung
der Hypertrophie aus den Lappen der normalen Prostata beweist, sondern
im Gegenteil, daß diese Lappenbildung, wie früher schon ausgeführt wurde,
teils von der Form des normalen Organs, teils durch die eigentümlichen Wachs-
tumsbedingungen der Geschwulst in der Richtung des geringsten Widerstandes
verursacht ist.

Die Prostatahypertrophie ist eine *Geschwulstbildung von äußerst variabler
Größe*. Kleine Adenomknoten vom Gewichte von 3 g im Orificium vesicae
gelegen, können die schwersten Behinderungen der Harnentleerung verursachen;
die Prostata als Ganzes erscheint nach keinem Durchmesser hin vergrößert
dem Gewichte nach manchmal geradezu verkleinert, so daß solche Formen
fälschlicherweise als Atrophie der Prostata beschrieben wurden. ZUCKERKANDL
nennt diese Gebilde, deren Zugehörigkeit zur Prostatahypertrophie sich aus
dem histologischen Befunde ergibt, ,,*Miniaturformen der Prostatahypertrophie*"
Von diesen allerkleinsten Adenomen bis zu den größten, wie solche z. B.
von BELL in der Größe einer Kokusnuß beschrieben wurden oder wie das
von FREYER im Gewichte von 404 g oder das Adenom im Gewichte von 310 g,
welches LEGUEU operativ entfernte oder den Fall von FULLERTON mit 510 g
Gewicht, gibt es alle möglichen Übergänge der Größe und des Gewichtes der gewucherten Adenommassen. Daß die Größe der Geschwulst in keinerlei erkenn-

barem Zusammenhang mit der Schwere der klinischen Erscheinungen steht, wurde schon an anderer Stelle berichtet. Kranke mit gigantischer Hypertrophie können das Leiden jahrzehntelang ohne nennenswerte Beschwerden ertragen, während ein erbsengroßes Adenom mitunter zu kompletter Harnverhaltung führen kann.

*Durchschneidet* man eine hypertrophe Drüse im Kadaver, so fallen zunächst zwei besondere Eigentümlichkeiten ins Auge: 1. die Umhüllung der ganzen Adenommasse von einer scheinbaren *Kapsel* (Pseudokapsel, chirurgische Kapsel der Prostata) und 2. das Hervortreten kleinerer oder größerer *Knollenbildungen* auf der Schnittfläche (s. Abb. 47). An der Schnittfläche selbst sehen wir in einer grauen Grundsubstanz, aus welcher bei Druck von außen dünnmilchiges Prostatasekret abfließt, die eben erwähnten knolligen Bildungen (,,Corps sphéroides") von kugeliger oder ovaler Gestalt in verschiedenen Größen, von Hanfkorn- bis Taubeneigröße. Jeder einzelne dieser Knollen scheint von einer Kapsel

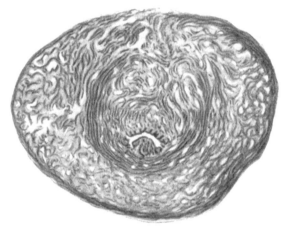

Abb. 47. Schnitt durch die Prostata bei geringer Hypertrophie (L'adènome periurethrale). Lupenvergrößerung. (Nach MOTZ: In Rev. clinique d'urol. 1914.)

umgeben zu sein und quillt über die Schnittfläche vor. Es ist ein leichtes, diese Knollen einzeln aus ihrer Umhüllung zu enucleieren, in der Schnittfläche der Knoten, die meist eine dunklere Farbe haben, sieht man häufig cystische Hohlräume, gefüllt mit Prostatasekret oder katarrhalisches Sekret mit dünnem Sande. Die genauere Untersuchung der bei der Leichenpräparation gefundenen Prostatakapsel ergibt die erst in den letzten 15 Jahren gefundene Tatsache, daß diese sog. *Kapsel bei mikroskopischer Untersuchung atrophische und komprimierte Elemente der eigentlichen Prostata enthält*, daß dieselbe aus einer Gewebsplatte besteht, welche nichts anderes ist als die *durch den Druck des Adenoms in die Peripherie geschobene atrophische eigentliche Prostatadrüse.* Sie grenzt sich von dem neugebildeten Prostataadenom immer deutlich durch die Anwesenheit der wenn auch komprimierten *Ductus ejaculatorii* ab.

Vom morphologisch deskriptiven Standpunkte aus muß die **Einteilung** der verschiedenen Formen der Prostatahypertrophie, wie sie TANDLER und ZUCKERKANDL in ihrem Buche ,,Anatomie und Klinik der Prostatahypertrophie" auseinandersetzen, als die einleuchtendste und eindruckvollste Einteilung bezeichnet werden. Sie unterscheiden zunächst *zwei* Typen, in denen sich die Prostatahypertrophie bei der anatomischen Untersuchung präsentiert: **der erste Typus ist die intravesicale Hypertrophie, der zweite die subvesicale.**

Für den ersten Typus ist es durchaus charakteristisch, daß die vesicale Harnröhrenmündung durch den in die Blase ragenden Prostatatumor in charakteristischer Weise verändert ist.

Blickt man von *oben* in eine normale Blase hinein, so sieht man den inneren Blasenmund als ein kleines Grübchen, in welches sich die Blasenschleimhaut in mehreren radiär gestellten Falten hineinzieht. Ein Blick in die Blase bei intravesicaler Prostatahypertrophie zeigt ein von dem normalen Verhalten vollständig abweichendes Bild (s. Abb. 48) an dieser Stelle. Man sieht nämlich

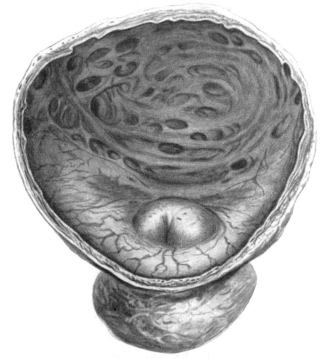

Abb. 48. Die Blasenkuppe ist abgekappt. Blick in das Innere der Blase. Portio vaginalis-artiger Mittellappen der teils intravesical, teils subvesical entwickelten Prostatahypertrophie. Trabekel- und Divertikelbildung, Varicen im Blasenboden. (Eigenes Präparat.)

einen in die Blasenlichtung hineinragenden, breitbasig oder fast gestielt aufsitzenden kugeligen, halbkugeligen, nach Art eines Hufeisens oder einer Portio vaginalis das Orificium umgebenden Tumor, den man seit Home als Mittellappen der hypertrophen Prostata zu bezeichnen gewöhnt ist.

Daß es sich in Wirklichkeit hierbei nicht um eine Hypertrophie des mittleren Lappens der Anatomen, sondern um eine Drüsenwucherung, ausgehend von den subcervicalen Drüsen Albarrans handelt, wurde bereits erwähnt. Das Charakteristische dieser Mittellappenbildung ist, daß sich 1. der *vesicale Tumor ausnahmslos in die Urethra prostatica hinein fortsetzt, von wo aus die Wucherung ihren Ausgang genommen hat, daß sich 2. die Drüsenwucherung immer nur bis zum Colliculus seminalis verfolgen läßt, 3. daß dieselbe submukös gelagert ist* und 4. *daß immer der Sphincter vesicae internus außerhalb der Geschwulst gelagert ist.*

Die beiden Anteile der Geschwulst, der intravesicale Zapfen und die die prostatische Harnröhre umgebende Portion, lassen sich aus der früher beschriebenen Pseudokapsel ohne große Schwierigkeit enukleieren und diese

Ausschälung gelingt mitunter in einem Stück (en bloc), so daß die ganze ringförmig die Harnröhre umgebende Adenommasse als geschlossener Gewebe-
zapfen entfernt werden kann, der im Zentrum von der prostatischen Harnröhre
durchbohrt ist, kranialwärts den verschieden großen intravesicalen Mittellappen
trägt, caudalwärts bis an den Samenhügel die ganze Schleimhaut der prostatischen Harnröhre und die sie umgebenden Adenommassen umfaßt. Die beiden
Anteile, der intravesicale Mittellappen, und die periurethrale Adenommasse, sind
meistens durch eine wohl ausgeprägte *Schnürfurche des Sphincters* voneinander
getrennt. Die enukleierte Masse erhält dadurch Walzen- oder Hantelform. Ist

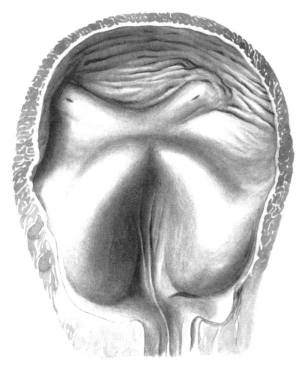

Abb. 49. Prostatahypertrophie. Subvesicaler Typus. Mächtige Hypertrophie des Lig. interuretericum.
(Fall der Sammlung v. FRISCH.)

diese Schnürfurche nicht ausgebildet, sind also die Sphincterbündel durch den
wachsenden Tumor weit auseinander getrennt, so hat die enukleierte Geschwulst
eine Birnform mit der Basis gegen den Damm, die Spitze, der meistens als gut
abgesetztes kugeliges Gebilde der Mittellappen aufsitzt, gegen die Blase gerichtet.

Beim zweiten Typus, der subvesicalen Prostatahypertrophie ist das Orificium
internum, von der Blasenkuppe aus gesehen, fast unverändert, nur pflegt der
ganze Blasenboden stark kranialwärts gehoben zu sein. Die ganze Geschwulstmasse hat sich innerhalb der prostatischen Harnröhre und unterhalb der Blase
entwickelt, der Sphincter vesicae internus pflegt weder gedehnt noch verlängert
zu sein, so daß die charakteristische Schnürfurche an der enukleierten Tumormasse hier nicht zu sehen ist. Im übrigen unterscheidet sich der Aufbau der
Geschwulst, seine Beziehungen zur Prostatakapsel und zu den Ductus ejaculatorii
keineswegs von der zuerst beschriebenen Form. „Die subvesicale Geschwulst

zeigt, ausgehülst, ovoide oder Kugelform, am oberen Ende trägt sie die un-
veränderte Blasenmündung, die nach der Lage des Sphincters der anatomischen
Mündung entspricht." .

Das Wundbett, aus welchem man die Geschwulst enukleieren konnte, stellt
bei dieser Form der Hypertrophie eine kugelige Höhle dar, welche nur durch

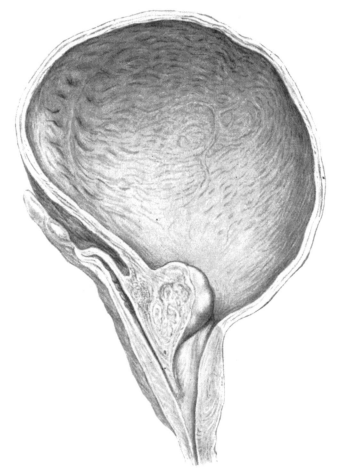

Abb. 50. Sagittaler Schnitt durch Blase und Harnröhre eines Falles von intravesicaler Hypertrophie
(isolierter Mittellappen). Die intravesicale Geschwulst setzt sich gegen die prostatische Harnröhre
fort, sie liegt innerhalb des Sphincter vesicae internus und reicht bis zum Colliculus seminalis.
(Eigenes Präparat.)

das geöffnete Orificium internum mit der Blase in Verbindung steht. Bei der
intravesicalen Form der Hypertrophie ist die Wundhöhle mehr oder minder
trichter- oder becherförmig ausgebildet, da ein weit gedehnter Sphincterring
die weite Kommunikation der Wundhöhle mit dem Blasencavum darstellt.
Auch aus der *Form der Prostatanische (Loge prostatique)* läßt sich erschließen,
welchem von den beiden häufigsten Typen der enukleierte Prostatatumor angehört hat, dem intravesicalen oder dem subcervicalen.

Die Konfiguration der Prostatawundhöhle läßt sich bei der anatomischen
Untersuchung von nach der Prostatektomie verstorbenen Kranken und durch

die Röntgenuntersuchung der mit einem Kontrastmittel (Kollargol, Bromnatrium) gefüllten Blase (nach der Operation) bestimmen.

Die *Wundnische (Loge prostatique)* wird begrenzt: blasenwärts von dem Saume der bei der Operation durchschnittenen oder durchrissenen, das Orificium vesicae umgebenden Blasenscheimhaut; urethralwärts von dem Stumpfe der bei der Enukleation des Adenoms durchrissenen prostatischen Harnröhre; dieser letztere enthält immer den peripheren Anteil des Samenhügels mit der urethralen Mündung der Samengänge.

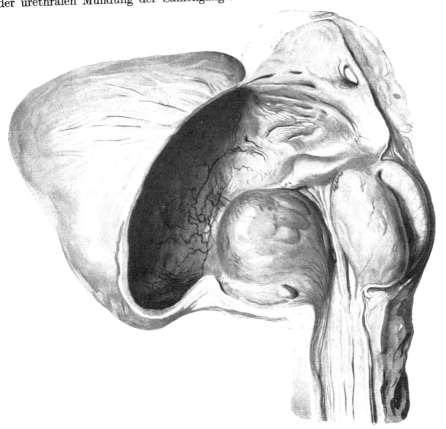

Abb. 51. Prostatahypertrophie (subvesicaler Typus). Mächtige Barrière des Trigonum. Intraurethrale Knoten. Asymmetrische Ausbildung der Blase.

Die Wandung der Nische enthält die auseinander gedrängten und auch rarefizierten Bündel des M. sphincter internus und die peripheren Anteile der eigentlichen Prostata als sog. Kapsel der Prostatahypertrophie, aufgebaut aus atrophischen und komprimiertem Prostatagewebe. In den tieferen Schichten der Wundnische liegt die eigentliche anatomische Prostata„kapsel", ein von großen dünnwandigen Venenplexus, von Arterien, Lymphgefäßen und Nerven reichlich durchsetztes Bindegewebe.

Bei der früher erwähnten Röntgenuntersuchung der Blase nach der Prostatektomie sieht man den Schatten der Blase entweder vollkommen unverändert und der Norm entsprechend — subvesicale Hypertrophie mit völliger Restitution des Sphincters und inneren Blasenmundes —, oder aber es setzt sich der kreisförmige Blasenschatten trichterförmig oder mit einem birnförmigen Fortsatz gegen die Urethra zu fort — intravesicale und subvesicale Hypertrophie kombiniert. Der innere Blasenmund ist in diesen Fällen nicht geschlossen; es setzt sich die Blase mit einem trichter- oder divertikelförmigen Fortsatz gegen die Urethra zu fort.

Die Wandung der Prostataloge soll bei glatt und richtig durchgeführter Enukleation des Adenoms keine Bestandteile des letzteren, „erratische" Knötchen, enthalten.

Dies ist jedoch eine Forderung, die in der großen Mehrzahl der Fälle nicht restlos erfüllt werden kann. Die Aushülsung des Prostatatumors spielt sich doch meistens nicht so glatt ab, daß nicht doch durch entzündliche Adhäsionen an die Wand gekittete Teile des Adenoms zwischen den Sphincterbündeln als Auskleidung der Loge prostatique zurückgelassen werden.

Wenn man auch die genaueste Inspektion, soweit sie möglich ist, und die digitale Austastung der Wundhöhle als wichtigen Schlußakt der Prostatektomie zur Pflicht gemacht hat, so werden doch kleine Knoten (Corps sphéroides) von Mohnkorn- bis Hanfkorngröße selbst der exaktesten Nachuntersuchung entgehen können.

Die bei der Operation unbeabsichtigt zurückgelassenen kleinsten Reste des Adenoms könne jedoch den Ausgangspunkt von „**Rezidiven nach der Prostatektomie**" bilden, Rezidiven, die in nicht gar so seltenen Fällen nach wohlgelungener Enukleation der Prostata nach einem mehr oder minder lange dauernden Stadium ungestörten Wohlbefindens zu einem Wiederaufleben aller Symptome der Prostatahypertrophie führen können: Dysurie, rectal fühlbarer Tumor, Harnverhaltung und Stauungserscheinungen in den Nierenbecken und Nieren. Nicht nur von klinischer Seite (Zuckerkandl, Blum u. a.) wurden diese Verhältnisse genauer studiert, sondern auch von anatomischer Seite liegen ganz ausgezeichnete Untersuchungen über die Verhältnisse der Wandung der Loge prostatique vor (Hedinger, Lumpe), die die Möglichkeit von Rezidiven nach der Enukleation gutartiger Prostatahypertrophie erklären. Sowohl nach der perinealen, medianen, ischiorectalen, als auch nach der suprapubischen Prostatektomie kann es zu Rezidiven kommen, da man selbst bei sorgfältigst ausgebildeter Operationstechnik die vollständige und restlose Ausrottung aller Adenomteilchen nicht garantieren kann.

Mit der Darstellung der genannten zwei Typen, des ersten, intravesicalen oder wie ihn Legueu nennt, cervicovesicalen Typus und des zweiten, des subvesicalen Typus der Prostatahypertrophie, ist die pathologisch-anatomische Erscheinungsweise der Erkrankung fast schon erschöpft.

Aus dieser Einteilung Tandlers und Zuckerkandls geht zunächst hervor, daß es eine diffuse Prostatahypertrophie im Sinne einer diffusen Vergrößerung der Drüse wie etwa bei der Struma parenchymatosa der Schilddrüse nicht gibt. Es handelt sich immer um eine neoplasmatische Wucherung in der Gegend des Blasenhalses, deren topographische Lokalisation durch die Einteilung in die zwei Haupttypen gegeben ist und deren Charakteristik Legueu in topographischer Beziehung in folgenden vier Punkten festlegte: Die neugebildete Drüsenwucherung liegt 1. immer kranialwärts vom Samenhügel, sie liegt 2. immer submukös; sie entwickelt sich 3. immer innerhalb des Blasensphincters und sie liegt endlich vor den genitalen Anhangsdrüsen, den Samenblasen und der eigentlichen Prostata (préspermatique).

Wenn in ihrer Monographie Tandler und Zuckerkandl in einem eigenen Kapitel „geschwulstförmige Bildungen an der Blasenmündung myomatösen, adenomatösen und cystischen Charakters" beschreiben, so gehört dies streng genommen nicht zur Prostatahypertrophie; freilich wird sich im konkreten

Falle durch die klinische Untersuchung niemals mit Sicherheit feststellen lassen, ob sie der Prostatahypertrophie Typus 1 zuzuzählen sind. Erst der Operationsbefund bzw. die Sektion kann darüber Aufschluß geben, ob ein

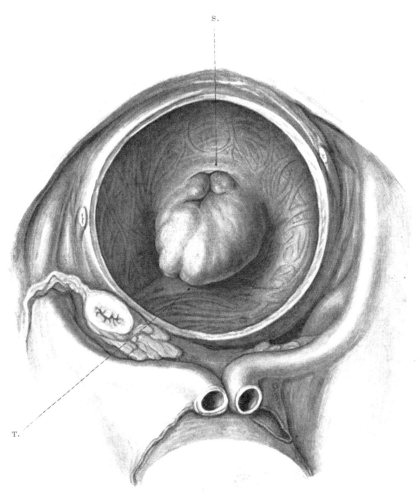

Abb. 52. Prostatageschwulst, das Orificium urethrae umgreifend. Blase abgekappt, Ansicht von oben. S. Sphincterrand. T. Torus interuretericus. (Aus TANDLER-ZUCKERKANDL.)

solches Gebilde durch seine anatomische Zusammengehörigkeit mit den submukösen Gebilden der prostatischen Harnröhre, sich als Prostatahypertrophie erweist oder nicht.

In dieses Kapitel gehören sicherlich zahlreiche Fälle, die in den Zusammenstellungen früherer Autoren als reine Mittellappenbildungen ohne Hypertrophie

35*

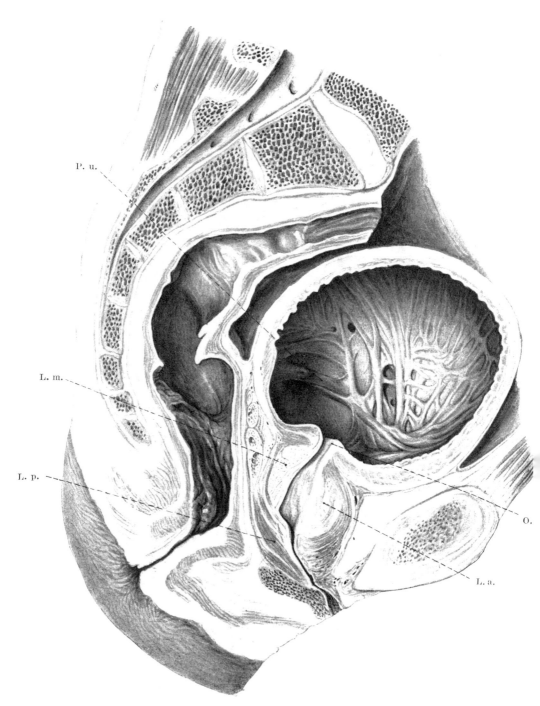

Abb. 53. Subvesicale Prostatageschwulst.  Medianschnitt, linke Hälfte.  L. a. Lobus anterior.
L. m. Lobus medius.  L. p. Lobus posterior.  O. u. Orificium urethrae.  P. u. Plica ureterica.
(Aus Tandler-Zuckerkandl.)

der Seitenlappen beschrieben worden sind und wenn nach den Berichten der Literatur in einem oder dem anderen Falle durch die Abtragung eines sog. gestielten Mittellappens eine komplette und dauernde Heilung der Harnretention erzielt wurde, so dürfte es sich nach unserer Meinung in diesen Fällen nicht um Prostatahypertrophie, sondern um die sog. geschwulstförmigen Bildungen an den Blasenmündungen gehandelt haben. Siehe Cysten und gutartige Geschwülste der Prostata.

So entsinnen wir uns eines Falles von chronischer Harnverhaltung bei einem 62 jährigen Manne, bei welchem im Jahre 1903 A. v. FRISCH nach cystoskopischer Untersuchung und Feststellung eines gestielten Mittellappens die Blase eröffnete und einen walnußgroßen, den inneren Blasenmund ventilartig verschließenden gestielten Tumor durch einfaches Anziehen mit einer MUSEUXschen Zange ohne die geringste Schwierigkeit entfernte. Weder durch rectale Palpation noch bei Besichtigung des Blaseninnern von der eröffneten Blase aus ließen sich die Zeichen einer Hypertrophie der Prostata feststellen. Nach glattem Wundverlauf schloß sich die Blase und Patient urinierte spontan und ungestört. Seit seiner Operation, also durch mehr als 25 Jahre steht der Kranke in dauernder Beobachtung und auch jetzt noch bei dem 87 jährigen Greise läßt sich keinerlei Vergrößerung der Vorsteherdrüse, aber auch keinerlei Erschwerung der Miktion nachweisen. Die mikroskopische Untersuchung des bei der Operation im Jahre 1903 entfernten Gebildes ergab ein walnußgroßes, allenthalben von leicht entzündlich geschwollener Schleimhaut umgebenes Adenom, in dessen zentralen Partien man mit Sicherheit den Beginn krebsiger Entartung des Adenoms nachweisen konnte (H. ALBRECHT).

Wenn wir die von TANDLER und ZUCKERKANDL vom topographisch-anatomischem Standpunkte aus getroffene Einteilung akzeptieren — und sie muß als die logische Konsequenz der modernen Forschung über die Pathogenese der Prostatahypertrophie anerkannt werden —, dann verlieren alle übrigen Einteilungen, die rein schematisch von einer „totalen" Hypertrophie, d. h. von einer sämtliche Lappen der Prostata betreffenden Hypertrophie, ferner von einer „isolierten Seitenlappenhypertrophie" und einer isolierten Mittellappenhypertrophie sprechen, jede Bedeutung.

Sogar ALBARRAN und MOTZ, an deren Namen sich ja der Beginn der modernen und richtigen Erkenntnis der Prostatahypertrophie knüpft, teilen noch mit Einbeziehung einer älteren Statistik von DESNOS und der eigenen Fälle ihr Material von insgesamt 293 untersuchten Fällen folgendermaßen ein:

1. Hypertrophie der Prostata allein ohne Mittellappen 86,
2. Hypertrophie aller Lappen mit Beteiligung der subcervicalen Drüsen 119,
3. Hypertrophie der cervicalen Drüsen allein (Mittellappen) 88.

Die große Verwirrung, die solche Stastitiken hervorbringen, in denen von isolierten Hypertrophien des Mittellappens die Rede ist, geht schon daraus hervor, daß in einer anderen Statistik jüngeren Datums über die Frequenz des Mittellappens O. LOWSLEY durch die Untersuchung von etwa 500 Prostaten aus allen Altersstufen vom fetalen Leben bis in das hohe Greisenalter die Bildung eines mittleren Lappens fast niemals vermißte. Demgegenüber steht nun die anatomische Betrachtungsweise TANDLERS und ZUCKERKANDLS die für ihren Typus 2 der Prostatahypertrophie das Fehlen eines Mittellappens als charakteristisches Zeichen der subvesicalen Entwicklung der Hypertrophie festlegen.

Auch andere Einteilungsprinzipien der verschiedenen Formen der Prostatahypertrophie, die dem mikroskopischen Charakter der Geschwulst gerecht werden, die für den Pathologen zweifellos von großem Werte sind, sollten jedoch in der urologischen Klinik, da sie für das operative Vorgehen durchaus nicht richtunggebend sind, verlassen werden.

Velpeau (1883), der die Ähnlichkeit der Prostataschwellung mit den Uterusfibromen hervorhob, spricht im allgemeinen von fibröser Geschwulst.

Launois (1885) schlug die Bezeichnung Fibroma glandulare vor, die den beiden Elementen der Geschwulstbildung bei der Drüsenwucherung und der Bindegewebsbildung gerecht wurde. Thompson unterscheidet vier Arten der Prostatahypertrophie, 1. eine gleichmäßige Wucherung aller die Prostata aufbauenden Elemente. Es käme diese Form einer diffusen Hypertrophie gleich, die ja in Wirklichkeit niemals als krankhafte Bildung vorkommt. Wohl gibt es physiologisch große, die Norm überragende Organe, denen jedoch keine pathologische Bedeutung zukommt. 2. Bei der zweiten Form, der häufigst beobachteten, findet sich eine vorwiegende Hypertrophie des Stromas. 3. Die dritte Form entspricht der glandulären Hypertrophie. Die Prostata ist in diesen Fällen saftreicher und weicher als bei der zweiten. 4. Bei der vierten Form handelt es sich um veritable Tumoren durch Neubildung der normalen Elemente der Prostata. Nach Frisch läßt sich dieses Schema vereinfachen durch Aufstellung der zwei Typen der glandulären Hypertrophie und der fibromuskulären. Griffiths sah in diesen beiden Formen nichts anderes als zwei Stadien derselben Erkrankung, die mit einer glandulären Hypertrophie beginnt, auf deren Kosten sich später eine Wucherung des fibromuskulären Gewebes ausbildet.

L. Casper unterscheidet drei Formen der Hypertrophie:
1. die umschriebene, knotige Form, myomatöse Form,
2. eine diffuse, myomatöse Hypertrophie und
3. eine glanduläre Hypertrophie.

Albarran und Hallé (1900) beschreiben gleichfalls drei Haupttypen und Gruppen der Hypertrophie:
1. reine glanduläre Hypertrophie,
2. gemischte Hypertrophie und
3. die reinen fibrösen Hypertrophien.

1. Die rein glanduläre Hypertrophie, die sich in 32 Fällen fand, zeichnet sich dadurch aus, daß die geschwollene Prostata eine deutliche Lappung zeigt, daß die Drüsensäcke vergrößert und zahlreicher sind. Es fanden sich zahlreiche cystische Hohlräume neben anderen Partien, in welchen die Drüsenhohlräume von der Umgebung plattgedrückt sind. Das Bindegewebe zwischen den einzelnen Drüsenläppchen ist außerordentlich spärlich und hat den normalen Aufbau des fibromuskulären Stromas der normalen Prostata. Die Blutgefäße sind normal.

2. Die gemischte Hypertrophie, in 51% der Fälle, zeichnet sich dadurch aus, daß neben adenomatösen Läppchen, wie bei der ersten Gruppe, eine größere Anzahl von atrophierten Drüsenlappen zu sehen sind, zum Druckschwund gebracht durch die Wucherung des fibrösen Gewebes in ihrer Umgebung. An der Schnittfläche solcher Prostaten sieht man abwechselnd derbe Knötchen fibrösen Gewebes und lockeres Adenomgewebe. Die Blutgefäße zeigen bei dieser Form häufig Veränderungen im Sinne einer Endo- und Periarteritis. Auch bei dieser gemischten Form scheinen die glandulären Partien die fibrösen zu überwiegen.

3. Die fibröse Hypertrophie. Sie ist außerordentlich selten (3%). Auf der Schnittfläche sieht man eine deutliche Lappung und keine glandulären Bildungen. Die aus fibrösem Gewebe gebildeten Läppchen sind dicht und homogen.

Nach dieser Einteilung von Albarran und Hallé sieht man schon das Überwiegen der adenomatösen Wucherung in der Statistik gegenüber der fibromatösen und es bedeutet nur einen Schritt weiter, wenn die französische Schule späterhin nicht mehr an der Klassifikation in verschiedene mikroskopisch anatomische Typen festhält, sondern die Hypertrophie der Prostata

als Adenoma prostaticum beschreibt, bei dem es noch Unterarten wie Adenofibroma cysticum und Adenofibroma atrophicans zu beobachten gibt. Eine
weitere Unterabteilung von diesen Grundtypen wurde von ALBARRAN und
HALLÉ noch getroffen: Die Einfügung der aus dem Adenoma prostatae entstandenen Carcinomtypen, das Epithelioma adenoides und das Carcinoma
alveolare circumscriptum. Über diese Formen jedoch wird in dem Kapitel über
das Prostatacarcinom zu sprechen sein.

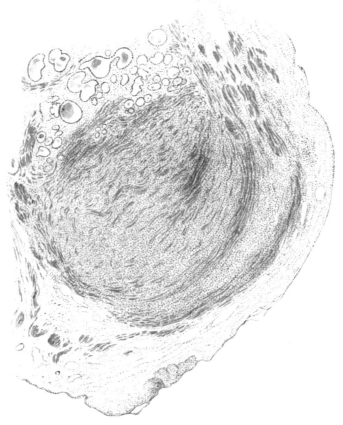

Abb. 54. In einen sonst allseits abgesetzten fibromuskulären Knoten dringen an einer Stelle seiner
Peripherie Drüsenschläuche ein. Fall A. W. Obj. 1. Vergr. 25 : 1. (Nach KORNITZER und ZANGER.)

Über die Histologie der Prostatahypertrophie bestehen ausführliche Arbeiten
von seiten der französischen, deutschen und amerikanischen Autoren. Die drei
die Prostatadrüse zusammensetzenden Gewebsarten, die Drüsensubstanz, die
Muskulatur und das Bindegewebe, nehmen gleichmäßig oder aber in verschiedenem
Ausmaße an der Größenzunahme des Organs teil. In der überwiegenden Mehrzahl
der Fälle ist es namentlich die Drüsensubstanz, die bei weitem die Hauptmasse
der hypertrophen Prostata ausmacht, so daß das histologische Bild einem wahren
Adenome entspricht. In den Septen zwischen den einzelnen erweiterten Drüsenkanälchen liegen die glatten Muskelfasern und ein spärliches Bindegewebe.
In einzelnen Fällen jedoch überwiegt die Muskulatur und das Bindegewebe
über die Hyperplasie des Drüsengewebes, es bilden sich schmälere und breitere
Züge oder in Knoten zusammenhängende Anhäufungen von glatter Muskulatur

und in seltenen Fällen mächtige Wucherungen des fibrösen Bindegewebes. Man wird entsprechend dem Überwiegen der einzelnen Bestandteile die Fälle als glanduläre, adenomatöse, myomatöse, fibromatöse Formen der Prostatahypertrophie unterscheiden und die Mischformen als adenomyomatöse (Kornitzer und Zanger) myofibromatöse Hypertrophien bezeichnen.

Die adenomatöse Gewebswucherung zeigt in der Regel stark erweiterte Drüsenlumina mit Ausbildung echter Retentionscysten; die Auskleidung besteht aus kubischen, zylindrischen oder Plattenepithelzellen, die Lichtungen der Drüse sind von hyalinem oder frischem feinkörnigem Sekret erfüllt. Die geschichteten Corpora amylacea sind meist in größerer Anzahl vorhanden. Bei den adenomyomatösen Formen der Hypertrophie sieht man fibromuskuläre Knoten, gemengt mit Wucherungen des adenomatösen Gewebes. Die Abbildungen zeigen teils die gewöhnlichen cystisch erweiterten Adenombildungen und in diesen zum Teile gewucherte Epithelien. Die Abbildung 54 zeigt einen fibromyomatösen Knoten in einer glandulären Hypertrophie aus der Arbeit Kornitzer und Zanger.

Die **pathologisch - anatomischen** Folgezustände der Prostatahypertrophie machen sich geltend:

A. Lokal. 1. In Veränderungen am Blasenhalse, 2. Veränderungen in der prostatischen Harnröhre, 3. Veränderungen der Harnblase.

B. An entfernten Organen. 4. Veränderungen in den höheren Harnwegen, Ureteren, Nierenbecken und Nieren.

*Veränderungen am Blasenhalse.* [Wenn wir in diesen Auseinandersetzungen an dem Ausdrucke Blasenhals als rein anatomisch deskriptive Bezeichnung festhalten, so ist damit keineswegs gesagt, daß wir die Berechtigung dieser Nomenklatur in physiologisch-anatomischem Sinne anerkennen. Im Gegenteile halten wir den Streit um die Existenz einer flaschenhalsartigen Bildung der prostatischen Harnröhre für endgültig entschieden, da u. a. auch wir durch eigene Untersuchungen vor dem Röntgenschirme die Meinung zahlreicher anderer Autoren, daß es in Wirklichkeit einen Blasenhals nicht gibt, einwandfrei bestätigen konnten (Blum, Eisler, Hryntschak).]

Schon bei der anatomischen Beschreibung der zwei Haupttypen der Prostatahypertrophie wurde ausführlich darauf hingewiesen, daß wir gerade durch das Verhalten des Orificium internum ein Unterscheidungsmerkmal der beiden Formen der Hypertrophie besitzen. Typus 1 ist charakterisiert durch die Veränderung des inneren Blasenmundes, hervorgerufen durch das Einwachsen der intravesicalen Anteile der prostatischen Geschwulst. Der Typus 2 ist charakterisiert durch das Fehlen dieser Veränderung am Blasenmunde.

Das Orificium internum, das normalerweise aus einem seichten Grübchen besteht, in welches sich manchmal die Blasenschleimhaut in radiären Falten einsenkt, zeigt beim Typus 1 folgende Veränderungen:

Es kann der Blasenmund vollständig überlagert sein von einem mehr oder minder gestielten Prostataauswuchs, den wir als Mittellappen der hypertrophen Prostata bezeichnet haben. Erst durch Anheben dieser Geschwulst kommt das Orificium internum zur Ansicht, welches an seiner hinteren dorsalen Umrandung die Insertion des Mittellappens aufweist. In anderen Fällen, unter denen die prägnanteste Form die Portio vaginalis-artige Vorwölbung des Mittellappens darstellt, ist das Orificium internum weit in das Blaseninnere verlagert, kraterförmig, ähnlich einem äußeren Muttermunde. Da die intravesicale Vorwölbung in einer großen Anzahl der Fälle einen nach vorne offenen Ring bildet, sieht man in diesen Fällen das Orificium internum hufeisenförmig umgeben von dem Prostatawulste. Es bildet eine nach vorne offene Rinne. Der innere Blasen-

mund ist in anderen Präparaten durch die asymmetrische, ganz unregelmäßige Entwicklung der Prostatavorwölbungen sehr unregelmäßig gestaltet und
fast immer ist aus dem normalen Grübchen eine spaltförmige Öffnung geworden.

Die in früheren Publikationen häufig zu findende Bemerkung, daß die
*seitlichen* Prominenzen der Prostatahypertrophie am inneren Blasenmunde
ihren Ausgang von den Seitenlappen der Prostata anehmen, ist unrichtig. Wie
schon früher besprochen, entstammen diese seitlichen Vorwölbungen ebenso
wie der eigentliche Mittellappen
den gewucherten submukösen Drüsen am Blasenhalse (ALBARRANs
subcervicale Drüsengruppe). Tritt
diese adenomatöse Wucherung
gleichmäßig im ganzen Umfange
der subcervicalen, den Blasenhals
umgebenden Drüsengruppe ein, so
entsteht die eingangs erwähnte
„Portio vaginalis uteri - förmige"
Vorwölbung des inneren Blasenmundes. Ist hingegen diese Wucherung nicht gleichmäßig, so entstehen die unregelmäßigen seitlichen Prominenzen. Der häufigste
Typus jedoch ist die Drüsenprolife-
ration an der dorsalen Umrandung
des Orificium internum, der sog.
„Mittellappen". Ganz bizarre Formen dieser Mittellappen ergeben
sich bei jahrzehntelangem Bestehen
der Krankheit. Die in Abb. 55
abgebildete, aus der Abteilung A. v.
FRISCHs beobachtete Brückenbildung zwischen den prominierenden
Auswüchsen der Prostata stammt
von einem alten Mann, der schon
mehr als 20 Jahre an Harnverhaltung gelitten hatte und ein qual-
volles Katheterleben geführt hatte.
Schmerzen und Hämaturie führten
ihn zur Klinik; weder mit der Metallsonde, noch mittels der Cystoskopie konnte ein Konkrement in

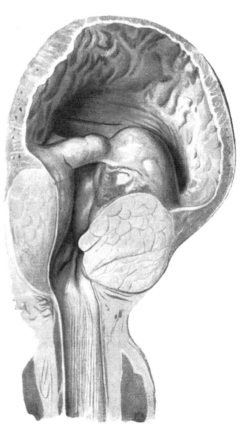

Abb. 55. Freie Brückenbildung zwischen den seitlichen
Prostatavorwölbungen, wodurch die Blasenhöhle in
zwei Fächer geteilt erscheint.

der Blase nachgewiesen werden, und doch sprachen alle Symptome für Harn-
stein. Die suprapubische Eröffnung der Blase hatte nun das merkwürdige Ergebnis, daß durch diese freie Brücke im Inneren der Blase der Fundus vesicae
in zwei Fächer geteilt erschien: das vordere Fach stand durch das Orificium
urethrae in Verbindung mit der Blase, die hier eingeführten Instrumente,
Sonden und Cystoskop und Katheter konnten nur das vordere Fach des Blasen-
hohlraumes erreichen; das hintere Fach, der tief ausgeweitete Recessus retroprostaticus enthielt ein kastaniengroßes Konkrement, das nur durch eine tunnel-
artige Lücke unterhalb der freien Brücke mit dem vorderen Fache in Verbindung stand.

Es ist immer sehr schwierig gewesen, die Entstehung dieser grotesken Bildung
zu erklären. H. ALBRECHT, der den Fall obduzierte, war der Meinung, daß sich

an zwei einander gegenüberliegenden Stellen der seitlichen Prominenzen der
Prostata entzündliche ulceröse Bildungen entwickelt hatten (Decubitus?), die
die Zusammenheilung an dieser Stelle zur Folge hatten.

Das Orificium internum gewinnt durch einen sog. *fächerförmigen Mittellappen* (Hypertrophie en éventail) eine Y-förmige Gestalt.

Der geringste Grad der Mittellappenbildung wird durch jene Formen dargestellt, in welchen ein kleiner etwa kirschkerngroßer Zapfen in das Orificium
internum hineinragt. Diese Form der Mittellappenbildung, die man namentlich
im urethroskopischen Bilde beim Lebenden mit aller Deutlichkeit nachweisen
kann, wird als „*Uvula vesicae*" bezeichnet. Im anatomischen Teile unserer
Darstellungen ist über diese Bildung ausführlich berichtet worden, und unsere
Ansicht mitgeteilt, daß die Uvula vesicae schon einen gewissen Grad einer
beginnenden Prostatahypertrophie darstellt, wenn auch im klinischen Bilde
kein Zeichen auf eine erschwerte Harnentleerung durch die Vergrößerung der
Prostata hinweist.

Der ins Innere der Blase vorspringende Prostatawulst verändert die innere
Konfiguration der Blase in hohem Ausmaß, es bildet sich ein tiefer Recessus
retroprostaticus hinter dem Mittellappen aus, vor dem Trigonum vesicae.

Ist jedoch die Prostatavergrößerung eine subvesicale (Tandler und Zuckerkandl, Typus 2), dann wird durch die vergrößerte Prostata der Blasenboden
in der Gegend des Trigonums stark gehoben und der Recessus retroprostaticus
liegt hinter dem Trigonum (s. Abb. 53), ohne daß der innere Blasenmund
verändert erscheint.

### Deformation der Harnröhre durch die Prostatahypertrophie.

Es gibt keine Hypertrophie der Prostata, bei der die prostatische Harn-
röhre nicht besondere Veränderungen aufweist. Im allgemeinen sind die
Veränderungen der hinteren Harnröhre ganz entsprechend der Größe der
Prostatageschwulst ausgebildet.

Die Harnröhre ist zunächst *verlängert*. Wir wissen, daß die normale Länge
der prostatischen Harnröhre etwa 3—3½ cm beträgt, wobei in der Mitte dieser
ihrer Längsausdehnung der Colliculus seminalis sich befindet. Wenn eine
Prostatahypertrophie entsteht — sie nimmt den Raum kranialwärts vom Samenhügel ein —, so verlängert sich die Harnröhre um die Höhe des Adenoms. Diese
Verlängerung kann auch 10 und 12 cm betragen (Tandler und Zuckerkandl).
Die Höhe des Adenoms läßt sich auch aus der Verlängerung der Harnröhre
durch die Messung am eingeführten Katheter abschätzen. Wenn wir als Länge
der Urethra die Distanz vom Orificium externum urethrae bis zum Orificium
internum annehmen, so können wir diese am Katheter abmessen. Im Moment,
wo die ersten Tropfen durch den Katheter abfließen, markieren wir am Katheter
das Orificium externum und die Länge des in der Harnröhre befindlichen Stückes
wird nach Herausnahme des Katheters gemessen — sie gibt die wahre Länge
der Harnröhre.

Charakteristisch für die Prostatahypertrophie ist aber auch eine *Erweiterung*
der hinteren Harnröhre. Durch die Entwicklung der seitlichen Adenommassen
wird in der Regel das Lumen der Harnröhre *säbelscheidenartig* eingeengt, von der
Seite abgeplattet und der Spalt mächtig erweitert. Je nach der Größe der
hypertrophen Massen kann der Durchmesser der Spalte 4 und 5 cm betragen.

Da sich jedoch die einzelnen Knoten der Prostatahypertrophie nicht symmetrisch entwickeln, so erfährt die Harnröhre auch *Deviationen, Verziehungen
und Knickungen*. Dadurch, daß die Seitenlappen mit verschieden großen Knoten,
die man am urethroskopischen Bilde genau nachweisen kann, gegen die Harnröhre zu vorspringen, kommen Deviationen und Krümmungen zustande, die

nicht selten ein ernstes Hindernis bei der Einführung harter und starrer Katheter abgeben. Durch die mehrfach gekrümmten Harnröhrendeviationen findet am ehesten der Gummikatheter mit abgebogener olivärer Spitze (TIEMANN) seinen Weg. *Aber auch in sagittaler Richtung* erfährt die Urethra schwere Verände-rungen durch die hypertrophen Drüsenmassen. Der normalerweise nach vorne konkave, fast halbkreisförmige Bogen wird häufig winkelig geknickt erscheinen. Namentlich wenn die Hypertrophie sich in großen Massen am vorderen ven-tralen präurethralen Abschnitte der Prostata entwickelt, dann kann es bis zu einer spitzwinkeligen Knickung kommen, die die Einführung eines Katheters mitunter absolut verhindern kann. Bei diesen Fällen von spitz-winkeliger Knickung ist es nahe-zu unmöglich, einen starren Ka-theter in die Blase einzuführen. An der Stelle, wo die Knickung sitzt, wird selbst bei geringer Gewaltanwendung die dünne Schleimhaut bald durchbohrt sein und ein „falscher Weg" wird eingeschlagen. Forciert man die Einführung des Instrumentes (der Metallsonde, des Katheters oder Cystoskopes) in einem sol-chen Falle nur ganz wenig, so kann es zur vollständigen Durch-bohrung des Mittellappens kom-men (Tunnellement) (s. Abb. 68).

*Der „falsche Weg".* Eine Ver-letzung der Harnröhre und des sie umgebenden Gewebes durch eingeführte Instrumente kann verschiedene Formen annehmen. In den leichtesten Fällen ist es bloß eine Durchbohrung der Schleimhaut, in der Regel in der Gegend des Colliculus, wo das eingeführte starre Instrument

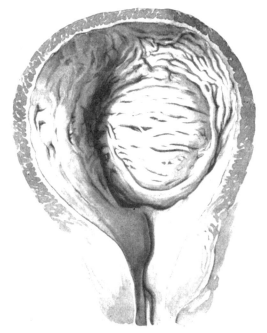

Abb. 56. Konzentrische Hypertrophie der Blase. Tra-bekelblase. S-förmige Verziehung des urethralen Weges. Subvesicale Prostatahypertrophie. (Aus der Sammlung v. FRISCH.)

an der winkeligen Krümmung der Harnröhre ein großes Hindernis findet. In anderen Fällen — und dies sind die schweren Verletzungen — dringt das Instrument mit seiner scharfen Spitze in das prostatische Gewebe in der Regel des Mittellappens ein oder bildet eine vollständige (Tunnellement) oder un-vollständige Durchbohrung dieses der Blasenmündung vorgelagerten Lappens.

In den meisten Museen (u. a. auch in der Sammlung Prof. v. FRISCHs) finden sich solche Präparate, welche als Resultat einer solchen traumatischen Perforation des Mittellappens, durch welche Katheter wiederholt eingeführt worden sind, einen von Harnblasenepithel ausgekleideten Kanal aufweisen, durch welchen der Kranke durch längere Zeit seinen Urin spontan oder durch Katheter entleeren konnte (s. Abb. 68). Die von den Franzosen (LUYS) empfohlene operative Perforation des Mittellappens („Forage") stellt den Versuch dar, durch eine sinnreiche Operationstechnik einen neuen Weg für die spontane Harnentleerung frei zu bekommen.

Die Veränderungen, die der Blasenmund infolge der Entwicklung des Mittel-lappens erleidet, wurden schon früher behandelt.

Es sei nur kurz hier rekapituliert, daß im allgemeinen durch die *Vergrößerung des Organs der ganze Blasenboden gehoben wird, daß die Basis der Blase abgeplattet und verbreitert erscheint und da der Blasenboden die fixe, am wenigsten bewegliche Blasenwand darstellt, so gewinnt das Bild der sagittal durchschnittenen Blase eine charakteristische Birnform mit breiter fixer Basis,* auf welcher sich der Blasenkörper kuppelartig aufbaut.

Beim cervicovesicalen Typus der Hypertrophie (Tandler und Zuckerkandl, Typus 1) ist das Trigonum als Ganzes gehoben und in einzelnen Fällen geradezu zur Bedeckung des in die Blase vorspringenden Mittellappens herangezogen. Rectalwärts vom Mittellappen findet sich meist ein tiefer *Recessus retroprostaticus,* der in der Regel nach hinten von dem stark vorspringenden Lig. interuretericum begrenzt ist. Das Lig. interuretericum, von einer starken Muskelleiste des Musc. interuretericum gebildet, stellt auch in der normalen Blase die hintere Grenze des trigonalen Muskels (Musculus trigonalis Kalischer = Lissosphincter Waldeyer) dar, der in enger Verbindung mit der Muskulatur der Harnleiter steht (Peterfi).

In der Entwicklung der subvesicalen Prostatahypertrophie (Tandler und Zuckerkandl, Typus 2), bei der das Orificium internum selbst keine Veränderungen aufzuweisen pflegt, ist das Trigonum als Ganzes stark gegen das Blaseninnere gehoben und der Recessus retroprostaticus liegt dann *hinter* dem Lig. interuretericum.

Die Prostatahypertrophie äußert sich im klinischen Bilde zunächst in einer Erschwerung der Harnentleerung, die in den höchsten Graden sich bis zur vollständigen Harnverhaltung steigern kann. Die Ursache der erschwerten Miktion liegt in der mechanischen Behinderung des Harnabflusses durch die in die Harnröhre gewachsenen Adenommassen. Dadurch kommt es zu einer relativen Verengerung der Harnröhre im prostatischen Anteile. Durch die Entwicklung der Mittellappenhypertrophie kann ein ventilartiger Verschluß der Harnröhre entstehen und durch Entstehung der Recessus retroprostatici werden tote Räume im Blaseninnern erzeugt, welche wiederum ein Hindernis der Harnentleerung darstellen.

Auf alle diese Erschwerungen der Harnentleerung reagiert die Blase mit einer Arbeitshypertrophie ihrer Muskelwandung. Dieselbe kommt in drei Formen zur Beobachtung.

1. Die konzentrische Hypertrophie: die Blasenwand ist in toto auf ein Vielfaches verdickt, ihre innere Oberfläche ist mehr oder minder glatt.

2. Die *trabeculäre Hypertrophie:* die hypertrophen Muskelbündel springen, die Schleimhaut vor sich hertreibend, ins Innere der Blase sehnenartig und sich vielfach durchflechtend und durchkreuzend vor und bilden hier ein zierliches, an das Innere der linken Herzkammer erinnerndes Bild.

3. *Gemischte Formen* der Blasenhypertrophie: Verdickte Partien der Blasenwand kombinieren sich mit ausgeprägter und ausgesprochener *Trabekelblase.* An anderen Stellen sind die Blasenwandungen nicht besonders verdickt und die zwischen den hypertrophen Muskelbündeln nach außen vorgestülpte Schleimhaut bildet sog. sekundäre *Divertikel,* die meist die äußere Oberfläche der Blase nicht überragen *(intramurale Divertikel).*

Die einfache konzentrische Hypertrophie des Blasenmuskels, welche gleichmäßig alle Teile der Blasenwand ergreift, sieht man besonders häufig dann, wenn die Blase durch längere Zeit — oft durch Jahrzehnte — ihre Fähigkeit, sich vollständig zu entleeren, erhalten hat. Das durch das kontinuierliche Wachstum der Prostatageschwulst sich immer mehr steigernde Hindernis der Harnentleerung wird durch eine gradatim wachsende Hypertrophie des Blasenmuskels kompensiert. Je weniger sich jedoch die Blase dem gesteigerten

Hindernis gegenüber gewachsen zeigt, je früher und stärker sich die Insuffizienz der Blase in der Form einer chronischen kompletten oder inkompletten Harnverhaltung erweist, um so verdünnter erscheint die Blasenwand, trotzdem die innere Oberfläche der Blase von Trabekeln durchzogen ist. Wird der Blase bei rapid anwachsendem Hindernis der Harnentleerung nicht entsprechend Zeit zur Entwicklung der muskulären Hypertrophie gelassen — wie wir dies mit Regelmäßigkeit z. B. bei der traumatischen Striktur der Harnröhre sehen —, so bildet sich sehr rasch diese Insuffizienz der Blase aus und chronische Harnverhaltung mit allen ihren Folgeerscheinungen tritt rasch auf.

Wenn oft das Innere einer hypertrophen Blase auf den ersten Blick auch unregelmäßig und bizarr aussieht — verdickte Stellen der Blasenwand wechseln mit papierdünnen Partien ab, Divertikel und Trabekel bilden eine bienenwabenartige Form der Wand —, so läßt sich doch in vielen Fällen ein ganz bestimmtes architektonisches System der hypertrophen Blasenmuskulatur nachweisen.

Bei der konzentrischen Hypertrophie erscheint die Blase kugelschalenförmig und man sieht, wie bei der konzentrischen Kontraktion der Blase selbst ein hochgradiges Hindernis in der Harnröhre restlos überwunden werden kann.

Allen anderen Formen ist die Verbreiterung der Basis der Blase gemeinsam. Diese Partien, der Blasenboden, *das Trigonum* und selbst die hinter dem Trigonum gelegenen Teile der Recessus retroprostatici sind fast immer vollständig *frei von Trabekeln.*

Die trigonale Muskulatur nimmt auch eine gewisse Sonderstellung unter allen anderen Partien der Blase ein, wie überhaupt das Trigonum sich entwicklungsgeschichtlich und anatomisch und funktionell von den übrigen Teilen der Blase unterscheidet. Hier liegt die Schleimhaut unmittelbar der sehr straff gespannten Muskulatur des Blasenbodens (M. trigonalis) an und dieser nimmt wegen seiner innigen Verbindung mit seiner Unterlage an der Kontraktion der Blase bei der Harnentleerung nur indirekt Teil. Er bildet die fixe Basis, über welcher sich die bewegliche Wand des Blasenkörpers bogenförmig kontrahiert; es fehlen daher an dieser Stelle immer die Trabekeln.

Im architektonischen Aufbau der trabeculär hypertrophen Blase sieht man fast immer, namentlich in den ausgesprochenen Fällen stark distendierter Trabekelblasen einzelne longitudinale mächtige Strebepfeiler, zwischen welchen äquatoriale Verbindungsbrücken gezogen sind. Der normalerweise muskelschwächste Anteil der Blase — der Blasenscheitel —, der bei der distendierten Blase meistens am stärksten erweitert und verdünnt ist, bildet einen kuppelförmigen Aufbau über dem erweiterten Blasenkörper. Hier — am Blasenscheitel — findet man in der Regel die zweite Stelle, an welcher die Trabekel ganz oder teilweise vermißt werden (BLUM: Zur Theorie des Residualharnes).

„RÜDINGER, SOLGER, E. ZUCKERKANDL haben auf die ungleiche Stärke der Blasenmuskulatur aufmerksam gemacht und betont, daß die hintere Wand an Dicke die vordere weit übertrifft. Die Arbeit der Austreibung des Harnes ist demnach schon unter physiologischen Verhältnissen auf die einzelnen Partien der Blase nicht gleichmäßig verteilt, indem die Resultierende nicht gegen den Mittelpunkt der Blase, sondern gegen das exzentrisch gelegene Orificium als fixen Punkt gerichtet ist."

## *Die Prostatabarriére und die Blasenhalsobstruktion.*

Nach MILEY B. WESSON, einem Schüler von H. H. YOUNG sehen wir bei 30% aller Männer höheren Lebensalters prostatische Obstruktionen; die Hälfte von diesen sind Hypertrophien der Prostata, gutartige und carcinomatöse, die andere Hälfte sind „median bars", Barrièren. Die Prostatabarrière ist nur ein Einzelfall dessen, was man mit dem ziemlich nichtssagenden Ausdrucke „Prostatisme sans prostate" bezeichnet.

Die Fälle, die uns hier interessieren, sind jene Kranke, welche unter den typischen Erscheinungen einer senilen Prostatahypertrophie mit Pollakisurie, Dysurie, Harnverhaltung und Inkontinenz erkranken, und bei denen man bei genauester rectaler, cystoskopischer und urethroskopischer Untersuchung, ja selbst bei der operativen Nachschau eine Hypertrophie der Prostata nicht finden kann. Die Vorsteherdrüse erweist sich in diesen Fällen eher atrophisch, verkleinert, allerdings oft genug derber und härter als normal.

Diese als „Prostatisme sans prostate", als „Prostataatrophie" beschriebenen Fälle verdanken die Entstehung ihrer Harnbeschwerden und des ganzen „Prostatikersymptomenkomplexes" ganz verschiedenen pathologischen Zuständen: 1. Als Spätfolgen chronischer, entzündlicher Erkrankung der Prostata tritt eine narbige Veränderung des ganzen Drüsengewebes infolge von Binde-gewebswucherung auf, die zu einer *narbigen Strikturierung* der hinteren Harn-röhre und des inneren Blasenmundes führt, wobei das Drüsengewebe der Prostata gleichfalls der narbigen Schrumpfung verfällt — *entzündliche Atrophie der Prostata „contracted neck of the bladder"* (s. S. 497).

Die Folgen dieses pathologischen Zustandes der Prostata für die Blase und die höheren Harnwege sind die gleichen wie bei der Prostatahypertrophie: Trabekelblase, sekundäre Divertikelbildung, Retentio urinae und Stagnation des Harnes bis zu den Nieren.

2. Kleine, erbsen- bis haselnußgroße Adenom- und Myomknoten in der hinteren Harnröhre ohne Veränderung des Orificium vesicae internum und ohne Vergrößerung des Organes im ganzen *(Miniaturform der Prostatahypertrophie nach* ZUCKERKANDL).

3. Carcinomatöse, scirrhöse Bildungen in der Prostata von ganz gering-fügiger Ausdehnung können durch Schrumpfungsprozesse im Prostataparenchym das gleiche Symptomenbild hochgradigen „Prostatismus" hervorrufen *(car-cinomatöse Form der Atrophie der Prostata)*.

4. Nervös bedingte Contracturen des inneren Schließmuskels bei spinalen Erkrankungen (Tabes dorsalis, multiple Sklerose, Syringomyelie, Myelitis), aber auch ohne nachweisbare Erkrankung des Rückenmarkes, können infolge dauernden Schließmuskelkrampfes mit Hypertonie des Sphincters zu allen Zeichen der vorgeschrittenen Prostatahypertrophie führen, ohne daß die Unter-suchung oder die operative Inspektion auch nur den geringsten Grad von Prostata-hypertrophie aufwiese *(Sphincterhypertonie)*, siehe das Schlußkapitel S. 772.

5. *Die mediane Prostatabarrière.* Schon im Jahre 1830 berichtete G. J. GUTHRIE im Royal College of Surgeons in London und 1850 MERCIER über Fälle von Harnverhaltung, die nicht durch Hypertrophie der Prostata, sondern durch eine sog. mediane Barrière am Blasenhalse entstanden sind und die durch Spaltung der Barrière vollständig geheilt werden konnten [1].

---

[1] Zur Beurteilung der Geschichte medizinischer Entdeckungen ist es interessant, einen Rückblick auf die Geschichte der „median bar" zu werfen. Obgleich die erste Beschreibung der Erkrankung und ihre Behandlung schon im Jahre 1830 durch G. J. GUTHRIE vor dem Royal College of Surgeons in London erfolgte, wurde im Jahre 1850 der bekannte französische Urologe MERCIER mit einem Preise von 1500 Frank von der französischen Akademie der Wissenschaften ausgezeichnet für die Entdeckung der mittleren Barrière. In seiner Pu-blikation (1834) beschreibt GUTHRIE mit aller Genauigkeit und Ausführlichkeit das Krank-heitsbild der Barrière, seine Pathogenese und die chirurgische Behandlung mit einfacher oder kaustischer Incision der Barrière. 67 Jahre später beschrieb FULLER die Krankheit neuerdings und CHETWOOD modifizierte die BOTTINIsche Operation für die Behandlung der medianen Barrière (s. WESSON).

Von diesen ersten Fällen bis zu den Publikationen von YOUNG und seinen Schülern ist in der Literatur eine ununterbrochene Serie von Beobachtungen über diese Form der Harnröhrenobstruktion zu finden. Die Ansicht der Schule YOUNGs, daß in ungefähr der Hälfte aller Fälle von Harnverhaltungen des höheren Mannesalters nicht eine Prostatahypertrophie, sondern eine mediane

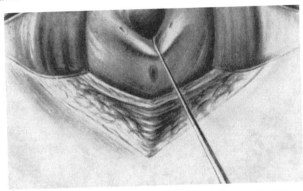

Abb. 57. Barrière durch Hypertrophie des Trigonum mit tiefem Recessus. (Nach WESSON.)

„Prostatic bar" vorliege (MILEY B. WESSON), dürfte jedoch nur für ihre amerikanischen Beobachtungen zutreffen; denn hierzulande sind die Prostatahypertrophien ungleich häufiger die Ursache der senilen Harnstörungen (etwa 98%) als die Fälle von medianer Barrière, Prostataatrophie, contracted neck of the bladder oder Sphincterhypertrophie.

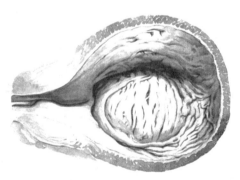

Abb. 58. Sagittalschnitt durch die Blase und die dilatierte hintere Harnröhre. Barrière am inneren Blasenmund. Keine Hypertrophie der Prostata. (Nach WESSON.)

YOUNG unterscheidet einen angeborenen Typus in 5,6% (identisch mit ENGLISCHs angeborener Kleinheit der Prostata) und einen erworbenen in allen den übrigen Fällen. Ein Fall YOUNGs war 7 Jahre alt, 20 waren unter 30 und 5 waren über 80 Jahre alt.

RANDALL unterscheidet folgende Typen der medianen Barrière. 1. Mediane Leiste durch Umformung der hinteren Lippe des Orificium internum in eine feste, dichte, sklerotische Gewebsmasse, wodurch der Ausfluß des Harnes in die Harnröhre ernstlich gehemmt ist (s. Abb. 58, nach WESSON).

2. Fibröse Umwandlung des ganzen hypertrophischen Trigonum, wodurch es zu einem tiefen retrotrigonalen Recessus kommt (s. Abb. 57).

3. Glanduläre Barrière, d. i. eine Hypertrophie der Prostata mit entzündlicher Sklerose, die hypertrophische Bildung geht von den subcervicalen Drüsen (Albarrans) aus, sie liegt innerhalb des Sphincters und führt nicht zu einer allgemeinen Vergrößerung des Organes.

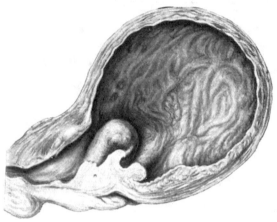

Abb. 59. Sagittalschnitt der Blase, Prostata und Urethra prostatica. Hypertrophie des Mittellappens und des Lig. intrauretericum. 2 tiefe Recessus im Blasenboden. (Nach Wesson.)

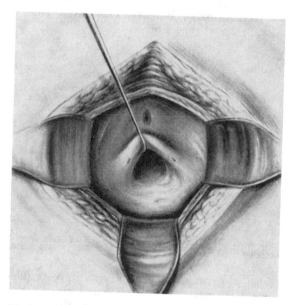

Abb. 60. Hypertrophie des Lig. interuretericum mit divertikelartigem Recessus. [(Nach Wesson.)

4. Der isolierte Mittellappen der Prostata bei der Hypertrophie mit mächtiger Verdickung des Trigonums führt zu zwei stufenartigen Recessus im Blasenboden a) einem Recessus retroprostaticus und einem b) Recessus retrotrigonalis (s. Abb. 60).

In der Abbildung 60 sieht man bei fast unverändertem, jedoch leicht sklerosiertem Orificium internum als Folge der Harnstauung bei einer medianen

Barrière eine mächtige Hypertrophie des Trigonums, welche inkomplette Harnverhaltung verursachte. Hinter dem Trigonum ein tiefer Recessus, der erst nach wiederholter operativer Spaltung eine normale Harnentleerung ermöglichte. Unter dieser „median bar" Obstruktion kennen wir, wie eingangs erwähnt, noch andere Contracturen des Blasenhalses, die alle auf narbige Schrumpfungen des den Blasenmund umgebenden Gewebes zurückzuführen sind: 1. die Schleimhautentzündungen in der hinteren prostatischen Harnröhre gehen natürlich auch auf die Ausführungsgänge der Prostata über; lange dauernde Ausflüsse, Trübung des Harnes, Störungen der Funktion des Genitalsystems, Impotenz, Pollutionen, Spermatorrhöe; endlich Schwierigkeiten und Störungen der Harnentleerung sind die klinischen Folgen, Residualurin, Harnverhaltung. Die chronische Entzündung mit Wucherung des Bindegewebes, die Fibrose und Sklerose des Blasenhalses geht auf den „*Blasenhalsmuskel*" über (WILBUR B. PARKER). Die ungestörte physiologische Leistung des Blasenhalsmuskels ist die unerläßliche Grundbedingung für die normale Funktion der Blase, d. i. die reflektorische Relaxation des Sphinctermuskels bei beabsichtigter Miktion. Die Erkrankung des Blasenhalsmuskels durch Einbeziehung in den Entzündungsprozeß, seine Umwandlung in fibröse und sklerotische Gewebemassen, muß schwerste Störungen der Miktion, Residualurin, Harnverhaltung usw. machen. Diese Striktur des Blasenhalses, die Contractur desselben, führt zu den Erscheinungen, die man Prostatismus, sine Prostata nennt. 2. Eine weitere Gruppe von Blasenhalsobstruktionen sieht man in manchen Fällen nach suprapubischer oder perinealer Prostatektomie, wo die Schrumpfungs- und Vernarbungsprozesse, welche die Loge prostatique zur Ausheilung bringen, auch eine zirkuläre Striktur des Blasenmundes zur Folge haben.

*Veränderungen der oberen Harnwege durch die Hypertrophie der Prostata.*

Eine Nachfrage nach 60 in den letzten 6 Jahren verstorbenen Prostatikern, deren Todesursache ermittelt werden konnte, und die nicht im Anschluß an eine Operation der Prostata zugrunde gegangen waren, ergab, daß 49 von diesen Fällen unter den Erscheinungen einer Urämie starben, während nur in 11 Fällen andere Todesursachen festgestellt werden konnten (Pneumonie 3, Magencarcinom 3, Carcinome anderer Organe 3, Apoplexie 2).

Diese statistische Erfahrung, daß mehr als 80% der Prostatiker, wenn sie sich selbst überlassen bleiben und nicht durch frühzeitige Operation die Gefahr abgewendet wird, an Niereninsuffizienz zugrunde gehen, läßt die Frage aufwerfen, welchen *Einfluß die Prostatahypertrophie auf die Nierenfunktion und auf den anatomischen Zustand der Nieren nimmt.*

Die pathologische Anatomie zeigt auf Grund der Befunde am Obduktionstische die schweren Zerstörungen der Nieren auf, die als Folgen der Harnstauung in der Blase sich entwickelt haben.

Man findet bei diesen Sektionen nicht nur als Folgen der chronischen Harnverhaltung die Blase erweitert und als Konsequenz der Infektion die Schleimhaut in allen Stadien der chronischen Entzündung — von der einfachen katarrhalischen Schwellung und Auflockerung der Schleimhaut bis zu den schwersten Formen der ulcerösen und diphtheritischen, membranösen Cystitis —, sondern auch ein völlig gleichartiges Fortschreiten dieser Prozesse auf die oberen Harnwege, auf die Ureteren und Nierenbecken, welche in verschieden hohem Ausmaße erweitert sind und alle Zeichen der chronischen infektiösen Entzündung aufweisen. Die Nieren selbst pflegen von eitrigen Herden durchsetzt zu sein, ihr Parenchym durch den hydronephrotischen Druckschwund beträchtlich verschmälert zu sein und in einer großen Zahl der Fälle kann man bei der

Untersuchung des Organes auch noch die Zeichen einer seit längerer Zeit bestehenden chronischen Nephritis (arteriosklerotische Schrumpfniere) nachweisen.
Wenn wir auch in der Klinik diese allerschwersten Formen der Erkrankung der oberen Harnwege nur in Ausnahmefällen bei vollständig vernachlässigten oder herabgekommenen Kranken im Endstadium der Prostatahypertrophie des III. Stadiums zu sehen bekommen, so weist uns doch gar mancher Zug im klinischen Bilde der Prostatahypertrophie auf die Möglichkeit beginnender Veränderungen der Nieren hin. Im Kapitel über die Diagnostik und Therapie der Prostatahypertrophie wird ausführlich über die Zeichen der beginnenden Nieren-Insuffizienz berichtet werden, und es ist in der Regel die erste Aufgabe, die den Kliniker bei der Entwicklung des Behandlungsplanes einer Prostatahypertrophie trifft, sich Rechenschaft zu geben über die Frage 1. ob Zeichen einer gestörten Nierenfunktion oder einer Erkrankung der Nieren festzustellen sind und

2. ob die festgestellten Zeichen einer Erkrankung oder gestörter Nierenfunktion einen reparablen oder irreparablen Zustand darstellen. Es dreht sich somit meist um die Frage:

1. ob eine organische Nierenerkrankung, die mit der Prostatahypertrophie in keinem oder nur in indirektem Zusammenhange steht, vorhanden ist, oder

2. ob eine Funktionsstörung der Niere durch die Prostatahypertrophie verursacht und die einer vollständigen Wiedergutmachung fähig ist.

*Auf welche Weise beeinträchtigt die Prostatahypertrophie bzw. die Harnstauung in der Blase die Nierenfunktion?*

Die Annahme, daß in den Fällen von chronischer Harnstauung in der Blase durch die Erhöhung des intravesicalen Druckes der vesicale Harnleiterverschluß forciert werden muß und dadurch der erhöhte Innendruck der Blase unvermittelt auf der Harnsäule im Ureter und im Nierenbecken direkt auf dem Nierenparenchym lastet, ist irrig. Es läßt sich im Gegenteil durch jede Cystoskopie eines solchen Falles nachweisen, daß die Harnleitermündungen trotz stärkster Dehnung der Blase nicht erweitert erscheinen und auch bei der Cystographie — der Röntgenuntersuchung der mit einem Kontrastmittel gefüllten Blase — sieht man mitunter, daß der Blaseninhalt wohl in die Nierenbecken hinaufsteigt, man kann jedoch immer eine Zone des nicht erweiterten Ureters feststellen, welche dem intramuralen Anteile entspricht. Gerade durch diese Untersuchungsmethode bekommt man ein deutliches Bild, wie die Harnstauung in der Blase auf die Ureteren, Nierenbecken und Nieren einwirkt.

### Der Harnleiter bei der Prostatahypertrophie.

Wie bei allen peripheren Harnabflußhindernissen (kongenitale Phimose, Diaphragmen- und Klappenbildung der Urethra, erworbenen Strikturen, Sphincterkrämpfen infolge von spinalen Erkrankungen) finden wir auch beim vorgeschrittenen Prostataadenom typische Veränderungen am Harnleiter und an den Nierenbecken und der Niere selbst. Erweiterung des Lumens (Hydroureter), Verdickung der Wandung des Ureters, selbst trabeculäre Hypertrophie im Ureter sind ganz gewöhnliche Befunde. In der überwiegenden Mehrzahl der Fälle betrifft diese Erweiterung den ganzen Kanal mit Ausnahme der peripheren Anteile des Ureters, der Pars intramuralis und des Orificium vesicale ureteris. Dieses auffällige Verhalten widerlegt zunächst die bei älteren Autoren häufig gemachte Bemerkung, daß das prostatische Hindernis zu einer so hochgradigen Erweiterung des ganzen uropoetischen Systems (Blase, Ureteren, Nierenbecken) führe, daß eine offene, direkte Kommunikation zwischen diesen Hohlräumen besteht. Die Erweiterung des Harnleiterlumens bis zur Pars intramuralis beweist im Gegenteile, daß der besonders kräftige Verschluß der Harnleiter-Blasenmündung zu einer Stagnation im Harnleiter führt. Dieser besonders kräftige Verschluß ist in der durch die Hypertrophie des Blasenmuskels bedingten Verdickung der Blasenwand und Kompression der Pars intraperiatalis ureteris begründet; in einem Teil der Fälle spielt wohl auch der Druck des abgedrängten Ductus deferens, der den Harnleiter in der Pars juxtavesicalis kreuzt, eine wichtige Rolle, indem der Ureter an dieser Stelle abgeknickt und komprimiert wird (ZUCKERKANDL und TANDLER). Die Verdickung der Ureterwand im

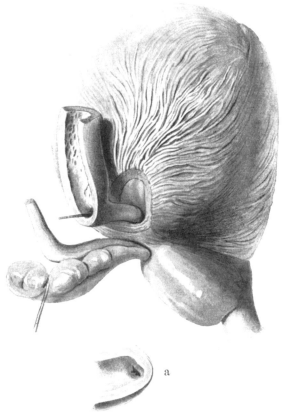

Abb. 61. Übergang des dilatierten extravesicalen Ureteranteiles in den engen intramuralen. Harnleiter eröffnet. Sonde im Ureter. a Übergangsstelle von innen gesehen. (Aus TANDLER-ZUCKERKANDL.)

dilatierten Abschnitte ist auf trabeculäre Hypertrophie derselben zurück-zuführen — ein Beweis für das Hindernis, das der abfließende Urin in der hyper-trophen Blasenwand findet.

Sehr häufig können wir bei der Füllung der Blase mit Jodkaliumlösung bei der Betrachtung vor dem Röntgenschirme die Flüssigkeit direkt in die Harnleiter aufsteigen sehen, also eine durch die Prostatahypertrophie bedingte Insuffizienz des uretero-vesicalen Verschlusses, die wir auch bei der Cystoskopie ab und zu nachweisen können.

Die Ursache dieser Insuffizienz des Verschlusses liegt in manchen Fällen in der beträchtlichen Steigerung des intravesicalen Druckes bei distendierter hypertropher Blase, in anderen Fällen wieder in der entzündlichen Infiltration des Blasen-Ureterostiums (,,Ureterstarre").

Der gute Einfluß der Blasendrainage in Fällen von Niereninsuffizienz bei dilatierter Blase (suprapubische Cystostomie oder Dauerkatheter) auf das Allgemeinbefinden ist wohl auf die Behebung der Rückstauung des Harnes in den Ureteren und Nierenbecken zurückzuführen.

Daß aber die Erweiterung des Lumens der Ureteren bei der Prostatahypertrophie selbst bei nachgewiesener Retroperistaltik (Reflux) einer vollständigen Rückbildung zur Norm fähig ist, beweisen mehrere Fälle der eigenen operativen Erfahrung, wo die suprapubische Prostatektomie zur vollständigen Restitutio ad integrum geführt hat.

Das Nierenbecken selbst zeigt sich meistens doppelseitig, nur in seltenen Ausnahmefällen einseitig verändert. Die verschiedensten Grade der Erweiterung sind zu beobachten; aber nur in den seltenen Fällen von aseptisch bleibenden Harnorganen sieht man das Nierenbecken als zarten Sack mit glatter Schleimhaut ausgekleidet. Bei den infizierten Kranken jedoch sieht man sowohl die Schleimhaut im Innern der Nierenbecken und Ureteren mehr oder minder hochgradig entzündlich verändert, als auch das Zellgewebe um Nierenbecken und Ureteren entzündlich infiltriert. In den schweren Fällen jahrelanger entzündlich infektiöser Erkrankung der Nierenbecken und Ureteren sieht man mitunter das Nierenbecken erfüllt von angestautem übelriechendem Eiter (Pyonephrose) und gar nicht selten sekundär gebildete *Nierenbeckensteine*. Allerdings kommt gelegentlich auch die Kombination von primärer Nephrolithiasis mit den Folgezuständen schwerer Harnstauung im Nierenbecken bei Prostatahypertrophie zur Beobachtung.

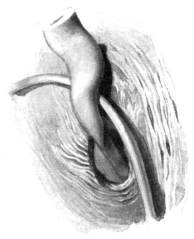

Abb. 62. Intramuraler verengter Ureteranteil. Linker Ureter von hinten gesehen. (Aus TANDLER-ZUCKERKANDL.)

Die Erweiterung der Ureteren und Nierenbecken führt aber zu recht beträchtlichen Störungen in der Tätigkeit der Niere.

Die *Niere* ist ganz außergewöhnlich empfindlich gegen Änderungen des auf ihr vom Nierenbecken aus lastenden Druckes. Wir wissen aus zahllosen klinischen Erfahrungen, daß selbst vorübergehende und geringgradige Erhöhung des intrapelvinen Druckes zu Störungen in der Nierentätigkeit führen muß. Rückstauung des Harnes in den Sammelröhrchen können zu einer Verminderung der Ausscheidung des Harnwassers und der Salze führen. Dauert der Druck jedoch längere Zeit an, dann kommt es zu hydronephrotischem Druckschwund des Nierenparenchyms, welcher sich zuletzt in einer Abplattung der Nierenpapillen, der Pyramiden und der ganzen Marksubstanz äußert, Urotoxämie bzw. Urämie ist die sichere Folge.

Bei den schwersten Formen der Harnstauung im Nierenbecken geht endlich fast das ganze Nierenparenchym durch Druckschwund zugrunde und eine mehrere Millimeter dicke Parenchymschicht begrenzt das weit ausgedehnte Nierenbecken.

Kommt nun zu den einfachen Wirkungen der Harnstauung noch als zweites pathogenetisches Moment die Infektion des Harntraktes hinzu, dann sind die Folgen für die Nieren deletär. Die spärlichen Reste noch funktionsfähigen Parenchyms erleiden Zerstörungen im Sinne pyelonephritischer Destruktion und im Krankheitsbilde zeigen sich dann die Zeichen unabwendbarer urämischer Niereninsuffizienz.

*Die Infektion der Prostata und des Harntraktes bei der Prostatahypertrophie.*
Die durch längere Zeit fortgesetzte Beobachtung von Fällen von Prostatahypertrophie läßt fast ausnahmslos im klinischen Bilde entweder nur episodisch
oder manchmal dauernd die Zeichen der Infektion des Harntraktes erkennen.
Besonders in jenen Fällen, in welchen durch längere Zeit die Einführung des
Katheters zur Entleerung der Blase notwendig ist, gehören Anfälle von Trübung
des Harnes und Harnfieber zu den ganz gewöhnlichen Erscheinungen.

Ganz besonders aber lehren die Beobachtungen am Sektionstisch, die naturgemäß sich nur aus den schwersten und ältesten Fällen zusammensetzen, daß
die Entzündungen der Drüse, die katarrhalische, eitrige und interstitielle Prostatitis die Regel sind. MOTZ-GOLDSCHMIDT (zit. bei TANDLER und ZUCKER-
KANDL) haben in 40 von 50 mikroskopisch untersuchten hypertrophen Prostaten
die Zeichen der chronischen Entzündung nachgewiesen; bei der klinischen
Untersuchung fanden die Autoren nur in 9 von 20 Fällen Symptome der Infektion. GREENE und BROOKS, die 58 Fälle anatomisch untersuchten, haben
ausnahmslos in allen Objekten evidente Zeichen der Entzündung gefunden
(darunter in 5 Fällen eitrige Prozesse). Diese Befunde wurden vollständig
durch die histologischen Untersuchungen ZUCKERKANDLs bestätigt. LEGUEU
fand bei der Untersuchung der von ihm enukleierten Adenome in 18—50% der
Fälle entzündliche Veränderungen.

Die Gesetzmäßigkeit dieser Befunde — die Zeichen chronischer oder akuter
Entzündung im Drüsengewebe der hypertrophen Prostata — war ja auch der
unmittelbare Anlaß, diese im Präparate gefundenen Entzündungen in ätiologische Beziehung zur Entstehung der Prostatahypertrophie zu bringen
(CIECHANOWSKY, ROTHSCHILD u. a.). Wir haben schon darauf hingewiesen,
daß die neuere Forschung diese Schlußfolgerung als irrig erwiesen hat. Die
entzündlichen Veränderungen sind in der Regel Spätfolgen und Spätkom-
plikationen der ursprünglich aseptisch entstandenen Gewebswucherungen.

Die besondere Disposition der Schleimhaut des Harntraktes — vom Nierenbecken bis zur Urethra — zu Infektion und Entzündung ist seit langer Zeit
bekannt und durch die experimentellen Untersuchungen von GUYON und
ALBARRAN bewiesen. Zwei Umstände begünstigen besonders die Infektion
der Schleimhaut:

1. *Die Harnstauung, die zu venöser Hyperämie und Stase* in derselben führt,
2. *traumatische Epithelläsion*, die dann als Eintrittspforten für die Infektionskeime fungieren.

Im klinischen Verlauf der Prostatahypertrophie sind nun diese zwei ätiologisch-
pathogenetischen Momente immer gegeben. Die besondere Receptivität für
Infektionskeime ergibt sich bei der Prostatahypertrophie aus der Harnstauung
und der chronischen Hyperämie, Epithelläsionen bei der Einführung von
Kathetern und Sonden sind in der Regel unvermeidlich. ZUCKERKANDL sieht
die besondere Disposition für die Infektion der Prostatahypertrophie in der
besonderen Erweiterung der hinteren Harnröhre, in welcher sich Stagnation
des Harnes entwickelt; „der urethrale Residualharn mag die Quelle der aufsteigenden Infektion sein".

Der *Mechanismus dieser urethrogenen Infektion* der Prostata ist nicht vollständig geklärt. In Analogie mit anderen drüsigen Organen (Nebenhoden,
Nieren, Tuben) nehmen wir an, daß zum Zustandekommen der Entzündung
zwei Umstände von besonderer Wichtigkeit sind, 1. die Anwesenheit von infektiösem Material in der Gegend der Ausführungsgänge der Drüsen, also hier
in der Urethra prostatica,

2. mechanische oder chemische Insulte, welche zur Anregung von antiperistaltischen Wellen in den Ausführungsgängen führen. Das Ergebnis dieser

dem natürlichen Sekretstrom entgegengesetzten Bewegung ist die Aspiration des infektiösen Materials in die Lumina der Drüsengänge und dadurch Infektion und Entzündung.

Die Folge der akuten Entzündung im Inneren der Drüse sind miliare oder größere Eiterherde, die unter Umständen auf ein Drüsenläppchen allein beschränkt bleiben können, meistens aber erkrankt das Organ mit zahlreichen kleinen Entzündungsherden.

Wie Tandler und Zuckerkandl ausdrücklich betonen und wie die klinische und anatomische Erfahrung immer wieder zeigt — haben die Infektionen der Prostatahypertrophie keine Neigung spontan auszuheilen.

Auf der Schnittfläche der hypertrophen Prostata sieht man bei entzündlich geröteten Zonen einzelne Eiterherde, durch deren Konfluenz große Höhlen (Kavernen) entstehen können. Im Verlauf der Erkrankung sieht man dann alle Zeichen der Reaktion des Gewebes auf die lokalen Entzündungsherde von der kleinzelligen Infiltration des interstitiellen Gewebes bis zu der eitrigen Einschmelzung größerer Drüsenläppchen mit Bildung von Abscessen.

Das Wandgewebe um die entzündeten Herde zeigt die Tendenz zur Wucherung und Schrumpfung.

Das Endprodukt einer solchen chronischen Entzündung ist makroskopisch eine Atrophie der Prostata, bei der mikroskopischen Untersuchung jedoch sieht man neben den Entzündungsherden, die durch Verengerung der Ausführungsgänge der Drüsenläppchen zu kleinen Empyemen mit cystischer Erweiterung der Drüsenlumina führen, auch noch die Reste geschrumpfter fibroadenomatöser Hypertrophie.

Außer auf dem urethrogenen Wege kann die Infektion der Prostatahypertrophie auch auf hämatogenem Wege erfolgen, ein Infektionsmodus dem Leguen eine ausgezeichnete Studie gewidmet hat[1].

Die Infektion der Prostata bei der Hypertrophie unterscheidet sich von der gonorrhoischen Infektion der Prostata schon dadurch, daß letztere in der Prostatadrüse selbst die Abscesse bildet, während bei der ersteren die eitrige Erkrankung das Adenom allein befällt. Die Infektion der Prostatahypertrophie sieht man im Gefolge von Allgemeininfektionen, Staphylokokkeninvasion bei Furunkeln und Anthrax und endlich bei fieberhaften Infektionskrankheiten.

Die anatomischen Veränderungen in solchen Fällen sind Anschwellung und ödematöse Durchtränkung des Organes. Die Schleimhaut wird überall an den Tumor adhärent und die Enukleation des Adenoms gelingt wegen der zahlreichen narbigen bindegewebigen Verwachsungen nur sehr schwer. An der Schnittfläche sieht man bei Druck von außen an verschiedenen Stellen Eiter aus den Drüsenlumina oder den Ausführungsgängen austreten oder es habe sich ausgedehnte Abscesse gebildet, welche einen ganz großen Lappen der Prostata einnehmen können. Die Eiterung, die ursprünglich innerhalb der Drüsenlumina entwickelt war (intracaniculär), greift später auch auf die Umgebung über und schwere periprostatische Eiterungen und Phlegmonen können die Folge sein.

Findet die akute Entzündung durch Narben- und Schwielenbildung eine Art von Naturheilung, dann kommt es zu den fibrösen harten Formen der Prostatahypertrophie, die in Schrumpfung übergegangen, das Bild der entzündlichen Atrophie der Prostata geben (Blasenhalscontractur).

Die Infektion und Entzündung der Prostata und des Adenoms im Verlaufe der Prostatahypertrophie bleibt jedoch niemals auf das Organ allein beschränkt. Die benachbarten Schleimhäute der Urethra, des Trigonums und der Blase selbst sind immer mitbeteiligt und das Bild der aufsteigenden Urethrocystitis

---

[1] Les infections de l'Adenome prostatique. Cliniques de Necker, II. Serie, 1922.

und Pyelitis, Pyelonephritis bleibt in diesen Fällen niemals aus. Näheres über die pathologische Anatomie dieser sehr häufigen Komplikation der infizierten Prostatahypertrophie wurde bereits in einem früheren Kapitel besprochen.

### Tuberkulose des Prostataadenoms.

Im Gegensatz zu der häufig beobachteten Mitbeteiligung der Prostata bei der Genitaltuberkulose sind die Berichte über tuberkulöse Veränderungen im Prostataadenom nur vereinzelt. Es berichteten zwar schon frühere Autoren über Zusammentreffen der zwei Krankheitsprozesse, doch scheint das Interesse an diesem gering gewesen zu sein, denn bis zum heutigen Tage blieben verschiedene Fragen, wie zum Beispiel die der Genese, Diagnose und des therapeutischen Verhaltens unbeantwortet. Da die Tuberkulose der Drüse ebenfalls zur Bildung eines großen, rectal gut palpablen Tumors führen kann, dürfen bei der Übersicht des Materiales nur die Fälle verwertet werden, bei denen eine genaue, womöglich histologische Beschreibung der Prostata das Nebeneinander der zwei Prozesse sicherstellen konnte. Bei dieser kritischen Sichtung kann also die Erwähnung von drei Fällen von Prostata tuberkulose, ,,und zwar jedesmal in einer hypertrophischen Drüse", wie sie FRISCH im Handbuch anführt, nicht berücksichtigt werden. Von den übrigen Fällen (SOCIN, HANNEMAN, MARWEDEL, JULLIEN und HOFFMANN, die er anführt, gehören zweifellos die Beobachtungen von HANNEMAN und HOFFMANN in diese Gruppe, während die übrigen nur wegen dem Auftreten der Tuberkulose im hohen Alter unser Interesse verdienen. In neuerer Zeit wurden die einwandfreien Beobachtungen von BARNLEY KOLL, WULFF, SCOTT und WEISER mitgeteilt, die alle genaue anamnestische, klinische und histologische Befunde enthalten. Es geht aus all diesen Mitteilungen klar hervor, daß die Erkennung der Tuberkulose im Adenom bestenfalls bei der Operation, meistens aber nur bei der histologischen Untersuchung möglich ist. Sowohl die Symptomatologie, wie auch der klinische Befund entsprechen vollständig dem geläufigen Bilde der benignen Hypertrophie und nur in ganz vereinzelten Fällen zeigen unregelmäßige knotige Vorwölbungen der Oberfläche (KOLL) den im Innern des Adenoms bestehenden tuberkulösen Herd an. Die Untersuchung der inneren Organe liefert ebenfalls keine Anhaltspunkte, da, wie es der Obduktionsbefund von SCOTT zeigt, alle übrigen Organe frei bleiben können. (Im Falle SCOTT wurde nur eine peribronchiale Drüse als tuberkulös gefunden.) Die anamnestischen Angaben werden bei der Häufigkeit der Lungentuberkulose wohl nur selten den Verdacht auf eine Tuberkulose im Adenom erwecken können, daß aber ein vor nicht langer Zeit abgelaufener tuberkulöser Prozeß die beste Handhabe zur Erkennung bzw. Vermutung dieses Krankheitsbildes gibt, bewies uns ein in allerletzter Zeit beobachteter eigener Fall. Die mitgeteilten histologischen Befunde zeigen ein Nebeneinander der benignen Hypertrophie mit den typischen Drüsenschläuchen und der Tuberkel-Knötchen. Je nach dem Alter der Tuberkulose können Knötchen isoliert und in diesen Fällen häufig subepithelial, dann konglomeriert verkäsend sein, ja es kann zur deutlichen fibrösen Abkapselung der tuberkulösen Region vom Adenom kommen. Häufig kommt es zur Bildung von kleineren oder größeren, bereits makroskopisch feststellbaren Kavernen, deren Wand typisches tuberkulöses Granulationsgewebe zeigt. Wurde die Tuberkulose im operativ gewonnenen Präparat festgestellt, dann muß man auf einen recht schleppenden Heilungsprozeß gefaßt sein. Alle diesbezüglichen Beobachtungen sind gleichlautend, nur energische roborierende Maßnahmen, sowie Höhensonnen und Röntgenbestrahlungen können den ungemein langsamen, oft Monate dauernden Heilungsverlauf unterstützen. Tuberkulinkuren und Excision der suprapubischen Fistel führen nie zum Erfolg.

### Die Beziehungen der Prostatahypertrophie zum Carcinom.

Es kann das Kapitel der sekundären Veränderungen des Adenoma prostatae nicht abgeschlossen werden, ohne noch auf eine der wichtigsten Komplikationen einzugehen, *auf die Umwandlung der benignen Hypertrophie in Carcinom.* Seit langer Zeit herrscht ein Streit über die Beziehungen der Prostatahypertrophie zum Carcinom. Es ist eine alte Erfahrung, daß 1. das Prostatacarcinom unter den gleichen klinischen Erscheinungen auftreten kann wie die gutartige Hypertrophie. Beide Erkrankungen kommen fast ausnahmslos im höheren Alter vor, jenseits des 50. Lebensjahres. Die Symptomatologie des Prostatakrebses in seinen Anfangsstadien ist die gleiche wie die der beginnenden Hypertrophie; 2. auch die klinische Untersuchung zeigt in vielen Fällen namentlich in den initialen Stadien des Carcinoms nichts anderes als das cystoskopische Bild der Hypertrophie des Mittellappens und auch die rectale Palpation kann oft die Entscheidung — Hypertrophie oder Carcinom — nicht endgültig erbringen. 3. die autoptischen Befunde bei der Operation oder am Sektionstische können bei beiden Erkrankungen die gleichen sein, und erst die mikroskopische Untersuchung des ganzen Tumors läßt in der makroskopisch gutartig aussehenden Prostatageschwulst die Zeichen der beginnenden malignen Entartung erkennen; 4. berücksichtigt man endlich die Statistik des Prostata-Carcinoms, so sieht man, daß in den allermeisten Fällen beide Erkrankungen gemeinsam vorkommen können und es ist oft gar nicht zu entscheiden, welche Krankheit den primären Prozeß darstellt.

In einer Studie über das Prostatacarcinom [1], die sich auf 450 Fälle von Prostata-Carcinom bezieht, die in den letzten 20 Jahren an der urologischen Klinik des Johns Hopkins Hospital in Baltimore zur Beobachtung kamen, stellte J. T. Geraghty fest, daß in 75% der Carcinomfälle auch Hypertrophie der Prostata gefunden wurde, bzw. daß sich auf dem Boden eines seit langem bestehenden Adenoms der Prostata eine maligne Entartung entwickelt hat. Nur in 25% der Fälle war das Carcinom nicht mit dem Befund einer Hypertrophie der Prostata kombiniert. Geraghty stellte jedoch durch sorgfältigste histopathologische Untersuchungen fest, daß das Carcinom ausnahmslos von der eigentlichen Prostatadrüse also von dem Teil der Prostata, der die chirurgische Kapsel des Adenoms bildet, seinen Ausgang nimmt, niemals fand er den Ausgangspunkt des Carcinoms in den eigentlichen Adenommassen.

Diese Arbeit steht jedoch vollständig in Widerspruch mit den klassischen Untersuchungen von Albarran und Hallé [2], die in 14 Fällen von 100 untersuchten hypertrophischen Prostaten in den Adenomen selbst alle Übergänge von der glandulären Form der Hypertrophie zum Carcinom feststellen konnten. Das Studium dieser Fälle ließ besonders zwei Haupttypen der krebsigen Entartung des Adenoms feststellen: 1. Das Epithelioma adenoides und 2. das Carcinoma alveolare circumscriptum. Die erste Form, das Epithelioma adenoides ist die weitaus häufigste Form der „malignen Hypertrophie". Das Epitheliom tritt hier knotenförmig auf, die disseminierten krebsigen Herde im Adenom unterscheiden sich makroskopisch gar nicht von den Corps sphéroides; nur zeigen sich die Drüsenschläuche erfüllt von Epithelmassen, so daß das Lumen derselben verschwindet. Untersucht man jedoch diese Epithelnester genauer, so findet man atypische Zellformen und Kernteilungsfiguren. Solche begrenzte adenoide Epitheliome können durch Konfluenz und Durchwachsung der kapselartigen Scheidewand größere Partien des Adenoms ergreifen und zu einem „Epithelioma adenoides diffusum" werden.

---

[1] Treatment of malignant diesase of the Prostate and Bladder, The Journal of Urology, 1922 Vol. 7.

[2] Hypertrophie et neoplasies epitheliales de la Prostate. Annales des mal. des org. gen. urin. 1900, Vol. 18.

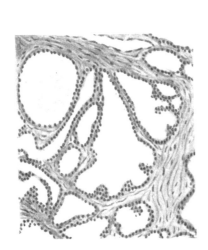

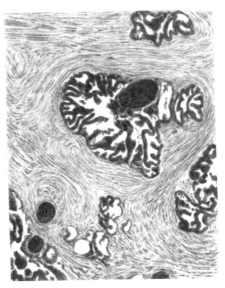

Abb. 63. Einfache adenomatöse Hypertrophie der Prostata. (Nach LOWSLEY.)

Abb. 64. Epithelproliferationen in der hypertrophen Prostata und zahlreiche Corpora amylacea. (Nach LOWSLEY.)

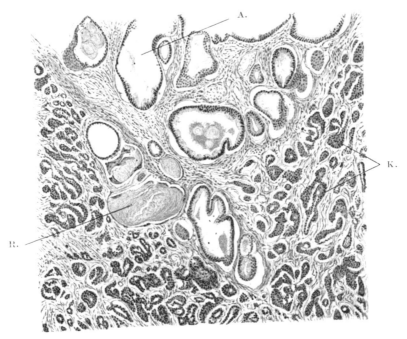

Abb. 65. Carcinom in Prostatahypertrophie. A. Adenom mit cystisch erweiterten Drüsenräumen. K. Carcinom. R. Konkretionen in Drüsen. Vergr. 85/1. (Aus TANDLER-ZUCKERKANDL.)

Albarran und Hallé zeigten, daß die Umwandlung der Adenomknoten von der Ausbildung von Drüsenwucherung, wie sie für die glanduläre Form der Hypertrophie charakteristisch ist, zu Adenomläppchen und endlich zu Epitheliomherden drei verschiedene Stadien derselben Krankheit darstellen.

Die zweite Form der krebsigen Entartung des Adenoms, der unverhältnismäßig seltenere Typus ist das Carcinoma alveolare circumscriptum. Diese Form entspricht der adenoiden Infiltration, welche das Stroma der Drüse infiltrierend miteinbezogen hat. Man sieht dann Krebsnester zwischen den Muskel- und Bindegewebszügen und das Einwachsen der Epitheliomzellen in die Blutgefäße und Nervenscheiden.

Endlich kann sich noch die epitheliale Infiltration des Stromas in der Umgebung gewöhnlicher dilatierter Drüsenschläuche ohne krebsige Entartung der Zellen vorfinden, eine weiter nicht allzuseltene Form des Überganges der Hypertrophie in Carcinom.

Bei allen diesen Formen der malignen Degeneration des Adenoms pflegt makroskopisch keine Veränderung an der äußeren und inneren Konfiguration der Prostatahypertrophie erkennbar zu sein.

Spätere Untersucher bestätigen diese Befunde, andere bekämpften deren Richtigkeit und Gesetzmäßigkeit.

Green und Brooks fanden in 5% der untersuchten Hypertrophien, Judd in 13%, Moullin in 25%, Bentley Squire in 9, Young in 20% und Zuckerkandl in 10% krebsige Entartung des Adenoms.

Wenn auch, wie eingangs schon erwähnt, von einzelnen Autoren (Kaufmann, Rothschild, v. Frisch, Geraghty) diese Pathogenese der „malignen Hypertrophie" geleugnet wird, so lehrt doch die Erfahrung, daß wir grundsätzlich beim Prostatakrebs zwei verschiedene Formen unterscheiden müssen:

1. die Krebse, die sich aus der Hypertrophie der Prostata entwickeln,

2. solche, die aus der eigentlichen Prostatadrüse entstehen, bei denen die ersten Zeichen der krebsigen Infiltration, selbst bei gleichzeitigem Bestehen einer Hypertrophie, sich in den äußeren Partien (in der chirurgischen Kapsel) entwickeln.

Über die Pathologie dieser Form wird gelegentlich der pathologischen Anatomie des Prostatacarcinoms noch ausführlich zu sprechen sein.

*Über den Mechanismus der Harnverhaltung bei der Prostatahypertrophie.*

Die normale Blase besitzt die Fähigkeit, ihren gesamten Inhalt bei jeder Miktion bis zum letzten Tropfen zu entleeren.

Es gehört zu den typischen Zeichen der Prostatahypertrophie in ihrem zweiten und dritten Stadium (nach Guyon), daß die Blase diese normale Funktion vollständig oder zum Teile eingebüßt hat; sie ist dann nicht mehr imstande, sich ihres Inhaltes restlos zu entledigen; die hieraus entstehenden krankhaften Zustände bezeichnen wir als *Harnverhaltung*. Als *Residualharn* bezeichnen wir die Menge des Harnes, welche nach dem spontanen Urinieren in der Blase verbleibt. Sowohl die komplette Harnverhaltung, wenn die Blase ihre Fähigkeit, den Harn zu entleeren, vollkommen verloren hat, als auch die unvollkommene Harnverhaltung, wo die Blase immer nur einen Teil des Harnes auf normalem Wege entleeren kann und den Residualharn stets zurückhält, beobachten wir im Verlaufe der Prostatahypertrophie als charakteristisches Zeichen. Das Symptom der unvollkommenen Harnentleerung der Blase kommt sonst noch bei verschiedenen krankhaften Zuständen vor:

1. Bei *Störungen der Innervation* der Blase, bei Krankheiten des Nervensystems, cerebrale, spinale und peripher neuritische Harnverhaltungen.

2. Bei *mechanischen Behinderungen des Harnausflusses*: Verlegung der Harnröhre durch Schwellung der Schleimhaut, Neoplasmen, die in die Harnröhrenmündung hineinragen, Prostataschwellungen, Steine in der Harnröhre und gonorrhoische und traumatische Strikturen.

3. *Bei anatomischen und funktionellen Abnormitäten der Blase selbst*: Taschen, Zellen und Divertikel der Harnblase, Veränderungen der Muskelwand der Blase, ausgedehnte Narbenbildungen, infiltrierende Tumoren und trophische Degeneration der Muskelwände.

Wenn wir uns nun die Frage vorlegen, wie der Mechanismus der Harnverhaltung im Verlaufe der Prostatahypertrophie zu erklären sei, so müssen wir zunächst die zwei verschiedenen Formen der Harnverhaltung, die akute, komplette Retention und die chronische inkomplette Retention (die Entstehung des Residualharnes) gesondert betrachten.

Die *akute vollständige Harnsperre* kann in jedem Stadium der Prostatahypertrophie plötzlich und unerwartet auftreten und ebenso rasch wieder verschwinden. Man ist wohl nach dem klinischen Verlaufe dieser Komplikation berechtigt, in einer plötzlich einsetzenden Veränderung des Gefüges der Prostata selbst bzw. des Adenoms, die Ursache der Harnverhaltung zu suchen. Im Gegensatze hierzu wird es kaum möglich sein, die Prostata oder das Adenom selbst für die *Entstehung des Residualharnes* verantwortlich zu machen und es spricht alles dafür, daß bei der letzteren Form der Harnverhaltung funktionelle oder anatomische Störungen im Blasenmuskel für die Entstehung der inkompletten Harnverhaltung verantwortlich zu machen sind.

Seit alters ist man gewohnt, die akute Harnverhaltung des Prostatikers auf eine *akute Kongestion* der hypertrophen Drüse zurückzuführen, wie überhaupt die vorstechendsten Symptome der Hypertrophie im Anfangsstadium auf die wechselnde Blutfülle des Organs zu beziehen sind (die nächtliche Pollakisurie, Dysurie, Strangurie), so dürfte auch die plötzlich einsetzende Harnsperre, wie sie so häufig im Gefolge einer plötzlichen Erkältung, nach dem Genusse alkoholischer Getränke, nach Gemütsbewegungen und sexuellen Reizen aufzutreten pflegt, einzig und allein auf eine plötzlich auftretende Blutüberfüllung und venöse Stase zurückzuführen sein. Der Weg durch die Harnröhre, der bis vor kurzem noch frei war, wird plötzlich durch die Kompression der blutüberfüllten Adenommassen vollkommen verlegt. *Das Prostataadenom* wird innerhalb des enggeschnürten *Sphincterringes eingeklemmt* und läßt den Harn nicht mehr durchtreten. Dazu kommt noch, daß bei längerer Dauer der venösen Hyperämie eine mehr minder hochgradige *ödematöse Durchtränkung des Drüsengewebes* auftritt, welche die Incarcerationserscheinungen noch steigert und deren Dauer verlängert. *Aus einer akuten kompletten Harnsperre kann eine dauernde werden.*

LEGUEU stellte zur Klärung des Mechanismus der akuten Retention der Prostatiker interessante Untersuchungen an, um die Frage der Lösung zuzuführen, ob zwischen dem Volumen und Gewicht des Adenoms und der Entstehung der akuten Harnverhaltung eine bestimmte Beziehung bestehe. Seine Zahlen lauten folgendermaßen:

Bei 33 Fällen, welche Prostaten im Gewichte von über 100 g hatten, bestand 5 mal Retention, d. s. 15%.

Bei 9 Fällen, welche Prostaten im Gewichte von über 80 g hatten, bestand 5 mal akute Retention, d. s. 55%.

Bei 32 Fällen, welche Prostaten im Gewichte von über 30—35 g hatten, bestand 15 mal akute Retention, d. s. 46%.

Bei 41 Fällen, welche Prostaten im Gewichte von unter 30 g hatten, bestand 29 mal akute Retention, d. s. 72%.

Ganz ähnliche Zahlen ergeben sich aus seiner Statistik von 54 Fällen akuter Harnverhaltung, die zur Operation kamen:

5 mal wog das Adenom um 100 g, d. s. 9%,
5 ,,  ,,  ,,  ,,  ,, 80 g, d. s. 9%,
15 ,,  ,,  ,,  ,,  ,, 30—35 g, d. s. 26%,
29 ,,  ,,  ,,  ,, unter 30 g, d. s. 53%.

Aus diesen Zahlen ergibt sich, daß *die Harnverhaltung weitaus häufiger vorkommt bei den kleinen Adenomen* als bei den großen, und daß das *Volumen der Prostata für die Entstehung der Retention nicht verantwortlich zu machen ist.*

Leguee führt als Ursachen der akuten Harnverhaltung die von uns bereits erwähnten mechanischen Momente der Kongestion, des Ödems und der Entzündung des Adenoms an und fügt noch als wesentliches weiteres Moment ein dynamisches Phänomen an, abhängig von der Innervation der Blase.

Bevor wir noch auf die Pathogenese der chronischen inkompletten Retention eingehen, sind noch einige Worte über den Mechanismus der *chronischen* kompletten Retention zu erwähnen.

Busch erklärt den Mechanismus der chronischen Harnverhaltung bei weitgediehener allgemeiner Hypertrophie folgenderweise:

Wir haben früher gesehen, daß bei dieser Form der Prostatavergrößerung, die Gegend der Blasenmündung in Gestalt eines stumpfen Kegels in das Blaseninnere gehoben wird. Rings um diesen Kegel, besonders auf dessen hinterer Seite, entstehen tiefe Ausbuchtungen der Blasenwände, so daß die Mündung des Ausflußrohres nicht mehr an der tiefsten Stelle des Behälters sich befindet, sondern mehr oder weniger weit in dessen Höhle hineinragt. Der Druck des angesammelten Urins, weit entfernt unter so geänderten Verhältnissen, wie ein Keil eröffnend auf das Orificium zu wirken, arbeitet im Gegenteil der Eröffnung entgegen, indem er sich auch auf den Seitenflächen des Kegels geltend macht. Es ist ersichtlich, daß unter solchen Umständen der Abfluß des Urins nur in mangelhafter Weise stattfinden kann. Besitzt aber der Kegelmantel eine große Oberfläche, so wird der auf ihn ausgeübte Druck sehr stark, daß gar keine Eröffnung mehr geschieht; je mehr durch die Kontraktion der Blasenwand der hydrostatische Druck sich steigert, desto dichter wird der Verschluß und alle Anstrengungen des Kranken sind nicht mehr imstande, einen Tropfen Harn auszupressen.

Die chronische komplette Harnsperre wird in anderen Fällen durch einen *ventilartigen Verschluß* der Blasenmündung hervorgerufen, und zwar bei gestielten Mittellappen in der Form eines Kugelventils, welches den inneren Harnröhrenmund vollständig verschließt und um so mehr an die Harnausflußöffnung gepreßt wird, je höher der Druck im Inneren der Blase sich steigert. Findet man jedoch in der Blase zwei oder mehrere lappenartige Vorwölbungen der Prostata, die sich derartig aneinanderlagern, daß die Konvexität des einen sich in die Konkavität des anderen vollständig hineinpreßt, so kann auch dadurch ein Ventilverschluß der Urethra erfolgen, der zu dauernder Harnsperre führt. Der Mechanismus des Ventilverschlusses bei gestielten Mittellappen führt, wie Burckhardt ausführt, zu dem eigentümlichen Symptomenkomplex, daß manche Kranke bei Tag eine vollständige Harnverhaltung, bei Nacht Harnträufeln haben können. Wenn sich nämlich eine gestielte Geschwulst der Prostata beim Stehen oder Gehen über die Harnleitermündung legt, so kann diese zu einer kompletten Harnsperre bei aufrechter Körperhaltung führen, während in Rückenlage des Patienten diese Geschwulst nach hinten fallend, den Harn tropfenweise durchtreten läßt, wodurch es zu nächtlichem Harnträufeln kommen kann.

So sinnfällig auch die Erklärung der Pathogenese der kompletten Harnverhaltung durch die Anführung der eben genannten mechanischen Momente
ist, so schwer fällt es, die *chronische inkomplette Harnverhaltung*, den *Residualharn*,
durch hydrodynamische Hypothesen zu erklären. Denn es ist ja zunächst
nicht einzusehen, wie eine Blase, welche imstande ist, auch nur einen Teil des
Harnes auf normalem Wege herauszubefördern, sich gegenüber einer anderen
Harnmenge bis zu einem bestimmten geeichten Grade als insuffizient erweist.
Zur Erklärung des Mechanismus dieser chronischen unvollständigen Harnsperre
ist es nötig, nicht nur dem mechanischen Hindernisse in der prostatischen
Harnröhre, sondern vor allem dem Zustande der Blase selbst eine besondere
Aufmerksamkeit zuzuwenden.

Wir haben schon früher die interessante biologische Tatsache besprochen,
daß die Blase gegenüber dem sich stets steigernden Hindernis der Harnentleerung durch das Anwachsen des Adenoms mit einer muskulären Hypertrophie reagiert, die wir als eine echte Arbeitshypertrophie auffassen müssen.
Es wurden bei jener Gelegenheit die verschiedenen Formen, in denen sich uns
die Blasenhypertrophie zeigt, erwähnt. Es erweckt nun den Anschein, daß
diejenigen Blasen, die sich in allen Teilen ihrer Wandung ziemlich gleichmäßig
verdicken, ohne eine ausgesprochene Trabekelblase zu bilden, am längsten
imstande sind, ihre Funktion zur Austreibung des Harnes bei wachsendem
Hindernis in der Harnröhre zu erfüllen. Ausgesprochene Trabekelblasen hingegen, deren Wandung zwischen mächtigen Verdickungen und Lücken zwischen
den hypertrophen Bündeln wechselt, scheinen die Entstehung des Residualharnes zu begünstigen.

Es wurde ferner darauf hingewiesen, daß die Blase schon naturgemäß nicht
in allen Teilen ihrer Wandung gleich stark entwickelte Muskulatur besitzt,
daß der muskelkräftigste Anteil die Hinterwand, der muskelärmste der Blasenscheitel ist. Am Blasenscheitel, der Insertion des Urachus entsprechend, treffen
die vorderen und hinteren Längsbündel (die innere sowohl wie die mächtige
äußere Schicht) mit sehnenartigen Bindegewebszügen vermengt, aneinander.
Die zwischen beiden ausgebildete Ringmuskelschicht nimmt scheitelwärts an
Dichtigkeit der Faserzüge ab und begleitet als zirkuläre dünne Schicht, das Ligamentum vesico-umbilicale medium — den Urachus — bis zum Nabel (DISSE).

Außer dieser in der Anatomie und Entwicklungsgeschichte begründeten
Disposition des Blasenscheitels zur passiven Dehnung spielen zur Erklärung
des Residualharnes sicherlich auch gewisse trophische Störungen in der Alters-
blase eine bedeutsame Rolle. In dem Kampfe des Blasenmuskels gegen das
stets anwachsende Hindernis der hypertrophen Prostata unterliegt häufig der
erstere, da die Blasenwand im Verlaufe der Erkrankung auch durch entzündliche
Vorgänge Schaden leidet.

Die Hypothese GUYONs, der die Prostatahypertrophie als eine Systemerkrankung des Harntraktes auffaßt und als letzte Ursache derselben arteriosklerotische Veränderungen im ganzen Harnapparate ansieht und somit auch
die Harnretention als Folge der Arteriosklerose der Blasengefäße ansieht;
diese Hypothese mußte fallen gelassen werden, seitdem wir durch die Prostat-
ektomie-Erfahrungen wissen, daß selbst jahrzehntelang bestehende Harnverhaltungen nach Heilung der Wunde restlos verschwinden. Es kann also
keinesfalls eine organische Erkrankung der Blasenwand — GUYON erklärte
die Distension der Blase durch das Zugrundegehen der muskulären und Ersatz
derselben durch bindegewebige Elemente — die Ursache der Harnverhaltung sein.

Nach unserer Meinung liegt die Ursache für das auffallende Phänomen
einer chronisch inkompletten Harnverhaltnng einerseits in den eingangs geschilderten mechanischen Momenten der erschwerten Harnentleerung, anderseits

in der so häufig nachweisbaren *passiven Dehnung des Scheitelsegmentes* der Blase, das wir in der anatomischen Verteilung der Blasenmuskulatur begründet finden. Es ist nach unserer Meinung schon in der Anatomie und Entwicklungsgeschichte begründet, daß bei der ungleichmäßigen Ausbildung der Muskelschichten der Blase immer bestimmte Partien bei gesteigertem Innendruck in der Blase diesem letzteren nicht standhalten können und eine passive Dehnung erfahren. Das sind, wie eben angeführt, die Partien des Blasenscheitels und jene Stellen in der seitlichen Blasenwand, die, an das Trigonum grenzend, dort, wo die Blasenmuskeln schleifenartig die Uretermündungen umgeben, Lücken bilden, welche sich bei einem Hindernisse der Harnentleerung durch passive Dehnung ausweiten. Dieselben Verhältnisse sind mitunter nach Englischs Untersuchungen auch an der kindlichen Blase bei angeborenen Hindernissen der Harnentleerung festzustellen. Diese passive Dehnung an den drei eben genannten Stellen bewirken eine eigentümliche Konfiguration der Retentionsblase, die am frontalen Durchschnitte bzw. ihrem Schattenbilde vor dem Röntgenschirm eine ausgesprochene Kartenherzform zeigt.

In einer Studie zur Theorie des Residualharnes versuchte ich nachzuweisen, daß außer den entwicklungsgeschichtlichen und anatomischen Erfahrungen noch verschiedene Tatsachen der Klinik für die Richtigkeit dieser *partiellen Dehnung einzelner Blasensegmente* bei Erhöhung des Innendruckes in der Blase für die Entstehung des Residualurins verantwortlich zu machen sind. So zeigte u. a. Guyon, daß bei traumatischen Rupturen der gefüllten Blase die Durchrißstelle fast ausnahmslos in der vom Peritoneum überzogenen Blasenscheitelpartie gefunden wird und ähnliche Erfahrungen kann man auch in der Klinik des Blasendivertikels machen. Die Erklärung des Residualharnes beim Blasendivertikel ist auch nur in der passiven Dehnung der muskelschwächsten Partie der Divertikelblase zu finden. Während der ganze Blasenkörper meistens eine in allen Teilen der Blase gleichmäßige Verdickung durch Hypertrophie der Muskulatur zeigt, ist der Divertikelsack selbst, je länger das Leiden besteht, um so dünnwandiger und es unterliegt keinem Zweifel, daß der erhöhte Innendruck in der Blase, bei dem Bestreben die Blase zu entleeren, die dünnwandige Divertikelwand immer weiter dehnen muß, da der Patient seinen Harn leichter durch den mehr oder minder weit geöffneten Divertikelmund entleeren kann und dadurch den Hohlraum des Blasenblindsackes immer mehr erweitert, während die Entleerung der Blase auf normalem Wege teils durch tonische Kontraktion des Sphincter internus, teils durch Hindernisse im Blasenhals (Prostatahypertrophie, Strikturen) immer schwieriger wird. Summieren sich als Erschwerung der Harnentleerung zwei pathologische Zustände — die Anwesenheit eines Blasendivertikels und eine Prostatahypertrophie, so pflegt die inkomplette Harnretention höhere Grade zu erreichen und die Residualharnmenge übersteigt die Menge des im Divertikelsacke zurückgehaltenen Harnes. Es tritt dann zur passiven Dehnung des Divertikelsackes noch eine partielle Dehnung der Blase als Ursache des sich steigernden Residualharnquantums.

### Das Blasendivertikel als Komplikation der Prostatahypertrophie.

In der heute schon zu einer fast unübersehbaren Zahl von Publikationen angewachsenen Literatur über das Blasendivertikel finden wir beinahe im vierten Teile aller Fälle das Blasendivertikel kombiniert mit Prostatahypertrophie. Es herrschen also zweifellos gewisse Beziehungen zwischen beiden Erkrankungen und es wird unsere Aufgabe sein, in kurzen Zügen diese Beziehungen auseinanderzusetzen.

Wir unterscheiden zunächst *angeborene und erworbene Blasendivertikel.* Als angeboren bezeichnet man jene Divertikel, die als Ausstülpungen der ganzen

Blasenwand, der eigentlichen Blase mit einem mehr oder minder deutlichen *Divertikelhalse* außen aufsitzen und von der Blase selbst durch einen meistens deutlich ausgesprochenen *Divertikelsphincter* geschieden sind. Die Ursache ihrer Entstehung liegt in der *angeborenen Anlage* von Lücken der sonst gleichmäßigen Stärke der Blasenwand; ihr Vorkommen an gewissen Prädilektionsstellen ist in der Entwicklungsgeschichte der Blase begründet. Der Blasenscheitel mit der Insertion des Urachus, die normalerweise muskelschwächste Partie der Blase, ist die eine Lieblingsstelle der Entwicklung des Blasendivertikels (Urachusdivertikel). Die Partien neben und hinter der Uretermündung sind jene Stellen, an denen man am häufigsten die angeborene Ausstülpung der Blase beobachtet (Uretermündungsdivertikel).

Zu der angeborenen Anlage eines Locus minoris resistentiae kommt als besonders wichtiges ätiologisches Moment ein Abflußhindernis des Harnes hinzu. Gesellt sich nämlich zu dieser besonderen kongenitalen Disposition zum Divertikel eine Prostatahypertrophie, eine Striktur der Harnröhre, oder ein spinaler Schließmuskelkrampf, kurz eine Erhöhung des intravesicalen Druckes, dann sind alle Vorbedingungen für die Entstehung eines „angeborenen" Divertikels der Blase gegeben.

Als erworbenes Divertikel bezeichnet man die Ausstülpungen der Schleimhaut allein zwischen den Maschen des trabeculären Netzwerkes, also jenen Stellen, an welchen durch den erhöhten Innendruck der Blase bei bestehendem Abflußhindernis (Prostatahypertrophie, Striktur, spinale Erkrankung) die Blasenwand am ehesten gedehnt werden kann. Diese letzteren, die *erworbenen Blasendivertikel*, erreichen nur selten besondere Größe und Tiefe und überragen die äußere Oberfläche der Blase nur wenig oder gar nicht (intramurale Divertikel). Die letzteren treten meist multipel auf und obgleich sie auch an bestimmten Lieblingsstätten — wieder im Urachus und in der Gegend der Uretermündungen — meistens zu finden sind, findet man manchmal die ganze Innenfläche der Blase übersät mit zahllosen Divertikeleingängen, die in ebenso zahlreiche intramurale Divertikel führen, welche der äußeren Oberfläche des Organs ein traubenartiges Aussehen verleihen. Die Schattensilhouette vor dem Röntgenschirm nach Kontrastfüllung der Blase zeigt ein gleichmäßig gebuckeltes Schattenbild (Traubenblase).

Diese Form des erworbenen Divertikels sieht man mit großer Regelmäßigkeit bei Kranken, die *an vorgeschrittener Prostatahypertrophie* leiden. Sie gehört zu den typischen sekundären Veränderungen der Blasenwand bei dieser Erkrankung und sie bildet das anatomische Substrat für Erklärungsversuche des Residualharnes aus partiellen passiven Dehnungen der Blasenwand (s. Abb. 83).

Aber auch das angeborene Divertikel, solitär und multipel, kommt häufig kombiniert mit Prostatahypertrophie zur Beobachtung. Angeboren ist hierbei die Anlage zum Divertikel, das sind an den verschiedenen Prädilektionsstellen ausgebildete Muskelringe, deren Zentren aus einer muskelschwachen Blasenwandpartie gebildet werden. Entsteht nun in einer solchen Blase mit einer angeborenen Anlage zur Divertikelbildung ein Abflußhindernis, etwa eine Prostatahypertrophie, so wird, entsprechend dem gesteigerten Hindernisse für die Entleerung des Harnes, die Muskelwand der Blase hypertrophieren und damit auch die die kongenitale Anlage umgrenzenden Muskelringe belastet. Von dem erhöhten Innendruck in einer solchen hypertrophen Blase wird sich der muskelschwache Teil der Blasenwand innerhalb der kongenitalen Divertikelanlage immer mehr dehnen und ausweiten, der Muskelring wird zum Divertikelsphincter und Divertikelhalse und der Hohlraum des Blindsackes kann eine so mächtig gedehnte Partie der Blase sein, daß das Divertikelcavum größer ist als die Höhlung der normalen Blase.

Da wir dieselben an typischen Stellen sitzenden Divertikel, geradeso wie bei der Hypertrophie der Prostata und anderen Abflußhindernissen des Harnes, auch an der Blase von neugeborenen und ganz jungen Kindern beobachten, sind wir berechtigt, bei all diesen Formen von kongenitalen Divertikeln zu sprechen, wobei wir als kongenitale Anlage die eben erwähnten Muskelringe mit seichter Dellung der Blasenwand ansehen können, die jedoch erst dann pathologische Symptome hervorbringen, wenn unter der Einwirkung des erhöhten Innendruckes in der Blase sich von der angeborenen Anlage aus eine Dehnung der Blasenwand bis zur Ausbildung eines wahren Divertikels entwickelt hat. Nur so ist es zu erklären, daß in manchen Fällen die Symptome des Divertikels erst in spätem Alter manifest werden, obgleich die Disposition zur Entwicklung derselben als eine angeborene Anlage zu bezeichnen ist.

Daß die Kombination von Divertikel und Prostatahypertrophie die Blasendehnung und die Entwicklung von Residualharn beträchtlich zu steigern imstande ist und in vielen Fällen sogar zu dauernder vollständiger Harnverhaltung führen kann, wurde schon in dem früheren Abschnitt besprochen.

Die pathologischen Folgen der Kombination von angeborenem und erworbenen Blasendivertikel und der Prostatahypertrophie sind nun mannigfach: Bildet schon die Anwesenheit einer von einem verstärktem Muskelringe umgebenen muskelarmen oder muskelfreien Lücke in der Blasenwand eine beträchtliche Änderung im Mechanismus der Blasenentleerung, so wird durch das Bestehen eines ernsteren Harnabflußhindernisses (Prostataadenom) die willkürliche und spontane Miktion bedeutsam beeinflußt: Bei intendierter spontaner Blasenentleerung, beim Beginne der Kontraktion des Musculus detrusor urinae steigt der Blaseninnendruck beträchtlich an, und es ist ohne weiteres verständlich, daß an jenen Stellen der inneren Oberfläche der Blase, die nicht durch eine entsprechend starke Muskellage gestützt sind, eine Vorstülpung der Blasenwand nach außen um so leichter entstehen wird, je größer der Widerstand ist, den der Harn bei seiner natürlichen Ausflußöffnung am Orificium internum findet. Bei zunehmendem Wachstum des Prostataadenoms wird nun das Abflußhindernis für den Harn — aus den oben näher auseinandergesetzten Gründen — gradatim immer stärker und die Dehnung der Divertikelanlage immer hochgradiger. Schließt weiter der Divertikelsphincter, der sich aus dem primär angelegten Muskelring um die Divertikelanlage entwickelt hat, nicht vollkommen ab, dann muß sich bei gesteigertem Innendruck in der Blase die Anomalie der Miktion darin ändern, daß der Kranke leichter in den Hohlraum des Divertikels seinen Harn entleert als auf dem normalen Wege durch den tonisch um das Adenom schleifenartig ziehenden Sphincter vesicae internus. So kommt es, daß sich das Divertikel immer mehr erweitert, daß die *Menge des Residualurins* immer weiter ansteigt, bis es zu kompletter Harnverhaltung kommt.

Die operative Erfahrung in solchen Fällen hat nun gelehrt, daß es zur Behebung der Retention des Harnes durchaus nicht hinreicht, entweder das Divertikel radikal zu exstirpieren *oder* die Prostatahypertrophie durch die übliche Prostatektomie zu beheben. Es müssen beide Verfahren kombiniert werden, ein- oder zweizeitig, um den gewünschten Erfolg zu erzielen, die restlose Behebung der Harnverhaltung.

Es ist hier nicht der Platz, auf die häufigen Komplikationen des Blasendivertikels, seine Neigung zur Entstehung von Blasensteinen und Tumoren in seinem Inneren, näher einzugehen; dies sei dem speziellen Kapitel über das Blasendivertikel vorbehalten.

Aber auf eine Besonderheit in der Pathologie des Divertikels muß hier noch hingewiesen werden, auf die Beziehung des Divertikels zum *Ureter* und *Nierenbecken.*

Namentlich die in der Gegend der Uretermündungen entstehenden Divertikel (ein- oder doppelseitiger Uretermündungsdivertikel) gewinnen bei einigermaßen umfangreicher Ausbildung gewisse Beziehungen zum Ureter selbst.

Sei es, daß die vesicale Uretermündung selbst in den Aktionsbereich des Divertikelsphincter einbezogen erscheint, wodurch bei jeder Blasenkontraktion eine Stauung des Harnes im Nierenbecken und Ureter erfolgen muß, sei es, daß der Ureter in seinem juxtavesicalen und pelvinen Anteil innerhalb der Wand des Divertikels verläuft, wodurch derselbe Verziehungen, Verlängerungen und Kompressionen erleiden muß — eine krankhafte Einwirkung auf die Organe, die höheren Harnwege, wird in solchen Fällen kaum je zu vermissen sein.

Tritt, wie dies so häufig ist, in einer Divertikelblase eine Infektion des Inhaltes auf, so kann sich diese schwere Komplikation oft in überraschend schnellem Verlaufe als Cystopyelonephritis auswirken, die zu einer geschlossenen Pyonephrose werden kann.

Dem Zustande der Nieren, Nierenbecken und Ureteren ist daher in jedem Falle von Divertikelblase, speziell vor einer beabsichtigten Operation, das größte Augenmerk zuzuwenden.

*Die Prostataloge, die Vorgänge bei der Wundheilung nach der Prostatektomie und die Rezidive nach der Enukleation des Adenoms.*

Die normale Prostata läßt sich nicht wie der adenomatöse Mittellappen ohne weiteres enukleieren; die normale Prostata kann man nur mit schneidenden Instrumenten von ihrer Umgebung isolieren. Im anatomischen Teil wurde beschrieben, daß die Prostata kranialwärts fest am Trigonum vesicae haftet, nach hinten mit einem ziemlich lockeren Zellgewebe an die Aponeurosis prostatoperinealis DENONVILLIERs an die Vorderwand des Mastdarms grenzt, nach vorne durch Aponeurosen an das Ligamentum pelvio-prostaticum des Cavum Retzii reicht. An beiden Seiten wird die Kapsel der Prostata von den lateralen Aponeurosen gebildet, die das Drüsengewebe von den M. levator ani trennt. Diese seitlichen Kapsellamellen, von OMBREDANNE „Gefäßlamellen" bezeichnet, enthalten die periprostatischen Gefäßplexus, die venösen Plexus Santorini, Lymphgefäße und Nerven. Ganz anders sind die Kapselverhältnisse bei der Prostatahypertrophie. Die pathologisch-anatomische Forschung zeigte schon seit langem, daß sich der Mittellappen ohne Schwierigkeit und total enukleieren läßt, und zwar immer in der gleichen Gewebsschichte. Am intravesicalen Abschnitte der Mittellappengeschwulst beginnt diese Gewebsschichte unmittelbar unterhalb der Schleimhaut und geht dann gegen die rectale Seite der Prostata in eine Enukleationsebene über, welche von den Ductus ejaculatorii bis zum urethralen Samenhügel begrenzt wird und auch die vorderen Anteile der prostatischen Harnröhre in demselben Niveau umfaßt. Das, was in dieser Schichte sich leicht enukleieren läßt, ist der hypertrophe Anteil der Prostata, nicht die totale Prostata, denn das was zurückbleibt, ist die *Wundnische, die Loge prostatique,* umgeben von der sogenannten *chirurgischen Kapsel* der Hypertrophie, die falsche Kapsel nach ALBARRAN und MOTZ. Die Untersuchung dieser an einzelnen Stellen nur 2—3 mm dicken Parenchymschicht ergibt, daß es sich hier um echtes Prostatagewebe handelt, allerdings durch den Druck des wachsenden Adenoms zum Druckschwund verurteilt.

Dieser Mantel von Prostatagewebe, der die Prostataloge bildet, enthält nach einer technisch richtig durchgeführten Prostatektomie die Ausspritzungskanäle intakt bis zu ihrer Ausmündung in die Samenhügelgegend der hinteren Harnröhre. Erst an seiner Außenseite kommt bei mikroskopischer Untersuchung die eigentliche wahre Prostatakapsel, wie sie eingangs geschildert wurde, zur Darstellung. Wenn wir von diesem Gesichtspunkte aus die Prostatektomie (die perineale oder suprapubische) betrachten, so handelt es sich dabei natürlich nicht um eine totale Prostatektomie, denn es bleibt ja bei regelrecht durchgeführter Operation die eigentliche Prostata (als falsche Kapsel) unangetastet

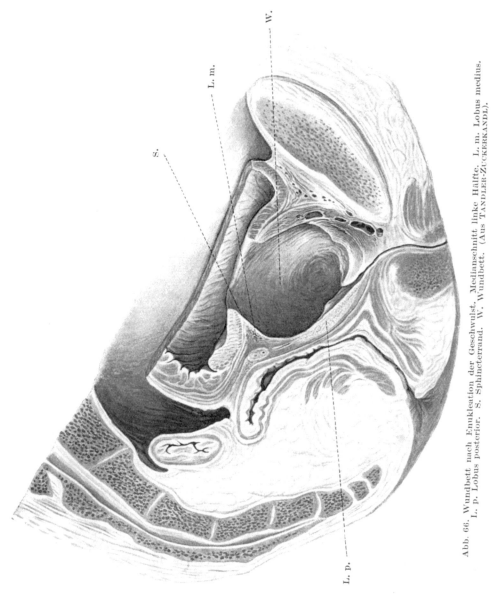

Abb. 66. Wundbett nach Enukleation der Geschwulst. Medianschnitt linke Hälfte. L. m. Lobus medius. L. p. Lobus posterior. S. Sphincterrand. W. Wundbett. (Aus Tandler-Zuckerkandl).

und die Operation sollte richtig *Adenektomie* oder *Enukleation der Adenome* innerhalb der Prostata genannt werden.

Daß bei der klassischen Operation die hintere Harnröhre vom Orificium internum bis zum Samenhügel dem Adenomgewebe so untrennbar dicht anhaftet, daß dieser Teil der Urethra prostatica bei der Operation mitentfernt wird, ist allgemein bekannt.

Die nebenstehend abgebildeten 2 Präparate aus ZUCKERKANDL-TANDLER (Abb. 66 und 67 wurden auf die Weise gewonnen, daß man an gehärteten Objekten postmortal die Prostatektomie ausführte. Die Wundhöhle bleibt hier nach Ausschälung der Geschwulst starr entfaltet.

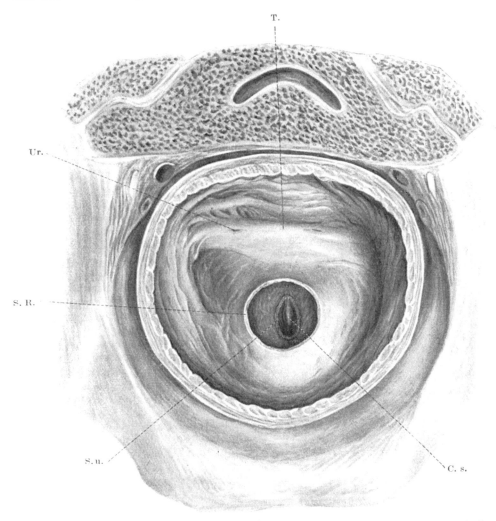

Abb. 67. Wundbett nach Enukleation der Geschwulst von oben gesehen. C. s. Colliculus seminalis. S. R. Schnittrand der Blasenschleimhaut. T. Torus interuretericus. Ur. Uretermündung. (Aus TANDLER-ZUCKERKANDL.)

Die Prostataloge wird also gegen die Blase zu nur von der Blasenschleimhaut selbst begrenzt, darunter liegt der gedehnte Sphincter internus, dann folgen die zur Kapsel gedehnten Prostatalappen.

Die untere Begrenzung der Wundnische ist das Niveau der durchschnittenen Harnröhre in der Höhe des Colliculus.

Die Heilung dieser Operationswunde erfolgt nun auf die Art, daß der untere Abschnitt der Blase sich in die Wundhöhle einstülpt, welche zunächst durch die Kontraktion des Sphincter internus sich wesentlich verkleinert. Es vereinigen sich dann die Schnittränder der Blase und der Urethra und es bildet sich in vielen Fällen eine Formation, die man mit Recht als *trichterartigen Blasenhals* bezeichnen kann.

Durch die Röntgenuntersuchung gelangt man gleichfalls zur Darstellung dieser trichterartigen Erweiterung der Blase in manchen Fällen, namentlich beim subcervicalen Typus der Prostatahypertrophie.

In einzelnen Fällen, deren Pathologie noch durchaus nicht ganz erforscht ist, kommt es in kürzester Zeit nach der Operation zu einer Striktur der Harnröhre am inneren Blasenmund, die so hohe Grade annehmen kann, daß in verhältnismäßig kurzer Zeit das Symptomenbild der prostatischen Harnretention wieder auftritt.

Bei einer zirkulären Narbe der Harnröhre ist, wenn sich unter Einwirkung entzündlicher Vorgänge die Narbenbildung durch ein mächtiges Wuchern des Bindegewebes auszeichnet, eine Striktur geradezu unvermeidlich.

Auch die in der Abbildung von Zuckerkandl und Tandler so deutlich zutage tretenden *Sanduhrblasen*, die durch ein Perennieren der Loge prostatique gekennzeichnet sind, geben zu schweren Harnstörungen Anlaß. Einmal können sich in dieser Vorblase Steine um abgerissene Tumorteilchen ausbilden, ein anderes Mal kann durch zirkuläre Narbenschrumpfung eine Art Diaphragma, eine irisartige Striktur des inneren Blasenmundes entstehen, die von der Aktion des Sphincters losgelöst ist und sich daher nicht wie der eigentliche Blasenmund bei intendierter Miktion öffnen kann. Die kaustische Zerstörung dieser Diaphragmen und strikturierenden Ringe behebt in der Regel leicht die Harnverhaltung.

Es ist die Frage, ob nicht die von einzelnen Autoren noch immer geübte Tamponade des Wundbettes der enukleierten Prostata, die Entstehung solcher dauernder „Vorblasen" oder „Sanduhrblasen" begünstigt. Ein Grund mehr, von der Tamponade nach der Enukleation abzuraten.

Es wurde schon in den vorangehenden Auseinandersetzungen von der Möglichkeit des Wiederauftretens der vor der Operation bestandenen Symptome nach der Enukleation des Adenoms gesprochen. Es kann sich komplette und inkomplette Harnverhaltung, Urosepsis und Urotoxämie wiederholen und endlich ist auch mit der Möglichkeit der neuerlichen Bildung des Tumors der hypertrophen Prostata zu rechnen.

Diese *Möglichkeit der Rezidive der Prostatahypertrophie* nach der Prostatektomie bildeten schon wiederholt den Gegenstand eingehender Bearbeitung. Zuletzt von Blum, Bryan, R. Fronstein und G. Meschebovski und Constantinescu.

Die Fälle, in welchen sich nach der Prostatektomie die Harnverhaltung überhaupt nicht zurückbildet, lassen sich in folgende 3 Kategorien einordnen:

1. *Unvollständige Prostatektomie*, bei welcher gerade die Teile der Prostata im Wundbette zurückbleiben, welche den Harnabfluß dauernd blockiert halten.

2. Auftreten von *Narbenstrikturen* in der Harnröhre nach der Prostatektomie, die den Harnabfluß mechanisch behindern.

3. Prostatektomie in Fällen von Prostatahypertrophie, die mit *spinalen Erkrankungen* kombiniert sind.

Bei letzteren spielt namentlich die *Tabes dorsalis* eine große Rolle, und es sind mehrere Fälle bekannt geworden, in welchen die Prostatektomie ein höchst mangelhaftes Resultat hatte, da eine vorher nicht erkannte Rückenmarkserkrankung zur Entstehung der Harnverhaltung mehr beitrug, als die mechanische Obstruktion der Harnröhre durch die hypertrophische Prostata. Nur ganz nebenbei sei an dieser Stelle erwähnt, daß Young bei dieser eigentümlichen Kombination von Prostatahypertrophie und Tabes dorsalis die Operation in

4 Fällen mit ausgezeichnetem Erfolge durchgeführt hat, es trat normale Blasenfunktion und Verschwinden des Harnträufelns auf.

Von den Narbenstrikturen ist bereits ausführlich gesprochen worden. Jene Gruppe von Fällen, in welchen nach der Prostatektomie zunächst ein gutes Resultat bezüglich der Harnblasenfunktionen erzielt wurde, in denen jedoch später (nach mehreren Jahren) durch Wiederauftreten der für die Prostatahypertrophie charakteristischen Geschwulst, die bekannten Symptome: Harnverhaltung, Ischuria paradoxa, Urosepsis neuerdings in die Erscheinung treten, bilden das eigentliche Thema der Rezidive nach der Prostatektomie.

In der *Literatur* über diesen Gegenstand herrscht eine gewisse Verwirrung, da einerseits die *funktionellen Rezidive* (d. i. das Wiederauftreten oder Bestehenbleiben einer Harnretention) nach der Prostatektomie und die *anatomischen Rezidive* miteinander konfundiert werden und da andererseits die Fälle von lokalem *Rezidivcarcinom* bzw. von carcinomatöser Entartung der Prostatektomienische in die Diskussion über diesen Gegenstand miteinbezogen wurden. So sprechen einzelne Autoren von „*Pseudorezidiven*", recidives prétendues (ANDRÉ) und generalisieren ihr Erlebnis eines Rezidiv nach Operation einer „malignen Hypertrophie" derart, daß die Autoren den irrigen Satz aufstellen, daß in allen Rezidivfällen ein Prostatacarcinom vorliegen müsse. Von der Annahme ausgehend, daß bei sorgfältigen histologischen Untersuchungen in etwa 15% aller Fälle von Prostatahypertrophie der Beginn maligner Degeneration nachzuweisen sei, gewinnt die Annahme, daß es sich in Fällen von Wiederauftreten des Prostatatumors nach der Prostatektomie um solche larvierte Fälle beginnenden Prostatacarcinoms handeln müsse, viel an Wahrscheinlichkeit. Wir müssen jedoch nach Kenntnisnahme der einzelnen Beobachtungen in der Literatur (ERNST R. W. FRANK, LOUMEAU, PAUCHET, BLUM usw.), in denen bei genauester mikroskopischer Untersuchung der exstirpierten Rezidivtumoren carcinomatöse Degeneration mit Sicherheit auszuschließen war, *an der Möglichkeit einer wahren und echten Rezidivbildung der hypertrophischen Prostata nach der Prostatektomie nicht mehr zweifeln.*

Wenn wir die Berichte der Literatur und unsere eigenen Erfahrungen zusammenfassen, so müssen wir folgende Möglichkeiten wahrer Rezidivbildungen nach der Prostatektomie ins Auge fassen:

1. *Carcinomatöse Rezidive*: a) als lokales Rezidiv nach Exstirpation einer carcinomatösen Prostata, b) als krebsige Entartung des Wundbettes oder der Narbe nach Prostatektomie einer scheinbar gutartigen, in Wirklichkeit jedoch mit beginnender carcinomatöser Entartung behafteten Drüse.

2. *Rezidive infolge der Unzulänglichkeit der durchgeführten Prostatektomie,* also an Stelle der totalen oder „subtotalen" Prostatektomie eine partielle Operation.

3. *Rezidive infolge von Cystenbildung* in der Loge prostatique (eine Beobachtung von PAPIN).

4. Rezidive infolge von *Neubildung des Gewebes der Prostatahypertrophie.*

Die Fälle der ersten Gruppe lassen sich ungezwungen als „Pseudorezidive" bezeichnen.

Es kommt nunmehr die zweite Gruppe von Fällen zur Besprechung, in welchen die primäre Operation eine unzulängliche gewesen ist. Hierher gehören alle die früher so beliebt gewesenen „partiellen" Prostatektomien, die Excision oder Incision des Mittellappens, die BOTTINIsche galvanokaustische In- und Excision der Prostata, die keilförmige Excision der Prostata und endlich die Enukleation nur eines oder des anderen Prostatalappens.

Derartige Operationen wurden früher, bevor noch die Technik der perinealen und suprabupischen Prostatektomie in so vollendeter Weise ausgebildet waren,

wie sie dies heute sind, nicht allzu selten ausgeführt — meist aus dringender
Indikation bei Blutungen aus dem Mittellappen, Unmöglichkeit des Katheteri-
sierens bei akuter Harnverhaltung u. ä.

So sind den älteren Urologen Fälle bekannt, in denen nicht nur nach Bottinischer Operation nach vorübergehender Besserung oder Heilung der Harnretention
relativ bald eine neue akute Harnverhaltung auftrat. Wir kennen sogar Fälle
aus alter Zeit, in welchen öfters als einmal der Mittellappen der Prostata reseziert
wurde und die Operation jedesmal erfolglos blieb, da die Harnretention durch
die Entfernung des Mittellappens nicht behoben war und jedesmal wieder ein
großer kugeliger fibro-adenomatöser Tumor aus der Resektionsnarbe als Mittellappen hervorwuchs. Einen ähnlichen Fall, den er allerdings mit Unrecht als
Rezidiv der Prostatahypertrophie hinstellt, beschreibt Loumeau: Mehrere Jahre
nach der suprapubischen Enukleation eines etwa citronengroßen linken Seitenlappens kam es nach vorübergehender Heilung der Harnretention neuerdings
zu den gleichen Symptomen wie vor der ersten Operation. Es wurde ein neuer
Eingriff notwendig, bei welchem eine mächtige Prostatageschwulst aus dem
rechten Seitenlappen enukleiert werden konnte. Erst nach dieser nunmehr
„totalen" Prostatektomie blieb der Kranke dauernd geheilt.

Sehr oft erlebt man bei der suprapubischen Prostatektomie, die infolge von
perikapsulären Adhäsionen oder übergroßer Prostatahypertrophie sich äußerst
mühsam gestaltet und eine Exstirpation der Drüse par morcellement notwendig
macht, daß kleine oder größere Adenomknoten an den Wänden der Loge prostatique hängenbleiben, und von diesen zurückgebliebenen Teilen der hypertrophischen Drüse „Lobes érratiques" (Legueu) kann ein neuerliches Wachstum
eines großen Prostatalappens ausgehen.

Es ist aus diesem Grunde der Rat Freyers nicht oft genug in Erinnerung
zu rufen, nach durchgeführter Enukleation die Loge prostatique mit dem Finger
sorgfältigst auszutasten und etwa noch vorhandene Knoten noch nachträglich
zu exstirpieren.

Auch die bis jetzt geschilderten Fälle der zweiten Gruppe könnte man noch
als *Pseudorezidive der Prostatahypertrophie* bezeichnen, denn es handelt sich ja
doch um unzulänglich und mangelhaft durchgeführte Operationen. *Von einem
wahren Rezidiv nach der Prostatektomie könnte nur in jenen Fällen die Rede sein,
in welchen nach richtig ausgeführter totaler oder subtotaler, perinealer oder suprapubischer Prostatektomie nach einem jahrelangen Intervall mit normalen Miktionsverhältnissen neuerdings alle Symptome der Prostatahypertrophie auftreten und ein
neugebildeter prostatischer Tumor durch rectale Palpation, cystoskopische Inspektion
bzw. nach Wiedereröffnung der Blase sich nachweisen läßt und in welchen keinerlei
Verdacht auf maligne Entartung der Prostata berechtigt erscheint.*

Einen solchen Fall hat Blum veröffentlicht, und ähnliche Beobachtungen
finden sich in der Literatur von folgenden Autoren: Ernst R. W. Frank, Nogués,
Loumeau, Pauchet. Sie finden sich sowohl nach perinealer als auch nach transvesicaler Prostatektomie.

Die ablehnenden Meinungen der Autoren (Freyer, Young, Zuckerkandl,
André), die auf theoretischen Erwägungen beruhen, können die Logik der Tatsachen, die durch die oben angeführten Autoren bewiesen erscheinen, nicht
umstoßen.

So erklärt R. Proust die in der Literatur verzeichneten und auch von ihm
selbst beobachteten Fälle von Wiederauftreten des prostatischen Tumors nach
der Prostatektomie als Pseudorezidive infolge unzulänglicher Prostatektomie.
Aus anatomischen Gründen sucht er die Möglichkeit einer neuerlichen Adenombildung nach lege artis ausgeführter Enukleation des „extraprostatischen suburethralen" Tumors anzufechten. Marion leugnet gleichfalls mit Hinweis auf

die pathologische Anatomie der Hypertrophie die Möglichkeit der Rezidive, da man durch Entfernung der neoplastischen Massen alles Drüsengewebe, das zur Bildung von Adenomknoten Anlaß geben könnte, mitentfernt habe. Auch ZUCKERKANDL spricht sich in seinem Referat über die Endresultate der Prostatektomie auf dem Londoner internationalen Kongresse für Urologie im gleichen Sinne aus.

LOUMEAU, der einwandfreie Fälle von echten Rezidiven nach der Prostatektomie beobachtet hat, wandte sich an FREYER zur Entscheidung der Frage, wie solche Rezidive zu erklären wären. FREYER antwortete ihm (1911), daß er niemals in der Lage gewesen wäre, einen Kranken, bei dem er einmal die Prostatektomie gemacht habe, ein zweites Mal zu operieren. Wohl aber habe er häufig die Operation neuerdings vorzunehmen gehabt in Fällen, die von anderen Chirurgen vorher operiert worden waren, die allerdings angaben, daß sie die Prostata in toto entfernt hätten.

Die Erklärung der Rezidive als Folgen unzulänglicher Operationen hat ja gewiß etwas Bestechendes, und wenn wir annehmen wollten, daß die Prostatektomie, wie sie jetzt geübt wird, die suprapubische sowohl wie die perineale, eine wirkliche totale Exstirpation der Prostata wäre, dann wäre wohl die Entstehung von Rezidiven nur aus der Unvollkommenheit der durchgeführten Operation erlaubt. Nun wissen wir aber heute, daß die sog. totale Prostatektomie in Wirklichkeit keine Exstirpation der Prostata darstellt, daß sie in der Regel nur in der Enukleation eines bestimmten Konvolutes adenomatöser und fibromyomatöser Knoten besteht, daß sie das eigentliche Gewebe der normalen Prostata geradezu unangetastet läßt. In dieser Beziehung wäre die Bezeichnung Prostatektomie geradezu irreführend, selbst wenn man den Ausdruck ZUCKERKANDLs einer „subtotalen" Prostatektomie gelten läßt.

Es bleibt also immer Prostatagewebe zurück, aus welchem sich nach theoretischen Erwägungen wohl ein *Rezidiv des Hypertrophietumors* entwickeln kann. Es ist wohl richtig, daß nach Auffassung der genannten französischen Autoren, die die Entstehung der Hypertrophie von den suburethralen und paraurethralen Drüsen der Urethra prostatica ableiten, ein Rezidiv sehr unwahrscheinlich, ja fast unmöglich sein muß, da ja bei der suprapubischen Prostatektomie die prostatische Harnröhre mit all ihrem sie umgebenden Gewebe inklusive der Drüsen bis zum Caput gallinaginis mitexstirpiert wird; aber wie oft sehen wir nach durchgeführter suprapubischer Prostatektomie bei der Revision der Wundhöhle hanfkorn- und taubeneigroße Knoten [Lobes érratiques (LEGUEU), Corps sphéroides (NOGUÉS)] den Wänden der Loge prostatique noch anhaften! Von diesen kleinen Adenomknoten, die unter Umständen dem palpierenden Finger leicht entgehen könnten, kann nun durch einfaches Wachstum, durch Größenzunahme des adenomatösen Gewebes, ein wahres Rezidiv der Prostatektomie ausgehen. Es wird also gerade mit Rücksicht auf die anatomischen Verhältnisse der hypertrophischen Prostata *in Hinkunft nicht mehr erlaubt sein, die Möglichkeit eines Rezidivs — eines wahren Wiederauftretens der hypertrophischen Gebilde auch ohne maligne Degeneration — nach der Prostatektomie aus anatomischen oder pathogenetischen Erwägungen einfach zu leugnen.*

Die Kenntnis der Rezidivmöglichkeit jedoch wird uns bei der Technik der Prostataenukleation einen nicht zu übersehenden Hinweis geben, in jedem einzelnen Falle nach der Aushülsung der hypertrophischen Prostata mit sorgsamster Genauigkeit nach etwa zurückgebliebenen, auch kleinen Gewebsresten in der Loge prostatique zu fahnden und die überhängenden Schleimhaut- und Gewebsfetzen sorgfältig abzutragen. FREYER selbst legt auf diese exakte Revision des Wundbettes ganz besonderes Gewicht.

## Kasuistik.

Aus der älteren Literatur seien aus der Zusammenstellung A. v. Frischs im Handbuche der Urologie die folgenden Fälle nur nach dem Namen der Autoren erwähnt: die Fälle von Hock, Wallace, Young, A. Thomson, Schlesinger, Eastmann, Bransford Lewis. v. Frisch selbst gibt seiner eigenen Meinung in folgenden Worten Ausdruck: „Von kleinen zurückgebliebenen Resten kann eine gutartige Hypertrophie in kürzester Zeit in so üppigem Grade nachwuchern, als ob man es mit einem malignen Tumor zu tun hätte. Freilich handelt es sich in derartigen Rezidiven wie auch in manchem vollständigen Mißerfolge um recht unvollkommen ausgeführte Operationen." In der Literatur finden sich weitere folgende Fälle.

André: 62 jähriger Mann, an Harnverhaltung und Cystitis leidend, wird am 8. I. 1903 operiert (Prostatectomia perinealis). Die Prostata wird in zwei großen Lappen enukleiert und überdies 9 Steine, die in einem Divertikel gelegen waren, extrahiert. Günstiger Wundverlauf. Histologisch: Gutartige Hypertrophie ohne Zeichen einer malignen Degeneration. 1905 neuerliche Retention. Pat. muß neuerdings zum Katheter greifen. Dieser Zustand dauert nun durch Jahre unverändert an, nur die Schwierigkeiten bei der Einführung des Katheters wachsen. Bei rectaler Untersuchung wird ein harter, hühnereigroßer Tumor gefunden. Allgemeinbefinden, Appetit und Aussehen tadellos.

Nach unserer Meinung ist der Autor nicht berechtigt, diesen Fall als ein Carcinom aufzufassen, es handelt sich eben um das Wiederauftreten des Tumors der hypertrophischen Prostata.

Ernst R. W. Frank: Im Jahre 1904 wurde bei einem Prostatiker von Frank die transvesicale Prostatektomie mit vollem Gelingen durchgeführt. Bei einer im Jahre 1906 vorgenommenen cystoskopischen Revision wurde eine mächtige Hypertrophie der Prostata festgestellt, welche in weiterem Verlaufe zu Harnverhaltung und Blutungen führte. 1910 wurde neuerdings die suprapubische Prostatektomie ausgeführt und eine 80 g schwere Drüse enukleiert. Es trat vollständige Heilung ein. Das Rezidiv ging von den bei der ersten Operation zurückgelassenen Glandulae supraprostaticae aus.

Loumeau: 1. Fall bereits zitiert, siehe S. 582.

2. Fall: 65 jähriger Mann, wurde am 16. IX. 1908 wegen kompletter Harnverhaltung operiert (suprapubische Prostatektomie). L. entfernte in einem Blocke die ganze Prostata, die aus 2 sehr harten Lappen bestand, welche die prostatische Harnröhre umgaben (Gewicht 20 g). 3 Jahre später wegen Hernie und Blasenfistel neuerdings untersucht. Operation 1911 zeigte ein großes prävesicales Divertikel, in der Blase 2 Phosphatsteine und 5 abgerundete prostatische Knoten von Olivengröße, die einzeln entfernt werden. Heilung mit tadellosem Verlauf.

V. Lumpert berichtet über die Obduktion eines 66 jährigen Kranken (Juni 1910), der im Alter von 55 Jahren (1899) in der chirurgischen Klinik wegen einer apfelgroßen Prostatahypertrophie operiert wurde (Sectio alta). 1899 zweite Operation; nußgroße Tumoren werden aus beiden Seitenlappen kaustisch entfernt. Dritte Operation: Die in die Blase vorspringenden Knoten werden exzidiert. Besserung des Befindens, es bleiben jedoch 3 Harnfisteln. 1902 neuerlich vollkommene Harnsperre und eitrige Hodenentzündung. 4. Operation: Kastration, Besserung im Jahre 1907. 5. Operation: Perineale Prostatektomie. Die Prostata wird in toto entfernt, es bleiben jedoch einzelne Reste in der Blase zurück. 1910 Exitus an Urämie. Bei der Obduktion findet man eine Prostata von den Dimensionen 9—7½ bis 8 cm. Am Schnitte erkennt man in beiden Lappen eine Reihe rundlicher bis ½ cm im Durchmesser betragender Knoten, die bei histologischer Untersuchung sich als frei von Malignität erweisen. Es zeigen sich die deutlichsten Bilder von Regeneration des hypertrophen Gewebes, die Regeneration geht von den Drüsen der Urethra aus, die als Reste bei der Operation zurückgelassen waren.

Hedinger demonstrierte (27. II. 1906) im Med. Bezirksverein Bern zwei Präparate von Rezidivtumoren nach der Prostatektomie.

1. Fall: August 1905 perineale Prostatektomie. Histologische Untersuchung: Typische glanduläre Hypertrophie ohne Malignität. Der Kranke starb am 31. XII. 1905 an inkarzerierter Hernie. „Überraschenderweise fand sich bei einem Querschnitt ziemlich direkt unterhalb des Orificium urethrae internum eine große, in ihrem Aussehen ganz typische Prostata mit vereinzelten, schon makroskopisch sichtbaren erweiterten Drüsenkanälchen. Die Prostata maß etwa 5:4:2 cm, entsprach also einer ziemlich stark hypertrophischen Drüse." Histologisch intensiver Neubildungsprozeß benigner Natur (Regeneration), ausgehend von den suburethralen Drüsen.

2. Fall: 65 jähriger Mann, vor 2 Monaten suprapubisch prostatektomiert. Histologisch: Vielfach erweiterte Drüsenschläuche mit Papillenbildung. Bei der Autopsie wird eine große

Prostata (4:3:1½ cm) gefunden, deren histologische Untersuchung typisches Prostatagewebe mit erweiterten Drüsenkanälchen ergibt. Keine Malignität. Die Regeneration kann von den der Urethra anliegenden Resten, aber auch von den peripheren Teilen ausgehen.

NOGUÉS. 71 jähriger Mann, der im Januar 1906 eine perineale Prostatektomie durchgemacht hat. Die von ALBARRAN in tadelloser Weise durchgeführte Operation hatte einen ausgezeichneten Erfolg. 4 Jahre später jedoch (1910) trat neuerlich komplette Harnverhaltung auf. Bei der nun durchgeführten suprapubischen Prostatektomie wurde ein nußgroßer Mittellappen entfernt. Es erfolgte reaktionslose tadellose Heilung. Histologisch frei von maligner Degeneration.

PAUCHET berichtete auf dem internationalen Kongresse für Urologie in London, daß er unter 55 perinealen Prostatektomien 3 Rezidive der Prostata beobachtet habe, von denen er 2 neuerdings operieren mußte. Unter 152 suprapubischen Operationen erlebte er zweimal Rezidive, in beiden Fällen wurde die Operation wiederholt und nußgroße Tumoren der Prostata (histologisch benigne) entfernt. Er hält entsprechend dem Prävalieren der Rückfälle bei der perinealen Operation diesen Weg für den weniger verläßlichen, da man hierbei leichter einen in die Blase vorragenden Mittellappen übersehen könne.

GRIGORACIS bespricht 300 Fälle von suprapubischer Prostatektomie aus der Klinik von RAFIN, unter welchen sich 1% klinische Rezidive fanden.

v. ILLYES beobachtete 3 Rezidive unter 470 Fällen von Prostataadenomoperationen. CONSTANTINESCU sah einmal in 57 Prostatektomien Rezidiv [1].

## e) Klinik der Prostatahypertrophie.

Bei der Beurteilung der *Häufigkeit* der Prostatahypertrophie müssen wir uns vor Augen halten, daß *nicht jede Vergrößerung der Drüse* im Sinne einer Hypertrophie *klinische Erscheinungen hervorrufen muß.* GUYON, THOMPSON und MESSER berechnen übereinstimmend die Häufigkeit mit 34—35%, stellen aber gleichzeitig fest, daß nur 50—60% unter den Männern, welche eine Vergrößerung der Prostata im Sinne einer Hypertrophie haben, Krankheitssymptome aufwiesen. Nach dieser Berechnug würde *beiläufig jeder 5. Mann des 6., 7. und 8. Lebensdezenniums an Prostatabeschwerden* leiden, woraus man schon auf ein ziemlich häufig zu beobachtendes Leiden schließen kann.

Die *Krankheit ,,Prostatahypertrophie''* tritt in der Regel erst nach dem 50. Lebensjahr auf, doch befällt sie auch ab und zu *jüngere Männer,* wenn auch *viel seltener.* Eine hypertrophische Drüse dagegen findet man häufig bei viel jüngeren Individuen. Bei diesen löst sie aber keinerlei Symptome seitens der Harnentleerung aus und wir kommen dadurch auch nicht in die Lage, bei ihnen die Hypertrophie zu diagnostizieren. Gegen Ende des sechsten Lebensdezenniums ist die Vergrößerung der Drüse gewöhnlich erst so weit vorgeschritten, um Beschwerden hervorrufen zu können. AXEL IVERSEN hat 203 Prostatadrüsen bei Männern von 36 bis 83 Jahren untersucht und berechnet die Häufigkeit der Hypertrophie nach dem 60. Jahre mit 59,5%, nach dem 36. Jahre mit 27%. Zu ähnlichen Resultaten kamen SOCIN und BURCKHARDT.

Sicherlich nehmen in unserer Zeit mehr Patienten als früher sofort, wenn sie Beschwerden von seiten der Blase verspüren, ärztliche Hilfe in Anspruch. Man weiß vielfach auch bereits in Laienkreisen, daß das die Beschwerden verursachende Grundleiden einer operativen Behandlung zugänglich sei. Die Menschen haben ferner die Gefahren des Katheters einschätzen gelernt. Alle diese Momente sind dazu angetan, um uns recht viele Patienten mit dieser Erkrankung zuzuführen. Die Zahl der Prostatakranken, welche wir zu sehen bekommen, ist also eine größere geworden, weil die Krankheit in Laienkreisen besser gekannt und daher gewissermaßen populärer geworden ist. Dadurch wird allerdings

---

[1] Weitere Mitteilungen über Rezidive nach der Prostatektomie: eine ausführliche Arbeit von R. FRONSTEIN und G. MENTEBOWSKI: Zeitschr. f. urol. Chirurg. 20. 3/4. 1926. S. 222; FREUDENBERG: Zeitschr. f. urol. Chirurg. 16 5/6; FAVENTO: Wien. klin. Wochenschr. 1912; JAKOBY: Zeitschr. f. urol. Chirurg. 17 1/2; MARION in Encyclopédie d' Urologie; W. A. BRYAN: Southern Surgical Association, Dez. 1921 (Bericht über 3 Fälle).

der Eindruck erweckt, daß es sich um ein ganz besonders verbreitetes Leiden handle.

Die Prostatahypertrophie entwickelt sich gewöhnlich langsam und Hand in Hand damit geht auch der schleichende Beginn der Krankheitserscheinungen, welche sich mit zunehmendem Wachstum der Geschwulst und mit gewissen Veränderungen sowohl in der Drüse als auch im ganzen Harntrakt erheblich steigern.

### a) *Symptomatologie.*

Um die Symptome einer bestehenden Prostatahypertrophie und deren Folgeerscheinungen entsprechend zu gruppieren und so vorzuführen, wie sie sich in steigernder Intensität einstellen, hat man seit langer Zeit in ihrer Entwicklung mit Guyon drei Stadien unterschieden, die man nach dem klinischen Verlaufe gewöhnlich leicht auseinanderhalten kann.

Das *erste prämonitorische* oder *Reizstadium* ist durch Störungen der Harnentleerung charakterisiert. Diese sind vor allem das *häufige Urinieren (Pollakisurie)*, und das *verlangsamte und erschwerte Harnlassen (Dysurie)*. Das häufige Urinieren wird anfangs namentlich in den Vormittagsstunden störend empfunden, später auch bei Nacht. Die Bettruhe steigert das Bedürfnis zum Harnlassen. Das erschwerte Urinieren bezieht sich einmal auf ein verlangsamtes Eintreten der Miktion, auf die verlängerte Dauer im Ablaufe der Miktion und schließlich auf eine Steigerung der zwecks Herbeiführung der Harnentleerung notwendigen Anstrengungen. Auch diese Retardation und Erschwerung der Miktion tritt besonders bei Nacht in Erscheinung. Das Allgemeinbefinden ist dabei noch gar nicht gestört, der Harn ist klar. Im weiteren Verlaufe kann der Harnstrahl nicht mehr so wie früher projiziert werden, er fällt von der Harnröhrenmündung direkt zu Boden. Die nächtlichen Miktionsbeschwerden erfahren eine Steigerung. Die Kranken erwachen, nachdem der Schlaf durch einige Stunden ein gesunder und tiefer war, also gewöhnlich nach Mitternacht mit heftigem Harndrang. Sie verlassen das Bett, um diesem gebieterischen Miktionsbedürfnis zu genügen, und müssen dann lange warten und heftig pressen, bevor der erste Tropfen erscheint. Dieses starke Pressen wird durch ein kräftiges Mitwirken der Bauchmuskulatur unterstützt. Dabei gehen manchmal Flatus und Stuhl unfreiwillig ab. Im Laufe der Zeit entwickeln sich bei solchen Kranken *Hämorrhoidalknoten*, schon bestehende treten stärker hervor und können sich bis zum *Rectalprolaps* steigern. Durch das Pressen werden auch vorhandene *Inguinalhernien* sehr ungünstig beeinflußt, indem sie sich zu mächtiger Größe ausbilden können. Aus einfachen Erweiterungen des Leistenkanales entwickeln sich Hernien, welche die Kranken gelegentlich auf ganz andere Ursachen zurückführen.

Das *Symptom der nächtlichen Pollakisurie und Dysurie* erklärt sich aus der unter dem Einfluß der Bettwärme sich einstellenden Kongestion der Drüse. Die bei jeder Vergrößerung der Prostata vorhandene starke Blutfüllung der vesicalen, prostatischen und periprostatischen Venen und der Venengeflechte um den Mastdarm machen uns diese Kongestionierung leicht verständlich. Alle Momente, welche geeignet sind eine Vermehrung dieser Blutfülle in den Organen des kleinen Beckens hervorzurufen, bringen auch eine beträchtliche Steigerung der Symptome mit sich. Solche Momente sind: langes Sitzen, lange Eisenbahnfahrten, Obstipation, übermäßiges Essen und Trinken, langes Sitzen bei einer üppigen Tafel, Erkältungen und Durchnässungen, namentlich der Füße. Dazu kommt noch, daß der in der rückwärtigen Harnröhre und in die Blase hineinwachsende Knoten einen Reizzustand hervorruft, wie solche auch durch andere Veränderungen ausgelöst werden können. Ich erwähne als Beispiele die Urethritis posterior, Papillome der rückwärtigen Harnröhre, eine akute Prostatitis, eine Lapisinstillation in die Urethra posterior, bzw. in die Blase.

Ein sehr lästiges Symptom, welches wir bei manchen Prostatikern beobachten, sind die *Erektionen* während der Nacht. Zu diesen kommt ein Gefühl starker Hitze und eines gewissen Druckes im Mastdarm und ein quälender Tenesmus. Es gibt Patienten, welche über ein *lästiges Druckgefühl im Mastdarm* klagen, bevor sie überhanpt irgendwelche andere Beschwerden haben.

Das erste Stadium mit seinen dysurischen Beschwerden kann sich über viele Monate, ja über Jahre ausdehnen. Bei manchen Kranken erfahren die Symptome überhaupt keine sonderliche Verschlimmerung, namentlich dann, wenn sie eine bestimmte Lebensweise einhalten, durch welche die oben angeführten, kongestionsfördernden Momente ausgeschaltet werden.

Charakterisiert ist dieses Entwicklungsstadium der Krankheit dadurch, *daß ein nach der Miktion in die Blase eingeführter Katheter diese leer findet.* Das Allgemeinbefinden ist nicht sonderlich gestört, nur insoferne, als der wiederholt unterbrochene Schlaf bei Nacht den Kranken körperlich und seelisch schädigt.

Das *zweite Stadium,* das *der Retention* bzw. *der Blaseninsuffizienz* setzt ein, wenn die Muskulatur der Blase durch das vorangegangene dysurische Stadium und die dadurch bedingte erhöhte Inanspruchnahme hypertrophisch geworden ist. Diese *muskuläre Hypertrophie* erreicht im zweiten Stadium ihre *höchsten Grade.* Es folgt dann ein *Zustand der Erschlaffung, ein Nachlassen des Tonus der Blasenmuskulatur* (SCHWARZ). Hand in Hand damit schreitet die Umbildung des Orificium urethrae internum weiter vorwärts, welches durch das weitere Wachsen der knotigen Wucherungen immer stärker zerklüftet wird. Mit dem Nachlassen des Tonus der Blasenmuskulatur tritt eine *Insuffizienz des Blasenmuskels* ein. *Der insuffiziente Muskel braucht, um noch eine Wirkung hervorbringen zu können, eine größere Anfangsfüllung der Blase und diese ist der Rest- oder Residualharn.* Diese Erklärung für das Zustandekommen des Restharnes, wie sie uns O. SCHWARZ gegeben hat, erblickt also in dem *Residualharn eine Kompensationsmaßnahme der Natur,* mittels welcher sich die Blase ihre Entleerungsmöglichkeit sichert. Denn die Annahme, daß Ausbuchtungen im Fundus der Blase, in denen sich der Harn ansammelt und staut, und v. a. m. die Ursache des Restharnes seien, eine Ansicht, welche lange Zeit hindurch die herrschende war, ist nach dem heutigen Stande unserer Anschauungen über die Physiologie der Blasenentleerung nicht mehr haltbar. Insoferne ist die Theorie von O. SCHWARZ über den Restharn unter allen Erklärungsversuchen für dieses Phänomen als die beste anzusehen. Ich verweise bezüglich aller weiteren Details zu diesen Fragen auf den Abschnitt: „Pathologische Physiologie der Harnblase".

Noch lange bevor der Detrusor so weitgehende morphologische und funktionelle Veränderungen aufweist, kann plötzlich ein Zustand eintreten, der sich manchmal ganz unvermittelt aus bestem Wohlbefinden heraus einstellt, meistens aber die Kranken nach vorangegangenen schweren dysurischen Beschwerden befällt. Es kommt bei dringendem Harnbedürfnis zur gänzlichen Unmöglichkeit, den Harn zu lassen, ein Zustand, den wir *akute komplette Harnverhaltung* nennen. Wir müssen den Eintritt dieses Ereignisses mit einem besonderen Grad von Kongestionierung der Drüse in Zusammenhang bringen und annehmen, daß eine solche Blase bereits früher ihre Fähigkeit, sich vollständig zu entleeren, eingebüßt hatte; daß also vorher schon ein leichter Grad von inkompletter Retention vorhanden war. Wenn es zur vollständigen Harnverhaltung gekommen ist, so gesellen sich zu den vergeblichen Versuchen, die Blase zn entleeren, noch gewisse subjektive Erscheinungen, Beklemmungen und Angstzustände. Doch gibt es auch Kranke, die bei einer vollständigen Harnverhaltung diesen Zustand durch mehrere Stunden vollkommen ruhig und ohne besondere Schmerzensäußerungen ertragen. Dies gehört aber zu den Seltenheiten, namentlich im

Entwicklungsstadium der Erkrankung. Ein Kranker mit einer akuten Harnverhaltung macht immer und immer wieder Versuche, dem Miktionsbedürfnis Folge zu leisten; er wird zu diesen Versuchen teils aus einem gewissen Angstgefühl heraus getrieben, teils trägt der mächtige Harndrang dazu bei. Er unternimmt alle möglichen Anstrengungen, wird immer mehr aufgeregt, stöhnt und beginnt von neuem zu pressen, sich dabei krampfhaft an Personen der Umgebung, an eine Tischkante oder den Bettrand anklammernd und jeden Augenblick seine Lage wechselnd. Trotzdem kommt kein Tropfen Harn aus der Blase. Nach kurzen Momenten der Erschöpfung beginnen die übermenschlichen Anstrengungen von neuem. So kann sich dieser Zustand bis zur Unerträglichkeit steigern.

Die *Diagnose der akuten Harnverhaltung* bietet gewöhnlich keinerlei Schwierigkeiten; neben den Angaben des Patienten wird es sehr leicht sein, sich entweder perkussorisch von dem Füllungszustand der Blase zu überzeugen oder diesen durch bimanuelle Untersuchung, vom Rectum und den Bauchdecken her, festzustellen. Manchmal kann man die überdehnte Blase, die Bauchdecken vorwölben sehen. Es kann aber auch die Feststellung einer akuten Retention die größten Schwierigkeiten bieten, indem sowohl Perkussion als auch Palpation versagen. Dann kann nur der Katheter die Entscheidung bringen.

Die akute Retention kann vollständig zurückgehen. Mit einem einmaligen Katheterismus ist dieser Zustand oft behoben und damit der Kranke in sein früheres Erkrankungsstadium zurückversetzt. Dieser Umstand, daß sich die plötzlich einsetzenden Harnverhaltungen so folgenlos zurückbilden können, um sich bei nächster Gelegenheit zu wiederholen, wird auch als Beweis dafür angesehen, daß für die Entstehung einer solchen akuten Retention nur der Kongestionszustand der Prostata als ursächliches Moment anzusehen ist. Wir können auch vielfach die Beobachtung machen, daß alle Momente, welche geeignet sind, eine solche Kongestion hervorzurufen, wie Unregelmäßigkeiten in der Lebensführung, Abkühlungen usw., plötzliche Harnverhaltungen nach sich ziehen können.

*Das eben besprochene Symptomenbild der akuten Harnverhaltung müssen wir abgrenzen gegenüber dem der inkompletten Retention.* Während erstere unter stürmischen Erscheinungen einhergeht, stellt letztere einen dauernden Zustand dar, bei welchem der Kranke wohl noch einen Teil seines Harns entleeren kann, es bleibt aber stets ein Rest in der Blase zurück, welchen man als Restharn oder Residualharn bezeichnet. *Durch diese inkomplette, chronische Harnverhaltung ist das zweite Stadium im Verlaufe der Krankheit charakterisiert.* Wir stellen eine inkomplette Retention dadurch fest, daß wir den Kranken auffordern, zu urinieren und möglichst den in der Blase befindlichen Harn ganz zu entleeren. Dann führen wir einen Katheter in die Blase ein und fördern mit diesem den Restharn zutage. In diesem zweiten Stadium hat sich das vermehrte Harnbedürfnis, das früher nur bei Nacht in Erscheinung trat, immer mehr gesteigert, es quält den Kranken auch bei Tag; er hat eigentlich niemals das Gefühl der vollständig entleerten Blase. Der Harnstrahl wird immer träger, bis der Harn schließlich nur tropfenweise abgeht. Dazu kommt ein Druckgefühl in der Unterbauchgegend und im Mastdarm. Viele Kranke können in diesem Stadium den Harn nur noch zugleich mit der Stuhlentleerung, also hockend oder sitzend unter den größten Anstrengungen absetzen. Dabei ist immer Residualharn vorhanden, dessen Menge zwischen 50, 200 und mehr Kubikzentimetern schwankt. Die Menge des Restharnes bleibt eine Zeitlang immer ziemlich konstant, um dann mit zunehmenden Beschwerden zu wachsen. Trotz der minimalem Einzelportionen von Harn, welche mühsam entleert werden, ist die 24 stündige Tagesmenge jetzt erheblich vermehrt. Diese Polyurie kann sich bis zu 2 und

3 Liter täglich steigern, von welcher Menge der größte Teil bei Nacht produziert wird, Nycturie.

Während im ersten Stadium das Allgemeinbefinden höchstens insoferne beeinträchtigt war, als der Kranke durch die nächtlichen Harnbeschwerden in seiner Nachtruhe gestört wurde, kommt es jetzt auch zu verschiedenen anderen Krankheitserscheinungen. Es treten Magenbeschwerden auf, Störungen in der Verdauung, Obstipation, Appetitlosigkeit, Kräfteverfall. Diese Allgemeinsymptome sind durch eine Alteration der Nierentätigkeit hervorgerufen, auf die wir noch zurückkommen werden.

In das *dritte Stadium* tritt der Kranke, wenn die Beschwerden von seiten der Blase sich bis zur völligen Unmöglichkeit, spontan den Harn zu entleeren, gesteigert haben, wenn es also *zur chronischen kompletten Retention* gekommen ist. Schon während des zweiten Stadiums hat sich die Blase immer mehr ausgedehnt, da die Restharnmengen immer größere geworden sind. Mit der zunehmenden Ausweitung der Blase verliert diese, bzw. der Musc. detrusor die Fähigkeit sich erfolgreich zu kontrahieren, so daß schließlich die Blase einen großen schlaffen Sack darstellt, aus dem überhaupt kein Harn mehr herausbefördert werden kann. Die Ausdehnung einer solchen Blase kann exzessive Grade erreichen, so eine Blase kann 2—3 Liter fassen. Es kommt manchmal vor, daß diese starke Ausweitung der Blase sich allmählich ausgebildet hat, ohne daß es vorher zu besonderen dysurischen Beschwerden gekommen wäre. Solche Patienten geben uns anamnestisch so gut wie gar nichts an, was auf einen längeren Bestand ihres Leidens und auf erhebliche Beschwerden in früheren Krankheitsstadien einen Schluß zuließe. Es gibt also Blasen, welche sich leicht bis zu einer enormen Größe ausdehnen können, andere wieder sind viel widerstandsfähiger gegen eine Überdehnung und reagieren auf eine solche mit starken Reizzuständen und Krämpfen. Man kann gar oft die Beobachtung machen, daß Kranke mit nicht allzu großen Harnbeschwerden unsere Hilfe aufsuchen; man findet sie abgemagert und schlecht aussehend und entdeckt erst bei eingehender Untersuchung eine enorm gefüllte Blase, die gelegentlich als prall gespannter, cystischer Tumor in der Unterbauchgegend getastet werden kann und manchmal bis über den Nabel hinaufreicht.

Bei der Mehrzahl der Kranken hat sich aber das Stadium der kompletten Retention mit der großen, übermäßig ausgedehnten Blase allmählich unter immer mehr sich steigernden Harnbeschwerden ausgebildet. Sie leiden unter immerwährendem Harndrang und haben das Bedürfnis, überaus häufig zu urinieren. Immer werden nur kleinste Harnportionen entleert. Diese überdehnten, ausgeweiteten und stark gefüllten Blasen bieten dann im weiteren Verlauf der Erkrankung ein Symptom dar, dessen Zustandekommen wir uns nach den modernen Anschauungen über die Blasenphysiologie noch nicht recht erklären können. Es kommt zur unfreiwilligen Entleerung kleinster Harnmengen während des tiefen Schlafes, ein Zustand, den man nicht mit einer Inkontinenz verwechseln darf. Denn die Blase ist dabei übermäßig gefüllt, nur ganz geringe Mengen, immer nur wenige Tropfen auf einmal, gehen unwillkürlich ab. Der Patient merkt erst beim Erwachen, daß seine Wäsche naß geworden ist. Später stellt sich dieses Harnträufeln auch bei Tag ein, dabei erfährt aber die starke Füllung der Blase keine nennenswerte Verminderung ihres Inhaltes. Wir bezeichnen diese Erscheinung als *Ischuria paradoxa*, THOMPSON nennt sie „*Überfließen der Blase*", GUYON „*incontinence par regorgement*". Wir müssen annehmen, daß bei der übermäßigen Ausdehnung und Überfüllung der Blase schließlich auch die Sphincteren nicht mehr Widerstand leisten können und dem übergroßen Innendruck nachgeben müssen.

*Durch die komplette Retention und den eben beschriebenen Zustand der Ischuria paradoxa ist das dritte Stadium charakterisiert,* soweit wir die Störungen der Blasenentleerung ins Auge fassen. Dazu kommen noch Veränderungen, welche die oberen Harnwege, die Harnleiter und Nieren betreffen.

Daß Hand in Hand mit einer länger dauernden kompletten Retention eine Erweiterung von Harnleitern und Nierenbecken einhergeht, ist schon lange bekannt. Man kann oft bei Obduktionen eine ganz enorme Ausweitung und Schlängelung der Ureteren sehen. Man hat sich in früherer Zeit die Sache so vorgestellt, daß die Überfüllung der Blase gewissermaßen den muskulären Verschluß des unteren Harnleiterendes öffne und daß dann Blase, Harnleiter und Nierenbecken *ein* gestautes Harnreservoir darstellen. Erst Zuckerkandl hat sich um die Erklärung dieser Erscheinung bemüht und nahm zuerst an, daß die durch die wachsende Prostatageschwulst gedehnten und stark angespannten Ductus deff. eine Knickung der Harnleiter veranlassen. Später wies er darauf hin, daß durch die kolossale Hypertrophie der Detrusorbündel und die dadurch bedingte Umformung der Blase eine Stenose der intramuralen Ureteranteile entstehe, welche Partien der Harnleiter durch den starken Füllungsgrad der Blase noch mehr zusammengedrückt werden. Dadurch kommt eine Stauung in den Ureteren über deren intramuralen Anteilen zustande, welche sich weiterhin auf das Nierenbecken fortsetzt. Der so entstandene starke Innendruck im Nierenbecken übt seinerseits wieder eine Wirkung auf das Nierenparenchym aus. Je nachdem, ob die Nieren längere oder kürzere Zeit unter dieser Druckwirkung stehen, bilden sich vorübergehende, reparable oder dauernde, irreparable Veränderungen aus, welche von Veil und von v. Monakow und Mayer näher studiert und beschrieben wurden. Wenn die Stauung in den Nierenbecken noch nicht allzu lange besteht, so *reagieren die Nieren auf diesen Druck mit einer Polyurie,* welche ganz kolossale Grade annehmen kann; so hat man 24 stündige Harnmengen von 5—6 Litern gesehen. *Diese Polyurie ist eine rein funktionelle* und bildet sich in dem Maße zurück, wie die Druckwirkung auf das Nierenparenchym zurückgeht, was durch eine dauernde Behebung der Retention erreicht wird. Dies geschieht am besten durch eine permanent wirkende Entleerung der Blase mittels eines Dauerkatheters. Die Kranken mit einer solchen Polyurie leiden an einem starken Durstgefühl, welches sie durch Aufnahme großer Flüssigkeitsquantitäten zu beheben trachten. Trotzdem übersteigt die Flüssigkeitsausfuhr die Einfuhr, wodurch es zu einer Eindickung des Blutes, zu einer Abnahme des Körpergewichtes und zu allgemeinen Austrocknungserscheinungen kommt. Die Zunge wird trocken, rissig, borkig belegt, es stellt sich Appetitlosigkeit ein mit hartnäckiger Obstipation. Die Abgabe von festen Stoffen durch die Nieren ist nur hinsichtlich der Kochsalzausscheidung gestört, Stickstoff wird, wenn auch in geringer Konzentration, aber mit den großen Harnmengen doch noch reichlich ausgeschieden. Wenn eine solche dauernde Druckentlastung der Blase nicht einsetzt, *wenn also die Harnstauung längere Zeit hindurch bestehen bleibt, so stellen sich in den Nieren Veränderungen ein, welche nicht mehr rückbildungsfähig sind.* Wir haben es dann schon mit einer morphologisch bedingten Niereninsuffizienz zu tun, welcher pathologisch-anatomisch eine *beiderseitige hydronephrotische Druckatrophie des Nierenparenchyms* oder *arteriosklerotische Schrumpfnieren* zugrunde liegen. Die Kachexie hat schon weitere Fortschritte gemacht, die Aufnahme von fester Nahrung wird verweigert, gegen Fleischspeisen besteht ein Widerwillen.

*Damit beginnen sich die Erscheinungen der chronischen Harnvergiftung* zunächst *in Form von gastro-intestinalen Störungen* geltend zu machen. Oft stellt sich ein quälender Singultus ein, der sich bis zum Erbrechen steigert. In diesem Zustande finden wir hohe Reststickstoffwerte im Blutserum (über

50 und 60 mg) und sprechen dann von einer *Azotämie*, GUYONs *Dysepepsia urinaria*.

Aber noch viel stürmischer entwickeln sich diese Erscheinungen der Urämie, wenn diese oben beschriebenen Nierenschädigungen noch durch eine aufsteigende Infektion der Nieren mit eitriger Einschmelzung größerer oder kleinerer Teile des Nierenparenchyms kompliziert werden. Es kommt dann noch zu Temperatursteigerungen mit Schüttelfrösten. Damit ist das klinische Bild der schweren septischen Harnvergiftung völlig ausgeprägt, welches von alters her als *Urosepsis* bezeichnet wird.

Es besteht also ein Unterschied zwischen der aseptischen und der septischen urämischen Kachexie der Prostatiker. *Erstere*, von GUYON *Dysepsia urinaria* genannt, wurde oben erwähnt, *letztere* ist mit der eben besprochenen *Urosepsis* identisch.

Erst in neuerer Zeit hat man den *Blutdruckverhältnissen der Prostatiker* das Augenmerk zugewendet; einer der ersten, der auf eine Blutdrucksteigerung bei einer bestehenden Prostatahypertrophie hinwies, war FRIEDRICH MÜLLER. Nach ihm haben v. MONAKOW und MAYER betont, daß Harnstauung eine Steigerung des Blutdruckes hervorrufen kann. In gleicher Weise betont FULL, daß hoher Druck mit Beseitigung des Harnabflußhindernisses in ganz kurzer Zeit heruntergehe und daß nicht der Schmerz den hohen Druck bewirke. In jüngster Zeit hat OPPENHEIMER diese Frage näher studiert und kam zu folgenden Ergebnissen: in erster Linie steigert die akute Harnverhaltung, welche mit Blasenkrämpfen einhergeht, den Blutdruck, der sofort eine Senkung erfährt, sobald die Harnverhaltung behoben ist. Bei der chronischen Harnverhaltung ist das Vorhandensein einer Blutdrucksteigerung an Veränderungen des Nierenparenchyms, namentlich an solche entzündlicher Natur, geknüpft. Eine Senkung des Blutdruckes geht dann gewöhnlich Hand in Hand mit einer Verbesserung der Funktion der Nieren. Auch nach der Entfernung der Prostata durch die Prostatektomie kommt es zu einer Blutdrucksenkung, aber bereits wenige Tage nach der Operation pflegt der Blutdruck seine frühere Höhe zu erreichen.

Eines Symptomes haben wir noch Erwähnung zu tun, dem wir im Verlauf der Erkrankung sehr oft begegnen, das ist die *Blutung*. Eine solche kann sich in jeder der erwähnten drei Krankheitsphasen einstellen und kann verschiedene Grade der Intensität erreichen. Die Hämaturie ist bei Prostatikern ein so häufig vorkommendes Ereignis, daß man wohl mit GUYON sagen kann, kein Prostatiker bleibe von der Blutung verschont. *Wir müssen also bei jeder Hämaturie*, wenn es sich um einen *in dem entsprechenden Alter* stehenden Patienten handelt, an *eine prostatische Blutung denken*. Freilich dürfen wir nicht außer acht lassen, daß auch ein Nieren- oder Blasentumor vorliegen kann. Ursache dieser Blutungen sind die starke Vascularisation der vergrößerten Drüse mit den großen Venenplexus in ihrer Umgebung. Die unmittelbare Veranlassung zur Blutung ist wieder durch einen besonderen Grad der Kongestionierung der Drüse gegeben, was wieder durch äußere Momente ausgelöst wird. So können geringgradige Erkältungen aller Art, Diätfehler, übermäßige Flüssigkeitsaufnahme, Alkoholgenuß, Obstipation, Erschütterungen durch Wagen- und Autofahrten u. a. m. recht heftige Hämaturien hervorrufen. Also dieselben Momente, welche unter Umständen auch geeignet sind, eine akute Harnverhaltung zu bewirken. Außer diesen spontan auftretenden Blutungen können solche auch durch einen harmlosen und schonenden Katheterismus provoziert werden.

Eine Hämaturie ist oft das erste Symptom, durch welches die Kranken auf ihr Leiden aufmerksam gemacht werden. Es müssen gar keine oder nur geringgradige Beschwerden seitens der Miktion vorangegangen sein. Das Blut stammt bei den spontan auftretenden Blutungen aus der Schleimhaut der Urethra post., bzw. aus den Schleimhautpartien, welche das Orificium int. bedecken. Bei einer Blutung, wie sie durch einen Katheterismus herbeigeführt wird, kommt das Blut aus einer kleinen Wunde in der Urethra post., welche von einem Trauma durch den Katheter herrührt.

Kleinere Blutungen treten als terminale Hämaturien in Erscheinung. Ist die Blutung eine stärkere, so sammelt sich das Blut in der Blase an und wird dem Harn beigemischt, um mit diesem entleert zu werden. Es kann in der Blase koagulieren und so können sich große Mengen von Blutgerinnseln in der Blase anhäufen, welche die Blase schließlich ganz ausfüllen. Das sind aber ganz extreme Fälle. Diese Massen von geronnenem Blute können jetzt nicht mehr durch die Harnröhre entleert werden, aber auch durch einen eingeführten Katheter kann man sie nicht herausbefördern, weil sie dessen Auge sofort verstopfen. Der Zustand kann immer bedrohlicher werden, da sich die Blase immer mehr ausdehnt. In solchen Fällen kann nur eine sofort vorgenommene Operation, suprapubische Eröffnung der Blase mit manueller Ausräumung der Koagula, Hilfe bringen. In manchen Fällen gelingt es noch, die Blutgerinnsel durch einen starken Evakuationskatheter, wie er nach einer Lithotripsie verwendet wird, herauszuspülen. Den Blutungen der Prostatiker kommt nicht nur wegen des starken Blutverlustes besondere Bedeutung zu, sondern auch deswegen, weil die in der Blase sich ansammelnden Koagula einen ausgezeichneten Nährboden für Entzündungserreger aller Art abgeben und einer eintretenden Infektion die besten Chancen bieten.

Zur Behebung der Blutung genügen vielfach Bettruhe mit regelmäßiger Darmentleerung und ein vorsichtiger Katheterismus. Eine gute Entlastung der Blase bringt in solchen Fällen ein Dauerkatheter, da er durch die permanente Drainage die Stauungserscheinungen in der Geschwulst zu beheben imstande ist. Man kann aber auch genötigt sein, wenn die Hämaturie durch mehrere Tage anhält und weder durch regelmäßigen Katheterismus noch durch Dauerkatheter beeinflußt wird, operativ einzugreifen.

Außer diesen mehr oder weniger spontan auftretenden Blutungen gibt es noch *schwere Hämaturien als Folge größerer Katheterverletzungen*. Solche waren in füheren Zeiten sehr häufig, werden aber immer noch ab und zu beobachtet. Es kann sich um vollständige Tunnelierungen des Prostataadenoms handeln, um sog. falsche Wege, wie sie am häufigsten durch einen Katheterismus mit einem Metallkatheter erzeugt werden. Die nebenstehende Abbildung zeigt eine solche Durchbohrung des hypertrophischen Prostatalappens durch einen in die Blase eingeführten Katheter. Solche Zwischenfälle sind seltener geworden, seit wir den Katheterismus bei einem Prostatiker prinzipiell mit einem Katheter aus Weichgummi mit aufgebogener Spitze (*Tiemannkatheter*) oder solchen aus überlackierten Seidengespinsten (*Mercierkatheter*) ausführen.

Noch eine dritte Art der Hämaturie können wir bei der Prostatahypertrophie beobachten, das ist die sog. *Blutung ex vacuo*. Diese setzt voraus, daß sich der Kranke im Stadium der kompletten oder inkompletten Retention befinde. Dann pflegen gewöhnlich nicht nur die Blase, sondern auch Harnleiter und Nierenbecken überdehnt und erweitert zu sein, die Schleimhäute stark hyperämisch mit erweiterten Venen durchzogen. Kommt es jetzt zu einer rapiden Druckentlastung durch allzu rasche Entleerung der Blase mit einem Katheter, so werden die kongestionierten Schleimhäute entlastet und es tritt eine noch stärkere Blutfülle in sie ein. Die Gefäße bersten und es stellen sich *heftige Blutungen* ein, welche *aus allen Teilen des Harntraktes* stammen können, also nicht nur aus der prostatischen Harnröhre, sondern auch aus der Blase, aus den Ureteren und Nieren. Eine solche ex vacuo-Blutung kann natürlich leicht vermieden werden, wenn man beim Katheterismus von Blasen mit übergroßem und gestautem Inhalt entsprechende Vorsichtsmaßregeln in Anwendung bringt, worüber noch die Rede sein wird.

Nach dem Versuch, die Symptome, welche eine Prostatahypertrophie auslösen kann, alle der Reihe nach und in logischer Determination anzuführen, muß gleich darauf hingewiesen werden, daß das Symptomenbild, wie es ein Prostatiker bieten kann, überaus variabel ist. Es kann dieses oder jenes klinische Stigma mehr hervortreten oder von dem Patienten mehr oder weniger betont werden. Auch muß man bedenken, daß bei der Wertung von Einzelsymptomen die Individualität des Kranken eine große Rolle spielt. Es gibt harte Menschen, welche nach einem Leben voller Entbehrungen und schwerer Arbeitslast auch solche Beschwerden, wie es die dysurischen sind, im Alter leicht tragen, vielleicht auch aus der Überlegung heraus, daß sie, von gleichalterigen Mitmenschen orientiert, diese oder jene Art von Harnbeschwerden, als durch das Alter bedingt, auch noch neben anderen unbequemen Alterserscheinungen ertragen zu müssen glauben.

So kommt es, daß Kranke oft erst mit Erscheinungen seitens anderer Organe einen Arzt konsultieren und dabei die Harnbeschwerden nur so nebenbei erwähnen oder ganz verschweigen. Der Kranke wird wegen solcher Beschwerden auch eher einen Internisten oder zunächst seinen Hausarzt aufsuchen. Die zugezogenen Ärzte werden es mit einem solchen Patienten nicht leicht haben, namentlich dann, wenn sich aus der Anamnese gar kein Zusammenhang mit einer die Miktion erschwerenden Krankheitsursache ergibt.

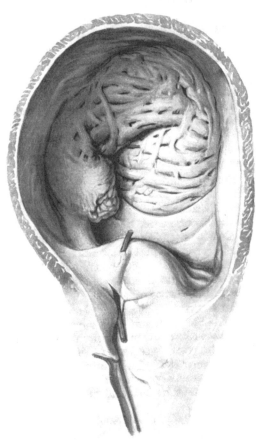

Abb. 68. Tunnelierung des in die Blase vorspringenden Prostatalappens. (Eigene Zeichnung.)

Auf diese Weise treten Symptomenbilder zutage, welche man als *larvierte Formen der Krankheitserscheinungen einer Prostatahypertrophie* bezeichnen könnte; einige von solchen Symptomengruppen sollen hier angeführt werden.

Am häufigsten begegnet man *Erscheinungen seitens des Intestinaltraktes.* Die Patienten klagen über Appetitlosigkeit, Übligkeiten, Erbrechen, Schmerzen in der Magengegend und betonen, daß sie stark abgemagert sind. Die Symptome können ein Magenulcus oder ein Magencarcinom vortäuschen und zur genauesten Untersuchung des gesamten Magendarmkanales nach allen Richtungen Veranlassung geben. Ein solcher Fall kann an die Erfahrung und an den klinisch geschulten Scharfsinn des Arztes oft große Anforderungen stellen. Erst wenn alle Untersuchungen eine Erkrankung des Magens und des Darmes mit Sicherheit ausschließen lassen, wird vielleicht die wahre Ursache aller Beschwerden aufgedeckt werden können. Es sind dies die Fälle, bei denen es sehr bald ohne Vorboten zu einer chronischen Harnverhaltung gekommen ist, als deren Folge sich Stauungserscheinungen in den Nieren mit einer Insuffizienz derselben eingestellt haben.

Bei einer anderen Gruppe von Fällen kann wieder eine bestehende Polyurie mit niedrigem spezifischen Gewicht des Harnes und dem Nachweis von geringen Eiweißmengen im Harn den diagnostischen Blick insoferne täuschen, als aus diesen Krankheitserscheinungen der Gedanke an eine *chronische Nephritis,* bzw. an eine Nierensklerose abgeleitet werden kann.

Wenn diese Polyurie ein heftiges Durstgefühl auslöst, kann das Symptomenbild ganz dem eines *Diabetes insipidus* gleichen.

Es kommt ferner immer noch recht häufig vor, daß eine überfüllte, bis in Nabelhöhe reichende Blase als prall gespannter, cystischer Tumor imponiert und auch für einen solchen angesprochen wird; natürlich unter der Voraussetzung, daß der Kranke den Arzt auf keinerlei Harnbeschwerden aufmerksam macht oder solche wirklich nicht vorhanden sind.

Eine distendierte Blase kann derart schlaff sein, daß sie sich bei stärkerer Füllung gar nicht über die Symphyse erhebt. Sie kann zurücksinken und das kleine Becken ausfüllen. Ich konnte in dieser Hinsicht einen sehr lehrreichen Fall beobachten, bei dem sich, ohne daß die geringsten Miktionsbeschwerden geäußert wurden, allmählich innerhalb von 3 Tagen ein kompletter Darmverschluß entwickelt hatte, der zu einer Laparotomie Veranlassung gab. Man fand als Ursache des Ileus eine vollständige Kompression der Flexura sigmoidea durch die stark gefüllte überaus schlaffe Blase, welche in das kleine Becken förmlich hineingepreßt war.

Hutchinson hat diese larvierten Erscheinungsformen einer Prostatahypertrophie noch um die Gruppe der Fälle vermehrt, bei denen eine *schwere Obstipation* alle anderen Symptome übertönt. Teils die mechanische Obstruktion des Mastdarmes, teils eine reflektorische Störung der Darmperistaltik und die Austrocknung der Darmingesta durch die vorhandene Polyurie können schwere Obstipationen hervorbringen, die doch nur mit der Harnstauung in ursächlichen Zusammenhang zu bringen sind.

### β) Komplikationen im Verlaufe der Prostatahypertrophie.

Alle die geschilderten Symptome und Symptomengruppen erfahren eine Steigerung in ihrer Intensität und bedingen eine mitunter ganz plötzlich und stürmisch in Erscheinung tretende Veränderung im Verlaufe der Krankheit, wenn Komplikationen verschiedener Art hinzutreten und sich klinisch bemerkbar machen. Diese haben ihren Sitz entweder an den harnableitenden Wegen und an den Anhangsdrüsen des Harnapparates oder in der Geschwulst selbst. Unter diesen Komplikationen ist zunächst als allerhäufigste *die Infektion* anzuführen, dann müssen noch die *Stein- und Divertikelbildung* in der Blase und die *carcinomatöse Entartung des Adenoms* erörtert werden.

### I. Infektion.

Diese kann an allen Abschnitten des Harntraktes deletäre Wirkungen auslösen und Folgezustände schwerster Art bewirken. Die einzelnen Abschnitte des Urogenitalapparates sind einer Infektion sehr leicht zugänglich, wenn man sich vor Augen hält, daß schon der stagnierende Harn in der Blase, in den Harnleitern und Nierenbecken den besten Nährboden für Keime aller Art schafft.

Auch die geschwellte und hyperämische Schleimhaut, welche die einzelnen Abschnitte bedeckt, und die stark blutgefüllten Adnexe des Urogenitaltraktes bieten den Entzündungserregern ausgezeichnete Lebensbedingungen. Die Infektion wird entweder von außen durch ein eingeführtes Instrument eingebracht oder gelangt auf hämatogenem Wege zu den verschiedenen Organen. Von außen her kann ein zu Untersuchungs- oder Behandlungszwecken eingeführtes Instrument, wenn es gar nicht oder nur mangelhaft sterilisiert war, eine Infektion der Harnröhre und der Blase erzeugen. Aber auch die in einer Harnröhrenschleimhaut immer in reichlichem Maße vorhandenen saprophytischen Keime können durch das Trauma, welches durch Einführung eines Instrumentes gesetzt wird, in ihrer Pathogenität eine erhebliche Steigerung erfahren. So ist schon manchmal ein einmaliger Katheterismus, der selbst von sachkundiger Hand und sachgemäß ausgeführt wurde, für einen Prostatiker von schicksalsschwerer Bedeutung geworden. Infektionsherde, welche irgendwo im Körper sitzen, können auf dem Wege der Blutbahn zu den Harnorganen gelangen und dort entsprechend weitere Verbreitung finden, wobei wieder der stagnierende Harn und die Blutfülle der Schleimhäute und Organe eine vorbereitende Rolle spielen. Auch der Lymphweg ist für alle Infektionen des Harntraktes von großer Bedeutung. Auffallend ist der innige Zusammenhang von Infektionen, welche von einer kleinen, durch ein Trauma lädierten Stelle der Urethralschleimhaut ausgehen und das gleichzeitige Auftreten von Infektionsherden im Parenchym der Niere. Diesen Konnex finden wir so überaus häufig, daß man gezwungen ist, an einen bestimmten Infektionsweg im Urogenitalsystem, bzw. an eine organspezifische Infektion zu denken. Daß dabei der Blutweg die Deponierung in den Nieren vermittelt, daran ist wohl heute nicht mehr zu zweifeln.

## 1. Urethritis.

Eine Entzündung der Schleimhaut der Harnröhre wird meistens durch die Einführung eines Instrumentes (Sonde oder Katheter) hervorgerufen. Dabei spielen sowohl das schädigende Trauma der Einführung als auch die Einbringung von Infektionserregern eine ursächliche Rolle. Ganz besonders heftig und beinahe regelmäßig stellt sich eine solche katarrhalische Entzündung der Harnröhrenschleimhaut ein, wenn für einige Tage ein Dauerkatheter in der Harnröhre gelegen war. Dazu kommt dann noch die Sekretstauung, weil der Harnstrahl nicht das Sekret aus der Urethra herausspült. Die Erscheinungen einer solchen Urethritis sind: brennende Schmerzen längs der ganzen Harnröhre, ein schleimigeitriges Sekret, welches reichliche Mengen von Bakterien enthält, und eine Rötung des Orificium externum. Bei einer durch den Dauerkatheter hervorgerufenen Urethritis ist öfterer Wechsel des Katheters und gute Durchspülung der Harnröhre bei jedem Katheterwechsel angezeigt. Auch ist darauf zu achten, daß der Katheter im Verhältnis zur Weite des Orificium externum nicht zu dick gewählt wird, damit das in der Harnröhre gebildete Sekret neben dem Katheter abfließen kann.

## 2. Epididymitis.

Diese bei Prostatikern recht lästige, weil sehr schmerzhafte, Begleiterscheinung tritt gewöhnlich im Gefolge einer eitrigen Urethritis auf. Für die Entstehung der Epididymitis ist bei schon vorhandenem Katarrh der Harnröhre aber auch noch das mechanische Moment der Einführung, sowie auch das der Entfernung des Katheters (namentlich wenn letztere sehr brüsk vorgenommen wird), von Bedeutung. Eine Epididymitis kann auch auftreten, ohne daß eine nennenswerte Urethritis vorhanden ist und ohne daß sie mit einem Katheterismus, sei es nur ein einmaliger oder ein öfter und regelmäßig vorgenommener, in ursächlichem Zusammenhang stünde. Die Grundbedingung für die Entstehung der eitrigen Nebenhodenentzündung ist dann eine Infektion der rückwärtigen Harnröhre. Letztere kann sehr oft von einer Cystitis aus infiziert sein. Das Zustandekommen der Epididymitis ist möglicherweise so zu erklären, daß infolge der heftigen Tenesmen, die teils durch die vergrößerte Drüse, teils durch eine bestehende Cystitis ausgelöst werden, infektiöses Material aus der Urethra prostatica durch die Ductus ejaculatorii in die Nebenhoden hineingepreßt wird. Ob und inwieweit dabei eine von Oppenheim und Loew angenommene antiperistaltische Bewegung in den Samengängen eine Rolle spielt, möchte ich nicht entscheiden. Winkler hat eine sehr lehrreiche Beobachtung gemacht. Ein Strikturkranker hatte wiederholt Nebenhodenentzündungen, von denen die eine zu einer jauchenden Gangrän mit Zurückbleiben einer Scrotalfistel führte. Zur Vermeidung weiterer Entzündungen an den Nebenhoden führte er die Unterbindung der Vasa deferentia aus. Es bildeten sich Fisteln an den Unterbindungsstellen aus, welche anfangs Eiter sezernierten. Später nun entleerte sich der Harn in ganz dünnem Strahl aus diesen Fisteln. Der Autor erklärt diese Erscheinung damit, daß durch das starke Pressen, welches der Kranke bei jeder Miktion in Anwendung bringen mußte, der Harn in der Urethra posterior unter starken Druck gesetzt und dadurch direkt in die Vasa deferentia hineingepreßt wurde. Diese Beobachtung Winklers ist von prinzipieller Bedeutung, weil sie uns eben den ursächlichen Zusammenhang zwischen eitrigen Prozessen der Blase, bzw. der prostatischen Harnröhre und des Nebenhodens ganz zwanglos klarzumachen imstande ist.

Die Epididymitis kann sehr starke Schmerzen verursachen; dazu kommt eine Anschwellung mit Fieber und Schüttelfrösten, besonders beim Einsetzen dieser Komplikation. Sie neigt zur Ausbildung von Rezidiven und zur eitrigen Einschmelzung. Ein Katheterismus kann immer wieder neue Attacken bringen. Für die Behandlung hat sich die Proteinkörpertherapie bestens bewährt. Eine solche oft rezidivierende Epididymitis bildet auch die strikte Indikation für die Unterbindung der Vasa deferentia, besonders dann, wenn regelmäßiger Katheterismus oder gar Dauerkatheter notwendig sind.

### 3. Cystitis.

Sie gehört *zu den allerhäufigsten Komplikationen* des Verlaufes. Man kann sagen, daß sie bei jedem Prostatiker früher oder später auftritt, wenn dieser den Katheter braucht. Die Infektion der Blase findet gerade bei der Prostatahypertrophie die günstigsten Bedingungen für ihre Entwicklung. Die Überdehnung der Blase mit dem stagnierenden Restharn, die Hyperämie ihrer Schleimhaut, die verminderte Resistenz des Kranken in seinem hohen Alter gegen Infektionen überhaupt sind die hauptsächlichsten Momente, welche einer in die Blase hineingebrachten Infektion so überaus günstige Verhältnisse schaffen. Verursacht wird die Infektion gewöhnlich durch ein in die Blase eingeführtes Instrument. Sie kann aber auch, allerdings viel seltener, auf dem Wege der Blutbahn zustande kommen. In vielen Fällen gelingt es, einen Prostatiker, der regelmäßig katheterisiert werden muß, bei größter Vorsicht lange vor der Cystitis zu bewahren, aber schließlich tritt sie doch auf, trotz aller Kautelen der Aseptik.

Die akute Cystitis, welche eine ganz erhebliche Verschlimmerung der schon bestehenden Symptome bringen kann, besteht gewöhnlich nicht sehr lange, sondern geht bald in ein chronisches Stadium über, welches jahrelang in derselben Intensität bestehen, aber auch die schwersten Grade erreichen kann.

Eine chronische, sehr lang bestehende Cystitis neigt auch zu reichlicher Bindegewebsproliferation (Cystitis parenchymatosa), durch welche sich eine Schrumpfblase entwickeln kann. Die Blasenwand wird kolossal verdickt und die ganze Blase erscheint in eine derbe Schwarte eingebettet. Circumscripte Infiltrate können zur Absceßbildung führen, Peri- und Paracystitis.

### 4. Pyelitis, Pyelonephritis und Pyonephrose.

Die *akute Pyelitis,* deren plötzliches Auftreten unter stürmischen Erscheinungen mit Fieber und Schmerzen einhergeht, ist im Verlauf der Prostatahypertrophie *nicht gar so häufig.* Viel öfter entwickelt sich die *Pyelitis schleichend* und geht gleich in das *chronische Stadium* über. Eine bereits vorher bestehende Ausweitung des Nierenbeckens mit stagnierendem Harn und Hyperämie der Schleimhaut begünstigen das Auftreten einer solchen allmählich einsetzenden Pyelitis. Sie dokumentiert sich klinisch durch Schmerzen und eine Verschlimmerung des Allgemeinbefindens, zunehmende Appetitlosigkeit, Abgeschlagenheit, Fieberbewegungen. Die Trübung des Harnes nimmt zu, sein Eiweißgehalt ist höher als dies der Eitermenge entspricht.

Die Infektion bleibt aber nicht auf das Nierenbecken beschränkt, sondern geht auch auf das Nierenparenchym über, in welchem zunächst kleine pyelonephritische Herde entstehen, welche deutliche Neigung zur eitrigen Einschmelzung zeigen. Diese Infektionsherde im Parenchym müssen aber nicht immer von einer Pyelitis ihren Ausgang nehmen, man gewinnt eher den Eindruck, daß sie viel häufiger auf hämatogenem Wege entstehen. Jedenfalls bestehen, wie bereits erwähnt, innige Beziehungen zwischen kleinen Traumen der chronisch entzündeten prostatischen Harnröhre, wie sie durch einen Katheterismus gesetzt werden, und dem plötzlichen Aufflackern solcher Parenchymherde unter Schüttelfrösten und Fieberanstieg. Ob es sich dabei um die Bildung von neuen Herden oder um ein Aufflackern alter, bereits bestehender handelt, wissen wir gewöhnlich nicht. Diese auf hämatogenem Wege entstehenden Herde setzen eine gewisse Einstellung des in der Harnröhre befindlichen Virus zum Urogenitalsystem voraus. Wir müssen annehmen, daß diese Bakterienarten längere Zeit ständig in der Harnröhre vorhanden sind im Sinne einer *„ruhenden Infektion"*. Durch immer wieder einsetzende kleine Kathetertraumen werden sie aktiviert und nehmen ihren Weg durch die Blutbahn zum Nierenparenchym. Die „ruhende Infektion" in der Harnröhre hat mit der Zeit eine *Organspezifität* für das Harnsystem erlangt und durch eine *elektive Lokalisationsmöglichkeit im Bereiche des Systems* nehmen diese Keime ihren Weg immer wieder zur Niere. Ich verweise auf die Arbeiten von ROSENOW und seiner Mitarbeiter, welche es versucht haben, die Organspezifität gewisser Infektionen, sowie deren elektive Lokalisation im Harnsystem tierexperimentell zu studieren. In diesem Sinne kommt der Harnröhre als Eintrittspforte für bakterielle Infektionen des Nierenparenchyms in der ganzen Pathologie des Urogenitalapparates eine eminente Bedeutung zu.

Diese plötzlich auftretenden Infektionsherde dokumentieren sich klinisch durch recht stürmische Symptome wie Schüttelfröste und Temperaturanstieg bis 39 und 40°. Die klinische Auswirkung auf das Allgemeinbefinden kann nach Ablauf von 24 Stunden erledigt sein. Die Temperatur geht wieder zur Norm zurück und bleibt auch normal. Schüttelfröste und Fieber können aber auch mehrere Tage lang andauern. Die Kranken sind appetitlos, matt, wozu sich noch Übligkeiten und Erbrechen gesellen können. Durch entsprechende Behandlung können sich auch solche Zustände noch zurückbilden. Manchmal dauern sie aber längere Zeit an und steigern die Kachexie von Tag zu Tag. Auf solche Weise kommt es zu einer schweren Allgemeininfektion, welche schließlich zum Tode führt.

Daneben kommen aber leider immer noch Fälle vor, bei welchen sich dieser septisch-kachektische Zustand, die Urosepsis, dramatisch in wenigen Tagen abspielt. Dabei kann es sich auch um Kranke handeln, welche neben ihren Harnbeschwerden noch gar keine Zeichen einer Infektion der Harnwege hatten. Ein einziger Katheterismus kann ein solch schweres Krankheitsbild auslösen. Der Verlauf gleicht ganz dem einer foudroyanten Septicämie, deren Erscheinungen noch um die der ebenso akut einsetzenden Urämie mit vollständiger Anurie und allen Zeichen der Harnvergiftung gesteigert sind. In wenigen Tagen führt diese foudroyante Urosepsis zum Tode. Es muß wohl nicht erst hervorgehoben werden, daß man bei der Autopsie solcher Fälle schwere Veränderungen in den Nieren in Form von Nierenabscessen und weitgehender eitriger Einschmelzung des Nierenparenchyms findet.

Aber auch bei nicht so stürmischem Verlauf kann die fortschreitende Vereiterung des Nierenparenchyms den Endzustand einer vollständig vereiterten Niere, einer Pyonephrose, herbeiführen.

### 5. Entzündungserscheinungen innerhalb der knotigen Hypertrophie.

Tandler und Zuckerkandl äußern sich über diese Entzündungserscheinungen folgendermaßen: „Die Geschwulstentwicklung innerhalb der Prostatadrüse ist an sich aseptisch. Die am Geschwulstgewebe zu beobachtenden Erscheinungen von Entzündung müssen wir als sekundäre auffassen, da die für die Entzündung als ätiologisches Moment der Prostatahypertrophie angeführten Argumente sich weder anatomisch, noch klinisch als beweiskräftig erwiesen haben. Nicht alle am Tumorgewebe auftretenden Entzündungen sind aber als Teilerscheinung urethraler oder vesicaler Infektion anzusehen, da wir auch in aseptischen Fällen Zeichen entzündlicher Reizung an der Prostatageschwulst nachweisen können."

Die entzündlichen Prozesse nehmen ihren Ausgang gewöhnlich von der Harnröhre, und zwar werden sie von dort entweder durch die verschiedenen Ausführungsgänge fortgeleitet oder es vermitteln von einem Katheterismus erzeugte Gewebsläsionen den Übertritt der Erreger von der Schleimhaut zur Geschwulst. Die entzündlichen Veränderungen in der hypertrophierten Prostata sind ziemlich häufig.

Tandler und Zuckerkandl unterscheiden *katarrhalische, eitrige* und *organisierende Prozesse.*

Die Symptome sind nicht immer klar ausgesprochen, mitunter aber weisen erhebliche Steigerungen der Harnbeschwerden auf einen solchen entzündlichen Prozeß hin. Die Untersuchung des exprimierten Prostatasekretes ergibt manchmal wertvolle Anhaltspunkte für das Bestehen entzündlicher Veränderungen in den hypertrophischen Knoten. Das Sekret ist mehr oder minder reichlich, trübe, milchig und enthält in beträchtlicher Menge polynucleäre Leukocyten. In ihrer weiteren Entwicklung zeigen die Entzündungsvorgänge entweder die Tendenz zur eitrigen Einschmelzung oder aber zur Umwandlung des ganzen Knotens oder eines Teiles desselben in eine faserige Bindegewebsmasse, in welcher das Drüsengewebe vollkommen zugrunde gegangen ist.

Die eitrige Einschmelzung geht mit erheblichen Schmerzen und Tenesmen einher. Die Eiterherde brechen oft in die prostatische Harnröhre oder in die Blase durch. Man kann diese Eiterherde bei der Palpation vom Rectum aus erkennen, indem man harte. Knollen neben leicht eindrückbaren, erweichten, fluktuierenden Dellen findet. Durch Expression kann man eitriges Sekret gewinnen. Eine häufige Erscheinung ist dann auch der Wechsel von klarem und eitrigem Harn. Das Durchbrechen solcher Abscesse und die Entleerung des Eiters in die Harnröhre kann manchmal den Zustand überraschend bessern, es kann die Restharnmenge abnehmen und auch alle übrigen Harnbeschwerden können eine Linderung erfahren.

Der klinische Verlauf bei der eitrigen Einschmelzung ist ein ganz verschieden-artiger. Man kann große Abscesse latent verlaufen sehen, in manchen Fällen wieder entwickeln sich größere Prostataabscesse unter schweren Erscheinungen und führen rasch den Tod herbei, wenn nicht rechtzeitig operativ eingegriffen wird. Mitunter entstehen schwere *periprostatische Eiterungen* und *Phlegmonen,* welche gegen den Damm durchbrechen.

Im allgemeinen aber zeigen diese entzündlichen Prozesse eine gewisse Hart-näckigkeit; sie sind durch keinerlei Therapie zu beeinflussen und haben fort-schreitenden Charakter. Dies gilt sowohl von den chronisch rezidivierenden Eiterungen, als auch und in noch größerem Maße von den organisierenden Prozessen. Letztere sind fibröse und fibrös-myomatöse Umwandlungen des Prostataknotens, welche klinisch durch erhebliche Exazerbationen der Miktions-beschwerden und starke Schmerzen ausgezeichnet sind, die entweder als dumpfes Schmerzgefühl in der Drüse empfunden werden und längs der ganzen Harnröhre bis in die Glans penis ausstrahlen. Namentlich diese heftigen Schmerzen in der Penisspitze, bzw. Glans, sind es, welche den Patienten überaus quälen. Solche Zustände werden nicht allzu häufig beobachtet, sie sind aber nicht so selten bei den Prostatikern, welchen man zur Behebung ihrer Miktionsbeschwer-den eine suprapubische Fistel angelegt hat. Es handelt sich da also immer um Kranke, denen man die radikale Entfernung des Adenoms wegen weit vor-geschrittener Nierenschädigungen nicht zumuten konnte. Alle diese Patienten zeigen nebstbei schwere Zeichen der Infektion in allen Teilen der Harnwege. Gerade bei solchen Patienten, welchen man eine suprapubische Fistel angelegt hat, stellen sich mitunter, wenn sie die Fistel schon längere Zeit tragen, die oben beschriebenen Schmerzen ein, welche durch keinerlei Therapie zu beheben sind. Sie sind immer durch eine solche fibröse Umwandlung des Adenoms hervor-gerufen.

ALBARRAN und HALLÉ haben zuerst den Gedanken ausgesprochen, daß eine sekundäre Umwandlung der drüsigen Prostatahypertrophie in eine faserige, drüsenlose Form möglich ist. TANDLER und ZUCKERKANDL nehmen an, daß als Ursache für diese Umwandlung chronisch entzündliche Reize in Frage kommen.

## II. Steinbildung.

Die Entwicklung von Blasensteinen bei einer bestehenden Prostatahyper-trophie ist ein sehr häufig vorkommendes Ereignis. Es handelt sich gewöhnlich um phosphor- oder harnsaure Konkremente, welche zu bedeutender Größe anwachsen können und namentlich dazu beitragen, die von seiten der Hyper-trophie bereits vorhandenen Beschwerden erheblich zu steigern. Als Ursache für ihre Bildung muß in erster Linie der stagnierende Harn in einer überdehnten Blase zusammen mit einer Infektion geringeren oder schwereren Grades angeführt werden. Aber auch bei aseptischem Harn werden Steine beobachtet. Mit der Entfernung des Abflußhindernisses für den Harn, also mit der Prostatektomie verschwindet meistens auch die Neigung zur Konkrementbildung in solchen Blasen.

Solche mit Blasensteinen behaftete Prostatiker mußten sich in früherer Zeit wiederholten Steinzertrümmerungen unterziehen, da die Steinbildung immer wieder auftrat. Es wurden bis zu 10 und noch mehr Zertrümmerungen an einem Kranken vorgenommen. Da aber mit der Ausschaltung des Miktions-hindernisses, also mit der Entfernung der hypertrophierten Prostata auch die Neigung zur Steinbildung in sicherster Weise vermieden werden kann, so ist das Vorhandensein von Blasensteinen bei einem Prostatiker ein Grund mehr, ihm die Prostatektomie vorzuschlagen. *Die Steinbildung bei einer bestehenden Pro-statahypertrophie stellt also eine strikte Indikation zur Prostatektomie dar.* Die

Fälle sind ganz vereinzelt, bei denen wir mit Sicherheit auf Grund der klinischen Erscheinungen und ihres zeitlichen Einsetzens feststellen können, daß einige von den vorhandenen Symptomen einzig und allein durch einen Blasenstein bedingt sind. Ist in einem solchen Falle die Prostatektomie aus irgend einem Grunde nicht ausführbar, so käme — aber nur in einem solchen Ausnahmsfalle — die Steinzertrümmerung zu ihrem Recht.

### III. Divertikelbildung.

Die Komplikation des klinischen Bildes einer Prostatahypertrophie mit Divertikelbildung der Blase ist nicht gar so selten. Wir haben es erst in neuerer Zeit gelernt, die klinische Bedeutung der Harnblasendivertikel im allgemeinen zu würdigen. Die Kombination von Prostatahypertrophie mit Divertikeln der Blase gewinnt um so größere Bedeutung dadurch, als sich die durch jede von diesen Affektionen hervorgerufenen Krankheitserscheinungen gegenseitig in ungünstiger Weise beeinflussen können (Zuckerkandl). Ich will hier nicht auf den noch schwebenden Streit der Meinungen darüber eingehen, ob es sich bei dieser Art von Divertikeln bei einem offensichtlich bestehenden Abfluß-hindernis für die Blasenentleerung um eine angeborene oder um eine erworbene Bildung handelt. Eher möchte ich der Ansicht Kneises beipflichten, welche dahin geht, daß die Divertikel in Harnblasen mit klar zutage liegendem Miktionshindernis meistens erworbene sind oder daß sie sich zum mindesten erst aus einer gewissen angeborenen Prädisposition zur Divertikelanlage zu der späteren Größe entwickeln (Blum). Nach der Lokalisation kommen am häufigsten die um die Harnleitermündung gelegenen sog. *Uretermündungs-divertikel* vor, welche *einseitig* oder *doppelseitig* anzutreffen sind. Ihre Größe schwankt von der einer Kirsche bis zum großen Hohlraum, welcher an Größe den der eigentlichen Blase übertreffen kann. Meist sind es große schlaffe Säcke mit einer an Muskeln armen, faserigen Wand, welche namentlich bei bestehender Infektion in derbe Schwarten eingebettet und innig mit der Blasenwand verlötet sind. Ihre Mündung in die Blase erfolgt durch eine kreisförmige Öffnung, die von Muskelsträngen (nach Art eines Sphincters angeordnet) umgeben ist. Der Harnleiter mündet oft knapp am Rande des Divertikels in die Blase. Besondere Bedeutung gewinnen die Divertikel erst, wenn eine Infektion ein-setzt. Mit einer solchen steigern sich die Krankheitserscheinungen ganz besonders. Die Eiterung setzt sich in dem Hohlraume fest und ist durch keinerlei konser-vative Maßnahmen zu bekämpfen, da der stagnierende Inhalt des Divertikels weder durch Spülung der Blase, noch durch eine Behandlung mit dem Dauer-katheter beeinflußt werden kann.

Besondere *Schwierigkeiten* ergeben sich manchmal dann, *wenn man die operative Behandlung eines solchen Falles von Prostatahypertrophie, kompliziert mit Divertikelbildung, ins Auge faßt.* Denn die Enukleation der hypertrophierten Prostata genügt in solchen Fällen allein keineswegs. Man muß auch an die Exstirpation der Divertikel herangehen, weil auch nach beseitigtem Abfluß-hindernis eine in einem solchen Blindsack bestehende Infektion jeder konser-vativen Therapie trotzt. *Ob man dann beide Operationen in einer Sitzung vor-nimmt oder in zwei Etappen operieren soll,* ist manchmal *schwer zu entscheiden.* Wenn nur ein Divertikel vorliegt und der Harnleiter vor der Divertikelöffnung in die Blase mündet, wird man sich (eine gute Nierenfunktion vorausgesetzt) leichter zur *einzeitigen Operation* entschließen, welche wir daher *als die Operation der Wahl* für solche Fälle hinstellen möchten. Schwieriger liegen die Verhält-nisse dann, wenn der Ureter in das Divertikel mündet, weil man dann bei dessen Exstirpation auch noch den Harnleiter neu in die Blase implantieren muß. Es wird aber immer auch Fälle geben, bei denen man des schlechten allgemeinen

Zustandes wegen die einzeitige Operation nicht wagen kann. Wenn nun dann eine zweizeitige Operation nötig ist, so ergibt sich wieder die Frage, was man zuerst operieren soll. KRAFT tritt dafür ein, *grundsätzlich zuerst das Divertikel zu exstirpieren,* weil eine Infektion im Divertikel immer eine Gefahr für die Prostatanische und daher auch für die Wundheilung nach der Prostatektomie bedeutet; abgesehen davon, daß sich die geschädigte Nierenfunktion bei vorhandenem jauchig infiziertem Divertikel unmöglich bessern kann, solange dieser schwer infizierte Blindsack nicht entfernt ist.

### IV. Übergang in Carcinom.

Die klinisch oft lange unbemerkt bleibende carcinomatöse Entartung eines hypertrophischen Prostataknotens gewinnt vornehmlich hinsichtlich der damit gegebenen Indikation für eine frühzeitige Entfernung an Bedeutung und stellt daher ebenfalls eine das Krankheitsbild der Prostatahypertrophie komplizierende Erscheinung dar. Im Jahre 1900 haben ALBARRAN und HALLÉ auf die Tatsache hingewiesen, daß in einem nicht geringen Prozentsatz der klinisch als Prostatahypertrophien in Erscheinung tretenden Geschwülste im mikroskopischen Bilde Zeichen maligner Entartung nachzuweisen sind. Sie fanden *neben der typischen adenomatösen Hypertrophie atypische glanduläre Wucherungen mit Einbrüchen in die Umgebung,* in das Bindegewebsgerüst, in die Nervenscheiden und in die Gefäße.

Der Übergang von der typischen glandulären Hypertrophie bis zum infiltrierenden Krebs ließ sich in überzeugender Weise verfolgen. Dieser Hinweis wurde auch von anderen Autoren bestätigt und es fanden ALBARRAN und HALLÉ die carcinomatöse Entartung in 14%, JUDD in 10,5%, WILSON-MC GRATH in 15,5%, FREYER in 13,4%, HERBST und THOMPSON in 15,25%, SWAN in 14%, BARNEY, DELLINGER und GILBERT in 23,9%, TANDLER und ZUCKERKANDL in 10% der Fälle von Prostatahypertrophie. Bei meinem eigenen Material fand ich sie in 7,5%, wobei aber bemerkt werden muß, daß man in einigen Fällen nach dem histologischen Bilde nur von einem Verdacht auf Carcinom sprechen kann. Von einigen Seiten wurden diese Befunde zwar angefochten; die nicht gar so seltenen Beobachtungen aber, daß man bald nach der Enukleation eines gutartigen Prostataadenoms ein Krebsrezidiv auftreten sieht, sprechen deutlich für die Richtigkeit dieser Angaben, welche auch mit den seither noch von vielen anderen gesammelten Erfahrungen übereinstimmen. TANDLER und ZUCKERKANDL vertreten die Ansicht, es sei einerlei, ob Prostatahypertrophie in Carcinom übergeht oder mit diesem gemeinsam vorkommt. Nach ihren Untersuchungen ist die Entwicklung von kleinen Carcinomherden in einer bestehenden glandulären Hypertrophie im histologischen Bilde unverkennbar.

Die Carcinomentwicklung geschieht ganz unmerklich. Klinisch läßt sie sich in keiner Weise feststellen. Man beobachtet die typischen Harnbeschwerden mit ihrer Steigerung von den ersten Reizerscheinungen bis zur kompletten oder inkompletten Harnverhaltung. Auch der lokale, durch die Palpation ermittelte Befund bietet keine Abweichung von der Norm. Wenn das Carcinomwachstum *auf das Gebiet der Drüsenhypertrophie beschränkt ist, wird die Geschwulst klinisch immer nur den Eindruck einer gewöhnlichen Hypertrophie machen.* Wenn man solche Fälle unter der Annahme einer Hypertrophie operiert, so ist es auffallend, daß sich die Geschwulst schwer ausschälen läßt. Besonders schwierig pflegt sich die Ausschälung in der Richtung gegen die Samenblasen zu gestalten, weil dort gewöhnlich zuerst der Einbruch in das Gebiet der eigentlichen Prostatadrüse vorbereitet ist.

Die heute am häufigsten im Gebrauch stehende Operationsmethode für die Prostatahypertrophie ist die suprapubische Prostatektomie. Wenn wir

nach einer solchen Operation nach dem Ergebnisse der histologischen Untersuchung des gewonnenen Präparates erst darauf geführt werden, daß ein Carcinom vorliegt, so wird in den meisten Fällen dieser Art ein rasch auftretendes
Rezidiv zu befürchten sein. Und diesem gegenüber versagt dann unser operatives
Können gewöhnlich vollständig. *Gerade diese Fälle, bei denen wir nicht imstande
sind, das Carcinom klinisch festzustellen, sind aus diesen Gründen die ungünstigsten,
weil sie unter der falschen Annahme einer gutartigen Hypertrophie einer unzu-
reichenden Operationsmethode zugeführt werden.* Denn bei der suprapubischen
Methode können wir uns nur darauf beschränken, einen abgekapselten Knoten
auszuschälen. Die Entfernung einer malignen Geschwulst im Gesunden unter
Mitnahme alles dessen, was dem Auge und dem Tastgefühl nach krank erscheint,
ist auf diesem Wege unmöglich.

Von unseren Kranken, die wir unter der Annahme einer gutartigen Prostatahypertrophie operierten, und bei denen erst die histologische Untersuchung
die Diagnose Carcinom feststellte, bekamen alle sehr bald nach der Operation
ein inoperables Rezidiv, dem sie gewöhnlich binnen Jahresfrist erlagen, *ohne
daß es zur Ausbildung von Metastasen gekommen wäre.* Damit stimmen auch
die Erfahrungen Zuckerkandls überein, der bei den Carcinomen, die sich auf
Grund einer Hypertrophie entwickelten, niemals Metastasenbildung gesehen
hat, welch letztere doch, wie wir noch hören werden, bei den eigentlichen Prostatakrebsen so häufig ist. Bei einem Falle unseres Krankenmaterials ergab die
mikroskopische Durchmusterung des gewonnenen Präparates glanduläre Hypertrophie, trotzdem konnte ich bei diesem Kranken 2 Jahre später ein inoperables
Carcinom feststellen, welches bereits fest mit den Beckenknochen verwachsen
war und durch eine plötzlich auftretende Hämaturie nach bestem Wohlbefinden
in Erscheinung trat.

Mit Rücksicht auf das verhältnismäßig so häufige Vorkommen krebsiger
Entartung in gutartigen Adenomen müssen wir eigentlich in jedem Falle von
Prostatahypertrophie mit dieser Möglichkeit rechnen. Wir müssen uns aber
auch stets vor Augen halten, daß wir die Carcinombildung im Adenom oft gar
nicht oder erst sehr spät diagnostizieren können. Dieser peinlichen Situation
können wir nur damit begegnen, daß wir alle Prostatahypertrophien rechtzeitig der Operation zuführen, womöglich noch früher, als wir es bisher getan
haben.

Im Gegensatz zum eigentlichen Prostatakrebs scheinen die aus einer Hypertrophie sich entwickelnden Carcinome *keine Metastasen* zu bilden. Dies ist vielleicht damit zu erklären, daß bei ihnen ein Stadium schwerer Dysurie mit
Retention vorangeht. Es ist also die Möglichkeit nicht von der Hand zu weisen,
daß die Kranken, bei denen Carcinombildung in einer Hypertrophie auftritt,
noch vor der Ausbildung der Metastasen an ihrer Dysurie bzw. an der schweren
aufsteigenden Infektion der Harnwege, die sich ja bei allen Prostatikern mit
Retention schließlich einmal einstellt, zugrunde gehen.

Neben diesen Formen von Carcinomherden in gutartigen Hypertrophien,
welche sich der rechtzeitigen Erkennung und sicheren Diagnose entziehen, gibt
es dann noch Fälle, bei welchen wir das Carcinom als solches leicht durch die
Palpation feststellen können. Entweder kann man bei längerer Beobachtung
eines solchen Falles den allmählichen Übergang von Hypertrophie in Carcinom
sich entwickeln sehen, oder es führt uns der klinische Verlauf zusammen mit
dem Palpationsbefund zur richtigen Erkenntnis. Letzterer ist dann gewöhnlich
derart, daß man in einer deutlich vergrößerten Prostata mit glatter Oberfläche
und mittelharter Konsistenz irgendwo einen isolierten Knoten, einen Vorsprung
oder einen Zapfen von auffallender Härte nachweisen kann, den wir leicht als

Carcinom ansprechen können. In solchen Fällen hat also das Carcinom die Grenzen der Hypertrophie bereits überschritten, es stellen also diese Formen den Übergang zu den eigentlichen Prostatakrebsen dar.

### f) Diagnose.

Im allgemeinen sind die Beschwerden, welche uns die Kranken vorbringen, und die Symptome, welche wir an ihnen feststellen können, so eindeutig und charakteristisch, daß es in den meisten Fällen keiner besonderen Schwierigkeit bedarf, um zur Diagnose „*Prostatahypertrophie*" zu gelangen. Allerdings gibt es in der Reihe unserer Patienten mitunter solche, welche ihre Miktionsstörungen mit großer Indolenz tragen, wie dies bereits oben ausgeführt wurde, und welche dem Arzte gegenüber nur Krankheitserscheinungen allgemeiner Natur vorbringen, aus denen man in keiner Weise auf Harnbeschwerden schließen kann. Die Diagnose erheischt zunächst einmal den einwandfreien Nachweis, daß das mechanische Hindernis für die Harnentleerung einzig und allein in einer Vergrößerung der Prostata im Sinne einer Hypertrophie gelegen sei. Außerdem müssen die durch die hypertrophierte Drüse bedingten Umbildungen des Harntraktes, alle Folgezustände anatomischer und funktioneller Art und alle komplizierenden Erscheinungen ermittelt werden. Alle diese Feststellungen betreffen die *allgemeine Diagnose*, soweit sie sich auf die richtige Erkenntnis der Krankheitsursache bezieht. Wenn es sich in weiterer Folge darum handelt, in dem speziellen Falle die entsprechende Therapie einzuleiten, so ergibt sich dann noch die Notwendigkeit, Symptome und Störungen auch allgemeiner Natur zu berücksichtigen, wie sie namentlich durch eine Mitbeteiligung der Nieren hervorgerufen sind. Diese Erhebungen gewinnen für die Art der Behandlung ausschlaggebende Bedeutung und machen den Komplex der *erweiterten,* bzw. *speziellen Diagnose* aus.

### α) Allgemeine Diagnose.

Die in ihrer Anwendung einfachste Untersuchungsmethode zur Feststellung der Drüsenvergrößerung ist die *digitale Exploration vom Mastdarm aus.* Sie wird am besten in Knieellbogenlage oder an dem stehenden, über einen Tisch gebeugten Patienten vorgenommen und gibt uns über die Größe, Konfiguration und Konsistenz der Prostata guten Aufschluß. Die hypertrophierte Prostata präsentiert sich dem in den Mastdarm gehörig weit eingeführten Finger als kugelige, beiderseits gleich weit nach außen ausladende, also gewöhnlich symmetrisch angelegte Geschwulst, welche durch eine mediane Rinne in zwei Hälften geteilt ist. Diese seichte Furche, welche auch verstrichen sein kann, kommt nach ZUCKERKANDL dadurch zustande, daß die zwischen den beiden Seitenlappen verlaufende Harnröhre in der Mittellinie von einer geringeren Geschwulstmasse bedeckt und daher nachgiebiger ist. Die *Größe* der Geschwulst ist ganz verschieden und schwankt von der kleinen, die Größenverhältnisse einer normalen Prostata kaum überschreitenden bis zur faustgroßen, kugeligen Vorwölbung, deren obere Grenze der tastende Finger oft kaum erreichen kann. Immer ist die *Oberfläche* glatt und gleichmäßig, zeigt keinerlei Vorsprünge oder Zapfen und auch keine Unterschiede in der *Konsistenz*. Letztere ist ganz *charakteristisch* und wird am besten als *derb-elastisch* bezeichnet.

Es sei gleich hier einiger anderer Erkrankungen der Prostata Erwähnung getan, welche in diagnostischer Hinsicht mit der Prostatahypertrophie in Konkurrenz treten, aber bei einiger Erfahrung schon durch die bloße Palpation auseinandergehalten werden können. Die *chronische Prostatitis* kann sich ebenfalls als große kugelige Geschwulst präsentieren, in ihrer Konsistenz werden aber gewöhnlich derb-elastische Partien von deutlich infiltrierten, um ein weniges härtere Stellen abzugrenzen sein. Diese Infiltrate finden sich namentlich an den lateralen Partien der Geschwulst und sind auch auf Druck empfindlich; außerdem lassen sich in dem exprimierten Sekret reichlich Eiterzellen nachweisen. Bei der *Prostatatuberkulose* fällt die Unebenheit der Oberfläche auf. Dellenartig eindrückbare, fluktuierende Partien wechseln mit auffallend harten Stellen ab, die Größenzunahme bezieht sich nicht auf die ganze Drüse, sondern nur auf den einen oder den anderen Seitenlappen.

Beim *Prostatacarcinom* ist es wieder die ganz besondere Härte der Geschwulst, welche uns sofort zur richtigen Erkenntnis führt; es kann nur ein Teil der Drüse von einem solchen bretthartem Zapfen eingenommen sein oder die ganze Drüse ist diffus hart infiltriert, höckerig, unregelmäßig in der Form. Bei den *Prostatasteinen,* die oft oder gewöhnlich mit Absceßbildung kombiniert vorkommen, findet man neben auffallender Härte einer Partie eine solche von weicher Konsistenz, dazu kommt noch das charakteristische Crepitationsgefühl, welches jeden diagnostischen Zweifel ausschließt.

Mit der *rectalen Palpation* können wir nur die gegen den Mastdarm vorspringenden Teile der hypertrophierten Drüse feststellen. Über die Veränderungen der Drüsenteile, welche gegen die Blase, bzw. in deren Hohlraum vorspringen, sagt uns die rectale Austastung gar nichts. Wenn wir also bei der rectalen Untersuchung eine Prostatageschwulst nachweisen können, so ist diese Feststellung für das Vorhandensein einer Prostatahypertrophie absolut beweisend. Bei negativem Rectalbefund kann trotzdem eine Hypertrophie bestehen, dann zeigt aber die Geschwulst ausschließlich ein blasenwärts gerichtetes Wachstum.

In manchen Fällen leistet uns in dieser Hinsicht die *bimanuelle Untersuchung,* welche in Rückenlage des Patienten vorgenommen wird, einiges, indem der Zeigefinger der einen Hand in den Mastdarm eingeführt wird und die Finger der anderen Hand die Bauchdecken über der Symphyse dem Rectum entgegendrücken. Bei sehr mageren Patienten mit schlaffen Bauchdecken kann man auf diesem Wege manchmal auch den Blasenanteil der Geschwulst abtasten. Vor allem gewinnt man bei der bimanuellen Untersuchung gewisse Anhaltspunkte über die absolute Größe der Geschwulst. Aber auch über den Füllungszustand der Blase bei vorhandenem Residualharn gibt uns diese Art der Untersuchung Aufschluß und man kann bei einiger Übung sich auf diese Weise über die Menge des Restharnes orientieren.

Wenn wir es vermeiden wollen, bei einem noch nicht infizierten Prostatiker einen Katheter einzuführen, so gewinnt diese Art der Feststellung der Restharnmenge einigermaßen an Bedeutung; doch darf man von dieser Untersuchungsmethode zur Feststellung der Restharnmenge nicht zu viel erwarten.

Hand in Hand mit der Entwicklung der knolligen Wucherung der Drüse geht eine *Verlängerung der Harnröhre,* welche für das Bestehen einer Prostatahypertrophie so charakteristisch ist, daß ihr Nachweis diagnostische Bedeutung gewinnt. Die Verlängerung betrifft den oberen Anteil der prostatischen Harnröhre vom Colliculus bis zum Orificium internum. Bis zum Colliculus ist die Harnröhre gerade und gestreckt, von da ab ist sie abgeknickt, manchmal bis zu einem Winkel von 90°. Diese winklige Abknickung ist besonders an der rückwärtigen Wand der Harnröhre ausgeprägt und bildet einem eingeführten geraden Instrument ein unüberwindliches Hindernis. Dadurch ist es auch erklärlich, daß sich für die Einführung in die prostatische Harnröhre in erster Linie Instrumente mit kurzem aufgebogenem Schnabel eignen, welche den Weg längs der vorderen Harnröhrenwand in die Blase nehmen. Führt man ein starres oder halbsteifes Instrument mit aufgebogenem Schnabel in die Harnröhre ein, so muß man, um in die Blase zu gelangen, das Instrument viel weiter vorschieben; man muß ein starres Instrument unter die Horizontale senken, damit die

Einführung vollständig gelingt. Dieses Vorgehen läßt uns leicht die vermehrte Längenausdehnung der Urethra prostatica erkennen.

Eine Untersuchungsmethode, welche namentlich dazu geeignet ist, die Veränderungen der Blasenmündung bei einer bestehenden Prostatahypertrophie nachzuweisen, ist die *Cystoskopie.* Außerdem wird uns die cystoskopische Untersuchung auch noch über alle sekundären Veränderungen in der Blase und an den Harnleitermündungen und über eventuelle Steinbildung in der Blase Aufklärung geben. In den meisten Fällen ist die Cystoskopie mit den gebräuchlichen Instrumenten gut ausführbar. Es gibt aber doch extreme Fälle, bei welchen ihre Durchführung, bzw. die Einführung des Instrumentes unmöglich erscheint. Bei diesen Fällen handelt es sich um eine ganz besondere Längenausdehnung der Harnröhre oder um eine unregelmäßige Vergrößerung der Seitenlappen, welche nicht nur eine winklige Abknickung der Harnröhre in sagittaler Richtung, sondern auch nach der einen oder anderen Seite hin bewirkt. Um die Einführung des Cystoskopes auch in solchen Fällen möglich zu machen, haben LOHNSTEIN und RINGLEB eigene Instrumente mit besonders konstruiertem Schnabel, bzw. mit Leitsonden angegeben. Wir werden aber nur selten in die Lage kommen, einmal ein solches Instrument bei einem Prostatiker anwenden zu müssen, für gewöhnlich gelingt die Einführung der gebräuchlichen Cystoskope.

Eine andere Frage, welche hier gleich erörtert werden muß, ist die, *ob wir bei einer bestehenden Prostatahypertrophie überhaupt eine Cystoskopie vornehmen sollen.* Im allgemeinen kann man den Standpunkt vertreten, daß wir bei jedem Falle von Prostatahypertrophie, der zur Operation kommt, cystoskopieren sollen, bzw. eine solche Untersuchung ausführen können, namentlich dann, wenn die Diagnose irgendwie zweifelhaft erscheint. Wenn differentialdiagnostisch auch andere Veränderungen am Blasenhals, bzw. am inneren Sphincter in Frage kommen, wird man diese Untersuchungsmethode nicht entbehren können. Handelt es sich aber um einen einen noch nicht infizierten Prostatiker, bei dem es sich nur zunächst um die Ermittlung der Diagnose handelt, so wird man die Cystoskopie *womöglich vermeiden,* weil das Einführen eines Instrumentes in eine noch nicht infizierte Prostatikerblase keinesfalls gleichgültig ist. Denn wenn mit dem Cystoskop oder mit einem eingeführten Katheter in eine solche Blase Infektionskeime hineingebracht werden, so finden diese bei der ungenügenden Entleerungsmöglichkeit der Blase die allerbesten Bedingungen für ihr schrankenloses Wachstum.

Die Cystoskopie gibt uns vor allem ein *Bild von der Blasenmündung,* welche durch die hypertrophierte Prostata deformiert und zerklüftet ist. Das Orificium internum, welches wir im Cystoskop als sog. Übergangsfalte in Form eines scharfen, konkaven, etwas dunkler gefärbten Schleimhautsaumes, gewissermaßen wie einen Vorhang vor das Blaseninnere sich vorschieben sehen, ist nicht mehr glatt und zart, sondern höckerig und erscheint eingenommen von verschiedenen kugeligen, konvex vorspringenden Vorwölbungen, welche sich überschneiden oder aber in Form eines V zusammenstoßen. Die bedeckende Schleimhaut dieser knolligen Vorsprünge ist gewöhnlich dunkelrot gefärbt, sie ist viel blutreicher als die der Blase und zeigt oft frische Blutungsherde, welche von der Einführung des Instrumentes herrühren. Die Blasenmündung kann entweder auf der Höhe einer solchen, den Sphincterrand einnehmenden Geschwulst liegen oder von einem dieser vorspringenden Buckel überdacht werden. Wenn die Geschwulstmasse, welche den hypertrophierten Drüsenteil ausmacht, subvesical liegt, so muß die Blasenmündung gar nicht deformiert sein, dann ist der Blasenboden als Ganzes mit der Mündung der Harnröhre gehoben. Nach MARION können wir über die Höhe der Blasenmündung, bzw. über die Größe der hypertrophierten Prostata die richtige

Vorstellung gewinnen, wenn wir genau die räumliche Anordnung der Ureterostien zur Übergangsfalte im cystoskopischen Bilde beachten. Je näher Sphincterrand und Uretermündungen zusammenrücken, desto mehr ist der Blasenboden kranialwärts verschoben, die Blasenmündung erhöht und durch um so größere

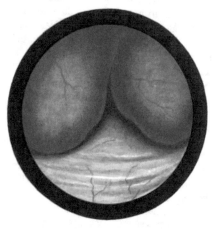

Abb. 69. Prostatahypertrophie als kugelige Geschwulst in die Blase ragend. (Aus Tandler-Zuckerkandl: Prostatahypertrophie. Berlin: Julius Springer 1922.)

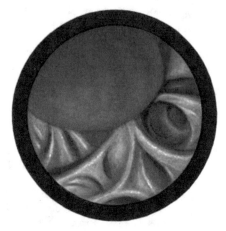

Abb. 70. Prostatahypertrophie als gelappte Geschwulst in die Blase ragend. (Aus Tandler-Zuckerkandl.)

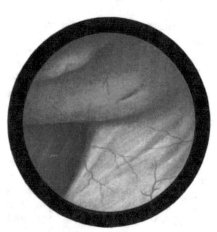

Abb. 71. Hypertrophie des Torus interuretericus. Seitlicher Anteil mit der Harnleitermündung. (Aus Tandler-Zuckerkandl.)

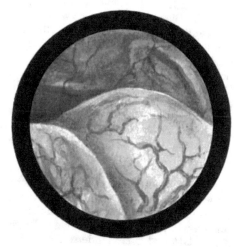

Abb. 72. Mittellappen und rechter Seitenlappen, welcher noch zum Teil kulissenartig in das Gesichtsfeld ragt. Der Mittellappen liegt, wie gewöhnlich, etwas hinter dem Seitenlappen. (Aus Joseph: Kystoskopische Technik. Berlin: Julius Springer 1923.)

Geschwülste ist die Übergangsfalte substituiert. Dabei muß bemerkt werden, daß es bei einem normalen Blasenbilde niemals gelingt, Übergangsfalte und Ureterostien in ein einziges Gesichtsfeld zu bringen. Watson (Young) (s. Abb. 75) und Voelcker (s. Abb. 74a—d) haben die Veränderungen der Blasenmündung bei den verschiedenen Stellungen des Cystoskopes in Schemen eingezeichnet. Sie gewinnen auf diese Art gewissermaßen ein *Rundpanorama*, welches uns über die Verhältnisse am Blasenhals einen guten Überblick gibt.

Das SCHLAGINTWEITsche retrograde Cystoskop stellt die Verhältnisse der Blasenmündung plastischer und deutlicher dar, doch ist seine Verwendung für diesen Zweck nicht unbedingt notwendig.

Neben den Veränderungen an der Übergangsfalte, welche große diagnostische Bedeutung haben, zeigt uns das cystoskopische Bild aber noch viel mehr. Vor allem sehen wir die ganze Umgestaltung der Blase bei einem längere Zeit bestehenden Miktionshindernis, wie sie sich zunächst durch eine trabeculäre Hypertrophie kundgibt. Die mächtigen, in die Blase vorspringenden, sich kreuzenden und miteinander verästelten Muskelbündel, dazwischen liegende kleine Grübchen (s. Abb. 69), welche sich in ganz exzessiven Fällen zu Diver-

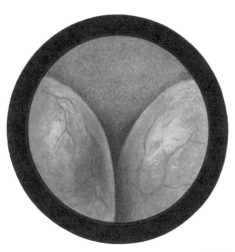

Abb. 73. Beide Seitenlappen stark vergrößert springen kugelig in die Blase vor. Es besteht Cystitis mit entzündlicher Injektion der Prostata. (Aus JOSEPH.)

tikeln vertiefen können, sind sehr schöne und überzeugende Bilder. Die Muskelhypertrophie des Detrusors erstreckt sich auch auf das, die beiden

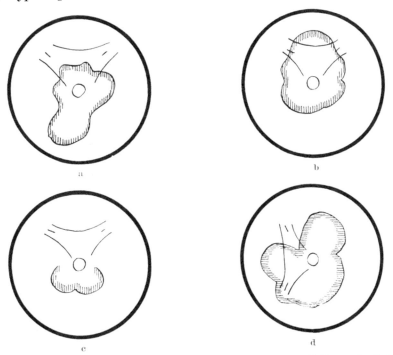

Abb. 74 a—d. Veränderungen der Blasenmündung bei den verschiedenen Stellungen des Cystoskops. (Nach VOELCKER, aus FISCHER und ORTH: Zeitschr. f. urol. Chirurg. Bd. 5.)

Harnleitermündungen verbindende Band, das Ligamentum interuretericum. Die Verlängerung dieses Bandes nach außen, über die Harnleitermündungen

hinaus, welche uns die Dehnung und Stenosierung des intramuralen Ureteranteiles anzeigt (Zuckerkandl), und darauf schließen läßt, daß die Ureteren
über dieser intramuralen Verengerung eine Erweiterung aufweisen, alles das
können wir im cystoskopischen Bilde sehen (s. Abb. 71). Ebenso natürlich

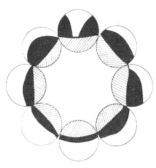

die cystitischen Veränderungen, welche alle Grade
von der einfachen Gefäßinjektion bis zur schweren
nekrotisierenden Cystitis erreichen können, lesen
wir im Cystoskop ab. Wir sehen ferner in der
Blase liegende Steine, können deren Größe abschätzen und können aus deren Farbe und äußeren
Beschaffenheit auf deren chemische Zusammensetzung schließen.

Überaus schöne und mannigfaltige Bilder
können wir erzielen, wenn wir bei einer Prostatahypertrophie die *Irrigationsendoskopie der rückwärtigen Harnröhre* vornehmen. Während sich die
Seitenwände der normalen, prostatischen Harnröhre durch die Irrigation abdrängen und ausweiten lassen, wölben sich die hypertrophierten
Prostataknollen halbkugelförmig gegen das Lumen

Abb. 75. Darstellung des Blasenhalses. (Nach Young.) Eigene
Zeichnung.

der Urethra prostatica vor, vielfach unsymmetrisch. Die prostatische Harnröhre bildet gewöhnlich einen Spalt, eine Schlucht, in deren Tiefe der Samenhügel liegt. Man sieht auch, wie manchmal die Geschwulst weit in die Blase

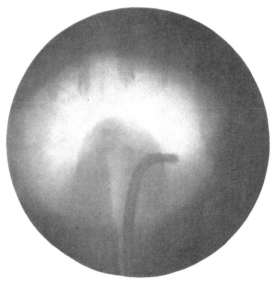

Abb. 76. Intravesicale Form der Prostatahypertrophie.

hineinragt und die vollständige Besichtigung des Trigonums unmöglich macht.
Der Sphincterrand ist unregelmäßig gewulstet.

Einen überaus wichtigen Behelf für die Diagnose der Prostatahypertrophie
besitzen wir in *dem Röntgenverfahren.* Es gelingt durch Füllung der Blase mit
Sauerstoff oder mit Luft in ausgezeichneter Weise, den hypertrophischen
Drüsenteil anschaulich zu machen. Diese Methode wurde zuerst von Burckhardt und Floercken beschrieben, wir finden sie dann erwähnt in einer

Inauguraldissertation von VALENTIN aus der Würzburger chirurgischen Klinik
(ENDERLEN) und erst in neuerer Zeit hat wieder PFLAUMER auf dem sechsten

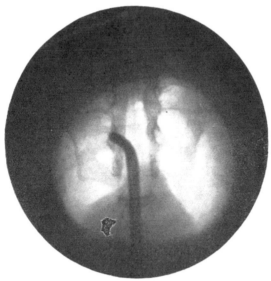

Abb. 77. Intravesicale Form der Prostatahypertrophie.

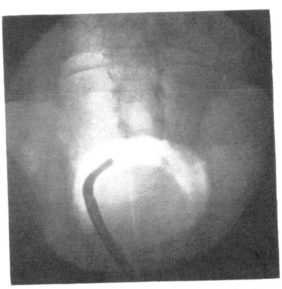

Abb. 78. Intravesicale Form der Prostatahypertrophie.

Kongreß der deutschen Gesellschaft für Urologie auf sie aufmerksam gemacht.
Auf den Abb. 76—80 sieht man, wie sich namentlich der in die Blase ragende
Teil des Prostata-Adenoms auf diese Weise gut darstellen läßt[1].

---

[1] Alle diese Bilder stammen aus der urologischen Abteilung der chirurgischen Klinik
in *Erlangen* und wurden mir von Prof. PFLAUMER zur Verfügung gestellt.

Aber auch um die sekundäre Umgestaltung der Prostatikerblase zu ver-
anschaulichen, besitzen wir in dem *Röntgenverfahren* eine überaus wertvolle
Untersuchungsmethode. Die normale Harnblase, mit einem der gebräuchlichen
Kontrastmittel gefüllt, zeigt bei der gewöhnlichen Aufnahme in anterioposteriorer
Richtung eine eiförmige Gestalt. Sie ist in ihrem oberen Anteil etwas breiter
angelegt als in dem unteren, der untere Kontur ist konkav und reicht hinter
die Symphyse, steht also tiefer als deren oberer Rand. Ganz anders verhält

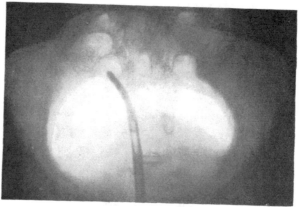

Abb. 79. Subvesicale Form der Prostatahypertrophie.

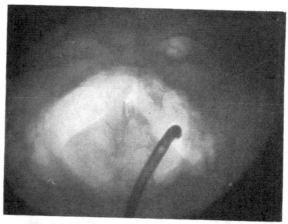

Abb. 80. Mischform, subvesical und intravesical.

sich das Bild bei einer Prostatahypertrophie. Der untere Blasenkontur ist gerade
und mehr gestreckt, liegt manchmal querfingerbreit über der Symphyse, manchmal noch höher; der Blasengrund ist breiter, weiter ausladend als die Scheitel-
partien. Die Blase bekommt so die Gestalt einer Birne. Diese Hebung des
Blasenbodens über die Symphyse hinaus ist ganz charakteristisch für das Bild
einer durch eine Prostatahypertrophie umgestalteten Blase. Man kann daraus
ersehen, wie die hypertrophierte Prostata nicht nur die Verlängerung der
prostatischen Harnröhre bedingt, sondern den Blasengrund in seiner Gänze
hebt. Bei hochgradiger Trabekelbildung und sekundären kleinen intramuralen
Divertikeln sehen die Konturen der Blase auf dem Röntgenbilde nicht glatt
aus, sondern erscheinen unscharf und gewellt.

Es ist selbstverständlich, daß sich auch größere Divertikel der Blase in überzeugender Weise am Röntgenbilde nachweisen lassen. Um über deren Lage, Ausdehnung und Ausgangspunkt ganz genaue Aufschlüsse zu bekommen, wird es sich empfehlen, neben der gewöhnlichen Aufnahme in Rückenlage noch eine solche in axialer Richtung durch das kleine Becken anzufertigen. In vielen Fällen wird es bei hochgradig veränderten schlaffen Prostatikerblasen gelingen, mit der Kontrastflüssigkeit, welche in die Blase eingespritzt wird, auch die Ureteren zu füllen. Ich will nicht näher darauf eingehen, unter welchen Bedingungen die Ureterostien ihre Verschlußfähigkeit einbüßen. Es kann dies unter dem Einflusse hochgradiger Muskelerschlaffung oder aber durch entzündliche Veränderungen der Blasenschleimhaut bedingt sein. Wir können bei der Aufnahme einer Prostatikerblase auf diese Art sehr häufig beide Ureteren

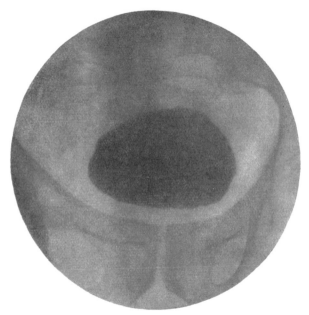

Abb. 81. Hebung des Blasenbodens.

darstellen, man sieht dann in sehr klarer und überzeugender Weise, wie der Harnleiteranteil innerhalb der Blasenwand eine deutliche Stenose aufweist und wie dann über dem intramuralen Teil die Harnleiter plötzlich eine manchmal ganz hochgradige Erweiterung aufweisen, welche sich bis hinauf zum Nierenbecken verfolgen läßt. Aus den beigegebenen Abbildungen kann man deutlich sehen, wie wertvoll das Röntgenverfahren ist, um diese sekundären Veränderungen einer Prostatikerblase zur Darstellung zu bringen.

So sieht man auf Abb. 81 die Hebung des unteren Blasenkonturs über die Symphyse, auf Abb. 82 die Umwandlung der Prostatikerblase in die Birnenform mit dem stark gehobenen, geraden und breiten Blasenboden. Auf Abb. 83 die unregelmäßig konturierte, gehobene Blase mit einem größeren Divertikel. Die beiden folgenden Abb. 84, 85 zeigen, wie sich von der Blase aus beide Ureteren gefüllt haben und wie die untersten intramuralen Harnleiteranteile deutlich verengert, ihre oberen Partien aber stark erweitert sind.

Zur Feststellung, ob *Residualharn* vorhanden ist, bzw. bis zu welchem Grade die Contractilität der Blase eine Einbuße erlitten hat, bedient man sich des

einfachen Katheterismus. Wie später noch ausgeführt werden soll, eignen sich
für den Katheterismus bei einer bestehenden Prostatahypertrophie am besten

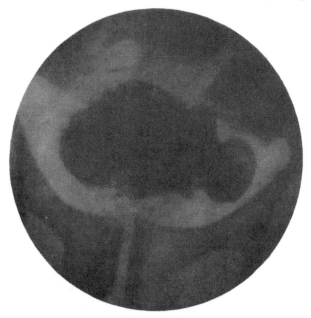

Abb. 82. Birnenform der Blase, gehobener, breiter Blasenboden.

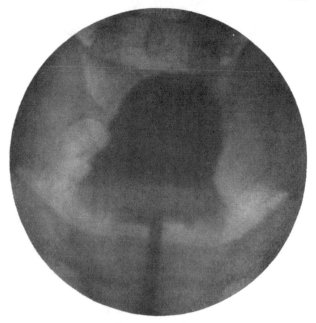

Abb. 83. Divertikelblase.

weiche Gummikatheter mit spitzigem aufgebogenem Schnabel (TIEMANN-
Katheter). Um die Restharnmenge festzustellen, fordern wir den Patienten

auf, vor uns zu urinieren. Wenn dies geschehen ist und der Kranke das Gefühl hat, den gesamten in der Blase befindlichen Harn entleert zu haben, bringen wir den Patienten in Rückenlage und führen unter Wahrung strengster Asepsis einen solchen TIEMANN-Katheter in die Blase ein. Die Menge des nun durch den Katheter abfließenden Harnes wird in einem Meßglas aufgefangen und bestimmt. Aus der Menge des Restharnes, aber auch aus der Qualität des aus dem Katheter abfließenden Harnstrahles können wir auf den Grad der funktionellen Schädigung der Blase Schlüsse ziehen.

MOREL und CHABANIER haben darauf hingewiesen, daß dem Blutbild bei einer Prostatahypertrophie große Bedeutung zukomme, da man in jedem Falle eine deutliche *Vermehrung der eosinophilen Zellen* nachweisen könne. LEGUEU und ASTRALDI haben diese Untersuchungen, welche nur wenig Beachtung fanden, wieder aufgenommen und sprechen ihnen größeren Wert zu. Sie behaupten, daß bei jeder Prostatahypertrophie die Zahl der eosinophilen Zellen vermehrt sei, daß die Eosinophilen bei Temperatursteigerungen und bei Hämaturien verschwinden und daß beim Carcinom der Prostata die Eosinophilen vermindert seien. Namentlich letztere Feststellung hätte natürlich ganz besonderen Wert für die Diagnose. Die Untersuchungen wurden so gut wie gar nicht nachgeprüft. In letzter Zeit hat CASSUTO eine Eosinophilie nur bei 28% seiner Prostatiker nachweisen können, er spricht daher der Methode jedwede Bedeutung ab. STAHL ist der Meinung, daß bei der Prostatahypertrophie das Blutbild nicht allein durch die Geschwulstbildung, sondern namentlich durch die sekundäre Erkrankung der Harnwege eine Veränderung erfahren kann.

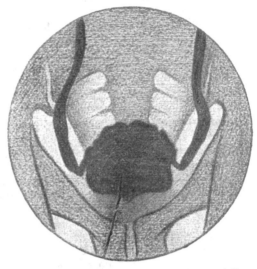

Abb. 84. Ureterfüllung, enger intramuraler Anteil. (Aus TANDLER-ZUCKERKANDL.)

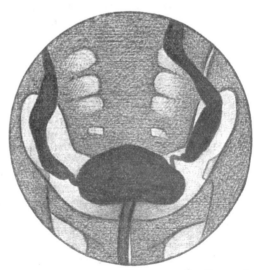

Abb. 85. Hebung des Blasenbodens. Erweiterung des Harnleiter. Balkenblase im Röntgenbilde. (Aus TANDLER-ZUCKERKANDL.)

Über die *Diagnose der Komplikationen im Verlaufe der Prostatahypertrophie* ist nicht mehr viel zu sagen, weil wir in dem vorangegangenen, die Symptomatologie behandelnden Abschnitt die für die Diagnose verwertbaren Anzeichen zum größten Teil bereits angeführt haben. Schwierigkeiten werden sich nur dann ergeben, wenn in dem einen oder anderen Falle die komplizierenden Erscheinungen das Krankheitsbild vollständig beherrschen. Dann wird es erst längerer Untersuchungen und Überlegungen bedürfen, um den Zusammenhang der Symptome mit einer Prostatahypertrophie festzustellen, bzw. sie auf diese Krankheitsursache zu beziehen. Aber auch darüber ist in dem erwähnten Kapitel bereits das Notwendigste besprochen. Es wäre nur noch zu erwähnen, daß bei einer Infektion der Harnwege in erster Linie eine genaue *chemische, bakteriologische und mikroskopische Harnuntersuchung* vorzunehmen ist, aus welcher wir gewöhnlich auf die Ausbreitung der Infektion schließen können. Auch die *24 stündige Harnmenge* muß damit im Zusammenhange berücksichtigt werden. In weiterer Folge wird sich dann noch die Notwendigkeit ergeben, bei einem Prostatiker mit schwerer Infektion eine mehrtägige Beobachtung unter regelmäßiger Entleerung der Blase (eventuell durch einen Dauerkatheter) und einer Spülungsbehandlung der Blase einzuleiten. Auf Grund aller dieser Maßnahmen wird man in den meisten Fällen zur Erkenntnis kommen, ob die Infektion nur die Blase oder auch das Nierenbecken und das Nierenparenchym betrifft.

Eine Pyelitis kann, wenn sie akut auftritt, ganz plötzlich durch starke Schmerzen, mitunter auch kolikartiger Natur einsetzen. Aber auch da werden das Alter des Patienten und anamnestisch erhobene Miktionsbeschwerden den Verdacht auf eine Prostatahypertrophie lenken und eine rectale Exploration erheischen. Über die Erkennung und richtige Deutung der verschiedenen Nierenschädigungen soll noch im folgenden Abschnitt ausführlich gesprochen werden.

Größeren Schwierigkeiten wird man begegnen, wenn eine parenchymatöse Cystitis mit größeren pericystischen Veränderungen oder mit Absceßbildung einhergeht. Die in solchen Fällen bestehende Schmerzhaftigkeit der Blasengegend über der Symphyse, sowohl spontan als auch auf Druck, zusammen mit einer gewissen Bauchdeckenspannung werden sich leicht feststellen lassen, es wird sich nur darum handeln, auch in solchen Fällen den ursächlichen Zusammenhang mit einer hypertrophierten Prostata zu erweisen.

Daß sekundäre *Steinbildung* und *Divertikel* durch die Cystoskopie und das Röntgenverfahren leicht und einwandfrei zu erkennen sind, muß nicht erst hervorgehoben werden.

In differentialdiagnostischer Hinsicht tritt vor allem eine Krankheit in Konkurrenz mit der Prostatahypertrophie, welche neben anderen Erscheinungen Störungen seitens der Blasenfunktion hervorbringen kann, die denen der Prostatahypertrophie vollkommen gleichen. Es sind dies die Blasenstörungen, wie man sie bei manchen Fällen von *Tabes* beobachten kann.

Es ist bekannt, daß die Harnbeschwerden oft das erste Symptom dieser Erkrankung darstellen, welche die Patienten veranlaßt, ärztliche Hilfe aufzusuchen. Die Miktionsstörungen gehen oft anderen durch die spinale Erkrankung bedingten Sensationen voran. Die Tabes kann diese Blasenstörungen aber auch in anderen Stadien der Krankheit auslösen. Unter den verschiedenartigen Symptomen seitens der Harnentleerung, welche wir bei der Tabes zu beobachten Gelegenheit haben, lassen sich namentlich zwei Komplexe auseinanderhalten, die sog. ausdrückbare Blase und die Zustände von erschwerter Miktion bis zur kompletten Retention mit Ischuria paradoxa, wobei wir alle anderen Störungen seitens der Harnentleerung, welche im Verlaufe einer Tabes beobachtet werden können, gänzlich unberücksichtigt lassen wollen. Die letztere Art von Miktionsstörungen ist *denen durch eine Prostatahypertrophie hervorgerufenen überaus ähnlich;* auch der gewöhnlich über eine Reihe von Jahren sich hinziehende Verlauf und die, mit der Zeit zunehmende Intensität der Erscheinungen gleichen den Miktionsstörungen der Prostatahypertrophie beinahe vollkommen. Auch die Infektion der Harnwege, welche sich bei dem Tabiker auffallend leicht einstellt, nimmt einen ganz analogen Verlauf. *Die früher allgemein gültige Annahme, daß die tabische Retentionsblase auf einer Lähmung des Musc. detrusor beruhe, besteht nicht mehr zu recht.* Vielmehr müssen wir mit FREUDENBERG annehmen, daß eine Koordinationsstörung zwischen Detrusor und Sphincter internus vorliege, in der Weise, daß bei dem Versuche der Miktion, also bei der Contraction des Detrusor der Sphincter, statt zu erschlaffen, sich ebenfalls kontrahiere. Daß zwischen diesen beiden Muskeln ein inniger Zusammenhang besteht, daß sie auch anatomisch ineinander übergehen und eigentlich nur funktionell determiniert sind, ist durch verschiedene Arbeiten klar bewiesen (siehe den Abschnitt pathologische Physiologie der Harnblase).

Bei der cystoskopischen Untersuchung einer Tabikerblase finden wir hochgradige Trabekelbildung, welche ebenfalls als Produkt einer längere Zeit währenden Mehrleistung des Musc. detrusor anzusehen ist. Es sei ferner bemerkt, daß beide Erkrankungen, die Prostatahypertrophie und die Tabes, auch gleichzeitig nebeneinander bestehen können.

Über die Behandlung solcher, im Verlaufe einer Tabes sich einstellenden Erscheinungen der erschwerten Miktion soll noch in einem der folgenden Abschnitte gesprochen werden.

Dem Umstande Rechnung tragend, daß eine Tabes manchmal ganz gleiche klinische Erscheinungen wie eine Prostatahypertrophie hervorbringen kann, erscheint es geboten, bei allen Prostatikern, namentlich solchen jüngeren Alters neben einer Untersuchung des Allgemeinzustandes (Herz, Lungen und Gefäße betreffend), auch eine genaue Prüfung des Nervensystems einzuleiten. Eine Aufnahme des Nervenbefundes wird vor allem dann angezeigt sein, wenn die rectale Palpation oder sonstige objektiv feststellbare Veränderungen nicht einwandfrei das Bestehen einer hypertrophischen Prostata als Ursache des Miktionshindernisses erkennen lassen.

An zweiter Stelle in der Reihe der Krankheiten, welche mit einer Prostatahypertrophie in deren klinischem Verlaufe große Ähnlichkeiten aufweisen, so daß ihre Auseinanderhaltung auf Schwierigkeiten stoßen kann, steht die *Harnröhrenstriktur.* Da wir uns zum Katheterismus bei einer Prostatahypertrophie am vorteilhaftesten eines weichen (TIEMANN) Katheters stärkeren Kalibers (15—20) bedienen, mit welchem der Katheterismus erfahrungsgemäß beinahe in allen Fällen leicht gelingt, so ist die Diagnose Striktur mit Sicherheit auszuschließen, wenn wir einen solchen Katheter gut in die Blase einführen können.

Eine chronische *Prostatitis* kann ebenfalls Harnverhaltung und erschwerte Miktion verursachen. Ihre Diagnose stützt sich auf eine besondere Druckempfindlichkeit der Drüse in ihrer Gänze oder in einzelnen Partien und auf die mikroskopische Untersuchung des exprimierten Sekretes. GOLDENBERG hat eine besondere Form der chronischen Prostatitis beschrieben, welche mit Dysurie und Residualharn einhergeht und die er als Prostatis chron. ,,cystoparetica" bezeichnet.

*Maligne Tumoren* der Prostata sind manchmal schwer von der Prostatahypertrophie zu unterscheiden, namentlich die *Carcinome* in ihren Anfangsstadien und diejenigen, welche sich auf Grund einer Prostatahypertrophie entwickeln. Über letztere wurde bereits in einem früheren Kapitel alles Wissenswerte ausgeführt, Carcinome in vorgeschrittenem Stadium und Sarkome bieten der Erkennung auf Grund der rectalen Untersuchung gewöhnlich keine Schwierigkeiten.

*Differentialdiagnostische Bedeutung* gewinnen dann noch verschiedene *Affektionen und Anomalien des inneren Sphincters*, sowie manche *Erkrankungen des Blasenhalses,* welche in einem eigenen Abschnitt abgehandelt werden sollen.

*Prostatasteine,* die übrigens auch in hypertrophierten Prostaten auftreten können, zeichnen sich durch auffallende Härte aus, daneben finden sich manchmal fluktuierende Stellen. Ganz sicher ist ihre Anwesenheit erwiesen, wenn wir bei der rectalen Untersuchung Crepitation feststellen können. Übrigens können wir sie auch leicht durch ein Röntgenbild nachweisen.

### β) Spezielle Diagnose.

Nachdem wir die Diagnose „Prostatahypertrophie" gestellt und den Nachweis erbracht haben, daß das die Miktion *erschwerende Hindernis* einzig und allein in einer hypertrophierten Prostata gelegen sei, nachdem wir ferner durch die verschiedenen Untersuchungsmethoden uns davon überzeugt haben, wie groß die vergrößerte Prostata ist, ob sie mehr gegen den Mastdarm oder mehr gegen die Blase sich vorwölbt, welcher Grad von Infektion der Harnwege vorhanden ist usw., erwächst uns noch die große Aufgabe, bei jedem Prostatiker festzustellen, inwieweit das Urogenitalsystem im ganzen oder in seinen einzelnen Abschnitten *funktionell* geschädigt ist. Diese Feststellungen müssen wir machen, wenn es sich darum handelt, im Einzelfalle den entsprechenden therapeutischen Weg einzuschlagen.

Die *Insuffizienz des Musc. detrusor* als höchster Grad der funktionellen Schädigung des Blasenmuskels läßt sich durch die Menge des Restharnes feststellen. Diese Insuffizienz des Detrusor ist merkwürdigerweise auch bei den Fällen von kompletter Retention mit maximal überdehnter Blase beinahe immer reparabel, wenn sofort für eine vorsichtige und konstante Entleerung der Blase gesorgt wird.

Nicht so ganz einfach liegen die Verhältnisse bei den funktionellen Schädigungen der Nieren. Als man anfing, die Prostatahypertrophie chirurgisch zu behandeln, und die Technik der Prostatektomie schon gut durchgebildet war, mußte man sich bald eingestehen, daß diese Operationen eine ganz bedeutende Mortalität aufzuweisen haben, eine Mortalität, welche dem Gefahrenmoment einer konservativen Behandlung ganz bedeutend überlegen war. Erst mit der Erkenntnis, daß die Chancen der Operation von dem jeweiligen Zustand der Nieren abhängig sind, konnte man daran gehen, durch eine entsprechende Auswahl der für die Operation geeigneten Fälle die Mortalität günstiger zu gestalten. Albarran, Kümmell und Zuckerkandl (Paschkis) waren die ersten, welche auf die *Notwendigkeit systematischer Nierenfunktionsprüfungen für die Beurteilung der Operabilität* hingewiesen haben, ein *Verdienst, welches gebührende Anerkennung verdient.*

Aus dem Gesagten ergibt sich, daß wir die Aufgaben der Diagnose in dem speziellen Falle auch auf die Art und den Grad der durch die Krankheit hervorgebrachten Funktionsstörungen von seiten der Nieren ausdehnen müssen. Wie bereits früher erwähnt, kommen die Nierenschädigungen im Verlaufe der Prostatahypertrophie hauptsächlich durch zwei Ursachen zustande. Einmal durch die Stauung im ganzen Harnsystem, welche sich in einem Druck auf das Nierenparenchym auswirkt, und in zweiter Linie durch infektiöse Prozesse, welche auf ascendierendem oder hämatogenem Wege das Nierenparenchym befallen und entweder durch eitrige Einschmelzung oder durch Bindegewebssubstitution konsumieren. Düttmann spricht im ersten Falle von einer funktionellen, im zweiten von einer organischen Insuffizienz der Nieren. Wir wissen auch, daß von diesen Schädigungen die *ersteren restitutionsfähig,* die *letzteren gewöhnlich nicht reparabel sind.* Insoferne aber als auch bei dem durch Infektion bedingten Funktionsausfall nur ein geringer Teil von funktionsfähigem Parenchym zerstört sein kann, ist die Möglichkeit vorhanden, daß der noch nicht geschädigte

Parenchymrest eine ausreichende Nierenarbeit garantieren kann. Dann ist es unsere Aufgabe, diesen Grad der Zerstörung zu ermitteln. Aber andererseits kann auch die funktionelle Schädigung, welche durch Stauung bedingt ist, in den Nieren manchmal, namentlich dann, wenn diese lange bestanden hat, als irreparable Schädigung zur Auswirkung kommen.

Die Feststellung einer guten Nierenfunktion, bzw. die Ermittlung des Grades ihrer Einschränkung kann aber nicht bei jedem Patienten sofort und ohne jede Vorbereitung vorgenommen werden. In den meisten Fällen kann dies erst geschehen nach einer gewissen Vorbehandlung. Wenn wir einen Kranken vor uns haben, der einen klaren konzentrierten Harn in der gewöhnlichen Tages-menge, also ohne Polyurie ausscheidet, so ist die Vornahme einer Nierenprüfung eigentlich gar nicht notwendig, vorausgesetzt, daß die chemische und mikro-skopische Untersuchung des Harnes eine organische Erkrankung seiner Nieren ausschließt. Etwas vorsichtiger müssen wir schon sein, wenn eine Infektion der Harnwege vorliegt. Dann ist neben der Ermittlung des Sitzes der Infektion eine Funktionsprüfung unbedingt angezeigt. In solchen Fällen wird es sich auch empfehlen, zunächst einmal durch eine entsprechende Behandlung den Versuch zu unternehmen, die Infektion einer Besserung zuzuführen.

Ganz anders liegen die Verhältnisse bei den Patienten mit großen Restharn-portionen und bei solchen mit kompletter Retention und Ischuria paradoxa. Namentlich bei den letzteren schwersten Formen der Retention würde eine plötz-liche Entleerung der Blase dem Kranken großen Schaden bringen, einmal wegen der Gefahr der Blutung ex vacuo, vor allem aber deswegen, weil durch diese plötz-liche Druckschwankung in einem an einem hohen Innendruck in der Blase ange-paßten Organismus Herz und Nieren schwer geschädigt würden (PRÄTORIUS). Wir dürfen also die Entleerung einer solchen Blase nur allmählich vornehmen und müssen sie über mehrere Tage ausdehnen. Eine solche Schädigung zeigt sich in einer deutlichen Änderung der Diurese an, welche mit einem erheblichen Kräfteverfall einhergehen kann. Nach PRÄTORIUS können die Nieren auf die Einleitung der Dauerdrainage auf dreierlei Weise reagieren: die Diurese kann erstens unverändert bleiben, sie kann zweitens sofort stark zunehmen und sie kann endlich drittens sofort erheblich abnehmen, meist auch unter gleich-zeitiger Senkung des Blutdruckes. PRÄTORIUS spricht bei gleichbleibender Diurese von einem negativen, bei Steigerung von einem positiven „richtigen" und bei deren Verminderung von einem positiven „paradoxen" Ausgang der Diurese. *Um der prinzipiellen Forderung nach einer allmählichen Entleerung der Blase bei schwerer Retention Genüge zu leisten*, wurden verschiedene Maß-nahmen für ihre Durchführung empfohlen. ZWALENBERG geht darin am weitesten, indem er die Entleerung auf etwa acht Tage verteilt, und eine kom-plizierte Apparatur, in welche ein Manometer eingeschaltet ist, zur Anwendung bringt, dabei fließt der Harn in ein Gefäß, das zuerst über der Blase angebracht ist und täglich um einiges gesenkt wird. HEINBURG bringt am äußeren Ende des eingeführten Dauerkatheters ein sich verjüngendes Glasrohr nach Art eines Augentropfers an, aus welchem der Harn nur tropfenweise abfließt. PASCHKIS verwendet (allerdings nur für die Fälle von erschwertem oder unmöglichem Katheterismus) die suprapubische Punktion mit einem Capillartroikart, durch welchen ein dünner Ureterkatheter eingeführt wird. Auf einfachste Art geht man so vor, daß man bei einer kompletten Retention mit stark überdehnter Blase durch den Katheter zunächst einmal nur einen Teil des Restharnes etwa 500 ccm entleert, am nächsten Tage um etwa 100 ccm mehr, und das steigend durch ungefähr vier Tage, bis man endlich am fünften Tage die Blase vollständig entleert und eine Dauerdrainage durch Verweilkatheter etabliert. Dann muß zunächst die Diurese durch einige Tage beobachtet werden und erst, wenn sich die 24 stündige Harnmenge auf eine gleichbleibende Quantität eingestellt hat, kann man an die Prüfung der Nierenfunktion herangehen.

Für diese stehen uns verschiedene Methoden zur Verfügung. Kümmell hat schon 1907 in einem Referat auf dem deutschen Chirurgenkongreß die Anwendung der Bestimmung des Blutgefrierpunktes für die Nierenfunktionsprüfung vor der Prostatektomie empfohlen. Er operiert nicht mehr, wenn der Blutgefrierpunkt tiefer ist als —0,60. Die Methode erfordert eine sorgfältige Technik und ergibt in der Hand eines Untersuchers, der sich viel mit ihr beschäftigt hat, verläßliche Resultate, wie aus allen Berichten Kümmells und seiner Schüler hervorgeht.

Zuckerkandl hat die Indigocarminprobe von Voelcker und Joseph für die Ermittlung der Nierenleistungsfähigkeit bei Prostatikern herangezogen. Diese durch die große Einfachheit in ihrer Durchführung bestechende Methode leistet sehr Gutes und prinzipiell das gleiche wie der noch zu besprechende Verdünnungs- und Konzentrationsversuch, nur mit dem Unterschiede, daß wir mit dieser Probe nicht in der Lage sind, die Resultate zahlenmäßig festzulegen. Wir verwerten die Indigocarminausscheidung bei der Prostatahypertrophie in der Weise, daß wir nach *intramuskulärer* Verabreichung die Verfärbung des Harnes bei eingeführtem Katheter durch drei Viertelstunden beobachten. Günstig ist der Ausfall der Probe dann, wenn die erste Viertelstundenportion grün, die zweite blau und die dritte bereits tiefblau gefärbt ist.

In Amerika erfreut sich die Phenol-Sulfophthaleinprobe nach Rowntree und Geraghty großer Beliebtheit. Das Reagens wird intravenös gegeben und wenn innerhalb einer Stunde mindestens 45% davon ausgeschieden werden, dann ist die Nierenfunktion für die Ausführung der Operation ausreichend (Negro). H. H. Young hat bei seinem großen Material in einem großen Prozentsatz der Fälle eine Ausscheidung sogar von über 50% beobachtet. Gegenüber der Indigocarminprobe bietet sie den Vorteil, daß man nur eine geringe Quantität des Reagens einspritzen muß (1 ccm), und daß die Ausscheidungsmenge colorimetrisch in sehr handlicher Form bestimmt werden kann. Voelcker und Joseph haben zwar ursprünglich für die Bestimmung der Indigocarminausscheidung ebenfalls die Colorimetrie herangezogen, doch hat sich dieses Verfahren, den ausgeschiedenen Farbstoff zu messen, nicht eingebürgert. Man hat sich so daran gewöhnt, den Ablauf der Indigocarminprobe entweder im Cystoskop zu beobachten (Chromocystoskopie) oder den Zeitpunkt der Grünfärbung des Harnes nach der Uhr zu bestimmen.

Die *Bestimmung des Reststickstoffes im Blutserum* ist ebenfalls eine sehr wertvolle Methode, welche namentlich bei den Fällen höchster Grade von Retention nicht unterlassen werden sollte. Sie kommt aber für die Diagnose bei der Prostatahypertrophie nur in zweiter Linie in Frage, da der Reststickstoff im Blutserum erfahrungsgemäß erst bei relativ großer Einbuße an funktionierendem Parenchym nennenswert steigt. Wenn wir einen Reststickstoff über 60 mg feststellen, so ist der betreffende Fall von der Operation selbstverständlich auszuschließen. Aber auch noch unterhalb dieses Wertes können wir manchmal auf eine stark beeinträchtigte Nierenfunktion schließen. Der Verdünnungs- und Konzentrationsversuch zeigt uns dann an, daß ein solcher Fall mit aller Vorsicht zu behandeln ist. In diesem Sinne konnten wir die Feststellung machen, daß der größte Teil unserer zweizeitig operierten Fälle vor Ausführung des ersten Aktes noch normale Reststickstoffwerte hatte. Wie schon erwähnt, gilt ein Reststickstoffwert von 60 mg als obere Grenze, bei welcher schon eine sehr schwere Schädigung der Nierenfunktion vorhanden ist.

Immer größere Anwendung findet namentlich in Deutschland die Ermittlung der Nierenfunktion durch die experimentelle Polyurie nach KÖVESI *in der Form des Verdünnungs- und Konzentrationsversuches, wie ihn* VOLHARD *angegeben hat* (VK.V.).

Diese Methode hat sich einmal wegen der überaus leichten Durchführbarkeit und wegen der Zuverlässigkeit der Untersuchungsergebnisse vielfach eingebürgert und ich glaube nicht fehlzugehen, wenn ich sie als die *Methode der Wahl im Dienste der Nierenfunktionsprüfung für die Prognosenstellung der Prostatahypertrophie bezeichne.*

Die Technik, wie sie an meiner Abteilung geübt wird, ist kurz folgende: Nachdem der Patient durch eine längere Dauerkatheterbehandlung eine gleichmäßige Diurese erlangt hat und das Gleichgewicht zwischen Flüssigkeitsaufnahme und -Abgabe hergestellt ist, bekommt der Patient um $^{1}/_{2}8$ Uhr früh $1^{1}/_{2}$ Liter Flüssigkeit zu trinken (Tee, Milch, Wasser). Während des ganzen Versuches liegt der Dauerkatheter. Von $8^{1}/_{2}$ Uhr an werden die Harnmengen zunächst halbstündig gesammelt, die Menge bestimmt und das spezifische Gewicht. Von 10—12 Uhr erfolgt die Bestimmung der Harnquantität nach einstündigen, ab 12 Uhr bis 8 Uhr abends in zweistündigen Pausen. Dann wird noch der Nachtharn bis 8 Uhr früh des folgenden Tages gesammelt. Den ganzen Tag über bekommt der Patient reine Trockenkost und keinerlei Flüssigkeit. Die ermittelten Zahlen werden in einer Tabelle eingetragen, welche ich unten als Muster beifüge (Tab. 1).

Zunächst ein Idealfall.

Tabelle 1. *Wasserversuch.*

Am                          19

Name des Pat.:

| Zeit | Menge in ccm | Spez. Gewicht |
|------|--------------|---------------|
| $^{1}/_{2}9$ | | |
| 9 | | |
| $^{1}/_{2}10$ | | |
| 10 | | |
| 11 | | |
| 12 | | |
| Summe I | | |
| 2 | | |
| 4 | | |
| 6 | | |
| 8 | | |
| Nacht | | |
| Summe I u. II | | |

Tabelle 2.

| Zeit | Menge in ccm | Spez. Ge-wicht |
|------|--------------|----------------|
| $^{1}/_{2}9$ | 50 | 1020 |
| 9 | 150 | 1010 |
| $^{1}/_{2}10$ | 450 | 1001 |
| 10 | 360 | 1003 |
| 11 | 300 | 1005 |
| 12 | 190 | 1010 |
| | 1500 | |
| 2 | 60 | 1020 |
| 4 | 70 | 1025 |
| 6 | 50 | 1026 |
| 8 | 30 | 1030 |
| Nacht | 250 | 1027 |
| | 460 | |
| | 1960 | |

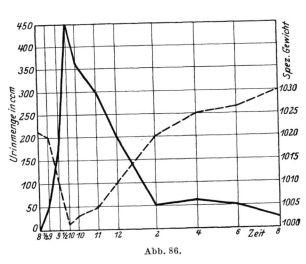

Abb. 86.

Ich will nun an einigen Beispielen dartun, was für Schlüsse wir aus dem Ausfall des VK.V. abzuleiten imstande sind, wobei zu bemerken wäre, daß man mit gewissen Einschränkungen die Wasserausscheidung den Nierengefäßen, die Konzentration den Tubulis zuschreiben kann. Man kann beide Funktionen in gewissen Grenzen im VK.V. voneinander unabhängig schwanken sehen.

Hier zeigt sich die Steilheit der Wassersekretionskurve am Vormittag. Die größte Einzelmenge in der dritten Halbstundenportion, es wird die gesamte Menge der Einfuhr innerhalb vier Stunden ausgeschieden, die Spannung der spezifischen Gewichte beträgt 29.

Diagramm des VK.V. I. $\dfrac{450}{1500}\dfrac{1001}{1030}$.

Jede Schädigung macht sich bei der Prostatikerniere zuerst an der Gefäßfunktion bemerkbar, und zwar kann diese unter Umständen im Sinne einer Übererregbarkeit wirken.

Tabelle 3.

| Zeit | Menge in ccm | Spez. Gewicht |
|---|---|---|
| $^1/_2 9$ | 120 | 1007 |
| 9 | 350 | 1002 |
| $^1/_2 10$ | 360 | 1002 |
| 10 | 380 | 1001 |
| 11 | 280 | 1002 |
| 12 | 140 | 1005 |
| | 1630 | |
| 2 | 100 | 1010 |
| 4 | 60 | 1013 |
| 6 | 60 | 1015 |
| 8 | 70 | 1013 |
| Nacht | 300 | 1020 |
| | 590 | |
| | 2220 | |

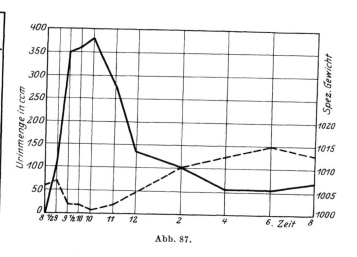

Abb. 87.

Hier ist die Wassersekretionskurve am Vormittag flach. Keine eigentlich größte Einzelportion. Wasserausscheidung überschießend (1630 gegen 1500). Daß es sich nur um eine Gefäßreaktion auf den Trinkreiz handelt, ergibt sich aus den kleinen Nachmittagsportionen; das ist auch der wichtigste Unterschied gegen die folgenden Typen. Die Spannung der spezifischen Gewichte ist recht gut (19).

Diagramm des VK.V. II. $\dfrac{380}{1630}\dfrac{1001}{1020}$.

Bei Progredienz der Erkrankung tritt eine allmähliche Abnahme der Akkommodationsfähigkeit der Wasserausscheidung ein.

Die Ausscheidungskurve ist gewölbter als im vorigen Beispiel, aber doch flacher als in der Norm.

Es gibt wieder eine gut markierte größte Einzelportion an richtiger Stelle; diese ist aber viel kleiner als normal. Die 4-Stundenausscheidung beträgt nur 52% (normal etwa 66%).

Der Rest wird erst nachmittags und in der Nacht ausgeschieden. Spannung der spezifischen Gewichte 18.

Diagramm des VK.V. III. $\dfrac{230}{875}\dfrac{1003}{1021}$.

Tabelle 4.

| Zeit | Menge in ccm | Spez. Gewicht |
|---|---|---|
| ¹/₂9 | 30 | 1008 |
| 9 | 150 | 1005 |
| ¹/₂10 | 230 | 1003 |
| 10 | 200 | 1003 |
| 11 | 190 | 1005 |
| 12 | 75 | 1009 |
|  | 875 |  |
| 2 | 70 | 1015 |
| 4 | 150 | 1016 |
| 6 | 150 | 1020 |
| 8 | 160 | 1020 |
| Nacht | 750 | 1021 |
|  | 1280 |  |
|  | 2155 |  |

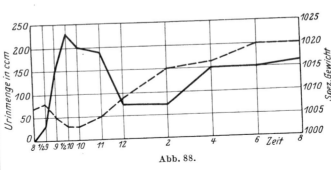

Abb. 88.

Der nächste Fall zeigt die sinngemäße Weiterentwicklung dieser Störung.

Die Ausscheidungskurve ist stark verflacht und vor allem so verlängert, daß ihr Gipfel erst in die Nachmittagsstunden fällt. Die Gesamtausscheidung ist herabgesetzt, auch die Konzentrationsspannung sinkt (12).

Diagramm des VK.V. IV. $\dfrac{170}{570} \dfrac{1003}{1015}$.

Tabelle 5.

| Zeit | Menge in ccm | Spez. Gewicht |
|---|---|---|
| ¹/₂9 | 90 | 1008 |
| 9 | 60 | 1005 |
| ¹/₂10 | 80 | 1003 |
| 10 | 50 | 1004 |
| 11 | 140 | 1006 |
| 12 | 150 | 1005 |
|  | 570 |  |
| 2 | 160 | 1010 |
| 4 | 170 | 1008 |
| 6 | 120 | 1010 |
| 8 | 130 | 1012 |
| Nacht | 500 | 1015 |
|  | 1080 |  |
|  | 1650 |  |

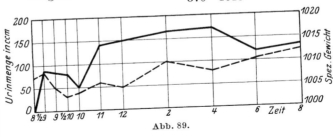

Abb. 89.

Einen ganz schlechten Fall stellt uns endlich das folgende Beispiel dar:

Dieser Fall ist also charakterisiert durch Isosthenurie, kompensatorische Polyurie und Nykturie.

Diagramm des VK.V. V. $\dfrac{210}{540} \dfrac{1005}{1009}$.

Tabelle 6.

| Zeit | Menge in ccm | Spez. Gewicht |
|---|---|---|
| 8 | 90 | 1008 |
| ¹/₂9 | 100 | 1007 |
| ¹/₂10 | 80 | 1005 |
| 10 | 60 | 1008 |
| 11 | 100 | 1008 |
| 12 | 110 | 1008 |
|  | 540 |  |
| 2 | 180 | 1008 |
| 4 | 170 | 1007 |
| 6 | 180 | 1008 |
| 8 | 210 | 1008 |
| Nacht | 1050 | 1009 |
|  | 1790 |  |
|  | 2330 |  |

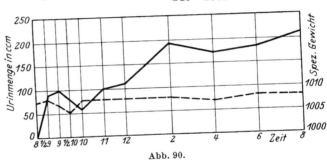

Abb. 90.

Aus diesen Beispielen ist leicht zu ersehen, wie uns der VK.V. neben einem deutlichen Bild des Charakters der jeweiligen Diurese auch noch die Variabilität der spezifischen Gewichte anzeigt. Nach unseren Erfahrungen ist eine Spannung der spezifischen Gewichte von 15 Punkten noch ausreichend für die Ausführung der einzeitigen Operation, wie später noch dargelegt werden soll. Diese Zahl 15 für die Spannung der spezifischen Gewichte kommt also beiläufig dem Werte von — 0,60 für die Blutgefrierpunkterniedrigung und dem Wert von 45% für die Phenol-Sulfophthaleinausscheidung gleich. Wobei aber zu bemerken wäre, daß es selbstverständlich bei der Entscheidung über die Operabilität eines Falles neben der Feststellung dieser Zahlen vor allem auf das günstige Ergebnis der allgemeinen somatischen Untersuchung ankommt. Der gut geschulte klinische Blick des Operateurs leistet da manchmal mehr, als alle zahlenmäßigen Bestimmungen.

*Der VK.V. ist für uns die Standardmethode,* welche wir nur in wenigen Fällen durch die Indigocarminprobe ersetzen. Von vielen werden mehrere Methoden nebeneinander zur Anwendung gebracht. Dazu wäre zu bemerken, daß es nicht angeht, die Ergebnisse der verschiedenen Verfahren miteinander zu vergleichen (Lehmann und Elfeldt). *Denn jede Funktionsprüfung gibt immer nur über einen Teil der komplizierten Nierenarbeit Aufschluß und orientiert uns nur über eine Einzelleistung des Parenchyms.*

Der VK.V. steht in Wien auf so ziemlich allen urologischen Stationen ständig in Gebrauch. Ebenso verwenden ihn, soweit dies aus den diesbezüglichen Publikationen hervorgeht, Voelcker, Grauhan (Klinik Anschütz), Tengwall, Tillgren, Craig u. v. a. Der Methode der Bestimmung der Reststickstoffbestimmung im Blutserum bedienten sich Payr, Bryan, Seidel. Es kommt nicht einmal so sehr auf die Methode an, welche wir verwenden, als auf die persönliche Erfahrung, welche sich der einzelne mit einer bestimmten Methode angeeignet hat.

Zum Schlusse noch einige Worte über den Wert der Ambardschen *Konstante,* über deren Bedeutung in der Nierenphysiologie besteht heute kein Zweifel mehr. Auch über ihre diagnostische Verwertbarkeit klären sich die Meinungen. Selbstverständlich kommt sie nur für eine Bestimmung der *Gesamtnierenfunktion* in Frage und die Ansicht Legueus, daß sie den Ureterenkatheterismus ersetzen könne, fand keine Gefolgschaft. Von allergrößter Wichtigkeit gerade für die Indikationsstellung zur Prostatektomie wäre zu entscheiden, ob die auf Tierversuchen basierte Meinung Weils sich bestätigen würde, daß man mit ihrer Hilfe zahlenmäßig die Menge noch sezernierenden Parenchyms bestimmen kann. Guggenheimer bestätigt von klinischer Seite diese Möglichkeit, andere lehnen sie ab. Wenn also auch über diese Spezialfrage die Akten noch nicht geschlossen sind, so läßt sich doch sagen, daß die Ambardsche Formel das Verhalten der Niere bezüglich der Stickstoffausscheidung in einer Weise wiedergibt, wie es aus der einfachen Reststickstoffbestimmung nicht zu erkennen ist. Sie zeigt schon Störungen zu einer Zeit, wo der Rest-N noch normal ist (Guggenheimer), was, wie oben erwähnt, speziell für die Prostatachirurgie von besonderer Bedeutung wäre.

Dagegen ist zu sagen, daß ihre Ausführung doch eine solche Vertrautheit mit chemischen Arbeiten verlangt, wie sie auf chirurgischen Stationen nicht ohne weiters anzutreffen ist. Auf meiner Abteilung wurde sie nach einigen orientierenden Versuchen aufgegeben. Zusammengefaßt kann man sagen, *daß die Methode von dem Standpunkt aus, die Mittel der chirurgischen Diagnostik und Indikationsstellung tunlichst zu vereinfachen, kein durch eine besondere Leistungsfähigkeit unentbehrliches Verfahren darstellt.* Die Methode steht namentlich in Frankreich in Gebrauch.

## g) Prognose.

Aus den Kapiteln „Symptomatologie und Komplikationen" geht schon zur Genüge hervor, daß die Prostatahypertrophie nur in der Minderzahl der Fälle unkompliziert verläuft. Nach der Art und dem Grad der Komplikationen richtet sich auch die prognostische Beurteilung jedes einzelnen Falles. *Ohne Operation gibt es keine Heilung der Prostatahypertrophie.* Doch muß berücksichtigt werden, daß eine große Zahl von Prostatakranken bei entsprechend kunstgerechter Behandlung lange Jahre hindurch ohne besondere Beschwerden leben und ein hohes Alter erreichen können. Wiederholte Attacken von Harnverhaltung, starke Blutungen, Infektion der Harnwege verschlechtern die Prognose ganz bedeutend. In noch höherem Maße trübt sich die Prognose bei Ausbildung von großen Divertikeln und bei maligner Entartung des hypertrophischen Prostataanteiles. Nach CASPER sind diejenigen Patienten besser daran, deren Blase sich leicht ohne besondere dysurische Symptome zu bedeutendem Fassungsraum dilatiert hat. Solche Blasen bilden ein Reservoir, in dem sich große Harnmengen ansammeln können, ohne daß ihre Träger sonderlich belästigt werden. Viel schlechter ergeht es den Kranken, bei denen sich die Blase nicht ausdehnt, sondern klein bleibt und eher schrumpft (konzentrische Hypertrophie). Sie leiden fortwährend unter quälendem Harndrang, der Tag und Nacht über in ungeminderter Intensität anhält, den Schlaf raubt und dadurch ihre Widerstandskraft vollständig bricht. Die prognostisch ungünstigsten Fälle sind natürlich diejenigen, bei denen sich die Infektion bis auf das Nierenparenchym ausdehnt und eine allgemeine septische Infektion hervorruft. Noch gefährlicher gestaltet sich der Zustand, wenn die Urämie einsetzt. Aus dem folgenden Abschnitt, namentlich aus der Besprechung der Indikationen und Kontraindikationen zur Prostatektomie wird man erst recht den Eindruck gewinnen können, daß wir mit der Operation vielen Patienten helfen können und daß die Zahl derjenigen Fälle, bei denen jedweder chirurgische Eingriff aussichtslos erscheint, die Minderheit ausmacht.

## h) Therapie.

In den letzten Jahren hat die chirurgische Behandlung der Prostatahypertrophie sehr viel an Terrain gewonnen. Die Operation, welche in der radikalen Entfernung des hypertrophierten Anteiles besteht, hat viel von den Gefahren verloren, die ihr noch in früherer Zeit anhafteten. Durch die Verteilung des Eingriffes auf zwei Akte sind wir imstande, auch Kranke der Operation zugänglich zu machen, welche wir früher wegen weit vorgeschrittener Nierenschädigungen von der Operation ausschließen mußten. Durch alle diese Momente sind wir in die Lage versetzt, eigentlich bei jedem Kranken und in jedem Stadium der Erkrankung eine erfolgreiche chirurgische Behandlung einschlagen zu können. *Deswegen ist die konservative Behandlung ganz bedeutend in den Hintergrund gedrängt.* Es sollen daher auch hier nur diejenigen konservativen Maßnahmen angeführt werden, welche, gegen einzelne Symptome der Krankheit gerichtet, einerseits in den Anfängen des Leidens am Platze sind, andererseits aber auch in vorgeschrittenen Stadien Anwendung finden müssen, wenn schwere Erkrankungen lebenswichtiger Organe (Herz, Lunge, Nervensystem) jedweden operativen Eingriff von vornherein ausschließen. Zur *konservativen Behandlung* gehören auch noch Behandlungsmethoden unblutiger Art, welche eine direkte Einwirkung auf den miktionsbehindernden Teil der Prostata zum Ziele haben. Eine Reihe von blutigen Methoden bezweckt keine radikale Entfernung des hypertrophierten Prostataanteiles, sondern ist einzig und allein gegen die beiden Kardinalsymptome der Krankheit gerichtet, gegen die Dysurie und die Retention. Alle diese Methoden fassen wir unter der *palliativen Therapie* zusammen. Von den Operationsverfahren, welche die *radikale Entfernung des hypertrophischen Prostataanteiles* im Auge haben, endlich von den verschiedenen Methoden der Prostatektomie soll in einem dritten Kapitel dieses Abschnittes gesprochen werden.

### α) Konservative Behandlung.

In der symptomatischen Therapie nehmen zunächst die hygienisch-diätetischen Maßnahmen einen breiten Raum ein, welche namentlich die dem Kranken drohenden Schädlichkeiten nach Tunlichkeit ausschalten sollen. Vor allem müssen wir unseren Kranken eine Reihe von Maßregeln empfehlen, welche die früher erwähnten Kongestionszustände der Organe des kleinen Beckens verhüten sollen. Sehr wichtig ist die strenge *Vermeidung von Erkältungen* aller Art. Die Kranken müssen einen jähen Temperaturwechsel vermeiden und sollten bei kaltem und nassem Wetter womöglich nicht auf die Straße gehen. Kalte und nasse Füße können leicht eine Verschlimmerung des Zustandes herbeiführen, ebenso das Sitzen auf feuchtem Boden oder auf kalten Steinbänken. Die Patienten sind anzuweisen, in der kälteren Jahreszeit stets warme Unterwäsche und eine eng anliegende Bauchbinde aus gestricktem Stoff zu tragen.

*Anstrengende Körperbewegungen* sind *zu vermeiden,* da sie ähnliche Gefahren bringen können wie Erkältungen. Mäßige Bewegung ist zu gestatten und ist sogar sehr zuträglich. Schädlich dagegen ist das langdauernde Fahren auf schlecht gefederten Wagen oder auf schlechten Straßen, ebenso lange Eisenbahnfahrten und das damit verbundene ruhige Sitzen auf weicher Polsterung.

Ein großes Augenmerk ist auf die *Ernährung* zu richten. Vor allem müssen lange und schwelgerische Mahlzeiten unterlassen werden. Auch ist es gut, wenn die Kranken ihre Abendmahlzeit mit der dazu gehörigen Trinkmenge nicht zu spät einnehmen, damit zwischen dem Ende dieser Mahlzeit und dem Beginn der Bettruhe ein möglichst großer Zeitraum eingeschaltet ist. Wir verordnen unseren Kranken gewöhnlich, sie möchten nur leicht verdauliche Speisen genießen, welche nicht zu sauer und nicht zuviel gewürzt zubereitet sein müssen. Fleischnahrung ist erlaubt, ebenso leichte Rot- oder Weißweine und verschiedene Tafelwässer (Biliner, Preblauer, Vichy), natürlich auch gewöhnliches Wasser. Nicht zuträglich sind die stark kohlensäurehaltigen Wässer, schweres Bier, starke Weine, Schnäpse, ebenso starker schwarzer Kaffee. Die Diätvorschrift muß nach dem jeweiligen Zustand des Kranken entsprechend abgeändert werden. In diesem Sinne kann man bei großer Appetitlosigkeit den Wünschen der Kranken etwas mehr entgegenkommen. Sehr wichtig ist es, daß wir bei den Kranken für eine regelmäßige Stuhlentleerung sorgen; kann man eine tägliche ausgiebige Entleerung nicht mit Diätvorschriften erzielen, so muß man zu leichten Abführmitteln greifen.

Die *Harnentleerung* soll stets sofort erfolgen, wenn ein Harnbedürfnis verspürt wird. Wenn sich dieses Bedürfnis bei Nacht einstellt, so wird es gut sein, wenn der Kranke zunächst eine Zeitlang im Zimmer herumgeht und dann seine Harnentleerung in aufrechter Stellung besorgt. Der geschlechtliche Verkehr innerhalb der durch das Alter der Kranken gesetzten Grenzen braucht nicht eingeschränkt zu werden. Ausschweifungen dagegen und übertriebene Anstrengungen in sexueller Beziehung sind sehr schädlich.

Die Frage, ob *Badekuren* für einen Prostatakranken angezeigt sind, ist nicht so leicht zu beantworten. Er braucht sie nur insoferne, als eine solche Trink- und Badekur auf den Allgemeinzustand immer sehr günstig einwirkt. *Eine vermehrte Flüssigkeitszufuhr ist aber im allgemeinen nicht zuträglich.* Es sind daher namentlich *Trinkkuren nur dann angezeigt, wenn eine Infektion der Harnwege besteht.* Dann muß aber auch dafür Vorsorge getroffen sein, daß in dem Kurort, welchen der Kranke aufsucht, diesem eine gründliche spezialärztliche Behandlung zugänglich sei, welche einerseits bei einer bestehenden Infektion eine entsprechende Lokalbehandlung ermöglicht und andererseits bei allen plötzlich eintretenden Komplikationen (Harnverhaltung, Blutung usw.) energisch und erfolgreich einzugreifen imstande ist. In diesem Sinne scheinen *Wildungen, Marienbad* und *Brückenau* allen Forderungen zu entsprechen. Auch die Thermen von *Gastein* mit ihrer erfrischenden und belebenden Wirkung beeinflussen das Allgemeinbefinden eines Prostatikers auffallend günstig.

Zu den allerwichtigsten Maßnahmen der symptomatischen Behandlung gehört der *Katheterismus. In früherer Zeit hat die Katheterbehandlung die Therapie der Prostatahypertrophie beinahe ausschließlich beherrscht.* Aber auch heute hat sie noch immer große Bedeutung, sowohl für die Behandlung als auch, wie wir noch später erfahren werden, für die Vorbehandlung zur Prostatektomie. *Der Katheterismus ist indiziert* sowohl *bei der akuten Harnverhaltung* als auch *bei den chronischen inkompletten Retentionen.* Mit der Einführung eines Katheters in die Blase eines Prostatakranken übernimmt der Arzt eine große Verantwortung. Denn der Katheterismus kann sich mitunter sehr schwierig gestalten und er kann sehr leicht eine Infektion der Blase herbeiführen, die so beträchtlich sein kann, daß sie oft für das weitere Schicksal des Kranken von allergrößter Bedeutung wird. Daraus folgt, daß wir einmal den Katheterismus beim Prostatiker nur bei einer vorliegenden strikten Indikation ausführen sollen und ferner, daß wir bei der Durchführung desselben alle Regeln der Aseptik wahren müssen. Auch gehört dazu, daß man mit der Einführung eines Katheters in eine Prostatikerblase vertraut sein muß und daß man, wie v. FRISCH sich ausdrückt, den Katheter mit Sorgfalt, Geduld und zarter Hand einführe. Wichtig ist vor allem die Wahl des richtigen Instrumentes. In allererster Linie eignen sich *zum Katheterismus der prostatischen Harnröhre weiche und geschmeidige Instrumente* und unter diesen wieder solche, welche einen leicht aufgebogenen Schnabel haben, der sich beim Einführen an die vordere Harnröhrenwand hält. Daher sind den Nelatonkathetern die unter dem Namen „Tiemannkatheter" im Handel befindlichen unbedingt überlegen. Ich möchte sogar so weit gehen, den Tiemannkatheter als den zweckmäßigsten für den Katheterismus der Prostatikerblase zu bezeichnen. Ihm gegenüber treten alle anderen Fabrikate aus früherer und neuerer Zeit entschieden in den Hintergrund. Die halbsteifen Seidengespinstkatheter mit Lacküberzug, welche einen kurzen unter einem Winkel von etwa 45 Grad aufgebogenen Schnabel haben, *Mercierkatheter* genannt, kommen erst in zweiter Linie in Betracht, wenn der Katheterismus mit dem Tiemann nicht gelingen sollte. Immerhin gibt es Fälle von hochgradiger Verlängerung und Deformierung der Harnröhre durch die regellos wuchernden hypertrophischen Massen, bei denen der Katheterismus ganz besondere Schwierigkeiten bereiten kann. Der Vollständigkeit halber seien noch angeführt die entweder von beiden Seiten oder in der Richtung von oben nach unten abgeplatteten *Bartrinakatheter.* Als eine vorzügliche Neuerung lobt CASPER die sog. *Tiemannersatzkatheter* (der Firma Ruesch), das sind Seidengespinstkatheter mit großer Krümmung, deren Blasenanteil weicher und biegsamer ist als das äußere Ende. Die sog. *englischen Katheter* sind aus einem Material gefertigt, das in der Hitze geschmeidig und beim Erkalten fest wird. Man nimmt sie aus dem kochenden Wasser heraus, gibt ihnen die gewünschte Krümmung und läßt sie dann vor dem Einführen erkalten. Manche ziehen die weichen oder halbsteifen Instrumente mit großen Krümmungen immer noch den kurzschnäbeligen vor. GUYON konstruierte sich aus einem Katheter coudé, den er auf einen nicht ganz bis zur Spitze eingeschobenen Mandrin zieht, einen sog. *Katheter bicoudé*, dessen kurzer Schnabel also zweimal winkelig abgeknickt ist. Dieser bicoudé-Katheter ist als halb-steifer Seidengespinstkatheter gegenwärtig ebenfalls im Handel. Auf der neben-stehenden Zeichnung sind die gebräuchlichsten Katheter abgebildet (Abb. 91).

*Ganz verschwinden sollte aus unserem Rüstzeug für die Katheterbehandlung der Prostatahypertrophie der Metallkatheter.* Man findet zwar immer noch manch-mal in Lehr- und Handbüchern den Hinweis darauf, daß man den Metall-katheter bei Fällen von ganz schwie-rigem Katheterismus nicht vermissen könne. Das möchte ich aber ent-schieden bestreiten. Ich habe es wenigstens niemals nötig gehabt, zu einem solchen Instrument zu greifen und möchte es auch in einem ver-zweifelten Falle nicht tun, da man mit einem Metallkatheter schwere Verletzungen setzen kann. Die-jenigen Autoren, welche sich für schwierige Fälle den Metallkatheter immer noch bereit halten, betonen, daß sie die Metallinstrumente mit großer Krümmung und langem Schnabel den kurzschnäbeligen (nach Art einer Steinsonde konstruierten) vorziehen.

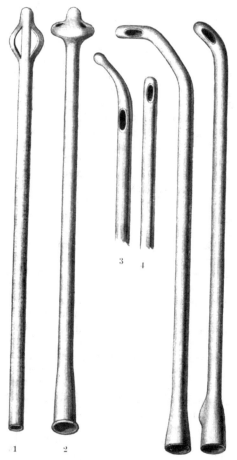

Für die Ausführung des Kathe-rismus ist vor allem eine gute und bequeme Lagerung des Patienten er-forderlich. Wenn man nicht auf dem Untersuchungstisch, sondern im Bett oder auf einem Sofa katheterisiert, so muß der Kranke ein hartes Kissen unter das Becken bekommen, damit das Becken erhöht ist. Die Glans penis wird mit Sublimatbauschen gut gereinigt, der ausgekochte Ka-theter direkt dem Behälter, in dem er gekocht wurde, entnommen, nach-dem sich der den Katheterismus Ausführende die Hände mit Seife und Bürste in heißem Wasser gründ-lich gewaschen und mit Alkohol ab-gerieben hat. Als Gleitmittel kommen flüssige (durch Kochen sterilisiertes Öl oder Glycerin in einer etwas breiteren Eprouvette) oder solche weicher Konsistenz, welche in Tubenform käuflich sind, in Betracht. Bei Anwendung letzterer muß das Gleitmittel mit einem sterilen Gazetupfer auf dem Katheter verteilt werden. Bei sehr empfind-lichen Patienten wird sich die Notwendigkeit ergeben, vorher die Harnröhre zu anästhesieren. Wir erreichen eine gute Anästhesie mit etwa 6 ccm einer $2^0/_0$igen Alypin- oder $1^0/_0$iger Tutocainlösung, welche entweder mit einer Gonorrhöespritze oder mit einem Guyonkatheter in die Harnröhre eingebracht wird. Man kann auch dem Anaestheticum etwas Adrenalin zusetzen, welches eine Abschwellung der, namentlich bei der akuten Harnverhaltung manchmal ödematös durchtränkten Harnröhrenschleimhaut bewirkt. Auch wurde empfohlen, warmes Öl mit einer Spritze in die Urethra zu bringen und unter streichenden Bewegungen dort gut zu verteilen. Bei der Einführung selbst ist streng darauf zu achten, daß man über den aufgebogenen Schnabel des Tiemannkatheters niemals die Herrschaft verliert. Dieser muß bei der ganzen Passage der Urethra nach oben gerichtet sein, damit er sich immer an die vordere Harnröhrenwand hält.

*Wann ist nun der Katheterismus im Verlaufe der Krankheit indiziert?* Wir müssen uns da an strenge Regeln halten. Denn wenn ein Kranker klaren Harn hat und uns mit Miktionsbeschwerden aufsucht, so käme der Katheterismus nur zu dem Zwecke in Frage, um nachzusehen, ob Restharn vorhanden ist oder nicht. Weil aber der Katheterismus bei einem Kranken mit klarem Harn, also noch vollkommen entzündungsfreier Harnröhre und Blase stets verantwortungsvoll ist, so empfiehlt es sich in solchen Fällen, mit der Einführung des Katheters zurückhaltend zu sein, um so mehr, als wir auch auf andere Art zu der Feststellung kommen können, ob der Kranke seine Blase restlos entleert. Streng indiziert ist der Katheterismus natürlich bei der akuten Harnverhaltung. Da soll man mit unsicher wirkenden Palliativmitteln (Opiate, heiße Sitzbäder usw.) nicht viel Zeit verlieren und gleich zum Katheter greifen. Wenn wir durch die bimanuelle Palpation oder durch Perkussion zur Erkenntnis gekommen sind, daß bei einem Kranken eine größere Menge Restharn vorhanden ist, daß also eine chronische inkomplette Retention vorliegt, so ist der regelmäßige evakuatorische Katheterismus angezeigt. Es wird dann von der Menge des Restharnes abhängen, wie oft im Tage die Blase mit dem Katheter zu entleeren ist. Bei Mengen von 250 ccm genügt ein einmaliger Katheterismus. Bei Mengen von 300—500 ccm muß schon zwei- bis dreimal im Tage katheterisiert werden, bei noch größeren Quantitäten eventuell noch öfter, je nach der Intensität der Beschwerden des Patienten. Man soll den letzten Katheterismus immer in den Abendstunden vornehmen, um die in der Nacht wesentlich gesteigerten Beschwerden möglichst zu verringern. Intelligenten und reinlichen Patienten können wir unter Umständen, wenn es die äußeren Verhältnisse erheischen, das Selbstkatheterisieren beibringen. Sie müssen dann genau so vorgehen, wie es früher beschrieben wurde, nur gelingt es vielfach leichter, wenn sie die Einführung des Katheters im Stehen vornehmen. Die Kranken müssen zu diesem Behufe sehr genau instruiert werden, sowohl in der Reinhaltung der Instrumente als auch bezüglich deren Sterilisation und vor allem über die Vorbereitung zum Katheterismus und über die Reihenfolge der verschiedenen Handgriffe bei der Einführung des Katheters.

Bei der chronischen kompletten Retention muß die Blase ebenfalls in regelmäßigen Intervallen entleert werden. Mit der Notwendigkeit des regelmäßigen evakuatorischen Katheterismus beginnt für den Kranken das sog. ,,Katheterleben", der Kranke ist dann für den Rest seines Lebens darauf angewiesen, seine Blase stets mit dem Katheter zu entleeren. Es gehört zu den allergrößten Seltenheiten, daß sich eine solche Retention auch nur einigermaßen zurückbildet. Während man nun früher einen Kranken mit einer kompletten Retention dem Katheterleben überließ, welchem früher oder später die Infektion mit allen ihren schlimmen Endausgängen folgte, schlagen wir heute in einem solchen Falle die Operation vor und leiten zunächst einmal die Dauerkatheterbehandlung als Vorbereitung zur Prostatektomie ein. Wenn es bei einer chronischen kompletten Retention zu einer außerordentlichen Überdehnung der Blase gekommen ist und es sich darum handelt, diese stark gefüllte Blase zum ersten Male zu entleeren, so kommt es, wie schon mehrfach hervorgehoben wurde,

darauf an, die Blase nicht plötzlich, sondern allmählich etappenweise zu entleeren. Wir gehen gewöhnlich so vor, daß wir am ersten Tage nur etwa 400 bis
500 ccm, dann täglich um 100 ccm mehr abfließen lassen. Wir verteilen so die

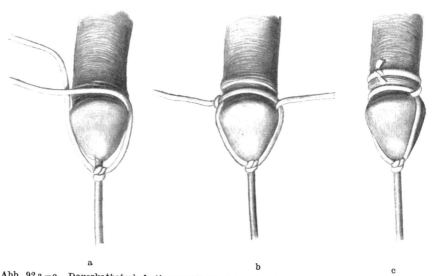

a                 b                 c

Abb. 92 a—c. Dauerkatheterbefestigung mit Bändchen in 3 Phasen. (Eigene Zeichnung.)

vollständige Entleerung auf 4—5 Tage. Ist dann die Blase einmal vollkommen
leer, so setzt dann erst der regelmäßige mehrmals im Tag vorzunehmende
Katheterismus oder die Dauerkatheterbehandlung ein. Als Dauerkatheter
eignen sich ausschließlich weiche Instrumente, also die oben
genannten Tiemannkatheter, welche, wenn sie eingeführt sind,
so eingelegt sein müssen, daß die Blase immer vollständig
entleert gehalten wird. Dies erreicht man aber nur dann,
wenn das Auge des Katheters gerade über dem Orificium
internum steht. Die richtige und zweckentsprechende Anlegung des Verweilkatheters erfordert große Übung und Geduld. Der Dauerkatheter muß vorne gut an der Glans penis
befestigt sein. Es sind zahllose Befestigungsmethoden angegeben worden. Pflasterverbände, welche direkt Katheter
und Glans in sich aufnehmen, Strümpfchen, welche mit
Mastisol an der Glans befestigt und am Katheter mit einem
Faden angebunden sind, Seidenfäden, welche am Katheter
fixiert zur Glans geleitet und hinter derselben am Penis mit
Heftpflaster befestigt werden. Eine einfache Methode ist die
in der folgenden Abbildung festgehaltene; sie setzt allerdings
einen gut ausgebildeten Sulcus coronarius voraus und fixiert
den Katheter an der Glans mit einem schmalen, etwa 50 cm
langen Bändchen.

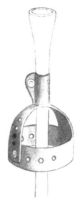

Abb. 93. Dauer-
katheterbefestigung,
Gummi-Halfter.
(Eigene Zeichnung.)

Es gibt auch aus schmalen Gummibändern hergestellte Halfter, welche im
Sulcus zusammengezogen werden. Damit ist aber die Reihe von Befestigungs-
arten eines Verweilkatheter noch lange nicht erschöpft. Nicht geeignet sind als
Dauerkatheter die von Pezzer und Malécot angegebenen Formen, weil der
ziemlich klobige Teil, welcher in den Blasenhals zu liegen kommt, daselbst

einen starken Reiz setzt und weil deren Einführung mit einem Mandrin nicht leicht ist.

Wie lange wir einen Dauerkatheter liegen lassen, ist individuell verschieden. Manche Patienten vertragen ihn sehr gut, manchmal zwei Wochen und länger ohne alle Beschwerden. Bei vielen macht er eine nicht unbeträchtliche Urethritis mit viel Sekret. Ist eine solche vorhanden, so muß der Katheter jeden zweiten oder dritten Tag gewechselt werden, und nach der Entfernung des Katheters muß man stets die Harnröhre mit einer indifferenten oder leicht antiseptischen Flüssigkeit ausspülen. Es ist vorteilhaft, namentlich dann, wenn die Dauer-katheterbehandlung eine vorbereitende ist, den Patienten mit dem Verweil-katheter im Bett zu halten.

Unter den Komplikationen der Prostatahypertrophie ist es vor allem die Cystitis, über deren konservative Behandlung noch einiges zu sagen wäre. Im ganz akuten Stadium ist das Einführen von Instrumenten womöglich zu ver-meiden. Wir beschränken uns auf eine interne Behandlung mit Urotropin, Hexal, Helmitol, Salol usw. Ausgezeichnet hat sich die intravenöse Applikation von Urotropin oder Cylotropin bewährt. Gegen die schmerzhaften Tenesmen geben wir Morphin- oder Belladonnasuppositorien, Codein innerlich (0,05 in Lösung pro die), heiße Bäder, Thermophor auf die Blasengegend und ordnen vor allem Bettruhe an. Nach 2—3 Tagen kann man mit der lokalen Behandlung in Form von Lapisinstillationen (5—10 ccm einer 0,25%igen Lösung) mit dem Guyonkatheter beginnen.

Bei der chronischen Cystitis müssen regelmäßige Spülungen vorgenommen werden, welche man mit dem Katheterismus kombiniert. Die Cystitisbehandlung erfordert in solchen Fällen regelmäßigen Katheterismus, um eine übermäßige Dehnung der Blase zu vermeiden. Man spült am besten mit kleinen Mengen, welche man sofort wieder abfließen läßt. Für die Blasenspülungen verwenden wir 3%ige Borlösung oder schwache Lösungen von Argentum nitricum, je nach der Toleranz des Patienten für dieses Mittel. Man beginne lieber mit ganz schwachen Lösungen etwa 1:8000, um jedweden Reiz auszuschalten. Auch eine Dauerkatheterbehandlung leistet bei schweren Cystitisfällen Gutes, mit welcher regelmäßig vorgenommene Waschungen zu verbinden sind.

Die akute Pyelitis der Prostatiker behandeln wir ebenfalls mit intravenösen Urotropin- oder Cylotropininjektionen. Die chronische Pyelitis und Pyelo-nephritis erheischt zunächst einmal eine Dauerkatheterbehandlung, durch welche sich die Stauung im Ureter und im Nierenbecken gewöhnlich bald zurückbildet. Im übrigen müssen wir trachten, diesen Komplikationen eher auf internem Wege als durch eine lokale Behandlung beizukommen, da Nierenbecken-spülungen mit der dazu notwendigen Einführung eines Cystoskopes bei einer Prostatahypertrophie einen allzugroßen Reiz für die Blase bedeuten, abgesehen davon, daß der Ureterenkatheterismus bei einer stark in die Blase vorspringenden Hypertrophie gewöhnlich nicht leicht ist. Für die Behandlung der chronischen Pyelonephritis wird namentlich von amerikanischer Seite die Durchspülungs-behandlung des ganzen Körpers mit großen Flüssigkeitsmengen empfohlen. Man gibt den Kranken 3—5 Liter Wasser pro Tag zu trinken, natürlich bei einer eingeleiteten Dauerkatheterbehandlung. Dabei hat man auch im Auge, bei stark herabgesetzter Nierenfunktion mit den großen Flüssigkeitsmengen eine Aus-schwemmung retinierter fester Bestandteile aus den Nieren zu erzielen.

Die akute und chronische Prostatitis bei einer bestehenden Prostatahyper-trophie wird in derselben Weise behandelt, wie diese Entzündungen der Drüse aus anderen Ursachen. Bei der akuten kommt also vor allem die Kälteapplikation mit dem Arzbergerapparat, bei der chronischen die Massagebehandlung und Wärme in Betracht. Wenn sich Abscesse in der Drüse bilden, so ist die frühzeitige Eröffnung der Eiterherde auf perinealem Wege angezeigt, ebenso bei Eiterungen in der Umgebung der Drüse. Die Bildung von kleinen Abscessen ist mit ein Grund, die Prostatektomie in Erwägung zu ziehen. Die gewissen schrumpfenden Formen, welche oft unerträgliche Schmerzen bereiten, trotzen manchmal jeder Therapie. Am besten wirkt noch die Wärmeapplikation mit den gebräuchlichen Methoden (Arzberger, Diathermie).

Unter den symptomatischen Behandlungsarten, welche darauf ausgehen, auf den vergrößerten Drüsenteil direkt einzuwirken, muß zunächst die Massage der hypertrophierten Prostata genannt werden. Nach v. Frisch wurde die lokale Prostatamassage mit einer Bauchmassage kombiniert und verfolgte den Zweck, einmal durch eine regelmäßige Blutverteilung im Abdomen eine Dekongestionierung der Drüse hervorzurufen und andererseits durch Expression des stagnierenden Sekretes aus der Drüse eine Abschwellung dieser herbeizuführen. Die Massage geschieht mit dem Zeigefinger vom Mastdarm aus und kann auch auf einer in die Harnröhre eingeführten Sonde vorgenommen werden. Die Massagebehandlung hat sich im allgemeinen als unwirksam erwiesen und steht daher so gut wie gar nicht mehr im Gebrauch, um so weniger, als sie, wie v. Frisch hervorhebt, manchmal heftige Reizerscheinungen verursachen kann. Bei der die Prostatahypertrophie begleitenden chronischen Prostatitis, bzw. bei den chronisch entzündlichen Vorgängen im hypertrophierten Drüsenabschnitt erzielt man für gewöhnlich gute Erfolge mit der Massage. Da nun diese begleitenden entzündlichen Vorgänge so überaus häufig sind, so kann man, wenn solche entzündliche Veränderungen vorliegen oder angenommen werden müssen, immerhin den Versuch mit einer regelmäßigen, nicht allzu lang fortgesetzten Massage machen.

Um die durch die vorspringenden Knoten verzogene und schwer durchgängige Harnröhre wieder leichter passierbar zu machen, hat man die Dilatation der Urethra durch Einführung dicker Metallsonden empfohlen. Kraemer, der für diesen Zweck den Kollmannschen Dilatator für die rückwärtige Harnröhre benützt, und Bayer sahen von der Dehnung gute Erfolge. Aber auch dieses Verfahren ist wieder verlassen, weil die erzielten Besserungen immer nur vorübergehende waren.

Gegen schwere Tenesmen und die quälende Pollakisurie hat Rothschild in jüngster Zeit das „Juvenin" angewendet. Es enthält Yohimbin, Arsen und Strychnin und soll in dieser Richtung ausgezeichnet wirken. Es macht in den angewendeten Dosen keine sexuellen Nebenwirkungen und bewirkt auch eine Herabsetzung des Blutdruckes.

Wenn es unter dem Einfluß von Erkältungen oder anderer Ursachen im Verlaufe des Leidens zu Attacken starken Harndranges mit heftigen Schmerzen kommt, so leistet Wärme die besten Dienste (heiße Sitzbäder, Arzberger, Thermophor), daneben Opiate innerlich oder in Form von Suppositorien und Klysmen.

Die Einspritzungen verschiedener Mittel in das Parenchym der Prostata vom Damm oder vom Mastdarm aus, welche in der Absicht vorgenommen wurden, das Organ zur Schrumpfung zu bringen, hat man als vollständig unwirksam verworfen. Auch die Versuche der Organotherapie (Burckhardt), sowie der Behandlung mit Zelltoxinen (Milano, Sellei) schlugen fehl (Schwenk).

Auch die *Röntgenbestrahlung* wurde vielfach für die Behandlung der Prostatahypertrophie herangezogen (Moszkowicz und Stegmann). Nach verschiedenen Berichten, darunter solchen aus neuester Zeit gelingt es aber nicht, eine Rückbildung der Hypertrophie zu erzielen.

Oppenheimer äußert sich folgendermaßen: „der Wert der Strahlenbehandlung ist .... ein beschränkter. Die Behandlung versagt bei chronischer Retention vollkommen, ist, soferne sie im ersten Stadium Erfolge gibt, in ihrem Effekt zeitlich beschränkt und verhindert nicht die Weiterentwicklung der Krankheit. Wer also bei wahlloser Anwendung der Strahlenbehandlung eine Verminderung des Restharnes oder gar eine dauernde Verkleinerung der hypertrophierten Prostata erwartet, wird sich enttäuscht von der Methode abwenden. Als symptomatisches Mittel in begrenztem Anwendungsgebiet aber möchten wir die Strahlenbehandlung nicht missen. Ihre günstige Einwirkung auf die prostatische Blutung ist evident, ihr kalmierender Einfluß auf den häufigen Harndrang des ersten Stadiums in vielen Fällen vorhanden. Diese Wirkung sollte nicht zu gering eingeschätzt werden. Denn das erste Stadium, welches eine strenge Indikation für die Prostatektomie nicht darstellt, kann jahrelang dauern, der Prostatismus ist nicht nur quälend, sondern beeinträchtigt durch Störung der Nachtruhe den Gesamtzustand; die Mittel zu seiner Bekämpfung sind beschränkt und unsicher. Im Stadium chronischer Retention kommt bei gutem Allgemeinzustand nur die Prostatektomie in Frage".

Auch JÜNGLING äußert sich sehr skeptisch über den Wert der Röntgentherapie bei der Prostatahypertrophie. Ebenso HARET, KIRSCHNER u. a. Die beschriebenen Erfolge beziehen sich immer nur darauf, daß unter dem Einflusse der Strahlenbehandlung Reizzustände beseitigt, übermäßiger Harndrang gebessert und Blutungen günstig beeinflußt wurden. STERN hat bei Fällen, welche 5 Jahre lang beobachtet wurden, zeitweilige Besserungen erzielt. Er betont auch die Verringerung der chronisch entzündlichen Erscheinungen und hebt vor allem hervor, daß diese Behandlungsart nur im Anfangsstadium und für solche Kranke angezeigt ist, welche noch keinen Katheter brauchen.

Wir müssen uns nun die Frage vorlegen, in welchem Stadium der Erkrankung die eben beschriebenen konservativen Behandlungsmethoden Anwendung finden sollen und welche Erfolge sie aufzuweisen haben. Handelt es sich um einen Patienten des ersten Stadiums, so genügt es vielfach, wenn wir ihm verschiedene Winke bezüglich seiner Lebensführung und der einzuhaltenden Diät geben. Bei ganz besonderen Reizzuständen kommt, wenn Bettruhe, Wärmeapplikation und innerliche Mittel versagen, vielleicht eine Röntgenbestrahlung in Frage, obwohl wir vom chirurgischen Standpunkt aus von einer solchen abraten müssen. Denn wir wissen z. B. von der Bestrahlung von Strumen, daß diese, wenn sie später doch operiert werden müssen, an die Technik der Strumektomie oft sehr große Anforderungen stellen, da sich durch die vorangegangene Röntgenbestrahlung feste und schwer zu lösende bindegewebige Verwachsungen gebildet haben, worauf zuerst EISELSBERG hingewiesen hat. Erfahrungen darüber, ob sich auch nach Röntgenbehandlung von Prostatahypertrophien die Enukleation schwieriger gestaltet, liegen zwar nur vereinzelt vor (OTTO ZUCKERKANDL), es ist aber anzunehmen, daß die Verhältnisse hier gerade so liegen, wie bei der Struma, um so mehr als man weiß, daß die Ausschälung der vergrößerten Prostata schon bei den geringsten entzündlichen Veränderungen manchmal überaus schwierig ist. Es gibt aber immerhin Fälle, bei denen solche Reizzustände die Kranken überaus quälen und das klinische Bild beinahe vollständig beherrschen. Dabei stehen diese subjektiven Symptome gar nicht im Einklang mit der Menge des Restharnes. Ein solcher muß oft gar nicht vorhanden sein. Bei derartigen Fällen könnte man den Versuch mit einer vorsichtigen Bestrahlung machen.

Eine Prostatamassage kann man im Anfangsstadium versuchen, zumal sehr oft entzündliche Vorgänge die Hypertrophie begleiten. Es soll aber die Massage nicht allzu lange fortgesetzt werden, wenn man sieht, daß sie keinen Erfolg bringt. Dehnungen der Harnröhre leisten ab und zu bei erschwerter Miktion vorübergehend Gutes.

Über die Katheterbehandlung wäre folgendes zu bemerken: Es geht heute nicht mehr an, Prostatiker mit inkompletter oder kompletter Retention gänzlich dem Katheterleben zu überantworten, wenn nicht schwere Gegenanzeigen gegen eine radikale Operation vorliegen. Es ist bekannt, daß sich Patienten jahrzehntelang katheterisieren und ohne nennenswerte Cystitis ein leidliches Dasein führen. Das sind aber die Ausnahmefälle. Früher oder später kommt doch die schwere Infektion, der solche Patienten dann erliegen. Wir müssen uns also vor Augen halten, daß eine dauernde Katheterbehandlung Gefahren in sich birgt, welche das Leben der Kranken viel mehr bedrohen als die Operation. Nach einer Statistik von Blum beträgt die Mortalität bei der Katheterbehandlung 8—10%.

### β) Palliative Behandlung.

Die Palliativoperationen verfolgen verschiedene Zwecke. Einmal versuchen sie direkt auf den vergrößerten Drüsenteil einzuwirken, was teils durch die Unterbindung der zuführenden Gefäße, teils durch die sog. sexuellen Operationen angestrebt wird. Sie bieten heute eigentlich nur mehr historisches Interesse. Eine zweite Gruppe umfaßt die endovesicalen Methoden, welche es sich zum Ziele setzen, die durch die hypertrophierte Prostata verlegte Harnröhre wieder wegsam zu machen. Als solche sind anzuführen die Bottinische Operation, das Luyssche Forageverfahren und die Punchoperation Youngs. Zu ihnen sind auch zu rechnen die partiellen Ektomien, weil sie ja auch anstreben, einen Teil der hypertrophischen Knoten zu entfernen, um den natürlichen Abflußweg durch die Harnröhre wieder herzustellen (Verhoogen, Rydygier, Riedl, Ruggi, Calabrese) und drittens endlich sind die blutigen Verfahren zu nennen, welche die stark gefüllte und überdehnte Retentionsblase mit Umgehung des Katheterismus zu entleeren trachten. Hierher gehören die Punktion der Blase und die Cystostomie.

### I. Die Prostata indirekt beeinflussende Operationen.

Wie schon bemerkt, gehören alle die in diesem Abschnitt anzuführenden Operationen der Vergangenheit an und sollen nur der Vollständigkeit halber angeführt werden. Bier hat 1893 die *Unterbindung der beiden Arteriae ilicae internae* empfohlen, um damit die Blutzufuhr zur Prostata einzudämmen. Dem Vorschlag lagen Analogien mit der Verkleinerung der Uterusmyome nach Ligatur der Arteriae uterinae und der Strumen nach Unterbindung der zuführenden Arterien zugrunde. Bier selbst bezeichnete diesen Eingriff als außerordentlich eingreifend für den Prostatiker. Er berichtete 1897 über 11 operierte Fälle, von denen drei unmittelbar nach der Operation starben. Die Erfolge standen in gar keinem Verhältnis zur Schwere des Eingriffes, was auch von vielen bestätigt wurde, welche nach ihm dieses Verfahren angewendet haben.

Von den sexuellen Operationen müssen wir zunächst die Versuche streifen, welche mit der *Kastration* unternommen wurden. Sie gründeten sich auf die Beobachtung abnormer Kleinheit der Prostata bei Eunuchen und Skopzen und auf Tierexperimente, aus denen hervorging, daß nach der Kastration die Prostata junger Tiere in der Entwicklung zurückbleibt. Es wurden neben der Kastration und der Semikastration auch sklerogene Injektionen in die Hoden versucht, um diese zur Verödung zu bringen und dadurch die Prostata zu beeinflussen. Die Unsicherheit der Erfolge und vor allem aber die der Operation folgenden schweren marantischen Erscheinungen und psychischen Depressionen haben alle diese Eingriffe in Mißkredit gebracht.

Eine zweite Gruppe von sexuellen Operationen bilden die *Eingriffe am Samenstrange.* Es wurden ausgeführt: die Ligatur und Durchschneidung des ganzen Samenstranges, mit dessen totaler oder partieller Resektion und die Ligatur und Durchschneidung der Vasa deferentia (Vasektomie). Der Ligatur, bzw. Resektion des ganzen Samenstranges folgte häufig Hodengangrän. Da aber auch sonst die Erfolge keineswegs befriedigende waren, wurden die Operationen bald aufgegeben. Nur die gar nicht eingreifende, ungefährliche und leicht durchführbare Unterbindung und Durchtrennung der Vasa deferentia hat sich bis auf den heutigen Tag erhalten, weshalb wir uns mit diesem Eingriff auch noch näher beschäftigen müssen.

Vorher sei noch wörtlich angeführt, wie sich v. FRISCH über den Wert der sexuellen Operationen geäußert hat. ,,Selten hat eine neue Operationsmethode eine so rasche Verbreitung gefunden, wie die gegen die Prostatahypertrophie gerichteten sexuellen Operationen. Die allgemeine Begeisterung, mit welcher dieses neue Verfahren aufgenommen wurde, brachte es mit sich, daß man alles kritiklos dem verstümmelnden Eingriffe unterzog. Es folgte eine Flut von Publikationen mit teilweise geradezu abenteuerlichen Berichten über glänzende Erfolge. In diesen Mitteilungen finden sich häufig Fälle als geheilt bezeichnet, die es tatsächlich nicht waren. Die exakte Formulierung des Begriffes Heilung, welche ich im vorhergehenden mehrmals genau präzisiert habe, wurde sehr häufig außer acht gelassen und man begnügte sich damit, Kranke als geheilt zu betrachten, welche nach der Operation nur überhaupt wieder geringe Mengen Harns spontan entleeren konnten. Bei den konstatierten Verkleinerungen des Prostatatumors wurde keineswegs angegeben, ob es sich um eine wirkliche Atrophie oder nur um eine Depletion der hyperämischen Drüse handelte; es scheint, daß die guten Resultate fast ausschließlich Prostatiker der ersten Periode und interkurrierende akute Retentionen betrafen. Allmählich erfolgte die Ernüchterung. Manche sehr erfahrene Chirurgen haben von den sexuellen Operationen nur schlechte Erfolge gesehen" (SOCIN, CZERNY, KRÖNLEIN, KRASKE, MIKULICZ, POSNER).

Die *Vasektomie (Ductusresektion)* für die Behandlung der Prostatahypertrophie wurde beinahe gleichzeitig von HARRISON, ISNARDI, LENANDER und HELFERICH angegeben. Auch dieser Eingriff zeitigt hinsichtlich des ursprünglich angestrebten Zieles (der Verkleinerung der Drüse) nur ganz unsichere Resultate. CASPER will ihn nur bei stark gesteigertem Harnbedürfnis, ROVSING bei prostatischen Blutungen angewendet wissen. Und so geriet die Methode eigentlich in Vergessenheit. Erst in jüngster Zeit hat sie wieder an Bedeutung gewonnen, aber in einem ganz anderen Sinne. Da man nämlich sowohl bei der Katheterbehandlung als auch im Verlaufe der Nachbehandlung der Prostatektomie überaus häufig mehr oder weniger schwere Nebenhodenentzündungen auftreten sieht, die wie VOELCKER bemerkt, in beiläufig 33% aller Fälle zur Beobachtung kommen, hat man diese Operation dazu herangezogen, um diese unangenehmen Nebenhodenkomplikationen auszuschalten. *Wir verwenden sie also als Vorbereitungsoperation für die Prostatektomie,* wenn sich bereits während der Vorbehandlung Entzündungen der Nebenhoden einstellen. Manche führen sie sogar prinzipiell als Vorakt der Prostatektomie aus.

Die Operation kann leicht in Lokalanästhesie mit einem kleinen Hautschnitt vor dem Leistenkanal ausgeführt werden. Man zieht sich das Vas deferens, welches im Samenstrang leicht aufzufinden ist, vor und durchschneidet es nach doppelter Ligatur zwischen den beiden Unterbindungen. Nach VOELCKER ist es zweckmäßiger, wenn man die durchschnittenen Enden nicht ligiert, sondern das periphere ohne Ligatur in die Wunde zurückschlüpfen und das zentrale frei in der Hautwunde liegen läßt. Diese kleine Operation doppelseitig ausgeführt, bietet nach allgemeinen Erfahrungen einen sicheren Schutz gegen die lästige Epididymitis; doch konnte WILDBOLZ einmal auch nach der Ligatur

eine Nebenhodenentzündung beobachten, welche offenbar hämatogen entstanden war. Die Operation kann in einem eigenen Akt der Prostatektomie
einige Wochen vorangehen. Wenn wir zweizeitig operieren müssen, so wird
sie am besten mit der Cystostomie gleichzeitig ausgeführt.

HABERER, der die Unterbindung der Vasa deferentia als
Voroperation zur Prostatektomie als einer der ersten ausgeführt
hat, machte die Erfahrung, daß sich nach diesem Eingriff in
etwa einem Drittel der Fälle die Prostata so weit verkleinerte,
daß die Indikation für die Ausführung der Prostatektomie nicht
mehr gegeben war. Diese Mitteilung HABERERs erregte einiges
Aufsehen, hielt man doch allgemein die Vasektomie in diesem
Sinne für erledigt. Auch nach HABERER wurden von verschiedenen Seiten günstige Einwirkungen auf die vergrößerte
Prostata nach der Vasektomie, bzw. Besserungen der dysurischen
Symptome beobachtet. Es muß aber berücksichtigt werden,
daß alle diese der Vasektomie allein unterzogenen Kranken
während des Krankenlagers nach der Operation mit dem Dauerkatheter behandelt wurden. Es frägt sich also, ob nicht die
Katheterbehandlung zusammen mit der Bettruhe ebenfalls ihren
Teil zum Verschwinden der Miktionsbeschwerden in allen diesen
Fällen beigetragen haben. Und dann kann es sich doch immerhin nur um Remissionen handeln, die man auch sonst bei
konservativer Behandlung zu beobachten Gelegenheit hat.

## II. Die endovesicalen Operationen behufs Erweiterung des Blasenhalses.

Unter diesen ist zunächst die Operation BOTTINIs zu nennen,
welche die Durchtrennung der den Blasenhals obstruierenden
Prostatamassen mit einem glühenden Platinplättchen von der
Harnröhre aus erstrebt. Sie stellt eine Modifikation der MERCIER-
schen Prostataincision dar, nur mit dem Unterschiede, daß die
Durchtrennung nicht mit dem Messer, sondern mit einem zum
Glühen gebrachten Instrument ausgeführt wird, welches die
gesetzten Wunden gleich verschorft.

Das nebenstehend abgebildete, von FREUDENBERG modifizierte Instrument ist einem Lithotriptor ähnlich, in dessen
rinnenartiger weiblicher Branche ein Platiniridiummesser gleitet,
das mit irgend einer Stromquelle zum Glühen gebracht werden
kann. Die weibliche Branche kann außerdem durch eine
Irrigationsvorrichtung abgekühlt werden, wodurch Verbren-
nungen der Harnröhre und der Blase ausgeschaltet sind. Mit
dem Glühmesser werden in den durch die hypertrophischen

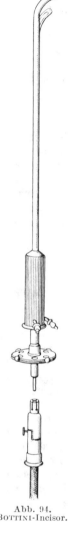

Abb. 94.
BOTTINI-Incisor.

Drüsenmassen zerklüfteten Blasenhals gewöhnlich drei tiefe Einschnitte gemacht, teils, um dadurch eine Schrumpfung herbeizuführen, teils um in die drüsigen Massen eine tiefe Bresche zu setzen. Die Operation selbst wird in lokaler Anästhesie von Harnröhre und Blase ausgeführt.
Die Blase wird entweder mit Luft oder mit Wasser angefüllt; die Luftfüllung
hat den einen Vorteil, daß die Hitzewirkung des Glühmessers eine größere ist,
aber den Nachteil, daß durch die entwickelten Dämpfe und Verbrennungsgase
sehr leicht eine Spannung in der Blase erzeugt wird. Wenn man also die Luftfüllung anwendet, so empfiehlt es sich, nur geringe Mengen von Luft zur Füllung
zu verwenden. Deswegen ist die Füllung mit einer Flüssigkeit, wenn auch weniger
rationell, so doch weniger gefährlich. Nachdem das geschlossene Instrument

in die Blase eingeführt wurde, wird der Schnabel nach unten gedreht. Zur Vorsicht führt ein Assistent einen Finger in den Mastdarm ein, um das allzu nahe Heranführen des glühenden Messers an das Rectum zu verhüten. Man führt drei Schnitte aus, einen in der Mittellinie nach unten, einen nach rechts und einen nach links. Das Vorschieben das Messers in die drüsigen Massen hinein muß ganz langsam vor sich gehen. Die Länge und Tiefe der Schnitte richtet sich nach der Dicke und Größe der Prostata. Nach vollendeter Operation wird ein Dauerkatheter eingelegt. Die Technik ist nicht leicht, weswegen die Operation nur von solchen Operateuren ausgeführt werden sollte, welche mit der endovesicalen Operationstechnik vertraut sind.

Die Bottinioperation ist nicht so harmlos, als sie ursprünglich dargestellt wurde, sie hat ihre Gefahren, unter denen an erster Stelle die Blutung zu nennen ist. Es wurden auch solche mit tödlichem Ausgange beschrieben. Ein nicht unbeträchtlicher Teil der Kranken, welche nach BOTTINI operiert wurden, erlag einer septischen Infektion oder einer Peritonitis. v. FRISCH beobachtete eine Berstung der Blase, welche letal verlief. Dazu kommt noch, daß die erzielten Erfolge für gewöhnlich nur unmittelbare und keine dauernden waren. So hat die Methode „viel von dem Nimbus, den man ihr einst zu erteilen versuchte, verloren" (HIRT).

Auch die Unsicherheit, welche dieses Operieren im Dunklen bereitet, ohne daß man weiß, wo und wie tief man einschneidet, hat die Operation in Mißkredit gebracht. Die Versuche von FREUDENBERG und GOLDSCHMIDT, den Eingriff unter Leitung des Cystoskopes vorzunehmen, brachten hinsichtlich des Erfolges der Operation ebenfalls keine Änderung.

Die Methode hat dann auch verschiedene Modifikationen erfahren. So schlägt LESI vor, eine oder mehrere Incisionen der Prostata mit dem Galvanokauter von der eröffneten Blase aus vorzunehmen. CALABRESE und WISHARD haben empfohlen, die Incisionen mit dem Kauter von einer perinealen Incision aus auszuführen.

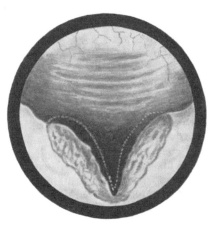

Abb. 95. Forage LUYS. (Eigene Zeichnung.)

Ein dem BOTTINIschen ähnliches Verfahren ist die „Forage" von LUYS: er versteht darunter die Herstellung eines Tunnels im Innern der hypertrophischen Prostata. Man verwendet für diese Operation das von LUYS beschriebene Cystoskop à la vision directe, durch welches eine Thermokoagulationssonde eingeführt wird. In die am Blasenhals vorspringenden Prostatateile werden einige tiefe Verschorfungen gemacht. Die Operation muß in mehreren Sitzungen ausgeführt werden, so lange, bis ein tieferer Einschnitt in den Drüsenmassen entstanden ist, durch welchen der Abfluß des Harnes aus der Blase wieder frei erfolgen kann. Die beigegebene Abbildung zeigt den Erfolg der „Forage" nach einigen Sitzungen.

Das von YOUNG angegebene Punchverfahren ist auch eine endovesicale Methode, bei welcher die am Blasenhals vorspringenden Teile der Drüse mit einem eigenen Instrument durchgestanzt werden. Das YOUNGsche Instrument hat verschiedene Modifikationen, namentlich von seiten amerikanischer Autoren erfahren. Diese alle zu beschreiben, würde zu weit führen. Es sei nur erwähnt, daß mancher den „Punch" unter Leitung des Cystoskops, andere wieder von der suprapubisch eröffneten Blase aus durchführen.

YOUNG verwendet die Methode namentlich bei kleinen fibrösen Prostaten und bei den fibrösen Contracturen des Blasenhalses. Wie noch in dem letzten Abschnitt auseinandergesetzt werden soll, ist auch bei letzterer Affektion das offene Operieren in der eröffneten Blase dem endovesicalen vorzuziehen.

Anhangsweise wäre hier noch der ebenfalls verlassenen *partiellen perinealen Prostatektomien* zu gedenken. Sie verfolgen den Zweck, durch Excision oder Exkochleation eines Teiles der vergrößerten Prostata die Harnröhre wieder frei zu machen (GUTHRIE, HARRISON, VERHOOGEN, RYDYGIER, RIEDEL). RUGGI nennt das von ihm 1907 beschriebene Verfahren *Hemiprostatektomia;* es besteht darin, daß man von einem perinealen Schnitte aus aus dem rechten oder dem linken Prostatalappen ein keilförmiges Stück ausschneidet.

### III. Palliative Operationen zur Entleerung der Blase.

Dringliche Eingriffe dieser Art kommen namentlich dann in Betracht, wenn sich bei einem Prostatiker mit stark überdehnter Blase der Katheterismus als unmöglich erweist. Die Einführung des Katheters kann entweder an sich so große Schwierigkeiten bieten, daß sie trotz Anwendung aller für solche Fälle vorgesehenen und oben beschriebenen Maßnahmen nicht gelingt, oder aber es sind Versuche eines Katheterismus bereits vorangegangen, welche zu einer so schweren Blutung führten, daß jeder weitere Versuch, mit dem Katheter in die Blase zu gelangen, die Blutung nur noch erheblich steigern würde. Aber auch in weniger dringlichen Fällen kann sich die Notwendigkeit ergeben, dem Harn auf anderem Wege als durch die Harnröhre Abfluß zu schaffen. Patienten, bei denen der Katheterismus immer große Schwierigkeiten bietet, die nur mit Mühe überwunden werden können, bei denen jedes Einführen eines Katheters Blutungen oder Fieberanfälle auslöst, müssen ebenfalls vor dem regelmäßigen Katheterismus dadurch bewahrt werden, daß man die Harnröhre gänzlich ausschaltet. Es stehen uns in dieser Hinsicht zwei Operationen zur Verfügung, der *Blasenstich* und die *Blasenfistel.*

Den *Blasenstich* oder die *Punktion der Blase* können wir auf zweierlei Art durchführen, entweder als Capillarpunktion mit einer langen Kanüle, welcher eine Rekordspritze aufgesetzt ist, oder mit dem gekrümmten FLEURANTschen Troikart. *Voraussetzung ist dabei, daß wir eine überdehnte, deutlich über der Symphyse durch Perkussion und Palpation nachweisbare Blase vor uns haben.* Man sticht in der Mittellinie unmittelbar über der Symphyse ein, geht dann mit der Spitze der Nadel, bzw. des Troikarts etwas nach unten, damit die Spitze sagittal und nach unten eingestochen wird. Wenn man keinen Widerstand mehr spürt, so ist die Spitze in die Blase eingedrungen. Bei der Capillarpunktion wird der Harn mit der Spritze aspiriert. Dieser Eingriff kann mehrmals an einem Kranken wiederholt werden.

Wenn wir die Punktion mit dem Troikart ausführen, so schieben wir nach dem Einstechen des Instrumentes in die Blase und nach Entfernung des Stachels in das Metallrohr einen dünnen Katheter und ziehen das Rohr über dem Katheter heraus. Der Katheter bleibt in der Blase liegen und wir etablieren auf diese Art eine suprapubische Fistel. Die auf solche Weise angelegte Fistel hat aber den großen Nachteil, daß sie näßt, d. h. daß der Harn neben dem Katheter durchsickert und Körper und Wäsche des Kranken beschmutzt. Um diesen üblen Nachteilen auszuweichen, versuchte SCHOPF durch eine laterale Punktion, welche durch den Musculus rectus geht, einen Muskelverschluß der Fistel herzustellen. WITZEL gab dem Einstich eine bestimmte, Richtung von der Seite nach ein-

und abwärts, wodurch ein Schrägkanal entsteht. Durch diese lateralen und schiefen Einstichmethoden wurden aber die Fisteln nicht dichter, sondern eher gefährlicher. Denn es steht außer Zweifel, daß man mit der Punktion manches Unheil stiften kann. Vor allem ist eine Verletzung des Peritoneums möglich, welches in manchen Fällen so tief herunterreicht und an der Symphyse adhärent ist, daß man mit der Punktion durch das Bauchfell kommt. Die Folge ist natürlich eine gewöhnlich tödlich ausgehende Peritonitis (VAUTRIN, FROMME). Jeder Chirurg, der oft Gelegenheit hat, den hohen Blasenschnitt auszuführen, wird die Erfahrung gemacht haben, daß der Peritonealüberzug der Blase manchmal bis ins Cavum Retzii hinabreicht und dort mit derberen Strängen fixiert ist. Ein derart tief reichendes Peritoneum schiebt sich auch nicht bei maximaler Überdehnung der Blase herauf, so daß die Gefahr, bei der Punktion mit dem Troikart in die Bauchhöhle zu geraten, sicher nicht unbedeutend ist. Sehr oft ist es passiert, daß man mit dem Stachel des Troikarts den stark in die Blase vorspringenden Anteil der Prostata verletzt hat, wodurch schwere Blutungen hervorgerufen wurden. Stichkanaleiterungen mit nachfolgender Harninfiltration bedeuten eine weitere große Gefahr. *So müssen wir also die Punktion der Blase als allzu gefährliche Operation unbedingt ablehnen,* wir können das um so leichter tun, als wir in der im folgenden zu besprechenden suprapubischen Cystostomie eine Methode haben, welche, leicht in Lokalanästhesie ausführbar, einen nicht zu schweren Eingriff darstellt und mit dem eingelegten Pezzerkatheter eine tadellos funktionierende Fistel garantiert.

Die *Blasenfistel — Cystostomia suprapubica* — wurde zuerst von PONCET 1889 ausgeführt. Seine etwas umständliche Technik (Annähung der Schleimhautränder der Blase an die Haut mit Metallnähten) wurde von WITZEL vereinfacht, der sich vor allem von dem Bestreben leiten ließ, einen dichten und verschlußfähigen Fistelkanal zu bilden. *Aber erst ROVSING haben wir eine Methode zu verdanken, welche einfach und sicher in dem Erfolg ist, insoferne als die auf diese Weise etablierten Fisteln unbedingt dicht schließen und den Patienten weder in seiner Arbeitsfähigkeit, noch im sozialen Leben behindern.* Er erreicht dies dadurch, daß er einen Pezzerkatheter dicht in die klein angelegte Blasenwunde einlegt und die Blase dann *ohne jede Fixierung* zurücksinken läßt. Der Pezzerkatheter wird in der Folgezeit *nicht allzu oft* gewechselt.

Die Operation wird in lokaler Anästhesie (Novocain 0,5%, Tutocain 0,2%) mit subfascialer und subcutaner rhombusförmiger Umspritzung des Operationsterrains von zwei Einstichpunkten aus vorgenommen; von letzteren ist einer knapp über der Symphyse, der andere je nach der Länge des notwendigen Hautschnittes am oberen Ende desselben in der Mittellinie gelegen. Von dem unteren Einstichpunkte aus werden außerdem noch etwa 15—20 ccm der Lösung ins Cavum Retzii deponiert. Nach dem medianen Hautschnitte werden die Musculi recti getrennt, an ihrer Unterfläche freigemacht und zur Seite gezogen. Wichtig erscheint es nun, das Peritoneum aus dem Cavum Retzii heraus mit queren zarten Messerzügen von der Blase abzupräparieren und so hoch als möglich auf stumpfem Wege heraufzuschieben. In die nun vorliegende vordere Wand der Blase wird dann neuerdings eine geringe Menge von dem Anaestheticum eingespritzt. Die Blase wurde vorher mit etwa 200 ccm sterilen Wassers durch einen Katheter gefüllt. Rechts und links von der projektierten Blasenincision wird die Blasenwand mit zwei Fadenzügeln angeseilt und hierauf der Inhalt der Blase durch den Katheter abgelassen. Der Einschnitt in die vordere Blasenwand erfolgt zwischen den beiden Haltefäden, hoch oben, knapp unter der Umschlagstelle des Peritoneums. Sie wird etwa 1 cm lang angelegt und in die so eröffnete Blase sogleich ein Pezzerkatheter eingeführt. Die Blasenwunde wird bis auf den Katheter durch einige unterhalb desselben angelegte Nähte dicht

verschlossen. Ins Cavum Retzii kommt ein Drain. Der obere Teil der Bauchdeckenwunde wird durch mehrreihige Naht geschlossen.

Eine auf diese Weise angelegte Blasenfistel funktioniert gleich nach der
Operation ausgezeichnet. Lowsley wendet eine Saugbehandlung der Blasenfistel an, er bedient sich dazu einer Vorrichtung, für die auf jedem Kranken-
zimmer seines Spitales vorgesorgt ist. Die Operationswunde wird so gut wie
niemals durch neben den Katheter ausströmenden Harn verunreinigt und heilt
daher sehr rasch. Das Drain wird am dritten Tage entfernt. Gewöhnlich
schon nach 14 Tagen ist die Fistel so weit fertig, daß sich die Haut um den
Katheter zusammengezogen hat. In der Folgezeit wird der Pezzerkatheter in
Zeiträumen von 4—6 Wochen gewechselt. Bei stärkerer Cystitis und Neigung
zu Inkrustation wird man den Katheter früher entfernen und durch einen neuen
ersetzen müssen. Die einzuführenden Pezzerkatheter müssen vor der Einführung
immer durch starken Zug an der Spitze auf ihre Festigkeit geprüft werden, damit
nicht einmal der Katheterwulst bei dem brüsken Entfernen abreißt. Tritt dieser unangenehme Zwischenfall einmal wirklich ein, so gelingt es gewöhnlich, mit einer in
die Fistel eingeführten Kornzange das Katheterende zu fassen und herauszuziehen.

Man kann diese Art der Fistelanlegung auch dann anwenden, wenn wir eine
maximal gefüllte Blase bei Unmöglichkeit des Katheterismus entlasten müssen.
In solchen Fällen ist, wie oben ausgeführt wurde, die plötzliche und vollständige
Entleerung sehr gefährlich. Um dieser Gefahr zu begegnen, gehen wir so vor,
daß wir nach Eröffnung der Blase durch eine kleine Incision diese sofort mit zwei
Fingern verschließen, um möglichst wenig Harn ausfließen zu lassen. Dann
wird sehr rasch der Pezzerkatheter eingeführt, der an seinem Ende mit einem
Stöpsel verschlossen ist. Wenn man diesen Akt der Incision und sofort folgenden
Einführung des Katheters rasch und geschickt ausführt, fließen höchstens 100 ccm
von dem gestauten Blaseninhalt ab, und eine so geringe Menge bedeutet bei
einer übermäßig gefüllten Blase nur einen geringen Bruchteil ihres Gesamt-
inhaltes. Im Verlaufe der Nachbehandlung werden dann etwa zweimal im Tage
immer je 100—200 ccm abgelassen, in der Zwischenzeit der Katheter zugestopft
gehalten. Bei schwerer Infektion kann man auch die Menge des abgelassenen
Harnes durch Einspritzen einer antiseptischen Flüssigkeit ersetzen. *Man kann
also auch bei den Fällen schwerster Retention und Unmöglichkeit des Katheterismus
ohne Schaden sofort an die Anlegung der suprapubischen Fistel schreiten.*

*Ich glaube gezeigt zu haben, daß wir sowohl die capillare Punktion als auch
diese mit dem Troikart vermeiden können, da wir mit der Cystostomie allen sich
ergebenden Situationen gerecht zu werden imstande sind.* Die Anlegung einer
suprapubischen Fistel in Lokalanästhesie ist ein so geringfügiger Eingriff, daß
wir ihn in Fällen der Dringlichkeit auch einem ausgebluteten Patienten zumuten
können, ebenso einem solchen, dessen Nieren funktionell bereits stark geschädigt
sind, wobei noch zu bedenken ist, daß die *Cystostomie* in vielen Fällen *eine
Operation der Dringlichkeit* ist, die wir *ohne Rücksicht auf ihre eventuelle Mortalität*
oft anzuwenden in die Lage kommen.

Der perineale Weg zur Dauerdrainage der Blase ist gänzlich verlassen.
Thompson, Braun u. a. haben die Urethrotomia externa zu diesem Zwecke
empfohlen, Rochet und Durand die perineale Cystostomie mit Eröffnung des
Blasenfundus, ja sogar eine anteprostatische vesico-urethrale Anastomose haben
Rochet und Jaboulay unabhängig voneinander angegeben.

An dieser Stelle wäre noch der Cystopexie zu gedenken (Goldmann), welche
in einer extraperitonealen Fixierung der vorderen Blasenwand an der Bauchmuskulatur besteht und der Überlegung entsprungen ist, daß durch eine An-
spannung der vorderen Blasenwand das Orificium internum zum Klaffen gebracht
werden könne.

### γ) *Radikale Behandlung (Prostatektomie).*

*Historisches.* Seit dem Vorschlage von GUTHRIE (1834) von einem medianen Dammschnitte aus eine teilweise Entfernung der prominierenden Prostatalappen vorzunehmen, sind ungezählte Methoden aufgetaucht, um Teile der die Miktion erschwerenden Prostatamassen zu entfernen. Man ging sowohl perineal als auch suprapubisch vor und führte immer nur partielle Prostatektomien aus. Ein Markstein in der Geschichte der Prostatektomie ist jedenfalls der Vorschlag KÜCHLERs, der 1886 auf Grund von Leichenexperimenten die totale Exstirpation der Prostata vom Perineum aus empfahl. Zur Durchführung brachte diesen Vorschlag KÜCHLERs scheinbar zuerst BILLROTH, der 1889 auf diesem Wege ein Prostatacarcinom operierte. Einen Wendepunkt für die Prostatachirurgie bedeutet die Erkenntnis, daß man die vergrößerte Prostata stumpf aus ihrer Kapsel ausschälen könne. Man hat sich zwar früher bei den partiellen Prostatektomien ebenfalls die Möglichkeit der intrakapsulären Enukleation zunutze gemacht. Daß es aber gelingt, die ganze Prostata (wie man damals annahm!) aus ihrer Kapsel auf stumpfem Wege auszuschälen, hat erst VIGNARD 1890 durch Versuche an der Leiche nachgewiesen. Als Zugangsweg hat man für die totale Prostatektomie, wie man diese Operation zuerst zum Unterschiede von den früher ausschließlich geübten partiellen Ektomien nannte, zunächst den perinealen gewählt.

Auf die perineale Bloßlegung der Prostata hat als einer der ersten ZUCKERKANDL hingewiesen (1889) und für diesen Zweck den prärectalen Bogenschnitt empfohlen. ZUCKERKANDL hat sich auch um

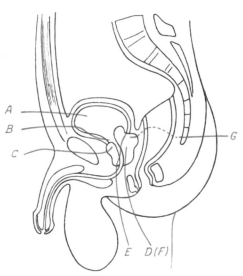

Abb. 96. Zugangswege zur Prostata.
(Zeichnung nach VOELCKER.)

die Ausbildung der Technik der perinealen Operation sehr bemüht. Trotzdem wird heute noch vielfach die perineale Methode GOSSET und PROUST, der prärectale Bogenschnitt ALBARRAN zugeschrieben. Demgegenüber seien hier die Verdienste ZUCKERKANDLs um die perineale Prostatektomie gebührend hervorgehoben. — Einer der ersten, welcher den Weg durch die Blase eingeschlagen hat, um von der eröffneten Blase aus eine partielle Ektomie vorzunehmen, scheint MAC GILL gewesen zu sein. Über die erste suprapubische totale Prostatektomie hat FULLER berichtet (1895). Doch ist es FREYER gewesen, der die suprapubische Methode weiter ausgebildet und so unendlich populär gemacht hat. Erst in neuerer Zeit wurden einige neue Wege betreten, bzw. alte Methoden modifiziert. In diesem Sinne müssen die Namen WILMS, BERNDT und WILDBOLZ genannt werden. VOELCKER hat einen neuen Zugangsweg geschaffen, der früher bereits durch v. DITTEL unter dem Namen ,,Prostatektomia lateralis" empfohlen worden war.

Die verschiedenen Zugangswege zur Prostatektomie hat VOELCKER sehr anschaulich in einer Skizze dargestellt (Abb. 96) und in sieben Sätzen besprochen, welche hier zitiert werden mögen. 1. Der suprapubische Weg (A). Man kann auf dem Weg einer Sectio alta in die Blase und von dieser aus an die Prostata kommen (Freyer).

2. Man kann, ohne die Blase zu eröffnen, von oben her zwischen Blase und Symphyse zur Prostata vordringen (B), (Lidski, van Stockum).

3. Man kann unterhalb der Symphyse, wenn man die Peniswurzel ablöst, zur Prostata gelangen (C), dieser Weg wurde meines Wissens noch nicht gewählt.

4. Man kann vom Damm aus direkt zur Prostata vordringen (D) (Zucker-kandl, Gosset und Proust, Albarran, Young).

5. Man kann vom Damm aus die Pars membranacea der Harnröhre eröffnen und von dieser aus auf dem Wege der Harnröhre selbst zur Prostata kommen (E) (Berndt).

6. Man kann vom Damm aus seitlich zur Prostata vordringen (F) (Wilms).

7. Man kann von hinten her nach Zur-Seite-schieben des Rectums an die Prostata gelangen (G) (Voelcker).

## Indikationen, Kontraindikationen und Vorbehandlung.

Bevor wir zur Besprechung der einzelnen Methoden übergehen, müssen wir uns darüber klar sein, in welchen Fällen die Operation angezeigt ist, bzw. in welchen Fällen sie nicht für den Kranken ein größeres Risiko bedeutet als eine konservative Behandlung. Noch bis vor wenigen Jahren hat man eigentlich nur im zweiten und dritten Stadium der Krankheit die Operation für angezeigt gehalten. Und auch unter diesen Patienten hat man viele von der Operation ausgeschlossen, weil man erkannte, daß die Operation bei schweren Nieren-schädigungen allzu große Gefahren mit sich bringe. Erst als wir es gelernt hatten, auch solche Patienten durch eine geeignete Vorbehandlung in ein Stadium überzuführen, in dem sie allen Gefahren der radikalen Operation Widerstand bieten können, waren wir imstande, die Indikationen auch auf diese ungünstigen Fälle auszudehnen. Daneben sind immer wieder Bestrebungen aufgetaucht, die Operation auch an Kranken des ersten Stadiums im Sinne einer Früh-operation auszuführen, also auch in Fällen, bei welchen man bisher konservativ behandelt hat. Daß die Operation bei solchen Patienten, welche noch keinerlei Veränderungen an den Nieren aufweisen und deren Harntrakt noch keine zu schweren anatomischen Umbildungen erlitten hat, eine viel weniger eingreifendere ist, kann man leicht einsehen. Dabei wäre aber zu bemerken, daß eine bereits bestehende Prostatahypertrophie, welche vorläufig nur geringe Beschwerden verursacht, nicht in ihrem Wachstum fortschreiten muß, daß die Krankheits-erscheinungen auch keine Steigerung erfahren müssen. Auch eine einmalige akute Harnverhaltung ist noch kein Grund, die Operation für angezeigt zu erklären, da man aus Erfahrung weiß, daß es bei dieser einmaligen Retention bleiben kann und daß sich derartige Zwischenfälle bei geeigneter Lebensführung nicht unbedingt wiederholen müssen. Es gibt aber Patienten, welche gleich im Anfange der Erkrankung von überaus heftigen Miktionsstörungen geplagt werden, deren Nachtruhe durch die quälenden Tenesmen derart gestört ist, daß ihr Allgemeinbefinden dadurch sehr in Mitleidenschaft gezogen erscheint. Für solche Kranke ist die Indikation zur Operation sicher gegeben, auch wenn noch kein Residualharn vorhanden ist. Grunert hat bereits 1913 energisch die Frühoperation gefordert. Er tritt für sie ein namentlich bei Kranken des ersten Stadiums, welche überaus leicht durch Diätfehler, Erkältungen u. a. schwere Reizzustände bekommen. Außerdem will er bei jedem Prostatiker die Operation ausgeführt wissen, dessen Beschwerden sich nicht binnen 4 bis 6 Wochen bei konservativer Behandlung wesentlich gebessert haben. Guleke u. a. lehnen die prinzipielle Frühoperation bei den Kranken des ersten Stadiums ab.

Einen wichtigen Gesichtspunkt für die Beurteilung der Operationsnotwendigkeit bedeutet der Restharn. Wenn solcher dauernd besteht und wenn er durch eine systematische Katheterbehandlung, die aber nicht allzu lange fortgesetzt werden darf, nicht verschwindet, so ist die Indikation zur Operation gegeben, nur muß die Menge des Restharnes eine gewisse obere Grenze erreichen. Denn es ist klar, daß wir bei einem Kranken, der dauernd Restharnmengen unter 100 ccm und sonst keine besonderen Beschwerden hat, mit der Operation zurückhaltend sein werden. Es müßten denn noch andere Momente dazu kommen, welche die Prostatektomie notwendig erscheinen ließen, wie z. B. eine Infektion der Harnwege. In diesem Sinne haben manche Autoren die obere Grenze für die Restharnmenge mit 100, andere (v. ILLYÉS) mit 200 ccm bestimmt. Daß die Kranken mit kompletter Retention der Operation überantwortet werden sollen, darüber besteht wohl heute vollkommene Einmütigkeit. LIEBIG kommt auf Grund einer Literaturübersicht über die letzten 10 Jahre zu folgenden absoluten Indikationen: komplette Retention, alle Zustände mangelhafter Blasenfunktion, welche sich durch eine kurz dauernde Katheterbehandlung nicht bessern lassen, häufiger Harndrang und gestörte Nachtruhe, Schmerzen, Infektion der Harnwege und Blutungen. Zu einer ähnlichen Aufstellung kommt im großen und ganzen GLEASON, nur fügt er noch die krebsige Entartung der Prostatahypertrophie hinzu. Damit ist ein neuer Gesichtspunkt in den Bereich unserer, für die Anzeigenstellung notwendigen Überlegungen hereingezogen, der um so größere Beachtung verdient, als eigentlich die Zahlen für die perzentuelle Häufigkeit der malignen Entartung einer Prostatahypertrophie nach verschiedenen Literaturangaben immer höher errechnet werden. Wir müssen also diese Möglichkeit ebenfalls in unser Kalkül ziehen, wie es BLUM und KÜMMELL bereits getan haben und wie es auch VOELCKER tut, wenn er sagt, daß man bei Carcinomverdacht operieren müsse. Unter den Komplikationen der Prostatahypertrophie sind die Steinbildung in der Blase und sekundäre Blasendivertikel Momente, welche ebenfalls die Operation notwendig erscheinen lassen. Ich möchte also auf Grund aller dieser Erwägungen die *Indikationen für die Prostatektomie* beiläufig folgendermaßen formulieren.

Die Prostatektomie ist angezeigt:

1. Bei einem Kranken *ohne Restharn,* wenn sich häufig akute Harnverhaltungen einstellen, wenn der zu ihrer Behebung notwendige Katheterismus erhebliche Schwierigkeiten bietet, wenn es oft zu Blutungen kommt, wenn durch die quälenden Miktionsbeschwerden die Nachtruhe des Kranken dauernd gestört ist und wenn eine Infektion der Harnwege besteht, welche durch konservative Maßnahmen nicht gebessert werden kann.

2. Bei Restharn in größeren Mengen (100—200 ccm), wobei die sonstigen Beschwerden des Kranken bei der Beurteilung der Operationsnotwendigkeit insoferne mit Berücksichtigung finden müssen, als man sich danach entschließt, schon bei einer kleineren oder erst bei einer größeren Restharnmenge zur Operation zu schreiten.

3. Bei größeren Restharnmengen und chronischer kompletter Retention.

4. Bei Komplikationen, wie sie die Steinbildung in der Blase und größere Blasendivertikel darstellen.

5. Bei Verdacht auf carcinomatöse Entartung der Prostatahypertrophie.

*Kontraindikationen* gegen die Vornahme der Prostatektomie bestehen streng genommen nur solche, wie sie mehr oder weniger jeden größeren chirurgischen Eingriff ausschließen, wenn es sich nicht gerade um die Beseitigung eines lebensbedrohenden Zustandes handelt, also *schwere Herzfehler, Lungenphthise, Carcinome anderer Organe, Hemiplegien* u. a. Etwas divergierend sind die Ansichten über den *Diabetes,* bei welchem VOELCKER die Operation als unausführbar bezeichnet.

Für schwere Diabetesfälle erscheint dies selbstverständlich. Voelcker meint aber, man müsse auch leichten Fällen gegenüber mißtrauisch sein, da auch solche leicht in der Nachbehandlungsperiode ein tödliches Koma bekommen können. Nach meinen Erfahrungen ist dieser übergroße Respekt vor dem Diabetes, namentlich bei leichten Fällen nicht am Platze, um so weniger, als wir jetzt in dem Insulin ein Mittel besitzen, welches in der Vorbehandlung angewandt, eine gewisse Gewähr gegen üble Zwischenfälle zu bieten imstande ist.

Auch *Arteriosklerose* und *Hypertonie* schließen die Operation nicht unbedingt aus. Es kommt überhaupt, wie Voelcker sagt, bei der Feststellung der Operationsmöglichkeit auf den ärztlichen Scharfblick und auf persönliche Erfahrungen des Operateurs in den Grenzgebieten der inneren Medizin an. Für Thompson gibt es gar keine Kontraindikationen. Erhebliche Grade von *Niereninsuffizienz* schließen die einzeitige Prostatektomie aus, wenn sie sich nicht durch eine entsprechend lang fortgeführte Vorbehandlung mit dem Dauerkatheter beheben lassen. Doch haben wir es in den letzten Jahren gelernt, die Indikationsgrenzen mit einer vorsichtigen und zweckentsprechenden Vorbehandlung so zu erweitern, daß die Kontraindikationen in dieser Hinsicht immer mehr eingeschränkt werden können.

Über die *Vorbehandlung* selbst ist nicht mehr viel zu sagen, da alles bezüglich Katheterbehandlung, plötzlicher Entlastung des uropoetischen Systems, Behandlung der Infektion, Verhütung der postoperativen Epididymitis durch Vasektomie bereits in dem Kapitel „spezielle Diagnose" vorgebracht wurde. Die Infektion trotzt manchmal allen während der Vorbehandlung unternommenen Maßnahmen. Sie vollständig zu beheben, wird kaum jemals gelingen und das ist für den Erfolg des operativen Eingriffes auch nicht von ausschließlicher Bedeutung. Denn gerade in jüngster Zeit mehren sich die Stimmen, welche die Fälle mit mäßiger Infektion, was den Ausgang der Operation anbelangt, geradezu prognostisch günstiger beurteilen als die nicht infizierten Fälle. So fand White, daß Patienten mit einer Infektion der Harnwege den Eingriff oft besser überstehen als solche mit nicht infiziertem Harn. Dies ist wohl hauptsächlich darin begründet, daß Prostatiker mit einer chronischen Infektion eine gewisse Immunität aller Organe des Urogenitalsystems aufweisen, so daß letztere allen Insulten gegenüber, welche ihnen durch den Katheterismus während der Vorbehandlung oder durch den operativen Eingriff selbst drohen, eine gewisse Widerstandsfähigkeit besitzen.

Es wurden auch Versuche unternommen, während der Vorbehandlungszeit die Gerinnungsfähigkeit des Blutes zu erhöhen. Legueu, Garcin und Decourt haben durch Gerinnungsversuche an 30 Operierten festgestellt, daß nach dem Eingriff die Gerinnungsfähigkeit sinkt und erst 4—10 Tage später wieder ansteigt. Sie geben 24 Stunden vor der Operation eine intramuskuläre Injektion von 10 ccm Serum serique antihaemorrhagique (Anthema) und 20 ccm 5%ige Calciumchloridlösung intravenös. Letztere wird unmittelbar vor der Operation wiederholt. Sie erzielten damit sehr befriedigende Resultate. Schaedel läßt durch drei Tage vor der Operation dreimal täglich einen Teelöffel Calcium phosphoricum nehmen. Rathbun gibt zu demselben Zweck unmittelbar vor dem Eingriff Morphin und Thromboplastin. Die namentlich in Amerika beliebte Darreichung großer Flüssigkeitsmengen während der Vorbehandlung wurde bereits erwähnt.

*Mit zur Vorbehandlung gehört auch die Cystostomie als erster Akt der zweizeitigen Prostatektomie,* welche nach allgemeinen Erfahrungen der letzten Zeit in vielen Fällen viel mehr zu leisten imstande ist als die Behandlung mit dem Dauerkatheter. Es empfiehlt sich also an dieser Stelle gleich die Vorteile und die Indikationen der zweizeitigen Prostatektomie zu besprechen.

Es ist als ein Verdienst Kümmells zu bezeichnen, daß er sich mit seiner ganzen Autorität für die zweizeitige Operation eingesetzt hat, um auf diese Weise auch die schwersten Formen von Retention einer erfolgreichen Behandlung zuzuführen. Die *zweizeitige Prostatektomie*, welche wir als die größte Errungenschaft in der Prostatachirurgie aus den letzten Jahren bezeichnen möchten, besteht darin, daß man die suprapubische Operation in zwei Akte zerlegt, welche in einem Zeitintervall von verschiedener Länge zur Ausführung gelangen. Der erste Akt, die suprapubische Eröffnung der Blase behufs Drainage derselben, kann aber auch einer anderen Operationsmethode, z. B. der perinealen oder Voelckerschen, vorausgeschickt werden. Lanz hat meines Erachtens als erster im Jahre 1908 seine Erfahrungen über die zweizeitige Operation in der deutschen Literatur niedergelegt. Die fraktionierte Operation, wie Lanz sie nennt, haben später von deutschen Autoren u. a. empfohlen: v. Lichtenberg, Wossidlo, Smoler, Kalb, Dubs, Casper, Ringleb, Fischer (Klinik Schmieden) und Praetorius, letzterer mit dem Hinweis, daß das zweizeitige Verfahren auch für die Prostatektomia mediana ohne weitere Zugangsoperation anwendbar sei.

Rovsing hat zuerst auf die großen Vorteile der Cystostomia suprapubica hinsichtlich der Behebung der durch die Prostatahypertrophie bedingten Beschwerden und Nierenveränderungen aufmerksam gemacht. Erst später, nachdem er beinahe ausschließlich die Cystostomie als operative Maßnahme für die Behandlung der Prostatahypertrophie in Anwendung gebracht hatte, entschloß er sich zu dem zweizeitigen Vorgehen, nach ihm von nordischen Chirurgen Borchgreving, Ingebristen, Tengwall u. a. In Frankreich und Amerika hatte die zweizeitige Operation schon früher größere Verbreitung gefunden (Audry, Fournier, André, Carlier, Reynard, Perrier, Pauchet, Legueu, Judd, Pilcher, Wiener, Lilienthal u. a.).

Es sind namentlich zwei Momente, welche dazu beitrugen, warum sich die zweizeitige Operation so rasch eingebürgert hat. Einmal war es die durch zahlreiche Erfahrungen begründete Erkenntnis, *daß es durch eine Vorbehandlung mit der suprapubischen Fistel in weitaus wirksamerer Weise gelingt, die geschädigte Nierenfunktion zu bessern.* Dann aber war vor allem das Bestreben maßgebend, unter allen unsere Hilfe aufsuchenden Prostatikern eine möglichst große Zahl von ihrem schweren und quälenden Leiden zu befreien. Wie hoch der zweite Punkt, das Bestreben nach einer Erweiterung der Indikationsstellung einzuschätzen ist, charakterisiert am besten Kümmell mit den Worten: „Ich halte es für eine sehr dankenswerte Aufgabe der Chirurgie, die Grenzen der Operationsmöglichkeit zur Beseitigung der erkrankten Prostata möglichst weit zu ziehen und durch geeignete Operationsverfahren wenn möglich alle Prostatiker, auch solche mit den schwersten Erscheinungen, der Heilung zuzuführen.‟

*Daß die Fistel hinsichtlich der Bekämpfung der Infektion dem Dauerkatheter überlegen* sei, habe ich in folgender Weise zu erklären versucht: der Dauerkatheter verursacht beinahe immer, auch dann, wenn man noch so peinlich verfährt, eine mehr oder weniger schwere Urethritis, welche sich bald über die ganze Länge der Harnröhre ausdehnt. Diese chronisch entzündete Harnröhre stellt eine große Resorptionsfläche dar, welche überaus leicht die Verschleppung von Keimen in die Blutbahn vermittelt. Dazu kommen die fortwährenden Traumen, denen sowohl die Harnröhre als auch der Blasenhals ausgesetzt sind, wenn der Katheter auch mit noch so großer Sorgfalt eingelegt und befestigt wird. Namentlich wenn es zu einer kleinen Schleimhautläsion mit einer Blutung kommt, so kann eine solche schon die Eingangspforte für eine hämatogene Infektion werden, die sich in den ohnehin schon geschädigten Nieren lokalisiert. Dann gehen Infektion und weitere Beeinträchtigung der Nierenfunktion Hand in Hand, indem immer wieder neue Partien des Parenchyms zugrunde gehen, wodurch immer mehr funktionsfähiges Gewebe ausgeschaltet wird. Ganz anders liegen dagegen die Verhältnisse bei der fertig etablierten Blasenfistel. Der Katheter passiert einen kurzen Gang, der von Granulationsgewebe ausgekleidet ist. Dieses stellt schon an und für sich einen Schutzwall gegen die Verschleppung von Keimen dar. Wenn wir nun — und das möchte ich als ein überaus wichtiges Moment für die Nachbehandlung der Cystostomie hinstellen — einen *Pezzerkatheter* in die Blasenfistel einführen, der sich mit seinem Wulst innig der Blasenwand anlegt und in keiner Weise die gegenüberliegende Blasenpartie berührt, geschweige denn scheuert, so haben wir damit einen Abfluß geschaffen, der die weitere Keimverschleppung in die Blutbahn mit sicherer Gewähr ausschließt und nach allgemeinen Erfahrungen die Blase ausgezeichnet drainiert.

Die *Anzeigenstellung für die zweizeitige Prostatektomie* hängt nach dem Gesagten von der Schwere der Infektion und dem Grade der Nierenschädigung ab. Unmöglicher oder sehr schwieriger Katheterismus müssen ebenfalls berücksichtigt werden. Es geht auch nicht an, daß man bei jedem Falle gleich von vornherein, bevor noch irgend welche Vorbehandlung eingeleitet ist, die Entscheidung fällt, ob ein- oder zweizeitig operiert werden soll. Zunächst einmal hat die Dauerkatheterbehandlung einzusetzen, um einige Zeit lang fortgeführt zu werden. Ersieht man aus dem von Woche zu Woche zu wiederholenden Verdünnungs- und Konzentrationsversuch, *daß die herabgesetzte Nierenfunktion keine Tendenz zur Besserung zeigt, wird der Katheter schlecht vertragen*, indem er eine starke Urethritis, schmerzhafte Tenesmen oder Blutungen herbeiführt, *ist endlich die Infektion der Harnwege eine so hochgradige, daß eine länger während Dauerdrainage der Blase notwendig erscheint, dann ist die zweizeitige Operation angezeigt.* In ähnlichem Sinne stellt Thomson-Walker folgende Sätze zur Indikationsstellung für das zweizeitige Vorgehen auf:

1. Bei chronischer Harnretention, wenn ein Dauerkatheter nicht vertragen wird oder nicht zu klaglosem Funktionieren zu bringen ist.

2. Bei Urosepsis. Hier wird nach Anlegung der Cystostomie ein Katheter in die Harnröhre eingebunden und eine Dauerirrigation durchgeführt. Auch bei Pyelonephritis sind dabei gute Resultate zu erwarten.

3. In Fällen, wo die Blase unbedingt entleert oder leer gehalten werden muß, wo aber momentane Kontraindikationen gegen die Prostatektomie vorliegen und die Behandlung mit dem Dauerkatheter auf Schwierigkeiten stößt.

Cunningham geht zweizeitig vor: 1. bei schwierigem Katheterismus, 2. wenn der Dauerkatheter schlecht vertragen wird, 3. wenn die Dauerdrainage für längere Zeit nötig ist, 4. bei schwerer Infektion der Harnwege, 5. bei häufiger Epididymitis und gleichzeitiger Prostatitis.

Wir möchten also die Anzeigenstellung für die zweizeitige Operation folgendermaßen zusammenfassen: die zweizeitige Operation ist angezeigt:

1. Bei schwierigem Katheterismus, wenn der Dauerkatheter nicht vertragen wird oder nicht zu klaglosem Funktionieren zu bringen ist.

2. Wenn die Dauerdrainage der Blase für längere Zeit nötig ist.

3. Bei schwerer Infektion der Harnwege. Und

4. wenn wir dem Patienten mit Rücksicht auf Alter, eventuell vorhandene marantische Zustände den Eingriff nicht in einer Sitzung zumuten können und uns von einer Teilung des operativen Eingriffes in zwei Akte einen günstigen Erfolg versprechen.

In letzterem Falle lassen wir dann die beiden Eingriffe rasch hintereinander folgen, in einem Zeitraum von etwa 6—8 Tagen; während wir bei schwerer Infektion oder erheblich geschädigter Nierenfunktion mit dem zweiten Eingriff so lange warten müssen, bis die Infektion gebessert, bzw. die Nierenfunktion wieder einen halbwegs günstigen Grad erreicht hat.

Und damit kommen wir zu einem neuen Gesichtspunkt, dessen Erkenntnis wir erst der zweizeitigen Operation verdanken und der auf Grund vielfach gesammelter Erfahrungen ganz besondere Beachtung verdient. Es macht entschieden den Eindruck, als ob wir imstande wären, durch einen der eigentlichen Prostatektomie vorangeschickten Eingriff den Organismus derart umzustimmen, daß er dann auf den stets von einer stärkeren Blutung und von einem größeren Operationsshock begleiteten zweiten Akt in einer milderen Form reagiert. Dieser Beobachtung wird sich kein Chirurg, der in diesem Sinne zweizeitig operiert hat, entziehen können. Die Blutung, sowohl die während der Operation, als auch die in den nächsten Stunden dem Eingriff folgende ist weniger heftig, der postoperative Shock bleibt gewöhnlich ganz aus. Mit einem Wort, die Kranken vertragen den Akt der Prostatektomie auffallend gut, viel besser als die einzeitig Operierten. Es scheint also durch den vorangehenden Eingriff eine Art immunisierende Wirkung ausgelöst zu werden, wie dies VOELCKER betont hat. In diesem Sinne ist es auch gleichgültig, ob man als ersten Akt die suprapubische Fistel oder die Unterbindung der Vasa deferentia ausführt, wobei ich betonen will, daß wir die Unterbindung der Vasa nicht vornehmen, um einen Steinach-Effekt zu erzielen, sondern einzig und allein, um im Verlaufe der Nachbehandlung einer Epididymitis vorzubeugen.

Wenn man von dem zweizeitigen Eingriff spricht, so denkt man in erster Linie immer an die zweizeitige suprapubische Operation. Man kann aber einer suprapubisch angelegten Fistel als erstem Akt später auch eine andere Operation folgen lassen. CHETWOOD rät, für die zweizeitige perineale Operation zunächst eine perineale Fistel anzulegen. Ich weiß nicht, ob dieses Vorgehen Nachahmer gefunden hat, möchte aber nur zu beachten geben, daß man die perineale Fistel nur an der Pars membranacea urethrae anlegen kann, um den Katheter durch die prostatische Harnröhre in die Blase einzuführen. Damit ist aber nach dem oben Gesagten nicht viel erreicht, da die ständige Reizung der empfindlichen Urethra prostatica und des Blasenhalses nicht ausgeschaltet ist.

## II. Operationsmethoden.

### a) Die suprapubische oder transvesicale Methode.

Sie wird auch kurz die FREYERsche genannt, weil sich FREYER, wie wir gehört haben, um die Ausbildung und Vereinfachung ihrer Technik sehr verdient genacht hat. Was zunächst die Wahl des *Anästhesierungsverfahrens* betrifft, so bleibt diese dem Temperament und der Gewohnheit des Operateurs überlassen. Da der Eingriff nicht lange dauert, so ist gegen eine *Allgemeinnarkose* mit Äther auch bei vorgerücktem Alter des Patienten nichts einzuwenden, wenn nicht gerade Herz- oder Lungenaffektionen eine Allgemeinnarkose verbieten. Vielfach wird die *Lumbalanästhesie* für die Prostatektomie in Anwendung gebracht und ist bei diesem Eingriff auch nicht besonders gefährlich, weil man hier keine steile Beckenhochlagerung braucht und daher eine Beeinflussung der Medulla ausgeschlossen erscheint. Am häufigsten wird wohl die *Lokalanästhesie* angewandt, mit welcher es beinahe immer gelingt, den Eingriff schmerzlos zu Ende zu führen. Man benützt die rhombusförmige, subfasciale und subcutane Umspritzung des Operationsterraines, um den Bauchdeckenschnitt unempfindlich zu machen; dann folgt die Infiltration der Blasenwand an der Stelle, wo man die Eröffnung der Blase vornimmt und schließlich wird von der eröffneten Blase aus noch ein Teil des Anaestheticums in die Prostata eingebracht. Zu letzterem Akte verwendet man lange Nadeln mit einer entsprechenden Krümmung, welche durch die Blasenschleimhaut eingestochen werden. Manche rühmen nach dieser Infiltrierung der Prostata die leichtere Schälbarkeit der hypertrophierten

Knoten, da sie annehmen, daß die lockeren Gewebsschichten zwischen Knoten und Kapsel durch die eingespritzte Flüssigkeit gedehnt werden. *Mit dieser Art der Lokalanästhesie kommt man gewöhnlich vollkommen aus.* Auch die Epidural- und die Parasakralanästhesie stehen in Gebrauch und die Umspritzung der Prostata vom Damm aus. Sollte die Enukleation selbst sich etwas schwieriger gestalten und die Anästhesie dabei nicht mehr ausreichen, so kann man für diesen Akt, der nur wenige Minuten in Anspruch nimmt, einen Äther- oder Chloräthyl-rausch in Anwendung bringen. Als Mittel für die Lokalanästhesie ist das Tutocain, welches für die Infiltration in 0,2%iger Lösung verwendet wird, ganz besonders geeignet.

In letzter Zeit hat sich mir ein kombiniertes Anästhesierungsverfahren ausgezeichnet bewährt, welches allerdings eine peinlichst genaue Technik nicht nur hinsichtlich der Herstellung der notwendigen Lösungen, sondern auch bezüg-lich der Durchführung erfordert und daher im folgenden genauer beschrieben werden soll. Es ist dies eine Kombination der Epiduralanästhesie mit einer Infiltration des Cavum Retzii. Es werden 3 Lösungen benötigt, welche in Glas-kolben vorbereitet und gekocht werden, wobei zu beachten ist, daß alle Gefäße und auch die Spritzen absolut alkalifrei sein müssen.

1. Die Epidurallösung: 0,5 Tutocain auf 125 Kochsalzlösung, d. i. eine 0,4%ige Lösung.

2. 0,001 Adrenalin auf 10 ccm Kochsalzlösung.

3. Die Bauchdeckenlösung, eine 0,2%ige Tutocainsuprareninlösung, von welcher man 150—300 ccm braucht.

Wichtig ist der Zusatz von Adrenalin zur Epidurallösung, um eine zu rasche Resorption im Sakralkanal zu verhindern, in dessen lockerem Fettgewebe sich die Resorptionsverhältnisse bekanntlich denen bei intravenöser Einspritzung nähern. In der ersten Zeit haben wir bei der Epiduralanästhesie *ohne* Adrenalin wiederholt Kollapse kurz nach der Einspritzung gesehen, auch bei richtiger Technik ohne Anstechung einer Vene oder des Duralsackes. Dagegen sind solche Zustände seit der Beigabe von Adrenalin nie mehr vorgekommen. Eine schäd-liche Wirkung des Adrenalins wurde auch bei arteriellem Hochdruck nicht beobachtet.

Von der Lösung 2 werden unmittelbar vor der Einspritzung 6 ccm in die Lösung 1 hineingebracht.

Von dieser Mischung werden 50 ccm in den Sakralkanal eingespritzt. Vorher ist natürlich genau festzustellen, ob die eingeführte Nadel nicht den Duralsack oder eine Vene angestochen hat. Im übrigen soll hier nicht auf alle technischen Details der Epiduralanästhesie eingegangen, sondern nur folgendes bemerkt werden: da es sich immer um alte Männer handelt, denen die Knieellenbogenlage beschwerlich fällt, nehmen wir die Anästhesierung immer in Seitenlage vor. Hierbei muß die Verziehung der schlaffen Haut nach unten von der Mittellinie berücksichtigt werden. Um das manchmal schwierige Suchen nach dem Hiatus sacralis schmerzlos zu gestalten, wird die Haut und das Periost vor Einführung der Lumbalnadel anästhesiert, wobei jedoch zwei Finger der linken Hand die Cornua sacralia unverrückt festhalten. Sind die 50 ccm in den Sakralkanal eingebracht, dann wird der Kranke auf den Rücken gelegt und es erfolgt die Anästhesie des Cavum Retzii und der Bauchdecken nach Braun. Hierbei wird die Lösung 3 entlang der Mittellinie in einem 2 querfingerbreiten Streifen von der Symphyse bis etwas unter dem Nabel erst unter die Haut, dann unter die Fascie gespritzt. Hierauf folgt die Infiltration des Cavum Retzii mit 40—60 ccm mittels unmittelbar über der Symphyse senkrecht in die Tiefe gestochener Nadel, wobei natürlich die Dicke des Fettpolsters berücksichtigt werden muß.

Diese Art der Schmerzbetäubung hat sich uns für die suprapubische Prostatektomie am allerbesten bewährt. Die großen Lösungsmengen sind infolge der starken Verdünnung und der Resorptionsbehinderung durch das Adrenalin bei richtiger Technik unschädlich. Seit ihrer Anwendung verfügen wir über eine schon beträchtlich große, lückenlose Reihe absolut schmerzfreier Prostatektomien ohne einen einzigen Versager.

Der Kranke wird horizontal auf den Operationstisch gelagert, das Becken leicht erhöht, die Beine dürfen nicht mit Gurten befestigt werden, sie sollen

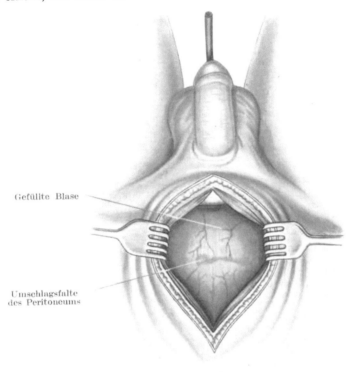

Gefüllte Blase

Umschlagsfalte des Peritoneums

Abb. 97. Lage der Blase und der Umschlagsfalte des Peritoneums nach Durchtrennung der Bauchdecke. (Aus BIER-BRAUN-KÜMMELL: Operationslehre. IV. Band, 2. Aufl.)

eher etwas gespreizt liegen, damit man während der Operation an dem eingeführten Katheter manipulieren kann und die Analöffnung frei hat, um während der Ausschälung einen Finger in den Mastdarm einzuführen. Die Blase wird vorher reingespült und mit 200 ccm Flüssigkeit gefüllt. Vor der Luftfüllung muß gewarnt werden, denn NICOLICH und MARION haben je einen Todesfall durch Luftembolie nach der Luftfüllung der Blase beobachtet. Der Operateur steht an der linken Seite des Patienten.

Der Hautschnitt beginnt in der Mittellinie knapp unter der Symphyse und reicht bis etwa drei Querfinger unter den Nabel. Bei sehr fettreichen Patienten wird man den Hautschnitt noch etwas länger anlegen müssen. Nach Durchtrennung der Rectusscheide in der Mittellinie treten die Musculi pyramidales zutage, zwischen diesen geht man ein und drängt die beiden geraden Bauchmuskeln auseinander, um sie dann mit stumpfen Haken zur Seite zu ziehen.

Der Hautschnitt soll schon etwas unterhalb der Symphyse beginnen, damit weder die Haut noch die Fascie das Cavum Retzii taschenartig verschließen. Auch nach Beendigung der Operation darf im unteren Wundwinkel keinerlei Naht angelegt werden, um eine Sekretansammlung im Cavum Retzii zu vermeiden. Die Abb. 97 und 98 zeigen uns das Verhältnis der (allerdings übermäßig) gefüllten Blase zur Umschlagslinie des Bauchfelles mit der Schnittführung in der Blase.

Der Zugang zu dem mit lockerem fetthaltigem Bindegewebe erfüllten prävesicalen Raum ist so bewerkstelligt. Durch zarte quere Messerzüge, welche den

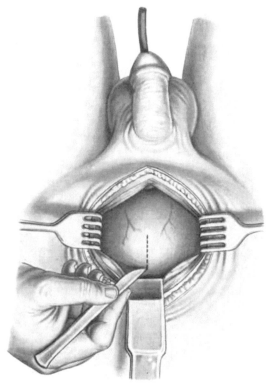

Abb. 98. Zurückdrängen des Peritoneums und Schnittführung in die Blase.
(Aus BIER-BRAUN-KÜMMELL, Operationslehre. IV. Band, 2. Aufl.)

horizontalen Schambeinästen parallel verlaufen, wird dieses Bindegewebe, welches direkt mit dem präperitonealen Fettgewebe und mit dem Peritoneum in Verbindung steht, von der vorderen Blasenwand abpräpariert und stumpf nach aufwärts geschoben bis zur Umschlagslinie des Bauchfelles. Die Blase liegt dann frei zutage und ist an ihrem oberflächlichen Venennetz und an ihrer Muskelzeichnung leicht kenntlich. Nun legt man hoch oben knapp unter dem Ansatz des Bauchfelles zu beiden Seiten von der Mittellinie je einen Seidenfaden durch die Blasenwand, mit welchem letztere hochgehoben werden kann. Bevor man die Blase eröffnet, läßt man durch den Katheter die Füllungsflüssigkeit abfließen. Es ist nicht angenehm und auch nicht vorteilhaft, wenn der Blaseninhalt nach Eröffnung der Blase das Operationsterrain überschwemmt. Deswegen soll die Entleerung durch den Katheter vollständig geschehen, was man eventuell durch Aspiration erreichen kann. Zwischen den beiden Haltefäden sticht man dann ein langes spitzes Messer durch die ganze Dicke der Blasenwand und verlängert die Blasenincision auf etwa 2—3 cm.

Man kann nun auf zweierlei Art vorgehen. Entweder macht man die Ausschälung ganz im Dunkeln, nur unter Leitung des Fingers, oder man stellt sich zunächst einmal das Orificium internum mit drei Blasenspateln ein. FREYER ging so vor, daß er den Schnitt in die Blasenwand nur so groß anlegte, um gerade

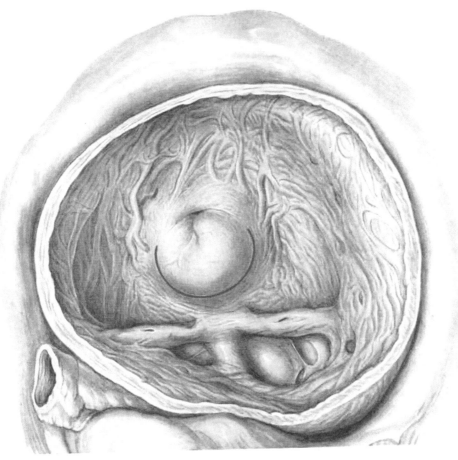

Abb. 99. Transvesicale Prostatektomie. Halbkreisförmige Umschneidung der Schleimhaut an der Blasenmündung. (Aus TANDLER-ZUCKERKANDL.)

mit dem Zeigefinger der rechten Hand eindringen zu können. Mit dem Finger der anderen Hand ging er dann ins Rectum. Den Fingernagel am rechten Zeigefinger hatte er stets entsprechend präpariert und geschärft, um mit ihm die Schleimhaut über dem Prostataknoten einzureißen, und nun begann er von hier aus die Enukleation, unterstützt von dem Finger im Mastdarm. Andere Operateure, *welche die suprapubische Operation zu einer übersichtlichen Methode auszugestalten bestrebt sind*, legen den Schnitt in der Blasenwand etwas länger an und entfalten dann das Blaseninnere durch drei eingesetzte Haken.

Auf der folgenden Abbildung sieht man deutlich die in die Blase portioartig vorspringende Prostata. Nun folgt ein wichtiger Akt: die *Incision der Blasenschleimhaut über dem prominenten Prostatalappen*, bzw. um ihn herum. Man

kann sie halbkreisförmig ausführen oder in Form einer kreisförmigen Umschneidung der inneren Harnröhrenöffnung (s. Abb. 99 und 100). Man bedient
sich dazu am besten eines langstieligen Messers. Grunert hat für diesen Zweck
ein sog. Ringmesser angegeben, welches aber nicht in allen Fällen anwendbar
sein dürfte, da der Blasenhals manchmal durch die in die Blase auswachsenden
Prostataknollen so deformiert ist, daß sich zwischen den einzelnen stärker hervortretenden Teilen tiefe Einschnitte befinden, in welche dieses Instrument

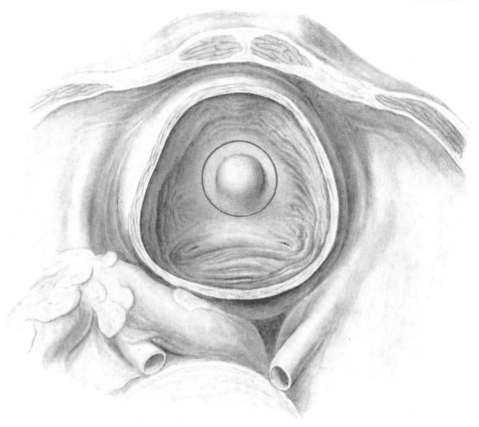

Abb. 100. Transvesicale Prostatektomie. Zirkuläre Umschneidung der Schleimhaut an der
Blasenmündung. (Aus Tandler-Zuckerkandl.)

kaum eindringen dürfte. Martini hat ein Instrument konstruiert, welches
einen aus drei gelenkigen Verbindungen zusammengesetzten Metallfinger darstellt,
an dessen Ende ein scharfer Nagel angebracht ist, das Instrument wird dem
Zeigefinger aufgesetzt und mit dem scharfen Nagel die Schleimhaut inzidiert.
Payr macht zwei tiefe, zur Harnröhrenmündung radiär gestellte Einschnitte.
Ich bediene mich bei Prostaten, welche gar nicht oder nur wenig in die Blase
vorspringen (s. Abb. 101), einer keilförmigen Excision aus der rückwärtigen
Circumferenz des Orificium internum, welche gleich weit in die prostatische
Harnröhre und in die Blase reicht und etwa $1\frac{1}{2}$ cm tief geht. Mit dieser Keil-
excision (s. Abb. 102) kommt man gewöhnlich schon in den Prostataknoten hinein,
und sieht dann auf der Schnittfläche deutlich die Abgrenzung des Knotens gegenüber der Kapsel. Man kann dann von dieser Stelle aus leicht mit dem Finger in

die richtige Schicht eindringen. Auf welche Weise immer man diese Umschneidung des Blasenhalses vornimmt, jedenfalls muß man sie *gründlich und gehörig tief*

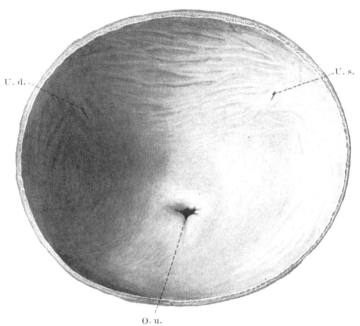

Abb. 101. Subvesicale Prostatageschwulst und chronische starke Überdehnung der Blase. Einsicht in die gekappte Blase. O. u. Orificium urthrae. U. d. Ureter dexter. U. s. Ureter sinister. (Aus TANDLER-ZUCKERKANDL.)

machen, das Messer kann auch in den hypertrophischen Knoten eindringen, das hat gar nichts zu bedeuten, denn es handelt sich darum, daß der enukleierende Finger von der Incision aus gleich in die richtige Schicht zwischen Kapsel, bzw. Schleimhaut und Knoten eindringt.

Hat der Finger diese Schicht gefunden, so versucht er den Knoten stumpf zu umgehen und allseits aus der Kapsel zu lösen. Dabei kommt es nur auf das Tastgefühl an und auf die eigene Erfahrung, welche uns sagt, inwieweit man auch derbere Verwachsungen sprengen darf, ohne dabei die Kapsel zu zerreißen. Die Abb. 103 und 104 zeigen, wie die Schleimhaut mit einem Elevatorium abgeschoben wird und wie dann der enukleierende Finger in die Schicht eindringt.

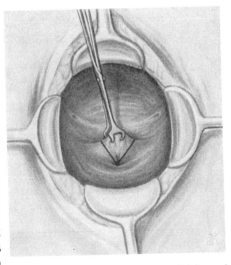

Abb. 102. Keilexcision. (Eigene Zeichnung.)

Ein anderes Verfahren empfiehlt RINGLEB. Vor ihm haben auch schon andere (amerikanische) Chirurgen diese Methode beschrieben (SQUIER, PILCHER,

Moore, Bryan). Er verzichtet auf die Umschneidung des Blasenhalses, dringt mit dem Zeigefinger in die Urethra prostatica ein und sprengt dort das obere

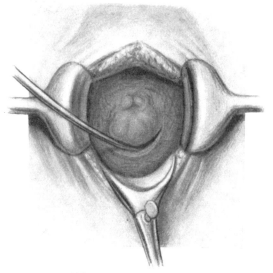

Abb. 103. (Eigene Zeichnung.)

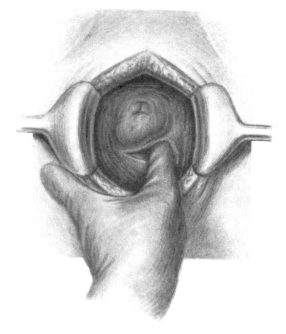

Abb. 104. (Eigene Zeichnung.)

Dach der Harnröhre an einer Stelle, wo die Kanten der Seitenlappen fühlbar sind. Dort beginnt er mit der Ausschälung, die er also von unten nach oben vornimmt; er stürzt dann die enukleierte Prostata blasenwärts um, wo die Abtragung vom Blasenhals entweder scharf oder ebenfalls stumpf vorgenommen wird.

Zur Ausschälung ist es unbedingt notwendig, daß ein ins Rectum eingeführter Finger entgegenarbeitet. Da gehen nun die Meinungen auseinander, manche schälen bimanuell aus, manche lassen sich die Prostata durch eine Assistentenhand entgegendrücken. JENCKEL hat für diesen Zweck ein eigenes Instrument, den sog. Prostataheber angegeben, der vom Mastdarm aus die Prostata nach oben gegen die Blase zu vordrängt. Die Ausschälung selbst kann überraschend leicht sein, namentlich bei den großen, weichen Formen ist dies oft der Fall; sie kann aber auch erhebliche Schwierigkeiten bieten, so bei den harten, fibrösen Drüsen und bei Prostaten mit Zeichen chronischer Entzündung. Bei den letztgenannten Formen muß man oft die Knoten mit Schere und Pinzette aus dem Prostatabett scharf auslösen, nachdem man sie mit einer MUZEUXschen Zange gefaßt hat. ZUCKERKANDL hat den Prostatabohrer empfohlen, mit dem man die Drüse anbohrt, um sie damit emporzuziehen; später hat er empfohlen, das Entgegenziehen mit Fadenzügeln zu bewerkstelligen, mit denen die oben vom Blasenhals bereits losgelöste Prostata armiert wird. In der Praxis bewährt sich weder das eine noch das andere. Der Bohrer hindert bei dem weiteren stumpfen Vorgehen, weil man sich nur allzu leicht dabei den Finger verletzen kann, die Fäden reißen oft aus und müssen immer wieder neu angelegt werden. Man kommt im allgemeinen mit der Fingerenukleation aus. Doch muß man öfters neben dem Zeigefinger noch den Mittelfinger benutzen, namentlich dann, wenn letzterer, wie es bei vielen Händen vorkommt, länger ist als der Zeigefinger. Der Finger kann bei starken fettreichen Bauchdecken nicht lang genug sein! Es gibt Fälle, bei denen man sich recht abmühen muß, um die Drüse am tiefsten Punkte aus der Kapsel auszuschälen.

Ein überaus wichtiger Akt nach der Enukleation ist die *Blutstillung*: FREYER hat nach dem bimanuellen Ausschälen das Prostatabett zwischen beiden Zeigefingern massiert und komprimiert und auf diese Weise angeblich eine gute Blutstillung erzielt, nachher hat er die Blase noch mit heißem Borwasser gespült. Diese primitive Methode FREYERs hat nur wenig befriedigt. Man ging daher daran, das Prostatabett mit Gazestreifen zu tamponieren und letztere aus der Blasenwunde herauszuleiten. Da aber die durch die Blase geführten Streifen nur allzubald von Harn durchtränkt werden, hat man die Prostataloge mit einem Streifen ausgestopft, an dessen Ende ein Seidenfaden angebunden war, welcher dann durch die Blase aus der Wunde herausgeleitet wurde. Andere haben die Tampons mit verschiedenen Lösungen getränkt, um die Blutgerinnung zu erhöhen (KLIKA: Tanninalkohol, FREUDENBERG: Chlorcalcium). BISSELICK ging sogar so weit, nach der Operation die ganze Blase fest mit Tampons auszustopfen. FISCHER hat den Tampon ebenfalls mittelst eines Fadens aus der Wunde geleitet; um aber zu erzielen, daß der Tampon fest im Prostatabett haftet, hat er über demselben die Wundränder der Schleimhaut am Blasenhals durch einige Nähte zusammengezogen. Die Erfahrung hat gelehrt, daß jeder Tampon, auch wenn er noch so fest in die Prostataloge hineingestopft ist, sehr bald von Blutgerinnseln, die sich neu bilden, und vom Harn losgelöst wird, so daß dann das wichtigste Moment, der Druck des Tampons auf die Wände der Wundhöhle, wegfällt. Um den Tampon im Prostatabett zu erhalten, hat ESCAT ein Verfahren angegeben, welches darin besteht, den Tampon durch einen daran befestigten und durch die Harnröhre geführten Faden fest in die Loge hineinzuziehen; ein zweiter Faden, zur Wunde herausgeleitet, dient dazu, den Tampon zu entfernen. Dieses Verfahren hat sich in den letzten Jahren ziemlich eingebürgert, weil man sich von der ausgezeichneten Wirksamkeit eines solchen

fest in die Wundhöhle hereingezogenen und dort festhaftenden Tampons überzeugt hat. Das Verfahren ist von verschiedener Seite modifiziert worden
(Dialti, Kleiber, Rubritius). Ich ziehe es vor, ein Knopfbougie (Sonde à
boule) durch die Harnröhre einzuführen und an deren Knopf den Tampon mit
einem Bändchen zu befestigen, welch letzteres aus der Wunde herausgeführt
wird. Ich wähle den Tampon so groß, daß er in zusammengefaltetem Zustande
beiläufig der Größe des enukleierten Knotens entspricht. Der Tampon wird
durch Zug an dem Bougie von außen in die Prostataloge hineingezogen, von
der Blase aus wird dann noch mit einem Instrument nachgestopft, damit er
vollständig in der geschaffenen Wundhöhle verschwinde.
An das Knopfbougie kann man ein Gewicht anhängen und
so eine Extension etablieren, damit ein gleichmäßiger Zug
und Druck des Tampons gewährleistet wird. Es genügt aber
vollständig, das Knopfbougie unter einer gewissen Spannung
am Oberschenkel mit Heftpflaster zu befestigen.

Die von Albrecht in die Chirurgie eingeführte Stryphnon-
gaze hat sich bei der Blutstillung aus dem Prostatabett
ebenfalls gut bewährt. Sie kann auch zur Tamponade
benützt werden.

Gegen die Tamponade wenden manche ein, daß man
dem Prostatabett damit die Möglichkeit nimmt, sich zu
kontrahieren. Dieser Einwand verliert aber an Bedeutung,
wenn man bedenkt, daß eine sichere Blutstillung nach der
Prostatektomie gewährleistet sein muß, da mit ein Hauptgrund für die große Mortalität dieser Operation in früherer
Zeit die mangelhafte Blutstillung war. Erst seit wir es gelernt haben, die Blutung zu beherrschen, haben sich unsere
operativen Erfolge ganz bedeutend gebessert.

Auch noch andere Vorschläge wurden gemacht, um die
Blutung aus dem Prostatabett zu beherrschen. So legt
Pilcher einen Gummiballon in die Prostataloge ein, der
dann mit Wasser gefüllt wird. Payr hat sich ein Apparat
sehr bewährt, der nebenstehend abgebildet ist. Seine mohn-
kopfförmige Anschwellung tamponiert ebenso wie der Tampon

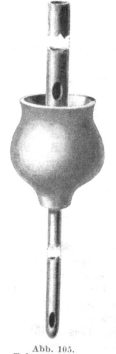

Abb. 105.
Tulpe nach Payr.
(Eigene Zeichnung.)

Pilchers das Prostatabett. Jenckel sucht die Blutstillung
dadurch zu erreichen, daß er durch einen, in den Mastdarm eingeführten, mit Wasser gefüllten Ballon auf die
Prostata einen Druck auszuüben trachtet.

Thomson-Walker hat als erster die „Toilette der Prostataloge" empfohlen
und sein Verfahren „offene Prostatektomie" genannt. Er stellt sich mit eigens
gekrümmten Blasenspateln die Prostataloge ein und trachtet nun, einmal alle
Reste und abgerissenen Teile der Harnröhre zu entfernen und die Blutung exakt
durch Umstechungsnähte zu stillen. Namentlich den Wundrand am Blasenhals
umsticht er in seiner Gänze und erzielt so eine vollständige Blutstillung aus
dem Schleimhautrand. Die Erfahrung lehrt, daß gerade dieser Schleimhautrand
oft von dicken Venen durchzogen ist, welche teils abgerissen, teils scharf durchtrennt werden. Dieses Verfahren Thomson-Walkers hat viele Nachahmer
gefunden. Die Anlegung solcher Umstechungsnähte ist nur manchmal, namentlich
bei sehr fettleibigen Kranken, äußerst schwierig. Aus diesem Grunde hat Young
einen eigenen Nadelhalter konstruiert; Payr verwendet dafür die Langenbeck-
sche Nadel für die Uranoplastik. Es gelingt aber meist auch mit dem gewöhnlichen Instrumentarium einige solche Umstechungsnähte am Schleimhautsaum
anzulegen, wodurch man gewöhnlich schon viel zur Blutstillung beigetragen hat.

Im allgemeinen kann man sagen, daß die Blutstillung nach der Prostatektomie heute in keinem Falle mehr auf Schwierigkeiten stoßen wird, da uns in der Tamponade und der Umstechung zwei Verfahren zur Verfügung stehen, welche einzeln oder zusammen angewandt in keinem Falle versagen dürften. *Die primäre Blutung aus dem Prostatabett zu stillen, ist ein überaus wichtiger Akt der Operation.* Denn wenn wir den Kranken bei der Operation oder in den folgenden Stunden viel Blut verlieren lassen, so machen wir ihn gegen eventuelle Zwischenfälle, die sich im Verlauf der Nachbehandlung einstellen können, weniger widerstandsfähig. Wie man in jedem einzelnen Falle vorgeht, ob man nicht tamponiert oder Tamponade oder Umstechung oder aber beides anwendet, bleibt der Erfahrung des Operateurs überlassen. Sicher gibt es viele Fälle, bei denen nach einer leicht durchgeführten Enukleation eine so rasche Verkleinerung der Prostatanische erfolgt, daß man sowohl von einer Tamponade, als auch von einer Umstechung vollkommen absehen kann.

Eine zweite Frage, über welche die Ansichten noch geteilt sind, ist die, ob man nach der Operation außer dem durch die suprapubische Wunde herausgeleiteten Rohr noch einen Katheter in die Harnröhre einlegen soll oder nicht. Viele bedienen sich des Katheters neben dem Rohr in der Blasenwunde, weil sie damit eine gute Durchspülung der Blase erzielen wollen. Gegen den Katheter wurde eingewendet, daß durch die schon bestehende oder durch den Dauerkatheter hervorgerufene Urethritis das Prostatabett nur allzu leicht infiziert werden kann. Das suprapubische Rohr drainiert aber gewöhnlich so gut, daß man den Katheter ganz entbehren kann, er verstopft sich nur allzu leicht mit Blutgerinnseln. Außerdem benützen wir für die Drainage der Blase nach oben das von MARION angegebene Rohr, welches aus einem fingerstarken Gummirohr besteht, dem ein dünnerer Schlauch angeschweißt ist; letzterer ermöglicht ebenfalls eine ausgezeichnete Durchspülung der Blase, wodurch also der Dauerkatheter entbehrlich wird. MÜLLER verwirft die Tamponade und zieht nach der Enukleation einen langen Schlauch von 8 mm Dicke retrograd durch die Harnröhre und leitet ihn durch die Blase aus der Wunde heraus. Im Blaseninnern hat der Schlauch drei Fenster.

Nur die eigene Erfahrung kann aus dieser großen Zahl von Vorschlägen für die Behandlung des Wundbettes und der Blase nach der Enukleation das Beste auswählen. Ich gebe also eine Beschreibung meines Vorgehens: Nach der Ausschälung wird zunächst eine temporäre Tamponade vorgenommen, indem man einen Gazetampon fest in das Prostatabett einstopft und diesen mit einer Kornzange dem noch im Rectum befindlichen Finger entgegendrückt. Diesen Tampon läßt man etwa 3—5 Minuten liegen. Nach seiner Entfernung werden zunächst einige Umstechungsnähte am Schleimhautrand des Blasenhalses, gewöhnlich 3—4, angelegt. Wenn dann noch eine erhebliche Blutung aus dem Prostatalager besteht, tritt die Tamponade in ihre Rechte. Es wird durch die Harnröhre ein Knopfbougie eingeführt, dieses unter Leitung eines in die Loge eingeführten Fingers in die Blase und aus der Wunde geleitet, daran am Knopf ein langes, dünnes Bändchen befestigt und in dieses der in richtiger Größe gewählte Tampon eingebunden. Letzterer wird durch Zug am Bougie fest in das Bett hereingezogen, die freien Enden des Bändchens zur Blasenwunde oben herausgeleitet. In die Blase kommt ein MARIONsches Steigrohr, welches durch Vermittlung eines Kniestückes aus Glas mit einem längeren Schlauch in eine Flasche abgeleitet wird. Hierauf wird die Blase von unten herauf durch eine Reihe von Catgutnähten, welche die ganze Dicke der Blasenwand ohne die Schleimhaut fassen, so weit verschlossen, daß das Steigrohr fest in die Blasenwunde eingenäht ist. Durch den unteren Winkel des Hautschnittes wird ein etwa 6 cm langes Drain ins Cavum Retzii eingelegt, der obere Teil des Bauchdeckenschnittes wird in mehreren Etagen geschlossen.

Es sei nur noch hervorgehoben, daß bei der Prostatektomie ein geschicktes und rasches Operieren den halben Erfolg bedeutet. Namentlich bei der Ausschälung muß man trachten, rasch in die richtige Schicht zu kommen und möglichst wenig zu reißen. Je schonender die Enukleation vorgenommen wird, desto geringer ist auch die Blutung.

Casper plaidiert für die Gegenincision nach dem Damm, namentlich bei infizierten Fällen. Er stößt nach der Ausschälung eine Kornzange vom tiefsten Punkt des Prostatabettes gegen das Perineum vor und macht dort oberhalb der Analöffnung eine Gegenincision.

Läwen und vor ihm Lynn gehen kombiniert vor. Lynn macht zunächst nur eine Gegenöffnung gegen den Damm, wenn aber die Enukleation schwierig ist, so unterstützt er sie durch den in diesen Einschnitt eingeführten Finger. Läwen legt die Prostata zuerst perineal frei, löst sie vom Rectum ab, drängt sie nach oben und vollendet die Ausschälung auf dem suprapubischen Wege. Dabei wird die Kapsel unten nicht durchtrennt, auch wird keine Drainage nach unten angelegt.

Die Ableitung des Harnes nach der Operation wird von Bethune, ebenso wie von Borchers mittelst einer Saugpumpe vorgenommen. Borchers verwendet die Vorrichtung von Hartert. Eine Dauerirrigation der Blase empfiehlt Roedelius und gibt Vorschriften über die Technik seines Verfahrens. Die kontinuierliche Spülung scheint nicht ungefährlich zu sein. Squier erlebte einen Verblutungstod, indem eine arterielle Blutung durch die Dauerspülung verschleiert worden war.

In den letzten Jahren tauchen hier und da Bestrebungen auf, welche dahingehen, das Krankenlager nach der Prostatektomie abzukürzen. Dies will man dadurch erreichen, daß die Blase primär durch Naht geschlossen und nur durch einen Katheter drainiert wird. Mertens bezeichnete die so durchgeführte Operation als „ideale Prostatektomie", er verschließt die suprapubische Blasenwunde nach der Enukleation durch eine fortlaufende Naht und legt einen Dauerkatheter ein. Aber auch den Katheter entfernt er nach ganz kurzer Zeit, nach einem, spätestens nach vier Tagen. In einer zweiten Mitteilung berichtet derselbe Autor über vier Fälle, bei denen er auch die rückwärtige Blasenwunde durch Naht verschlossen hat. Er schreibt über letzteres Vorgehen: „Die Naht der Wunde, die bis zu 6 cm lang werden kann, wird bei liegendem Katheter angelegt, wobei man darauf achten muß, eine genügend große Öffnung für den ungehinderten Abfluß des blutigen Urins zu lassen." Guleke hat dreißigmal die primäre Naht gemacht und einen Katheter eingelegt, bei 20 Fällen trat Heilung ein, zehnmal ging die Naht auf. Thomson-Walker berichtet über 31 Fälle von primärem Verschluß, bei 7 entstand eine Fistel. Er wendet die suprapubische Drainage nur bei schwerer Cystitis und bei Urämie an. Schaedel rät ebenfalls zur primären Naht. Vianney, Gayet und Bonneau wollen die primäre Naht nach der zweizeitigen Operation und bei der einzeitigen dann angewandt wissen, wenn die Blutung eine geringe ist. Dieselben Autoren empfehlen für alle übrigen Fälle die frühzeitige sekundäre Naht der Blase, welche sie spätestens nach einem Zeitraum von 1—2 Wochen vornehmen. Kümmell hat sich im allgemeinen gegen die primäre Naht ausgesprochen, indem er die Ansicht vertritt, daß es nur wenige Fälle gäbe, bei denen man sie anwenden kann. Er stellt die „ideale Prostatektomie" in eine Parallele mit der Cholecystektomie mit primärem Verschluß der Bauchhöhle ohne Drainage derselben und ist der Ansicht, daß vielleicht auch der idealen Prostatektomie dasselbe Schicksal beschieden sein werde wie dieser idealen Cholecystektomie. Burk weist vor allem auf eine Gefahr hin, welche bei dem primären Verschluß droht, d. i. die Nachblutung aus dem Prostatabett und die Bluttamponade der Blase. Ich habe dies einmal erlebt und mußte die Blase neuerdings öffnen, um Blutkoagula in großer Menge auszuräumen. Ein solcher Fall bleibt jedem in dauernder Erinnerung und dient zur Warnung vor dieser Methode, mit der man eine Abkürzung des Krankenlagers um nur wenige Tage zu erzielen imstande ist. Wir werden noch bei der Nachbehandlung darauf zu sprechen kommen, wie wir unsere Kranken auch mit der suprapubisch drainierten Blase wieder bald auf die Beine bringen können. BURK gibt auch Mittel und Wege an, um eine solche Nachblutung bei primär geschlossener Blase zu vermeiden. Sie gipfeln hauptsächlich in dem Bestreben einer exakten Blutstillung.

**Die Nachbehandlung der suprapubischen Prostatektomie.** Diese hat neben der Wundbehandlung nach allgemeinen chirurgischen Grundsätzen, der Pflege des Allgemeinbefindens und der durch den Eingriff gestörten Magen- und Darmfunktionen vor allem drei Bedingungen zu erfüllen. Zunächst muß sie dafür sorgen, daß der Harnabfluß aus der Blase gut funktioniere. In zweiter Linie hat sie Komplikationen von seiten der Lungen zu verhüten und drittens endlich hat sie die suprapubische Blasenfistel so rasch wie möglich zum Verschluß zu bringen.

Wenn wir schon bei der Operation für eine gute Blutstillung gesorgt haben, entweder durch Umstechung des Schleimhautrandes am Blasenhals oder durch Tamponade, so ist der Harnabfluß aus dem suprapubischen Steigrohr gewöhnlich nicht gestört und geht gleich in den ersten Stunden nach der Operation glatt vonstatten. Hat man die Blutstillung weniger sorgfältig ausgeführt oder kommt es trotz aller Maßnahmen dennoch zu einer stärkeren Blutung in die Blase, so wird geronnenes Blut unter heftigen Blasentenesmen aus der Harnröhre entleert, außerdem sammeln sich Blutkoagula in dem Steigrohr an und können dieses vollständig verstopfen. Damit sistiert natürlich die Harnentleerung aus dem Rohr und man muß mit vorsichtig vorgenommenen Spülungen durch den dünnen Schlauch, der dem Steigrohr angeschweißt ist, trachten, die Blutkoagula aus dem Rohr herauszubefördern. Im allgemeinen aber *vermeiden wir Spülungen in den ersten Tagen*, teils um Dehnungen der Blase und das Wegschwemmen von Blutgerinnseln von den blutenden Gefäßen zu verhüten, teils aber auch, um bei tamponierten Fällen die Imbibition des Tampons mit der Spülflüssigkeit und seine Lockerung hintanzuhalten. Das Steigrohr wird im allgemeinen erst dann entfernt, wenn der Harn blutfrei ist.

Wenn wir das Prostatabett tamponiert haben, so muß vor Entfernung des Tampons das Steigrohr herausgenommen werden. Das Herausziehen des Tampons, den wir nach der oben beschriebenen Weise durch Zug in die Prostataloge hereingepreßt haben, ist ein für den Kranken manchmal etwas schmerzhafter Akt. Nachdem das Steigrohr herausgezogen ist, wird durch einen kräftigen Zug an dem herausgeleiteten Bändchen der Tampon hervorgezogen, er löst sich mit einem Ruck und kommt damit gewöhnlich gleich vor die Bauchdecken zu liegen. Das Bändchen wird, von dem in der Harnröhre liegenden Bougie abgetrennt, das Bougie aus der Harnröhre herausgezogen. Nach Entfernung des Steigrohres wird sogleich ein Dauerkatheter in die Harnröhre eingeführt und gut befestigt. Das richtige Einlegen des Dauerkatheters nach der Operation ist die wichtigste, aber auch schwierigste Aufgabe der ganzen Nachbehandlung. Oft bereitet es einige Schwierigkeiten, den Katheter in die Blase hineinzubringen, wenn er sich z. B. in der Prostatanische verfängt. Deswegen empfiehlt es sich auch hier, einen Tiemannkatheter zu verwenden, den wir womöglich mit einem zweiten Auge an der konvexen Seite der Katheterkrümmung versehen. Aus der prostatischen Wunde stoßen sich in den nächsten Tagen Blutgerinnsel und

kleine Nekrosen ab, welche den Katheter leicht verstopfen. Daher ist es notwendig, den Katheter mehrmals im Tag, allenfalls auch in der Nacht mit kleinen
Flüssigkeitsmengen durchzuspülen. Mit der fortschreitenden Verkleinerung
des Prostatabettes ragt der Katheter immer mehr in die Blase hinein, er muß
also in den folgenden Tagen des öfteren vorgezogen und neu befestigt werden.
Die Dauerkatheterbehandlung nach der Operation erfordert viel Mühe und
Geduld, setzt aber auch eine gewisse Erfahrung und entsprechende Geschicklichkeit voraus. Jedenfalls muß man es sich zur Aufgabe machen, den Katheter so
befestigt zu halten, daß er fortwährend tropft und daß die Wunde dabei vollkommen trocken bleibt.

Manche gehen auch so vor, daß sie zunächst einen Pezzerkatheter an
Stelle des Steigrohres durch die suprapubische Wunde in die Blase einlegen, welcher sofort in ausgezeichneter Weise funktioniert. Die Reinigung der
Wunde vollzieht sich auf diese Weise auffallend rasch, sie verkleinert sich
und zeigt sehr bald gute Granulationsbildung. Erst dann, wenn die Wundheilung soweit vorgeschritten ist, legen wir einen Dauerkatheter in die Harnröhre. Dieses Vorgehen hat auch den Vorteil, daß wir den Kranken mit dem
eingelegten Pezzerkatheter sofort aufstehen lassen können, da dieser Katheter
auch dann gut funktioniert, wenn der Patient herumgeht oder sitzt, was bei
dem in der Harnröhre liegenden Dauerkatheter nicht immer der Fall ist.

Die früher erwähnten *Blasentenesmen* bekämpft man am besten mit Morphin
in Form von Stuhlzäpfchen und Wärmeapplikation (Thermophor, elektrischer
Lichtkasten). Sollte sich trotz guter Vorbehandlung eine *Beeinträchtigung der
Nierenfunktion* durch Sinken der Harnmenge, Singultus, Erbrechen usw. geltend
machen, so bewähren sich in bester Weise Tropfklysmen mit einem Zusatz von
Diuretin (3 g auf einen Liter) oder mit Digalen und Coffein; ebenso Euphyllin
in Form von Stuhlzäpfchen.

*Postoperative Lungenkomplikationen* trachtet man in der bekannten Weise
durch Atemgymnastik, Aufrechtsitzen im Bett, Expektorantien, Inhalationen
usw. zu verhüten.

Der Verschluß der Blasenfistel läßt manchmal allerdings längere Zeit auf
sich warten. Dies ist auch der Grund, warum einzelne Operateure zur frühzeitigen Sekundärnaht der Blase geraten haben. Eine solche hat gewiß ihre
volle Berechtigung in einem Falle z. B., bei dem sich der Fistelverschluß länger
als 6 Wochen hinziehen sollte. Man kann die Fälle, bei denen der Verschluß
der Fistel sich voraussichtlich verzögern wird, bzw. gar nicht zu erzielen sein
dürfte, gewöhnlich schon im Verlaufe der Nachbehandlung daran erkennen,
daß innerhalb der granulierenden suprapubischen Wunde eine größere oder
kleinere Partie Blasenschleimhaut sichtbar ist. In solchen Fällen hat sich also
ein Teil der Blasenschleimhaut aus irgend welchen Gründen nach Art eines
Ectropiums vorgewölbt. Wir sehen dieses Ereignis am häufigsten dort auftreten, wo die Blasenwand besonders verdickt ist, ziemlich häufig auch nach
der zweizeitigen Operation. Alle diese Fälle sollten möglichst frühzeitig sekundär
genäht werden, da sich sonst der Verschluß der Fistel nur allzu lange hinzieht
und das Krankenlager verlängert.

Fieberbewegungen im Verlaufe der Nachbehandlung, Schüttelfröste nach
Katheterwechsel werden sehr vorteilhaft durch intravenöse Urotropin-, bzw.
Cylotropininjektionen bekämpft, der quälende postoperative Singultus, einerlei
ob er als Ausdruck einer kardialen Insuffizienz oder als mahnendes suburämi-
sches Symptom zu werten ist, wird ebenfalls am besten mit Tropfklysmen, Herz-
mitteln und Wärmeapplikation (Lichtkasten) beeinflußt.

**Die Technik der zweizeitigen Prostatektomie.** Zur Technik der zweizeitigen
Operation ist nicht mehr viel hinzuzufügen. Über die Anlegung der Blasen-

fistel wurde bereits oben gesprochen. Der wichtigste Punkt bei der Ausführung des ersten Aktes ist die Abpräparierung des Bauchfelles von der Blase. Diese muß sehr sorgfältig durchgeführt werden, damit das Peritoneum möglichst hoch hinauf von der Blase abgeschoben wird. Wenn man nicht so vorgeht, kann es nur allzu leicht passieren, daß dann beim zweiten Akt das Peritoneum einreißt. WAGNER geht sogar so weit, daß er die Extraperitonisierung der Blase nach VOELCKER vorschlägt, um das Peritoneum bei der Ausführung der Prostatektomie vollkommen sicher vor dem Einreißen zu schützen. Die Extraperitonisierung müßte selbstverständlicherweise gleich vor Anlegung der Blasenfistel ausgeführt werden.

Um die zweite Operation, die eigentliche Prostatektomie, so einfach als nur möglich zu gestalten, hat KÜMMELL empfohlen, die Fistel mit Laminariastiften zu dehnen, welche 24 Stunden vor Ausführung der Operation in die Blasenfistel eingelegt werden. Man muß zwei oder auch mehrere Laminariastifte anwenden, um die Fistel genügend zu dehnen. KÜMMELL bezeichnet diese Dilatation als nicht sehr schmerzhaft, nötigenfalls muß man Morphin anwenden. Da die Laminariastifte die Blasenfistel vollständig abschließen, ist es nötig, einen Katheter in die Harnröhre zur Ableitung des Harnes einzulegen. Unmittelbar vor dem Eingriff werden die Stifte entfernt, die Fistel ist dann, wie KÜMMELL ausführt, so erweitert, daß nicht nur zwei Finger bequem eingeführt werden können, sondern daß auch das Blaseninnere und die Prostata dem Auge sichtbar sind. Er betont ferner, daß sich die so gedehnte Fistel nach der Operation in auffallend kurzer Zeit wieder zusammenzieht. GAYET empfiehlt für die Dehnung der Fistel Hegarstifte, die während der Operation eingelegt werden.

Ich konnte mich zu keinem der beiden Verfahren entschließen und mobilisiere die Fistel stets auf scharfem Wege, indem ich sie umschneide. Vorher wird in die Blasenfistel ein YOUNGscher Traktor (s. Abb. 106) eingeführt und gespreizt. Wir werden uns mit diesem Instrument weiter unten noch zu befassen haben. Auf diese Weise kann man die Fistelöffnung und damit die vordere Blasenwand sehr gut nach oben ziehen. Die großen Narbenmassen um die Fistel werden exstirpiert, die Fistelöffnung wird auch unten von der Symphyse losgelöst und, wenn sie allseits frei gemacht ist, durch einen Scherenschnitt nach oben und unten hin erweitert. Man hat dann die Blase ausgiebig eröffnet und geht weiterhin so vor, wie bei der einzeitigen Operation. Diese Technik der Umschneidung der Fistel und scharfen Freilegung der Blasenöffnung ist manchmal gewiß nicht leicht, sie schafft aber ausgezeichneten Zugang und gewährt klare Übersicht.

Der wichtigste Punkt, der bei der Technik der zweizeitigen Operation ganz besonders berücksichtigt werden muß, ist also wie bereits gesagt, die Behandlung des Peritoneums bei der Anlegung der Blasenfistel. Es sind schon Todesfälle an Peritonitis beschrieben worden, welche durch Einreißen des Bauchfelles und Prolaps von Darmschlingen in die Gegend der infizierten Blasenwunde zustande kamen.

Bevor wir den Heilungsvorgang der Prostatanische besprechen, müssen wir uns vor Augen halten, daß wir nach den gegenwärtigen Anschauungen bei der Prostatektomie nichts anderes als den hypertrophierten Teil der Prostata aus der Kapsel entfernen, welcher die zentrale Partie der prostatischen Harnröhre über dem Colliculus seminalis vollständig umgreift, es ist also die Prostatektomie nach einer Definition von ZUCKERKANDL eine „*intrakapsulär durchgeführte Resektion der oberen prostatischen Harnröhre und der mit dieser zusammenhängenden Aftermasse*". Dieser obere Teil der prostatischen Harnröhre wird mit entfernt und nach der Enukleation der hypertrophierten Partie resultiert eine mehr oder weniger große Wundhöhle, welche unten von dem Stumpf der Harnröhre, oben von dem durch die Umschneidung des Blasenhalses gewonnenen Schleimhautrande begrenzt ist. In diese Höhle sinkt die Blasenschleimhaut ein und nähert sich dem Harnröhrenstumpf. ZUCKERKANDL hat den Heilungs-vorgang der Wundnische an verschiedenen Präparaten zu verschiedenen Zeiten nach der Prostatektomie bis zur abgeschlossenen Heilung genau studiert und

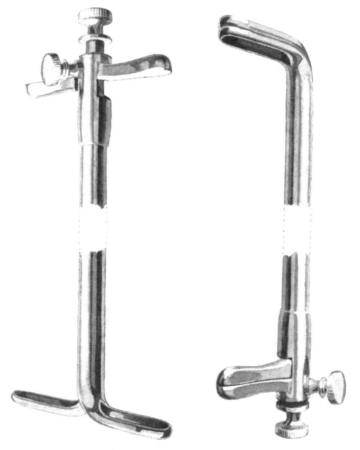

Abb. 106. YOUNGS Retraktor. (Eigene Zeichnung.)

kam zu folgendem Ergebnis: nach erfolgter Heilung kann entweder ein Trichter bestehen bleiben, dessen Spitze von der unteren prostatischen Harnröhre gebildet wird, oder es kann die Heilung in so vollkommener Weise erfolgen, daß man bei der späteren cystoskopischen Untersuchung keinen Unterschied gegenüber den normalen Verhältnissen nachweisen kann. Diese Trichterbildung kommt dort zustande, wo der Sphincter internus weit gedehnt war, wo eine Hyper-trophie nach dem ersten ZUCKERKANDLschen Typus vorlag; man kann sie auch röntgenologisch darstellen. Normale Verhältnisse am Blasenhals ergeben sich bei vorher ungedehntem Sphincter, also bei dem zweiten Typus. Hier schließt sich nach der Wundheilung die Harnröhre als Kanal direkt an den geschlossenen Blasenhals an.

## b) Andere suprapubische Methoden.

Nur kurz zu erwähnen ist *die Methode, die Prostata von oben her zwischen Musculi recti und Symphyse ohne Eröffnung der Blase anzugehen.* Sie entspricht also dem Zugangswege B der Skizze nach VOELCKER (s. Abb. 96). VAN STOCKUM hat zuerst 1909 ein Verfahren angegeben, welches den genannten Zugangsweg einschlägt. Er nennt es ,,*Prostatektomia suprapubica extravesicalis*". Es besteht darin, daß man von einem Schnitt in der Mittellinie von der Symphyse aufwärts mit dem Finger hinter die Symphyse bis zum Anfangsteil der Harnröhre und zur Prostata eingeht. Auf der Höhe der Prostatageschwulst knapp neben

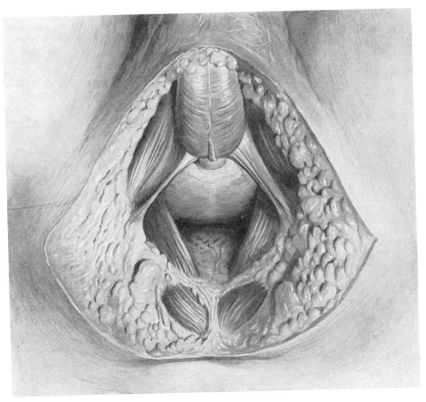

Abb. 107. Perineale Freilegung der Prostata. Erste Phase. (Aus TANDLER-ZUCKERKANDL.)

der Medianlinie wird die Kapsel durch einen kleinen senkrechten Schnitt inzidiert und von dieser Öffnung aus die Prostata ausgelöst. Die geschaffene Wundhöhle wird tamponiert und zur Ableitung des Harnes ein kleines Knopfloch am Scheitel der Blase angelegt, durch welches ein Drain eingeführt wird. Der Autor hat diese Methode an zwei Patienten mit gutem Erfolge zur Anwendung gebracht.

LIDSKI beschreibt 1922 dasselbe Verfahren, nur mit dem Unterschiede, daß eine Gegenöffnung am Damm angelegt und durch diese ein Drain in die Blase eingeführt wird. Als Vorteile dieses Operationsverfahrens führt er an, daß die Harnblase nicht traumatisiert, daß das prävesicale Gewebe nicht verunreinigt und die Wundhöhle auf ideale Weise drainiert wird.

Keine der beiden Methoden wurden meines Wissens jemals nachgeprüft, so daß also keinerlei Erfahrungen über ihren Wert vorliegen.

Mermingas und Maier haben einen neuen Zugangsweg zur seitlichen Wand der Harnblase angegeben, den sie *inguinalen Blasenschnitt* nennen. Beide Autoren haben diesen Weg auch der Prostatektomie dienstbar gemacht. Mermingas legt von einem rechten inguinalen Schnitt aus die Blase frei, eröffnet sie dann seitlich und enukleiert die Prostata, also gewissermaßen transvesical. Maier geht von einem inguinalen Schnitt aus auf dem von van Stockum beschriebenen Wege extravesical zur Prostata vor, deren seitliche Wand er unter der Symphyse

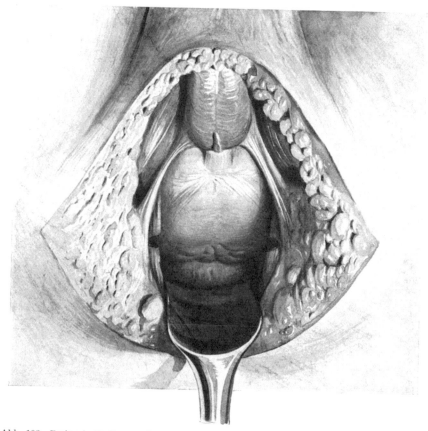

Abb. 108. Perineale Freilegung der Prostata. Zweite Phase. (Aus Tandler-Zuckerkandl.)

erreicht. Nach Unterbindung eines Venenplexus macht er eine senkrechte Incision in die Prostatakapsel und schält nun die hypertrophen Knoten aus, wobei man nach seinen Angaben die vordere Wand der prostatischen Harnröhre erhalten kann. Dann wird ein Dauerkatheter durch die Harnröhre in die Blase eingelegt und die Kapsel durch Naht verschlossen. Drain zu dieser Nahtstelle und Verschluß der Wunde in Etagen. Maier hat diese Operation an 4 Patienten mit bestem Erfolg ausgeführt.

### c) Die perinealen Prostatektomien.

Allen perinealen Methoden liegt die von Zuckerkandl 1889 beschriebene Zugangsoperation der perinealen Bloßlegung von einem prärectalen Bogenschnitt aus zugrunde. Ich will also zunächst das von ZUCKERKANDL ausgebildete Verfahren beschreiben.

Der Patient liegt in Steinschnittlage, derart, daß das Gesäß den Rand des Operationstisches überragt. In die Harnröhre wurde vorher eine starke Metallsonde eingeführt. Es wird ein großer prärectaler Bogenschnitt von einem Sitzknorren zum anderen geführt, dessen höchster Punkt genau in der Mitte zwischen

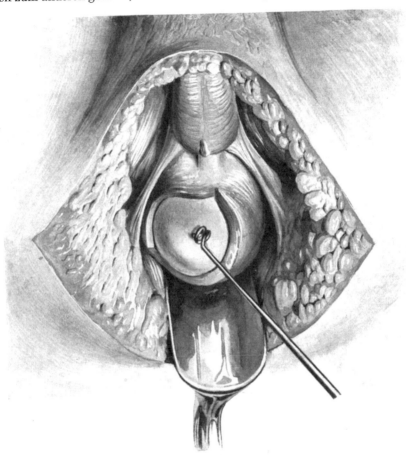

Abb. 109. Perineale Prostatektomie. Freilegung der Geschwulst. Dritte Phase.
(Aus TANDLER-ZUCKERKANDL.)

Analöffnung und Scrotalansatz liegt. Haut- und Unterhautzellgewebe werden durchtrennt, dann werden die Musculi bulbocavernosi, die Musculi transversi perinei und im unteren Wundwinkel der Sphincter ani sichtbar. Unter Einsetzen von Wundhaken wird die Dammuskulatur durchtrennt, wobei besonders darauf zu achten ist, daß der Bulbus urethrae nicht verletzt wird. Ist der Bulbus freipräpariert, so wird er mit einem stumpfen Haken nach oben gezogen, es erscheint dann in der Mittellinie der Musculus rectourethralis und seitlich von ihm die Züge des Levator ani (s. Abb. 107). In dieser Gegend muß man schon sehr vorsichtig sein, um eine Verletzung des Rectums zu vermeiden, da der Mastdarm oft viel weiter nach vorne reicht als man denkt. Hat man den Musculus rectourethralis durchschnitten und die Ränder des Levator ani eingekerbt und zur

Seite gezogen, so ist man in das Innere des kleinen Beckens eingedrungen. Hier sind Mastdarm und Prostata nur durch eine lockere Bindegewebsschicht miteinander verbunden, welche leicht stumpf mit den Fingern getrennt werden kann. Nach Loslösung des Rectums von der Prostata läßt man mit einem flachen Wundhaken den Darm nach unten und den Bulbus nach oben ziehen und gewinnt so eine klare Übersicht über die Prostatakapsel (s. Abb. 108).

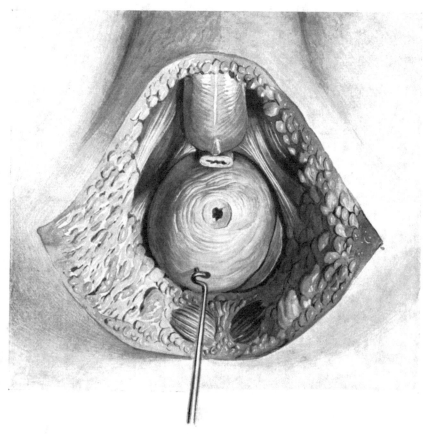

Abb. 110. Perineale Prostatektomie. Harnröhre durchschnitten, Tumor gestürzt. Vierte Phase. (Aus Tandler-Zuckerkandl.)

Letztere wird nun durch einen seitlichen Schrägschnitt, der, an der Wurzel der Pars membranacea beginnend, bis an die Samenblasen reicht, gespalten (Abb. 109). Die Kapsel wird von der Geschwulst abgehebelt und hierauf in die vorliegende Prostatageschwulst entweder ein Bohrer eingesetzt (s. Abb. 112) oder werden Seidenfäden angelegt, an denen man die Prostata kräftig vorziehen kann. Man trachtet nun zunächst intrakapsulär das vordere Ende der Geschwulst und den unteren Teil der prostatischen Harnröhre freizulegen. In ihrem vorderen Pole läßt sich die Geschwulst stumpf von der Harnröhre ablösen, worauf möglichst zentral innerhalb der Kapsel die Harnröhre quer durchtrennt wird. Ist dies geschehen, so kann der Prostatatumor viel besser vorgezogen (s. Abb. 110) und nach und nach auch vom Blasenboden stumpf abgelöst werden. Schließlich hängt er nur noch an der Schleimhaut des Blasenhalses, welche hier zirkulär umschnitten wird (s. Abb. 111). Nach vollendeter Enukleation wird ein Katheter durch die Harnröhre in die Blase eingeführt und nun der Harnröhrenstumpf mit dem Schleimhautrand des Blasenhalses mittelst zirkulärer Naht vereinigt. Je nach der Stärke der Blutung kann man dann den Kapselraum tamponieren; für alle Fälle empfiehlt es sich, in die Kapsel ein stärkeres Drainrohr einzuführen.

Bei den perinealen Operationen kann man die Prostata nicht einfach mit dem, in den Kapselschlitz eingeführten Finger enukleieren, wie man dies bei der suprapubischen Methode tut, weil der Gegendruck von oben her fehlt und

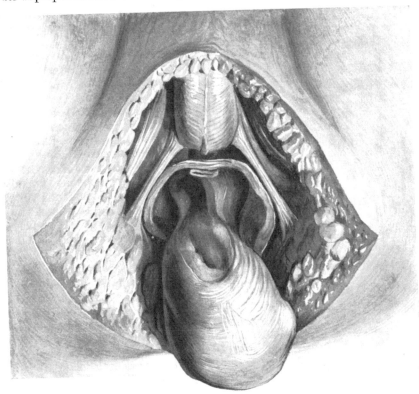

Abb. 111. Perineale Prostatektomie. Ablösung des Tumors von der Blase. Fünfte Phase.
(Aus TANDLER-ZUCKERKANDL.)

beim Versuch der Ausschälung mit dem Finger die Prostata nach oben ausweichen würde. Wie wir gesehen haben, erreicht ZUCKERKANDL diesen Gegendruck dadurch, daß er sich die Geschwulst durch einen eingesetzten Bohrer oder durch angelegte Fadenzügel herabzieht. YOUNG hat zu diesem Zwecke ein Instrument konstruiert, welches früher bereits abgebildet (s. Abb. 106) und von ihm Prostatatraktor benannt ist. Es ist katheterartig gebaut, der doppelte Schnabel kann durch Drehung in der Blase so gestellt werden, daß man die Gegend des Blasenhalses damit fest anhaken und auf die Prostata einen kräftigen Zug ausüben kann. YOUNG führt den Traktor durch einen Schlitz in der Pars membranacea in die Harnröhre ein, um so die Prostata herunterzuholen. HINMAN führt den Traktor vom Orificium externum urethrae in die Harnröhre ein, CECIL hat sich einen eigenen Traktor konstruiert, der, ebenfalls durch die Harnröhre eingeführt, die Prostata in die perineale Wunde vordrängt.

Die einzelnen perinealen Operationsmethoden unterscheiden sich eigentlich nur durch die Art, wie die Prostatakapsel eingeschnitten wird. Albarran empfiehlt einen Mittelschnitt, von dem aus er in die prostatische Harnröhre eindringt, um sich mit dem eingeführten Finger über die anatomischen Verhältnisse am Blasenhals zu orientieren. Dann macht er zwei seitliche mit dem Mittelschnitt parallele Incisionen und enukleiert von beiden letzten aus (siehe Abb. 113). Ähnlich geht Young vor, welcher zwei seitliche Schnitte parallel mit der Medianlinie ausführt (s. Abb. 114). In neuester Zeit legt Young den Kapselschnitt so an, daß er nur linksseitig schräg von oben median nach unten lateral verläuft, also genau so, wie es von Zuckerkandl geübt wird.

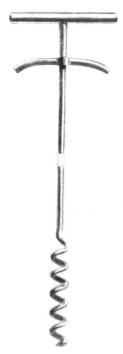

Diese Schnittführungen gehen alle von dem Bestreben aus, bei der Prostatektomie die Ductus deferentes möglichst zu schonen, was bei der Youngschen Schnittführung mit den zwei seitlichen Schnitten insoferne erreicht wird, als in der Mittellinie ein Streifen geschont wird, in welchem die Samengänge verlaufen. Bei dem queren Kapselschnitt werden die Ductus glatt durchtrennt, beim Längsschnitt sind sie gefährdet. Es macht aber den Anschein, als ob bei der Prostatektomie, auch dann wenn die Ductus geschont werden, eine allmähliche Obliteration der Samengänge nur allzu häufig einträte. Es frägt sich also, ob man diese Bemühungen, die Samengänge zu schonen, nicht lieber ganz aufgeben und prinzipiell eine Verödung der Gänge anstreben sollte (Zuckerkandl).

Die Methode von Wildbolz unterscheidet sich von der Zuckerkandlschen Methode nur dadurch, daß er den Kapselschnitt in die Mittellinie verlegt. Die Harnröhre wird von ihm insoferne geschont, als der untere Pol der Prostatageschwulst sorgfältig von ihr abgeschoben wird, um sie später so weit als möglich zentral zu durchtrennen. Auch Wildbolz vereinigt die Blasenhalswunde mit dem Harnröhrenstumpf durch zirkuläre Naht.

Abb. 112. Bohrer nach
Zuckerkandl.
(Eigene Zeichnung.)

Die perinealen Operationen legen in der Form, wie sie gegenwärtig geübt werden, das Operationsgebiet hinreichend übersichtlich frei. Der Defekt in der prostatischen Harnröhre wird nur so groß gemacht, als es unbedingt notwendig ist. Es ist die Möglichkeit einer bequemen Blutstillung gegeben und die Wundversorgung durch die zirkuläre urethrovesicale Naht muß als eine im chirurgischen Sinne vollkommen exakte bezeichnet werden.

**Nachbehandlung der perinealen Prostatektomie.** Der durch die Harnröhre in die Blase eingeführte Katheter bleibt als Dauerkatheter liegen. Zweckmäßig ist es, neben dem Katheter noch ein stärkeres Rohr durch eine Lücke der vorerwähnten urethrovesicalen Naht in die Blase einzuführen und durch die Wunde am Damm herauszuleiten. Durch diese doppelte Ableitung erzielt man ausgezeichnete Drainageverhältnisse. Nach der perinealen Operation muß der Stuhlgang durch 5—6 Tage angehalten werden. Um die Gerinnselbildung in der Blase zu verhüten, müssen regelmäßig Blasenspülungen vorgenommen werden. Das Drainagerohr in der Dammwunde wird etwa am achten Tag entfernt, der Dauerkatheter bleibt so lange liegen, bis die Wunde geheilt ist, was immerhin einen Zeitraum von 2—3 Wochen erfordert. Nach Entfernung des

Katheters etabliert sich gewöhnlich eine Harnfistel im Bereiche der Dammwunde, welche man durch weiteres Einlegen eines Dauerkatheters zur Heilung
bringt.

### d) Die perineale seitliche Prostatektomie nach Wilms.

Wilms hat im Jahre 1908 eine Methode angegeben, die hypertrophische
Prostata von einer lateralen Incision am Perineum zu entfernen. Auch sein
Vorgehen ist von dem Bestreben diktiert, die innerhalb der Prostatakapsel in

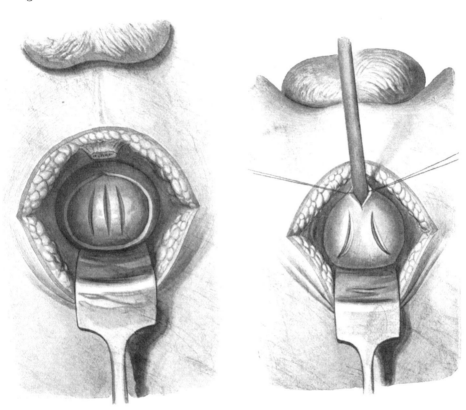

Abb. 113 und 114. Eigene Zeichnungen.

der Mittellinie verlaufenden Samengänge zu schonen. Die Abb. 115 zeigt uns
die schematische Darstellung der Schnittführung. Der Hautschnitt wird parallel
dem absteigenden Schambeinast auf der linken Seite des Patienten etwa 5 cm
lang angelegt und durchtrennt Haut und oberflächliche Fascie. Das weitere
Vorgehen geschieht auf stumpfem Wege, indem man sich bis zum Diaphragma
urogenitale vorarbeitet, wo man dann in der Tiefe den Prostatatumor fühlt.
In der Harnröhre liegt ein Prostatatraktor (nach Young). Neben dem in die
Tiefe der Wunde eingeführten Finger führt man eine Kornzange ein, welche
die Kapsel der Prostata durchstößt. Nun dringt der Finger in diese Kapsel-
öffnung ein und schält zunächst den einen Prostatalappen aus, wobei man sich
mit dem Traktor die Prostata herunterholt. Wenn der eine Lappen entfernt
ist, wird auch der andere Lappen enukleiert, meist reißt dabei die Prostata von
selbst von der Harnröhre ab. Die Wundhöhle wird tamponiert, je nach dem

Grade der Blutung läßt man den Tampon nur für wenige Minuten liegen oder führt eine Dauertamponade aus. Durch die Wundhöhle wird ein starkes Drain in die Blase eingeführt, außerdem kommt ein Dauerkatheter in die Blase.

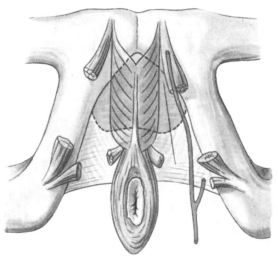

Abb. 115. Perineale Prostatektomie mit seitlichem Schnitt. Nach WILMS Schnittführung. (Aus BIER-BRAUN-KÜMMELL, IV, 2. Aufl.)

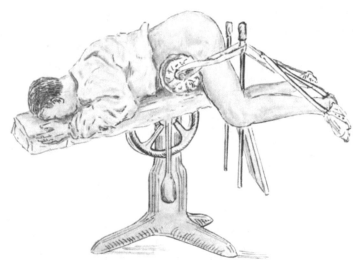

Abb. 116. Lagerung zur VOELCKERschen Operation, sog. Bauchreitlage. (Aus FISCHER und ORTH: in Zeitschr. f. urol. Chirurg. V.)

WILMS hat diese Methode nach seinen Angaben bei 31 Fällen zur Anwendung gebracht. ZUCKERKANDL berechnet die Mortalität nach der WILMSschen Operation mit 9%. LISKUMOWITSCH betont, daß die Operation doch ziemliche Schwierigkeiten biete, die Wunde sei eng und sehr tief, es werden größere Arterienstämme durchschnitten und man sei außerstande, die bedeutende Blutung exakt zu stillen. Auch Rectumverletzungen scheinen ihm nicht ausgeschlossen zu sein, was auch aus einer Mitteilung WILMS hervorgeht. KULEN-

KAMPFF erzielte günstige Erfolge mit dieser Methode und bezeichnet die Blutung als nicht erheblich. Nach den Ausführungen von WILDBOLZ haben auch HENRY und MARION die Methode zur Anwendung gebracht.

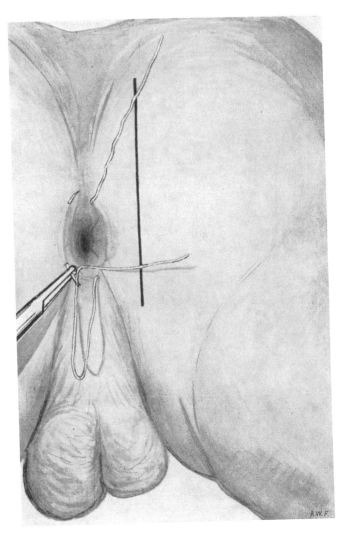

Abb. 117. Schluß des Afters nach Naht und Aufbinden eines Tupfers. Hautschnitt gewöhnlich rechts vom After. (Aus FISCHER und ORTH.)

### e) Die Prostatectomia mediana.

Von wem diese Methode erdacht ist, läßt sich schwer eruieren. Ich finde sie zuerst von MC. ARTHUR in der Literatur erwähnt. LIEBIG vertritt die Ansicht, es handle sich um eine alte YOUNGsche Methode. Später haben sie OCHSNER und DELBET beschrieben. BERNDT hat sie 1914 empfohlen und es ist ein Verdienst von PRAETORIUS, diese Methode in Deutschland anscheinend recht populär gemacht zu haben, wie aus Mitteilungen von KREUTER, PELS-LEUSDEN, HOFFMEISTER, OEHLER, MERKENS und NEUGEBAUER hervorgeht.

Als besondere Vorzüge des Verfahrens betont PRAETORIUS einmal die bequeme und einfache Zugangsoperation und dann die Tatsache, daß sie die einzige von den perinealen Methoden sei, bei welcher die äußere Kapsel, also auch die Samengänge vollständig intakt bleiben. PRAETORIUS verdanken wir auch eine genaue Beschreibung der Technik und der notwendigen Hilfsinstrumente.

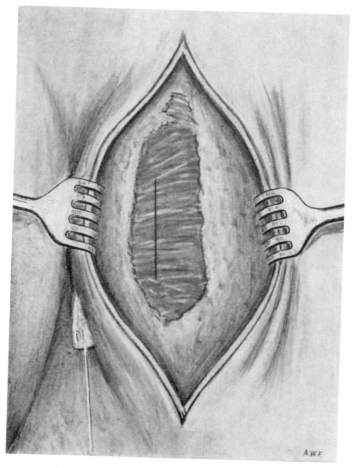

Abb. 118. M. levator ani ist stumpf freigelegt. Er wird in der Körperlängsrichtung durchtrennt und blutet gewöhnlich nur wenig. Seine Dicke wechselt sehr, bald bilden die Fasern nur eine Art Schleier, bald eine mehrere Millimeter dicke Schicht. (Aus FISCHER und ORTH.)

Die Operation wird in Steinschnittlage ausgeführt, der Hautschnitt, etwa 5 cm lang, wird genau in die Raphe verlegt, er beginnt über dem Bulbus und reicht bis zur Analöffnung. Die Harnröhre wird auf einer Leitsonde knapp hinter dem Bulbus im Bereiche der Pars membranacea eröffnet und bis in die Urethra prostatica hinein gespalten. Jetzt kann bereits ein Finger in die Blase eindringen. Neben dem Finger wird ein langstieliges geknöpftes Messer vorgeschoben und mit diesem auf einen Seitenlappen eingeschnitten. Von dieser Incision aus wird die Prostatageschwulst ausgeschält, wobei ein in die Blase eingeführter Haken den Blasenhals herunterzieht und die Prostata herabhebelt.

Dann wird der Prostatatumor mit einer Zange gefaßt und unter Lösung seiner Verbindungen mit der Blasenschleimhaut hervorgezogen. Nach beendeter Enukleation kommt ein dickes Rohr in die Blase und neben diesem je ein Gazestreifen zur Tamponade in das Prostatabett. Das Rohr bleibt 12 Tage liegen. Nachher wird regelmäßig katheterisiert oder ein Dauerkatheter eingelegt. Die Einführung des Katheters scheint aber nicht so leicht zu sein, wie aus einer Mitteilung NEUGEBAUERs hervorgeht.

### f) Ischiorectale Prostatektomie nach VOELCKER.

VOELCKER geht bei dieser Methode von dem gewiß richtigen Bestreben aus, die einzelnen Phasen der Operation möglichst übersichtlich zu gestalten, die

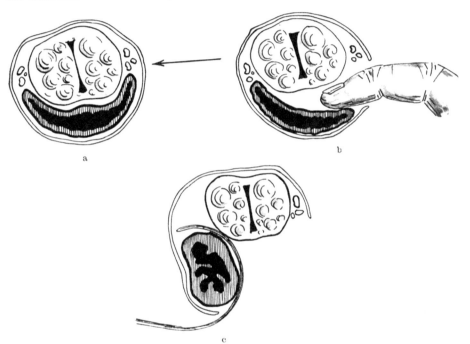

Abb. 119a—c. Das Rectum, das sich hier halbmondförmig um die Prostata herumlegt, wird mit dem Finger vorsichtig abgeschoben, wobei man sich möglichst mehr nach der Prostata als nach dem Rectum zu hält. Nach gelungener Ablösung wird das Rectum durch einen großen gebogenen Haken beiseite gezogen. (Aus FISCHER und ORTH.)

Geschwulst als Ganzes zu entfernen, wobei man streng intrakapsulär vorgeht, um Nebenverletzungen zu vermeiden.

Die Operation wird in „Bauch-Reitlage" ausgeführt (s. Abb. 116). Der Kranke liegt auf dem Bauche, die Oberschenkel sind gebeugt, ebenso die Kniegelenke, die Unterschenkel ruhen bequem auf entsprechend gelagerten Kissen. Mittels einer dicken Polsterrolle unter dem Bauche wird das Becken in seiner Lage festgehalten und so ist es möglich, den Oberkörper des Patienten entsprechend zu senken.

Ehe man den Hautschnitt ausführt, wird der After durch eine fortlaufende ringförmige Naht verschlossen. Der Hautschnitt verläuft 2—3 cm neben und parallel der Mittellinie, beginnt in der Höhe der Steißkreuzbeinverbindung und reicht bis an den Anus (s. Abb. 117). Es ist einerlei, ob man den Schnitt auf der rechten oder linken Seite ausführt. Die Länge des Schnittes ist von selbst gegeben, denn auch ein längerer Schnitt würde den Zugang nicht erleichtern, der in der Tiefe durch die Knochen des Beckens gegeben ist. Voelcker betont selbst, daß die Operation *bei langen und mageren Männern wesentlich leichter sei als bei kleinen und fetten Leuten,* da bei letzteren zwischen der Kleinheit der Knochenlücke und der Dicke der Weichteile ein Mißverhältnis besteht. Nach Durchtrennung der Fettschicht des Cavum ischiorectale gelangt man auf den Levator ani, dessen Fasern scharf durchtrennt werden müssen (Abb. 118). Ist man auf diese Weise durch den Levator ani vorgedrungen, so hat man die viscerale Beckenfascie vor sich, welche Prostata und Mastdarm einhüllt, und als weißlich schimmernde Schicht zutage tritt. Nun handelt es sich darum, nach Eröffnung der Beckenfascie *in die Schicht zwischen Rectum und Prostata einzugehen und diese beiden Organe voneinander zu trennen.* Ein Venengeflecht auf der Seite markiert uns den Rand des Rectums. So weit reicht der Mastdarm nach vorne. Dort dringt man vorsichtig mit dem Finger ein und löst den Mastdarm von der Hinterfläche der Prostata ab. Die Abb. 119 a—c zeigen uns in schematischer Darstellung diese Ablösung des Rectums von der Prostata; die folgenden (120 a, b), den von Voelcker angegebenen Wundhaken, mit welchem nach erfolgter Ablösung der Mastdarm zur Seite gehalten wird. Damit ist die Zugangsoperation beendet und es beginnt die Operation an der Prostata. Die *Prostatakapsel* wird ungefähr in der Mitte zwischen Pars membranacea der Harnröhre und Samenbläschen quer durchtrennt (s. Abb. 121). Dieser Schnitt in das Prostatagewebe eröffnet gewöhnlich schon die prostatische Harnröhre, und es gelingt auf diese Weise, den Youngschen Traktor in die Blase einzuführen. Durch Zug an dem Traktor (Abb. 122) kann man den Prostatatumor bequem in die Wunde hineinziehen. Die Ausschälung beginnt bei der Kapselincision und wird mit einem stumpfen Instrument, später mit dem Zeigefinger vor-

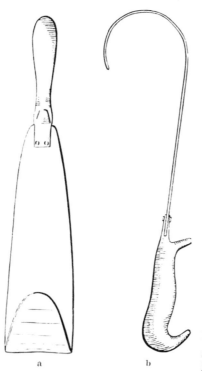

a          b

Abb. 120 a und b. Haken zum Beiseiteziehen des Rectums. a Frontal-, b Seitenansicht. Schaufelbreite 4¹/₂ cm. (Nach Voelcker.)

genommen. Dabei soll die Kapsel geschont werden. Nach einiger Zeit kann man dann schon beide Lappen der Prostatageschwulst mit Zangen fassen und die Geschwulst durch den Kapselschnitt nach außen luxieren (s. Abb. 123). Jetzt hängt der Tumor nur noch am Blasenhals, welcher scharf durchtrennt wird, wobei man schrittweise vorgeht, indem man jede eingeschnittene Partie sofort mit Umstechungsnähten einsäumt. Die Fäden dieser Nähte werden lang gelassen und dienen als Zügel zum Vorziehen des Blasenhalses (s. Abb. 124 und 125). Sie besorgen auch die Blutstillung aus den Schleimhautgefäßen. Es erübrigt sich nur noch, die Geschwulst von der Harnröhre loszulösen und letztere dann soweit als möglich zentral scharf zu durchtrennen. Nun wird ein Katheter durch die Harnröhre in die Blase eingelegt und von der Wunde aus kommt ein zweites Rohr hinter dem Katheter in die Blase. Durch Nähte wird hierauf der Blasenhals mit der Harnröhre vereinigt. Schließlich wird auch noch die Prostatakapsel vernäht, es empfiehlt sich aber, auch die Prostatakapsel separat zu drainieren. Nach etwa acht Tagen wird das rückwärtige Rohr aus der Blase entfernt, der Katheter bleibt so lange liegen, bis die Dammwunde vollkommen geschlossen ist.

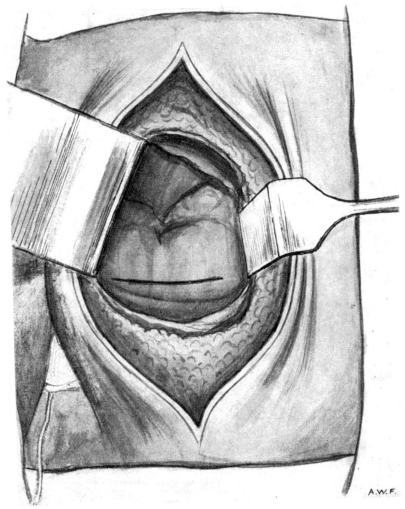

Abb. 121. Nach Beiseiteziehen des Rectum liegt nunmehr die Prostata mit Samenblasen deutlich vor. Der folgende Einschnitt geschieht quer am unteren Rande, um eine Verletzung der Samenblasen zu vermeiden. (Nach A. W. FISCHER und O. ORTH.)

## III. Komplikationen und Folgezustände nach der Prostatektomie.

Unter den Komplikationen sind die *postoperativen Blutungen* sehr gefürchtet, welche nach anfangs gutem Verlauf sich unvermittelt und plötzlich einstellen. Solche Blutungen wurden auch noch am zehnten Tage nach der Operation beobachtet. Sie können so stark sein, daß es notwendig erscheint, die Blase neuerdings zu eröffnen und das Prostatawundbett zu tamponieren. Im allgemeinen sind aber diese Spätblutungen ein seltenes Ereignis.

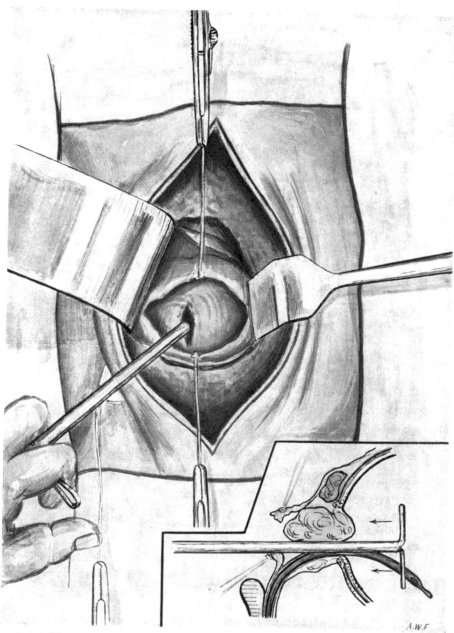

Abb. 122. Die sog. „Prostatakapsel" ist nach oben und unten angeschlungen, die Fäden zur Orientierung angeschiebert. Stumpf oder scharf bohrt man sich sodann in die Urethra durch, die durch den vor der Operation eingeführten Katheter leicht zu fühlen ist, und schiebt in die Blase den Young-schen Traktor vor, an dem man sich bequem bei der weiteren Präparation die Drüse vorziehen kann. Rechts unten der gleiche Akt im Durchschnitt. (Nach A. W. Fischer und O. Orth.)

Unter den Folgezuständen nach Prostatektomie sind in erster Linie die *Fisteln* zu nennen; und zwar sind dies *Bauchdeckenfisteln nach der suprapubischen, Dammfisteln nach der perinealen Operation und rectourethrale Fisteln*, welche sich sowohl nach der einen wie auch nach der anderen Methode einstellen können. POUSSON berechnet aus seinem Material 1,2% bleibende Fisteln nach der suprapubischen Operation, nach der perinealen wurden 7,7% Fisteln errechnet. HUNT

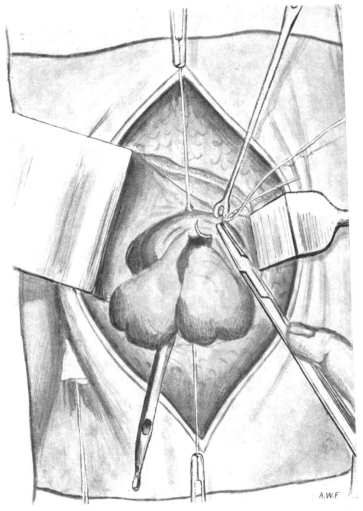

Abb. 123. Das Knotenkonglomerat ist jetzt herausgewälzt, wobei sich oft eine mittlere Spaltung, ähnlich wie bei den Myomen als nützlich erweist. Der Katheter ist aus der Blase herausgezogen. Mit dem Finger wird jetzt in der Blase nach einem eventuell noch nicht entfernten Mittellappen gesucht und sodann schnittweise die Knoten vom Blasenhals abgetragen, wobei nach jedem kleinen Schnitt der betreffende Teil des Blasenhalses umstochen wird. So wird der ganze Blasenhals umsäumt. Auf der Abbildung ist die zirkuläre Sphincterfaserung deutlich erkennbar. (Nach A. W. FISCHER und O. ORTH.)

(Klinik MAYO) vertritt die Ansicht, daß das Bestehenbleiben einer suprapubischen Fistel gewöhnlich auf unvollständiger Entfernung der hypertrophischen Knoten, auf einer Verlegung des Blasenhalses oder einer Strikturbildung in der prostatischen Harnröhre beruhe. Die Fistelbildung kann aber auch durch ein Blasendivertikel bedingt sein, welches nicht gleichzeitig mit der hypertrophierten Prostata entfernt wurde. Wenn sich eine derartige Ursache für die Fistelbildung feststellen läßt, so muß sie auf chirurgischem Wege beseitigt werden. Läßt sich keine Ursache für die Behinderung des Blasenschlusses finden, so tritt die

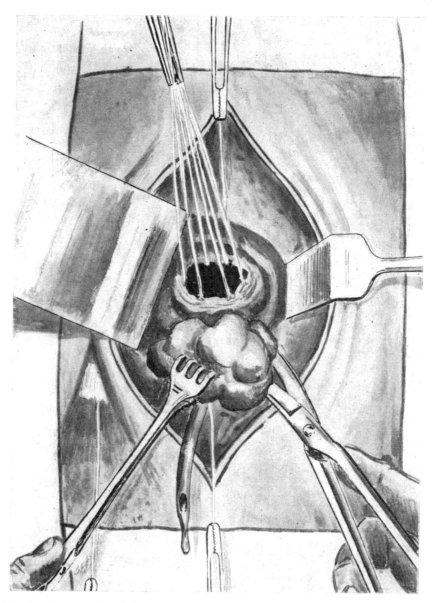

Abb. 124. Der ganze Blasenhals ist umsteppt, das Knotenkonglomerat hängt jetzt nur noch an der Urethra aus der Wunde. Sie wird nun von der Harnröhre ohne Blutung abgeschnitten. (Nach A. W. FISCHER und O. ORTH.)

Sekundärnaht in ihre Rechte, von der wir bereits oben gehört haben und die manche Autoren möglichst frühzeitig angewendet wissen wollen.

Persistierende Fisteln am Damme nach der perinealen Operation scheinen früher nicht so selten gewesen zu sein und deswegen wurde auch die perineale

Methode gegenüber der suprapubischen in den Hintergrund gedrängt. Mit einer Verbesserung der perinealen Technik scheint es möglich zu sein, solche Fisteln zu vermeiden, wenigstens ist in der neueren (namentlich amerikanischen) Literatur von ihnen nur wenig die Rede.

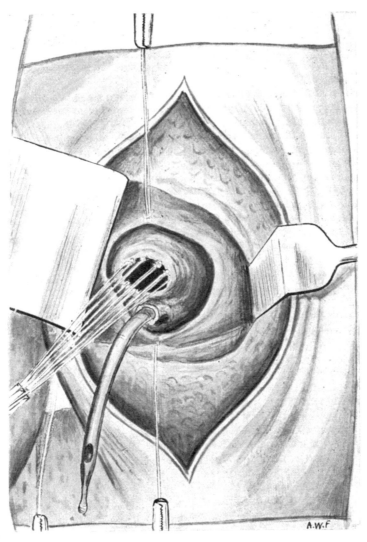

Abb. 125. Nach Abtragen der knotigen Hyperplasie von der Harnröhre liegen in der Tiefe der Wunde nur der umsäumte Blasenhals und die Harnröhre vor. Der Katheter wird nunmehr wieder in die Blase gesteckt. Es folgt sodann durch Spülung mit heißer Kochsalzlösung die Reinigung der Blase von Blutgerinnseln. Weiter wird ein etwas dickeres Gummirohr in die Blase eingeschoben, aber nicht tiefer als 1—2 cm, durch Catgutnaht fixiert. (Nach A. W. FISCHER und O. ORTH.)

*Fistelbildungen zwischen Blase* bzw. *prostatischer Harnröhre und dem Mastdarm* sind sehr üble Komplikationen, welche sowohl nach der suprapubischen, als auch nach der perinealen Methode auftreten können. Zum Zustandekommen einer solchen rectourethralen Fistel nach der suprapubischen Operation ist es nicht einmal notwendig, daß die Verletzung des Rectums bei der Enukleation verursacht wurde. In manchen Fällen kann auch der Tampon, den man in die Prostataloge eingelegt hat, an der Fistelbildung schuld sein. Oft bemerkt man das Bestehen einer Fistel zwischen Mastdarm und Harnröhre erst nach der Entfernung des Tampons. In ähnlicher Weise kann eine solche Fistelbildung nach Ausführung der perinealen Methode durch den Druck des eingelegten Drainrohres zustande kommen. Die rectovesicalen bzw. rectourethralen Fisteln gehören zu den peinlichsten und schwerwiegendsten Komplikationen nach der Prostatektomie, da man zu ihrer Beseitigung ausgedehnte Operationen vornehmen muß, die oft auf mehrere Sitzungen verteilt werden müssen. Vielfach ist dazu die vorübergehende Ableitung des Kotes durch eine Kolostomie notwendig (Voelcker).

In zweiter Linie sind unter den Folgezuständen nach Prostatektomie die *Strikturbildungen* anzuführen. Verengerungen am Blasenausgang sind nach der suprapubischen Operation häufiger als nach den perinealen Methoden.

Diese Strikturbildungen nach der suprapubischen Prostatektomie nehmen in der neueren Literatur einen breiten Raum ein, so daß es notwendig erscheint, ihnen eine genauere Besprechung angedeihen zu lassen. Sie bilden ein sehr unangenehmes Vorkommnis und betreffen Verengerungen der rückwärtigen Harnröhre und des Blasenhalses. Glücklicherweise kommen sie nicht sehr häufig vor, dank dem Umstande, daß die zurückbleibende, vom Adenom befreite Prostata einen guten Boden für die Proliferation des Epithels von Blase und Harnröhre her abgibt und die Bildung echten Narbengewebes unmittelbar unter diesem Epithel nicht zuläßt. Anders steht aber die Sache, wenn dieses Prostatagewebe stark entzündlich verändert ist oder durch die Operation durchbrochen, bzw. verletzt wird. Dann ist natürlich einer gewissermaßen normalen Narbenbildung mit allen ihren Folgen (Schrumpfung) der Weg geöffnet. Da nach den Ergebnissen der neueren Literatur heute schon eine ganze Reihe von solchen Strikturbildungen, ja sogar von vollständigen Obliterationen des Blasenhalses beschrieben ist, so ergibt sich daraus, daß wir auf die Ursache, auf die Verhütung und die Behandlung solcher Folgezustände nach der Prostatektomie ganz besonders unser Augenmerk richten müssen.

Nach Thomson-Walker, der hier die größte Erfahrung besitzen dürfte, müssen wir folgende Formen der Verengerung unterscheiden: 1. Am Orificium urethrae internum (Blasenhals), 2. entsprechend dem unteren Prostatapol (Urethra membranacea), 3. 1. + 2., 4. eine solche der ganzen Prostatanische (Urethra prostatica). Für die erste Form ist die wichtigste Ursache die Bildung einer Scheidewand zwischen Prostatanische und Blase. Eine solche kann durch mehrere Umstände zustande kommen. Zunächst dadurch, daß man zu viel Blasenschleimhaut stehen läßt, indem man das Orificium zu eng umschneidet oder die Schleimhaut am Gipfel statt an der Basis des vorspringenden Knotens durchtrennt (Papin, Andrée, Pousson u. a.). Dann durch Stehenlassen verschiedener Streifen, Fetzen und Stränge der durchtrennten Schleimhaut, besonders in Form seitlicher Lappen oder eines zu großen hinteren (Trigonum-)Lappens (Thomson-Walker). Auch ein zu großer Tampon, welcher diesen Lappen längere Zeit von der Harnröhre abhebt, wird nach Pousson als Ursache beschuldigt. Manche Autoren (Hardouin, Janet, Pilet u. a.) haben eine Verengerung gelegentlich entstehen gesehen, wenn nach der Prostatektomie gar kein Dauerkatheter gegeben wurde.

Kommt es zur Bildung einer Scheidewand, so geht diese meist vom rückwärtigen Rand aus, wo sie mit dem Trigonumlappen fest zusammenhängt. Gewöhnlich bleibt dann nur oben (ventralwärts) eine kleine Lücke frei. Infolgedessen verfängt sich jedes durch die Harnröhre eingeführte Instrument in dem Winkel zwischen ihr und der hinteren Nischenwand.

Andere Veränderungen, welche zur Blasenhalsverengerung oder zur Verödung eines Teiles oder der ganzen Prostatanische führen können, sind vor allem entzündlicher Natur mit folgender Narbenschrumpfung. Die allerhäufigste Ursache sind Entzündungserscheinungen in den hypertrophischen Knoten, welche eine stumpfe Ausschälung unmöglich machten, so daß man genötigt war, scharf vorzugehen. Wenn in solchen Fällen die Schicht, in der wir die Schälung vornehmen, ganz verwischt ist, dann kommt es leicht zu Verletzungen der chirurgischen Kapsel mit ihren Folgen.

Auch konstitutionelle Momente müssen berücksichtigt werden, indem es bei Menschen mit verstärkter Neigung zur Bindegewebsbildung leichter zu solchen Veränderungen kommt als bei anderen. Für diese Umstände scheint auch das Alter eine Rolle zu spielen; bei jugendlichen Prostatikern scheint es öfter zu Verengerungen zu kommen. Schließlich gibt es aber noch eine Reihe von Fällen, für welche jede Erklärung fehlt.

Die Verengerungen am Übergang der prostatischen in die membranöse Harnröhre sind wohl rein traumatischer Natur. Sie sind meistens auf eine schlechte Technik zurückzuführen.

In manchen Fällen von Narbenschrumpfung der hinteren Harnröhre spielt nicht so sehr die Verengerung an sich eine Rolle, als vielmehr die gleichzeitig bestehende hochgradige Knickung im Verein mit einer fibrösen Anlötung an die rückwärtige Symphysenfläche.

Der Verlauf bietet große Verschiedenheit in bezug auf die Schnelligkeit der Entwicklung. Bei einer Reihe von Fällen bietet schon der erste Katheterismus nach Entfernung des suprapubischen Steigrohres erhebliche Schwierigkeiten. In anderen Fällen tritt die Verengerung ganz allmählich erst später in Erscheinung, nach Wochen, Monaten oder Jahren. Es stellen sich neuerdings Prostatismussymptome ein mit Harntrübung, häufigem Drang, erschwerter und schmerzhafter Miktion, Restharn usw. Diese können sich auch zur vollständigen Harnverhaltung mit Überdehnung der Blase steigern. In der Narbe über der Symphyse etabliert sich früher oder später wieder eine Blasenfistel. Letztere hatte bei solchen Fällen von allem Anfang an keine Neigung zu vollständigem Verschluß. Ist ein solches Verhalten nicht durch deutlichen Schleimhautprolaps begründet, so denke man immer an eine beginnende Striktur oder Zwischenwandbildung. Die Schwierigkeiten beim Katheterismus oder bei der Sondierung werden dann bald Klarheit schaffen. Besteht noch ein einigermaßen kräftiger Harnstrahl, während selbst ein ganz dünnes Bougie nicht mehr eingeführt werden kann, so handelt es sich um eine mäßige Verengerung mit starker Knickung oder am häufigsten um die beschriebene Scheidewand mit der kleinen Öffnung vorne. Gelingt es bei Senkung des äußeren Endes einer eingeführten Metallsonde nicht, diese weiter in die Blase vorzuschieben, so liegt mit größter Wahrscheinlichkeit eine solche Scheidewand vor.

Um die Ausbildung von solchen Zuständen zu *verhüten*, werden mannigfache Vorschläge gemacht. Wichtig ist vor allem die offene Operation unter Leitung des Auges. Dann wird die Forderung erhoben, die Schleimhaut an der Basis des vorspringenden Knotens zu umschneiden und nicht an dessen Spitze. Andere schneiden median ein. Die Urethra membranacea soll man nicht gewaltsam herausreißen, sondern sorgfältig am unteren Prostatapol abschneiden. Nach der Enukleation fordert Thomson-Walker genaueste Besichtigung des Wundbettes, sorgfältige Entfernung aller Falten, Lappen, Knötchen, Fetzen und Stränge, sowohl von der Kapsel, als auch von der Blasenschleimhaut. Wichtig ist die Behandlung des Trigonumlappens. Fullerton quetscht ihn median durch, Thomson-Walker schneidet aus ihm einen Keil heraus. Gordon schneidet ihn auch seitlich ein und klappt die Zipfel in die Nische. Weitere

Vorsichtsmaßregeln sind: sofortiges Einlegen eines Dauerkatheters; frühzeitiges Beginnen mit regelmäßiger Sondierung.

Man wird insbesondere bei jüngeren Prostatikern und bei stark entzündlichen Veränderungen, welche eine Entfernung auf scharfem Wege gebieten, besondere Vorsichtsmaßregeln ergreifen müssen.

In der *Behandlung* solcher Fälle nimmt die Dehnung durch Katheter oder Sonden die erste Stelle ein. Diese Behandlung muß sehr lange fortgesetzt werden; bei Scheidewandbildung hat sie oft nur mangelhaften Erfolg, weil man dann meistens überhaupt nicht in die Blase kommt, sondern nur in die Prostata- nische vordringen kann. Janet hat sich zum Sondieren bei bestehender Scheide- wand eigene stark aufgebogene Sonden konstruieren lassen. Luys versuchte es, dünnste Sonden unter der Leitung des Urethroskops einzuführen. Manchmal gelingt es überhaupt nicht, mit einem Instrument in die Blase einzudringen. Dann bleibt nur die neuerliche Eröffnung der Blase über der Symphyse übrig, um retrograd vom Orificium internum aus einen Katheter durch die Harnröhre zu leiten. Es wurden auch Versuche unternommen, die Zwischenwand durch Koagulation oder durch den „Punch" wegsam zu machen. Marion hat neuestens ein eigenes Instrument für solche Fälle angegeben, welches mit mehreren beweg- lichen schneidenden Klingen versehen ist, die gedeckt eingeführt werden. Bei den besonders hartnäckigen Fällen, welche eine neuerliche Eröffnung der Blase notwendig gemacht haben, muß man natürlich ganz radikal vorgehen und sowohl Narbenmassen als auch die Scheidewand gänzlich abtragen.

Weitaus unangenehmer ist die *Inkontinenz* nach der Prostatektomie, welche nach der perinealen Methode häufiger ist als nach der suprapubischen, aber sich auch nach letzterer manchmal einstellt. Sie ist immer durch eine Mitver- letzung des Musculus sphincter externus bedingt, welche bei der suprapubischen Operation durch Schonung des Colliculusanteiles der prostatischen Harnröhre, bei der perinealen durch möglichst zentrale Durchschneidung der Urethra prostatica vermieden werden kann. Die mangelhafte Funktion des Verschluß- apparates der Blase ist manchmal nur vorübergehend, kann sich aber auch zu einer dauernden ausbilden.

Mit der *Steinbildung* in der Blase nach Prostatektomie haben sich Caraven und Lourdel in einer größeren Arbeit beschäftigt. Sie haben unter 213 Prostat- ektomierten zweimal Steinbildung auftreten gesehen. Diese kommt nach Ansicht der beiden Autoren durch verschiedene Ursachen zustande. Einmal ist die Operation verantwortlich zu machen, insoferne als durch unvollständige Ent- fernung der hypertrophischen Knoten die Harnretention nicht behoben wurde. Auch bei der Operation zurückgelassene Fremdkörper, wie Tupfer und Nähte, können der Anlaß zur Steinbildung sein. In zweiter Linie sind Krankheiten der Niere und der Blase schuld an der Steinbildung, indem sich primär in der Niere gebildete Steine in der Blase festgesetzt und weiterhin vergrößert haben, oder aber es erfolgt die Steinbildung in einem Blasendivertikel, dessen operative Entfernung unterlassen wurde. Endlich spielt auch der Zustand der Blase nach der Operation eine Rolle, indem die postoperative Cystitis mit den sich bildenden Blutgerinnseln, Schleimhautfetzen usw. den Kern für die Steinbildung abgeben kann. Die beiden Autoren leiten daraus verschiedene Richtlinien für die operative Technik und Nachbehandlung ab, welche vor allem in einer radikalen Entfernung aller hypertrophischen Knoten, der gleichzeitig vorzunehmenden Operation von Blasendivertikeln und einer ausgiebigen postoperativen Drainage gipfeln. Für die Entfernung des Steines schlagen sie nicht die Zertrümmerung vor, sondern den Blasenschnitt, einmal, weil die Urethra gewöhnlich verengt ist und dadurch die Einführung des Lithotriptors unmöglich wird, dann aber auch, um die Ent- fernung der für die Steinbildung verantwortlichen Ursache zu ermöglichen.

Die *Geschlechtsfunktion* pflegt gewöhnlich nach der suprapubischen Operation weit weniger gestört zu sein als nach der perinealen (LEGUEU, POUSSON). Die Ejaculation bleibt bei erhaltener Potentia coeundi des öfteren aus. Das hat seinen Grund darin, daß die Samenentleerung in die Blase erfolgt; bei der nächsten Miktion wird dann der Samen mit dem Harn herausbefördert. Dies kommt offenbar dadurch zustande, daß bei dem Wegfall der Wirkung des inneren Sphincters die in ein starres Rohr umgewandelte prostatische Harnröhre offen steht, und der Samen sich aus dem Colliculus ungehindert in die Blase ergießen kann. Die meisten Autoren kamen zu dem Ergebnis, daß nach der suprapubischen Methode für gewöhnlich die Potentia coeundi in keiner Weise Einbuße erleidet. THOMSON-WALKER, der von 40 operierten Patienten verwertbare Angaben über ihre Sexualfunktion erhielt, konnte ermitteln, daß unter diesen 40 bei 32 Libido und Erektion erhalten waren und nur 8 eine fortschreitende Verminderung, bzw. ein gänzliches Erlöschen der Potenz aufzuweisen hatten. YOUNG hat unter 127 Operierten 78 mal volle Potenz, 18 mal verminderte Erektionsfähigkeit und 24 mal Verlust der Sexualfunktion feststellen können.

Noch nicht ganz geklärt ist die Frage, was mit den Samengängen bei der Operation, bzw. im Heilungsstadium geschieht, einerlei, nach welcher Methode vorgegangen wurde. LEGUEU und PAPIN sind geneigt anzunehmen, daß nach einer kunstgerecht durchgeführten Operation die Ductus ejaculatorii frei wegsam und unversehrt bleiben. Sie sehen es geradezu als einen Fehler der Technik an, wenn bei der Enukleation die Samengänge geschädigt werden. Auch BLUM sieht es als Regel an, daß bei der Operation die Samengänge unverletzt bleiben. Eine durch die Operation bedingte Unwegsamkeit der Ductus ejaculatori könnte aber nur in dem Sinne zur Auswirkung kommen, daß durch die Verödung der Samengänge eine Wiederbelebung der Pubertätsdrüse im Sinne STEINACHs zustande komme. Auf Grund dieser Überlegung ist BLUM zu dem Ergebnis gelangt, daß eine durch die Prostatektomie hervorgerufene Verjüngung nicht als STEINACH-„Effekt" aufzufassen sei, weil er eben annimmt, daß die Samengänge in den allermeisten Fällen unversehrt bleiben. Auch PAYR stellt fest, daß die Prostatektomie, zur rechten Zeit ausgeführt, einen „tatsächlich oft wunderbar verjüngenden Eingriff" bedeute, durch welchen auch eine wesentliche Änderung der Sexualfunktion einträte, indem in vielen Fällen der vordem erloschene Geschlechtstrieb wiederkehre. PAYR vertritt im Gegensatz zu BLUM die Ansicht, daß die Samengänge bei der Enukleation gewöhnlich zerrissen, bzw. vom Narbengewebe obliteriert werden. LICHTENSTERN hat bei den meisten seiner Patienten längere Zeit nach ausgeführter Operation neben ausgezeichnetem Wohlbefinden und vollständiger normaler Blasenfunktion eine ungestörte Geschlechtsfunktion nachweisen können. Er kam auf Grund ausgedehnter histologischer Untersuchungen zu dem Ergebnis, daß das Zurücklassen des Colliculus und eine Schonung der Ductus ejaculatorii *anatomisch unmöglich* und *technisch undurchführbar* sei und meint also, daß die Ansicht gewisser Autoren, die Verletzung der Ductus ejaculatorii sei nur durch eine fehlerhafte Technik verursacht, nicht mehr aufrecht erhalten werden könne.

Wie dem auch sei, jedenfalls erholen sich die Patienten nach der Prostatektomie auffallend rasch, nehmen an Gewicht zu und fühlen sich im Vergleiche mit ihren früheren quälenden Beschwerden tatsächlich verjüngt, ihre Arbeitskraft ist wieder gesteigert und sie erfreuen sich eines vollen Lebensgenusses. Alles dies ist aber wohl in erster Linie darauf zurückzuführen, daß die Patienten wieder ihre ungestörte Nachtruhe haben, von ihren Schmerzen befreit sind und daß vor allem die Harnvergiftungssymptome gewichen sind. Dies allein schon trägt dazu bei, um diese verjüngende Wirkung der Operation zu erklären.

## IV. Erfolge der Prostatektomie.

Wenn wir die mit der operativen Behandlung erzielten Resultate beurteilen wollen, so müssen wir uns zunächst über den unmittelbaren Operationserfolg orientieren und in zweiter Linie die Fernresultate berücksichtigen. Der unmittelbare Operationserfolg wird gewöhnlich nach der Mortalitätsziffer beurteilt. Liebig hat aus den Jahren 1912—1922 die in der Literatur niedergelegten Operationsstatistiken zusammengestellt. Er hat dabei 1. die perineale, 2. die ischiorectale, 3. die suprapubische und 4. die zweizeitige suprapubische Methode berücksichtigt. Er hat ferner die Operationsresultate der ersten 5 Jahre, also 1912—1916, den Resultaten der Jahre 1917—1922 gegenübergestellt. Ich führe im folgenden die Statistik Liebigs in den Originaltabellen vor:

Tabelle 7. *I. Perineale Methoden.*

| Berichtsjahr | Autor | Anzahl der Operat. | Todesf. | % | Bemerkungen |
|---|---|---|---|---|---|
| 1912 | Wilms | 31 | 3 | 9 | (berechnet nach Zuckerkandl) |
| 1913 | Hartmann | 43 | 9 | 21 | |
| „ | Wilms | 43 | 0 | 0 | (1912/13) |
| 1914 | Berndt | 14 | 1 | 7 | |
| „ | Herescu | 50 | 4 | 9 | 1900/05; oper. seitdem transvesical |
| „ | Kuhlenkampff | 12 | 1 | 8 | |
| „ | Wildbolz | 70 | 4 | 5,7 | |
| 1916 | Borchgrevink | 16 | 7 | 41 | oper. auch transvesical |
| **1912—1916** | | **279** | **29** | **10,4** | |
| 1917 | Wildbolz | 150 | 8 | 5 | |
| 1918 | Praetorius | 18 | 1 | 5 | |
| 1920 | Crowell | 145 | 1 | 0,7 | |
| 1921 | Barney | 34 | 3 | 8,8 | |
| „ | Cecil | 100 | 2 | 2 | |
| „ | Mastrosimone | 43 | 0 | 0 | oper. auch transvesical |
| 1922 | Geraghty | 10 | 0 | 0 | |
| „ | Kleinschmidt | 11 | 1 | 10 | |
| „ | Oehler | 8 | 1 | 12,5 | |
| „ | Wulff | 40 | 2 | 5 | |
| „ | Wendel | 35 | 3 | 8,6 | |
| „ | Young | 165 | 0 | 0 | |
| **1917—1922** | | **759** | **22** | **2,9** | |
| **Gesamtzahlen** | | **1038** | **51** | **4,9** | |

Tabelle 8. *II. Die ischiorectale Methode.*

| Berichtsjahr | Autor | Anzahl der Operat. | Todesf. | % | Bemerkungen |
|---|---|---|---|---|---|
| 1920 | Fischer (u. Orth) | 125 | 5 | 4,5 | |
| „ | Volkmann | 114 | 5 | 4 | |
| 1922 | Fischer | 20 | 2 | 10 | |
| „ | Orth | 12 | 0 | 0 | |
| „ | Voelcker | 136 | 9 | 6,6 | |
| **Summe** | | **407** | **21** | **5,1** | |
| **Gesamtzahlen von I und II** | | **1445** | **72** | **5** | |

Tabelle 9. *III. Die suprapubische Methode.*

| Berichtsjahr | Autor | Anzahl der Operat. | Todesf. | % | Bemerkungen |
|---|---|---|---|---|---|
| 1912 | CASPER | 71 | 12 | 15,6 | bis 1910 |
| " | FREYER | 1000 | 55 | 5,5 | |
| 1913 | BUZI | 6 | 0 | 0 | |
| " | ENGELMANN | 31 | 6 | 19,4 | |
| " | FREYER | 236 | 11 | 4,6 | 1911/12 |
| " | FULLERTON | 55 | 4 | 7 | |
| " | GIULIANI | 16 | 2 | 12,5 | |
| " | GOLDBERGER | 30 | 3 | 10 | |
| " | GRUNERT | 68 | 1 | 1,5 | |
| " | HARTMANN | 53 | 9 | 17 | |
| " | JENCKEL | 48 | 4 | 9 | |
| " | MONZARDO | 13 | 3 | 23 | |
| " | POUCHET | 300 | 14 | 4,5 | |
| " | SCHLOFFER | 11 | 2 | 18 | |
| " | SQUIER | 110 | 7 | 6 | |
| " | THEILEN | 8 | 2 | 25 | |
| " | WERTHER | 28 | 5 | 18 | |
| " | WULFF | 40 | 5 | 12,5 | |
| 1914 | BEER | 36 | 2 | 5 | 1913 |
| " | HERESCU | 35 | 2 | 6 | 1914 |
| " | " | 18 | 0 | 0 | |
| " | LILIENTHAL | 40 | 9 | 22,5 | |
| " | LÜTHI | 11 | 3 | 27 | |
| " | SCHOLKOFF | 6 | 0 | 0 | |
| " | STEINER | 34 | 1 | 3 | |
| " | THELEN | 34 | 3 | 9 | |
| " | WILDBOLZ | 19 | 5 | 26,3 | |
| 1916 | BULL | 40 | 4 | 10 | davon 2 perineal |
| " | FLODERUS | 50 | 4 | 8 | |
| " | FORSSEL | 57 | 7 | 12 | |
| 1921 | GRIGORAKIS | 200 | 32 | 16 | bis 1916 |
| 1920 | v. HOFMANN | 34 | 5 | 14 | bis 1915 |
| 1916 | v. HOLST | 28 | 3 | 11,9 | |
| " | MARING | 3 | 1 | 33 | |
| " | ROVSING | 60 | 10 | 16 | |
| " | TENGVALL | 109 | 12 | 11 | |
| " | WESSEL | 20 | 0 | 0 | |
| 1912—1916 | | 2958 | 248 | 8,38 | |
| 1917 | COENEN | 27 | 2 | 7,5 | |
| " | SUTER | 75 | 5 | 6,7 | |
| " | WILDBOLZ | 40 | 10 | 25 | |
| 1918 | BORCHGREVINK | 84 | 7 | 6,1 | (1908—1917) |
| " | MEHLISS | 20 | 2 | 10 | |
| " | NECKER | 25 | 1 | 4 | |
| 1919 | EKEHORN | 120 | 5 | 4,6 | |
| " | TENGVALL | 15 | 1 | 6,5 | |
| 1920 | v. HOFMANN | 30 | 3 | 10 | 1915/20 |
| " | HRYNTSCHAK | 92 | 6 | 6,5 | |
| " | MASSA | 54 | 3 | 5,5 | |
| " | RIETZ | 13 | 2 | 15 | |
| " | RINGEL | 52 | 13 | 25 | (dazu 8 Ca. mit 5 +) |
| " | RINGLEB | 48 | 1 | 2 | |
| " | " | 46 | 2 | 4 | |
| " | SCHWARZWALD | 102 | 7 | 6,8 | (ZUCKERKANDL) |
| " | WISHARD | 33 | 1 | 3 | |
| 1921 | GRIGORAKIS | 100 | 5 | 5 | |

Tabelle 10. (Fortsetzung.)

| Berichtsjahr | Autor | Anzahl der Operat. | Todesf. | % | Bemerkungen |
|---|---|---|---|---|---|
| 1921 | Jonkheere | 56 | 2 | 3,5 | |
| ,, | Lesi | 7 | 0 | 0 | (elektrogalvan.) |
| ,, | Mastrosimone | 320 | 27 | 8 | |
| ,, | Oppenheimer | 45 | 0 | 0 | |
| 1922 | Guleke | 39 | 7 | 18 | |
| ,, | Kiekiewicz | 91 | 9 | 10 | |
| ,, | Liebig | 40 | 4 | 10 | (s. auch zweizeitig) |
| ,, | Oppenheimer | 80 | 1 | 1,2 | (1923 bekannt gegeben) |
| ,, | Peters | 90 | 13 | 14 | (1923 bekannt gegeben) |
| ,, | Pleschner | 100 | 9 | 9 | |
| ,, | Roello | 520 | 51 | 9,8 | |
| ,, | Suter | 80 | 1 | 1,2 | |
| 1917—1922 | | 2379 | 189 | 7,9 | |
| Gesamtzahlen | | 5337 | 437 | 8,1 | |

Tabelle 11. *IV. Zweizeitige suprapubische Methode.*

| Berichtsjahr | Autor | Anzahl der Operat. | Todesf. | % | Bemerkungen |
|---|---|---|---|---|---|
| 1913 | Fouqué | 14 | 1 | 7 | |
| ,, | Legueu | 19 | 2 | 10 | |
| 1914 | Beer | 24 | 3 | 12 | |
| ,, | Carlier | 28 | 0 | 0 | |
| ,, | Lilienthal | 33 | 2 | 6,6 | |
| ,, | Pilcher | 28 | 0 | 0 | |
| 1916 | Rovsing | 130 | 20 ( ?) | 15 | |
| 1912—1916 | | 276 | 28 | 10,2 | |
| 1920 | Kümmell | 28 | 1 | 3,5 | |
| ,, | Wishard | 87 | 1 | 1 | |
| 1921 | Alapy | 14 | 4 | 29 | |
| ,, | Gardner | 209 | 1 | 0,5 | |
| ,, | Marsan | 132 | 10 | 7,57 | (Rafin) |
| ,, | Rubritius | 11 | 2 | 18 | |
| 1922 | Guleke | 16 | 2 | 12,5 | |
| ,, | Liebig | 10 | 1 | 10 | |
| 1917—1922 | | 507 | 22 | 4,3 | |
| Gesamtzahlen | | 783 | 50 | 6,3 | |
| Gesamtzahlen von III u. IV | | 6120 | 487 | 7,9 | |
| Gesamtsumme I—IV | | 7565 | 559 | 7,4 | |

Ich bringe in folgender Tabelle meine *eigene Statistik* der in den letzten neun Jahren (1919—1927) ausgeführten Prostatektomien. Unter den 185 Eingriffen betrifft die überwiegende Mehrzahl suprapubische Operationen, nur 5mal wurde nach Voelcker und 4mal perineal operiert.

Von 26 Fällen, bei welchen wir nur die suprapubische Blasenfistel zur Behebung der Harnverhaltung und der schweren Infektion anlegen konnten, starben 11, was einer Mortalität von 42% entspricht.

| | Zahl | Todesfälle | in % |
|---|---|---|---|
| Einzeitige Prostatektomien . . . . . . . . . | 131 | 12 | 9 |
| Zweizeitige Prostatektomien . . . . . . . . | 54 | 6 | 11 |
| Summe | 185 | 18 | 9,7 |

Bei den 18 im Anschlusse an die Prostatektomie Verstorbenen war die Todesursache 4mal kardialer Natur, 3 Patienten starben urämisch, 4mal führte eine Pneumonie, 2mal eine Lungenembolie, 2mal eine Peritonitis und 1mal eine Phlegmone des Wundbettes den Tod herbei. Ein Fall erlag einer Luminalvergiftung; dem betreffenden Kranken wurde durch einen bedauernswerten Irrtum ein Gramm von diesem Schlafmittel verabreicht. In einem Falle endlich war die Todesursache eine Perforation eines Ulcus duodeni. Diese beiden Todesfälle können auch bei strengster Kritik keinesfalls als durch die Operation verschuldet angesehen werden.

In jüngster Zeit hat v. ILLYÉS über sein großes Material Bericht erstattet. Es umfaßt 470 operierte Fälle mit 39 Todesfällen, also eine Mortalität von 8,3%. Unter den 470 wurden 330 Operationen in epiduraler Anästhesie ausgeführt, welcher noch eine entsprechende Umspritzung des Operationsterrains für den hohen Blasenschnitt hinzugefügt wird.

Zu diesen Tabellen wäre vor allem zu bemerken, daß z. B. in der großen Reihe der Statistiken über die suprapubische Methode die Mortalitätsziffern von 0% des einen Autors bis zu 33 eines anderen schwanken. Während sich bei der suprapubischen kein wesentlicher Unterschied in den Resultaten aus den letzten 5 Jahren der Zusammenstellung gegenüber dem vorhergehenden Lustrum ergibt, haben sich bei der zweizeitigen Operation die Resultate in den letzten 5 Jahren erheblich gebessert (von 10% auf 4% Mortalität). Dasselbe gilt von der perinealen Operation (von 10,4% auf 2,9%).

*Der Wert solcher Statistiken ist kein sehr großer*, da man ja nicht wissen kann, nach welchen Gesichtspunkten der betreffende Autor seine Fälle für die Operation ausgewählt hat. Wenn jemand nur Frühfälle operiert, so wird er bessere Resultate erzielen als einer, der es sich angelegen sein läßt, auch die ungünstigen Fälle der operativen Behandlung teilhaftig werden zu lassen. So hat OPPENHEIMER eine Statistik von 45 aufeinanderfolgenden suprapubischen Prostatektomien veröffentlicht, bei denen er keinen einzigen Todesfall zu verzeichnen hatte. Er hat aber auch *unter 444* Prostatikern, die im Verlaufe von 6 Jahren bei ihm zur Untersuchung kamen, *nur 12%* operiert.

An meiner Abteilung kamen in den 6 Jahren (1920—1925). . . . . 249
Prostatiker zunächst in ambulatorische Behandlung; von diesen war die
Operation indiziert bei . . . . . . . . . . . . . . . . . . . . . 191
Den Vorschlag, sich operieren zu lassen, lehnten ab . . . . . . . . 38
verbleibt ein Rest von . . . . . . . . . . . . . . . . . . . . . 153

Von diesen 153 mußten wir 5 aus allgemeinen Gründen, 6 wegen schlechter Nierenfunktion abweisen.

Operiert wurden 142 Kranke, und zwar wurde die Prostatektomie ausgeführt bei . . . . . . . . . . . . . . . . . . . . . . . . . . . 117
eine suprapubische Dauerfistel angelegt bei . . . . . . . . . . . . 25
142

Wir haben also *von 191 Patienten, bei denen wir die Operation für angezeigt hielten, 142, d. m. 74% einer operativen Behandlung unterzogen.*

Jeder, der ein öffentliches Ambulatorium für Erkrankungen der Harnorgane leitet, wird unter seinem Krankenmaterial gerade sehr viele Prostatiker in weit vorgeschrittenem Stadium der Erkrankung aufzuweisen haben, welche unter ihren quälenden Beschwerden sehr zu leiden haben, so daß es schon die einfachen Grundsätze der ärztlichen Ethik gebieten, diesen bedauernswerten Kranken zu helfen. Daß dabei lange Vorbehandlungen notwendig sind, daß man oft in die Lage versetzt wird, die zweizeitige suprapubische Methode zu verwenden und daß man auch in manchen Fällen mit der operativen Behandlung einiges riskieren muß, ist nur selbstverständlich. So kommen dann etwas ungünstigere Mortalitätsziffern zustande.

Bezüglich der *Fernresultate* stimmen so ziemlich alle Berichte darin überein, daß *das Ziel der Operation, die Wiederherstellung der Fähigkeit zur vollständigen spontanen Entleerung der Blase, in der weitaus überwiegenden Zahl der Fälle erreicht wurde.* Die meisten Patienten haben die Operation um viele Jahre überlebt. Über unangenehme Folgezustände wurde bereits oben gesprochen und betont, daß sie im allgemeinen zu seltenen Erscheinungen gehören. Auch bei der Beurteilung der ferneren Schicksale der Kranken scheint es, als ob die suprapubische Methode eine gewisse Überlegenheit über die perineale aufzuweisen hätte. So ist bei den mehrere Jahre nach der Operation Verstorbenen nur selten einmal eine Erkrankung der Harnwege als Todesursache festzustellen gewesen, wenn die suprapubische Operation ausgeführt worden war. Nach der perinealen Methode ist der Spättod durch eine Erkrankung des Harnsystems viel häufiger, was vielleicht mit der nicht so seltenen Inkontinenz als Operationsfolge in Zusammenhang zu bringen ist, welche für gewöhnlich früher oder später zu einer aufsteigenden Infektion der Harnwege führt.

Wie sehr es aber auch auf die Technik der Operation und der Nachbehandlung ankommt, das beweist der Umstand, daß beinahe alle Operateure im Verlaufe der Jahre immer bessere Resultate zu erzielen imstande sind. *Immerhin gibt uns die von* Liebig *errechnete Zahl von 7,4% Gesamtmortalität beiläufig ein richtiges Bild, nach welchem wir die Gefahren der Operation einzuschätzen imstande sind.* Sie sagt uns aber auch, daß wir mit der operativen Behandlung günstigere Resultate erzielen können, *als mit der Katheterbehandlung,* deren Mortalität, wie oben ausgeführt, eine größere ist, nämlich 12%. Squier stellt sogar fest, daß der Beginn des Katheterlebens in der Hälfte der Fälle die Lebensdauer auf durchschnittlich 2 Jahre und 8 Monate verkürze, wobei noch die Fälle von schwerer Infektion durch den Katheterismus nicht mit berücksichtigt sind.

Unter den *Todesursachen nach der Prostatektomie* stehen immer noch die *Lungenkomplikationen* (Pneumonie, Embolien) an erster Stelle. Auch der Tod durch *Urämie* ist noch häufig bei größter Vorsicht und sorgfältigster Vorbehandlung zwecks Besserung einer bestehenden Niereninsuffizienz. Die zweizeitige Methode hat es mit sich gebracht, daß bei noch so peinlicher Behandlung des von der Blase abzupräparierenden Peritoneums Todesfälle durch *Peritonitis,* infolge Einreißens des Bauchfelles beim zweiten Akt, vorgekommen sind. Immer seltener werden anscheinend die Todesfälle infolge schwerer *Nachblutungen* und infolge von *Infektion.* Blutungen und Infektion hat man früher viel mehr gefürchtet, namentlich die vom Cavum Retzii ausgehenden Phlegmonen. Es muß als ein Erfolg der verbesserten Operationstechnik hingestellt werden, wenn wir es in den letzten Jahren gelernt haben, sowohl die Blutungen nach der Enukleation zu beherrschen, als auch Infektionen des Cavum Retzii und solche des Prostatawundbettes zu verhüten. Wie bei allen größeren chirurgischen Eingriffen spielen *Herzschwäche* und der *postoperative Shock* auch im Gefolge der Prostatektomie eine nicht zu unterschätzende Rolle.

## V. Wahl der Methode.

Darüber strikte Regeln aufzustellen, haben sich verschiedene Autoren bisher eigentlich vergeblich bemüht. WILDBOLZ will z. B. seine perineale Operationsmethode nur dann durch die suprapubische ersetzt wissen, wenn erstens der Damm außergewöhnlich schmal ist, die Distanz der Sitzbeinäste vor dem Anus weniger als 3 Querfinger beträgt, zweitens der Kranke sehr großes Gewicht auf die Erhaltung der sexuellen Potenz legt und drittens wenn neben der Prostatahypertrophie in der Blase krankhafte Veränderungen vorliegen, welche an sich schon eine Sectio alta erfordern, z. B. ein großes Papillom der Blase, multiple Steine u. dgl. VOELCKER betont ebenfalls, daß seine ischiorectale Methode besser für große und magere Männer geeignet ist gegenüber den gedrungen gebauten Dicken.

GRUNERT hat es versucht, in einer größeren Arbeit alle Gründe zusammenzufassen, welche für und wider die eine und die andere der Methoden sprechen; er kommt zu folgenden Schlußsätzen:

1. Es ist nicht angängig, sich auf eine bestimmte Methode der Prostatektomie festzulegen.

2. Nach dem klinisch und cystoskopisch erhobenen pathologisch-anatomischen Befunde können die suprapubische, sowie die perineale Operation in Betracht kommen. Wenn bei weicher oder ganz mäßig derber Konsistenz der Tumor ins Rectum vorspringt, wird besser die perineale Methode angewandt. Vom Rectum aus kaum gefühlte, nur im Cystoskop oder mit dem GOLDSCHMIDTschen Urethroskop festgestellte Hypertrophien gehören der suprapubischen Prostatektomie.

3. Wenn vor dem Eingriff eine völlige Klärung der Blasenverhältnisse durch das Cystoskop nicht möglich war, so ist die suprapubische Methode der perinealen überlegen.

4. Bei relativen Kontraindikationen gegen die Prostatektomie kommt die perineale Methode noch dann in Betracht, wenn ein transvesicales Vorgehen ausgeschlossen ist. Die zweizeitige suprapubische Prostatektomie steht hierbei der perinealen in den meisten Fällen nach.

Von diesen vier Punkten der GRUNERTschen Zusammenfassung ist der vierte eigentlich bereits überholt, indem die große Überlegenheit der zweizeitigen suprapubischen Operation in den letzten Jahren beinahe allgemeine Anerkennung gefunden hat. Auch der im zweiten Punkt niedergelegte Versuch einer praktischen Einteilung der Fälle, welche sich für die perineale und in solche, welche suprapubisch operiert werden müssen, hat sich nicht bewährt. Es ist eine nicht mehr umstrittene Tatsache, daß die suprapubische Methode heutzutage beinahe alle anderen Methoden verdrängt hat. Dies geht schon aus den in den vorstehenden Tabellen niedergelegten Zahlen hervor, indem *nur 1038 perinealen 5337 suprapubische Operationen gegenübergestellt sind.* Die suprapubische Methode hat namentlich nach den ausgezeichneten Resultaten, welche FREYER mit ihr erzielte (5,5% Mortalität), ihren Siegeszug über die ganze Welt angetreten, ihr gegenüber steht die perineale Methode nur noch bei einigen amerikanischen Operateuren in ausgiebigerem Maße in Gebrauch. Die suprapubische Operation besticht vor allem durch den einfachen Zugangsweg, durch die klare Übersicht, welche man über die ganze Blase und namentlich über die Verhältnisse am Blasenhals gewinnt, durch die auf allgemeiner Erfahrung basierende Tatsache, daß sie nur in den seltensten Fällen unangenehme Komplikationen nach sich zieht, wie Inkontinenz, Fistelbildung, Verlust der Potenz. Daran können auch die günstigeren Sterblichkeitsziffern der perinealen Methode nicht viel ändern. Und schließlich können die Gründe, welche auch WILDBOLZ und GRUNERT

hinsichtlich der Klärung der Verhältnisse im Innern der Blase zugunsten der suprapubischen Methode angeführt haben, nicht hoch genug bewertet werden. Denn
es gibt immer noch Fälle genug, bei welchen die Feststellung, ob überhaupt
und ausschließlich eine Prostatahypertrophie die Ursache für die bestehenden
klinischen Erscheinungen ist, erhebliche diagnostische Schwierigkeiten bietet.
    Es sind dies besonders die Fälle von Harnverhaltungen und schweren
dysurischen Beschwerden, welche durch andere pathologisch-anatomische Veränderungen als durch eine hypertrophierte Prostata veranlaßt sind und die
in früherer Zeit unter dem Namen „prostatisme sans prostate" gingen. Über
diese Fälle soll noch in einem Schlußkapitel die Rede sein, ebenso über deren
Behandlung. Ich habe mich in einem Vortrage auf dem deutschen Urologenkongreß 1924 mit der Technik der Prostatektomie bei diesen kleinen, schwer
diagnostizierbaren Prostatahypertrophien beschäftigt, welche sich subvesical
ausbreiten, und ebenso auch mit der operativen Behandlung der verschiedenen
Blasenaffektionen, welche Dysurien und Retentionen hervorrufen. Ich kam
dabei zu dem Ergebnis, daß es für alle Fälle solcher Art unbedingt geboten sei,
den Blasenhals von der suprapubisch eröffneten Blase aus besichtigen zu können.
*Diese Notwendigkeit klarer Übersicht über die Verhältnisse am Blasenhals und
die Möglichkeit an letzterem, bzw. an dem innerem Sphincter allein von der Blase
aus chirurgisch eingreifen zu können, sind für mich gewichtige Momente zugunsten
der suprapubischen Methode.*

## VI. Rezidive nach Prostatektomie.

    Bevor wir die Möglichkeit einer Rezidivierung hypertrophischer Prostata-
knoten nach deren operativer Entfernung besprechen, müssen wir den Begriff
des Rezidivs bei dieser Erkrankung genau festlegen. Es ist ein Verdienst
Blums und einer von ihm angeregten Aussprache in der Wiener urologischen
Gesellschaft, die in der Literatur herrschende Verwirrung über diesen Gegenstand einigermaßen geklärt zu haben. Bis dahin wurde alles, was nach durchgeführter Operation wieder Harnverhaltung, bzw. Dysurie erzeugt, zusammengeworfen: also Störungen funktioneller Art, Wiederauswachsen hypertrophischer
Knoten und Carcinombildung in der Prostatanarbe. Blum hat den Begriff
des Rezidivs nach Prostatektomie folgendermaßen definiert: von einem wahren
Rezidiv nach der Prostatektomie könnte nur in jenen Fällen die Rede sein, in
welchen nach richtig ausgeführter perinealer oder suprapubischer Prostatektomie
nach einem jahrelangen Intervall mit normalen Miktionsverhältnissen neuerdings alle Symptome der Prostatahypertrophie auftreten und ein neugebildeter
prostatischer Tumor durch rectale Palpation, cystoskopische Inspektion, bzw.
durch Wiedereröffnung der Blase sich nachweisen läßt, ohne daß ein Verdacht auf maligne Entartung der Prostata berechtigt erschiene. Blum hat
einen solchen Fall von echtem Rezidiv nach Prostatektomie, der neuerdings
operiert werden mußte, beschrieben und erwähnt analoge Fälle von André,
E. R. W. Frank, Loumeau, Lumpert, Hedinger, Nogué und Pauchet. Letzt-
genannter Autor berichtete auf dem internationalen Kongreß für Urologie in
London, daß er unter 55 perinealen Prostatektomien 3 Rezidive beobachtet
hat, von denen er zwei wieder operieren mußte. Unter 152 suprapubischen
Operationen erlebte er zweimal Rezidive, welche beide wieder operiert wurden.
Auch Zuckerkandl hat zwei Rezidivfälle demonstriert. In früherer Zeit, als
man noch partielle Prostatektomien ausführte, waren „klinische" Rezidive sehr
häufig, wie v. Frisch anführt.
    Nach unseren heutigen Anschauungen über die pathologische Anatomie
der Prostatahypertrophie ist das Zustandekommen eines Rezidivs nach ausgeführter Prostatektomie nur so zu erklären, daß kleine hanfkorn- bis taubenei-

große Knoten (Lobes ératiques nach LEGUEU) nach der Enukleation an der Kapsel haften bleiben und übersehen werden, wenn man der Ausschälung nicht eine gründliche Revision des Prostatawundbettes folgen läßt. *Auf die prinzipiell durchzuführende Revision der Prostataloge* hat schon FREYER hingewiesen.

Diese kleinen Knoten können zu neuen, die Harnentleerung behindernden Geschwülsten auswachsen, welche dann als echte Rezidive bezeichnet werden müssen. ZUCKERKANDL hat hervorgehoben, daß auch aus rudimentären Drüsen der vorderen Harnröhrenwand Rezidive sich entwickeln können und stellt daher die Forderung auf, bei der Operation das gesamte Rohr der oberen prostatischen Röhre wegzunehmen, da von einer erhaltenen Partie eine neuerliche Geschwulstbildung ausgehen könne. FREUDENBERG wendet sich ebenso wie früher schon andere gegen die Annahme, daß das Rezidiv sich aus der normalen Prostatadrüse, welche bei der Prostatektomie zurückgelassen wird, entwickeln könne und lenkt die Aufmerksamkeit auf kleine rundliche, glatte Excrescenzen, welche oft der eigentlichen großen Tumormasse aufsitzen und aus dieser leicht ausgeschält werden können. Die Ablösung solcher kleiner Tochterknoten kann bei der Prostatektomie unabsichtlich geschehen, wodurch sie an der Kapsel haften bleiben, bzw. im Prostatabett zurückgelassen werden. Durch Vergrößerung eines solchen zurückgelassenen Knötchens können Rezidive entstehen. Es muß nicht erst hervorgehoben werden, daß die Rezidive denselben Symptomenkomplex auslösen wie die Prostatahypertrophie, und daß sie in ebensolcher Weise durch die „Prostatektomie" entfernt werden müssen.

## 3. Die bösartigen Tumoren der Prostata.

In früheren Zeiten galt das Prostatacarcinom als ein besonders seltenes Leiden — TANCHEAU stellte aus den Jahren 1830—1840 8289 Fälle von Krebs unter den in Paris vorgekommenen Todesfällen zusammen; hierunter befanden sich nur 5 Prostatakrebse. Aber schon THOMPSON (1861) sprach die Vermutung aus, daß unter den zahlreichen Fällen von seniler Hypertrophie der Prostata einzelne Fälle von Prostatakrebs sich verbergen, und in dem großen Werke von SOCIN-BURCKHARDT über die Krankheiten der Prostata (1902) wird noch immer von den bösartigen Neubildungen der Prostata als von seltenen Krankheitsformen gesprochen. Denn sie konnten nur 89 Fälle von Prostatakrebsen in der Literatur zusammenstellen; demgegenüber berichten in jüngster Zeit amerikanische Autoren über viele hundert Fälle von Prostatakrebs eigener Beobachtung (Fälle der MAYO-Klinik in Rochester). HERMON C. BUMPUS veröffentlichte 1926 eine klinische Studie über 1000 Fälle von Prostatacarcinom. GEBELE fand unter 5777 Sektionen des Münchener pathologischen Instituts 29 Prostatakrebse, während die Zahl der gutartigen Hypertrophie 74, die Zahl der Sarkome 2 betrug. Ein ganz besonders eindrucksvolles Bild von der Häufigkeit des Prostatakrebses gewinnt man aus den Statistiken über die carcinomatöse Umwandlung der gutartigen Hypertrophie: PAUCHET berechnet $10^0/_0$ der hypertrophen Prostata als carcinomatös, ALBARRAN $14^0/_0$, YOUNG $20^0/_0$, MOULIN $25^0/_0$, ROCHET gar $32^0/_0$. Die sorgfältige mikroskopische Durchforschung des ZUCKERKANDLschen Materials ergab $10—20^0/_0$ der Hypertrophien krebsig entartet.

Über die *Ursache* der Entstehung der bösartigen Neubildungen der Prostata weiß man ebenso wenig wie über die Ursache der Carcinome und Sarkome an anderen Stellen. Mehrere in der Literatur niedergelegte Beobachtungen (ENGELBACH, RIGEAUD, LABADIE) sprechen für die Bedeutung der *familiären Erblichkeit*. In anderen Beziehungen scheinen vorangegangene *chronische urethrale Erkrankungen* die Entwicklung von bösartigen Leiden der Prostata zu begünstigen und man wird nicht fehlgehen, in den gar nicht so seltenen *Leukoplakien der Harnröhrenschleimhaut*, wie sie sich im Verlaufe der chronischen Gonorrhöen nicht allzu selten entwickeln, die frühesten Stadien oder doch zum mindesten die Disposition zur carcinomatösen Umwandlung des Gewebes zu erblicken (präcarcinomatöse Stadien).

Weniger bedeutsam scheinen für die Pathogenese der bösartigen Neubildungen sexuelle Störungen, Tabak- und Alkoholmißbrauch zu sein.

Daß jedoch die Prostatahypertrophie selbst, d. h. die Entwicklung eines Prostataadenoms zur Entwicklung einer malignen Entartung der Drüse führen kann, ist heute eine allgemein bekannte Tatsache, auf die wir schon eingangs hingewiesen haben. Socin beschreibt geradezu einen Fall, der „offenbar eine Übergangsform von der gewöhnlichen Hypertrophie zum Drüsencarcinom" darstellt. Die systematischen Untersuchungen von Albarran und Hallé über die Beziehungen der Hypertrophie zum Carcinom zeigten, daß der Übergang in die krebsige Umwandlung nur ganz unmerklich vor sich geht, so daß sich zunächst nur zerstreute epitheliale Knötchen vorfinden, während die Prostata klinisch noch lange Zeit alle Zeichen der gutartigen senilen Hypertrophie beibehalten kann.

Die bösartigen Neubildungen der Prostata treten in der überwiegenden Mehrzahl der Fälle *primär* in dem Organ auf, ganz selten sind sie *Metastasen* von primären Magenkrebsen, Mastdarmkrebsen, Hypernephromen oder anderwärts lokalisierten Carcinomen. Die Eigentümlichkeit der Neubildungen der Prostata, daß relativ kleine primäre Knötchen in der Drüse frühzeitig zu ausgedehnten Ablagerungen in entfernten Organen führen können, muß schon an dieser Stelle besonders hervorgehoben werden.

## a) Pathologie der bösartigen Tumoren.

### α) Das Prostatasarkom.

Während die gutartigen Tumoren und das Carcinom der Prostata Krankheiten des höheren männlichen Lebensalters sind, beobachtet man das Prostatasarkom in einer größeren Anzahl bei Kindern selbst im zarten Alter von 6 bis 9 Monaten.

Alle Arten von Sarkomen kommen in der Prostata vor:

Kleinzellige Rundzellensarkome (Socin), myxomatöses Rundzellensarkom (Kaufmann), Spindelzellensarkom von derber Konsistenz (Wind, Tordeus, Isambert), myxomatöses Spindelzellensarkom (Schalek, Spanton), Adenosarkom (Birch-Hirschfeld), zellreiche Rhabdomyome (Kaufmann), großzellige Rundzellensarkome, Angiosarkome (Mathias, Burckhardt), Lymphosarkome (Coupland, Kaufmann).

Die im Kindesalter gelegentlich beobachteten Fälle von Prostatasarkom geben in pathogenetischer Hinsicht einen Anhaltspunkt für die Annahme einer angeborenen embryonalen Geschwulstanlage als Folge einer Entwicklungsstörung. Als Beweis dafür haben die *Mischgeschwülste* zu gelten: Die Adenosarkome und Rhabdomyosarkome, welch letztere eine besondere Vorliebe zur Lokalisation im Urogenitalgebiete (Niere, Hoden, Uterus, Blase) besitzen, was darauf zurückzuführen sein könnte, daß hier eine Verschmelzung zweier paariger Anlagen stattfindet, was natürlich auch für die Prostata gilt.

Das Sarkom der Prostata, bei Kindern meist erst in den vorgeschrittensten Stadien erkennbar, aber auch beim Erwachsenen äußerst schwer diagnostizierbar, hat meistens, sobald die Beschwerden so groß geworden sind, daß ärztliche Hilfe aufgesucht wird, das ganze Drüsenparenchym ergriffen und zerstört. Die Prostata ist als derber knotiger, höckeriger Tumor vom Mastdarm aus zu tasten. Es gehört zu den Seltenheiten, eine solche Geschwulst im Zentrum erweichen zu sehen, nur bei myxomatöser Umwandlung sieht man diese Erweichungen. Bei dem meist überaus rapiden Wachstum dieser Geschwulst nimmt es nicht wunder, daß schon relativ frühzeitig die Nachbarorgane in Mitleidenschaft gezogen sind: Die Harnröhre ist durch den Druck der Geschwulst verzogen, verlagert oder geknickt. In manchen Fällen ist die Aftergeschwulst so mächtig gewuchert, daß das ganze kleine Becken davon erfüllt erscheint und für die Harnröhre, die von allen Seiten eingeengt ist, kaum mehr Platz übrig bleibt. In mehr als der Hälfte der Fälle hat die Geschwulst auf die Harnblase übergegriffen. In dem unbehinderten, schrankenlosen Wachstum gleichen einander Carcinom und Sarkom vollkommen.

Das Ergriffensein der Blase dokumentiert sich oft in einer diffusen, beträchtlich dicken Infiltration der Blasenwand, von welcher aus einzelne halbkugelige oder kugelige Knoten frei in das Blasencavum hineinwachsen. Diese Knoten, die submukös in die Blase hineinreichen, zeigen keine Tendenz zur Ulceration. Bei diffuser Infiltration der Blasenwand verliert die Blase ihre Ausdehnungsfähigkeit und in solchen Fällen findet relativ frühzeitig eine Rückstauung des Harnes durch die Ureteren in die Nierenbecken statt. Wenn aber endlich eine schwerere Infektion der Blase stattgefunden hat, dann verbreitet sich die Erkrankung auf die Nierenbecken und die Nieren selbst und die urämische Vergiftung ist in solchen Fällen kaum zu vermeiden. Es ist auffallend, wie frühzeitig manchmal diese schwere Erkrankung der oberen Harnwege einsetzt. Auch auf die hinter der Prostata liegenden Gebilde, die Samenblasen und das Rectum übt der Tumor bei seinem raschen Wachstum einen sehr schweren Einfluß. Das Rectum wird komprimiert, eventuell auch mit in den Tumor einbezogen. Sobald das Beckenzellgewebe in größerem Maße infiltriert ist, erscheint das ganze Becken wie ausgegipst, die wuchernden Aftermassen infiltrieren alle Weichteile und es bleibt eine fast homogene Geschwulstmasse zurück, die die Details der histologischen Struktur der Prostata kaum mehr erkennen läßt.

*Metastasen* sind sehr selten, namentlich beim Prostatasarkom im Kindesalter. Eher beobachtet man regionäre Lymphdrüseninfiltrationen bei Erwachsenen und auch Ablagerungen an entfernten Körperstellen am Skelet und auch in den inneren Organen: Lungen, Pleura, Nieren, Magen, Schilddrüse, Leber, Nebenniere (COUPLAND).

SYSAK beschreibt ein unreifes Sarkom, welches bei einem 9 Monate alten Kinde beobachtet wurde. Der Tumor zeigte stellenweise plexiformen Charakter, der größere Teil des Neoplasmas erinnerte mehr an ein Rhabdomyom, doch konnte nirgends Querstreifung gefunden werden. Die Entstehung des Tumors ist in die intrauterine Periode der Entwicklung zurückzuverlegen.

Bei Kindern sind folgende Sarkome der Prostata bekannt: KAUFMANN stellte 10 Fälle zusammen, dazu kommen noch 12 neuere. Unter diesen 22 Fällen waren 4 kleinzellige Rundzellensarkome, 6 Myosarkome, 5 Spindelzellensarkome, 1 Adenosarkom und 3 Rhabdomyosarkome.

Im Falle LICHTSCHLAG war der Tumor ebenfalls von ungleichmäßigem Aufbau. Überwiegend war der Bau des Spindelzellensarkoms, daneben fanden sich Partien, die infolge der strang- und zugförmigen Anordnung und infolge des Zurücktretens der Intercellularsubstanz mehr an ein Carcinom erinnerten, ferner fanden sich Partien mit deutlichem endothelähnlichen Bau und schließlich Zellen, die in schleimiger Grundsubstanz Sternzellen aufwiesen. Es handelte sich demnach um einen Mischtumor, der fraglos bösartig war.

Sehr selten scheint das *Lymphosarkom* der Prostata zu sein. SYMMERS teilt die Beobachtung eines Falles mit, den er als den zweiten Fall der

Weltliteratur anspricht. Die erste Beobachtung stammt von COUPLAND (Tr. London Path. Soc. 1877).

Im eigenen Fall war die Gegend der Prostata durch einen breiten Tumor eingenommen, der beide Samenblasen in sich schloß und sie komprimierte und beiderseits auf das Musc. psoas übergegriffen hat. Die Schnittfläche vollständig glatt, von gelblich-weißer Farbe. Histologisch fanden sich Lymphocyten, die zum größten Teil diffus wucherten, zum Teil in kleinen Inseln gruppiert waren. Weder im Haupttumor, noch in den ergriffenen retroperitonealen Drüsen war das geringste Zeichen einer Drüsenbildung. Es wird die Annahme ausgesprochen, daß Lymphosarkome aus den interstitiellen Lymphknötchen entstehen können, welche im normalen Organe übersehen werden, aber bei gewissen Krankheiten der Prostata als solche identifiziert werden.

In der letzten Literatur finden wir noch folgende Fälle: LAQUIÈRE MARCEL und RENÉ BOUCHARD beschreiben ein Prostatasarkom bei einem 9 Monate alten Säugling. Es handelt sich um ein Spindelzellensarkom, bei welchem der Versuch gemacht wurde, durch eine perineale Prostatektomie der Geschwulst beizukommen. Das Kind starb jedoch nach wenigen Tagen. BOYKIN beschreibt einen Fall von Mischzellensarkom bei einem 4 jährigen Knaben, bei welchem eine perineale Incision und Exkochleation der Geschwulst versucht wurde. Auch dieses Kind überlebte den Eingriff nicht. RICHARD R. SMITH und WILLIAM R. TORGERSON schildern eine Beobachtung eines Prostatasarkoms bei einem 31 jährigen Manne, welcher mit perinealer Operation behandelt wurde, der aber trotz darauffolgender Röntgentiefentherapie bald an Knochenmetastasen starb.

Diese Autoren stellen 84 Fälle von Prostatasarkom im Jahre 1926 aus der Gesamtliteratur zusammen, 30% von diesen entstammen der ersten Lebensdekade, 70% dem späteren Leben.

In einer Arbeit von STERN, RITTER und ALEXANDER über zwei Fälle von Prostatasarkom wird die Erscheinungsweise dieser Geschwulstform ausführlich geschildert. In einzelnen Fällen ist der Tumor weich und fluktuierend, so daß man einen Prostataabsceß vor sich zu haben glaubt, in anderen Fällen wieder hat der Tumor Knochenhärte.

TAKAGI und MORIBE[1] beobachteten einen Fall von primärem Prostatasarkom bei einem 59 jährigen Bauern. Auch sie stellten aus der Literatur die verschiedenen histologischen Formen der Sarkome zusammen. Bezüglich des Alters der Kranken fanden sie folgende Verhältnisse: Unter 10 Jahren 34% der Fälle, von 10—20 Jahren 8,5% der Fälle, von 20—30 Jahren 9,5%, 30 bis 40 Jahren 17%, 40—50 Jahren 14% und über 50 Jahre 17%.

### β) Das Prostatacarcinom.

Neben der Prostatahypertrophie ist die bedeutsamste Geschwulstform, die an der Prostata beobachtet wird, der *Prostatakrebs*. Es ist schon in dem Kapitel über die Prostatahypertrophie wiederholt erwähnt worden, daß eine ganz bestimmte, beinahe gesetzmäßige Beziehung zwischen der gutartigen Prostatahypertrophie und der malignen Degeneration des Adenoms besteht. Dies gilt jedoch nur für einen Teil der in der urologischen Klinik beobachteten Fälle von Prostatacarcinom. Es gibt noch eine Carcinomform in der Prostata, die sich nicht aus einer malignen Umwandlung einer ursprünglich gutartigen Prostatahypertrophie entwickelt, sondern die primär in der Prostata selbst als ein umschriebener Geschwulstknoten auftritt. Diese zweite Form des Prostatakrebses unterscheidet sich grundsätzlich von dem früher besprochenen Carcinom der hyper-

---

[1] TAKAGI und MORIBE: Urolog. Klinik Kyushu Univ. 1924.

trophen Adenommassen. In den meisten Darstellungen der verschiedenen Formen des Prostatacarcinoms finden wir noch eine dritte Form erwähnt, die „Carcinose prostato-pelvienne" (GUYON), eine diffuse flächenhafte Infiltration der Prostata, ihrer Kapsel und des ganzen Beckenbindegewebes zwischen Mastdarm und Blase, so daß auch die Samenblasen, die hintere Blasenwand und das Trigonum in die Carcinombildung mit einbezogen sind.

Über die bösartige Entartung der ursprünglich benignen Prostatahypertrophie ist eine große Literatur entstanden. Die Frage der Carcinomentstehung im allgemeinen gewinnt gerade durch die Beobachtungen von Entwicklung krebsiger Degeneration des hypertrophen Mittellappens eine besondere Bedeutung. In dem ursprünglich als gutartiges, histologisch einwandfreies Adenom oder Myofibrom angelegten Mittellappen entsteht eine Umwandlung in eine bösartige Neubildung, erkennbar durch das Auftreten atypischer Zellwucherung in einem oder dem anderen Drüsenschlauche des Adenoms mit auffallenden Kernteilungsfiguren, welche die atypische Wachstumstendenz des Tumors beweisen. Namentlich sind es chronische entzündliche Reize, welche bei bestehender Harninfektion den Mittellappen treffen, sowie häufig wiederholte oberflächliche Verletzungen beim wiederholten Katheterismus und vielleicht noch andere heute noch nicht leicht faßbare Ursachen toxischer Reize, vom Adenom ausgehend, welche, den Mittellappen der hypertrophen Prostata treffend, zu einer bösartigen Umwandlung desselben Anlaß geben können. Die histologischen Bilder, welche aus TANDLERs und ZUCKERKANDLs Abhandlung auf Seite 694 wiedergegeben sind, zeigen den Beginn der krebsigen Umwandlung eines ursprünglich gutartig angelegten Prostataadenoms.

Wenn TANDLER und ZUCKERKANDL die Häufigkeit dieser malignen Degeneration der Prostatahypertrophie mit 10—20% aller untersuchten Fälle, andere Autoren (ALBARRAN 14%, YOUNG 20%, MOULIN 25%, ROCHET 32%) sogar fast ein Drittel aller Fälle von Prostatahypertrophie dem Carcinom verfallen erachten, so gibt dieses so erschreckend häufige Vorkommen der malignen Degeneration doch nur ein undeutliches Bild von der Häufigkeit der krebsigen Umwandlung, da diese hohen Prozentzahlen wohl den Verhältnissen, wie sie am Obduktionstische gefunden werden, entsprechen dürften, während die niederen Zahlen den Untersuchungen der bei der Prostatektomie gewonnenen Präparaten entsprechen dürften. Wir können etwa eine Häufigkeit von 6% der krebsigen Umwandlung als die richtige Zahl annehmen, wofür auch unsere eigenen histologischen Befunde der von uns Prostatektomierten sprechen.

Es ist wohl äußerst charakteristisch, daß diese aus dem Mittellappen entstandenen Carcinome weder durch die Untersuchung von der Blase aus mittels Cystoskopie, noch nach Austastung des Mastdarmes, noch endlich durch die klinischen Symptome eindeutig zu erkennen sind. Es ist fast immer ein zufälliger Befund bei der mikroskopischen Untersuchung der exstirpierten Drüse und da man ja die hierzulande geübte suprapubische Prostatektomie keinesfalls als eine radikale Entfernung der Prostata ansprechen kann, so ist in solchen Fällen von krebsiger Umwandlung der Prostata, selbst wenn die Erkrankung erst in ihren Anfangsstadien ist, die Wahrscheinlichkeit eines Geschwulstrezidivs in der Operationsnarbe eine besonders große. Immerhin besteht aber doch die Möglichkeit, daß man auch durch diese unvollkommene Operation in Anfangsstadien der carcinomatösen Umwandlung des Adenoms eine dauernde Heilung erzielt. So verfügen wir selbst über eine Beobachtung einer isolierten Mittellappenexstirpation, welche v. FRISCH im Jahre 1903 ausführte. Die histologische Untersuchung des Präparates (Prof. Dr. H. ALBRECHT) ergab beginnendes Adenomcarcinom im Zentrum des Mittellappens. v. FRISCH bildet das Präparat in seiner Abhandlung über den Prostatakrebs ab. Heute, nach 25 Jahren, lebt dieser Patient als hochbetagter Greis noch immer, von seinem Prostatacarcinom dauernd geheilt.

Die häufigste, in ihrem Verlauf bösartigste Form des Prostatakrebses besteht in dem Auftreten eines umschriebenen Knotens innerhalb der Prostata, der sich bei rectaler Abtastung als harter, schmerzhafter, streng umschriebener Knoten in der meist asymmetrischen Prostata erkennen läßt (Abb. 127). Die besondere Bösartigkeit dieser Tumoren liegt in der geradezu exorbitanten *Tendenz zur Metastasierung.* Noch zu einer Zeit, wo die Prostatageschwulst kaum Erbsengröße erreicht

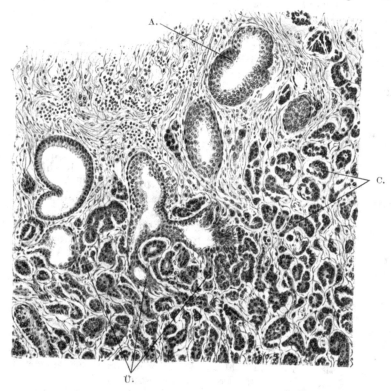

Abb. 126. Carcinom bei Prostatahypertrophie. A. Adenom. C. Carcinom. Ü. Übergänge von Adenom zu Carcinom. Vergrößerung 140/1. (Aus Tandler-Zuckerkandl.)

hat, finden wir ausgedehnteste Metastasen in entfernten Organen, namentlich im Knochensystem. Im Jahre 1920 beobachteten wir einen 50jährigen Kranken, der mit einer akuten Harnverhaltung unserer Station eingeliefert wurde, der in der Prostata einen kaum haselnußgroßen Knoten von großer Derbheit hatte. Innerhalb weniger Tage nach dem Einsetzen der ersten Symptome der Harnverhaltung entwickelt sich ein Knoten im Corpus cavernosum penis, dessen Excision eine histologische Untersuchung ermöglichte (Adenocarcinommetastase), weiters eine Netzhautablösung durch einen Tumor hinter der Retina und mit explosivem Wachstum findet man nach wenigen Wochen den ganzen Körper des Patienten voll mit Ablagerungen der primären Prostatageschwulst. Bei der Obduktion zeigt sich der Thoraxraum fast vollständig eingenommen von ungeheuren Massen des Aftergewebes und dabei dauerte die Entwicklung dieser vollständigen Carcinose des Organismus nur 6 Wochen seit dem Beginn einer ursprünglich harmlos aussehenden Harnverhaltung.

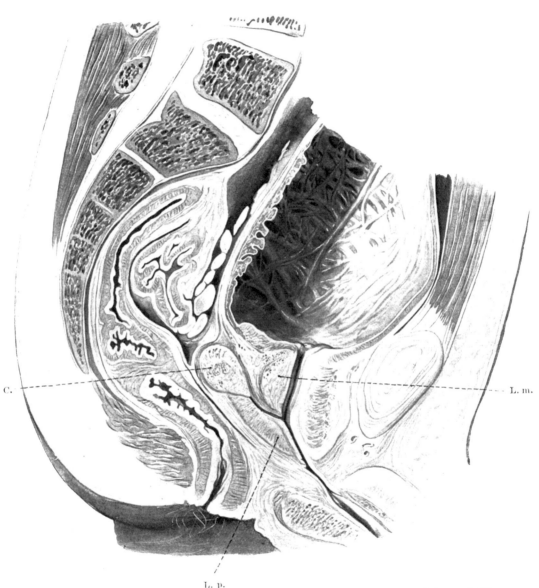

Abb. 127. Carcinom der Prostata. C. Carcinom. L. m. Lobus medius. L. p. Lobus posterior.
(Aus TANDLER-ZUCKERKANDL.)

Die eingangs erwähnte dritte Form des Prostatakrebses, die Carcinose prostato-pelvienne stellt nur ein weit vorgeschrittenes Stadium eines sehr rasch wachsenden Knotens in der Prostata, welcher die Prostatakapsel durchbrochen und das ganze Beckenbindegewebe in das Krebsinfiltrat einbezogen hat, dar. Man findet bei diesen Formen die Oberfläche der Prostata höckerig, meist äußerst derb, gelegentlich knorpelhart, nur die sehr selten *medullären Krebse* der Prostata sind weich und können gelegentlich sogar eine Fluktuation vortäuschen. Die

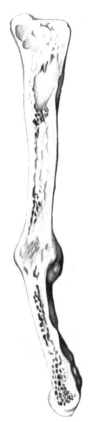

Abb. 128. Clavicula mit Krebsmetastasen, durchsägt, zeigt eine kompakte, mit der Corticalis innig vereinigte Knochensubstanz, die Markhöhle ebenso von einer dichten Knochenmasse eingenommen. (Nach Bamberger und Paltauf.)

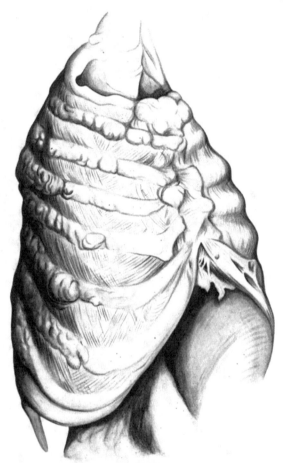

Abb. 129. Krebsmetastasen in den Rippen bei Carcinoma prostatae. (Nach Bamberger und Paltauf.)

Knoten, welche in das Innere der Blase und der hinteren Harnröhre hineinragen, haben, da sie nur von einer Epithelschichte und einer geringfügigen Submucosa bedeckt sind, eine große Neigung zur Ulceration. An der Schnittfläche der Geschwulst sieht man eine homogene, von einzelnen Bindegewebszügen durchsetzte Masse, welche die normale Struktur der Prostata vermissen läßt und große knotige Herde mit einer feinkörnigen Grundsubstanz abwechseln läßt. In der Regel läßt sich von der Schnittfläche ein milchiger dünnflüssiger Saft abstreifen, bzw. aus der Geschwulstfläche exprimieren. Dieser milchige Saft, Krebsmilch, läßt sich nur schwer von dem aus der hypertrophen Prostata abstreifbaren, bzw. ausdrückbaren Prostatasafte unterscheiden, es bedarf wohl einer genauen mikroskopischen Untersuchung, um diese Differentialdiagnose zu ermöglichen. Bei der als Beckenbindegewebscarcinose beschriebenen Form des Prostatakrebses gelingt es nicht immer, die Samenblasen aus dem Geschwulstgewebe herauszupräparieren und es geht die Geschwulst in homogenem Wachstum auf die Hinterwand des Rectums über. Die Weichteile an der konkaven

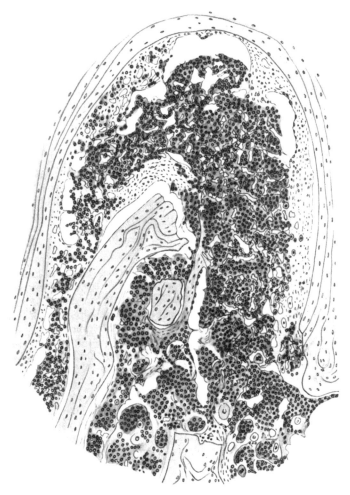

Abb. 130. Knochenmetastase bei Prostatacarcinom. (Nach v. FRISCH.)

Fläche des Kreuzbeins, die Nerven und ihre Wurzeln sind carcinomatös infiltriert, zuweilen beobachtet man eine kolloide Degeneration des Carcinoms, zuweilen auch einen echten *Kolloidkrebs*, wie BOYD und WOLFF beschrieben.

Was die Histologie des Prostatakrebses anlangt, so sieht man am häufigsten diejenigen Form eines cylinderzelligen Adenocarcinoms, dessen Anordnung den Typus der Prostatadrüsen imitiert und weiters Formen von Carcinoma solidum. Auch die feinere Struktur dieser Krebsart zeigt Erinnerungen an den drüsigen Aufbau der eigentlichen Prostatadrüse. Das Carcinoma solidum ist als großes und kleinalveoläres Gebilde dem Prostataadenom mitunter nahestehend. Am Prostatakrebs sieht man in der Regel die maligne Wachstumstendenz in der Form eines infiltrativen Vordringens der Krebszellen in den verschiedenen Gewebsspalten des Bindegewebes und der Muskulatur. Liegen die Krebszellen ohne deutlich sichtbare bindegewebige Septen unmittelbar aneinander, so ist diese Bildung als Markkrebs (Medullarcarcinom) anzusprechen. Im Gegensatz zu diesen Medullarcarcinomen ist der zell- und parenchymarme *Scirrhus der Prostata* eine relativ seltenere Bildung.

Wie schon früher erwähnt, zeichnet sich das Prostatacarcinom durch seine besondere **Neigung zur Metastasierung** aus. Selbst bei kleinsten, vermittels Palpation kaum nachweisbaren primären Geschwülsten in der Prostata sieht man sekundäre Geschwulstablagerungen in den verschiedensten Organen, den Drüsen, des kleinen Beckens und aufsteigend längs der großen Gefäße bis zum Zwerchfell und über dieses hinaus. Die drüsigen Organe des Körpers sind nur selten der Sitz von Metastasen des Prostatacarcinoms. Hingegen haben die Knochenmetastasen beim Prostatacarcinom eine ganz besondere Wichtigkeit. Kaum ein anderes Organ neigt bei seiner carcinomatösen Umwandlung so sehr zur Metastasierung im Knochensystem wie das Prostatacarcinom. Ähnlich verhalten sich die Schilddrüsen-, die Mamma- und die Rectumcarcinome.

VON RECKLINGHAUSEN beschrieb zuerst im Jahre 1891 fünf derartige Beobachtungen, BAMBERGER und PALTAUF beschrieben gleichfalls die Besonderheit des Prostatacarcinoms, Metastasen im Knochensystem mit Neigung zur Osteoplastik, d. h. zur Größenzunahme und Apposition von Knochensubstanz. Namentlich sind es die spongiösen Teile des Skeletes, die Rippen, ferner die den Beckenring zusammensetzenden flachen Knochen, welche die ersten und ausgesprochensten Veränderungen aufweisen. Es tritt in diesen spongiösen Knochen eine ausgesprochene Sklerosierung mit Umwandlung in eine homogene Knochenmasse statt (Eburneation des Knochens). In einzelnen Fällen herrscht im Gegensatz zu dieser osteoplastischen Carcinomatose der Knochen gerade das Gegenteil, ein Abbau des Knochens, eine *osteoklastische* Tendenz vor (KOLISKO). Wenn sich die osteoplastischen Knochenveränderungen ab und zu auch in den langen Röhrenknochen entwickeln, so z. B. im Femur oder in der Tibia, so entsteht durch Größenzunahme der Knochensubstanz eine Verbiegung, die an die PAGETsche Erkrankung erinnert. Bei der osteoklastischen Form hingegen, die sowohl aus Knochenmark, der spongiösen Substanz in den Rippen als auch in den Wirbelkörpern und den Beckenknochen sich entwickelt, herrscht die leicht begreifliche Tendenz zu *Spontanfrakturen* der ergriffenen Knochen vor. Die mikroskopische Anatomie dieser carcinomatösen Ostitis VON RECKLINGHAUSENs ist von großer Bedeutung (RECKLINGHAUSEN, PALTAUF und BAMBERGER, WIESINGER, ERBSLÖH, E. FRÄNKEL, ASKANASI u. a.).

In seiner Studie über 1000 Fälle von Prostatacarcinom aus der MAYOschen Klinik in Rochester kommt HERMON C. BUMPUS[1] zu folgenden statistisch wichtigen Zahlen. Der Prostatakrebs tritt niemals vor dem 40. Jahre auf. Das Durchschnittsalter ist das 65. Lebensjahr. Metastasen treten in $24^0/_0$ der Fälle auf. Unter diesen betreffen $44^0/_0$ die Lymphdrüsen (die inguinalen Drüsen werden nur selten und spät infiziert). Die regionären Lymphdrüsen, welche mit Regelmäßigkeit ergriffen zu sein pflegen, sind die Lymphdrüsenstränge zu beiden Seiten der Wirbelsäule bis hinauf zu den Nackendrüsen. $25^0/_0$ der Fälle hatten Knochenmetastasen. Der Lieblingssitz der Knochenmetastasen findet sich im Kreuzbein und in den angrenzenden Knochenabschnitten der Wirbelsäule und des Beckens. Dann folgen die Metastasen in den Oberschenkeln und

---

[1] BUMPUS, H. C.: Carcinoma of the Prostate. A clinical Study of one thousand Cases. Surg. Gyn. Obst. Vol. 43. 1926.

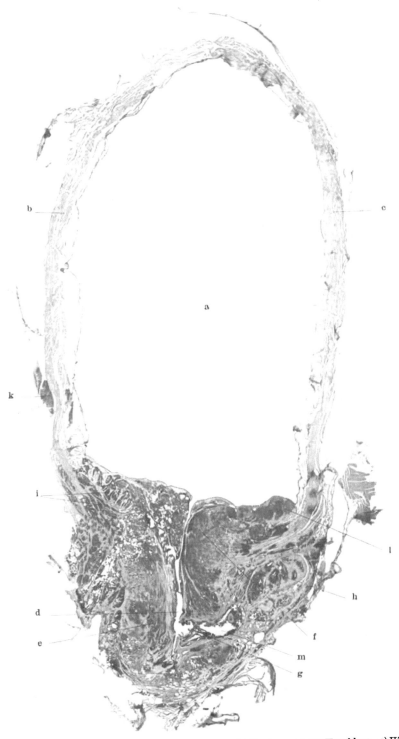

Abb. 131. Carcinom der Prostata. a) Harnblasenlichtung. b) Vorderwand der Harnblase. c) Hinterwand der Harnblase. d) Urethra. e) Carcinom im ventralen Teil der Prostata. f) Carcinom im Mittellappen der Prostata. g) Gegend des Colliculus seminalis. h) Vas deferens und Vesicula seminalis. i) Ausbreitung des Krebses zwischen den Muskelfasern der vorderen Blasenwand. k) Krebsmetastase im prävesicalen Bindegewebe. l) Submuköse Krebsausbreitung im Trigonum vesicae. m) Ductus ejaculatorius. (Aus CHRISTELLER: Atlas der Histotopographie. Leipzig: Georg Thieme.)

Rippen in der Häufigkeitsskala. Lungenmetastasen kommen nur gleichzeitig mit Knochenherden zusammen vor. Elfmal fanden sich im Rückenmark sekundäre Carcinome, seltene Metastasierungen des Prostatacarcinoms finden sich in der Leber, Niere und der Haut. Eine besonders wichtige Ausbreitung erzeugt das Prostatacarcinom selbst in der Richtung der *Infiltration der Blasen-wand.* In allen vorgeschrittenen Fällen von Prostatacarcinom findet man die Schleimhaut des Trigonums und der benachbarten Partien der hinteren Harn-röhre infiltriert. Es fällt manchmal geradezu schwer zu entscheiden, wo die primäre Geschwulst gesessen hat, in der Blase mit Übergreifen auf die Prostata oder umgekehrt, ob das Prostatacarcinom auf die Blase übergegriffen hat.

Zu ähnlichen Resultaten führten die anatomischen Untersuchungen von THOMPSON-WALKER und von KAUFMANN. Der erste fand bei 10 Prostata-carcinomen die Blase achtmal mitbeteiligt, und KAUFMANN konstatierte bei 14 von 22 Prostatacarcinomen krebsige Infiltrationen der Blasenwand. In den von HALLOPEAU zusammengestellten Autopsien von 27 Prostatacarcinomen ist die Mitbeteiligung der Blase am carcinomatösen Prozeß 19 mal erwähnt.

Diese Mitteilungen über die große Neigung des Prostatacarcinoms, auf die Blase überzugreifen, blieben allerdings nicht unwidersprochen. POUSSON hielt auch in den letzten Jahren die von ihm früher mitgeteilte Anschauung, wonach das Blasencarcinom sich in der Regel ganz unabhängig von der Prostata ent-wickle, aufrecht, und auch YOUNG wollte nach seinen persönlichen Erfahrungen den Behauptungen von MOTZ erst nicht beipflichten. Ihnen erwiderte aber MOTZ (internationaler Urologenkongreß, London 1911) mit einiger Berechtigung, daß YOUNGs Beobachtungen nur klinischer Natur seien, nicht, wie die von MOTZ, histologisch bestätigt worden waren, weshalb die Mitbeteiligung der Blase nicht sicher zu bestreiten sei. MOTZ glaubt zudem schon aus den Krankengeschichten sehen zu können, daß mindestens bei 40% der YOUNGschen Patienten die Blase wahrscheinlich doch auch carcinomatös erkrankt war. Mag auch über die Häufigkeit der Durchwucherung des Prostatakrebses auf benachbarte Organe und über die Richtung, in welcher sie vorzugsweise erfolgt, einige Unsicherheit bestehen, das eine steht jedenfalls fest, das Prostatacarcinom dringt recht häufig über die Vorsteherdrüse hinaus in die Samenblasen und in das Trigonum der Blase vor, viel häufiger als das nach dem Ergebnis der Rectalpalpation allein zu vermuten wäre (SCHAPIRO).

In der Literatur der letzten Jahre finden wir folgende bemerkenswerte Arbeiten über den Prostatakrebs:

GAYET[1] behandelt in einer sehr sorgfältigen Studie die krebsige Umwandlung des Prostataadenoms. Der Inhalt seiner Arbeit wurde schon früher in manchen Punkten eingehend gewürdigt.

WALTER M. SIMPSON[2]. In einem ausführlich untersuchten Fall war klinisch, röntgographisch und makroskopisch die Wirbelsäule bei einem an Prostata-carcinom erkrankten intakt. Die histologische Untersuchung ergab jedoch eine diffuse Carcinomatose des Knochenmarks ohne Knochenzerstörung oder Knochenneubildung. Verfasser meint daher, daß es außer der osteoplastischen und osteoklastischen noch eine dritte Form von Knochenmetastasen gab, die sich *nur* im Knochenmark ausbreitet, die Knochensubstanz selbst intakt läßt.

Eine übersichtliche Einteilung der verschiedenen histologischen Formen stammt von KROMPECHER, wobei es fraglich erscheint, ob der Großteil der Tumoren rein in die einzelnen Gruppen hineingehört. Die Haupteinteilung in einesteils *solide* Krebse und andererseits Adenocarcinome wäre zu erweitern, und

---

[1] GAYET: La Cancerisation de l'adénome prostatique. Lyon méd. Vol. 138. 1926.
[2] SIMPSON, WALTER M.: Americ. Journ. of Röntgenology and Radiumtherapy. Vol. 15. 1926.

zwar in dem Sinne, daß beide Hauptgruppen in zwei Untergruppen zerfallen: a) die häufigen Rundzellenkrebse und b) die selteneren Basalzellenkrebse. In der ersten Hauptgruppe, solide Krebse, werden außerdem noch Stachelzellenkrebse bzw. Hornkrebse beobachtet, hingegen finden sich unter den Adenocarcinomen gleichfalls seltene Typen von Cylinderzellenkrebsen. Das Entstehen der Basalzellenkrebse erklärt KROMPECHER durch die auch in normalen Prostaten der Erwachsenen beobachteten Basalzellenhypertrophie, die nach seinen eigenen Untersuchungen in etwa $45^0/_0$ nachweisbar war.

Über eine andere, ebenfalls seltene Form des Prostatakrebses berichtet an Hand eigener Beobachtungen WALTHARD. Bei einem seit langen Jahren an Prostatitis leidenden Patienten entstand ein Krebs der Prostata, welcher bei der histologischen Untersuchung als reines „Cancroid" erkannt wurde. Der Tumor zeigte ausgesprochen infiltrierendes Wachstum, machte jedoch keine Metastasen. Die Prognose erscheint aus diesem Grunde relativ gutartig zu sein. Als Vorbedingung für das sehr seltene Entstehen von *Plattenepithelkrebsen* der Prostata kommen zwei Umstände in Betracht: 1. die Persistenz der in der zweiten Hälfte der Fetalzeit gebildeten Plattenepithelien und 2. die Metaplasie von persistierendem Plattenepithel oder Cylinderzellenepithelien zu Zellen vom Typus der Epidermiszellen unter dem Einfluß eines chronischen meistens entzündlichen Reizes.

BLANC teilt eine eigenartige sekundäre Veränderung im Prostatakrebs mit. Der betreffende Tumor sprang steil in das Rectum vor und zeigte zwei symmetrisch nebeneinander gelegene Lappen, die durch eine tiefe und schmale Delle getrennt waren. Die Oberfläche beider Lappen war vollständig glatt, die Konsistenz deutlich fluktuierend-elastisch, so daß sie den Eindruck von sehr stark gespannten Cysten ergaben. Dieser eigentümliche palpatorische Befund änderte sich im Laufe von 6 Monaten gar nicht. In der Annahme, daß es sich um einen latenten Absceß in einem Adenom handelt, wurden beide Cysten per rectum inzidiert. Es entleerte sich altes flüssiges Blut mit Gewebsfetzen, die als Tumorpartikel erkannt wurden. Histologisch wurde ein stark vorgeschrittenes Epitheliom der Prostata festgestellt, welches in einzelnen Anteilen ganz atypisch war. Es handelte sich in diesem Falle wahrscheinlich um eine pseudocystische Form, verursacht durch Blutungen in das Innere des Tumors.

EXNER und HEICHELHEIM erwähnten Blutungen in das bindegewebige Stroma der Tumoren, eine cystische Form des Prostatakrebses ist aber in der Literatur noch nicht beschrieben worden.

Die Arbeit von JUDD, BUMPUS und SCHOLL beschäftigt sich mit der Frage der klinischen Prognosenstellung auf Grund des histologischen Baues. Es kommen nach Meinung der Autoren zwei Formen des Prostatakrebses vor, zwischen denen es Übergänge gibt. Die erste, häufigere Form ist weniger bösartig als die zweite. „Hier weisen die Zellen noch Besonderheiten auf, haben das langbewimperte, in die Lichtung der Drüsen hineinragende Ende, das das hervorstechendste Merkmal des Prostataepithels ist. Die Kerne sind verhältnismäßig länger als in normalen oder hypertrophischen Drüsen und besitzen die deutlichen Kernkörperchen, die in undifferenzierten Zellen auffallen. Klinisch sind diese Prostaten groß, knotig und steinhart. Die andere Form des Krebses, bei der gewöhnlich die Drüsenstruktur der Prostata nicht erhalten ist, ist oft mit kleinzelliger Infiltration verbunden. Die in das Stroma eingewanderten Geschwulstzellen sehen streifig oder angeätzt aus im Gegensatz zu den klumpigen Lymphocyteninfiltrationen. Die Zellen in solchen Drüsen haben morphologisch oder mechanisch ihre ursprüngliche Anordnung verloren, sie schließen sich nicht in der gewöhnlichen Weise zusammen, weisen vielmehr andere Form und Anordnung auf. Sie können zu großen Massen vereinigt sein oder lange Balken bilden, deren Zellen große, stark gefärbte Kerbe haben." Die Nachuntersuchung ergab, daß Patienten, deren Carcinome dieser zweiten Form angehörten, kürzere Lebensdauer hatten als die mit der ersten Form behafteten. „Es kann als erwiesen angesehen werden, daß bei dem Krebs der Prostata der durch die histologische Untersuchung festgestellte Grad der Bösartigkeit die Prognose bestimmt, und daß, *wenn die Krankheit so weit vorgeschritten ist, daß sie schon klinisch erkannt werden kann, die Möglichkeit ihrer Heilung durch Operation nur sehr gering ist.*"

## b) Therapie der malignen Neubildungen der Prostata.

### a) Sarkom.

Die primären Sarkome der Prostata — und nur von diesen soll hier die Rede sein — sind gegenüber den Carcinomen eine viel seltenere Erkrankung. Bisher sind überhaupt erst etwa 120 Fälle von Prostatasarkom beschrieben worden. 49 Fälle aus der deutschen Literatur hat Bettoni zusammengestellt, 37 Fälle der englischen und französischen Literatur wurden von Towsend und 35 Fälle der amerikanischen Literatur von Stern und Sydney gesammelt. Die Sarkome kommen gegenüber den Carcinomen hauptsächlich im *jugendlichen Alter* vor. Sie finden sich sehr häufig in der zartesten Kindheit, betreffen aber manchmal auch das reife Mannesalter. Nach der Bettonischen Statistik entstammen 34% seiner Fälle dem ersten Lebensdezennium, nach einer Berechnung Pauchets sogar 50%. In ätiologischer Hinsicht finden sich in der Literatur keinerlei verwendbare Angaben. Nur in einigen wenigen Fällen wird von den Trägern dieser Geschwülste ein Trauma mit der Tumorbildung in Zusammenhang gebracht. Eine solche Kausalität zwischen Trauma und Sarkomentwicklung besteht natürlich keineswegs zu Recht. Der Krankheitsverlauf ist bei Kindern überaus stürmisch. Sie erliegen dem Leiden gewöhnlich in wenigen Monaten.

Unter den Symptomen nehmen Störungen von seiten der Harnentleerung die erste Stelle ein. Verlangsamtes Harnlassen in dünnem Strahl steigert sich bis zur vollständigen Harnverhaltung durch die totale Kompression der Harnröhre. Bei entsprechender Größe des Tumors verlegt dieser den Mastdarm und es kommt zu erheblichen Störungen in der Stuhlentleerung. Ausstrahlende *Schmerzen* durch Druck des Tumors auf den Plexus sacralis sind *beim Sarkom selten.* Da solche Schmerzen bei den Carcinomen beinahe immer vorhanden sind, so kann ihr Fehlen differentialdiagnostisch verwertet werden. In den meisten Fällen kommt es bald nach Beginn der ersten Krankheitserscheinungen zu einer schweren Kachexie. Die Größe des Tumors schwankt; aber im allgemeinen haben die Sarkome der Prostata die Eigenschaft, mitunter zu kolossal großen Geschwülsten auszuwachsen. Auch Metastasenbildung ist sehr häufig, und zwar treten solche in allen Organen auf. Hämaturie kommt vor, im allgemeinen aber seltener als beim Carcinom. Bettoni konnte auf Grund seiner Sammelstatistik feststellen, daß die Rhabdomyosarkome und die Lymphosarkome einen überaus schnellen Verlauf zeigen, während sich die Krankheitserscheinungen beim Spindelzellensarkom verhältnismäßig länger hinziehen. Die Lymphosarkome neigen wieder mehr zur Metastasenbildung.

Bezüglich der *chirurgischen Therapie* wäre nur zu sagen, daß Sarkome der Prostata sowohl auf transvesicalem als auch auf perinealem Wege angegangen und entfernt wurden. Hochenegg hat in einem Falle den parasakralen Zugang zur Anwendung gebracht. Die Erfolge der operativen Behandlung müssen als überaus ungünstige bezeichnet werden, da die meisten Patienten früher oder später einem Rezidiv erliegen. Von *konservativen Behandlungsmethoden* wurde am häufigsten die Radiumbestrahlung versucht, durch Einbringung von Trägern in die Blase von einer suprapubischen Fistel aus. Eine der ersten Publikationen über die Radiumbestrahlung stammt aus der Abteilung ZUCKERKANDLs von PASCHKIS und TITTINGER. Den beiden Autoren gelang es, einen großen Tumor durch Bestrahlung mit Radiumbromid von der Blase aus nach 21 Sitzungen zum Schwinden zu bringen. Im allgemeinen lauten aber auch bezüglich der Radiumbehandlung die Berichte äußerst ungünstig, namentlich was Dauererfolge dieser Behandlungsart anbelangt.

Einen Fall von *Leukosarkomatose der Beckenlymphdrüsen,* welche, auf Prostata und Samenblasen übergreifend, klinisch einen primären Prostatatumor vortäuschte, teilt BLATT mit. Der Tumor wurde auf perinealem Wege exstirpiert und der weitere Verlauf zusammen mit dem Blutbilde zeigten, daß die Prostata erst sekundär befallen war.

### β) Carcinom.

Das Prostatacarcinom ist, sowie die Prostatahypertrophie, eine *Erkrankung des höheren Alters.* Doch scheint sich das Carcinom im allgemeinen in einer früheren Lebensperiode geltend zu machen als die Hypertrophie, so daß es nach verschiedenen Berechnungen im Durchschnitt am häufigsten knapp vor dem 60. Lebensjahre auftritt, während die Hypertrophie gewöhnlich erst jenseits des 6. Lebensdezenniums mit ihren Krankheitserscheinungen einsetzt. Während noch vor zwei Jahrzehnten der Prostatakrebs für eine seltene Erkrankung gehalten wurde, macht es den Eindruck, als ob seine Häufigkeit in den letzten Jahren erheblich zugenommen hätte. Über die *Ursache der Entwicklung des Prostatacarcinoms* haben wir bisher *keinerlei Anhaltspunkte.*

Das Prostatacarcinom kann sich sowohl in der *eigentlichen,* intakten *Prostatadrüse* als auch in einer bestehenden *Prostatahypertrophie* entwickeln. Wir haben in dem Abschnitt Prostatahypertrophie unter den Komplikationen dieser Erkrankung die krebsige Entartung der hypertrophischen Drüse bereits einer eingehenden Besprechung unterzogen, auf welche hier verwiesen wird.

Der Prostatakrebs, welcher sich in der noch nicht im Sinne einer Prostatahypertrophie veränderten Drüse entwickelt, zeigt im klinischen Bilde einen verschiedenartigen Verlauf. Vor allem können mitunter die durch Tumorbildung bedingten Krankheitserscheinungen vollkommen fehlen. So begegnen wir Fällen, bei denen uns erst die charakteristische Metastasenbildung und die schwere Kachexie zu der Annahme führen, daß ein Prostatakrebs vorliege. Man findet in solchen Fällen dann einen ganz kleinen primären Tumor in der Prostata. Bei anderen Fällen wieder deuten verschiedene Symptome auf eine Störung der Miktion durch eine Prostatageschwulst und man stellt dann einen Tumor im Bereiche der Drüse durch die rectale Palpation fest, der auf die Prostata beschränkt ist und die Kapsel der Drüse noch nicht überschritten hat. Es besteht also ein verhältnismäßig langsames Wachstum. Im Gegensatze dazu wächst die Geschwulst in manchen Fällen wieder überaus rasch zu enormer Größe heran und zeigt sehr bald derbe Verwachsungen mit dem Beckenbindegewebe, so daß der ganze Beckenring bei der rectalen Palpation als ein steinhartes diffuses Infiltrat imponiert. Diese Form hat GUYON als Carcinose prostato-pelvienne bezeichnet. Alle diese Geschwulstformen machen mitunter gar keine oder nur geringe Erscheinungen hinsichtlich der Blasenentleerung. Jedenfalls stehen die Störungen der Miktion in keinem Verhältnis zur Größe des Tumors, es ist ganz merkwürdig, daß ein winziger hypertrophischer Knoten schwerste Dysurie und Retention hervorrufen kann, während ein großes Prostatacarcinom die Miktion oft in gar keiner Weise behindert.

Sind aber *Störungen der Blasenentleerung* vorhanden, so gestalten sich diese ähnlich wie bei der Prostatahypertrophie, also vermehrtes Harnbedürfnis, Entleerung des Harnes unter starkem Pressen und in dünnem Strahle bis zur inkompletten oder kompletten Harnverhaltung. Zu diesen Beschwerden gesellen sich noch dumpfe Schmerzen im Mastdarme, welche in die Penisspitze ausstrahlen. Der Katheterismus, welcher sich bei Harnverhaltungen als notwendig erweist, gestaltet sich mitunter in weiterem Verlaufe immer schwieriger und kann schließlich unmöglich werden. Die Steigerung in der Intensität der Miktionsstörungen entwickelt sich im Gegensatze zu den Erscheinungen bei der Prostatahypertrophie beim Carcinom manchmal überaus rasch. Im Verlaufe einer notwendigen Katheterbehandlung stellt sich auch hier oft sehr bald eine *Infektion der Harnwege* ein, welche sich in weiterer Folge auf Nierenbecken und Nierenparenchym ausdehnt. Durch Übergreifen des Tumors auf die Blase und den unteren Abschnitt der Ureteren kann es zur Einengung oder zum *Verschluß der Harnleiter* mit folgender *Hydronephrosenbildung* kommen; bei Verschluß beider Harnleiter stellt sich Anurie ein.

Ein überaus häufiges und bedeutsames Symptom ist die *Hämaturie,* welche ohne jede Veranlassungsursache manchmal aus bestem Wohlbefinden heraus in Erscheinung treten kann. Sie tritt spontan auf und ist nicht von Schmerzen begleitet. Man beobachtet sie als terminale oder initiale, sie kann aber auch während der ganzen Miktion anhalten. In ihrer *Intensität* können die Blutungen ganz *erhebliche* sein.

Der *intermittierende Charakter der Hämaturie* hält dann gewöhnlich während der ganzen Dauer der Erkrankung an.

Geradezu charakteristisch für das Prostatacarcinom sind die großen *Schmerzen,* welche es verursachen kann. Diese Schmerzen gewinnen manchmal geradezu differentialdiagnostische Bedeutung und werden manchmal dauernd, anfangs nur in der Gegend des Dammes, später ausstrahlend in die Penisspitze und in die Tiefe des Beckens, gegen das Kreuzbein und im Verlaufe der Oberschenkel empfunden. Des weiteren treten dann sehr heftige und den Kranken überaus quälende Ischialgien entweder einseitig oder beiderseitig auf, welche immer von dumpfen Kreuzschmerzen begleitet sind. Die Schmerzen sind durch Druck auf die Nervenstämme und durch Irradiation zu erklären.

Durch den *Druck des Tumors auf das Rectum* kommt es zu schweren Störungen. Man beobachtet hochgradige Obstipationen, die sich bis zur völligen Okklusion steigern können. Ist einmal die Schleimhaut des Rectums mit ergriffen, so kann sie geschwürig zerfallen und zu heftigen Katarrhen mit quälenden Tenesmen Veranlassung geben.

Das *Allgemeinbefinden* ist gewöhnlich sehr frühzeitig in bedeutendem Maße beeinflußt. Die Kranken werden auffallend blaß, magern ab und bieten die typischen Zeichen einer *schweren Krebskachexie.*

Bei den meisten Carcinomen der Prostata kommt es zur Ausbildung von *Metastasen.* Wie bereits erwähnt, scheinen nur die auf Grund einer Prostatahypertrophie sich entwickelnden Carcinome von Metastasen frei zu bleiben. Die Metastasen bilden sich zunächst in den *Drüsen des kleinen Beckens* und in denen *längs der großen Gefäßstämme;* doch sind sie hier nur sehr spät festzustellen. Überaus *selten* entwickeln sie sich *in den inneren Organen.* Sehr häufig dagegen in den *Knochen.* Diese *Knochenmetastasen* sind beim Prostatacarcinom so eigenartig, daß man von einer *osteoplastischen Form des Prostatacarcinoms* spricht. Sie können multipel auftreten und manchmal von einem ganz unbedeutenden primären Herd in der Prostata ihren Ausgang nehmen. Charakterisiert sind sie dadurch, daß sie den Knochen plastisch verdicken. Sie etablieren sich zunächst stets im Knochenmark, dann kommt es zu Auflagerungen neuer Knochensubstanz, zu ausgedehnter Sklerose und Eburnisation des Knochens. Sie finden sich besonders an den Knochen des Beckens, der unteren Extremitäten, namentlich des Femur, an den Schädelknochen, an den Rippen und an der Clavicula. Klinisch verursachen sie *heftige Schmerzen* und zeigen die *Neigung zu Spontanfrakturen.*

*Das klinische Bild des osteoplastischen Prostatacarcinoms* hat viele Ähnlichkeiten *mit dem schwerer Anämien.* Die Kachexie, der Blutbefund und auch die vorhandenen Knochenschmerzen deuten in den ersten Krankheitsstadien eher auf eine perniziöse Anämie.

Die *Diagnose* des Prostatacarcinoms erscheint durch den Nachweis eines Tumors, wenn man einen solchen bei der Austastung des Mastdarmes feststellen kann, gesichert. Sie begegnet eigentlich nur in seltenen Fällen größeren Schwierigkeiten. Die schwere *Kachexie, Störungen der Blasenentleerung, Hämaturien, Knochenschmerzen* bei bestehenden *Knochenauftreibungen* und *Schmerzen ischialgischer Natur* werden den Verdacht auf einen Prostatakrebs lenken und eine Palpation des Rectums notwendig erscheinen lassen. Die Oberfläche einer carcinomatös erkrankten Prostata ist unregelmäßig, grob höckerig und knorpelhart. Durch die Palpation des Tumors wird oft ein intensiver Schmerz ausgelöst. In weit vorgeschrittenen Fällen sind die Grenzen der Drüse nicht mehr nachzuweisen, man tastet an der Vorderfläche des Rectums ein bretthartes, diffuses, unbewegliches Infiltrat, in welchem die ursprünglichen Formen der Drüse vollkommen aufgegangen sind. In ganz exzessiven Fällen wird man enorm große Tumoren finden, welche den Finger kaum in den Mastdarm eindringen lassen und deren Grenzen man auch gar nicht mehr erreichen kann.

Die richtige Deutung des rectalen Befundes kann manchmal Schwierigkeiten bereiten. Hier können in differentialdiagnostischer Hinsicht namentlich die *chronische Prostatitis,* der *Prostatastein* und die *Tuberkulose der Prostata* konkurrieren. Überaus schwierig ist es manchmal, eine chronische Prostatitis von einem Prostatacarcinom zu unterscheiden. Es gibt Formen der *chronischen Prostatitis,* welche sich durch diffuse Infiltrate von überaus harter Konsistenz auszeichnen. Vor dieser schwierigen Unterscheidung steht man oft und es ist manchmal geradezu unmöglich, in solchem Falle sofort das Richtige zu treffen. Es empfiehlt sich dann zunächst einmal, eine energische Wärmebehandlung mit heißen Arzberger-Applikationen oder Diathermie einzuleiten. Man kann dann gewöhnlich schon nach ein oder zwei Wochen sehen, wie so ein diffuses hartes Infiltrat schwindet und die Formen der entzündlich geschwellten Drüse wieder hervortreten. *Steine der Prostata* imponieren als sehr harte, auffallend druckschmerzhafte Stellen in einem entzündlichen Infiltrat und lassen bei der rectalen Palpation manchmal Crepitation erkennen. In zweifelhaften Fällen wird sich der Stein durch ein Röntgenbild nachweisen lassen. Bei der *Prostatatuberkulose* findet man neben harten höckerigen Vorsprüngen erweichte fluktuierende Stellen, welche sich dellenartig eindrücken lassen.

Die *Cystoskopie* kann uns nur wertvolle Aufschlüsse darüber geben, ob ein Carcinom bereits auf die Blase übergegriffen hat und wie weit es in der Blase ausgebreitet ist. Zur Unterscheidung, ob ein in die Blase vorspringender Prostatatumor carcinomatöser Natur ist, wird sie nur wenig beitragen können. Doch sieht man öfter bei einem, durch die rectale Palpation festgestellten Prostatacarcinom flache Prominenzen im Bereiche des Trigonums. In manchen Fällen ist die Cystoskopie wegen ihrer Größe des Tumors unausführbar, da es nicht gelingt, das Instrument durch die bei besonderer Größe des Tumors abgeknickte und eingeengte Urethra einzuführen.

Für die *Frühdiagnose* ist neben der rectalen Palpation und der Cystoskopie vor allem die Röntgenuntersuchung des Beckenringes und eventuell des übrigen Skeletes zu verwerten (NEUBER). Eine solche genaue röntgenologische Durchmusterung des gesamten Knochensystems sollte also in keinem Falle unterlassen werden.

In der *Therapie des Prostatakrebses* nehmen die *konservativen Behandlungs-arten* naturgemäß einen viel breiteren Raum ein als die *chirurgischen. Die operative Behandlung kann nur in den Frühstadien* der Erkrankung eine erfolgreiche sein und soll als radikale Behandlungsmethode auch nur in den Frühstadien ins Auge gefaßt werden. Die *radikale Totalexstirpation der Prostata* wegen Carcinom geht zurück bis auf Billroth, welcher sie als erster bei einem Kranken zur Ausführung brachte. Nach ihm folgen verschiedene Berichte über glücklich verlaufene Operationen. In der überwiegenden Mehrzahl der Fälle wurde · die Exstirpation der carcinomatösen Prostata *auf perinealem Wege* vorgenommen. Lexer hat dem Dammschnitt noch einen Lappenschnitt aus der vorderen Bauchwand, mit welchem die Symphyse temporär reseziert wurde, hinzugefügt, um von einer breiten Eröffnung der Blase aus die Geschwulst auch von oben her loslösen können.

In einem Referat auf dem 17. internationalen medizinischen Kongreß in London (1913) hat H. H. Young die *Indikationen* für die radikale Behandlung des Prostatacarcinoms formuliert und das von ihm ausgebaute Operationsverfahren für die totale Exstirpation der Prostata ausführlich erläutert. Young geht von der Erfahrung aus, daß der Prostatakrebs ziemlich lange Zeit gut abgekapselt bleibt und sich nach rückwärts und oben nur bis zur Denonvillierschen Fascie fortsetzt, welche die hintere Kapsel der Prostata und der Samenblasen bildet. Auf Grund der Feststellung, daß der Prostatakrebs für mehr oder weniger lange Zeit in seiner Ausbreitung nach hinten und unten durch diese Denonvillersche Fascie behindert wird, hat Young seine Operationsmethode ausgearbeitet, von der Überlegung ausgehend, *daß man beim Prostatacarcinom die Prostata mit den Samenblasen, die unteren Abschnitte der Vasa deferentia und einen Teil des Trigonums übersichtlich zu entfernen in der Lage sein müsse.* In diesem Sinne will er auch die Operation nur auf solche Fälle beschränkt wissen, bei welchen das Carcinom die Prostatakapsel noch nicht überschritten hat, sich in der Blase nicht weiter als im Trigonum ausgebreitet und nur die unteren Teile der Samenblasen ergriffen hat.

Die *Technik* der Youngschen Operation gestaltet sich folgendermaßen: Umgekehrter V-förmiger Schnitt am Perineum, Freilegung der Prostata wie bei der perinealen Prostatektomie. Durchtrennung der Pars membranacea urethrae und Einführung des Traktors in die Blase durch den zentralen Harnröhrenstumpf. Freimachung der rückwärtigen Fläche der Prostata und der Samenblasen sowie Lösung der lateralen Verwachsungen. Dann wird durch Herunterziehen des Tumors mit dem Traktor die Vorderfläche der Blase zugänglich gemacht und die Blase knapp über der Prostata quer eingeschnitten. Die ringförmige Incision am Blasenhals wird bis auf das Trigonum vollendet, welches nun vorliegt. Dann wird auch das Trigonum in einem Halbkreis vor der Uretermündungen umschnitten. Es werden noch die tieferen Verbindungen der Samenblasen gelöst und jetzt die ganze Masse, bestehend aus Prostata, Harnröhre, Blasenhals, Samenblasen und 5 cm langer Abschnitte der Vasa deferentia in einem Stücke entfernt. Vereinigung der Blase mit dem Harnröhrenstumpf durch Naht.

Voelcker hat für die Exstirpation der carcinomatösen Prostata seine ischiorectale Methode entsprechend modifiziert. Auch er stellt die Forderung auf, daß man beim Prostatacarcinom keine der Methoden in Anwendung bringen dürfe, bei welchen eine stumpfe Auslösung der Prostata vorgenommen wird. Man müsse die Exstirpation der Prostata mit ihrer Kapsel durchführen. Seine erweiterte ischiorectale Methode gestaltet sich so, daß er den neben dem Steißbein verlaufenden Schnitt tiefer herunterführt und um die Analöffnung herum auf den Damm umbiegen läßt, so daß gewissermaßen eine Kombination von

ischiorectalem und perinealem Zugang zustande kommt. Von dem Schnitte
aus kann das Steißbein eventuell auch ganz entfernt werden. Der Mastdarm
wird einerseits in der ischiorectalen Höhle und andererseits vom Damm aus
frei gemacht und von der Harnröhre losgelöst. Auf diese Weise wird der untere
Abschnitt des Rectums so beweglich, daß man ihn gut verlagern kann. Man
überblickt in übersichtlicher Weise die Rückseite der Prostata mit den
Samenblasen und auch ihre Vorderfläche. Die Exstirpation der Prostata
geschieht nur *extrakapsulär*, wobei auch die Samenblasen und unteren Abschnitte der Vasa deferentia mitgenommen werden. Hierauf Umschneidung
des Blasenhalses über dem Tumor und Vereinigung desselben mit der Pars
membranacea urethrae.

WIESINGER hat den parasakralen Weg für die Exstirpation der Prostata
vorgeschlagen; GAYET plädiert für eine Kombination der VOELCKERSCHEN mit
der YOUNGSCHEN Operation. WILLAN, FREYER u. a. sind mit der Totalexstirpation
der carcinomatösen Prostata sehr zurückhaltend und beschränken sich dort,
wo es notwendig ist, auf die Anlegung einer suprapubischen Fistel. BUMPUS
(Klinik MAYO) operiert nur Fälle, bei denen die Malignität klinisch nicht sicher
festgestellt werden kann, also Frühfälle und geht dabei suprapubisch oder
perineal vor. GERAGHTY hält nur 95% aller Prostatacarcinome für eine chirurgische Behandlung geeignet.

*Die Operation der Wahl* für die frühzeitig diagnostizierten und noch auf die
Kapsel beschränkten Fälle von Prostatacarcinom ist also *die extrakapsuläre
Totalexstirpation*, welche *entweder* von einer *perinealen* oder von einer *ischio-
rectalen* Zugangsoperation aus zur Durchführung gebracht wird. *Gänzlich
ungeeignet ist für die Entfernung der carcinomatösen Prostata die suprapubische
Operation*, weil es auf diesem Wege nur möglich ist, intrakapsulär zu operieren.
Da bei der extrakapsulären Exstirpation die Harnröhre von der Pars membra-
nacea bis zur Blase mit beiden Sphincteren geopfert wird, so bleibt nach der
Operation gewöhnlich ein Zustand der Inkontinenz zurück, mit welchem sich
der Patient abfinden muß. Vielfach bildet sich aber eine derbe, die Harnröhre
an der Nahtstelle verengende Striktur aus, welche einen gewissen Grad von
Kontinenz garantiert.

Die Erfolge der Totalexstirpation sind, auch wenn man die Auswahl der
Fälle im Sinne YOUNGS beschränkt, zwar nicht besonders günstige, immerhin
aber sind Fälle beschrieben, bei welchen die Patienten die Operation bis zu sechs
Jahren überlebten. Trotzdem muß man an der radikalen operativen Therapie
bei Fällen, welche für die Operation geeignet erscheinen, festhalten, weil auch
die konservativen Behandlungsmethoden, wie wir noch sehen werden, nicht
imstande sind, eine sichere Heilung zu garantieren. Es sei aber hervorgehoben,
daß man nur selten in die Lage kommt, einen Fall zu finden, bei dem die Verhältnisse so günstig liegen, um ihm die Operation zumuten zu können. Unter
beiläufig 30 Fällen von Prostatacarcinom, welche ich in den letzten Jahren
beobachten konnte, waren nur zwei, bei welchen die Operation ausgeführt werden
konnte.

Als *Palliativoperationen* kommen in Frage die *suprapubische Blasenfistel*,
wenn die Blasenentleerung durch das Carcinom schwer oder ganz behindert
ist, und vielleicht noch die *Kolostomie*, wenn der Tumor den Mastdarm vollständig
verlegt hat und vollständiger Darmverschluß eingetreten ist.

Für alle übrigen nach den obigen Ausführungen nicht mehr radikal zu
operierenden Fälle ist gegenwärtig die *Röntgentiefenbestrahlung* das beste Verfahren. Dieses leistet nach unseren Erfahrungen manchmal sehr Gutes. Man
beobachtet sehr oft eine Verkleinerung des Tumors und beinahe immer eine
Linderung der quälenden Schmerzen. In anderen Fällen wieder hat man den

Eindruck, daß der Tumor, wenn auch nicht kleiner, so doch nicht größer werde im Verlaufe der Strahlenbehandlung, daß der Zustand der Kachexie gewissermaßen hinausgeschoben und dadurch das Leben verlängert werde. Eines Falles will ich Erwähnung tun, bei welchem ich ein großes, mit der Becken- wand innig verwachsenes Carcinom konstatierte. Eine sehr energische Röntgen- bestrahlung brachte den Tumor zum Verschwinden, es war geradezu verblüffend, wie nach dieser, in drei mehrstündigen Sitzungen durchgeführten Röntgen- behandlung der Tumor einfach nicht mehr nachzuweisen, die Prostata von normaler Größe und Beschaffenheit zu tasten war. Aber man hatte dem Kranken durch diese energische Bestrahlung zuviel zugemutet. Es stellte sich eine von Tag zu Tag zunehmende Kachexie ein, dazu kamen Fiebererscheinungen, Er- brechen und vollständige Appetitlosigkeit, ein Zustand, der am ehesten dem klinischen Bilde einer schweren Intoxikation glich. In diesem Zustande ging der Kranke sechs Wochen nach Beendigung der Bestrahlung zugrunde. Auf dieses „Zuviel" in der Röntgentherapie hat auch in jüngster Zeit HOLZKNECHT hingewiesen und mit Rücksicht auf die Röntgenkachexie vor allzu großen Strahlendosen gewarnt. Bei einem anderen Falle, einem großen Prostatakrebs mit Knochenmetastasen, bei welchem die unerträglichen ischialgischen Schmerzen im Vordergrund der Erscheinungen standen, wurde durch wiederholte Bestrah- lungen immer eine deutliche Beeinflussung der Schmerzen erzielt. Aber die Knochenmetastasen blieben durch die Bestrahlung vollkommen unverändert. Der Kranke erlag dann einer hypostatischen Pneumonie, die im Anschlusse an eine Spontanfraktur des Oberschenkels auftrat. Daß die Röntgenbehandlung die Knochenmetastasen in keiner Weise beeinflußt, ist auch von anderer Seite beobachtet worden.

Eine zweite Art der Behandlung der nicht für die Operation geeigneten Fälle ist die *Radiumtherapie*, wie sie namentlich in Amerika geübt wird. Die Radium- träger werden in die Harnröhre oder in das Rectum eingeführt. Eine andere Methode der Anwendung besteht darin, daß man die Prostata freilegt, entweder transvesical oder vom Perineum aus und nun die Radiumträger in Form von Nadeln in den vorliegenden Tumor einsticht. BARRINGER geht so vor, daß ohne vorherige Freilegung vom Damme aus etwa 12 Radiumnadeln in den Tumor eingestochen werden. HERBST und THOMPSOM, SLUYS und VAN DEN BLANDEN, GERAGHTY u. a. legen die Prostata vom Damme aus frei und eröffnen gleich- zeitig die Blase. Die Nadeln werden von der perinealen Wunde in den Tumor eingestochen und das Einführen der Nadeln in die Geschwulst wird von der eröffneten Blase aus kontrolliert. BUMPUS verwendet das Radium von der Oberfläche aus durch Auflegen von Trägern und in Form von eingestochenen Nadeln, also kombiniert. In neuester Zeit hat BUMPUS über 1000 Fälle von Prostatacarcinom aus der MAYO-Klinik Bericht erstattet. Aus dieser in mancher Hinsicht interessanten Zusammenstellung geht hervor, daß die besten Resultate durch eine kombinierte Radiumbehandlung erzielt werden. Es werden Radium- nadeln in den freigelegten Tumor eingestochen und außerdem wird *Radium- emanation* vom Mastdarm und von der Harnröhre aus appliziert. Aber auch mit dieser Behandlung konnte nur eine durchschnittliche Verlängerung des Lebens um 22 Monate erreicht werden, wie alle amerikanischen Berichte immer nur, auch bei intensivster Radiumbestrahlung, von einer Lebens- verlängerung sprechen, welche zwischen 12 und 20 Monaten schwankt, niemals von Dauerheilungen. Es wird also offenbar auch mit der Radiumbestrahlung nicht mehr erzielt als mit der Röntgenbestrahlung, es werden die Schmerzen günstig beeinflußt, das Wachstum des Carcinoms wird etwas aufgehalten und das Stadium der Kachexie um einige Zeit hinausgeschoben.

# D. Steine und Konkretionen der Prostata.

Bei den innerhalb der Prostata bzw. in der prostatischen Harnröhre vorkommenden Konkrementbildungen haben wir verschiedene Erscheinungsformen zu unterscheiden:

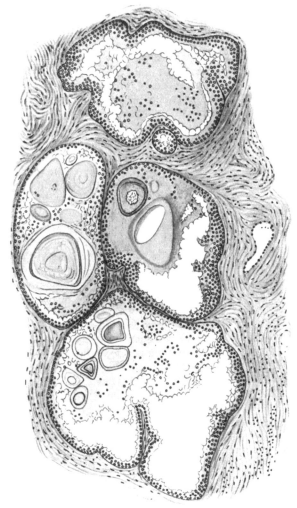

Abb. 132. Corpuscula amylacea. Schnitt aus einer atrophischen Prostata. (Nach v. Frisch.)

1. Konkremente im Prostataparenchym, sog. *endogene Steine*, die eigentlichen Prostatasteine.

Hierher gehören die durch allgemeine Größenzunahme zu größeren Konkrementen herangewachsenen geschichteten Prostatakörperchen (Corpuscula amylacea) und weiters durch Hinzutritt anorganischer Salze zu den Prostatakörperchen entstandene größere Konkremente.

2. Harnsteine, die aus den Nieren, der Harnblase oder aus Blasendivertikeln stammen und in die prostatische Harnröhre transportiert wurden und hier weiterwachsen, das sind sog. *exogene Steine* und

3. *Divertikelsteine* der prostatischen Harnröhre, das sind Harnsteine, welche sich in den Ausstülpungen und Divertikeln der hinteren Harnröhre ausbilden können.

Als seltene Steinbildungen in der Prostatagegend kommen noch Inkrustationen und Kalkablagerungen in chronischen *prostatischen Kavernen* und *tuberkulösen Absceßhöhlen der Prostata* zur Beobachtung.

Wenn wir zunächst die in die erste Gruppe gehörigen eigentlichen Prostatasteine besprechen wollen, so ist ihre Entstehung auf die normalerweise in allen Lebensaltern vorkommenden *Corpuscula amylacea* zurückzuführen. Diese waren schon Morgagni bekannt, und die spätere Literatur verzeichnet ungezählte Befunde von verschieden großen und verschieden zahlreichen Konkrementbildungen im Prostataparenchym, die mitunter so zahlreich sein können, daß die ganze Drüse von kleinen, schwärzlichen Sandkörnern durchsetzt zu sein scheint. Die Corpuscula amylacea waren der Gegenstand mühseliger und umfangreicher Untersuchungen, sie wurden von den einen auf Verdichtungen des Prostatasaftes und Ausscheidung von Kalk aus den Granulationen (Mercier, Haller) zurückgeführt, während andere (Eastman und Stilling) die Entstehung der Prostatakörnchen durch amyloide Umwandlung der Zellen erklärten. v. Recklinghausen wies auf die Ähnlichkeit mit Stärkekörnchen hin und Virchow, der diese Körperchen auch in der weiblichen Prostata fand, erklärte sie für eine Ausscheidung eines festen Eiweißkörpers, für amyloid entartete Zellen. Die genauesten Untersuchungen über die Bedeutung und Entstehung der Prostatakörperchen verdanken wir C. Posner. Er erklärt die Entstehung dieser Körperchen durch einen Gerinnungsprozeß des Drüseninhaltes bei cellularen Veränderungen; nicht aus hyaliner oder amyloider Substanz, sondern durch einen spezifischen Prozeß in den Zellen, bedingt durch einen in diesen Zellen enthaltenen Stoff entstehen nach Posner diese Körperchen. Die größte Bedeutung im Aufbau derselben habe das *Lecithin.* Die konzentrische Schichtung ist an die organische Grundsubstanz gebunden, die radiäre Streifung an Krystalle. Die Prostatakonkretionen sind daher echte Steine, bestehend aus einer organischen Grundsubstanz und einer dieselbe durchsetzenden Masse. Viele Autoren, die sich mit der Entstehungsgeschichte der Prostatasteine befassen, führen ihre Entstehung mit Unrecht auf überstandene Entzündungen, Urethritis und Prostatitis, zurück.

Nach Posner unterscheiden sich die amyloiden Körper von den Prostatakonkretionen dadurch, daß

| die Konkretionen reagieren: | die amyloiden Körper: |
|---|---|
| auf Carmin gut. | nicht, |
| auf Anilinfarben kräftig, | weniger kräftig färbend, |
| mit Osmiumsäure intensiv braun, | nicht gefärbt |
| mit Bromwasser und Zusatz von Schwefelsäure, wie Jod, | |
| in kochendem Alkohol, Äther löslich, | ohne Einfluß, unlöslich. |

Auf Grund dieser Untersuchungen findet Posner, daß die Prostatakonkretionen mit den Corpora amyloidea nicht identisch sind.

Diese Prostatakonkretionen kommen in jeder Prostata nach dem 20. Lebensjahre vor und sind bestimmt keine Krankheitserscheinungen. Durch Apposition neuer Schichten können jedoch diese Körperchen zu größeren Konkretionen heranwachsen, die Hanfkorn- bis Erbsengröße erreichen können und es kann vorkommen, daß eine größere Anzahl solcher kleinerer Steinchen zu einer einzigen größeren Steinmasse vereinigt wird (Paulitzky). Die Farbe dieser eigentlichen Prostatasteine wechselt zwischen milchigweiß und gelb oder braun, ihre Oberfläche ist porzellanartig an der Oberfläche leicht durchscheinend, sie sind sehr hart, spröde und brüchig. Die größeren Steine findet man in den erweiterten Ausführungsgängen der prostatischen Drüsen und in den Sulci laterales zu beiden Seiten des Samenhügels, so daß bei Einführung eines Metallinstrumentes in die Harnröhre an dieser Stelle ein rauhes, kratzendes sandiges Gefühl entsteht.

Alle bis jetzt beschriebenen Formen der Prostatakonkretionen sind im Wesen nach zusammengesetzt wie die einfachen und normalen Corpuscula amylacea. Wenn sich jedoch zu diesen organischen Konkrementen Schichten von anorganischen Salzen, kohlensaurer und phosphorsaurer Kalk oder phosphorsaure Ammoniakmagnesia hinzugesellen, so entstehen die eigentlichen Prostatasteine (s. Abb. 30, S. 475), die häufig eine große pathologische Bedeutung gewinnen können. Sie treten als Ausgüsse der prostatischen Drüsen und deren Form vollkommen nachahmend auf, auf dem Röntgenbilde sieht man mitunter die zierlichen Formen von vollständig ausgegossenen Drüsenläppchen, doch mit der Zeit konfluieren die in den benachbarten Drüsen entwickelten Steine zu größeren Gebilden, die allseits vom Parenchym der Prostata umschlossen sind, jedoch in cystischen Hohlräumen der Prostata eingelagert sind. Durch den chronischen Reiz des hier anwesenden Fremdkörpers kommt es zu chronischen Prostatitiden mit Ausbildung kavernöser Abscesse, die in den vorgeschrittensten Fällen das eigentliche Drüsenparenchym der Prostata zum Druckschwund (Atrophie) gebracht haben.

Was die Form der eigentlichen Prostatasteine anlangt, so sind sie anfangs meistens rundlich, später bei rascherem Wachstum schleifen sie einander gegenseitig ab und nehmen bei größeren Hohlraumbildungen in der Prostata die Form der Lagerstätte an und haben mitunter ganz bizarre, eckige Formen. Die Oberfläche der Prostatasteine ist meistens glatt, porzellanartig, mitunter jedoch maulbeerförmig.

Während am häufigsten mikroskopisch kleine und dann wieder alle Übergangsformen bis Erbsengröße gar nicht selten sind, sind mancherlei Beobachtungen bekannt geworden, wo große Steine sich innerhalb der Prostata entwickeln. PROUST beschreibt ein Präparat, welches aus vier Massen zusammengeklebter Konkremente bestanden hat, welche ein Gewicht von 575 g hatten (zit. bei ENGLISCH).

Eine besondere Häufung solcher Prostatakonkretionen findet man gelegentlich bei chronischer Prostatitis, namentlich bei der Form, bei welcher sich sog. Pseudokavernen bilden, ferner bei der Prostatahypertrophie, bei der Prostatatuberkulose und endlich nach Traumen, welche die hintere Harnröhre und Prostata betreffen.

Die Corpuscula amylacea, diese primitivste Form der Prostatakonkretionen, sind eine physiologische Bildung und wenn man der Entstehungsart dieser Formationen nachgeht, so muß man sagen, daß alle Umstände, die zu einer Kongestion der Prostata Anlaß geben können, die Entstehung solcher Bildungen begünstigen. Man beobachtet nach LAUNOIS in den Drüsenkanälchen der Prostata beim Neugeborenen den folgenden Vorgang: In den Drüsensäckchen findet man eine Bildung, deren Zentrum von einer homogenen Masse gebildet ist, die sich mit Carmin gleichmäßig rosenrot färbt. Bei stärkerer Vergrößerung betrachtet, sieht man die Randpartien dieser Bildungen geformt von zwei Reihen von kubischen oder rundlichen Zellen. Bei aufmerksamer Betrachtung der homogenen Zentralpartie findet man auch hier eine celluläre Zusammensetzung. Diese kleinen Körperchen haben beinahe ein ähnliches Aussehen wie die kolloiden Bläschen, die man in der Schilddrüse des Erwachsenen findet. An anderen Stellen der Prostata findet man etwas größere Konkretionen von

einer steinartigen Konsistenz und einer starken Färbbarkeit mit Pikrinsäure.
Wir wissen, daß diese gelbe Farbe eine Reaktion ist, welche die Provenienz
derartiger homogener Bildungen aus Epidermisschollen beweist. Glaesel gibt
eine sehr genaue Schilderung der Geschichte der Pathologie, der Literatur und
Klinik der wahren Prostatasteine.

Glaesel[1] teilt die Prostatasteine entsprechend zahlreichen älteren Literaturangaben ein in wahre und falsche Prostatasteine. Unter wahren Prostatasteinen versteht man die, welche ganz und vollständig innerhalb der Prostatadrüse gelagert sind. Man spricht ferner von primären oder endogenen und
sekundären, exogenen Prostatasteinen.

*Falsche Prostatasteine sind die Steine der prostatischen Harnröhre.*

Die chemische Zusammensetzung der echten Prostatasteine ist: Phosphate,
Carbonate, Calcium, Oxalat und Tripelphosphat.

Die sekundären Prostatasteine können von den primären durch ihre chemische Zusammensetzung unterschieden werden. In den sekundären Prostatasteinen ist der Kern aus Uraten und erdigen Phosphaten zusammengesetzt.

Hermann J. Kretschmer beschrieb 1918 acht Fälle von echten Prostatasteinen, in welchen ausnahmslos die Röntgenuntersuchung zur Diagnose herangezogen werden konnte[2].

Über die Entstehungsweise der echten Prostatasteine sind manche Theorien
aufgestellt worden, aber nicht eine einzige ist wirklich befriedigend. Bohet
führt die Entstehung der Prostatasteine auf chronische Urethritis zurück.
Pousson und Pasteau neigen der Ansicht zu, daß eine milde, chronische Infektion der Prostatadrüschen und deren Ausführungsgänge die Ursache für die
Bildung der Prostatasteine abgibt. Man glaubte, daß gewisse Salze des Urins
ausgeschieden werden und um die normalen Konkretionen der Prostata bei
chronischen Entzündungen der Prostata herumgelagert werden. Socin und
Burckhardt sprechen von Inkrustationen der prostatischen Konkretionen
und sind der Ansicht, daß die bei Obduktionen gefundenen schweren entzündlichen Veränderungen sekundär sind. Auch Tanton spricht von Inkrustationen
der normalen Konkretionen der Prostata und stellt fest, daß, wenn beim Durchschneiden eines solchen Steines ein organischer Kern gefunden wird, dieser
Befund den endogenen Ausgangspunkt der Bildung beweist. Spencer erklärt
die Formation der Prostatasteine damit, daß sich um das Protoplasma degenerierter Drüsenepithelien kolloides Material anordnet, welches amyloide Degenerationen annimmt. Später werden dann mineralische Salze appositiv eingelagert, und zwar Phosphate, Carbonate und Pigmente. Glaesel ist bezüglich
der Ätiologie der Steinformation auch der Ansicht, daß innerhalb des Pro-
stataparenchyms von der Drüse selbst der Kern gebildet wird. Durch Konglome-
ration von Corpuscula amylacea durch Inkrustationen mit Phosphaten, Carbonaten, Oxalaten, Magnesia und Tripelphosphaten bilden sich dann die echten,
großen Prostatasteine.

Da diese Steine und Konkretionen der Prostata, die allenthalben von
Prostataparenchym umgeben sind, fast niemals irgendwelche Symptome machen,
so ist deren Erkennung sehr schwer. Erst seit der Einführung der Röntgenunter-
suchungen der Blasengegend findet man die Prostatakonkretionen als zufällige
Befunde überaus häufig. Die völlige Symptomlosigkeit ist wohl der Grund,
daß Guyon in seinen Vorlesungen „La Vessie et la Prostate" 1888 die extreme
Seltenheit von Konkretionen in der Prostata mit allem Nachdruck betont und
darauf hinweist, daß in seiner 20jährigen klinischen und ausgedehnten privaten

---

[1] Glaesel: Zeitschr. f. urol. Chir. 2. 353. 1914.
[2] Kretschmer, Herrmann J.: True prostatic Calculi. Surg. Gyn. Obst. Vol. 44. 1927.

Praxis auch nicht ein einziger Fall vorgekommen ist, der den Verdacht auf eine Prostatakonkretion erweckt hätte.

Allerdings sind die Steine extraprostatischen Ursprungs, die exogen entstandenen in der Urethra prostatica angehaltenen Steine gar keine besondere Seltenheit. Die Steine, die man in der hinteren Harnröhre findet, haben in der Regel gar nichts mit der Prostata selbst zu tun. Sie sind exotische Steine (JULLIEN). LEGUEU schlug zur Vermeidung der Verwechslung mit den echten Prostatasteinen an Stelle der Bezeichnung Prostatasteine den Ausdruck „urethro-prostatische Konkremente" vor, um daran zu erinnern, daß diese vielmehr Steine der Harnröhre als der Prostata sind. Harnsteine, die aus der Niere in die Blase gelangen und in der relativ weiten Fossula prostatica angehalten werden, können verschieden lange Zeit an dieser Stelle weilen und können, wenn sie durch irgendwelche Umstände am spontanen Abgehen verhindert werden, zu Entzündungen der hinteren Harnröhre, Prostatitis und Prostataeiterungen führen. Das sind die mobilen Steine der hinteren Harnröhre.

Im Gegensatz zu dieser gibt es noch fixe Steine der hinteren Harnröhre (LEGUEU) oder eingesackte Harnsteine in der Urethra prostatica (ENGLISCH). „Um die Steine als fixe urethro-prostatische Steine zu erhalten", sagt LEGUEU, „muß der prostatische Anteil der Harnröhre bestimmte Veränderungen erleiden: Entweder bildet sich in der Prostata selbst ein Hohlraum durch Erweiterung der Harnröhre und hier nistet sich der Stein ein, oder aber die prostatische Harnröhre erweitert sich trichterartig und geht ohne besondere Abgrenzungslinie in den Blasenhals über, und wenn sich hier das Nest eines Steines findet, so steckt derselbe zur Hälfte in der Blase, zur anderen Hälfte in der prostatischen Harnröhre. Das sind die sog. „*Pfeifensteine*".

Geradeso wie in der Blase, werden sich auch in diesen Hohlräumen der prostatischen Harnröhre unter Umständen um Fremdkörper, wie Schleim, Blutgerinnsel, Gewebsstücke, erdige Massen, durch Apposition von Phosphaten Steine bilden, welche ganz besondere Größe annehmen können. Diese hier gefundenen Steine können nach ENGLISCH in folgende Gruppen eingeteilt werden:

1. Steine, die in der Harnröhre sich bilden,

2. Nieren- und Blasensteine, welche in die Harnröhre eingetreten, in diesem Teil der Harnröhre zumeist durch die Enge des membranösen Teiles der Harnröhre festgehalten werden,

3. Fragmente, welche nach spontanem oder künstlichem Zertrümmern stecken geblieben sind,

4. freigewordene eigentliche Prostatasteine.

ENGLISCH stellte aus der Gesamtliteratur 113 solche Prostatasteine zusammen, die ausnahmslos aus phosphorsaurem Kalk ohne oder mit kohlensaurem Kalk bestehen. Begünstigend für das Verweilen der Steine an dieser Stelle ist die physiologische Weite, welche die hintere Harnröhre an dieser Stelle also zwischen dem Samenhügel und dem inneren Blasenmund aufweist. Früher glaubte man, daß nur bei Prostatahypertrophie eine derartige Erweiterung der hinteren Harnröhre an dieser Stelle vorkomme. Durch die Untersuchungen von ENGLISCH hingegen wissen wir, daß schon beim Neugeborenen an dieser Stelle eine Erweiterung ist, welche sogar eine Erbse aufnehmen kann.

Besonders begünstigend für die Entstehung und den Aufenthalt von Steinen in der prostatischen Harnröhre sind weitere Verengerungen der Urethra gonorrhoischer oder traumatischer Natur im Bulbus oder im membranösen Anteil, 1. weil bei dieser Erkrankung stets eine beträchtliche retrostrikturale Harnröhrenerweiterung vorhanden ist, und 2. weil die Striktur an und für sich das Durchtreten eines halbwegs voluminösen Steines verhindert.

Ein das Steckenbleiben der Steine begünstigendes Moment ist ferner die Prostatahypertrophie. Zunächst wissen wir ja, daß bei dieser Erkrankung eine *beträchtliche Erweiterung der hinteren Harnröhre* besteht und in vielen Fällen eine *Abknickung* der Harnröhre in rechtem Winkel, namentlich bei Entwicklung eines Adenoms in der vorderen Hälfte des Prostataringes.

Die Folgen und Veränderungen in der Harnröhre und Prostata bei einem urethro-prostatischen Steine wirken sich im Symptomenbilde und in dem patho-logisch-anatomischen Bilde in der hinteren Harnröhre aus: Harnverhaltung durch urethrale Obstruktion, Tenesmen, die zu den qualvollsten Formen der dysurischen Inkontinenz mit Harnträufeln führen können, blutig-eitrige urethrale Sekretion, cystitische Veränderungen im Urin; das sind die häufigsten Formen des klinischen Bildes des in der hinteren Harnröhre eingekeilten Steines. Die pathologisch-anatomischen Veränderungen in der hinteren Harnröhre sind zunächst entzündliche Veränderungen der Schleimhaut daselbst. Wir finden die Schleimhaut in der hinteren Harnröhre, namentlich aber in der Fossula prostatica gerötet, geschwollen, an einzelnen Stellen von bullösem Ödem aus-gefüllt, an anderen Stellen wieder oberflächlich ulceriert und inkrustiert, bei sehr langem Verweilen von Steinen in der hinteren Harnröhre treten daselbst *Leuko-plakien* auf, der Colliculus seminalis ist von polypösen Excrescenzen bedeckt. Die Entzündungserscheinungen setzen sich auch auf die genitalen Adnexdrüsen fort, es kommt zu Entzündungen der Ausführungsgänge der Prostata, Ver-stopfung derselben durch Sekretpfröpfe und follikulären eitrigen Prostatitiden, gar nicht selten zur Entwicklung von Prostataabscessen und chronisch prostati-schen Kavernen.

In anderen Fällen wieder wirkt sich die Entzündung in der Gegend des Samenhügels und der Ausführungsgänge der Samenblase als akute *Epididymitis und Spermatocystitis* aus.

In seltenen Fällen schließt sich an die Einkeilung des Steines in der prostati-schen Harnröhre eine *Harninfiltration* und *Harnphlegmone* an, die gelegentlich zum Durchbruch der Harninfiltration in der perinealen Gegend oder in den Mastdarm führen kann, in anderen Fällen jedoch den Anlaß zu einer foudroyanten Septicämie und Pyämie geben kann.

Anhangsweise sei an dieser Stelle noch jener seltenen Fälle gedacht, bei welchen tuberkulöse Kavernen und Abszeßhöhlen der Prostata, von Inkrusta-tionen ausgekleidet, auf der Röntgenplatte das typische Bild des Prostatasteines geben und bei welchen die Diagnose erst durch die operative Behandlung möglich wird. v. Frisch operierte einen 53jährigen Mann, bei welchem man durch die Sondenuntersuchung einen Prostatastein nachgewiesen hatte, bei der Sectio mediana jedoch stellte sich heraus, daß es sich bloß um Inkrustationen in einer retrostrikturalen Erweiterung der prostatischen Harnröhre handelte, die mit dem scharfen Löffel exkochleiert wurden[1].

## 1. Steine in „Divertikeln" der prostatischen Harnröhre.

Auch um die Erforschung der Harnröhrendivertikel hat sich Englisch[2] beson-ders verdient gemacht. Nach seiner Darstellung können wahre Divertikel der hinteren Harnröhre auf verschiedene Weise entstehen:

1. Durch Erweiterung des prostatischen Teiles der Harnröhre nach hinten an der Vereinigung des horizontalen und aufsteigenden Teiles. Dieser Winkel erscheint schon beim Neugeborenen derartig ausgeweitet, daß derselbe eine

---

[1] Podlasky und Elconin: Prostatic Calcuti. Urol. and Cut. Review. 1927.
[2] Englisch: Über eingesackte Harnsteine. Zentralbl. f. d. Krankh. d. Harn- und Sexualorgane. Bd. 15. 1904.

Erbse aufnehmen kann. Mit dem Alter wird diese Ausbuchtung immer größer und kann noch durch Einlagerung eines Steines weiter werden.

2. Durch Hemmungsbildungen der MÜLLERschen Gänge, wodurch es zur Entwicklung eines sog. Uterus masculinus kommen kann.

3. Durch Platzen der in diesem Abschnitte so häufig vorkommenden Retentionscysten des Sinus pocularis und der Ausführungsgänge der Vorsteherdrüse.

1. Bei jeder Urethroscopia posterior sieht man zwischen Samenhügel und Sphincterrand eine tiefe Einziehung, welche als Fossula prostatica bezeichnet wird. Diese Bildung kann so tief in das eigentliche Gewebe der Prostata hineinreichen, daß ein echtes Divertikel an dieser Stelle zu sehen ist. Nach ENGLISCHs Darstellung ist nun der Fall möglich, daß sich eine klappenartige Schleimhautduplikatur über dem Eingang in diesen Recessus bildet und derselbe als echtes Divertikel von der Urethra abgeschlossen ist. Durch Platzen dieses cystischen Sackes kommt dann wieder eine Kommunikation mit der Harnröhre zustande und ein Divertikelsack, in welchem Steine sich bilden oder vergrößern können.

2. Divertikel in der Gegend des Utriculus masculinus, des Homologon der Vagina beim Manne, jene kleine seichte Einstülpung der Schleimhaut auf der Kuppe des Samenhügels, ein Rest der verschmolzenen MÜLLERschen Gänge. Diese Einsenkung ist bei der kindlichen Prostata als Gang, der das ganze Prostataparenchym durchsetzt, zu sondieren. Beim Erwachsenen erreicht er nur wenige Millimeter, höchstens $1/_3$ des Prostatadurchmessers. Es gibt Möglichkeiten, daß durch eine angeborene Bildung diese Organe ungewöhnlich vergrößert und erweitert erscheinen und sich ein echter Uterus masculinus und eine Vagina masculina mit weiter Kommunikation mit der Harnröhre ausbilden. In einem solchen erweiterten Utriculus masculinus kann ein Stein sich bilden oder ein hier eingekeilter wandernder Stein sich vergrößern; einen derartigen Fall beschrieb unser verstorbener Kollege KAPSAMMER im Jahre 1900. Dieser Fall, um ihn der Vergessenheit zu entziehen, soll an dieser Stelle ausführlich referiert werden:

KAPSAMMER: Ein gänseeigroßer Stein in einem Vaginalsacke beim Manne. Zentralbl. f. Krankh. d. Harn- u. Sexualorgane. Von OBERLÄNDER. Bd. 11, H. 1. 1900.

K. C., 29 Jahre, überstand Variola, Scarlatina und Pneumonie; litt bis zum 12. Jahre an Bettpissen. Nach plötzlicher Unterbrechung des Harnstrahles durch äußere Umstände stellte sich Blutharnen ohne Beschwerden durch 14 Tage ein; später traumatische Entzündung des rechten Hodens mit folgender Kastration. Der Kranke hatte nie Schmerzen im Damme oder beim Stuhlabsetzen.

Solange der Kranke denkt, war der Harn immer trübe; Harndrang ohne weitere Beschwerden sehr oft bei Tag und Nacht. Nur am Ende des Harnlassens verspürte er manchmal ein Brennen in der Eichel und gingen weiße Fetzen ab. Im 21. Lebensjahre ohne erklärende Ursache Blutharnen durch mehrere Tage mit schwammigen Gerinnseln. Mit 26 Jahren neuerlich durch 8 Tage Blutharnen, das sich nach einem Spaziergange heftig steigerte mit Schmerzen im Mittelfleische und häufigem Harndrang. Abgang des Blutes auch ohne Harnentleerung. Im selben Jahre eine Gonorrhöe. Die erste Harnportion klar, die zweite trübe, die dritte kaffeeartig, stinkend, stark alkalisch, mit Blutgerinseln und gelblichen Gewebsfetzen. Die Cystoskopie ergab in der Blase normale Verhältnisse. Sobald der Katheter beim Herausziehen aus der Blase in den prostatischen Teil gelangte, floß eine jauchige Flüssigkeit aus. Die Rectaluntersuchung ergab bei normaler Größe der Vorsteherdrüse zwischen Blase und Mastdarm eine matsche, durch Druck verkleinerbare, die jauchige Flüssigkeit enthaltende Geschwulst. Die weiteren Untersuchungen ergaben immer wieder klaren Harn in der Blase und jauchigen Inhalt der Geschwulst.

Drei Jahre später ergab die Untersuchung an Stelle der Vorsteherdrüse eine gänseeigroße, leicht höckerige, steinharte, unempfindliche Geschwulst bei verdünnter und leicht verschiebbarer Mastdarmschleimhaut.

Am 3. März 1898 machte NITZE die Operation mittels des prärectalen Schnittes und Ablösens des Mastdarmes. Nach Eröffnung der Kapsel wird ein gänseeigroßer Stein entleert und ein Teil des Sackes ausgeschnitten. Nach 2 Monaten war die Fistel so weit geschlossen, daß nur wenige Tropfen Harn abgingen. Sondenbehandlung. Der Kranke hatte aber noch die oben angegebene Art des Harnes bei der Harnentleerung.

Wegen Steigerung dieser Erscheinung am 10. November 1899 eine ähnliche Operation wie früher, Auslösen des noch bestehenden Sackes bis auf seine Kuppe mit weiter Eröffnung der Harnröhre durch Einreißen der Öffnung des Sackes. Die Kuppe des Sackes reichte bis zu den Ureterenöffnungen und konnte die Bewegung des Bauchfelles deutlich beobachtet werden. Verschorfung der Kuppe mit dem Thermokauter. Vernähung der Urethra über einem weichen Katheter, Tamponade der Wunde, Heilung 2 Monate nach der Operation mit einer kleinen Fistel bei normaler Harnentleerung.

Der Stein trocken, 162 g, gänseeigroß, flaches Ovoid, Längsachse 7 cm zu 6 cm der kürzeren Achse.

Die mikroskopische Untersuchung des Sackes ergibt den Charakter der äußeren Haut: mächtige Hornschicht; Stratum Malpighii; Corium mit schönem Stratum papillare mit elastischen Fasern ohne Drüsen und Follikel; mächtige Schicht glatter Muskelfasern, innen zirkulär, außen longitudinal. Der Sack entsprach einem wahren Vaginalsack.

In dem bei der ersten Operation entnommenen Sackstücke wurden schon Platten-epithelien gefunden. Der ganze Befund spricht gegen die Annahme, daß man es mit einer von der Fistel her verhornten Granulationsfläche oder einer Umwandlung des Cylinder-epithels durch die Erweiterung des Sinus pocularis zu tun hatte.

Es war dies der bisher einzige Fall, in welchem in einem Utriculus masculinus ein Stein sich eingelagert hätte.

## 2. Klinik der Steinbildung der Prostata[1].

Die *Prostatasteine* sind eine ziemlich seltene Erkrankung. Glaesel konnte aus der alten Literatur bis 1913 nur 54 Fälle von Prostatastein zusammenstellen und auch seither sind die Mitteilungen über Steinbildungen in der Prostata sehr spär-liche (Belfrage, Naumann, Suter, Scalone, Gallo, de Witt Stetten u. a.).

Die Unterscheidung von *primären* und *sekundären* Prostatasteinen, also solchen, welche im Drüsengewebe entstanden sind, und solchen, welche in den oberen Harnwegen gebildet in das Drüsenparenchym hineingelangt sind, ist für die Klinik nicht von Belang. Von ihnen abzugrenzen wären nur die in der Urethra prostatica, bzw. in einem Divertikel dieses Harnröhrenabschnittes gelegenen und vielfach ebenfalls als Prostatasteine bezeichneten Konkremente, welche man eigentlich „eingeklemmte Harnröhrensteine" benennen sollte. Die Feststellung letzterer geschieht durch die Urethroskopia posterior oder durch die Sondenuntersuchung, ihre Extraktion entweder im Urethroskop oder durch Zurückstoßen des Steines in die Blase mit nachfolgender Zertrümmerung.

In *ätiologischer Hinsicht* wäre zu bemerken, daß sich die meisten Prostata-steine auf Grund einer gonorrhoischen Prostatitis entwickeln. Aber auch bei der Prostatahypertrophie, namentlich dann, wenn der hypertrophische Drüsenteil Zeichen chronischer Entzündung aufweist, kommt es häufig zur Steinbildung.

**Symptomatologie.** Klinische Erscheinungen verursachen die Prostata-konkremente eigentlich erst dann, wenn sie eine bestimmte Größe erreicht oder wenn sie eine Entzündung des Drüsengewebes hervorgerufen haben. Dann beherrscht die Entzündung das klinische Bild vollkommen. Aber auch ohne daß Entzündungserscheinungen vorhanden sind, können durch die Steinbildung allein verschiedene Symptome ausgelöst werden, in deren Vordergrund die Schmerzen und die Störungen seitens der Harnentleerung stehen. Schmerzen werden namentlich in der Gegend des Dammes empfunden, wo auch ein ständiges Druckgefühl besteht. Manchmal äußern sie sich vorzugsweise beim Sitzen, indem in der Dammgegend das Gefühl von Nadelstichen erzeugt wird. Die Schmerzen strahlen mitunter gegen die Penisspitze, gegen den Anus oder auch in die Oberschenkel aus. Andere Schmerzempfindungen begleiten die Miktion, wie Brennen beim Wasserlassen, Schmerzen vor und nach dem Uri-nieren. Erhebliche Schmerzen werden oft durch die Defäkation ausgelöst.

Hinsichtlich der *Harnentleerung* kommen mannigfaltige Störungen vor. Harndrang, erschwertes Urinieren, häufige Miktionen werden beobachtet; aber auch Inkontinenz, Nachträufeln nach beendeter Miktion und plötzliches

---

[1] Bearbeitet von Rubritius.

Abbrechen des Harnstrahles. Andererseits kann es auch zur kompletten Harn-verhaltung kommen. SCALONE beobachtete bei einem Falle eine Retention, welche dadurch bedingt war, daß ein kleines Konkrement, ohne in die Lichtung der Harnröhre hineinzuragen, eine Reizung des Sphincters bewirkte. In anderen Fällen tritt Blutharnen auf. Wenn es zur Abceßbildung um den Stein gekommen ist, geht Eiter mit dem Harn ab.

Von Störungen in der Sexualsphäre werden häufige schmerzhafte Pollutionen, eine Abnahme der Potenz und mitunter auch Hämospermie beobachtet.

Ist ein Prostataabceß aufgetreten, so sind alle diese Erscheinungen, nament-lich die Schmerzen erheblich gesteigert. Steine, welche die prostatische Harn-röhre durchbohrt haben und in diese durchwandern, bedingen erhebliche

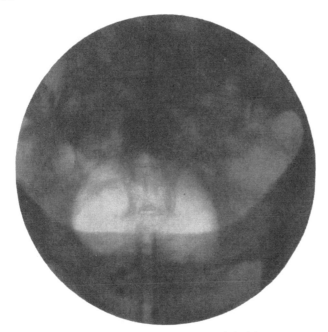

Abb. 133. Multiple Prostatasteine.

Schmerzen beim Urinieren, Schmerzempfindungen in der Dammgegend, terminale Hämaturien, kurz, die Erscheinungen einer Urethritis posterior.

Die *Diagnose* der Prostatasteine stützt sich auf die rectale Palpation und auf das Röntgenbild. Eine Prostata, welche Steine beherbergt, zeichnet sich palpatorisch durch große Härte aus; namentlich dort, wo die Steine oberflächlich liegen, kann man sie mitunter als harte, unnachgiebige Vorsprünge durchtasten. Wenn der Stein in einem größeren Hohlraum oder in einer Abceßhöhle liegt, so werden weiche, eindrückbare, fluktuierende Stellen mit auffallend harten abwechseln. Sind multiple Steine vorhanden, was sehr oft der Fall ist, so hat man bei der Abtastung der Drüse das deutliche Gefühl der Crepitation. Dieses Phänomen kann man noch anschaulicher gestalten, wenn man die Palpation nach Einführung einer Metallsonde in die Harnröhre vornimmt, weil dann die sich aneinander reibenden Konkremente noch durch ihre Anpressung an die Metallsonde ein Reibegeräusch hervorrufen.

Im *Röntgenbilde* lassen sich Prostatasteine für gewöhnlich gut darstellen. Von den beiden Abbildungen zeigt die eine (Abb. 133) einen Fall mit

multipler Steinbildung, die andere (Abb. 134) drei größere Konkremente. Auch
die Urethroskopia posterior gibt uns für die Diagnose wertvolle Ergebnisse,
indem man durch sie imstande ist, in die prostatische Harnröhre vorspringende
Konkremente, welche nur mit einem Teile ihrer Oberfläche aus ihrem Lager
hervorragen, dem Auge gut ansichtig zu machen.

**Therapie.** Kleinere Steine, welche bereits eine Perforation der Harnröhrenschleimhaut bewirkt haben, kann man versuchen durch Massage aus der Prostata
herauszudrücken und in die Harnröhre zu befördern. Doch wird dies nur in

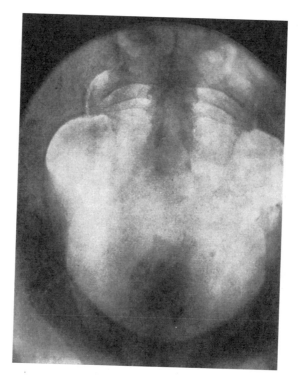

Abb. 134. Prostatasteine, Diapositiv.

den seltensten Fällen möglich sein. Größere und multiple Steine, welche erhebliche Beschwerden verursachen, muß man operativ entfernen. Noch rascher
wird man sich zur Operation entschließen, wenn durch die Steinbildung ein
Prostataabsceß hervorgerufen wurde. Man legt die Prostata auf perinealem
Wege mit dem prärectalen Bogenschnitte frei, schneidet ins Drüsenparenchym
auf die Steine ein und entfernt sie. Auf diese Weise wurden die meisten Prostatasteine operiert. Suter hat in einem Falle Prostatasteine auf stumpfem Wege
von der Harnröhre aus nach Anlegung einer Boutonnière entfernt.

# E. Verletzungen der Prostata bzw. der prostatischen Harnröhre.

Bei der Besprechung der Verletzungen der Prostata ist es nur schwer möglich,
diese von den traumatischen Verletzungen der hinteren Harnröhre zu trennen.

Direkte Gewalten, die eine Verletzung der Prostata bedingen, müssen ja von der Harnröhrenseite ausgehend das Parenchym, der Drüse treffen oder eventuell nach Durchbohrung des Mastdarmes die hintere Oberfläche der Drüse in Mitleidenschaft ziehen.

Wir teilen die Prostataverletzungen *in chirurgische und akzidentelle ein.*

Die chirurgischen Verletzungen der Prostata, die hier zunächst außerhalb der Besprechung bleiben müssen, sind die bei Operationen an der hinteren Harnröhre und der Prostata und andererseits am Mastdarm beabsichtigt oder unbeabsichtigt erfolgten.

Bei der Einführung von Instrumenten aus irgend einer therapeutischen Indikation kann es zu Verletzungen der hinteren Harnröhre kommen: schon der einfache Katheterismus mit weichem Gummikatheter kann zu einer Schleimhautläsion in der hinteren Harnröhre führen, wenn, wie es bei der Prostatahypertrophie gewöhnlich der Fall ist, die freie Passage der Instrumente durch die Harnröhre gehindert ist. Namentlich in der Gegend des Samenhügels und der Fossula prostatica „verfängt" sich die Spitze eines Katheters in der erweiterten Ausbuchtung der Harnröhrenwand und die geringste Anwendung von Gewalt kann selbst mittels eines weichen Katheters zu einer mehr oder minder tiefen Läsion der Schleimhaut führen. Verwendet man jedoch halbsteife Seiden- oder englische Mandrinkatheter oder gar Metallkatheter, dann ist die Möglichkeit der Verletzung der hinteren Harnröhre und der Prostata in solchen schwierigen Fällen sehr naheliegend. Die spitzen Enden der Katheter können sich in einer Tasche der hinteren Harnröhre sehr leicht verfangen und wenn man nur den geringsten Druck anwendet, so kann man die sehr leicht zerreißliche Schleimhaut perforieren, und man gelangt

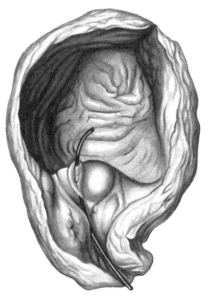

Abb. 135. Perforation des Mittellappens der Prostata durch einen Katheter. Zufälliger Leichenbefund. Der falsche Weg in der Prostata zeigt sich überhäutet und vollkommen ausgeheilt. (Nach v. FRISCH.)

so von dem leichtesten Grad der Harnröhrenläsion zu einer schweren Verletzung des Prostatagewebes *(fausse route),* da sich in der hinteren Harnröhre unmittelbar unter der Schleimhaut schon das eigentliche Prostatagewebe befindet. Solche in die Tiefe gehende Anbohrungen der Prostata führen zu schweren Blutungen und gar nicht so selten kommt es nach einer solchen Verletzung zu einer akuten eitrigen Entzündung des Verletzungskanals.

Der höchste Grad dieser Anbohrungsverletzung der Prostata ist die *Tunnelierung der Drüse,* die sich nicht nur bei einer einmaligen brüsken Einführung des Katheters ereignen kann, sondern in seltenen Fällen, wie z. B. v. FRISCH einen solchen beschreibt und abbildet, als dauernder *Kanal durch* den Mittellappen etablieren kann, durch welchen bei jeder Einführung des Katheters das Instrument in die Blase eingeführt wird.

Die Anbohrungsverletzung der Prostata kann sich auch nach suprapubischer Punktion der Blase ereignen und es sind Fälle bekannt geworden, in welchen mittels der Kanüle oder des FLEURANTschen Troikarts eine derartige Anbohrung eines mächtigen Mittellappens erfolgt ist, daß sich aus dem Rohre statt des Harnes reines Blut entleert hat.

Außer beim Katheterismus können natürlich auch alle anderen intraurethralen und intravesicalen Eingriffe zu einer solchen schweren Läsion der Prostata und der prostatischen Harnröhre führen: die Urethrotomia interna, bis vor kurzem die Methode der Wahl zur Behandlung der engen Harnröhrenstrikturen, wird nach den Regeln der Kunst in der Weise ausgeführt, daß nach Einführung der Leitsonde in deren Kanal das Harnröhrenmesser mit seinen beiden Schneiden dreimal längs der vorderen Wand der Harnröhre eingeführt und wieder herausgezogen wird. Würde man, was bei manchen komplizierten Strikturen ein Gebot der Notwendigkeit wird, das Messer entlang der hinteren Wand der prostatischen Harnröhre führen, so würde man unfehlbar lange Schnitte in das Gewebe der Prostata selbst machen. Die schweren Blutungen, die sich manchmal an die Urethrotomia interna anschließen, sind die unausbleibliche Folge einer solchen fehlerhaften Technik.

Bei der Lithotripsie haben wir selbst mehrere Male schwere Verletzungen der Prostata gesehen. Da man bei dieser Operation gezwungen ist, großkalibrige Instrumente, wie den Lithotriptor und die metallischen Evakuationskatheter, in die Blase einzuführen und da weiters die Steinkrankheit der Blase so überaus häufig mit Hypertrophie der Prostata einhergeht, so ist die Möglichkeit naheliegend, Verletzungen der hinteren Harnröhre und der Prostata bei dieser Operation zu erzeugen, namentlich wenn man es verabsäumt, die Operation durch eine mehrtägige Vorbereitung mittels Dauerkatheter zu erleichtern. Namentlich bei der winkligen Abknickung der hinteren Harnröhre, bei Adenomen im vorderen Prostatalappen ist es schon oft vorgekommen, daß man bei unvorsichtigem und gewaltsamem Hantieren eine Perforation der prostatischen Harnröhre erzielt. Wie leicht man mit dem schweren Instrument die dünne Schleimhaut der hinteren Harnröhre bei der Prostatahypertrophie durchstoßen kann, geht schon aus den allen geläufigen Manövern bei der Prostatektomie hervor, wo mitunter schon ein geringfügiger Druck von der Harnröhre aus genügt, um die Schleimhaut zu zerreißen und die Aushülsung der Adenomknoten von hier aus zu ermöglichen. Bei der Lithotripsie bei winklig abgeknickter Harnröhre gelangt das Instrument mit Leichtigkeit in das Cavum praevesicale und wir selbst haben in zwei derartigen Fällen durch die rasch durchgeführte suprapubische Eröffnung der Blase und Extraktion der Steine die Kranken vor den schweren Gefahren der prävesicalen Phlegmone errettet.

Die in den letzten Jahren von französischer und amerikanischer Seite vielfach propagierten neuen Methoden zur Behandlung der Prostatahypertrophie, die *Forage der Prostata* (G. Luys) und die Hochfrequenzkauterisation der Prostata mittels des amerikanischen „Resektoskops", führen naturgemäß zu schweren Verletzungen der Prostata, die in ungünstigen Fällen zu den deletären Veränderungen der periprostatischen Phlegmone geführt haben (mündliche Mitteilung von E. Joseph).

Außer diesen chirurgischen Verletzungen der Prostata gibt es noch die Möglichkeiten, daß indirekte stumpfe Gewalten eine Kontusion der Prostata hervorrufen. Solche *stumpfe Verletzungen der Vorsteherdrüse* sind ganz ausnahmsweise Ereignisse. In einem von Velpeau mitgeteilten Falle erfolgte eine solche Kontusion der Prostata vom Mittelfleisch aus, es fand sich die Prostata von einer großen Zahl kleiner Blutaustritte durchsetzt und war von zerrissenen Weichteilen umgeben. Durch einfachen Fall auf das Gesäß (rittlings) kann man wohl kaum einen Schaden der Prostata annehmen. Oberländer bespricht „Prostataverletzungen durch Unfall" und er kommt zu dem Ergebnis, daß wirkliche Beschädigungen der Prostata durch Fall auf das Gesäß nur dann als Kontusionsfolgen krankhafte Veränderungen zeitigen können, wenn schon früher entzündliche Veränderungen der Drüse bestanden haben. Außer den Kontusionen der Prostata haben als akzidentelle Verletzungen der Drüse die Wunden der Prostata zu gelten, wie sie zum Teile durch stechende und schneidende Instrumente, Degen, Messer, Schusterahle, ferner durch stumpfe Gewalt bei Beckenfrakturen, bei Pfählungsverletzungen durch Sturz auf einen Baumast, auf einen Stab beim Turnen (SOCIN) und endlich als Kriegsverletzungen der Prostata durch *Schüsse* erfolgen können.

In den älteren Publikationen finden wir bei PICARD und OTIS eine Reihe von Schüssen (Durchschüssen und Steckschüssen des kleinen Beckens), bei welchen die Prostata durch den Schußkanal alteriert wurde. In der Regel ist die Bedeutung der Prostataverletzung nicht allzu groß, da ja bei diesen Schüssen die Verletzung des Darmes, der Blase und Harnröhre weitaus bedeutsamer ist als die der Prostata selbst. In einem von OTIS mitgeteilten Fall ging die Kugel durch die Gesäßmuskeln und blieb in der prostatischen Harnröhre stecken, wo sie durch die Sonde ermittelt werden konnte. Ähnlich ist eine Beobachtung von BEDART und aus dem Weltkriege finden wir in der Literatur Beobachtungen von FRANK KIDD[1] in London, über Verletzungen der Harnröhre, von HANS JÄGER eine Arbeit aus der Züricher chirurgischen Klinik. Spätbilder von Schußverletzungen der rectovesicalen Region, ferner die bekannte Arbeit von KIELLEUTHNER über Verletzungen der Blase, weiters eine Arbeit von ZUCKERKANDL über Kriegsverletzungen der Prostata und Harnröhre, eine Vorlesung von LEGUEU über Kriegsverletzungen der hinteren Harnröhre und viele andere kasuistische Mitteilungen über die Schuß- und Stichverletzungen der genitalen Drüsen[2].

Auch die im Weltkriege gemachten Erfahrungen über die Bedeutung der Prostataverletzungen bestätigen die früher erwähnte Tatsache, daß die Nebenverletzungen des Skeletes, des Darmes und der Blase weitaus bedeutsamer sind als die Verletzung der Prostata selbst. Die Zerstörungen der Gewebe sind meistens so hochgradig, daß pathologische Kommunikationen des Darmes, der Blase, Harnröhre und Ureteren meist im Vordergrunde der Erscheinungen stehen.

Erwähnenswert erscheint die Tatsache, die sich in französischen und deutschen Publikationen und in je einer Beobachtung von ZUCKERKANDL und BLUM vorfindet, daß man bei Steckschüssen in der Prostata und hinteren Harnröhre, in dem natürlichen Drange jedes Fremdkörpers, auf dem raschesten Wege den Organismus zu verlassen, den spontanen Durchtritt des Projektils durch eine natürliche Körperöffnung, die Harnröhre oder den Mastdarm, beobachten kann.

Die Wirkung der Verletzung ist je nach dem Schußkanal, dessen Richtung und Ausdehnung, eine ganz verschiedene. Wir kennen einen Fall, in welchem eine Infanteriegewehrkugel eine Verletzung der Analpartien des Mastdarmes, der Prostata und Urethra prostatica, der Harnblase und des rechten Harnleiters hervorrief. Die anfangs scheinbar geheilte Zerstörung führte wohl im späteren Verlaufe zu einer Y-förmigen, perinealen Mastdarm-Harnröhrenfistel, zu einer kompletten Obstruktion der hinteren Harnröhre und einer Ureterfistel. Der Kranke befindet sich heute, 12 Jahre nach der Verletzung, mit einer permanenten, suprapubischen Blasen- und rechtsseitigen Nierenfistel in relativ guter Gesundheit.

---

[1] FRANK KIDD: Injuries of the Urethra. Soc. int. l'Urol. 1921.
[2] J. A. C. COLSTON: Gun-shot wounds of the urethra. Journ. of urol. Vol. 4. 1920. — FRONSTEIN: Schußverletzungen der Harnröhre. Nowy Chir. Arch. 1922. Vol. 11, p. 119.

Daß bei Schußverletzungen der Prostata durch narbige Destruktion der samenabführenden Wege eine Impotentia generandi eintreten muß, versteht sich von selbst.

George Luys beschreibt in einer Bearbeitung der Kriegsverletzungen der Prostata gleichfalls Fälle, in welchen Gewehrprojektile und Schrapnellkugeln als Steckschüsse in der Prostata verankert lagen, die später operativ entfernt wurden. In einzelnen Fällen seiner Beobachtung führte die Skeletverletzung zum Einbruch von Knochensequestern in die Prostata und hintere Harnröhre, welch letztere später teils spontan durch die Harnröhre abgingen, teils operativ entfernt wurden.

# F. Prostatismus.

### (Prostataatrophie, Klappen- und Barrièrebildungen, Blasenhalscontractur, Sphincterhypertonie.)

Der Ausdruck *Prostatismus („prostatisme")* wurde von Guyon geprägt; man faßt mit ihm alle die klinischen Erscheinungen zusammen, welche sich einstellen, wenn die Entleerung der Blase durch ein mechanisches Abflußhindernis an der inneren Harnröhrenöffnung erschwert ist. Solche Hindernisse gibt es am Blasenhals verschiedene, in der überwiegenden Mehrzahl der Fälle ist es die *Prostatahypertrophie.* Doch gibt es auch einen *Prostatismus ohne Hypertrophie der Prostata,* den *„prostatisme sans prostate"* der Franzosen, unter welchem Namen man in früherer Zeit alle die nicht durvh eine Prostatahypertrophie ·verursachten Harnretentionen zusammenfaßte, welche noch bis vor nicht langer Zeit in ihren Ursachen vielfach unklar waren. Erst die letzten 30 Jahre haben uns darüber belehrt, *daß außer der Hypertrophie der Prostata noch verschiedenartige Veränderungen am Blasenhals, bzw. am inneren Sphincter vorkommen, welche alle geeignet sind, Dysurie und Retention mit* allen ihren deletären Folgeerscheinungen *hervorzurufen.*

Auch die *Prostataatrophie* hat man in vollständiger Verkennung der pathologisch-anatomischen Verhältnisse für befähigt gehalten, ein mechanisches Abflußhindernis für die Entleerung der Blase abzugeben. Als einer der ersten hat sich Englisch in überaus gründlicher Weise mit der Pathologie und Klinik der Prostataatrophie beschäftigt. Er konnte feststellen, daß es eine *angeborene Kleinheit,* eine *Hypoplasie der Prostata* gibt, welche sich klinisch in Form einer Inkontinenz oder einer Enuresis auswirken kann. Diese angeborene Kleinheit der Prostata hat unter den Mißbildungen des Harntraktes Besprechung gefunden und interessiert uns hier weiter nicht, weil sie keinen Prostatismus erzeugt. Englisch hat aber auf eine *Veränderung am Blasenhals* hingewiesen, *welche er,* ob mit Recht oder Unrecht — das soll hier nicht entschieden werden — *für einen Folgezustand der Prostataatrophie hält.* Es ist dies die Ausbildung von *Klappen* am Blasenhals, welche schon Mercier 1836 beschrieben hat (Valvule du col). Englisch nimmt an, daß die Kreisfasern, welche am Beginn der Harnröhre einen Ring um sie herum bilden, durch eine kleine Prostata der Stütze und der Befestigung an der Drüse entbehren. Während diese Fasern vorne am Schambein einen guten Angriffspunkt haben, sind die Fasern des rückwärtigen Halbkreises bei einer besonders kleinen Prostata mangelhaft fixiert. Daher kommt es, daß sie sich über die Lichtung der Harnröhre schieben, gleich der Sehne eines Kreises, und daß sie dort eine Art Falte, bzw. einen Vorsprung bilden. Englisch unterscheidet Klappen *ohne Drüsengewebe,* a) aus bloßer *Schleimhaut* gebildet, b) aus *Schleimhaut und Ringfasern* und solche *mit Drüsensubstanz.* Diese Blasenhalsklappen sind vielfach als mechanisches Abflußhindernis und Ursache von Harnretentionen beschrieben worden, worauf wir noch zurückkommen werden.

Socin und Burckhardt haben 5 Formen der Prostataatrophie unterschieden; 1. die entzündliche, 2. die Atrophie nach Erschöpfungskrankheiten, 3. eine solche durch Kompression, 4. eine senile, 5. eine kongenitale, welchen Englisch als 6. noch die funktionelle hinzufügt.

Als die suprapubische Operation der Prostatahypertrophie immer mehr an Bedeutung gewann und man namentlich die Fälle mit kompletter Retention mit dieser Operationsmethode zu behandeln begann, mußte man manche Enttäuschung erleben. Man fand oft *keine vergrößerte Drüse* als Hindernis für die Harnentleerung, sondern eine *überaus kleine Prostata*. Diese als *Prostataatrophie* angesprochene Veränderung wurde als Ursache der erschwerten Miktion angenommen und verfiel daher der Exstirpation. Eine Zeitlang gehörte also *auch die Prostataatrophie in den Indikationsbereich der suprapubischen Prostatektomie*. Auffallend war nur, daß sich diese kleinen Drüsen überaus schwer oder gar nicht ausschälen ließen, so daß man sie sehr häufig auf scharfem Wege entfernen mußte. Als erster hat Barth die Exstirpation der atrophischen Prostata auf suprapubischem Wege empfohlen. Nach ihm ist eine ganze Reihe von Autoren (Kümmell, Müller, Dubs, Ritter, Grossglik, Posner, Caesar, Datyner u. a.) für die Prostatektomie bei Prostataatrophie eingetreten.

Wenn man aber die allen diesen Mitteilungen zugrunde gelegten Krankengeschichten durchsieht, so kann man feststellen, daß es sich in allen den operierten Fällen entweder um sehr *kleine, schwer ausschälbare Knoten oder um schwielige Contracturen am Blasenhals* gehandelt hat. Ritter deutet diese kleinen Prostataknoten als erstes Stadium einer Hypertrophie. Auf dem 4. Kongreß der deutschen Gesellschaft für Urologie (Berlin 1913) hat ganz besonders Zuckerkandl darauf hingewiesen, daß es sich bei vielen als Prostataatrophie operierten Fällen um „Miniaturformen" von Prostatahypertrophien, also um *winzige hypertrophische Knoten* gehandelt hat. *Dieser Auffassung muß man unbedingt beipflichten*, vor allem aus dem Grunde, weil diese kleinen angeblich atrophischen Prostatalappen immer gut abgegrenzte Knoten waren, welche sich leicht ausschälen ließen und weil nach unseren heutigen Ansichten über die pathologische Anatomie der Prostatahypertrophie die gut abgegrenzten, aus einer Kapsel leicht enukleierbaren Knoten zum Wesen der Hypertrophie gehören.

Auf die schwielige Verdickung und Contractur des Blasenhalses werden wir noch zu sprechen kommen, aber auch diese hat nichts mit einer Atrophie der Drüse zu tun.

Die Ansicht, daß auch *die Prostataatrophie imstande wäre, ein Abflußhindernis für die Blasenentleerung zu bilden, muß also entschieden abgelehnt werden.*

Die vorerwähnten *Blasenhalsklappen* sind Schleimhaut- oder Muskelfalten, welche sich über die innere Harnröhrenmündung schieben und sie verlegen. Englisch beschreibt sie folgendermaßen: „Es besteht an dem hinteren Umfange der Blasenmündung der Harnröhre ein platter Vorsprung, der sich von hinten her über die Lichtung der Harnröhre vorschiebt und diesen Teil klappenartig deckt." Eigenbrodt betont, daß ein in die Harnröhre eingeführter Katheter diese Falte vorstülpt und daß sich hinter der Blasenhalsklappe auch noch weitere Falten ausbilden können.

In *diagnostischer* Hinsicht wäre zu bemerken, daß die Blasenhalsklappen der Einführung von Sonden und halbsteifen Kathetern einen elastischen Widerstand bieten. Der Katheterismus gelingt gewöhnlich nur mit einem Mercieroder Katheter bicoudé.

Fälle, bei denen durch Blasenhalsklappen Prostatismus erzeugt wurde, haben Guthrie, Vidal, Monod, Eigenbrodt, Poppert, Socin und Burckhardt, Bachrach u. a. beschrieben. Guthrie hat zuerst die Incision dieser Klappen mit einem eigens konstruierten Urethrotom empfohlen. Trendelenburg hat in dem Falle Eigenbrodts die scharfe Durchtrennung der Klappe von der suprapubisch eröffneten Blase aus vorgenommen.

Eine eigene Stellung nehmen die *interureteralen Barrièrebildungen* ein. Young hat sie zuerst beschrieben und in einer gemeinsamen Publikation mit seinem Mitarbeiter Wesson ihr Zustandekommen zu erklären versucht. Er hält sie für eine *kompensatorische Hypertrophie des Musculus trigonalis*, welche sich ausbildet, wenn ein Hindernis für die Harnentleerung am Orificium internum urethrae besteht. Der Musculus trigonalis ist eine Fortsetzung der Längsbündel der Uretermuskulatur und liegt über dem Blasenmuskel. Die Öffnung des Orificiums während der Miktion kommt nach Young durch eine Kontraktion dieses Muskels zustande. Young konnte auch feststellen, daß dieser Muskel in pharmakologischer

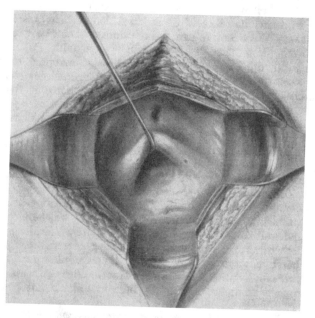

Abb. 136. Barrièrebildung. (Nach Young und Wesson.)

Hinsicht anders reagiert als die Blasenmuskulatur. Wenn also ein mechanisches Abflußhindernis (gewöhnlich eine Prostatahypertrophie) besteht, so kommt es in manchen Fällen zu einer Arbeitshypertrophie dieses Muskels, zu einer *Hypertrophie des Torus interuretericus*, welcher dann zu einem *soliden, zwischen den Harnleitermündungen ausgespannten muskulären Wulst* umgebildet ist. So entsteht eine quere Barrière an der oberen Begrenzung des Trigonums, welche nach Young bis $1^{1}/_{2}$ cm hoch sein kann; hinter dem Wulst bildet sich eine Grube aus, die manchmal den Eindruck eines Blasendivertikels erwecken kann. Wenn dieser interuretereale Wulst sich nicht straff gespannt über das Trigonum hinzieht, sondern in der Mitte geknickt erscheint, so kann das cystoskopische Bild eine Divertikelöffnung vortäuschen, wie ich es erst jüngst in einem Falle beobachten konnte. Bei einem zweiten Falle zeigte mir das Cystogramm an der Hinterwand der Blase einen sackartigen Anhang, den man ebenfalls für ein Divertikel halten mußte. In manchen Fällen wieder bekommt die Blase durch eine solche stark ausgebildete Barrière Sanduhrform.

Nach BLANC finden sich diese Barrièrebildungen auch in Begleitung angeborener segmentaler Minderwertigkeit (Hypospadie, Spina bifida).

YOUNG hat 8 Fälle von Barrièrebildungen operiert. Er führt entweder die scharfe Durchtrennung aus, welche aus der nebenstehenden Abbildung ersichtlich ist, oder beseitigt das mittlere Stück der Barrière mit seinem Punchverfahren, von welchem in dem Kapitel „Prostatahypertrophie" bereits die Rede war. Er hat auch ein eigenes Instrument, das Trigonotom, angegeben, mit welchem er den Wulst auf endovesicalem Wege entfernt. Nach YOUNG hat die Operation nur dann einen Erfolg, wenn man *mit der Barrière gleichzeitig auch das Abflußhindernis, also die Prostatahypertrophie beseitigt*, und schlägt vor, die Barrière gleichzeitig mit der Prostatektomie durch scharfe Durchtrennung

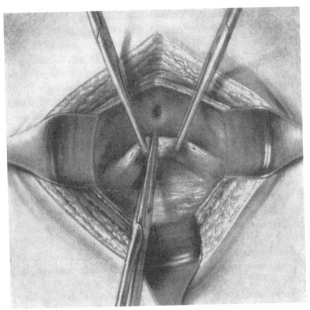

Abb. 137. Barrièrebildung. (Nach YOUNG und WESSON.)

bei Schonung der Ureterostien fortzuschaffen. Ich bin in 3 Fällen so vorgegangen, daß ich gelegentlich der Prostatektomie aus dem hypertrophischen Interureteralwulst ein keilförmiges Stück reseziert habe, und konnte einen vollkommenen Erfolg erzielen.

Der *Blasenhalscontractur (contracture of the neck of the bladder* der Amerikaner) muß unter allen Prostatismus erzeugenden Ursachen außer der Prostatahypertrophie der breiteste Raum angewiesen werden. Dieses Krankheitsbild wurde namentlich von amerikanischen Autoren (CHETWOOD, FULLER, KEYES u. a.) zu großer chirurgischer Bedeutung erhoben. Die Ätiologie dieser schwieligen Verdickung des Blasenhalses ist eine verschiedenartige: so werden *Reize aller Art* (Exzesse, Onanie) *vorausgegangene Entzündungen* (hauptsächlich eine chronische Prostatitis gonorrhoischer Herkunft), *Hypertrophie des Sphincters* infolge langer willkürlicher Harnverhaltung, *Spasmen* nervösen Ursprunges für das Zustandekommen angeschuldigt. Aber sicher spielen auch *kleine hypertrophische Prostataknoten, bei welchen es durch entzündliche Prozesse zu Schrumpfungsvorgängen mit starker Bindegewebsproliferation gekommen ist,* in ätiologischer

Hinsicht eine große Rolle. Fuller vergleicht die Dauercontractur des Blasen-halses mit der Torticollis. Nach Chetwood liegt eine fibroide Stenose des inneren Sphincters, sowie des umgebenden Drüsen- und Muskelgewebes vor. Cholzoff beschreibt die histologischen Veränderungen, welche in einer Atrophie der Muskelfasern infolge von Umwachsung und Durchwachsung mit fribösem Gewebe bestehen.

Wie häufig diese Blasenhalscontracturen sind, erhellt am besten aus einer Statistik Randalls, der unter 485 Prostatikern 97 mal eine solche „contracture of the neck of the bladder" finden konnte.

Die *Diagnose* ist nicht immer mit Sicherheit zu stellen. Bei Fällen von Harn-verhaltung ohne nachweisbare Vergrößerung der Prostata muß man an eine Blasenhalscontractur denken. Es wird noch von verschiedener Seite darauf verwiesen, daß diese Contractur der Einführung von Instrumenten in die Blase keinen Widerstand bietet. Das *cystoskopische Bild* zeigt nach Keyes den Blasen-hals gerötet und gefaltet, wie wenn man ihn mit einer Tabaksbeutelnaht ver-schlossen hätte.

**Therapie.** Um eine solche Blasenhalscontractur zu beseitigen und das Ori-ficium wieder wegsam zu machen, wurden die verschiedensten Methoden angewandt. Chetwood durchschneidet den schwieligen Ring von einer perinealen Eröffnung der Pars membranacea urethrae (Boutonnière) aus. Auch auf galvano-kaustischem Wege und mittelst Thermokoagulation hat man es versucht, die Contractur zu beseitigen. Allen endovesicalen, bzw. indirekten (Chetwood) Methoden haftet der Mangel der Übersichtlichkeit über die Verhältnisse am Blasenhals an. Deswegen ziehen es viele vor, den hohen Blasenschnitt aus-zuführen und von der eröffneten Blase aus zu operieren. In diesem Sinne hat Zuckerkandl die trichterförmige Excision des schwieligen Blasenhalses empfohlen. Ich habe in solchen Fällen immer die *Keilexcision* aus der rück-wärtigen Umrandung des Orificium internum mit Erfolg ausgeführt. Die Methode der Keilexcision hat noch den Vorteil, daß man sich von der so geschaffenen Wunde aus davon überzeugen kann, ob nicht auch noch kleine, leicht ausschälbare hypertrophische Knoten die prostatische Harn-röhre einengen, welche, wenn sie vorhanden sind, natürlich mit entfernt werden müssen.

Unter den *funkionellen Anomalien des inneren Sphincters* nehmen die „Krampf"-Zustände die erste Stelle ein; sie sind schon in der ältesten Literatur beschrieben.

Wenn man die große Literatur über den „prostatisme sans prostate" durchsieht, so gewinnt man den Eindruck, daß die rein funktionellen Störungen des Sphincters vielfach mit den oben besprochenen Blasenhalscontracturen, mit den Klappen- und Barrièrebildungen zusammengeworfen werden, so daß es nicht leicht erscheint, aus den zahlreichen Mitteilungen jene zu isolieren, welche die reine *Sphincterhypertonie* betreffen. Daß es sich bei diesem Zustand nicht um einen Muskelspasmus handelt, geht schon aus einer 1834 erschienenen Arbeit von G. J. Guthrie hervor, der als erster nicht prostatische Retentionen beschreibt, bei denen die Elastizität des Blasenhalses geschädigt ist; der Sphincter gehorcht nicht entsprechend dem Dilatationsimpuls des Detrusors. Dieser Autor hat es also bereits vermieden, diesem Zustand den Namen Spasmus bei-zulegen. Mercier (1836) kennt einen Typus von Retentionen, die durch einen wiederholten Krampf des inneren Sphincters bewirkt werden, bis sich endlich eine Falte hinter dem Orificium bildet; er nennt ihn den „muskulären Typ". Delefosse beschreibt die permanente Kontraktion der Muskeln des Becken-anteiles der Harnröhre, kombiniert mit einem gleichartigen Zustande des Sphincter internus. Thompson kennt ein mechanisches Hindernis für die Blasenentleerung, welches auf einer Hypertrophie der Muskelfasern am Blasenhals infolge langer Reizung beruht. ENGLISCH hat Fälle gesehen, bei denen durch rein muskuläre Hypertrophie eine zirkuläre Verengerung um das Orificium ausgebildet erscheint und nimmt an, daß dieser ,,*Annulus hypertrophicus orificii urethrae interni*" kongenital angelegt sei, ohne daß diese Fälle Klappen oder Barrièren am Blasenhals aufweisen würden. Auch CHOLZOFF und LI VIRGI sind bemüht, aus ihrem Material von Harnverhaltungen Fälle abzugrenzen, die durch einen Spasmus des Sphincters bedingt sind.

In der neueren Literatur war es hauptsächlich ROST, welcher zuerst Harnverhaltungen bei Kindern infolge Funktionsstörung des inneren Sphincters beschrieben hat. Es gelang ihm in zwei Fällen durch Dehnung des Sphincters und in einem dritten Falle durch Lokalanästhesie des Nervus pudendus an der Spina oss. ischii und der sympathischen Äste um die Prostata herum die Harnverhaltungen dauernd zu beheben.

Durch derartige Sphincterveränderungen kann die gesamte Symptomenreihe von der erschwerten Miktion bis zur kompletten Harnverhaltung zustande kommen. Dabei handelt es sich keineswegs um einen Krampfzustand des inneren Sphincters, denn ein solcher würde einem in die Harnröhre eingeführten Katheter einen Widerstand bieten, was aber bei derartigen Störungen in der Sphincterinnervation niemals der Fall ist, vielmehr liegt allen diesen Retentionen eine *Hypertonie des inneren Sphincters zugrunde* (Osw. SCHWARZ).

Die Blasenhalscontractur und die Sphincterhypertonie sind streng auseinanderzuhalten. Bei ersterer finden sich in der Umgebung des Orificiums Veränderungen im Sinne einer Schwielenbildung und Rötung der Schleimhaut. Bei der *Sphincterhypertonie* ist die Schleimhaut um die innere Harnröhrenöffnung vollkommen unverändert. Das Orificium ist klein und vollständig geschlossen, die umgebende Schleimhaut zart; beim Versuch mit der Fingerspitze in die Harnröhre einzudringen gelingt dies nicht gleich; ist man eingedrungen, so tastet man um die Öffnung einen *muskulösen Ring von stark erhöhtem Tonus*.

Bei der folgenden Besprechung der *Anatomie des Trigonums und des Sphincter internus* folge ich den Ausführungen von PETERFI, HEISS und WESSON. Der Sphincter internus, nach WALDEYER *Lissosphincter urethrae*, geht aus dem Musculus trigonalis hervor, zieht schräg abwärts im Prostatagewebe um die Urethra herum und vereinigt sich vorne und unten, eng und untrennbar mit dem quergestreiften Sphincter externus. Infolge seines steil schräg abwärts gerichteten Verlaufes zieht er vom Trigonum aus so weit unter dem eigentlichen Orificium vesicae vorbei, daß er dieses nicht berührt, somit auch nicht verschließt. Das eigentliche Orificium wird durch den Annulus urethralis verschlossen, welcher aus Fasern der longitudinalen und zirkulären Schicht des Detrusors hervorgeht. Alle diese Fasern vereinigen sich zu einem vorderen Muskelhalbring. Die zum Verschluß nötige rückwärtige Hälfte dieses Ringes wird hergestellt durch die sog. *Uvula*, deren Schleimhaut durch ein dichtes, präcapillares Venennetz, möglicherweise nach Art eines Schwellkörpers, verdickt werden kann. Diese besorgt in der rückwärtigen Hälfte des Orificiums passiv den Verschluß, während die vordere Hälfte aktiv durch die Annulusmuskulatur verengert wird.

WESSON ist übrigens der Ansicht, daß von den longitudinalen Detrusorfasern ein vorderer, von den zirkulären ein rückwärtiger Halbring des Annulus urethralis gebildet wird, und daß letzterer der stärkere ist. Er hält diesen aus dem Musculus trigonalis hervorgehenden Ring für *keinen Schließer*, sondern für einen *Öffner des Orificiums*. Wir sehen also, daß der Begriff des Sphincters kein anatomischer, sondern ein rein funktioneller, praktisch chirurgischer ist, indem die Muskelbündel des Austreibungsmuskels in ihrer distalen Fortsetzung als

Schließ- bzw. Öffnungsmuskel wirken. Auch an anderen Organen können wir vielfach die Beobachtung machen, daß solche die Sphincterfunktion ausübende Muskeln nur in andere Richtung abgebogene Bündel der Antagonisten sind. So z. B. sind die Fasern des Sphincter iridis Fortsetzungen des Dilatator pupillae, fast genau so wie bei der Blase. Das Problem liegt also darin, *daß nicht die anatomische Struktur entscheidet, sondern daß ein und dieselbe Muskelfaser in ihrer Kontinuität plötzlich ihre Funktion ändert.* In dieser Richtung hat die experimentelle Pharmakologie unsere bisher geltenden Anschauungen auf eine ganz neue Grundlage gestellt.

Bei den durch einen dauernd kontrahierten Sphincter verursachten Harnverhaltungen handelt es sich *nicht um einen Spasmus des Sphincters,* denn ein solcher würde einem in die Harnröhre eingeführten Katheter einen Widerstand bieten, was aber niemals der Fall ist. Darauf hat bereits Wilms hingewiesen, indem er sich äußert: „Wenn das Hindernis in dem Nichtöffnen des Sphincters liegt, so ist es nicht erlaubt, aus der Passierbarkeit durch einen Katheter den Schluß zu ziehen, es bestehe kein Hindernis für die Entleerung."

Wir müssen also annehmen, daß *eine dauernde hypertonische Einstellung des Schließmuskels* vorliegt, welche es ihm ermöglicht, jedem mechanischen Reiz leicht nachzugeben, nicht aber dem physiologischen Öffnungsreflex.

Die Sphincterhypertonie kommt als alleinige Ursache von chronischen Harnverhaltungen zur Beobachtung:

1. *Bei Fällen von Tabes im Anfangsstadium dieser Erkrankung, gewissermaßen als Frühsymptom, welches anderen um Jahre vorauseilt.*

Diese Fälle sind klinisch dadurch charakterisiert, daß das Harnlassen sehr erschwert ist. Die Patienten müssen sich alle erdenkliche Mühe geben, um ihre Blase zu entleeren, was durch starkes Pressen, Einnehmen einer hockenden Stellung usw. erreicht wird. Dabei wird die Blase niemals vollständig entleert, es bleibt immer Restharn zurück. Im cystoskopischen Bild ist die Trabekelbildung ganz besonders ausgeprägt.

2. *Als Residuum abgelaufener Rückenmarkserkrankungen und -traumen.*

Die spinale Erkrankung ist bei solchen Fällen mehr oder weniger ausgeheilt, nur die erschwerte Miktion mit Restharn blieb als letzter, irreparabler Rest zurück. So sahen wir Lähmungen der unteren Extremitäten mit Incontinentia alvi sich zurückbilden, während nur die Harnverhaltung bestehen blieb. Daß speziell nach Rückenmarksverletzungen von allen Symptomen die Blasenstörungen am schwersten einer Rückbildung fähig sind, ist bekannt. Die Blase erweist sich in ihrer Funktion in solchen Fällen als sehr empfindlich und wäre in gewisser Hinsicht mit dem Nervus peronaeus in eine Parallele zu stellen, der ebenfalls, was die Restitution von Lähmungserscheinungen anbelangt, eine gewisse Ausnahmestellung einnimmt. Die schweren Blasenstörungen beherrschen bei dieser Gruppe von Fällen das klinische Bild vollständig, demgegenüber noch vorhandene Zeichen einer durchgemachten Rückenmarksaffektion gar nicht ins Gewicht fallen.

3. *Bei Fällen von Myelodysplasie infolge einer Spina bifida occulta.*

Wir dürfen aber nicht jede röntgenologisch festgestellte Spaltbildung im Kreuzbein für eine etwa vorhandene Miktionsstörung verantwortlich machen, denn solche abnorme Defekte sind überaus häufig. Zu dem Begriff der Myelodysplasie gehört, daß neben der im Röntgenbild erkannten Spina bif. occ. noch nervöse Zeichen vorhanden sind, wie gesteigerte Patellarsehnenreflexe, ein positiver Babinski usw., welch letztere zwar klinisch nicht als Krankheitserscheinungen zur Auswirkung kommen, wohl aber darauf hinweisen, daß mit der Spina bif. occ. auch Veränderungen der Cauda verbunden sind.

4. *Als idiopathische Sphincterhypertonie.*

Ich konnte in einigen Arbeiten verschiedene Krankenbeobachtungen mitteilen, welche alle diese Formen der Sphincterhypertonie mit Beispielen belegen. Einer von diesen Fällen, eine idiopathische Sphincterhypertonie, läßt uns erkennen, wie eine derartige funktionelle Störung des inneren Sphincters sich durch das ganze Leben eines Menschen in ihren Auswirkungen verfolgen läßt. Die konstitutionelle Veranlagung ist nicht von der Hand zu weisen; in verschiedenen Lebensabschnitten ändert sich das klinische Bild, bis sich schließlich der hypertonische Zustand voll ausgebildet hat und damit der Symptomenkomplex der kompletten Harnverhaltung mit allen Folgezuständen. Dabei wäre zu bemerken, daß sich die Harnverhaltung ganz allmählich entwickelt, bis sie endlich im höheren Alter einen Verlaufstypus zeigt, der dem ganz ähnlich ist, wie wir ihn bei der Prostatahypertrophie und gewissen spinalen Erkrankungen beobachten, bei welchen dem Stadium der Reizung nach und nach das der Retention folgt, die dann später eine komplette wird. Da in dem erwähnten Falle ein Zusammenhang mit einer Rückenmarksaffektion nicht nachzuweisen war, so habe ich mich veranlaßt gesehen, *diesen Fall als idiopathische Sphincterhypertonie aufzufassen.*

Die *Diagnose* der Sphincterhypertonie kann erst gestellt werden, wenn man Striktur, Prostatahypertrophie, Barrière- und Klappenbildungen, sowie Blasenhalscontracturen ausgeschlossen hat. Die Cystoskopie zeigt uns eine glatte Übergangsfalte ohne Rötung, *starke Trabekelbildung;* die Blasenmanometrie ergibt einen übererregbaren, hypertonischen Detrusor.

Der Versuch, eine bestehende Sphincterhypertonie auf operativem Wege auszuschalten, muß natürlicherweise darin bestehen, daß man den Sphincter durchschneidet, bzw. aus seiner Kontinuität ein Stück herausnimmt. Die verschiedenen für diesen Zweck herangezogenen endovesicalen Methoden wurden zum größten Teile früher bereits erwähnt.

Ich habe keine dieser Methoden angewandt und bin immer so vorgegangen, daß ich die Sphincterdurchschneidung von der suprapubisch eröffneten Blase aus vorgenommen habe. Ich wählte also *die offene Durchschneidung des hypertonischen Sphincters,* welche in der Chirurgie bereits einige Analoga hat, so die RAMMSTEDTsche Operation beim Pylorospasmus und die HELLERsche Operation beim Kardiospasmus. Das Verfahren besteht darin, daß von der eröffneten Blase aus durch eine Keilexcision aus der rückwärtigen Commissur des Orificiums ein wenigstens 1 cm langes Stück aus der Kontinuität des Sphincters entfernt wird. Diese Operation entspricht allen chirurgischen Anforderungen, ermöglicht eine gute Übersicht über das Operationsgebiet und gestattet vor allem, was mir sehr wichtig erscheint, eine Kontrolle der Diagnose. Ein weiterer Vorzug der offenen Durchschneidung des Sphincters besteht ferner darin, daß man in die Lage versetzt ist, gleichzeitig kleine Prostataadenome, die manchmal erst nach der Keilexcision zum Vorschein kommen, mit entfernen zu können. Die offene Excision aus dem Sphincter hat aber noch den Vorteil, daß man unter Kontrolle des Auges und des palpierenden Fingers leicht bestimmen kann, wie viel von dem hypertonischen Sphincter zu entfernen ist, indem nach der Entfernung des Sphinctersegmentes ein großes und weites Orificium entstehen muß, an dessen muskulärer Umrandung sich keinerlei Muskelstränge mehr anspannen dürfen.

Wenn wir uns die obigen Ausführungen über die Anatomie des inneren Sphincters vor Augen halten, so wird also durch die Keilexcision die sog. Uvula ganz entfernt und außerdem, da der exzidierte Keil mindestens 1—1,5 cm tief reicht und 1 cm breit ist, aus dem rückwärtigen Halbring des Annulus urethralis in seiner ganzen Dicke ein 1 cm langes Stück eliminiert. Die jedesmal der histologischen Untersuchung zugeführten exzidierten Stücke haben auch immer den

Aufbau aus glatten Muskelfasern ergeben. Es ist aber auch leicht erklärlich, daß mit der Excision der Uvula das oben beschriebene Venennetz getroffen wird, daß daher die Blutung nach einer solchen Keilexcision eine ziemlich beträchtliche sein kann.

Um der Blutungsgefahr gleich primär zu begegnen, wird es sich empfehlen, die Schleimhautränder des entstehenden Defektes durch Nähte abzusteppen.

Wir müssen natürlich annehmen, daß nach der so ausgeführten Sphinctersegmentexcision die Sphincterstümpfe wieder durch Narbenbildung vereinigt werden. Deswegen schlage ich auch vor, mit dicken Sonden von Zeit zu Zeit nachzubougieren. Aber praktisch kommt eine neuerliche Verengerung nicht in Betracht, da nach unseren bisherigen Erfahrungen alle auf diese Weise Operierten dauernd geheilt blieben.

Die Contracturen des Blasenhalses, die Sphincteranomalien und die große Gruppe der Prostatahypertrophien verdienen noch eine gemeinsame Betrachtung. Die Erfahrung lehrt uns, daß wir sehr oft Fällen begegnen, bei denen die pathologischen Substrate ineinander übergreifen. So sprechen die Amerikaner von einem adenomatösen Typ der Blasenhalscontractur; andere amerikanische Autoren berichten wieder, daß bei angeborener funktioneller Sphincterstörung schließlich eine sklerosierende chronische Entzündung Platz greift.

Bei allen den genannten drei pathologischen Zuständen ist es die *Unnachgiebigkeit des Sphincters gegen den Reiz zur Detonisation und Öffnung,* welche letzten Endes die Retention auslöst. Sie kann verschiedene Ursachen haben: einmal sind es Erkrankungen oder Erkrankungsreste des zentralen spinalen oder peripheren Nervenapparates, welche die Erregung zu Detonisierung nicht zum Sphincter leiten; es kann ferner der Sphincter durch entzündliche Bindegewebsinfiltration seine Elastizität mehr oder weniger eingebüßt haben; und es kann schließlich der Sphincter dadurch starr, unnachgiebig und hypertonisch werden, weil er durch hypertrophische Knoten gedehnt ist.

So wäre zwischen pathologisch-anatomischem Substrat und Funktionsänderung *ein vermittelndes Moment,* nämlich *der Verlust der Reflexempfindlichkeit des Sphincters* eingeschaltet. Unter dieser Annahme sind dann auch die auffallenden Heilerfolge verständlich, welche amerikanische Autoren mit der einfachen Sphincterdurchtrennung bei der Blasenhalscontractur erzielt haben.

Wir sind mit der Einschaltung der Hypertonie als Zwischenglied zwischen anatomischem Substrat und funktioneller Störung imstande, dem *einheitlichen Symptom der Retention eine einheitliche Pathogenese* zuzuordnen. Mit der einheitlichen Pathogenese würde sich auch eine einheitliche Therapie ergeben: d. i. die Detonisation des inneren Sphincters. Sie wird bei den verschiedenen Typen der Blasenhalscontracturen und bei den funktionellen Anomalien des Sphincters durch eine keilförmige Resektion aus dem inneren Sphincter erreicht; diese Operation wird, wenn sich in der nach der Keilexcision resultierenden Wunde kleine Drüsenknoten finden, durch deren Entfernung ergänzt, in Fällen mit dominierenden Adenomen als Prostatektomie fortgesetzt.

# Literatur.

Die grundlegenden Arbeiten über die Erkrankungen der Prostata sind in der Monographie von Socin und Burckhardt (Die Verletzungen und Krankheiten der Prostata. Deutsche Chirurgie. Lief. 53, 20) niedergelegt. In der Bearbeitung dieses Kapitels in dem von v. Frisch und Zuckerkandl herausgegebenen Handbuch der Urologie durch v. Frisch ist die Literatur bis etwa 1905 enthalten. Daran anschließend hat Willi Hirt (Ergebn. d. Chirurg. u. Orthop. Bd. 1) die Literatur bis 1910 berücksichtigt. Das nächste Übersichtsreferat über die Prostatahypertrophie stammt von Grunert aus dem Jahre 1913 (Zeitschr. f. urol. Chirurg. Bd. 1), eine zweite Arbeit Grunerts ,,Perineale oder supra-

pubische Prostatektomie?" (Ergebn. d. Chirurg u. Orthop. Bd. 15) schließt mit der Literaturübersicht an die frühere an. 1923 hat LIEBIG in einer Arbeit „Die Prostatahypertrophie"
(Zeitschr. f. Urol. Bd. 17) die Ergebnisse der letzten 10 Jahre niedergelegt.
Das folgende Literaturverzeichnis enthält nur die Arbeiten, welche im Text besprochen
wurden.

## Prostatitis und Prostataabsceß.

ALBARRAN: Operative Chirurgie der Harnwege. 1910. — ALEXANDER: Prostatic abscess.
Ann. of surg. 1909. April. — BARRAGÁN: Die Infektionen der Prostata mit Ausschluß
der gonorrhoischen. IV. Congr. Exp. de Urol. 1917. Zentralbl. f. Chirurg. 1920. S. 1515. —
BOEMINGHAUS: Über seltene Ausgänge von Prostataabscessen und den Blasenverschluß
nach Fortfall der Prostata. Zeitschr. f. urol. Chirurg. Bd. 14, S. 63. — CASPER: Prostataabsceß, phlegmonöse Periprostatitis und Phlebitis paraprostatica. Berl. klin. Wochenschr.
1895. Nr. 21. — DESNOS: Abscess latents IV. Sess. de l'assoc. fr. d'urol. Paris 1899. —
v. DITTEL: Über Prostataabscesse. Wien. klin. Wochenschr. 1889. Nr. 21. — FELBER:
Erfahrungen mit der perinealen Operation der Prostataabscesse und Prostatasteine. Zeit-
schrift f. urol. Chirurg. Bd. 9, S. 390. — v. FRISCH: Handbuch der Urologie. Wien: Alfred
Hölder 1906. — GOLDBERG: Die Prostatitis chronica „cystoparetica". Zentralbl. f. d.
Erkrankg. d. Harn- u. Sexualorg. 1906. S. 531. — KRETSCHMER: Abscess of the prostate.
Surg. gynecol. a. obstetr. Vol. 32, p. 3. 1921. März. 259. — ORAISON: Verhandl. franz.
Chirurg.-Kongr. 1907. — POROSZ: Über die Atonie der Prostata. Monatsber. f. Urol. Bd. 7,
S. 263. 1902. — PRAETORIUS: Operation des akuten Prostataabscesses durch Boutonnière.
Dtsch. med. Wochenschr. 1920. Nr. 17. — RANDALL: Abscess of the prostate. Ann. of
surg. Vol. 71. 1920. — SEGOND: Des avantages de l'incision perineale dans le traitement
des suppurations prostatiques et periprostatiques. Bull. et mém. de la soc. franç. de chirurg.
1885. p. 531. — SMITS: Prostataabscesse. Geneesk. tijdschr. v. Nederlandsch Ind. Bd. 62,
H. 2. — STEVENS: A procedure for the cure of prostatic abscess. Journ. of urol. Vol. 4,
Nr. 3. 1920. — WOSSIDLO: Urologische Operationslehre VOELCKER und WOSSIDLO. 2. Aufl.
Leipzig: Georg Thieme 1924. — ZUCKERKANDL: Beitrag zur chirurgischen Behandlung
des Prostataabscesses. Wien. klin. Wochenschr. 1891. S. 505.

## Ätiologie der Prostatahypertrophie.

ADRION: Ein Beitrag zur Ätiologie der Prostatahypertrophie. Beitr. z. pathol. Anat.
u. z. allg. Pathol. Bd. 70, S. 179. — ALBARRAN: Ann. des mal. des org. gen.-urin. 1906.
Nr. 19. — BARNLEY: Journ. of Urol. Vol. 10. p. 81. 1923. — BLATT: Prostatahypertrophie und Konstitution. Zeitschr. f. urol. Chirurg. Bd. 20, S. 275. — Über die kon-
stitutionelle Disposition zur Prostatahypertrophie. Wien. klin. Wochenschr. 1926. Nr. 32.
Verhandl. d. dtsch. Ges. f. Urol. Berlin 1924. S. 286. — CASPER: Zur Pathologie des
Tractus urogenitalis senilis. Virchows Arch. f. pathol. Anat. u. Physiol. Bd. 76, S. 139.
CIECHANOWSKI: Anatomische Untersuchungen über die sogenannte Prostatahypertrophie
und verwandte Prozesse. Mitt. a. d. Grenzgeb. d. Med. u. Chirurg. Bd. 7, S. 184. 1901. —
CRANDON: Boston med. and surg. Vol. 142. 1902. — FRISCH: Handbuch der Urologie. —
GRIFFITHS: Observations of the anatomy of the prostate. Journ. of anat. a. physiol. Vol. 13,
p. 3. 1889. — The prostate gland; its enlargement or hypertrophy. Journ. of anat. a.
physiol. Vol. 24, p. 2. 1890. — GRINENKO: Zur Frage der totalen Entfernung der Prostata
bei der sogenannten Hypertrophie der Harnblase und Prostata, bearb. von MENDELSOHN.
GUYON: Klinik der Krankheiten der Harnblase und Prostata, bearb. von MENDELSOHN.
Berlin 1893. — HANNEMANN: Zentralbl. f. allg. Pathol. u. pathol. Anat. 1896. S. 700. —
HORN und ORATOR: Zur Frage der Prostatahypertrophie. Frankfurt. Zeitschr. f. Pathol.
Bd. 28, S. 340. — JAKOBY: Zur Prostatahypertrophie. Zeitschr. f. urol. Chirurg. Bd. 14,
S. 6. — JORES: Über die Hypertrophie des sogenannten mittleren Lappens der Prostata.
Virchows Arch. f. pathol. Anat. u. Physiol. Bd. 135, H. 2. — KAUSCH: Über die Knoten-
bildung bei der Prostatahypertrophie. Inaug.-Diss. Heidelberg. — KOLL: Annals of surgery,
Okt. 1915. — KORNITZER und ZANGER: Über myomatöse und adenomatöse Prostatahypertrophie. Zeitschr. f. urol. Chirurg. Bd. 11, S. 137. — LAUNOIS: De l'appareil urinaire
des vieillards. Étude ant., pathol. et clin. Thèse p. l. D. Nr. 126. Paris 1885. — LEGUEU: Les
retentions chroniques d'orgine prostatique. Progr. méd. Tome 49, p. 124. — LEGUEU
et VERLIAC: Journ. d'Urol. Tome 19. p. 441. — LENDORF: Was geschieht bei der suprapubischen Prostatektomie? Woraus entwickelt sich die sogenannte Prostatahypertrophie?
Arch. f. klin. Chirurg. Bd. 97, H. 2. — LÖSCHKE: Über Wesen und Entstehung der
Prostatahypertrophie. Vortrag im naturhist.-med. Verein zu Heidelberg 4. Nov. 1919.
Münch. med. Wochenschr. 1920. S. 302. — LOWSLEY: The human prostate gland at
birth. Journ. of the Americ. med. assoc. Vol. 60, Nr. 2. 1913. — The gross anatomy of
the human prostate gland and contignous structures. Surg. gynecol. a. obstetr. Vol. 20, Nr. 2.
Februar 1915. — LUMPERT: Zit. nach HORN und ORATOR. — MAC EVAN: Die operative
Behandlung der Prostatahypertrophie. Wien. med. Presse. 1897. Nr. 24. — MIJSBERG:

Prostata und Prostatahypertrophie. Nederlandsch tijdschr. v. geneesk. 2. Hälfte, Jg. 66, S. 1879. — Moses: Zit. nach Horn und Orator. — Motz: Contribution a l'étude de la structure de l'hypertrophie de la prostata. Thèse Paris 1896. Ann. des mal. d. org. gen.- urin. 1897. p. 1117. — Motz und Perearneau: Contributions à l'étude de l'évolution de l'hypertrophie de la prostate. Ann. d. mal. d. org. gen.-urin. Tome 23, p. 1521. 1905. — Nemenow: Über die Einwirkung der Röntgenbestrahlung der Hoden auf die Prostata. Zeitschr. f. Urol. Bd. 15, S. 45. 1921. — Niemeyer: Über die Hypertrophie der Vor- steherdrüse. Dtsch. Zeitschr. f. Chirurg. Bd. 167, S. 65. — Rokitansky: Lehrbuch der pathol. Anatomie. Wien 1861. — Rotschild: Anatomische Untersuchungen zur Frage der beginnenden Prostatahypertrophie. Virchows Arch. f. pathol. Anat. u. Physiol. Bd. 173. 1903. — Ätiologie der Prostatahypertrophie. Berlin. klin. Wochenschr. Bd. 46, S. 1255. 1909. — Bemerkungen zu dem Aufsatz von Wichmann: Anatomische Untersuchungen über die Ätiologie der Prostatahypertrophie. Virchows Arch. f. pathol. Anat. u. Physiol. Bd. 180, S. 539. 1905. — Entzündliche Histo- und Pathogenese der Prostatahypertrophie. Folia urol. Bd. 4. — Rovsing: Die Behandlung der Prostatahypertrophie. Arch. f. klin. Chirurg. Bd. 68, S. 934. — Scott: Journal. of urol. Vol. 12. 1924. — Simmonds: Über Prostatahypertrophie. Frankf. Zeitschr. f. Pathol. Bd. 21, H. 2, S. 178. — Stilling: Beobachtungen über die Funktion der Prostata und über die Entstehung der prostatischen Konkremente. Virchows Arch. f. pathol. Anat. u. Physiol. Bd. 98, S. 1884. — Tandler und Zuckerkandl: Anatomische Untersuchungen über die Prostatahypertrophie. Folia urol. Bd. 5, H. 9 und Bd. 6, S. 635. — Studien zur Anatomie und Klinik der Prostata- hypertrophie. Berlin: Julius Springer 1922. — Thompson: The diseases of the prostate. London 1861. — Virchow: Die krankhaften Geschwülste. Berlin 1864. — Walker: John Hopkins Hosp. Rep. Vol. 16. — Weiser: Wien. urol. Ges. 16. III. 1927. — Withe: The question of castration for enlarged prostate. Ann. of surg. Vol. 45, p. 388. 1896. — Wich- mann: Anatomische Untersuchungen über die Ätiologie der Prostatahypertrophie. Virchows Arch. f. path. Anat. u. Physiol. Bd. 178, S. 279. 1904. — Wulff: Dtsch. med. Wochenschr. 1909. S. 1332.

Klinik der Prostatahypertrophie (Symptomatologie, Komplikationen, Diagnose).

Albarran: Artikel Prostata in Dentus und Delbets Traité de chirurgie. Vol. 9, p. 519. — Medicine operat. des voies urinaires, übersetzt von Grunert. Fischer 1910. — Albarran und Hallé: Hypertrophie et neoplasies epitheliales de la prostate. Ann. des mal. d. org. gen.-urin. 1898. p. 797. — Ambard: Physiologie normale et patholog. des reins. Paris: Gittler 1914. — Barney, Dellinger und Gilbert: Some clinical observations on cancer of the prostate. Boston med. a. surg. journ. Vol. 190, Nr. 1, p. 19. — Blum: Chirurgie, Pathologie und Therapie der Harnblasendivertikel. Leipzig: Thieme 1919. — Weiterer Beitrag zur operativen Behandlung der Harnblasendivertikel. Zeitschr. f. Urol. Bd. 13, S. 41. 1919. — Burckhardt und Floercken: Über die Darstellung der Prostatahyper- trophie im Röntgenbilde. Dtsch. Zeitschr. f. Chirurg. Bd. 105, S. 110. — Bryan, R. C.: One hundred prostatectomies. Internat. journ. of surg. Vol. 35, Nr. 6, p. 202. — Casper: Lehrbuch der Urologie. 4. Aufl. — Cassuto: L'eosinofilia del sanguine nell'ipertrofia prostatica Policlin. Tome 28, Nr. 36. — Craig: Prostatectomy. Med. journ. of Australia. Vol. 2, Nr. 15, p. 408. — Düttmann: Die Niereninsuffizienz bei Prostatahypertrophie. Med. Klinik. Jg. 18, S. 227 und Beitr. z. klin. Chirurg. Bd. 128, S. 79. — Freudenberg: Zur Pathogenese der Miktionsstörungen bei Tabes, nebst kurzen Bemerkungen über einige Fälle von operativer Behandlung derselben. Med. Klinik 1919, Nr. 45. — Freyer: Cancer of the prostate. Lancet 1913. Vol. 12. — Full: Blutdruck und Harnabflußbehinderung. Berlin. klin. Wochenschr. 1920. Nr. 48. — Grauhan: Ziele und Wege der Prognosen- stellung vor der Prostatektomie. Dtsch. Zeitschr. f. Chirurg. Bd. 179, S. 1. — Guggen- heimer: Verhalten der Ambardschen Konstante bei stationären Hypertonien und angio- sklerotischen Schrumpfnieren. Dtsch. Arch. f. klin. Med. Bd. 137, S. 159. — Guyon: Die Krankheiten der Harnwege. Übersetzt von Kraus und Zuckerkandl. Wien: Hölder 1897. — Heinburg: Katheterdrossler. Zeitschr. f. urol. Chirurg. Bd. 9, S. 123. — Herbst und Thompson: Carcinoma of the prostate. Journ. of Americ. med. assoc. Vol. 79, Nr. 20, p. 1654. — Hutchinson: Medical aspects of enlarged prostate. Practitioner. Vol. 107, p. 394. — Iverson, Axel: Hypertrophia prostatae, monografisk fremstillet. Inaug.-Diss. Kopenhagen 1874. — Judd: Cancer of the prostate. Surg.; gynecol. a. obstetr. Vol. 20, Nr. 3. — Kneise und Schulze: Zur Frage der sog. kongenitalen Blasendivertikel. Zeitschr. f. urol. Chirurg. Bd. 10, S. 461. — Kraft: Prostatahypertrophie und Blasendivertikel. 5. Kongr. d. dtsch. Ges. f. Urol. Bericht S. 273. — Kümmell: Die Exstirpation der Prostata. Arch. f. klin. Chirurg. Bd. 82, H. 4 und Chirurg.-Kongr. Berlin 1907. — Legueu et Astraldi: L'eosinophilie des prostatiques. Journ. d'urol. Tome 13, H. 6, p. 464. — Lehmann und Elfeldt: Wasser- und Konzentrationsversuche an chirurg. Nierenkranken. Mitt. a. d. Grenzgeb. d. Med. u. Chirurg. Bd. 34, S. 291. — Marion: La cystoscopie dans l'hypertrophie de la prostate. Journ. d'urol. Tome 2, p. 33. — MESSER: Report of the condition of the prostate in old age. Lancet 1860. Vol. 1, p. 20. — v. MONAKOW und MAYER: Über den Einfluß der Erschwerung des Harnabflusses auf die Nierenfunktion. Arch. f. klin. Med. Bd. 128, S. 20. — MOREL und CHABANIER: L'eosinophilie des prostatiques (Note 1). Cpt. rend. hebd. des séances de la soc. de biol. Tome 74, Nr. 16, p. 948. — MÜLLER, FR.: Veröffentlichungen auf dem Gebiete des Militär-Sanitätswesens. H. 65. 1917. — NEGRO: I. Kongr. d. ital. urol. Ges. Ref. Zeitschr. f. urol. Chirurg. Bd. 11, S. 224. — OPPENHEIM und LÖW: Klinische und experimentelle Studien zur Pathogenese der gonorrhoischen Epididymitis. Virchows Arch. f. pathol. Anat. u. Physiol. Bd. 182, S. 39. — OPPENHEIMER: Harnstauung und Blutdruck. Zeitschr. f. Urol. Bd. 18, S. 144. 1924. — PASCHKIS: Nierenfunktion und Prostatektomie. Wien. klin. Wochenschr. 1909. Nr. 20. — Zur Behandlung der überdehnten Blase bei Prostatahypertrophie. Wien. med. Wochenschr. 1920. Nr. 11. — PAYR: Diskussion Zentralbl. f. Chirurg. 1922. S. 1675. — PFLAUMER: Verhandl. d. dtsch. Ges. f. Urol. 6. Kongr. 1924 Berlin. — PRAETORIUS: Die Prostatectomia mediana. Zeitschrift f. Urol. Bd. 12, S. 41. 1918. — ROSENOW: Results of experimental studies on focal-infection and elective localisation. Med. clin. of North America (Mayo cl. Vol. 5,) p. 573. — SEIDEL: Ref. Zentralbl. f. Chirurg. 1922. S. 1676. — STAHL: Die Bedeutung der histologischen Blutuntersuchung bei chirurgischen Erkrankungen. 46. Chirurg.-Kongr. 1922. Bericht S. 358. — SWAN: The best tests for different types of cases. Lancet 202. Nr. 28, p. 893. — TANDLER und ZUCKERKANDL: Studien zur Anatomie und Klinik der Prostatahypertrophie. Berlin: Julius Springer 1922. — TENGWALL: Ref. Zentralbl. f. Chirurg. 1919. S. 937. — THOMPSON: The diseases of the prostate, their pathology and treatment. London 1861. — TILLGREN: Ref. Zentralbl. f. Chirurg. 1919. S. 937. — VALENTIN: Beiträge und Bemerkungen zur Prostatectomia transversalis suprapubica. Inaug.-Diss. Würzburg. Ref. Zentralbl. f. Chirurg. 1911. S. 399. — VEIL: Über Wesen der Polyurie bei Abflußerschwerung des Harnes durch Kompression im Bereiche der abführenden Harnwege. Bruns' Beitr. z. klin. Chirurg. Bd. 102, S. 365. — VOELCKER: Cystoskopische Skizzen des Blasenanteils der Prostata. Bruns' Beitr. z. klin. Chirurg. Bd. 72, S. 710. — WATSON: The statuts of the vesical sphincter after prostatectomy. Surg., gynecol. a. obstetr. June 1919. p. 569. — WEIL: Zit. nach AMBARD. — WILSON und MC GRATH: Surgical pathology of the prostate. Journ. of the Americ. med. assoc. Vol. 57, Nr. 20. Ref. Zentralbl. f. Chirurg. 1912. S. 515. — WINKLER: Zur Entstehung der Epididymitis non gonorrhoica. Zentralbl. f. Chirurg. 1923. S. 89. — ZUCKERKANDL: Aufgaben der Diagnose bei Hypertrophie der Prostata. Zeitschr. f. urol. Chirurg. Bd. 5, S. 135. — VAN ZWALENBERG: Zit. bei FOULDS. Journ. of urol. Vol. 5, Nr. 5, p. 453.

### Therapie der Prostatahypertrophie.

ALAPY: Die Prostatitis der cystostomierten Prostatiker. Arch. f. klin. Chirurg. Bd. 116, S. 642 und Zentralbl. f. Chirurg. 1921, S. 773. — ALBARRAN: Ann. des mal. org. gén.-urin. 1906. Nr. 19. — Operationslehre. Übersetzt v. GRUNERT. Fischer 1910. — ANDRÉ: De la prostatectomie secondaire a la cystostomie. Ann. des mal. des org. gen.-urin. Vol. 2, p. 1309. 1905. Ref. Zentralbl. f. Chirurg. 1905. S. 1278. — Rétrécissements et décentrements de l'uretre apres la prostatectomie. Journ. d'urol. Tome 21, p. 374. 1926. — AUDRY: De la prostatectomie perineale chez les cystostomies. Arch. prov. de chirurg. 1902. p. 6. — BARNEY: Observations on some cases of perineal prostatectomy. Boston med. a. surg. journ. Vol. 184, Nr. 6, p. 140. — BAYER: Bericht über weitere Beobachtungen von wirksamer Prostatadehnung bei Hypertrophie. Arch. f. klin. Chirurg. Bd. 95, Nr. 3. — BEER: Adenoma of the prostate. New York med. journ. a. med. record. Vol. 85, Nr. 11, p. 471. — BERNDT: Über die perineale Enukleation der Prostata. Münch. med. Wochenschr. 1914. S. 17. — BETHUNE: Suprapubic prostatectomy. With special reference to post operative suction drainage. Urol. a. cut. review. Vol. 25, Nr. 2, p. 71. — BIER: Unterbindung der Arteriae iliacae internae gegen Prostatahypertrophie. Wien. klin. Wochenschr. 1893, Nr. 32. Chirurg.-Kongr. 1897. — BISSELICK, VAN: Eine neue Methode zur Nachbehandlung der Prostatektomie. Zentralbl. f. Chirurg. 1914, S. 503. — BLUM: Über Indikationen, Technik, Vor- und Nachbehandlung der suprapubischen Prostatektomie. Zeitschr. f. urol. Chirurg. Bd. 15, S. 103. — Ist die Verjüngung nach der Prostatektomie als „STEINACH-Effekt" aufzufassen? Wien. med. Wochenschr. 1922. Nr. 1. — Zeitschr. f. urol. Chirurg. Bd. 5, S. 329. Wien. urol. Ges. — Rezidive nach der Prostatektomie. Zeitschr. f. urol. Chirurg. Bd. 5, S. 77. — BORCHERS: Technisches zur Prostatektomieoperation. Schweiz. med. Wochenschr. 1924. Nr. 37. — BORCHGREVINK: Ref. Zentralbl. f. Chirurg. 1916. S. 857 und 1919. S. 595. — BRAUN: Über die Behandlung der Urinverhaltung und eines gleichzeitig vorhandenen falschen Weges bei Prostatahypertrophie durch die Urethrotomia externa. Zentralbl. f. Chirurg. 1885. S. 793. — BRYAND: Prostatic hypertrophy and its relief by surgical measures. Virgin. med. Vol. 18, Nr. 21, p. 525. — BULL: Diskussion. Zentralbl. f. Chirurg. 1916. S. 859. — BURCKHARDT (SOCIN-BURCKHARDT): Die Verletzungen und Krankheiten der Prostata. Dtsch. Chirurg. Lief. 53, S. 20. — BURK: Zur idealen

Prostatektomie. Zentralbl. f. Chirurg. 1925. S. 114. — Buzi: La prostatectomia trans-vesicale nella cure dell'ipertrofia prostatica. Policlin. Vol. 20, p. 1285. — Calabrese: Emiprostatectomie verticale alla Ruggi. Gazz. d. osp. ed. clin. Nr. 142. 1911. — Carlier: La prostatectomie transvesicale en deux temps. Ann. des mal. des org. gen.-urin. 1907. Vol. 2, p. 1736 und Clinique (Bruxelles). Jg. 28, H. 24, p. 369. — Carraven und Lourdel: La lithiase vésicale dans le suites de la prostatectomie suspubienne. Journ. d'urol. Tome 14, Nr. 2, p. 111. — Casper: Die Behandlung der Prostatahypertrophie. Therapie d. Gegenw. 1912. Nr. 9. — Mittel und Wege, die Prostatektomie möglichst un-gefährlich zu gestalten. Zeitschr. f. Urol. Bd. 13, S. 493. — Cassuto: Policlin. Vol. 28, Nr. 36. — Cecil: One hundred consecutive perineal prostatectomies: A critical review. California state journ. of med. Vol. 19, Nr. 7, p. 287. — A new technic for performing perineal prostatectomy. Journ. of the Americ. med. assoc. Vol. 79, p. 1661. Ref. Zeitschr. f. urol. Chirurg. Bd. 14, S. 249. — Chetwood: Prostatectomy in two stages. Ann. of surg. 1906. Okt. — Coenen und Technau: Die Resultate der Prostatektomie. Bruns' Beitr. z. klin. Chirurg. Bd. 110, S. 442. — Colling: s. Herbst. — Crowell: A modification of Youngs perineal prostatectomy. Southern med. journ. Vol. 15, p. 45. — Cunningham: General principles involved in the prostatic problem. Boston med. a. surg. journ. Vol. 190, p. 6. Ref. Zeitschr. f. urol. Chirurg. Bd. 16, S. 245. — Darget: Quelques cas de rétrécisse-ment de l'orifice vesicale apres la prostatectomie. Journ. de med. de Bordeaux 1926. S. 255. Delbet: Sur un procèdè de prostatectomie perinéo-transuretrale. Bull. et mém. de la soc. de chirurg. 1903 et 1911. Tom. 37, Nr. 16. — Dialti: Appunti di tecnica sulla prostatectomia soprapubica. Policlinico, sez. chirurg. Jg. 20, Nr. 10, p. 449. — v. Dittel: Prostatectomia lateralis. Wien. klin. Wochenschr. 1890. — Dubs: Beiträge zur Chirurgie der Prostatahyper-trophie. Korresp.-Blatt d. Schweiz. Ärzte. 1919. S. 13. — Ekehorn: Zentralbl. f. Chirurg. 1916. S. 858. — Engelmann: Ein Beitrag zur Frage der operativen Behandlung der Pro-statahypertrophie. Dtsch. Zeitschr. f. Chirurg. Bd. 124, S. 116. — Escat: Technique de la prostatectomie transvesicale. Presse méd. Tome 28, Nr. 79, p. 781. — Fischer: Pathologie und Therapie der Prostatahypertrophie. Zentralbl. f. Chirurg. 1921. S. 19. Dtsch. Zeit-schrift f. Chirurg. Bd. 162, S. 34. — Neueres aus der Pathologie und Chirurgie der Prostata, zugleich Bemerkungen zur Steinachschen Verjüngungsmethode. Therap. Halbmonats-schrift. Bd. 920, S. 658. — Fischer, H.: Haemostasis in suprapubic prostatectomy be the method of the „lost tampon". Ann. of surg. Vol. 74, Nr. 6, p. 768. — Fischer und Orth: Die Chirurgie der Prostatektomie. Voelckersche Operationstechnik usw. Zeitschr. f. urol. Chirurg. Bd. 5, S. 232. — Floderus: Zentralbl. f. Chirurg. 1916, S. 859. — Forssel: Zentralbl. f. Chirurg. 1916. S. 860. — Fouqué: Contribution a l'étude de la prostatectomie hypogastrique. Thèse de Lyon. 1913. Nr. 101, p. 393. — Fournier: Cystostomie d'urgence et prostatectomie chez un prostatique calculeux. Rev. de chirurg. 1904. — Freuden-berg: Ein modifizierter Bottinischer Incisor. Zentralbl. f. Chirurg. 1897. Nr. 29. — Lokale Anwendung von Chlorcalcium zur Verhütung der gefahrdrohenden Blutungen bei der suprapubischen Prostatektomie. Berlin. klin. Wochenschr. 1919. S. 967. — Wie entstehen die Rezidive der Prostatahypertrophie nach der suprapubischen Prostatektomie? Zeitschr. f. urol. Chirurg. Bd. 16, S. 206. — Freyer: One thausend cases of total enucleation of the prostate for radical cure of en largement of that organ. Brit. med. journ. 1912. Nr. 10. A series of 236 cases of total enucleation of the prostate performed during the two yars 1911/12. Lancet Vol. 184, p. 1018. — Fromme: Zentralbl. f. Chirurg. 1922. S. 1679. — Fuller: The operative procedure in cancer of the prostate. Ann. of surg. 1912. Nov. — Fullerton: Note on a series of fifty fiwe cases of suprapubic prostatectomy. Brit. med. journ. Nr. 2420, p. 332, und Nr. 3139, p. 301. — Stenosis of the internal meatus after supra-pubic prostatectomy. Brit. med. journ. Vol. 1, p. 301. 1921. — Gardner: Difficulties encountered in prostatectomy. New York med. journ. a. med. record. Vol. 113, Nr. 13, p. 659. — Gayet: Quelques détails de technique de la prostatectomie en deux temps. Lyon. méd. Tome 131, Nr. 7, p. 281. — Genouville: Soc. franç. d'urol. seance 15. III. 1926. Diskussion. Journ. d'urol. Tome 21, p. 375. 1926. — Geraghty: A new method of perineal prostatectomy which insures more perfect functional results. Journ. of urol. Vol. 7, Nr. 5, p. 339. — Giuliani: Prostatectomies hypogastriques etc. Lyon. méd. 1913. Nr. 5, p. 223. — Gleason: Hypertrophie of the prostate. A discussion of the treatment. New York med. journ. Vol. 97, Nr. 20, p. 1019. — Goldberger: Zur Technik der Prostat-ectomia suprapub. Zeitschr. f. Urol. Bd. 7, S. 104. 1913. — Goldmann: Zur Behandlung der Prostatahypertrophie. Bruns' Beitr. z. klin. Chirurg. Bd. 31, S. 156; Zentralbl. f. Chirurg. 1912. S. 389. — Goldschmidt: Galvanokaustische Eingriffe in der Urethra. Berl. klin. Wochenschr. 1909. Nr. 14. — Gordon: The internal sphincter after prostat-ectomy. Surg., gynecol. a. obstetr. Vol. 22, p. 620. 1916. — Gosset et Proust: De la prostatectomie périnéale. Ann. des mal. d. org. gen.-urin. 1900. p. 35. — Grigorakis: Contribution à l'étude clinique de la prostatectomie hypogastrique, d'après 300 obser-vations. Presse méd. Tome 29, Nr. 36, p. 360. 1921. — Grunert: Der gegenwärtige Stand in der Therapie der Prostatahypertrophie. Zeitschr. f. urol. Chirurg. Bd. 1, S. 395. —

Perineale oder suprapubische Prostatektomie. Ergebn. d. Chirurg. u. Orthop. Bd. 15, S. 692.
Zur Prostatahypertrophie. Zentralbl. f. Chirurg. 1913. S. 1376. — Ein Prostataring-
messer für die suprapubische Prostatektomie. Zentralbl. f. Chirurg. 1913. S. 156. — GULEKE:
Zur Frage der Prostatektomie. Zeitschr. f. urol. Chirurg. Bd. 10, S. 219. — Verhandl.
d. Dtsch. Ges. f. Chirurg. 1922. S. 244. — GUTHRIE: On the anatomy and diseases of the
urinary organs. London 1836. — HABERER: Was leistet die Resektion der Vasa deferentia
bei Prostatahypertrophie. Med. Klinik 1921. S. 403. — HARDOUIN: Un cas d'obliteration
complète de l'urètre postérieur consecutive à une prostatectomie suspubienne. Bull. soc.
nat. de chir. 1925. p. 714. Ref. Surg., gynecol. a. obstetr. Vol. 42, Suppl., p. 219. 1926. —
HARET: Traitement de l'hypertrophie de la prostate par la radiothérapie. Arch. d'électr.
méd. 1913. Jg. 21, p. 362. — HARTERT: Eine einfache und sparsam arbeitende Vorrichtung
zum Absaugen von Körperflüssigkeiten. Zentralbl. f. Chirurg. 1914, S. 630. — HART-
MANN: Suprapubic prostatectomy; its technique and results. Urol. et cut. rev. Techn.
suppl. Vol. 1, Nr. 4, p. 317. — HENRY: Zit. n. WILDBOLZ. — HERBST: Some causes of paar
functional results following prostatectomy. Journ. of the Americ. med. assoc. Vol. 86/I.,
p. 93. 1926. — HERESCU: Über 200 Fälle von Prostatektomie. Med.-chirurg. Kongr. Bukarest
1914. Ref. Zentralbl. f. Chirurg. 1914. S. 1427. — HINMANN: The standardization of
prostatectomy with reference to the recent modifications of YOUNGS technic. Surg. clin.
of North America (San Francisco). Vol. 3, Nr. 3, p. 717. — HIRT: Ergebn. d. Chirurg. u.
Orthop. Bd. 1. — Über Prostatahypertrophie. Berlin. klin. Wochenschr. 1920. S. 326. —
v. HOFFMEISTER: Verhandl. d. Dtsch. Ges. f. Chirurg. 1922. S. 249. — v. HOFMANN: Unsere
Erfolge bei suprapub. Prostatektomie. Zeitschr. f. Urol. Bd. 14, S. 241. — v. HOLST: Diskussion. Zentralbl. f. Chirurg. 1916. S. 859. — HRYNTSCHAK: Operativ technic and after-
treatment of suprapubic prostatectomy. Urol. a. cut. review. Vol. 24, Nr. 8, p. 453. —
HUNT: Benign hypertrophy of the prostate. Lancet new. ser. Vol. 40, p. 267. — Complications of prostatectomy. Minnesota med. Vol. 4, p. 478 und Surgery of the prostate.
Minnesota med. p. 541. — v. ILLYES: Über einzelne Fragen zur Therapie der Prostatahypertrophie. Zeitschr. f. urol. Chirurg. Bd. 17, S. 229. — INGEBRISTEN: Zentralbl. f.
Chirurg. 1919, S. 938. — ISELIN: Soc. franç. d'urol. seance 18. I. 1926. Discussion. Journ.
d'urol. Tome 21, p. 160. 1926. — JABOULAY: Zit. nach v. FRISCH. — JANET: Rétrocisse-
ment et décentrement du col vesical. Journ. d'urol. Tome 21, p. 43. 1926. — JENCKEL: Zur
Technik der Prostatectomia suprapubica. Zentralbl. f. Chirurg. 1913. S. 1102. — JONK-
HEERE: Über suprapub. Prostatektomie. Vlaamsch geneesk. tijdschr. Jg. 2, Nr. 3, p. 58
und Nr. 4, p. 81. — JUDD: A review of 542 cases of prostatectomy. Ref. Zentralbl. f. Chirurg.
1911, S.1645. — Prostatectomy. Surg., gynecol. a. obstetr. Vol. 16, Nr. 4, p. 379. — JÜNG-
LING: Röntgenbehandlung chirurgischer Krankheiten. Leipzig: S. Hirzel 1924. — KALB:
Über suprasymphysäre Cystostomie. Dtsch. Zeitschr. f. Chirurg. Bd. 140, S. 195. —
KIEKIEWICZ: Operationstechnik der Prostatektomie. Polska gazeta lekarska. Jg. 1, S. 41. —
KIRSCHNER: Durch Röntgenbestrahlung geheilte Prostatahypertrophie. Dtsch. med.
Wochenschr. 1917. S. 30. — KLEIBER: Technische Verbesserungen der Nachbehandlung
nach Prostatektomie. Zeitschr. f. urol. Chirurg. Bd. 10, S. 156. — KLEINSCHMIDT: Chirurg.
Kongr. 1922. S. 246. — KLIKA: Ref. Zeitschr. f. urol. Chirurg. Bd. 11, S. 407. — KRAEMER:
Behandlung der Prostatahypertrophie durch Prostatadehnung. Münch. med. Wochen-
schrift 1912. Nr. 3. — KREUTER: Dauerresultate der suprapubischen Prostatektomie.
Münch. med. Wochenschr. 1913. S. 1684. — Zur perineale Enukleation der Prostata.
Münch. med. Wochenschr. 1914. S. 189. — KÜCHLER: Über Prostatavergrößerungen.
Deutsche Klinik. 1866. — KÜMMELL: Die Enukleation der Prostata. Arch. f. klin. Chirurg.
Bd. 82, H. 4 und 36. — Kongr. d. Dtsch. Ges. f. Chir. 1907. — Zur Frage der Prostatektomie. Verhandl. d. Dtsch. Ges. f. Chirurg. 1922. S. 247. — Die zweizeitige Prostatektomie zur Heilung der schwersten Formen der Prostatahypertrophie mit Niereninsuffizienz. Berlin. klin. Wochenschr. 1920. S. 485. — Zur zweizeitigen Prostatektomie. Verhandl. d. Dtsch. Ges. f. Chirurg. 1920. — KULENKAMPFF: Über Prostatahypertrophie und
die Prostatektomie nach WILMS. Dtsch. med. Wochenschr. 1914. S. 434. — LANZ: Zweizeitige Prostatektomie unter Lokalanästhesie. Dtsch. med. Wochenschr. 1908. S. 965. —
LÄWEN: Über kombinierte Prostatektomie. Bruns' Beitr. z. klin. Chirurg. Bd. 126, S. 445. —
LEGUEU: Nutzen der Anwendung der Harnstoffsekretionskonstante bei den Prostatikern.
Berlin. klin. Wochenschr. 38. S. 1913. — Les énergies physiques et intellectuelles après
la prostatéctomie. Bull. méd. Tome 27, Nr. 33, p. 387. — La prostatectomie en deux temps.
Clinique. Tome 8, p. 162. — LEGUEU, GARCIN et DECOURT: Le traitement préventif des
hémorrhagies prostatiques par l'hypercoagulabilité provoquée du sang. Journ. d'urol.
Tome 17, Nr. 5, p. 421. — LEGUEU und PAPIN: Les canaux ejaculateurs dans l'hypertrophie prostatique et les functions sexuelles après la prostatectomie. Ann. des mal.
d. org. gén.-urin. Tome 29, p. 1911. — LESI: La prostatotomia elettrogalvanica a cielo
aperto. Riv. osp. Tome 11, Nr. 8, p. 176 e Tome 37, Nr. 29, p. 679. — v. LICHTEN-
BERG: Straßburger med. Zeitschr. 1914. S. 73. — LICHTENSTERN: Anatomische und
klinische Untersuchungen über das Verhalten der Ductus ejaculatorii nach der supra-

pubischen Prostatektomie. Zeitschr. f. urol. Chirurg. Bd. 12, S. 32. — Lidski: Zur operativen Technik der Entfernung der hypertrophischen Prostata. Med. Myssl. Nr. 6/8, p. 248. Ref. Zeitschr. f. urol. Chirurg. Bd. 14, S. 104. — Liebig: Ergebnisse der Prostatektomie. Inaug.-Diss. Breslau 1922. — Die Prostatahypertrophie. Ergebnisse der letzten 10 Jahre. Zeitschr. f. Urol. Bd. 17, S. 593. 1923. — Lilienthal: Suprapubic prostatectomy in two stages. New York med. journ. 1910. — Prostatectomy in a general surgical practice. Ann. of surg. Vol. 59, Nr. 3, p. 373. — Liskumowitsch: Beiträge zur perinealen Prostatektomie nach Wilms. Russki Wratsch 1909, Nr. 12. (Zentralbl. f. Chirurg. 1910. S. 168.) — Lowsley: Surgical pathology of the human prostate gland. Ann. of surg. 1918. Nr. 4. — Lüthi: 11 suprapubische Prostatektomien. Korresp.-Blatt f. Schweiz. Ärzte 1914. S. 25. — Luys: A propos du forage de la prostate. Bull. méd. Tome 35, p. 562. — Results of forage of the prostate. Urol. a. cut. review Vol. 25, p. 76. — Lynn: Zentralbl. f. Chirurg. 1910, S. 535, französ. Chirurg.-Kongr. 1909. — Mac Arthur: Concerning suprapubic prostatectomy. Surg., gynecol. a. obstetr. 1910. April. — Mac Gill: On suprapubic prostatectomy, with three cases in which the operation was succesfully performed for chronic prostatatic hypertrophy. Brit. med. journ. Vol. 2, p. 1104. 1887. — Maier, Otto: Der inguinale Blasenschnitt. Zentralbl. f. Chirurg. 1923. S. 1817. — Inguinale extravesicale Prostatektomie. Arch. f. klin. Chirurg. Bd. 312, S. 296. — Maring: Über die radikale suprapubische Prostataoperation in zwei Zeiten. Inaug.-Diss. Freiburg 1917. — Marion: Un cas de mort par embolie gazeuse au cours d'une prostatectomie. Journ. d'urol. Tome 3, p. 47. — Instrument pour la section du diaphragme intervesico-prostatique après la prostatectomie. Journ. d'urol. Tome 21, p. 272. 1926. — Soc. franç. d'urol. séance 21. XII. 1925. Disc. Journ. d'urol. Tome 21, p. 44. 1926. — Marsan: La prostatectomie en deux temps. Paris méd. Vol. 11, Nr. 32, p. 120. — Martini: Instrument zur Incision der Blasenschleimhaut bei Prostatektomie. Kongr. d. ital. urol. Ges. 1922. Zeitschr. f. urol. Chirurg. Bd. 11, S. 222. — Massa: Die Anästhesie bei der Prostatektomie. Rev. española de urol. y de dermatol. Tome 22, Nr. 260, p. 432. — Mastro-simone: Die Prostatahypertrophie. Semana med. Tome 28, Nr. 16, p. 445. — Mehliss: Prostatahypertrophie und ihre Behandlung. Münch. med. Wochenschr. 1918. S. 483. — Merkens: Bemerkung zum Artikel betr. Prostatectomia mediana von Oehler. Zentralbl. f. Chirurg. 1922. S. 1222. — Mermingas: Ein neuer Weg zur Harnblase. Zentralbl. f. Chir. 1923, S. 558. — Mertens: Die ideale Prostatektomie. Zentralbl. f. Chirurg. 1922. S. 1141. — Michon: Les décentrements et rétrecissements de l'urètre profond conse-cutifs à la prostatectomie. Journ. d'urol. Tome 21, p. 528. 1926. — Milano: Ricerche sull' assistenze di un siere prostatotossico e contributo alla struttura della prostata. Gazz. internaz. med.-chirurg. Vol. 1913, Nr. 35, p. 817. — Monzardo: Contributo allo studio dell' ipertrofia prostatica et della sua cura radicale. Rif. med. Vol. 29, Nr. 5, p. 1378. — Moore: Prostatectomy; with special reference to the sequels; Surg., gynecol. a. obstetr. Vol. 16, Nr. 6, p. 618. — Moskowicz: Behandlung der Prostatahypertrophie mit Röntgen-strahlen. Wien. klin. Wochenschr. 1905. Nr. 14. — Moskowicz und Stegmann: Die Behandlung der Prostatahypertrophie mit Röntgenstrahlen. Münch. med. Wochenschr. 1905, Nr. 29. — Müller: Zur Technik der suprapubischen Prostatektomie. Zentralbl. f. Chirurg. 1924. S. 346. — Necker: Fall von sog. kleiner Hypertrophie der Prostata. Wien. klin. Wochenschr. 1918. S. 343. — Neugebauer: Bemerkungen zum Artikel betreffs Prostatectomia mediana von W. Merkens: Zentralbl. f. Chirurg. 1922. S. 1892. — Nico-lich: Sur un cas de mort par embolie gazeuse à la suite d'une injection d'air dans la vessie. Journ. d'urol. Tome 3, p. 1. — Noguès: Soc. franç. d'urol. séance 15. III. 1926, Disc. Journ. d'urol. Tome 21, p. 377. 1926. — Ochsner: Importants points relating to the surgical treatment of prostatic hypertrophy. Ann. of surg. Vol. 5. — Oehler: Zur Prostatectomia mediana. Zentralbl. f. Chirurg. 1922. S. 540. — Oppenheimer: 40 suprapub. Prostat-ektomien ohne Todesfall. Münch. med. Wochenschr. Jg. 67, S. 1409. — Die Strahlen-behandlung der Prostatahypertrophie. Münch. med. Wochenschr. 1920. S. 840. — Die operative Behandlung der Prostatahypertrophie. Dtsch. med. Wochenschr. 1921. S. 417. — 80 suprapubische Prostatektomien mit einem Todesfall. Klin. Wochenschr. 1923. S. 496. — Orth: Ischiorectale oder suprapubische Prostatektomie? Zeitschr. f. urol. Chirurg. Bd. 5, S. 101. — Weitere Erfahrungen über die ischiorectale Prostatektomie. Zentralbl. f. Chirurg. 1921. S. 1884. — Papin: Les cicatrices vicieuses après la prostat-ectomie suspubienne. Journ. d'urol. Tome 21, p. 156. 1926. — Pauchet: Ref. Zentralbl. f. Chirurg. 1914. S. 1293. — Payr: Zentralbl. f. Chirurg. 1922. S. 1675 (Verein mitteld. Chirurgen). — Pels-Leusden: Über die Steinachsche Verjüngungsoperation. Zentralbl. f. Chirurg. 1920. S. 1130. — Verhandl. d. Dtsch. Ges. f. Chirurg. 1922. S. 248. — Perrier: Ref. Zentralbl. f. Chirurg. 1912. S. 1382. — Peters: Die Indikationsstellung für die Prostatektomie an der Garrèschen Klinik. Zeitschr. f. ärztl. Fortbild. Jg. 20, Nr. 1, S. 15. — Pilcher: Transvesical prostatectomy in two stages. Ann. of surg. Vol. 59, Nr. 4, p. 500. — Pillet: Soc. franç. d'urol. Journ. d'urol. Tome 21, p. 45. 1926. — Pleschner: Unsere Erfahrungen über Prostatektomie. Zeitschr. f. urol. Chirurg. Bd. 2, S. 509. — Prostatektomie. Zentralbl. f. Chirurg. 1922. S. 1457. — POLKEY: Incomplete late results after suprapubic prostatectomy. Urol. a. cut. review. 1926. p. 65. — PONCET: Cystostomie suspubienne dans les rétentions prostatiques. Ann. des mal. d. org. gén.-urin. 1889. p. 368. — POUSSON: L'hypertrophie de la prostate; maladie générale. Résultats éloignés des différentes méthodes opératoires de cure radicale de l'hypertrophie de la prostate. Journ. d'urol. Tome 10, Nr. 4, p. 281. Bull. méd. Tome 35, Nr. 30, p. 595. — Les Resultates éloignés de la prostatectomie. Journ. d'urol. 1920. p. 281 (mit Aussprache). — PRAETORIUS: Prostatectomia mediana. Zeitschr. f. Urol. Bd. 12. 1918. — Zur Technik der medianen Prostatektomie. Münch. med. Wochenschr. 1919. S. 272. — Die Entfernung der vergrößerten Vorsteherdrüse von der Harnröhre aus. Zeitschr. f. Urol. Bd. 14, S. 381. 1920. — RATHBUN: Notes on suprapubic prostatectomy based on an analysis of 100 consecutive cases. Journ. of urol. Vol. 10, Nr. 6, p. 415. — REYNARD: Quand feut-il opérer un prostatique. Prov. méd. 1911. Nr. 17. — RIEDEL: Über die Excochleatio prostatae. Dtsch. med. Wochenschr. 1903. Nr. 44. — RIETZ: Zur Indikationsstellung bei der Prostatektomie. Hygiea Vol. 81, Nr. 20, p. 837. — RINGEL: Zur Klinik der Prostatahypertrophie. Dtsch. Zeitschr. f. Chirurg. Bd. 158, S. 266. — RINGLEB: Die Entfernung der vergrößerten Vorsteherdrüse von der Harnröhre aus. Arch. f. klin. Chirurg. Bd. 112, S. 247 und Zeitschrift f. Urol. 1919. S. 498. — ROCHET: Traité de la dysurie senile et de ses diverses complications. Paris 1899. — ROCHET et DURAND: Cystotomie et Cystostomie périnéale, drainage directe du bas-fond vesical par le périnée. Arch. prov. de Chirurg. 1896. — ROEDELIUS: Zur Nachbehandlung der suprapub. Prostatektomie. Zeitschr. f. urol. Chirurg. Bd. 10, S. 353. — ROELLO: I limiti di operabilita dei prostatici col metodo FREYER. Arch. ital. di chirurg. Vol. 5, p. 289. — ROTHSCHILD: Über „Juvenin". Therap. d. Gegenw. 1924. S. 48. — ROVSING: Die Behandlung der Prostatahypertrophie. Arch. f. klin. Chirurg. Bd. 68, S. 934. — Diskussion. Zentralbl. f. Chirurg. 1916. S. 859. — RUBRITIUS: Technik der Prostatektomie. Prag. med. Wochenschr. 1913. S. 92. — Zur Technik der Prostatektomie. Zeitschr. f. urol. Chirurg. Bd. 5, S. 333. — Zur zweizeitigen Prostatektomie. Zeitschr. f. urol. Chirurg. Bd. 7, S. 109. — Die chirurgische Behandlung der Prostatahypertrophie. Zeitschr. f. urol. Chirurg. Bd. 13, S. 35. — Zur Technik der Prostatektomie. Verhandl. d. Dtsch. Ges. f. Urol. 1924. S. 206. — RUGGI: Ancora della emiprostatectomia verticale. Gazz. d. osp. e. d. clin. 1912. Nr. 6. — RYDGIIER: Zur Behandlung der Prostatahypertrophie. Zentralbl. f. Chirurg. 1900. S. 1008. — Die intrakapsuläre Prostataresektion als Normalverfahren bei Prostatahypertrophie. Zentralbl. f. Chirurg. 1902. — Zur intrakapsulären Prostataresektion bei Prostatahypertrophie. Zentralbl. f. Chirurg. 1904. S. 1. — SALVINI: Résultats immédiats et éloignés de la prostatectomie suspubienne chez 180 malades opérés de 1921 à 1924. Journ. d'urol. Tome 20, p. 105. 1925. — SCHAEDEL: Zur Technik der suprapub. Prostatektomie. Zentralbl. f. Chirurg. 1920. S. 571. — SCHLOFFER: Zur Technik der suprapub. Prostatektomie und ihre Nachbehandlung. Prag. med. Wochenschrift 1913. S. 532. — SCHOLKOFF: Über Prostatektomie. Russ. Chirurg. Bd. 35, S. 267. SCHOPF: Punctio vesicae abdominalis lateralis obliqua mit Muskel- und Ventilverschluß. Wien. klin. Wochenschr. 1895. — SCHWARZWALD: Ergebnisse der Prostatektomie der Abt. ZUCKERKANDL. Wien. klin. Wochenschr. 1920. S. 808. — SCHWENK: Zur Behandlung der Prostatahypertrophie. Zeitschr. f. ärztl. Fortbild. 1911. Nr. 4. — SELLEI: Versuche mit Prostatacytotoxin. Zeitschr. f. Urol. Bd. 6, H. 2. 1913. — SIMONS: s. HERBST. — SMOLER: Zur chirurgischen Behandlung der Prostatahypertrophie. Prag. med. Wochenschrift. 1911. Nr. 47. — SQUIER: Vital statistic of prostatectomy. Surg., gynecol. a. obstetr. Vol. 17, H. 4, p. 433. — The merits of suprapubic prostatectomy, Surg., gynecol a. obstetr. Vol. 13, p. 3. — STEINER: Über Prostatektomie wegen Prostatahypertrophie. Zeitschr. f. Urol. Bd. 8, S. 143. 1914. — STERN: X-ray of hypertrophy of the prostate. Americ. journ. of roentgenol. Vol. 8, Nr. 6, p. 292. — VAN STOCKUM: Suprapubische extravesicale Prostatektomie. Zentralbl. f. Chirurg. 1910. S. 536. (22. französ. Chirurg.-Kongr.) — SUTER: Die Resultate der suprapub. Prostatektomie. Schweiz. Korresp.-Blatt 1917. S. 122. Erfahrungen über suprapub. Prostatektomie. Dtsch. med. Wochenschr. Bd. 43, S. 1343. 1917. — Prostatektomien. Klin. Wochenschr. Bd. 1, S. 1232. — Die Dauerspülung der Blase nach Prostatektomie. Zeitschr. f. Urol. Bd. 16, S. 449. 1922. — TANDLER und ZUCKERKANDL: Studien zur Anatomie und Klinik der Prostatahypertrophie. Berlin: Julius Springer 1922. — TENGWALL: Ref. Zentralbl. f. Chirurg. 1916. S. 858. Diskussion. — Über die Bedeutung der Nierenfunktionsprobe. Zentralbl. f. Chirurg. 1919. S. 937. — THELEN: Diagnostik und Therapie der Prostatahypertrophie. Berlin. klin. Wochenschr. 1913. S. 726. Zur Indikationsstellung der suprapub. Prostatektomie. Zeitschr. f. Urol. Bd. 8, S. 131. — THOMPSON, R.: Med. rec. Tome 101, Nr. 1, p. 36. — THOMSON-WALKER: Views on prostatectomy. Canad med. assoc. journ. Vol. 14, p. 787. — The surgery of the prostate. Brit. med. journ. Vol. 3242. — An address en some problems of prostatectomy prostatique. Brit. med. journ. Vol. 3239. p. 133. — The prevention of urinary obstruction after prostatectomy. Proc. of the roy. soc. of med. 1921, urol. sect. Vol. 14, p. 43 und Lancet 1921. Vol. 200, p. 1008. — TILLGREN: Ref. Zentralbl. f. Chirurg. 1919. S. 937. — VAUTRIN: Du traitement moderne de l'hypertrophie prostatique. Ann. des mal. d. org. gén.-urin. 1896. p. 208. — Veil: Bruns' Beitr. z. klin. Chirurg. Bd. 102, S. 365. — Verhoogen: Über den perinealen Lappenschnitt bei Prostataoperationen. Zentralbl. f. d. Krankh. d. Harn- u. Sexualorg. 1896. S. 16 u. 82. — Viannay, Gayet et Bonneau: Sept nouveaux cas de suture précoce de la vessie après la prostatectomie sus-pubienne. Presse méd. Jg. 30, Nr. 84, p. 915. — Vignard: De la prostatotomie et de la prostatectomie et en particulier de leurs indications. Thèse de Paris 1890. — Voelcker: Konservative Enukleation der hypertrophischen Prostata auf pararectalem Wege in Bauchlage. Bruns' Beitr. z. klin. Chirurg. Bd. 72, S. 687. — Die Prostatektomie als gut übersichtliche Operation. Zeit- schrift f. urol. Chirurg. Bd. 4, S. 253. — 44. Kongr. d. Dtsch. Ges. f. Chirurg. — Zur chirur- gischen Behandlung der Prostatahypertrophie. Zentralbl. f. Chirurg. 1922. S. 1672. — Die Prostatahypertrophie. Dtsch. med. Wochenschr. 1923, S. 271 u. S. 315. — In Voelcker und Wossidlo: Urolog. Operationslehre. Thieme 1924. — Versuche, biologische An- schauungen in der Praxis zu verwerten. Verhandl. d. Dtsch. Ges. f. Chirurg. 1925. S. 42. — Zur Behandlung der Harnröhrenmastdarmfistel. Zeitschr. f. Urol. Bd. 18, S. 514. — Volkmann: Über die sog. Prostatahypertrophie. Fortschr. d. Med. Jg. 37, Nr. 21, S. 645. — Wagner: Zur Technik der späten zweizeitigen Prostatektomie. Zentralbl. f. Chirurg. 1922. S. 194. — Wallace: Glasgow med. journ. 1909. Januar. — Edinbourgh med. journ. new. ser. Vol. 28, p. 1. — Wendel: Zentralbl. f. Chirurg. 1922. S. 1672. — Werther: Über Prostata- hypertrophie und Prostataatrophie. Zentralbl. f. Chirurg. 1913. S. 1374. — Wessel: Dis- kussion. Zentralbl. f. Chirurg. 1916. S. 859. — White: Urol. a. cut. review. Vol. 24, Nr. 6, p. 315. — Wiener: Suprapubic prostatectomy in two stages. Ann. of surg. 1915. Nr. 4. — Wildbolz: Die operative Behandlung der Prostatahypertrophie. Schweiz. Korresp.-Blatt 1914. Jg. 44, S. 705. — Über Dauererfolge der perinealen Prostatektomie. Zeitschr. f. urol. Chirurg. Bd. 2. — Wilms: Neue Methode der Prostatachirurgie. Verhandl. d. Dtsch. Ges. f. Chirurg. 1908. S. 253. — Ein Jahr Prostatachirurgie. Med. Klinik 1913. S. 619 und Dtsch. Zeitschr. f. Chirurg. Bd. 93. — Perineale Prostatektomie mit lateraler Incision. Dtsch. Zeitschr. f. Chirurg. Bd. 104, S. 144 und Münch. med. Wochenschr. 1912. Nr. 47. — Wishard: Pre- ond post-operative treatment of prostatectomy. Lancet clin. Vol. 109, Nr. 10, p. 258. — The use of the cautery on the prostate through a perineal opening. Journ. of cut. and gen.-urin. dis. 1902. p. 245. — Witzel: Zentralbl. f. Chirurg. 1891. Nr. 32. — Wossidlo: Betrachtungen über die Operationstechnik und die Nach- behandlung der Prostatectomia suprapubica. Wien. med. Wochenschr. 1911. S. 37. — Wulff: Zur Diagnose und Behandlung der Prostatahypertrophie. Münch. med. Wochen- schrift 1913. S. 1230 u. 1406. — Zur Technik der Prostatektomie. Zeitschr. f. urol. Chirurg. Bd. 10, S. 140. — Young, H. H.: A new procedure (punch operation) for small prostatic bars and contracture of the prostatic orific. Journ. of the Americ. med. assoc. Vol. 60, Nr. 4. 1913. — The technic of prostatectomy and its relation to mortality. Journ. of the Americ. med. assoc. Vol. 78, Nr. 13, p. 933. — Prostatektomie, Vorbehandlung, operative Technik, Nachbehandlung. Surg., gynecol. a. obstetr. Vol. 36, Nr. 5, p. 589. — Über konservative perineale Prostatektomie. Monatsber. f. Urol. 9, H. 5/6. 1904. — Zuckerkandl: Die perineale Bloßlegung der Prostata und der hinteren Blasenwand. Wien. med. Presse 1889. Nr. 19. — Über die Totalexstirpation der hypertrophischen Prostata. Wien. klin. Wochenschr. 1907. S. 1198. — Zur Prostatektomie nach Wilms. Wien. klin. Wochenschr. 1912. S. 1944. — Über die Anwendung von Fadenzügeln (Hartert, Claessen) bei der Prostatektomie. Zentralbl. f. Chirurg. 1920. S. 616. — Bemerkungen zu der Arbeit von Kondoleon: Vergrößerung der Brustdrüse nach Prostatektomie. Zen- tralbl. f. Chirurg. 1920. S. 1513. — Rezidive nach Prostatektomie. Zeitschr. f. urol. Chirurg. Bd. 5, S. 113. — Über die Diagnose der Prostatahypertrophie. Zeitschr. f. urol. Chirurg. Bd. 5, S. 329. — Aufgaben der Diagnose bei Hypertrophie der Prostata. Zeitschr. f. urol. Chirurg. Bd. 5, S. 135. — Totalexstirpation der hypertrophierten Prostata. Wien. klin. Wochenschr. 1903. Nr. 15.

## Neubildungen der Prostata.

André: Un cas de kyste de la prostata. Journ. d'urol. Tome 23, Nr. 1, p. 30. — Barringer: Malignant growths of the prostate and bladder. Med. journ. a. med. record. Vol. 119, p. 12, 158. — Bettoni: Über einen eigenartigen Fall von Sarkom der Prostata. Zeitschr. f. Urol. Bd. 17, S. 106. 1923. — Billroth: Carcinom der Prostata. Arch. f. klin. Chirurg. Bd. 10, S. 548. — Blatt: Leukosarkomatose der Beckenlymphdrüsen unter dem Bilde eines Prostatatumors. Zeitschr. f. urol. Chirurg. Bd. 14, S. 215. — Bugbee, Henry G.: Leiomyoma of the prostate. Journ. of Urol. Vol. 16, Nr. 1. 1926. — Bumpus: Röntgen rays and radium in the diagnosis and treatment of carcinoma of the prostate. Americ. journ. of roentgenol. Vol. 9, Nr. 5, p. 269. — Cancer of the prostate. Surg., gynecol. a. obstetr. Vol. 35, Nr. 2, p. 177. — Carcinoma of the prostate. Surg., gynecol. a. obstetr. Vol. 43, Nr. 2. — Damski: Großes Prostatamyom ohne Erscheinungen des Prostatis- mus. Zeitschr. f. urol. Chirurg. Bd. 16, S. 47. — Freyer: An adress on cancer of the prostate. Lancet. Vol. 2, Nr. 24, p. 1680. — Cancer of the prostate. Lancet 1913, Vol. 12 und Arch. internat. de chirurg. Vol. 6, Nr. 4. — GAYET: Traitement operatoire du cancer de la prostate. Lyon chirurg. Tome 8, p. 53. 1912. — GERAGHTY: Treatment of malignant diseases of the prostate and bladder. Journ. of urol. Vol. 7, p. 33. — GREENBERG, GEZA: Cysts of the prostate and an unusual case simulating vesical calculus. Med. journ. a. record. Vol. 119, Nr. 2, p. 118. — HERBST und THOMPSON: Cacrinoma of the prostate. Journ. of the Americ. med. assoc. Vol. 79, Nr. 20, p. 1654. — HOCHENEGG: Die sakrale Operationsmethode in der Gynäkologie. Wien. klin. Wochenschr. 1889. Nr. 9. — KEYES, EDWARD L.: Cases of retention of urine due to posterior urethral valse and cyst of prostate. Journ. of urol. Vol. 14, Nr. 5, p. 553. — LEXER: Verhandl. d. dtsch. Ges. f. Chirurg. 1905. — NAEGELI: Ein Fibrom der Prostata. Bruns' Beiträge z. klin. Chirurg. Bd. 110, S. 464. — NEUBER: Über Prostatacarcinome. Zeitschr. f. urol. Chirurg. Bd. 2, S. 405. — PASCHKIS und TITTINGER: Radiumbehandlung eines Prostatasarkoms. Wien. klin. Wochenschr. 1910. Nr. 48. — PLESCHNER: Ein Fall von Prostatasarkom. Wien. klin. Wochenschr. 1912. S. 565. — RUBRITIUS: Das Prostatacarcinom in „die Krebskrankheit", ein Zyklus von Vorträgen. Wien: Julius Springer 1925. — Die chirurgische Behandlung des Prostatacarcinoms. Wien. med. Wochenschr. 1921. Nr. 39/40. — STERN und SYDNEY: Sarcoma of the prostate. Ref. Zeitschr. f. urol. Chirurg. Bd. 8, S. 569. — SLUYS et VAN DEN BRANDEN: Traitement du cancer de la prostate par la curiepuncture. Journ. de radiol. et d'électrol. Tome 11, Nr. 6, p. 382. — TOWSEND: Sarcoma of the prostate. Ref. Zeitschr. f. urol. Chirurg. Bd. 9, S. 270. — VIGNOLO: Ref. Hildebr. Jahresber. 1905. S. 1120. — VOELCKER in VOELCKER-WOSSIDLO: Urol. Operationslehre. Thieme 1924. — WESSON, MILEY B.: Cysts of the prostate and urethra. Jorn. of urol. Vol. 13, Nr. 6, p. 605. — WIESINGER: Zentralbl. f. Chirurg. 1910. S. 574. WILLAN: Carcinoma of the prostate. Brit. med. journ. 1913. Nr. 2741, p. 60. — YOUNG, H. H.: Diagnose und Behandlung der Frühstadien maligner Erkrankungen der Prostata. Zeitschr. f. urol. Chirurg. Bd. 2, S. 436. — Cancer of the prostate. Ann. of surg. 1910. Dez. — ZUCKERKANDL: Die perineale Freilegung der Prostata und der hinteren Blasenwand. Wien. med. Presse. 1889. Nr. 21.

## Steinbildung in der Prostata.

BELFRAGE: Fall von Prostatastein. Hygiea. 1912. Nr. 10. — GALLO: Prostatasteine. Ref. in Zeitschr. f. urol. Chirurg. Bd. 13, S. 372. — GLAESEL: Calculi prostatici veri. Zeitschrift f. urol. Chirurg. Bd. 2, S. 353. — NAUMANN: Über Prostatasteine. Hygiea. 1912. Nr. 10. — SCALONE: Ritenzione vesicale completa da calcolosi prostatica occulta. Policlinico, sez. prat. Vol. 22, p. 8. 1915. — SUTER: Zur Kasuistik der Prostatakonkremente. Zeitschr. f. Urol. Bd. 8, H. 11. — DE WITT STETTEN: Calculous cast of prostate. Ann. of surg. Vol. 77, Nr. 3, p. 381.

## Prostatismus.

BACHRACH: Blasenklappe bei einem 7jährigen Knaben. Wien. klin. Wochenschr. 1912. Nr. 17. — BARTH: Prostataatrophie. Arch. f. klin. Chirurg. Bd. 95, S. 523. — BLANC: A propos de la barre interureterale. Journ. d'urol. Tome 16, Nr. 4, p. 274. Ref. Zeitschrift f. urol. Chirurg. Bd. 15, S. 249. — CAESAR: Vier Fälle von Prostataatrophie. Zeitschrift f. Urol. Bd. 7, S. 615. 1913. — CHETWOOD: Prostatisme without enlargement of the prostate. Ann. of surg. 1905, S. 497. — CHOLZOFF: Chronische Contractur des Blasenhalses. Fol. urol. Bd. 4. — DATYNER: Operative Behandlung der Prostataatrophie. Zeitschrift f. Urol. Bd. 8, S. 182. 1914. — DELEFOSSE: Contracture du col de la vessie. Paris 1879. — DUBS: Stenosierende Atrophie der Prostata. Bruns' Beitr. z. klin. Chirurg. Bd. 90, S. 2. — EIGENBRODT: Ein Fall von Blasenhalsklappe. Bruns' Beitr. z. klin. Chirurg. Bd. 8, S. 123. 1892. — ENGLISCH: Kleinheit der Vorsteherdrüse. Zeitschr. f. Heilk., Abt. Chirurg. Bd. 22, S. 307. — FULLER: Chronic contraction of the vesical neck. Americ. journ. med. sc. 1897. p. 440. — GROSSGLIK: Blasen-Insuffizienz infolge Prostataatrophie. Zeitschr. f. Urol. Bd. 6, S. 337. 1912. — GUTHRIE: Anatomy and diseases of the neck of the bladder. London 1832. — HEISS: Über den Sphincter vesicae internus. Arch. f. Anat. u. Physiol. Anat. Abt. 1915. S. 367. — KEYES: Retention vesicale. Congr. internat. d'urol. 1908. p. 342. — KÜMMELL: Prostataatrophie. Dtsch. med. Wochenschr. 1912. Nr. 33. — MERCIER: Zit. nach SOCIN und BURCKHARDT. — MONOD: Progr. méd. 1880. p. 518. — MÜLLER: Prostataatrophie. Korresp.-Blatt d. Schweiz. Ärzte. 1914. S. 897. — PETERFI: Die Muskulatur der Harnblase. Anat. Hefte 50, 1914. — POPPERT: Zit. nach ENGLISCH. — POSNER: Beitrag zur Chirurgie der Prostataatrophie. Zeitschr. f. Urol. 1913. S. 277. — RANDALL: Prostatisme sans prostate. New York med. journ. 1915. Dez. — RITTER: Prostatahypertrophie bei kleiner Prostata (sogenannte Prostataatrophie). Dtsch. Zeitschr. f. Chirurg. Bd. 147, S. 180. — ROST: Harnverhaltung bei Kindern ohne mechanisches Hindernis. Münch. med. Wochenschr. 1918. Nr. 14. — RUBRITIUS: Ein Fall von Harnretention auf tabischer Grundlage, durch Sphincterotomie geheilt. Wien. klin. Wochenschr. 1920. Nr. 31. Durch dauernden Sphincterkrampf bedingte Retentionen und ihre Behandlung. Verhandl. d. dtsch. Ges. f. Urol. Kongr. 1921. — Zur Frage der idiopathischen Sphincterhypertonie als Ursache von chronischen Harnverhaltungen. Zeitschr. f. Urol. Bd. 17, S. 522. 1923. — Über die Pathogenese der Harnverhaltungen prostatischer und nicht prostatischer Natur. Wien. klin. Wochenschr. 1926, Nr. 40. — Thompson: Diseases of the Prostate. London 1883. p. 137. — Vidal: Ann. de chirurg. 1841. — Li Virghi: Du mechanisme de la retention chronique des prostatiques. Journ. d'urol. Tome 2, p. 6. 1921. — Wesson: Anat., embryol. and physiol. studies of the trigone and neck of the bladder. Tr. of Urology. Vol. 4, Nr. 3. June 1920. — Wilms: Dauerspasmus an Pylorus, Cardia, Sphincter der Blase und des Mastdarmes. Dtsch. Zeitschr. f. Chirurg. Bd. 144. S. 67. — Young: A new procedure (punch operation) for small prostatic bars and contracture of the prostatic orific. Journ. of the Americ. med. assoc. Vol. 60, Nr. 4. 1913. — Young and Wesson: The Anatomy and Surgery of the Trigon. Arch. of surg. July 1921. Vol. 3. — Zuckerkandl: Verhandl. d. dtsch. Ges. f. Urol. 1913. Berlin. S. 156.

# Die Erkrankungen des Hodens, des Samenstranges und der Scheidenhäute.

Von

E. WEHNER - Köln a. Rh.

Mit 34 Abbildungen.

## I. Anatomische Vorbemerkungen.

Die *männlichen Keimdrüsen*, welche ursprünglich zu beiden Seiten der ersten zwei Lendenwirbel am oberen medialen Ende der Urniere liegen, erfahren während des *embryonalen Lebens* eine Ortsveränderung, indem sie in das Scrotum herabsteigen. Dieser Ortswechsel wird als *Descensus testis* bezeichnet. Am Ende des 3. bis zum 6. Monat findet sich der Hoden an der Innenfläche der vorderen Bauchwand dicht am inneren Leistenring. Etwa vom Beginn des 7. Monats an bis zur Geburt steigt der Hoden durch den Leistenkanal in die Scrotalanlage, wo er in der Regel am Ende der intrauterinen Entwicklung angelangt ist.

Den *Descensus testis* mögen wohl mechanische Ursachen unterstützen, wie dies für das frühere Herabsteigen des linken Hodens infolge der stärkeren Füllung der Flexura sigmoidea sehr wahrscheinlich ist, aber sie reichen nicht aus, um den ganzen Vorgang des Descensus zu erklären. Vielmehr scheinen *aktive* komplizierte *Wachstumsvorgänge* bei der Verlagerung des Hodens die Hauptrolle zu spielen. Dahin gehört die Vergrößerung der Keimdrüse, welche um so eher ein Herabsinken des Hodens ermöglicht, als die Verlängerung der Bauchfellduplikaturen (Mesorchium und Mesepididymium) eine freie Beweglichkeit gestattet. Ebenso kommt die Beckendrehung des Fetus in Betracht, welche eine Richtungsänderung des *Ligamentum testis* (Gubernaculum Hunteri) bewirkt. Das Band inseriert an der Umbiegungsstelle des Nebenhodens in den Ductus deferens und endet subperitoneal in der Gegend des späteren äußeren Leistenringes zwischen Aponeurose des Musculus obliquus externus und internus. Die Verlängerung des Cremasters und die starke Entwicklung des Gubernaculum Hunteri unterstützen infolge Zugwirkung die Wanderung des Hodens.

Die letzten Stadien des *Descensus testis* führen zur Ausbildung des *Leistenkanales* und der *Hodenhüllen* (Abb. 1). Diese sind von außen nach innen: 1. Die *Fascia cremasterica Cowperi*, eine Fortsetzung der Fascia propria externa des Musculus obliquus externus abdominalis, ist beim Erwachsenen nur in Spuren, beim Kinde als Bindegewebslage vorhanden. 2. Der willkürliche *Musculus cremaster externus* wird von Muskelfasern des Musculus obliquus internus und transversus gebildet; er umgreift mit groben Bündeln schleifenartig den Hoden. Im Bereiche des Hodens liegen die Muskelbündel sowohl in der äußeren wie in der mittleren Schicht der Tunica vaginalis communis und lassen sich bis zur innersten Lage verfolgen. 3. Die *Tunica vaginalis communis*, eine Fortsetzung der Fascia transversa abdominalis, ist mit der nächstfolgenden Hülle, der *Tunica vaginalis propria* innig verbunden, doch läßt sie sich bei normaler Beschaffenheit als eine zarte dünne Haut, von der Stärke eines Seidenpapiers, künstlich abtrennen. 4. Die *Tunica vaginalis propria* wird gebildet von dem noch offenen unteren sackförmigen Abschnitt der in ihrem oberen Teil verödeten handschuhfingerförmigen Ausstülpung des Peritoneums, Processus vaginalis peritonei genannt; für gewöhnlich verwachsen schon bald nach der Geburt

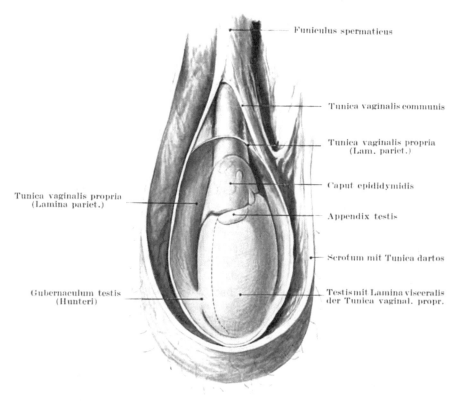

Abb. 1. Rechter Hoden und seine Hüllen, Peritoneum (Tunica vaginalis propria) grün.
(Aus CORNING: Topographische Anatomie.)

die Wände des Scheidenfortsatzes vollständig, so daß bei 15 Monate alten Knaben im Inneren des Samenstranges kein Spalt als Rest der Lichtung des Processus vaginalis angetroffen wird.

Der *seröse Sack* der *Tunica vaginalis propria* besteht aus einem visceralen und einem parietalen Blatt, die am hinteren und unteren Umfang des Nebenhodens ineinander übergehen. Das *parietale* Blatt bekleidet als zarte seröse Membran von innen her die Tunica vaginalis communis, mit der es innig verbunden ist. Das *viscerale* Blatt umhüllt den Hoden und Nebenhoden und einen Teil des Samenstranges. Der Hoden wird fast vollständig bekleidet, mit Ausnahme des hinteren Randes, soweit er mit dem Nebenhoden verwachsen ist und wo entsprechend dem *Mediastinum testis* die Gefäße ein- und austreten. Die Tunica vaginalis propria läßt sich von der Tunica albuginea testis nicht als eine besondere Membran isolieren.

Der Nebenhoden wird in seinem Kopfteile mit Ausnahme der dem hinteren Hodenrand anliegenden Fläche, der Eintrittsstelle der Ductuli efferentes, von Serosa überzogen, ebenso der Körper, ausgenommen die schmale Ansatzlinie des kurzen Mesenteriums zwischen Hoden und Nebenhoden; der untere Teil des Nebenhodens und der Samenstrang wird vorne und zu beiden Seiten von der serösen Tunica vaginalis propria bekleidet.

Der *Hoden* läßt sich vom Nebenhoden nur künstlich trennen und stellt dann einen im queren Durchmesser leicht abgeplatteten Körper von etwa Walnußgröße dar. Seine Längsachse verläuft bei aufrechter Stellung schräg zur Senkrechten mit einer geringen Neigung nach vorne. Eine bläulichweiße, derbfaserige Haut, die *Tunica albuginea testis,* bildet die Umhüllung des Hodenparenchyms. Man unterscheidet am Hoden eine Facies medialis und lateralis, einen Margo anterior und posterior, einen oberen und unteren Pol.

Im Bereiche des oberen Abschnittes des hinteren Randes des Hodens tritt der Kopf des Nebenhodens mittels der Ausführungsgänge des Hodens, der Ductuli efferentes mit diesem in direkte Verbindung, während Körper und Schwanz des Nebenhodens durch lockeres Bindegewebe an den Hoden angeheftet sind.

Der Hoden hat bei voller Ausbildung nach der Geschlechtsreife einen Längendurchmesser von 4—4,5 cm und eine Dicke von 2—2,8 cm. Sein Gewicht beträgt 15—25 g. Der linke Hoden ist etwas größer als der rechte; er und seine Scrotalhälfte hängen meist tiefer herab als der rechte Hoden.

Der Hoden besteht, wie auf dem Sektionsschnitt zu sehen ist, aus dem weichen hellbräunlichen Hodenparenchym, welches durch die Septula testis, bindegewebige vom Mediastinum testis ausgehende Scheidewände, in einzelne pyramidenförmige Läppchen abgegrenzt wird. Die Läppchen setzen sich zusammen aus den stark aufgeknäuelten gewundenen Hodenkanälchen, *Tubuli seminiferi contorti,* und dem interstitiellen Gewebe, das außer Gefäßen und Nerven die sog. LEYDIGschen Zwischenzellen enthält. Diese sind plasmareich und enthalten einen relativ kleinen Kern. Die gewundenen Kanälchen gehen an der Spitze der Läppchen in gerade, wesentlich engere über *(Tubuli recti),* welche im Mediastinum testis zu einem Netz, dem *Rete testis,* sich vereinigen.

Die Tubuli contorti bestehen aus einer bindegewebigen Wand, der ein mehrschichtiges Epithel aufsitzt, dessen Aussehen je nach dem Zustand der Tätigkeit, d. h. der Spermatogenese, wechselt. Das Epithel der Samenkanälchen enthält zweierlei Elemente: 1. Die sog. SERTOLIschen Zellen, die an der Samenbildung nur indirekt beteiligt sind. 2. Verschiedene *Zellgenerationen,* deren Endstadien die *Spermatozoen* (Spermien oder Samenfäden) sind. Die Entwicklung vollzieht sich folgendermaßen: Aus den Ursamenzellen oder *Spermatogonien* entstehen durch mitotische Teilung und ziemlich starkes Wachstum die Samenmutterzellen oder *Spermatocyten* 1. Ordnung, aus diesen gehen wiederum durch indirekte Kernteilung die *Spermatocyten* 2. Ordnung hervor. Diese teilen sich schließlich mitotisch in die *Samenzellen* oder *Spermatiden,* die sich dann *direkt* in die *Samenfäden* umwandeln.

Die Tubuli recti, die den Anfang des Ausführungsgangsystems des Hodens darstellen, haben kubisches Epithel, die Kanälchen des Rete testis sind mit niedrig-kubischen bis platten Zellen ausgekleidet.

Der *Nebenhoden* setzt sich aus *Caput, Corpus* und *Cauda* zusammen. Der Kopfteil wird von den *Ductuli efferentes testis,* der übrige Anteil, Körper und Schwanz, von dem vielfach gewundenen *Ductus epididymidis* gebildet. Die Ductuli efferentes sind teils von cylindrischem, Flimmerhaare tragendem, teils von kubischem Epithel ausgekleidet. Der Ductus epididymidis trägt zwei-reihiges Epithel. Die dem Lumen zugekehrte Zellage besteht aus sehr hohen schmalen Cylinderzellen, die basale Lage wird von rundlichen Zellen gebildet.

Der *Samenstrang* (Funiculus spermaticus) ist ein ungefähr kleinfingerdicker rundlicher Strang, der vom inneren Leistenring (Annulus inguinalis abdominalis) aus die Muskulatur der Bauchwand bis zum äußeren Leistenring (Annulus inguinalis externus) schräg durch-setzt. Die von ihm durchlaufene Strecke der Bauchwand entspricht dem Leistenkanal. Der Samen-strang enthält den *Samenleiter* (*Vas deferens*) und die Gefäße und Nerven des Hodens und Neben-hodens. Der Samenleiter ist außerordentlich muskelstark, sein Durchmesser beträgt 2,5—3,5 mm, wovon auf das Lumen nur 0,4 bis 0,5 mm kommen. Die Lich-tung wird von einem zweireihigen Epithel ausgekleidet; auf platten oder rundlichen Zellen sitzen flimmernde Cylinderzellen auf.

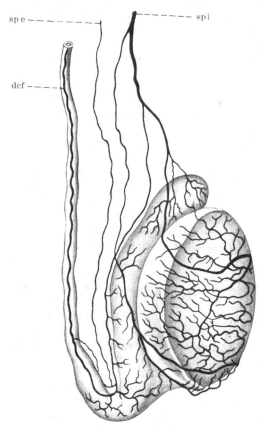

Abb. 2. Die Arterien des Hodens und Nebenhodens. sp e Art. sperm. ext. sp i Art. sperm. int. def Art. deferentialis. (Nach Jarisch.)

Die Teile des Samenstranges werden durch lockeres fetthaltiges Bindegewebe und verschiedene bindegewebige, zum Teil musku-löse Hüllen zusammengehalten, die auch den Hoden und Neben-hoden umgeben. Die Gebilde, welche den Inhalt des Samen-stranges ausmachen, zerfallen in zwei Gruppen: die *Hodengefäß*- und die *Vas deferens*- Gruppe. Erstere liegt nach vorne, letztere nach hinten und etwas mehr me-dial. Die *Gefäßgruppe* wird ge-bildet von der *Arteria spermatica interna* und dem *Plexus pampini-formis*, von Lymphgefäßen, Ner-venstämmchen aus dem Plexus spermaticus internus und zahl-reichen glatten Muskelbündeln (Cremaster internus). Die *Vas deferens-Gruppe* enthält als wichtigstes Gebilde den Samenleiter; dieser trennt sich kurz nach dem Austritt aus dem abdominalen Leistenring von den Gefäßen und zieht an der seitlichen Beckenwand fast bis zum Beckenboden herab. Er kreuzt sich an der hinteren Blasenwand mit dem Ureter und erweitert sich ampullen-artig, um nach Vereinigung mit dem Ausführungsgang der Samenblase in die Pars prostatica urethrae auf dem Colliculus seminalis auszumünden. Mit dem Vas deferens verläuft die *Arteria deferentialis*, die teils medial, teils lateral von ihm gelegen ist, ferner Nervenfasern aus dem Plexus hypogastricus und glatte Muskelfaserbündel.

Die *Hauptarterien* des *Hodens* und *Nebenhodens* sind: 1. die *Arteria sper-matica interna*, 2. die *Arteria deferentialis*, 3. die *Arteria spermatica externa*.

ad 1. Die Arteria spermatica interna sendet einen Ast zum Kopf und einen zum Körper des Nebenhodens. Beide stehen mit der Arteria deferentialis in capillärer Verbindung. ad 2. Die Arteria deferentialis steht am Austritt des Vas deferens aus dem Nebenhoden, wo jener nach oben umbiegt in direkter Verbindung mit einem Ast der Arteria spermatica interna, der Arteria epididymidis, in welche sie sich fortzusetzen scheint; auch mit der Arteria spermatica externa communiciert sie. Bei ihren vielfachen Anastomosen ist die Arteria deferentialis allein imstande, den Hoden zu ernähren. ad 3. Die Arteria spermatica externa begleitet den Samenstrang und versorgt die Hüllen des Hodens, steht in Anastomose mit den Hodenarterien und den Arteriae scrotales (s. Abb. 2).

Die *Venae spermaticae internae* besorgen den Hauptabfluß des Blutes aus dem Hoden und Nebenhoden durch Vermittlung des Plexus pampiniformis. Die *Venae spermaticae externae* führen das Blut aus den Hüllen des Hodens ab.

Die am hinteren Hodenrande auftretenden stark geschlängelten und vielfach miteinander communicierenden großen Venenstämme des Hodens, die Venae spermaticae internae und Venae capitis epididymidis vereinigen sich zu einem dichten Venengeflecht, dem *Plexus pampiniformis*. Die aus dem Plexus hervorgehende Vena spermatica interna mündet rechterseits spitzwinklig in die *Vena cava inferior*, linkerseits rechtwinklig in die *Vena renalis sinistra*.

Die *Lymphgefäße* des Hodens umspinnen als dichtes Netz die Samenkanälchen und vereinigen sich zu Stämmchen, die in den Septula, dem Mediastinum testis und unter der Tunica vaginalis propria verlaufen, um sich zu den großen Lymphstämmen zu vereinigen, die entlang dem Samenstrang verlaufen. Meistens sind es 4 bis 6 größere Stämme, die zu beiden Seiten der Vasa spermatica emporziehen. Die Lymphgefäßstämme münden in 2 bis 4, selten in mehr Lymphdrüsen, die auf der rechten Seite an der Vena cava inferior direkt oberhalb ihres Zusammenflusses aus den Venae iliacae, linksseitig an der Bauchaorta sowie in der Nähe der linken Nierenvene liegen (MOST). An andere benachbarte Organe, Scrotum und Inguinaldrüsen, gibt der Hoden keine Lymphgefäße ab. Auch zwischen ihm und den sakralen wie den hypogastrischen Lymphknoten scheinen keine Anastomosen zu bestehen (EBERTH).

Die Lymphgefäße des Vas deferens communicieren mit denen des Hodens.

# II. Die Störungen des Descensus testis.
## (Retentio testis. Kryptorchismus. Ektopia testis.)

Die während des Fetallebens in der Lendengegend retroperitoneal gelagerten männlichen Keimdrüsen vollziehen am Ende der Schwangerschaft einen Ortswechsel, indem sie in den Hodensack herabsteigen, wo sie in der Regel am Ende des 9. Monats angelangt sind. Dieser physiologische Vorgang wird als *Descensus testis* bezeichnet. Das Herabsteigen der Hoden erfährt gelegentlich eine Verzögerung, insofern erst einige Wochen oder auch Monate nach der Geburt das Ziel der Wanderung, d. h. der Grund des Hodensackes, erreicht wird. Solche geringe Verzögerungen des Hodenherabstieges liegen noch im Rahmen des Physiologischen und sind nicht zu den hier abzuhandelnden Krankheitsbildern zu zählen.

Der *Descensus testis* kann eine Reihe von Störungen erfahren, die als *Entwicklungsanomalien* aufzufassen sind. Die einfachste Form haben wir vor uns, wenn ein oder beide Hoden an irgendeinem Punkte auf der Strecke von der ursprünglichen fetalen Lage bis zum Hodensack liegen geblieben sind, ein Zustand, der als *unvollständiger Descensus* oder *Retentio testis* bezeichnet wird. Der Ausdruck *Kryptorchismus* wird vielfach im gleichen Sinne wie Retentio testis gebraucht, was aber nicht ganz zutreffend ist; man sollte nur dann von

Kryptorchismus sprechen, wenn der Hoden der Untersuchung, d. h. im wesentlichen der Palpation verborgen bleibt, weil er sich *innerhalb der Bauchhöhle* befindet.

Wir unterscheiden mehrere Formen der Hodenretention, je nach der Lage, wo der Hoden auf seiner Wanderung Halt gemacht hat. 1. Die *Retentio testis inguinalis* oder den *Leistenhoden*. Der unvollständig herabgestiegene Hoden findet sich, der Betastung zugänglich, entweder innerhalb des Leistenkanales oder er hat ihn verlassen und liegt am äußeren Leistenring oder auch etwas mehr scrotalwärts. 2. Die *Retentio testis abdominalis* oder den *Bauchhoden*. Der Hoden ist in der Regio lumbalis oder Regio iliaca auf der Beckenschaufel liegen geblieben. Am häufigsten findet er sich am inneren (abdominalen) Leistenring. Er kann aber auch innerhalb der Bauchhöhle „fehlwandern", so daß er an eine Stelle zu liegen kommt, die er beim normalen Descensus nicht berührt. Für die *abdominale* Retention ist die Bezeichnung *Kryptorchismus unilateralis* bzw. *bilateralis* am Platze. Der einseitige Kryptorchismus wird auch *Monorchismus* genannt.

Eine weitere Störung des Descensus testis wird als *Ektopia testis* bezeichnet, die dadurch zustande kommt, daß der Hoden auf seiner Wanderung aus der Bauchhöhle in das Scrotum von dem richtigen Wege abgeirrt, „fehlgewandert" ist und an eine Stelle zu liegen kommt, die normalerweise gar nicht von dem herabsteigenden Hoden berührt wird. Der Begriff *Hodenektopie* schließt in sich, daß es sich um einen Hoden handelt, der die *Bauchhöhle verlassen* hat und abseits von der physiologischen Wanderungsstrecke an *abnormer Stelle* nachweisbar ist (GUNDERMANN). Durch die *Fehlwanderung* unterscheidet sich der ektopische Hoden also von dem nur nicht völlig herabgestiegenen, dem retinierten Hoden. Ektopische Hoden können aber auch von Anfang an einen falschen Weg eingeschlagen haben, so kann der Hoden durch den *Schenkelring* unterhalb des Ligamentum inguinale anstatt durch den Leistenkanal die Bauchhöhle verlassen, so daß er sich unterhalb des Leistenbandes am Oberschenkel entsprechend der Fossa ovalis findet. Diese Form, die sog. *Ektopia cruralis*, ist indessen viel seltener als die *Ektopia inguinalis*. Bei letzterer, der häufigsten Form der Hodenektopie, ist der fehlgewanderte Hoden wie normalerweise durch den Leistenkanal ausgetreten und *dann* von dem richtigen Weg abgeirrt.

Als wichtigste Formen der sog. *inguinalen Ektopie* kennen wir: 1. die Ektopia *perinealis*, bei welcher sich der Hoden zwischen Raphe perinei und Tuber ossis ischii findet, 2. die Ektopia *scroto-femoralis*, bei welcher der Hoden zwischen Schenkel und Hodensack liegt. — Außerdem kommen noch als *Unterformen* der inguinalen Ektopie vor: die Ektopia *praeperitonealis* (Hoden zwischen Bauchfell und Fascia transversa bzw. Bauchwand), die Ektopia *intramuscularis* (Hoden zwischen Musculus obliquus internus und Aponeurose des Musculus obliquus externus), die Ektopia *superficialis* (Hoden unterhalb der oberflächlichen Bauchfascie), endlich die Ektopia *transversa superficialis*, bei welcher der fehlgewanderte Hoden auf der entgegengesetzten Seite oberhalb der Symphyse angetroffen wird.

Bei dem *Descensus des Hodens* kommt dem *Nebenhoden* und *Vas deferens* eine gewisse Selbständigkeit zu, welche sich darin zeigt, daß *Nebenhoden* und *Vas deferens* bei der Retentio testis *ohne den Hoden* bis zum Grund des Hodensackes *herabsteigen* können. Nach WINDHOLZ kommen folgende Variationen des Hodendescensus vor: 1. Descensus des Nebenhodens in das Scrotum bei Retention des Hodens. Das Gubernaculum testis ist nicht nur am Hodenkörper angeheftet, sondern es ziehen auch Fasern zu den Nebenhoden und zu dem Vas deferens. Diese anatomischen Verhältnisse machen es möglich, daß Nebenhoden und Vas deferens in das Scrotum herabsteigen, während der Hoden zurückbleibt (HENRY). Die wenigen bekannten Beobachtungen dieser Art sind teils durch Aufknäuelung des Ductus epididymidis, teils durch Ausziehung der Vasa efferentia zustande gekommen. 2. *Descensus des Vas deferens allein,* wobei es in Verbindung mit dem retinierten Nebenhoden stehen kann oder auch nicht. 3. Geringgradige Dislokation des Nebenhodens vom retinierten Hoden in der Richtung des Descensus. In solchen Fällen liegt der Nebenhodenkopf allein dem retinierten Hoden noch ganz an (BÜDINGER), während der Nebenhodenkörper meist durch eine 1—1,5 cm breite Membran vom Hoden getrennt ist (PÓLYA).

WINDHOLZ beschreibt ein Operationspräparat, bei dem es sich um Retention des Hodens und Nebenhodenkopfes in der Gegend des äußeren Leistenringes handelte, während der Nebenhodenschwanz und das Vas deferens den Descensus normal durchgeführt hatten; dabei war es zu einer vollkommenen Trennung im Bereich des Nebenhodenschwanzes gekommen, wahrscheinlich unter Ausziehung des Nebenhodenkörpers.

Zu erwähnen ist noch, daß auch bei *kongenitaler Anorchidie* in der Regel der Nebenhoden und das Vas deferens den Descensus bis ins Scrotum vollenden (BROMAN).

Die *Häufigkeit* der *Retentio testis* wird im allgemeinen unterschätzt. Die Zahlenangaben schwanken natürlich beträchtlich, je nach dem untersuchten Krankenmaterial und je nach der Altersstufe, in der die Untersuchungen vorgenommen wurden. So fand LANZ unter 750 19jährigen Rekruten nur 5mal Monorchismus, FINOTTI bei 580 wegen Leistenhernien operierten Männern in 14 Fällen zugleich einen Leistenhoden.

Interessante Ergebnisse förderten die Untersuchungen MC CUTCHEONs an Schulkindern. Unter 1845 Knaben fanden sich bei 124 = 6,7$^0/_0$ eine einseitige (63 Fälle) oder doppelseitige (61 Fälle) Retentio testis; bei den einseitigen Fällen überwog die rechtsseitige Retention mit 76$^0/_0$ die linksseitige.

Sehr wesentlich für das Ergebnis der *Häufigkeitsermittlung* der Hodenretention ist der *Zeitpunkt* der Untersuchung. Bei 590 Knaben im Alter von 15 Jahren und darüber wurde nur einmal = 0,16$^0/_0$ Retentio testis gefunden, während bei 1255 Knaben unter 15 Jahren in 124 Fällen = 9,8$^0/_0$ die Entwicklungsstörung festgestellt werden konnte. Nachuntersuchungen der 124 Knaben mit Retention ergab, daß bei 80 = 64$^0/_0$ der Descensus vor dem 16. Lebensjahr vollendet war. Die restierenden 44 mit noch bestehender Retention waren noch keine 15 Jahre alt. Aus diesen Zahlen geht hervor, daß in der *Pubertätszeit* der bis dahin *verzögerte Descensus testis noch vollendet werden kann.* Bei Untersuchungen von 275 Knaben einer anderen Schule im Alter von 5 bis 11 Jahren fand MC CUTCHEON den wesentlich höheren Prozentsatz von 17,8.

Auffallend häufig ist die Entwicklungsanomalie bei *Insassen* von *Idiotenanstalten.* So fand ARONOWITSCH bei 285 Zöglingen im Alter von 3 bis 11 Jahren in 28,42$^0/_0$ eine Störung des Descensus. Diese und ähnliche Beobachtungen scheinen dafür zu sprechen, daß es sich um ein *körperliches Stigma* der *psychischen Degeneration* handeln kann, ohne daß man daraus verallgemeinernde Schlüsse zu ziehen berechtigt ist, in dem Sinne, daß die Retentio testis überhaupt ein Degenerationszeichen ist.

Die *Retentio testis* wird *einseitig* und *doppelseitig* beobachtet. Die *rechte Seite* ist *häufiger* betroffen als die linke. Dafür soll der Umstand maßgebend sein, daß der rechte Hoden den Descensus später als der linke beginnt; WEIL u. a. vermuten, daß der intraabdominelle Druck auf der linken Seite infolge der stärkeren Füllung des Colon sigmoideum den Descensus der linken Seite fördere. Die auffallende Häufigkeit der *rechtsseitigen Retention* erklärt BÜDINGER mit der topographischen Beziehung des Processus vermiformis, wodurch es infolge von Entzündungen zu Adhäsionen zwischen Appendix und Hoden kommen soll.

Wie schon aus der oben angeführten Statistik hervorgeht, ist die Hodenretention am häufigsten bei Kindern *vor* der Pubertät, während welcher noch eine Reihe von unvollkommenen Descensus vollendet werden. *Nach* der Pubertät ist mit einer *spontanen Vollendung* des Descensus im allgemeinen *nicht mehr zu rechnen,* Ausnahmen kommen vor.

Die *Erblichkeit* der Retention ist durch zahlreiche Belege erwiesen (Kocher, Godard u. a.). Über *familiäres* Vorkommen der Hodenretention liegen verschiedene Beobachtungen vor. So sahen Corbus und O'Conor bei 6 Brüdern, die normal entwickelten Eltern entstammten, teils einseitigen, teils doppelseitigen unvollständigen Descensus.

Gelegentlich beobachtet man einen wechselnden Befund in der Lage des Hodens, den man als *intermittierende Retention* bezeichnen könnte. Der Hoden erscheint zeitweise im Hodensack, um sich, meist unter Schmerzen, wieder in die Bauchhöhle zurückzuziehen. Die Erscheinung ist wohl als Cremasterwirkung auf einen frei beweglichen Hoden bei weitem Leistenkanal aufzufassen.

Über eine merkwürdige Form von „sekundärem Hinaufsteigen der Hoden" berichtet Stefko. Diese Erscheinung, die er bei hungernden Kindern aus verschiedenen Gegenden Rußlands fand, soll zur weiten Verbreitung des Kryptorchismus führen. Bei 800 Kindern und einigen tausend Sektionen fand Stefko in 27% der Fälle, meist im Pubertätsalter, Kryptorchismus. In der Mehrzahl der Fälle lagen die Hoden am äußeren Leistenring oder waren mit einem Drittel bzw. der Hälfte ihrer Länge in den Leistenkanal eingedrungen. Stefko führt den Prozeß auf Verkürzung des Cremasters und unregelmäßiges Wachstum der Bauchmuskulatur zurück.

Die **Ätiologie** der *Retentio* testis und *Ektopia* testis ist trotz zahlreicher Theorien nicht geklärt. Früher wurde bei der Entstehung der Entwicklungsstörung dem sog. *Hodenleitband* (Ligamentum testis Hunteri) eine wichtige Rolle zugesprochen. Man nahm eine mangelhafte Entwicklung oder eine falsche Insertion an, wodurch seine für den Descensus als wesentlich angesehene Zugwirkung gestört werden soll. Dem Hodenleitbande kommt aber nach heutiger Auffassung gar keine Zugwirkung zu, so daß wir mit v. Bramann ihm jede ätiologische Bedeutung für die Pathogenese der Hodenretention absprechen dürfen. Das Ligamentum testis nebst Hoden spielt nur eine passive Rolle bei dem Descensus testis. Das Tiefertreten des Hodens soll nach neuerer Auffassung nur durch *ungleiche Wachstumsvorgänge* bewirkt werden. Indem sich Skelet und Muskulatur der Lenden- und Beckengegend entwickeln, das Ligamentum testis aber annähernd seine Größe beibehält, schieben sich die rascher wachsenden Teile an ihm und dem Hoden vorbei, wodurch der Descensus testis bewirkt wird.

Zwischen dem Herabsteigen des Hodens und der Ausbildung des Processus vaginalis peritonei bestehen gewisse Zusammenhänge, wenn auch die Annahme Weils, daß beide zugleich in den Hodensack vorrücken, nicht zu Recht besteht. Denn v. Bramann wies nach, daß der Processus vaginalis gesetzmäßig dem Hoden immer vorangeht. Bei Störungen des Descensus testis fand er den Scheidenfortsatz des Bauchfells stets eine Strecke weit über das untere Ende des Hodens angelegt. Bei Retentio testis, ebenso bei Ektopie bleibt er entweder in ganzer Ausdehnung offen oder er verödet nur teilweise. Bei *Offenbleiben* des Processus vaginalis besteht somit eine *Anlage* einer *kongenitalen Leistenhernie,* bei nur *partieller Verödung* ist die anatomische Bedingung zur Ausbildung einer *Hydrocele funiculi spermatici* gegeben.

Was die Häufigkeit von gleichzeitiger Hernie inguinalis und Retentio testis anbelangt, glauben Curling, Lanz, Hofstätter u. a., daß bei retiniertem

Hoden jedesmal ein angeborener Bruchsack zu finden ist. Von anderen wurde ein so konstantes Verhältnis nicht gefunden. SCHÖNHOLZER stellte bei 42 Fällen 39mal, LOTHEISEN nur in etwa 40% eine angeborene Hernie fest.

Vielfach werden die abnorme *Kürze des Samenstranges* und der *Vasa spermatica* (v. BRAMANN, LOTHEISEN u. a.), ferner Kürze des Mesorchiums, Fehlen des Cremaster, Raummangel im Scrotum als Ursache des mangelhaften Descensus angesehen. Auch Enge des Leistenkanales wurde beschuldigt. Ob die Auffassung von BÜDINGER, HOFSTÄTTER u. a. zu Recht besteht, daß intraabdominelle Adhäsionen des Hodens, Nebenhodens oder Processus vaginalis mit Coecum, Appendix, Blase, Mesenterium eine ursächliche Bedeutung haben, ist noch nicht entschieden. BÜDINGER stützt seine Theorie auf die bei der Operation erhobenen Befunde. Er konnte bei 15 von 24 Fällen peritoneale Narben und Adhäsionen in der Umgebung des Hodens und Nebenhodens feststellen. Diese führt BÜDINGER auf fetale Peritonitis zurück. Von anderen, wie LANZ, UFFREDUZZI u. a. wird den peritonealen Verwachsungen keine Bedeutung für die Ätiologie der Retentio testis zugebilligt. BÜDINGER hält übrigens die Heredität, die auch von einer Reihe anderer Autoren (KATZENSTEIN u. a.) beobachtet wurde, ätiologisch für ebenso bedeutungsvoll als die peritonealen Adhäsionen.

*Entwicklungsstörungen* des Hodens, wie *Hypoplasie* oder *Atrophie,* werden ebenfalls als Ursache des unvollständigen Descensus angeschuldigt. HOFSTÄTTER spricht von „Schwäche der Descendenzenergie" eines in toto und ab origine minderwertigen Organs. Mit GOERITZ läßt sich auch denken, daß es sich bei der Hypoplasie und Atrophie eher um Begleit- und Folgeerscheinungen der Retention handelt als um die primäre Ursache. STAEMMLER vertritt neuerdings die Auffassung, daß die Hypoplasie der Arteria spermatica die letzte Ursache der Hodenretention sei, indem sie zur Unterentwicklung des ganzen Organs und zur Hemmung des Descensus führe. Nach dieser Auffassung würde also die Hypoplasie des Hodens nicht die Folge, sondern die Ursache der Retention sein.

Vielleicht können auch *Hindernisse im Bereich des Leistenkanales* und ganz besonders der Aponeurose des Obliquus externus, die vor dem Descensus im Bereiche des äußeren Leistenringes nur verdünnt, aber nirgends durchbrochen ist, dem Processus vaginalis wie dem Hoden das weitere Herabsteigen unmöglich machen (v. BRAMANN).

Endlich sollen irgendwelche *intrauterine Haltungsanomalien* des Fetus mit dadurch bedingtem Druck auf die Leistengegend den normalen Descensus des Hodens hemmen können (TURNER, HOFSTÄTTER). Manche Autoren glauben, daß *Krankheiten der Eltern,* wie *Syphilis, Alkoholismus, Tuberkulose* und *Malaria* ätiologisch eine Rolle spielen.

Die *Ursachen* der *Fehlwanderung des Hodens,* die zu *Ektopia testis* führen, sind ebenfalls nicht restlos zu erkennen. Von vielen wird die Schrumpfung oder Hypoplasie des entsprechenden Hodensackteiles als begünstigender Faktor für die Fehlwanderung betrachtet. Ob es sich bei dieser Annahme aber nicht um Verwechselung von Ursache und Wirkung handelt, ist zweifelhaft.

Für die *erworbene Ektopie* ist fast regelmäßig eine Verletzung mit sekundärer Entzündung und Verlötung des Hodens außerhalb des Scrotums verantwortlich zu machen.

In **pathologisch-anatomischer** Hinsicht weicht der *retinierte* bzw. *ektopische* Hoden sowohl makroskopisch als histologisch von der Norm ab. Er ist immer kleiner als der herabgestiegene Hoden, er ist *hypoplastisch.* Auffallend ist, wie wenig der *Nebenhoden* an dem hypoplastischen Zustande des Hodens beteiligt ist. Der *Samenstrang* ist fast niemals ein runder Strang, wie normalerweise, sondern meist mit den Gefäßen aufgefasert, platt, bandförmig, oft überhaupt sehr schwach ausgebildet (Schönholzer). Auf einen konstanten Befund beim unvollkommenen Descensus macht neuerdings Pòlya wieder aufmerksam: Der Kopf des Nebenhodens steht mit dem Hoden in unmittelbarem Kontakt, während der Körper von ihm durch eine etwa 1—1½ cm breite Membran geschieden ist, welche meist nur in ihrem oberen Teil im Winkel zwischen Hoden und Nebenhoden von Gefäßen durchquert wird, sonst aber gefäßlos ist. Der Schwanz des Nebenhodens wird wiederum durch eine etwas stärkere bindegewebige Membran am Hoden fixiert. Auch das Vas deferens liegt dem Nebenhoden nicht so eng an als normalerweise.

*Histologisch* unterscheidet sich der nicht descendierte Hoden bei *Kindern vor der Pubertät* nur wenig von einem normalen. Das Zwischengewebe kann vermehrt sein. Dagegen fehlt beim retinierten Hoden der *Erwachsenen* die Spermatogenese, während die Interstitien auffallend groß sind und wohlerhaltene Inseln Leydigscher Zellen enthalten. Doch finden sich auch Kanälchen mit vollständiger Samenbildung. Uffreduzzi schätzt die Zahl der samenbereitenden Kanälchen auf 10%. Tandler und Gross erachten den kryptorchen Hoden als ein in seinem generativen Anteil mißbildetes, in seinem innersekretorischen Anteil mehr oder weniger normales Organ. Kyrle faßt die Veränderungen der generativen Elemente als traumatisch-atrophische auf, die Vermehrung der interstitiellen Zellen als Ausdruck reparatorischer Bestrebungen.

Neuerdings hat Staemmler das Verhalten der Gefäße von Bauch- und Leistenhoden Erwachsener untersucht. Er fand regelmäßig degenerative Veränderungen an den Arterien kleinen und kleinsten Kalibers, die er als *Arteriolosklerose* auffaßt.

**Krankheitserscheinungen und Verlauf.** Die *subjektiven Symptome* der *Hodenretention* bzw. *Hodenektopie* sind meist sehr gering. Bei Kindern unter 10 Jahren fehlen Beschwerden in der Regel. Ältere Individuen werden durch schmerzhafte Sensationen, ziehende und anfallsweise auftretende Schmerzen bei Bewegungen, Turnen usw. belästigt. Bei Druck und Stoß gegen die Leistengegend wird — wenn es sich um Leistenhoden handelt — eine schmerzhafte Empfindung, der sog. *Hodenschmerz,* ausgelöst. Manche Kryptorchisten kommen in ärztliche Behandlung wegen eines gleichzeitig bestehenden Leistenbruches, ohne von der Hodenanomalie Kenntnis zu haben. Die *Kombination* von *Hodenretention* und *Leistenbruch* wird von den meisten Autoren als außerordentlich häufig angegeben. Lanz fand in 95%, Schönholzer in 93%, Uffreduzzi in 90%, Goeritz in 66,6% der Fälle von Retentio testis eine Leistenhernie. Demgegenüber betont Cutcheon, daß der Prozentsatz der Leistenhernie bei Hodenretention viel geringer sei als allgemein angegeben wird. Er konnte bei 124 kryptorchen Knaben nur in 4 Fällen eine Leistenhernie feststellen. Auch seltenere Hernienformen werden beobachtet, wie die Hernia properitonealis bzw. interparietalis, welche dadurch zustande kommen, daß sich der Processus vaginalis peritonei zwischen die Schichten der Bauchwand vorschiebt.

Der *objektive Befund* bei der Retentio testis ist verschieden, je nachdem der Hoden die Bauchhöhle verlassen hat oder nicht und somit der Palpation zugänglich ist oder sich ihr entzieht. In beiden Fällen ist durch Betastung des Scrotums die *Abwesenheit des Hodens im Scrotalsack* festzustellen, außerdem fällt an der betreffenden Hodensackhälfte auf, daß sie in der Entwicklung gegenüber der normalen Seite zurückgeblieben ist. Der retinierte Hoden ist im Falle eines echten Kryptorchismus, d. h. wenn er innerhalb der Bauchhöhle liegt, im allgemeinen der Palpation nicht direkt zugänglich. Hingegen macht sich der Leistenhoden, ebenso der ektopische Hoden, meist schon bei der Inspektion durch eine *ovaläre,* tumorartige *Vorwölbung der Haut* bemerkbar (Abb. 3). Die

*Palpation* stellt dann ein *haselnuß-* oder *bohnengroßes,* selten bis nußgroßes, *leicht verschiebliches Gebilde* fest, das von schlafferer Konsistenz als ein normaler Hoden ist. Dabei werden Sensationen (sog. *Hodengefühl, Hodenschmerz*) ausgelöst, die für die Betastung des Hodens bezeichnend sind. Häufig läßt sich bei der Untersuchung eine kongenitale Inguinalhernie nachweisen.

Bei *doppelseitigem Kryptorchismus* können bei jugendlichen Individuen *somatische und psychische Veränderungen* auftreten, die dem *Eunuchoidismus* außerordentlich nahestehen. LICHTENSTERN konnte bei einzelnen Fällen *Entwicklungshemmungen* der *Sexuszeichen* nachweisen, die einer *mangelhaften* oder *fehlenden Funktion* der Geschlechtsdrüse entsprachen. Auffallende Fettleibigkeit, Fettansatz an den Mamillae, den Nates und den Oberschenkeln, unterentwickeltes Genitale, nicht nachweisbare Anlage der Prostata, verschiedene nervöse Störungen waren die charakteristischen Merkmale.

Der *retinierte* Hoden ist besonderen *Gefahren* ausgesetzt, insofern der *kryptorche* Hoden in der Bauchhöhle bei Miterkrankung bei *urethraler Infektion* der Behandlung nicht zugänglich ist und in kurzer Zeit vereitern kann, ferner bei *Tumorbildung* der Erkennung in den Anfangsstadien völlig entgeht und dadurch eine große Gefahr für den Träger ist. Ferner ist der *Leistenhoden* infolge seiner exponierten Lage von außen herantretenden *traumatischen Einwirkungen* besonders ausgesetzt. Allein schon Druck der Muskulatur kann Erbrechen, Stuhlverhaltung, Ohnmachten und Kollaps hervorrufen. Die *Gonorrhöe* der Harnröhre ergreift den retinierten Hoden häufiger als sonst. Es sind

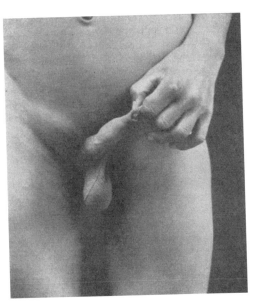

Abb. 3. Retentio testis inguinalis (Leistenhoden). (Aus WILDBOLZ: Lehrbuch der Urologie.)

Fälle beobachtet worden, wo bei langwieriger Gonorrhöe der Harnröhre wiederholt Hodenentzündungen, jedoch nur im retinierten Hoden auftraten (KOCHER, NICOLADONI). Infolge häufiger Entzündungen findet man den geschrumpften atrophischen Leistenhoden oft mit der Umgebung verwachsen. Die in der Regel vorhandene *abnorme Beweglichkeit* schafft die Disposition des Leistenhodens zur Drehung um seine vertikale Achse, wodurch das für den Hoden meist deletäre Krankheitsbild der *Hodentorsion* zustande kommt. In welch hohem Grade Disposition des Leistenhodens zur Torsion besteht, geht aus den Angaben UFFREDUZZIs hervor, nach welchen unter 80 Fällen von Hodentorsion mehr als 60% einen retinierten Hoden betrafen.

Von jeher wird dem retinierten Hoden, insbesondere dem *Leistenhoden,* eine besondere *Neigung zu maligner Geschwulstbildung* zugesprochen. Diese Auffassung wurde aber von einzelnen Autoren bezweifelt, die in ihrem eigenen Material häufiger Tumoren an normal gelagerten Hoden als am retinierten fanden. Eine objektive Entscheidung kann nur eine große Statistik bringen, wie sie LAUWERS veröffentlicht hat. Er geht aus von der Häufigkeit der Retentio testis, welche er mit $1/2$—2 : 1000 seinen Berechnungen zugrunde legt. Bei gleichmäßiger Verteilung der Hodengeschwülste auf normal gelagerte und retinierte Hoden müßte es sich unter 1000 Hodentumoren also nur in $1/_2$ bis 2 Fällen (d. i. $1/_2-2^0/_{00}$) um Geschwülste des retinierten Hodens handeln. Man findet jedoch $8,7^0/_0$ aller Hodengeschwülste bei Retentio testis, d. h. $44-174$mal so oft als bei gleichmäßiger Beteiligung normal gelagerter und retinierter Hoden zu erwarten ist.

Aus dieser Statistik LAUWERs geht wohl mit überzeugender Sicherheit hervor, daß *tatsächlich eine Disposition des Leistenhodens zur Geschwulstbildung besteht.* Die Tumoren entwickeln sich ebenso wie in normal gelagerten Hoden in der Zeit größter sexueller Aktivität, also zwischen dem *25. und 40. Lebensjahr.* Dem histologischen Bau nach wurden Epitheliome, Carcinome, Sarkome, Rhabdomyome und Teratome beobachtet.

Bei der *Hodenektopie scheint die Disposition zu maligner Entartung nicht zu bestehen,* bisher soll in keinem Falle von perineal-ektopischem Hoden eine bösartige Geschwulst beobachtet worden sein (DANGSCHAT).

**Diagnose.** Das wichtigste *diagnostische Kennzeichen* der *Retentio* testis, des *Kryptorchismus* im engeren Sinne und der *Ektopie* ist die Feststellung, daß *ein* oder *beide Hodensackfächer leer sind,* d. h. keinen Hoden enthalten. Nach dieser Feststellung hat der Untersucher nach dem Verbleib des zugehörigen Hodens zu fahnden. Nicht selten verrät sich seine Lage durch eine rundliche Anschwellung im Bereiche der Leistengegend (Abb. 3) oder bei Ektopie am Damm, im Bereiche der Scrotofemoralfalte oder sonstwo in der Hodensackgegend. Die *Palpation* des „Tumors" ergibt ein längsrundliches, bohnen- bis höchstens nußgroßes, sich ziemlich schlaff anfühlendes Gebilde, das sich meist ausgiebig verschieben läßt. Bei der Palpation wird kein eigentlicher Schmerz, aber ein eigentümliches Gefühl ausgelöst, wie es auch bei Druck oder Zug am Hoden auftritt. Dieses sog. *Hodengefühl (Hodenschmerz)* ist *bezeichnend* und kann unter Umständen für die *Erkennung des Gebildes als Hoden ausschlaggebend sein.*

Bei dem seltenen Vorkommnis eines *überzähligen Leistenhodens* ist die Diagnose leicht zu verfehlen, da sich im Hodensack beide Hoden an normaler Stelle finden. Wenn nun bei genauer Untersuchung bei Fehlen eines oder beider Hoden im Hodensack kein Leistenhoden oder kein ektopischer Hoden nachzuweisen ist, dann muß die Diagnose *Bauchhoden,* Kryptorchismus unilateralis bzw. bilateralis, gestellt werden. Bei doppelseitigem Kryptorchismus ist auch auf die Entwicklung der sekundären Geschlechtsmerkmale zu achten, die, wie oben ausgeführt, gestört sein kann.

Der Erkennung des Leistenhodens kann eine größere, gleichzeitig bestehende kongenitale *Leistenhernie* Schwierigkeiten bereiten, desgleichen eine *Hydrocele* des retinierten Hodens. Wenn man bei dem Befund einer Hernie auf das Vorhandensein oder Fehlen des Hodens im Scrotum achtet, wird man die Hodenanomalie kaum übersehen. Die *Verwechslung* mit einer *angeschwollenen Leistendrüse,* einer *Hydrocele* oder eines *Tumors* des Samenstranges läßt sich ebenfalls bei Würdigung der genannten Anzeichen vermeiden.

Bei Zweifel über die Natur des Gebildes prüft man den *Cremasterreflex,* der sich auch am Leistenhoden auslösen läßt. Ist der Reflex nicht auslösbar, so darf daraus allerdings nicht geschlossen werden, daß es sich nicht um einen Hoden handelt, da der Reflex fehlen kann (WACHTEL). Infolge Verkennung des Krankheitsbildes kann bei *Entzündung des Leistenhodens* an eine *Appendicitis* gedacht werden.

Die **Behandlung** der Retentio testis ist verschieden, je nachdem es sich um *Leistenhoden* oder *Bauchhoden* handelt. Letzterer macht infolge seiner geschützten Lage in der Bauchhöhle dem Träger kaum Beschwerden, außerdem sind die operativen Maßnahmen, was den Erfolg anbetrifft, wenig aussichtsreich, weil infolge der Kürze des Vas deferens und der Vasa spermatica interna die Befestigung des in den Hodensack herabgeholten Hodens kaum .gelingt. Eine Operation des Bauchhodens aus Sorge vor maligner Entartung ist nicht begründet, da er viel seltener als der Leistenhoden zu Tumorbildung neigt. Auch kann man mit seiner Funktionstüchtigkeit rechnen, da seine Entwicklung, nach der histologischen Struktur zu schließen, eine relativ gute ist (KOCHER, LAUENSTEIN).

Hingegen ist der *Leistenhoden* ebenso wie der *ektopische Hoden,* sehr häufig Gegenstand therapeutischer Maßnahmen. Bei Knaben in den ersten Lebensjahren kann man versuchen, nach dem Vorschlag von v. LANGENBECK u. a., durch massierende Bewegungen den Hoden in den Hodensack herabzubringen. Durch geeignete Bandagen (Bruchbänder) wird ein Zug in gleichem Sinne ausgeübt. Diese *orthopädischen* Maßnahmen sind jedoch nicht ganz harmlos, insofern dadurch Torsion, Einklemmung, Orchitis und traumatische Hydrocelen entstehen können.

MALGAIGNE hat vorgeschlagen, durch körperliche Übungen, wie Schwimmen, Tanzen, Springen, Reiten den Descensus zu begünstigen.

In den ersten Lebensjahren geht man im allgemeinen nicht operativ vor, da ja ein bis dahin verzögerter Descensus noch nachträglich spontan erfolgen kann. Obwohl, wie schon oben erwähnt, auch noch später in der Pubertätszeit ein spontaner Descensus erfolgen kann, ist es doch nicht ratsam, auf dieses doch nur in einem Teile der Fälle eintretende Ereignis zu warten, sondern noch *vor* dem Eintritt der Pubertät den Hoden aus seiner unnatürlichen Lage zu befreien. Für den *geeignetsten Zeitraum der Operation (Orchidopexie)* wird von den meisten Chirurgen das *6. bis 14. Lebensjahr* gehalten. Demgegenüber steht UFFREDUZZI auf dem Standpunkt, daß die Orchidopexie nicht vor dem 15. Jahr, jedenfalls nie vor der Pubertät, auszuführen ist, da nach seiner Ansicht der Eingriff die Entwicklung des Hodens nicht begünstigt, sondern im Gegenteil behindern kann.

Die *Indikation* zur *Operation* ist gegeben durch das Bestehen einer operativ behebbaren körperlichen *Anomalie* an sich, ferner durch die oben angeführten *Beschwerden* und *Gefahren,* die mit dem Zustande eines retinierten Hodens verbunden sind. Eine zugleich bestehende kongenitale *Leistenhernie* indiziert besonders die operative Beseitigung beider Leiden.

Die *chirurgische Behandlung* des *Leistenhodens* kann nach verschiedenen Prinzipien durchgeführt werden. Es kommen in Frage die *Semikastration,* die *properitoneale Reposition* in die Bauchhöhle, die *Orchidopexie.*

Für die *Semikastration* kann bestimmend sein die Angst vor maligner Entartung des Leistenhodens. Die Methode wurde vor allem früher von vielen Chirurgen geübt. Wiederholte mißglückte Pexieversuche, auch besonders große Inguinalhernien, können unter Umständen als *Indikation* für diesen Begriff gelten. In beiden Fällen steht aber noch ein konservatives Verfahren, die properitoneale Verlagerung, zur Verfügung, die man heutzutage wohl der Exstirpation des retinierten Hodens vorzuziehen hat. Wenn es sich um ein hochgradig atrophisches Organ handelt, so daß kaum eine Funktion zu erwarten ist und die Pexie erfolglos ist, wird man sich natürlich leichter zur Opferung des Hodens entschließen.

Die *properitoneale Reposition* des Leistenhodens *in die Bauchhöhle,* von RIZZOLI 1855 empfohlen, erscheint uns nur berechtigt, wenn die *Orchidopexie* besondere Schwierigkeiten macht, oder sich nicht mit Aussicht auf Erhaltung des Organs ausführen läßt. Gegen die Reposition wird von LICHTENSTERN u. a. geltend gemacht, daß sowohl eine entzündliche (besonders gonorrhoische) Erkrankung des Hodens als auch Tumorbildung der Beobachtung entgehen und

48

infolgedessen für den Träger besonders gefährlich werden können. An dem in die Bauchhöhle verlagerten Hoden soll nur ausnahmsweise eine Spermatogenese nachzuweisen sein, andererseits soll der ins Scrotum gebrachte Hoden an Größe zunehmen und normal funktionieren, was gegen die properitoneale Verlagerung spricht (PANNETT). Auf die Gefahr der Nekrose infolge Gefäßknickung hat LOTHEISEN, auf eine etwaige traumatische Schädigung durch Darmschlingen hat SCHMIDT hingewiesen. Andere (BRENNER, STOUT) haben in einer großen Reihe von Fällen (75 bzw. 100) die Verlagerung in die Bauchhöhle vorgenommen, ohne Nachteile für den Patienten beobachtet zu haben, und empfehlen eine häufigere Anwendung der Methode. LESPINASSE spricht sich ebenfalls für die Verlagerung des Leistenhodens in die Bauchhöhle aus, möchte aber zur Verhütung einer Epididymitis das Vas deferens durchschnitten haben. Anhänger der properitonealen Verlagerung sind ferner J. ISRAEL, ECCLES, LANZ u. a.

Die *Ausführung der properitonealen Verlagerung* gestaltet sich einfach. Hautschnitt wie bei der BASSINIschen Hernienoperation, nach Spaltung der Aponeurose des Musculus obliquus externus wird der Samenstrang bis oberhalb des inneren Leistenringes freigelegt und das parietale Bauchfell in der Richtung nach der Mittellinie und der Harnblase zu stumpf mit dem Finger so weit unterminiert, daß eine Tasche entsteht, in die Hoden und Samenstrang bequem versenkt werden können. Das Peritoneum wird gegen die Leibeshöhle vollständig verschlossen, wobei darauf zu achten ist, daß es weder zu straff noch zu schlaff über dem Hoden vernäht wird. Eine Verletzung oder Abknickung der Samenstranggefäße ist zu vermeiden. Nach Vernähung der Fascien und Muskeln gibt es keinen Leistenring und keinen Leistenkanal mehr. Um einen künstlichen Ersatz des reponierten Hodens zu schaffen, wurde von STEINMANN ein *Paraffinhoden* in das Scrotalfach implantiert.

Die *sog. Orchidopexie* gilt als die *Methode der Wahl.* Sie besteht darin, den retinierten Hoden bis in das Hodensackfach herabzuholen und ihn am Grunde des Scrotums so zu befestigen, daß er seiner Neigung, sich wieder zurückzuziehen, nicht folgen kann. Die *Orchidopexie* zerfällt demnach in zwei Akte: 1. in die *Mobilisation* des Hodens und Samenstranges, die das „*Herunterholen"* des *Hodens* erst möglich macht, und 2. in die eigentliche „*Pexie"* oder *Anheftung am Hodensackgrunde.* Die Bedeutung der Mobilisation für das Gelingen der Orchidopexie hat zuerst SCHÜLLER (1881) betont, der gefordert hat, den Processus vaginalis peritonei quer zu durchtrennen und möglichst hoch oben am inneren Leistenring abzutragen,. ferner die muskulösen (Cremaster) und fibrösen Hüllen des Samenstranges abzutrennen, selbstverständlich unter Schonung der Gefäße.

**Operationsverfahren zur Orchidopexie.** Inguinaler Hautschnitt, wie bei der Operation der Leistenhernie. Nach Spaltung der Aponeurose des Musculus obliquus externus wird der Hoden nebst Samenstrang im Leistenkanal freigelegt. Die Tunica vaginalis communis nebst Cremasterfasern werden gespalten und der häufig vorhandene Bruchsack (Processus vaginalis peritonei) wird hoch oben am inneren Leistenring quer eingeschnitten und wie ein gewöhnlicher Bruchsack abgebunden und abgetragen. Von besonderer Wichtigkeit ist die *Mobilisierung des Samenstranges,* wozu es oft nötig ist, Adhäsionen und Verwachsungen mit seiner Umgebung stumpf oder scharf zu durchtrennen. Die Mobilisierung muß *möglichst weit beckenwärts* vorgenommen werden, um eine *genügende Verlängerung* des Samenstranges zu erzielen. In einem großen Teil der Fälle gelingt es dann, den Hoden ohne allzu große Spannung bis auf den Grund des Hodensackes herabzubringen. Doch gibt es Fälle, in denen infolge Kürze der Gefäße des Hodens (Vasa spermatica interna) das Herunterholen des Hodens in das Scrotalfach ohne beträchtliche Spannung nicht gelingt. Um diesem Hindernis zu begegnen, hat BEVAN den Vorschlag gemacht, die

Vasa spermatica interna zu durchtrennen. Die das Vas deferens begleitende Arteria deferentialis, welche für die Ernährung des Hodens unentbehrlich ist, muß geschont werden. MOSCHCOWITZ sah bei 18 nach der BEVANschen Methode operierten Fällen keine Nekrose und kein Rezidiv, nur in einem Falle war der Hoden etwas kleiner geworden. Viele Chirurgen lehnen die BEVANsche Operation prinzipiell ab, da klinische Erfahrungen und neuere experimentelle Untersuchungen (GOHRBANDT) gelehrt haben, daß nach Durchtrennung der Vasa spermatica interna häufig völlige Atrophie und Nekrose des Hodens eintritt. In solchen Fällen hat die direkte Anastomose, die oberhalb des Nebenhodenkopfes zwischen Arteria spermatica interna und Arteria deferentialis besteht (NEUHAUS) nicht genügt, um die Blutversorgung des Hodens zu gewährleisten.

Neuerdings hat KÜTTNER bei hoher Retentio testis die Durchschneidung der Vasa spermatica interna auf Grund günstiger Erfolge empfohlen. Es wurden gute Entwicklung des atrophischen Hodens und Steigerung der Potenz beobachtet. Auch WELTI empfiehlt auf Grund von 17 erfolgreich ausgeführten Operationen das BEVANsche Verfahren. Später berichtete KÜTTNER allerdings auch über zwei Mißerfolge, bei denen es zur Resorption des heruntergeholten Hodens kam. KÜTTNER möchte daher die Durchschneidung der Vasa spermatica nach BEVAN nur bei hoher Retention, wenn einfachere Methoden versagen, und niemals doppelseitig in einer Sitzung ausgeführt wissen, eine Indikationsstellung, der wir uns anschließen möchten.

Nach neueren Untersuchungen FECHERs über die *Elastizität* des *Samenleiters* und der im Samenstrang verlaufenden *Gefäße* sind die letzteren bedeutend dehnbarer als der Samenleiter, woraus FECHER schließt, daß die Schwierigkeit beim Herabholen des Hodens nicht den Gefäßen, sondern der mangelhaften Dehnbarkeit des Vas deferens zuzuschreiben ist. Die Durchschneidung der Samenstranggefäße wird von ihm deshalb als zwecklos abgelehnt.

Bei der *Hodenektopie* ist der Samenstrang meist lang genug, so daß kaum eine Schwierigkeit besteht, den Hoden, der ja meist bereits in nächster Nähe des Hodensackes liegt, ohne Spannung bis auf den Scrotalgrund zu bringen und ihn dort einfach zu befestigen.

Eine Verlängerung oder richtiger *Streckung des Samenstranges* läßt sich auch dadurch erzielen, daß man die Vasa epigastrica inferior durchtrennt, wonach es gelingt, den Samenstrang etwas nach der Körpermedianebene zu verschieben. Dadurch wird die *lateral-konvexe Krümmung des Vas deferens* zum Teil *gestreckt* und der Hoden dem Grunde des Hodensackes genähert. Um die Durchschneidung der Vasa epigastrica zu vermeiden, hat FRANGENHEIM die Verlängerung des Samenstranges dadurch zu erzielen versucht, daß er den Hoden unter den Vasa epigastrica von lateral nach medial durchzog, so daß der Samenstrang dann medial von den epigastrischen Gefäßen zu liegen kommt. Die Mobilisation des Samenstranges im kleinen Becken geschieht bei diesem Verfahren ebenso gründlich wie sonst. Die Abhebung der epigastrischen Gefäße vom Peritoneum und die Ablösung des Bauchfelles vom Vas deferens werden durch stärkste Beckenhochlagerung erleichtert. Auch bei extremsten Fällen von mangelhaftem Descensus soll nach FRANGENHEIM mit diesem Verfahren der Hoden so weit herabgeholt werden können, daß eine Fixation am tiefsten Punkte des Scrotums gelingt.

Neuerdings beschreibt PÓLYA unter der Bezeichnung ,,*Streckung des männlichen Genitalkanales*'' ein im Prinzip schon von MAC ECLESS angewandtes Operationsverfahren, das die oben beschriebene Anomalie der Verbindung von Hoden und Nebenhoden bei mangelhaftem Descensus testis ausnützt. Wie erwähnt, ist der Nebenhoden fast konstant vom Hoden durch eine Membran getrennt, nur der Kopf des Nebenhodens befindet sich in unmittelbarem Kontakt mit dem Hoden. Nach dem Vorgehen von PÓLYA präpariert man den Samenstrang vom Nebenhoden ab und durchtrennt die Membran zwischen Hoden und Nebenhoden unter Schonung der Gefäße. Hierdurch werden die beiden spitzwinkligen Knickungen zwischen Hoden und Nebenhoden sowie zwischen Nebenhoden und Vas deferens ausgeglichen und der ganze Genitaltraktus in eine gerade Linie ausgezogen.

A. H. HOFMANN hält die Ablösung des Vas deferens vom Nebenhoden kombiniert mit Trennung des Nebenhodens vom Hoden für die Existenz des Hodens für gefährlich. Er begnügt sich mit der Ablösung des Nebenhodenschwanzes vom Hoden und Einkerbung des Mesorchiums, wodurch eine Verlängerung des Samenstranges um 3—4 cm erzielt wird. Da die Ablösung des Nebenhodens nach HOFMANN zur Herabholung des Hodens an sich nicht ausreichend ist, ist das Verfahren nur im Verein mit den sonst üblichen zu verwerten.

BONEM berichtet über drei von ROST an normalen Hundehoden ausgeführte Operationen nach PÓLYA und bezeichnet das Verfahren als physiologisch unbedenklich. Es fand sich keine Störung der Spermatogenese.

Nachdem es gelungen ist, den Hoden ohne stärkere Spannung des Samenstranges bis auf den Grund des Hodensackes herabzubringen, folgt der *zweite Teil der Orchidopexie*, die *Anheftung (Pexie) des Hodens im Scrotum*.

Fast regelmäßig ist die entsprechende Hodensackhälfte in der Ausbildung zurückgeblieben, vor allem fehlt ein eigentliches Scrotalfach, das den Hoden aufnehmen könnte. Deshalb ist es zunächst notwendig, durch *stumpfe Dehnung der Scrotalwandung ein Lager für den Hoden zu schaffen*.

Die „*Pexie*" kann auf verschiedene Weise erfolgen. Manche Chirurgen erblicken in der am Hoden selbst angreifenden Fixation die Ursache der nach *Orchidopexie* nicht selten beobachteten Atrophie des Hodens und möchten daher jeden direkt auf ihn einwirkenden Druck und Zug vermeiden. Der Hoden soll frei beweglich in seinem neuen Bett sein.

Auf sehr einfache Weise läßt sich eine derartige *indirekte Fixation* des Hodens durch eine am Eingange des Hodensackes angelegte *Tabaksbeutelnaht* nach dem Vorschlage BEVANs erreichen, wodurch der Hoden am Zurückweichen verhindert werden soll. Den gleichen Zweck verfolgt die *Scrotalkanalbildung* nach LOTHEISEN, bei der man das scrotale Bindegewebe bis zum oberen Pol des Hodens herab mit Knopfnähten verschließt.

Eine indirekte Methode der Fixierung stellt auch die neuerdings wieder von LICHTENSTERN empfohlene *Funiculopexie* dar. Der Samenstrang wird in seinem ganzen Verlaufe ohne Dehnung und Zerrung durch feinste Seidenknopfnähte an seine Unterlage, d. i. die oberflächliche Fascie, fixiert, wobei nur die bindegewebigen Hüllen des Samenstranges von der Naht gefaßt werden. Die Fixationsnähte sollen nur bis in die Gegend des Überganges des Vas deferens in den Nebenhoden gelegt werden.

Leider genügen die *Befestigungsmethoden,* bei denen der *Hoden am Grunde des Scrotums fixiert* wird, nur äußerst selten infolge des *Retraktionsbestrebens,* welches dem herabgeholten Hoden bzw. dem Samenstrang innewohnt. Er zieht sich meist allmählich wieder bis in die Leistengegend zurück, wobei das Scrotum im Bereiche der Anheftung des Hodens handschuhfingerförmig eingezogen wird. NICOLADONI verzichtet deshalb auf eine Fixierung am Scrotum und näht den Hoden mittels eines aus der Tunica vaginalis gebildeten Läppchens an der weniger nachgiebigen Haut des Perineums an.

Eine im allgemeinen befriedigende Befestigung des Hodens am Grunde des Scrotums erreicht man mit einer Methode, die KOCHER und v. BRAMANN angegeben haben. Sie beruht auf dem Prinzip, auf den mobilisierten und in das Scrotalfach herabgeholten Hoden und Samenstrang einen Zug auszuüben, bis der Hoden im Scrotum fest angewachsen ist. Zu diesem Zwecke führen wir einen doppelt armierten Faden im Bereich des unteren Hodenpoles durch die Tunica vaginalis testis, die beiden Nadeln werden dann am tiefsten Punkte des Scrotums von innen nach außen durch die Scrotalhaut und dann durch eine Hautfalte des gebeugten Oberschenkels durchgestochen und der Faden über einem kleinen Gazebausch geknotet. Dadurch wird ein dauernder Zug auf den Hoden bzw. Samenstrang ausgeübt. In dieser Lage bleibt der Hoden samt Scrotum am Oberschenkel 8—14 Tage fixiert. Nach dieser Zeit, in welcher der Hoden am Grunde des Scrotums angewachsen ist, durchtrennt man den Seidenfaden.

Die „*Extension*" *des Hodens* kann auch mittels eines an einem Drahtgestell befestigten Fadens bzw. Gummizuges (BIDWELL, LANZ) oder durch Emporschlagen und Fixierung des Hodensackes in der Schamgegend (DELBET) erfolgen.

Die *Orchidopexie* ist als erfolgreich zu bezeichnen, wenn bei späterer *Nachuntersuchung* der Hoden tief unten im Scrotum liegt und keine stärkere Abweichung von der normalen Größe zeigt. Die Angaben über gute Erfolge der Orchidopexie schwanken zwischen 22,5 und 57,0% (GOERITZ). Die Extensionsverfahren ergeben wesentlich bessere Resultate als die einfache Fixation am Scrotum.

Einige kompliziertere Verfahren zur *Verhütung der Retraktion* des Hodens sind noch zu erwähnen. So hat HAHN vorgeschlagen, den Hoden durch einen Schlitz am tiefsten Punkt des Scrotums durchzuziehen (sog. *Exopexie*), ihn dort etwa 8 Tage zu belassen und ihn dann in das Scrotum zurückzuverlagern. Dieses Verfahren baute KATZENSTEIN weiter aus, indem er den durch einen Scrotalschlitz durchgezogenen Hoden an einem aus dem Oberschenkel gebildeten Hautlappen durch Nähte fixiert und den Hoden etwa 2—3 Wochen in dieser Lage beläßt. Nach dieser Zeit wird der Hautlappen an seiner Basis durchtrennt, der Hoden in das Scrotum reponiert und die Wundränder des Scrotalschlitzes werden mit den Rändern des auf dem Hoden angewachsenen Hautlappens vereinigt. Den Nachteil dieser Methode, daß der primäre Nahtverschluß fehlt, hat DE BEULE dadurch behoben, daß er die Hautwundränder von Scrotum und Oberschenkel sofort vernäht, so daß der Hoden dann allseitig von Haut gedeckt ist. Nach einigen Wochen wird die Basis des Oberschenkellappens durchtrennt und die Wunde geschlossen (s. Abb. 15a, b, c in Bd. I, S. 272ff.)

Die *Verlagerung* des Hodens durch einen Schlitz im Septum scroti in das *anderseitige* Scrotalfach und Annähung am gesunden Hoden (sog. *Synorchidie*) wurde von GERSUNY, VILLEMIN u. a. vorgeschlagen und ausgeführt. Diese Methode findet auch bei *beiderseitiger* Retention Verwendung. Jeder Hoden wird in das ihm nicht zugehörige Scrotalfach gebracht, so daß sich die Samenstränge in einem künstlich angelegten Loch des Septums kreuzen (WITZEL, GERSUNY) (s. Abb. 16 in Bd. I, S. 275).

In der Absicht, bei der *Synorchidie* eine Anastomose der Hodenparenchymgefäße und der Hodenkanälchen zu erzielen, hat MAUCLAIRE vorgeschlagen, die Tunica albuginea beider Hoden zu inzidieren und die entsprechenden Wundränder des einen Hodens mit denen des anderen zu vernähen. Dadurch soll das Hodenparenchym in innige Berührung und Anastomose kommen. Um die Nahtvereinigung der Hoden ohne Spannung bewerkstelligen· zu können, hat MAUCLAIRE die Samenstranggefäße des mobilisierten Hodens durchtrennt.

## III. Die Torsion des Hodens und Samenstranges.

Unter *Torsion* des *Hodens* bzw. des *Samenstranges* versteht man ein Krankheitsbild, das dadurch zustande kommt, daß der Samenstrang direkt oberhalb des oberen Hodenpoles um 180—360⁰ und mehr um seine Längsachse gedreht ist (Abb. 4).

Das Zustandekommen einer Hodentorsion setzt in jedem Falle eine abnorme Beweglichkeit des Hodens voraus. Diese Vorbedingung ist vor allem bei dem retinierten Hoden (Leistenhoden) gegeben, insofern hier dem Hoden das sog. Mesorchium, eine Bauchfellduplikatur, völlig mangelt oder dasselbe abnorm lang ist, so daß der Hoden an seinem Samenstrang wie eine Frucht an ihrem Stiel frei in den mehr oder weniger entwickelten Processus vaginalis peritonei hineinhängt. Die Beweglichkeit des *retinierten* Hodens sowohl bei Kindern als auch bei Erwachsenen ist in der Regel so beträchtlich, daß er sich leicht in die Bauchhöhle reponieren läßt, um bei jeder Bewegung, insbesondere bei Anstrengung der Bauchpresse, wieder in den Leistenkanal einzutreten.

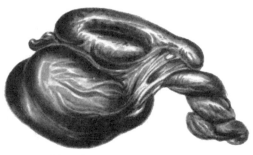

Den Zusammenhang zwischen Hodentorsion und Retentio testis erkannte zuerst Nikoladoni, der den Satz aufstellte, daß sich das Krankheitsbild nur bei bestehender oder früher bestandener Retentio testis entwickeln könne. Aus einer neueren Zusammenstellung von Uffreduzzi ergibt sich, daß es sich bei 80 Hodentorsionen in mehr als 60% um retinierte Hoden handelte.

Die Torsion betrifft aber nicht nur nicht in das Scrotum herabgestiegene Hoden, sondern auch Scrotalhoden, freilich nur dann, wenn der Hoden infolge mangelnder Befestigung am Grunde des Scrotums abnorm beweglich ist. In der Regel handelt es sich, wie Nikoladoni feststellte, um mesorchiumfreie Hoden, die ursprünglich retiniert und verspätet herabgestiegen waren.

Bei der innigen Vereinigung von Hoden und Nebenhoden erfolgt in der weitaus größeren Mehrzahl eine Torsion des ganzen Organes, doch kommt es gelegentlich auch vor, daß Hoden oder Nebenhoden jeder für sich „isoliert" torquiert werden. Solche isolierte Torsionen können nur zustande kommen, wenn e´ne Bildungsanomalie, eine Trennung von Hoden und Nebenhoden infolge von Verlängerung der Vasa efferentia vorliegt. Infolge dieser Anomalie entsteht sozusagen eine doppelte Stielung, indem der Hoden an den Vasa efferentia, der Nebenhoden an dem Samenstrang aufgehängt ist (Dreibholz). Eine weitere anatomische Disposition zur Torsion liegt nach Kocher dann vor, wenn die Samenstranggefäße in zwei Bündel geteilt sind, die Vasa spermatica und deferentialia und die beiden Stränge getrennt zum oberen und unteren Pol des Hodens bzw. Nebenhodens ziehen. Vielleicht begünstigt auch eine zu weite Tunica vaginalis die Torsion.

Wenn die genannten anatomischen Voraussetzungen gegeben sind, wenn der Hoden, wie man sich ausdrückt, „drehreif" ist, so müssen noch äußere Faktoren einwirken, damit die Torsion zustande kommt. Diese können in traumatischen Einwirkungen, wie Stoß, Schlag usw. bestehen, häufig handelt es sich aber nur um unbedeutende Einwirkungen, die dem Kranken kaum zum Bewußtsein kommen. Es ist festgestellt, daß oft forcierte Bewegungen, lebhafte Cremasterkontraktionen, erhöhter intraabdominaler Druck beim Schreien, Pressen, Heben schwerer Lasten, beim Stuhlgang usw. genügen, um eine Torsion des Samenstranges zu verursachen. FARK berichtet über während des Schlafes zustande gekommene Torsionen.

Über den *Mechanismus* der Hodentorsion bestehen eine Reihe von Theorien. Nach PAYR sollen innere mechanische Ursachen, nämlich Blutdruckverschiedenheiten in den Stielgefäßen infolge erschwerten venösen Abflusses für die Pathogenese der Torsion eine Rolle spielen. SELLHEIM hat die Theorie aufgestellt, daß die Übertragung der Drehbewegungen des Körpers auf die gestielten Organe zur Torsion führen kann. TENKHOFF, ebenso SCHAETZ, erklären das Zustandekommen der Torsion dadurch, daß sowohl bei kurzen ruckartigen als auch bei langdauernden gleichmäßig betonten Körperdrehungen die drehreifen Organe zurückbleiben und jedesmal eine minimale, aber auf die Dauer wirksame Torsion in einer der Körperbewegung entgegengesetzten Richtung erleiden.

Je nachdem die Torsion innerhalb des Cavum vaginale oder außerhalb desselben erfolgt ist, unterscheidet man pathologisch-anatomisch eine *intravaginale* und *extravaginale* Torsion (FRANCESCHI).

Die Torsion kann um die *horizontale* oder um die *vertikale* Achse erfolgen, letztere ist das bei weitem häufigere Vorkommnis.

Die beiden Arten der Torsion lassen sich auf Grund der Lage des Nebenhodens unterscheiden, insofern bei der seltenen horizontalen Torsion der obere Pol des Hodens nach vorne oder nach unten gerichtet ist, bei starken Graden der Drehung ist der Hoden ganz auf den Kopf gestellt (NIKOLADONI). Bei der vertikalen Torsion findet sich der Nebenhoden lateral oder vor dem Hoden (MAISONNEUVE).

Die bei der Torsion erfolgten Drehungen schwanken nach ihrer Zahl nicht unbeträchtlich. Bei der geringgradigen Torsion findet sich eine halbe Drehung (180°), während in anderen Fällen mehrfach vollständige Drehungen (360° und mehr) erfolgt sind. Bezüglich der Richtung der Torsion besteht insofern eine gewisse Gesetzmäßigkeit als sich der rechte Hoden in der Regel im Sinne des Uhrzeigers, der linke im umgekehrten Sinne dreht.

Die Torsion des Samenstranges betrifft in der Regel Individuen in den Entwicklungsjahren, wie unter anderem aus einer Zusammenstellung von DREIBHOLZ hervorgeht, wonach sich unter 73 Beobachtungen 70% junge Leute von 15—25 Jahren befanden. Jedoch bleibt kein Lebensalter verschont, denn sowohl im Säuglingsalter als im Greisenalter wurden Hodentorsionen beobachtet. Bezüglich der Körperseiten besteht kein Unterschied, linker und rechter Hoden werden gleich häufig befallen.

Die *Folgen* der Torsion des Samenstranges für den Hoden-Nebenhoden bestehen hauptsächlich in Zirkulationsstörungen, die auf den Verschluß der Venen zurückzuführen sind. Infolgedessen kommt es unterhalb der Abschnürung zu starker Anschwellung und blauroter bis schwarzer Verfärbung von Hoden, Nebenhoden und Samenstrang, während sich in der Tunica vaginalis propria meist ein blutig seröses Stauungstranssudat findet. Die *mikroskopisch* nachweisbaren Veränderungen am Hodenparenchym sind als direkte Folgen der Unterbrechnng der Blutzirkulation infolge der Drosselung der Samenstranggefäße zu erklären. Sie hängen ab sowohl von dem Grad der Torsion als vor allem auch von der Dauer der Unterbrechung der Blutzirkulation. ENDERLEN hat festgestellt, daß der Hoden die Abschnürung der im Samenstrang verlaufenden Gefäße, sowohl der Arterien wie Venen, etwa 16 Stunden verträgt, ohne daß eine mikroskopisch nachweisbare Schädigung eintritt. Bei länger bestehender Zirkulationsunterbrechung kommt es zur Thrombosierung der

Gefäße mit Blutextravasaten. Hämorrhagische Infarkte bilden sich dann, wenn sämtliche Arterien des Samenstranges mit einem Male abgeschnürt werden, oder wenn anatomische Anomalien innerhalb der Gefäßverzweigungen bestehen. Seltener entsteht ein anämischer Infarkt, und zwar dann, wenn die Blutzirkulation in sämtlichen Gefäßen, Arterien und Venen fast zu gleicher Zeit unterbrochen wird (DREIBHOLZ).

Die **klinischen Erscheinungen** hängen von dem Grade der Torsion ab. Leichtere Grade verursachen, ohne ein schweres Krankheitsbild zu erzeugen, nur kolikartige Schmerzen, sog. *Hodenkoliken;* solche geringgradigen Torsionen gehen in der Regel wieder spontan zurück, womit auch die Beschwerden wieder verschwinden. Oft wird in solchen Fällen die Ursache der Koliken nicht erkannt. Es sind auch Fälle beobachtet worden, wo geringgradige Hodentorsionen wiederholt auftraten und sich wieder spontan detorquierten. Man spricht deshalb von *habitueller* Torsion des Hodens. Kranke, die über die Natur ihres Leidens gut unterrichtet sind, können durch geeignete äußere Handgriffe die Detorsion herbeiführen und damit die mit der Torsion einhergehenden Beschwerden beseitigen. DREIBHOLZ erwähnt zwei derartige Fälle aus der Literatur, allerdings handelte es sich um Medizinstudierende.

Wesentlich schwerer ist das Krankheitsbild bei Torsion stärkeren Grades. Hier steht der akute Beginn mit heftigen Schmerzen, Übelkeit, Erbrechen, Ohnmacht, Schweißausbruch, kleinem Puls im Vordergrund. Zugleich findet man als örtlichen Befund eine schmerzhafte Anschwellung von Hoden und Nebenhoden, Rötung und Ödem der Scrotalhaut bzw. der Haut der Inguinalgegend. Das Bein der erkrankten Seite wird in gebeugter Stellung gehalten.

Diese alarmierenden Symptome der akuten Torsion gehen, sich selbst überlassen, bei längerem Bestehen zurück, auch die Schmerzen verringern sich, so daß sich dann die durch die Torsion hervorgerufene Geschwulst ohne besondere Beschwerden für den Kranken abtasten läßt.

Die **Diagnose** der Hodentorsion macht in der Regel Schwierigkeiten, weil nicht an das Krankheitsbild der Hodentorsion gedacht wird. Nur in seltenen Fällen wurde bisher die richtige Diagnose gestellt. Sehr erleichtert wird der Gedanke an Hodentorsion, wenn der Kranke angibt, daß er einen abnorm gelagerten Hoden besitzt, oder wenn eine diesbezügliche Untersuchung ergibt, daß der Hoden im Scrotum nicht vorhanden ist. Wenn dadurch die Aufmerksamkeit auf einen etwaigen Zusammenhang der plötzlichen Erkrankung mit dem Hoden gelenkt ist, ist zur Diagnose noch der Nachweis einer schmerzhaften, dem Hoden angehörigen Anschwellung in der Leistengegend erforderlich. Besonders beim Scrotalhoden besteht die Gefahr, daß das Krankheitsbild verkannt wird. Nach den Angaben BRUNZELs ist der einseitige Hochstand und Fixierung des erkrankten Hodens durch die verkürzende Torsion des Samenstranges für das Leiden bezeichnend und kann daher zur richtigen Diagnose führen.

*Differentialdiagnostisch* ist zunächst entsprechend der akuten Krankheitserscheinungen an einen entzündlichen Prozeß bzw. an Einklemmung des Hodens zu denken. Die Unterscheidung von der akuten gonorrhoischen Entzündung ist meist leicht auf Grund anamnestischer Angaben oder zuverlässiger auf Grund der objektiven Untersuchung des Harnröhrensekretes. Die Hodeneinklemmung ist klinisch durch der Torsion so ähnliche Symptome gekennzeichnet, daß eine Differentialdiagnose ante operationem kaum gelingen wird. Diese Schwierigkeit in der Diagnose hat im letzteren Falle keine weitere wesentliche Bedeutung, da sowohl bei der Torsion wie bei der Einklemmung die sofortige Operation angezeigt ist. Folgenschwer ist dagegen die irrtümliche Diagnose einer akuten Entzündung des Hodens, da man unter dieser Annahme kaum zur Operation schreiten wird, wodurch dann das Schicksal des Hodens, d. h. sein Verlust,

besiegelt ist. Bei dem naheliegenden Gedanken an eingeklemmten Leistenbruch ist besonders auf die differentialdiagnostischen Merkmale der Torsion
zu achten. In dieser Hinsicht läßt sich sagen, daß der torquierte Hoden in der
Regel schmerzhafter ist als eine Bruchgeschwulst und außerdem spricht in
entscheidender Weise gegen Darmeinklemmung das Fehlen der Symptome
des Darmverschlusses. Schwierig wird die diagnostische Entscheidung, wenn
es sich um einen Leistenhoden handelt, oder die Torsion von einem eingeklemmten Leistenbruch begleitet wird. Endlich ist zu erwähnen, daß bei
älteren verschleppten Torsionen nach Abklingen der akuten Erscheinungen
auf Grund des Palpationsbefundes eine Verwechslung mit der Tuberkulose des
Nebenhodens möglich ist.

Die **Prognose** ist abhängig von dem Grade und der Dauer der Torsion. Wie
schon erwähnt, kommen bei leichteren Graden von Samenstrangtorsionen
spontane Detorsionen vor, aber in der Regel kann man mit diesem glücklichen
Ausgang nicht rechnen. Auch die unblutige manuelle Detorsion, die wiederholt versucht wurde, bringt meist nur eine vorübergehende Besserung und die
Torsion wiederholt sich (KEYES). In der Mehrzahl der Fälle besteht infolge
der schweren akuten Krankheitserscheinungen die absolute Indikation zur
unverzüglichen **operativen Freilegung** des Hodens. Dadurch sind wir auch
imstande, durch Besichtigung des torquierten Hodens die Entscheidung zu
treffen, ob die Schädigung des Hodens so groß ist, daß er nicht mit Aussicht
auf Wiederherstellung erhalten werden kann oder geopfert werden muß. Nach
Freilegung des Hodens und Samenstranges detorquiert man zunächst das
Organ und beobachtet das weitere Verhalten und Aussehen desselben. Wenn
keine Veränderung eintritt, d. h. wenn die blaurote Verfärbung weiterbesteht,
so ist damit bewiesen, daß keine bessere Durchblutung nach der Detorsion
eingetreten und auch in der Folge nicht mehr zu erwarten ist. Bei der Beurteilung der Aussichten der Wiederherstellung der Zirkulationsunterbrechung hat
man auch die Erfahrungstatsache zu berücksichtigen, daß eine länger als 20
bis 24 Stunden bestehende Ernährungsunterbrechung regelmäßig zu völliger
Nekrose des Hodenparenchyms führt, so daß also von einer konservativen
Behandlung die Erhaltung des Hodens nicht zu erhoffen ist. Derartige, mit
Sicherheit dem völligen Untergang geweihte Organe werden am besten entfernt. Anders verhält man sich, wenn man nach ausgeführter Detorsion glaubt,
daß mit einer Wiederherstellung der Zirkulation gerechnet werden kann. In
solchen Fällen ist die Hauptforderung des operativen Eingriffes, eine erneute
Torsion unmöglich zu machen. Es muß daher die Fixierung des Hodens ausgeführt werden. Wenn es sich um einen Scrotalhoden handelt, so ist die Forderung leicht zu erfüllen; man braucht den Hoden nur am Septum oder Fundus
des Scrotums zu befestigen, um ein Rezidiv der Torsion zu vermeiden. Handelt
es sich jedoch um einen Leistenhoden oder ektopischen Hoden, so ist die Frage
der Fixation schwieriger. Denn nur in seltenen Fällen gelingt eine Mobilisierung
des Samenstranges ohne Schwierigkeit, andersseits darf man dem an sich schwer
geschädigten Organ keine weiteren Manipulationen an seinem Gefäßapparat
zumuten. Man muß sich daher in der Regel mit der Fixation des Hodens an
der Stelle begnügen, wo der Hoden sich bei der Operation befand, und die
Orchidopexie im Scrotum erst später nach Erholung des Organs vornehmen.

*Anhang.* In jüngerer Zeit wird wiederholt im Schrifttum über die Torsion
der MORGAGNIschen Hydatide berichtet. Sie kann ohne äußere Veranlassung
spontan oder auch nach heftigen Anstrengungen der Bauchpresse zustande
kommen. Die *klinischen Erscheinungen* sind die gleichen wie bei der Hodentorsion, nur treten sie weniger akut und mit geringerer Heftigkeit auf. Besonders bei Kindern kann das Krankheitsbild eine *akute Orchitis* vortäuschen.

(MOUCHET u. a.). Die *Behandlung* ist einfach, sofern man die Freilegung des Hodens vornimmt. Nach der operativen Entfernung der MORGAGNIschen Hydatide verschwinden die Beschwerden.

# IV. Die Hodeneinklemmung.

Ein der Hodentorsion klinisch nahezu völlig gleiches Krankheitsbild wird durch die Hodeneinklemmung hervorgerufen. Diese kommt dadurch zustande, daß der Hoden im Leistenkanal, vor allem aber am inneren oder äußeren Leistenring so fest umschnürt wird, daß er weder in der Richtung nach der Bauchhöhle noch nach dem Scrotum zu verschieblich ist. Bezüglich des Mechanismus der Einklemmung bestehen zweierlei Möglichkeiten. In einigen der bekannt gewordenen Fälle handelte es sich um nicht descendierte Hoden (Leistenhoden), welche infolge irgendeiner äußeren Einwirkung in den äußeren Leistenring eingetreten und dort eingeklemmt wurden, so daß der Hoden weder in den Leistenkanal zurückschlüpfen, noch vollends durch den äußeren Leistenring scrotalwärts durchtreten konnte. Für diese Form der Einklemmung ist die Bezeichnung *absteigende Einklemmung* des Hodens gebräuchlich, weil sie in der Richtung des Descensus testis erfolgt.

Eine weitere Möglichkeit der Einklemmung besteht darin, daß ein außerhalb des Leistenkanals liegender Hoden infolge einer starken Kontraktion des Musculus cremaster in den äußeren Leistenring eingepreßt und eingeklemmt wird. In Fällen dieser Entstehungsart spricht man von *aufsteigender* oder *retrograder Einklemmung*.

Die Hodeneinklemmung ist nach den Berichten der Literatur selten. FLESCH konnte bis zum Jahre 1913 außer einer eigenen nur 12 Beobachtungen des Schrifttums zusammenstellen. NIKOLADONI läßt es dahingestellt, ob es eine eigentliche Einklemmung gibt, oder ob es sich nicht etwa um Torsion handelt. Auch FLESCH weist darauf hin, daß bei Fällen, wo während der Operation keine Drehung des Samenstranges gefunden wurde, die Entscheidung schwer sei, ob nicht doch vorher eine Torsion vorhanden war.

Die *pathologisch-anatomischen* Veränderungen entsprechen im wesentlichen denen der Torsion, insofern infolge der Zirkulationsunterbrechung schwere Ernährungsstörungen des Hodenparenchyms Platz greifen, die bei längerem Bestehen zur Nekrose bzw. Gangrän des Hodens führen.

In *klinischer* Hinsicht decken sich die Erscheinungen so weitgehend mit denen bei der Torsion, daß eine diagnostische Unterscheidung vor der operativen Freilegung in der Regel unmöglich ist. Die *Vorhersage* und *Behandlung* stimmen ebenfalls vollkommen mit denen der Hodentorsion überein.

# V. Die Entzündungen des Hodens und Nebenhodens.

## 1. Die akute Hodenentzündung (Orchitis acuta).

Wir unterscheiden drei Hauptformen der *akuten Orchitis*, die wir auf Grund der Ätiologie voneinander abtrennen können: 1. Die *traumatische*, 2. die *urethrale*, 3. die *metastatische*. Eine besondere Stellung nimmt 4. die sog. *primäre* akute Orchitis bei Kindern ein, über deren Ätiologie man meist im unklaren ist.

1. Wenn wir von einer *Orchitis traumatica* reden, so müßte darunter eigentlich eine Entzündung verstanden werden, welche ohne Mithilfe von Bakterien zustande kommt, also eine *aseptische* Entzündung ist. Solche *rein* traumatischen Orchitiden kommen in der Tat vor (FÉLIZET, LUCAS-CHAMPIONNIÈRE).

Meist handelt es sich aber bei der sog. *traumatischen* Hodenentzündung um eine durch *Infektion erzeugte Entzündung*, derart, daß die Entzündungserreger bereits in der hinteren Harnröhre bzw. deren Anhänge vorhanden waren und infolge des Traumas — als auslösende Ursache — auf dem Wege des Vas deferens in den Hoden gelangten. Für diese Auffassung, daß in der Mehrzahl der sog. traumatischen Orchitis Bakterien im Spiele sind, spricht auch der Befund von ROUTIER und DÉLORME, welche bei Orchitis im Anschluß an Trauma stets eine *Urethritis* nachweisen konnten. Auch TUFFIER hat niemals eine rein traumatische Orchitis gesehen. Er möchte sie nicht für bakteriell-infektiös halten, sondern dem Krankheitsbilde der *Kontusion* des Hodens zurechnen.

Auch bei der sog. „*Orchite par effort*" der Franzosen handelt es sich um keine eigentliche Entzündung im Sinne der pathologischen Anatomie, sondern um Kongestion oder Blutungen im Hodenparenchym infolge besonderer körperlicher Anstrengung, wodurch die schmerzhafte Anschwellung des Hodens hervorgerufen wird. Möglicherweise kommt *sekundär* eine bakterielle Entzündung hinzu (ANTONIO DE CORTES).

2. Die *urethrale Orchitis* nimmt ihren Ausgang von *Entzündungen* der hinteren *Harnröhre, Blase, Prostata* und *Samenblasen*, hat also dieselbe Genese wie die akute Nebenhodenentzündung, mit dem Unterschied, daß es sich fast niemals um eine durch oder unter Mitwirkung des Gonokokkus hervorgerufene Erkrankung handelt. Für die gonorrhoische Infektion ist die Erkrankung des *Nebenhodens* (Epididymitis gonorrhoica) charakteristisch. Die *Erreger* der *akuten Orchitis* sind die *banalen pyogenen Bakterien*, wie *Staphylokokken, Streptokokken, Bacterium coli* u. a. Als auslösende Faktoren der Propagation der Eitererreger sind Traumen und Schädigungen aller Art zu beschuldigen, welche die Verschleppung der Bakterien aus der hinteren Harnröhre auf dem Wege des Vas deferens oder der Lymphbahnen einleiten. Bezüglich der Ausbreitungswege der Infektion gilt das gleiche, was bei der akuten Nebenhodenentzündung ausgeführt wurde. Zu den auslösenden Ursachen der Hodenentzündung sind auch *instrumentelle* und *operative Eingriffe* in der Harnröhre, wie Bougierung, Katheterung, Cystoskopie zu rechnen, wodurch die hintere Harnröhre, insbesondere der Colliculus seminalis gereizt wird, von dem aus reflektorisch antiperistaltische Bewegungen des Vas deferens ausgelöst werden. Auch feinere und gröbere Läsionen der Schleimhaut können zur Infektion der Lymphbahnen führen, wodurch sich der lymphatische Ausbreitungsweg der Infektion erklärt.

3. Die *metastatische Orchitis* ist als eine nicht allzu seltene *Komplikation* im Verlaufe einer Reihe von *Infektionskrankheiten* bekannt. Die Verschleppung von Bakterien auf dem Blutwege in den Hoden kommt bei vielen infektiösen Erkrankungen vor, *ohne daß* eine klinisch in Erscheinung tretende Orchitis entsteht. E. FRAENKEL und HARTWICH haben kulturell im Hodenparenchym post mortem die Erreger der Krankheit nachgewiesen, welcher der Verstorbene erlegen war, so bei *Pneumonie* den *Diplococcus lanceolatus*, bei *Pneumokokkenmeningitis* den *Pneumokokkus*, bei *Phlegmonen, Panaritien, Erysipel hämolytische Staphylokokken* bzw. *Streptokokken*. Ebenso konnten sie bei *Darmmilzbrand*, bei *Typhus abdominalis* die entsprechenden Krankheitserreger kulturell im Hoden feststellen. In allen Fällen fanden sich auch pathologisch-anatomisch nachweisbare Veränderungen, die jedoch nicht so beträchtlich waren, daß sie intra vitam als akute Orchitis manifest wurden.

Die durch die Bakterieninvasion hervorgerufenen Gewebsveränderungen sind bei den verschiedenen Krankheitserregern annähernd gleich und bestehen in kleinen, perivasculär angeordneten Zellanhäufungen, umschriebenen, kleinen Extravasaten und Ödem des Interstitium und der Gefäße (E. FRAENKEL und HARTWICH).

Trotzdem also die Metastasierung der Bakterien in die Hoden viel häufiger vorkommt als man bislang angenommen hatte, spielt die *akute metastatische Orchitis* im allgemeinen nicht die bedeutende Rolle als Komplikation im Verlaufe von Infektionskrankheiten, wenn man von der *Parotitis epidemica* absieht. Im übrigen wird die akute metastatische Orchitis bei *Pneumonie, Grippe, Scharlach, Typhus* und *Paratyphus, Polyarthritis rheumatica,* bei *Panaritien, Phlegmonen, Abscessen, Erysipel* und bei *Variola* (Chiari) beobachtet. Über akute *Pyocyaneus*-Orchitis ohne bekannte Invasionsstelle berichtet Hirschberg.

Die Häufigkeit der *Orchitis acuta* als *Komplikation* der *Parotitis epidemica* schwankt zwischen 10 und 100%, in der überwiegenden Mehrzahl (etwa in 80—95%) ist sie *einseitig.*

Als interessante epidemiologische Beobachtung ist zu erwähnen, daß bei einer familiären Mumpsepidemie mehrere Personen an Parotitis erkranken können, während ein weiteres Familienmitglied plötzlich eine primäre akute Hodenentzündung bekommt, ohne daß bei ihm eine Entzündung der Ohrspeicheldrüse oder der Unterkieferspeicheldrüse aufgetreten ist (Higgens, Beardsley). Übrigens hat auch Kocher während Kasernen-Mumpsepidemien Fälle von primärer Orchitis *ohne* Parotitis beobachtet.

Eine seltene Form von *akut rezidivierender Orchitis* kommt bei *Filiariasis sanguinis* vor. Mauclaire beschreibt einen Fall, bei dem alle 4—6 Wochen eine akute schmerzhafte Hodenschwellung mit Fieber und Scrotalödem auftrat. Im Samenstrang waren dilatierte Lymphstränge, sog. *Lymphvaricen* zu fühlen. *Therapeutisch* kommen für diese seltenen Fälle von Orchitis ausgiebige *Resektionen der Lymphstränge* in Betracht (Mauclaire, Lucas-Championnière), wodurch Heilungen erzielt wurden.

4. Es gibt außer den bisher aufgeführten Formen der akuten Hodenentzündung noch eine sog. *primäre akute Orchitis,* die besonders bei Kindern im Alter von 6—15 Jahren auftritt und deren Ätiologie nicht völlig aufgeklärt ist. Jedenfalls handelt es sich um eine *nicht* mit einer *Infektionskrankheit* in Zusammenhang stehende Erkrankung. Auch Zeichen einer *urethralen* Infektion, vor allem Ausfluß aus der Harnröhre, fehlen. Das Krankheitsbild ist gekennzeichnet durch plötzlich auftretende Schwellung und Rötung des Scrotums, wobei das Allgemeinbefinden meist beträchtlich gestört ist. Temperaturerhöhungen bis 39°, ausstrahlende Schmerzen nach dem Abdomen zu, Übelkeit und Erbrechen sind die Begleiterscheinungen. Bei der Palpation erweist sich Hoden und Nebenhoden als ein druckempfindlicher Tumor, ohne daß man sie voneinander abgrenzen kann. Das Krankheitsbild hält einige Tage an, nach 5—6 Tagen geht das Fieber herunter, die örtlichen Erscheinungen bilden sich zurück, so daß nach mehreren Wochen die Hodenschwellung ganz verschwunden ist.

Bezüglich der *Ätiologie* der primären akuten Orchitis im Kindesalter herrscht Unklarheit. Die Erkrankung wurde unter anderem auch als „Orchitis der Masturbanten" bezeichnet. Von anderen wurde an eine abweichende Form der Tuberkulose gedacht. Bedeutungsvoll für die Aufklärung der Erkrankung sind die Beobachtungen Ombrédannes, der unter 7 Fällen 4mal eine extraoder intravaginale *Hodentorsion* als Ursache entdeckte. Es kann sich dabei nur um eine geringgradige Drehung handeln, die durch spontane Detorsion behoben wird. Torsionen mit Abschnürung der Gefäße führen in kurzer Zeit zur völligen Hodenatrophie und erzeugen ein klinisch alarmierendes Bild mit Symptomen ähnlich einem eingeklemmten Bruch (vgl. Kapitel Hodentorsion).

Die Erscheinungen der primären *akuten Orchitis* können nach Mouchet auch durch Stieldrehung der zwischen Kopf des Nebenhodens und Hoden befindlichen Morgagnischen *Hydatide* hervorgerufen oder richtiger vorgetäuscht werden. Die Entfernung der erbsengroßen, blutig infarcierten Gebilde beseitigt schlagartig die Krankheitserscheinungen. MOUCHET empfiehlt in jedem Falle von unaufgeklärter sog. primärer Orchitis baldigst die *operative Freilegung*, um unter Umständen die auslösende Ursache, die Torsion des Samenstranges oder der MORGAGNISchen *Hydatide* zu beseitigen.

**Pathologische Anatomie.** Der *akut entzündete* Hoden ist beträchtlich angeschwollen und von prall-elastischer bis harter Konsistenz. Die *Entzündung* kann eine rein *serös-exsudative* sein, dann ist das Hodenparenchym durchtränkt von dem entzündlichen Exsudat, ohne daß eine stärkere Infiltration mit zelligen Elementen vorliegt. Häufiger als im Nebenhoden nimmt die Orchitis aber einen *purulenten* Charakter an, indem sowohl im Kanälchenlumen als im interstitiellen Gewebe sich reichlich *leuko-* und *lymphocytäre Infiltrationen* finden, die nicht selten zur *Abszeßbildung* führen. Die im Anschluß an Traumen auftretende infektiöse Orchitis ist mitunter von *eitrig-jauchigem* Charakter (E. KAUFMANN). Sich selbst überlassene Fälle mit Abscedierung können in das *Cavum vaginale* und durch die *äußere Haut durchbrechen*, wodurch eine *Hodenfistel* zustande kommt. Wenn aus der Fistelöffnung weiche, leichtblutende Granulationen hervorwuchern, liegt ein Krankheitsbild vor, das seit alters als *Fungus benignus testis* bezeichnet wird, im Gegensatz zum Fungus tuberculosus bei Hodentuberkulose und zum Fungus malignus bei bösartigem Hodentumor.

Die *Folgen* der überstandenen *Orchitis* für den Hoden hängen von der Ausdehnung des *Vernarbungsprozesses* ab, auch als Orchitis fibrosa bezeichnet; zutreffender ist der Ausdruck *Fibrosis testis* (SIMMONDS), die den Hoden *herdförmig* oder *diffus* ergreifen kann. Je nach der Ausdehnung dieser *Hodenschwielen* ist auch die *Funktionsfähigkeit* des Hodens mehr oder weniger *gestört*. Jedenfalls wirkt hier die Vernarbung bei weitem nicht so deletär wie im Nebenhoden, wo der Verschluß des einzigen Ductus epididymidis zur Azoospermie führt, während im Hoden eine größere Anzahl von samenableitenden Kanälchen zur Verfügung steht.

**Krankheitserscheinungen und Verlauf.** Die *akute Hodenentzündung* tritt meist plötzlich mit starker *Schmerzhaftigkeit* und *Anschwellung* des Hodens auf, welcher oft in wenigen Stunden oder im Verlauf von ein bis zwei Tagen die doppelte Größe erreicht. Er erweist sich bei der Palpation als ein eiförmiger, mehr oder weniger praller Tumor mit glatter Oberfläche, der schon *spontan* sehr *empfindlich*, besonders aber bei der *Betastung schmerzhaft* ist.

Der *Verlauf* der einzelnen Formen der akuten Orchitis gestaltet sich nicht gleichmäßig, sondern je nach der Ätiologie bestehen gewisse Verschiedenheiten. Im allgemeinen zeigen die *metastatischen* Hodenentzündungen, besonders die während der *Parotitis epidemica* auftretenden, einen milden, gutartigen Verlauf, während diejenigen *urethraler* Genese einen ernsteren Charakter annehmen können.

Die leichteren Formen, wie vor allem die sog. *Mumpsorchitis*, erreichen gewöhnlich am 5. bis 6. Tage ihren Höhepunkt. Das meist nicht besonders hohe Fieber fällt dann ab, Schmerzhaftigkeit und Schwellung gehen zurück, die Erkrankung ist abgeklungen.

In schwereren Fällen, besonders den *urethralen* Orchitiden, ist der ganze Verlauf ein längerer. Unter hohem Fieber wird erst in der 2. Woche der Höhepunkt der Erkrankung erreicht, um dann erst allmählich in der 3. und 4. Woche abzuklingen. Bei den Fällen, welche in dieser Zeit sich nicht zurückbilden, handelt es sich meist um *Abszeßbildung* im Hoden. Nach KOCHER sollen besonders die Orchitiden älterer Leute zur Abscedierung neigen.

Wenn bei Abszeßbildung nicht chirurgisch eingegriffen wird, kommt es unter Umständen zu *spontanem Durchbruch des Eiters* durch die Scrotalhaut, wodurch zunächst eine *Hodenfistel* entsteht, aus welcher später Granulationen hervorwuchern können, das Bild des *Fungus testis benignus* erzeugend. Einen *klinisch bösartigen* Charakter haben die sog. *septischen Orchitiden*, die schwere Krankheitserscheinungen erzeugen und zu *Gangrän* des Hodens führen können. Bei derartig schweren Infektionen des Hodens wurde auch *Propagation der Eiterung* auf den *Samenstrang* und weiterhin auf das *Bauchfell* mit folgender *Peritonitis* beobachtet. Besonders gefährdet ist das Peritoneum bei noch offenem Processus vaginalis, wie unter anderem aus einer Beobachtung BECKS bei einem Säugling hervorgeht.

**Diagnose.** Den akuten Beginn mit Schmerzhaftigkeit und Schwellung der Scrotalhaut hat die *Orchitis* mit der *akuten Epididymitis* gemeinsam, doch läßt schon die Besichtigung der *Scrotalhaut* eine Beschaffenheit erkennen, die nach KOCHER für Orchitis kennzeichnend ist. Während sie bei der Nebenhodenentzündung eine entzündliche Schwellung und Rötung zeigt, ist sie bei der Hodenentzündung lediglich etwas *gedehnt, im übrigen aber normal.* Die *Palpation* läßt dann erkennen, daß die Erkrankung den Hoden betrifft, der als eiförmiger, überaus *schmerzempfindlicher Tumor* zu tasten ist, während der *Nebenhoden* als *wurstförmiges*, längs gestrecktes Gebilde an der dorsalwärts gerichteten Seite des „Tumors" von diesem palpatorisch abzugrenzen ist (Abb. 5). Bei bestehender *Hydrocele* gelingt die Abtastung der Gebilde nicht. Auch die Untersuchung des *Vas deferens* ist für die Diagnose der akuten Orchitis insofern wichtig, als es nicht an dem entzündlichen Prozeß teilnimmt, während der übrige Anteil des *Samenstranges* oft *angeschwollen* und *schmerzhaft* ist (KOCHER).

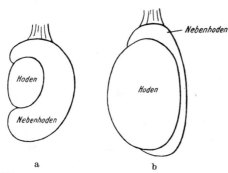

a                    b

Abb. 5. Schematische Darstellung des Verhältnisses des Hodens zum Nebenhoden. a bei Epididymitis; b bei Orchitis. (Nach KOCHER.)

**Prognose.** Wie schon beim Krankheitsverlauf geschildert ist, haben die meisten Orchitiden die *Neigung zur Ausheilung* mit Erhaltung des Organes. Wenn man von den bösartig verlaufenden, zu Hodengangrän führenden Formen absieht, ist die *Prognose* also *günstig*.

Die abscedierenden Hodenentzündungen erfordern einen chirurgischen Eingriff, dem aber der Hoden nicht zum Opfer fallen muß. Bezüglich der *Funktionsfähigkeit* als samenbildendes Organ kann die *Vorhersage* leider *nicht günstig* gestellt werden. Infolge der schon erwähnten pathologisch-anatomischen Veränderungen ist der Folgezustand der akuten Orchitis eine Atrophie mit Zugrundegehen des generativen Hodenparenchyms und fibröser Verödung *(Fibrosis testis).* Besonders auch die Orchitiden nach Mumps führen häufig zur *Hodenatrophie.* In einer Zusammenstellung KOCHERS von 79 Fällen trat sie in *einem Drittel* der Fälle auf. Nach Angabe anderer Autoren hat man in *mehr als der Hälfte* der Orchitiden mit Hodenatrophie als Folge zu rechnen. Nach LEGUEU kann sogar die sog. *Orchite par effort* zur Hodenatrophie führen.

**Behandlung.** Zwecks „prophylaktischer" Behandlung ist es empfehlenswert, bei *Parotitis epidemica* den Hoden hochzulagern und ruhigzustellen und für gute Diurese und geregelte Verdauung zu sorgen, um dadurch der metastatischen Infektion zu begegnen. Als Vorbeugungsmittel wurde die subcutane Injektion von 20 ccm Diphtherieserum empfohlen (SALVANESCHI), über deren Erfolg sich bisher kein sicheres Urteil fällen läßt. Bei den *Orchitiden*, welche als *rheumatische, gichtische* und *Malariaorchitis* angesehen werden, sind neben der lokalen Behandlung die entsprechenden spezifisch wirksamen Medikamente wie Salicylsäure bzw. Chinin in Anwendung zu bringen.

Die für alle Formen der akuten Orchitis, gleich welcher Ätiologie, angezeigte Behandlung besteht in *Ruhigstellung des Hodens* mittels *Suspensoriums*, am besten in *Bettruhe* und *Hochlagerung* unter Applikation von *feuchten Umschlägen* mit *essigsaurer Tonerde* oder *Borsäurelösung*. Bei der Verwendung der Eisblase ist Vorsicht am Platze wegen Gefahr der Gangrän des Hodens. Unter dieser konservativen Behandlung, die durch *diätetische* und *medikamentöse schmerzstillende Verordnungen* unterstützt werden kann, gehen die subjektiven und objektiven Erscheinungen im Verlaufe einer Woche in der Regel ganz zurück. Hartnäckige, der Behandlung trotzende Fälle, bei denen die Symptome auch noch in der 2. und 3. Woche unter hohem Fieber weiter bestehen, müssen den Verdacht auf Absceßbildung erregen. In diesem Falle hat die weiter fortgesetzte konservative Behandlung keine Berechtigung mehr, wenn man es nicht zur spontanen Perforation des Eiters kommen lassen will, was unter keinen Umständen geschehen soll.

Die *chirurgische Behandlung* besteht in der *Incision* bzw. *Spaltung* des Hodens. Der Forderung FRANZ KÖNIGs, daß man mit der Incision so lange warten soll, bis sich durch Konfluenz mehrerer kleiner Eiterherde ein einziger großer Absceß gebildet habe, da doch weder Gangrän noch Atrophie verhütet werden könnte, ist nicht beizustimmen. Der *Erfolg* der Operation bezüglich Erhaltung des Hodens hängt von zwei wesentlichen Umständen ab, nämlich von der *frühzeitigen Ausführung* des Eingriffes, bevor das ganze Parenchym eitrig eingeschmolzen ist und von der Möglichkeit, den *Prolaps des Hodenparenchyms* durch *primäre Naht* der *Tunica albuginea* zu verhüten.

Die *Bedeutung* der *frühzeitigen Incision* und der *Naht der Albuginea* geht aus einer Beobachtung PAYRs auf das deutlichste hervor. Ein akut schwer entzündeter Hoden wurde mittels eines langen Sektionsschnittes gespalten, worauf sich massenhaft dünner gelber Eiter entleerte, ohne daß eine Absceßhöhle oder Nekrose festzustellen war. Nach Abspülung der Schnittfläche mit Sublimat und Kochsalzlösung wurde die Tunica albuginea mit acht vor der Incision gelegten Knopfnähten ohne Spannung geschlossen. Der Hoden wurde vor Atrophie und Nekrose bewahrt und blieb funktionstüchtig, was durch den Nachweis von Spermatozoen im Sperma bewiesen wurde. Ganz anders war der Ausgang derselben Affektion des anderseitigen Hodens, der einige Monate vorher ebenfalls mit Incision behandelt wurde, aber ohne nachfolgende Naht der Tunica albuginea. Es trat Prolaps der Samenkanälchen und Gangrän ein, weshalb die Kastration vorgenommen werden mußte.

Wenn man bei der Operation eine weit vorgeschrittene *Zerstörung* des *Hodenparenchyms* oder *Gangrän* vorfindet, und eine primäre Naht der Tunica albuginea nicht in Frage kommt, dann führt man am besten die *Semikastration* aus, wozu man sich besonders bei älteren Individuen leichter entschließen wird.

Bei der sog. *primären akuten Hodenentzündung* unaufgeklärter Genese ist nach dem Vorschlage MOUCHETs eine probatorische Freilegung des Hodens zu erwägen, da häufig sowohl Hodentorsionen leichteren Grades wie Stieldrehung der MORGAGNIschen Hydatide die Orchitis verursachen bzw. vortäuschen.

## 2. Die chronische Hodenentzündung (Orchitis chronica).

Außer den durch spezifische Krankheitserreger hervorgerufenen chronischen Entzündungen des Hodens, wie sie bei der Tuberkulose und Syphilis zu finden sind, gibt es noch nichtspezifische chronische Entzündungen, die banalen Eitererregern ihre Entstehung verdanken. Die Orchitis chronica geht entweder aus der akuten hervor, oder entwickelt sich von vornherein schleichend, ohne bekannte äußere Ursache.

Man unterscheidet nach Franz König zwei Formen: a) die circumscripte mit Absceßbildung einhergehende und b) die diffuse fibröse Orchitis.

a) Die *circumscripte chronische Orchitis* ist durch die Bildung eines *Abscesses* gekennzeichnet, deshalb kann man auch das Krankheitsbild als chronischen *Hodenabsceß* bezeichnen. Entweder ist der Absceß aus einer akuten Hodenentzündung hervorgegangen, oder er steht mit chronischen eitrigen Prozessen in der Blase, Prostata, Samenblase oder Harnröhre, besonders bei Strikturen, in kausalem Zusammenhang. Es ist wahrscheinlich, daß die Infektion des Hodens von Eiterherden der genannten Organe aus durch besondere körperliche Anstrengungen und traumatische Schädigungen vermittelt wird. In der Regel bildet sich nur *ein* Absceß, der meist in der Mitte oder im unteren Pole des Hodens seinen Sitz hat. Die Größe schwankt zwischen Erbsen- und Walnußgröße. Um den Absceß bildet sich (bei längerem Bestehen) infolge bindegewebiger Wucherung eine Art Kapsel, welche schwartig verdickt erscheint. Wenn der Hodenabsceß sich selbst überlassen bleibt, kann es nach Einschmelzung des Inhaltes zur Schrumpfung und narbigen Ausheilung kommen, andere Male erfolgt ein Durchbruch nach außen, dem sich oft langwierige Fisteleiterungen anschließen, da die Fisteln in dem narbigen, schwieligen Gewebe sich nur langsam schließen. An dem circumscripten Entzündungsprozeß bei der chronischen Orchitis nimmt der Nebenhoden nicht teil. Die Tunica vaginalis verwächst da, wo der Absceß unter der Hodenoberfläche liegt, wodurch unter Umständen der Durchbruch durch die Scrotalhaut vorbereitet wird.

Die **Krankheitserscheinungen** des chronischen Hodenabscesses entwickeln sich im Vergleiche mit der akuten Orchitis schleichend und verlaufen in der Regel auch wenig stürmisch. Der Verlauf der Erkrankung kann völlig schmerzlos sein, in anderen Fällen bestehen lokale Schmerzhaftigkeit oder auch ausstrahlende Leisten-, Kreuz- und Bauchschmerzen. Anfallsweise auftretende Schmerzen stellen sich bei akuten Exazerbationen und bei drohendem Durchbruch nach außen ein. Die objektiv nachweisbaren Veränderungen bestehen in einer mäßigen Vergrößerung des Hodens, manchmal gelingt es, eine Konsistenzvermehrung nachzuweisen. Der Nebenhoden ist unverändert.

Bei der **Differentialdiagnose** handelt es sich hauptsächlich darum, die Tuberkulose und Syphilis von der nichtspezifischen Orchitis zu unterscheiden. In der Regel wird es keine Schwierigkeiten machen, bei völliger Intaktheit des Nebenhodens, einen tuberkulösen Prozeß auszuschließen, denn die Tuberkulose ist zunächst in der großen Mehrzahl der Fälle im Nebenhoden lokalisiert. Auch neigt sie zu käsiger Erweichung und Fistelbildung. Für die tuberkulöse Natur des Prozesses würden auch Erkrankungen in anderen Organen, wie in der Prostata und den Samenblasen sprechen. Die Annahme der syphilitischen Natur der Erkrankung wird nahegelegt durch eine entsprechende Anamnese, sonstige luetische Krankheitserscheinungen oder Residuen, die völlige Schmerzlosigkeit und nicht zuletzt durch die Beeinflußbarkeit des Prozesses durch eine spezifischantiluetische Behandlung.

Für die **Behandlung** maßgebend sind die chronisch-entzündlichen Grundkrankheiten der unteren Harnwege und ihrer Adnexe. Am Hoden selbst ist die *Incision* des Abscesses angezeigt. Wenn das Hodenparenchym in ausgedehntem Maße eitrig eingeschmolzen ist, kann auch die *Kastration* in Frage kommen.

b) Die *diffuse, fibröse, chronische Orchitis* ist durch eine mehr oder weniger ausgedehnte Verödung der Hodenkanälchen und fibröse Umwandlung des Organs gekennzeichnet, ein Zustand, der als *Fibrosis testis* bezeichnet wird. Die fibröse Umwandlung kann verschieden starke Grade aufweisen. Während in den leichteren Fällen das fibröse Gewebe fächerförmig (geweihförmig) in das Parenchym hineingreift, bilden sich andere Male unregelmäßige Einlagerungen im Parenchym, bei den schwersten Fällen schließlich ist der größte Teil des Hodens in eine harte, schwielige Masse umgewandelt, während nur noch Reste von Drüsengewebe zu erkennen sind. Die Tunica albuginea und Tunica vaginalis sind miteinander verwachsen und umgeben den Hoden schalenförmig. Im *histologischen* Bilde erweist sich die Orchitis fibrosa als Bindegewebswucherung, oft mit kleinzelliger Infiltration innerhalb welcher die Kanälchen teils ganz untergegangen sind, teils verschieden schwere Grade von Verzerrungen, Knickungen, hyaliner Verdichtung bis zu spaltförmiger Verengerung und totaler Obliteration erkennen lassen (E. KAUFMANN). Das Endresultat ist ein derbes narbiges Bindegewebe, die *Fibrosis testis*.

Der Krankheitsprozeß hat einen außerordentlich langsamen Verlauf, im Laufe der Jahre kann es zur Bildung einer beträchtlichen Geschwulst bis zu Faustgröße kommen. *Krankheitsbeschwerden* bestehen in der Regel nicht, nur bei zunehmender Größe können sich Leistenschmerzen einstellen.

Die **Diagnose** hat vor allem die Unterscheidung der chronischen fibrösen Orchitis von der Hodentuberkulose, der Hodenlues, den Hodentumoren und der *Periorchitis haemorrhagica* und *proliferans* zu berücksichtigen. In dieser Hinsicht ist darauf zu achten, daß bei der Orchitis fibrosa die Konsistenz eine gleich-mäßige ist, während bei der Periorchitis härtere und weichere Stellen nach-weisbar sind. Auch besteht bei letzterer am hinteren Umfange der Geschwulst eine stärkere Druckempfindlichkeit, entsprechend der Lage des Hodens, was bei der Orchitis fibrosa nicht der Fall ist. Der Nachweis einer Periorchitis haemorrhagica kann durch die Punktion und den Befund von altem Blute gefördert werden.

Die **Behandlung** besteht nötigenfalls in der Abtragung des Hodens.

# 3. Die akute Nebenhodenentzündung (Epididymitis acuta).

In Anlehnung an eine ältere Einteilung KOCHERs kann man die akute Neben-hodenentzündung im Hinblick auf ihre Entstehungsweise in drei Gruppen einteilen: 1. die hämatogen-metastatische, 2. die traumatische, 3. die urethrale.

Die *hämatogen-metastatische* Nebenhodenentzündung ist im Verhältnis zu der urethralen verschwindend selten, und kommt auch dann nur in Verbindung mit der nicht seltenen metastatischen Orchitis im Verlaufe von Infektions-krankheiten (Parotitis epidemica, Influenza, Typhus usw.) vor.

Die sog. *traumatische* Epididymitis ist in der Mehrzahl der Fälle eigentlich nichts anderes als eine urethrale, insofern die Entzündungserreger bereits vor dem Trauma in der Harnröhre vorhanden waren und erst durch die traumatische Einwirkung und deren Folgen auf dem Wege des Samenstranges in den Neben-hoden gelangen und hier, sozusagen am Locus minoris resistentiae, ihre patho-gene Wirkung entfalten. Im eigentlichen Sinne stellt nur die von KOCHER beschriebene Form eine „traumatische Nebenhodenentzündung" dar, bei der es im Anschluß an eine Kontusion zu Blutergüssen in das interstitielle Binde-gewebe des Nebenhodens, zu Ödem, Rundzelleninfiltration und Abhebung des Epithels, u. U. auch zur Verdickung der Kanälchenwandung kommt. Der grundsätzliche Unterschied gegenüber den anderen Formen der Nebenhoden-entzündung besteht darin, daß es sich hier nicht um eine bakteriell-infektiöse Erkrankung, sondern um eine *aseptische* Entzündung handelt.

Die weitaus *häufigste* und *wichtigste* akute Nebenhodenentzündung ist die *urethrale*, zu deren Ausbruch allerdings sehr häufig schädigende, im Sinne eines Traumas wirkende Einflüsse beitragen.

**Ätiologie.** Die *akute infektiöse Epididymitis* wird erregt durch die gewöhn-lichen *pyogenen Bakterien*, wie Staphylokokken, Streptokokken, Bacterium coli u. a., oder durch *Mischinfektion*. Am häufigsten aber handelt es sich um eine durch den NEISSERschen *Gonokokkus* hervorgerufene Entzündung, so daß die *Epididymitis gonorrhoica* klinisch die wichtigste Form der akuten Nebenhodenentzündungen darstellt.

Die Bedeutung des Gonokokkus für die im Anschluß an eine Gonorrhöe der Harnröhre auftretende Epididymitis wurde zuerst von GROSZ (1897) sicher bewiesen, dem es gelang, den Gonokokkus im Eiter des entzündlichen Exsudates des Nebenhodens sowohl mikroskopisch als auch kulturell nachzuweisen.

Von der Auffassung, daß es sich bei der *gonorrhoischen* Nebenhodenentzündung in allen Fällen um eine *Monoinfektion* durch den Gonokokkus handelt, ist man neuerdings wieder abgekommen, insofern darauf hingewiesen wird, daß häufig eine *Mischinfektion* mit verschiedenen anderen banalen Eitererregern, Streptokokken, Staphylokokken, Bacterium coli vorliegt, wodurch die ätiologische Bedeutung des Gonokokkus als Erreger einer *besonderen* Form der Nebenhodenentzündung sicher beträchtlich eingeschränkt wird.

Für die unspezifische Natur der Epididymitis gonorrhoica wird u. a. von LAVENANT geltend gemacht, daß in Kulturen aus dem Urethralsekret und aus dem Nebenhodenpunktat dieselben Bakterienstämme wachsen, während Gonokokken in den Kulturen aus dem Nebenhodenpunktat nur selten zu finden sind. Weiter scheint für die Auffassung einer Mischinfektion die Tatsache zu sprechen, daß die Häufigkeit der Mischinfektion der Urethra und des Auftretens einer Epididymitis im Verlaufe des Harnröhrentrippers in auffallender Weise übereinstimmen. Sowohl urethrale Mischinfektion wie Epididymitis kommen in 25—30% der Gonorrhöe der Urethra vor. LAVENANT weist ferner darauf hin, daß die Epididymitis gonorrhoica erst zu einer Zeit auftritt, wo die gonorrhoische Monoinfektion an Virulenz verliert und andere Bakterienarten überwiegen.

**Pathogenese.** Wie kommt die Infektion des Nebenhodens von der Harnröhre aus zustande? Es scheint zur Propagation einer bakteriellen Entzündung der Harnröhre auf den Nebenhoden notwendig zu sein, daß die Erreger in der Pars posterior urethrae Fuß gefaßt haben. Die Eitererreger können von außen durch unreine Instrumente wie Sonden, Katheter, Cystoskope in die Harnröhre gebracht werden, oder die bereits vorhandenen entfalten infolge instrumenteller feiner oder gröberer Schleimhautläsionen ihre Pathogenität. Besonders bei der *gonorrhoischen* Urethritis ist es leicht möglich, daß durch instrumentelle Behandlung, auch Einspritzungen die Propagation der Erreger in die hintere Harnröhre gefördert wird, von wo aus sie dann in den Nebenhoden gelangen. Bei ruhenden Infektionen der hinteren Harnröhre, der Prostata, Samenblasen und Ampulle des Vas deferens, wie sie im Anschluß an Gonorrhöe noch längere Zeit bestehen können, gibt es eine Reihe von Faktoren, welche eine Exazerbation der Entzündung und Weiterverbreitung auf den Nebenhoden im Gefolge haben. Als solche sind zu nennen irritierende Einspritzungen in die hintere Harnröhre, starke körperliche Bewegung, Reiten, Turnen, ferner Stuhlverstopfung, Coitus, Prostatamassage u. a. Besonders die letztgenannten Faktoren, welche die Auspressung von infektiösem Prostatasekret bzw. Samenblaseninhalt verusachen, spielen für die Entstehung der Nebenhodenentzündung, insbesondere der Epididymitis gonorrhoica eine bedeutende Rolle (GROSZ). *Die letztere tritt jedoch häufig auch ohne jede äußere erkennbare Ursache im Verlaufe der akuten Urethralgonorrhöe auf, und zwar gewöhnlich in der 3. Woche.*

Wie gelangen die Eitererreger von der hinteren Harnröhre in den Nebenhoden? Wahrscheinlich kommen verschiedene Ausbreitungswege in Betracht. Der *arteriell-metastatische* Infektionsweg hat höchstwahrscheinlich keine praktische Bedeutung. Die Ausbreitung der Infektion auf *lymphatischem* Wege dagegen ist nicht abzulehnen; die anatomischen Voraussetzungen hierzu sind gegeben, insofern das stark entwickelte submuköse Lymphgefäßnetz der hinteren Harnröhre in direkter Verbindung mit dem des Vas deferens und des Hodens steht. Der gewöhnlichste und häufigste Infektionsmodus ist der, daß die Entzündungserreger von der hinteren Harnröhre auf dem Wege des Ductus ejaculatorius und des Vas deferens in den Nebenhoden gelangen, es sich also um eine *direkte kanalikuläre Propagation* der Infektion handelt. Gegenüber dieser Annahme könnten zunächst Zweifel bestehen, ob es möglich ist, daß die Bakterien, die nicht mit Eigenbewegung begabt sind, wie Staphylokokken, Streptokokken, Gonokokken, entgegen dem Sekretstrom und den peristaltischen Bewegungen des Vas deferens in den Nebenhoden gelangen können.

Diese Bedenken wurden jedoch durch klinische und experimentelle Studien von OPPENHEIM und Löw zerstreut, die zum erstenmal bezüglich der Epididymitis gonorrhoica bewiesen, daß die Ursache der Mitbeteiligung des Nebenhodens an der Harnröhrenerkrankung fast ausschließlich in antiperistaltischen Wellen des Vas deferens zu suchen ist, die zumeist vom Colliculus seminalis aus reflektorisch ausgelöst, die Gonokokken aus der hinteren Harnröhre in den Nebenhoden saugen. Die Antiperistaltik kann im Experiment durch alle jene Momente, wie Trauma, Reizung des Colliculus seminalis, Ejaculation ausgelöst werden, durch die beim Menschen eine Epididymitis auf urethralem Wege entsteht.

Es wurde versucht, aus dem klinischen Krankheitsbild einen Rückschluß auf den Infektionsweg zu ziehen. So glaubt LAVENANT, daß die ohne Allgemeinerscheinungen leicht verlaufenden Formen der akuten Nebenhodenentzündung durch kanalikuläre, die hochfieberhaften durch lymphatische Ausbreitung der Infektion zu erklären sind.

**Pathologische Anatomie.** An dem entzündlichen Prozeß des Nebenhodens nimmt die *Scrotalhaut* mit ödematöser Schwellung teil. Die Tunicae vaginales sind entzündlich verdickt, in der Mehrzahl der Fälle besteht eine sympathische Hydrocele, in schwereren Fällen reagiert die Tunica vaginalis propria mit einer sero-fibrinösen Entzündung. Das Exsudat ist durch den Leukocytengehalt getrübt, doch meist bakterienfrei. Der *Nebenhoden* ist geschwollen und gerötet, besonders im caudalen Anteil, der *Samenstrang* häufig entzündlich verdickt.

*Histologisch* handelt es sich um degenerative, aber hauptsächlich um exsudative und proliferative Prozesse. Das Kanälchenepithel ist ödematös, die Epithelzellen lassen manche Anzeichen der Degeneration erkennen, die ganze Wand des Ductus epididymidis, ebenso das interstitielle Gewebe ist durchsetzt von polynucleären Leukocyten, Lymphocyten und Plasmazellen. Im Lumen findet sich schleimig-eitriges Exsudat, wodurch es völlig verlegt werden kann. In der Cauda des Nebenhodens bilden sich zuweilen kleine Abscesse, während größere selten sind. Noch seltener kommt es zur Verlötung mit der Haut und Durchbruch nach außen.

Daneben spielen sich *proliferativ-reparatorische* Vorgänge ab. Das cylindrische Kanälchenepithel wuchert und kann in Plattenepithel mit Verhornung metaplasieren (WOLF u. a.). Im subepithelialen Bindegewebe kommt es zur Bildung von Granulationsgewebe, reich an Plasmazellen, das in das Kanälchenlumen durchbricht und zum Verschluß der Lichtung führen kann. Die ganze Kanälchenwand kann so von dem Granulationsgewebe durchsetzt werden, daß von der Struktur des Ganges nichts mehr zu erkennen ist. Solche Fälle haben selbstverständlich nach Ausheilung infolge narbigen Verschlusses des Ductus epididymidis *Azoospermie* der erkrankten Seite im Gefolge. Die entzündlichen Infiltrate im Nebenhodenschwanz bleiben meist längere Zeit bestehen bis zur völligen Resorption bzw. Vernarbung und können zum Ausgangspunkt von Rezidiven werden.

**Krankheitserscheinungen und Verlauf.** Die akute Nebenhodenentzündung, die wir *einseitig* und *doppelseitig* beobachten, tritt meist *plötzlich* in voller Stärke auf, nachdem der Kranke durch einen ziehenden Schmerz in der Leistengegend auf die Erkrankung aufmerksam wurde. Oft in wenigen Stunden werden die *Schmerzen*, besonders im Hoden, sehr intensiv, während zugleich die entsprechende Scrotalhälfte beträchtlich anschwillt, begleitet von Rötung und Ödem der gespannten Scrotalhaut. Neben den lebhaften lokalen Erscheinungen ist das *Allgemeinbefinden* meist stark beeinträchtigt, die Kranken fühlen sich abgeschlagen und sehen angegriffen aus. Sie klagen über Anwandlungen von Ohnmacht. Der Appetit liegt danieder. Die *Temperatursteigerung* hält sich im allgemeinen in mäßigen Grenzen, jedoch können auch *hohes* Fieber und *Schüttelfröste* nicht allzu selten die akute Nebenhodenentzündung zu einem schweren Krankheitsbild stempeln. Die stürmischen Erscheinungen halten im allgemeinen aber nicht länger als einige Tage an, die akuten Erscheinungen gehen in zwei bis drei Wochen meist ganz zurück. Neben schweren Fällen gibt es auch solche, bei denen das ganze Krankheitsbild von vornherein ein wesentlich milderes ist.

Die Betastung des äußerst schmerzhaften Scrotums ergibt, daß der Nebenhoden stark angeschwollen ist und dem an der Krankheit nicht beteiligten, klein erscheinenden Hoden helmraupenartig aufsitzt (Abb. 6). Der Nebenhoden fühlt sich prall ge-

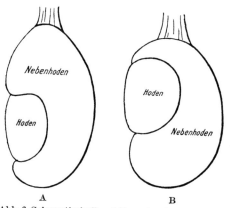

Abb. 6. Schematische Darstellung der akuten Nebenhodenentzündung. A mit vorwiegender Beteiligung des Kopfes; B des Schwanzes. (Nach KOCHER.)

spannt, zuweilen höckerig an. Oft ist der Befund im caudalen Abschnitt besonders hervortretend.

Die Palpation des Samenstranges ist ebenfalls sehr schmerzhaft, infolge der fast immer bestehenden *Funiculitis* ist er als fingerdicker Strang leicht zu tasten.

Entsprechend dem klinischen Krankheitsverlauf unterscheidet LAVENANT drei Formen der Epididymitis gonorrhoica: a) eine schmerz- und fieberhafte Form mit gastrointestinalen Symptomen und schwerer Störung des Allgemeinbefindens, b) eine schmerzhafte Form mit geringer Temperatursteigerung und kleinem Exsudat, c) eine schmerz- und fieberfreie Form mit starkem Exsudat.

Der gewöhnliche Krankheitsverlauf kann durch *Komplikationen* gestört werden, wie *Abszeßbildung, Gangrän* des Haupthodens, Übergreifen der Entzündung des Samenstranges auf das Peritoneum. Im letzteren Falle kann im Verlaufe der Epididymitis gonorrhoica ein Krankheitsbild erzeugt werden, das als „*gonorrhoischer Peritonismus*" (BOUCHARD) bezeichnet wird, bei dem ähnlich wie bei der Peritonitis das Abdomen gespannt, der Meteorismus aber gering ist, der Puls weniger beschleunigt und überhaupt alle Symptome weniger heftig, wechselnd und nur von 24—30stündiger Dauer sind. Diesen leichten Formen peritonitischer Reizung stehen aber Beobachtungen von *echter Peritonitis* mit tödlichem Verlauf gegenüber. Bei diesen handelt es sich um eine schwere Komplikation einer durch *Mischinfektion* hervorgerufenen *Epididymo-Funiculitis*.

Wenn die akuten Erscheinungen der Nebenhodenentzündung völlig abgeklungen sind, bleibt meist noch eine knotenförmige Verdickung im Schwanzteil des Nebenhodens zurück, die als Residuum des entzündlichen Infiltrates zu deuten ist; von diesem noch infektionsfähigen Herd aus kann es zu akuten *Rezidiven* der Nebenhodenentzündung auch noch nach Monaten und Jahren mit und ohne erkennbare äußere Ursache kommen. Die Folgen einer ausgeheilten Epididymitis sind für den Kranken oft sehr verhängnisvoll, insofern durch den Vernarbungsprozeß der im Nebenhoden aufgeknäuelte Ausführungsgang des Hodens obliteriert und zu *Azoospermie* führt. Bei doppelseitiger Azoospermie besteht Impotentia generandi, eine häufige Folge doppelseitiger Epididymitis gonorrhoica.

Eine ziemlich verbreitete Annahme ist die, daß eine überstandene gonorrhoische Nebenhodenentzündung bei tuberkulös belasteten Individuen zur *Tuberkulose des Nebenhodens* besonders disponiert. Aus größeren Statistiken aus jüngster Zeit geht jedoch hervor, daß die ätiologische Bedeutung der Gonorrhöe für die Nebenhodentuberkulose von manchen überschätzt wurde. So waren unter 68 Nebenhodentuberkulosen RYDGAARDs nur 8 Kranke, welche einen zum Teil viele Jahre zurückliegenden Harnröhrentripper durchgemacht hatten. Nur je ein Kranker berichtete über überstandene Epididymitis bzw. Prostatitis. WALLNER fand unter 40 Fällen von Nebenhodentuberkulose nur 4mal anamnestisch eine Gonorrhöe der Harnröhre verzeichnet.

**Diagnose.** Die Erkennung der akuten Nebenhodenentzündung als solche macht im allgemeinen bei Würdigung des geschilderten Krankheitsbildes und des Tastbefundes im allgemeinen keine Schwierigkeit. Eine weitere Aufgabe ist die Feststellung, welcher Natur die Erkrankung ist, ob metastatisch, traumatisch oder urethral. Die beiden ersten Formen sind auf Grund des Krankheitsbildes bzw. der Anamnese als solche zu erkennen. Bei der Feststellung, daß es sich um eine von der Harnröhre fortgeleitete Entzündung handelt, kann kein Zweifel bestehen, wenn die Epididymitis im Verlaufe der Gonorrhöe auftritt; die Anamnese spielt ebenfalls eine wichtige Rolle in der Diagnostik, wenn der Kranke von der Gonorrhöe der Harnröhre, die er vor kurzer oder längerer Zeit durchgemacht hat, berichtet. Die objektive Aufklärung kann im Zweifelsfalle durch die mikroskopische und kulturelle Untersuchung des Harnröhren- bzw. Prostata- und Samenblasensekretes erzielt werden. Den einwandfreiesten Nachweis der Krankheitserreger erhält man durch die Untersuchung des durch Punktion des Nebenhodens gewonnenen Exsudates, wodurch sich die pyogene, gonorrhoische oder mischinfektiöse Natur der Nebenhodenentzündung mit Sicherheit feststellen läßt.

Eine *Verwechselung* der akuten Nebenhodenentzündung mit der *Nebenhodensyphilis,* der *Nebenhodentuberkulose* oder mit *Nebenhodentumor* ist kaum möglich, weil diese Erkrankungen sich langsam, schleichend und vor allem schmerzlos entwickeln, abgesehen von anderen Besonderheiten. Die sog. chronische, nichtspezifische Nebenhodenentzündung kann im Stadium der Exazerbation das Bild der akuten Epididymitis erzeugen.

**Prognose.** Die akute Nebenhodenentzündung nimmt im allgemeinen einen günstigen Verlauf, in 2—3 Wochen ist meist die *klinische* Heilung erzielt. Im pathologisch-anatomischen Sinne bleiben allerdings Residuen der Entzündung zurück, sog. *Infiltrate,* die man als knotige Verdickungen im Nebenhoden noch längere Zeit fühlen kann. Mit Rezidiven, besonders bei der gonorrhoischen Epididymitis ist zu rechnen. Bezüglich der *Durchgängigkeit* des Ductus epididymidis ist die Prognose immer zweifelhaft zu stellen, da infolge der Obliteration des Ganges in einem Teil der Fälle Azoospermie eintritt.

Wie oft *Azoospermie* der an Epididymitis gonorrhoica erkrankt gewesenen Seite eintritt, ist zahlenmäßig nicht anzugeben, da diese Frage sehr verschieden beantwortet wird (Grosz).

**Behandlung.** Die akute Nebenhodenentzündung, insbesondere die gonorrhoische, ist eine Krankheit, die sich in einem großen Teil der Fälle durch eine geeignete *Prophylaxe* vermeiden läßt. Es hat als Grundsatz zu gelten, bei bestehender Entzündung der hinteren Harnröhre, Prostata und Samenblasen von instrumenteller Behandlung, Spülungen der hinteren Harnröhre, Massage der Prostata Abstand zu nehmen, da durch diese Maßnahmen leicht eine Propagation der Entzündungserreger auf dem Wege des Vas deferens in den Nebenhoden verursacht wird. Ebenso sind körperliche Anstrengungen, sexuelle Exzesse zu vermeiden. Am zweckmäßigsten wird ein *Suspensorium* zum Zwecke der Ruhigstellung des Hodens getragen und für leichte, flüssige Kost und gute Verdauung gesorgt.

Ist die Epididymitis ausgebrochen, so ist ebenfalls die wichtigste Forderung *Ruhigstellung* des Organs, was ambulant mittels Suspensorium geschehen kann, oder weit besser durch *Bettruhe* zugleich mit *Hochlagerung* des Scrotums erzielt wird. Sehr wohltuend wirken kalte bzw. lauwarme *Kataplasmen* mit 2% essigsaurer Tonerde oder Borwasser, während die Eisblase oft weniger gut vertragen wird und unter Umständen Gefahren in sich birgt, insofern es zu Gangrän des Hodenparenchyms kommen kann.

Reizlose Nahrung, Regelung des Stuhlgangs sind angezeigt. Zur *inneren medikamentösen* Behandlung, die auch mit anderen therapeutischen Maßnahmen kombiniert werden kann, wird Salicylsäure mit Jod empfohlen [Natr. salicyl. Natr. jod. ãã 10,0, Aqua dest. ad. 200,0, 3—4tgl. 1 Eßlöffel. Im ganzen 4 bis 6 Flaschen (Isacson u. a.)]. Daneben wirken kleine Dosen von Apyron 1,0, Antipyrin 1,0 pro die günstig auf das Allgemeinbefinden (Casper).

Außer diesen einfachsten therapeutischen Maßnahmen sind noch eine große Anzahl aller möglichen Behandlungsmethoden angegeben und empfohlen worden, von denen zunächst die konservativen aufzuführen sind, um zum Schlusse der operativen Eingriffe zu gedenken.

Die früher vielfach geübte *Kompressionsbehandlung* des Scrotums mit Quecksilber-Heftpflaster nach Fricke (1836) ist heutzutage nicht mehr am Platze. Auch Casper lehnt die „Frickesche Einwicklung" vollständig ab, da sie die Ernährung des Hoden- und Nebenhodengewebes zu beeinträchtigen geeignet ist.

Die Biersche *Stauungsbehandlung* ergibt in manchen Fällen befriedigende Erfolge, indem Schwellung und Schmerzen günstig beeinflußt werden. Man staut mit Hilfe eines dünnen Gummischlauches, der an der Scrotalwurzel angelegt wird, 20 Stunden mit 2—4stündigen Pausen.

Auch die *aktive Hyperämie*, die durch heiße Umschläge oder durch *Heißluftbehandlung* (Lichtbogen) erzielt wird, wirkt subjektiv wie objektiv günstig. Nach Schwinden der akuten Erscheinungen ist die aktive Hyperämie angenehmer und wirkungsvoller als die passive (W. König).

Die *Lichtbehandlung* mit einer 100 Wattlampe, wobei das Scrotum mit Gaze bedeckt wird, die mit Magnesiumsulfatlösung getränkt ist (Hirsch), hat sich besonders bei *subakuten* Fällen bewährt.

Auch die *Röntgenbehandlung* wurde versucht. Nach Wetterer reagiert die Epididymitis gonorrhoica desto rascher und vollkommener auf die Röntgenbestrahlung, je frischer die Erkrankung ist. In der Regel genügt eine einzige stärkere Bestrahlung, über deren Technik Wetterer nähere Angaben macht, auf die verwiesen wird.

Die *Reizkörpertherapie* in Gestalt der parenteralen Eiweißzufuhr wird empfohlen. Wiederholte intramuskuläre oder subcutane Einverleibung von Casein,

Caseosan, Protein, Novoprotein usw., ebenso von gekochter filtrierter Kuhmilch (5 ccm) sollen bei beginnender Epididymitis abortive Wirkung haben (STARK, MORINI u. a.).

Unter der Bezeichnung *Autoserotherapie* (bzw. Plasmotherapie) wird über gute Heilerfolge mit subcutaner Injektion von 10 ccm der steril entnommenen und auf 45⁰ erwärmten Hydrocelenflüssigkeit berichtet (MARINESCU, WEILL).

Die Behandlung mit *Antimeningokokkenserum* hält SCHMUTZ (Paris) allen anderen Methoden überlegen. Das Serum soll auch bei akut fiebernden Fällen geeignet sein.

Die Behandlung mit der im Handel erhältlichen *Gonokokkenvaccine Arthigon*, schon 1910 besonders von BRUCK empfohlen, soll nur bei fieberfreien Kranken Anwendung finden. Die Berichte über die damit erzielten Erfolge sind ebensowenig übereinstimmend gut, wie bei den anderen Behandlungsmethoden. REINHARD-EICHELBAUM hat neuerdings ein Behandlungsschema für den Praktiker aufgestellt, mit dem er sehr gute Erfolge erzielt hat.

In neuerer Zeit treten die *intrascrotalen Injektionsmethoden* wieder mehr in den Vordergrund. Früher wurde schon vielfach die Injektion von *Elektrocollargol* in die Nebenhoden als Abortivmittel gerühmt (ASCH u. a.), während man jetzt die schonendere *Umspritzung* des Nebenhodens mit verschiedenen Flüssigkeiten bevorzugt. Von SAUDECK wurde empfohlen, etwa 10 ccm physiologische Kochsalzlösung mit einer PRAVAZschen Spritze in das Cavum vaginale, also in den Spalt zwischen Tunica vaginalis communis und propria zu injizieren. Wenn die nach der Einspritzung schwindenden Schmerzen wiederkehren, ist die Behandlung unter Umständen öfters zu wiederholen. Auch *hypertonische Kochsalzlösung* (40—60 ccm) wurde empfohlen (BALOG), desgleichen werden Protargol, Albargin, Rivanol, Arthigon (0,25—0,5) intrascrotal einverleibt. Mit Injektionen von *Blutserum* (40—60 ccm) bei Epididymitiskranken, später auch von demselben Kranken, will ZIRN Erfolge erzielt haben.

Die intravaginalen Einspritzungen können auch bei Funiculitis in die Scheiden des Samenstranges vorgenommen werden und Gutes leisten.

Die direkte Einverleibung eines Heilmittels mittels PRAVAZscher Spritze in das Vas deferens nach seiner Freilegung durch eine kleine Incision hat HAMADA versucht, der 0,5 ccm Acriflavin in der Richtung nach dem Nebenhoden eingespritzt hat.

Der *intravenösen Injektion* von *Jodnatrium* bzw. *Jodkali* werden auffallende Erfolge zugeschrieben. WRIGHT empfiehlt 3—4 Injektionen von 20 ccm *Jodnatrium* mit eintägigen Pausen. Während der Behandlung Bettruhe, Suspensorium, reichliche Flüssigkeitszufuhr, jedoch keine Lokalbehandlung. WRIGHT hält die Behandlung für völlig gefahrlos. Das *Jodkali* wird in der Menge von 2 g in 4—5 Injektionen mit ein- bis zweitägigen Zwischenräumen intravenös einverleibt. Die Behandlung kann nach RAVICH ambulant durchgeführt werden.

Für die Aufsaugung der nach Ablauf der akut entzündlichen Erscheinung zurückbleibenden knotenförmigen *Infiltrate im Nebenhoden* sind resorptionsbefördernde Salben wie *Jodvasogen, Ichthyol, Jodkalisalben* u. a. im Gebrauch.

Über die Erfolge der Behandlung der Infiltrate mit dem *galvanischen Strom* und mit *Diathermie* ist wenig Beweisendes bekannt. Der feuchten Wärme in Form der PRIESSNITZschen Kompresse unter dem Suspensorium und der Einwicklung der knotigen Epididymitis mit Fibrolysinpflaster werden von CASPER gute Wirkung auf die Resorption zugesprochen.

Die **operativen Maßnahmen,** zu denen wir die *Punktion* und die *Incision (Epididymotomie)* zählen, können in manchen Fällen nicht entbehrt werden. Die Punktion wurde schon im Jahre 1853 von VIDAL DE CASSIS, die *Epididymotomie* 1902 von HAGNER zuerst empfohlen.

Die *Indikation* ergibt sich aus der Erfolglosigkeit konservativer Verfahren, und vor allem aus dem Nachweis von Fluktuation, die auf Abscedierung schließen läßt. Ebenso können Fälle mit besonders heftiger lokaler und allgemeiner Reaktion (hohes Fieber, starke Schmerzhaftigkeit) von vornherein eine Incision nahe legen. Auch die rezidivierenden und längerer Behandlung trotzenden Fälle, bei denen die Schwellung und Empfindlichkeit sich nicht zurückbilden, erfordern operative Eingriffe (KRETSCHMER, CUNNINGHAM). Ferner werden die chronisch rezidivierenden Fälle, bei denen makroskopisch kein Eiter nachzuweisen ist, nach den Erfahrungen Mc KAYs außerordentlich günstig beeinflußt.

Sowohl *Punktion* als *Incision* des akut entzündeten Nebenhodens erfordern bei der überaus großen Schmerzhaftigkeit die Ausführung unter *Anästhesie.* Der Eingriff ist entweder in örtlicher Betäubung oder in Allgemeinnarkose (bzw. Chloräthylrausch), je nach Schwere und Empfindlichkeit, durchzuführen. Die *Punktion* hat gegenüber der Incision den Nachteil, daß man nicht sicher ist, den Hauptkrankheitsherd zu treffen und zu entleeren. Bei dem etwas größeren Eingriff, der *Epididymotomie* arbeitet man unter Leitung des Auges und des tastenden Fingers, so daß man den ganzen Nebenhoden untersuchen kann. Auch erlaubt die Incision eine Drainage, die für die schwereren abscedierenden Fälle unentbehrlich ist.

Zur Ausführung der *Punktion* umfaßt man mit der linken Hand den erkrankten Hoden und drängt den Nebenhoden der angespannten Scrotalhaut entgegen. Entsprechend der vorher schon durch Betastung festgestellten Verhärtung bzw. Erweichung wird eine dünne Nadel einer Pravaz-Spritze durch die Haut und Tunica vaginalis bis in den Nebenhoden eingestochen und mit der Spritze vorsichtig angesaugt, wodurch *Exsudat* oder *Eiter* zutage gefördert wird. Nach Entfernung der Nadel verschließt man die kleine Punktionsöffnung mit einem Gazetupfer, der mit Leukoplast an der Haut befestigt wird.

Die Punktionsmethode hat neben vielen Anhängern auch Gegner, so z. B. sah sich CASPER niemals zur Ausführung der Punktion veranlaßt, außerdem fürchtet er die Schädigungen des Organs durch das Trauma des Eingriffes.

Zur *Ausführung der Epididymotomie* wird ebenfalls der Hoden mit der linken Hand erfaßt, der Nebenhoden der gespannten Haut entgegengedrängt, worauf zunächst die Scrotalhaut, dann der Cremaster nebst Tunica vaginalis mit einem kleinen Schnitt durchtrennt werden. Die Wundränder werden mit kleinen Häkchen auseinander gehalten; da sich die Hüllen leicht verschieben lassen, kann man von der Incision aus den ganzen Nebenhoden besichtigen. Die Stelle der *Infiltration* bzw. des *Abscesses* ist unschwer zu erkennen. Man macht eine *Stichincision,* bei Entleerung von Eiter wird mit einer kleinen Kornzange die Öffnung stumpf erweitert. Ein dünnes Gummirohr sorgt für Drainage des Abscesses. Wenn sich mehrere knotenförmige Infiltrate finden, sind mehrere Stichincisionen am Platze.

Die *Vorteile* der *Epididymotomie* sind auf Grund der Erfahrungen einer Reihe verschiedener Autoren, die die Methoden an sehr großem Material ausgeführt haben, folgende: Rasches Nachlassen der Schmerzen, rascher Abfall der Temperatur, Verhinderung des lokalen Fortschreitens des Prozesses, Vermeidung der Gefahr einer Allgemeininfektion, kurze Dauer der Behandlung (8—14 Tage). Die Durchgängigkeit des Ductus epididymidis bleibt nach den Erfahrungen CUNNINGHAMs in $55^0/_0$ frei gegenüber $15^0/_0$ der konservativen Behandlung, wodurch bei doppelseitiger Erkrankung größere Aussichten bestehen, die Sterilität zu verhüten.

Zusatz: Als operativer Eingriff bei *doppelseitiger Azoospermie* nach Epididymitis gonorrhoica käme die *Implantation* des Vas deferens in den Hoden in Frage, deren Technik von RASUMOWSKY ausgearbeitet wurde.

# 4. Die chronische, nichtspezifische Nebenhodenentzündung (Epididymitis chronica fibrosa).

Im allgemeinen spielen in der Ätiologie der Nebenhodenentzündungen die gonorrhoische und tuberkulöse Infektion die Hauptrolle. Relativ selten befällt auch die Syphilis den Nebenhoden. Abgesehen von diesen spezifischen Erkrankungen gibt es eine Reihe von Infektionskrankheiten, in deren Verlauf Orchiepididymitiden auftreten, wie Lepra, Malaria, Typhus, Rotz, Parotitis epidemica, Variola, Varicellen und Sepsis. Außer diesen durch die spezifischen Krankheitserreger hervorgerufenen Nebenhodenentzündungen kennen wir eine *subakute* oder *chronisch* verlaufende *Epididymitis,* die wahrscheinlich auf eine Infektion mit den *banalen Eitererregern* zurückzuführen ist. Man hat erst in den letzten Jahren das Vorkommen solcher Erkrankungen näher kennen gelernt, doch ist noch keine völlige Klarheit über das Krankheitsbild geschaffen.

Über den *Ausgangspunkt* der Erkrankung herrschen verschiedene Meinungen. Die Auffassung, daß es sich um eine *hämatogene* Infektion handle, wurde von WILDBOLZ und ROVSING vertreten. Andere (DORN, FLESCH-THEBESIUS) glauben, daß die Infektionserreger durch die Niere in die Blase ausgeschieden werden und dann von der hinteren Harnröhre aus auf dem Wege des Ductus deferens in den Nebenhoden gelangen und dort eine wenig virulente *Staphylomykose* erregen. Gegenüber diesen beiden Auffassungen scheinen jedoch *chronische, nichtspezifische Entzündungen der Prostata, der Samenblasen und der hinteren Harnröhre* in ätiologischer Hinsicht die Hauptrolle zu spielen (KAPPIS, SCHUMACHER u. a.). Die Infektion des Nebenhodens, von den genannten Organen aus, erfolgt descendierend auf dem Wege des Vas deferens. Zum Zustandekommen der Keimverschleppung in den Nebenhoden bedarf es gewisser auslösender Ursachen, unter denen dem Trauma im weitesten Sinne des Wortes die größte Bedeutung zukommen soll. Abgesehen von gröberen, das Genitale direkt treffenden Gewalteinwirkungen sind vor allem intraurethrale instrumentelle Eingriffe, ferner Prostatamassage, schwierige Defäkation, schwere körperliche Anstrengungen, auch Reiten, Radfahren, Tanzen als auslösende Faktoren zu beschuldigen. Den Einfluß eines leichten Traumas für die Entstehung der chronischen Nebenhodenentzündung wollen KAPPIS, DORN, WILDBOLZ gelegentlich anerkennen, während FLESCH-THEBESIUS ihn ablehnt. Den Zusammenhang zwischen Trauma und Epididymitis glaubt man derart erklären zu können, daß dadurch antiperistaltische Bewegungen des Vas deferens ausgelöst werden und auf diese Weise Keime aus der hinteren Harnröhre in den Nebenhoden verschleppt werden (SCHÄFFER, SCHUMACHER u. a.). Daß eine traumatische Schädigung des Vas deferens den Anlaß zu einer nichtspezifischen Nebenhodenentzündung geben kann, scheinen auch die nach Leistenbruchoperationen gelegentlich auftretenden Epididymitiden zu beweisen (MANDL). Nach SCHUMACHER sollen auch rein psychisch bedingte Erregungszustände der Genitalsphäre infolge antiperistaltischer Bewegung des Vas deferens zur Infektion des Nebenhodens führen können.

Die chronischen nichtspezifischen Nebenhodenentzündungen treten in zwei **pathologisch-anatomisch** verschiedenen Formen auf. In den einen Fällen bilden sich schon im Beginn der Erkrankung Abscesse, in anderen Fällen handelt es sich um einen chronisch verlaufenden Entzündungsprozeß, ohne daß es zur Abszeßbildung kommt. Im Vordergrunde der Veränderungen steht die Bindegewebswucherung, die in der Regel zu einer knotigen Verdickung des Nebenhodens führt. Die *histologischen* Veränderungen sind zunächst im Nebenhoden, später auch im Hoden nachweisbar. Es handelt sich nach FLESCH-THEBESIUS um Rundzelleninfiltrationen, die entweder herdförmig um die Gefäße angeordnet sind oder mehr diffus sich über das ganze interkanalikuläre Bindegewebe verbreiten. Späterhin greift eine starke Vermehrung des Bindegewebes um sich, die eine Verödung der Kanälchen im Gefolge haben kann. Der ganze pathologisch-anatomische Prozeß stellt eine zur Fibrose (Sklerose) führende chronische Entzündung dar, weshalb man die Erkrankung nach dem Vorschlage von FLESCH-THEBESIUS als *Epididymitis chronica fibrosa* bezeichnet hat.

Die **klinischen Erscheinungen** beginnen mit einer mehr weniger akut oder schleichend auftretenden Anschwellung des Nebenhodens. In der Regel handelt es sich um schwächliche, blaß aussehende Individuen jüngeren und mittleren Alters. In der Mehrzahl der Fälle bilden sich im Kopf oder Schwanz des Nebenhodens Knoten, die durch entzündliche Infiltration bedingt sind. Im weiteren Verlaufe der Erkrankung kommt es zur Bildung von Abscessen, die die Scrotalhaut durchbrechen und zur Fistelbildung führen können (*abscedierende* Form). In anderen Fällen bleibt es bei der Knotenbildung (*sklerosierende* Form). Nicht immer bleibt der Entzündungsprozeß auf den Nebenhoden beschränkt, sondern der Hoden, bisweilen auch der Samenstrang, nehmen an der Entzündung teil. Eine sympathische Hydrocele zeigt die Mitbeteiligung des Hodens an, die Erkrankung des Samenstranges macht sich durch unregelmäßige Verdickungen bemerkbar.

Der lokale Entzündungsprozeß beeinträchtigt in nicht seltenen Fällen das *Allgemeinbefinden* ungünstig, andere Male bleibt es ungestört. In einer Reihe von Beobachtungen wurde auch eine Anschwellung der Prostata und Samenblasen festgestellt und sowohl im Prostatasekret als im Blasenurin Staphylokokken gefunden (DORN u. a.). Im Verlaufe der Erkrankung besteht die Neigung zu *Exazerbationen* und zu *Rezidiven* nach vorübergehender Besserung der subjektiven und objektiven Erscheinungen, wie Schmerzhaftigkeit und Anschwellung des Nebenhodens.

Bei der **Diagnose** der chronischen nichtspezifischen Nebenhodenentzündungen handelt es sich vor allem darum, die *spezifischen* Entzündungen des Nebenhodens auszuschließen. In der Hauptsache kommt es auf die *Differentialdiagnose* gegenüber den *gonorrhoischen* und *tuberkulösen* Erkrankungen des Nebenhodens an, seltener wird man vor die Frage, ob es sich um *Syphilis* des Nebenhodens handelt, gestellt sein. Im allgemeinen macht die Unterscheidung von der *Epididymitis gonorrhoica* keine Schwierigkeiten. Gegenüber dem in Rede stehenden Krankheitsbilde bedingt die *Gonorrhöe* in ihrem akuten Stadium wesentlich schwerere lokale Krankheitserscheinungen, außerdem läßt sich durch eine genaue Untersuchung der Sekrete der Harnröhre, Prostata und Samenblasen bei Nachweis von *Gonokokken* in der Regel die gonorrhoische Natur der Erkrankung erhärten. Weit schwieriger ist die Differentialdiagnose, wenn sich als Residuen einer ausgeheilten Epididymitis gonorrhoica knotige Verdickungen im Nebenhoden finden. Die Hauptaufgabe der Differentialdiagnose besteht in der Unterscheidung der chronischen nichtspezifischen Nebenhodenentzündung von der *Nebenhodentuberkulose*. Hierin liegt die größte Schwierigkeit, weil eine Fehldiagnose unter der Annahme einer Tuberkulose leicht zur Semikastration führen kann, die bei der unspezifischen Erkrankung in der Regel nicht angezeigt ist. Es ist nicht zu leugnen, daß zwischen beiden Erkrankungen, besonders im Beginne, aber auch oft im weiteren Verlaufe, eine weitgehende, oft täuschende Ähnlichkeit bestehen kann, so daß oft nur eine *Probeexcision* mit Sicherheit die Natur des Leidens aufklärt.

Die **Behandlung** kann in der Regel eine *konservative* sein; im allgemeinen führt diese zur Heilung. Die wichtigste Forderung ist die absolute Ruhigstellung und Hochlagerung des Scrotums, wobei die örtliche Anwendung von Wärme, Heißluft oder BIERscher Stauung gute Dienste leisten. Nach eingetretener

Besserung oder Heilung ist die *Prophylaxe* gegen ein *Rezidiv* nicht zu unterlassen. Deshalb ist zu empfehlen, ein Suspensorium zu tragen und stärkere Erschütterungen des Genitale, wie sie die meisten Sportarten mit sich bringen, zu vermeiden. Die mit *Absceßbildung* einhergehenden Entzündungen verlangen die *Punktion* oder *Incision* mit nachfolgender Drainage. Selbst größere operative Eingriffe können angezeigt sein, wenn der Nebenhoden in großem Umfange der Eiterung zum Opfer gefallen ist. In derartigen Fällen ist die Resektion des *Nebenhodens* das gegebene Verfahren, unter Umständen kann bei Mitbeteiligung des Hodens die *Semikastration* in Frage kommen.

## 5. Die Syphilis des Hodens und Nebenhodens.

A. Die syphilitischen Erkrankungen ergreifen in bezeichnender Weise mit Vorliebe den Hoden, wodurch sie sich wesentlich von der Tuberkulose unterscheiden. Die Lues des Hodens kommt vor als *kongenitale* und als *erworbene*. Letztere wird sowohl im *sekundären* als auch im *tertiären* Stadium beobachtet. Wir kennen zwei Hauptformen der Hodenlues, die *interstitielle fibröse Orchitis*, die SIMMONDS als *Fibrosis testis syphilitica* bezeichnet hat, und die *gummöse Orchitis*. Wenn auch im allgemeinen das Gumma ein Produkt des tertiären Stadiums der Lues ist und die interstitiellen entzündlichen Veränderungen den früheren Stadien eigen sind, so ist doch zu berücksichtigen, daß man öfters Übergänge und Kombinationen vor sich haben kann. Die interstitielle Orchitis kann sich auch in der eigentlichen Tertiärperiode entwickeln (WINTERNITZ).

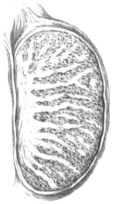

Abb. 7. Orchitis fibrosa (Fibrosis testis) syphilitica. (Aus E. KAUFMANN: Lehrbuch d. spez. Pathologie.)

Die *kongenitale* Lues des Hodens kann sich schon in den ersten Tagen oder Wochen nach der Geburt bemerkbar machen, gewöhnlich tritt sie aber erst nach einigen Monaten oder nach einem Jahre in die Erscheinung. Spätere auf hereditärer Lues beruhende Erkrankungen im 2. und 3. Lebensjahre und noch später sind selten. In pathologisch-anatomischer Hinsicht tritt die hereditäre Lues des Hodens häufiger unter dem Bilde der Orchitis fibrosa denn als Hodengumma auf (LANGHANS, SIMMONDS u. a.). Bemerkenswert ist der wiederholt erhobene Befund der *Spirochaeta pallida* im Hoden hereditär-luetischer Säuglinge und Kinder (SCHNEIDER u. a.).

Bei der sog. *Orchitis fibrosa,* die besser als *Fibrosis testis syphilitica* zu bezeichnen ist, handelt es sich um eine starke schwielige Verdickung der Septula testis, welche vom Corpus Highmori oder von der Tunica albuginea aus geweih- oder fingerartig ausstrahlen, oder es finden sich unregelmäßige streifige schwielige Einlagerungen im Hodenparenchym, so daß oft nur geringe Reste vom Hodengewebe übrig bleiben (Abb. 7). Häufig ist die Unterscheidung der Orchitis fibrosa von anderen narbigen Prozessen sehr schwierig, da auch Schwielenbildungen im Hoden vorkommen, die gar nichts mit Lues zu tun haben, wie z. B. bei einer Reihe von Infektionskrankheiten, wie Gonorrhöe, Tuberkulose, Gelenkrheumatismus, ferner bei Intoxikationen und Alkoholismus (E. KAUFMANN). SIMMONDS, der sich eingehend mit der Fibrosis testis beschäftigt hat, glaubt, daß bei der syphilitischen Fibrosis eine „derbe" Form vorherrschend ist, bei der das interstitielle Bindegewebe zwischen den atrophischen Kanälchen verbreitet ist und bei der sich reichliche Rundzelleninfiltrate im Bindegewebe finden. Für die syphilitische Natur besonders bezeichnend sind mitten in den fibrösen Herden gelegene kleine, besonders derbe narbige Bezirke, die solitär oder multipel meist nahe unter der Tunica albuginea liegen. Simmonds glaubt, daß es sich um Reste von Gummen handelt.

Die *Orchitis gummosa* führt zur Vergrößerung des Hodens bis zu Gänseei- oder Faustgröße. Einzelne Gummaknoten können bucklige Vorwölbungen der Oberfläche des Hodens bedingen. Auf der Schnittfläche des Hodens erweisen sich die Gummata als derbe, homogen aussehende Knötchen oder Knoten von der Größe einer Stecknadel bis zu der eines Hühnereies. Sie liegen entweder in dem gelblichen Hodenparenchym oder in weißlichem, narbigem Schwielen- gewebe. Die Gummaknoten sind von grauer oder gelber Farbe, runder oder unregelmäßig höckeriger Gestalt und springen auf der Schnittfläche etwas vor. Infolge von totaler gummöser Infiltration oder von Verschmelzung mehrerer

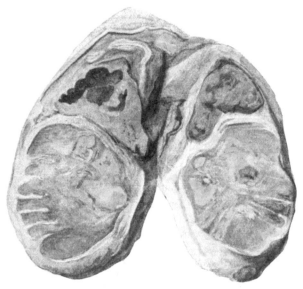

Abb. 8. Hoden-Nebenhodengummata, Orchitis fibrosa, Periorchitis fibrosa (Gumma des Nebenhodens im Zerfall). (Sammlung des Städt. Krankenhauses Moabit in Berlin.)

Gummata kann der Hoden in eine homogen käsige Masse umgewandelt werden, in der man nur noch einzelne gelbliche Herde findet, die Reste von Samen- kanälchen darstellen (Kocher) (Abb. 8).

Die Hodenlues kann *einseitig* oder zugleich *doppelseitig* auftreten, oder der- art, daß zuerst der eine Hoden und später der andere erkrankt. In der Regel bestehen zunächst keine Krankheitserscheinungen, da sich die Veränderungen schleichend und ohne Beschwerden zu verursachen, entwickeln. Der Kranke wird gewöhnlich erst auf das Leiden aufmerksam, wenn der Hoden eine gewisse Größe erreicht hat und dadurch dem Träger auffällt. In anderen Fällen ent- wickelt sich die Hodenlues unter dem Bilde einer rasch wachsenden Hydrocele (Virchow, Kocher).

Sehr selten beginnt die Hodensyphilis akut mit Fieber und Anschwellung des Hodens, der dann in wenigen Tagen eine beträchtliche Größe erreichen kann. Die Entwicklung der Hodenanschwellung ist manchmal von Ödem und Rötung des Scrotums begleitet, auch können stärkere, besonders in der Nacht auftretende, in die Leisten- und Lendengegend ausstrahlende Schmerzen be- stehen (Guyon, Reclus, Kocher u. a.).

Bei der Palpation der Orchitis gummosa erweist sich der bis zu Hühnereigröße angeschwollene Hoden von glatter, derber Oberfläche, während der Nebenhoden als völlig unverändert abzutasten ist. Ebenso ist das Vas deferens unverändert. Sehr bezeichnend für Hodenlues ist, daß die Palpation des Hodens das sonst charakteristische „Hodengefühl" nicht auslöst. Bei sympathischer Hydrocele finden sich die dieser Erkrankung eigenen Erscheinungen, wie Transparenz usw.

Der *Verlauf* der Hodenlues ist ein überaus chronischer, ohne daß irgendwelche Beschwerden bestehen. Sehr selten sind die Fälle, in denen Vereiterung und Durchbruch nach außen erfolgt (WINTERNITZ).

Die **Diagnose** der Hodenlues stützt sich vor allem auf die luetische Anamnese und sonstige Krankheitszeichen und die WASSERMANNsche Reaktion. Die langsame Entwicklung, die nicht seltene Doppelseitigkeit und vollkommene Unempfindlichkeit auf Druck sprechen in hohem Grade für die luetische Natur der Erkrankung, ebenso die gleichmäßige Derbheit des Hodens bei normaler Beschaffenheit des Nebenhodens oder die höckerige Oberfläche bei gummöser Orchitis.

Bei Vorhandensein einer symptomatischen Hydrocele muß man zwecks genauer Abtastung des Hodens die Flüssigkeit ablassen.

Vielleicht das zuverlässigste Zeichen für die luetische Natur der Erkrankung ist der Erfolg einer spezifischen antiluetischen Behandlung. Die Reaktion erfolgt prompt, indem der Hodentumor schwindet. Im Falle, daß Fisteln bestehen, muß man auf Grund ihres Sitzes diagnostische Fingerzeige zu gewinnen suchen. Es ist nämlich die Regel (RECLUS), daß entsprechend der Lokalisation der Lues im Hoden die syphilitischen Hodenfisteln nach vorne sitzen, im Gegensatz zu tuberkulösen, welche entsprechend der tuberkulösen Erkrankung des Nebenhodens nach hinten liegen. Wenn man aus dieser Lokalisation diagnostische Schlüsse ziehen will, muß man sich selbstverständlich von der normalen Lage von Hoden und Nebenhoden überzeugen. Auf die charakteristische Beschaffenheit der Fistelränder und des Sekretes ist ebenfalls zu achten.

**Differentialdiagnostisch** ist die akute Orchitis, sowohl die traumatische, gonorrhoische oder metastatische bei Parotitis epidemica verhältnismäßig leicht auszuschließen. Schwieriger ist unter Umständen die Diagnose bei chronisch entstandenen Hodenschwellungen, wie sie bei Hydro- oder Hämatocele, Tuberkulose, Cysten- und Geschwulstbildungen vorkommen. Die größte Bedeutung kommt selbstverständlich der Unterscheidung zwischen Gumma und bösartigem Hodentumor zu, da nur eine frühzeitige Diagnose und radikale Behandlung vor der Metastasierung schützen kann.

In zweifelhaften Fällen, vor allem, wenn die WASSERMANNsche Reaktion negativ ist und auch eine spezifische antiluetische Behandlung den Tumor unbeeinflußt läßt, muß man durch eine Probeexcision die diagnostische Entscheidung herbeiführen. Mit der spezifischen Behandlung darf man aber höchstens einige Wochen verlieren. Die Probeexcision aus dem Hoden bringt im Falle, daß es sich um einen malignen Tumor handelt, die Gefahr mit sich, daß das Wachstum und die Metastasierung beschleunigt werden, woraus folgt, daß der Probeexcision bei Feststellung eines malignen Tumors die Radikaloperation unmittelbar zu folgen hat. —

B. Viel seltener als der Hoden erkrankt der *Nebenhoden* an Lues. Doch sowohl im *sekundären* als im *tertiären* Stadium kann der Nebenhoden befallen werden. Für die Lokalisation der Lues soll nach WINTERNITZ eine vorausgegangene gonorrhoische Epidymitis keine prädisponierende Rolle spielen, während dem Trauma in dieser Hinsicht eine Bedeutung zukommt.

In der Regel entwickelt sich die syphilitische Nebenhodenentzündung schleichend, ohne dem Kranken irgendwelche Beschwerden zu verursachen; manchmal wird über lebhafte Schmerzen, welche in die Leisten- oder Lendengegend ausstrahlen, geklagt. Ein akuter Beginn der Erkrankung mit starker Schmerzhaftigkeit und Fieber ist sehr selten.

Die pathologisch-anatomischen Veränderungen stellen im Nebenhodenkopf sitzende erbsen- bis haselnußgroße Infiltrate dar. Der Hoden läßt sich durch Palpation in der Regel ohne Schwierigkeit abgrenzen. Ein sehr wichtiges charakteristisches Merkmal der syphilitischen Epididymitis im *Sekundärstadium* ist die *Doppelseitigkeit* der Erkrankung. Die Palpation der Infiltrate kann mehr oder weniger erhebliche Schmerzhaftigkeit ergeben.

Die luetische Erkrankung des Nebenhodens im *Tertiärstadium* äußert sich in solitären oder multiplen Gummaknoten von Erbsen- bis Walnußgröße (Abb. 8). In seltenen Fällen können die Gummata Faustgröße erreichen (FINGER u. a.). Die Gummata finden sich häufiger im Schwanzteil als im übrigen Nebenhoden. Bei der Abtastung erweisen sich die Gummaknoten als weich oder hart, von buckliger Oberfläche. Die Druckempfindlichkeit kann gegenüber der Norm vermindert oder auch vermehrt sein (WINTERNITZ).

In pathologisch-anatomischer Hinsicht handelt es sich bei Produkten des Tertiärstadiums um entzündliche Veränderungen mit Bindegewebswucherung, die sich in Form von solitären oder multiplen Gummen oder diffuser gummöser Infiltration finden.

Die *Diagnose* stützt sich auf die Anamnese, sonstige luetische Manifestationen, die WASSERMANNsche Reaktion und den objektiven Palpationsbefund, wobei vor allem die Doppelseitigkeit für die syphilitische Natur der Erkrankung spricht. In *differentialdiagnostischer* Hinsicht hat man vor allem die gonorrhoische und tuberkulöse Epididymitis zu berücksichtigen, ferner muß man die bösartigen Tumoren des Nebenhodens, die allerdings selten vorkommen, ausschließen, und die Cysten des Nebenhodens, die sich durch ihre prall elastische Beschaffenheit in der Regel leicht zu erkennen geben. Sehr wichtig für die Diagnose ist in zweifelhaften Fällen der Erfolg bzw. Nichterfolg einer spezifischen antiluetischen Behandlung.

Die **Behandlung** der Hoden- bzw. Nebenhodenlues wird am zweckmäßigsten als gemischte, d. h. mit Quecksilber und Jod durchgeführt. Wegen der Rezidivfähigkeit der Hodensyphilis ist die spezifische Behandlung während eines längeren Zeitraumes wiederholte Male angezeigt. Noch schnellere Erfolge als mit der gemischten Behandlung erzielt man mit Salvarsan, die von WINTERNITZ als glänzende bezeichnet werden. Die schnelle Salvarsanwirkung wird man sich auch in differentialdiagnostischer Beziehung zunutze machen.

# VI. Die Entzündungen der Scheidenhäute.

## A. Akute Entzündungen.

### 1. Periorchitis serofibrinosa acuta (Hydrocele vaginalis acuta).

Die *akut* auftretende *Hydrocele* kann durch verschiedene Faktoren bedingt werden. Sie ist zunächst eine häufige Begleiterscheinung der *Epididymitis gonorrhoica*, kommt aber auch im Verlaufe von *Infektionskrankheiten*, wie *Scharlach*, zur Beobachtung.

Eine recht beträchtliche Rolle spielt *ätiologisch* das *Trauma*, meist eine Kontusion, wodurch alte, scheinbar ausgeheilte Entzündungen des Nebenhodens, meist gonorrhoische, neu aufflackern können.

Bei *kleinen Kindern* entstehen akute Hydrocelen oft innerhalb weniger Tage ohne greifbare Ursache, in einzelnen Fällen besteht eine *Phimose*, die wahrscheinlich ätiologisch von Bedeutung ist (KOCHER).

**Pathologisch-anatomisch** handelt es sich bei der akuten Hydrocele um eine exsudative (serofibrinöse) Entzündung der Tunica vaginalis propria; die Scheidenhaut ist dabei stark injiziert, die Oberfläche ist glatt oder zeigt kleine Granulationswärzchen, meist läßt sich eine feine, leicht ablösbare, fibrinöse Membran von ihr abziehen. Das Exsudat ist außerordentlich reich an Eiweiß, so daß es beim Erhitzen vollständig gerinnt.

**Symptome.** Das Leiden ist charakterisiert durch die akute Entwicklung der Krankheitserscheinungen. Unter leichter diffuser Rötung und deutlichem Ödem der Scrotalhaut schwillt die entsprechende Scrotalhälfte an. Bei *Palpation* ist die Geschwulst weich-elastisch, schmerzempfindlich. Wenn das Exsudat arm an Fibrin ist, kann man Transparenz nachweisen, bei stärkerem Fibringehalt nicht. Unter Umständen ist bei reichlichem Fibringehalt weiche Crepitation nachweisbar als Folge der Zerdrückbarkeit des Fibrins und der Reibung der gelockerten Serosaflächen (KOCHER). Die Erkrankung wird in der Regel von Fieber begleitet, das außer bei Kindern keine hohen Grade erreicht. Durch das Fieber unterscheidet sich das Leiden vom Hämatom der Scheidenhaut, bei welchem nennenswerte Temperatursteigerungen fast niemals vorkommen (v. BRAMANN).

Der Verlauf der akuten Periorchitis serofibrinosa ist in den meisten Fällen ein günstiger, es kann bei Vermeidung von Schädlichkeiten eine spontane Heilung innerhalb 1—2 Wochen eintreten. Die Folge jeder stärkeren fibrinösen Entzündung sind Verklebungen der beiden Blätter der Tunica vaginalis propria oder Verdickung der serösen Haut. Ein nicht unerheblicher Teil der chronischen Entzündungen, die zur Hydrocele testis führen, ist auf eine akute Entzündung zurückzuführen.

Die **Diagnose** ergibt sich meist aus dem akuten fieberhaften Beginn unter Berücksichtigung der anamnestischen Angaben. Gegenüber der Hämatocele ist der Beginn noch plötzlicher.

Der Erfolg der einfachsten therapeutischen Maßnahmen, wie Ruhe, Hochlagerung des Hodens, kann die Diagnose sichern.

Die **Behandlung** hat am besten in Bettruhe mit Hochlagerung des Scrotums zu bestehen, bei besonders starker Schmerzhaftigkeit wirkt die Eisblase lindernd. Nach dem Aufstehen ist noch für längere Zeit ein gut sitzendes Suspensorium zu tragen. In schwereren Fällen kommt Punktion des Ergusses in Frage und Ausspülung mit einem Antisepticum (z. B. 5%iger Carbolsäure). Injektion von Jodtinktur ist wegen ihrer starken Reizwirkung zu widerraten. Bei hartnäckigen rezidivierenden Fällen ist nach v. BRAMANN die ausgiebige Eröffnung der Scheidenhauthöhle das zweckmäßigste Verfahren.

## 2. Periorchitis purulenta.

Die eitrige Scheidenhautentzündung entsteht nach *penetrierenden Verletzungen,* wozu auch nicht-aseptisch vorgenommene Punktionen zählen, ferner fortgeleitet von einer *gonorrhoischen* oder *infektiösen Epididymitis,* und schließlich, aber selten, hämatogen bei pyämischen Prozessen und infektiösen Allgemeinerkrankungen (E. KAUFMANN, KOCHER). Nicht selten tritt sie im Anschluß an eine akute seröse Entzündung auf (v. BRAMANN). Ferner besteht die Möglichkeit, daß sie nach vorausgegangener Periorchitis haemorrhagica entsteht, indem Entzündungserreger aus anderen Organen, z. B. aus dem Darm, auf dem Blutwege einwandern und die Eiterung hervorrufen (KOCHER). v. BRAMANN sah

in zwei Fällen eitrige Periorchitis im Anschluß an akute Prostataabscesse auftreten.

**Pathologisch-anatomisch** handelt es sich um eine fibrinös-eitrige Entzündung
der Scheidenhaut, die zur Bildung einer membranösen Auflagerung auf der
serösen Oberfläche führt. Die Serosa ist lebhaft gerötet und ödematös durchtränkt. Das Exsudat ist überaus reich an Leukocyten und Fibringerinnseln,
wodurch es sich von dem bei Periorchitis serosa unterscheidet.

Die **Symptome** und der **Verlauf** stimmen im großen ganzen mit der sero-
fibrinösen Periorchitis überein, nur sind sie an Intensität stärker, die ödematöse
Schwellung des Scrotums und die Druckempfindlichkeit sind ausgesprochener.
Auch kann spontaner Schmerz in der Leiste vorhanden sein. Das Fieber erreicht
höhere Grade, das Allgemeinbefinden ist beeinträchtigt. In seltenen Fällen
kommt es zur Perforation der Scheidenhaut und zur Bildung von Abscessen
im Unterhautzellgewebe bzw. zur Phlegmone des Scrotums. Auch besteht die
Gefahr der Fortleitung des eitrigen Prozesses im lockeren Zellgewebe des Samenstranges in das retroperitoneale Gewebe oder selbst auf das Bauchfell (Kocher).

Die **Behandlung** hat die möglichst frühzeitige Entleerung des eitrigen Exsudats
aus dem Cavum vaginale durch ausgiebige Incision zu erstreben mit gleichzeitiger Auswaschung der Eiterhöhle mit einem Antisepticum (Carbollösung 5%,
Chlorzink 2%) und möglichst gründliche Entfernung der eitrig-fibrinösen Membranen. Die Wunde bleibt breit offen oder wird durch einige Nähte verkleinert,
lockere Tamponade und Drainage des Cavum vaginale sorgt für guten Sekretabfluß. Bei Phlegmone des Scrotums sind ausgiebige Incisionen bzw. Excisionen
des infiltrierten Gewebes mit ausgiebiger Drainage am Platze.

## B. Chronische Entzündungen.

### 1. Periorchitis chronica serosa (Hydrocele testis).

Unter *Hydrocele testis*, auch Wasserbruch genannt, versteht man die Ansammlung seröser Flüssigkeit in dem spaltförmigen Cavum der Tunica vaginalis
propria. Da die seröse Oberfläche der Scheidenhaut sowohl sezernierende wie
resorbierende Fähigkeiten besitzt, so muß man bei Vermehrung der normalerweise nur geringen Flüssigkeitsmenge annehmen, daß sich aus irgendeinem
Grunde die Sekretion und Resorption nicht die Wage halten (Pels-Leusden).

Nach einer Zusammenstellung Dujats von 1000 Fällen betraf die Hälfte
Männer im Alter von 26 bis 35 Jahren, die andere Hälfte Männer von 36 bis
45 Jahren. Nach einer Statistik von Krönlein kommen nicht weniger als
39% in dem 1. Lebensjahr und 48,8% in den ersten 5 Lebensjahren vor.
Kocher schließt aus Statistiken, daß die Zeit bald nach der Geburt und während
des 1. Lebensalters und später die Zeit während der Geschlechtstätigkeit weitaus die meisten Fälle von Hydrocele aufweist.

Die *Hydrocele* kommt auch *angeboren* vor. Ein Teil dieser ein- oder doppelseitigen schlaffen Wasserbrüche wird wohl mit Recht auf Geburtsschäden zurückgeführt, da sie fast immer nach Eintreten normaler Druckverhältnisse von
selbst verschwinden (Pels-Leusden). Außerdem gibt es auch angeborene einseitige Hydrocelen, kombiniert mit einer kongenitalen Leistenhernie, welche auf
das Fortbestehen des nicht obliterierten Processus vaginalis peritonei zurückzuführen sind. Infolgedessen sind diese Hydrocelen auf Druck verkleinerungsfähig. Bei einer weiteren Gruppe der *einseitigen kongenitalen Hydrocelen* des
*Säuglings* besteht häufig eine Beziehung zur *hereditären Syphilis*. Länger als
über den 5.—6. Monat hinaus bestehende Hydrocelen der Säuglinge sind sehr
verdächtig auf kongenitale Lues. Sie finden sich einseitig, sind nicht verkleinerungsfähig, der Hoden ist zunächst vergrößert, derb und indolent, er

verfällt rasch der sklerotischen Atrophie. Die WASSERMANNsche Reaktion der Hydrocelenflüssigkeit ist selten positiv. Es tritt oft spontane Resorption ein (SALÈS u. a.).

Eine merkwürdige Form von *doppelseitiger, nicht verkleinerungsfähiger Hydrocele* bei *Säuglingen* kommt gelegentlich vor, wobei Anschwellung der Hoden, gewöhnlich auch der Brüste, mit Milchsekretion besteht. Dieser Zustand, von den Franzosen als „Puberté en miniature" bezeichnet, besteht meist nur einige Wochen (VALLERY-RADOT u. a.).

Was die *Häufigkeit* des Sitzes der Hydrocele betrifft, so ergibt sich aus der DUJATschen Zusammenstellung von 1000 Fällen ein Befallensein des rechten Hodens in 305 Fällen und des linken in 324 Fällen, während 370mal eine doppelseitige Erkrankung vorlag. Eine wesentliche Bevorzugung einer Seite besteht demnach nicht, auffallend hoch ist die Zahl der doppelseitigen Erkrankung. Auch KOCHER betont, daß die Hydrocele häufig auf beiden Seiten besteht, wenn sie auch nur einseitig ausgeprägt ist, ein Befund, der besonders bei alten Individuen erhoben werden kann.

Welche **ätiologischen Faktoren** können nun zur Bildung der Hydrocele führen? Von jeher wird dem *Trauma* eine besondere Bedeutung für die Entstehung der Krankheit zugesprochen. Dabei handelt es sich oft um sehr unbedeutende traumatische Einwirkungen, am häufigsten bloß um eine Quetschung oder Kontusion. Die Häufigkeit des Traumas in der Ätiologie der Hydrocele wird von ESMARCH mit $30^0/_0$, von KOCHER mit $46,6^0/_0$ und von VOLKMANN sogar mit $70^0/_0$ angegeben. Die Wirkungsweise des Traumas ist nach KOCHER so zu denken, daß dadurch eine subakute Epididymitis verursacht wird, die ihrerseits zu einer Periorchitis chronica serosa und damit zur Hydrocele führt. Für diese Entstehungsweise soll auch der Umstand sprechen, daß sich häufig eine Verdickung und Schmerzhaftigkeit, besonders der Cauda des Nebenhodens nachweisen läßt (KOCHER).

Auch PELS-LEUSDEN hält es für bestimmt, daß das Trauma eine Rolle in der Ätiologie spielt. Um ein Trauma aber sicher anerkennen zu können, z. B. in Begutachtungen, müssen bei frischen oder nur einige Wochen alten Hydrocelen noch Reste von Blutergüssen in einer der Hodenhüllen nachweisbar sein (PELS-LEUSDEN). Auf Grund von Literaturstudien kommt JAEGER bezüglich des Zusammenhanges zwischen Hydrocele und Unfall zu folgenden Schlüssen, die für die Begutachtung von Bedeutung sind:

„Eine traumatische Hydrocele darf angenommen werden, wenn ein erheblicher direkter Unfall vorliegt, der Versicherte nicht zu spät den Arzt aufsucht und seit dem Unfall stete Beschwerden hatte. Die Hydrocele muß prall sein; ihre Wandungen müssen dünn sein. In der 4. Woche darf sie die Größe eines Gänseeies, also 10 : 6 : 6 nicht überschreiten. Die Hodensackhaut muß deutliche Spuren der vorangegangenen Kontusion in Form von Sugillationen zeigen; der Hydroceleninhalt kann klar oder blutig verfärbt sein. Die genaue, auch bakteriologische Untersuchung muß ergeben, daß alle anderen Ursachen sicher auszuschließen sind. Nach indirektem Unfall entstandene Hydrocelen, wie indirekte Genitaltraumen überhaupt, sind äußerst skeptisch zu betrachten. Klarer Inhalt dieser Hydrocelen ist unmöglich. Genitaltraumen, die nach der 2. Woche erst den Arzt aufsuchen, berechtigen aus dieser Tatsache allein zu den größten Zweifeln, wenn das abweichende Verhalten des Versicherten nicht einwandfrei begründet werden kann."

Als *zweithäufigste Ursache* der Hydrocele ist die *Epididymitis gonorrhoica* zu beschuldigen. Es wird allgemein angenommen, daß sie nicht nur nach Wochen, sondern selbst nach Jahren nach der Gonorrhöe noch durch diese bedingt sein kann. Dabei ist schwer zu verstehen, warum es nicht im akuten Stadium der gonorrhoischen Epididymitis, sondern erst viel später zu dem Erguß kommt. Es muß sich wohl um chronisch schleichende oder um wiederaufgeflackerte entzündliche Prozesse im Nebenhoden handeln. Auch in anscheinend ausgeheilten Prozessen bzw. deren Residuen kann nach v. Bramann die Ursache für die Entstehung der Hydrocele zu suchen sein. Man findet dann bei der Operation Reste von Blutergüssen in der Tunica vaginalis propria, erkenntlich an den typischen rostbraunen, durch altes Blutpigment bedingten fleckigen Verfärbungen. Für die Genese besonders interessant sind die Feststellungen, daß auch *entzündliche Affektionen* nichtgonorrhoischer Natur im Bereiche der *Harnröhre,* der *Prostata* und *Samenblasen* den Erguß in die Scheidenhaut verursachen können.

Auch bei Verklebungen des Praeputiums und bei *Phimose* sind bei kleinen Kindern Hydrocelen beobachtet worden, die nach Beseitigung des Grundleidens spontan verschwanden. Peiser leugnet den Zusammenhang des Leidens mit Phimose. Auch *Harnröhrenstrikturen* können als ätiologischer Faktor in Frage kommen.

Nach Posner ist die Hydrocele oft eine Begleiterscheinung der *Prostatahypertrophie.* Die Veränderungen am Blasenhals und der Prostata sollen eine Reizung des Hodens und Nebenhodens bedingen, die zu einem Erguß führt; in diesen Fällen findet sich nach der Punktion immer eine Vergrößerung des Nebenhodens, seltener des Hodens.

Bei den bisher genannten Ursachen der chronischen Periorchitis serosa spielt die Infektion der Samenwege eine mehr oder weniger große Rolle. Auch die bei Leistenhernien mit Verdickung des Samenstranges festgestellten Hydrocelen sind hauptsächlich auf entzündliche Vorgänge zurückzuführen. Es gibt aber Fälle, bei denen eine infektiöse Genese kaum in Frage kommt. Denn auch *nichtentzündliche Veränderungen* des Hodens und Nebenhodens, wie *Cysten, Spermatocelen,* Morgagnische *Hydatiden,* werden als Ursache der Periorchitis chronica serosa gefunden. Solche kleine Cysten sollen nach den Beobachtungen v. Bramanns besonders häufig an der Übergangsstelle von Hoden und Nebenhoden meist multipel gefunden werden; es handelt sich um kleine Spermatocelen. Auf einen Fremdkörperreiz sind auch die freien Körper des Scheidenhautsackes oder durch organisierte Blutkoagula hervorgerufenen Entzündungen zurückzuführen. Kocher erwähnt ferner die *Atheromatose* der Arteria spermatica interna als Ursache der Hydrocele und meint, daß kleine Blutergüsse dabei eine Rolle spielen.

Die bisher aufgeführten Hydrocelenformen können als *sekundäre* bezeichnet werden, weil sie im Anschluß an eine andere, meist abgelaufene Krankheit, z. B. Gonorrhöe, entstehen. Von besonderer Bedeutung ist ferner die sog. *symptomatische* oder *sympathische Hydrocele* als Begleiterscheinung einer zur Zeit bestehenden Erkrankung des Hodens bzw. Nebenhodens. Als Grundleiden kommen hauptsächlich in Betracht *Tuberkulose, Syphilis* und vor allem die *Neubildungen des Hodens.*

Für die in tropischen Ländern sehr häufig vorkommende Hydrocele weist Zesas auf den ätiologischen Zusammenhang mit der *Malaria* hin. Während des Fieberanfalles schwellen Hoden und Nebenhoden an und zugleich besteht eine seröse Periorchitis. In der Regel sollen die Erscheinungen unter Bettruhe und Chininbehandlung zurückgehen; es kann aber unter Umständen eine chronische Hydrocele daraus entstehen.

Es scheint bewiesen zu sein, daß es eine *doppelseitige luetische Hydrocele* bei *Erwachsenen* gibt. Zu dieser Annahme ist man auf Grund von Beobachtungen berechtigt, bei denen die Wassermannsche Reaktion in der Hydrocelenflüssigkeit positiv war und die antiluetische Behandlung die Hydrocele zum Verschwinden brachte.

Für manche Fälle von Hydrocele im Kindesalter macht QUACKENBOS eine akute oder chronische Entzündung des Bauchfelles verantwortlich, vor allem tuberkulöser Natur. Bei älteren Kindern erblickt er öfters im Rheumatismus die Ursache einer umschriebenen chronischen Peritonitis. Die Untersuchung auf vergrößerte Rachenmandeln, auf palpable mesenteriale Lymphdrüsen sollen oft auf die merkwürdigen Zusammenhänge des Leidens hinweisen.

**Pathologische Anatomie und Physiologie.** Der Hydrocelensack bildet eine eiförmige oder birnförmige Geschwulst, die eine *seröse* oder *serofibrinöse* Flüssigkeit enthält. Die Wand der Cyste wird von den normalen Hüllen des Hodens gebildet. Die Flüssigkeitsansammlung wird aber nur durch eine Erkrankung der innersten Hodenhülle, der Tunica propria, verursacht. Die charakteristische Birnform kommt dadurch zustande, daß das Cavum der Tunica vaginalis propria sich noch eine Strecke weit in den direkt oberhalb des oberen Hodenpoles nicht obliterierten Processus vaginalis peritonei fortsetzt. Der „Stiel" ist um so länger, je mehr der Processus vaginalis offen war (KAUFMANN). Wenn der Scheidenfortsatz in seinem ganzen Verlaufe offen ist, so entsteht eine sog. *Hydrocele communicans*. Die Verbindung des eigentlichen Sackes mit der freien Bauchhöhle kann mehr weniger weit sein. Theoretisch müßte sich die Flüssigkeit in die Bauchhöhle zurückdrängen lassen, in praxi ist es häufig nicht möglich, weil sich bei Ausübung eines Druckes auf den Hydrocelensack der abdominale Eingang ventilartig verschließt (PELS-LEUSDEN).

Der Gesamthoden wird durch die Flüssigkeitsansammlung im

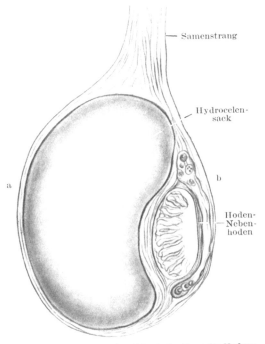

Abb. 9. Hydrocele testis mit typischer Lage des Hodens. (Schema.) a vorne, b hinten.

Cavum der Scheidenhaut gewöhnlich an die hintere untere Seite des Hydrocelensackes gedrängt (EBERTH, KOCHER). Dieses Verhalten ist dadurch bedingt, daß der Hoden am Grunde des Scrotums seine festeste Verbindung mit diesem hat (E. KAUFMANN). Der Hoden macht nur nach dem Cavum vaginale zu einen Vorsprung, während die Außenfläche der Geschwulst gleichmäßig oval ist. Durch den Flüssigkeitsdruck wird der weiche Hoden etwas komprimiert, der Nebenhoden wird in die Länge gezogen, was sich besonders an dem Kopf bemerken läßt, der vom oberen Hodenpol förmlich abgehoben wird (Abb. 9, 10). Es gibt aber auch Fälle, wo der Hoden infolge von entzündlichen Verwachsungen am unteren Pol der Hydrocelengeschwulst fixiert wird, selbst an der Vorderwand wurde er gefunden (KOCHER).

KAZDA fand in einem Falle von doppelseitiger Hydrocele bei der Operation die beiden Hoden vorne oben von dem kugeligen Hydrocelensack. Da keinerlei entzündliche Veränderungen vorlagen, wurde angenommen, daß es infolge einer Entwicklungsstörung zur Verödung der medialen Tasche und des vor dem Hoden gelegenen Anteiles des Cavum vaginale gekommen ist.

Der Hoden wird auch bei mehrere Liter haltenden Hydrocelensäcken relativ wenig geschädigt, denn histologisch ist er bis auf kleine Herdchen atrophischer Samenkanälchen nicht verändert. Eine stärkere Druckatrophie tritt nicht ein (E. KAUFMANN). PELS-LEUSDEN glaubt jedoch, daß der Hoden zeitweise

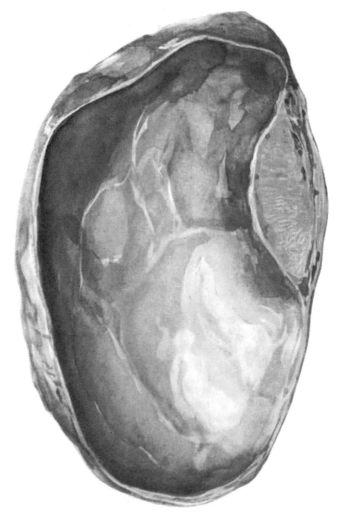

Abb. 10. Hydrocele testis. (Pathol. Institut der Universität München.)

funktionsunfähig ist. Die Tunica vaginalis läßt die Folgen der chronischen Entzündung erkennen, wie Trübung, Verdickung, rostbraune Pigmentierung; in älteren Fällen ist die Scheidenhaut sklerotisch verdickt, auch Verwachsungen der beiden Blätter, sowohl fädige wie flächenhafte, kommen vor. In alten Hydrocelensäcken finden sich öfters unregelmäßige, hyalin-fibröse, knorpelharte, verkalkte Platten, alles Produkte der sog. *Periorchitis plastica* (E. KAUFMANN). Auch totale Inkrustationen der Tunica vaginalis kommen vor. Die Hydrocelenflüssigkeit ist meist rein serös, gewöhnlich ganz klar, von bernsteingelber oder grünlicher Farbe, sie hat ein spezifisches Gewicht von 1012 bis 1020

(VECCHI). Der Fibringehalt ist gering. An morphotischen Elementen enthält sie abgestoßene Endothelien, in geringer Menge weiße und rote Blutkörperchen. Die Reaktion kann neutral sein, ist aber öfter alkalisch. Sie ist reich an in der Hitze gerinnendem Eiweiß und an Fibrinogen. Bei alten Hydrocelen ist die Flüssigkeit oft auch blutig, rot oder braun und enthält Cholestearintafeln; stark lichtbrechende Kugeln, die entweder in Zellen eingeschlossen oder frei liegen und sich mit Scharlachrot färben (Lipoide, Myeline), wurden von POSNER gefunden. Auch *Samenfäden* können sich finden, wenn kleine Spermatocelen geplatzt sind.

In manchen älteren Hydrocelensäcken finden sich eigentümliche Gebilde von Stecknadelkopf- bis Flintenkugelgröße, sog. *Hydrocelenkörperchen*. Es kommen gestielte wie ungestielte vor. Sie bestehen nach ihrem histologischen Aufbau in der Regel aus einem Kern, der zum größten Teil von Kalkkonkretionen gebildet wird, und einer Hülle aus sklerotischem, knorpelähnlich aussehendem Bindegewebe (KOCHER). Durchschnittlich werden 4—5 Körperchen angetroffen. Das Greisenalter scheint bevorzugt zu sein, bei Kindern wurden bisher keine freien Hydrocelenkörperchen gefunden (L. RITTER).

Die *Genese* der Körperchen ist wahrscheinlich keine einheitliche. Einige Autoren glauben, daß Blutkoagula und Fibringerinnsel den Grundstock bilden. Auch abgeschnürte Tumoren der Tunica vaginalis propria, wie Fibrome und Enchondrome, wurden als freie Körperchen gefunden. VIRCHOW führte ihre Entstehung auf kleine Excrescenzen der Scheidenhaut zurück, die sich im Verlaufe der Periorchitis prolifera bilden. Ferner soll sich nach KOCHER die MORGAGNIsche Hydatide in eine „Scheidenhautmaus" umbilden können.

Über die *Resorptionsfähigkeit* der Tunica vaginalis propria wissen wir durch Versuche TORRACAS, daß sie bei Hydrocele immer verzögert und beschränkt ist oder ganz fehlt. Daraus ist zu schließen, daß die Serosazellen der Vaginalis funktionell geschädigt sind, auch wenn die anatomischen Veränderungen mikroskopisch sehr gering sind.

**Symptomatologie.** Die Entwicklung der Hydrocele, die auf einer Periorchitis chronica serosa beruht, vollzieht sich meist sehr langsam und geht mit außerordentlich geringen Beschwerden einher. Die ersten Belästigungen des Trägers sind auf die Vergrößerung des Hodensackes zurückzuführen, der bei einer Reihe von Verrichtungen, ja selbst im Gehen hinderlich sein kann. Bei höheren Graden kann sogar das Wasserlassen erschwert sein. Infolge zunehmenden Gewichtes kann ein unangenehmes Gefühl, welches als Ziehen oder Drücken in der Leistengegend geschildert wird, ausgelöst werden. Dies läßt sich durch Zug am Samenstrang erklären. Durch Druck auf die Urethra kann die *Harnentleerung* erschwert und ein notwendig gewordener Katheterismus unmöglich gemacht werden (POSNER). *Schmerzen gehören nicht in das Symptomenbild der Hydrocele.* KOCHER betont, daß, wenn bei einer Hydrocele Schmerzen auftreten, sicher kein einfacher Fall von Periorchitis serosa vorliegt. Bezüglich des Wachstums der Hydrocelengeschwulst ist zu vermerken, daß es Variationen gibt. Es kann im Anfang rasch sein und langsam werden, oder lange Zeit langsam sein und plötzlich stärker werden. Die Hydrocele kann aber auch nach einer gewissen Entwicklung völlig stationär bleiben (KOCHER).

Die *Größe* der *Hydrocelengeschwulst* ist sehr verschieden, gewöhnlich gänseei- bis straußeneigroß, sie kann unter Umständen aber viel beträchtlichere Dimensionen annehmen. v. BRAMANN berichtet über eine dreimannskopfgroße Hydrocele testis, die nach über 30jährigem Bestehen ein Gewicht von $55^{1}/_{2}$ Pfund erreichte. Bei größeren Hydrocelen ist auch die Haut der gesunden Scrotalhälfte und des Penis zur Deckung der Geschwulst herangezogen. Die großen Exemplare sind meist mit Leistenhernien kompliziert.

**Diagnose.** Die *Inspektion* des vergrößerten Hodensackes mit der gespannten Haut läßt erkennen, daß die Geschwulstbildung bloß im Bereiche des Hodensackes vorliegt und sich nicht in die Leistengegend fortsetzt.

Die *Palpation* stellt die ei- oder birnförmige Gestalt mit dem nach dem Leistenkanal gerichteten Stiel fest. Die *Konsistenz* ist prallelastisch, nur bei schlaffen Hydrocelensäcken (besonders bei kleinen Kindern) ist Fluktuation nachweisbar. Die Oberfläche ist gleichmäßig glatt. Es besteht keine Druckempfindlichkeit bei Palpation, nur die Stelle, wo der Hoden sitzt, ergibt eine gewisse Empfindlichkeit. Palpatorische Schmerzhaftigkeit der ganzen Geschwulst muß den Verdacht erregen, daß es sich um eine „symptomatische" Hydrocele handelt, die besondere Aufklärung erfordert. Die gesamte Geschwulst läßt sich umfassen und auch nach dem Leistenkanal zu völlig abgrenzen, was vor allem gegenüber der Leistenhernie differentialdiagnostisch von Bedeutung ist. Das Volumen der Hydrocelengeschwulst ist unveränderlich und läßt sich auch durch Kompression nicht verkleinern, ein wertvolles Unterscheidungsmerkmal gegenüber der Scrotalhernie. Die Palpation muß sich auch auf den Samenstrang erstrecken. Er ist völlig unverändert, vor allem auch das Vas deferens, das bei anderen Erkrankungen des Hodens, wie Tuberkulose, Lues und Tumor mehr oder weniger deutliche Veränderungen zeigt.

Weiter ist ein charakteristisches Kennzeichen die *Transparenz*, die nur bei serösen Ergüssen besteht. Bei den Hämatocelen, ferner auch bei den Tumoren und den Hernien fehlt dieses Symptom. Allerdings kann auch bei Hydrocelen mit starken Wandverdickungen, oder wenn der Erguß durch Beimischung von Sperma getrübt ist, die Transparenz fehlen. Auf der anderen Seite gibt es aber auch solide Geschwülste, welche sich durchleuchten lassen (LÜCKE), was auch v. BRAMANN bei zwei Fällen von weichem Myxosarkom des Hodens mit Sicherheit nachweisen konnte. Die Prüfung auf Transparenz wird derart vorgenommen, daß der Untersucher durch ein fest auf das erhobene Scrotum aufgesetztes Stethoskop hindurchsieht, während eine Lichtquelle (z. B. eine elektrische Taschenlampe) auf die gegenüberliegende Seite der zu durchleuchtenden Geschwulst gebracht wird. Am deutlichsten wird die Transparenz in einem dunklen Raume. Besonders wichtig ist die diagnostische Abgrenzung gegenüber Tumor, der sich unter Umständen durch seine derbe, höckerige Beschaffenheit und die Beteiligung des Samenstranges zu erkennen gibt; außerdem bestehen meist frühzeitig auftretende heftige Schmerzen.

Zur Klärung der Diagnose steht noch die Probepunktion zur Verfügung, wodurch für die meisten Fälle die Diagnose Hydrocele testis gesichert werden kann. Wenn aber irgendwelche Verdachtsmomente bestehen, daß es sich nur um eine symptomatische Hydrocele handelt, muß die diagnostische Incision mit Besichtigung von Hoden und Nebenhoden vorgenommen werden, wenn nicht an sich zwecks Radikaloperation der Hydrocele eine Freilegung des Hodens geplant ist.

Zur Differentialdiagnose zwischen der idiopathischen Hydrocele und der symptomatischen wurde folgende an der Punktionsflüssigkeit auszuführende Probe angegeben: Schüttelt man frischen Hydroceleninhalt mit 10—15 Tropfen Chloroform, so zeigt sich bei der gewöhnlichen Hydrocele keinerlei Veränderung, während bei symptomatischer Hydrocele auf luetischer oder tuberkulöser Grundlage sofort oder in den nächsten 6 Stunden ein Niederschlag eintritt (JEANBREAU).

**Prognose.** Die Hydrocele testis ist im allgemeinen ein weder das Leben noch die Gesundheit bedrohendes Leiden, trotzdem kann es zu den oben aufgeführten Beschwerlichkeiten unangenehmer Art führen, wenn die Geschwulst zu bedeutender Größe heranwächst. Dazu kommt die Gefahr, daß infolge von Anstrengungen oder Trauma Berstung mit Blutung in den Hydrocelensack eintreten kann. Auch spontane Rupturen wurden beobachtet (THÉVENOT).

**Behandlung.** Wenn die auslösende Ursache des Leidens bekannt und zu beseitigen ist, so wendet sich die Therapie gegen diese. So kann bei kleinen Kindern die Lösung von Epithelverklebungen im Bereiche der Vorhaut oder die Beseitigung einer *Phimose* zur Heilung des Wasserbruches führen (PELS-LEUSDEN).

Nach LIEBEN soll bei Neugeborenen eine um die Scrotalwurzel geschlagene Tour einer Gazebinde infolge der mäßigen Blutstauung die spontane Resorption der Hydrocelenflüssigkeit in einigen Tagen begünstigen. Ein Heftpflasterstreifen wird die gleichen Dienste leisten.

Bei kleinen Kindern führt auch die wiederholte Punktion des Hydrocelensackes oft rasch zum Ziele. Auch bei Erwachsenen ist die Punktion ein konservatives, vielfach geübtes Behandlungsverfahren.

*Technik der Punktion*: Man stellt zuerst mittels Palpation fest, in welchem Bereiche der Geschwulst der Hoden liegt, in der Regel findet er sich an der hinteren Seite in der Nähe des unteren Poles des Hydrocelensackes, er kann aber auch den unteren Pol der Geschwulst selbst bilden. Er wird meist als druckempfindliches Gebilde getastet. Der Ausführung der unter aseptischen Kautelen vorzunehmenden Punktion geht Anästhesierung eines fünfmarkstückgroßen Bezirkes des Scrotums mit $1/2\%$iger Novocainlösung voraus. Zur Punktion wird die betreffende Scrotalhälfte mit der linken Hand von hinten umfaßt und die Haut angespannt, wodurch das zu punktierende cystische Gebilde dicht an die Scrotalhaut gepreßt wird. Hierauf sticht man eine Punktionsnadel (Troikart) an der Vorderfläche der eiförmigen Geschwulst ein und führt sie in der Richtung nach dem oberen Pol zu in die Tiefe. Würde man von vorne nach hinten einstechen, so bestände die Möglichkeit, den Hoden anzustechen, was meist ohne besondere Nachteile geschehen kann, aber trotzdem besser zu vermeiden ist. Die Punktionsöffnung in der Scrotalhaut schließt sich infolge der großen Elastizität derselben spontan. Zum Schutze vor Infektion macht man einen kleinen Gaze-Heftpflasterverband.

Häufig wird die *Injektion* eines entzündungserregenden Agens, wie Jodtinktur $5-10\%$, Carbolsäurelösung $5\%$, Alkohol $90\%$, dünne Sublimatlösung, Chlorzinklösung $10\%$ u. a. an die Punktion angeschlossen. Für die Punktions- und Jodinjektionsbehandlung hat PELS-LEUSDEN einige praktische Anweisungen gegeben. Unter Lokalanästhesie der Scrotalhaut wird punktiert und nach Abfließen der Flüssigkeit spritzt man zunächst $2-20$ ccm $1\%$iger Novocain-Suprarenin-Lösung ein und wartet 5 Minuten. In dieser Zeit tritt vollkommene Anästhesie ein und man kann ohne Schmerzen die sonst sehr unangenehme Einspritzung von $10\%$iger Jodtinktur in Mengen bis zu 10 ccm vornehmen. Auch die Nachschmerzen sind im Vergleich zu der gewöhnlichen Injektionsmethode unbedeutend. Die Wirkung der Jodtinktur beruht auf der starken, reaktiven Entzündung, welche zunächst zu mächtiger Exsudation, dann aber zur Verklebung der beiden Blätter der Tunica vaginalis propria führt. In den ersten Tagen nach der Injektion ist demnach eine lebhafte Anschwellung der Hydrocele zu erwarten, die aber nach einigen Tagen zurückgeht. Für diese Behandlung ist einige Tage Bettruhe ratsam, bei ambulanter Behandlung ist ein Suspensorium zu tragen. Rezidive sind nicht ganz selten, einen Nachteil hat die Methode für die später erfolgende Radikaloperation, insofern sich die Entfernung der Tunica vaginalis propria schwerer und blutiger gestaltet (PELS-LEUSDEN). Der Jodtinktur ist nach R. E. HOFFMANN wegen geringerer Schmerzhaftigkeit eine Lösung von Phenolalkohol 1 : 3 vorzuziehen, von der $1-8$ ccm injiziert werden. Die Injektion von $3\%$iger Formalinlösung in einer Menge von 10—15 ccm empfiehlt Franke. Nach Entleerung der Hydrocelenflüssigkeit wird zunächst $\frac{1}{2}$—1%ige Novocainlösung injiziert und 5 Minuten darin gelassen. Dann Injektion der 3%igen Formalinlösung, die ebenfalls 5 Minuten in dem Hydrocelensack verbleibt.

Ferner wurde als Injektionsflüssigkeit verwendet Adrenalin, 1 : 5000 (2 ccm) (Rupfle), und 10% Kochsalzlösung ($\frac{1}{2}$—2 ccm) (Wederhake).

Mit der *Autoserotherapie* sollen bei wiederholter subcutaner Injektion von 1—5 ccm Serum sehr gute Erfolge erzielt worden sein (Caforio, Zdanowicz).

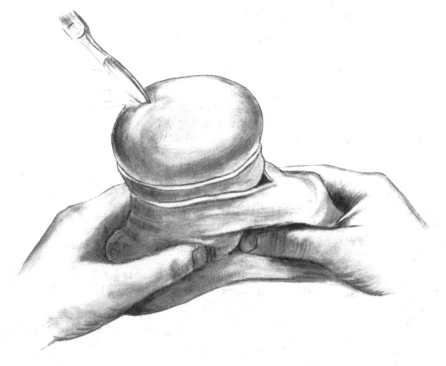

Abb. 11. Hydrocelenoperation nach v. Bergmann. Eröffnung der Tunica vaginalis propria.

Die **operative Behandlung** wurde zuerst von R. Volkmann eingeführt. Nach seiner Methode wird der Scheidenhautsack in der Längsrichtung gespalten, die Flüssigkeit abgelassen und die Höhle mit 3%iger Carbollösung ausgewaschen. Darauf werden die Wundränder der Tunica vaginalis propria mit den Wundrändern der Scrotalhaut vernäht und die Scheidenhauthöhle mit Jodoformgaze tamponiert, oder es wird drainiert und durch einen Kompressionsverband versucht, die beiden Blätter der Tunica vaginalis propria aufeinander zu pressen und zur Verklebung zu bringen. Dem Verfahren kommt der Vorzug des „kleinen Eingriffes" zu, die Heilung ist meist in 2—3 Wochen erfolgt. Da aber das Ziel der Operation, die Obliteration des Cavum tunicae vaginalis, nicht immer erreicht wird, stellen sich ebenso wie bei den Injektionsmethoden nicht allzu selten Rezidive ein, die dann unter erschwerten Verhältnissen erneut operiert werden müssen.

Um die Gefahr des Rezidivs zu vermeiden, hat v. Bergmann ein Verfahren ersonnen, das noch heute das radikalste und zuverlässigste Verfahren darstellt. Es beruht auf der richtigen Vorstellung, daß nur die völlige Ausrottung des serösen Scheidenhautsackes das Leiden definitiv beseitigen kann. Die v. BERG-MANNsche Radikaloperation wurde von BRAMANN (1885) als „Exstirpation der Tunica vaginalis propria" beschrieben. Sie gestaltet sich folgendermaßen:

Der Hydrocelensack wird mit einem Längsschnitt in ausgiebiger Weise eröffnet, so daß also sämtliche Hüllen des Hodens zugleich durchschnitten werden. Nach Entfernung der Hydrocelenflüssigkeit wird die Tunica vaginalis propria von der Tunica vaginalis communis abgelöst, was mit Hilfe eines Tupfers oder mit zwei anatomischen Pinzetten geschehen kann. Wenn starke Adhäsionen zwischen den beiden Blättern bestehen, muß man Schere oder Skalpell zu Hilfe

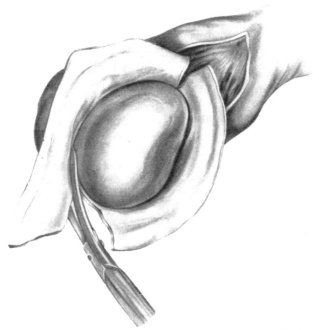

Abb. 12. Hydrocelenoperation nach v. BERGMANN. Exstirpation der Tunica vaginalis propria.

nehmen. Die Ablösung wird erleichtert, wenn der Hydrocelensack, mit der Innenfläche nach oben, flach ausgespannt wird.

Die Exstirpation hat bis zur Umschlagstelle der serösen Haut auf Hoden und Nebenhoden zu erfolgen, doch empfiehlt es sich hier, wenigstens so große Reste stehen zu lassen, daß zwecks Blutstillung Arterienklemmen angelegt werden können.

Man kann auch die Hodenhüllen schrittweise bis auf den serösen Hydrocelensack spalten und stumpf von der von der Tunica vaginalis propria gebildeten Hydrocelenblase abschieben. Wenn dies geglückt ist, wird die Cyste eröffnet und an ihrer Umschlagstelle an Hoden und Nebenhoden mit der Schere abgetragen (Abb. 11, 12). Die wunde Fläche der zurückbleibenden Tunica vaginalis communis läßt immer eine große Anzahl von Blutpunkten erkennen, die am besten mit HALSTEDschen Klemmen gefaßt und ligiert werden. Mit größter Sorgfalt hat die Versorgung auch der kleinsten blutenden Gefäße an der Abtragungsstelle der Tunica vaginalis propria am Hoden und Nebenhoden zu erfolgen, um die nach der v. BERGMANNschen Operation nicht allzu selten beobachteten Hämatome zu vermeiden, die den Heilungsverlauf verzögern und

die Infektion begünstigen. Wenn die Operation in Lokalanästhesie mit Supra-
reninzusatz ausgeführt wird, ist besonders auf exakteste Blutstillung zu achten,
weil nach Abklingen der Suprareninwirkung Gefäße bluten können, die vorher
nur als kaum sichtbare Blutpunkte erschienen. Der Hoden und Nebenhoden
wird besichtigt und auf etwaige pathologische Veränderungen geachtet. Es
empfiehlt sich, kleine Cystchen (Spermatocelen) zwischen Hoden und Nebenhoden, irgendwelche Excrescenzen des visceralen, mit dem Hoden verwachsenen
Blattes der Tunica vaginalis, ferner gestielte MORGAGNIsche Hydatiden zu entfernen. Nach Versenkung des Hodens wird die Tunica vaginalis communis und
cremasterica mit Catgutknopfnähten entweder völlig geschlossen oder unter
Einlegung eines dünnen Gummi- oder Glasdrains in die Wundhöhle, das nach
zwei Tagen entfernt wird. Die Naht der Scrotalhaut beendet den Eingriff.

Der *Wundverband* soll zugleich als *Druckverband* dienen, um der Hämatombildung entgegen zu wirken. Den gleichen Zweck verfolgt die Hochlagerung
des Scrotums im Bett, unter Umständen kann noch eine Eisblase aufgelegt
werden, um der Hyperämie entgegen zu arbeiten. Der Heilungsverlauf kann
durch Hämatombildung in der relativ großen Wundhöhle gestört werden, wodurch
es auch ohne Infektion zur Temperatursteigerung kommt. Bei größeren Hämatomen ist die Punktion auszuführen. Unter Umständen kommt eine nochmalige Öffnung und Ausräumung des Blutgerinnsels in Frage.

Zur Vermeidung des postoperativen Hämatoms hat PORZELT folgenden
Vorschlag gemacht. Ausgehend von dem Gedanken, daß für die Entstehung
der Hämatome weniger die bei der Exstirpation der Tunica vaginalis propria
geschaffene Wundfläche ausschlaggebend ist, als vielmehr das Moment des
starken Spannungsunterschiedes, das nach der plötzlichen Entleerung der Hydrocele entsteht, möchte er durch eine 2—4 Tage vor der Operation vorzunehmende
Punktion eines Teiles der Hydrocelenflüssigkeit den Flüssigkeitsdruck und
die Wandspannung vermindern. Bei der Radikaloperation liegen dann ähnliche
Verhältnisse vor wie bei den schlaffen Hydrocelensäcken, bei denen sich bei
guter Blutstillung kaum postoperative Hämatome einstellen. Bei sehr alten,
verdickten Hydrocelen hat die präoperative Punktion keinen Zweck.

Eine Modifikation der v. BERGMANNschen totalen Exstirpation der Tunica
vaginalis propria stammt von JUILLARD und KOCHER, die von der heute über-
holten Meinung ausgingen, daß durch die Entfernung der inneren Scheidenhaut
der Hoden in seiner Ernährung geschädigt werde. Sie exstirpierten nur so viel
von dem Scheidenhautsack, daß es noch gelang, den Rest wieder straff über
den Hoden mittels feiner Seidennaht zu vereinigen, so daß nach der Operation
kein Cavum zwischen Hoden und Tunica vorhanden war. Da aber die seröse
Oberfläche erhalten bleibt, sind die Vorbedingungen der Entstehung einer Hydrocele nicht beseitigt.

Die Ausrottung der serösen Innenfläche des Hydrocelensackes erstrebt
WALZBERG dadurch, daß er die gespaltene und angespannte Scheidenhaut
mit einem Skalpell vorsichtig, aber gründlich abschabt, bis ihr Glanz stumpf
geworden ist. Auch die Oberfläche des Hodens wird so behandelt. Der Scheidenhautsack wird vernäht, so daß die angefrischten Flächen aufeinander zu liegen
kommen, wodurch eine Obliteration der Höhle erreicht werden soll.

Das unter dem Namen WINKELMANNsche Hydrocelenoperation bekannte,
bereits von JABOULAY geübte Verfahren besteht darin, daß die seröse Hydro-
celenhaut in der Ausdehnung von 3—4 cm gespalten und nun über den Hoden
und Nebenhoden umgestülpt und vernäht wird (Abb. 13), so daß also die seröse
Schichte der Tunica vaginalis propria die äußere Oberfläche bildet, während
die innere, dem Hoden zugekehrte Oberfläche von der Vaginalis communis

gebildet wird. Man kann auch nach dem Vorgehen von MINTZ beide im Zusammenhang belassene Scheidenhäute direkt spalten und nach Hervorziehen
des Hodens umkrempeln. Wenn der Hydrocelen-
sack sehr groß ist, wird so viel von ihm abgetragen,
daß er sich nach seiner Umstülpung ohne stärkere
Spannung über dem Samenstrang durch Naht verschließen läßt. Es gibt Fälle mit verdickter Tunica,
wo die „Ektropionierung" Schwierigkeiten macht
und nicht ausführbar ist (KLAUSSNER). Die Blutstillung muß auch bei dieser Methode genau durchgeführt werden, obwohl die Gefahr der Hämatombildung weit geringer ist als bei dem v. BERG-
MANNschen Verfahren. Drainage ist meist überflüssig, die Scrotalwunde kann völlig geschlossen
werden. Die Folgen der Operation, Ödem des Scrotums und leichte Druckempfindlichkeit des Hodens
verlieren sich in den ersten Wochen nach der Operation. Rezidive sind selten (KLAUSSNER, SUZUKI).
Nach einer Berechnung von KLAPP treten sie in
4,2% auf.

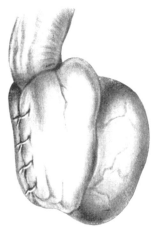

Abb. 13. Hydrocelenoperation
nach WINKELMANN.

    Auch die KLAPPsche Hydrocelenoperation ver-
meidet die Trennung der beiden Vaginalisblätter
und die Exstirpation der Tunica vaginalis propria, indem sie die Beseitigung
der serösen Höhle dadurch erstrebt, daß der eröffnete Hydrocelensack mittels

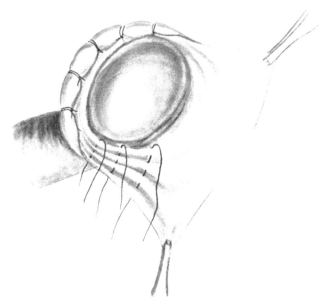

Abb. 14. Hydrocelenoperation nach KLAPP.

radiär angelegter Raffnähte gefaltet wird, so daß er dann als ringförmiger
Wulst den Hoden umrahmt (Abb. 14). Die Methode verhütet die postoperativen
Hämatome, läßt aber einen etwas unförmigen Wulst um den Hoden herum
zurück.

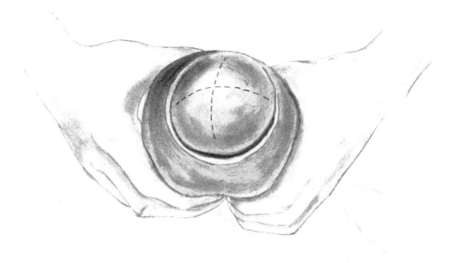

Abb. 15. Hydrocelenoperation nach Kirschner.

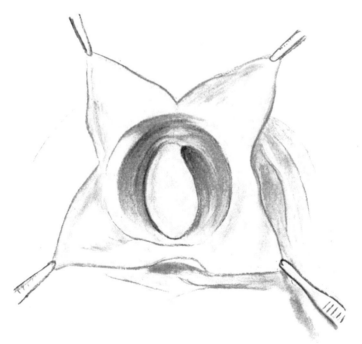

Abb. 16. Hydrocelenoperation nach Kirschner.

Das Prinzip der Raffung wurde früher schon von Storp verwendet, der die abgelöste Tunica vaginalis propria für sich allein in derselben Weise raffte, wie später Klapp den gesamten Hydrocelensack. Die Ablösung der Tunica vaginalis propria von der communis wird bei dem Storpschen Verfahren nicht vermieden, wodurch die Gefahr der Nachblutung auch nicht beseitigt wird.

Zur Operation der Hydrocele testis wurde in jüngster Zeit von Ahrens ein neuer Vorschlag gemacht mit dem Ziele, die sezernierende Schichte der Tunica vaginalis propria durch Herbeiführung einer Verwachsung mit der Tunica dartos auszuschalten, ohne sie zu exstirpieren, wodurch die Nachteile der v. Bergmannschen und anderer Methoden vermieden werden sollen. Die Operation verläuft folgendermaßen: Nachdem am Scrotum die Lederhaut in größerer Ausdehnung von der Tunica dartos abpräpariert ist, wird aus letzterer ein zungenförmiger Lappen mit oberer Basis gebildet und von der Tunica vaginalis communis freipräpariert. Eröffnung des Hydrocelensackes mit langem Schnitt. „Der Zungenlappen wird in die trockene Höhle hineingelegt und seine Ränder mit den Rändern des Sackes genau vernäht, so daß jetzt Tunica vaginalis propria parietalis sowohl wie visceralis muldenförmig ausgebreitet, vollständig von Tunica dartos bedeckt sind.“

Einen neuen Gedanken brachten unabhängig voneinander Wederhake und Kirschner in die operative Behandlung der Hydrocele testis, indem sie versuchten, einen dauernden Abfluß der Hydrocelenflüssigkeit in das lockere Gewebe der Tunica dartos zu ermöglichen, von wo aus die Resorption stattfinden kann. Die sog. *Fenstermethode* von Wederhake besteht darin, daß man aus der Tunica vaginalis communis und propria parietalis ein rundes Stück (ein- bis fünfmarkstückgroß) herausschneidet

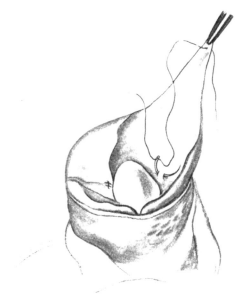

Abb. 17. Hydrocelenoperation nach Kirschner.

und die Ränder mit Catgutknopfnähten so umsäumt, daß ein rundes Loch in den genannten Häuten entsteht. Nach Versenkung des Hodens erfolgt Naht des in der Inguinalgegend angelegten Hautschnittes. In den ersten Tagen nach der Operation besteht Ödem der Scrotalhaut, die nach den Angaben von Wederhake in 10 Tagen verschwindet.

Die Operation nach Kirschner gestaltet sich folgendermaßen: Der untere Pol des im subcutanen Scrotalgewebe zumeist leicht verschieblichen Hydroceleneies wird mit der linken Hand möglichst weit gegen den Leistenkanal und gegen die Vorderwand des Hodensackes gedrängt; über der sich vorwölbenden Kuppe wird die angespannte Haut in so großer Ausdehnung gespalten, daß sich der untere Pol der Hydrocele bis zu einem Viertel ihrer gesamten Länge aus dem Schlitz hervordrücken läßt. Kreuzschnitt durch alle Hüllen in ganzer Ausdehnung der Vorwölbung; nach Abfluß des Hydrocelenwassers sorgfältige Blutstillung; Besichtigung des leicht vorziehbaren Hodens; liegt keine Veranlassung zu seiner Entfernung vor, so wird jeder der vier durch den Kreuzschnitt gebildeten Zipfel an seiner Spitze mit Nadel und Faden durchstochen. Jeder Faden wird nun unter Leitung des Auges ein zweites Mal an einem derartigen Punkte des entleerten Hydrocelensackes rückläufig durchgeführt, daß der Zipfel beim Knüpfen des Fadens sich um seine Basis nach innen umschlägt und seine Peritonealseite auf die Peritonealseite des Hodensackes zu liegen kommt. Der Hydrocelensack bekommt hierdurch am unteren Pol eine große quadratische Öffnung (Abb. 15, 16, 17). Reposition der Hydrocele in das Scrotum. Sorgfältige Hautnaht. In den ersten Tagen post operationem tritt im unteren Scrotalschnitt ein Ödem auf, das nach einigen Tagen verschwindet. Die Kranken können am 3. Tage aufstehen. Nach der Angabe Kirschners sind Rezidive nie aufgetreten, ebensowenig postoperative Hämatome.

A. Rumpel sah *Rezidive* und glaubt dafür die *ungenügende Einstellung des Hydroceleneies*, wo nach der Vorschrift das Fenster anzulegen ist, verantwortlich machen zu müssen. Um bei großen Hydrocelen die richtige Einstellung zu ermöglichen, empfiehlt er, nach dem Hautschnitt die Hydrocele teilweise durch *Punktion* zu entleeren.

## 2. Perispermatitis serosa (Hydrocele funiculi spermatici).

Unter *Hydrocele funiculi spermatici* versteht man eine Flüssigkeit enthaltende Cyste, deren Wandung von der Tunica vaginalis propria des Samenstranges gebildet wird. Normalerweise obliteriert der Processus vaginalis peritonei nach erfolgtem Descensus testis, die Entstehung einer Hydrocele des Samenstranges hat demnach zur Voraussetzung, daß die Obliteration nur teilweise erfolgt ist, so daß ein oder mehrere cystische Hohlräume zurückbleiben. Aus diesen bilden sich durch Flüssigkeitsansammlung die Hydrocelen des Samenstranges (Abb. 18). Die Cysten sind entsprechend ihrer Abstammung vom Peritoneum mit Plattenepithel ausgekleidet, es wurde aber auch Flimmerepithel gefunden, was nach einigen Autoren (Bittner, Vollbrecht u. a.) für die Entstehung der cystischen Hohlräume aus Resten des Wolffschen Körpers sprechen soll. Der Inhalt der Samenstranghydrocelen ist eine klare, seröse Flüssigkeit, die bei entzündlichen Vorgängen getrübt, nach traumatischen Einwirkungen sanguinolent sein kann.

Für die Bezeichnung des Krankheitsbildes ist die Ausdehnung der Hydrocele maßgebend. Findet sich das cystische Gebilde zwischen oberem Hodenpol und äußerem Leistenring, also außerhalb des Leistenkanals, so liegt eine Hydrocele funiculi spermatici *extrainguinalis*, wenn innerhalb des Leistenkanales, eine Hydrocele *intrainguinalis* vor. Reicht die Hydrocele vom inneren Leistenkanal bis zum oberen Hodenpol, so spricht man von Hydrocele funiculi spermatici *totalis*, bei Teilung in mehrere hintereinander gelegene Cysten von Hydrocele *bilocularis, trilocularis* usw.

Eine besondere, relativ seltene Form wird nach Kocher als Hydrocele funiculi spermatici *extravaginalis* bezeichnet. Bei ihr reicht die Hydrocele des Samenstranges neben dem Hoden weiter nach abwärts und verdrängt ihn meist nach vorne und außen.

Die Hydrocele funiculi spermatici findet sich im Gegensatz zur Hydrocele testis in der überwiegenden Zahl bei jugendlichen Individuen. Sie stellt sich dar als ein *prallgespanntes eiförmiges Gebilde* von der Größe einer *Mandel, Haselnuß* oder *Walnuß*, nur sehr selten erreicht sie die Größe eines Hühnereies. Die sog. *extravaginale* Hydrocele funiculi spermatici kann dagegen sehr bedeutende Dimensionen annehmen (Abb. 19). Die Samenstranghydrocelen sind meist leicht verschieblich und vollkommen vom Hoden und Nebenhoden abgrenzbar. Ihre Oberfläche ist gleichmäßig glatt, es besteht keine Fluktuation. Die *Palpation* ist ohne unangenehme Empfindung auszuführen, *Transparenz* ist immer nachweisbar.

Bezüglich der **Ätiologie** der Hydrocele funiculi spermatici ist zu unterscheiden zwischen der akut auftretenden und der sich allmählich entwickelnden. Nicht allzu selten werden circumscripte Hydrocelen namentlich auch bei Kindern verursacht durch eine plötzlich einwirkende Gewalt oder auch nur durch forcierte Bauchpresse. Bei derartig plötzlich auftretenden Hydrocelen hat wahrscheinlich, wie KOCHER vermutet, schon vorher eine mit der Peritonealhöhle in Verbindung stehende seröse Höhle bestanden; tatsächlich läßt sich häufig auch eine

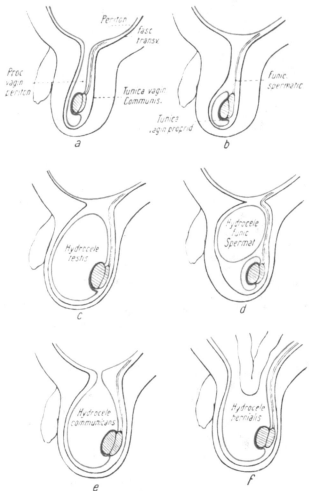

Abb. 18. (Aus SULTAN: Spezielle Chirurgie [LEHMANNS Handatlanten, II. Teil 1910].)

stielartige Fortsetzung der Geschwulst in den Leistenkanal nachweisen. Für die Entstehung der sich allmählich ausbildenden Hydrocelen macht man chronisch einwirkende Zerrungen und Quetschungen von bereits kongenitalen Cysten verantwortlich, infolgedessen entzündliche Exsudationen in die präformierten Hohlräume zustande kommen. Stärkere Gewalteinwirkungen (Trauma) oder chronische Irritationen, wie sie durch Bruchbänder bedingt sein können, spielen ebenfalls eine ätiologische Rolle. Auch von der Urethra fortgeleitete Entzündungen, ferner die Balanoposthitis bei Phimose kleiner Kinder können die Hydrocele des Samenstranges verursachen.

**Symptome.** Die *akut* auftretende Hydrocele kann von sehr stürmischen Erscheinungen, wie Erbrechen, lebhaften Schmerzen, Kollaps begleitet sein, während bei der gewöhnlichen chronischen Form häufig subjektive Beschwerden vollkommen fehlen. Bei der *intrainguinalen* Hydrocele bestehen häufiger ziehende Schmerzen infolge der Einengung der Geschwulst im Leistenkanal. Wenn die Hydrocele am äußeren Leistenring eingeklemmt wird, können heftige Schmerzen auftreten. Diese sich manchmal spontan vollziehende Einklemmung ist auf die außerordentliche Beweglichkeit der *extrainguinalen* Hydrocelen zurückzuführen. Sie lassen sich häufig vollkommen in den Leistenkanal hineinschieben und dadurch zum Verschwinden bringen und ebenso wieder durch Zug am Samenstrang herausbefördern.

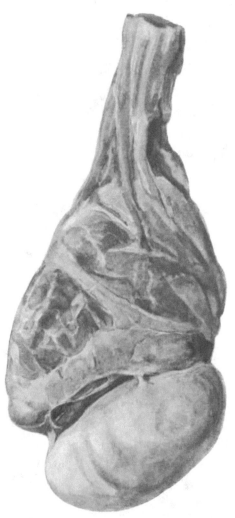

Abb. 19. Hydrocele funiculi spermatici extravaginalis. (Pathol. Institut der Universität München.)

**Diagnose.** Die *akut* auftretenden Hydrocelen des Samenstranges können infolge der abdominalen Symptome (Brechen, Verhaltung der Blähungen, Kollaps) und des Bestehens eines druckempfindlichen „Tumors" in der Leistengegend den Gedanken an einen eingeklemmten Bruch nahelegen. Demgegenüber macht Kocher auf einige differentialdiagnostische Merkmale, die der Hydrocele funiculi spermatici eigen sind, aufmerksam. Abgrenzbarkeit der Geschwulst nach oben, auffällig pralle Spannung, relativ leichte Beweglichkeit, endlich das häufigere Vorkommen bei Kindern sprechen für Hydrocele funiculi spermatici.

Bei den *chronisch* entstandenen Hydrocelen ist vor allem eine Verwechslung mit der Inguinalhernie möglich, besonders wenn man glaubt, einen Stiel nach dem Leistenkanal zu nachweisen zu können. Auch die oben geschilderte Möglichkeit der „Reponibilität" der Hydrocele funiculi spermatici kann zur irrtümlichen Annahme einer Hernie führen. Demgegenüber ist zu betonen, daß die Hydrocele auch nach der Reposition als prallelastisches Gebilde unter den Bauchdecken tastbar ist, ferner kann der Umstand, daß das Gebilde bei Zug am Samenstrang wieder erscheint, zur Erkennung der Sachlage führen. Differentialdiagnostisch sind ferner Spermatocele und Hydrocele testis eines Leistenhodens abzugrenzen. Die Spermatocele unterscheidet sich durch ihre Unverschieblichkeit gegen den oberen Pol des Hodens und Nebenhodens von der immer verschieblichen Hydrocele funiculi spermatici. Die Retentio testis ist durch den Nachweis des Hodens im Scrotum auszuschließen, andererseits läßt sich bei Leistenhoden durch Palpation der typische Hodenschmerz auslösen.

Die **Behandlung** sowohl der akut aufgetretenen als der allmählich entstandenen Hydrocele funiculi spermatici kann in *Punktion* bestehen, die, vor allem bei Kindern, manchmal zur Heilung führt. Die *Injektion* von *Jodtinktur* kommt nur bei den chronischen Formen in Betracht, sie ist nicht sehr ratsam, da sie manchmal eine Hämatocele im Gefolge hat. Das beste Verfahren ist die Exstirpation des Hydrocelensackes in toto, was bei den intrainguinalen Cysten unter Umständen die Eröffnung des Leistenkanals verlangt. Nach Spaltung der Tunica vaginalis communis gelingt oft die stumpfe Ausschälung der Hydrocelencyste, manchmal sind stärkere Verwachsungen scharf zu durchtrennen.

## 3. Periorchitis haemorrhagica (Haematocele testis).

Unter *Haematocele testis* verstehen wir eine chronische hämorrhagische Entzündung der Tunica vaginalis propria, die von einem Bluterguß in den Scheidenhautsack begleitet ist. Die Blutung und Blutansammlung ist demnach die Folge bzw. eine Komplikation eines bestehenden Krankheitsprozesses der Scheidenhaut. Diese Auffassung geht auf VIRCHOW zurück. Zur Blutung kommt es entweder spontan oder infolge traumatischer Schädigung des Scrotums.

Die **ätiologischen Faktoren** für die Entstehung der hämorrhagischen Periorchitis sind mannigfach. So viel ist sicher, daß besonders bei länger einwirkenden Schädlichkeiten diese hämorrhagische Entzündung auftreten kann, so nach Blutergüssen, wenn Blut zurückbleibt, nach öfters wiederholten *Punktionen* und *Injektionen* von *Alkohol* oder *Jodtinktur* bei der Behandlung der Hydrocele, bei mechanischen Schädigungen nach unvollständig abgelaufenen akuten Entzündungen, ferner bei Zirkulationsstörungen, bei *Arteriosklerose* und bei *hämorrhagischer Diathese* (STRÜMPELL). Das *Trauma* kann insofern als primäre Ursache der Periorchitis haemorrhagica verantwortlich sein, als kleinere oder größere Blutungen die produktiv-plastische Entzündung hervorrufen können, die dann progredient zu dem Krankheitsbild führt. Es handelt sich also nicht um Organisation von Blutgerinnsel, wie man früher annahm, sondern um eine durch chronischen Reiz angeregte entzündliche Neubildung (ZANGEMEISTER).

**Pathologisch-anatomisch** handelt es sich in frischen Fällen um eine zarte aus Granulationsgewebe bestehende Membran, die der Innenfläche der Tunica vaginalis propria aufliegt und ohne weiteres sich als ein zusammenhängendes Häutchen abziehen läßt. Durch eine abnorm starke Vascularisation bekommt die Innenfläche der Scheidenhaut eine lebhaft rote Farbe und ein samtartiges, fein gekörntes Aussehen. Die Endothelschicht der Scheidenhaut kann ganz oder teilweise erhalten sein, häufig kommt es zu regressiven Veränderungen wie Verfettung. In älteren Fällen finden sich mehrere Millimeter dicke Auflagerungen von jungem Granulationsgewebe auf der Oberfläche der Tunica vaginalis propria, die selbst infolge entzündlicher plastischer Veränderungen wesentlich verdickt ist. Bei sehr langem Bestehen des Krankheitsprozesses kommt es zu schwieliger bindegewebiger Verdickung der Scheidenhaut mit Einlagerung von Platten von Kalk, Knorpel oder Knochen (KOCHER, ZANGEMEISTER). KOCHER gibt eine sehr charakteristische Beschreibung eines Durchschnittes durch den Balg einer alten Periorchitis haemorrhagica: „Die Scheidenhäute sind in eine starre Schale verschmolzen, welche auf der Außenseite glatt ist, auf der Innenfläche die Durchschnitte scharfrandiger, am Rande sich abhebender Platten zeigt. Unter der inneren bindegewebigen Auskleidung finden sich unregelmäßig verteilte Kalkplatten. Der Hoden liegt an der hinteren Wand und macht weder nach außen noch nach innen einen Vorsprung, nur ist die Wand da, wo er liegt dicker. Er liegt ganz flach ausgebreitet zwischen den inneren und äußeren Wandschichten."

Der *Inhalt* der Hämatocele kann *serös-blutig* oder *rein-blutig* sein. Oft ist die Flüssigkeit dicker als Blut und von bräunlicher Farbe. Wenn die Flüssigkeit mehr und mehr resorbiert wird, bleibt ein kaffeesatz- oder blutwurstähnlicher Inhalt zurück (KOCHER). An *morphotischen Bestandteilen* finden sich rote und weiße Blutzellen, Fibrin, Endothelien, Fettkugeln und Cholestearintafeln.

**Symptomatologie** *und* **Verlauf.** Das Leiden betrifft nach einer statistischen Zusammenstellung KOCHERs in einem Drittel der Fälle Männer über 40 Jahre. Allgemeinerkrankungen oder solche der Hoden haben keinen kausalen Zusammenhang mit der Affektion, häufig entwickelt sie sich ohne nachweisbare Ursache, in einem Teil der Fälle spielt ein *Trauma* oder eine stärkere körperliche Anstrengung als auslösende Ursache eine Rolle. Auch bei bestehender Hydrocele kann das Leiden infolge Trauma zur Entwicklung kommen.

Die Erkrankung macht sich durch langsam zunehmende Vergrößerung des Scrotums bemerkbar, ohne daß dabei irgendwelche subjektiven Beschwerden zu bestehen brauchen. Anderseits können aber auch ziehende Schmerzen in der Leistengegend das Wachstum der Geschwulst begleiten. Das Leiden wird öfters auch doppelseitig beobachtet. Im allgemeinen ist die Entwicklung der Hämatocele eine gleichmäßig langsame oft bis zu erheblicher Größe. Es können aber auch besondere Zufälle eintreten, die nach KOCHER bezeichnend für den Verlauf des Leidens sein sollen. Einmal kann es infolge geringer äußerer Anlässe wie Anstrengungen und Erkältungen zu einer plötzlichen Vergrößerung der Geschwulst kommen, ferner können entzündliche Erscheinungen ohne ersichtliche Ursache auftreten, die Geschwulst nimmt rasch an Größe zu, wird gespannt, es kommt Hautröte, Ödem, Schmerzhaftigkeit, letztere oft bis zur Unerträglichkeit hinzu. Solche unmotiviert auftretenden Entzündungen sollen nach der Ansicht KOCHERs durch Blutungen, Zirkulationsstörungen oder Infektion vom Blut her bedingt sein.

**Diagnose.** Äußerlich läßt sich im allgemeinen kein sinnfälliger Unterschied gegenüber der Hydrocele testis erkennen. Die *Palpation* stellt meistens eine *kugelige* Gestalt der *Hämatocele* fest, was im Gegensatz zu der größtenteils birnförmigen Hydrocele zu beachten ist. Ferner fühlt sich die Geschwulst prall elastisch an; wenn sklerotische oder Kalkeinlagerungen bestehen, können weichere und härtere Partien zu unterscheiden sein. Die *Schmerzlosigkeit* hat die Geschwulst mit der Hydrocele gemeinsam, nur an der Stelle des Hodens besteht eine gewisse Druckempfindlichkeit.

*Differentialdiagnostisch* ist gegenüber der Hydrocele das Fehlen jeder Transparenz infolge des Blutgehaltes und der chronischen entzündlichen Wandverdickung von Bedeutung. Die *Probepunktion* kann die Diagnose fördern, wenn sie getrübtes Serum, älteres Blut, Cholestearin und Fettkugeln zutage fördert. Allerdings beweist nach KOCHER die Entleerung klaren Serums nichts gegen Periorchitis haemorrhagica. Bei Zweifel bezüglich einer blastomatösen Bildung empfiehlt sich Probeexcision.

**Prognose** *und* **Therapie.** Wenn es sich auch nicht um eine direkt lebensbedrohliche Erkrankung handelt, so ist es doch ein mit der Zeit beschwerlich werdendes Leiden, wenn die Geschwulst an Größe und Gewicht bedeutend zunimmt. Die Hämatocele birgt außerdem noch *Gefahren* in sich, da sie Neigung zu Entzündung zeigt, die zur *Phlegmone* des Hodens und Scrotums führen können. Endlich ist damit zu rechnen, daß die *Funktionsfähigkeit* des Hodens im Laufe der Zeit mehr weniger leidet.

Der ganze Verlauf des Leidens läßt nur eine *operative Therapie* als rationell erscheinen. Von der Punktion oder Incision ist keine Heilung, eher eine

Exazerbation der Krankheitserscheinungen zu erwarten. Eine totale Exstirpation des Hämatocelensackes ist oft wegen der schwartigen Beschaffenheit nicht durchführbar, die Erfahrung hat aber gelehrt, daß ausgiebige partielle Exstirpationen befriedigende Resultate ergeben. Auch die Kastration kann in Frage kommen, wenn es sich um stark verkalkte Wandungen oder Schädigungen des Hodens durch jahrelange Kompression handelt, zumal bei älteren Leuten, bei denen einfache Wundverhältnisse die besseren Heilungsaussichten bieten (KOCHER, v. BRAMANN).

## 4. Perispermatitis haemorrhagica (Haematocele funiculi spermatici).

Die *Hämatocele* des Samenstranges stellt das Gegenstück zu der Haematocele testis dar und zeigt in pathologisch-anatomischer Hinsicht dasselbe, bei jenem Krankheitsbild geschilderte Verhalten. Bezüglich der *Genese* ist zu bemerken, daß die Samenstrang-Hämatocele in der Regel nicht spontan, sondern in einer bereits bestehenden Hydrocele nach traumatischer Einwirkung oder auch im Anschluß an eine Punktion oder Jodtinkturinjektion auftritt.

Die Haematocele funiculi spermatici stellt sich als ovale oder rundliche, sich derb anfühlende Geschwulst dar, ist leicht druckempfindlich und nicht transparent im Gegensatz zur gewöhnlichen Hydrocele. Im allgmeinen sind die Hämatocelen des Samenstranges klein, sie können aber auch ganz bedeutende Dimensionen annehmen. In einem Falle SOCINs enthielt die Cyste 35—40 kg Flüssigkeit (KOCHER). Je nach der Größe schwanken auch die Beschwerden. Hoden und Nebenhoden werden durch die Geschwulst nicht gefährdet, was bei der Haematocele testis der Fall ist.

Die *Behandlung* besteht am besten in der Exstirpation des ganzen Gebildes, bei nicht trennbaren Verwachsungen mit dem Samenstrang muß man sich mit möglichst ausgiebiger Excision der Hämatocelenwand begnügen.

## 5. Periorchitis prolifera.

Dieser chronische Entzündungsprozeß ist gekennzeichnet durch Neubildung von Bindegewebe in der Tunica vaginalis propria. Das neugebildete, meist derbe Gewebe erscheint nicht als *Auf*lagerung, sondern als *Ein*lagerung in die Scheidenhaut. Im allgemeinen kommt es nicht zur Verwachsung der beiden Blätter der Tunica vaginalis, weil die Neubildung sich im wesentlichen im subserösen Bindegewebe vollzieht, wobei die Endothelschicht intakt bleibt, außerdem hält der zumeist bestehende, allerdings geringe seröse Erguß im Cavum vaginale die Wände auseinander (KOCHER). Nach v. BRAMANN gibt es Fälle, bei welchen die beiden Blätter der Tunica vaginalis mehr oder weniger vollkommen verwachsen sind. Mitunter entstehen gestielte polypöse Wucherungen, aus denen die sog. *Hydrocelenkörperchen* hervorgehen können, die meist hyalin knorpelartig sind (VIRCHOW). Das Leiden kann zu erheblichen Formveränderungen führen, welche nicht nur die Scheidenhaut, sondern in der Folge auch Hoden und Nebenhoden betreffen, weshalb KOCHER das Krankheitsbild als *Periorchitis deformans* bezeichnet hat. Der Name *Periorchitis prolifera* geht auf VIRCHOW zurück.

Es ist für das Leiden charakteristisch, daß *Symptome* subjektiver Natur vollständig fehlen. Im übrigen verläuft der Prozeß außerordentlich langsam und gleichmäßig fortschreitend. Der schmerzlose und nicht durch Exazerbationen unterbrochene Verlauf unterscheidet das Krankheitsbild von der Periorchitis haemorrhagica. Palpatorisch erweist sich die Geschwulst fest, derb und unempfindlich.

Die *Diagnose* läßt sich unter Berücksichtigung der Entwicklung und des Verlaufes des Leidens im allgemeinen stellen, wenn auch Fälle, wo jeder Erguß fehlt, oder die Bindegewebsentwicklung nur partiell, z. B. nur auf die Albuginea testis beschränkt ist, differentialdiagnostische Schwierigkeiten bereiten können. In Erwägung zu ziehen sind *chronische Orchitis, Tuberkulose, Syphilis* und *Neoplasma* (KOCHER). Die Unterscheidung von einer beginnenden malignen Geschwulst kann oft recht schwierig sein (L. RITTER), im Zweifelsfalle wird eine Probeexcision die Frage lösen.

*Behandlung:* Das Leiden birgt an sich keine Gefahren für Gesundheit und Leben des Trägers in sich. Die Indikation zur *operativen Behandlung* — nur eine solche kommt in Frage — liegt hauptsächlich in den Beschwerlichkeiten, die Größe und Gewicht der Geschwulst bereiten können. Als operativer Eingriff kommt lediglich die *Kastration* in Frage.

### 6. Periorchitis adhaesiva.

Bei der *adhäsiven Periorchitis* handelt es sich nicht um ein Leiden sui generis, sondern um die Folgen oder den Endzustand, unter Umständen Ausheilungszustand einer vorausgegangenen akut oder chronisch verlaufenen Entzündung der Scheidenhaut. Auch wiederholte Jodtinkturinjektionen zwecks Behandlung der Hydrocele testis führen zur Periorchitis adhaesiva. Die hier eintretende Verödung der serösen Höhle ist bei der genannten Behandlung sogar das erstrebte Ziel.

*Pathologisch-anatomisch* handelt es sich um strangförmige oder flächenhafte Verwachsungen zwischen den beiden Scheidenhautblättern, so daß der Vergleich mit analogen Zuständen der Pleura und des Peritoneums nach Entzündungen wohl berechtigt ist. Gegenüber den Adhäsionen der letztgenannten Organe haben die Verwachsungen der Scheidenhaut den Vorzug, daß sie dem Träger *kaum irgendwelche Beschwerden* machen. KOCHER nimmt an, daß infolge der Obliteration des Cavum vaginale und Schrumpfung des Hodens eine Funktionsstörung desselben eintreten könne. Wenn bei partieller Adhäsion der Scheidenhäute ein seröser Erguß in das Cavum vaginale erfolgt, so entsteht eine sog. *multilokuläre Hydrocele.*

Die Erkrankung gibt kaum Veranlassung zu *therapeutischen Maßnahmen.*

## C. Besondere Formen der Hydrocele.

### 1. Hydrocele communicans.

Von *Hydrocele communicans* spricht man dann, wenn bei einer Hydrocele testis oder funiculi spermatici eine offene Kommunikation mit der freien Bauchhöhle besteht (Abb. 18e). Die Verbindungsöffnung hat unter Umständen nur die Dicke eines Federkieles. Da bei Neugeborenen der Processus vaginalis nur in einem Bruchteil obliteriert ist, ist es erklärlich, daß die Hydrocele communicans weitaus am häufigsten bei kleinen Kindern in den ersten Lebenswochen oder Monaten gefunden wird. Für das Auftreten der Hydrocele werden Zerrungen und Quetschungen, welche ein verspäteter Descensus testis mit sich bringt, verantwortlich gemacht (KOCHER).

Die *Symptome* stimmen mit denen der gewöhnlichen Hydrocele überein, nur ein *typisches Zeichen* unterscheidet sie von jenen, der *Wechsel des Geschwulstvolumens.* Dieser kann spontan eintreten oder durch manuelle Kompression hervorgerufen werden; die Verkleinerung auf Druck vollzieht sich unter Umständen sehr langsam, wenn die Kommunikation mit der Bauchhöhle eng oder durch Klappenbildung verlegt ist.

Bei der *Diagnose* ist die Hernia inguinalis congenita in Betracht zu ziehen. Die Möglichkeit der Verkleinerung der Geschwulst ist auch dieser Affektion eigen, jedoch gelingt die Reposition oft mit einem Händedruck ruckartig, manchmal von einem gurrenden Geräusch begleitet, während sich die Hydrocele communicans nur sehr langsam verkleinern läßt. Differentialdiagnostisch spricht ferner die Transparenz der Geschwulst für Hydrocele. KOCHER lenkt die Aufmerksamkeit auf das Vorkommen kleiner Netzhernien, welche im Stiele der Geschwulst, selbst bei kleinen Kindern vorkommen.

Die *Behandlung* besteht in Tragen eines *Bruchbandes*, in *Punktion* und *Injektion* von Jodtinktur oder in der *Radikaloperation*, d. h. der Beseitigung des ganzen Hydrocelensackes unter hoher Abtragung des Processus vaginalis peritonei.

## 2. Hydrocele bilocularis.

Bei dieser Form der Hydrocele handelt es sich um *zwei abgeschlossene Hydrocelensäcke*, die mittels einer Öffnung verschiedener Größe miteinander in Kommunikation stehen. Man hat zwei Unterarten zu unterscheiden: 1. Die Hydrocele bilocularis *extraabdominalis*, bei welcher beide Säcke außerhalb der Bauchhöhle, also im Bereiche des Leistenkanals, des Scrotums bzw. des Dammes liegen. Der in der Leistengegend liegende extraabdominale Hydrocelensack findet sich subcutan auf der Aponeurose des Obliquus externus, zwischen Obliquus externus und internus, zwischen Fascia transversa und Bauchmuskeln und endlich am häufigsten präperitoneal.

Für die *Diagnose* ist von größtem Wert die Möglichkeit der Verlagerung des Inhaltes von einer Geschwulst in die andere, was aber nur dann zu erzielen ist, wenn die Spannung nicht zu stark ist und aufmerksam untersucht wird (KOCHER).

2. Die Hydrocele bilocularis *abdominalis* oder *intraabdominalis*, bei welcher der eine Hydrocelensack in der Bauchhöhle, der andere in der Leiste oder im Scrotum liegt. Diese Form ist ziemlich selten, SCHÜLLER hat bis 1921 46 Fälle aus der Literatur zusammengestellt. Von 24 von KOCHER gesammelten Fällen gehörten fast ein Drittel zu den Hämatocelen, deren Entstehung auf stärkere mechanische Schädigungen dieser Hydrocelenform zurückzuführen sein soll. Die Hydrocele bilocularis abdominalis ist, soweit es den extraabdominalen Anteil betrifft, reponierbar, allerdings nicht immer vollständig und der entleerte Hydrocelensack füllt sich sehr rasch wieder, was besonders durch Druck im Bereiche der Fossa iliaca interna erreicht werden kann. Der Hauptanhaltspunkt für die *Diagnose* ist der Nachweis eines zweiten Sackes im Abdomen, welcher mit dem extraabdominalen communiciert (KOCHER). Die Hydrocele bilocularis abdominalis kann eine enorme Größe erreichen und Ascites vortäuschen. PERRIER beobachtete einen Fall, bei dem das ganze Abdomen mit freier Flüssigkeit angefüllt zu sein schien. Durch Laparotomie wurde ein großer nach außen vom Colon descendens gelegener Sack mit 10 Liter Inhalt exstirpiert; $9^1/_2$ Liter waren schon vorher durch Punktion entleert.

Die *Behandlung* besteht in Punktion und Injektion von Jodtinktur oder in der Totalexstirpation der beiden Hydrocelensäcke, wie sie zuerst v. BERGMANN mit Erfolg ausgeführt hat und die seitdem oft durchgeführt wurde.

## 3. Hydrocele multilocularis.

Die *Hydrocele multilocularis testis* bzw. *funiculi spermatici* ist durch das Vorhandensein mehrerer cystischer, untereinander communicierender Kammern gekennzeichnet. Die Hydrocele multilocularis testis ist weit seltener als diejenige des Samenstranges. Sie hat im allgemeinen alle Eigenschaften der gewöhnlichen Hydrocele, nur zeigt sie abweichend von dieser eine unregelmäßige höckerige Oberfläche. Charakteristisch für die Mehrkammerigkeit der Geschwulst ist der Erfolg der Punktion, insofern sich nur ein Teil des Inhaltes entleeren läßt (KOCHER).

Unter dem Begriff Hydrocele multilocularis werden im Schrifttum Krankheitsbilder ganz verschiedener Genese zusammengeworfen. So kann es zu Verwechslung kommen mit *Echinokokkus,* mit *Spermatocele,* mit außerhalb der Scheidenhauthöhle gelegenen Cysten, die sich aus Überbleibsel des MÜLLERschen Ganges oder des WOLFschen Körpers entwickeln (ENGLISCH, POTT), ferner mit einem außerhalb des Cavum vaginale entstandenen *Lymphangioma cysticum,* einer von den Scheidenhäuten ausgehenden Geschwulstbildung.

Diese genannten cystischen multilokulären Gebilde sind pathogenetisch hinlänglich geklärt, so daß sie dementsprechend auch als eigene Krankheitsformen gelten können. Die Bezeichnung Hydrocele multilocularis ist nur am Platze für mehrkammerige *Hydrocelensäcke.* Sie verdanken meist ihre Entstehung vorausgegangenen adhäsiven Entzündungen, wodurch es durch Bildung von Membranen und maschenartigen Strängen zu mehrfacher Höhlenbildung kommt.

Die *Behandlung* besteht am zweckmäßigsten in der Radikaloperation; konservative Maßnahmen, wie Punktion mit Jodtinkturinjektion, versprechen kaum Erfolg, da es meistens nicht gelingt, die einzelnen cystischen Kammern der Geschwulst mit der Punktionsnadel zu eröffnen und das Medikament einzubringen.

### 4. Hydrocele diffusa.

Die Bezeichnung *Hydrocele diffusa* wurde unrichtigerweise vielfach für Krankheitsbilder gebraucht, die als Hydrocele communicans, bilocularis und multilocularis zu bezeichnen sind. Die *wahre* Hydrocele diffusa ist ein mehr oder weniger chronisches Ödem des Zellgewebes im Samenstrang, welches VELPEAU als Hydrocèle par infiltration bezeichnet hat. Ihre Entstehung ist auf Platzen einer Spermatocele oder Hydrocele testis oder funiculi spermatici zurückzuführen (KOCHER).

### 5. Hydrocele (bzw. Haematocele) complicata.

Die *Kombination* der verschiedenen Hydrocelenformen mit *Hernien* ist nicht selten. Es gibt folgende Möglichkeiten:

1. Die Hernie reicht bis an den Hydrocelensack heran.
2. Die Hernie geht hinter der Hydrocele hinab, selten auch vor der Hydrocele.
3. Die Hernie stülpt den Sack der Hydrocele ein, so daß sie von der Hydrocele umhüllt wird *(Hernia encystica).*

Auch Hydrocelen und Spermatocelen, namentlich kleine, kombinieren sich relativ häufig.

### 6. Hydrocele (bzw. Haematocele) hernialis.

Eine *Hydrocele hernialis* kommt dann zustande, wenn sich in einem Bruchsack die Veränderungen abspielen, die bei den verschiedenen Hydrocelenformen vorkommen und als Periorchitis serosa acuta und chronica, haemorrhagica usw. beschrieben wurden. Bei einer Hydrocele hernialis kann es sich sowohl um einen leeren Bruchsack als einen mit Bruchinhalt handeln (Abb. 18f). Besonders bei der Brucheinklemmung findet sich häufig ein akuter seröser Erguß im Bruchsack. Bei den Hernien mit abgeschlossenem Bruchsackhalse infolge Verwachsung von Netz u. a. kommt es zu chronischen serösen Hydrocelen. Es wurden aber auch bei der Periorchitis haemorrhagica und prolifera ähnliche

Veränderungen an Bruchsäcken beobachtet. Die meisten Fälle erscheinen zunächst als Hydrocele.

Die *Diagnose* wird erleichtert durch die Angabe, daß lange eine Hernie bestanden hat. Auch können stärkere Beschwerden und Resistenz in der Leiste, die bei unkomplizierter Hydrocele fehlen, Anhaltspunkte für die Diagnose bilden (KOCHER).

Die *Behandlung* besteht in der Radikaloperation der Hernie.

# VII. Die Varicocele.
## (Krampfaderbruch.)

Als *Varicocele* oder *Krampfaderbruch* wird eine variköse Erweiterung, Verlängerung und Schlängelung der im Samenstrang verlaufenden Venae spermaticae internae, die den Plexus pampiniformis bilden, bezeichnet. Die Venae deferentiales, welche ebenfalls im Samenstrang gelegen sind, aber nicht wie die Venae spermaticae internae in die Vena renalis sinistra bzw. in die Vena cava inferior, sondern in die Vena femoralis bzw. iliaca einmünden, beteiligen sich in der Regel nicht an den varikösen Veränderungen (PERRIER). Der Krampfaderbruch muß als ein den Krampfadern (Varicen) der unteren Extremität analoges Leiden aufgefaßt werden, mit dem es auch nicht selten vergesellschaftet angetroffen wird.

Die *Varicocele* ist ein häufiges Leiden in pathologisch-anatomischem Sinne, während sie in vielen Fällen dem Träger als Krankheit überhaupt nicht zum Bewußtsein kommt. Ihre Entwicklung fällt in die Zeit der Pubertät bis in das Alter der höchsten sexuellen Potenz. Die Statistiken bei Rekrutenaushebungen lassen die relative Häufigkeit des Krampfaderbruches erkennen. CURLING fand unter den während 10 Jahren ausgehobenen Rekruten 23,5 vom Tausend wegen Varicocele dienstuntauglich, bei den französischen Musterungen wurden im gleichen Zeitraume 10,5 vom Tausend aus dem gleichen Grunde vom Militärdienst ausgeschlossen. Daß jedoch das Bestehen einer Varicocele nicht gleichbedeutend ist mit Krankheit, lehrt die Erfahrung. So hat z. B. WOLF bei aktiven Soldaten oft sehr stark ausgebildete Krampfaderbrüche gesehen, von denen man die mannigfachsten Beschwerden erwartet haben müßte; sie wurden jedoch von den Leuten gar nicht bemerkt und machten während der ganzen Dienstzeit keine Beschwerden.

Man kann sagen, daß die *Varicocele* klinisch eine weit geringere Rolle spielt als man bei ihrem relativ häufigen Vorkommen erwarten könnte. Nur ein Bruchteil der Varicocelenträger hat irgendwelche Beschwerden.

Eine bemerkenswerte Eigenschaft der *Varicocele* ist das überwiegende Befallensein der *linken* Seite. CURLING fand bei der Rekrutenaushebung die Varicocele in 86% links, in 61% rechts, in 4% beiderseits. Neuerdings berichtet DEMEL, daß in der EISELSBERGschen Klinik während 20 Jahren 90,5% linksseitige, 2,3% rechtsseitige, 7,2% doppelseitige Varicocelen beobachtet wurden.

In **pathologisch-anatomischer** Hinsicht stellt die *Varicocele* eine beträchtliche Erweiterung des Plexus pampiniformis dar, deren einzelne Venenstränge außerdem verlängert und infolgedessen auch stark geschlängelt sind (Abb. 20). Die Veränderungen reichen in der Regel vom Hoden bis zum inneren Leistenring, höchst selten weiter bis zur Einmündung der Vena spermatica interna in die Vena renalis sinistra. An dem Venenkonvolut lassen sich gewöhnlich drei Hauptbündel unterscheiden. Das stärkste Bündel zieht zu dem unteren Pol des Hodens, ein zweites Bündel verläuft in der Nähe der Arteria spermatica interna zum oberen Pol des Hodens; die dünnsten Venen begleiten in einem dritten Bündel das Vas deferens. Zunächst wird bei der Entstehung einer Varicocele die vordere, die Arteria spermatica begleitende größere Gruppe der Venen („spermatische Gruppe") betroffen, was darauf zurückzuführen ist, daß diese klappenlos sind und in die ebenfalls klappenlose Vena renalis sinistra bzw. Vena cava inferior einmünden, während die hintere kleine, die Arteria deferentialis begleitende Venengruppe, „funiculo-deferentiale Gruppe", selbst Klappen trägt und in die ebenfalls klappentragende Vena epigastrica einmündet (FERRANDO).

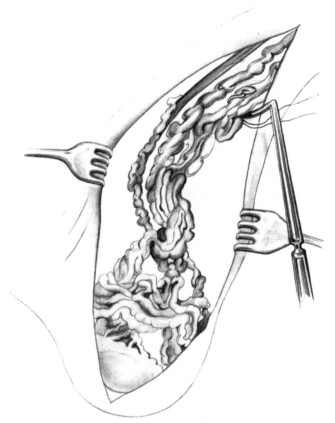

Abb. 20. Varicocele. (Ein Venenbündel ist zwecks Unterbindung mit der DESCHAMPSschen Nadel umstochen.)

Die *histologischen* Veränderungen der verdickten ektatischen Venen der Varicocele wurden vielfach untersucht. In der Intima finden sich charakteristische bindegewebige muskuläre Plaques (KALLENBERGER, ISTOMIN u. a.), während in der Adventitia die Längsmuskelbündel vermehrt und vergrößert sind, nach ISTOMIN eine für die Varicocele bezeichnende Veränderung. Die Mediaveränderungen bestehen nach Ansicht der meisten Untersucher in den Anfangsstadien zunächst in einer Hyperplasie, der im weiteren Krankheitsverlaufe ein Stadium der Atrophie folgt. Bezüglich der Entstehung der Wandveränderungen in den ektatischen Venen der Varicocele nimmt man an, daß es sich um sekundär entstandene handelt, als Folge einer primären Ursache. Diese erblickt man in dem vermehrten *hydrostatischen Druck*, der auf den Venenwänden lastet. Die Hypertrophie bzw. Hyperplasie der Muskelelemente würde dementsprechend als ein der funktionellen Überbeanspruchung entsprechender histomechanisch bedingter Anpassungsvorgang aufzufassen sein. Für den Einfluß des hydrostatischen Druckes spricht auch die Beobachtung, die seit KOCHER von vielen bestätigt wurde, daß die varikösen Veränderungen unmittelbar am Hoden am stärksten sind, im Leistenkanal geringer werden und am inneren Leistenring meist ganz aufhören. Zu erwähnen ist, daß sich bei älteren Varicocelen in den ektatischen Venen nicht selten *Thrombosen* und *Phlebolithen* von Stecknadelkopf- bis Erbsengröße finden.

Über die **Ätiologie** der Varicocele bestehen eine Reihe von Theorien. In erster Linie muß man die anatomischen Verhältnisse berücksichtigen, die ohne Zweifel der Entstehung der Phlebektasien günstig sind. Von solchen anatomisch prädisponierenden Faktoren ist zunächst zu erwähnen, daß die Venae spermaticae im Vergleiche zu ihrem Durchmesser lange, isoliert verlaufende Gefäße darstellen, ohne daß die Fortbewegung des Blutes in ihnen durch Kontraktionen sie umgebender Muskeln unterstützt wird. Der Rückstauung des Blutes ist fernerhin noch der Umstand förderlich, daß die Venae spermaticae in ihrem abdominalen Abschnitt keine Klappen besitzen (KOCHER, ISTOMIN u. a.). Eine weitere günstige Bedingung für die Entstehung der Blutstauung in den linksseitigen Samenstrangvenen ist dadurch gegeben, daß der linke Hoden gegenüber dem rechten tiefer steht, infolgedessen der hydrostatische Druck auf die Venenwand hier stärker ist als auf der rechten Seite. Daß dieses Verhalten tatsächlich eine Rolle spielt, wird auch durch die Beobachtung wahrscheinlich gemacht, daß bei Männern, bei denen der rechte Hoden tiefer herabhängt, sich die Varicocele rechts entwickeln kann. Für die Entstehung des Krampfaderbruches auf der linken Seite ist sicher von wesentlicher Bedeutung, daß die linke Vena spermatica fast im rechten Winkel in die Vena renalis sinistra einmündet, dagegen rechts unter spitzem Winkel in die Vena cava inferior. Infolgedessen ist der auf der linken Seite einwirkende hydrostatische Druck größer als rechts. Für das Überwiegen der linken Seite ist vielleicht auch der Umstand nicht ohne Belang, daß die Flexura sigmoidea den Samenstranggefäßen aufliegt und unter Umständen eine venöse Blutstauung bewirken kann. Vielfach wird der Erweiterung des betreffenden Leistenkanales eine ätiologische Rolle in der Entstehung der Varicocele zugesprochen. In der Tat findet sich in fast allen Fällen von stark ausgebildeter Varicocele eine „weiche Leiste". Man glaubt, daß infolgedessen die intraabdominalen Druckschwankungen auf den Plexus pampiniformis stärker einwirken (NARATH, SCHWARZ, LAMÉRIS u. a.).

Außer den anatomisch prädisponierenden Faktoren sind vielfach noch äußere auslösende Ursachen mit im Spiele, welche mechanisch oder durch gesteigerte Blutzufuhr infolge erhöhter funktioneller Beanspruchung zu einer Erhöhung des hydrostatischen Druckes in den Samenstrangvenen führen. So sind Menschen, die beruflich viel stehen müssen, besonders betroffen. Auch Marschieren, Reiten, wiederholte heftige Anstrengungen der Bauchpresse können den hydrostatischen Druck in den Venen erhöhen. Dem Verständnis keine Schwierigkeiten machen mechanische Abflußhindernisse, wie Leistenhernien, schlecht sitzende Bruchbänder und Geschwülste in der Leiste, welche einen direkten Druck auf den Plexus pampiniformis ausüben. Auch Nierentumoren können infolge Druckes auf die venösen Gefäße zu einer Varicocele führen. Diese sog. *symptomatischen Varicocelen,* auf die GUYON aufmerksam gemacht hat, entwickeln sich in der Regel ziemlich rasch, eine Eigenschaft, die den Verdacht auf einen gleichseitigen Nierentumor erregen kann.

Ferner ist die funktionelle starke Beanspruchung der Gefäße des Samenstranges mit den damit verbundenen Druckschwankungen in der Zeit der stärksten sexuellen Betätigung als äußere Ursache für die Entstehung des Leidens ohne Zweifel von Bedeutung. Nach Kocher soll dabei der vermehrte hydrodynamische Druck in den Venen des Samenstranges den ersten Anstoß zu der Phlebektasie geben.

Ob sich auch nach einer einmaligen heftigen Anstrengung der Bauchpresse mit Zerrung und Quetschung des Samenstranges in kurzer Zeit eine Varicocele entwickeln kann, ist zweifelhaft, da die der Varicocele zugrunde liegenden pathologischen Veränderungen sich nur allmählich ausbilden können. Kocher glaubt, daß vielleicht entzündliche Veränderungen diesen akut entstandenen Varicocelen zugrunde liegen, möglicherweise handelt es sich aber doch nur um klinisch vorher nicht in Erscheinung getretene und daher unbeachtet gebliebene Fälle. Bei aller Würdigung der anatomischen prädisponierenden Faktoren und der Bedeutung der äußeren Ursachen für die Pathogenese der Varicocele bleibt immer noch ungeklärt, warum nur wenige Menschen, bei denen die gleichen anatomischen und äußeren Bedingungen vorliegen, eine Varicocele erwerben. Wir kommen daher nicht um die Annahme herum, daß in den meisten Fällen eine *konstitutionelle Disposition*, eine sog. *Bindegewebsschwäche*, vorhanden sein muß. Diese Auffassung wurde schon von den älteren Chirurgen (Billroth u. a.) vertreten, die der angeborenen Disposition sogar die Hauptbedeutung für die Erkrankung zusprachen.

**Krankheitserscheinungen.** Für die Beurteilung der Varicocele als Krankheit ist die Tatsache wichtig, daß nur ein Bruchteil von Varicocelenträgern überhaupt irgendwelche Beschwerden haben. Häufig wird die Anomalie zufällig anläßlich einer genaueren ärztlichen Untersuchung entdeckt, ohne dem Träger bisher überhaupt zum Bewußtsein gekommen zu sein. Weiterhin ist bemerkenswert, daß auch in jenen Fällen, in denen überhaupt Beschwerden bestehen, diese von ganz wesentlicher Verschiedenartigkeit sein können, von leichteren Belästigungen bis zu schweren, mit psychischen Alterationen einhergehenden oder auch zur Arbeitsunfähigkeit führenden. In leichteren Fällen bestehen die Klagen der Kranken in der Hauptsache in dem Gefühl von Schwere im Scrotum, begleitet von in die Leistengegend, manchmal auch bis in den Unterbauch oder in die Lendengegend ziehenden Schmerzen (Kocher, Laméris u. a.). Eine regelmäßige Begleiterscheinung der Varicocele ist die starke Schweißsekretion des Scrotums, besonders stark und lästig in der warmen Jahreszeit. Die Folge davon ist die Verbreitung von üblem Geruch und die Neigung zu Intertrigo und Ekzemen. Die Beschwerden sind nicht immer gleichmäßig vorhanden, sondern sind abhängig von körperlicher Anstrengung und geschlechtlicher Erregung, durch welche sie gesteigert werden. Auch im Stehen und Gehen machen sie sich stärker bemerkbar als in der Ruhe, vor allem im Liegen, wo sie in der Regel vollkommen verschwinden. Unverkennbar ist auch eine gewisse Abhängigkeit der Beschwerden von der Jahreszeit zu bemerken, insofern sie in der kühleren Zeit fehlen oder nur geringgradig sind, während sie im Sommer stärker hervortreten.

Merkwürdige Zusammenhänge bestehen zwischen Varicocele und der Sexualsphäre im Sinne der gestörten Geschlechtstätigkeit. Manche Varicocelenträger leiden an gehäuften Pollutionen, Ejaculatio praecox, Spermatorrhöe oder auch an Abnahme der Potenz. Selten wurde ein günstiger Einfluß der sexuellen Tätigkeit auf die Beschwerden festgestellt. Landouzy berichtet allerdings über Beobachtungen, in welchen die Ausübung des Coitus den Kranken große Erleichterung von ihren Schmerzen brachte.

Neurasthenische Beschwerden und psychische Depressionen, die oft im Vordergrunde des Krankheitsbildes stehen, sind wohl als Folgezustände einerseits der Schmerzen vor allem aber der sexuellen Störungen aufzufassen (ISTOMIN, LAMÉRIS u. a.).

Über das Zustandekommen der Schmerzhaftigkeit hat KOCHER darauf hingewiesen, daß die Venen des Samenstranges in eine relativ straffe Hülle (Tunica vaginalis communis) eingeschlossen sind und infolge der Erweiterung und Ausdehnung eine Zerrung auf die in der Nähe verlaufenden Nerven ausüben. LAMÉRIS vertritt hingegen die Auffassung, daß die Ursache der Beschwerden und Schmerzen in einer bei jeder Varicocele sich findenden Ausstülpung des Bauchfelles zu suchen seien. Dieser Bruchsack (Processus vaginalis peritonei) ist meist klein, dünn und liegt häufig in einem kleinen präperitonealen Lipom verborgen, so daß er oft nur bei genauer anatomischer Präparation der Bestandteile des Samenstranges nachgewiesen wird.

SERDA hat versucht, die Varicocelenträger in vier Typen einzuteilen, die er folgendermaßen kennzeichnet: 1. Kranke, bei denen der objektive Befund nicht der Schwere der subjektiven Beschwerden entspricht. Bei diesen Fällen handelt es sich hauptsächlich um nervöse neurasthenische Individuen. 2. Asthenische muskelschwache Männer mit tief herabhängendem Scrotum, schwachem Cremasterreflex und deutlicher Erweiterung des Plexus pampiniformis. 3. Plethorische Männer mit vorzeitiger Arteriosklerose und mächtigen Venenpaketen um den Hoden herum. 4. Kranke mit ausgesprochener Schwäche des Leistenringes.

Der *objektive lokale Befund,* den man bei Varicocelenträgern

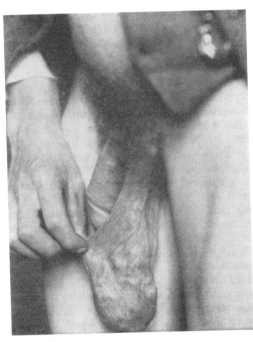

Abb. 21. Varicocele. (Aus WILDBOLZ: Lehrb. d. Urologie.)

erheben kann, ist sehr verschieden und schwankt je nach dem Grade der Erkrankung. In manchen Fällen ist bei der Inspektion des Scrotums nichts Auffallendes festzustellen. Bei ausgeprägten Fällen hängt die Scrotalhälfte (meistens handelt es sich ja um die linke) weit über die anderseitige herunter, die Haut ist schlaff in Falten gelegt, verdünnt. Man erkennt die durch die Haut hindurchschimmernden geschlängelten Venenkonvolute (Abb. 21). Nicht selten besteht Rötung der Scrotalhaut, die meist stark Schweiß absondert und ekzematöse Veränderungen aufweist. Bei der Palpation ergibt sich ein charakteristischer Befund. Der Hoden befindet sich bei leichten Fällen in normaler Lage, vielfach ist er jedoch mit seiner Längsachse horizontal gestellt. In solchen Fällen ist er infolge von Atrophie meist verkleinert, oft auch von verminderter Konsistenz. Leichte Druckempfindlichkeit ist zuweilen vorhanden. Bei der Palpation des Samenstranges fühlt man das Vas deferens als harten drehrunden Strang und außerdem das Konvolut der stark erweiterten und geschlängelten Venen des Plexus pampiniformis. Man hat dabei das Gefühl, als ob man einen Haufen Regenwürmer durch den Finger gleiten ließe, ein Palpationsbefund, der für Varicocele als *pathognomonisch* zu gelten hat. Durch leichten Druck läßt sich das gestaute Blut aus den Venen in der Richtung nach der Leiste zu ausstreifen, wodurch sich die „Geschwulst" mit Leichtigkeit beseitigen läßt. Auch wenn sich der Kranke flach hinlegt, strömt das Blut aus dem Plexus pampiniformis und die vorher deutlich hervorgetretenen, prall gefüllten Venen kollabieren und werden unsichtbar. Auch dieses Verhalten ist für den Krampfaderbruch bezeichnend. Bei der Untersuchung eines Varicocelenträgers soll man immer auch den äußeren Leistenring abtasten, da sich häufig ein weiter Leistenkanal findet. Von manchen Autoren werden die subjektiven Beschwerden in höherem Grade auf das Vorhandensein einer weichen Leiste bzw. eines kleinen Bruchsackes bezogen als auf die varikösen Venen des Samenstranges. So glaubt Schwarz festgestellt zu haben, daß Varicocelen niemals bei kräftiger, geschlossener Leiste subjektive Beschwerden verursachen.

**Diagnose.** Der Palpationsbefund der Varicocele ist eigentlich so charakteristisch, daß eine Verwechslung mit anderen Leiden kaum möglich ist. In differentialdiagnostische Erwägung wären höchstens Leistenhernien, vor allem Netzbrüche, Lipome und Lymphangiome des Samenstranges, die Hydrocele communicans und die Hydrocele funiculi spermatici zu ziehen. Zu ihrer Unterscheidung läßt sich betreffs der Lipome und Lymphangiome sagen, daß sie, selbst wenn der Palpationsbefund Zweifel aufkommen läßt, sich doch durch ihre „Irreponibilität" von der Varicocele unterscheiden. Die Hernien können allerdings auch durch Druck und durch Einnahme der horizontalen Lage zum Verschwinden gebracht werden, ähnlich wie die Varicocelen, doch bestehen bei genauerer Untersuchung gewisse Unterscheidungsmerkmale. So wird bei Vorliegen einer Leistenhernie beim Husten der Bruch durch weiteres Eindringen von Bruchinhalt eher vergrößert und nach abwärts gedrängt, während die Varicocelengeschwulst infolge der Kontraktion des Cremasters in die Höhe steigt. Zur Differentialdiagnose zwischen Hernie und Varicocele hat Cooper folgendes Hilfsmittel angegeben: Man läßt den Kranken die horizontale Lage einnehmen, hebt das Scrotum in die Höhe, bis die „Geschwulst" geschwunden ist. Dann verschließt man durch Fingerdruck den äußeren Leistenring. Läßt man nun den Kranken aufstehen, wird eine Varicocele sofort wieder in Erscheinung treten, während eine Hernie nicht herabsteigen kann. Zum Nachweis des Blutrückflusses in den Venen des Samenstranges hat Ivanessevich folgendes dem Trendelenburgschen Zeichen bei Varicen des Beines analoges Verfahren angegeben, was man differentialdiagnostisch für Varicocele verwenden kann. Beim liegenden Patienten werden die Venen des Samenstranges in zentripetaler Richtung entleert und die Entleerung durch Kompression am Anulus inguinalis externus unterhalten, während der Kranke aufsteht. Läßt man nun pressen, so bleiben die Venen leer, solange die Kompression ausgeübt wird, füllen sich aber sofort wieder von oben nach unten sowie man damit aufhört. Zu erwähnen ist auch das von Vidal angegebene diagnostische Hilfsmittel, der empfiehlt, heiße Tücher auf die Geschwulst zu legen, wobei infolge der Wärme die varikösen Venen sich noch stärker mit Blut füllen und deutlicher hervortreten, während das Volumen einer Hernie unverändert bleibt. Bezüglich der Hydrocele communicans ist zu sagen, daß sie sich wie die Varicocele auf Druck und nach Einnahme der flachen Lage verkleinert, doch fehlt ihr der charakteristische Palpationsbefund der Varicocele. Auch kann die Transparenz der „Geschwulst" vor Irrtum schützen.

Der **Verlauf** des Leidens ist verschieden. Von den Formen, die in der Zeit der höchsten sexuellen Betätigung zur Entwicklung kommen, ist bekannt, daß sie sich wieder zurückbilden können, sei es infolge geregelter Geschlechtstätigkeit (z. B. Heirat) oder infolge Abnahme der sexuellen Potenz. Denn es kann kein Zweifel sein, daß im höheren und hohen Alter mit Beschwerden einhergehende Varicocelen kaum oder nur selten beobachtet werden. Gefahren drohen dem Varicocelenträger nur selten, so wenn es zur Ruptur ektatischer Venen kommt, was meist ein mächtiges Scrotalhämatom zur Folge hat. Gefährlicher sind Thrombosen und Thrombophlebitis in den varikösen Venen, die als schwere Komplikationen der Varicocele aufzufassen sind. In einigen Fällen wurde Hodengangrän bzw. tödlicher Ausgang infolge Pyämie beobachtet (v. VOLKMANN, ENGLISCH u. a.). Für den Hoden selbst ist die Varicocele bei längerem Bestehen nicht belanglos, insofern unter dem Einfluß der Blutstauung und des Druckes eines umfangreichen Venenkonvolutes Atrophie des Hodens eintreten kann (ENGLISCH u. a.).

Die **Prognose** der Varicocele ist unter Berücksichtigung der verschiedenen Verlaufsmöglichkeiten, was die völlige Heilung betrifft, nicht durchweg als günstig zu bezeichnen. Denn selbst operative Maßnahmen lassen in einem nicht unbeträchtlichen Teile der Fälle die subjektiven Beschwerden unbeeinflußt.

Die **Behandlung** richtet sich nach dem Grade der Beschwerden und muß dem besonderen Falle angepaßt werden. In den Anfangsstadien wird man durch eine gewisse Prophylaxe der weiteren Entwicklung der Varicocele entgegenarbeiten. Dementsprechend ist alles, was zu einer übermäßigen Blutzufuhr zu den Genitalorganen führt, wie anstrengende Bewegungen, lange Märsche, Tanzen, Reiten, sexuelle Exzesse zu vermeiden. Auch Blutstauungen in den Unterleibsorganen sind zu bekämpfen, weshalb für gute regelmäßige Stuhlentleerung Sorge zu tragen ist.

Die eigentliche Behandlung zerfällt in die *konservative* und *operative*. Der konservative Standpunkt wird von einigen Autoren grundsätzlich vertreten mit dem Hinweise, daß die Varicocele ein konstitutionelles Leiden sei, deshalb könne eine lokale Behandlung (Operation) nichts nützen. Außerdem sei die Operation mit Gefahren verbunden, wie Hodennekrosen und Hodensklerosen. Von diesem Gesichtspunkte aus tritt u. a. PRIMA für eine konservative, allgemein roborierende Behandlung ein, wodurch der pathologische Zustand wieder latent werde. In leichteren Fällen wird man versuchen, durch kalte Sitzbäder und kalte Duschen des Scrotums die Kontraktion der Tunica dartos und damit die Blutzirkulation in den gestauten Venen anzuregen. Mit dieser Maßnahme erzielt man in der Regel wenigstens eine vorübergehende Besserung der Beschwerden. Auf keinen Fall wird man auf ein Suspensorium verzichten, wodurch der Hoden gehoben und der hydrostatische Druck in den Venen vermindert wird. Der dauernde Gebrauch des Suspensoriums wird allerdings in der heißen Jahreszeit als lästig empfunden und infolge der Neigung zu starker Schweißsekretion muß man mit Dermatitis und Ekzemen rechnen. Eine von CURLING angegebene bruchbandartige Bandage, die einen elastischen Druck auf das Venenkonvulut ausüben soll, hat in Deutschland kaum Verbreitung gefunden.

An Operationsmethoden der Varicocele fehlt es nicht. Besonders in den letzten Jahren wurde eine Reihe von Modifikationen und Verbesserungen älterer Verfahren angegeben. Wie wir später hören werden, sind die operativen Erfolge nicht in allen Fällen befriedigend. Die *Anzeigen* zur operativen Behandlung erblicken die meisten Chirurgen in großer Schmerzhaftigkeit und rascher Vergrößerung der Varicocele und der damit verbundenen Gefahr der Hodenatrophie. Zwei grundsätzlich verschiedene Methoden der Varicocelenoperation sind zu unterscheiden: a) Verfahren, bei denen die Venen selbst angegriffen werden, wobei der Resektion des Plexus pampiniformis die Hauptbedeutung zukommt. Auch einfache Unterbindungen sind hierzu zu rechnen. b) Verfahren, welche den Venenplexus unberührt lassen und nur eine Suspension des Hodens (sog. inneres Suspensorium) zum Ziele haben. — Eine

Sonderstellung nimmt LAMÉRIS mit dem Standpunkt ein, daß bei jedem Varicocelenträger, der über Schmerzen klagt, eine Ausstülpung des Bauchfells vorhanden ist, deren operative Beseitigung vollkommen genüge, während die Venenerweiterungen völlig unberührt bleiben können, da ihr keine Bedeutung in dem klinischen Krankheitsbilde zukomme.

Zu der 1. Gruppe der Varicocelenoperationen sind Verfahren zu rechnen, bei denen *partielle Resektionen* des *Plexus pampiniformis* ausgeführt werden. Die älteste dieser Methoden stammt von HARTELOUP. Man faßt eine größere Scrotalfalte und zugleich das den Hoden am unteren Pol überragende Paket dilatierter Venen, legt eine Klemmzange an und schneidet Haut samt Venen distal von der Klemme in einem Zuge ab und legt bei noch liegender Klemme sofort eine Doppelnaht an, wodurch jeder Blutverlust vermieden wird (KOCHER). Ähnlich gestaltet sich die Operation nach CHAMPIONNIÈRE, bei welcher ebenfalls der zu resezierende Teil der Scrotalhaut mit einer gebogenen federnden Klemme gefaßt und 1 cm davon entfernt abgetrennt wird. Die Tunica vaginalis communis wird fortlaufend genäht, Haut und Unterhautzellgewebe werden getrennt durch Naht geschlossen.

Mehr Anhänger als die beiden genannten Verfahren hat die *partielle Resektion der varikösen Venen nach Freilegung des Samenstranges*, eine bereits von CELSUS geübte Operationsmethode, die von KOCHER als Normalverfahren empfohlen wurde. Die Operation stellt nur einen kleinen, in örtlicher Betäubung auszuführenden Eingriff dar. Man legt einen kleinen Hautschnitt über dem Samenstrang vor seinem Eintritt in den Leistenkanal an und spaltet die Tunica dartos und Tunica vaginalis communis, wodurch der Plexus pampiniformis freigelegt wird. Nun tastet man nach dem Samenleiter, der ohne weiteres als hartes, drehrundes Gebilde zu erkennen ist. Hierauf umgeht man mit der DESCHAMPSschen Nadel die einzelnen varikösen Venenstämme des Plexus pampiniformis, unterbindet sie in einiger Entfernung doppelt und reseziert das zwischen den beiden Ligaturen liegende Venenstück. Um zugleich . eine Suspension des Hodens zu bewerkstelligen, hat BENNET vorgeschlagen, die ligierten Gefäß-stümpfe miteinander zu verknüpfen, ein Vorschlag, der wohl allgemein An-klang gefunden hat. Auch durch die Art der Hautnaht läßt sich der tiefstehende Hoden bzw. die betreffende Scrotalhälfte heben. Man erreicht dies, wenn man den ursprünglich in der Längsrichtung angelegten Hautschnitt in querer Richtung verzieht und vernäht. In diesem Zusammenhange ist ein Verfahren FRONKs zu erwähnen, das er zwecks Verkürzung des Scrotums nach der zuerst vor-genommenen Venenresektion ausführt. Es besteht in folgendem: Unter An-spannung der Scrotalhaut wird mit dem Skalpell eine elliptische Figur markiert, so daß die Raphe des Scrotums die Mittellinie derselben darstellt. Die Ellipse muß mindestens halb so breit als lang sein, sie beginnt etwas unterhalb des Übergangs von Scrotal- in Penishaut und endet hinter dem untersten Winkel des angespannten Scrotums. Im Bereiche der Ellipse wird die Haut von der Tunica dartos abpräpariert und die elliptische Wunde dann derart vernäht, daß unter Verziehung der Haut in querer Richtung zuerst in der Mittellinie Knopfnähte gelegt werden, der sich die seitlichen Nähte anschließen. Die mittleren 3—4 Nähte fassen die Tunica dartos mit, um ein Durchschneiden der Nähte infolge des Gewichtes des Scrotums zu verhindern. Letzteres wird mit. Hilfe einer T-Binde hochgehalten.

Die einfache Resektionsmethode wurde von NARATH nicht unwesentlich abgeändert. Die Veranlassung zur Ausbildung des neuen Verfahrens bildete die Beobachtung NARATHs u. a., daß bei Varicocele häufig eine Erweiterung des Leistenkanals oder auch ein Bruchsack bzw. Leistenbruch vorhanden ist, auf deren Bedeutung für die Entstehung des Krampfaderbruches schon oben hingewiesen wurde. Das Prinzip der NARATHschen Varicocelenoperation besteht in der *Eröffnung des Leistenkanals,* der *hohen Resektion des Plexus pampiniformis am inneren Leistenring und im Verschluß des Leistenkanals, wie bei der Leistenhernienoperation nach* BASSINI *mit Verlagerung des Samenstranges.* Bei der Operation hat man genau darauf zu achten, ob ein präperitoneales Lipom, eine peritoneale Ausstülpung oder eine Hernie vorliegt, die natürlich beseitigt werden müssen. Nach dem Vorschlage NARATHs werden nach der Resektion der Venenkonvolute die Stümpfe *nicht* verknüpft, die proximalen Stümpfe ziehen sich zurück und verschwinden aus dem Operationsfeld; um aber auf die Hebung des Hodens nicht zu verzichten, hat NARATH vorgeschlagen, die distalen Ligaturen zwischen oberflächlicher und tiefer Nahtschicht möglichst hoch oben an die Muskulatur anzunähen, und hierauf die gespaltene Aponeurose des Musculus obliquus externus zu vernähen oder den peripheren Venenstumpf am Periost des Schambeins bzw. am Aponeurosenansatz zu befestigen.

LAPASSET hat mit der Aufhängemethode des distalen Stumpfes an den Pfeilern des Leistenkanals bei einem großen Material gute Erfahrungen gemacht; er glaubt, daß man damit gleichzeitig den Leistenkanal verengern und die Bildung postoperativer Hernien verhindern könne. NILSONs Verfahren weicht von der NARATHschen Operation nur dadurch ab, daß der distale Venenstumpf durch einen Schlitz in der gemeinsamen Aponeurose des Obliquus abdominalis internus und transversus durchgezogen und geknotet wird. Der Knoten wird durch Knopfnähte gesichert.

Über die *Erfolge* der NARATHschen Operation liegen eine Reihe von Berichten vor. NARATH selbst hat sehr gute Erfolge mit dem Verfahren erzielt. NILSON führte 37 Nachuntersuchungen aus und verzeichnet in 33 Fällen einen „subjektiv einwandfreien Zustand", bei 3 Kranken war eine bedeutende Besserung der Beschwerden eingetreten, nur 1 war infolge Thrombose in dem Plexusrest nicht beschwerdefrei. Über deutliche Rezidive in $50^0/_0$ der nach NARATH operierten Varicocelen berichtet LAUWERS. Desgleichen konnte LAMÉRIS bei 32 Nachuntersuchten in 19 Fällen ein Rezidiv der Varicocele feststellen. Auch der nach der Operation bestehende Hochstand des linken Hodens war nicht von Dauer, im Laufe der Zeit sank er wieder herab und hing in der Mehrzahl der Fälle genau so wie früher tiefer herab als der rechte. Besonders bemerkenswert ist, daß trotz der relativ häufigen anatomischen objektiven Mißerfolge der NARATHschen Operation die mit einem Rezidiv behafteten Operierten subjektiv beschwerdefrei waren, ebenso wie die, welche kein Rezidiv aufwiesen. Wie auch immer man sich diese Beobachtung erklären mag, jedenfalls ist zuzugeben, daß die NARATHsche Operation imstande ist, die subjektiven Beschwerden, die ja die wesentliche Anzeige zur Operation abgeben, zu beheben.

Man kann also der NARATHschen Operationsmethode ihre praktische Bedeutung nicht grundsätzlich absprechen, dagegen ist nicht zu leugnen, daß in einer Reihe von Fällen — *das gilt überhaupt für die Resektionsmethoden* — immerhin unangenehme Folgeerscheinungen auftreten, auf die schon KOCHER hingewiesen hat. In direktem Anschluß an die Resektion der Samenstrangvenen stellt sich in der Regel eine starke Schwellung des Samenstranges oft mit lebhaften Schmerzen ein, wahrscheinlich zurückzuführen auf Thrombosierung der varikösen Venenreste. Häufig besteht die Schwellung viele Wochen lang. Nicht allzu selten kommt es zu einem Erguß in die Tunica vaginalis propria (Hydrocele testis) und zur Anschwellung des Hodens (BARROW). Auch DOUGLAS macht auf die relativ häufig auftretende Hydrocele nach der Resektionsmethode aufmerksam, er konnte bei 106 Nachuntersuchungen bei $35^0/_0$ eine Hydrocele feststellen. DOUGLAS meint, daß die Operierten bei starker Entwicklung der

Hydrocele schlechter daran seien als vorher, woraus er die Forderung einer strengen Indikationsstellung bei nicht neurasthenischen Kranken ableitet.

Eine bedenklichere Folge der Venenresektion ist die Schädigung des Hodens im Sinne einer *fibrösen Degeneration.* Vor allem durch die Nachuntersuchungen von CORNER und NITCH an 100 Kranken mit Resektion des varikösen Venenplexus ist festgestellt, daß nicht nur eine Reihe von unangenehmen Erscheinungen, wie Hodenschwellungen, Hydrocele, der Operation mehr minder unmittelbar folgen, sondern daß auch in $90\%$ eine mehr oder weniger ausgedehnte fibröse Degeneration des Hodenparenchyms Platz greift. Diese klinischen, für die Beurteilung der Resektionsmethoden sehr bedeutungsvollen Feststellungen wurden experimentell durch MIFFLET und GRIFFITHS bestätigt gefunden. Man könnte geneigt sein, anzunehmen, daß die genannten nachteiligen Folgen für den Hoden auf eine gleichzeitige Mitunterbindung bzw. Resektion der Arteria spermatica interna beruhe, aber die letztgenannten Untersucher haben gerade auf diesen Einwand geachtet und ihn widerlegt. Nicht ohne Bedeutung scheinen auch die experimentellen Feststellungen von OBOLENSKY und NÉLATON zu sein, welche fanden, daß schon die Durchschneidung der Nervi spermatici genügt, um eine Degeneration des Hodenparenchyms zu bewerkstelligen. Es unterliegt keinem Zweifel, daß diese Nerven bei der Resektion des Plexus pampiniformis nicht geschont werden können. Auf Grund dieser klinischen und experimentellen Tatsachen möchte ISTOMIN den weitgehenden Schluß ziehen, daß die Resektion der Samenstrangvenen in vieler Hinsicht zweifellos der Kastration gleichgestellt werden müßte. Die Nachuntersuchungen von CORNER und NITCH haben sich auch auf Feststellungen, welche die Beschwerden der Operierten betreffen, erstreckt, wobei sich ergab, daß sie in $70\%$ wesentlich gebessert, in $26\%$ unverändert und in $4\%$ verschlimmert wurden. DOUGLAS stellte bei 106 Nachuntersuchten in $4\%$ eine Hodenatrophie, nur in zwei Fällen ein Rezidiv fest. An einem kleineren Material ergaben die Nachuntersuchungen von SCHWARZ, daß in 11 von 12 Fällen ein Rezidiv der Varicocele aufgetreten war, teilweise stärker wie vor der Operation. Auch der Hoden war wieder tiefer gerückt, unbeeinflußt durch die Verknüpfung der Ligaturstümpfe. An den Untersuchungen ist besonders bemerkenswert, daß etwa die Hälfte der Operierten trotz des objektiv nachweisbaren Rezidivs von ihren ehemaligen Beschwerden völlig befreit waren. Auch O'CONOR sah wiederholte Male Atrophie und Gangrän des Hodens.

Über das Zustandekommen von Rezidiven nach der Resektion der Venen und Verknüpfung der Stümpfe hat MINKIEWITSCH Untersuchungen ausgeführt; er stellte fest, daß es nach Verwachsung der Gefäße auch zur Wiederherstellung der Blutzirkulation kommen kann, insofern von den kleinen Vasa vasorum aus, die nach ISTOMIN beim Krampfaderbruch beträchtlich vermehrt sind, eine neue Blutbahn gebildet werden kann.

An Stelle der Resektion der varikösen Venen begnügen sich manche Chirurgen mit der *Unterbindung.* AMOROSI unterbindet die freigelegten Venen an drei Stellen, einmal oberhalb des Nebenhodens, ferner am Inguinalring und schließlich zwischen diesen beiden Stellen. Die beiden ersten Ligaturen werden miteinander verknüpft, die mittlere zur Naht an das Periost des Schambeins verwendet. IVANISSEVICH hält nur eine Unterbindung oberhalb des Plexus pampiniformis, wo die Vena spermatica einen einzigen Stamm bildet, für rationell. Die Operation wurde in der chirurgischen Klinik in Buenos Aires in 81 Fällen mit vollem Erfolge ausgeführt.

Die Varicocelenoperationen der 2. Gruppe bezwecken hauptsächlich eine *Suspension des Hodens* (sog. *inneres Suspensorium*), wobei keine Resektion der varikösen Venen stattfindet. Man will damit die oben aufgeführten Schädigungen des Hodens vermeiden. Dieser Methoden gibt es eine große Anzahl, die jedoch nicht alle ausführlich berücksichtigt werden können.

Das älteste Suspensionsverfahren stammt von COOPER und besteht in der Excision eines Stückes der Scrotalhaut mit nachfolgender Naht, wodurch eine Hebung des Hodens angestrebt wird. Das Prinzip des inneren Suspensoriums verkörpern die Operationen nach VINCE, bei welcher ein Stück aus der Tunica vaginalis funiculi spermatici samt dem schlaffen Musculus cremaster herausgeschnitten und die Enden der Tunica vernäht werden. PERONA hat vorgeschlagen, die Tunica vaginalis communis und propria testis zu eröffnen, umzustülpen und am Os pubis zu fixieren. Im Prinzip ähnliche Suspensionsmethoden stammen von DURANTE, CARTA, MORÈ. Eine Reihe von Mängeln haftet diesen Verfahren an, so mangelhafte oder zu hohe Fixation des Hodens und vor allem das Vorkommen von Rezidiven, so daß sie im allgemeinen wieder aufgegeben sind.

ODDI legt besonderen Wert auf die Beseitigung der Anheftung des Hodens im Scrotum mittels des Gubernaculum testis. Sein Operationsverfahren besteht in folgendem: Nachdem das Gubernaculum testis durchtrennt ist, wird die Tunica vaginalis propria eröffnet und wie bei der WINKELMANNschen Hydrocelenoperation über den Hoden umgestülpt, vernäht und am Leistenring suspendiert, auch die Tunica vaginalis communis wird mit einigen Raffnähten an den Schenkeln des Leistenkanals befestigt.

ISTOMIN hat ein Verfahren ausgearbeitet, bei dem die Hebung des Hodens durch ein zuverlässiges, tütenförmiges Suspensorium erreicht wird. Durch die Methode soll ein Rezidiv mit voller Sicherheit vermieden werden. Nach einem Hautschnitt wie bei der Leistenhernienoperation wird die Aponeurose des Musculus obliquus abdominis externus gespalten und der Samenstrang stumpf losgelöst. Hierauf Reposition von Hoden und Samenstrang durch den inneren Leistenring, Fixation des Hodens durch Nähte an den Rändern der gespaltenen Aponeurose des Musculus obliquus abdominis externus, die auch die Tunica propria mitfassen. Nun wird ein der Oberfläche des Oberschenkels entnommenes dreieckiges Stück der Fascia lata um Hoden und Nebenhoden gelegt und an die Tunica vaginalis propria angenäht, ferner wird die Spitze des Lappens an den äußeren Leistenring durch Naht angeheftet, während die dem Winkel anliegenden Seiten an die Ränder des Ringes, hinten an das Periost des horizontalen Astes des Symphysenknorpels befestigt werden; weiter unten wird die Fascie so um den Samenstrang gelegt, daß sie auf die Elemente desselben einen gewissen Druck ausübt und infolgedessen die erweiterten Gefäße an ihrer Ausdehnung verhindert. Hierin liegt neben der Suspension des Hodens in einer gewissen Höhe der Schwerpunkt der Operationsmethode.

GREGORY hat ein Verfahren angegeben, das in der Raffung des Samenstranges besteht. Nach Freilegung des Hodens und Samenstranges wird der Hoden bis nahe an die Inguinalgegend herangezogen, drei Nähte, eine an der Vorderseite, die beiden anderen seitlich, werden in der Längsachse des Samenstranges in gleichen Abständen durch die Hüllen des Samenstranges und den Cremaster ein- und ausgestochen. Der erste Ein- und Ausstich liegt 2—3 cm entfernt vom Hoden, der zweite und dritte 2—3 cm weiter entfernt, der letzte 4 cm. Ein- und Ausstich werden durch die Aponeurose des äußeren Leistenringes geführt. Beim Knoten der Fäden wird der Samenstrang und der Cremaster gerafft und der Hoden bis in die Inguinalgegend gehoben. Nach den Angaben GREGORYs schwinden alle durch die Venenerweiterung bedingten Beschwerden. Nachuntersuchungen ergaben, daß der Hoden hochstand und das Scrotum sich zusammengezogen hat.

FRANK legt mit einem Inguinalschnitt die Aponeurose des Obliquus abdominis externus bis zum äußeren Leistenring frei. Nach Luxation des Hodens wird das Gubernaculum testis durchtrennt, dann wird der Hoden sozusagen auf den Kopf gestellt, also eine künstliche Inversio testis geschaffen und die Suspension mittels eines 5 cm langen und 2—3 cm breiten Fascienstreifens der Aponeurose des Musculus obliquus externus erreicht. Der Fascienlappen wird außerdem an das Ligamentum scrotale inferius fixiert. FRANK erzielte mit seinem Verfahren ·in 8 Fällen gute Resultate.

ZOEGE V. MANTEUFFEL hat folgende Operationsmethode vorgeschlagen: Nach Spaltung der Aponeurose des Musculus obliquus abdominis externus sucht man die Furche des Obliquus internus auf, die etwa zwei Querfinger über dem unteren Rande des Muskels zu finden ist. Hierauf wird der Obliquus internus senkrecht zum Faserverlauf gespalten, so daß der Samenstrang in die Furche (Spalt) des Muskels verlagert werden kann. Der vorher gespaltene Muskelanteil wird dann hinter dem Samenstrang wieder vernäht. Ein ähnliches Verfahren, das die Verlagerung und Hebung des Samenstranges bezweckt, wurde auch von ISNARDI beschrieben. Nach Spaltung der Aponeurose des Obliquus internus in nahezu senkrechter Richtung wird der Samenstrang bis zum oberen Wundwinkel gehoben und der Aponeurosenschnitt hinter dem Samenstrang mit 4—5 Nähten verschlossen, so daß der Samenstrang also zwischen Haut und Obliquus-Aponeurose zu liegen kommt, während er bei dem Verfahren nach ZOEGE V. MANTEUFFEL unterhalb der Aponeurose liegt.

Die Erfolge der beiden letztgenannten Methoden werden als gut bezeichnet. ISNARDI konnte feststellen, daß durch die Hebung des Hodens eine Atrophie des Venenplexus erzielt wird infolge elastischer Zusammenziehung der Venenwandung durch die Verkürzung des absteigenden Teiles des Venenplexus und die Verminderung des Gewichtes. v. MANTEUFFEL betrachtet es als Vorzug seiner Methode gegenüber der ISNARDIschen, daß der Samenstrang nicht direkt unter die Haut zu liegen kommt, ferner daß das Lager für den Samenstrang elastischer, weicher und weniger starken Schrumpfungen ausgesetzt ist.

# VIII. Die Spermatocele.
## (Samencyste.)

Die Bezeichnung *Spermatocele* geht auf MORGAGNI zurück, der sie für eine schmerzhafte Anschwellung des Hodens und besonders des Nebenhodens verwendete in der Annahme, daß es sich um eine übermäßige Retentio seminis handele. Seitdem LISTON und LLOYD (1843) der Nachweis von Spermatozoen in der Cystenflüssigkeit gelang, weiß man, daß es sich bei dem Krankheitsbild um Cysten innerhalb des Scrotums handelt, die von den Samenwegen ausgehen und mit ihnen in Kommunikation stehen. Durch den Nachweis von Spermatozoen in der Cystenflüssigkeit wurde vor allem auch die Abgrenzung gegenüber der Hydrocele testis ermöglicht, mit welcher zuvor die Samencysten wohl häufig verwechselt wurden. Anstatt Spermatozoen zu enthalten, kann die Cystenflüssigkeit von milchig-trüber Beschaffenheit sein, in welchem Falle man dann von *Galactocele* spricht.

Der Ausgangspunkt der Samencysten ist mannigfach. Jedenfalls steht es nach VIRCHOW, KOCHER u. a. fest, daß es sich um cystische Erweiterungen präformierter, samenführender Kanäle handelt. Solche Bildungen gibt es am Hoden und Nebenhoden mehrere. Die Kenntnis dieser anatomischen Verhältnisse ist die Voraussetzung für das Verständnis der Pathogenese der Spermatocelen. Es handelt sich zum Teil um die aus der Entwicklungsgeschichte verständliche Bildung blinder Kanäle, die mit dem Lumen der samenführenden Kanäle in Verbindung stehen und sich zur Zeit der Pubertät infolge verstärkten Sekretionsdruckes mit Sperma füllen. Von solchen Blindgängen sind folgende von Bedeutung: 1. Die ungestielte MORGAGNIsche Hydatide, auch Appendix testis genannt, ist ein hirsekorn- bis kirschkerngroßes Körperchen, welches unter dem Kopfe des Nebenhodens dem oberen Hodenpol aufsitzt und mit den Nebenhodenkanälchen in der Regel in Kommunikation steht. Diese kann allerdings auch fehlen (LUSCHKA, HOCHENEGG, KOCHER u. a.). Die Appendix testis ist wahrscheinlich ein Überrest des MÜLLERschen Ganges (VIRCHOW, KOCHER). 2. Die gestielte MORGAGNIsche Hydatide (Appendix epididymidis) stellt ein kleines, mit einem feinen Stiele mit dem Nebenhodenkopf zusammen-hängendes Gebilde dar, das entweder solid gebaut oder hohl ist. Auch in der Mehrzahl kommen diese Anhängsel des Nebenhodens vor. Nicht immer stehen sie mit den Samenwegen in offener Kommunikation, sie können auch geschlossen sein. Über ihre Entstehung besteht noch Unklarheit. Nach WALDEYER sollen sie aus Anlagen der Ductuli efferentes hervorgehen. 3. Als Vasa aberrantia (Duc-tuli aberrantes) bezeichnet man einmal ein blind endigendes Röhrchen im Schwanze des Nebenhodens, das sich vom Nebenhodengang abgezweigt hat und im Nebenhoden oder auch entlang dem Vas deferens nach oben zieht. Des-gleichen findet sich im Kopfe des Hodens ein mit dem Rete testis in Verbindung stehendes Kanälchen (LANGER-TOLDT). 4. Als Paradidymis oder GIRALDÈsches Organ werden eine Gruppe von kleinen Bläschen und Röhrchen bezeichnet, die sich dicht oberhalb des Nebenhodenkopfes finden. Sie stellen teils Über-reste des WOLFFschen Körpers, teils sekundär abgeschnürte Ductuli efferentes dar, die mit dem Nebenhodenkanal in offener Verbindung stehen und Sperma-tozoen enthalten können (LANGER-TOLDT).

Aus diesen aufgeführten, zum Teil blind endigenden, mit den Samenwegen in Verbindung stehenden Kanälchen entwickelt sich die Spermatocele, und zwar handelt es sich in *pathogenetischer* Hinsicht um *Retentionscysten* (VIRCHOW, KOCHER). Am häufigsten kommen als Ausgangspunkt die Vasa efferentia in Betracht, aber auch die Vasa aberrantia und die gestielte und ungestielte Hydatide (MORGAGNI) können zu Samencysten heranwachsen. Demgegenüber gehen vom Vas deferens nur äußerst selten Spermatocelen hervor (v. HOFMANN).

KOCHER unterscheidet drei *Prädilektionsstellen* für die Entstehung der *Spermatocele*, 1. die Eintrittsstellen der Hodenkanälchen in das Rete testis, 2. das Rete testis selbst, 3. die Einmündungsstellen der Vasa efferentia in den Nebenhodenkanal. Die genannten Stellen zeichnen sich durch Wechsel in der Weite der Ausführungsgänge aus, so daß es begreiflich ist, daß an den Ver-engerungen Stauung des Sekretes und unter Umständen eine Cystenbildung eintreten kann. Die Spermatocelen am Nebenhodenkopf und am Rete testis sind häufiger als solche, die aus Vasa aberrantia am Körper und Schwanz des Nebenhodens hervorgegangen sind.

Als klinisches Krankheitsbild ist die Spermatocele selten, was um so auf-fallender ist, als man bei Autopsien sehr häufig Samencysten findet; konnte doch HOCHENEGG bei darauf gerichteter Untersuchung an jedem 5. Leichen-hoden eine Spermatocele feststellen. ALBERT bezeichnet die Samencyste als eine Krankheit des kräftigen Mannesalters, vor der Pubertät wird sie nicht beobachtet. KOCHER fand die meisten Fälle jenseits des 40. Lebensjahres, wobei allerdings zu berücksichtigen ist, daß die Spermatocelen schon eine Reihe von Jahren bestanden, ohne besonders in die Erscheinung getreten zu sein. Bezüglich der Häufigkeit der Spermatocele bei verheirateten und unver-heirateten Männern fand er keinen Unterschied. Nach den Angaben von KOCHER und HOCHENEGG sollen häufiger rechtsseitige als linksseitige Sper-matocelen beobachtet werden, was hingegen v. HOFMANN bestreitet, der angibt, daß beide Hoden gleichmäßig oft erkranken, ohne daß eine besondere Dis-position der einen oder anderen Seite besteht. Häufig findet sich auch

Doppelseitigkeit der Spermatocele, nicht selten ist die Samencyste von einer Hydrocele begleitet; wahrscheinlich kommt ersterer sogar eine ätiologische Bedeutung für den Flüssigkeitserguß in der Tunica vaginalis propria zu.

Man teilt die Spermatocelen in zwei Gruppen ein, je nachdem sie innerhalb oder außerhalb der Tunica vaginalis propria zur Entwicklung kommen. Dementsprechend unterscheidet man *intravaginale* und *extravaginale Spermatocysten*. Zu den intravaginalen zählen die aus der ungestielten Hydatide (Appendix testis) und den Vasa efferentia (soweit sie im Nebenhodenkopf innerhalb der Tunica vaginalis propria liegen) hervorgegangenen, die extravaginalen nehmen ihren Ursprung von den Vasa efferentia und den Vasa aberrantia; von diesen beiden pathologisch-anatomisch verschiedenen Formen erreichen nur die extravaginalen Spermatocelen eine bedeutendere Größe. Sie sind fast immer multilokulär (Hanusa).

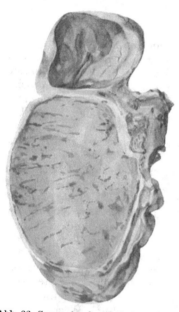

Abb. 22. Spermatocele. (Pathol. Institut der Universität München.)

Über die **Ätiologie** der Spermatocelen bestehen eine Reihe von Theorien, die zum Teil als unwahrscheinlich wieder verlassen sind. Von der früheren Annahme, daß für die Entstehung der Samencysten geschlechtliche Enthaltsamkeit verbunden mit sexueller Erregung irgendwelche ätiologische Bedeutung habe, ist man wohl allgemein abgekommen. Ob Sekretgerinnungen in den Vasa efferentia, auf die Lewin, Hochenegg u. a. hinweisen, allein eine Rolle spielen können, ist ebenfalls zu bezweifeln. Von äußeren Ursachen kommt mit Wahrscheinlichkeit der *Gonorrhöe* und *starken körperlichen Anstrengungen* sowie dem *Trauma* eine Bedeutung zu. Es ist ohne weiteres leicht verständlich, daß nach gonorrhoischer Epididymitis, die zur Obliteration des Nebenhodenkanales geführt hat, Sekretretention mit nachfolgender cystischer Erweiterung Platz greifen kann. Hochenegg fand bei den Spermatocelen bei der Sektion deutlich die Residuen einer Epididymitis gonorrhoica. Aber nicht nur die gonorrhoische Entzündung, sondern auch andere Entzündungen, insbesondere wenn die Tunica vaginalis propria im Bereiche der Übergangsstelle zwischen Hoden und Nebenhoden ergriffen wird, können nach Hochenegg zu Obliterationscysten führen. Bezüglich des *Traumas* muß man sich den Vorgang wohl so vorstellen, daß nach Zerreißung der Vasa efferentia die Enden der zerrissenen Kanälchen obliterieren, infolgedessen kann ein blind endigendes, mit dem Rete testis zusammenhängendes Divertikel entstehen, das durch den Sekretionsdruck dilatiert wird. Der traumatische Abriß der Vasa efferentia erfolgt am häufigsten an ihrer Durchtrittsstelle durch die Tunica vaginalis propria des Nebenhodens.

Wenn man auch den genannten Faktoren eine ätiologische Bedeutung für die Entwicklung der Samencysten zubilligt, so muß man doch besonders die *anatomische Disposition* des Nebenhodens betonen, insofern worauf besonders Roth sowie Hochenegg hinweisen, die einzelnen Teile des Nebenhodenkanales sich in Weite des Lumens und der Resistenzfähigkeit der Wandung sehr voneinander unterscheiden, wodurch, wie leicht verständlich, günstige Bedingungen für cystische Erweiterungen gegeben sind.

Die *Cystenwand* besteht aus dichtgefügtem Bindegewebe, dem eine Epithel-schicht aufsitzt; bei jüngeren Cysten findet sich Flimmer- oder geschichtetes Cylinderepithel, bei älteren in der Regel geschichtetes Pflasterepithel (HOCHEN-EGG). Manche Autoren berichten über den Befund von einschichtigem kubischen Epithel. Die Cystenwand kann auch chronisch-entzündliche proliferative Ver-änderungen eingehen, ähnlich wie es bei der Periorchitis prolifera der Fall ist. Es kommt dann das sog. *Cystoma epididymidis proliferum* zustande.

Die *Cystenflüssigkeit* hat in vielen Fällen große Ähnlichkeit mit der Hydro-celenflüssigkeit, ist also klar, von gelblich-grünlicher Farbe, doch unterscheidet sie sich von dieser, die in der Regel ein spezifisches Gewicht von 1020 und mehr hat und stark alkalisch ist, durch ihr wesentlich niedrigeres spezifisches Gewicht von 1002—1009 und durch ihre neutrale Reaktion (HOCHENEGG u. a.). Häufig erweckt sie in äußerst charakteristischer Weise den Eindruck von Seifenwasser, manchmal erscheint sie auch milchig. Wegen der Ähnlichkeit mit Milch bezeichnet man derartige Spermatocelen auch als *Galaktocelen*. Die milchige Trübung der Samencystenflüssigkeit wird nach KOCHER nicht durch den Gehalt an Samenfäden bedingt, sondern ist die Folge des Verfalles zelliger Elemente, wodurch eine Emulsion feinster Körnchen zustande kommt.

Die Spermatocelenflüssigkeit enthält eine Reihe von corpusculären Be-standteilen, vor allem Spermatocyten, abgestoßene Epithelien, Lymphocyten und Fetttröpfchen. Der Mangel von Spermatocyten ist kein Beweis dagegen, daß eine Samencyste vorliegt, denn die ursprünglich bestandene Verbindung mit den Samenwegen kann sich geschlossen haben oder infolge Atrophie des Hodens werden überhaupt keine Samenfäden mehr produziert. Es ereignet sich gelegentlich, daß eine Spermatocele platzt und ihren Inhalt in das Samen-strangzellgewebe ergießt; dadurch kommt ein Krankheitsbild zustande, das als *Hydrocele diffusa* bezeichnet wird. Bei Kombination von Spermatocele und Hydrocele testis kann es vorkommen, daß die geplatzte Samencyste ihren Inhalt in die Hydrocelenflüssigkeit ergießt, wodurch eine sogenannte *Hydrocele spermatica* oder, wie sie KOCHER bezeichnet, eine Hydrospermatocele intra-vaginalis entsteht.

**Krankheitserscheinungen.** In klinischer Hinsicht ist die Spermatocele ge-kennzeichnet durch eine gleichmäßige, langsame Entwicklung, die erst nach Eintritt der Funktion des Hodens erfolgt, während klinische Erscheinungen erst im höheren Alter auftreten. Das Wachstum der Samencysten geht wesentlich langsamer vor sich, als das der Hydrocelen. Auch erreicht die Spermatocele in der Regel nur mäßige Größe, höchstens etwa die eines kleinen Apfels. In Ausnahmefällen sind auch zweifaustgroße Samencysten zur Beobachtung gekommen (KOCHER). Beschwerden treten häufig erst auf, wenn die Cysten eine gewisse Größe erreicht haben, d. h. bis den Kranken eine Vergrößerung des Scrotums auffällt. Die allmähliche Entwicklung des Leidens bleibt oft unbemerkt. Wenn überhaupt subjektive Beschwerden bestehen, sind sie heftiger als bei der Hydrocele, und bestehen in Spannungsgefühl im Hoden bzw. Scrotum und Leistenschmerzen, die sich besonders bei sexueller Erregung und beim Coitus bemerkbar machen. Gelegentlich machen die Kranken die Angabe, daß sie seit Entwicklung der Geschwulst keine Pollutionen mehr gehabt haben, während Erektionen weiterhin auftraten (KOCHER).

Die klinischen Erscheinungsformen der Spermatocele sind verschieden und abhängig davon, ob es sich um eine *intravaginale* oder *extravaginale* Spermato-cele handelt.

Bei der *intravaginalen* Form findet sich der Hoden in normaler Lage, während sich am Stiele des Nebenhodenkopfes eine kugelige oder eiförmige, fluktuierende Geschwulst abtasten läßt (Abb. 22, 23). Die Cyste ist also zwischen Hoden und Nebenhoden gelegen. Es sind auch Fälle bekannt geworden, bei denen der Nebenhodenkanal (Ductus epididymidis) selbst zu einer großen Cyste ausgedehnt war. So berichtet J. ISRAEL über eine Beobachtung bei einem 55jährigen Mann, bei dem die Kastration ausgeführt worden war. Der ganze Nebenhoden war in eine mehr als faustgroße dickwandige Cyste verwandelt, welche bei Punktion spermahaltige Flüssigkeit ergeben hatte.

Die *extravaginalen* Spermatocelen sind dadurch gekennzeichnet, daß der Hoden immer außerhalb derselben am unteren Pol nachweisbar ist. Es handelt sich in der Regel um größere Cysten von kugeliger, ei- oder birnförmiger Gestalt, in letzterem Falle mit nach abwärts gerichtetem Stiel. Große Cysten können zu einer Lageveränderung des Hodens führen, sofern er sich mit seiner Längsachse in die Horizontalebene einstellt (Abb. 24). Dabei ist, worauf KOCHER

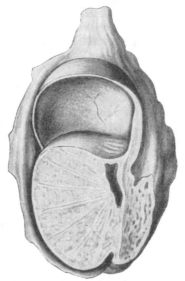

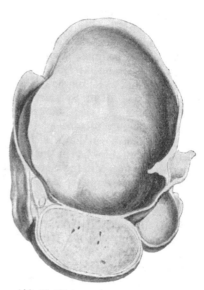

Abb. 23. Intravaginale Spermatocele.
(Aus HOCHENEGG: Lehrbuch der speziellen Chirurgie.)

Abb. 24. Extravaginale Spermatocele.
(Aus HOCHENEGG: Lehrbuch der speziellen Chirurgie.)

hinweist, der vordere Umfang des Hodens der cystischen Geschwulst abgewendet und etwas vorstehend. Wenn die Spermatocele im Nebenhodenschwanz ihren Ursprung nimmt, kann sie durch ihr Gewicht den Hoden derartig verziehen, so daß dieser nach oben von der Cyste zu liegen kommt.

Beiden Formen der Spermatocele ist die weich-elastische, fluktuierende Konsistenz eigen, die infolge Wandverdickung auch derb-elastisch werden kann. Die Samencysten ergeben bei Durchleuchtung ähnlich wie die Hydrocelen Transparenz. Diese kann fehlen, wenn die Flüssigkeit sehr viel Fettkügelchen enthält, wenn es sich also um eine *Galaktocele* handelt. Die Transparenz ist ferner nicht vorhanden, wenn die Cystenwand chronisch entzündet und infolgedessen stark verdickt ist, ein Zustand, den man nach v. BRAMANN als *Cystoma epididymidis proliferum* bezeichnet. Die Spermatocelen, die in der Regel nicht mehr als Apfelgröße erreichen, reichen in seltenen Fällen bis zum äußeren Leistenring hinauf, in einem Falle HOCHENEGGs erstreckte sich die Cyste bis in die Bauchhöhle.

Die **Diagnose** der Spermatocele stützt sich vor allem auf die Palpation und Punktion. Bei der Abtastung der cystischen Geschwulst innerhalb des Scrotums ist vor allem auf die Lagebeziehungen zwischen Geschwulst und Hoden zu achten (siehe oben). Zum Unterschiede von der Hydrocele testis ist bei der Spermatocele der untere Pol des Hodens und Nebenhodens immer als birnförmiges Gebilde mit nach unten gerichtetem Stiele abzutasten. Es gibt allerdings Ausnahmen. So können große Samencysten, welche das ganze Cavum vaginale ausfüllen, durch die Palpation allein nicht von einer Hydrocele testis unterschieden werden (v. HOFMANN u. a.).

Eine Verwechslung mit Hydrocele funiculi spermatici ist kaum möglich, da sich in diesem Falle Hoden samt Nebenhoden vollkommen isoliert von der Cyste abtasten läßt.

Von ausschlaggebender diagnostischer Bedeutung ist die Punktion und die Untersuchung der Cystenflüssigkeit. Einmal können wir aus dem spezifischen Gewicht (1002—1009) und der charakteristischen neutralen Reaktion wichtige Schlüsse ziehen, weiterhin ist der Befund von Spermatozoen in reichlicher Menge für die Samencysten im allgemeinen beweisend. Freilich kommt es auch vor, daß eine geplatzte Spermatocele ihren Inhalt in die Hydrocelenflüssigkeit ergossen hat, was als Hydrocele spermatica oder nach KOCHER als Hydrospermatocele intravaginalis bezeichnet wird. Ferner kann das Punktionsergebnis bei Kombination von Spermatocele und Hydrocele irreführend sein, insofern sich zuerst klare, gelbgrüne Flüssigkeit entleert, die Geschwulst sich stark verkleinert, aber trotzdem bestehen bleibt. Bei weiterem Vordringen mit der Punktionsnadel fließt plötzlich milchig-trübe Flüssigkeit ab und die cystische Geschwulst verschwindet, ein Zeichen dafür, daß man mit der Punktionsnadel zuerst die Hydrocelenflüssigkeit und dann die Spermatocelenflüssigkeit entleert hat (v. HOFMANN).

Die **Prognose** der Spermatocele ist als absolut günstig zu bezeichnen.

Zur *konservativen* **Behandlung** der Samencysten bediente man sich in früheren Jahren der besonders von KOCHER empfohlenen Punktion mit nachfolgender Injektion von Jodtinktur. Man sah danach eine heftige Entzündung auftreten, die zu einer Schrumpfung des Spermatocelensackes führte, so daß oft ein harter Knollen als Überbleibsel der cystischen Geschwulst zurückblieb. In manchen Fällen jedoch brachte dieses Verfahren keinen Erfolg und es stellte sich bald ein Rezidiv ein (ALBERT). Der Mißerfolg der Jodinjektionsbehandlung nach Punktion ist leicht verständlich, worauf auch v. HOFMANN hinweist, da der Spermatocele eine seröse Auskleidung, die zur Verklebung neigt und so die Obliteration einleitet, fehlt, wie sie bei der Hydrocele vorhanden ist.

Die *operative* Behandlung kann in einfachster Weise mit einer Incision der Cyste durchgeführt werden, ähnlich wie man in früheren Jahren nach v. VOLKMANN die Hydrocele testis operativ behandelte. Nach Spaltung der Scrotalhaut und der Tunica vaginalis wird die Samencyste breit gespalten, die Ränder mit der Scrotalhaut durch Naht vereinigt und die Cystenhöhlung mit Gaze austamponiert. In der Regel ist nach 14 Tagen eine Verödung der Cyste eingetreten, doch schützt auch dieses Verfahren ebensowenig wie die Jodinjektionsbehandlung vor Rezidiven (HOCHENEGG).

Den genannten Methoden vorzuziehen ist das radikale Operationsverfahren, das in der totalen Exstirpation der Samencyste besteht. Nur dadurch lassen sich Rezidive mit Sicherheit vermeiden. Die Operation läßt sich leicht in örtlicher Betäubung ausführen. Man spaltet die Scrotalhaut direkt über der Cyste oder, was wegen der Asepsis vorzuziehen ist, man macht den Hautschnitt in der Inguinalgegend und drängt den Hoden von unten her in das Operationsfeld. Nachdem man die einzelnen Schichten der Tunica vaginalis communis gespalten hat, lassen sich die außerhalb der Tunica vaginalis propria gelegenen Cysten in der Regel in toto ausschälen, wobei an ihrer Ursprungsstelle einige kleine Gefäße unterbunden werden müssen. Größere Cysten kann man zuerst spalten und dann die Wand von innen mit den Fingern anspannen, um sich die Ausschälung der Cyste zu erleichtern. Die bei der Lösung stärkerer Adhäsionen eintretenden Blutungen sind sorgfältig durch Unterbindung zu stillen. Die im allgemeinen einfache Exstirpation kann sich wesentlich schwieriger gestalten, wenn es sich um eine intravaginale, im Nebenhodenkopf sitzende Spermatocele handelt. In solchen Fällen besteht nicht selten eine innige Verwachsung der Cystenwand mit der Tunica albuginea, so daß eine totale Exstirpation nur dann gelingt, wenn man zugleich eine partielle Resektion des Nebenhodens ausführt. Wenn es sich um ältere Leute handelt, kommt selbst die *Kastration* in Frage, da diese Operation weniger eingreifend ist als eine schwierige Exstirpation einer Spermatocele.

## IX. Die Geschwülste des Hodens und Nebenhodens.

Hodentumoren werden relativ selten beobachtet. Was insbesondere die klinisch bösartigen betrifft, so sollen sie nach WEISER nur etwa $1-2\%$ aller malignen Geschwülste ausmachen. Auf Grund von Beobachtungen an großem Krankenhausmaterial wurde berechnet, daß auf 1500 chirurgische Erkrankungen nur eine bösartige Hodengeschwulst kommt (WEISER). Nach TANNER findet sich unter 2000 männlichen Kranken durchschnittlich nur ein Hodentumor.

Es gibt wohl kaum ein Organ des menschlichen Körpers, in dem Geschwülste von so großer Vielgestaltigkeit in bezug auf ihre histologische Struktur vorkommen wie im Hoden. Dementsprechend herrschen bezüglich der Auffassung der einzelnen Geschwulstarten und der Bezeichnung derselben beträchtliche, nicht immer leicht zu überblickende Verschiedenheiten, die eine allgemeine Verständigung erschweren. Die verschiedenen Geschwulstformen und Bezeichnungen für den praktisch-klinischen Bedarf auf eine einfache Formel zu bringen, wäre erwünscht und ist auch versucht worden. Doch stößt das auf allerhand Schwierigkeiten; so wäre eine Einteilung in klinisch gutartige und bösartige Geschwülste ansprechend, jedoch wegen der einen verschiedenen klinischen Charakter zeigenden sog. Teratome und anderer Geschwulstformen nicht durchführbar. HINMAN, GIBSON und KUTZMANN möchten die Hodentumoren vom klinischen Gesichtspunkte aus in zwei Gruppen einteilen, in Seminome, d. h. solche vom Keimepithel der Hodenkanälchen ausgehende Geschwülste, und in Teratome. Bei dieser Einteilung werden aber nur die am häufigsten beobachteten Formen berücksichtigt. Es scheint uns daher vorteilhafter, nach *pathologisch-anatomischen* Gesichtspunkten drei Hauptgruppen von Hodengeschwülsten zu unterscheiden: 1. Bindesubstanzgeschwülste, 2. epitheliale Geschwülste, 3. tridermale (dreikeimblättrige) Geschwülste.

Durch die Gliederung nach dem histologischen Aufbau wird auch das Verständnis für den durchaus verschiedenen klinischen Verlauf der Hodentumoren erschlossen, außerdem leitet sich Prognose und Behandlung aus dem pathologisch-anatomischen Charakter der Geschwülste ab.

### 1. Die Bindesubstanzgeschwülste.

Wenn wir zunächst die gutartigen Tumoren betrachten, so sind die von den Bindesubstanzen abstammenden Geschwülste des Hodens, die *Fibrome, Lipome, Myxome, Rhabdo-* und *Leiomyome, Chondrome* und *Osteome* sehr selten. Insbesondere gilt das für die reinen Geschwulstformen, dagegen finden wir die einzelnen bindegewebigen Geschwülste in Mischtumoren in verschiedenen Kombinationen vereinigt, wie *Fibro-Lipo-Myomen, Myxo-Chondromen* u. a. Im

Nebenhoden wurden nach einer Zusammenstellung von HINMAN und GIBSON (1924) Fibrome und Myxome nicht beobachtet, dagegen 6 Fälle von Leiomyom und 1 Fall von Lipom.

Bezüglich der reinen *Fibrome* ist zu bemerken, daß sie in zwei Formen vorkommen, nämlich als kleine umschriebene Tumoren und als diffuse Fibrome, bei welchen das ganze Organ in fibröses Gewebe umgewandelt ist. Sie können ihren Ursprung nehmen von der Tunica albuginea, vom Rete testis oder dem Nebenhoden. Im übrigen sind von reinen Fibromen nur einige Fälle in der Literatur zu finden (MICHON). Die Fibrome können vollkommen verkalken; in einem Falle (DÖRSCHLAG) hatte ein Fibrom bzw. Cystofibrom bei einem 28jährigen Manne eine so bedeutende Größe angenommen, daß das Scrotum bis zu den Knien reichte, Arbeitsunfähigkeit und Impotentia coeundi verursachte.

Die *Chondrome* entwickeln sich häufig im Anschluß an traumatische Einwirkungen und haben, obwohl sie nach ihrem histologischen Aufbau zu den gutartigen Geschwülsten zu rechnen sind, die Eigentümlichkeit, meist rasch zu wachsen und zu metastasieren, besonders in die Lungen. In klinischer Hinsicht nehmen die Chondrome also häufig malignen Charakter an, weshalb die Prognose auch bei frühzeitiger Kastration mit Vorsicht zu stellen ist. In ähnlicher Weise kann das *Rhabdomyom* infolge von Einbruch in die Venen und Metastasen klinisch bösartig verlaufen, wie Beobachtungen E. KAUFMANNs bei einem fünfjährigen Knaben und SABRAZÈS' bei einem 21 Monate alten Kinde beweisen. Über den Ausgangspunkt der Rhabdomyome läßt sich vermuten, daß sie vom Cremaster testis oder dem Cre-

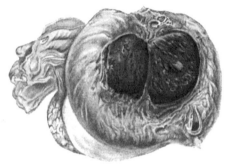

Abb. 25. Melanosarkom des Hodens. (Pathol. Institut Bern.) (Aus WILDBOLZ: Lehrbuch der Urologie.)

master ausgehen; es wurde aber auch die Ansicht ausgesprochen, daß es sich um einfach gebaute Embryome handelt.

Die *Sarkome* sind häufiger als die gutartigen Bindegewebstumoren des Hodens. Es werden Rundzellen-, Spindelzellen- und Riesenzellensarkome beobachtet. Wir führen nur die sicher als Bindegewebsgeschwülste zu erachtenden Formen in dieser Gruppe auf. Die sog. großzelligen Hodentumoren werden von manchen Autoren (SIMMONDS u. a.) ebenfalls zu den Sarkomen gerechnet in der Annahme, daß sie von dem interkanalikulären Bindegewebe ihren Ausgang nehmen; da wir diese Tumoren entsprechend der vorherrschenden Auffassung für epitheliale Geschwülste halten, finden sie sich bei der Gruppe der Carcinome abgehandelt.

Die *Rundzellensarkome* kommen schon in frühester Jugend, selbst angeboren vor. Sie wachsen rasch, sind von weicher Konsistenz und gehen gerne regressive Veränderungen ein, wie Verfettung, Nekrose, Blutung, wodurch sie auf dem Schnitt ein buntes Aussehen bekommen. Sonst ist die Schnittfläche markig, von grauweißer oder rötlicher Farbe; entsprechend dem malignen Charakter der Rundzellensarkome greifen sie auf den Nebenhoden über, brechen in die Blut- und Lymphgefäße ein und führen zu Metastasen.

Die *Spindelzellensarkome* sind meist derb, von lappigem Bau. Als besondere Formen sind die Fibrosarkome und perivasculäre Angiosarkome zu nennen. Die histologische Entscheidung, ob es sich um Sarkome oder Carcinome handelt, ist oft äußerst schwierig (E. KAUFMANN).

Das *Melanosarkom* ist eine sehr selten im Hoden vorkommende Geschwulst (Abb. 25).

Die *Zwischenzellengeschwülste* des Hodens, die von E. Kaufmann zuerst beschrieben wurden, nehmen ihren Ausgang von den sog. Leydigschen interstitiellen Zellen; sie machen Metastasen, sind also klinisch bösartig. Nach ihrer pathologisch-anatomischen Beschaffenheit sind sie zu den Sarkomen zu rechnen.

Unter den *primären Nebenhodentumoren* stellen die *Sarkome* die am häufigsten vorkommende Geschwulstart dar (Hinman und Gibson).

## 2. Die epithelialen Geschwülste.

Histologisch wie klinisch gutartige epitheliale Geschwülste kommen in zwei Formen vor. Bei den soliden *Adenomen* handelt es sich um knotenförmige Wucherungen von drüsenartigem Bau, den Samenkanälchen nicht unähnlich, während die *Cystadenome* (Adenocystome) aus Cysten verschiedener, meist nicht bedeutender Größe bestehen, die mit einem einfachen oder geschichteten Cylinder- oder Flimmerepithel ausgekleidet sind und eine schleimige spermatozoenfreie Flüssigkeit enthalten. Zuweilen sind die Cysten mit mehrschichtigem Epithel vom Bau der Epidermis ausgekleidet und mit atherombreiartigen Massen ausgefüllt, weshalb sie auch als Cystadenoma atheromatosum (Kocher, Langhans) bezeichnet werden. Gelegentlich finden sich in dem Stroma der Cystadenome verschiedenartige Gewebe, Knorpel, glatte oder quergestreifte Muskelfasern und anderes eingelagert, so daß ein Teil dieser Geschwülste in die Gruppe der mesodermalen Mischgeschwülste gehört (Debernardi).

Die häufigsten, daher klinisch wichtigsten epithelialen Geschwülste des Hodens, sind die sog. *großzelligen Hodentumoren (Seminome)*, deren Carcinomnatur heute von den meisten Autoren anerkannt wird. Anderslautende Auffassungen sind noch zu erwähnen. Die großzelligen Geschwülste sind in ihrem histologischen Bau für den Hoden charakteristisch, insofern sie sonst in keinem anderen Organ vorkommen. Sie nehmen wahrscheinlich ihren Ursprung aus dem Keimepithel der ausgebildeten Samenkanälchen des Hodens (Birch-Hirschfeld, Kaufmann u. a.). Entsprechend dieser Auffassung ist die von Chavassu eingeführte Bezeichnung *Seminom* besonders im Auslande in Gebrauch. Von Schulz und Eisendraht wurden die Geschwülste als *Spermatocytome* bezeichnet. Außer der genannten vorherrschenden Auffassung glauben manche Autoren, daß die Tumoren aus embryonalen Kanälchenzellen oder versprengten epithelialen Keimen ihren Ursprung nehmen; auch die Ansicht wurde vertreten, daß die Epithelien der sog. Pflügerschen Schläuche des Embryo die Ausgangszellen dieser genetisch noch ungeklärten Hodentumoren sind.

Über die Natur der *großzelligen Hodentumoren*, ob Carcinom oder Sarkom, sind wie bereits erwähnt, die Meinungen geteilt. Manche rechnen sie zu den Sarkomen und erblicken in ihnen, entsprechend ihrem alveolären Bau, Alveolarsarkome, eine Auffassung, die Billroth u. a. vertreten haben. Andere Autoren (Krompecher u. a.) halten sie für Endotheliome (Lymphendotheliome). Hansemann glaubt, daß es sich um von den Zwischenzellen ausgehende Sarkome handelt. Nach einer weiteren Auffassung erblickt man in diesen Tumoren einseitig gewucherte Teratome (Ribbert u. a.) und bezeichnet dementsprechend die Geschwülste als *embryonale maligne Hodentumoren*. Auch Schlagenhaufer glaubt, daß sich diese Tumoren öfters als Teratome entpuppen würden, wenn man den ganzen Tumor in Serienschnitten durchmustern würde. In neuerer Zeit scheint jedoch die Auffassung, daß die großzelligen Hodentumoren solid gebaute Carcinome darstellen, an Anhängern zu gewinnen. Grob-anatomisch stellen sich die Tumoren als von weicher, markiger oder mehr derb-elastischer Konsistenz dar. Wenn sie ausgedehnte Nekrosen enthalten, weisen sie weiche fluktuierende Bezirke auf. Die Geschwülste neigen zu Blutungen, schleimiger und fettiger Degeneration. Ihre Größe schwankt zwischen der eines Gänseeies und eines Kindskopfes, ihre Oberfläche ist gewöhnlich glatt, da die Tunica albuginea testis im allgemeinen selten von der Geschwulst durchwuchert wird. Sie ist dann von höckeriger Beschaffenheit, wenn die Tunica albuginea von Tumormassen infiltriert und durchwachsen ist. Eine sehr häufige Begleiterscheinung ist eine *sympathische Hydrocele* oder *Hämatocele*. Verhältnismäßig selten verwachsen die Scheidenhäute mit dem Hoden und mit der Scrotalhaut.

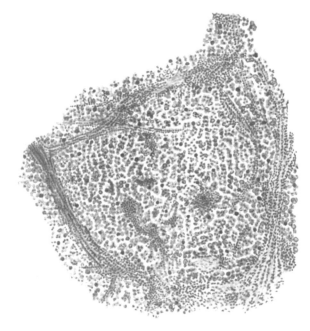

Abb. 26. Alveolär gebautes Hodencarcinom (Seminom) sog. großzelliger Hodentumor. (Pathol. Institut der Universität Köln.)

Ist es zu einem Durchbruch des Tumors durch die Haut und zur Wucherung auf der Scrotaloberfläche gekommen, so liegt ein sog. *Fungus testis malignus* vor. Nebenhoden und Samenstrang werden meist erst bei längerem Bestehen des Hodentumors ergriffen. So war in 24 Fällen VECCHIs nur 3mal der Tumor auf den Samenstrang übergewuchert, in 23 Fällen SAKAGUCHIs niemals. Der Nebenhoden kann infolge des Druckes der Hodengeschwulst der Atrophie verfallen. Auf der Schnittfläche erscheint die Geschwulst grauweiß. Wenn nekrotische und hämorrhagische Bezirke vorhanden sind, entsteht ein sehr buntes Bild, insofern die nekrotischen Partien von gelblicher, die hämorrhagischen von roter Farbe sind.

Im *histologischen* Bilde lassen die typischen großzelligen Hodentumoren häufig einen alveolären Bau erkennen. Das Geschwulstgewebe verbreitet sich hauptsächlich innerhalb der Hodenkanälchen (intrakanalikuläres Wachstum), die Wucherungen können jedoch auch auf das Zwischengewebe übergreifen (extra-kanalikuläres Wachstum). Die Geschwulstzellen sind von rundlich-kubischer Gestalt, eine große Ähnlichkeit mit den Zellen des Samenkanälchenepithels vor allem den Spermatogonien, ist unverkennbar; sie sind von einer deutlich sichtbaren Membran begrenzt, ihr Kern enthält ein oder mehrere Kernkörperchen (Abb. 26).

Die großzelligen Hodentumoren (Seminome) sind im Kindesalter selten und kommen in der Regel zwischen dem 20. und 40. Lebensjahre vor, was man in Beziehung gebracht hat mit der in dieser Zeit intensiven Tätigkeit des Hodenparenchyms. Am häufigsten betroffen wird das 4. Lebensdezennium, dann folgt das dritte. Aus den 23 Beobachtungen SAKAGUCHIs ergibt sich ebenfalls, daß sich die Mehrzahl der in Rede stehenden Geschwülste in der Zeit vollster sexueller Tätigkeit entwickelt.

Wesentlich seltener als die einfachen, soliden, großzelligen Hodencarcinome sind jene mit teilweise *adenomartigem papillärem Bau* (Abb. 27). Diese Tumoren sind in ihrer histologischen Struktur abschnittsweise den typischen großzelligen

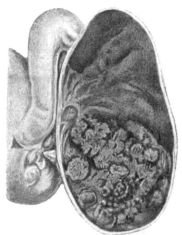

Abb. 27. Hodencarcinom.
(Aus WILDBOLZ: Lehrbuch der Urologie.)

Formen sehr ähnlich, insofern rundliche oder kubische Geschwulstzellen in größeren Komplexen beisammen liegen. Daneben finden sich aber drüsenartige Bildungen, die hauptsächlich dadurch zustande kommen, daß zylindrische Geschwulstzellen in den perivasculären und interstitiellen Lymphspalten wuchern. Auch komplizierte papilläre Bildungen kommen zustande (SAKAGUCHI). Histogenetisch werden diese Geschwülste abgeleitet von den Epithelien der Tubuli recti und des Rete testis. Für diese Annahme soll der Umstand sprechen, daß sich die älteste und stärkste Geschwulstentwicklung in der Gegend des Rete testis findet, ferner daß die Geschwulstzellen sich häufig intrakanalikulär im Rete testis verbreiten, schließlich daß das Geschwulstwachstum eine gewisse Ähnlichkeit mit Wucherungen bei der Regeneration der Retekanälchen erkennen läßt (FRANK, VECCHI, SAKAGUCHI u. a.). Auch diese papillären Formen der malignen Hodentumoren werden nicht allgemein zu den Carcinomen gerechnet. Manche Autoren (LANGHANS u. a.) halten sie wegen ihres Gefäßreichtums und des Wachstums in den perivasculären Lymphspalten für perivasculäre Sarkome. Andere erblicken in ihnen einseitig gewucherte Teratome, eine Auffassung, die besonders dadurch gestützt wird, daß sich gelegentlich chorionepitheliomartige Bildungen in ihnen finden (SCHLAGENHAUFER, STERNBERG u. a.).

*Primäre Carcinome* des *Nebenhodens* scheinen sehr selten zu sein. In einer Zusammenstellung von HINMAN und GIBSON finden sich nur 4 Fälle verzeichnet.

## 3. Die tridermalen Geschwülste.

Bei den Tumoren dieser Gruppe handelt es sich um untereinander sowohl in pathologisch-anatomischer Hinsicht als auch im klinischen Verlauf recht verschiedene Geschwülste. In histogenetischer Hinsicht haben sie die Eigentümlichkeit gemeinsam, daß an dem Aufbau der Geschwülste nicht nur *eine* Gewebsart, wie Bindegewebe oder Epithelgewebe beteiligt ist, vielmehr handelt es sich um sehr kompliziert gebaute, oft wundersame Geschwülste, deren einzelne Gewebsteile nach den Untersuchungen von WILMS als Abkömmlinge der drei

Keimblätter erkannt wurden. Die ursprüngliche Auffassung nach WILMS, daß diese Geschwülste auf eine dreiblättrige Keimanlage zurückzuführen wären, welche in der männlichen Geschlechtszelle vermutet wurde, die infolge einer Art Parthenogenese in Wucherung gerate, ist wieder verlassen. Nach der Theorie von MARCHAND und BONNET ist es wahrscheinlich, daß die Tumoren aus einer isolierten verlagerten Furchungskugel (Blastomere) hervorgehen. Die von den drei Keimblättern herzuleitenden Tumoren sind in ihrem histologischen Aufbau sehr verschieden, aber zeigen doch auch Übergangsformen, so daß man sie nach dem Vorschlage von BONNET, DEBERNARDI u. a. in eine einzige Gruppe unter der Bezeichnung *Teratome* zusammenfassen könnte, doch ist es wegen der klinischen Verschiedenartigkeit der in Rede stehenden Tumoren vorzuziehen, einzelne Typen der tridermalen Geschwülste auseinanderzuhalten. Wir unterscheiden:

1. Die *Dermoidcysten = cystische Teratome = cystische Embryome* (WILMS). In der Regel handelt es sich um sog. *zusammengesetzte* oder *komplizierte* Dermoidcysten, während sich die einfachen Dermoidcysten, die nur aus einem Hautbalg mit Haaren und Drüsen und einem talgartigen Inhalt bestehen, im Hoden sehr selten finden. Die verschiedenen Gebilde der zusammengesetzten Dermoidcysten des Hodens stammen, ebenso wie die der Ovarien nach den Untersuchungen von WILMS von allen drei Keimblättern ab, es handelt sich also um echte cystische Teratome. Sie stellen cystische, mit fettigem Brei und Haarbüscheln angefüllte Gebilde dar, die an ihrer Innenfläche einen in das Cystenlumen vorspringenden, sehr verschieden geformten Höcker (sog. WILMSsche Zotte) aufweisen, dessen Oberfläche von Plattenepithel überzogen ist und reichlich Schweiß- und Talgdrüsen enthält; die Masse des Höckers setzt sich aus verschiedenartigen Geweben, wie Bindegewebe, Muskulatur, Knorpel, Knochen, drüsenartigen Gebilden verschiedener Natur zusammen; häufig enthalten die Geschwülste auch Zähne, die manchmal auf kieferähnlichen Knochenspangen sitzen; die Zähne liegen entweder verborgen im Innern des Höckers oder sie ragen mit ihren Kronen in das Lumen der Dermoidcyste. Man hat die zusammengesetzten Dermoidcysten als rudimentäre Anlage eines Fetus aufgefaßt und sie als Kopfanlage (WILMS) oder als Kopfhöcker bezeichnet. Mit der rudimentären Anlage eines Fetus findet die Entwicklung der Dermoidcyste in der Regel ihren Abschluß, dementsprechend ist der Geschwulstcharakter ein gutartiger.

Die *komplizierten Dermoidcysten* werden im Hoden viel seltener als im Ovarium beobachtet. Sie werden meist als angeborene Gebilde bei kleinen Kindern gefunden, seltener bei Erwachsenen. In der Regel kommen sie in der Einzahl zur Beobachtung und entwickeln sich intratesticulär. Außerhalb des Hodens im Scrotum gelegene Dermoide sind nach LEXER sehr selten. Die Dermoidcysten wachsen sehr langsam und machen dem Träger erst infolge ihrer Größe Beschwerden.

2. Die *Teratome = Embryome* (WILMS).

Der Unterschied zwischen den *Teratomen* und den *komplizierten Dermoidcysten* ist kein prinzipieller, sondern nur ein gradueller, insofern es sich bei den Teratomen um organähnliche („organismoide") Bildungen handelt, d. h. es finden sich rudimentär entwickelte Formen normaler Körperteile und Organe, die meist ohne topographische Anordnung beisammen liegen und durch eine geschwulstartige Masse zusammengehalten werden, die ihrerseits wieder wie die teratoiden Mischgeschwülste die Abkömmlinge der drei Keimblätter in buntem Durcheinander beherbergen. Von solchen Rudimenten finden sich in den Teratomen vollkommene Skeletabschnitte, wie Schädel, Becken oder Extremitäten mit Gelenken, Darmschlingen, Bronchien, Lungen, Schilddrüsengewebe, auch

Gehirn mit Ventrikel und Windungen, Augenanlagen usw. Die mit Haut bekleideten Teile springen in eine dermoidähnliche Höhle vor oder sind von einer amnionartigen Hülle umgeben (Lexer). Die Teratome sind kongenitale Bildungen, ihre Entwicklung erfolgt langsam, indem sie in gewisser Beziehung den physiologischen Gesetzen des Wachstums folgend, im Verhältnis zu dem progressiven Wachstum der einzelnen Organe, aus denen sie zusammengesetzt sind, wachsen (Borst, Vecchi).

Die Teratome (Embryome) sind fast stets angeboren und werden daher im kindlichen Alter beobachtet; sie wachsen langsam, doch können sie im Laufe der Zeit erhebliche Größe erreichen. Ihre Oberfläche ist meist unregelmäßig, höckerig. Die Konsistenz ist verschieden, je nachdem cystische und solide Abschnitte abwechseln. Im allgemeinen sind die Teratome klinisch gutartig, machen keine Metastasen und rezidivieren nach Exstirpation nicht. Borst hat sie als parasitische Teratome bezeichnet.

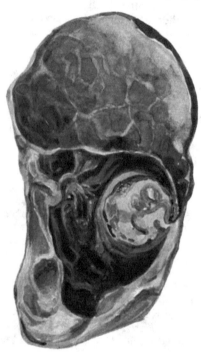

Abb. 28. Teratom eines Leistenhodens (6½ jähr. Knabe). (Pathol. Institut der Universität München.)

3. Die *teratoiden Mischgeschwülste = solide und kleincystische Teratome = embryoide Geschwülste* (Wilms).

Die teratoiden Mischgeschwülste unterscheiden sich von den komplizierten Dermoidcysten durch ihren soliden bzw. kleincystischen Bau (Abb. 29), von den Teratomen durch das Fehlen von Körperteilen und Organrudimenten und von den sog. mesodermalen Mischgeschwülsten durch ihre reichhaltigere Zusammensetzung aus Geweben aller drei Keimblätter (Vecchi). Zu dieser Gruppe werden nach Wilms die Tumoren gerechnet, die früher als Hodenchondrome, Cystosarkome, Cystocarcinome, Chondroadenome, Adenocystome usw. aufgefaßt und bezeichnet wurden.

Die Tumoren bestehen fast ausschließlich aus embryonalen Geweben und unfertigen Organen. Man spricht deshalb auch von organähnlicher („organoider") Struktur dieser Geschwülste. Fast stets sind die Abkömmlinge der drei Keimblätter vorhanden, überwiegend sind die Bildungen des Entoderms und Mesoderms, die ektodermalen können ganz fehlen (Abb. 30). Die verschiedenen Gewebe, die quergestreiften Muskelfasern nicht ausgenommen, sind planlos durcheinander gemischt und zeigen ein selbständiges übermäßiges Wachstum, welches sie zu echten Blastomen stempelt. Oft entwickeln sie sich sogar zu bösartigen Tumoren, die mächtige Wucherungen zeigen und Metastasen machen. In diesen kann der teratomatöse Aufbau vollständig wiederkehren oder der eine oder andere (sarkomatöse oder carcinomatöse) Anteil überwiegt (Borst, Kaufmann, Vecchi u. a.). Zum Unterschied von den sog. zusammengesetzten Dermoidcysten und Teratomen (Embryomen) treten die teratoiden Mischgeschwülste im Alter der Geschlechtsreife zwischen dem 20. und 40. Lebensjahre auf. Sie können jahrelang langsam zu großen höckerigen Tumoren heranwachsen, bis sie plötzlich bösartigen Charakter annehmen, metastasieren und zum Tode führen oder nach Exstirpation rezidivieren,

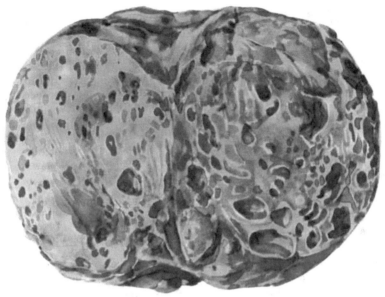

Abb. 29. Kleincystisches Teratom. (Pathol. Institut der Universität München.)

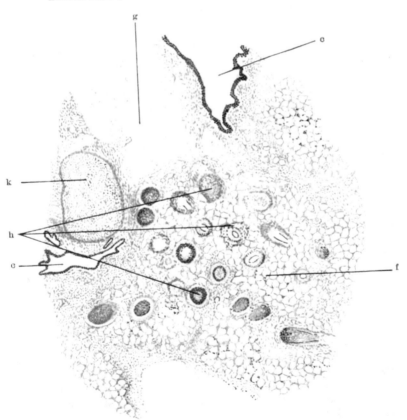

Abb. 30. Kleincystisches Teratom. c cylinderepithelführende Cyste; f Fettgewebe; g gliöses Gewebe; h Haarbälge; k embryonaler Knorpel. (Pathol. Institut der Universität Köln.)

also in jeder Hinsicht als maligne zu bezeichnen sind. BORST hat sie als blastomatöse Teratome bezeichnet.

Besondere Erwähnung erfordern die gelegentlich vorkommenden *chorion-epitheliomatösen* Bildungen, die von dem ektodermalen Anteil der Geschwulst hergeleitet werden; es kommen außerdem ganz reine chorionepitheliomartige Tumoren vor, ohne daß andere teratomatöse Bestandteile nachzuweisen wären. Wahrscheinlich verhält es sich bei diesen Tumoren so, daß das chorionepithel-artige Gewebe (syncytiale Elemente und LANGHANSsche Zellen) die übrigen Bestandteile eines mesodermalen Teratoms mehr oder weniger stark über-wuchert hat, so daß es einer sehr genauen histologischen Untersuchung bedarf, um auch andere Gewebe eines Teratoms aufzufinden (E. KAUFMANN).

*Zusatz:* Mit der Bezeichnung *mesodermale Mischgeschwülste* kann man Hoden-tumoren belegen, die aus verschiedenartigen Gebilden zusammengesetzt sind, unter denen aber weder Entoderm- noch Ektodermderivate, sondern nur Meso-dermabkömmlinge nachweisbar sind, die nach VECCHI auf die Urogenitalanlage des Trägers zurückzuführen sein sollen. Nach WILMS soll es sich um Geschwülste tridermalen Ursprunges handeln, die sich einseitig nach der mesodermalen Seite hin entwickelt haben.

Über die **Ätiologie** der Hodengeschwülste wissen wir, wie bei den meisten anderen Geschwülsten des Körpers, nichts Bestimmtes. Man hat versucht, eine Reihe von auslösenden Ursachen für das geschwulstmäßige Wachstum ausfindig zu machen. Zwischen vorhergegangenen Erkrankungen des Hodens, sei es spezifischer oder nichtspezifischer entzündlicher Natur, besteht wohl kaum ein Zusammenhang. WEISER fand bei daraufhin gerichteten histologischen Unter-suchungen niemals tuberkulöse Veränderungen oder Reste von gonorrhoischer Entzündung. Für gewisse Formen, wie für die carcinomatösen und sarkomatösen kann man an ein Trauma (Fall, Schlag, Stoß, Quetschung), oder chronische Reize (Bruchband) als ätiologische Faktoren denken. Es liegen zu dieser Frage neuere Mitteilungen vor. VECCHI hat in 24 eigenen Fällen von großzelligen Hoden-tumoren keine wirklich beweiskräftigen Tatsachen gefunden, die für die Bedeu-tung eines Traumas bei der Entstehung der Geschwülste sprechen. SAKAGUCHI glaubt, daß ein Trauma zwar nicht als auslösender Faktor, aber hie und da doch als Moment anzusehen sei, wodurch ein schnelleres Wachstum eines bereits vorhandenen Tumors angeregt werden kann. Von 100 Kranken TANNERs gaben 22 als Ursache der Geschwulstbildung ein Trauma an. Eine ältere Zusammen-stellung von GRASSMANN (1900) betrifft 20 Fälle von bösartigen Hoden-geschwülsten, nach damaliger Auffassung Sarkome von verschiedenem Bau, welche sich auf Grund anamnestischer Erhebungen unmittelbar an ein Trauma entwickelt haben sollen.

Bezüglich des Zeitraumes, innerhalb welchem die Geschwülste nach statt-gehabtem Trauma auftraten, berichtet GRASSMANN, daß es in 30 Fällen inner-halb eines Monats und in 6 Fällen in der Zeit von 1—8 Monaten zur Geschwulst-bildung kam. MIYATA kommt, allerdings an einer kleineren Beobachtungsreihe, zu wesentlich anderen Feststellungen; seine 7 Fälle von malignen Hodentumoren traten erst nach 1—5 Jahren nach einem Trauma in Erscheinung, trotzdem erkennt er das Trauma als Ursache der Entstehung der bösartigen Hoden-geschwülste an. Andererseits fehlt es nicht an Stimmen, die einen auslösenden Einfluß des Traumas bestreiten. Es wird darauf hingewiesen, daß häufig der Unfall nur die Aufmerksamkeit des Kranken auf sein bestehendes Leiden hin-lenkt. WEISER vermutet, daß das voluminösere erkrankte Organ traumatischen Schädigungen stärker ausgesetzt ist, wodurch das relativ häufige Zusammen-treffen von Trauma und Hodentumor seine Erklärung fände. Daß in solchen

Fällen das anfänglich langsame Wachstum der Geschwulst oft außerordentlich beschleunigt wird, ist wohl allgemein anerkannt.

In *ätiologischer* Hinsicht spielt auch die *Retention des Hodens* im *Leistenkanal* im Sinne der Disposition zur malignen Entartung eine Rolle, denn die Prozentzahl von malignen Tumoren im retinierten Hoden im Verhältnis zu der Gesamtzahl dieser Anomalie ist größer als die Prozentzahl von bösartigen Neubildungen in normal gelagerten Hoden. Nach einer großen Sammelstatistik LAUWERs handelt es sich in 8,7% aller Hodengeschwülste um retinierte Hoden. Aus der neueren Kasuistik ist zu erwähnen, daß sich unter VECCHIs 24 Fällen von malignen Hodentumoren nur ein Leistenhoden und unter 23 Fällen SAKAGUCHIs nur ein ektopischer Hoden fand. Viel häufiger beobachtete HOWARD das Zusammentreffen von Retention und Geschwulstbildung. Von 57 malignen Hodentumoren betrafen 9—15,7% retinierte Hoden.

Aus einer Zusammenstellung WEISERs, die das Material einer Reihe von Autoren umfaßt, ergibt sich, daß unter 107 malignen Hodentumoren 18 in nicht vollständig descendierten Hoden zur Entwicklung kamen. WEISER möchte den Einfluß wiederholter Traumen, denen die dystopen Hoden besonders ausgesetzt sein sollen, nicht hoch bewerten, denn die Leistenhoden seien weniger leicht direkten traumatischen Insulten ausgesetzt als normal liegende Hoden. Er glaubt vielmehr, daß die Anomalie den Ausdruck einer embryonalen Störung der Organentwicklung darstellt und in dieser erblickt er den ätiologischen Faktor der malignen Geschwulstbildung. Die gleiche Bedeutung kommt nach WEISER den seit Geburt bestehenden abnormen Größenverhältnissen des Hodens zu, denn er beobachtete 3 Fälle, in denen seit Kindheit eine Vergrößerung des Hodens bis auf doppelte Größe bestand, während 1mal eine Atrophie vorlag. Auch WEYTLANDT glaubt, in der ungenügenden Entwicklung die Ursache sowohl der Retention des Hodens, der unvollständigen Entwicklung des Samenepithels und der Geschwulstbildung suchen zu müssen.

Der Bauchhoden ist in nicht höherem Grade als der normal gelagerte Hoden zur Geschwulstbildung disponiert. Manche (TANNER u. a.) bezeichnen ihn sogar als fast immun gegen maligne Entartung. Den Grund hierfür glaubt man in der gegen äußere schädigende Einflüsse geschützten Lage des Bauchhodens erblicken zu können. Daß jedoch der in der Bauchhöhle liegende Hoden vor maligner Entartung nicht immer bewahrt bleibt, ergibt sich aus der Beobachtung ROMITIs, bei der sich ein bösartiger Tumor in einem vor 11 Jahren anläßlich einer Hernienoperation in die Bauchhöhle verlagerten Hoden entwickelt hatte. Auch WEISER berichtet, daß unter 27 Fällen von malignen Hodentumoren der HOCHENEGGschen Klinik 3 Fälle einen Bauchhoden betrafen.

**Klinische Krankheitserscheinungen und Verlauf.** Die gutartigen Geschwülste wie die Fibrome, Lipome, Adenome usw. wachsen, ohne ein besonderes Lebensalter zu bevorzugen, langsam und erreichen in der Regel keine bedeutende Größe. Sie verursachen keine besonderen Beschwerden, auch wenn sie vom Träger als Knoten getastet werden können. Wenn sie eine beträchtlichere Größe erreicht haben, können sie spannende oder ziehende Schmerzen in der Leistengegend auslösen.

Die häufigsten Hodengeschwülste, die großzelligen Tumoren (Seminome) sind bei Kindern sehr selten und kommen in der Mehrzahl im kräftigen Mannesalter, vor allem im 4. Lebensdezennium, zur Entwicklung. Diese von allen Autoren beobachtete Tatsache geht u. a. aus der Beobachtungsreihe VECCHIs deutlich hervor. Seine 24 Fälle verteilten sich auf folgende Lebensalter:

| | | |
|---|---|---|
| 20.—30. Jahr | 3 | Fälle |
| 30.—40. ,, | 12 | ,, |
| 40.—50. ,, | 6 | ,, |
| 50.—60. ,, | 3 | ,, |

Bezüglich des Sitzes der Seminome scheint zwischen dem linken und rechten Hoden kein nennenswerter Unterschied zu bestehen. Unter den Fällen Vecchis war 14mal der rechte, 10mal der linke Hoden betroffen. Nach einer Zusammenstellung von Chevassu war unter 59 Fällen von großzelligen Hodentumoren 31mal der rechte, 25mal der linke Hoden erkrankt, bei 3 Fällen fehlen die Angaben.

Doppelseitigkeit bösartiger Hodentumoren (Carcinome) ist äußerst selten. Tanner berichtet über eine Beobachtung bei einem 45jährigen Manne, bei dem sich innerhalb weniger Wochen in beiden Hoden ein Carcinom mit großen polyedrischen Zellen entwickelte.

Als große Seltenheit beschreiben Bökel und Masson ein 1 kg schweres Seminom, das sich in einem dritten (ektopischen) Hoden, der in der Mittellinie oberhalb der Symphyse lag, entwickelt hatte.

Die *subjektiven Beschwerden* bestehen infolge der Vergrößerung des Hodens in einem Gefühl der Schwere und Zerrung, in der Regel fehlt Schmerzhaftigkeit im Hoden; erst wenn die Geschwulst eine bedeutende Größe erreicht hat, können stechende und lanzinierende Schmerzen in der Leisten- bzw. Lendengegend auftreten. Die Schmerzen sind stets vorhanden, wenn die Geschwulst auf den Samenstrang übergegriffen hat. Die Erkrankung führt in der Regel zum Tode. Nach Kocher beträgt die gesamte Krankheitsdauer der großzelligen Hodentumoren durchschnittlich nur 2 Jahre. Von den neueren Autoren wird diese Angabe im allgemeinen bestätigt. Über andersartige Beobachtungen berichtet Vecchi. Er gibt an, daß bei seinen eigenen 24 Fällen der Beginn der Entwicklung der großzelligen Hodengeschwülste, d. h. die Zeit, zu welcher die Patienten die ersten Symptome wahrnehmen, 6 Monate bis 15 Jahre zurücklag. Nur in 4 Fällen gestaltete sich die langsame Entwicklung plötzlich zu einer viel rascheren.

Eine besondere maligne Eigenschaft der großzelligen Hodentumoren ist die frühzeitige Metastasenbildung. Die Metastasierung hat gewisse Eigentümlichkeiten, die auch für die radikale operative Behandlung von großer Bedeutung sind. Die Leistendrüsen werden nicht immer befallen, während es sehr rasch zu Metastasen in den retroperitonealen, lumboaortalen, auch in den iliacalen und mesenterialen Lymphknoten, ferner in der Leber, den Lungen und dem Knochensystem kommt. Die subjektiven Beschwerden, die im Krankheitsverlauf auftreten, sind unter Umständen lediglich auf die Geschwulstmetastasen zurückzuführen. So können metastatische Tumoren der retroperitonealen Lymphdrüsen auf die Wurzeln der Spinalnerven drücken und heftigste Schmerzen auslösen, auch Magen- oder Stuhlbeschwerden können durch größere Drüsenmetastasen hervorgerufen werden. Bei Druck auf die großen Beckenvenen oder die Vena cava inferior kann es zu Ödem der unteren Extremitäten kommen. Leber- und Lungenmetastasen führen unter Kachexie zum Tode (Kocher, v. Bramann u. a.).

Die Carcinome des Hodens, welche histologisch durch ihren adenomartigen, papillären Bau charakterisiert sind, werden zum Unterschiede von den großzelligen sowohl im Kindesalter als auch im Mannesalter beobachtet. Im übrigen unterscheiden sie sich in ihrem klinischen, malignen Verlauf nicht prinzipiell von den großzelligen Tumoren, vielleicht besteht eine weniger große Neigung zur Metastasenbildung.

Die rundzelligen und spindelzelligen Sarkome kommen ebenfalls sowohl bei Erwachsenen als auch bei Kindern zur Beobachtung und sind wegen der Neigung zum Einbruch in die Blutbahnen und zur Metastasierung ebenfalls absolut bösartige Geschwülste.

Die unter dem Sammelbegriff tridermale Geschwülste aufgeführten Tumoren haben recht verschiedene klinische Wertigkeit. Die Dermoidcysten und 'die

Teratome (Embryome) werden, da es sich um angeborene Tumoren handelt, die allmählich heranwachsen, schon in der Kindheit festgestellt. Für sie ist das langsame Wachstum charakteristisch. In den Pubertätsjahren hat man beschleunigtes Wachstum beobachtet. Die Tumoren können ansehnliche Größe erreichen, ohne daß das Allgemeinbefinden leidet, ein Zeichen, daß es sich um eine rein lokale Erkrankung handelt.

Die dritte Form der tridermalen Geschwülste, die sog. teratoiden Mischgeschwülste, stimmen in ihrem klinischen Verlauf wieder fast völlig mit den bösartigen Hodentumoren, den Sarkomen bezw. Carcinomen überein. Sie entwickeln sich ebenfalls im geschlechtsreifen Alter, am häufigsten zwischen 20. und 40. Lebensjahr, können dann zwar jahrelang langsam wachsen, aber trotzdem sind sie als klinisch bösartig zu bezeichnen, da sie häufig sarkomatös und carcinomatös entarten und ebenso wie Sarkome und Carcinome metastasieren.

Die chorionepitheliomartigen Geschwülste sind klinisch sehr bösartig, insofern sie Metastasen auf dem Blutwege in andere Organe machen. Auch die mesodermalen Mischgeschwülste sind als klinisch maligne, metastasierende Tumoren zu bezeichnen.

**Diagnose.** Aus der Darstellung des Krankheitsverlaufes der Hodengeschwülste ergibt sich ohne weiteres die Bedeutung der frühzeitigen Erkennung der Natur des Leidens. Zunächst sind bei einer nicht akut entzündlichen Schwellung des Hodens jene Erkrankungen differentialdiagnostisch auszuschließen, die im Hoden bzw. Nebenhoden zu knotigen Verdickungen und zu gleichzeitiger Vergrößerung des Organs führen. In dieser Hinsicht kommen hauptsächlich die *Tuberkulose des Nebenhodens* und *die Hodensyphilis* in Betracht, außerdem chronische, nichtspezifische Nebenhodenentzündungen mit Knotenbildungen. Über Fehldiagnosen zwischen Epididymitis tuberculosa und malignen Tumoren berichten HINMANN, BARRINGER, BARNEY. In Frage kommen vor allem vom Nebenhoden ausgehende Geschwülste, die allerdings selten sind. Immerhin gibt es derartige Geschwülste, die hauptsächlich den Nebenhoden ergreifen und so eine Nebenhodentuberkulose vortäuschen können. Für Tuberkulose spricht der allgemeine Körperzustand, gelegentlich der Nachweis von tuberkulösen Erkrankungen anderer Organe, insbesondere des Urogenitalapparates, den man einer genaueren Untersuchung unterziehen muß. In der Regel gestattet der weitere Verlauf der tuberkulösen Epididymitis, die zur Verkäsung und Fistelbildung führt, die Differentialdiagnose. Die Diagnose Hodensyphilis kann anamnestisch nahe gelegt werden, die Diagnose gestattet aber erst der Ausfall der WASSERMANNschen Reaktion und vor allem der Erfolg oder Nichterfolg einer spezifischen antiluetischen Therapie. Eine bestehende *Hydrocele* oder *Hämatocele* kann die Diagnose eines Hodentumors erschweren. Der Hinweis KOCHERs, daß bei Schmerzhaftigkeit einer Hydrocele immer eine symptomatische Hydrocele vorliegt, ist von Bedeutung und kann den Diagnostiker auf die richtige Bahn leiten. Die Hämatocele ist infolge ihrer harten Konsistenz und ihrer glatten Oberfläche manchmal nur schwer von einem soliden Tumor zu unterscheiden.

Die Punktion der symptomatischen Hydrocele bei Hodentumor ergibt nach v. BRAMANN eine schleimig-trübe Flüssigkeit zum Unterschiede von der gewöhnlichen klaren Hydrocelenflüssigkeit. Die Komplikation einer Hydrocele bzw. Hämatocele findet sich vor allem bei den klinisch bösartigen Tumoren. Bei den teratomartigen Geschwülsten scheinen symptomatische Hydrocelen, wie RIMANN auf Grund der Literaturangaben ausführt, nicht gefunden zu werden.

Für die Diagnose Hodentumor spricht auch die Erweiterung der Samenstranggefäße, ein Symptom, auf das KOCHER aufmerksam gemacht hat. Manchmal ist die Entwicklung eines bösartigen Hodentumors von neuralgischen Schmerzen im Samenstrang begleitet.

Auf Grund der Palpation des Hodens kann unter Umständen eine Vermutungsdiagnose bezüglich der Natur der Geschwulst gestellt werden. Von den sarkomatösen und carcinomatösen Tumoren ist bekannt, daß sie zunächst innerhalb der Hodensubstanz wachsen und zur gleichmäßigen Vergrößerung des Hodens führen, ohne auf seiner Oberfläche durch Knotenbildung in Erscheinung zu treten, darauf zurückzuführen, daß die straffe Tunica albuginea der Geschwulstwucherung sehr lange Widerstand leistet und erst im späteren Verlaufe von dem Tumor durchbrochen wird. Auch die Scrotalhaut geht infolgedessen lange Zeit keine Verwachsungen mit dem Hodentumor ein. Eine beginnende Adhäsion zwischen Scrotalhaut und dem Hoden spricht in differential-diagnostischer Hinsicht für Tuberkulose. In späteren Stadien kann ein maligner Tumor die Haut durchwuchern und als Fungus malignus testis auf der Scrotal-oberfläche weiter wachsen. Der Nebenhoden, der zunächst von der Geschwulst nicht ergriffen wird, kann in der Regel bei der Palpation abgetastet werden.

Die teratomartigen Geschwülste lassen unter Umständen bei der Palpation eine ungleichmäßige höckerige Gestalt erkennen, auch kann ihre Konsistenz verschieden sein, indem sich größere cystische, breiige Massen enthaltende Bezirke durch das Gefühl der Fluktuation oder der Teigigkeit als solche verraten. Hier kann nach v. BERGMANN die Punktion mit einem Schlage zur Erkennung der Geschwulstart führen, wenn sich Haare in dem Punktat finden.

Abgesehen von der Möglichkeit, durch die Probepunktion die Diagnose im Sinne der Gutartigkeit oder Bösartigkeit des Tumors zu klären, muß betont werden, daß alle übrigen diagnostischen Überlegungen, die sich auf das Auftreten der Hodenvergrößerung Art und Schnelligkeit des Geschwulstwachstums, ebenso der Palpationsbefund, nicht mit der nötigen absoluten Sicherheit feststellen erlauben, ob es sich um einen gutartigen oder bösartigen Tumor handelt. Es empfiehlt sich daher, vor der operativen Behandlung eines Hodentumors, wenn man nicht vorzieht, grundsätzlich in jedem Falle die Kastration auszuführen, was an sich das sicherste Verfahren wäre, die Diagnose durch eine Probeexcision genauer zu erhärten, woraus sich dann die Richtlinien der Behandlung ergeben.

Besondere Berücksichtigung erfordert die Diagnose eines Bauchhoden-tumors, in der Regel wird es sich nur um eine Wahrscheinlichkeitsdiagnose handeln. Beim Fehlen des Hodens im Scrotum oder im Leistenkanal können unbestimmte abdominale Beschwerden, Störungen der Darmpassage oder auch der Miktion, und der Nachweis einer Resistenz den Verdacht auf Tumor eines Bauchhodens erregen. In vorgeschrittenen Fällen kann der Tumor palpatorisch nachgewiesen werden. Nach WEISER ist die Geschwulst verschieblich, wenn der Bauchhoden ein langes Mesorchium besitzt, im übrigen unverschieblich.

Neuerdings wurde auch die Radiologie zur Diagnose der Hodentumoren herangezogen (JORDON-BELL). Es ist zu erwarten, daß man bei den Teratomen das Vorhandensein von Knorpel, Knochen und Zähnen nachweisen kann und dadurch über die Natur des Tumors nähere Aufschlüsse erhält.

Die **Prognose** und **Indikation zur Operation** ergibt sich aus der Schilderung des pathologisch-anatomischen und klinischen Charakters der Geschwülste. Eine klinisch völlig gute Prognose haben eigentlich nur die einfachen binde-gewebigen und epithelialen Geschwülste, aber auch hier ist zu bedenken, daß selbst Chondrome und Rhabdomyome einen bösartigen Charakter annehmen können. Auch die Teratome gelten im allgemeinen als gutartig, da sie viele Jahre lang langsam wachsen, jedoch auch hier wissen wir, daß sie plötzlich sarkomatös oder carcinomatös entarten können. Außerdem haben sie die Neigung zu Entzündung und Eiterung. Eine absolut schlechte Prognose bieten

die Sarkome und Carcinome und die teratoiden Mischgeschwülste. Nur bei sehr
frühzeitiger Diagnose besteht Aussicht, durch die vor der Metastasierung ausgeführte Ausrottung des Organs günstige Erfolge zu erzielen. Die Dauerheilungen sind bei den bösartigen Typen im allgemeinen sehr gering, meist
führen Rezidive, häufiger noch die Metastasen zum Tode. Nach v. Bramann
haben einzelne Chirurgen (Kocher, König) bei frühzeitiger Kastration über
mehrere Jahre anhaltende Heilung erzielt. Über ein Spätrezidiv nach 11 Jahren
berichtet Flesch. Im allgemeinen ist jedoch die Prognose der bösartigen
Hodentumoren sehr ungünstig, nach Tanner beträgt die Mortalität der Mischgeschwülste 91%, die der Carcinome 60%.

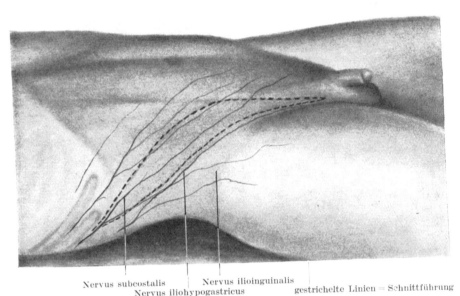

Nervus subcostalis    Nervus ilioinguinalis

Nervus iliohypogastricus              gestrichelte Linien = Schnittführung

Abb. 31.

Abb. 31—34. Radikaloperation der bösartigen Hodentumoren. (Nach Hinman, Gibson und
Kutzmann.)

Über eine Spontanheilung eines malignen Chorionepithelioms des Hodens
bei mächtigen retroperitonealen Metastasen berichtet Prym. Als Residuum
im Hoden fand sich ein kleinkirschkerngroßer Tumor aus kernarmem faserig
nekrotischem Bindegewebe bestehend.

**Behandlung.** Abgesehen von den eindeutig gutartigen Tumoren muß jeder
Hodentumor radikal chirurgisch durch *Kastration*[1] mit hoher Abtragung des
Samenstranges und Ausräumung der Inguinaldrüsen beseitigt werden. Für die
zum Teil gutartigen Teratome kann unter Umständen, d. h. wenn der Hoden
sich gut isolieren und der Tumor sich gut ausschälen läßt, diese konservativ
chirurgische Maßnahme genügen (v. Bramann).

Neuerdings macht sich vor allem im Ausland (Hinman, Delbet, Chevassu
u. a.) das Bestreben bemerkbar, die Kastration und die Ausräumung der inguinalen Lymphdrüsen als nicht genügend radikalen Eingriff zu betrachten. Es
wird deshalb die *Exstirpation der gesamten iliacalen, lumboaortalen Lymphdrüsen* gefordert. Die Operation wird nach Hinman in 2 Sitzungen ausgeführt.
Zunächst wird die Orchidektomie gemacht und dann folgt als 2. Akt die

---

[1] Die Technik der Kastration findet sich in Bd. I, S. 268 dargestellt.

Ausräumung der retroperitonealen Lymphdrüsen. Zu diesem Zweck wird ein Schnitt angelegt, der vom Leistenband bis zum Rippenbogen verläuft. Es wird retroperitoneal vorgegangen und die hintere Bauchwand bis zur Wirbelsäule und nach oben bis zum Nierenhilus freigelegt und die gesamten paraaortalen

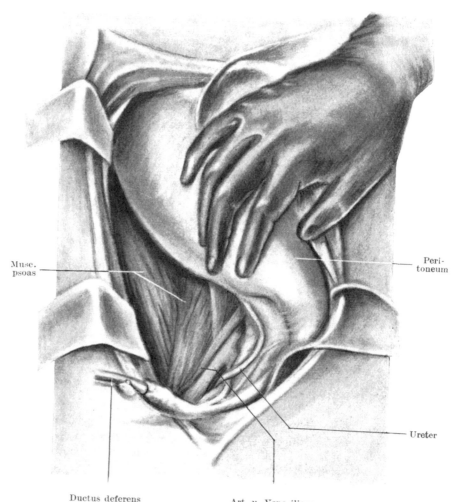

Musc.
psoas

Peritoneum

Ureter

Ductus deferens                    Art. u. Vena iliaca

Abb. 32.

Lymphdrüsen exstirpiert (Abb. 31—34). Diese radikale Operation soll bei Fettsucht, Nephritis, Diabetes, Lungenerkrankungen, und wenn Metastasen in den supraclaviculären Drüsen bestehen, bei Hautmetastasen, nicht ausgeführt werden. HINMAN gibt an, mit der radikalen Methode 30% Heilung gegenüber 15—20% mit der einfachen Kastration erzielt zu haben. Sobald allerdings Metastasen klinisch in Erscheinung treten, könne auch die erweiterte Radikaloperation den Kranken nicht retten.

Ein begeisterter Anhänger der erweiterten Radikaloperation ist ASTERIADÉS, der die einfache Kastration für die Mehrzahl der Hodencarcinome für ein

unnützes, gefährliches Verfahren hält. Nur bei Metastasen in den supraclaviculären Drüsen und bei Hautmetastasen verzichtet er auf den großen Eingriff. Dagegen weist WEISER darauf hin, daß es sich bei den Fällen HINMANs
nicht um Dauerheilungen handelt, sondern nur um eine Beobachtungszeit
von 2 Jahren nach dem Eingriff. Er berechnet dann die Dauerresultate
bei einer Beobachtungszeit von 4 Jahren und konnte unter 51 Fällen 6 Heilungen

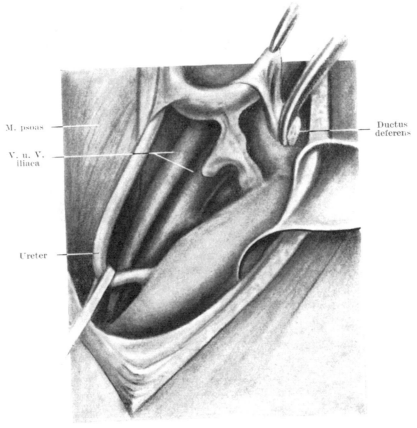

M. psoas

V. u. V.
iliaca

Ureter

Ductus
deferens

Abb. 33.

= 12% Dauererfolge feststellen, während er bei 19 nach der Kastration Nachuntersuchten eine Dauerheilung von 24% der Fälle fand.

HANDFIELD-JONES hat seine Erfolge mit der einfachen Orchidektomie
den Erfolgen HINMANs mit der radikalen Operationsmethode gegenüber gestellt
und kommt zu dem Schluß, daß es nicht gerechtfertigt ist, die radikale Methode
anzuwenden. Die einfache Kastration führt nach seinen Erfahrungen in einem
hohen Prozentsatz, 50% zur Heilung, sofern sie früh genug ausgeführt wird.

Die von MAUCLAIRE geforderte *Radikaloperation*, die in der Entfernung
des Vas deferens und der Samenblase der entsprechenden Seite bestehen soll,
ist unbegründet, da die meisten malignen Hodentumoren gar nicht auf den
Samenstrang übergreifen, auch eine Verschleppung von Geschwulstzellen
mit dem Samen in die Samenblasen nicht bekannt geworden ist.

Die *Röntgentherapie* der malignen Hodentumoren bzw. ihrer Metastasen ist sehr wirkungsvoll. Nach den Feststellungen Beclères sind sowohl die Tumoren selbst wie auch ihre Metastasen außerordentlich empfindlich gegenüber den Röntgenstrahlen. Nach Beclère genügen schwache Dosen, um die Metastasen von *Seminomen* zu „schnellem Wegschmelzen" zu bringen.

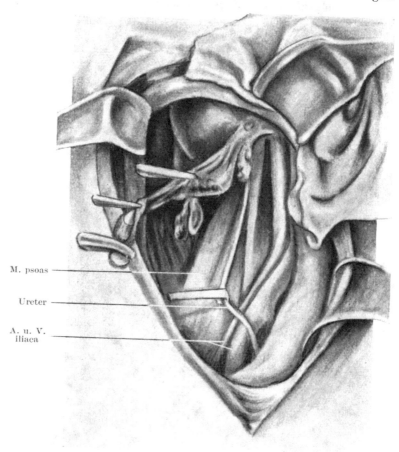

M. psoas

Ureter

A. u. V. iliaca

Abb. 34.

In der Bestrahlung ausgedehnter *retroperitonealer Metastasen* liegt heutzutage das Hauptanwendungsgebiet der Röntgenstrahlen, während der Primärtumor im Hoden unbedingt operativ zu beseitigen ist. Wenn auch mittels Röntgenbestrahlung die retroperitonealen Drüsenrezidive erfolgreich bekämpft werden, so sind die *Dauerresultate* doch nicht befriedigend (Weiser). Auch die prophylaktische *Nachbestrahlung* des Lumbalgebietes nach operativer Entfernung des Tumors ist berechtigt. Neuerdings berichtet Gold über Erfahrungen der Eiselsbergschen Klinik, daß selbst primäre, als inoperabel erscheinende Hodentumoren durch prophylaktische Bestrahlung weitgehend verkleinert werden und operabel werden können.

# X. Die Geschwülste des Samenstranges und der Scheidenhäute.

Wir unterscheiden die Geschwülste nach ihrer histologischen Beschaffenheit in Bindesubstanz-, epitheliale Geschwülste und Mischformen. Nach WREDEs Zusammenstellung von 90 Fällen der Literatur wurden beobachtet: 39 Lipome, 12 Fibrome, 4 Myome, 22 Sarkome, 13 gemischte Geschwülste, 1 Carcinom. Außerdem kommen sehr selten Dermoide vor. PATEL und CHALIER (1909) fanden im Schrifttum 37 Lipome, 22 Sarkome, 13 Mischtumoren, 12 Fibrome, 4 Myome, 1 Carcinom. HINMAN and GIBSON (1924) geben die Häufigkeitsskala folgendermaßen an: Lipome, Sarkome, Dermoide, Fibrome, Myxome. Neuerdings konnte RUBASCHOW aus einem Zeitraume von 80 Jahren 183 Fälle sammeln. Im einzelnen handelt es sich um 57 Lipome, 27 mesodermale Geschwülste, 24 Fibrome, 24 Sarkome, 15 Cysten des WOLFFschen Körpers, 13 Dermoide, 8 Bindegewebscysten, 6 unbestimmte Tumoren, 4 Lymphangiome, 3 Carcinome (aus dem WOLFFschen Körper), 1 Teratom, 1 Myxom.

## A. Die Bindesubstanzgeschwülste.

1. Die *Lipome* sind die am häufigsten beobachteten Geschwülste des Samenstranges. Neuerdings hat RUBASCHOW 57 Fälle aus dem Schrifttum zusammengestellt; sie stellen etwa ein Drittel aller Samenstranggeschwülste dar. Ihrem Sitze nach können sie in *extrainguinale* und *intrainguinale* eingeteilt werden. Sie nehmen ihren Ausgang von dem um die Gefäße des Samenstranges herumliegenden Fettgewebe, das in kleinen Mengen innerhalb der Tunica vaginalis communis vorkommt oder von dem den Samenstrang umgebenden Fettgewebe. Dieses Fettgewebe ist ein Überrest der präperitonealen Fettschicht, die den Processus vaginalis bei dem Descensus testis umgibt.

Die *extrainguinalen (intrascrotalen)* Lipome nehmen ihren Ursprung von dem scrotalen Anteile des Samenstranges dicht oberhalb des Nebenhodens und breiten sich innerhalb der Tunica vaginalis communis aus. Sie können beträchtliche Größe erreichen. Manchmal entstehen kleinere Lipome an mehreren Stellen und verschmelzen nachträglich. Gewöhnlich wachsen sie innerhalb des Scrotums, sie können aber auch bis in den Leistenkanal hineinwuchern. Wenn sie sich im Scrotum weiter verbreiten, umgeben sie den Hoden und Nebenhoden mit einer Fettschicht und täuschen ein *Lipoma scroti* vor. Oft wird die Tunica vaginalis communis sowohl wie die Tunica vaginalis propria von der Geschwulst durchwachsen (GABRYSZEWSKI).

Die *intrainguinalen* Lipome bilden im Gegensatz zu den knotigen extrainguinalen Tumoren einen zylindrischen walzenförmigen Strang, indem sie sich der Form des Leistenkanales sozusagen anpassen. HINMAN und GIBSON glauben, daß sie häufiger als die intrascrotalen vorkommen.

PATEL und CHALIER teilen die Samenstranglipome folgendermaßen ein: 1. das Lipoma *intrascrotale* findet sich im Scrotum und ist in der Regel mittelgroß, 2. das Lipoma *intrainguinale* liegt, wie der Name sagt, im Leistenkanal, 3. das Lipoma *scroinguinale* ist eine große, den Leistenkanal und den Hoden einnehmende Geschwulst.

RUBASCHOW unterscheidet: 1. das *paraperitoneale* Lipom, das seinen Ursprung vom paraperitonealen Fettgewebe nimmt, 2. das *paravaginale* Lipom, das vom oberhalb der Tunica fibrosa liegenden Fettgewebe ausgeht, 3. das *intermediäre* Lipom, das sich aus dem neben den Resten des Processus vaginalis findenden Fettgewebe entwickelt.

Die *Lipome* kommen größtenteils im Alter von 40—60 Jahren vor, in jüngeren Jahren sind sie sehr selten (es sind nur 3 Fälle bekannt geworden), in der Kindheit ist noch kein Samenstranglipom beobachtet worden. Nach HUTCHINSON soll die linke Seite häufiger der Sitz eines Lipoms sein als die rechte; RUBASCHOW findet die Angabe nicht bestätigt. Einige Male wurde ein doppelseitiges Lipom gefunden.

Über die **Ätiologie** haben wir keine sicheren Anhaltspunkte. Traumatische Einwirkungen finden sich öfters in der Anamnese verzeichnet, ohne daß man daraus Schlüsse auf die Genese der Tumoren ziehen könnte. RUBASCHOW weist auf einige Fälle hin, wo ein Samenstranglipom zusammen mit Lipomen anderer Körperteile (des Rückens, des Nackens usw.) vorkam, woraus auf endogene Ursachen der Geschwulstbildung zu schließen wäre.

Ihrem *histologischen* Bau nach stehen die *Lipome* den Mischgeschwülsten nahe und bilden eine Reihe von Übergangsformen; Übergänge in Sarkom, auch das gleichzeitige Vorkommen beider Geschwulstarten wurde beobachtet (BERESNEGOWSKY).

Bezüglich der **Krankheitserscheinungen** zeigen sich zwischen *extrainguinalen* und *intrainguinalen* Lipomen gewisse Unterschiede. Die im scrotalen Abschnitt des Samenstranges zur Entwicklung kommenden Lipome bleiben dem Träger oft lange verborgen. Sie wachsen sehr langsam, können aber schließlich beträchtliche Dimensionen annehmen. Es wurden Fettgeschwülste von 20 Pfund Gewicht (VIRCHOW, WILSON) beobachtet. Mit dem Anwachsen der Geschwulst treten dann auch Beschwerden auf, die durch die Vergrößerung und die Schwere des Hodensackes verursacht werden. Die Dehnung und Spannung der Haut kann so beträchtlich sein, daß der Penis nur noch als nabelförmige Öffnung zu erkennen ist, aus der sich der Urin entleert; Coitus und Miktion sind dann behindert. Bei sehr großen Geschwülsten ist die Haut infolge der starken Dehnung der Gefahr der Erosion und Geschwürsbildung ausgesetzt. Bei der Palpation ist der Hoden nicht mehr deutlich fühlbar, da er von der Fettmasse umwuchert ist. Die *Lipome* sind entweder von rundlicher eiförmiger oder gelappter Gestalt, fühlen sich weich an und ergeben meist Pseudofluktuation. Es besteht *keine* Transparenz, die Perkussion ergibt absolute Dämpfung. Sie können auch perlschnurartig dem Samenstrang entlang liegen, wobei die einzelnen „Perlen" verschieden groß befunden werden können (RUBASCHOW).

Die *intrainguinalen* Lipome treten als zylindrische Tumoren, dem Verlaufe des Leistenkanales entsprechend, in Erscheinung. Bei der Palpation erweisen sie sich als weich, sie lassen sich meist durch Druck verkleinern, in die Bauchhöhle verschieben und ergeben bei Perkussion absolute Dämpfung. Bisweilen kommen Einklemmungen im Leistenring vor, wodurch Schmerzen und manche, der Brucheinklemmung ähnliche Erscheinungen, zustande kommen.

Die **Diagnose** der Samenstranglipome, vor allem der *extrainguinalen,* ist nicht immer ganz leicht. Die Abgrenzung gegenüber andersartigen Geschwülsten, wie *Fibromen, Myomen, Enchondromen,* gestattet die weiche Konsistenz der Lipome. Bösartige Tumoren entwickeln sich rasch gegenüber dem langsamen Wachstum der Fettgeschwülste. Verwechslung mit *Netzbruch* liegt im Bereich der Möglichkeit, hier läßt sich aber ein Fortsatz in die Bauchhöhle nachweisen. Die *Hydrocele* und *Hämatocele* werden durch Nachweis der Transparenz bzw. durch Punktion unterschieden. Die *Varicocele* verkleinert sich auf Druck und verschwindet im Liegen, die Lipome sind nicht verkleinerungsfähig.

*Differentialdiagnostisch* wichtig ist die Unterscheidung von der elefantiastischen Verdickung des Scrotums, die jedoch dadurch leicht gelingt, daß bei dieser die Haut mit der Geschwulst fest verbunden ist, was beim Lipom des Samenstranges niemals der Fall ist.

Die **Behandlung** besteht in der Exstirpation der Geschwulst. Die Indikation hierzu ist gegeben, wenn infolge der Größe des Tumors Beschwerden bestehen. Im allgemeinen gelingt die Isolierung des Samenstranges; die Notwendigkeit der Kastration, die in einigen Fällen wegen Verwachsung mit dem Samenstrang ausgeführt wurde (BERESNEGOWSKY) liegt selten vor. Zu erwähnen ist, daß der letztgenannte Autor einen einwandfreien Fall eines Lipomrezidivs des Samenstranges nach Exstirpation beobachtet hat.

2. Die *Fibrome* des Samenstranges sind seltener als die Lipome. PATEL und CHALIER haben bis zum Jahre 1909 12 Fälle gesammelt, RUBASCHOW (1926) konnte 24 Fälle aus dem Schrifttum zusammenstellen. Sie kommen im vorgeschrittenen Lebensalter, zwischen dem 30. und 40. Jahre vor. Sie nehmen wahrscheinlich ihren Ausgang von dem lockeren Bindegewebe zwischen den beiden Scheidenhäuten, so daß sie also immer innerhalb der Tunica vaginalis communis liegen. Nach RUBASCHOW kommen als Ausgangsstelle auch die Tunica vaginalis communis, Reste der Tunica vaginalis propria oder auch die das Vas deferens unmittelbar umgebende Bindegewebsschicht in Betracht. Das langsame Wachstum der Fibrome erfolgt in Form von umschriebenen rundlichen, ei- oder birnförmigen Knoten oder in diffuser Ausbreitung innerhalb der Tunica vaginalis communis. Sie können, wie die Lipome den Hoden und Nebenhoden umwachsen, liegen also intrascrotal, seltener wuchern sie in den Leistenkanal; auch selbst bis in das kleine Becken sich erstreckende Fibrome wurden beobachtet. Es soll eine gewisse Neigung zu doppelseitigem Auftreten bestehen (RUBASCHOW). In der Regel sind die Fibrome von mittlerer Größe (Faustgröße), doch können sie auch bis zu Kindskopfgröße heranwachsen. Es wurden bis zu 15 kg schwere Geschwülste beobachtet. Die Konsistenz der Fibrome ist derber als die der Lipome, im Falle ödematöser Durchtränkung ergeben sie Pseudofluktuation. Bei Verkalkung fühlen sie sich äußerst hart an. Subjektive Beschwerden können durch besondere Größe und hohes Gewicht hervorgerufen werden. Bezüglich der *Diagnose* und *Behandlung* besteht Übereinstimmung mit den Lipomen. Rezidive sind nicht beobachtet worden.

3. Die reinen *fibrösen Myome (Fibromyome)* sind äußerst selten. An ihrem histologischen Aufbau beteiligen sich im wesentlichen neugebildete glatte Muskelfasern. Ihr Ausgangspunkt ist in der Wand des Vas deferens zu suchen, doch muß auch der Cremaster internus als Mutterboden in Betracht gezogen werden, wenn jeder Zusammenhang des Tumors mit dem Vas deferens fehlt (SCHÜSSLER). Die Myome wachsen langsam und erreichen nie mehr wie Apfelgröße. Sie sollen nach ENGLISCH öfters als die anderen Geschwülste infolge der Beziehungen zu den Nerven des Samenstranges ziehende Leistenschmerzen verursachen, wodurch ihre operative Entfernung angezeigt werden kann.

4. Reine *Myxome* werden außerordentlich selten beobachtet (Fall SCHLUETER), dagegen wird Myxomgewebe relativ häufig in Mischung mit Lipomen, Fibromen und Sarkomen angetroffen, so daß Lipo- und Fibromyxome bzw. Myxosarkome entstehen.

5. Das *Neurom* findet sich nur in zwei Fällen des Schrifttums verzeichnet. In einem Falle handelte es sich um eine spindelförmige Geschwulst des Samenstranges, deren Betasten beim Patienten Schmerzäußerungen und Bewußtseinsverlust, verbunden mit linksseitigem „Hodentanz" hervorrief (GOLDHAN).

6. Ob primäre *Enchondrome* des Samenstranges vorkommen, ist zweifelhaft. Vom Hoden weitergewucherte und metastatische Chondrome wurden wiederholt als Samenstrangenchondrome beschrieben.

7. Die *Lymphangiome* entstehen nach der Meinung der neueren Autoren ausschließlich aus dem Endothel von Lymphgefäßen, die den Zusammenhang mit dem lymphatischen Apparat verloren haben, nicht wie man früher annahm,

auf heterotopem Wege aus Bindegewebszellen, Fettgewebe oder lymphatischen Follikeln (RUBASCHOW). WIESNER (1917) konnte 25 Fälle der Literatur sammeln. Sie treten als weiche, wenig resistente Anschwellungen in bzw. dicht ober- oder unterhalb der Leistenbeuge in Erscheinung. Besonders häufig betrifft das Lymphangiom Kinder und junge Leute, auch angeborene Geschwülste sind bekannt geworden. Bei *Palpation* erweisen sich die Tumoren als gelappt und kompressibel, daneben finden sich mitunter auch etwas derbere Partien. Sie ergeben Fluktuation und Transparenz.

Zu erwähnen sind die bei „*Filiariasis*" vorkommenden sog. Lymphangiome, eigenartige Erweiterungen der Lymphgefäße, verbunden mit entzündlichen Veränderungen der Septen und des das Endothel umgebenden Gewebes. Doch handelt es sich bei diesem Krankheitsbilde um keine geschwulstmäßige Neubildung, sondern um auf entzündliche Vorgänge zurückzuführende Lymphangiektasien (RUBASCHOW).

Die *Lymphangiome* werden häufig von intermittierend auftretenden Entzündungen betroffen (KÜTTNER), so daß sie unter Umständen eine gewisse Ähnlichkeit mit einer Brucheinklemmung, speziell einer Netzincarceration darbieten können (WIESNER). KOCHER hat die Vermutung ausgesprochen, daß es sich bei den unter der Bezeichnung Hydrocele multilocularis beschriebenen, außerhalb der Scheidenhäute gelegenen Gebilden häufig um ein *Lymphangioma cysticum* handelte. Denn bei den betreffenden Fällen bestand der Tumor aus mehreren Cysten mit gefäßreichen Wandungen und nachweislichem Endothelbelag. Zu ähnlicher Auffassung kommen WIESNER u. a.

Die *differentialdiagnostische* Abgrenzung gegenüber der Hernia inguinalis scrotalis gestattet die Transparenz der Lymphangiome, während sich die Hydrocele testis durch ihre prallelastische Beschaffenheit und ihre typische ei- oder birnförmige Gestalt ohne weiteres unterscheiden läßt.

8. Die *Sarkome* sind nächst den Lipomen die am häufigst vorkommenden Geschwülste des Samenstranges. Das jugendliche Alter scheint bevorzugt zu sein, obwohl auch in den vierziger Jahren, bei kleinen Kindern und Greisen Samenstrangsarkome beobachtet wurden.

Es handelt sich entweder um reine Sarkome, meist fibroplastische oder polymorph- und spindelzellige oder um Mischformen wie Lipo-, Fibro-, Chondro-, Myxosarkome. Die Zahl der reinen Sarkome ist nicht groß, RUBASCHOW (1926) fand nur 24 Fälle im Schrifttum. Ziemlich häufig werden Riesenzellensarkome mit gleichzeitig knorpeligen und knöchernen Bestandteilen beobachtet (GOLDHAN). Der Charakter der Geschwulst wird durch die sarkomatöse Komponente bestimmt, weshalb bezüglich der Darstellung des klinischen Verlaufes diese histologisch verschieden zusammengesetzten Tumoren gemeinsam unter dem Sammelbegriff „Sarkome" abgehandelt werden können.

Ätiologisch spielt ohne Zweifel das Trauma eine Rolle, nach FISCHER-WOLTERS sollen 50% der Samenstrangsarkome traumatischer Genese sein.

Die *Sarkome* entwickeln sich am häufigsten aus dem lockeren Bindegewebe oder den Scheidenhäuten des Samenstranges, sie können aber auch vom parietalen Blatt der Tunica vaginalis propria des Hodens ausgehen. Sie treten als intrascrotale oder als intrainguinale Tumoren in Erscheinung. Besonders bevorzugt ist nach KOCHER der Abschnitt des Samenstranges dicht oberhalb des Nebenhodens, von wo aus sich die Geschwulst nach der Inguinalgegend zu ausbreitet, so daß der Ausgangspunkt später nicht mehr festzustellen ist. Hoden und Nebenhoden bleiben in den allermeisten Fällen unversehrt, gelegentlich kommt es zu Atrophie.

Das Wachstum der sarkomatösen Geschwülste ist je nach dem Zellcharakter verschieden. Die zellreichen entwickeln sich rasch, während die fibroplastischen

Sarkome im allgemeinen langsam wachsen; aber auch diese können Kindskopfgröße erreichen.

Die Form der Sarkome ist meist eine rundliche, citronen- oder birnförmige, manchmal wie eine Sanduhr in zwei Teile geteilt, so daß der eine Teil im Scrotum, der andere im Leistenkanal liegt. Die Oberfläche ist unregelmäßig höckerig, die Konsistenz in der Regel derb-elastisch, sie kann aber auch weich sein. Bemerkenswert ist, daß niemals Verwachsungen mit der Haut vorhanden sind und daß die Geschwulst von einer Bindegewebskapsel allseitig umgeben ist, wodurch sie von den Nachbarorganen getrennt wird (GOLDHAN).

Der *klinische Verlauf* ist insofern im allgemeinen günstig, als keine Neigung zu Drüsenmetastasen und zu Rezidiven nach Exstirpation besteht (BAYER), was aber nur für die häufigsten, die fibroplastischen Sarkome Geltung hat, während die diffus wachsenden Formen, wie verschiedene Beobachtungen beweisen, klinisch absolut bösartig verlaufen (GOLDHAN).

Die *Diagnose*, daß ein Samenstrangtumor vorliegt, macht bei den knotenförmigen, abgrenzbaren Geschwülsten meist keine Schwierigkeit, schwieriger wird die Sachlage, wenn der Tumor diffus die Scheidenhaut des Hodens durchsetzt, so daß eine palpatorische Abgrenzung der Geschwulst vom Hoden und Nebenhoden nicht gelingt. Verwechslungen mit Hämatocele oder Periorchitis prolifera sind möglich (CURLING, KOCHER). Zur Unterscheidung von gutartigen Tumoren dient die Angabe des Kranken über schnelles Wachstum und die unregelmäßig grobhöckerige Oberfläche des Tumors.

Die *Behandlung* besteht bei völlig freier Verschieblichkeit und Unabhängigkeit vom Hoden in Excision des Tumors, im übrigen in der Kastration.

## B. Die epithelialen Geschwülste.

Von *epithelialen* Geschwülsten scheinen nur *Carcinome* vorzukommen. GOLDHAN hat 3 Fälle der Literatur gesammelt, bemerkt aber, daß es nicht möglich ist, aus den vorliegenden Mitteilungen einen sicheren Schluß auf das Vorhandensein von Samenstrangcarcinomen zu ziehen.

Die *Dermoidcysten* des Samenstranges sind selten. Es sind bis 1921 nur 13 Fälle bekannt geworden (RUBASCHOW). Die Geschwülste sitzen mit Vorliebe in der Gegend des äußeren Leistenringes, sind nur sehr locker mit dem Samenstrang verbunden und daher frei verschieblich. Wahrscheinlich entstammen die Dermoide des Samenstranges nicht den Elementen des Samenstranges, sondern ihr Zusammenhang ist ein sekundärer, insofern man nach WILMS mit der Möglichkeit rechnen muß, daß beim Herabgleiten des Hodens der Samenstrang Ektodermteilchen mit sich gezogen hat, auf die die Dermoidcysten zurückzuführen sind. Die bisher vorliegenden Beobachtungen betrafen Individuen im Alter von 17—62 Jahren. Die *Diagnose* kann durch Probepunktion, die den charakteristischen Atherombrei zutage fördert, ermöglicht werden (WREDE). Wenn die Geschwulst Beschwerden macht, ist die Exstirpation indiziert.

Zusatz: *Teratome* wurden bisher nicht beschrieben. RUBASCHOW meint, daß wir jedoch die Möglichkeit des Vorkommens nicht verneinen können.

# XI. Die Hodentransplantation.

## A. Experimentelles.

Die ersten *Hodentransplantationen,* sowohl autoplastische wie homoioplastische, wurden von dem Physiologen BERTHOLD bei Hähnen ausgeführt. Wenn auch die Anzahl der Versuche sehr gering war und die Beobachtungszeit sich nur auf 2—3 Monate erstreckte, sind doch die angegebenen Beobachtungen von großem theoretischem Interesse. Bei den *Autotransplantationen*, die er bei 2—3 Monate alten Hähnen unmittelbar nach der Kastration in die freie Bauchhöhle vornahm, konnte BERTHOLD feststellen, daß die Hoden um die Hälfte größer geworden und die innersekretorische Funktion erhalten geblieben war. Denn die Tiere hatten ihren „Hahnencharakter" bewahrt, während die kastrierten Kontrolltiere sich zu Kapaunen entwickelt hatten. Wurden die überpflanzten Hoden wieder entfernt, verloren die Tiere ihren bisherigen Charakter und wurden zu Kapaunen.

Die *Homoiotransplantationen* ergaben bemerkenswerterweise dieselben Erfolge, die Transplantate waren nach den Angaben BERTHOLDs nicht nur imstande, die Ausfallerscheinungen zu verhindern, sondern die inneren Sekrete waren so stark wirksam, daß sogar Bart und Kamm, die weggeschnitten worden waren, wieder regenerierten.

LODE, der viele Jahre später wiederum an Hähnen 22 autoplastische Hodentransplantationen in die freie Bauchhöhle und properitoneal ausführte, berichtet über wesentlich ungünstigere Erfolge. Im ganzen heilten nur 10 Transplantate ein, die übrigen wurden ausgestoßen. Von den 10 Versuchstieren, bei denen das Transplantat eingeheilt war, behielten nur 6 ihr hahnenartiges Aussehen und Wesen, so daß man bei diesen eine innersekretorische Funktion des Transplantates annehmen muß. Die Beobachtungszeit war ebenfalls nur 2—3 Monate.

Einer anderen Technik der Transplantation bediente sich FOGES, der bei Hähnen *kleine Hodenstücke autoplastisch* in die *Milz* einpflanzte. Die Pfröpflinge heilten ein. FOGES will nach Monaten noch lebende Spermatozoen in den Samenkanälchen festgestellt haben. Der funktionelle Transplantationserfolg war nicht eindeutig. Die Tiere nahmen eine Mittelstellung zwischen Hahnen- und Kapaunencharakter an, vielleicht darauf zurückzuführen, daß nicht genügend Hodenmaterial verpflanzt wurde, um die innere Sekretion zu betätigen.

Die ersten Hodentransplantationsversuche an *Säugetieren* (jungen Meerschweinchen) wurden von GOEBELL ausgeführt. Die Ergebnisse waren wenig befriedigend. Die in die Bauchhöhle verpflanzten Hoden blieben bei kurzer Beobachtungsdauer nur zum kleinen Teil lebensfähig.

In gleicher Weise ungünstig waren die Ergebnisse RIBBERTs, der nach 11—12 Tagen Nekrose der autoplastisch auf das Peritoneum verpflanzten Kaninchenhoden feststellte, gleichgültig, ob es sich um erwachsene oder um erst wenige Tage alte Tiere handelte.

Auch ALLESSANDRI und LUBARSCH, die bei Kaninchen kleine Hodenstücke verpflanzten, berichten über Mißerfolge.

Nicht besser erging es den Auto- und Homoiotransplantaten, die FOA bei *Hunden* ausführte. Er verpflanzte ganze Organe oder Hodenstücke in den anderen Hoden.

Die ersten *innersekretorisch erfolgreichen* Hodentransplantationen bei *Säugetieren* (jungen Hunden) hat GRIFFITHS ausgeführt. Der Hoden soll bis zum Eintritt der Pubertät gewachsen sein, blieb aber an Größe dem normalen gegenüber zurück. Der samenbildende Anteil verfiel der Degeneration.

Die Frage der Hodentransplantation gewann durch die STEINACHschen Versuche wieder neue Anregung. Seine an Ratten und Meerschweinchen durchgeführten Experimente scheinen in der Tat für die *Transplantationsfähigkeit* der *innersekretorischen Drüsenbestandteile* bei diesen Versuchstieren zu sprechen.

STEINACH konnte zeigen, daß bei noch nicht geschlechtsreifen Ratten und Meerschweinchen nach der Kastration Penis, Prostata und Samenblasen auf dem unreifen Stadium verharren. Wenn die Hoden jedoch nach der Kastration wieder *autoplastisch* zurückverpflanzt wurden, entwickelten sich die Tiere wie die normalen mit Ausbildung der sekundären Geschlechtsorgane. Die *histo-logische* Untersuchung ergab, daß der *generative* Anteil des Hodens zugrunde gegangen war, während die sog. LEYDIGschen Zwischenzellen (,,Pubertätsdrüse'' STEINACHs) eine mächtige Wucherung erfahren hatten.

Wenn man die *Ergebnisse* der *Hodentransplantationen bei Tieren* zusammen-faßt, so läßt sich sagen, daß die *Autotransplantation* bei Hähnen, Ratten und Meerschweinchen insofern erfolgreich war, als die *innere Sekretion* der männ-lichen Keimdrüse für die Dauer der allerdings nur 2—3 Monate betragenden Beobachtungszeit wirksam blieben, und die sonst bei Frühkastraten auf-tretende Entwicklungshemmung der sekundären Geschlechtsmerkmale nicht eintrat. Die *äußere Sekretion* des Hodens kommt selbstverständlich jedesmal in Wegfall, da kein Ausführungsgang besteht. *Mikroskopisch* waren die samen-bildenden Zellen in mehr oder weniger großer Ausdehnung degeneriert oder nekrotisch; wenn in den Lichtungen der Kanälchen noch gut erhaltene Sperma-tozoen nachweisbar waren, ist eher anzunehmen, daß es sich um noch über-lebende, als um nach der Transplantation gebildete handelte. Bezüglich des *interstitiellen Gewebes* mit den LEYDIGschen Zellen wird vor allem von STEINACH, nicht nur ein Überleben, sondern sogar eine mächtige Wucherung beschrieben. Die LEYDIGschen Zwischenzellen sollen nach STEINACH eine Drüse mit innerer Sekretion darstellen, an deren Vorhandensein die innersekretorische Tätigkeit des Hodens gebunden ist. Dieser Auffassung wird jedoch, besonders von patho-logisch-anatomischer Seite widersprochen, deren Vertreter den generativen Hodenanteil auch für die innere Sekretion des Hodens in Anspruch nehmen.

Die *homoioplastische Hodentransplantation* hat *im Tierversuch* bei Fröschen und Hähnen (BERTHOLD, LESPINASSE) und bei Ratten und Meerschweinchen (STEINACH) günstige Ergebnisse gezeitigt. Berichte über gelungene *hetero-plastische* Transplantationen sind mit großer Vorsicht hinzunehmen. SKEVOS-ZERVOS will erfolgreich von Kaninchen auf Hunde, VORONOFF von Ziegen auf Hammel transplantiert haben. Jung kastrierte Böcke sollen infolge der hetero-plastischen Implantation von Hodengewebe prächtige Geweihe bekommen haben.

Die *heteroplastische* Hodentransplantation wurde sogar von *Tieren* (Affen, Widder, Stier) *auf den Menschen* ausgeführt, angeblich mit positivem Erfolg.

## B. Die Bedeutung der Hodentransplantation beim Menschen.

Die Erfolge der Tierversuche ermutigten, allerdings erst relativ spät, ver-einzelte Chirurgen, die Hodentransplantation für die praktische Chirurgie nutzbar zu machen. Die erste angeblich erfolgreiche homoioplastische Verpflanzung führte LESPINASSE (1913) aus.

Bevor die bisher vorliegenden Erfahrungen zu besprechen sind, ist der **Indikationsmöglichkeiten** der *Hodentransplantation* zu gedenken. An erster Stelle steht der Verlust beider Hoden, vor allem bei jungen Männern, sei es infolge *Traumas* oder *doppelseitiger Kastration* wegen Tuberkulose oder bösartiger Ge-schwulst; die experimentellen Erfahrungen STEINACHs waren maßgebend für die Versuche, *frühzeitiges Altern,* die *männliche Impotenz* bei *Hodenatrophie* und den *Eunuchoidismus* durch Hodentransplantation zu behandeln. Auf die biologisch bemerkenswertenVersuchsergebnisse STEINACHs, der durch Einpflanzen andersgeschlechtlicher Keimdrüsen auf kastrierte Tiere Feminierung bzw. Masku-lierung erzeugte, stützen sich die Bestrebungen, die *Homosexualität* zu bekämpfen durch Überpflanzung von Hodensubstanz sexuell normal empfindender Indi-viduen. Zu erwähnen ist noch, daß *Hypophyseninsuffizienz* (LYDSTON) und

*Prostatismus* (ROHLEDER) Veranlassung zur Hodentransplantation abgaben. Der Vorschlag, bei Prostatahypertrophie Hodensubstanz zu überpflanzen, ist zu verstehen, wenn man mit ROHLEDER eine innersekretorische Wechselwirkung zwischen Hoden und Prostata annimmt, in der Art, daß die Hypertrophie der Prostata eine Überkompensation bei Insuffizienz der inneren Hodensekretion darstellt.

Von großer *praktischer Bedeutung* ist die Frage der **Materialgewinnung.** Von der *Heteroplastik* ist ernstlich nach allen unseren Kenntnissen über die biologischen Grundlagen der Transplantation nichts zu erwarten. Deshalb sind solche Versuche, Widderhoden, Stierhoden u. a. zu transplantieren (LICHTENSTERN) abzulehnen. Ob *heteroplastische* Überpflanzungen von *höheren Affen* auf den *Menschen* bessere Aussichten bieten, wie THOREK, RETTERER und VORONOFF berichten, ist noch nicht genügend bewiesen.

Es kommt also praktisch nur die **Auto-** und **Homoioplastik** in Betracht. Die *autoplastische* Transplantation ist zu erwägen bei *Kastration* wegen Hodentuberkulose, wobei aus dem gesund erscheinenden Anteil des Hodenparenchyms eine Scheibe herausgeschnitten und *reimplantiert* wird. Da solche Hoden, die makroskopisch als völlig intakt erscheinen, trotzdem mikroskopisch tuberkulöse Knötchen enthalten können, ist die Verwendung nicht ganz einwandfrei, wenn auch eine besondere Gefahr für den Transplantatempfänger kaum vorliegt. Die autoplastische Reimplantation wäre ferner in den wohl seltenen Fällen von *traumatischem Abriß* eines oder vor allem *beider Hoden* zu versuchen.

Häufiger ist man zwecks *homoioplastischer Überpflanzung* vor die Frage gestellt, woher ist das geeignete Transplantationsmaterial zu gewinnen? Unter Umständen bietet sich Gelegenheit, einem tödlich Verunglückten unmittelbar nach dem Tode einen Hoden zu entnehmen und noch lebenswarm zu überpflanzen; so konnte unter anderen LICHTENSTERN vorgehen. Opferwillige nächste *Angehörige,* wie *Vater* und *Bruder,* sind unter Umständen bereit, einen Hoden zu spenden. Leichter wird der Entschluß fallen, wenn man nicht das ganze Organ fordert, sondern nur die Hälfte oder eine ¹/₂—1 *cm dicke Scheibe* aus dem Hoden exzidiert, wie es unter anderen PAYR vorgeschlagen hat. Bei der partiellen Hodenresektion dürfen nach LICHTENSTERN keine kleinen Scheiben in Anwendung kommen, sondern ein Teil eines Hodenpoles mit der ihn schützenden Albuginea, um eine Resorption zu verhindern. Die Tunica albuginea muß natürlich nach der Entnahme von Hodenparenchym sorgfältig vernäht werden, um den Prolaps von Hodenparenchym zu vermeiden. Aber dieser Eingriff scheint für den Hoden doch nicht ganz belanglos zu sein, denn sowohl LIPSCHÜTZ wie ENDERLEN stellten histologisch beträchtliche Schädigungen (Degeneration des generativen Gewebes) fest. In *Amerika* scheinen sich junge Leute gegen hohe Bezahlung zur Opferung eines gesunden Hodens bereit gefunden zu haben.

Die Frage, ob sich *kryptorche* Hoden, die aus besonderen Gründen (Unmöglichkeit der Orchidopexie, Schmerzen, Incarceration u. a.) operativ entfernt werden müssen, zur Transplantation eignen, hat zunächst zur Voraussetzung, daß sie innersekretorisch wirksam sind; bezüglich der äußeren Sekretion wissen wir, daß die Spermatogenese fehlt. Nach KYRLE u. a. sind auch im kryptorchen Hoden sowohl Zwischenzellen als auch Samenkanälchenepithelzellen vorhanden, so daß man, an welche der beiden Hodenbestandteile auch die innere Sekretion gebunden sein mag, den retinierten Hoden zwar nicht als vollwertiges Organ, aber immerhin als *biologisch nicht völlig wertloses Gebilde* bezeichnen kann. Ob der jeweilige Hoden auf Grund des morphologischen Baues zur Überpflanzung geeignet ist, entscheidet am besten die histologische Untersuchung. Die makroskopische Beurteilung dürfte auch bei „entsprechender Erfahrung" (LICHTENSTERN) immerhin unsicher sein.

Über die Verwendung von *Leichenhoden* berichtet LYDSTON. Die Organe wurden kurze Zeit nach dem Tode *steril* entnommen und in einer *Kochsalzlösung* in den *Eisschrank* gebracht. Nach 8—24 Stunden wurden die Hoden in das Scrotum implantiert. Auf Grund später vorgenommener histologischer Untersuchungen glaubt LYDSTON, daß die Zwischenzellen der Gefrierhoden erhalten geblieben waren. LICHTENSTERN sah bei auch nur $^1/_2$—1 Stunde in Kochsalzlösung bzw. im Eisschrank konservierten Hoden eine vollkommene Resorption innerhalb von 2 Monaten.

Die **Technik** *der Hodentransplantation* wird in sehr verschiedener Weise gehandhabt; man muß annehmen, daß ein gut Teil von Erfolg oder Mißerfolg auf die Art und Weise der technischen Ausführung der Transplantation zurückzuführen ist.

Bei der ersten Transplantation beim Menschen verwendete LESPINASSE *Hodenscheiben,* die er in den *Musc. rectus abdominis,* bzw. in das *Scrotum* einpflanzte. Bei diesem Verfahren blieb das Transplantat am Leben, was auf die gute Vascularisation zurückgeführt wird. Verpflanzungen in die Bauchhöhle führten zur Nekrose.

Die Transplantation in das *Scrotum* wurde auch von anderen ausgeführt. LYDSTON will mit der *Verpflanzung des Hodens in toto* glänzende Erfolge erzielt haben, KREUTER spaltet den Hoden und fixiert ihn mit einigen Nähten im Hodensack; der Nebenhoden wird vorher entfernt. ULLMANN, VORONOFF, MC. KENNA u. a. verpflanzen ebenfalls in das *Scrotum.* ENDERLEN glaubt, daß das *Scrotum* kein geeigneter Platz ist, namentlich wenn vorher der Hoden entfernt wurde, da der Pfröpfling in dem narbigen Gewebe nicht den notwendigen reichlichen Gefäßanschluß finde. In 4 Fällen LICHTENSTERNs wurden die intrascrotalen Transplantate ausgestoßen bzw. resorbiert.

Die Transplantation *auf* den *Obliquus abdominis externus* in der Leistengegend wird besonders von LICHTENSTERN in der Weise empfohlen, daß ein etwa 2 cm im Durchmesser großes Stück der bedeckenden Fascie exzidiert, der Muskel zart scarifiziert und auf die wundgemachte Stelle eine Hälfte des gespaltenen Hodens aufgesetzt, und die Albuginea rings mit feinsten Seidenoder Catgutnähten fixiert wird. Nach Fascien- und Hautnaht sehr leicht aufliegender Verband und 12 Tage absolute Bettruhe.

*Auf* den *Musc. pectoralis major* bzw. den *Rectus abdominis* pflanzte ENDERLEN Scheiben von Hodensubstanz. Im übrigen hält ENDERLEN die Transplantation in die *Bauchhöhle,* bzw. das *Netz* oder die *Milz* für zweckmäßig, da dort die günstigsten Einheilungsbedingungen gegeben sind. PAYR führte in einem Falle die Einpflanzung in das *Properitoneum* aus.

Die **Erfolge** *der Hodentransplantation* beim Menschen sind von zwei Gesichtspunkten aus zu betrachten. 1. Wie verhalten sich die Transplantate in *morphologischer* Hinsicht bei später vorgenommener *histologischer* Untersuchung. 2. Welches sind die Folgen für den Organismus des Transplantatempfängers im Sinne einer *Wirkung der inneren Sekretion* des Hodentransplantates.

ad 1. Es liegt in der Natur der Sache, daß *mikroskopische* Nachuntersuchungen des Transplantates nur selten vorgenommen wurden. THOREK hat Verpflanzungen von höheren Affen auf den Menschen ausgeführt und nach einigen Monaten durch histologische Untersuchung festgestellt, daß das Transplantat gut vascularisiert und die interstitiellen Zellen gewuchert waren und sich „in voller Tätigkeit befanden". Die Zellen der Samenkanälchen waren der Degeneration verfallen. KREUTER beobachtete in einem Falle von Transplantation von Mensch auf Mensch schon nach drei Wochen vollkommene Nekrose des generativen Anteiles und starke Verminderung der Zwischenzellen. In zwei weiteren Fällen war das Transplantat nach einigen Wochen restlos verschwunden. Die Untersuchung eines transplantierten Leistenhodens eines 20 jährigen auf einen 55 jährigen Mann ergab ¼ Jahr post operationem totale Nekrose des Transplantates; nur die Randteile schienen eine Zeitlang erhalten geblieben. Enderlen konnte einige eindeutige Nachuntersuchungen an transplantierten Hodenscheiben schon 14—16 Tage nach der Überpflanzung ausführen, er fand die Stücke bis auf eine schmale Randzone mit erhaltener Struktur total nekrotisch.

ad 2. Bezüglich der *funktionellen Erfolge* liegen die *verschiedenartigsten Beobachtungen* vor.

Überaus optimistisch lauten die Berichte Lichtensterns, der über ein größeres Material verfügt. Er hält die *Kastrationsfolgen* bei Erwachsenen für *vollkommen behebbar*, selbst die Zeit zwischen dem Verlust der Hoden und der Transplantation soll keine Rolle spielen. Unter den 7 Fällen wurde bei 5 eine dauernde Wirkung erreicht, bei 2 trat etwa ein Jahr nach dem Eingriff wieder eine langsame Rückbildung der Sexuszeichen ein. Außerdem berichtet Lichtenstern über 2 Fälle, bei denen 8 bzw. 10 Jahre seit der Kastration verstrichen waren, trotzdem kam es nach der Hodenüberpflanzung zur Wiederentwicklung aller psychischen und physischen Sexuszeichen.

Bei *doppelseitigem Hodenverlust* wollen ferner nach der Transplantation Erfolge gesehen haben Stocker, Kreuter, Mc. Kenna u. a.

Bei *Eunuchoidismus,* sowohl bei angeborenem wie auch bei dem durch Kastration vor der Pubertät entstandenem ist es Lichtenstern gelungen, eine ganze Anzahl von Sexuszeichen zur Wiederentwicklung zu bringen und eine dauernde Beeinflussung zu erzielen. In anderen Fällen war der Effekt des Eingriffes ein negativer.

Im genaueren schildert Lichtenstern die innersekretorische Wirksamkeit des Transplantates in folgender Weise. Nachdem oft schon in der ersten Woche Erektionen und libidinöse Träume eintreten, folgt ein Ruhestadium von 2 bis 3 Wochen, nach welchem ganz langsam die dauernde Beeinflussung der Sexuszeichen einsetzt: langsamer Schwund der abnormen Fettanhäufungen, Beginn der Neubehaarung an den Pubes, dem Abdomen und den Extremitäten, zuletzt Entwicklung der Barthaare, Erstarkung der Muskulatur, Verschärfung der Gesichtszüge, Wachstum der geschrumpften Prostata. Mühsam und Unger schließen sich der Auffassung Lichtensterns an.

Bei *Homosexualität* will Lichtenstern nach einseitiger Kastration und Implantation von Hoden sexuell normal empfindender Individuen in mehreren Fällen eine „deutliche Wirkung" gesehen haben. Bei einem Homosexuellen, dem wegen Tuberkulose beide Hoden entfernt worden waren, trat nach der Transplantation eine dauernde, 5 Jahre beobachtete „heterosexuelle Erotisierung" auf. Lichtenstern vertritt im übrigen den Standpunkt, daß eine *vollkommene Heilung der Homosexualität* nur durch *doppelseitige Kastration* und *nachfolgende Implantation* erzielt werden kann. Mit diesem Vorgehen glaubt auch Mühsam gute Resultate erzielt zu haben. Ohne vorausgeschickte Kastration hat Pfeiffer bei einem Homosexuellen normales Hodengewebe mit ausgezeichneter Wirkung (Heiratsabsicht) überpflanzt. Pfeiffer hält Suggestion für ausgeschlossen und will aus dem Erfolg schließen, daß eine Neutralisierung des homosexuellen Individuums durch Kastration nicht notwendig ist. Westermann hat einen Versuch mit positivem Erfolg, d. h. mit Heilung der Homosexualität gemacht, kommt aber trotzdem zu folgender kritischer Beurteilung des Falles: „Der Mann, der mit verbaler Suggestion vom Psychiater nicht geheilt werden konnte, ist das glückliche Schlachtopfer einer quasi-wissenschaftlichen Methode".

Eine von KREUTER ausgeführte Implantation eines „heterosexuellen Leistenhodens" bei einem einseitig kastrierten *Homosexuellen* war wirkungslos, ebensowenig führte die Einpflanzung eines von einem Homosexuellen stammenden Hodens bei einem doppelseitig Kastrierten, ursprünglich Heterosexuellen, zu einer Umstimmung der früheren Triebrichtung. Wenn durch Transplantation das sexuelle Triebleben umzustimmen wäre, hätte die Umstimmung logischerweise auch in der von KREUTER angestrebten Weise gelingen müssen.

Wie kann man sich die **Wirkungsweise** *der Hodentransplantation vorstellen?* Die vorliegenden anatomischen Nachuntersuchungen der Transplantate lassen weder die Annahme von einem längeren Überleben des verpflanzten Hodenparenchyms und des interstitiellen Gewebes mit den LEYDIGschen Zellen noch die Annahme einer inneren Sekretion kaum aufrecht erhalten. Auch die Anhänger der Hodentransplantation wie LICHTENSTERN, MÜHSAM geben zu, daß nach einigen Monaten palpatorisch an der Operationsstelle nur geringe Reste des eingepflanzten Organs nachweisbar sind, die aber zur Erhaltung der Wirkung scheinbar vollkommen genügen sollen. LICHTENSTERN und STEINACH nehmen eine *primäre Ausschüttung von Hormonen* unmittelbar nach der Transplantation an. Nach dieser Überschwemmung mit den wirksamen Stoffen soll ein gewisser Ruhezustand eintreten, bis „völlige Einheilung und Eingewöhnung in den neuen Träger des Hodens zu einer regelmäßigen, innersekretorischen Tätigkeit des Hodens führt". Auch andere Autoren, wie MÜHSAM, KLEIN, sind geneigt, dem Transplantat eine länger dauernde funktionelle Wirksamkeit der inneren Sekretion zuzuschreiben.

Auf der anderen Seite werden von einer Reihe von Autoren die *Erfolge der Hodentransplantation auf Suggestivwirkung* zurückgeführt, wobei zugegeben werden mag, daß die Resorption des Transplantates vielleicht im Sinne einer parenteralen Eiweißzufuhr vorübergehend „stimulierend" auf den Organismus wirken kann.

# Literatur.

**A. Bücher:** BORST: Echte Geschwülste (Blastome). In ASCHOFF: Pathol. Anatomie. Jena: Fischer 1923. — v. BRAMANN-RAMMSTEDT: Verletzungen und Erkrankungen der männlichen Geschlechtsorgane. Handb. d. prakt. Chirurg. Bd. 4. Stuttgart: Enke 1922. — DEMEL: Chirurgie des Hodens und des Samenstranges. Neue Deutsche Chirurgie. Bd. 36. Stuttgart: Enke 1926. (Literatur.) — EBERTH: Die männlichen Geschlechtsorgane. Handbuch der Anatomie des Menschen, herausgegeben von BARDELEBEN. Jena: G. Fischer 1904. — GROSZ: Deferentitis und Epididymitis gonorrhoica. Handb. d. Geschlechtskrankh. Wien u. Leipzig: Hölscher 1912. (Literatur bis 1912.) — KAUFMANN, E.: Lehrbuch der speziellen pathologischen Anatomie. Bd. 2. Berlin: Reiner 1922. — KOCHER: Die Krankheiten der männlichen Geschlechtsorgane. Deutsche Chirurgie. Lief. 50 b. Stuttgart: Enke 1887. (Literatur bis 1887.) — LEXER: Die freien Transplantationen. I. Teil. Neue dtsch. Chir. 1919. — Lehrbuch der allgemeinen Chirurgie. Stuttgart: Enke 1921. — LICHTENSTERN: Die Überpflanzung der männlichen Keimdrüse. Wien: Springer 1924. — STEINACH: Verjüngung durch experimentelle Neubelebung der alternden Pubertätsdrüse. Berlin: Julius Springer 1920. — WINTERNITZ: Die Syphilis des Urogenitalsystems. Handb. d. Geschlechtskrankh. Bd. 3. — Leipzig: Hölder.

**B. Einzelarbeiten:** AHRENS: Ein neuer Vorschlag zur Operation der Hydrocele. Zentralbl. f. Chirurg. 1923. Nr. 48/49. — AMOROSI: Cura radicale del varicocele associat alla orchidofessi alla Paralavecctio. Policlinico. Jg. 29, p. 1621. 1922. — ANTONIO DE CORTES: Die angebliche Orchitis par effort vor der Pathologie der Klinik. Dtsch. Zeitschr. f. Chirurg. Bd. 120. 1913. — ASCH: Die Abortivbehandlung der gonorrhoischen Epididymitis. Zeitschr. f. Urol. Bd. 5, S. 87. 1911. — BAYER: Einiges über das Sarkom der Scheidenhaut des Hodens und des Samenstranges. Beitr. z. klin. Chirurg. Bd. 82. 1913. — Beardsley: A unique case of infectious orchitis. New York med. journ a. med. record. 25. Jan. 1908. — Beck: Peritonitis beim jungen Säugling, entstanden durch Fortleitung des Eiters einer infektiösen Orchitis durch den offenen Proc. vag. Münch. med. Wochenschr. 1923. Nr. 28, S. 913. — Bennet: On varicocele. London 1891. — Beresnegowsky: Zur Kenntnis der Lipome des Samenstranges. Beitr. z. klin. Chirurg. Bd. 69. 1910. — Bevan: Beitrag zur chirurgischen Behandlung des nicht herabgestiegenen Hodens. Arch. f. klin. Chirurg. Bd. 72. 1904. — Bonem: Über Ätiologie und neuere Therapie des Kryptorchismus. Zeitschrift f. urol. Chirurg. Bd. 14, S. 267. 1924. — Brunzel: Zur Kasuistik und Diagnose der Torsion des Scrotalhodens. Dtsch. Zeitschr. f. Chirurg. Bd. 141. 1917. — v. Bramann: Der Processus vaginalis und sein Verhalten bei Störungen des Descensus testiculorum. Arch. f. klin. Chirurg. Bd. 40, S. 137. 1890. — Büdinger: Die Ätiologie der Hodenreten- tion. Dtsch. Zeitschr. f. Chirurg. Bd. 90. — Über Kryptorchismus und Fehlwanderung des Hodens. Med. Klinik. 1923. Nr. 26. — Caforio: Richerche ulteriori sull' autosiero- terapia dell' idrocele e sul meccanismo di azione degli autosieri. Rif. med. 1912. Nr. 36—37. Chevassu: Tumeurs des testicule. Thèse méd. Nr. 193. Paris 1906. — Corbus and O'Conor: The familial occurrence of undescended testes etc. Surg., gynecol. a. obstetr. Vol. 34, Nr. 2, p. 237. 1922. — Corner and Nitch: The immediate and remote resultats of the high operation for varicocele. Brit. med. journ. 27. Jan. 1906. — Cunningham and Cook: The operative treatment and pathology of acute epididymitis. Journ. of urol. Vol. 7, p. 139. 1922. — Dangschat, E.: Zur Ectopia testis perinealis congenita. Dtsch. Zeitschr. f. Chirurg. Bd. 165, S. 351. 1921. — Debernardi: Beiträge zur Kenntnis der malignen Hodengeschwülste. Beitr. z. pathol. Anat. u. z. allg. Pathol. Bd. 40. 1907. — Dorn: Die chronische nichtspezifische Epididymitis. Bruns' Beitr. z. klin. Chirurg. Bd. 120, 1920. — Douglas: Results of operation for varicocele. Journ. of the Americ. med. assoc. Vol. 76, p. 716. 1921. — Dreibholz: Die Torsion des Samenstranges. Beitr. z. klin. Chirurg. Bd. 51. 1906. — Eberth: Die männlichen Geschlechtsorgane. Jena: Fischer 1904. — Enderlen: Klinische und experimentelle Studien zur Frage der Torsion des Hodens. Dtsch. Zeitschr. f. Chirurg. Bd. 43. 1906. — Über Hoden- transplantation beim Menschen. Med. Klinik. 1921. S. 1439. — Fecher: Untersuchungen über die Elastizität des Samenleiters und der im Samenstrang verlaufenden Gefäße. Beitrag zur Frage der operativen Behandlung des Kryptorchismus. Med. Klinik. 1924. Nr. 52, S. 1837. — Félizet: Orchite traumatique. Soc. chirurg. Juni 1907. Semaine méd. 1907. Nr. 24. Daselbst Routier und Delorme, Tuffier). — Ferrando: Operative Be- handlung der Varicocele nach der Methode von Dr. Julio Marenco. Semana med. Jg. 29, p. 609. 1922. — Finotti: Zur Pathologie des Leistenhodens. Arch. f. klin. Chirurg. Bd. 55. 1897. — Flesch: Beitrag zur Kenntnis der Hodeneinklemmung. Beitr. z. klin. Chirurg. Bd. 87. 1913. — Flesch-Thebesius: Zur Kenntnis der chronischen, nichtspezifischen Entzündung des Nebenhodens und des Hodens. Bruns' Beitr. z. klin. Chirurg. Bd. 123, H. 3. 1921. — Fraenkel, E. und A. Hartwig: Über das Verhalten der Hoden in bak- terieller und histologischer Beziehung bei akuten Infektionskrankheiten. Virchows Arch. f. pathol. Anat. u. Physiol. Bd. 242, H. 1/2. 1923. — Frangenheim: Zur Operation des Kryptorchismus. Zentralbl. f. Chirurg. Jg. 47, Nr. 8. 1920. — Frank: Eine neue Methode zur Operation der Varicocele. Zentralbl. f. Chirurg. 1914. Nr. 14. — Frank, A.: Die histogenetische Ableitung der Hodentumoren. Frankfurt. Zeitschr. f. Pathol. Bd. 9, H. 2. 1911. — Franke: Behandlung der Hydrocele mit Formalin. Zentralbl. f. Chirurg. 1919. Nr. 2. — Fronk, C. E.: Varicocelectomy with shortening of the scrotum. Milit. surgeon. Vol, 50, Nr. 6, p. 687. 1922. — Gabryszewski: Über Lipome des Samenstranges. Dtsch. Zeitschr. f. Chirurg. Bd. 47. 1898. — Gohrbandt: Über das Verhalten des Hodens nach Unterbindung der Vasa spermatica mit Ausnahme des Ductus deferens und der Arteria deferentialis. Arch. f. klin. Chirurg. Bd. 120, S. 638. 1922. — Goldhan: Die soliden Neu- bildungen des Samenstranges. Diss. Leipzig 1910. — Gregory: Über eine neue operative Behandlungsmethode der Varicocele. Zentralbl. f. Chirurg. 1922. Nr. 11. — Gundermann: Über Ektopia testis perinealis. Bruns' Beitr. z. klin. Chirurg. Bd. 82. 1912. — Beitrag zur Ektopia testis perinealis. Bruns' Beitr. z. klin. Chirurg. Bd. 128, S. 75. 1923. — Hahn: Über eine Methode der Orchidopexie. Zentralbl. f. Chirurg. 1902. Nr. 1. — Hanse- mann: Über die sog. Zwischenzellen des Hodens und deren Bedeutung bei pathologischen Veränderungen. Virchows Arch. f. pathol. Anat. u. Physiol. Bd. 142. 1895. — Hanusa: Über Spermatocelen. Bruns' Beitr. z. klin. Chirurg. Bd. 69. 1910. — Die operative Be- handlung der Lageanomalien des Hodens. Ergebn. d. Chirurg. u. Orthop. Bd. 7. 1913 (Literatur.) — Henry, A. K.: Descent of the spermatic cord with imperfect descent of the testicle. Irish journ. of med. science. 1922. Nr. 7, p. 317. — Higgens: Mumps repressented by a primary orchitis. Brit. med. journ. April 1918. — Hinman and Gibson: Tumors of the epididymis, spermatic cord and testicular tunics. Arch. of surg. Vol. 8. 1924. — Hinman, Gibson and Kutzmann: The radical operation for teratoma testis. An analysis on seventy-nine cases, ten of wich are personal. Surg., gynecol. a. obstetr.

Vol. 37, Nr. 4. 1923. — HIRSCHBERG: Akute Orchitis durch Pyocyaneusinfektion. Dtsch. med. Wochenschr. 1907. Nr. 43. — HOCHENEGG: Über Cysten am Hoden und Nebenhoden. Med. Jahrb. d. Ges. f. Ärzte. Wien 1885. — v. HOFMANN: Über Spermatocele. Ergebn. d. Chirurg. u. Orthop. Bd. 8. 1914. — HOFMANN, A. H.: Ablösung des Nebenhodens zur Verlängerung des Samenstranges. Zentralbl. f. Chirurg. 1922. Nr. 10. S. 318. — HOFSTÄTTER: Über Kryptorchismus und Anomalien des Descensus testiculorum. Klin. Jahrb. Bd. 26, H. 2. 1912. — HOWARD: Malignant disease of the testis. Practitioner. Dez. 1907. ISACSON: Über die interne Behandlung der Epididymitis gonorrhoica. Berlin. klin. Wochenschr. 1921. S. 1005. — ISNARDI: Zur operativen Behandlung der Varicocele, ohne weder den Samenstrang noch das Scrotum zu verletzen. Zentralbl. f. Chirurg. 1921. Nr. 38. — ISTOMIN: Zur Frage der operativen Behandlung der Varicocele. Zentralbl. f. Chirurg. 1914. Nr. 3, S. 93. — Zur pathologischen Histologie und Klinik der Varicocele. Dtsch. Zeitschr. f. Chirurg. Bd. 99. — JAEGER: Hydrocele und Unfall. Schweiz. Rundschau f. Med. Bd. 22, S. 513. 1923. — KAPPIS: Die nichtspezifische primäre Epididymitis. Dtsch. med. Wochenschr. 1919. Nr. 20. — KATZENSTEIN: Eine neue Operation zur Heilung der Ectopia testis congenita. Dtsch. med. Wochenschr. 1902. Nr. 52. — Über die operative Behandlung des Kryptorchismus. 39. Kongr. d. dtsch. Ges. f. Chirurg. 1910. KAUFMANN, E.: Über Zwischenzellengeschwülste des Hodens. Dtsch. med. Wochenschrift 1908. Nr. 10. — KAZDA: Ungewöhnliche Lage einer beiderseitigen Hydrocele. Arch. f. klin. Chirurg. Bd. 125, S. 414. 1923. — KIRSCHNER: Zur Operation der Hydrocele testis. Bruns'Beitr. z. klin. Chirurg. Bd. 110, H. 3. 1918. — KLAPP: Die Behandlung der Hydrocele nach einem neuen Verfahren. Dtsch. Zeitschr. f. Chirurg. Bd. 74. 1904. — KLAUSSNER: Über die WINKELMANNsche Hydrocelenoperation. Arch. f. klin. Chirurg. Bd. 69. 1903. — KÖNIG, W.: Über Stauungsbehandlung der Epididymitis gonorrhoica. Med. Klinik. 1906. Nr. 24. — KREUTER: Weitere Erfahrungen über Hodentransplantation beim Menschen. Dtsch. Zeitschr. f. Chirurg. Bd. 172, S. 402. 1922. — Hodentransplantation und Homosexualität. Zentralbl. f. Chirurg. 1922. S. 538. — KÜTTNER: Zur Operation der hohen Retentio testis mit Durchschneidung des Samenstranges. Zentralbl. f. Chirurg. 1921. Nr. 43, S. 1582. — LAMÉRIS: Die Behandlung der Varicocele. Münch. med. Wochenschr. 1910. Nr. 13. — LAPPASSET: De la cure radicale du varicocèle par la suspension testiculaire combinée à la resection veineuse. Arch. de méd. milit. 1911. — LAUENSTEIN: Die Torsion des Hodens. Sammlung klin. Vorträge. Neue Folge 1894. Nr. 92. — Zur Frage der operativen Fixation des Leistenhodens im Grunde des Scrotums. Dtsch. Zeitschr. f. Chirurg. Bd. 33, S. 398. — LAUWERS: Dtsch. Zeitschr. f. Chirurg. Bd. 99. — Inaug.-Diss. 1920. (Holländisch.) Zit. nach: WEYTLANDT, J. A.: Ein Fall von Leistenhodengeschwulst. Nederlandsch tijdschr. v. genesk. Jg. 66, 1. Hälfte, Nr. 14, S. 1479. 1922. Ref. Zeitschr. f. urol. Chirurg. Bd. 11, S. 245. — LAVENANT: De l'epididymo-vaginalite blenorragique (bactériologic, pathogénie et clinique). Journ. d'urol. Tome 12, p. 233. 1921. — LESPINASSE: Transplantation of the testicle. Journ. of the Americ. med. assoc. Ref. Zentralbl. f. Chirurg. 1914. — LICHTENSTERN: Die freie Hodentransplantation beim Menschen. Zeitschr. f. urol. Chirurg. Bd. 6, S. 305. 1921. — Zur Klinik und Therapie des Kryptorchismus. Zeitschr. f. urol. Chirurg. Bd. 9, S. 185. 1922. — LOTHEISEN: Die Behandlung des Kryptorchismus. Zeitschr. f. Heilk. 1907. H. 3. — LYDSTON: Impotence and sterility with aberrations of the sexual function and sexgland implantation. Chicago 1917. — MANDL: Zur Frage der chronischen, nicht spezifischen Hoden- und Nebenhodenentzündung. Dtsch. Zeitschr. f. Chirurg. Bd. 170. 1922. — MAUCLAIRE: Filiariose du testicule. Soc. de chirurg. Semaine méd. 17. Jan. 1912. — MC. CUTCHEON, A. B.: Delayed testis. Med. journ. of Australia. Vol. 2, p. 353. 1922. — MINKIEWITSCH: Virchows Arch. f. pathol. Anat. u. Physiol. Bd. 25 u. 48. — MINTZ: Technische Bemerkungen zur WINKELMANNschen Hydrocelenoperation. Zentralbl. f. Chirurg. 1902. Nr. 20. — MIYATA: Zur Kenntnis der Hodengeschwülste und die Bedeutung des Traumas für ihre Entstehung. Arch. f. klin. Chirurg. Bd. 101, H. 2. 1913. — MOSCHCOWITZ: The anatomy and treatment of indescended testis, with special reference to the Bevan operation. Ann. of surg. 1910. — MOUCHET, A.: Les orchites aigues de l'enfance. Rev. internat. de méd. et de chirurg. Jg. 34, p. 83. 1923. — Sur une varieté d'orchite augue de l'enfance due à une torsion de l'hydatide de Morgagni. Presse méd. Jg. 31. 1923. — MÜHSAM: Endergebnisse der Hodenüberpflanzung. Dtsch. med. Wochenschr. 1922. Nr. 40. — NARATH: Radikaloperation der Varicocele. Wien. klin. Wochenschr. 1900. Nr. 4. — Zur operativen Therapie der Varicocele. Zentralbl. f. Chirurg. 1911. Nr. 24. — NIKOLADONI: Die Torsion des Samenstranges, eine eigenartige Komplikation des Kryptorchismus. Arch. f. klin. Chirurg. Bd. 31. — NILSON: Zur operativen Therapie der Varicocele. Zentralbl. f. Chirurg. 1911. Nr. 17. — O'CONOR: The radical cure of varicocele. Brit. med. Journ. 1921. S. 738. — OMBREDANNE: Über akute primäre Orchitis bei Kindern. — OPPENHEIM und LÖW: Klinische und experimentelle Studien zur Pathologie der gonorrhoischen Epididymitis. Virchows Arch. f. pathol. Anat. u. Physiol. Bd. 182. 1905. — PATEL et CHALIER: Les tumeurs du cordon spermatique. Rev. de chirurg. Tome 39 u. 40. 1909. — PAYR: Über konservative Operationen am Hoden und Nebenhoden.

v. Langenbecks Arch. Bd. 63, H. 4. 1901. — Naturforscherversammlung 1920. Zentralbl. f. Chirurg. 1921. Nr. 1, S. 14. — Peiser: Über Phimose und Hydrocele im Säuglingsalter. Berlin. klin. Wochenschr. 1912. Nr. 23. — Pels-Leusden: Die Hydrocele. Med. Klinik. 1921. Nr. 11. — Pfeiffer: Ein geheilter Fall von Homosexualität durch Hodentransplantation. Dtsch. med. Wochenschr. 1922. S. 660. — Pólya: Über eine Anomalie des Hodens bei mangelhaftem Descensus und operative Ausnützung derselben. (Streckung des männlichen Genitalkanals.) Zentralbl. f. Chirurg. 1921. Nr. 48, S. 1762. — Posner: Zur Pathologie und Therapie der Hydrocele. Berlin. klin. Wochenschr. 1911. Nr. 9. — Porzelt: Zur Frage der Behandlung der Hydrocele. Zentralbl. f. Chirurg. 1919. Nr. 6. — Prima: Zur Varicocelenbehandlung. Zentralbl. f. Chirurg. 1925. S. 2244. — Quackenbos: Hydrocele in children. Med. rec. Vol. 99. 1921. — Reinhard-Eichelbaum: Die Therapie der Epididymitis und Funiculitis gonorrhoica durch den Praktiker. Med. Klinik. Jg. 18, S. 210. 1922. — Retkerer und Voronoff: Evolution du testicule de chimpanze greffé sur l'homme. Cpt. rend. des séances de la soc. de biol. Tome 89, Nr. 27. 1923. — Ritter, L.: Zur Entstehung der gestielten und freien Hydrocelenkörper. Dtsch. Zeitschr. f. Chirurg. Bd. 182. 1923. — Rohleder: Zur Hodenüberpflanzung. Dtsch. med. Wochenschr. 1924. Nr. 51. — Rubaschow: Beiträge zur Lehre über die Geschwülste der männlichen Geschlechtsorgane. Die Geschwülste des Samenstranges. (Ergebnisse.) Zeitschr. f. urol. Chirurg. Bd. 21, S. 42. 1927. — Rumpel, A.: Zur Hydrocelenoperation nach Kirschner. Zentralbl. f. Chirurg. 1920. Nr. 46. — Ruffle: Eine neue Methode der Hydrocelenbehandlung. Münch. med. Wochenschr. 1904. — Rydgaard: Die Genitaltuberkulose bei Männern und die Resultate ihrer Behandlung usw. Arch. f. klin. Chirurg. Bd. 123. 1923. — Sakaguchi: Zur Kenntnis der malignen Hodentumoren, vor allem der epithelialen. Dtsch. Zeitschr. f. Chirurg. Bd. 125, H. 3—4. 1913. — Schäffer: Über Epididymitis non gonorrhoica (bacteritica). Med. Klinik. 1921. Nr. 12. — Schlueter: Über zwei Fälle von Samenstrangtumoren. Berlin. klin. Wochenschr. Nr. 38. 1911. — Schönholzer: Über Kryptorchismus. Bruns' Beitr. z. klin. Chirurg. Bd. 49, S. 321. — Schüller: On inguinal testicle and its operativ treatment by transplantation into the scrotum. Zentralbl. f. Chirurg. 1881. — Schumacher: Über die nichtspezifische Epididymitis. Arch. f. Dermatol. u. Syphilis. Bd. 124, H. 3. 1923. — Schüssler: Die Myome des Samenstranges. Dtsch. Zeitschr. f. Chirurg. Bd. 135. 1916.. — Schüller: Über einen Fall von Hydrocele bilocularis intraabdominalis permagna. Münch. med. Wochenschr. 1921. Nr. 13, S. 399. — Schwarz: Der Einfluß der Leiste auf die Varicocele. Bruns' Beitr. z. klin. Chirurg. Bd. 69. — Serda: Contribution, on traitement opératoire du varicocèle. Presse méd. 1917. p. 284. — Simmonds: Über Fibrosis testis. Virchows Arch. f. pathol. Anat. u. Physiol. Bd. 201. 1910. — Sitzenfrey: Beitrag zur Lehre von den Lipomen des Samenstranges. Bruns' Beitr. z. klin. Chirurg. Bd. 22. — Staemmler: Über Arterienveränderungen im retinierten Hoden. Virchows Arch. f. pathol. Anat. u. Physiol. Bd. 245, S. 304. 1923. — Stefko: Über das sekundäre Hinaufsteigen der Hoden beim Manne während der Kinderzeit. Zeitschr. f. d. ges. Anat. Bd. 10, H. 3. — Steinach und Lichtenstern: Umstimmung der Homosexualität durch Austausch der Pubertätsdrüsen. Münch. med. Wochenschr. 1918. S. 1450. — Storp: Über Hydrocelenbehandlung. Arch. f. klin. Chirurg. Bd. 53. 1896. — Suzuki: Beitrag zur Winkelmannschen Hydrocelenoperation. Bruns' Beitr. z. klin. Chirurg. Bd. 39. 1903. — Tanner, Ch. O.: Tumors of the testicle; with analysis of one hundred original cases. Surg., gynecol. a. obstetr. Vol. 25, Nr. 5. 1922. — Tenkhoff: Zur Entstehung der Stieldrehung innerer Organe (Torsion eines Netzzipfels und eines Leistenhodens). Dtsch. Zeitschr. f. Chirurg. Bd. 178, H. 3/4. 1923. — Thévenot: Ruptures spontanées des hydroceles. Arch. gén. de chirurg. 1911. Mai. — Thorek: A preliminary report of free testicular transplantation from ape to man with histologie findings. Urol. a. cut. review. Vol. 26, p. 542. 1922. — Studies in the technik of testicular transplantations. Urol. a. cut. review. Vol. 27, p. 671. 1923. — Uffreduzzi: Die Behandlung der Hodenretention. Zeitschr. f. Urol. Bd. 6, S. 727. — Die Pathologie der Hodenretention. Arch. f. klin. Chirurg. Bd. 100 u. 101. 1912 u. 1913. — Vallery-Radot, Pierre et Salès: L'hydrocele du nourisson: rapports de certaines formes avec la syphilis héréditaire. Presse méd. Jg. 31, S. 420. 1923. — Vecchi: Über die bösartigen einfachen Geschwülste des Hodens (Carcinom, Sarkom, Adenocarcinom). Zeitschr. f. Urol. Bd. 6, Nr. 10—12. 1912. — Teratome, teratoide Geschwülste und Mischtumoren des Hodens. Dtsch. Zeitschr. f. Chirurg. Bd. 114. 1912. — Contributo allo studio del liquido d'idrocele. Gaz. med. ital. 1912. p. 24. — Wachtel: Zur Diagnose des ektopischen Hodens. Münch. med. Wochenschr. 1912. Nr. 18. — Wallner: Zur Klinik der männlichen Genitaltuberkulose. Zeitschr. f. urol. Chirurg. Bd. 15. 1924. — Walzberg: Zur operativen Behandlung des Wasserbruches. Zentralbl. f. Chirurg. 1917. Nr. 46. — Wederhake: Zur Behandlung der Hydrocele (1. Fenster-, 2. Kochsalz-, 3. Stichmethode). Zentralbl. f. Chirurg. 1917. Nr. 37. — Westermann: Operative Behandlung der Homosexualität. (Holländisch.) Ref. Zeitschr. f. urol. Chirurg. Bd. 16, S. 256. — Wetterer: Die Behandlung der Epididymitis blennorrhoica mit Röntgenstrahlen. Dtsch. med. Wochenschr.

1922. Nr. 14. — WEISER: Beitrag zur Klinik und Chirurgie der bösartigen Hodengeschwülste. Zeitschr. f. urol. Chirurg. Bd. 19. 1926. — WIESNER: Über das Lymphangiom des Samenstranges usw. Bruns' Beitr. z. klin. Chirurg. Bd. 104. 1917. — WILMS: Die teratoiden Geschwülste des Hodens mit Einschluß der sog. Cystoide und Enchondrome. Beitr. z. pathol. Anat. u. z. allg. Pathol. Bd. 19, S. 233. 1896. — Embryome und embryoide Tumoren des Hodens, Dermoide, Cystoide, Enchondrome, Mischgeschwülste. Dtsch. Zeitschr. f. Chirurg. Bd. 49. 1898. — WINDHOLZ: Zur Pathologie des Hodendescensus. Teilung des Nebenhodens bei unvollständigem Descensus. Klin. Wochenschr. 1923. Nr. 47, S. 2175. — WINKELMANN: Neue Methode der radikalen Operation der Hydrocele. Zentralbl. f. Chirurg. 1898. Nr. 44. — WOLF: Erfahrungen mit der von NILSON angegebenen Modifikation der NARATHschen Varicocelenoperation. Dtsch. med. Wochenschr. Jg. 38, S. 1929. 1912. — Beitrag zur pathologischen Histologie der gonorrhoischen Epididymitis. Virchows Arch. f. pathol. Anat. u. Physiol. Bd. 228. 1920. — WREDE: Die Dermoide des Samenstranges. Bruns' Beitr. z. klin. Chirurg. Bd. 48, H. 2. — ZANGEMEISTER: Über chronische hämorrhagische Periorchitis. Bruns' Beitr. z. klin. Chirurg. Bd. 18. 1897. — ZDANOWICZ: Zur Frage über die Anwendung der Autoserotherapie bei Hydrocele. Zeitschr. f. Urol. Bd. 7. 1913. — ZESAS: Zur Pathogenese der Hydrocele. Zentralbl. f. Chirurg. 1913. Nr. 33. — ZOEGE v. MANTEUFFEL: Operation der Varicocele. Zentralbl. f. Chirurg. 1922. Nr. 33.

# Scrotum.

Von

FRANZ COLMERS - München.

Mit 4 Abbildungen.

## Anatomie.

Vom Perineum, vom Mons veneris, von der Wurzel des Penis und von den inneren Flächen des Oberschenkels setzt sich die Cutis auf den beutelartigen Anhang, das *Scrotum,* fort, in welchem von einer Anzahl Hüllen umgeben die Hoden mit dem Anfangsteile der Vasa deferentia ruhen. Der Cutis des Scrotums liegt innen eine weitere Schicht innig an, die *Tunica dartos,* die mit der äußeren Umhüllungsschicht der Hoden (Tunica vaginalis communis) nur durch eine lockere leicht zerreißliche Bindegewebsschicht verbunden ist, die reich ist an Gefäß- und Nervenstämmen. Zwischen der Tunica dartos und der Tunica vaginalis communis bestehen Gefäßverbindungen, Anastomosen zwischen den Arteriae scrotales und den Arteriae cremastericae und zwischen den entsprechenden Venen, und zwar besonders an der hinteren äußeren Seite des Hodens und des Nebenhodens.

Das dünne durchscheinende und gebräunte Integument des Hodensackes faltet sich bei zusammengezogenem Scrotum in quere Runzeln. Diese Fältelung wird bewirkt durch die Tunica dartos, die ein festes fettloses, von elastischen Fasern und vertikal verlaufenden glatten Muskelfasern durchgezogenes Bindegewebe darstellt. Diese Membran, die die Innenfläche der Scrotalhaut auskleidet, schickt von der Gegend der Raphe aus eine mediane Wand, das *Septum scroti,* zum Perineum herab und zur Peniswurzel hinauf, wo sie mit dem Bindegewebe verwächst, welches den M. bulbocavernosus und das Corpus cavernosum urethrae von unten her bekleidet. Durch das Septum wird der Scrotalsack in zwei völlig gegeneinander abgeschlossene Kammern geschieden, die nur von oben außen, vom äußeren Leistenring her, zugänglich sind.

Die Epidermis des Scrotums zeichnet sich vor anderen Hautstellen durch den Pigmentgehalt, die Cutis durch stärkere Haare, reichliche Haarbalg- und Schweißdrüsen und durch zahlreiche Lymphgefäßnetze aus. *Beide Schichten des Scrotums,* Cutis und Tunica dartos, *sind demnach reich an Blut- und Lymphgefäßen.* Genaue anatomische Untersuchungen auf Grund von Gefäßinjektionen ergaben, daß die oberflächlichen Lymphwege beider Seiten des Scrotums ziemlich zahlreiche Anastomosen haben, daß jedoch der Abfluß der Lymphe lediglich nach den Drüsen der Inguinalgegend und in zweiter Linie nach denen des SCARPASCHEN Dreiecks erfolgt.

## Verletzungen.

Verletzungen sind am Scrotum im Vergleich zu anderen Teilen der Körperoberfläche recht selten, was durch seine geschützte Lage bedingt ist.

Nach stärkeren *Kontusionen* und *Quetschungen* kommt es infolge des Gefäßreichtums beider Schichten der Scrotalwand leicht zur Bildung ausgedehnter Hämatome, die sich zwischen Cutis und Tunica dartos oder auch zwischen der letzteren und der Tunica vaginalis communis ausbreiten. Die Ausbreitung des Blutergusses erfolgt meist sehr rasch; die Verfärbung reicht gewöhnlich wesentlich weiter als der Erguß selbst. Erfolgt der Erguß in eine Tasche der Dartos, so bildet sich eine Geschwulst, welche eine Hälfte des Hodensackes einnimmt, vom Grunde des Hodensackes bis zum Leistenkanal nach oben und seitlich bis zur Oberschenkelhodensackfalte reicht, sich am oberen Ende mit Verschwinden der scharfen Begrenzung in die Umgebung ausbreitet und nach unten scharf begrenzt bleibt; der Hoden liegt hinten oben, während die Bestandteile des Samenstranges nicht zu fühlen sind.

Die *Behandlung* dieser Blutergüsse, die sich gewöhnlich rasch zurückzubilden pflegen, besteht lediglich in Bettruhe und Hochlagerung des Hodensackes durch ein kleines zwischen die Oberschenkel gelegtes Kissen, das man sich am besten selbst anfertigt durch Umwickelung eines entsprechend geformten Watte- oder Zellstoffbausches mit einer Mullbinde. Vor Anwendung der Eisblase ist dringend zu warnen; wir werden noch sehen, daß dadurch schon wiederholt ausgedehnte Gangrän des Scrotums hervorgerufen wurde. Auch feuchte Verbände sind wegen der Empfindlichkeit der Scrotalhaut nicht zu empfehlen.

Nur in seltenen Fällen bildet sich ein circumscripter Erguß zwischen Tunica dartos und Tunica vaginalis communis; bei längerem Bestehen desselben empfiehlt sich die Entleerung durch Punktion oder, falls der Erguß geronnen ist, durch Incision und Ausräumung der Koagula.

Besteht starke Spannung der Haut mit zunehmender Rötung, so ist wegen der Gefahr der Gangrän ausgiebig zu incidieren. Scarificationen sind überflüssige Eingriffe und bei Gefahr der Gangrän unter allen Umständen zu vermeiden.

*Schnittwunden* am Hodensack sind selten. Sie werden beobachtet bei Selbstverstümmelungen und bei Zufallsverletzungen (Auffallen auf scharfe Gegenstände, Tragen offener Messer in den Taschen usw.). Sie sind entweder einfach oder mit Verletzungen der Hoden verbunden (Hodenvorfall). Gelangen sie frisch in Behandlung, so ist die primäre Naht, unter Umständen nach Excision der Wundränder, falls diese beschmutzt oder unregelmäßig sind, auszuführen. Ist die Tunica vaginalis communis eröffnet oder ist der Hoden vorgefallen, muß drainiert werden (nach sorgfältiger Ligatur aller blutenden Gefäße).

Häufiger sind *Riß- und Quetschwunden* des Scrotums. Sie entstehen durch starke Quetschung des Hodensackes gegen das Becken (Sturz auf einen harten Körper, Einwirken spitzer Gegenstände wie Fleischerhaken, Hängenbleiben an einem spitzen Gitter, Pfählungsverletzungen). Infolge der großen Elastizität der Haut werden die Wundränder stark auseinander gezogen, so daß die Wunden meist viel größer erscheinen, als es der Verletzung entspricht und leicht einen großen Substanzverlust vortäuschen. Auch hier ist das gegebene Behandlungsverfahren der frischen Verletzung Naht und Drainage der Wunde nach Ausschneidung der Wundränder und Abtragung der Gewebsfetzen.

Besonders zu erwähnen sind die *Schindungsverletzungen* des Scrotums, die gewöhnlich dadurch entstehen, daß die Kleidungsstücke (Schürzen, Hosen) von einer Maschine, meistens Transmissionen, erfaßt werden und mit ihnen der Hodensack. KAPPELER hat eine Anzahl solcher Fälle zusammengestellt und selbst einen charakteristischen Fall beschrieben:

Ein 24 jähriger Mann wurde von einem Treibriemen an Schürze und Hose erfaßt und mitgerissen. Es fand sich eine völlige Abreißung der ganzen Haut des Scrotums und des

Penis. Es gelang KAPPELER durch mehrfache Operationen (Plastik aus der Haut des Oberschenkels und der Bauchhaut) den entstandenen Defekt zu decken. Eine Schädigung der Hoden blieb in Form einer Azoospermie zurück.

Zuweilen können ähnliche Verletzungen auch beobachtet werden nach Überfahren, wenn die Räder die Kleidungsstücke mit sich reißen, ähnlich wie die Transmissionsriemen. Auch durch Pferdebiß und durch Herabgleiten an einem Mastbaum sind solche Schindungen hervorgerufen worden. BILLROTH sah einen Geisteskranken, der sich die Wurzel des Penis und des Scrotums mit einem Tonscherben umschnitten und sich sodann die ganze Hautbedeckung der Genitale heruntergerissen hatte.

Die Erfahrung hat gelehrt, daß solche scheinbar außerordentlich großen Substanzverluste, für die Behandlung noch schwieriger erscheinend durch das freie Herunterhängen der entblößten Testikel, gleichwohl *ohne* plastische Operation in erstaunlicher Weise spontan zu heilen pflegen, wobei man nur den natürlichen Heilungsprozeß sinngemäß zu unterstützen braucht.

Gelangt man unmittelbar nach der Verletzung zu solchen Kranken, so soll man nicht versäumen, den Versuch zu machen, die abgerissene Scrotalhaut nach Reinigung mit physiologischer Kochsalzlösung durch Nähte an ihrem ursprünglichen Platz zu fixieren. So haben bereits 1876 GALLOUPE und GRAVES OF LYNN über einen so behandelten Fall berichtet, in dem wenigstens ein Teil der vollständig abgerissenen und dann wieder angenähten Scrotalhaut erhalten blieb und wesentlich zur Deckung des Defektes beitrug. Aus übereinstimmenden Mitteilungen der verschiedenen Beobachter sieht man, daß die Testikel unter Wirkung des M. cremaster sich immer mehr nach oben zu retrahieren pflegen, bis sie unter die Hautbedeckung der Pubes schlüpfen und zuweilen sogar im Leistenkanal verschwinden. Sind auch nur kleine Reste des Scrotums vorhanden, so geht von ihnen rasch die Deckung des restlichen Defektes aus. Aus diesem Grund ist eine primäre Deckung des Substanzverlustes nach Verletzungsdefekten am Scrotum nur dann zulässig, wenn diese Deckung aus stehengebliebenen Resten des Hodensackes selbst vorgenommen werden kann. Deckung eines scrotalen Defektes durch Lappen aus dem Oberschenkel und der Bauchhaut sollte grundsätzlich unterbleiben, weil die bei solchen Operationen gemachten Erfahrungen (starke Schrumpfung der Lappen, ausgedehnte behindernde Narben, Keloidbildung) sehr wenig ermutigend sind.

*Schußverletzungen* des Hodensackes wurden sowohl im Frieden wie auch namentlich im Kriege beobachtet, wenn sie auch im Verhältnis zu den Schußverletzungen anderer Organe recht selten zu nennen sind. Eine statistische verläßliche Feststellung ihrer Häufigkeit liegt leider nicht vor. Isolierte Verletzungen des Hodensackes ohne Schädigung seines Inhaltes sind naturgemäß selten. Die frühere Annahme, daß der Hoden dem Geschoß ausweiche, scheint ebensowenig Geltung zu haben wie beim Dünndarm.

Wenn die Schußwunden des Scrotums nicht bald nach der Verletzung durch Ausschneiden der Wundränder und Naht versorgt werden (auch scheinbar sehr große Defekte lassen sich gewöhnlich ohne Spannung vereinigen), gehen sie rasch in Eiterung über. In diesem Stadium jauchen die Wunden stark, der Hodensack ist blutig imbibiert, an einer oder mehrerern Stellen durchschossen. Die Hoden befinden sich häufig außerhalb des Scrotums und hängen nur am Vas deferens, durchblutet oder nekrotisch. Auch in diesem Stadium ist möglichst konservatives Vorgehen zu empfehlen. Die nekrotischen Teile sind abzutragen, durch ausgiebige Incisionen von Taschen ist für genügenden Sekretabfluß Sorge zu tragen. Auch sehr große Defekte überhäuten sich überraschend schnell, wenn die Wunden erst mit guten Granulationen bedeckt sind. Nur verhältnismäßig selten wird es nötig sein, auf operativem Wege (in erster

Linie aus Scrotumresten selbst) eine plastische Deckung herbeizuführen. Man soll deshalb grundsätzlich, wie schon oben gesagt wurde, bei auch sehr großen Defekten des Scrotums konservativ verfahren und erst die völlige Reinigung der Wunden abwarten, ehe man sich entschließt eine plastische Operation vorzunehmen, besonders auch deshalb, weil, wie wir bereits gesehen haben, die Haut der Oberschenkel und des Bauches für diese Zwecke recht ungünstig ist.

Daß Schußverletzungen des Scrotums, auch wenn es sich scheinbar um eine geringfügige Verletzung handelt, einer sorgfältigen allgemeinen Untersuchung unter Berücksichtigung der Anamnese und des Verlaufes des Schußkanales bedürfen, beweist eine sehr lehrreiche Beobachtung von LIECK.

Ein 30 jähriger Landwehrmann erhielt angeblich einen leichten Streifschuß. An der tiefsten Stelle des Hodensackes und an der Innenseite des rechten Oberschenkels fanden sich Schürfungen der Haut. Es bestanden anfangs keine Beschwerden, kein Erbrechen. Harn konnte spontan gelassen werden. Tags darauf stieg abends die Temperatur auf 38,2, die linke Bauchgegend war etwas druckempfindlich; am Damm fand sich ein mäßiges Hämatom. Die Anamnese ergab, daß der Mann in Rückenlage mit leicht angezogenen Beinen getroffen wurde. Es fand sich eine septische Peritonitis, ausgehend von einer Aufreißung der Flexura sigmoidea, der der Patient 30 Stunden nach der Verletzung erlag. Das Geschoß steckte in der tiefen Rückenmuskulatur.

Das Geschoß war also durch das Scrotum hindurch in die Bauchhöhle eingedrungen, hatte eine Dickdarmverletzung verursacht und im Anschluß daran eine Peritonitis, die zu spät erkannt wurde und welcher der Verletzte erlag.

## Gangrän des Scrotums.

Die Gangrän ist eine am Scrotum nicht allzu seltene Erkrankung. COENEN und PRZEDBORSKI konnten im Jahre 1911 203 Fälle aus der Literatur zusammentragen und seit dieser Zeit ist eine weitere größere Zahl von Arbeiten über diese eigenartige Erkrankung erschienen, die ich unten anführe. FOURNIER hat im Jahre 1883 eine „gangrène foudroyante spontanée" beschrieben, die seither auch als FOURNIERsche Gangrän bezeichnet wird und deren charakteristische Eigenschaft ist, scheinbar spontan, ohne erkennbare äußere Ursachen, plötzlich aufzutreten. Die oben erwähnten Autoren haben auf Grund des von ihnen studierten Materials die Fälle von Gangrän des Penis und Scrotums in vier Gruppen eingeteilt, eine Einteilung, der ich mich wegen ihrer Zweckmäßigkeit anschließe:

1. Gruppe. Gangrän des Penis und Scrotums als Folge von Allgemeinerkrankungen:
   a) Infektionskrankheiten,
   b) Krankheiten des Stoffwechsels, des Blutzirkulationsapparates und der Nieren;
2. Gruppe. Gangrän nach Urininfiltration;
3. Gruppe. Gangrän durch mechanische, chemische oder thermische Noxen;
4. Gruppe. Gangrän durch lokale entzündlich-infektiöse Prozesse.

Von diesen ist die wichtigste Gruppe die vierte, unter die auch, wie aus neueren Arbeiten einwandfrei hervorgeht, die scheinbar „spontane" Gangrän FOURNIERs fällt. Man hat ursprünglich angenommen, daß ein Erysipel die Ursache der Gangrän sei, da man häufig stark virulente kurzkettige Streptokokken nachweisen konnte, wenn auch das Erysipel selbst zwar am Scrotum nie deutlich zu beobachten war, dafür aber häufig im Verlauf der Erkrankung in der Nachbarschaft (auf den Oberschenkeln und an der Bauchhaut). Durch bakteriologische Untersuchungen wurden außer den Streptokokken, die am häufigsten vorkommen, eine ganze Anzahl anderer Erreger nachgewiesen, ohne daß jedoch einer derselben als spezifische Ursache der Gangrän angesprochen werden kann. Als Eingangspforte für die Erreger kommen nicht nur kleine Verletzungen am Scrotum selbst (Wundscheuern, Quetschungen usw.) und am Penis (nach Coitus) in Betracht, sondern auch Geschwüre spezifischer Erkrankung (Ulcus molle und Ulcus durum), wobei nicht die spezifischen Erreger, sondern andere Mikroben, namentlich Streptokokken, die Ursache der Erkrankung bilden. Auch Urethritis und Strikturen können in dem Sinne wirken, daß sie Läsionen der Urethralschleimhaut verursachen, durch welche virulente Keime eindringen können; desgleichen Phimose, Balanoposthitis und Akte der Masturbation.

Ich stimme mit der Anschauung ESAUS überein, daß es sich primär um eine Phlegmone bzw. ein Erysipel des subcutanen Gewebes des Scrotums (speziell in den scheinbar spontanen Fällen) handelt und daß die Gangrän eine sekundäre Folge ist, ähnlich wie man es häufig an schweren Phlegmonen der Haut der Gliedmaßen beobachtet, die auch mit Erysipel einherzugehen pflegen und wo es zu ausgedehnter Nekrose des Unterhautbindegewebes und teilweiser Nekrose der Haut zu kommen pflegt. Wenn wir uns der anatomischen Struktur der Scrotalhaut erinnern, an das fettarme sehr lockere Bindegewebe zwischen Tunica dartos und Tunica vaginalis und an den großen Reichtum desselben, sowie auch der Scrotalhaut selbst an Lymphgefäßen, so können wir leicht verstehen, daß eingedrungene virulente Keime hier einen vortrefflichen Nährboden zu einer foudroyanten Entwicklung finden. Dem entspricht auch gewöhnlich der akute Beginn und der schwere Verlauf der Erkrankung. Charakteristisch für sie ist ihr plötzliches Auftreten mit Schüttelfrost, Pulsbeschleunigung, starkem Krankheitsgefühl, ja sogar zuweilen mit Erbrechen und Delirien. Ziemlich frühzeitig sieht man alle Zeichen einer schweren septischen Infektion; schwere Kollapse sind nicht selten. Meistens beginnen die lokalen Symptome am Scrotum, zuweilen auch am Penis. Es bildet sich eine Rötung und Schwellung, die zu Umbildung der Teile in eine formlose, blaurote bis kindskopfgroße Masse führen kann. Dann treten graublaue und schwärzliche Flecken hervor, es kommt zur Bildung von Bläschen und schließlich zur Gangrän und Abstoßung, der nicht selten der größte Teil der Haut des Scrotums und auch des Penis zum Opfer fällt. Der Brand kann sich in einzelnen Fällen auch auf die untere Bauchgegend ausdehnen, greift aber nie auf den Damm über, was wohl mit der Abflußrichtung der Lymphbahnen und der Blutgefäße zusammenhängt.

Das Zustandekommen der Gangrän ist wohl nur durch die infolge der entzündlichen Stauung früher oder später einsetzende Thrombose der zahlreichen feinen Hautgefäße des Scrotums zu erklären, die auch wiederholt mikroskopisch nachgewiesen wurde.

Nicht selten findet man Gasbildung in dem phlegmonös entzündeten Gebiet, die auf Mischinfektion mit gasbildenden Bakterien zurückzuführen ist. RANDALL konnte unter 16 Fällen nicht weniger als siebenmal Emphysem nachweisen. Ungefähr 3 Tage nach Bildung der Demarkationslinie stößt sich der brandige Teil der Scrotalhaut ab. Die Rekonvaleszenz geht nach Abstoßung des nekrotischen Gewebes und Abfall des Fiebers oft erstaunlich rasch vor sich; es ist aber auch mit Komplikationen wie metastatischen Eiterungen, Absceß-bildungen in der Nachbarschaft des Scrotums, Blutungen aus arrodierten Gefäßen usw. zu rechnen. Demgemäß müssen die Kranken noch längere Zeit nach Abklingen der stürmischen Symptome sorgfältig überwacht werden. Entsprechend dem schweren Verlauf ist auch die Mortalität eine erhebliche; bei größeren Statistiken ist sie auf 22—23% berechnet. RANDALL fand unter 16 Fällen des Krankenhauses in Philadelphia 5 Todesfälle an Sepsis, was einer Mortalität von 31,2% entspricht.

Fälle der ersten Gruppe sind selten; es werden solche nach Malaria, Influenza und Typhus, auch als Komplikation bei Pocken und Cholera, beschrieben. COENEN und PRZEDBORSKI nehmen an, daß auf dem Umwege einer hämatogenen Hodenmetastase das hochvirulente Virus durch die Lymphgefäßanastomosen in das Unterhautzellgewebe und die Haut des Scrotums gelangt und daß auf diese Weise eine Möglichkeit gegeben ist, das Zustandekommen der Erkrankung des Scrotums zu erklären; PITHA hat eine Scrotumgangrän als Folge von Mumps beobachtet, und der Zusammenhang zwischen Mumps und Erkrankung des Hodens ist ja bekannt.

SMETH beobachtete eine ausgedehnte Gangrän des Scrotums nach Grippe.

Ein Mann, der in den letzten 1½ Jahren 3 Grippeanfälle durchgemacht hatte, erkrankte plötzlich mit einer Anschwellung des Hodensackes und Ödem des Penis und wurde unter den Zeichen schwerster Infektion in das Hospital eingeliefert. Blase war stark gefüllt, doch konnte klarer Urin unter Schmerzen entleert werden. Nach 12 Stunden war fast die ganze Scrotalhaut gangränös geworden. Hoden und Urethra lagen ausgedehnt frei; durch eine Fistel am Perineum floß Urin ab. Incisionen am Perineum, Dauerkatheter; Erkrankung der Harnröhre (Striktur) konnte nicht nachgewiesen werden.

SMETH sah die Gangrän, die ohne jede Urethrastriktur zustande kam, als Folgewirkung der Grippe an.

WHITING zitiert einige Fälle, die er als Folge von Herz- und Nierenerkrankungen ansieht, in denen es sich um allgemeine Hydropsien mit Beteiligung des Scrotums gehandelt hat und zu deren Beseitigung Incisionen oder Punktionen in die Scrotalhaut gemacht worden waren. Die Folge davon war eine ausgedehnte Gangrän, bei der die Infektion und wässerige Durchtränkung als Ursache der Gangrän anzusehen ist[1].

Daß durch schwere Traumen des Scrotums Gangrän entstehen kann, sahen wir schon bei den Verletzungen. Einen sehr eigenartigen Fall von Selbstverstümmelung, der Gangrän zur Folge hatte, beschreibt MACKENZIE:

Ein 54jähriger Mann, der von Geburt an einen geteilten, lang herabhängenden Scrotalsack hatte und sich eines Tages über diesen Zustand ärgerte, umschnürte das Scrotum oberhalb der Testikel mit einem Faden. Das Scrotum wurde gangränös und mußte abgetragen werden.

Unter den *chemischen Noxen* ist an erster Stelle die Carbolsäure zu nennen; Gangrän nach Umschlägen mit diesem Desinfizienz ist auch an anderen Körperstellen, besonders an den Fingern früher häufig beobachtet worden; glücklicherweise ist die Anwendung der Carbolsäure im Laufe der letzten Dezennien bei den Ärzten immer mehr verpönt und auch aus dem Hausmittelschatz der Laien fast ganz verschwunden. Beobachtet wurde die Gangrän am Scrotum ferner nach wiederholter Einpinselung mit Jodtinktur und nach Auflegen von Zugpflaster mit Cantharidin.

Unter den *thermischen Einflüssen* spielt der Frost eine Rolle. Besonders ist vor Anwendung der Eisblase am Scrotum zu warnen, da wiederholt danach Gangrän beobachtet wurde.

*Die Therapie der Gangrän* soll sich nicht bis zur Abstoßung des nekrotischen Gewebes auf Zuwarten beschränken; es ist vielmehr dringend zu raten, durch *frühzeitige ausgiebige Incisionen* der Scrotalhaut, möglichst noch in den ersten Stadien der entzündlichen Schwellung, für Abfluß aus den gestauten Lymphgefäßen zu sorgen. Die Wunden sind ausgiebig unter Vermeidung von Taschenbildung zu drainieren. Häufige Spülungen und Sitzbäder sind zu empfehlen. Nach der Abstoßung der Nekrosen soll auch bei großen Substanzverlusten zunächst vom Versuche plastischer Deckung abgesehen werden. Hier gilt

---

[1] Diese Fälle könnten demnach, genau genommen, eher der 4. Gruppe zugezählt werden, wobei man die schlechte Ernährung und ödematöse Durchtränkung der Scrotalhaut als begünstigende Disposition für die Infektion anzusehen hat.

dasselbe, was schon weiter oben bei den ausgedehnten Verletzungen des Scrotums nach Verlust der ganzen Scrotalhaut gesagt wurde. Es ist erstaunlich, in wie verhältnismäßig kurzer Zeit sich die Defekte überhäuten und die oft frei herunterhängenden Testikel sich unter die Haut der Pubes zurückziehen. Nur in den seltensten Fällen ist ein operatives Eingreifen erforderlich, es sei denn, daß man bei reinen Granulationen und genügend erhaltener Scrotalhaut durch Sekundärnaht den Heilungsprozeß abzukürzen vermag.

## Elephantiasis des Scrotums.

Bei den elephantiastischen Verdickungen müssen wir scharf unterscheiden zwischen der *Elephantiasis arabum* und der *Elephantiasis nostras*. Die erstere ist eine Erkrankung, die, hervorgerufen von der *Filaria Bancrofti* (und anderen Filarien), nur in tropischen und subtropischen Ländern vorkommt, während die andere auf chronisch entzündlichen Prozessen der Lymphwege beruht, die zu einer Stauung führen. Eine klassische, die gesamte Weltliteratur berücksichtigende Darstellung der Elephantiasis haben ESMARCH und KULENKAMPFF in ihrem mit zahlreichen Abbildungen versehenen Werke „Die elephantiastischen Formen" gegeben, das 1885 erschien. Eine jüngere ausführliche Darstellung der tropischen Elephantiasis von LOOSS findet sich in dem 1914 erschienenen 2. Bande des von MENSE herausgegebenem Handbuches der Tropenkrankheiten.

Die *Filaria Bancrofti*, zu den Nematoden gehörig, ist ein 85—95 mm langer, weißer Wurm von der Dicke eines menschlichen Kopfhaares. Die Embryonen, die aus den von Myriaden von Eiern vollgestopften Uterinschläuchen des Muttertieres stammen, werden meist schon entwickelt ausgestoßen; die Filaria ist also vivipar. Die Muttertiere sitzen wahrscheinlich meist in den Lymphgefäßen in Höhe der Leistendrüsen. Letztere werden durch die Produkte derselben, nach MANSON namentlich durch die infolge von Aborten abgegangenen Eier, welche weit dicker sind als die Embryonen, verstopft und schließlich so vollgepfropft, daß die Passage für die Lymphe vollkommen aufgehoben ist. Der Nachweis der Filarien gelingt fast immer im Blute, und zwar machte MANSON 1879 die höchst interessante Entdeckung, daß auch bei freier Lymphbahn während des Tages keine oder nur sehr wenige Embryonen im Blute aufzufinden sind, in der Nacht dieselben hingegen in großer Zahl auftreten. Eine nach jeder Richtung hin befriedigende Erklärung dieser eigentümlichen Erscheinung ist noch nicht gegeben (SCHEUBE). In vielen Fällen werden die Filarien nicht im Blute, sondern im Urin oder in den Flüssigkeiten der Geschwülste gefunden.

Da sich die Filarien im Körper nicht weiter entwickeln, bedürfen sie eines Zwischenwirtes, den verschiedene Moskitoarten bilden. Über den Weg, auf welchem die reifen Larven aus den Moskitos in den Menschen zurückgelangen, bestanden lange Zeit Zweifel. Es ist auf experimentellem Wege an Hunden schließlich nachgewiesen worden, daß die im Moskito gereiften Würmer sich in dessen Rüsselscheide ansammeln und beim Stich durch Bersten der Rüsselwand auf die Haut ihres neuen Wirtes gelangen. Das Eindringen in die Haut erfolgt nicht durch den Stichkanal, sondern frei; es wird durch höhere Temperatur und Anwesenheit von Feuchtigkeit (Schweiß) begünstigt. Die Elephantiasis arabum kommt deshalb vorzugsweise bei dem unter ungünstigen hygienischen Verhältnissen (Unreinlichkeit!) lebenden Teil der Bevölkerung vor, in dem sie endemisch ist.

Die Krankheit entwickelt sich meist, wenn auch nicht konstant, unter in unregelmäßigen Intervallen von Wochen, Monaten oder Jahren wiederkehrenden, mit Fieber einhergehenden lymphangitischen oder erysipelatösen Erscheinungen. Derartige Fieberanfälle, die für die Filariakrankheit charakteristisch sind und auch bei anderen Lokalisationen derselben auftreten, werden nicht selten von gewissen Gelegenheitsursachen ausgelöst, von welchen Erkältungen, körperliche Anstrengungen, vor allem aber äußere Reize und Verletzungen (wie Reibung des Scrotums an den Oberschenkeln, Kratzeffekte, Insektenstiche usw.) die häufigsten sind (Scheube).

Nach jedem Anfall von Lymphangitis geht die Schwellung der Haut zurück, es bleibt aber ein Ödem, welches allmählich zunimmt. Die Oberfläche der Haut ist dabei glatt (Elephantiasis glabra) oder mit Warzen besetzt (Elephantiasis verrucosa). Infolge Verdickungen der Epidermis kann es auch zu ichthyotischen Auflagerungen kommen. Zuweilen entwickeln sich aus Excoriationen Geschwüre mit callösen Rändern. Am Scrotum bildet sich ein harter Kern, überwiegend häufig zunächst in der linken Hälfte, der nach allen Seiten hin wächst und unter allmählicher Verdickung und Verhärtung der Haut das ganze Scrotum in einen beutelförmigen Klumpen verwandelt. Mit der zunehmenden Größe und Schwere derselben wird die Haut des Penis sowie der angrenzenden Unterleibsgegend herangezogen; die Schamhaare wandern gleichsam nach abwärts, die Corpora cavernosa verschwinden ganz in der Tiefe, während die Bedeckungen des Gliedes, von der Wurzel angefangen, sich nach unten einstülpen. Vorn auf der Mitte etwa des kolossalen Tumors deutet dann nur noch eine nabelähnliche, mit harten callösen Rändern versehene Öffnung die Stelle an, von der aus ein Kanal in die Tiefe zur Eichel führt. Der Urin träufelt manchmal in einer Art Rinne, die sich von jener Öffnung bis an das untere Ende der Geschwulst erstreckt, herab (Esmarch und Kulenkampff).

Die anatomische Beschaffenheit des Scrotums, seine Dehnbarkeit und die Möglichkeit der Heranziehung der äußeren Bedeckungen der Umgebung machen es verständlich, daß die hier lokalisierte Elephantiasis zur Erzeugung gewaltiger Tumoren führen kann, die anfangs oft sehr rasch wachsen, geringe Schmerzen verursachen und dem Besitzer nur durch die mechanische Behinderung zur Last fallen. Es sind Tumoren des Scrotums bis zu einem Gewicht von über 200 Pfund beschrieben und Esmarch und Kulenkampff berichten, daß Scuts-Amdial eine solche von 143 Pfund entfernt habe und Looss zitiert einen von Pelletier erfolgreich operierten Fall, dessen Scrotum sogar 100 kg wog. Wernher erzählt die Anekdote des ägyptischen Arztes Mohamed Effendi Ali Ekbali, welcher seinen nach Exstirpation eines mehr als zentnerschweren Scrotums glücklich geheilten Patienten zu Fuß nach Haus entlassen konnte. Derselbe war allerdings sehr dankbar für die Kur, meinte indessen, daß er nur der Gefahr des Ertrinkens ausgesetzt sei; denn auf der Herreise sei er, aus dem Schiffe stürzend, an seinem Tumor hängen geblieben und dadurch vor dem Ertrinken bewahrt worden.

Die Schwellung des Scrotums kann viele Jahre bestehen. Sie bedeutet keine besondere Gefahr für ihren Träger, sondern nur eine starke Belästigung infolge der zunehmenden Größe. Sie bedeutet ferner meist eine mechanische Einbuße der Geschlechtsfähigkeit. Bei längerem Bestehen kommt es zur Atrophie der Hoden.

**Lymphscrotum.** Eine andere Form der am Hodensack lokalisierten Filariaerkrankung ist das Lymphscrotum, das in naher Beziehung zur Elephantiasis scroti steht und in diese übergehen kann. Auch diese Erkrankung beginnt gewöhnlich mit Fieberanfällen, begleitet von erysipelatösen Entzündungen der Scrotalhaut und Schwellung der Lymphdrüsen in den Leistengegenden ein- oder beiderseitig; zuweilen kommt es auch zur Anschwellung der Hoden und nicht selten finden sich Hydrocelen. Sehr häufig lassen sich auch hier besondere Gelegenheitsursachen, wie Kontusionen, Erkältungen, Überanstrengungen, frische Malariainfektion, nachweisen. Ein sehr häufiges Vorkommen ist die Bildung von Abscessen am Scrotum, welche indessen meist im Verlauf von 8—14 Tagen zur Heilung gelangen. Mit Abfall des Fiebers pflegt auch die entzündliche Schwellung bis zu einem gewissen Grade zurück- zugehen; es entstehen dann aber auf der Oberfläche des verdickten und runzeligen Hodensackes, der sich weich und sulzig-elastisch anfühlt, Bläschen, welche, platzend oder künstlich eröffnet, eine gelbliche seröse oder milchig getrübte, zuweilen auch blutige Flüssigkeit entleeren, die an der Luft gerinnt. Bei der mikroskopischen Untersuchung findet man in ihr fast immer Filaria-Embryonen, während diese im Blute fehlen können.

Das Lymphscrotum ist an sich nicht gefährlich, kann aber aus mechanischen Gründen unbequem und bei lang dauernden Lymphorrhagien schädigend für den Organismus werden. Nicht selten geht es in Elephantiasis scroti über.

Die *Behandlung des Lymphscrotums* ist eine konservative; peinlichste Rein- haltung und Schutz des Scrotums vor Insulten duch Suspension ist erforderlich. Geht das Lymphscrotum in Elephantiasis über, so kommt in erster Linie die für diese heute am häufigsten angewandte Therapie, die operative Entfernung der Geschwulst, in Frage.

Für die *Operation der Geschwulst* ist eine vorausgehende, mindestens 24 stündige Hochlagerung derselben erforderlich. Sorgfältig ist auf etwa vor- handene Leistenhernien zu achten (Darmverletzungen beim Bestehen solcher sind früher wiederholt vorgekommen); dieselben sind vorher operativ zu be- seitigen.

Exakte Blutstillung ist bei der Operation das erste Erfordernis. Um den Blutverlust möglichst zu beschränken, hat Howard die Anwendung des Tour- niquets empfohlen, dessen Abgleiten durch in die durchschnittene Haut an- gelegte Klemmen verhindert wird. Noch besser erscheint mir die von Kuhn und Gühne geübte Methode, die zunächst von wie zur Hernienoperation ge- führten Schnitten die Hoden nach aufwärts luxieren und dann das Scrotum mit den elastischen Schlauch blutleer machen; nach der Abtragung der Ge- schwulst werden Hoden und Samenstrang zurückgelagert. Als grundsätzlich ist bei der Operation zu beachten, daß die Haut im einwandfrei gesunden Gewebe durchtrennt wird, um Rezidive zu vermeiden. Grothusen macht ferner darauf aufmerksam, daß bei großen und schweren Geschwülsten zuweilen das hintere Ende der Pars cavernosa der Harnröhre gelockert ist. In einem Falle sah er die Harnröhre mehrere Zentimeter vom Penis entfernt in sulzigem Bindegewebe verlaufen; er empfiehlt daher zur Vermeidung von Harnröhrenverletzungen beim Loslösen des Penis die Harnröhre durch einen Katheter zu markieren.

Die Hauptschwierigkeit besteht bei der Operation großer elephantiastischer Hodensackgeschwülste in der Versorgung des Penis, dessen Haut immer ergriffen ist. Grothusen empfiehlt als bestes kosmetisches Verfahren, den Penis, mit dem immer stark verlängerten inneren Vorhautblatt, das selbst in den vor- geschrittensten Fällen teilweise erhalten war, zu decken und dadurch die Heilung zu beschleunigen. Die plastische Deckung des Defektes aus der Bauch- haut oder von der Haut der Innenfläche der Oberschenkel empfiehlt sich nicht, da diese Lappen stark zur Schrumpfung und Verdickung neigen, auch leicht nekrotisch werden. Selbst große Defekte am Scrotum heilen, wie wir bei Ver- letzungen wiederholt gesehen haben, erstaunlich gut und schnell durch Heran- ziehen der benachbarten Haut.

Die *Operationsresultate* sind im allgemeinen recht gut und die Mortalität ist gering. Ouzilleau hatte unter 320 Fällen trotz ungünstiger äußerer Ver- hältnisse eine Mortalität von 2%.

Manche Autoren halten die operative Therapie der Elephantiasis scroti nur für eine temporäre Erleichterung und andere widerraten sie ganz und empfehlen interne Behandlung mit Eisenchlorid, 60—120 Tropfen täglich in Dosen zu 20 Tropfen, die so weit wie möglich von den Mahlzeiten entfernt zu nehmen sind. Ferner werden Einspritzungen von Antistreptokokkenserum empfohlen: je 20 ccm 7—8 mal in Zwischenräumen von 8—14 Tagen. Die Injektionen lösen gewöhnlich lymphangitische Anfälle aus, die aber jedesmal mit einem Rückgang der Schwellung enden sollen. Bei großen Geschwülsten wird aber, solange eine spezifische Behandlung der Filariakrankheit nicht gefunden ist, die operative Behandlung auch weiterhin die Methode der Wahl bleiben.

*Elephantiastische Verdickungen des Scrotums,* die unter Umständen zur Bildung nicht unbeträchtlicher Geschwülste führen, können auch auf Grund von Lymphstauungen aus mechanischen oder chronisch entzündlichen Ursachen entstehen. Schädigung der Leistendrüsen und Behinderung ihres Lymphabflusses sind die Veranlassung dieser Erscheinungen, was auch immer diese Schädigung herbeigeführt haben mag. ESMARCH und KULENKAMPFF haben eine ganze Anzahl solcher Fälle, die immerhin recht selten sind, zusammengestellt. So kann es zur elephantiastischen Vergrößerung des Scrotums nach ganz besonders umfangreichen Vereiterungen der Inguinaldrüsen und dementsprechend tiefgreifenden, einen mehr oder weniger vollständigen Verschluß der Lymphbahnen bedingenden Narbenbildungen kommen; ebenso nach Totalexstirpation der Drüsen. Auch fortdauernd sich folgenden Lymphangitiden und Erysipelen pflegt eine elephantiastische Schwellung des Scrotums zu folgen, denn auch beim Erysipel tritt eine Verlegung der Lymphbahnen durch Mikroorganismen ein. Noch einfacher liegen die Verhältnisse bei der Lymphangitis. Es ist verständlich, wie nach den ersten Attacken die Haut völlig zur Norm zurückkehrt, während bei den sich immer wiederholenden weiteren Erysipelen und Lymphangitiden die Wegsamkeit der Lymphbahnen immer mehr eingeschränkt wird, besonders bei nicht genügender Behandlung und Pflege; schließlich wird die ödematöse Schwellung eine dauernde und aus ihr entsteht infolge der Hypertrophie des Bindegewebes die Elephantiasis.

Auch *Lues kann zur elephantiastischen Vergrößerung des Scrotums* Anlaß geben. ESMARCH und KULENKAMPFF zitieren einen von WIBLIN beobachteten und operierten Fall (Abb. 1), in dem der vergrößerte Hodensack nicht weniger als 50 Pfund wog.

Der 40jährige Kranke hatte nie außerhalb Englands gelebt und war bis zum Jahre 1844 gesund gewesen, als er sich bei der Arbeit einen doppelseitigen Leistenbruch zuzog, gegen den er nur vorübergehend ein Bruchband anwendete. Im Jahre 1848 akquirierte er Syphilis und 3 Monate später begann unter Schmerzen die Anschwellung der Vorhaut und des Gliedes sowie eine zunehmende Vergrößerung und Verhärtung des Hodensackes. Erst nach weiteren 3 Monaten erschien ein über den ganzen Körper verbreitetes Exanthem mit eiternden Beulen und Schorfbildungen, welches in den nächsten 6 Jahren andauerte. Bei der Operation wurde der Bruchsack, der Coecum und festverwachsene Dünndarmschlingen enthielt, eröffnet. Der Kranke starb an Darmgangrän. Die Wand des Bruchsackes war ½ Zoll dick und hatte einen Umfang von 2½ Fuß.

SCHWANK beschreibt den Fall eines 46jährigen Mannes, bei dem Lues durch histologischen Nachweis miliarer Gummen in einer exstirpierten Drüse und durch positive WASSERMANNsche Reaktion nachgewiesen und bei dem der Hodensack auf Kindskopfgröße angewachsen war. Die Verdickung betraf nur die Haut; in beiden Leisten- und Schenkelgegenden fanden sich harte indolente Drüsen.

Der New Yorker Internist LINTZ führt ebenfalls auf Grund eigener Erfahrungen und Publikationen in englischen und amerikanischen medizinischen Blättern einen Teil von elephantiastischen Verdickungen, die sich nicht mechanisch oder entzündlich erklären lassen, auf Syphilis zurück. Die Lymphstauung wird in diesen Fällen durch luetische Endolymphangitis verursacht. Es ist also bei chronischen Verdickungen des Scrotums auch an Lues zu denken.

Für die Behandlung des *Ödems des Scrotums* hat KONDOLEON folgende Methode empfohlen. Er excidiert beiderseits die tiefe Fascie des Scrotums und stülpt die Tunica vaginalis nach außen um; darüber wird die Scrotalhaut sorgfältig vernäht. (Die Resorption der gestauten Lymphe wird jetzt durch die Lymphbahnen des Samenstranges besorgt.) Er brachte so das Ödem in einem Falle, in dem es nach Amputation des carcinomatösen Penis und der Ausräumung der beiderseitigen Leistendrüsen entstanden war, vollständig zum Verschwinden.

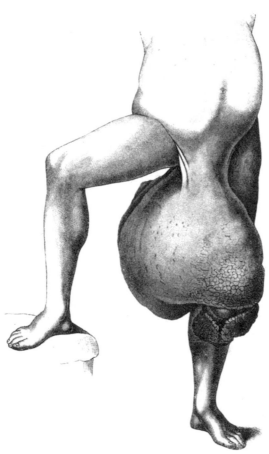

Abb. 1. Elephantiasis des Scrotums. (Nach ESMARCH und KULENKAMPFF.)

## Ekzem des Scrotums.

Das *akute Ekzem des Scrotums*, das ätiologisch in erster Linie auf irgendwelche äußere Reize zurückzuführen ist, beginnt gewöhnlich mit einer starken ödematösen Schwellung und Rötung der Scrotalhaut, der sehr bald das Nässen folgt, wodurch die ganze ergriffene Hautpartie in eine excoriierte hochrote und große Quantitäten von Flüssigkeit absondernde Fläche umgewandelt wird. Die Prognose ist im allgemeinen gut, vorausgesetzt, daß der das Ekzem verursachende Reiz völlig ausgeschaltet und möglichst bald für sachgemäße Behandlung gesorgt wird. Die Behandlung besteht in Anwendung von Wismut- oder Diachylonsalbe (HEBRA), Ruhigstellung durch ein Suspensorium und in schweren Fällen Bettruhe für einige Tage.

Das *chronische Ekzem*, nicht selten die Folge eines nicht oder ungenügend behandelten akuten, bildet durch das heftige Jucken eine große Plage für die Befallenen. Auch hier sehen wir gewöhnlich Nässen; bei längerem Bestande findet sich eine starke Verdickung des Unterhautzellgewebes. Von größter Bedeutung ist es, die Ätiologie zu ergründen, um durch Beseitigung des schädlichen Reizes die Heilung zu ermöglichen. Auf die nässende Scrotalhaut wird ein mit Diachylonsalbe bestrichenes Mullstück gelegt und mit einem gutsitzenden Suspensorium fixiert; der Salbenlappen wird anfänglich zweimal täglich gewechselt.

Als seltene parasitäre Erkrankung des Scrotums, die LESSER beobachtet hat, sei noch der Favus (Erbgrind, verursacht durch den Pilz Achorion Schoenleinii) erwähnt, der in seinen Fällen durch einen Favuskranken übertragen wurde, der einigen anderen im gleichen Zimmer befindlichen Patienten mit Epididymitis Kataplasmen auflegte.

# Geschwülste des Scrotums.

Am Scrotum können alle Geschwülste vorkommen, die auch sonst von der Haut ausgehen; im Verhältnis die häufigsten sind die *Carcinome*. Unter diesen spielen die „Reizcarcinome", d. h. die krebsigen Geschwülste, die durch die Einwirkung eines lange dauernden, meist vom Berufe abhängigen Reizes entstehen, eine besondere Rolle. Der englische Arzt POTT hat im Jahre 1779 zuerst auf das Vorkommen des Scrotumkrebses bei Schornsteinfegern hingewiesen. Seine Beschreibung ist interessant genug, um wiedergegeben zu werden[1]:

„Es gibt eine Erkrankung, welche eine besondere Art von Leuten befällt, die meines Wissens noch keine öffentliche Beachtung gefunden hat, und das ist der Krebs der Schornsteinfeger. Die Krankheit befällt stets zuerst den unteren Teil des Scrotums, wo dann ein oberflächliches, schmerzhaftes, unregelmäßig begrenztes, schlecht aussehendes Geschwür entsteht, das harte und erhabene Ränder hat und von den Schornsteinfegern Rußwarze genannt wird."

Gewöhnlich bilden sich unter dem Einflusse mechanischer und chemischer Reize zuerst platte papilläre oder warzige Wucherungen der Haut, welche Monate und manchmal Jahre stationär bleiben können. Beginnt eine oder mehrere der oft multipel vorhandenen Warzen zu nässen, so entsteht das schon von POTT beschriebene flache Geschwür mit wallartigen aufgeworfenen Rändern. Beim Fortschreiten der Erkrankung kann das ganze Scrotum ergriffen werden; der krebsige Prozeß greift dann auf den Hoden, schließlich auf das Peritoneum und die Organe der Bauchhöhle über[1]. Die Inguinaldrüsen sind oft vergrößert, ihre Schwellung ist aber zumeist entzündlicher Natur und geht zurück, wenn die erkrankten Teile des Scrotums operativ entfernt worden sind. Die Metastasierung auf dem Lymphwege ist demnach selten. Auch BORST sagt von den Berufscarcinomen der Haut, welche sich meist auf dem Boden chronischer Ekzeme entwickeln, aus Affektionen, welche mit starker Wucherung des Papillarkörpers unter Bildung von Hyperkeratosen, Warzen, Geschwüren usw. einhergehen, daß sie mehr Neigung zur Ausdehnung in die Fläche als in die Tiefe zeigen, einen sehr langsamen Verlauf haben und in der Regel keine Metastasen setzen. Das letztere wird auch durch die verhältnismäßig zahlreichen Dauererfolge der Operationen bestätigt.

FÜTTERER hat in seiner Monographie über die Ätiologie des Carcinoms 47 Fälle von Scrotalkrebs, meist bei Schornsteinfegern und 9 Fälle von Paraffinkrebs zusammengetragen, die einander im wesentlichen gleichen.

Den Krebs bei Paraffin- und Kohlenteerarbeitern hat zuerst v. VOLKMANN im Jahre 1873 beobachtet und in Parallele gesetzt mit dem bisher

---

[1] Zitiert nach FÜTTERER.
[2] Diese früher häufig genug beobachteten und beschriebenen Fälle sind glücklicherweise in den letzten Jahrzehnten aus der Literatur verschwunden und werden hoffentlich überhaupt nicht mehr gesehen.

fast ausschließlich von englischen Ärzten beschriebenem Schornsteinfeger-krebs[1].

Bell beschrieb 1876 zwei weitere Fälle von Paraffinkrebs und Tillmanns berichtete 1880 drei neue Beobachtungen. Geissler stellte im Jahre 1893 in der Berliner medizinischen Gesellschaft einen Arbeiter vor, der seit dem Jahre 1873 in einer Teerfabrik beschäftigt war und sowohl seine Hände unmittelbar mit den Teermassen in Berührung brachte als auch der Einwirkung der heißen Teerdämpfe ausgesetzt war.

Am ganzen Körper fanden sich in der Haut zahlreiche comedoartige Knötchen; die chronisch ekzematöse Haut der Vorderarme war verdickt. Am Scrotum fand sich ein typischer Teerkrebs, ein apfelgroßer Tumor, welcher sich pilzartig erhob, während die Oberfläche ulceriert war.

Der *Paraffinkrebs* gleicht in Entstehung und Verlauf ganz dem Schornstein fegerkrebs, wenn auch die vorausgehenden Hautaffektionen verschieden sein mögen; das hat v. Volkmann in seiner ausführlichen 1875 erschienenen Arbeit einwandfrei nachgewiesen und seine Entstehung auf Grund des Reizes, der von den Rohprodukten des Paraffins bzw. dem Kohlenruß ausgeht, klargestellt. Er vergleicht die beim Paraffinkrebs vorausgehenden Hautverdickungen (Grind) sehr passend mit erstarrten Wachstropfen. Die vor der Krebsbildung entwickelte Dermatitis kann sehr lange Zeit bestehen; bemerkenswert ist, daß die Carcinome, entsprechend der vorhandenen Dermatitis, die von den Arbeitern selber als „Teerkrätze" bezeichnet wurde, multipel auftreten können. Tillmanns erwähnt einen Fall von Scrotalkrebs bei einem 49 jährigen Paraffinarbeiter, dem ein Jahr früher ein Carcinom an der Beugeseite des linken Unterarmes entfernt worden war und Crow einen 57 jährigen Schornsteinfeger, dem 8 Jahre zuvor ein Epitheliom der Mittelhand mit Erfolg entfernt worden war und der seit 7 Jahren an einem für seinen Beruf typischen Scrotalkrebs litt.

In neuerer Zeit sind die Scrotalkrebse bei Schornsteinfegern und Paraffinarbeitern immer seltener geworden, dafür werden sie gehäuft bei Spinnereiarbeitern in England beobachtet. Southam und Wilson fanden unter 141 Carcinomen des Hodensackes, die in den letzten 20 Jahren im Krankenhaus zu Manchester beobachtet wurden, 69 bei Seidenspinnern, 23 bei Paraffin-und Teerarbeitern, 1 bei einem Schornsteinfeger; bei den übrigen 49 Fällen war der Beruf unbekannt bzw. ein verschiedenartiger. Die Verfasser, denen die hohe Zahl der Carcinome bei Seidenspinnern auffällig war, haben festgestellt, wie es kommt, daß in diesem Berufe fast immer die linke Hodensackhälfte erkrankt ist und was die Ursache dieser Erkrankung ist. Als Krankheitsursache erkannten sie das Maschinenöl (Mineralöl aus der Paraffinreihe), das in den Spinnereien verwendet wird. Die in den Seidenspinnereien gebrauchten waschbaren Anzüge der Arbeiter zeigen am Ende der Woche, wo sie gewechselt werden, große Ölflecke am linken Bein und entsprechend der linken Bauchhälfte. Als weitere Entstehungsursache werden von Southam und Wilson regelmäßiger Druck und Reibung der linken Körperhälfte an der Maschine angeschuldigt, die bei Bedienung derselben unvermeidlich sind; Ausgangspunkt des Carcinoms ist gewöhnlich eine Warze.

---

[1] Als Volkmann im Jahre 1874 auf dem 3. Chirurgenkongreß in Berlin über seine Beobachtungen berichtete, sagte Baum-Göttingen in der Diskussion: „In Hannover haben wir immer nur mit Holz geheizt und erst seit 10 oder 12 Jahren mit Steinkohlen zu heizen angefangen und haben früher keinen Scrotalkrebs beobachtet. Erst im letzten Herbst kam aus Celle ein Patient mit Krebs am Hodensack, wie ein Zweitalerstück groß, nach der einen Seite ausgeschweift und ein wenig erhaben. ... Es erfolgte nach der Exstirpation die Heilung, ohne daß ein Rückfall eintrat. Das ist der erste Fall von Schornsteinfeger-krebs, den ich in Deutschland entstanden gesehen habe. Prof. Kocher in Bern hat einen zweiten Fall von Hautkrebs beobachtet, der wahrscheinlich infolge von Ruß entstanden ist."

Wir sehen also auch hier als wirksames Agens für die Entstehung des Carcinoms die Dauereinwirkung von chemischen und mechanischen Reizen. Da die Spinnereiarbeiter wegen der Wärme des Arbeitsraumes nur eine dünne Hose und ein Hemd tragen, ist die Einwirkung des Öles auf die Haut ohne weiteres erklärlich.

Es erhebt sich demnach die nicht uninteressante Frage, ob der Scrotumkrebs als Gewerbekrankheit anzusehen ist. Ein derartiger Prozeß ist zur Zeit in Manchester im Gange, wie zum Busch berichtet, aber noch nicht entschieden. Man sollte annehmen, daß man auf Grund der seit dem Jahre 1779 vorliegenden

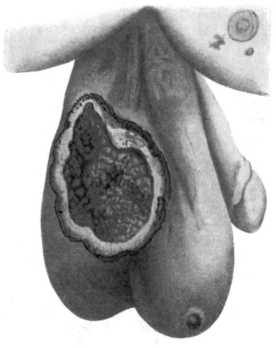

Abb. 2. Teerkrebs des Scrotums. (Nach Tilmanns.)

genauen Beobachtungen über Schornsteinfeger-, Ruß-, Teer- und Paraffinkrebse diese Frage wohl bejahen kann.

Es ist nicht uninteressant zu sehen, daß nach der anfänglichen Häufung der Scrotalcarcinome bei Schornsteinfegern in England die Zahl der Publikationen sehr erheblich nachließ und auch aus dem Auslande verhältnismäßig wenig Mitteilungen erfolgten. Das kann sehr wohl einer Änderung der Manipulationen bei der Ausübung des Gewerbes zuzuschreiben sein. Andererseits aber spielt zweifellos eine sehr große Rolle bei der Vermeidung von Reizkrebsen die Prophylaxe, bestehend in einer sorgfältig durchgeführten Reinhaltung und Pflege der Haut. Darauf hat schon v. Volkmann hingewiesen und auf seine Anregung sind in den Halleschen Paraffinfabriken warme Bäder für die Arbeiter eingerichtet worden. Aber wenn auch erfreulicherweise hygienische Fürsorge für die Arbeiterschaft und ausgedehnte Schutzmaßregeln in den verschiedenen Industrien die Morbidität an gewerblichen Krankheiten erheblich herabgesetzt haben, so beweist doch das neuerliche Auftreten von Scrotalkrebs bei

Spinnereiarbeitern in Manchester, daß noch immer Erkrankungsmöglichkeiten bestehen[1].

In seltenen Fällen ist auch die als „PAGETs *disease"* bezeichnete Krankheit, der infiltrierende, in Form eines Ekzems sich ausbreitende Hautkrebs, auch am Scrotum beobachtet worden (LESSER).

*Sarkome* der Scrotalhaut sind, wie überhaupt Sarkome der Haut, sehr selten. Ich fand nur eine, als cystisches Lymphosarkom des Scrotums von OUDARD beschriebene Geschwulst; auch dieser Autor fand keine analogen Fälle.

Es handelte sich um eine in 2 Jahren allmählich gewachsene rechtsseitige fluktuierende Geschwulst, die den Eindruck einer Hydrocele machte; bei der Operation zeigte sich jedoch, daß sie weder mit dem Samenstrang noch mit dem Hoden zusammenhing, von diesen Organen leicht abzutrennen war und augenscheinlich von der Tunica dartos ausging; die mikroskopische Untersuchung ergab ein Lymphosarkom. Bereits 14 Tage später trat ein rasch wachsendes lokales Rezidiv auf, das mit 4 Radium-bestrahlungen zur Heilung gebracht wurde.

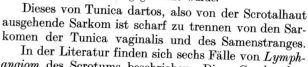

Dieses von Tunica dartos, also von der Scrotalhaut ausgehende Sarkom ist scharf zu trennen von den Sarkomen der Tunica vaginalis und des Samenstranges.

In der Literatur finden sich sechs Fälle von *Lymphangiom* des Scrotums beschrieben. Diese Geschwülste entwickeln sich — ebenso wie das oben beschriebene Sarkom, dessen Vorstufe sie sein mögen — aus der Tunica dartos und bilden meist abgeschlossene, multilokuläre cystische Gebilde. Mikroskopisch findet man

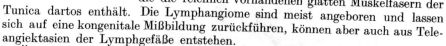

Abb. 3. Kongenitale Phlebektasie des Scrotums und des Penis.

zahlreiche ganz verschieden große, mit einer einfachen Endothellage ausgekleidete Hohlräume in der aus fibrillärem Bindegewebe bestehenden Stützsubstanz, die die reichlich vorhandenen glatten Muskelfasern der Tunica dartos enthält. Die Lymphangiome sind meist angeboren und lassen sich auf eine kongenitale Mißbildung zurückführen, können aber auch aus Teleangiektasien der Lymphgefäße entstehen.

Ähnliche Geschwülste können auch aus den Blutgefäßen der Scrotalhaut hervorgehen. Es kann zu geschwulstähnlichen venösen Ektasien sowohl in der Haut des Scrotums wie des Penis kommen. An letzterem sah ROSENBERGER gleichzeitig mit einem Lymphangiom des Scrotums solche venösen Gefäß-erweiterungen. Sehr selten scheinen geschwulstähnliche, kongenitale Phlebektasien der Haut des Scrotums und des Penis bzw. der Glans zu sein, wie sie unsere Abbildung 3 zeigt[2].

Während es sich hier um eine kongenitale Mißbildung handelt, haben NICOLAS, MASSIA und DUPASQUIER einen Fall von erworbenen multiplen Angiomen des Scrotums beschrieben.

Bei einem 44 jährigen Manne begann die Erkrankung ohne Ursache vor 4 Jahren. Häufige, oft spontane Blutungen. Nur auf der rechten Seite des Hodensackes finden sich sehr zahlreiche hirsekorn- bis stecknadelkopfgroße Tumoren von angiomartigem Charakter oder mit von Blutgerinnseln eingenommenem eingedellten Zentrum. (Heilung mittels Rotglutkauterisation.) Histologisch keine Verdickung der Hornschicht. Die hauptsächlichsten Veränderungen zeigen die tieferliegenden Venen des Coriums in Form von Verdickungen der Wand und angiomartigen von Endothel ausgekleideten Erweiterungen, in denen frische und in allen Stadien der Organisation befindlichen Thromben sitzen.

Dieser Fall ist den naevusähnlichen circumscripten Angiokeratomen zuzuzählen.

---

[1] Verweisen will ich noch auf die erschöpfende Zusammenstellung der bis zum Jahre 1892 bekannt gewordenen Fälle von Ruß-, Teer- und Paraffinkrebs durch GEORG LIEBE, der 61 einschlägige Arbeiten nachgewiesen hat.

[2] Ich verdanke diesen interessanten Fall Herrn Prof. TH. COHN in Königsberg i. Pr.

Als *Xanthome,* deren Zentrum sich als verkalkte Masse erwies, konnten BLASCHKO und GUMPERT bisher als Scrotalatheroma gedeutete, steinharte Tumoren der Scrotalhaut nachweisen.

Wie an der übrigen Haut des Körpers können auch am Scrotum *Atheromcysten* vorkommen und ebenso die aus glatten Muskelfasern bestehenden *Dermatomyome,* die sich am ehesten dort entwickeln, wo die glatten Muskelfasern in der Haut besonders reichlich angehäuft sind (Scrotum, Mamilla, Labia majora); sie können bis zu hühnereigroßen Tumoren anwachsen.

Zuweilen finden sich auch *Dermoidcysten;* auch Cystengeschwülste von komplizierterem Bau — Haare, Knorpel, Knochenfragmente, selbst Nervensubstanz enthaltend — wurden beobachtet (VERNEUIL nach BIRCH-HIRSCFELD). ANGÉLESCO und SAVESCO haben bei einem 31 jährigen Manne einen vollständig abgegrenzten Tumor aus dem Scrotum exstirpiert, der sich als echtes Teratom erwies und Abkömmlinge aller drei Keimblätter enthielt. Wahrscheinlich sind derartige ,,Teratome des Scrotums'' auf Doppelmißbildungen mit Inklusion des in der Entwicklung zurückgebliebenen Fetus zurückzuführen.

Daß auch Metastasen anderer Tumoren in der Scrotalhaut gelegentlich eine primäre Geschwulst vortäuschen können, beweist ein von KYRLE veröffentlichter Fall.

Bei dem 41 jährigen Patienten fand sich in der Mittellinie des Scrotums ein mit der Scrotalhaut verwachsener knochenharter Tumor, der ohne Schwierigkeit exstirpiert werden konnte. Die mikroskopische Untersuchung ergab die Diagnose Adenocarcinom, welches der Lagerung der Neoplasmaelemente nach als Metastase aufzufassen war. Der Sitz des Primärtumors konnte nicht mit Sicherheit eruiert werden. Zwei Monate nach der Operation Kachexie; in der Lebergegend mehrere verschieden große Tumoren tastbar.

# Varia.

Es bleibt noch übrig über einige seltene Erkrankungen des Hodensackes zu berichten, die gelegentlich beobachtet wurden. So hat PARTSCH einen Hodensackstein von erheblicher Größe gesehen, dessen Natur und Entstehung unaufgeklärt geblieben ist.

Der Stein war als verkalktes Teratom nicht zu erklären, da der Tumor kein Knochengewebe, sondern ein Kalkgerüst, aus verschmolzenen Kalkkugeln bestehend, enthielt und aller zelligen Elemente bar war.

VERDELET beobachtete einen Absceß am Scrotum, den er auf eine unter dem Einfluß von Malaria entstandene Orchitis oder Periorchitis zurückführte.

Bei einem 29 jährigen Metzger wurde eine vor etwa 15 Tagen aufgetretene wenig schmerzhafte Anschwellung im oberen Scrotalteile, etwa dem Samenstrang entsprechend, festgestellt, die sich durch Druck nicht verkleinern ließ. Vor 6 Jahren als Soldat in Saloniki an Malaria erkrankt. Derzeitiger Gesundheitszustand ziemlich gut; Temperaturschwankungen zwischen 37,5 und 38. Es wurde die Diagnose auf einen in Bildung begriffenen Absceß des Scrotums gestellt und Bettruhe, feuchte Umschläge und innerlich Chinin verordnet. Später wurde der Absceß gespalten, der Streptokokken in Reinkultur enthielt.

Mehrfach wurde *Emphysem des Scrotums* beobachtet. KEYES sah es zweimal nach Nephrektomie; in dem einen Fall konnte es als Folge einer in das Scrotum führenden Kotfistel (wahrscheinlich dem Colon ascendens angehörig, das mit der Niere verwachsen war und wohl bei Freilegung derselben verletzt wurde) aufgeklärt werden; in dem anderen Falle (aseptische Hydronephrose) blieb seine Ursache unklar und seine Heilung erfolgte spontan. RANKIN und JUDD sahen 8 Tage nach Colostomie bei einem 46 jährigen Manne, bei dem die Wahrscheinlichkeitsdiagnose auf Diverticulitis mit Perforation in die Blase lautete, ein plötzlich auftretendes Emphysem am Scrotum und Damm unter starker Anschwellung der Haut.

Als Kuriosum mag noch eine Mitteilung von KRETZSCHMER Erwähnung finden, der 2$^1/_2$ Jahre nach einer doppelseitigen Leistenbruchoperation aus einer Anschwellung des Scrotums, die sich unter Rötung der Haut in letzter Zeit gebildet hatte, einen 17,5 cm langen und zwei 6,5 cm lange Gazestreifen nach der Incision herauszog.

# Operationen am Scrotum.

**Vorbereitung zur Operation.** Für operative Eingriffe am Scrotum ist dieses vorher zu rasieren, am besten tagszuvor, weil seine zarte Haut durch die Rasur gereizt wird. Die Desinfektion mit Jodtinktur ist zu vermeiden; ich habe

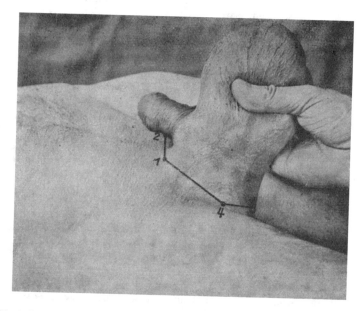

Abb. 4. Umspritzung des Scrotums zur örtlichen Betäubung. 1, 2, 4 Einstichpunkte zur Quaddelbildung. (Nach BRAUN.)

oben einen Fall zitiert, in dem nach Anwendung von Jodtinktur Gangrän beobachtet wurde. Hier bewährt sich zur Desinfektion am besten das alte FÜRBRINGERsche Verfahren: vorsichtiges Waschen mit warmem Wasser und Seife, wobei als Waschlappen ein Stück weichen Mulls zu benutzen ist und danach (aber erst nach eingetretener Anästhesie!) Abwaschen mit 70%igem Alkohol.

*Anästhesie.* Die Allgemeinnarkose dürfte — und zwar wohl nur in Form des Chloräthylrausches — für Eingriffe am Scrotum dann in Betracht kommen, wenn es sich um ausgedehnte entzündliche Vorgänge handelt, also im wesentlichen bei Phlegmonen und bei der beginnenden Gangrän. Bei allen anderen, insbesondere den aseptischen Operationen am Scrotum reicht die lokale regionäre Anästhesie völlig aus.

*Technik.* Jederseits, wo der Samenstrang das Schambein kreuzt, wird ein Einstichpunkt durch eine Quaddel markiert; ein weiterer seitlich, wo die Scrotalhaut in die Haut der medialen Fläche der Oberschenkel übergeht. Zunächst wird der Samenstrang dadurch unempfindlich gemacht, daß man ihn im Bereiche des Einstichpunktes mit zwei Fingern der linken Hand emporhebt und in ihn etwa 10 ccm ½% Novocain-Adrenalinlösung (aus den BRAUNschen Tabletten A der Firma Merck-Darmstadt bereitet) injiziert. Dann folgt die zirkuläre subcutane Umspritzung des Scrotums in einer die vier Einstichpunkte verbindenden Linie (auch bei einseitigen Operationen!). Auf diese Weise wird das ganze Scrotum und der jeweils am Samenstrang injizierte Hoden mitsamt seinen Hüllen anästhetisch (vgl. Abb. 4).

Die verschiedenen *Operationsverfahren* bei Verletzungen, bei Gangrän und bei der Elephantiasis des Scrotums wurden schon bei Besprechung dieser Erkrankungen berücksichtigt. Über die operative Technik bei der Entfernung der Geschwülste gelten die allgemeinen chirurgischen Regeln. Beim Carcinom, dessen Prognose bezüglich Fernmetastasierung auch bei längerem Bestehen durchaus günstig ist, sei man darauf bedacht ohne Rücksicht auf den kosmetischen Effekt nur im sicher gesunden Gewebe zu operieren, um das lokale Rezidiv zu vermeiden.

Eine plastische Deckung des entstandenen Defektes wird bei der erfahrungsgemäß meist raschen und vollständigen spontanen Deckung aus den Resten des Scrotums und durch Heranziehen der Haut der Nachbarschaft nur in den seltensten Fällen erforderlich sein; die Verwendung von gestielten Lappen aus den Oberschenkeln sowohl wie aus der Bauchhaut ist mißlich, weil trotz breiter Stiele leicht Randgangrän und außerdem sehr starke Schrumpfung der Lappen unter entsprechender Verdickung eintritt. Wie schwierig solche plastischen Operationen sind, illustriert ein diesbezüglicher Bericht von BESSEL-HAGEN. Hingegen hat sich das Scrotum selbst als ein sehr wichtiges und bedeutsames plastisches Material erwiesen. Ich wies im Jahre 1901 auf Grund der vorliegenden Berichte nach, daß sich das Scrotum bei weitem am besten eignet zur Deckung von Defekten der Penishaut. FRANK hat mit Erfolg in 4 Fällen von Hypospadie nach der Methode von LANDERER die Scrotalhaut zur Plastik benutzt und aus ihr eine funktionstüchtige weite Urethra erhalten, die eine Kontinuität bis an die Spitze darstellte. JOHNSON hat bei einem 20 Jahre lang bestehenden hartnäckigem Pruritus ani die verdickte, rauhe lederne Haut der Umgebung des Afters bis an die Schleimhaut excidiert und den Defekt mit einem gestielten Lappen aus der hinteren Scrotalhaut mit vollem Erfolg gedeckt. Schließlich hat der gleiche Autor in einem Falle von Lymphödem des rechten Beines nach Vereiterung der Inguinaldrüsen und Ligatur der Vena saphena eine Lappenplastik vom linken Scrotum über den Damm hin zum rechten Oberschenkel vorgenommen, um die Lymphableitung vom rechten zum linken Oberschenkel zu erzielen; nach 2 Monaten war die Lymphstauung verschwunden.

# Literatur.

### Anatomie.

HENLE: Handbuch der systematischen Anatomie des Menschen. Bd. 2, S. 420. Braunschweig 1866. — HYRTL: Lehrbuch der Anatomie des Menschen. Wien 1889. S. 805. — KONDOLEON: Die Lymphableitung des Scrotums. Zentralbl. f. Chirurg. 1914. Nr. 39. — MORLEY: Die Lymphgefäße des Scrotums in Beziehung zur radikalen Operation scrotaler Epitheliome. Lancet, 2. Dez. 1911. Ref. Zeitschr. f. Urol. 1912. S. 929.

### Verletzungen.

BILLROTH: Chirurg. Klinik Wien 1871—1876. Berlin 1879. S. 344. — BRUNS, GARRÉ und KÜTTNER: Handbuch der praktischen Chirurgie. Bd. 4, S. 1017. Stuttgart 1914. — COENEN: Ein Rückblick auf zwei Monate feldärztlicher Tätigkeit, mit besonderer Berücksichtigung der Gasphlegmone. Bruns' Beitr. z. klin. Chirurg. Bd. 103, S. 397. 1916. — GALLOUPE and T. T. GRAVES of LYNN: The Boston med. a. surg. journ. 1876. p. 744. — KAPPELER: Die Schindung der männlichen Genitalien. Dtsch. Zeitschr. f. Chirurg. Bd. 23, S. 1. 1885. — KNACK: Die deutsche Urologie im Weltkriege. Zeitschr. f. Urol. 1919. — KOCHER und DE QUERVAIN: Enzyklopädie der gesamten Chirurgie. Bd. 2, S. 444. Leipzig 1903. — LIECK: Über Bauchschüsse, insbesondere Schußverletzungen der Leber. Arch.

f. klin. Chirurg. Bd. 107, H. 3. — LOHNSTEIN: Die deutsche Urologie im Weltkriege. Zeitschr. f. Urol. 1915—1918. — MACKENZIE: Double scrotum with gangrene following strangulation. Surg., gynecol. a. obstetr. Vol. 35, Nr. 5, p. 603. 1922. — PHILIPOVICZ: Beitrag zu den Kriegsverletzungen der unteren Harnwege und der Geschlechtsorgane. Arch. f. klin. Chirurg. Bd. 110, H. 3 u. 4.

### Gangrän und Phlegmone.

CAMPBELL: Streptococcus scrotal and penile gangrene. Surg., gynecol. a. obstetr. Vol. 34, Nr. 6, p. 780. 1922. — COENEN und PRZEDBORSKI: Die Gangrän des Penis und des Scrotums. Beitr. z. klin. Chirurg. Bd. 75, H. 1 u. 2, S. 136. 1911. — DUBS: Über foudroyante infektiöse Penis- und Scrotalgangrän (FOURNIERsche Spontangangrän). Schweiz. Rund-schau f. Med. Bd. 20, Nr. 31, S. 489. 1920. — ESAU: Phlegmone und Gangrän am Penis und Scrotum. Arch. f. klin. Chirurg. Bd. 122, H. 3, S. 625. 1923. — HANASIEWICZ: Hoden-hautgangrän nach Gebrauch von Jodtinktur. Münch. med. Wochenschr. 1907. Nr. 51. — HAWKINS: Spontaneous gangrene of the scrotum (Genito-urinary dep. south side hosp., Pittsburgh). Milit. surgeon. Vol. 50, Nr. 4, p. 419. 1922. — KÜTTNER: Die spontane in-fektiöse Gangrän des Penis und Scrotums bei Kriegsteilnehmern. Berlin. klin. Wochenschr. 1916. Nr. 33. — Weitere Beiträge zur Kenntnis der spontanen Genitalgangrän bei Kriegs-teilnehmern. Berlin. klin. Wochenschr. 1917. Nr. 10. — KYRLE: Über spontane infektiöse Gangrän des Penis und Scrotums bei Kriegsteilnehmern. Berlin. klin. Wochenschr. 1917. Nr. 2. — MARCHILDON: Sudden gangrene of the scrotum of unknown origin. Urol. a. cut. review. Vol. 25, Nr. 6. 1921. — PICHLER: Fall von Erfrierung des Scrotums und Prae-putiums. Wiss. Abende d. Militärärzte d. ... Armee. Militärarzt. 1916. Nr. 26. — PITHA: Krankheiten der männlichen Geschlechtsorgane. Handb. f. spez. Pathol. u. Therap. von VIRCHOW. 1869. — RANDALL: Idiopathic gangrene of the scrotum. Journ. of urol. Vol. 4, Nr. 3, p. 219. 1920 (16 Fälle). — SCHÖNBAUER: Zwei Fälle von Spontangangrän des Hoden-sacks. Wien. klin. Wochenschr. Jg. 34, Nr. 9, S. 96. 1924. — SMETH: Gangrène étendue du scrotum. Scalpel. Jg. 75, Nr. 3, p. 63. 1922. — STIRLING: Case of gangrene of scrotum and penis. Journ. of the Americ. med. assoc. Vol. 80, Nr. 9, p. 622. 1923. — WHITING: Gangrene of the scrotum. Ann. of surg. 1905. Nr. 6, p. 1068. (Zusammenstellung von 93 Fällen.) — WOSSKRESSENSKI: Ein Fall von Gangrène foudroyante spontanée des Scrotums. Ref. Med. Journ. Jg. 1, Bd. 1, Nr. 3, S. 226. 1921. (Russisch.) Zentralorg. f. d. ges. Chirurg. Bd. 14, S. 323. 1921.

### Elephantiasis und Syphilis.

ESMARCH und KULENKAMPFF: Die elephantiastischen Formen. I. F. Richter, Hamburg 1885. — GROTHUSEN: Ein Beitrag zur Operation der Hodensackelephantiasis. Arch. f. Schiffs- u. Tropenhyg. Bd. 13, H. 4. 1909. — HOWARD: A note of the use of the tourni-quet in operations for elephantiasis scroti. Journ. of trop. med. a. hyg. Vol. 23, Nr. 14, p. 183. 1920. — KONDOLEON: Die Lymphableitung des Scrotums. Zentralbl. f. Chirurg. 1914. Nr. 39. — KUHN und GÜHNE: Zur operativen Behandlung der Elephantiasis scroti. Arch. f. Schiffs- u. Tropenhyg. Bd. 17, H. 13, S. 457. 1913. — LESSER: Lehrbuch der Haut-und Geschlechtskrankheiten. Leipzig: F. C. W. Vogel 1900. — LINTZ: Elephantiasis with reference to syphilis. New York med. journ. a. med. record. Vol. 113, Nr. 11, p. 535. 1921. — LOOSS: Bei MENSE, Handbuch der Tropenkrankheiten. Bd. 2, S. 445. Leipzig 1914. — OUZILLEAU: L'éléphantiasis et les filiarioses dans le M'BOMOU (Haut-Oubangui). Ann. d'hyg. publ. et de méd. colon. Tom. 16, Nr. 2, p. 307 und Nr. 3, p. 688. 1913. — SCHEUBE: Die Krankheiten der warmen Länder Jena: Fischer 1900. (Ausführliche Literaturangaben über die Filariakrankheit.) — SCHWANK: Genitalelephantiasis auf luetischer Grundlage. Česka Dermatologie. Jg 1, H. 2, S. 33. 1920. (Tschechisch.) Zitiert nach Zentralorg. f. d. ges. Chirurg. Bd. 7, S. 473. 1923. — WALLER: The operation for elephantiasis scroti. Lancet. Vol. 205, Nr. 21, p. 1132. 1923. Zeitschr. f. urol. Chirurg. Bd. 17. Ref. S. 111. — WERN-HER: Beiträge zur Kenntnis der Elephantiasis arabum, besonders in therapeutischer und pathologischer Beziehung. Dtsch. Zeitschr. f. Chirurg. Bd. 5, S. 394. 1875. — WIBLIN: Med. chirurg. transact. Vol. 46 (zitiert nach ESMARCH und KULENKAMPFF).

### Geschwülste.

#### Schornsteinfeger-, Ruß-, Teer und Paraffinkrebse.

BELL, BENJAMIN: A treatise on the hydrocele, on sarcocele, on cancer and other diseases of the testes. Edinburgh and London 1794. — BELL: Paraffin epithelioma of the scrotum. Edinburgh med. journ. Vol. 5, Nr. 22, p. 135. 1876. — BORST: Die Lehre von den Ge-schwülsten. Bd. 2, S. 735. Wiesbaden 1902. — zum BUSCH: Aus dem Auslande. Dtsch. med. Wochenschr. Jg. 50, Nr. 37, S. 1254. 1924. — COOPER, ASTLEY: Observations on the structure and the diseases of the testis. London 1830. — Edinburgh med. a. surg. journ. Vol. 44, Nr. 124. 1835. — CROW: A case of chimney sweep's cancer and a suggestion of on the pathology of cancer. Brit. med. journ. Febr. 21. 1914. — CURLING: A practical treatise on the diseases of the testis and of the spermatic cord and scrotum. London 1866. p. 590. — EARLE: On chimney sweepers cancer. Med. chirurg. transact. Vol. 12, P. 2, p. 296. London 1823. — FÜTTERER: Über die Ätiologie des Carcinoms mit besonderer Berücksichtigung der Carcinome des Scrotums, der Gallenblase und des Magens. Wiesbaden: J. F. Bergmann 1901. — GEISSLER: Fall von Teerkrebs. Verhandl. d. Berlin. med. Ges. 8. Febr. 1893. Berlin. klin. Wochenschr. Bd. 19, S. 167. 1893. — HUTCHINSON and JACKSON: Med. Times a. Gaz. Vol. 1, p. 86. London 1861. — KAUFMANN: Lehrbuch der speziellen pathologischen Anatomie. Berlin 1901. S. 790. — LIEBE: Über den Teer- oder Paraffinkrebs. Schmidts Jahrb. d. in- und ausländ. ges. Med. Bd. 236, S. 65. 1892. — PAGET: Chimney-sweepers cancer. Vol. 2, p. 265. Lancet 1850. — POTT, PERCIVAL: Chirurgical observations. London 1775. p. 63. — SCHUCHARDT: Beiträge zur Entstehung der Carcinome aus chronisch entzündlichen Zuständen der Schleimhäute und Hautdecken. Volkmanns Samml. klin. Vortr. Nr. 257 (Chirurg. Nr. 80). — SOUTHAM and WILSON: Cancer of the scrotum: The etiology, clinical features and treatment of the disease. Royal Infirm., Manchester. Brit. med. journ. 1922. Nr. 3229, p. 971. — SYME: Clinical report for 1834—1835. Edinburgh med. a. surg. journ. Vol. 74, p. 13. July 1835. — TILMANNS: Über Teer-, Ruß- und Tabakkrebs. Dtsch. Zeitschr. f. Chirurg. Bd. 13, S. 513. 1880. — VOLKMANN: Über Teer- und Rußkrebs. Verhandl. d. dtsch. Ges. f. Chirurg. 3. Kongr. 1874. S. 3. — Beiträge zur Chirurgie, anschließend an einen Bericht über die Tätigkeit der chirurgischen Universitätsklinik in Halle im Jahre 1873. Leipzig: Breitkopf u. Härtel 1875. S. 135.

### Andere Geschwülste.

ANGÉLESCO et SAVESCO: Un cas de tératome du scrotum. Journ. de chirurg. de Bukarest. Jg. 1, Nr. 1, p. 3. 1913. — BIRCH-HIRSCHFELD: Lehrbuch der pathologischen Anatomie. Bd. 2, S. 1012. Leipzig 1895. — BLASCHKO und GUMPERT: Verkalkte Scrotalxanthome. Arch. f. Dermatol. u. Syphilis. Bd. 146, H. 2, S. 323. 1924. — HASLINGER: Lymphangioma cysticum scroti. Zeitschr. f. urol. Chirurg. Bd. 6, H. 5/6, S. 293. 1921. — HAY: Scrotal tumors. Canada lancet. Vol. 46, Nr. 5, p. 344. 1913. — KYRLE: Über einen ungewöhnlichen Fall von Tumormetastasen im Scrotum. Wien. klin. Wochenschr. 1911. Nr. 39. — LÖFFLER: Lymphangioma cysticum scroti. Zeitschr. f. Urol. Bd. 17, S. 661. 1923. (Enthält Literaturangaben.) — NICOLAS, MASSIA et DUPASQUIER: Sur un cas d'angiomes multiples acquis du scrotum (angiokératomes) avec hémorrhagies. Ann. de dermatol. et de syphiligr. Tom. 2, Nr. 12, p. 481. 1921. — OUDARD: Lympho-sarcome kystique du scrotum, ablation chirurgicale-récidive, treatment radiothérapique-guérison. Journ. d'urol. Tom. 15, Nr. 1, p. 33. 1923. — RIGHETTI: Su di un caso di linfangioma cavernoso dello scroto. Sperimentale. Jg. 67, Nr. 6, p. 825. 1913. — ROSENBERGER: Beitrag zur Kasuistik der Geschwülste des Hodensackes. Haemo-Lymphangioma cavernosum partim cystoides scroti. Dtsch. Zeitschr. f. Chirurg. Bd. 87, S. 218. 1907.

### Varia.

KEYES: Two cases of pneumo-scrotum following nephrectomie. Americ. journ. of urol. Vol. 8, p. 68. 1912. — KRETSCHMER: Removal of a gauze sponge from the scrotum, two and a half year after an operation for double inguinal hernia. Ann. of surg. June 1909. — PARTSCH: Hodensackstein. Bresl. chirurg. Ges. 10. Nov. 1913. Zentralbl. f. Chirurg. 1914. S. 22. — RANKIN and JUDD: Emphysema of the scrotum the result of diverticulitis of the sigmoid with perforation. (Mayo clinic.) Surg., gynecol. a. obstetr. Vol. 35, p. 310. 1922. — VERDELET: Abscès du scrotum chez un paludéen. Arch. franco-belges de chirurg. Jg. 26, Nr. 10, p. 987. 1923.

### Operationen am Scrotum (s. a. unter Elephantiasis).

BESSEL-HAGEN: Über plastische Operationen bei vollkommenem Verlust der Hautbedeckungen am Penis und Scrotum. Verhandl. d. dtsch. Ges. f. Chirurg. Bd. 30, Teil 2, S. 733. 1901. — COLMERS: Über plastische Operationen am Penis nach Zerstörung seiner Hautbedeckungen. Arch. f. klin. Chirurg. Bd. 65, S. 57. 1901. — Asepsis, Antisepsis und Narkose in der Urologie. Urologische Operationslehre von VOELCKER und WOSSIDLO 2. Aufl. Leipzig: Gg. Thieme 1924. — FRANK: Plastik aus dem Scrotum bei Hypospadia penis. Wien. med Wochenschr. 1911. Nr. 37. — JOHNSON: New uses of the scrotum. Southern med. journ. Vol. 13, Nr. 2, p. 120. 1920. — MEECKER: Surgery of the scrotum and its contents under regional anesthesia. Journ. of urol. Vol. 8, Nr. 1, p. 61. 1922.

# Gynäkologische Urologie.

Von

**W. Latzko**-Wien.

Mit 40 Abbildungen.

## Allgemeines.

Es geschieht zum ersten Male, daß in einem Werke, das von Urologen für Urologen geschrieben ist, die „gynäkologische Urologie" eine eigene, zusammenfassende Darstellung erfährt. Diese Tatsache darf wohl als Folge und Anerkennung jener Leistungen angesehen werden, die mit den Namen Kolischer, Fritsch, Viertel, Stoeckel, Kneise, Zangemeister u. a. verknüpft ist. Vor allem ist es der unermüdlichen Arbeit Stoeckels zu verdanken, wenn heute die gynäkologische Urologie als ein Grenzgebiet zwischen Gynäkologie und Urologie anerkannt ist, dessen Bearbeitung in erster Reihe dem Gynäkologen, wenn auch nicht zu*steht,* so doch aus natürlichen Gründen zu*fällt.*

Die topischen Beziehungen zwischen weiblichem Genitale und Harnorganen sind so innige, daß anatomische Veränderungen des ersteren, anatomische oder funktionelle Störungen der letzteren zur unmittelbaren Folge haben, daß Krankheiten infektiöser oder neoplastischer Natur von einem Organsystem auf das andere übergreifen oder auch, wie z. B. die Harnfisteln, beide zugleich betreffen können.

Infolgedessen hat sich die Überzeugung, daß die Beherrschung urologischer Untersuchungsmethoden für den Gynäkologen unerläßlich ist, daß er ohne sie wichtigen diagnostischen und therapeutischen Aufgaben nicht gewachsen ist, wohl allgemein Bahn gebrochen. Ebenso muß aber auch verlangt werden, daß sich der Urologe bei Erkrankungen der weiblichen Harnorgane die häufigen direkten, manchmal allerdings erst durch die Tätigkeit des Gynäkologen geschaffenen Beziehungen zu den weiblichen Geschlechtsorganen vor Augen hält.

Der Inhalt der gynäkologischen Urologie ist für den Gynäkologen und den Urologen aus naheliegenden Gründen ein verschiedener. Der Gynäkologe wird darunter die gesamten Veränderungen der weiblichen Harnorgane verstehen, deren Erkenntnis einen unentbehrlichen Bestandteil der gynäkologischen Diagnostik bildet. Für den Urologen ist die gynäkologische Urologie die Lehre aller jener Veränderungen der weiblichen Harnorgane, die ausschließlich oder wenigstens vorwiegend (Harngenitalfisteln, gewisse Formen der Inkontinenz) das weibliche Geschlecht betreffen oder die zu Veränderungen der weiblichen Genitalien in unmittelbarer oder mittelbarer Beziehung stehen oder deren Erscheinungsform sich von der beim Manne beobachteten wesentlich unterscheidet.

Unser Kapitel wird demgemäß in folgenden Abschnitten abgehandelt werden:

1. Die Eigentümlichkeiten der urologischen Erkrankungen beim Weibe.

2. Die Beziehungen der Harnorgane zu Schwangerschaft, Geburt und Wochenbett (nach dem Plane der Herausgeber exklusive Nephritis, Nephrose und Eklampsie).

3. Die Beziehungen der Harnorgane zur Gynäkologie.

4. Die Inkontinenz.

5. Die Harnfisteln.

Kurz einleitend soll noch jener Besonderheiten gedacht werden, welche für *die klinische Untersuchung der Harnorgane beim Weibe* in Betracht kommen.

Für die gynäkologische Urologie ist in der *Anamnese* die Erhebung einiger Umstände von Bedeutung, die beim Manne weniger ins Gewicht fallen. So ist in der Anamnese der Kinderkrankheiten auf überstandene Erkrankungen der Harnorgane besonders sorgfältig zu achten, nachdem möglicherweise ein Teil der Fälle von Schwangerschaftspyelitis nur das Aufflackern eines Prozesses aus der Kindheit darstellt. Ebenso ist dem Auftreten von Miktionsstörungen oder ausgesprochenen entzündlichen Veränderungen der Harnorgane im Anschlusse an Geburten oder gynäkologische Operationen besondere Beachtung zu schenken. Wird anamnestisch über unwillkürlichen Harnabgang im Wochenbett oder in der Rekonvaleszenz nach Operationen berichtet, so ist die Erhebung genauer Daten über die Zeit, welche das üble Ereignis von Geburt oder Operation trennte, sowie über den Verlauf solcher Geburten oder Operationen von außerordentlicher Wichtigkeit.

Die klinische Untersuchung beim Weibe rekurriert natürlich ebenso wie beim Manne auf die üblichen Methoden der Inspektion, Palpation und Perkussion, auf die Untersuchung des Harnes, Cystoskopie, Ureterenkatheterismus, Nierenfunktionsprüfung und Röntgenographie.

Die *Inspektion* unterscheidet sich bezüglich der Nieren nur wenig von der beim Manne. Bezüglich der Ureteren aber, die sich beim Manne der Inspektion entziehen, kann gelegentlich die abnorme Ausmündung eines normalen oder überzähligen Ureters in der Umgebung der Harnröhrenmündung, im Bereiche des Vestibulums oder der vorderen Vaginalwand, oder die Ausmündung eines fistulösen Harnleiters im Scheidengewölbe oder bei fehlendem Uterus im Scheidentrichter, oder der Vorfall eines Ureterendivertikels vor die äußere Harnröhrenmündung der Inspektion zugänglich werden.

Das Bild, das die gefüllte, aus dem kleinen Becken aufsteigende Blase bietet, kann beim Weibe zur Verwechslung mit Tumoren Anlaß geben; unter der Geburt kann die deutlich in die Augen springende Grenze der Blase gegen den kreißenden Uterus das Sichtbarwerden des Kontraktionsringes, die ,,BANDLsche Furche" vortäuschen. Bei der Inspektion in Steinschnittlage kann die mit der vorderen Scheidenwand vor die Vulva entweder beim Pressen vortretende oder vorgefallene Blase als gewöhnlich hühnerei- bis apfelgroßer, von Scheidenschleimhaut überzogener Tumor sichtbar werden. Blasenscheidenfisteln sind bei tiefem Sitz nach Spreitzen der Labien, bei höherem nach Einführen eines hinteren Vaginalspeculums dem Gesichtssinn zugänglich. Auch zur Inspektion der Harnröhre muß man die Labien auseinanderspreizen, wodurch die Mündung und der Anfangsteil der Urethra sichtbar werden; will man dieselbe in ihrem weiteren Verlaufe der Inspektion unterziehen, so muß man ein SIMSsches Speculum in die Scheide einführen. Neoplastische Veränderungen der weiblichen Harnröhre und solche des Vestibulums, die auf die Harnröhre übergreifen, gutartige Tumoren, von Carunkeln angefangen bis zu apfelgroßen Fibromen, die das Lumen der Harnröhre ausfüllen oder vor ihre Mündung vorgefallen sind, sind deutlich sicht- und erkennbar. Ebenso können Prolapse der Harnröhrenschleimhaut, der Blase, Polypen und Harnröhrendivertikel, wie sie im Bereiche der männlichen Harnröhre kaum zur Beobachtung kommen, beim Weibe augenfällige Veränderungen setzen. Ekzematöse Veränderungen im Bereiche der Vulva und der Innenseite der Oberschenkel, die zu unwillkürlichem Harnabgang in Beziehung stehen, können bei der Inspektion unser Augenmerk auf sich lenken.

Die *Palpation* ergibt bezüglich der Nieren beim Weibe keine anderen Resultate als beim Manne. Eine Ausnahme macht unter Umständen der durch bimanuelle Untersuchung von der Scheide aus zu erbringende Nachweis einer Beckenniere, die durch das Fühlen pulsierender Nierengefäße unmittelbar erkannt werden kann. Die Harnleiter sind in ihrem lumbalen und pelvinen Anteil der Palpation im allgemeinen durch ihre geschützte Lage beim Weibe ebenso unzugänglich wie die des Mannes. Nur selten sind hier umschriebene, harte Verdickungen nachweisbar, die einem größeren Stein entsprechen. Häufiger kann der palpatorisch erbrachte Nachweis schmerzhafter Druckpunkte im Verlaufe des Ureters von Bedeutung sein. Sehr wichtige Palpationsbefunde können wir durch bimanuelle Untersuchung von der Scheide aus erheben. Es kann sich auch hier gelegentlich um die Anwesenheit von Uretersteinen handeln, die im juxtavesicalen oder intramuralen Abschnitt des Ureters stecken, häufiger um gleichmäßige Verdickung, wie sie mit der Schwangerschaft (Hegar, Sänger, Kelly) oder mit schweren pathologischen Veränderungen infolge Ureteritis, gewöhnlich tuberkulöser Natur (Mirabeau), verknüpft sind. Die Palpation der Blase in gefülltem Zustande kann, wie wir das schon bei der Inspektion gesehen haben, durch den Befund eines cystischen, aus dem kleinen Becken aufsteigenden Körpers zu Verwechslungen mit Ovarialtumoren, abgesackter Peritonitis usw. Veranlassung geben. Auch die entleerte Blase kann beim Weibe durch bimanuelle Untersuchung einen verwertbaren Tastbefund geben, wenn es sich um eine früher stark überdehnte, hypertrophische Blase (Retroflexio uteri gravidi), um entzündliche oder neoplastische Induration der Blasenwand oder ihrer Umgebung (Paracystitis) handelt. Hier ist natürlich die Möglichkeit der bimanuellen Untersuchung von der Scheide aus den beim Manne in Betracht kommenden Möglichkeiten der palpatorischen Untersuchung weitaus überlegen. Auch Blasensteine können gelegentlich durch bimanuelle Untersuchung als solche erkannt werden; doch geschieht dies wesentlich seltener, als man annehmen sollte; auch ist die Sicherheit derartiger Befunde bezüglich ihrer diagnostischen Verwendbarkeit nicht allzu groß. Eine wesentliche Bedeutung hat in früherer Zeit — vor Einführung der Cystoskopie — die Austastung der Blase von der künstlich erweiterten Urethra aus (Simon) gespielt; heute ist dieselbe wegen der Gefahr der Inkontinenz, die dieser Methode anhaftet, verlassen. Nur bei von vornherein gegebener Erweiterung der Harnröhre auf Fingerdicke oder bei Bestehen von Blasenscheidenfisteln, die das Einführen eines Fingers gestatten, kommt dieser Untersuchungsmethode auch heute noch eine gewisse Bedeutung zu.

Die Palpation der weiblichen Harnröhre ist für die Gewinnung von Harnröhrensekret, aber auch für den Nachweis von Verdickungen der Harnröhrenwand durch Entzündung oder Neubildung, für den Nachweis von Tumoren, die das Innere der Harnröhre ausfüllen, endlich für den Nachweis von Divertikeln und Taschen der Harnröhre unerläßlich.

Die Sondenuntersuchung, die wir als eine wesentliche Ergänzung der Palpation betrachten dürfen, spielt für den Nachweis von Steinen beim Weibe eine geringere Rolle als beim Mann. Zum Nachweise von Strikturen der weiblichen Harnröhre bedienen wir uns vorteilhaft der kurzen Dittelschen Stifte an Stelle der beim Manne verwendeten Striktursonden.

Die *Perkussion* zeigt in ihrer Anwendung bei den Erkrankungen der weiblichen Harnorgane keine Besonderheiten.

Ebenso sind Technik und Ergebnisse der *Harnuntersuchung* beim Weibe nicht wesentlich anders als beim Mann, insoferne es sich nämlich um Katheterharn handelt. Spontan gelassener Urin kann allerdings beim Weibe Verunreinigungen von seiten der Vagina enthalten, wodurch bei ungenügender Aufmerksamkeit der Schein pathologischer Beimengungen, wie Blut, Schleim, Eiter hervorgerufen werden kann. Fast regelmäßig enthält das Sediment des spontan gelassenen Harnes des Weibes Scheidenepithelien, die leicht als solche zu verifizieren sind. Mit Rücksicht auf die eben erwähnte Täuschungsmöglichkeit und auf die Einfachheit des Katheterismus beim Weibe empfiehlt es sich, zur Harnuntersuchung womöglich nur Katheterharn zu verwenden. Eine besondere Erwähnung verdient die Anwesenheit von Fett oder Haaren im Harn infolge Durchbruchs vereiterter Dermoide in die Blase.

Der *Katheterismus* der weiblichen Blase gestaltet sich durch die Kürze und den fast gestreckten Verlauf der weiblichen Urethra wesentlich beschwerdeloser für die Patientin und leichter für den Arzt als beim Mann. Selbstverständlich ist die Einführung des Katheters auch hier mit allen Kautelen der Asepsis zu umgeben. Allerdings bestehen gerade beim Weibe zahlreiche Möglichkeiten, mittels des Katheters Keime aus der Umgebung der Harnröhrenmündung in die Blase einzuschleppen. Die Haare der Vulva, das Smegma des Praeputium clitoridis, die Sekrete der Vagina und des Introitus stellen eine Reihe schwer zu beseitigender Infektionsquellen dar. Dazu kommt, daß die weibliche Urethra in ihrer äußeren Hälfte besonders reich an Keimen, und zwar auch an pathogenen Keimen ist (LUSTGARTEN und MANNABERG, ROVSING, SAVOR, LÖW u. a.). Wenn auch praktisch auf diese letztere Infektionsmöglichkeit keine Rücksicht genommen zu werden braucht, so ist doch der Reinigung und Desinfektion der Harnröhrenumgebung die größte Aufmerksamkeit zuzuwenden. Besteht die Wahrscheinlichkeit, daß öfter katheterisiert werden muß, so rasiert man am besten die Schamhaare der Vulva. Ebenso geht man bei Verklebung derselben durch Scheidensekret vor. In jedem Fall ist nach ausgeführter Desinfektion vor Ausführung des Katheterismus der Austritt von Vaginalsekret durch Einführung eines mit Desinfektionsflüssigkeit getränkten Watte- oder Gazebäuschchens zu verhindern. Zur Einführung des Katheters muß die Urethralmündung bei gut auseinandergehaltenen Labien frei sichtbar zutage liegen. Nach vaginalen Operationen, besonders solchen am Damm, verlangt die Durchführung der besprochenen Maßnahmen besondere Aufmerksamkeit und Genauigkeit.

Zum Katheterismus der weiblichen Harnblase eignen sich fast gerade Glaskatheter mit zentraler oder seitlicher Öffnung, die mit einem Gummischlauch armiert sind. Nelatonkatheter bieten in der Regel keinen besonderen Vorteil. Verziehungen der Harnröhre durch Tumoren oder Kompression derselben durch den vorrückenden Kindesschädel während der Geburt verlangen die Verwendung von halbsteifen, sog. englischen Kathetern.

Gleitmittel sind beim Katheterismus der weiblichen Blase entbehrlich.

Die *Cystoskopie* bildet beim Weibe ebenso wie beim Manne unsere vielleicht wichtigste Untersuchungsmethode. Ihre Anwendung ist aus den Gründen, die wir beim Katheterismus entwickelt haben, für den Arzt viel leichter und bequemer, für die Frau um vieles unbeschwerlicher als beim Manne. Die Untersuchungstechnik ist für beide Geschlechter vollkommen gleich. Von einzelnen Autoren sind für die Verwendung beim Weibe Cystoskope mit kürzerem Schaft empfohlen worden; sie bieten keinen optischen Vorteil und haben sich daher keinen Eingang verschaffen können. Gleitmittel für die Einführung des Instrumentes sind wie beim Katheterismus vollständig überflüssig. Sollte einmal die Urethra ausnahmsweise zu eng sein, so ist dem durch Erweiterung der

Harnröhre mittels Dittel- oder Hegarstiften leicht abzuhelfen. Eventuell kann man sich auch durch Verwendung eines Kindercystoskopes helfen.

Häufiger als beim Manne ergibt sich bei der weiblichen Blase die Unmöglichkeit der Füllung mit Flüssigkeit. Abgesehen von jenen Zuständen, welche die Blasenkapazität unter das für die Cystoskopie erforderliche äußerste Maß von 40—60 ccm herabsetzen (Tuberkulose, rebellische Cystitis, Schrumpfblase), kommen hier Inkontinenz und Blasenfisteln in Betracht. In solchen Fällen kann die Füllung der Blase mit Luft (Stoeckel) oder mit Sauerstoff (Polano und Burkhardt) unter gleichzeitiger Knie-Ellenbogenlage noch die cystoskopische Untersuchung gestatten. Die Füllung mit Luft erfolgt infolge des durch die eingenommene Lage entstehenden negativen Druckes außerordentlich einfach von selbst durch einen in die Blase eingeführten Tubus. Linzenmeier, ein Schüler Stoeckels, hat die Cystoskopie der luftgefüllten Blase in gewöhnlicher Rückenlage vorgenommen. Die Luftfüllung geschieht hiebei durch ein an das eingeführte Ureterencystoskop angeschlossenes, kleines Gebläse. Der seinerzeit schon von Nitze betonte Nachteil der bei Luftfüllung auftretenden, äußerst störenden Reflexe kommt allerdings bei Rückenlage viel stärker zur Geltung, weil Trigonum und Ureteren von dem reflektierenden Flüssigkeits-(Harn-)spiegel bedeckt sind. Wählt man trotzdem die Rückenlage, um den Frauen das manchmal peinlich Empfundene der Knie-Ellenbogenlage zu ersparen, so kann man dem erwähnten Übelstand durch gleichzeitige Beckenhochlagerung abhelfen. Dann bleiben Trigonum und Ureterenmündungen längere Zeit hindurch oberhalb des reflektierenden Flüssigkeitsspiegels, der dem stetig abgesonderten Harn seine Entstehung verdankt. Obwohl in der Literatur ein Todesfall an Luftembolie nach Luftfüllung der Blase gelegentlich einer Sectio alta wegen Blasencarcinoms bekannt geworden ist (Sick), scheint nach unseren eigenen Erfahrungen und nach den Äußerungen Nicoladonis und Payrs eine wesentliche Gefahr durch die in die Blase eingeführte Luft kaum zu bestehen.

Eine sinnreiche Methode, um in Ausnahmefällen die infolge einer größeren Blasenscheidenfistel inkontinente Blase zu cystoskopieren, hat Mansfeld angegeben. Dieselbe besteht in der Einführung eines dünnen Gummicondoms in die reingespülte, leere Blase mittels eines ziemlich komplizierten Instrumentariums. Durch das mit Flüssigkeit oder Luft gefüllte Condom hindurch kann man die Details der Blasenschleimhaut mit genügender Deutlichkeit erkennen. In einfacherer Weise läßt sich dasselbe Ziel durch ein Ureterencystoskop erreichen, über welches ein Condom gezogen wird, das ungefähr 6 cm hinter dem Prisma mit einem um den Schaft gebundenen Seidenfaden befestigt wird. Einführung des derart armierten Instrumentes und Auffüllung des Condoms begegnen keinerlei Schwierigkeiten.

Mehrere Autoren haben es für vorteilhaft gehalten, beim Weibe von der Nietzeschen Cystoskopie zur alten Grünfeldschen Endoskopie mit verbessertem Instrumentarium zurückzukehren. Es sind insbesondere Pawlik, Kelly und Luys für dieses Verfahren eingetreten, das aber keine weitere Verbreitung fand, obwohl Fulkerson noch in letzter Zeit seine angeblichen Vorzüge angepriesen hat.

Der *Ureterenkatheterismus* wird heute allgemein beim Weibe unter denselben Voraussetzungen und mit gleicher Technik ausgeführt wie beim Manne. Aus historischem Interesse sei darauf verwiesen, daß vor Einführung der Ureterencystoskope die anatomischen Verhältnisse der weiblichen Urethra und Blase dazu benützt worden sind, um die Sondierung der Ureteren nach Erweiterung der Harnröhre unter Leitung des in die Blase eingeführten Fingers (Simon) oder nach Einführung eines breiten Speculums in die Scheide behufs Anspannung der vorderen Vaginalwand ohne Erweiterung der Harnröhre (Pawlik) auszuführen. Beide Verfahren sind durch die Einführung des BRENNERschen direkten Ureterencystoskopes obsolet geworden. Auch das letztere findet heute beim Manne keine Anwendung mehr, hat aber beim Weibe unter bestimmten Bedingungen seine Indikation. Wenn nämlich die Blase durch Tumoren oder den graviden Uterus in den letzten Lunarmonaten in anteroposteriorer Richtung stark komprimiert ist, kann das CASPER-ALBARRANsche indirekte Ureterencystoskop infolge ungenügender Bewegungsfreiheit versagen, während das BRENNERsche direkte noch den Katheterismus der Ureteren gestattet.

Nicht unwichtig ist vielleicht die Bemerkung, daß beim Weibe auch der beiderseitige Ureterenkatheterismus mittels eines einläufigen Ureterencystoskopes ausgeführt werden kann, indem man nach Katheterismus des einen Ureters das Cystoskop herauszieht und frisch armiert neben dem liegengelassenen Katheter wieder einführt.

Bezüglich der *funktionellen Diagnostik* ergibt sich in der gynäkologischen Urologie keine abweichende Indikationsstellung oder Technik. Nur wird man von der Blaufärbung des Harns nach Indigocarmininjektion behufs Konstatierung der Ureterfunktion weitaus öfter Gebrauch machen als beim Manne. Kompression des Ureters und Harnleiterfisteln kommen hier vor allem in Betracht.

Ebenso bestehen nur geringe Differenzen in der Anwendung der *Röntgenuntersuchung*. Bei der Deutung von Befunden, die den Verdacht auf Steinbildung erwecken, kommen beim Weibe neben den beim Manne vorkommenden Beckenflecken noch verkalkte Tumoren, Zähne aus Dermoidcysten und Skelettbestandteile extrauteriner Feten in Betracht. Eine wesentliche Vereinfachung, und im Zusammenhange damit eine größere Verbreitung, wird vielleicht in Zukunft das Hilfsmittel des Pneumoperitoneums beim Weibe durch die Verwendung der von RUBIN zur Tubendurchblasung angegebenen Methode erfahren. Dahingehende erfolgreiche Versuche werden von amerikanischen Autoren berichtet (PETERSON, DICKINSON und RICHARDSON).

# I. Die Eigentümlichkeiten der urologischen Erkrankungen beim Weibe.

Auch abgesehen von jenen Veränderungen der Harnorgane, welche infolge der Gestation und krankhafter Zustände des weiblichen Genitales auftreten, finden wir Unterschiede in der Pathologie und Klinik urologischer Erkrankungen bei Mann und Weib, die zum Teil in der Verschiedenheit des anatomischen Baues, zum Teil in der Verschiedenheit der topographischen Beziehungen zu den Nachbarorganen begründet sind.

## 1. Nieren.

*Tumoren, Nierensteine, Hydro-* und *Pyonephrose, Tuberkulose* der Nieren zeigen bezüglich ihrer Pathologie und ihrer klinischen Erscheinungen nur unwesentliche Abweichungen. Soweit die Indikationsstellung zu bestimmten therapeutischen Eingriffen durch die Schwangerschaft beeinflußt wird, oder soweit die Genese und die Entwicklung mancher der hier erwähnten Prozesse mit gynäkologischen Erkrankungen oder mit der Gestation zusammenhängt, wird in den folgenden Kapiteln das Nötige gesagt werden.

Auch die verschiedenen *Mißbildungen* der Nieren[1]) zeigen beim Weibe keine Abweichungen gegenüber dem männlichen Geschlecht, nur verdient hervorgehoben zu werden, daß die Diagnose der Dystopie beim Weibe unter Umständen

---

[1]) Bezüglich des häufigen Zusammentreffens von Mißbildungen der Genitalien mit denen des Harnsystemes sei auf das Kapitel Ureteren verwiesen.

dadurch wesentlich erleichtert ist, daß die dystope Niere mittels bimanueller Untersuchung von der Vagina aus getastet und durch die Pulsation der Arteria renalis verifiziert werden kann (Hüter).

**Wanderniere.** Eine besondere Bedeutung besitzt für das weibliche Geschlecht das Krankheitsbild der Wanderniere. Sie überwiegt an Häufigkeit beim Weibe derart, daß nach Albarran auf 100 Wandernieren beim Weibe erst eine beim Manne kommt. Bruhl berechnet aus einer Sammelstatistik das Vorkommen der Wanderniere bei Frauen mit 87%, Küster an seinem eigenen Material mit 94%. Als Ursache dieser auffallenden Differenz werden in erster Reihe anatomische Unterschiede angesehen. Die Niere steht bei der Frau zweifellos angeborenerweise tiefer als beim Manne, und zwar nach den genauen Messungen Baduels, die von Helm bestätigt sind, durchschnittlich um die Höhe eines halben Lendenwirbels. Von Bedeutung ist ferner auch der Umstand, daß die Fossa renalis beim Weibe wesentlich flacher ist als beim Manne. Diese anatomischen Unterschiede reichen aber kaum aus, um allein das enorme Überwiegen des weiblichen Geschlechtes bei der Wanderniere zu erklären; vielmehr ist hier die große Häufigkeit der konstitutionellen Minderwertigkeit bei Frauen und die damit zusammenhängende Minderwertigkeit des bindegewebigen Stützapparates der Niere von entscheidendem Einfluß. Bezeichnend ist diesbezüglich, daß die Wanderniere in der überwiegenden Mehrzahl der Fälle mit Hysterie, allgemeiner Nervosität, Neurasthenie, vor allem aber mit Enteroptose vergesellschaftet ist. Faßt ja Glénard die Wanderniere (Nephroptose) geradezu als Teilerscheinung der allgemeinen Enteroptose auf. Daß es sich hier um konstitutionell bedingte Zustände und nicht um einfache Erschlaffung der vorderen Bauchwand handelt, wie sie z. B. die Folge zahlreicher Geburten sein kann, erhellt aus der Tatsache, daß Hilbert an dem Material Küsters unter 95 Fällen beweglicher Niere nur acht fand, die mehr als zwei Geburten aufwiesen. Diese konstitutionelle Bedingtheit bringt es mit sich, daß die Beseitigung der Nierenbeweglichkeit durch orthopädische Maßnahmen oder fixierende Operationen keineswegs immer ausreicht, um jene Beschwerden zu beseitigen, die wir gewohnheitsmäßig auf das Bestehen einer Wanderniere zurückführen; wir müssen uns vielmehr darüber klar sein, daß diese Beschwerden nur einen Teil des asthenischen Symptomenkomplexes beim Weibe darstellen. Die Dinge liegen hier ganz analog wie bei der Retroflexio uteri; hier wie dort erreicht man unter Berücksichtigung des Nervensystems der Frau häufig mehr dadurch, daß man der Kranken das Bestehen einer Wanderniere verschweigt, statt daß man letztere fixiert.

**Pyelitis.** Die dem Weibe eigentümlichen Formen der Pyelitis im Zusammenhange mit Gravidität und Erkrankungen der Geschlechtsorgane werden in den folgenden Kapiteln abgehandelt. Aber auch so zeigt das Krankheitsbild der Pyelitis beim Weibe eine Reihe von Besonderheiten.

Sämtliche Erfahrungen stimmen darin überein, daß die Pyelitis beim Weibe um vieles häufiger ist als beim Manne. Dieses Überwiegen kommt schon im Säuglingsalter zur Geltung. Nur 5% bis höchstens 25% der von Samelson untersuchten Säuglingspyurien betrafen Knaben. Nachdem die übrigen Bedingungen für beide Geschlechter vollkommen gleich sind, kann es sich wohl nur um den Unterschied in der Länge der Harnröhre, wahrscheinlich auch um die Rolle handeln, welche die Vagina als Bakteriendepot spielt (Voelcker, Klaften). Damit ist auch der Weg gekennzeichnet, auf dem in diesen Fällen die Infektion des Nierenbeckens erfolgt. Es kann beim Überwiegen der Pyelitis beim Weibe kaum etwas anderes in Betracht kommen als eine ascendierende Infektion (Praetorius). Voelcker hat aus dieser Überlegung die Nutzanwendung gezogen und für solche Fälle die Behandlung der Scheide als der Quelle, von der aus immer neue Bakteriennachschübe erfolgen, gefordert. Diese Pyelitiden der weiblichen Kinder sind dadurch von besonderer Bedeutung, daß sie wahrscheinlich zu den Schwangerschaftspyelitiden in ursächlicher Beziehung stehen (KERMAUNER).

Die Therapie der Pyelitis unterscheidet sich beim Weibe im allgemeinen nicht von der beim Manne, soweit sie nicht zu Veränderungen des weiblichen Genitales in Beziehung gebracht werden muß, doch wird man häufiger als beim Manne der lokalen Behandlung des Nierenbeckens den Vorzug geben, weil der Ureterenkatheterismus beim Weibe für Arzt und Kranke wesentlich einfacher ist.

## 2. Ureteren.

**Tastung.** HEGAR und nach ihm CHROBAK haben als Erste erwähnt, daß es gelegentlich möglich sei, die Harnleiter beim Weibe von der Scheide aus durch kombinierte Untersuchung zu tasten. SÄNGER hat dann im Jahre 1886 darauf hingewiesen, daß man nicht nur bei gewissen Erkrankungen der Harnorgane der Frau, sondern auch unter normalen Verhältnissen — insbesondere aber während der Schwangerschaft die Ureteren so gut wie immer tasten könne. Diese Tatsache ist später von zahlreichen Autoren (KELLY, MIRABEAU, STOECKEL, TOVEY, BLOCH u. a.) bestätigt und dahin präzisiert worden, daß der normale Ureter dünner als ein Gänsefederkiel und schmerzlos sei. Der Druck auf ihn löst mit großer Regelmäßigkeit Harndrang aus. Verdickung, Konsistenzvermehrung, Druckschmerzhaftigkeit eines oder beider Harnleiter bei bimanueller Untersuchung ist auf Entzündung im Bereiche der Ureterwand und in der Mehrzahl der Fälle auf Tuberkulose zurückzuführen. Dabei braucht der Prozeß innerhalb des dem Tastbefunde zugänglichen Ureterabschnittes selbst kein spezifischer zu sein, trotzdem Tuberkulose der zugehörigen Niere besteht; nach BLOCH soll dieser Befund vielmehr auch bei beginnender Nierentuberkulose nur durch den Reiz des tuberkelbacillen- und toxinhaltigen Urins auf die Harnleiterwand erzeugt werden können. Obwohl es keinem Zweifel unterliegt, daß eine Paraureteritis auch als Folge eines von der Blase oder Niere aus fortgeleiteten, schweren Entzündungsprozesses nicht spezifischer Art denselben Tastbefund erzeugen kann, so wird es doch vorsichtig sein, beim Nachweis eines harten, verdickten Harnleiters durch bimanuelle Untersuchung, und zwar besonders bei konstatierter Einseitigkeit des Befundes so lange Tuberkulose anzunehmen, als man sich nicht vom Gegenteil überzeugt hat. Wichtig ist unter diesen Umständen, daß der Vergleich beider Seiten beim Tasten von der Scheide her auch geringe Unterschiede in Dicke, Konsistenz und Schmerzhaftigkeit beider Ureteren mit großer Sicherheit erkennen läßt.

**Mißbildungen.** Angeborene Anomalien der Harnleiter sind in ungefähr einem Drittel der Fälle mit Fehlbildungen der Geschlechtsorgane kombiniert (BOLAFFIO, REUSCH).

Ich habe ähnlich wie HOLZBACH eine mit Asymmetrie des Trigonums und Fehlen einer Harnleitermündung einhergehende Aplasie eines Ureters bei einem meiner nach BALDWIN-MORI operierten Fälle von angeborenem Scheidenmangel beobachtet.

Ich habe ferner in jüngster Zeit einen Fall zu sehen Gelegenheit gehabt, dessen Abbildung ich hier in Abb. 1 wiedergebe. Es handelte sich um eine Frau, die infolge von Fruchtabtreibung eine Uterusperforation erlitten hatte, an der sie trotz Operation verstarb. Neben einem Uterus duplex fand sich bei der gerichtlichen Sektion vollständige Aplasie der rechten Niere und des rechten Ureters[1].

Klinische Bedeutung kommt beim Weibe fast nur den Verdoppelungen des Ureters zu. Es scheint, daß dieselben beim Weibe überhaupt wesentlich häufiger

---

[1] Während der Korrektur dieses Kapitels habe ich dieselbe Kombination noch einmal klinisch beobachtet.

zu finden sind als beim Manne. Haslinger berichtet aus der Klinik Hochenegg über 15, innerhalb zweier Jahre beobachtete Fälle, von denen 14 Frauen betrafen.

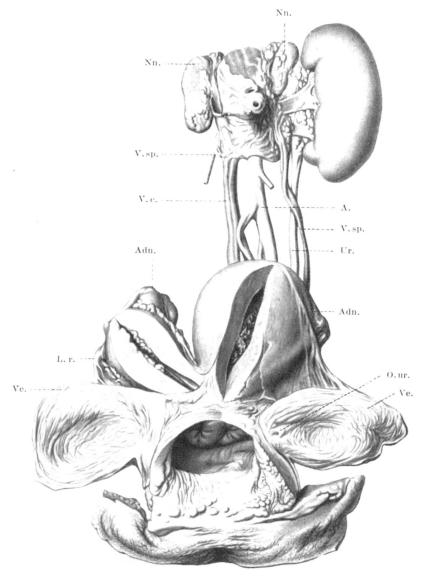

Abb. 1. Uterus duplex mit Aplasie der rechten Niere und des rechten Ureters.
Nn. Nebenniere. V. sp. Vena spermatica. V. c. Vena cava. A. Aorta. Ur. Ureter. Adn. Adnexa uteri.
L. r. Lig. rotundum. Ve. Vesica. O. ur. Ostium ureteris.

Abgesehen von der Wichtigkeit, welche die Kenntnis von dem Vorhandensein einer Verdoppelung eines oder beider Harnleiter für eine genaue Lokalisation bestehender Nierenprozesse und damit auf unser therapeutisches Handeln besitzt (Adrian und Lichtenberg, Braasch) und welche für beide Geschlechter die gleiche ist, kann das Übersehen dieser Anomalie während gewisser gynäkologischer Operationen zu schweren Konsequenzen — Durchschneidung, Unterbindung des zweiten Ureters nach Bloßlegung des ersten — führen (MATUSOVSKY).

Besondere Bedeutung kann der Ureterverdoppelung dadurch zukommen, daß einer der beiden, der dann als überzähliger bezeichnet wird, außerhalb der Blase mündet. Die extravesicale Harnleitermündung kann entweder innerhalb der Urethra an ihrer hinteren Wand, oder im Bereiche des Vestibulums oder der vorderen Scheidenwand sitzen. Sie ist in der Regel kleiner als normal und nicht ganz leicht erkennbar, wenn man nicht gerade Harn in Gestalt von Tropfen hervorquellen oder als feinen Strahl herausspritzen sieht. Sie pflegt als kleiner Schlitz oder als punktförmige Öffnung auf der Höhe einer Schleimhautfalte oder in einer Vertiefung zu sitzen.

Die extravesicale Ausmündung eines überzähligen Ureters — nur ganz ausnahmsweise eines normalen (PUPPEL) — ist durch Harninkontinenz neben normaler Harnentleerung gekennzeichnet. Dieses Symptom — von POSNER als Enuresis ureterica bezeichnet — bei gleichzeitigem cystoskopischem Nachweis der normalen Funktion beider Ureteren weist mit großer Wahrscheinlichkeit auf den richtigen Sachverhalt hin, dessen sichere Erkenntnis natürlich auf dem Finden der extravesicalen Uretermündung beruht. Hierfür, sowie für den vorhin erwähnten Nachweis normaler Harnleiterfunktion leistet die Indigocarmininjektion sehr gute Dienste. Bei sehr stark hypoplastischer Niere kann übrigens der unwillkürliche Harnabgang ganz zurücktreten.

Ich habe einen Fall beobachtet, der zum ersten Male im ersten Wochenbett, später aber in unregelmäßigen Intervallen ein äußerst übelriechendes, reichliches Sekret aus der Vagina absonderte, als dessen Quelle eine Fistel anzusehen war, die vorne, im linken Scheidengewölbe mündete und mittels Ureterenkatheters bis in die Gegend der linken Niere verfolgt werden konnte. Eine ganz ähnliche Beobachtung stammt von KERMAUNER. Eine andere Deutung beider Befunde als extravesicale Ausmündung eines überzähligen Ureters mit hypoplastischer oder atrophischer, jedenfalls aber infizierter, zugehöriger Niere ist kaum denkbar [1]).

In seltenen Fällen kann trotz extravesicaler Ausmündung eines überzähligen Harnleiters die Inkontinenz fehlen. Für die Erklärung, daß es sich hier um den Durchtritt des extravesical ausmündenden Ureters durch den Blasenschließmuskel handelt, spricht ein Sektionsbefund von KOLISKO und ERLACH. In solchen Fällen kann es durch folgende Geburt zu sekundärer Inkontinenz des abnormen Ureters kommen (HARTMANN, BENCKISER).

Wird die Ursache der bestehenden Inkontinenz bei extravesicaler Uretermündung nicht richtig erkannt, so kann dies höchst unliebsame Konsequenzen für die Kranke haben.

So berichtet SCHOENHOLZ über einen Fall, in dem die richtige Diagnose erst nach vergeblich ausgeführter Harnröhrendrehung und Pyramidalisplastik gestellt wurde, worauf endlich die Implantation des überzähligen, extravesical mündenden Ureters mit Erfolg vorgenommen werden konnte.

Die extravesicale Ausmündung eines supernumerären Ureters gehört zu den selteneren Mißbildungen. FURNISS konnte im Jahre 1922 nur 51 Fälle aus der Literatur sammeln.

Als Therapie des Leidens kommen die folgenden Methoden in Betracht, die alle schon Anwendung gefunden haben:

1. Die Ligatur des Ureters;
2. die Anastomosierung des überzähligen Ureters mit der Blase;
3. die Implantation desselben
   a) vaginal, b) transperitoneal, c) extraperitoneal;
4. Resektion des überzähligen Harnleiters nebst dem zugehörigen (immer oberen) Nierenpol.

---

[1]) Ich habe seither einen weiteren derartigen Fall beobachtet.

Die Ligatur ist von Sänger ohne Erfolg ausgeführt worden; sie ist bei dem heutigen Stande der Ureterenchirurgie ein obsoleter Eingriff.

Die Anastomosierung des überzähligen Ureters mit der Blase ist von Wölfler mit einem der Dupuytrenschen Klemme nachgebildeten Instrument versucht worden. Hunner hat dasselbe Resultat durch endovesicale, kaustische Eröffnung des cystisch dilatierten Ureterendes erzielt. Unter speziellen Bedingungen (wie in dem mitgeteilten Fall) hat dieses Verfahren seine Indikation.

Die Resektion des überzähligen Harnleiters nebst dem zugehörigen Nierenpol ist wiederholt erfolgreich ausgeführt worden (Samuels, Kern und Sachs, Furniss, Josephson). Auch dieses Verfahren dürfte ein beschränktes Anwendungsgebiet finden. Es ist zweifellos eingreifend und hat nur bei Infektion des zum überzähligen Ureter gehörigen Nierenpoles eine Berechtigung.

Als Operation der Wahl ist bei diesem Leiden die Implantation des nach Spaltung der vorderen Vaginalwand bloßgelegten und isolierten Harnleiters in die Blase oberhalb des Sphincters auf vaginalem Wege zu bezeichnen. Nach geschehener Implantation wird die gespaltene Scheide wieder vernäht. Cristofoletti, Hartmann u. a. haben derart erfolgreich operiert.

**Strikturen.** Verengerung des Ureterlumens kommt beim Weibe aus denselben Ursachen vor wie beim Manne. Steine, die den Ureter passieren, evtl. an einer der Engen längere Zeit stecken bleiben und daselbst Decubitus und Entzündung der Wand veranlassen, kommen ätiologisch hier in erster Reihe in Betracht. Daneben finden wir aber beim Weibe eine Reihe von Strikturen, die teils als dauerndes, teils als vorübergehendes Abflußhindernis mit pathologischen Zuständen des Genitales oder mit Schwangerschaft zusammenhängen. Diese werden in den entsprechenden Kapiteln besprochen werden. Außerdem ist aber in neuerer Zeit besonders von amerikanischen Autoren eine Form der Harnleiterverengerung beschrieben worden, die von denselben als Folge metastatischer Entzündung im Anschlusse an primäre Infektionsherde irgendwelcher Art aufgefaßt wird. Hunner hat dieses Krankheitsbild zuerst im Jahre 1915 beschrieben und ist in einer größeren Reihe von Publikationen für die Existenz dieser Form der Ureterstriktur als Krankheit sui generis eingetreten. Hunner und andere Autoren (Aschner, Baker, Dannreuther, Ehrich, Goldstein, Green, Peacock, Rathbun, Sanes, Smith, Walter u. a.) messen der Ureterstriktur eine über die früheren Annahmen weit hinausgehende Bedeutung zu. Die Mitteilungen dieser Autoren, die sich auf viele Hundert von Fällen — in einer jüngsten Veröffentlichung von Hunner auf 2000 eigene Beobachtungen — beziehen, konstruieren im wesentlichen zum Unterschiede von den Angaben der älteren europäischen Literatur (s. Roedelius) ein klinisches Krankheitsbild ohne sichere anatomische Grundlage, das nur gelegentlich durch operative Befunde oder Röntgenogramme verifiziert ist. Die meisten dieser Autoren, insbesondere Hunner selbst, betonen das enorme Überwiegen des weiblichen Geschlechtes. Nur Lowsley aus dem Brady-Institut für Urologie und Rathbun finden für beide Geschlechter annähernd gleiche Zahlen. Nach einer jüngsten Arbeit Hunners handelt es sich so gut wie immer um einen Entzündungsprozeß der Ureterwand (Schleimhaut oder Muskulatur), der auf eine primäre Infektion der Tonsillen, Zähne, Sinus, seltener der Gallenblase oder der Appendix zurückzuführen ist. Als Beweis für diesen Zusammenhang werden angegeben:

1. Die Lokalisation der Strikturen nahe an Lymphdrüsengruppen im Bereiche des Ligamentum latum und des Gefäßdreieckes;

2. die Häufigkeit von Grippe, Angina usw. in der Anamnese dieser Kranken;

3. der günstige Einfluß der Entfernung der beschriebenen primären Infektionsherde auf die Symptome der Ureterstriktur.

Fast alle früher erwähnten amerikanischen Autoren folgen HUNNER in der ätiologischen Begründung der Ureterstriktur, was wohl darin seine Erklärung findet, daß die „distant focal infection" in der amerikanischen Pathologie eine für unsere hierortigen Begriffe etwas zu überragende Rolle spielt.

Die Symptome der Ureterstriktur sind nach HUNNER die der renalen Retention. Im Vordergrunde stehen Kreuzschmerzen, Schmerzen im Hypogastrium, aber auch echte Nierenkoliken mit Übelchkeiten, Erbrechen und Kopfschmerzen. Die Symptome sind häufig recht undeutlich, worauf der Umstand zurückzuführen sei, daß die Kranken, die in HUNNERS Behandlung kamen, in einem großen Prozentsatz schon Eingriffe der verschiedensten Art wegen diagnostizierter Erkrankungen des Genitales, der Appendix usw. durchgemacht hatten. HUNNER glaubt übrigens auch die in der Anamnese seiner Kranken verhältnismäßig häufig angegebenen Aborte und Frühgeburten zur Harnleiterstriktur in ursächliche Beziehung bringen zu sollen; insoweit es sich in diesen Fällen um gleichzeitige Pyelitis gehandelt haben sollte, wäre die HUNNERsche Beobachtung durchaus verständlich, weil der Zusammenhang zwischen Nierenbeckeninfektion und vorzeitiger Schwangerschaftsunterbrechung bekannt ist.

Die Diagnose der Ureterstriktur beruht nach HUNNER und seinen Anhängern hauptsächlich auf der Untersuchung mittels des „Wachszwiebelkatheters", den man sich durch Auftropfen von Wachs hinter dem Auge des Ureterenkatheters herstellt, so daß an dieser Stelle eine spindelförmige Anschwellung entsteht. Ein derartiger Katheter passiert beim Vorschieben eine verengte Stelle des Ureterlumens, wird aber beim Zurückziehen in einer für das Tastgefühl merkbaren Weise aufgehalten. Neben dieser Untersuchungsmethode kommt noch der Chromocystoskopie und zur Beobachtung des Harnabflusses auch dem gewöhnlichen Ureterenkatheter eine Rolle zu. Die durch diese Hilfsmittel erhobenen Befunde erscheinen aber anderen Autoren (LICHTENBERG, ASCHNER, CLARK, GOLDSTEIN) nicht genügend sicher. Sie verlangen zur Bekräftigung der Diagnose die Uretero-Pyelographie. Wir werden aber später sehen, daß selbst die auf diesem Wege gewonnenen Befunde nur mit Vorsicht zur Diagnose der Ureterstriktur verwendet werden dürfen.

Der von HUNNER aufgestellte Krankheitsbegriff der Ureterstriktur mit seiner angeblich außerordentlich weiten Verbreitung leidet, wie wir hervorheben müssen, an dem Mangel eines dem klinischen Bilde entsprechenden, sichergestellten, anatomischen Befundes. Die diesbezüglich von HUNNER gemachten Angaben sind zu flüchtig, um überzeugend zu wirken. Gerade der Umstand, den HUNNER hervorhebt, daß nämlich eine so große Anzahl seiner mit „Ureterstriktur" behafteten Patientinnen vorher sich einer oder mehreren Operationen unterzogen hatte, im Zusammenhang mit der Tatsache, daß es sich in HUNNERS Fällen fast ausschließlich um Frauen handelt, erweckt den Verdacht, daß hier nicht immer anatomische Veränderungen, sondern häufig nur funktionelle Zustände vorlagen. Selbst wenn wir annehmen, daß die HUNNERschen Behauptungen von entzündlicher Schwellung der Ureterschleimhaut als Folge der so ungeheuer verbreiteten Zahnerkrankungen zu Recht bestünde, so erscheint es doch fraglich, ob solche vorübergehende Zustände als Striktur bezeichnet werden dürfen, nachdem wir bisher gewohnt sind, diesen Namen für narbige oder angeborene Verengerungen zu reservieren.

Nichtsdestoweniger hat HUNNER das Verdienst, zuerst auf eine Gruppe passagerer Stenosen des Harnröhrenlumens hingewiesen zu haben, die mit schweren klinischen Erscheinungen einhergehen können, auch wenn es sich nicht um echte Strikturen handelt.

Einzelne Autoren (PEACOCK, KEENE) haben übrigens schon die Möglichkeit hervorgehoben, daß der von HUNNER beschriebene Symptomenkomplex durch einen Krampf der Uretermuskulatur ohne lokale, anatomisch nachweisbare Verengerung hervorgerufen werden könne.

Sehr lehrreich scheint in dieser Beziehung ein kürzlich von mir beobachteter Fall: 33 jährige Frau, die seit zehn Jahren an Schmerzen leidet, die von der Gegend der linken Niere gegen die Blase zu ausstrahlen. Vermehrter Harndrang. Die Untersuchung ergibt: Verminderte Blasenkapazität. Katheter Nr. 6 bleibt ungefähr 2 cm hinter der Mündung im Ureter stecken; nach einigem Warten gelingt es, ihn bis auf 15 cm vorzuschieben, wo er definitiv stecken bleibt. Ein Katheter Nr. 5 kann ohne weiteres bis ins Nierenbecken vorgeschoben werden. Zur Graduierung des Nierenbeckens wird physiologische Kochsalzlösung unter allen Kautelen eingespritzt. Nach Einfließen von nur 3 ccm der Lösung heftige Nierenkolik, so daß auf die Pyelographie verzichtet werden muß. Sämtliche Erscheinungen in diesem Falle werden am ehesten durch eine Hypertonie der glatten Muskulatur der Harnorgane erklärt, als deren Ursache ein belegtes Ulcus im Bereiche des Trigonums unterhalb der linken Uretermündung anzusehen war.

Über einen ganz ähnlichen Fall berichtet STANTON.

Für die funktionelle Natur mancher sog. Ureterstrikturen spricht auch ein Befund, den wir in Abb. 2 wiedergeben. Wir sehen innerhalb des Ureterhalses das Lumen maximal verengt, das Nierenbecken, aber auch der Ureter darunter stark erweitert. Es kann sich hier gewiß nicht um eine echte Striktur gehandelt haben, nachdem die im Bilde erscheinende Verengerung einen Katheter Nr. 6 ohne weiteres passieren ließ. Die Ausbildung der Verengerung kann erst nach Entfernung des Katheters erfolgt sein, muß daher wohl als funktionell betrachtet werden.

Auch für diese dynamisch bedingten Harnleiterverengerungen kommt neben der Behandlung der evtl. auslösenden Momente (Ulcera von Harnröhre und Blase, funktionelle Nervenerkrankungen) die Erweiterung der verengten Stelle durch Einführung von Wachsspindelkathetern (KELLY 1902, SAMPSON 1907) oder durch Bougien mit auswechselbaren Metalloliven (BUERGER) in Betracht.

Bei den amerikanischen Autoren spielt entsprechend ihrer Einstellung die Entfernung des primären Infektionsherdes durch Wurzelspitzenresektion, Tonsillektomie usw. therapeutisch die Hauptrolle. HUNNER hat derart 65% Besserungen und 29% definitive Heilung erzielt; ein Resultat, das kaum geeignet erscheint, überzeugend im Sinne des Autors zu wirken.

**Ureteratonie.** Das zuerst von FEDOROW und ISRAEL aufgestellte Krankheitsbild der Ureteratonie zeigt weder bezüglich der Ätiologie, noch bezüglich der anatomischen und klinischen Erscheinungen, noch bezüglich der Konsequenzen für das betroffene Individuum prinzipielle Unterschiede je nach dem Geschlecht. Immerhin sind einige Besonderheiten erwähnenswert, die diesem Leiden beim Weibe zukommen.

Als Ursache der mit Dilatation der Harnleiter und Rückströmen des Blaseninhaltes gegen die Nieren verbundenen Atonie oder Insuffizienz des Ureters — insbesondere seines vesicalen Ostiums — kommt schwere Blasenentzündung in Betracht. Dieselbe kann beim Weibe zur Schwangerschaft in enger Beziehung stehen. Vor allem ist es die Retroflexio uteri gravidi incarcerata, bei der die enorme Überdehnung der Blase sich auf die Ureterenmündungen erstreckt, wodurch es zu freier Kommunikation des Blaseninhaltes mit dem Nierenbecken durch die dilatierten Harnleiter kommen kann. Während aber dieser Zustand ein reparationsfähiger ist, solange es nicht unter dem Einflusse der Harngärung zur Entwicklung einer „Cystitis dissecans gangraenescens" gekommen ist, sehen wir als Endeffekt dieser letzteren schwerste Schrumpfblase mit klaffenden Ureterenmündungen als Dauerzustand.

Ein ganz ähnliches Bild wurde bei bestehender Schwangerschaft als Folge von Einspritzung ätzender Flüssigkeit zwecks Fruchtabtreibung — aber irrtümlicherweise nicht in den Uterus, sondern in die Blase — beobachtet. GAYET und ROUSSET berichten über zwei derartige Fälle, bei denen Seifen-Pfeffer-lösung, SCHEELE über einen, bei dem Seifen-Essiglösung verwendet worden war.

Von der Ureter*atonie* ist die einfache Dilatation während der Schwangerschaft wohl zu unterscheiden, die nach SELLHEIM eine Teilerscheinung der von

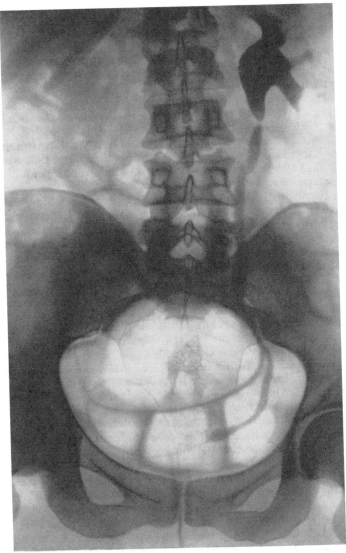

Abb. 2. Cystische Dilatation des vesicalen Ureterendes; funktionelle Ureterstriktur unterhalb des Nierenbeckens.

ihm so genannten puerperalen Weitstellung überhaupt darstellt und nicht einfach als geänderter Funktionszustand, sondern als Wachstumsvorgang aufzufassen ist.

Doch mag es sein, daß es in der Schwangerschaft unter dem Einflusse toxischer Stoffwechselprodukte auch zu echter Muskelinsuffizienz der Ureteren kommt, die in der Ätiologie der Schwangerschaftspyelitis eine Rolle spielen kann (Stoeckel). Als toxisch sind wahrscheinlich auch jene Fälle von Ureteratonie zu betrachten, die wir gelegentlich nach lange dauernden gynäkologischen Operationen auftreten sehen. Wahrscheinlich spielt hier die Narkose die Hauptrolle. Richter führt die Rückenschmerzen Laparotomierter auf derartige Ureteratonien zurück.

Das Vorhandensein einer Ureteratonie ist übrigens gelegentlich einer gynäkologischen Operation schon direkt beobachtet worden. Pozzi hat bei einer Ovariotomie nach Verletzung eines Harnleiters aus beiden Stümpfen Harn abfließen gesehen. Es läge nahe, das interessante Phänomen der Regurgitation bei Gelegenheit unserer abdominellen Carcinomoperationen am bloßgelegten Ureter zu beobachten, wie das beim Hunde nach Indigocarmininjektion mit Erfolg durchgeführt worden ist (Pflaumer). Eigene Versuche in dieser Richtung sind stets negativ ausgefallen. Die Wand des menschlichen Ureters ist zu dick, als daß der blau gefärbte Harn durchscheinen würde.

*Die cystische Dilatation des unteren Ureterendes* ist vor Einführung der cystoskopischen Untersuchungsmethode nur als anatomischer Befund (Lechler, Streubel, Geerdts, Bostroem, Caillé u. a.) bekannt geworden und hat bemerkenswerterweise fast ausschließlich weibliche Individuen betroffen. Die Erklärung für diesen letzteren Umstand liegt in der Tatsache, daß diejenige klinische Erscheinung, die unser Augenmerk am unmittelbarsten auf sich lenkt und die bei nicht entsprechender Behandlung sogar zum Tode führen kann, der Vorfall des cystisch dilatierten Ureterendes durch die Harnröhre ist. Dieses Ereignis kann aber aus anatomischen Gründen nur beim Weibe stattfinden. In den ersten der obenerwähnten Fälle, die bis auf das Jahr 1835 zurückgehen (Lechler), fehlte nicht nur die klinische, sondern auch die anatomische Erkenntnis des Zustandes. Das vor die Vulva tretende Gebilde wurde zumeist als Harnröhren- oder Harnblasenvorfall (Kleinwächter) gedeutet; erst die Verbesserung unserer Untersuchungsmethoden durch das Cystoskop hat den Zusammenhang dieser „Vorfälle" oder „polypösen Bildungen" mit der cystischen Dilatation des unteren Ureterendes, die als Ureterocele (Stoeckel), Uretercyste bezeichnet wird, erkennen lassen. Auf die letztere an dieser Stelle näher einzugehen, erübrigt sich, weil die Fälle — die übrigens nicht zu den großen Seltenheiten gehören — sich bei beiden Geschlechtern in klinischer und anatomischer Beziehung gleich verhalten. Der Unterschied beginnt erst dort, wo der Charakter der auftretenden Miktionsstörungen die Stellung der Uretercyste und eine anfangs vorübergehende Vorlagerung des Gebildes vor das Orificium internum urethrae erkennen läßt. Dann beobachtet man neben Steigerung der Miktionsfrequenz plötzliche Unterbrechung des Harnstrahles, zeitweise komplette Harnretention mit Blasenkrämpfen und als Ausdruck einer Einklemmung der Geschwulst im Orificium internum während des Detrusoraktes terminale Hämaturie (Kapsammer, Cohn). Hier sehen wir nun, daß sich beim Weibe — es handelt sich übrigens in einem großen Teil der Fälle um Kinder in den ersten Lebensjahren, resp. -monaten — gelegentlich an diese anamnestisch festzustellenden Erscheinungen ein Ereignis anschließt, das von den Kranken fast immer in gleicher Weise als ganz plötzliches Heraustreten eines Tumors aus der Vulva unter heftigen Schmerzen beim Pressen während des Miktionsaktes beschrieben wird (Hibler, Simon, Hartmann, Pendl u. a.).

Die Ärzte sehen die prolabierte Uretercyste in der Regel erst in einem Stadium, in welchem die Konstriktion des durch die Harnröhre ziehenden Stieles durch den Sphincter zu schweren Zirkulationsstörungen innerhalb des Tumors geführt hat, die in ödematöser Schwellung, blauroter Verfärbung und bei längerer Dauer in partieller und selbst totaler Gangrän ihren Ausdruck findet. Unmittelbar nach dem Vorfall erscheint der Tumor, wie ihn z. B. HARTMANN sah, blaßrot mit zarter Schleimhaut bekleidet, glänzend, kaum injiziert, nirgends ulceriert. In einem derartigen Stadium gelingt es manchmal, die vorgefallene Uretercyste zu reponieren. In dem erwähnten, von HARTMANN beschriebenen Falle geschah dies während einer Schwangerschaft durch den behandelnden Arzt fast täglich. Nach der Entbindung erschien der Vorfall nicht wieder, um in der nächsten Schwangerschaft wieder aufzutreten. Es scheint demnach, daß zwischen Schwangerschaft und Cystenprolaps ein Zusammenhang besteht. HARTMANN sucht denselben in dem Einfluß der Gravidität auf den Zustand der Schleimhäute, deren Anschwellung zur Verengerung einer bestehenden Ureterstenose führe. Wahrscheinlicher ist aber, daß die Erweiterung der Urethra in der Schwangerschaft (ZANGEMEISTER, SELLHEIM) hier eine Rolle spielt. Im allgemeinen kann man sagen, daß eine Uretercyste, deren Stiel so lang geworden ist, daß sie in die Harnröhre eintreten kann, je nach der Gunst der Umstände (Weite der Urethra, Kompressibilität des Tumors) unter dem Einflusse eines gesteigerten Blasentenesmus, wie ihn LACHS auch für die Entstehung des Harnröhrenprolapses als notwendig voraussetzt, vor die äußere Harnröhrenmündung vorfallen und als Tumor innerhalb der Vulva sichtbar werden kann. So wie der Blasentenesmus kann auch das Pressen während der Austrittsperiode unter der Geburt zum Vorfall eines Ureterendivertikels führen (SCHRÖDER).

Es ist schon oben erwähnt worden, daß bei längerem Bestande des Vorfalles schwere Veränderungen innerhalb desselben Platz greifen können. Ein großer Teil der beschriebenen Fälle der älteren Literatur ist diesen Veränderungen und der sich anschließenden, aufsteigenden oder Allgemeininfektion zum Opfer gefallen. Unter dem Einfluß der erhöhten Flüssigkeitsspannung und der Gangrän ist in einzelnen Fällen der Vorfall geplatzt (HIBLER, JOHNSON), ohne daß der Tumor sich daraufhin zurückgezogen hätte; doch sehen wir, daß in einer Reihe von Fällen die Entleerung des Cysteninhaltes (Harn) durch Punktion bei noch nicht schwer veränderten Uretercysten genügte, um den Tumor leicht reponieren zu können (SANTRUCEK). Sich selbst überlassen, führt der Cystenvorfall wohl in der Mehrzahl der Fälle zu einem fatalen Ende durch Retention und Urosepsis.

Die richtige Deutung der vor die äußere Harnröhrenmündung getretenen Geschwulst ist durchaus nicht immer leicht. Zur Differentialdiagnose stehen: echte Tumoren, Schleimhautpolypen der Urethra, gestielte Fibrome der Urethra oder der Blase, Harnröhrenvorfall, Blasenvorfall. Solide Tumoren, wie Fibrome sind als solche wohl leicht kenntlich. Polypen der Harnröhre lassen sich direkt durch Urethroskopie, indirekt durch Cystoskopie erkennen. Schwieriger gestaltet sich aber die Unterscheidung von Vorfällen der Harnröhre und der Blase. A. MAYER hat in einer sehr sorgfältigen Arbeit den Versuch gemacht, die hier in Betracht kommenden Merkmale zu präzisieren. Ich bringe von seinen dieses Thema betreffenden schematischen Skizzen zwei (Abb. 3 und 4), aus denen ersichtlich ist, daß die Differentialdiagnose zwischen Vorfall eines Ureterendivertikels und zirkulärem Prolaps der Harnröhrenschleimhaut tatsächlich durch den einfachen Gebrauch des Katheters gestellt werden kann. Der totale Urethralprolaps trägt, wenn auch nicht immer an der Spitze, so doch irgendwo, manchmal allerdings schwer auffindbar (EWALD), eine Öffnung, die in den Harnröhrenkanal und von da in die Blase führt. Versucht man an irgendeinem Punkte zwischen dem Rande der äußeren Harnröhrenmündung und dem Stiel des Tumors einzudringen, so stößt man mit Katheter oder Sonde nach einer kurzen Strecke auf ein Hindernis. Demgegenüber trägt der Vorfall des Divertikels nirgends eine in die Blase führende Öffnung — auch nur ganz ausnahmsweise eine Uretermündung (HARTMANN). Ein zwischen dem Rande der äußeren Harnröhrenmündung und dem Geschwulststiel eingeführter Katheter oder Sonde dringe zwar auf einer Seite in die Blase, verfange sich aber auf der anderen. Diese Behauptung trifft wohl nur dann zu, wenn der Stiel der Geschwulst sehr breit ist. Sonst wird ein eingeführter Katheter an demselben ohne weiteres vorbeigleiten. Bei partiellen Prolapsen der Harnröhre, sowie bei Blasenprolaps wird man kaum in der Lage sein, nur durch Sondenuntersuchung das Richtige zu treffen. Hier wird vor allem die Cystoskopie

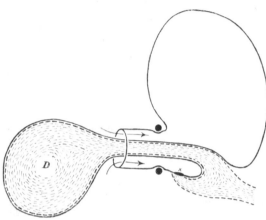

Abb. 3. Schematischer Durchschnitt durch ein prolabiertes Ureterdivertikel (D).

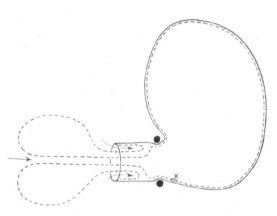

Abb. 4. Schematischer Durchschnitt durch einen zirkulären Vorfall der Harnröhrenschleimhaut.

herangezogen werden müssen, welche eigentlich nur bei Blasenprolaps infolge ungenügender Kapazität der Blase auf Schwierigkeiten stoßen kann. In allen anderen Fällen wird das cystoskopisch festgestellte Hinziehen des Stieles zu der Gegend einer Uretermündung die Diagnose eines vorgefallenen Ureterendivertikels mit Sicherheit stellen lassen. In Frage käme in einem derartigen Falle höchstens noch der Vorfall eines invertierten Blasendivertikels, dessen Vorkommen aber nicht einwandfrei feststeht. Ist die Cystoskopie aus irgendwelchen Gründen nicht ausführbar, so sind wir auf die positiven Zeichen angewiesen, die uns der Vorfall selbst bietet. Hierher gehören vor allem die Fluktuation des Tumors — kein anderer der in Betracht kommenden Vorfälle enthält Flüssigkeit —; aus diesem Grunde ist auch der durch Punktion mit Pravaznadel erbrachte Nachweis eines urinösen Inhaltes absolut eindeutig. Die Gefahr, daß man bei einem Blasenprolaps aller Wandschichten bei dieser Gelegenheit in den Inversionstrichter und damit in die Bauchhöhle gelangt, ist wohl außerordentlich gering, weil eine derart invertierte Blase sich schon durch ihre Wanddicke wesentlich von den immer dünnwandigen Uretercysten unterscheidet; übrigens existiert auch keine dahingehende Mitteilung in der Literatur. Ein weiteres Symptom, das für Ureterdivertikel spricht, ist die Kompressibilität des vorgefallenen Tumors (Santrucek).

Die Behandlung des vorgefallenen Ureterendivertikels kann nur eine chirurgische sein. Die Reposition, die ja bei kurzem Bestande leicht gelingt (Englisch) und in einem oder dem anderen Fall geeignet ist, über die momentane Situation hinwegzuhelfen, ist auf die Dauer wertlos. Am naheliegendsten und auch am häufigsten ausgeführt ist die Abtragung des Vorfalles. In den ersten literarisch niedergelegten Fällen hat man sich in Unkenntnis des wahren Sachverhaltes unter der Annahme eines Blasen- oder Harnröhrenvorfalles mit der einfachen Durchtrennung des abgebundenen (LECHLER, BALLIN, SCHROEDER) oder mittels Schlinge abgeschnürten (STREUBEL) Stieles begnügt. Auch durch dieses primitive Verfahren ist es gelungen, glatte Heilung zu erzielen; die Ligatur oder der Schlingenschnürer schneiden durch, wonach neben der ungenügenden natür-lichen eine genügend weite künstliche Kommunikation zwischen Ureter und Blase hergestellt ist. In sicherer Weise wird dieser Zweck erreicht, wenn man den Stiel partienweise durchtrennt und die äußere Schleimhautlamelle (Blase) mit der inneren (Ureter) immer sofort vernäht (A. MAYER, SIMON, PENDL). Einzelne Autoren haben vorgezogen, nach gestellter Diagnose die Blase durch Sectio alta zu eröffnen und die Resektion der Cyste und die Umsäumung der neugebildeten Öffnung von der Blase aus vorzunehmen (HARTMANN, SANT-RUCEK, PRIBRAM). Einen besonderen Vorteil können wir in dieser Kompli-kation der Operation nicht erblicken.

**Ureterstein.** Steine, die auf ihrem Wege von der Niere zur Harnblase an einer der physiologischen Engen des Ureters stecken bleiben oder solche, die den Harnleiter mehr oder weniger rasch passieren, führen bei Mann und Weib zu den gleichen, klinischen Erscheinungen und anatomischen Veränderungen im Bereiche des Ureters und der höheren Harnwege. Doch ergeben sich nicht unwesentliche Unterschiede bezüglich der Diagnostik und der Therapie, soweit die tieferen Ureterabschnitte in Betracht kommen.

*Diagnostisch* tritt beim Weibe die Tastung der Steine, die im Ureter unter-halb seiner Kreuzung mit der Arteria uterina stecken, von der Vagina aus durch bimanuelle Untersuchung in den Vordergrund. Allerdings wird man auch bei positivem Tastbefund auf den röntgenologischen Nachweis unter Zuhilfenahme der üblichen Vorsichtsmaßregeln (Röntgenkatheter, Aufnahme in zwei Rich-tungen usw.) nicht verzichten. Für die röntgenologische Differentialdiagnose kommen außer den gewöhnlichen Beckenflecken beim Weibe noch extrauterine Skelettbestandteile und Zähne aus Dermoiden (ALEXANDER) in Frage.

*Therapeutisch* ergeben sich Unterschiede: erstens soweit die operative Ent-fernung derartiger Steine von der Scheide aus in Betracht kommt, zweitens soweit endovesicale Eingriffe für diesen Zweck in den Bereich der Möglichkeit rücken.

Ist ein Stein so tief herabgetreten, daß er unmittelbar unter der Vaginal-schleimhaut getastet werden kann — d. i. bei Sitz im juxtavesicalen Ureter-abschnitt der Fall —, dann kann man bei verzögertem Durchtritt in die Blase direkt auf den Stein einschneiden. Die Naht des Ureters nach Entwicklung des Steines hat sich als unnötig erwiesen. Die Heilung erfolgt unter vorübergehender Bildung einer Ureterfistel spontan.

Sitz der Stein etwas höher, also etwa in der Strecke des Ureterdurchtrittes durch das Parametrium, so kann man an den Stein auf vaginalem Wege nur herankommen, nachdem man vorher den Harnleiter bloßgelegt hat. Zu diesem Zwecke geht man ganz so vor wie bei der SCHUCHARDT-SCHAUTASCHEN vaginalen Radikaloperation des Gebärmutterkrebses, die die vollkommene Freilegung des unteren Ureterabschnittes zur notwendigen Voraussetzung hat. Man erweitert also evtl. den Zugang zum Operationsfeld durch einen den Levator ani durch-trennenden SCHUCHARDTschen Scheidendammschnitt, durchschneidet das vor-dere Scheidengewölbe und geht nach ganz mäßiger Ablösung der Blase scharf präparierend, durch das Parametrium auf den Ureter los (Abb. 5). Der Ein-griff erfordert nur Lokalanästhesie, hat allerdings die vollkommene Beherrschung der vaginalen Operationstechnik zur Voraussetzung.

Steckt der Stein knapp oberhalb der Harnleitermündung, so kann die Spaltung des Ureterdaches nicht nur nach suprasymphysärer Eröffnung der Harnblase, sondern auch auf endovesicalem Wege vorgenommen werden. Beim Weibe ist zu diesem Zwecke das neben dem Cystoskopschaft einzuführende Instrumentarium des Verfassers mit Vorteil zu verwenden. Zur Incision bedient man

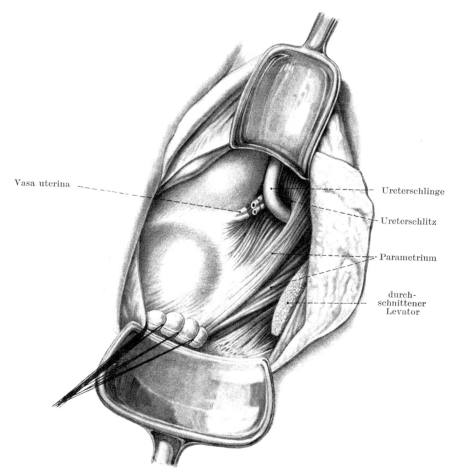

Vasa uterina

Ureterschlinge

Ureterschlitz

Parametrium

durch-
schnittener
Levator

Abb. 5. Nach Tafel III der Schautaschen Monographie: Die erweiterte vaginale Totalexstirpation des Uterus bei Collumcarcinom.

sich entweder der Schere oder behufs Vermeidung von Blutungen des Kauters (Zondek). Nach den Arbeiten Grethers und Zaky Ahmeds aus der Zondekschen Klinik darf die Länge dieser Incision das Maß von 8 mm nicht überschreiten, wenn man nicht Gefahr laufen will, ins perivesicale Gewebe zu geraten.

Auch die Freilegung des Harnleiters vom Abdomen aus gestaltet sich beim Weibe etwas anders als beim Manne. In den oberen pelvinen Abschnitten ist die Rücksichtnahme auf das weibliche Genitale von Bedeutung. Ein Teil der mitgeteilten Fälle von transperitonealer Operation ist überhaupt auf die Entdeckung von Uretersteinen gelegentlich gynäkologischer Operationen zurückzuführen (Tateyama). Bei Sitz des Uretersteines oberhalb der Kreuzung mit der Arteria uterina entstehen aus den abweichenden anatomischen Verhältnissen keine Schwierigkeiten; wohl aber bei tieferem Sitz. Hier spielt die Rücksicht auf die uterinen Gefäße eine Rolle, die unter Umständen Durchschneidung zwischen Ligaturen erfordert. Schwierig kann sich die Ureterpräparation gestalten, wenn der Stein im parametranen Anteil des Ureters steckt. Es genügt, den Querschnitt des Parametriums in Abb. 6 zu betrachten, um zu erkennen, daß es unmöglich ist, an den Harnleiter heranzukommen, ohne die ihn umspinnenden Venenplexus zu verletzen, und zwar gleichgültig, ob man von dem gewöhnlichen, hypogastrischen Schnitt oberhalb des POUPARTschen Bandes oder von einem Längsschnitt am äußeren Rectusrand (ROUFFART, MACKENRODT, BARTLETT) oder von einer medianen Incision oberhalb der Symphyse mit Verdrängung der Harnblase (KEY) ausgeht.

**Ureterneubildungen.** Sekundäre Neoplasmen des Ureters beim Weibe sind häufig; sie kommen zumeist durch Übergreifen von Cervixcarcinomen zustande und werden in dem Kapitel „Ureter und Gynäkologie" besprochen werden. Primäre Neubildungen des Harnleiters gehören zu den größten Seltenheiten. Sitzen sie in dem untersten Ureterabschnitt, so kann die sonst außerordentlich schwierige Diagnose durch den per vaginam zu erhebenden Tastbefund wesentlich gefördert werden (JUDD and STRUTHERS, KRETSCHMER). Die Palpation der neoplastischen Ureteren beim Weibe kann auchi ndirekt die Diagnose erleichtern, wenn nämlich im Anschlusse an dieselbe neuerliche Blutung eintritt. Auf die Wichtigkeit dieses Symptoms bei Tumoren der Ureteren hat neuerlich KRAFT hingewiesen.

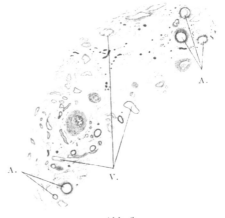

Abb. 6.
A. Arterien. V. Venen.

Die Nephro-Ureterektomie als die fast ausschließlich indizierte Therapie der Ureterneubildungen kann durch die Zugänglichkeit des untersten Ureterabschnittes von der Vagina aus zu Abweichungen der Operationsmethode gegenüber der beim Manne angewendeten Anlaß geben. BOVEE empfiehlt in solchen Fällen Eröffnung des vorderen Scheidengewölbes, Isolierung und Abtrennung des Ureters, Auslösung aus dem Ligamentum latum und Herausziehen von der Nephrektomiewunde aus. Die Technik dieses Verfahrens schließt sich enge an die der erweiterten, vaginalen Radikaloperation des Uteruscarcinoms an, soweit dort die Bloßlegung des Harnleiters in Frage kommt.

Zu den Raritäten gehört ein von STOECKEL durch Operation und Sektion festgestellter Fall von Adenomyomatosis der Ureteren.

## 3. Harnblase.

**Mißbildungen.** Für die schwerste Mißbildung der Harnblase, die Ektopie, gilt dasselbe, was für Fehlbildungen der Harnorgane überhaupt; sie sind außerordentlich häufig mit Fehlbildungen der weiblichen Geschlechtsorgane vergesellschaftet. Bei der Blasenektopie finden wir regelmäßig Spaltung der Klitoris, aber auch nicht selten Doppelbildung des Uterus (DANEEL). Trotzdem findet ein verhältnismäßig geringer Einfluß der Blasenektopie auf die wichtigste

Funktion des weiblichen Genitales, auf die Gestation statt, so daß wir besonders aus der älteren Literatur zahlreiche Fälle von Schwangerschaft und Geburt von Frauen kennen, die mit Blasenektopie behaftet waren (Ayres, Daneel, v. Franqué, Gusserow, Huxham, Klein, Litzmann, Steiner, Winslow u. a.). Diese Tatsache ist mit Rücksicht auf die durch die Blasenektopie verursachte Entstellung besonders bemerkenswert.

Der Verlauf der Geburten wird ausschließlich durch die Weichteilverhältnisse ungünstig beeinflußt. Von seiten des knöchernen Beckens, dessen vordere Umrahmung fehlt, machen sich nie Schwierigkeiten geltend. Trotzdem muß zur Beendigung der Geburt bei Blasenektopie so gut wie immer Kunsthilfe herangezogen werden, weil Vulva und Vagina in der Regel abnorm enge sind. In dem von Winslow mitgeteilten Fall, in dem es nach plastischem Verschluß der ektopischen Blase noch zu vier Geburten kam, mußten z. B. alle operativ beendigt werden. Charakteristisch ist die Tatsache, daß die Entbindungen dieser Frauen regelmäßig von Prolaps gefolgt sind (Klein).

Es ist kein Zufall, daß die früher erwähnten Fälle von Geburt bei Blasenektopie fast nur der älteren Literatur entstammen; denn damals war die Gelegenheit zur Beobachtung operativ unbeeinflußter Fälle von Blasenspalte viel häufiger gegeben als heute. Seit Einführung der Maydlschen Operation sind die Verhältnisse für den normalen Ablauf einer eintretenden Schwangerschaft im Falle des überstandenen Eingriffes wesentlich ungünstiger geworden. Wir müssen bedenken, daß eine ganze Reihe von Operationsmethoden, die sich zumeist als Modifikationen der Maydlschen darstellen, beim Weibe aus anatomischen Gründen überhaupt nicht ausführbar ist und daß andere hier mit wesentlichen Schwierigkeiten verbunden sind. In diesem Zusammenhange muß darauf hingewiesen werden, daß die zwei ersten Operationen, über die Maydl selbst berichtet hat, einen Mann und ein Mädchen ohne Uterus betrafen.

Abgesehen davon, daß alle direkten Blasen-Darmanastomosen und fast alle extraperitonealen Operationen wegen der Zwischenschaltung des Genitales beim Weibe unmöglich sind und daß alle jene Methoden, die zu ihrer Ausführung eine bestimmte Länge der Flexur erfordern (wie Berglund-Borelius, Müller-Muscatello, Gersuny usw.), beim Weibe wegen der anatomischen Verhältnisse auf Schwierigkeiten stoßen, so bildet in solchen Fällen die Möglichkeit späterer Schwangerschaften ein Gefahrenmoment, auf das bisher vielleicht nicht genügend scharf hingewiesen worden ist. Wir finden in letzter Zeit nur eine dahingehende Bemerkung Roloffs, der bei einer 19 jährigen Graviden 14 Jahre nach ausgeführter Maydlscher Operation die Indikation zur Schwangerschaftsunterbrechung mit Rücksicht auf die durch die Operation geschaffenen topographischen Verhältnisse, bzw. die Gefahr der Ureterknickung für gegeben hielt. Auch diejenigen Operationsmethoden, die durch Einschaltung von Dünndarm (Cunéo, Berg, Lengemann) eine größere Bewegungsfreiheit des mit dem Trigonum zu verbindenden Darmteiles vorsehen, sind bezüglich der Gefährdung des freien Harnabflusses innerhalb der Ureteren durch den emporsteigenden Uterus nur um Weniges besser daran. Tatsächlich existiert kein einziger Bericht über eine Geburt bei einem nach irgendeiner Derivationsmethode operierten Fall von Blasenektopie.

Alle hier vorgebrachten Bedenken fallen bei jenen Operationsmethoden weg, bei welchen die Ureteren vor ihrem Eintritt ins Ligamentum latum abgetrennt und in den Darm implantiert werden. Es ist nicht ausgeschlossen, daß infolgedessen die wesentliche Verbesserung der Ureterenimplantation in den Darm durch das von Coffey vorgeschlagene Verfahren berufen ist, bei der Blasenektopie des Weibes ein ausgedehnteres Anwendungsgebiet zu finden. Tatsächlich haben in jüngster Zeit Mayo und Walters über 28 Fälle von Blasenektopie berichtet, die an der MAYO-Klinik nach COFFEYS Grundsätzen operiert wurden, und zwar mit nur einem Todesfall und keiner einzigen aufsteigenden Infektion in 23 Fällen, über die Beobachtungen oder Mitteilungen vorlagen, wobei der älteste Fall schon zehn Jahre zurücklag.

Von den übrigen Mißbildungen ist für den Gynäkologen von wesentlicher Bedeutung die intraligamentäre Blase. Dieselbe kann, wie aus einem von KERMAUNER mitgeteilten Fall hervorgeht, im gefüllten Zustande den vorliegenden Kindesteil unter der Geburt zum Abweichen bringen und dadurch die Ursache für Schräglagen werden. Auch kann intraligamentäre Blasenentwicklung den extraperitonealen Zugang zur Blase oberhalb der Symphyse verhindern — ein Umstand, der nicht nur für die Sectio alta (EMIL ZUCKERKANDL), sondern auch für den extraperitonealen Kaiserschnitt in Betracht kommt. Sie kann ferner durch die Verwechslungsmöglichkeit mit interligamentösen Ovarialcysten Bedeutung gewinnen. Die starke Verdrängung der Ureteren nach außen durch die intraligamentäre Blase muß bei gynäkologischen Operationen in der Tiefe des kleinen Beckens in Betracht gezogen werden.

**Harnblasendivertikel.** Die Bedeutung der peripheren Hindernisse für die Entstehung von Harnblasendivertikeln erhellt am besten aus der Tatsache, daß letztere beim Weibe um so vieles seltener sind als beim Mann. JUDD und SCHOLL berichten aus MAYOS Klinik über 133 Divertikel, von denen 131 Männer und nur *zwei* Frauen betrafen. Beim Manne spielt eben die Prostatahypertrophie und die Harnröhrenstriktur in der Ätiologie der Harnblasendivertikel eine Rolle, die beim Weibe vollkommen wegfällt.

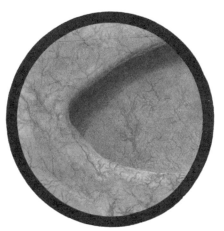

Abb. 7. Falsches Blasendivertikel nach hoher Occlusio vaginae wegen Blasen-Scheidenfistel.

In diesem Umstande ist die Hauptursache dafür zu suchen, daß solche Blasendivertikel, die durch ihre Größe oder ihre Komplikatioxen eine Indikation zu ärztlichem Handeln abgeben, beim Weibe zu den größten Seltenheiten gehören. Diese Tatsache steht zu dem von ENGLISCH und H. FISCHER durch Präparation von Kinderblasen erbrachten Nachweis der angeborenen Divertikel*anlage* in keinem Widerspruch. Tatsächlich wird jedermann, der häufig weibliche Blasen cystoskopiert, Andeutungen von Divertikeln und selbst ausgebildete, aber kleine Divertikel als Gelegenheitsbefund beobachten, während Berichte über Divertikeloperationen beim Weibe in der Literatur zu den größten Seltenheiten gehören. Die Technik der Divertikeloperationen beim Weibe lehnt sich vollkommen an die allgemein übliche an. Nur könnte bei eintretender Notwendigkeit, das Peritoneum zu eröffnen, die von BLUM hier empfohlene Extraperitonisation nach der Methode VOELCKERs durch jene ersetzt werden, die MIKULICZ und *ich* für die Extraperitonisation der carcinomatösen Blase empfohlen haben (siehe Abb. 8).

Ausnahmsweise kann ein Divertikel auch geburtshilflich eine Rolle spielen. In einem Falle WOLFSONs gab ein großes Blasendivertikel ein Hindernis für das Fortschreiten der Geburt ab, das durch Forceps mit einem Ruck überwunden wurde.

Neben den wirklichen Divertikeln der Harnblase gibt es noch eine Gruppe sog. „falscher" Divertikel (ORTH), unter denen BLUM alle mit der Blase kommunizierenden, durch Perforation mit ihr in Verbindung getretenen, in der Regel mit Eiter gefüllten Hohlräume in der unmittelbaren Nachbarschaft der Harnblase versteht. Dieselben kommen fast nur beim Weibe vor, nachdem es sich im wesentlichen um Pyosalpingen, seltener um Dermoidcysten (Axel Brenner) handelt (siehe Kapitel Harnorgane und Gynäkologie).

Zu den falschen Divertikeln sind auch diejenigen Taschen zu rechnen, die nach Fisteloperationen zurückbleiben können und die dann mit Scheidenschleimhaut ausgekleidet sind (Abb. 7).

**Trabekelblase.** Bei Frauen findet man dieselbe nicht selten im Greisenalter; nach gynäkologischen Operationen, die lange Zeit mit Ischurie einhergegangen sind, nach unserer Erfahrung besonders häufig nach der Radikaloperation des Gebärmutterkrebses (siehe auch Sieber); bei Fremdkörpern (Berg); bei Lageveränderungen des Uterus und der Vagina.

**Blasenprolaps.** Der Vorfall größerer oder kleinerer Teile der Blase durch die Harnröhre oder durch eine bestehende Blasenscheidenfistel kann selbstverständlich nur beim Weibe vorkommen. In der Regel nehmen an diesem Vorfall nur diejenigen Partien der Blase teil, die freibeweglich sind, also die vordere Wand; doch kann ausnahmsweise fast die ganze Blase vortreten. Einen derartigen Fall, bei dem die Blase durch eine Blasenscheidenfistel in die Scheide und sogar vor die Vulva vorgefallen war, habe ich selbst beobachtet (Abb. 8). Die Entstehung der Blasenvorfälle durch eine Blasenscheidenfistel erfolgt in der Regel allmählich; ausnahmsweise kann eine abnorme Steigerung des intraabdominellen Druckes auch die plötzliche Entstehung eines derartigen Vorfalles zur Folge haben, wobei es zur Incarceration der vorgefallenen Blase durch den scharfen Fistelrand kommen kann (Grouzdew).

Viel seltener ist der Vorfall der Blase durch die Harnröhre. Kleinwächter hat in einer grundlegenden Arbeit aus dem Jahre 1896 die gesamten Fälle aus der Literatur im Anschlusse an eine eigene Beobachtung zusammengestellt; doch kann es keinem Zweifel unterliegen, daß es sich in einem dieser Fälle um Vorfall eines Ureterdivertikels gehandelt hat. Hahn konnte im Jahre 1921 erst über eine Gesamtzahl von 30 Fällen aus der Weltliteratur berichten.

Die Entstehung der Harnblasenvorfälle durch die Urethra kann auf operative Maßnahmen bei malignen Tumoren der Harnröhre oder auf Geschwürsprozesse (Heinsius) zurückgeführt werden, die mit einer starken Verkürzung der Urethra, evtl. mit Verlust oder Schwächung des Sphincters verbunden waren. Doch sind diese Fälle die weitaus selteneren; viel häufiger handelt es sich um eine annähernd normale, nur weite Harnröhre. Es ist allerdings nicht ausgeschlossen, daß wenigstens in einem Teil der Fälle diese Weite der Urethra nicht die Ursache, sondern die Folge des Harnblasenvorfalles darstellt (Kleinwächter). Die meisten Fälle betrafen Kinder; unter den übrigen sind alle Lebensalter ohne Unterschied vertreten.

Als unmittelbare Ursache des Vorfalles wird fast immer eine besonders intensive oder wiederholte Steigerung des intraabdominellen Druckes (chronische Obstipation, Pertussis) bezeichnet; wie bei den Blasenscheidenfisteln entsteht der Vorfall in der Regel allmählich, manchmal aber plötzlich, wobei es zur Abschnürung des vorgefallenen Blasenteiles durch den Sphincter kommen kann.

In der Regel fällt zwar nur, wie früher erwähnt, ein Teil der Blase vor, doch enthält derselbe fast immer alle Wandschichten. Ein reiner Schleimhautprolaps scheint zu den allergrößten Seltenheiten zu gehören; doch ist die Möglichkeit eines solchen nach einer durch Sectio alta verifizierten Beobachtung Klausers nachgewiesen.

Der Blasenvorfall stellt sich als haselnuß- bis apfelgroßer, von blaß- bis dunkelroter Schleimhaut überzogener, aus dem Orificium externum urethrae entspringender Tumor dar. Die Konstriktion des Prolapses durch den Blasensphincter bringt es mit sich, daß die den Tumor bedeckende Schleimhaut nach kurzer Zeit infolge Gefäßstauung und Durchblutung einen schwarzroten Farbenton annimmt. Bei längerem Bestehen treten Nekrosen auf; es kommt zu schwerer Cystitis und bei nicht rechtzeitiger ärztlicher Intervention durch aufsteigende

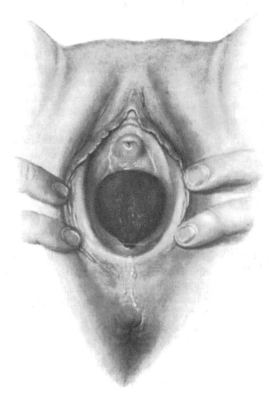

Abb. 8. Vorfall der Blase durch eine große Blasen-Scheidenfistel.

Infektion sogar zu letalem Ausgang. Die Hauptsymptome des Blasenprolapses sind spontaner und Berührungsschmerz, sowie ein bis zum Tenesmus gesteigerter Harndrang.

Die Diagnose stützt sich auf die früher geschilderten Erscheinungen, bei Totalprolaps auf den Nachweis der Ureterenmündungen, die an der Hinterseite des Tumors liegen, wobei die Indigocarmin-Injektion das Auffinden derselben wesentlich erleichtern kann.

Differentialdiagnostisch kommen Harnröhrenvorfall, Vorfall von Harnröhren- oder Blasentumoren (BRENNECKE, ZIMMERMANN, OTTOW), Vorfall von Ureterdivertikeln (siehe diese) in Betracht. Die größte Schwierigkeit dürfte wohl die Unterscheidung zwischen Vorfall der Blase und der Blasenschleimhaut machen. Letzteres ist anzunehmen, wenn der Tumor weich, seine Wand zart ist (A. GAY); nur muß in solchen Fällen die Möglichkeit eines Ureterendivertikels

ins Auge gefaßt werden. Die evtl. Kompressibilität und das Ergebnis der Probepunktion geben dann den Ausschlag.

Tumoren sind in der Regel an ihrer Konsistenz zu erkennen; die genauere
Diagnose muß durch Probeexcision gestellt werden.

Die Therapie des Blasenprolapses besteht zunächst in der Reposition, zu
der die Ausschaltung der Bauchpresse hinzutreten muß. Mit diesem einfachen
Verfahren hat man besonders bei Kindern das Auslangen gefunden. Der Tendenz
zu neuerlichem Vorfall ist man durch Verengerung der Harnröhre mittels Operation oder Paraffininjektion (Leedham-Green) entgegengetreten. Bei bestehender Gangrän kann im Anschluß an die Reposition suprapubische Blasendrainage notwendig werden.

**Fremdkörper.** Die Kürze und Weite der weiblichen Urethra bringt es mit
sich, daß Gegenstände, welche — gewöhnlich aus masturbatorischen Gründen
— in die Harnröhre eingeführt werden, verhältnismäßig leicht in die Blase eindringen und wenn sie durch irgendeinen unglücklichen Zufall den Händen entgleiten, dort zurückbleiben. Neben allen jenen Gegenständen, die auch bei
Männern infolge sexueller Verirrung ihren Weg in die Urethra und unter Umständen in die Blase finden, wie Bleistifte, Halme, Federkiele, Fieberthermo-
meter u. dgl., müssen als charakteristisch für das weibliche Geschlecht Haarnadeln bezeichnet werden, die in der weiblichen Blase häufiger als andere Fremdkörper gefunden werden. Seltener gelangen Fremdkörper, z. B. Zwirnspulen
auf dem Wege über die Vagina infolge Decubitus und Perforation der vorderen
Scheidenwand in die Harnblase. Derartige Fälle sind von Ellison und von
*mir* selbst mitgeteilt.

Denselben Weg können gelegentlich zu große oder zu lange liegen gelassene
Scheidenpessare infolge Nekrose der Scheidenblasenwand nehmen.

Unter den Fremdkörpern, die ärztlicher Intervention ihr Vorhandensein in
der Blase verdanken, figurieren seltener, als man glauben sollte, Bruchenden
von Glaskathetern, wie sie beim Weibe in allgemeiner Verwendung stehen.
Ihre Bedeutung ist nicht allzu groß, weil sie, wie ich aus eigener Erfahrung
behaupten kann, regelmäßig spontan, und zwar unbemerkt abgehen. Ein bei
Frauen nicht seltenes Ereignis ist die Einwanderung von Seidenligaturen aus
dem Zellgewebe der Umgebung (zuerst von Kolischer im Jahre 1897 cystoskopisch beobachtet). In der Regel handelt es sich nicht um Nähte, die in der
Blasenwand selbst abgelegt wurden, sondern um stärkere Ligaturen aus der
nächsten Nachbarschaft, wie z. B. Fixationsfäden bei der Uterusinterposition,
Umstechungen bei der supravaginalen Amputation, Uterusnähte beim cervicalen
Kaiserschnitt (Laws, Luker, eigene Beobachtung) usw. Der Vorgang pflegt
sich in der Regel zunächst ohne Zeichen begleitender Entzündung abzuspielen.
Stoeckel gibt an, daß Nähte, die in der Blasenwand selbst gelegt werden,
durch die Kontraktionen der Blasenmuskulatur in die Blase gelangen, daß also
die Durchwanderung hier rein mechanisch, implicite aseptisch vor sich gehe.
Hingegen hält er bei der Einwanderung aus der Nachbarschaft die Infektion
für das Ausschlaggebende.

Wenn auch Seidenligaturen, nachdem sie einmal die Blasenschleimhaut durchbohrt
haben, in der nächsten Umgebung reaktive Entzündung auslösen, so sehen wir doch, daß
der ganze Vorgang sich im wesentlichen ohne Eiterung, in ähnlicher Art und Weise abspielt, wie aseptische Fremdkörper sonstwo im Körper wandern können. Ich habe z. B.
in einem Falle von supravaginaler Amputation die Durchwanderung eines Umstechungs-
fadens innerhalb des Septum vesico-vaginale ausnahmsweise nicht gegen die Blase, sondern
gegen die Scheide zu beobachten können. Die Schlinge konnte an den vorangehenden
Fadenspitzen gefaßt und vollkommen trocken entfernt werden. Die kaum stecknadelkopfgroße Lücke schloß sich innerhalb von 24 Stunden.

Eine Art von Fremdkörpern, die wir fast nur beim Weibe antreffen, wird durch Paraffin dargestellt, das beim Anlegen von Depots bei der GERSUNYschen Behandlung der Inkontinenz entweder sofort infolge Verletzung der Blasenschleimhaut durch die Punktionsnadel oder nach einiger Zeit infolge Entzündung und Einwanderung in die Blase gerät.

Ein seltenes Ereignis, das gleichfalls fast nur nach gynäkologischen Operationen beobachtet wird, ist die Einwanderung von Instrumenten (SPENCER WELLS) oder Gazetupfern (ERLACH, KERMAUNER, STOECKEL, FURNISS, eigene Beobachtung) die bei Operationen in der Bauchhöhle zurückgeblieben sind.

Hier müssen auch jene Fälle Erwähnung finden, die die Folge von Versuchen zur Fruchtabtreibung sind. Es ist zu vermuten, daß längliche Gegenstände aus Metall oder anderem Material, die hie und da in der Blase gefunden werden, nicht immer auf onanistische, sondern gelegentlich auf die eben erwähnten Intentionen zurückzuführen sind. Elastische Bougies oder Katheter, die wir in der Blase finden, ohne daß ein plausibler Grund für deren Einführung vorgelegen hätte, sind mit größter Wahrscheinlichkeit als verirrte Abtreibungsinstrumente anzusehen. Ausnahmsweise kann das schuldtragende Instrument erst auf dem Umwege über Scheidengewölbe, Parametrium und parametranem Absceß in die Blase gelangen (JANU).

Eine Reihe von Fremdkörpern verdankt ihren Ursprung pathologischen Prozessen des weiblichen Genitales. Hierher gehören fetale Knochen, die entweder durch Perforation tubarer Fruchtsäcke oder — das seltenere Ereignis — von der Uterushöhle aus, in der sie längere Zeit hindurch zurückgehalten waren, in die Blase gelangen. Zwischen Schwangerschaft und Blasenperforation können viele Jahre vergehen (STORK-MANN, KAHN).

Knochen, Zähne, Haare und Dermoidbrei können infolge des Durchbruches von Dermoidcysten in die Blase gelangen.

Die Blase antwortet auf den Reiz des eingedrungenen Fremdkörpers bei Mann und Frau in gleicher Weise. Demgemäß gilt für die Symptome und die Erkennung der Fremdkörper der weiblichen Blase dasjenige, was in einem früheren Kapitel bezüglich der Fremdkörper der Blase überhaupt gesagt worden ist. Hervorzuheben ist das schöne Bild, das frisch in die Blase eingewanderte Gazetupfer durch ihr schneeweiß leuchtendes Gewebe oder inkrustierte Haarbüschel eines in die Blase perforierten Dermoids durch ihre Ähnlichkeit mit Eisenblüte gewähren.

Die Therapie der Fremdkörper der weiblichen Blase braucht viel seltener als beim Manne auf blutige Operationen zu rekurrieren. Wenn wir von jenen Fällen absehen, in denen eingedrungenes Paraffin mittels Benzin (LOHNSTEIN, FRANK, MONIS u. a.) oder Xylol (GEYER, HOTTINGER) aufgelöst und ausgespült werden kann, stehen uns zur Entfernung von Fremdkörpern 1. der Weg durch die Bauchdecken, die Sectio alta; 2. der Weg durch die vordere Scheidenwand, die Kolpocystotomie; 3. der Weg durch die Harnröhre zur Verfügung. Schon früher ist dieser letztere Weg beim Weibe in der Form betreten worden, daß die Urethra mit Stiften bis zur Fingerdurchgängigkeit erweitert und der Fremdkörper unter Leitung des eingeführten Fingers entfernt wurde. Wenn auch diese Methode wegen der drohenden Gefahr der Inkontinenz so gut wie verlassen ist, so ist doch eine mäßige Dilatation der Urethra zur Erleichterung endovesicaler Manipulationen und der Passage des Fremdkörpers ohne Gefährdung des Sphincters zulässig. Heute muß die Entfernung der Fremdkörper durch die Harnröhre unter Leitung des Cystoskops beim Weibe wohl als Methode der Wahl bezeichnet werden. Zu diesem Zwecke bedient man sich entweder der üblichen Operationscystoskope oder meines auch von STOECKEL warm empfohlenen

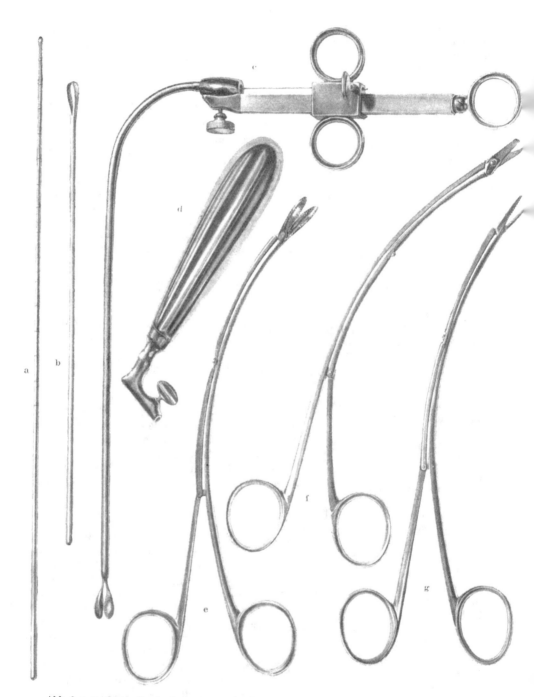

Abb. 9. a graduierte Sonde, b Curette, c Röhrenzange (besonders zum Fassen eingewanderter Fäden geeignet), d Handgriff, e kräftige Zange für größere Fremdkörper und Steine, f Schere, g zarte Zange für kleinere Fremdkörper.

Instrumentariums zur endovesicalen Operation (s. Abb. 9), das die Einführung neben dem Cystoskop durch die weibliche Harnröhre gestattet. Dasselbe gewährt gegenüber dem Operationscystoskop bei der Entfernung von Fremdkörpern den Vorteil, daß das Untersuchungscystoskop nach dem Fassen des Fremdkörpers herausgezogen werden kann, worauf der letztere allein, also mit einem wesentlich geringeren Umfange die erweiterte weibliche Harnröhre passiert. Entscheidend für das Gelingen des kleinen Eingriffes, der zu seiner Ausführung in der Regel nur wenige Minuten benötigt, ist das richtige Fassen des Gegenstandes. Längliche Körper müssen durch kombinierte Bewegungen in die Längsachse gestellt, am unteren Ende gefaßt und daran extrahiert werden. Spitze Gegenstände faßt man an der stumpfen Seite und zieht sie mit dieser voran durch die Harnröhre; das gilt besonders für Haarnadeln, die sich gewöhnlich mit den Spitzen nach abwärts, mit dem Bügel nach aufwärts einstellen, wobei sich die ersteren häufig in die Blasenwand einbohren.

Für die Entfernung von Haarnadeln hat HERFF ein eigenes „schneckenförmiges Häkchen" angegeben, mit dem man ohne Zuhilfenahme des Gesichtssinnes, durch bloßes Angeln den Bügel fassen und nach außen leiten kann (HÜSSY). Nach STOECKEL ist aber auch bei Verwendung des HERFFschen Häkchens die Leitung des Auges dem kontrollosen Fischen vorzuziehen.

Verhältnismäßig häufig haben wir mit der Einwanderung von Seidenfäden in die Harnblase zu tun. Prophylaktisch ergibt sich daraus die Vorschrift, in der Blase selbst, sowie in ihrer Umgebung niemals Seide, sondern ausschließlich Catgut als Nahtmaterial zu verwenden.

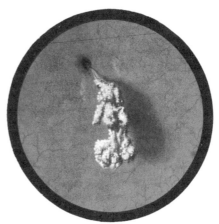

Abb. 10. Inkrustation des in die Blase eingewanderten Endes eines fortlaufenden Fadens.

Die Seidenschlingen wandern immer mit den Spitzen voraus in die Blase ein. Anfangs sind sie als solche leicht erkennbar; wenn sie längere Zeit in der Blase verweilen, dann bilden sich um die Spitzen Inkrustationen, welche die Orientierung erschweren. Die Entfernung der Schlingen geschieht derart, daß die Fadenspitzen mit einer Zange gefaßt werden, worauf die Schlinge dem Zuge entweder sofort oder erst nach vorheriger Durchschneidung mittels der Schere, des Operationscystoskopes oder meines Instrumentariums folgt. Längere, von einer fortlaufenden Naht herrührende Fadenenden, die in die Blase hineinragen, können durch die sich immer wieder abblätternden Inkrustationen das Bild eines flottierenden Steines erzeugen (Abb. 10). Ihre Entfernung ist mit Schwierigkeiten verknüpft.

Blutige Operationen sind beim Weibe dann indiziert, wenn die Größe des Fremdkörpers, oder seine ungünstige Gestalt, manchmal auch seine Verankerung in der Blasenwand das Durchziehen durch die erweiterte Harnröhre unmöglich oder doch gefährlich machen; ferner dann, wenn geringe Blasenkapazität oder andere Umstände — Unsichtbarkeit des Fremdkörpers (Glas), andauernde Trübung des zur Blasenfüllung verwendeten Mediums usw. — die cystoskopische Kontrolle unmöglich machen. Dann tritt entweder wie beim Manne die Sectio alta oder die Kolpocystotomie in ihr Recht. Die letztere ist allerdings bei infiziertem Harn mit der Gefahr der Fistelbildung verknüpft; AMANN war daher im Rechte, als er sie mit Rücksicht auf diesen Umstand für aseptische Fälle reserviert wissen wollte.

*Blasensteine* kommen bei der Frau wesentlich seltener vor als beim Manne. Das Verhältnis schwankt bei den einzelnen Autoren, die diesbezügliche Angaben machen (Ultzmann, Zangemeister, Schlagintweit, Grandjean, Desnos et Minet u. a.), zwischen 0,5% und 2%. Nachdem die Lithiasis der Nieren bei Mann und Frau keinen Unterschied in der Frequenz aufweist, kann die Ursache der auffallenden Differenz bei der Blase wohl nur in der kurzen, weiten Urethra des Weibes liegen, die kleinere Steine leicht passieren läßt, während beim Manne neben der Länge und geringeren Weite der Urethra noch Striktur und Prostatahypertrophie eine Rolle spielen.

Auch bezüglich der chemischen Zusammensetzung bestehen Unterschiede je nach dem Geschlecht. Während beim Manne ungefähr ³/₄ der Steine aus Harnsäure oder harnsauren Salzen besteht (Schlagintweit), finden wir beim Weibe weitaus häufiger Phosphatsteine. Die Erklärung für diesen Umstand ist darin zu suchen, daß die aus der Niere stammenden, kleinen Harnsäuresteine zu kurze Zeit in der sonst gesunden weiblichen Blase verweilen, um sich durch Apposition zu vergrößern; besteht aber Infektion der Blase, dann kann es wohl zu einer solchen kommen — dieselbe liefert aber dann sekundäre Phosphatsteine. So berichtet Zangemeister über 11 Fälle von Blasenstein, unter denen sich 10 Phosphate und nur *ein* Oxalat mit Harnsäurekern befanden.

Die häufigste Ursache von Steinen der weiblichen Blase bilden Fremdkörper, die sich inkrustieren — bei Zangemeister unter 11 Fällen sechsmal. Insbesondere kommen hier Seidenfäden in Betracht. Aber auch schlecht resorbierbare Catgutnähte können ausnahmsweise die Grundlage von Steinbildung in der Harnblase abgeben. So finden wir Steinbildung gelegentlich nach Fisteloperationen, insbesondere, wenn es dabei zur Entstehung von divertikelartigen Blindsäcken gekommen ist (Gutzeit, Frank, Rübsamen, eigene Beobachtung). Eine verhältnismäßig geringe Rolle spielt die Harnretention in Cystocelensäcken, obwohl Varnier im Jahre 1885 schon über 38 hierhergehörige Fälle berichten konnte. Wenn in neuerer Zeit dieser Zusammenhang wesentlich seltener geworden ist, so hängt das wohl mit der Tatsache zusammen, daß heute die schweren Totalprolapse doch viel rarer geworden sind als in der guten, alten Zeit. Unsere eigene Ausbeute an Steinen in Cystocelensäcken ist äußerst gering, trotzdem unser Prolapsmaterial gewiß als groß zu bezeichnen ist.

Die Symptome des Blasensteines sind bei der Frau in der Regel viel weniger charakteristisch als beim Mann. Insbesondere pflegt die sonst als pathognomonisch angesehene Unterbrechung des Harnstrahles während der Miktion beim Weibe zu fehlen. Die Ursache für dieses abweichende Verhalten liegt in der Verschiedenheit der Blasengestalt, wegen derer die Steine bei der Frau gewöhnlich von der inneren Harnröhrenmündung entfernt in einer der seitlichen Blasenbuchten liegen. So kommt es, daß sich die Symptome der Steinkrankheit bei der Frau in der Regel nur wenig von denen einer schweren Cystitis unterscheiden.

Bei der Diagnose der Blasensteine steht beim Weibe die Cystoskopie im Vordergrunde. Sie gestattet schon deswegen eine leichtere und einwandfreiere Diagnose, weil die Resultate der Sondenuntersuchung bei der Frau unter dem Umstande leiden, daß die Steine hier häufig ein so lockeres Gefüge zeigen, daß der charakteristische Klang, der sonst beim Anschlagen der Sonde an den Stein entsteht, fehlt.

Bei der Heranziehung der Röntgenuntersuchung ist an die Möglichkeit verkalkter Myome (H. H. Schmid), Dermoide und Exostosen zu denken.

Die Therapie der Blasensteine kann auch beim Weibe im allgemeinen nur eine chirurgische sein. Wenn auch, wie schon vorhin erwähnt, die weibliche Urethra durch ihre Kürze und Weite einer Spontanheilung durch Abgang von Steinen auf natürlichem Wege Vorschub leistet, so daß bei günstiger Form und Einstellung auch mächtige Konkremente die Harnröhre passieren konnten (WOYER, Stein 5 : 3$\frac{1}{2}$ cm bei einem siebenjährigen Mädchen, MARAIS, Stein 6$\frac{1}{2}$ : 4 cm bei einer 32 jährigen Frau), so ist doch ein derartiges Ereignis nicht in Rechnung zu ziehen.

Die Nachahmung der Natur durch Extraktion unzerkleinerter Steine per urethram ist in früherer Zeit oft geübt worden. Bei etwas größerem Umfang der Konkremente mußte zu diesem Zweck die Urethra nach SIMON bis auf Fingerdicke erweitert werden. ZANGEMEISTER, der vor Jahren ein warmer Anhänger des Verfahrens war, hat aber unter vier derart operierten Fällen einmal nachträgliche Inkontinenz beobachtet. Diese mit jeder brüsken Dilatation der Harnröhre verbundene Gefahr muß uns veranlassen, die Indikation zur Entfernung unzerkleinerter Steine auf solche Fälle einzuschränken, in denen nur eine mäßige Dilatation erforderlich ist, die jedenfalls weit unter Fingerdicke bleiben muß. STOECKEL weist auf die Wichtigkeit hin, die einer *vorherigen* genauen Orientierung mittels des Cystoskopes zukommt. Es ist übrigens möglich, mit Hilfe einer Zange aus meinem endovesicalen Instrumentarium den Stein direkt unter Leitung des Cystoskopes zu fassen und nach Entfernung des letzteren zu extrahieren. MIRABEAU und STOECKEL selbst sind seinerzeit schon in dieser Weise vorgegangen.

Größere Steine müssen beim Weibe genau so wie beim Mann vorher zertrümmert werden, wenn man sie auf natürlichem Wege entfernen will. Allerdings ist die *Lithotripsie* beim Weibe nach dem Urteile erfahrener Steinoperateure wegen der wechselnden Lage der Konkremente in den seitlichen Blasenbuchten schwieriger als beim Mann (GUYON u. a.). Dieser Umstand mag dazu beigetragen haben, daß die Lithotripsie bei den urologisch sich betätigenden Gynäkologen nicht so recht Eingang gefunden hat. Dazu kommt als weiterer, wahrscheinlich entscheidender Grund, daß die Lithotripsie eine Übung verlangt, die sich Gynäkologen bei der Seltenheit der weiblichen Blasensteine kaum erwerben können.

Allerdings kann beim Weibe die Lithotripsie durch eine Technik der Verkleinerung ersetzt werden, die für die zumeist weichen Steine der weiblichen Blase vollkommen ausreicht und mit der die Gynäkologen aus ihrer sonstigen Tätigkeit wohlvertraut sind: Es ist das die Verkleinerung mit der gewöhnlichen, gynäkologischen Kornzange. UNTERBERGER hat als Erster im Jahre 1904 die WINTERsche Abortzange, der man sich schon vorher zur Extraktion unverkleinerter Steine aus der weiblichen Blase per urethram bedient hatte (WINTER, KNORR), auch zur Verkleinerung der Steine benützt. An Stelle der immerhin plumpen Abortzange empfiehlt sich der Gebrauch der wesentlichen schlankeren und dabei noch genügend kräftigen, gynäkologischen Kornzange (MIRABEAU, STOECKEL, STRASSMANN). An meiner Abteilung wird von diesem Instrument zum Zerquetschen — von einem Zertrümmern kann man bei den weichen Steinen der weiblichen Blase gewöhnlich nicht sprechen — von Blasensteinen weitgehend Gebrauch gemacht; ich kann seine Leistungsfähigkeit bei gleichzeitiger Ungefährlichkeit entschieden betonen. Die Arbeit des in die Harnblase eingeführten Instrumentes ist durch die per vaginam tastenden Finger gut kontrollierbar. Ist der Stein sehr weich, so kann man die bei jedesmaligem Schließen der Branchen zwischen diesen haften bleibenden, manchmal geradezu mörtelartigen Steinfragmente durch die vorher dilatierte Harnröhre extrahieren und so in wiederholten Angriffen den ganzen Stein entfernen. Das Verfahren hat in dieser Ausführung eine weitgehende Ähnlichkeit mit der Ausräumung eines graviden Uterus. Sind die Konkremente härter, so muß, wie bei der Lithotripsie, Aspirateur und Pumpe in Aktion treten, um Verletzungen der Harnröhre beim Durchziehen von Fragmenten zu vermeiden.

Bei großen, harten Steinen ist das eben beschriebene Verfahren nicht ausführbar. In solchen Fällen bleibt nur die Lithotripsie — evtl. durch einen die Technik derselben beherrschenden Kollegen — oder die Extraktion nach blutiger Eröffnung der Blase übrig.

Zu diesem präliminaren Akt steht uns entweder die suprapubische Blaseneröffnung, die Sectio alta oder der Weg durch die Scheide, die Kolpocystotomie zur Verfügung. Bezüglich der Sectio alta ist an dieser Stelle nichts zu sagen; sie wird beim Weibe genau so ausgeführt wie beim Mann. Die *Kolpocystotomie* gilt vielfach bei Stein der weiblichen Blase als Operation der Wahl. Mirabeau, Amann, Stoeckel u. a. glauben sie nicht nur der Sectio alta, sondern auch der Lithotripsie vorziehen zu sollen. Ihre Ausführung ist allerdings für den Geübten einfach; sie gestaltet sich folgendermaßen: Sagittale Incision der vorderen Vaginalwand von der Gegend des Blasenhalses bis nahe an die Portio vaginalis. Ablösung der Blase von der Vagina nach beiden Seiten und von der Cervix bis zum Peritonealansatz. Dadurch wird die Blase in weitem Umfange für die nun folgende Längsincision zugänglich, die möglichst hoch nach oben und genau median angelegt werden soll, um Verletzungen der Ureteren mit Sicherheit zu vermeiden. Die derart gewonnene Öffnung in der Blase ist umfänglich genug, um auch große Blasensteine unter Leitung des Fingers extrahieren zu können. Für den sicheren Nahtverschluß der entstandenen Blasenöffnung ist die getrennte Naht der Blasen- und der Scheidenwunde von Bedeutung.

Entscheidend für die Heilungsaussichten nach Kolpocystotomie ist allerdings nicht so sehr die Technik der Operation als die An- oder Abwesenheit von Eitererregern in der Blase. Bestehende Cystitis erhöht das Risiko der Fistelbildung bedeutend. Aus diesem Grunde lehnt Rübsamen die vaginale Blasensteinoperation überhaupt ab. Jedenfalls ist saurer Harn und nicht infizierte Blase eine Voraussetzung für die Indikation zur Kolpocystotomie.

Eine zwar nicht allzuhäufige, aber für die Trägerin bedeutungsvolle Komplikation eines Blasensteines stellt die Schwangerschaft dar. Es zeigt sich nämlich nach den in der Literatur vorliegenden Berichten, daß die Anwesenheit eines Steines ein schweres Geburtshindernis darstellen kann. Bemerkenswerterweise pflegt dasselbe zunächst nicht richtig gedeutet zu werden, indem der Stein als Blasentumor oder als Exostose angesprochen wird. Daraus ergeben sich unzweckmäßige geburtshilfliche Eingriffe zur Überwindung oder überflüssige, chirurgische zur Entfernung des Hindernisses. So kann es infolge Anwendung der geburtshilflichen Zange zur Perforation der vorderen Scheidenwand durch den Stein kommen, der dann vor dem kindlichen Schädel geboren wird (Boetticher, Poten). Dasselbe Ereignis kann übrigens auch nach langwierigem Spontanverlauf der Geburt dadurch zustande kommen, daß der Schädel bei stürmischer Wehentätigkeit den Stein so lange vor sich hertreibt, bis derselbe Blase und Scheide durchbohrt.

Infolge Annahme eines Blasentumors wurde unter der Geburt die Blase inzidiert und jetzt erst der vorhandene Stein richtig diagnostiziert und entfernt (Ebbinghaus).

Wird ein Blasenstein intra partum entdeckt, so sind entbindende Operationen zunächst zu vermeiden. Den Angriffspunkt der Therapie stellt ausschließlich der Stein dar. Kann derselbe auf endovesicalem Wege leicht extrahiert werden, so stellt das die einfachste Lösung aller Schwierigkeiten dar. Andernfalls empfiehlt es sich, dem erfolgreichen Beispiele Wagners folgend, in Narkose zunächst den kindlichen Schädel zurückzuschieben und nunmehr den Stein

so weit zu reponieren, daß er oberhalb des oberen Symphysenrandes und oberhalb des ins kleine Becken eingetretenen Schädels außerhalb des Bereiches der
treibenden Kräfte sich befindet. Ist der Stein aber unterhalb des Schädels so
fest eingeklemmt, daß dieses Verfahren undurchführbar erscheint, so kann man
dazu gezwungen sein, den Stein auf die einzige mögliche Weise, durch Kolpocystotomie zu entfernen.

Die während der Geburt von seiten eines vorhandenen Blasensteines drohenden Gefahren lassen es als zweckmäßig erscheinen, womöglich schon während
der Schwangerschaft zu intervenieren und den Stein per urethram oder durch
Sectio alta zu entfernen. Die Kolpocystotomie ist wegen der voraussichtlichen
Beanspruchung der Scheidennarbe weniger zu empfehlen.

Ist es in einem derartigen Fall zur Perforation der Blase gekommen, so ist
der Versuch der sofortigen Blasennaht zu widerraten, weil die Aussichten einer
Prima intentio ungünstig sind, vielmehr die vernarbte Fistel nachträglich zu
schließen.

**Cystitis.** Zahllose Arbeiten, unter denen die der Gynäkologen OLSHAUSEN
(Puerperale Cystitis und Katheterismus), BUMM (über die Bedeutung der Retention und der Blasenschädigungen), BAISCH (Bakteriologie der postoperativen
Cystitis) eine hervorragende Bedeutung besitzen, haben die Lehre von der
ascendierenden Infektion der Blasenentzündung fest begründet. Wenn trotzdem
die Theorie der descendierenden Infektion nicht nur bezüglich der Pyelitis,
sondern auch bezüglich der Cystitis immer mehr an Geltung gewonnen hat, so
werden wir doch die Rolle, welche das Einbringen von Keimen durch den Katheterismus, oder das spontane Aufsteigen derselben durch die Urethra gerade
beim Weibe spielt, nicht leicht überschätzen können. Daß beim weiblichen
Geschlecht die aufsteigende Infektion in der Ätiologie der Cystitis weit häufiger
in Betracht gezogen werden muß als beim männlichen, liegt an der Kürze der
weiblichen Urethra und an den topographischen Verhältnissen ihrer Mündung,
infolge derer der Gehalt der weiblichen Harnröhre an Keimen von der Bak-
terienflora der Vulva, resp. der Scheide direkt abhängig ist (BAISCH und PILTZ).
Hierher gehört auch die Feststellung, daß das sonst in der normalen Urethra
verhältnismäßig selten vorkommende und jedenfalls spärliche B. coli im Wochenbett, sowie überhaupt infolge längerer Bettruhe regelmäßig auftritt und sich
rasch vermehrt. So sehen wir auch, daß in der Harnröhre der gesunden Schwangeren Staphylo- und Streptokokken überwiegen, während im Wochenbett das
B. coli in den Vordergrund tritt (BAISCH, STOECKEL, WEIBEL, ZANGEMEISTER).
Daß bei Bettlägerigen, aber auch bei Nichtbettlägerigen ein Aufwandern dieser
Keime aus der Harnröhre in die Blase stattfindet, ist mehrfach nachgewiesen.
Nach eigenen Untersuchungen fand sich z. B. in 40 Fällen von operablem Gebärmutterkrebs nur fünfmal steriler Harn, während er in den übrigen Fällen Streptokokken, Staphylokokken und Stäbchen enthielt. Über die Herkunft dieser
Keime aus dem pathologischen Scheidensekret kann kein Zweifel bestehen.
Neben den verschiedenen Formen der Cystitis, die sich im allgemeinen bezüglich
ihrer anatomischen und klinischen Erscheinungen bei Mann und Frau ziemlich
gleich verhalten, kommen zwei in Betracht, die für das Weib charakteristisch
sind und die untereinander so viele gleiche Züge aufweisen, daß sie gemeinsam
abgehandelt werden sollen, nämlich:

**Die puerperale und die postoperative Cystitis.** Die Grundlage beider stellt
die puerperale, resp. postoperative Ischurie dar, die hier eine ähnliche Rolle
spielt wie die Harnretention bei der Prostatahypertrophie oder Harnröhrenstriktur des Mannes. Infolge dieser Ischurie kommt es zur Anwendung des
Katheters, der die entweder an ihm haftenden oder aus dem Vestibulum und
der Urethra stammenden Keime in die Blase mitschleppt. Viel seltener kommt

es vor, daß solche Keime schon vorher in die Blase besiedelt haben. Unsere
eigenen, schon früher kurz erwähnten Untersuchungen an 40 Fällen von Uteruscarcinom, die nachher zur Operation kamen, ergaben:

| Steril | Streptokokken rein | Streptokokken mit Beimengungen | Staphylokokken rein | Bakteriengemisch |
|--------|--------------------|--------------------------------|---------------------|------------------|
| 5      | 13                 | 14                             | 5                   | 3                |

Auch die puerperale Blase kann ohne vorherigen Katheterismus Keime enthalten; können ja schon aus dem Harn der Schwangeren verschiedene Bakterien und Kokken, darunter auch pathogene in 17—25% der Fälle gezüchtet
werden (ALSBERG, ALBECK, WEIBEL). Bei Wochenbettfieber ist der Prozentsatz
der keimhaltigen Harne noch wesentlich höher; unsere diesbezüglichen Untersuchungen zeigen, daß in 100 Fällen von Wochenbettfieber der steril entnomme
Harn der Blase — bei Stichproben auch der Ureteren — in ungefähr 60% Streptokokken in Reinkultur enthielt, und zwar unabhängig davon, ob wir Bakterien
im strömenden Blute nachweisen konnten oder nicht.

Daß es im ersteren Falle trotz aller Kautelen beim Katheterisieren ganz
regelmäßig zur Cystitis kommt, im letzteren aber nicht, liegt daran, daß die
abdominelle Radikaloperation des Gebärmutterkrebses so gut wie immer Ischurie
nach sich zieht, daß eine solche aber mit dem fieberhaften Wochenbett nicht
öfter verbunden ist als mit dem fieberlosen.

Diese Beobachtungen stimmen gut zu den Feststellungen BUMMS, später
ALBARRANS u. a., daß die bloße Anwesenheit von pathogenen Keimen in der
Blase zur Erzeugung einer Entzündung nicht genügt, daß noch ein disponierendes
Moment hinzutreten muß, als welches in erster Reihe die Harnretention in Be-
tracht kommt.

Von größter Bedeutung ist die Frage nach den Ursachen der Ischurie. In
der älteren Literatur spielte naturgemäß nur die *puerperale* Ischurie eine Rolle.
SCANZONI, WINCKEL u. a. haben einen Krampf des Blasensphincters angenommen, der auch beim Katheterisieren als Widerstand gegen das Eindringen
des Instrumentes gefühlt werden könne. Demgegenüber vertraten MATTEI
und insbesondere OLSHAUSEN die Ansicht, daß infolge des plötzlichen Herab-
steigens des verkleinerten Uterus nach der Geburt eine Knickung der Harnröhre zustande komme, welche als Hindernis für die Blasenentleerung wirke.
OLSHAUSEN wies auch auf die bemerkenswerte Tatsache hin, daß einzelne
Wöchnerinnen bei selbst bis zum Nabel reichender Harnblase keinen Harndrang empfinden. Die wertvollen Untersuchungen von STOECKEL, ZANGE-
MEISTER u. a. haben zwar für die Ansichten der älteren Autoren die anatomischen
Unterlagen geliefert, ohne aber die Frage einer einwandfreien Lösung zuführen
zu können. STOECKEL hat in zahlreichen cystoskopischen Befunden das Bild
der geburtshilflich traumatisierten Blase festgelegt. Er hält die in der Gegend
des Blasenhalses und Trigonums sichtbaren Veränderungen — Ödem, Sugillationen, Epithelabhebungen — für die Hauptursache einer reflektorischen Ruhigstellung der Blase. Auch er verweist übrigens auf die von OLSHAUSEN hervorgehobene, gesteigerte Kapazität der puerperalen Blase, die ein Mehrfaches der
von SCHOENING als Durchschnitt festgestellten 425 ccm betragen kann und
offenbar auf einer Verminderung der Tensionsempfindung beruht.

ZANGEMEISTER legt das Hauptgewicht auf eine Knickung der während der
Geburt auf 8—9 cm verlängerten Harnröhre durch das Herabsinken des entleerten Uterus, die noch durch eine Torsion als Folge der Rückdrehung des

während der Schwangerschaft nach rechts torquierten Genitales in ihrer Wirkung unterstützt würde. Er steht also im wesentlichen auf dem Standpunkte MATTEI-OLSHAUSEN.

Wenn auch unter den bisher hervorgehobenen Momenten die rein mechanischen eine gewisse Rolle bei der Entstehung der puerperalen Ischurie spielen, so spricht doch viel dafür, daß die funktionellen, zum Teil durch das Geburtstrauma bedingten, eine größere Bedeutung besitzen. Der fein abgestimmte Automatismus, auf dem der normale Miktionsakt beruht, gerät durch Störung der Blasensensibilität (ESCH), Steigerung des Sphincter-, Herabsetzung des Detrusortonus in Unordnung. Bei einzelnen Menschen genügt ja der geringste psychische Insult, die geringste Änderung in der gewohnten Art des Harnlassens, um die Miktion unmöglich zu machen. Es muß daher mit AHLFELD und SKUTSCH angenommen werden, daß die im Wochenbett und in der Rekonvaleszenz nach gynäkologischen Operationen eingehaltene strenge Rückenlage häufig als Begründung der Ischurie genügt. Damit stimmt überein, daß dieselbe gewöhnlich — auch wenn sie längere Zeit gedauert hat — sofort nach dem ersten Aufstehen verschwindet. Ebenso sehen wir, daß die mit dem Zurückbleiben von Restharn verbundene Insuffizienz der Blase im Puerperium und post operationem, die wir als eine relative Ischurie ansehen dürfen, nach dem Aufstehen rasch zurückgeht.

Einzelne Autoren (CURTIS) billigen übrigens auch dem Restharn eine wesentliche Bedeutung für die Ätiologie der puerperalen und postoperativen Cystitis zu.

Die klinischen Erscheinungen der Cystitis im Wochenbett und in der

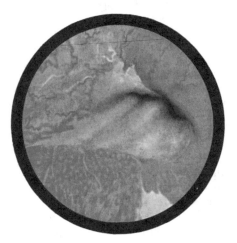

Abb. 11. Gangränescierende Cystitis nach Radikaloperation eines Uteruscarcinoms.

postoperativen Rekonvaleszenz weisen häufig Unterschiede gegenüber denen bei genuiner Cystitis auf. Die Steigerung der Blasenkapazität und die Verminderung der Tensionsempfindlichkeit, die wir, wie früher erwähnt, bei der puerperalen, aber auch bei gewissen Fällen der postoperativen Cystitis (nach weitgehenden Gebärmutterkrebsoperationen) zu beobachten Gelegenheit haben, bringt es mit sich, daß zwei der wichtigsten Symptome der gewöhnlichen Cystitis, die Dysurie und die Pollakisurie hier fehlen können, wenn auch nicht müssen. Hingegen beherrschen zwei andere Symptome das Feld: Die Pyurie und die von der Schwere der Entzündung abhängige Temperatursteigerung (JOSEPHSON, JENTZEN).

Der Verlauf der puerperalen und der postoperativen Cystitis ist wie sonst von der Schwere der Infektion und der Dauer der Retention abhängig. Dazu kommt aber noch die größere oder geringere Intensität der Blasenwandschädigung. Schwierige Geburten, bei denen die Harnblase einem intensiven, besonders aber einem lange dauernden Druck von seiten des herabtretenden oder herabgezogenen Schädels ausgesetzt ist, gynäkologische Operationen, welche zu weitgehender Entblößung der Blase, häufig auch zur Zerstörung der sie versorgenden Blut- und Nervenbahnen geführt haben (WERTHEIMSche Carcinomoperation), setzen die Disposition zu schwerer und hartnäckiger, selbst gangränescierender Cystitis (Abb. 11). Besonders in letzterem Falle kann die Entzündung der

Blase nicht nur allen therapeutischen Maßnahmen außerordentlich lange trotzen, sondern auch durch die Ausbreitung der Infektion auf die höheren Harnwege zu den fatalsten Konsequenzen führen. Die besonders schlechte Prognose der Cystitis nach Wertheimscher Operation ist von verschiedenen Autoren, darunter von Stoeckel auf die Durchwanderung virulenter Keime aus der stark sezernierenden Wundhöhle durch die wunde Blasenwand in die Blase zurückgeführt worden. So naheliegend diese Annahme ist, so hat Bauereisen doch in einer sehr wertvollen Mitteilung zeigen können, daß es nicht gelingt, eine derartige Durchwanderung wirklich zu beobachten. Er führt die Schwere und Hartnäckigkeit der Cystitis in diesen Fällen auf den vollkommenen Mangel jeder Blasenfunktion (wohl auch der lokalen Abwehrfähigkeit) zurück, der in der Zerstörung der Gefäß- und Nervenversorgung, in der Ödemisierung, Durchblutung und kleinzelligen Infiltration der Blasenwand seine Ursache hat.

Eine spezielle Form der puerperalen Cystitis, die *Cystitis emphysematosa* (Hitschmann und Lindenthal) kommt durch das Eindringen Fraenkelscher Gasbrandbacillen zustande. Neben den sonstigen klinischen Zeichen des Gasbrandes finden wir dann Pneumaturie und im cystoskopischen Bilde — häufiger wohl bei der Obduktion — die Blasenschleimhaut von dicht aneinanderliegenden Gasbläschen durchsetzt.

Dieselbe Erkrankung kommt allerdings in wesentlich milderer Form auch außerhalb des Puerperiums vor (Kedrowsky, Binder, Pfanner).

In der *Therapie* der puerperalen und postoperativen Cystitis fällt der *Prophylaxe* eine außerordentlich große Bedeutung zu. Unsere vornehmste Aufgabe wird in dieser Beziehung die *Vermeidung* des *Katheterismus* sein. Zu diesem Zwecke muß man vor allem die normalen, von der Blasenwand ausgehenden Miktionsreize zur Wirkung bringen. Die puerperale Blase bedarf hiezu mit Rücksicht auf ihre erhöhte Kapazität einer stärkeren Füllung; schon aus diesem Grunde wird es sich empfehlen, die Blase nicht vorzeitig durch den Katheter zu entleeren, sondern damit solange zu warten, bis eine deutliche Spannungsempfindung auftritt. Bei postoperativen Blasen ist die in Rückenlage gleichfalls etwas vermehrte Kapazität und besonders die Tatsache zu berücksichtigen, daß nach längerdauernden Operationen die Harnsekretion ohnehin längere Zeit braucht, um in Gang zu kommen. Es empfiehlt sich daher in beiden Fällen, mit dem Katheterismus 24 Stunden zu warten und dann zu versuchen, durch Höherlagern des Oberkörpers, lauwarme Übergießungen der Vulva, mäßige Anstrengung der Bauchpresse usw. die Miktion in Gang zu bringen. Nach den Mitteilungen Quacks urinieren 60% aller Operierten in den ersten 24 Stunden von selbst und von den restlichen 40% die meisten — etwa $^3/_4$ — nach einmaligem Katheterismus. Für das Wochenbett stellen sich diese Zahlen noch günstiger. Hier gelingt es überdies nach dem Vorschlage Schroeders, die schlaffe, puerperale Harnblase mit der Hand *auszupressen*. Doch ist dieses Verfahren nicht ganz harmlos, nachdem Zacharias dabei trotz sachgemäßer Ausführung eine Blasenruptur passiert ist.

Baisch hat empfohlen, in die volle puerperale oder postoperative Blase 20 ccm einer 2%igen *Borglycerin*lösung einzuspritzen. Das Verfahren ist unschuldig und hilft manchmal dazu, eine Ischurie abortiv zu beseitigen.

Der neueren Zeit gehören die Vorschläge einer subcutanen *Pituitrin*injektion behufs Anregung der glatten Blasenmuskulatur (Hofstätter, dann Ebeler, Jaschke, Franz u. a.) an. Ihre Wirkung ist unsicher (Bauereisen).

Am meisten Verbreitung und Ansehen genießt in jüngster Zeit die *intravenöse Injektion* von 10 g einer 40%igen *Urotropin*lösung (Vogt, Goetz, Pasch u. v. a.), die nach Takáts durch Reizung des parasympathisch innervierten Detrusors und aktive Erschlaffung des sympathisch innervierten Sphincters wirken soll.

Häufige Versager und das Auftreten von Blasenkrämpfen haben dazu geführt, die Injektion nicht unmittelbar nach der Operation, sondern erst bei eingetretener Ischurie auszuführen und die Dosis auf höchstens 2—3 ccm herabzusetzen (QUACK). Nach den Erfahrungen aller Autoren gelingt es aber auch auf diese Weise nicht, die Ischurie nach der erweiterten, abdominellen Radikaloperation des Gebärmutterkrebses zu beseitigen, wodurch der Wert des Verfahrens wesentlich herabgesetzt wird.

Eine sehr günstige Wirkung hat die Methode des *Frühaufstehens* bezüglich der puerperalen und postoperativen Cystitis entfaltet. An der *Freiburger* Klinik ist die Cystitisfrequenz dadurch von 7% auf 1/2% zurückgegangen (JANSEN). Auch der Rat, das Urinieren vor der Geburt, resp. Operation im Liegen üben zu lassen, ist geeignet, die Frequenz der Harnretention herabzusetzen.

Die Therapie der einmal bestehenden puerperalen oder postoperativen Cystitis ist von der allgemein üblichen kaum verschieden. Nur liegt es in der Natur der Sache, daß wir, nachdem es sich ohnehin um bettlägerige Kranke handelt, vom *Dauerkatheterismus* einen ausgedehnten Gebrauch machen. Seine Wirksamkeit stempelt ihn zu einem für die Behandlung hartnäckiger puerperaler und postoperativer Blasenentzündungen unentbehrlichen Mittel. Das Verfahren entspricht in ausgesprochener Weise der CURTISschen Forderung nach Beseitigung des Restharns und ist besonders dort indiziert, wo Blaseninfektion mit höherer Temperatursteigerung einhergeht.

Von den übrigen Formen der Blasenentzündung haben eigentlich noch diejenigen, die als Grundlage der von der GUYONschen Schule „Cystite rebelle oder douloureuse" genannten Erkrankung gelten können — die Ulcera, die Leukoplakie vielleicht auch die Malakoplakie eine Beziehung zum weiblichen Geschlecht. Sie alle bevorzugen das letztere derart, daß z. B. unter 37 Fällen von Malakoplakie 26 Frauen und nur 11 Männer betrafen (OPPERMANN). Gewisse von HUNNER unter dem Namen „elusive ulcer" zusammengefaßte Geschwürsformen sollen fast nur bei Frauen vorkommen und für das FENWICKsche Ulcus simplex vesicae und das Ulcus incrustatum werden geburtshilfliche Traumen und puerperale Vorgänge verantwortlich gemacht (PASCHKIS). Tatsächlich hat sich auch der Fall von Ulcus incrustatum, auf Grund dessen ich seinerzeit die Geschwürsexcision mittels Sectio alta empfohlen habe, an ein Puerperium angeschlossen; in meinen folgenden Fällen aber sprach nichts für einen derartigen Zusammenhang.

Neben der Geschwürsexcision, die von mir im Jahre 1901, vorher übrigens schon von SCHATZ im Jahre 1886 angegeben worden ist, spielt die Exkochleation unter Leitung des per urethram eingeführten Fingers (REYNARD et LE FUR), unter Leitung des Cystoskopes (KOLISCHER, LATZKO, MIRABEAU u. a.), oder auch ohne andere Kontrolle als die in die Vagina eingeführten Finger bei allen Formen der rebellierenden Cystitis eine ziemliche Rolle (HIRSCHBERG 1886, GENOUVILLE 1899, UNTERBERG, KRETSCHMER, PASCHKIS u. a.). Obwohl LI VIRGHI bei Leukoplakie ihre Unwirksamkeit behauptet, habe ich in jüngster Zeit bei einem verzweifelten Fall einen vollen Erfolg erzielt. Diese Fälle, die bei langem Bestande und vergeblicher Behandlung unter dem Bilde der Schrumpfblase verlaufen können, verlangen gelegentlich als heroische Therapie die Anlegung einer Dauerfistel. Obwohl die Anlegung einer suprapubischen Fistel hier als Methode der Wahl gilt (GENOUVILLE), kommt beim Weibe noch die Anlegung einer Blasenscheidenfistel in Betracht. Durch spontane Bildung einer solchen nach Perforation eines Blasengeschwüres habe ich eine hartnäckige Schrumpfblase ausheilen gesehen.

Ein Krankheitsbild, dessen Zugehörigkeit zur Gruppe der Blasenentzündungen mit zunehmender Verbreitung urologischer Kenntnisse immer evidenter wird, ist die sog. „Reizblase", die irritable bladder der Engländer. Sie ist durch gesteigerte Miktionsfrequenz und Dysurie bei klarem oder fast klarem Harn gekennzeichnet. Ihre hauptsächlichste Grundlage bildet, wie Hammond jüngst wieder hervorgehoben hat, die von Olshausen und Zuckerkandl hiebei gefundene *Cystitis colli* oder Cystitis trigoni. Knorr hat auf den Zusammenhang der Reizblase mit verschiedenen gynäkologischen Erkrankungen hingewiesen. Immerhin gibt es Fälle, die eine Übererregbarkeit des Detrusors aufweisen, ohne daß es durch genaueste Untersuchung gelänge, innerhalb der Blase oder des kleinen Beckens irgendeinen plausiblen Grund dafür nachzuweisen. Vor allem sind es Frauen mit neurotischen Stigmata anderer Art, die unter anderen nervösen Symptomen auch eine erhöhte Reizbarkeit der Blase zeigen.

Lokale Behandlung in Form von Instillationen mit aufsteigenden Argentum nitricum-Lösungen (Ultzmann) ist in diesen Fällen nur dann angezeigt, wenn eine Cystitis trigoni cystoskopisch nachweisbar ist. Fehlt ein lokaler Befund, so kommt nur Allgemeinbehandlung der bestehenden Neurose, evtl. Ausschaltung des Coitus interruptus (Rissmann) oder die jüngst von O. Schwarz angegebene intravenöse Injektion von 10 g einer 10%igen Chlorcalciumlösung, die eine spezifische Wirkung auf die Übererregbarkeit des Detrusors entfalten soll, in Betracht.

**Blasentumoren.** Die Beteiligung des weiblichen Geschlechtes an den Geschwulsterkrankungen der Harnblase schwankt nach den verschiedenen Statistiken (Tuffier, Deaver William und Mac Kinney, Albarran, Clado, Kidd, Ultzmann u. a.) zwischen 20 und 33%. Dies gilt allerdings nur für primäre Tumoren; bei den sekundären, vom weiblichen Genitale direkt auf die Blase übergreifenden, malignen Geschwülsten dreht sich das obige Verhältnis vollkommen um. Bezüglich des anatomischen Baues, der pathologischen Dignität, der Symptomatologie und der Diagnostik unterscheiden sich die Blasentumoren bei Mann und Weib nur in sehr geringem Maße. Gelegentlich kann beim Weibe die bimanuelle Untersuchung neben den übrigen diagnostischen Methoden eine gewisse Bedeutung beanspruchen. Weiche Geschwülste geben zwar keinen Tastbefund; auch ist bei ihnen die Palpation mit der Gefahr der Blutung verbunden. Derbere Tumoren sind aber gut tastbar; nach Fritsch-Stoeckel verhalten sie sich manchmal wie intraperitoneale, indem sie den untersuchenden Fingern entgleiten. Im allgemeinen tritt der Tastbefund erst dann in den Vordergrund, wenn die Neubildungen schon weit vorgeschritten sind; sie sind dann als schlecht begrenzbare, gegen die vordere und seitliche Beckenwand ziehende Stränge oder gegen sie fixierte Masse zu tasten. Irgendeine Bedeutung für die Frühdiagnose maligner Neoplasmen kommt der bimanuellen Untersuchung nicht zu.

Auch bezüglich der Therapie gelten im allgemeinen dieselben Indikationen und dieselben technischen Regeln. Gewisse Unterschiede ergaben sich schon seinerzeit durch die Möglichkeit, die Vagina entweder als Weg zur Blase oder als Weg zur Harnableitung zu benützen. So ist die erste Exstirpation eines Blasenpapilloms durch Norton schon im Jahre 1879 per vaginam erfolgt. Fedoroff hat beim Blasencarcinom des Weibes die vaginale Auslösung der Urethra und des untersten Blasenabschnittes im Zuge der transperitonealen Radikaloperation empfohlen. Zinner hat bei einem tiefsitzenden Blasencarcinom, das auf die Urethra übergegriffen hatte, die Exstirpation per vaginam mit Vernähung und suprapubischer Dauerdrainage des Blasenrestes ausgeführt. Dieses Verfahren hat wohl kaum den Anspruch, als radikale Operationsmethode gewertet zu werden und kann höchstens als palliativer Eingriff mit Vorteil Verwendung finden.

Im allgemeinen gewährt der Zugang zur Blase durch die incidierte Scheide viel zu wenig Bewegungsfreiheit, um der Kolpocystotomie in der Therapie der Blasengeschwülste ein breiteres Anwendungsgebiet zu sichern.

Die Harnableitung durch die in die Vagina implantierten Ureteren ist in dem ersten Fall einer gelungenen und nachmals 16 Jahre rezidivfrei gebliebenen Totalexstirpation der krebsigen Blase durch PAWLIK angewendet worden. Wie PAWLIK berichtet, ist mit diesem Verfahren sogar eine gewisse Kontinenz erzielt worden. Nachdem aber gerade dieser Gewinn nur als glücklicher Zufall einzuschätzen ist, hat die Implantation der Harnleiter in die Vagina keinen Vorteil vor dem in die Haut voraus.

Die Kürze der weiblichen Harnröhre, die in der endovesicalen Therapie anderer Blasenkrankheiten vorteilhaft oder wenigstens angenehm empfunden wird, spielt bei den Tumoren der Harnblase nur eine sehr geringe Rolle. Allerdings kann man bei größeren Papillomen an Stelle der gewöhnlichen, durch den Kanal des Ureterencystoskops einzuführenden, dünnen Koagulationssonde ein von mir angegebenes starres Instrument von größerem Kaliber verwenden, das neben dem Untersuchungscystoskop eingeführt wird und eine größere Wirkung entfaltet.

In ähnlicher Art und Weise lassen sich beim Weibe zur Radiumbehandlung maligner Tumoren dünngestielte DOMINICIröhrchen unter Leitung des Cystoskopes an die entsprechende Stelle der Blase führen und durch ein Stativ fixieren. Es ist mir allerdings bisher nicht gelungen, auf diesem Wege einen längerdauernden Erfolg bei Blasencarcinom zu erzielen.

Größere Schwierigkeiten ergeben sich für den mit der Technik der abdominellen Radikaloperation des Gebärmutterkrebses nicht vollkommen Vertrauten, wenn es sich darum handelt, den Krebs der weiblichen Blase wirklich radikal auszurotten. Wenn wir von der prinzipiellen Seite der ganzen Frage absehen, so liegen diese Schwierigkeiten beim Weibe weniger in der innigen Verbindung der Harnblase mit Cervix und Vagina, als in der Durchflechtung der vesicalen und der genitalen Venenplexus. Ich glaube aber, gezeigt zu haben, daß es trotzdem gelingt, durch operative Aufspaltung des Beckenbindegewebes nach anatomischen Grundsätzen, wie ich sie methodisch bei der abdominellen Radikaloperation des Uteruscarcinoms seit langer Zeit übe [1]), die Forderungen, die an eine radikale Krebsoperation gestellt werden müssen, auch für die Blase zu erfüllen. Bei entsprechendem Vorgehen erweist sich das innere Genitale nicht als Hindernis, sondern sogar als wesentlicher Vorteil für die Ausführung der Operation.

Die folgenden Abbildungen [2]) zeigen die einzelnen Phasen der erweiterten Radikaloperation des Blasenkrebses. In Abb. 12 sehen wir das Blasenperitoneum von einem Leistenkanal zum anderen über die Plica vesicouterina hinweg gespalten, die Blase von der Cervix abgelöst, mittels eines Spatels nach abwärts gedrängt. Ligamentum rotundum und Ligamentum umbilicale laterale sind mit Haken nach aufwärts, resp. seitwärtsgehalten. Der Ureter ist von seiner Kreuzung mit der Arteria uterina bis zum Eintritt in das parametrane Bindegewebe bloßgelegt. Durch den Zug am Uterus und das Abwärtsdrängen der Blase spannen sich zwei kräftige Bindegewebszüge, die Ligamenta vesicouterina an, innerhalb welcher die Plexus utero-vaginales verlaufen.

In Abb. 13 umsticht eine DÉCHAMPsche Nadel das rechte Ligamentum vesico-uterinum möglichst nahe am Uterus; das linke ist zwischen Ligaturen

---

[1]) LATZKO und SCHIFFMANN: Klinisches und Anatomisches zur Radikaloperation des Gebärmutterkrebses. Zentralbl. f. Gynäkol. 1919. Nr. 34.
[2]) Dieselben sind meiner Arbeit zu diesem Thema in der Zeitschr. f. urol. Chirurg. Bd. 8, H. 5. 1922 entnommen.

durchtrennt, wodurch der Ureter bis zu seinem Eintritt in die Blase bloßgelegt wird, während an seiner medialen Seite ein weiterer Bindegewebsstrang, das Ligamentum vesico-utero-vaginale sichtbar wird, innerhalb dessen zum großen Teil der Plexus venosus vesico-vaginalis verläuft.

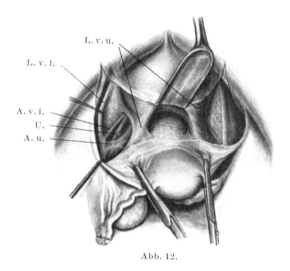

Abb. 12.

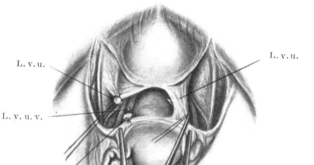

Abb. 13.

In Abb. 14 ist die Blase tief nach abwärts von der Vagina stumpf abgelöst und durch Vordringen eines kleinen, gestielten Tupfers zur Seite der Vagina gegen den Beckenboden eine mit L bezeichnete Lücke entstanden, von der aus eine Déchampsche Nadel das Ligamentum vesico-utero-vaginale möglichst nahe am Uterus umsticht.

In Abb. 15 ist der Ureter durchtrennt und nach aufwärts geschlagen. Der Levator ani liegt weit bloß. Eine Déchampsche Nadel umsticht die arteriellen Gefäßverbindungen der Blase, Arteria vesicalis inferior und Ligamentum umbilicale laterale mit der Arteria vesicalis superior. Innerhalb dieses Stranges verlaufen wichtige Lymphbahnen der Harnblase.

Nach Durchtrennung der letzten rechtsseitigen Verbindungen der Harnblase mit horizontalem Schambeinast, Symphyse und Vagina erscheinen (Abb. 16) Musculus obturatorius und Levator ani mit dem Arcus tendineus in weitem Umfange bloßgelegt. Ein Drainrohr führt durch den Levator ani und das rechte Labium nach außen. Die Blase, an der eine mächtige Bindegewebsmasse hängt, ist zur Resektion fertig.

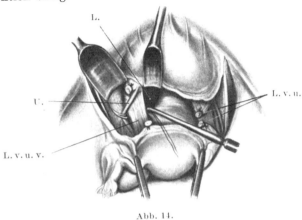

Abb. 14.

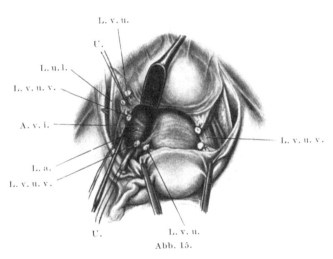

Abb. 15.

Soll eine totale Exstirpation der Blase ausgeführt werden, so sind die verschiedenen Operationsakte beiderseitig auszuführen. Sind vergrößerte, derbe Drüsen im Gefäßdreieck tastbar, so können sie jetzt sehr leicht ausgelöst werden[1].

Die Eröffnung der Harnblase bei der Resektion oder die Abtragung innerhalb der Urethra bei der Totalexstirpation darf mit Rücksicht auf die enorme Infektionsgefahr transperitonealer Operationen bei Blasenkrebs erst nach vorhergehender Extraperitonisierung des Operationsgebietes erfolgen. Dieser Zweck kann beim Weibe zumeist sicherer und leichter erreicht werden als beim Mann, dadurch, daß man hier die Ligamenta rotunda und den Uterusfundus

---

[1] Ich habe das wiederholt mit gutem Erfolge getan.

derart mit dem Peritoneum parietale vernäht, daß das Genitale ein lückenloses Diaphragma zwischen dem Operationsfeld und freier Bauchhöhle darstellt (Abb. 18). Dieses Verfahren, das ich zum ersten Male im Jahre 1908 angewendet

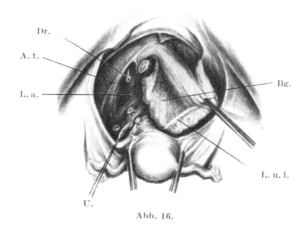

Abb. 16.

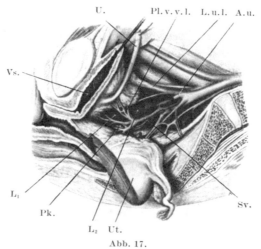

Abb. 17.

Legende zu Abb. 12—17. A. t. Arcus tendineus.  A. u. Arteria uterina.  A. v. i. Arteria vesicalis inferior.  Bg. Bindegewebsmasse zur Seite der Blase.  Dr. Drainrohr.  L L₁ L₂ Durch Präparation hergestellte Lücken, auf die im Text Bezug genommen ist.  L. a. Levator ani.  L. u. l. Ligamentum umbilicale laterale.  L. v. u. Ligamentum vesico-uterinum.  L. v. u. v. Ligamentum vesico-utero-vaginale.  Pk. Parakolpium.  Pl. v. v. l. Plexus vesico-vaginalis, lateraler Anteil.  Sv. Sammelvenen.  U. Ureter.  Ut. Uterus.  Vs. Vesica urinaria.

habe, ist, wie ich nachträglich beim Studium der Literatur erfahren habe, schon vor mir von MIKULICZ empfohlen worden.

Erst nach durchgeführter Extraperitonisierung darf bei der Resektion die Blase eröffnet, das Geschwür möglichst weit im Gesunden umschnitten und der Rest der Blase zu einem neuen Hohlorgan vernäht, der evtl. resezierte Ureter implantiert — bei der Totalexstirpation die ganze Blase innerhalb der Harnröhre abgetragen werden. In letzterem Falle fällt selbstverständlich die Präparation und Durchtrennung der Ureteren weg, weil dieselben schon in einer früheren Sitzung in den Darm[1]) oder in die Haut implantiert worden sein müssen.

Abb. 17 gibt eine chirurgisch-anatomische Übersicht der hier in Betracht kommenden Verhältnisse. Um den tiefen Venenplexus frei zur Ansicht bringen

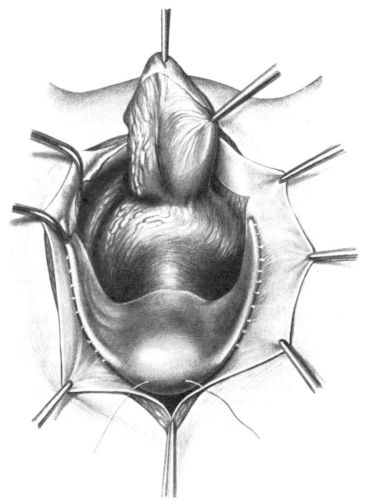

Abb. 18. Extraperitonisierung der weiblichen Blase.

zu können, ist der vor dem Ureter liegende Plexus utero-vaginalis (unser Ligamentum vesico-uterinum) vollkommen entfernt. Unterhalb des Ureters entspringt von der Hinter- und Seitenwand der Harnblase, von der Scheiden- und Cervixkante ein Geflecht von Venen — der Plexus venosus vesico-vagi- nalis. Die lateral verlaufende Partie des Plexus vesico-vaginalis entspricht im wesentlichen dem Ligamentum vesico-utero-vaginale; die mediale dem Para- colpium. Mit $L_1$ und $L_2$ sind die beiden Lücken bezeichnet, durch die in Abb. 17 die Umstechungsnadel ein- und ausgeführt wird.

---

[1]) Wir haben in den letzten Jahren hierzu immer von der Methode COFFEYS Gebrauch gemacht.

Die Stellungnahme zur Indikation der verschiedenen Behandlungsmethoden der Blasengeschwülste fällt außerhalb des Rahmens dieses Kapitels.

## 4. Harnröhre.

**Mißbildungen.** *Epispadie* und *Hypospadie* sind beim Weibe nur mit Rücksicht auf die durch sie veranlaßte Inkontinenz von klinischer Bedeutung; insoferne werden sie in dem betreffenden Kapitel Erwähnung finden.

Auch bei Verdopplungen der Urethra, die schon an sich außerordentlich selten sind, werden klinische Erscheinungen in Form von Inkontinenz nur in jenen Ausnahmsfällen beschrieben, in denen die eine Urethra nicht unter dem Einfluß des Sphincters steht. Die Exstirpation der schuldtragenden Harnröhre ist die hier einzuschlagende Therapie.

Angeborene Verengerungen der Harnröhre betreffen im wesentlichen nur das Orificium externum. Daß es sich in derartigen Fällen wirklich um einen angeborenen Zustand handelt, können wir aus seiner Kombination mit anderen angeborenen Anomalien schließen. Insbesondere findet man in solchen Fällen häufig auch die Mündungen der Ureteren von auffallender Kleinheit. Die klinischen Erscheinungen der angeborenen Enge der Urethra sind die der Striktur.

Auch angeborene Weite der Harnröhre wird beobachtet. Besteht gleichzeitiger Scheidenverschluß, so kann es auf dieser Grundlage durch fortgesetzte Coitusversuche zu einer Immissio in urethram kommen (Stanca). Unter besonderen Verhältnissen — Occlusio vaginae wegen Blasenscheiden- oder Blasenuterusfistel — ist sogar eine Befruchtung auf diesem Wege nicht ausgeschlossen. Einen derartigen Fall hat Lichtenstein acht Jahre nach tiefer Kolpokleisis beobachtet. Der eingetretene Abortus erfolgte gleichfalls durch Blase und Harnröhre.

Eine wesentliche Bedeutung wurde lange Zeit der Weite der Harnröhre in Hinblick auf die Ursachen der Inkontinenz zugeschrieben. Die ersten Operationen gegen dieses Leiden waren auf dieser Vorstellung aufgebaut. Tatsächlich haben weder Operationserfolge noch andere Momente die Annahme dieses Zusammenhanges rechtfertigen können.

**Verletzungen.** Soweit Traumen, welche die Harnröhre betreffen, mit der Geburtshilfe zusammenhängen, werden sie anderwärts besprochen werden. Unter den sonstigen Verletzungen der weiblichen Urethra kommen solche durch Pfählung (Pleschner), durch Sturz auf kantige Gegenstände und als spezielle Form, die durch den Coitus veranlaßten in Betracht. Sie sind alle mit beträchtlichen Blutungen verbunden, was in dem Gefäßreichtum dieser Gegend seine Erklärung findet.

Coitusverletzungen sind zumeist eine Folge brutaler Gewaltanwendung. Wir begegnen ihnen bei Notzuchtsakten an Kindern, aber auch als Folge von Coitusversuchen bei bestehender Aplasie der Scheide, bei Occlusio vaginae oder auch bei besonders resistentem Hymen.

Am häufigsten entstehen Verletzungen der Harnröhre so wie beim Manne durch ärztliche Eingriffe im Bereiche der Harnorgane. Soweit es sich hier nur um kleine Einrisse infolge Mißverhältnisses zwischen eingeführtem Instrument und Kaliber der Harnröhre handelt, sind sie nicht von wesentlicher Bedeutung.

Kunstfehler beim Katheterisieren können allerdings auch beim Weibe zur Entstehung einer „fausse route" führen (Stoeckel, Hoehne, Teleky). Hoehne mußte sogar in seinem Falle die Blase behufs Vermeidung von Harninfiltration suprapubisch eröffnen, um den retrograden Katheterismus auszuführen.

Die Vermeidung von Verletzungen der Harnröhre beim Katheterisieren ist beim Weibe leicht, nachdem es immer gelingt, bestehende Verengerungen in kürzester Zeit wenigstens soweit zu beseitigen, daß ein dünner Katheter eingeführt werden kann. Bestehen allerdings Verzerrungen der Urethra durch vorausgegangene Operationen (Interposition) oder durch Tumoren, dann benützt man am besten statt eines starren einen Nelatonkatheter. Besondere Vorsicht erfordert der Katheterismus während der Austreibungsperiode. Ist der Kindesschädel einmal soweit herabgetreten, daß die Harnröhre zwischen ihm und der Symphyse eingeklemmt ist, so darf die Entleerung der Blase nur in der Wehenpause vorgenommen werden; starre Katheter sind hier mit der Gefahr der Verletzung behaftet — Nelatonkatheter können manchmal durch die komprimierte Urethra nicht vorgeschoben werden. Sehr gut bewähren sich unter diesen Umständen halbsteife, durch Vorwärmung etwas erweichte, englische Katheter.

Vor Erfindung des Cystoskops war die von SIMON zuerst geübte und empfohlene Dilatation der Harnröhre bis zu einem Durchmesser von 20 mm behufs Einführung des Zeigefingers, um die Blase auszutasten oder um unter Leitung des Fingers den Ureterenkatheterismus oder endovesicale Eingriffe auszuführen, eine häufige Quelle von Harnröhrenverletzungen. Wenn auch die Urethra derartige Erweiterungen — unter der Voraussetzung nicht allzu brüsken Vorgehens — in der Mehrzahl der Fälle verträgt, ohne daß es dadurch gleich zu Inkontinenz kommt, so hat doch die Überdehnung der Harnröhren- und Sphinctermuskulatur in einer ganzen Reihe von Fällen dauerndes Harnträufeln zur Folge gehabt. Infolgedessen wird heute von der Dilatation der Urethra nur ein beschränkter und vor allem ein dem Grade der Erweiterung nach mäßiger Gebrauch gemacht. Dieselben Bedenken, die gegen die übermäßige Dilatation der Harnröhre sprechen, fallen auch beim Durchziehen von Fremdkörpern und Steinen der Blase ins Gewicht.

**Harnröhrenvorfall.** Der Vorfall der Harnröhre ist eigentlich immer nur ein Vorfall ihrer Schleimhaut (KÜMMELL). Das Leiden, dessen erste zusammenfassende Darstellung auf Grund von 50 Fällen aus den Jahren 1732—1894 wir KLEINWÄCHTER verdanken, ist ziemlich selten. LACHS hat in einer aus der Klinik CHROBAK stammenden, wertvollen Arbeit bis zum Jahre 1903 175 Fälle aus der gesamten Literatur zusammengestellt. Zweifellos sind aber Prolapse geringeren Grades wesentlich häufiger, als man nach diesen Zahlen vermuten könnte. Totalprolapse der Urethra sind allerdings auch innerhalb eines großen Krankenmateriales verhältnismäßig selten. In älteren Berichten scheint zwischen Prolaps, Carunkel, Polyp und Papillom nicht immer scharf unterschieden worden zu sein. Tatsächlich sind die Grenzen zwischen diesen Zuständen manchmal verwischt, indem partielle Urethralprolapse eine polypöse oder papilläre Struktur aufweisen (SMITH) oder mit Carunkeln kombiniert sein können (SINGER, SMITH). Auch Angiome werden bei Harnröhrenvorfall beobachtet und zu seiner Entstehung in Beziehung gebracht (SIMPSON, SINGER, SIPILA, RUGE).

Wir unterscheiden zwischen zirkulärem und partiellem Prolaps. Beim zirkulären oder totalen Prolaps kommt es zu einer vollständigen Inversion der Harnröhrenschleimhaut, so daß die Vestibularschleimhaut unmittelbar auf den Vorfall übergeht. Derselbe erscheint nach kurzem Bestehen als dunkelroter, zylindrischer Tumor, der irgendwo die entweder zentral oder gelegentlich exzentrische, dann schwer auffindbare Harnröhrenmündung (KÜMMELL, EWALD, STOECKEL) trägt. Der partielle Prolaps betrifft immer nur die hintere Urethralwand. In der Regel ist nur die unterste Partie ihrer Schleimhaut invertiert; seltener besteht Inversion einer höhergelegenen Schleimhautpartie, die dann wie ein Polyp vor die äußere Mündung treten kann (Inversio mucosae cum prolapsu KLEINWÄCHTERS).

Der zirkuläre Prolaps ist eine Erscheinung des Kinder- oder Greisenalters. Kleinwächters Fälle gehören zu 66% Kindern, zu 22% älteren Frauen und nur zu 12% Frauen in geschlechtsreifem Alter an. Ähnlich berichten neuere Autoren.

Der Harnröhrenvorfall entsteht zumeist ganz plötzlich. Besonders zarte oder besonders schlaffe Bindegewebsfaser (Kindes- oder Greisenalter) im Vereine mit einer abnormen Steigerung des intraabdominalen Druckes, sind die maßgebenden Faktoren für die Ätiologie des Urethralprolapses (Kümmell, Dienst, Boldt, Schroeder). Nach Lachs sind sämtliche Ereignisse oder Krankheiten, die als Ursache von Harnröhrenvorfall beschrieben worden sind, wie Trauma, Obstipation, langdauernde Geburten, Neoplasmen der Urethra, Cystitis, Stein usw. nur dadurch wirksam, daß sie Blasentenesmus auslösen.

Sehr überzeugend wirkt diesbezüglich ein von ihm selbst beobachteter Fall einer 68 jährigen Frau, bei der es infolge der Einführung eines zu großen Pessars wegen eines Scheidenvorfalles zu 72 stündigem ununterbrochenem Tenesmus kam, wonach gleichzeitig mit dem Pessar die ganze Harnröhrenschleimhaut herausgepreßt wurde.

Das geburtshilfliche Trauma spielt bei der Entstehung von Harnröhrenprolapsen eine ziemlich geringe Rolle (Kleinwächter).

Im Greisenalter pflegt die Entstehung der Prolapse oft mehr allmählich vor sich zu gehen. Dann sind die subjektiven Beschwerden verhältnismäßig gering, so daß die Frauen den Arzt erst dann aufsuchen, wenn es zu Blutungen aus der leicht verletzlichen, vorgefallenen Schleimhaut gekommen ist. Erfolgt der Vorfall aber plötzlich, so machen sich neben dem unvermittelten Auftreten eines bei Berührung schmerzhaften, leicht blutenden Tumors Miktionsstörungen aller Art geltend. Bei längerem Bestehen kommt es infolge Einschnürung der vorgefallenen Schleimhaut durch die Harnröhrenmündung zu Zirkulationsstörungen, die den Tumor bis zu Hühnereigröße anschwellen lassen. Ernährungsstörung und Infektion führen zu mehr weniger ausgedehnter Gangrän der Oberfläche, wodurch die Annahme eines echten Neoplasmas nahegerückt wird. Der Nachweis der Harnröhrenmündung ist in jedem Falle geeignet, die wahre Diagnose zu sichern.

In frischen Fällen erscheint die Reposition als naheliegende und auch wirksame Therapie, wenn es nämlich gelingt, die Steigerung des intraabdominellen Druckes dauernd zu beseitigen, oder die Erweiterung der Harnröhre — gleichgültig, ob dieselbe als primär oder nach Kleinwächter als sekundär anzusehen ist — zu beseitigen, wie dies Ivanyi in einfacher und sinnreicher Weise durch temporäre Anlegung sich kreuzender Catgutnähte erzielte.

Scheitert die Reposition an der Schwellung des Vorfalles infolge der Zirkulationsstörung, oder sind die regressiven Veränderungen der Tumoroberfläche soweit gediehen, daß es aus Gründen der Infektionsgefahr nicht geraten erscheint, den Versuch der Reposition zu unternehmen, dann ist die Verschorfung des Tumors mit rauchender Salpetersäure (Chrobaksche Klinik), Thermokauter (Lachs, Singer), in neuerer Zeit mittels Thermokoagulation (Livermore, Ward) ein wirksames Verfahren. Bei partiellen Prolapsen ist die Abtragung nach dem Modus der Hegarschen Operation des Scheidenvorfalles erfolgreich geübt worden (Knauer). Bei zirkulärem Prolaps ist aber das sicherste Verfahren die Abtragung des Vorfalles. In einfacher Weise geschieht dies durch Ligatur des prolabierten Tumors über einem eingeführten Katheter (Fritsch). Trotz der gegen diese veraltet anmutende Methode erhobenen Einwände (Kleinwächter, Kolischer) tritt Stoeckel warm für das Verfahren ein. Chirurgisch einwandfrei ist die Abtragung des Vorfalles mit dem Thermokauter, dem Messer oder der Schere. Die Sorge, daß es nach der Anwendung des Glüheisens zu

Strikturen kommen könnte, ist nach KÜMMELL unberechtigt. Die scharfe Abtragung soll partienweise unter sofortiger Vernähung des inneren mit dem äußeren Schleimhautblatte erfolgen.

Der hohe Schleimhautvorfall wird am besten mittels Spaltung der hinteren Harnröhrenwand operiert. Komplizierte Methoden, wie die EMMETsche Knopflochoperation sind überflüssig.

**Harnröhrendivertikel.** Ausstülpungen der Harnröhrenwand, die alle Schichten derselben enthalten, nennt man ganz wie bei der Harnblase Divertikel. Allerdings besteht zwischen beiden ein grundlegender Unterschied: Während das Blasendivertikel einen klinisch und anatomisch einwandfrei sichergestellten Begriff darstellt, besteht kein überzeugender Nachweis von der Existenz eines echten Harnröhrendivertikels entsprechend der vorhin festgelegten Definition.

Alle beobachteten Hohlräume in der unmittelbaren Umgebung der Urethra, die mit derselben kommunizieren, sind selbst, wenn sie mit gutem Grunde als angeboren angesehen werden können, im besten Fall mit Harnröhrenschleimhaut ausgekleidet, ermangeln aber der übrigen Schichten der Harnröhrenwand. Es sind daher diese und andere mit der Urethra kommunizierenden Hohlräume mit dem von JARECKI für einen Teil dieser Fälle gewählten Namen „Urintaschen" am besten gekennzeichnet. Genetisch gehen sie zum Teil auf Gänge und drüsige Schläuche zurück, welche von den SKENESCHEN Drüsen angefangen bis zur weiblichen Prostata (ASCHOFF, SACHS) in die Urethra münden und den Ausgangspunkt von para- und periurethralen Cysten (O. SACHS, VESTBERG) und von Abscessen bilden, die gegen die vordere Vaginalwand vorspringen und von dort aus als Tumoren bis zu Hühnereigröße getastet werden können. Doch können derartige Abscesse auch ohne Vermittlung präformierter Räume durch Infektion des Zellgewebes von kleinen Urethralverletzungen oder Epitheldefekten aus entstehen, die einem unreinen Katheterismus oder entzündlichen Erkrankungen der Harnröhre ihren Ursprung verdanken. Brechen solche Abscesse in die Urethra durch, so kann aus der Absceßhöhle eine frei mit der Harnröhre kommunizierende Tasche werden. Ebenso können paraurethrale (JOHNSON) oder vaginale Cysten auf embryonaler Grundlage (FROMME) infolge Spannungsdehiszenz der Zwischenwand oder sekundärer Vereiterung gegen die Urethra durchbrechen und dann den klinischen Eindruck echter Divertikel erwecken.

Es ist nicht mit Sicherheit aus der Auskleidung dieser Taschen mit Urethralepithel oder Granulationsgewebe auf die ursprüngliche Natur dieser Gebilde zu schließen, weil einerseits Harnröhrenepithel in Abscesse eindringen und das Granulationsgewebe, resp. das ursprüngliche Epithel ersetzen kann (FROMME), weil andererseits von vornherein mit Harnröhrenepithel ausgekleidete paraurethrale Hohlräume durch sekundäre Infektion unter Zugrundegehen des Epithels sich in echte Abscesse verwandeln können (HALBAN und TANDLER).

Daß diese Urintaschen auch angeboren vorkommen, ist durch Fälle von VEIT, HOEHNE und FROMME mit einer fast an Sicherheit grenzenden Wahrscheinlichkeit nachgewiesen. Besonders ist der Fall des letzterwähnten Autors bemerkenswert, in dem ein überzähliger Ureter in ein solches Divertikel mündete. Bezüglich der wahrscheinlichen embryologischen Erklärung angeborener Divertikel muß auf die Angaben von TELLER, TOURNEUX und LEGAY, R. MEYER u. a. verwiesen werden.

Für die Erwerbung von Harnröhrendivertikeln kommt außer den vorhin erwähnten Momenten noch das geburtshilfliche Trauma in Betracht, in soferne es hiebei durch Zerquetschung der Harnröhrenmuskulatur zur herniösen Ausstülpung der Urethralschleimhaut kommen kann.

Harnröhrendivertikel enthalten — gleichgültig, ob sie aus Abscessen oder präformierten Hohlräumen hervorgegangen sind — in der Regel trüben, eiter- und kokkenhaltigen, oft übelriechenden Harn. Derselbe pflegt bei plötzlichen Anstrengungen der Bauchpresse, z. B. beim Husten, Nießen unwillkürlich ab- zugehen. Ein charakteristisches Symptom ist das Nachträufeln des in der Urintasche angesammelten Urins nach der Miktion. Im übrigen sind die sub- jektiven Beschwerden recht unbestimmt.

Die Untersuchung ergibt in der Gegend des Urethralwulstes einen von un- veränderter Scheidenschleimhaut überzogenen, bis hühnereigroßen, weich fluk- tuierenden Tumor, der sich gegen die Harnröhre zu ausdrücken läßt, wobei sich der trübe Inhalt entleert. Ein eingeführter Katheter kann einmal in die Blase, das andere Mal in das Divertikel geraten, wobei einmal klarer, das andere Mal trüber Harn entleert wird. Es ist auch gelungen, das Divertikel von der Harn- röhre aus mit Kontrastflüssigkeit zu füllen und röntgenologisch darzustellen.

Mehrfach ist die Entwicklung von Steinen in Harnröhrendivertikeln be- obachtet worden (Pasteau, A. Müller, Lejars, Hoehne u. a.). Die ein- geführte Steinsonde gleitet an dem im Divertikel verborgenen Stein vorbei, während bei den seltenen, freien Urethralsteinen (Halban, Hackel) die an den Stein anstoßende Sonde den charakteristischen Ton gibt.

Die Behandlung der Divertikel richtet sich nach der Art ihrer Auskleidung. Besteht dieselbe aus Epithel, so ist die Scheide zu spalten, das Divertikel aus- zuschälen und zu resezieren, die evtl. eröffnete Urethra und die Vagina separat zu vernähen. Handelt es sich um eine Absceßmembran, so ist die Behandlung die eines Abscesses; also Spaltung, Auskratzung mit dem scharfen Löffel, Tam- ponade und Ausgranulierenlassen der Höhle. Kleine Fisteln, die danach ge- legentlich zurückbleiben, pflegen keinerlei Beschwerden zu machen. Evtl. müssen sie nachträglich geschlossen werden.

**Harnröhrenstriktur.** Die Striktur der Urethra spielt im allgemeinen beim Weibe gegenüber der des Mannes eine untergeordnete Rolle. Wir verdanken die erste Beschreibung des diesem Zustande entsprechenden Krankheitsbildes Kolischer. Die meisten Autoren halten das Leiden für selten. Wynne hat im Jahre 1922 im ganzen 55 Fälle aus der Literatur gesammelt. Auch Teleky und einige deutsche Autoren sind dieser Meinung, doch nennen andere, besonders amerikanische Forscher (Judd, Stevens, Meissels) die Striktur der weiblichen Harnröhre ein in seiner Frequenz und Bedeutung für das betroffene Individuum wesentlich unterschätztes Leiden. Zweifellos kann man geringere Grade der Striktur ziemlich häufig beobachten; höhere Grade, denen eine größere patho- logische Dignität zukommt, sind allerdings seltener.

Die Strikturen der weiblichen Harnröhre können als angeborene Bildungs- anomalie (Gilliam, Horrocks, Kleinwächter, Vialleton, Bard) vorkommen. Einzelne Autoren halten jede Striktur bei Abwesenheit von Gonorrhöe oder Trauma in der Anamnese für kongenital (Legueu). Neben der kongenitalen Ätiologie kommen noch Verletzungen, geburtshilfliche Traumen, therapeutische Verätzungen, Masturbation, Gonorrhöe, Lues, venerische und andere Geschwüre, lokale Diphtherie und Neubildungen in Betracht. Kleinwächter und Wynne haben auf eine durch konzentrische Hypertrophie der Urethralwand charakte- risierte senile Striktur der weiblichen Harnröhre hingewiesen, deren Ätiologie unklar ist. Bei Kraurosis vulvae kann auch die Urethra in den allgemeinen Schrumpfungsprozeß einbezogen werden.

Ein ätiologisches Moment, das in seiner Bedeutung vielleicht nicht genügend eingeschätzt wird, ist die sekundäre Geschwürsbildung im Bereiche der Harn- röhre nach akuten Infektionskrankheiten. Ich selbst habe das Auftreten einer schweren Urethralstriktur bei einer Virgo in unmittelbarem Anschluß an eine

Rachendiphtherie beobachtet. Es ist nicht ausgeschlossen, daß manche mangels einer plausiblen, ätiologischen Erklärung für kongenital gehaltene Harnröhrenstriktur derartigen Prozessen ihren Ursprung verdankt.

Unter den verschiedenen, oben angeführten Ursachen der Strikturbildung der weiblichen Harnröhre nimmt im Gegensatz zum Manne die Gonorrhöe den kleinsten Platz ein. Häufiger scheint Ätzung der Harnröhrenschleimhaut mit konzentrierteren Adstringentien oder Desinfizientien zu Strikturen zu führen, wie KOLISCHER gemeinsam mit *mir* beobachtet und schon im Jahre 1898 mitgeteilt hat. Ziemlich häufig sehen wir auch Kompression oder Obturation der Urethra durch Tumoren, unter denen das infiltrierende Carcinom der Urethra in erster Reihe steht.

Wir sind gewohnt, die Striktur der weiblichen Urethra als ein ziemlich nebensächliches Leiden anzusehen, doch ist dies keineswegs immer der Fall. HEINRICHSDORFF berichtet z. B. über einen Fall, bei dem sich im Anschlusse an eine Striktur eine eitrige Cystopyelitis entwickelte, der die Kranke unter septischen Erscheinungen erlag; ebenso berichtet STOLZ über eine Frau, bei der die Urethra nur für einen filiformen Katheter passierbar war. Es bestanden als Folge der Striktur rechtsseitiger Hydroureter, Hydronephrose und multiple Blasendivertikel. Ich selbst kenne einen Fall, bei dem eine in die Kindheit zurückreichende Striktur der Harnröhre immer wieder dilatiert werden muß, weil Erscheinungen von seiten der höheren Harnwege auftreten, welche schwere Krankheitserscheinungen auslösen.

Die Symptome der Harnröhrenstriktur beim Weibe sind weitaus weniger charakteristisch als die beim Manne. Am häufigsten wird über gesteigerten Harndrang geklagt. Gelegentlich kommt Inkontinenz, ausnahmsweise Harnverhaltung vor. Das einzige Zeichen, das wir fast als pathognomonisch bezeichnen könnten, wenn es nicht ganz ähnlich auch beim Harnröhrendivertikel beobachtet würde, ist das schon von KOLISCHER geschilderte Nachträufeln des Urins nach vollendeter Miktion, das auf der Dilatation der Harnröhre oberhalb der Striktur beruht. In der Regel sind es aber Erscheinungen von seiten der höheren Harnwege, ja selbst Allgemeinerscheinungen, welche zuerst die Aufmerksamkeit der Patienten erregen.

Die Diagnose der Harnröhrenstriktur ist durch Katheterismus oder Sondenuntersuchung leicht zu stellen.

Die Therapie der Harnröhrenstriktur beim Weibe besteht so gut wie ausschließlich in der Dilatation derselben mittels DITTELscher oder HEGARscher Stifte. Bei sehr enger Striktur kann die Darmsaitenmethode MOSETIGs in Frage kommen (KOLISCHER, STOECKEL). Blutige Methoden der Erweiterung sind bei der weiblichen Harnröhre wohl nur ganz ausnahmsweise indiziert.

**Gutartige Neubildungen, Karunkeln usw.** Echte, gutartige Neubildungen der weiblichen Harnröhre sind selten. Es werden Fibrome, Fibromyome und reine Myome (GOLDBERG) beschrieben. Sie entspringen in der Regel breitbasig, entwickeln sich wohl auch zwischen Urethra und vorderer Vaginalwand (FRANK, WERNER). Gelegentlich kommt es zur Bildung gestielter Tumoren (OTTOW). Ihre Größe kann die eines Hühnereies und darüber erreichen. Sie bleiben verhältnismäßig lange symptomlos, führen aber im weiteren Verlaufe zur Inkontinenz oder zur Harnverhaltung, manchmal abwechselnd zu beiden (MICHAELIS). Über einen Fall, in dem durch Verkalkung eines Fibroms besonders heftige Beschwerden ausgelöst wurden, berichtet LABHARDT.

Die Therapie dieser gutartigen Geschwülste besteht in der Abtragung. Sind die Tumoren gestielt, so zieht man sie vor, um den Stiel zu ligieren, wozu evtl. die Spaltung der hinteren Harnröhrenwand erforderlich ist. Breitbasig aufsitzende Tumoren müssen entweder von der Scheide aus oder nach Spaltung der hinteren Harnröhrenwand ausgeschält werden (Stoeckel).

Zu den gutartigen Geschwülsten müssen wir auch eine Reihe von Gebilden rechnen, die zumeist unter dem Namen „Carunkel" zusammengeworfen werden. Es handelt sich um kleinlinsen- bis bohnengroße Geschwülstchen der äußeren Harnröhrenmündung im Bereiche ihres hinteren Umfanges. Sie sind lebhaft rot, von gewöhnlich unregelmäßiger, wie samtartiger Oberfläche, leicht blutend und auf Berührung sehr schmerzhaft. Die spontanen Beschwerden sind zumeist nur gering, bestehen in Brennen beim Urinieren, gelegentlich auch vermehrtem Harndrang.

Die anatomische Einreihung der eben beschriebenen Gebilde ist nicht immer ganz leicht. Bei einem Teil derselben handelt es sich wahrscheinlich nur um ein Ektropium der Harnröhrenschleimhaut. Andere setzen sich nach den grundlegenden Untersuchungen von Lipschütz (auch O. Sachs u. a.) aus einem subakut entzündlichen Gewebe zusammen, das sich durch die angiomähnliche Anordnung seiner Gefäße, sowie durch den Reichtum an Lymphfollikeln und Plasmazellen auszeichnet. Ein Zusammenhang dieses histologischen Befundes mit Gonorrhöe ist nach Lipschütz ausgeschlossen. Mit diesen Bildungen haben einige andere, wie Granulome (Stoeckel), Polypen, papilläre Tumoren (Gottfried, Glingar), Angiome (Schröder, Fleischer, Schiffmann) eine größere oder kleinere Ähnlichkeit, so daß sie differentialdiagnostisch in Betracht kommen.

Polypen sind an ihrer Stielung deutlich erkennbar. Wenn sie den höheren Abschnitten der Harnröhre entspringen, so pflegen sie durch den von ihnen ausgeübten mechanischen Zug intensive Harnbeschwerden auszulösen. Wichtig ist die Tatsache, daß Polypen, die längere Zeit aus der Harnröhrenmündung herausragen, eine Reihe von Veränderungen — Epithelmetaplasie, Leukoplakie, Erosionen, entzündliche Infiltration — zeigen. Dieselben sind die Folgen mechanischer Insulte oder venöser Stauung und können bei der mikroskopischen Untersuchung zur Verwechslung mit malignen Neubildungen Veranlassung geben.

Echte papilläre Tumoren im Bereiche der Urethra sind selten. Sie können das Orificium externum kreisförmig umgeben und zu Zweimarkstückgröße anwachsen (Doré, eigene Beobachtung). Die Papillome können ziemlich heftige Blutungen veranlassen.

Die Therapie der eben besprochenen Bildungen ist eine chirurgische. Sie können entweder mit dem Messer oder mit dem Galvanokauter excidiert oder durch Ätzmittel, mittels des Thermokauters oder mittels Elektrokoagulation zerstört werden. Das letztangegebene Verfahren ist ebenso einfach als zumeist wirksam. Es leidet nur unter der Tatsache, daß sich manchmal hinter diesen scheinbar harmlosen Gebilden die Anfangsstadien maligner Neoplasmen verbergen können. Es erscheint aus diesem Grunde dringend notwendig, Carunkeln, Polypen, Papillome, Granulome u. dgl. in jedem Falle einer genauen mikroskopischen Untersuchung zuzuführen. Infolgedessen ist die Exstirpation dieser kleinen Tumoren allen anderen Verfahren unbedingt vorzuziehen.

**Maligne Neoplasmen der Harnröhre.** Primäre Carcinome der Urethra sind ziemlich selten, wenn auch die von Venot und Parcellier im Jahre 1921 und von Shaw im Jahre 1923 mitgeteilten Zahlen von 87, resp. 160 Fällen der Gesamtliteratur den wirklichen Verhältnissen kaum entsprechen. Ich selbst sehe primäres Urethralcarcinom zwar nicht häufig, aber immerhin so oft, daß ich annehmen muß, daß die spärlichen Mitteilungen über dieses Thema nicht auf dem besonders seltenen Vorkommen der Krankheit, sondern auf anderen Ursachen beruht. Nach den Angaben Ehrendorfers, die von den meisten Autoren, zuletzt von Venot und Parcellier übernommen wurden, handelt es sich in der Mehrzahl der Fälle um Plattenepithelkrebse, die vom Grenz-epithel der äußeren Harnröhrenmündung ausgehen. EHRENDORFER nennt sie Vulvourethralkrebse. Dieselben präsentieren sich entweder als typische Epitheliome mit wallartigem, derbem Rand und geschwürigem Grund oder als oberflächlich zerfallende, auf leise Berührung blutende, wirkliche Geschwülste. Bei größeren Tumoren, welche auf die umgebende Vulva und die Clitoris über-gegriffen haben, läßt sich der Ausgangspunkt in der Regel nicht mehr mit Sicher-heit feststellen. Im Bereiche der Harnröhre selbst erfolgt das Fortschreiten der Neubildung durch flächenhafte Ausbreitung gegen das Orificium internum zu zumeist sehr rasch, so daß auch bei außen wenig umfangreichen Carcinomen der Urethra die Neubildung das Orificium internum häufig schon erreicht hat.

Seltener als die eben beschriebenen vulvourethralen sind die echten Schleim-hautcarcinome der Harnröhre, die entweder von der Schleimhautoberfläche oder von den drüsigen Bildungen der Harnröhrenwand ausgehen. Dieselben zeigen papillären oder drüsigen Bau (PUPPEL, ENGELHARDT u. a.) und werden von einzelnen Autoren als die einzigen echten Urethralcarcinome angesehen (PERCY). Ihre Ausbreitung erfolgt nicht flächenhaft, sondern durch infiltrierendes Wachstum (VENOT und PARCELLIER). Ihre klinische Erscheinungsweise kann die polypöser Tumoren sein, die das Urethrallumen ausfüllen oder aus der äußeren Harnröhrenmündung herausragen und dann wie harmlose Harnröhrenpolypen aussehen; sie können aber auch die Urethra in ein starres, bis daumendickes Rohr verwandeln.

Die Symptome des Harnröhrenkrebses sind anfangs nicht schwerer und auch nicht auffallender als die gutartiger neoplastischer oder chronisch-entzündlicher Veränderungen der Urethra. Am häufigsten begegnen wir Klagen über leichte Blutungen, das Gefühl von Offensein, von Brennen und Jucken bei und nach der Miktion. Intensiverer Harndrang, Inkontinenz oder gar Harnverhaltung pflegen erst später einzutreten, wenn die Neubildung schon eine gewisse Aus-breitung erlangt hat. Dann finden wir auch heftige spontane, nach der Miktion und bei Berührung sich steigernde Schmerzen und unerträglichen Blasentenes-mus. Ein Teil dieser Erscheinungen ist auf die Harnretention infolge der ein-getretenen Verengerung der Harnröhre und auf die durch Aufwärtswanderung pathogener Keime veranlaßte Blaseninfektion zurückzuführen.

Leider pflegen die Kranken ärztlichen Rat so spät einzuholen, daß wir in der Regel nicht beginnende, sondern weit vorgeschrittene Fälle zur Diagnose und Behandlung bekommen. Die erstere ist in diesen Fällen leicht, insoweit es sich um die Konstatierung des Geschwulstcharakters handelt; doch kann es, wie schon vorhin erwähnt, schwierig sein, zu bestimmen, ob ein primäres Carcinom der Harnröhre oder eines der Clitoris, der kleinen Labien oder der Vulva vor-liegt, das auf die Harnröhre sekundär übergegriffen hat. Derartige Fälle geben bei keiner Behandlungsmethode eine gute Prognose. Nur bei beginnenden Urethralcarcinomen bestehen Aussichten auf Dauerheilung. Die Forderung der Frühdiagnose ist aus diesem Grunde beim Harnröhrenkrebs vielleicht noch dringender als bei Carcinomen anderer Regionen. Darum ist die genaueste, mikroskopische Durchforschung aller Carunkeln, Polypen, Granulome, partieller Prolapse, die überhaupt Gegenstand chirurgischer Intervention sind, eine so wichtige Aufgabe.

Differentialdiagnostisch kommen neben den eben erwähnten Gebilden noch Geschwürsprozesse aller Art — Initialaffekt, venerische Ulcera, Tuberkulose usw. — in Betracht. Ein dem infiltrierenden Urethralcarcinom ähnliches Bild können chronisch-entzündliche, mit Bindegewebsneubildung einhergehende Prozesse der Harnröhrenwand zeigen. Solche Veränderungen können sich nach unserer Erfahrung an die Radiumbehandlung der Harnröhre anschließen.

Die Besprechung der Therapie des Harnröhrenkrebses muß mit der Feststellung beginnen, daß die bisher erzielten Resultate äußerst traurige sind. Ausreichende Erfahrungen liegen nur bezüglich der chirurgischen Behandlung vor. Und hier wirken eine Reihe von Faktoren zusammen, um unseren Bemühungen verhältnismäßig enge Grenzen zu setzen. Vor allem scheint das Carcinom der Urethra besonders bösartig zu sein. Dann aber steht unserem Bestreben, möglichst radikal zu operieren, der begreifliche Wunsch entgegen, den Kranken ihre Kontinenz zu erhalten. Gerade die Rücksicht auf den Sphincter hemmt aber die Ausdehnung der Operation gegen die Blase zu. Gehen wir aber wirklich radikal, d. h. ohne Rücksichtnahme auf den Sphincter vor, dann stehen wir vor dem schwierigen, vorderhand noch ungelösten Problem der Harnableitung aus der inkontinenten Blase oder aus den Ureteren. Und als weiteres, einem Dauererfolg ungünstiges Moment ist die durchaus nicht seltene Ausbreitung der Neubildung auf die regionären, d. h. die oberflächlichen und tiefen Inguinaldrüsen.

So kommt es, daß Venot und Parcellier in ihrer schon mehrfach angezogenen Arbeit unter 58 Fällen nur drei als dauernd geheilt im Sinne fünfjähriger Rezidivfreiheit bezeichnen konnten. Unsere eigenen Rezidive waren zumeist lokale. Doch sahen wir auch Drüsenrezidive bei lokaler Rezidivfreiheit. Daß diese Drüsenmetastasen gerade hier eine so große Rolle spielen, liegt daran, daß bisher der wirklich radikalen Drüsenausräumung beim Urethralcarcinom eine verhältnismäßig geringe Bedeutung zugemessen worden ist. In den 58 Fällen von Venot und Parcellier wurden die Drüsen z. B. nur zehnmal exstirpiert. Dabei ist die Beteiligung der regionären Drüsen bei Carcinom der Harnröhre nicht seltener als bei anderen Organen. So finden wir bei Venot und Parcellier unter 55 verwertbaren Fällen die Drüsen 15 mal als infiltriert bezeichnet. Shaw gibt an, daß unter ungefähr 100 Fällen die Drüsen in einem Drittel der Fälle krebsig erkrankt waren.

Aus diesen Feststellungen und Überlegungen ergibt sich als Folgerung, daß alle partiellen Resektionen der Harnröhre bei Krebs derselben als ungenügende Eingriffe anzusehen sind. Als wirklich radikal sind nur solche Operationen zu bezeichnen, welche sich die Exstipation der ganzen Urethra einschließlich des Sphincters zum Ziel setzen. Um dieser Forderung zu genügen, sind von einzelnen Operateuren „erweiterte" Operationsmethoden angegeben und angewendet worden, die durch Spaltung der Symphyse oder zeitweilige Aufklappung derselben mittels Meißel oder Drahtsäge (Graf) den Zugang zum Blasenhals und zur vorderen Blasenwand bequemer gestalten.

Die eigentliche Schwierigkeit der Operation des Harnröhrenkrebses besteht aber nicht in einer zu geringen Zugänglichkeit des Blasenhalses, sondern in der Beantwortung der Frage, wie das Problem der Harnableitung zu lösen sei. Die von Fritsch als Notoperation angewendete Occlusio vaginae mit Herstellung einer Kommunikation gegen das Rectum ist wegen der dabei unvermeidlichen Infektion der höheren Harnwege unbedingt anzulehnen. Zinner hat (ebenso wie Graf) die Öffnung der Blase vernäht und den Harn dauernd durch eine suprapubische Fistel abgeleitet. Die Gefahr dieser Methode für die höheren Harnwege ist nach unseren Erfahrungen der jüngsten Zeit ebenfalls sehr bedeutend. Von einzelnen Autoren ist eine Rekonstruktion der Harnröhre versucht worden — nur ausnahmsweise mit Erfolg (Pétridis). Die Maydlsche und die Makkassche Operation sind zur Ableitung des Harnes empfohlen, die Implantation der Ureteren in das Sigmoideum von Leriche mit unglücklichem Ausgange versucht worden.

Es erscheint mir nicht ausgeschlossen, daß auch hier die Verbesserung der Resultate der Harnableitung durch Implantation der Ureteren in den Darm nach der Methode Coffeys berufen sein wird, die Konsequenzen einer radikalen Operation des Urethralcarcinoms für die Kranken erträglich zu gestalten.

Bezüglich der Lymphdrüsen muß auf die Verbesserung der Resultate beim Vulvacarcinom durch die radikale Drüsenausräumung nach der Methode Rupprechts hingewiesen werden.

Die wenig ermutigenden Erfolge der Operation des Harnröhrenkrebses haben zu Versuchen mit der Strahlenbehandlung geführt. Zumeist ist zu diesem Zwecke Radium mittels gefilterter Dominiciröhrchen in die Urethra eingelegt worden. Über Heilungen auf diesem Wege ist von Legueu und Cherion, von Blumberg, Shaw und besonders von Bumm berichtet worden. Ich selbst habe in einem Falle einen bezüglich des Carcinoms guten Erfolg auf Kosten einer Strahlenschädigung der Harnröhre erzielt, die letzten Endes zu einer aufsteigenden Infektion mit ungünstigem Ausgang Veranlassung gab.

Shaw hat die Kombination von Radiumbestrahlung des Primärtumors mit Exstirpation der erkrankten Inguinaldrüsen empfohlen. Wir haben mehrfach mit geringem Erfolg versucht, den umgekehrten Weg zu gehen, indem wir den Primärtumor exstirpierten und die Inguinaldrüsen einer Röntgenintensivbestrahlung unterzogen.

## II. Die Beziehungen der Harnorgane zu den Gestationsvorgängen[1].

### 1. Niere.

Unter den Fehlbildungen kommt jener Dystopie des Organes, die wir als Beckenniere bezeichnen, eine größere Bedeutung zu. Die Anzahl der Fälle von Kombination der Beckenniere mit Schwangerschaft oder Geburt ist allerdings nicht groß, was begreiflich ist, nachdem überhaupt wenig mehr als 100 Fälle von kongenitaler Nierendystopie in der Literatur mitgeteilt sind. Überdies ist die Nierendystopie in mehr als einem Drittel der Fälle mit Hemmungsbildung der inneren Genitalien vergesellschaftet, so daß die Zahl jener Fälle, in denen es zur Komplikation der Nierendystopie durch Schwangerschaft kommen kann, noch weiter eingeschränkt wird. Immerhin konnte sich Zangemeister schon im Jahre 1913 auf 45 derartige Fälle beziehen. Ihre Bedeutung liegt in der Tatsache, daß das in das Becken verlagerte Organ als Geburtshindernis in Betracht kommen kann. Tatsächlich berichtet Zangemeister, daß unter 36 Geburten nur 24 spontan verliefen, wobei auch dann die Entbindung meist langdauernd und schwer war. 12 Fälle wurden operativ beendigt, und zwar sechsmal durch künstliche Frühgeburt, zweimal durch Wendung und Extraktion des Kindes aus Querlage, zweimal durch Forceps, einmal durch Perforation. In einem Falle kam es zur spontanen Uterusruptur. Die durch die Verlagerung der Niere gesetzte Dystopie wäre noch größer, wenn die Beckennieren nicht in der Regel kleiner als normal und extramedian — zumeist links — häufig nur mit einem Abschnitt in das Becken hineinragend gelegen wären. Wiederholt wurde schon während der Schwangerschaft die Beckenniere — zwar nicht als

---

[1] Die Beziehungen der Schwangerschaft zu den Entzündungen und Degenerationsprozessen der Niere, sowie zu den Veränderungen ihrer Funktion fallen nach dem Plane der Herausgeber außerhalb des Rahmens dieses Kapitels.

Um den Zusammenhang nicht zu zerreißen, sind einige Punkte schon im vorhergehenden Kapitel behandelt worden.

Bezüglich der im Verzeichnis nicht ausgewiesenen Literatur sei auf das ausgezeichnete Referat Zangemeister vor dem Hallenser Gynäkologenkongreß im Jahre 1913 verwiesen, auf das übrigens in den folgenden Ausführungen wiederholt Bezug genommen ist.

solche erkannt — aber als Geburtshindernis gewertet. Die daraufhin vorgenommenen Eingriffe waren, wie vorhin erwähnt, zumeist Einleitung der Frühgeburt, in einzelnen Fällen aber gegen das dystope Organ gerichtet. So haben
Cragin und Kantorovicz je eine hydronephrotische Beckenniere im 9. und
10. Lunarmonat exstirpiert. Halban und Baumm haben in ihren Fällen durch
die von Hastings Gilford außerhalb der Schwangerschaft zuerst ausgeführte,
von Sträter warm empfohlene operative Dislokation der dystopen Niere aus
dem kleinen Becken mit nachfolgender Fixation derselben oberhalb der Linea
innominata das bestehende räumliche Mißverhältnis vor Eintritt der Geburt
beseitigt.

　　In fast allen diesen Fällen wurden die Eingriffe auf Grund von Fehldiagnosen
gemacht. Zumeist glaubte man einen Ovarialtumor vor sich zu haben; doch
finden wir auch die Diagnose Adnextumor, Myom, maligner Darmtumor usw.
Es ist bezeichnend, daß nach Baumm die Beckenniere unter 96 mitgeteilten
Fällen 79 mal erst bei der Operation als solche erkannt wurde. Auf die Stellung
der Diagnose bei Nierendystopie ist schon an anderer Stelle eingegangen worden.
Hier sei nur erwähnt, daß unter Umständen der Nachweis der zur Beckenniere
ziehenden Arteria renalis durch die Blutfüllung aller Beckenorgane erleichtert ist.

　　Über einen bemerkenswerten, gleichfalls zunächst nicht richtig erkannten,
erst bei der Operation verifizierten Fall von Beckenniere als Geburtshindernis
berichtet Haselhorst, der die Entbindung durch Kaiserschnitt beendete.

　　Auch im Wochenbett kann die Beckenniere eine Rolle spielen, indem sie
zu Verwechslung mit Parametritis Anlaß gibt (Kuntzsch).

　　Bei Komplikation der Beckenniere durch Schwangerschaft oder Geburt
sind so ziemlich alle geburtshilflichen Operationen ausgeführt worden. Das
von Halban und Baumm gewählte zielbewußte Vorgehen zur Beseitigung des
Geburtshindernisses während der Schwangerschaft ist gewiß bestechend. Ob
es aber bei rechtzeitiger Diagnose sich zur Operation der Wahl gestalten wird,
erscheint doch zweifelhaft. Löwenstein hat schon in der Diskussion zu Baumm
mit Recht darauf aufmerksam gemacht, daß die operative Verlagerung der
Beckenniere anatomisch bedenklich ist; der zugehörige Ureter ist außerordentlich kurz, so daß von einer ausgiebigen Dislokation kaum die Rede sein kann
und ebenso ist der Verlauf der Nierengefäße, die oberhalb der verlagerten Niere
von der Vorderfläche der großen Gefäße zu entspringen pflegen, einer solchen
nicht günstig. In ähnlichem Sinne spricht sich übrigens Stephan aus.

　　Von Bedeutung ist der Umstand, daß auch in denjenigen Fällen, in denen
die dystope Niere nach ihrer Lage und dem Geburtsverlauf einem größeren
geburtshilflichen Trauma ausgesetzt war, schwerere Schädigungen zumeist ausgeblieben sind. Nur in einem an Infektion im Wochenbett verstorbenen Falle
Tilps war eine direkte Verletzung in Form eines Längsrisses im Nierenparenchym zustande gekommen. Außerdem ist einmal Eklampsie wahrscheinlich
als Folge der Kompression einer sakralen Einzelniere eingetreten (Oliva);
über einen ähnlichen Fall berichtet Müllerheim und einmal kam es infolge
des auf der Beckenniere lastenden Druckes von seiten des graviden Uterus
zur Urämie (Brooks).

　　Nach alldem muß bei konstatierter Beckenniere in der Schwangerschaft das
Abwarten des normalen Geburtstermins und später eine exspektative Geburtsleitung empfohlen werden. Forcierte Extraktionsversuche mit der Zange oder
nach ausgeführter Wendung am Beckenende sind zu unterlassen. Der mit den
modernen Hilfsmitteln der urologischen Diagnostik verhältnismäßig leicht zu
erbringende Nachweis einer raumbeengenden Beckenniere dürfte in Zukunft
häufiger als bisher zur Anwendung der verschiedenen Methoden der Schnittentbindung Veranlassung geben.

Im Anschlusse an die Kombination von Beckenniere mit Schwangerschaft oder Geburt muß auch der Einklemmung der ins kleine Becken herabgesunkenen Wanderniere gedacht werden. Es ist sehr wahrscheinlich, daß es sich bei den Berichten über derartige Fälle so gut wie immer um Beckenniere gehandelt hat. Die Wanderniere rückt während der Gravidität erfahrungsgemäß in die Höhe, was sich subjektiv durch ein Nachlassen vorhandener Beschwerden ausdrückt. Es ist kaum anzunehmen, daß eine wirklich bewegliche Niere während der Schwangerschaft oder während der Geburt so tief herabtreten kann, daß eine Einklemmung de facto in Betracht kommt. Ein einwandfreier, derartiger Fall ist mir auch aus der Literatur nicht bekannt.

*Angeborene Nierendefekte* einer Seite scheinen von Schwangeren anstandslos getragen zu werden und auch auf den Verlauf der Schwangerschaft keinen Einfluß auszuüben. So kennen wir einen Fall MAUGHANs, der trotz kongenitalem Defekt der einen Niere zwei Schwangerschaften und Geburten ohne Gesundheitsstörung überstand. *Ich* selbst habe vor kurzer Zeit gleichfalls einen durch Sektion sichergestellten Fall von Einnierigkeit beobachtet, der zwei normale Entbindungen mitgemacht hatte und in der dritten Schwangerschaft an Uterusperforation zugrunde ging (s. Abb. 1). Wenn die eben geschilderten Tatsachen dadurch ihre Erklärung finden, daß bei angeborenem Mangel einer Niere die andere schon in der Embryonalzeit Gelegenheit hat, sich kompensatorisch zu entwickeln, so hat die Erfahrung gezeigt, daß auch bei *erworbenem Mangel einer Niere — also nach Nephrektomie* — der Verlauf späterer Schwangerschaften allen vorgefaßten Befürchtungen widerspricht. Wenn die Funktion der zurückgebliebenen Niere für den Stoffwechsel des Individuums in nichtschwangerem Zustande ausreicht, so pflegt sie das auch im Falle eintretender Schwangerschaft zu tun. Die einfachste Erklärung für diese Tatsache gibt uns der ZANGEMEISTERsche Hinweis, daß die allgemein verbreitete Anschauung von den hohen Anforderungen, die durch die Schwangerschaft an die Nieren gestellt werden, nur in beschränktem Maße zu Recht bestehe. Wenn wir dazu bedenken, daß den Tierversuchen POUSSONs zufolge nach Entfernung von $^3/_4$ des Nierenparenchyms die Funktion des übriggebliebenen einen Viertels ausreicht, um einen normalen Stoffwechsel auch beim schwangeren Tier aufrecht zu erhalten, so werden wir uns nicht darüber wundern, daß Einnierige Schwangerschaft, Geburt und Wochenbett fast ebenso gut vertragen wie Zweinierige. So teilt ISRAEL 39 Fälle mit, die Schwangerschaft nach Nephrektomie ohne irgendwelche Störung mitmachten, THEODOR aus KÜMMELLs Klinik 31, die in 54 Schwangerschaften 40 lebensfähige Kinder zur Welt brachten, POUSSON 66, HARTMANN zuerst 74, später 107 Nephrektomien mit nachfolgenden Geburten (darunter zwei Eklampsien). SUTER berichtet über 11 eigene geheilte Nephrektomien wegen Tuberkulose, die schwanger wurden; 10 blieben gesund, eine bekam Tuberkulose der anderen Niere und starb. BORELIUS hat neun Frauen nephrektomiert, darunter drei intra graviditatem, und zwar sechs wegen Tuberkulose, zwei wegen Stein, eine wegen Pyohydronephrose: dieselben machten 15 normale Schwangerschaften und Geburten durch, auch wenn die Gravidität schon kurze Zeit nach der Nephrektomie eintrat. MATHEWS hat 241 Fälle, darunter vier eigene gesammelt, die 265 Geburten mitmachten, darunter 250 normale und nur 15 komplizierte; zwei Frauen starben, doch bestand in keinem Falle Niereninsuffizienz. Größere Statistiken zeigen ferner, daß selbst intra graviditatem ausgeführte Nierenoperationen auf den Bestand und Verlauf der Schwangerschaft, sowie auf den Zustand der zweiten Niere einen sehr geringen Einfluß nehmen. So berichtet HARTMANN über 35 derartige Operationen, und zwar 30 Nephrektomien, fünf Nephrotomien, von denen zwei starben; eine an Eklampsie, eine an Embolie; dreimal kam es zum Abortus. Pousson hat 32 Nephrektomien mit nachfolgender Schwangerschaft gesammelt, von denen drei abortierten. Stevens berichtet über 35 Nephrektomien wegen nichttuberkulöser Erkrankungen, bei denen 27 Schwangerschaften ungestört verliefen, während zwei durch Wendung beendigt wurden; sechsmal kam es zum Abortus; in einem Falle starben Mutter und Kind.

Besonderes Interesse erwecken Komplikationen von seiten der zweiten Niere, die entweder vor oder während der Schwangerschaft zur Beobachtung kamen. Favreau sah im fünften Lunarmonat einer Schwangerschaft nach Nephrektomie Pyelonephritis auftreten, die nach spontaner Besserung im Wochenbett exazerbierte, um rasch abzuklingen. Andérodias erwähnt in der darauffolgenden Diskussion drei ähnliche Fälle. Ich selbst habe einen Fall mitgeteilt, in dem es nach der wegen Nephrolithiasis ausgeführten Nephrektomie der einen Seite wegen wiederholter urämischer Anfälle zur Nephrotomie der zurückgebliebenen Niere kam, bei der zwei Parenchymsteine entfernt wurden. Die Frau hat trotzdem zwei nachfolgende Schwangerschaften und Geburten tadellos überstanden und ist gesund geblieben.

Hier muß auch die Angabe Hornsteins erwähnt werden, daß Einnierige in höherem Maße als Zweinierige zu Nephropathie in der Schwangerschaft disponieren, was auch Israels Meinung ist. Tatsächlich finden wir nur bei Hartmann zwei Fälle von Eklampsie Nephrektomierter mitgeteilt.

Entsprechend den guten Erfahrungen, die alle Autoren mit dem Verlaufe von Schwangerschaft, Geburt und Wochenbett, sowie bezüglich des späteren Gesundheitszustandes Nephrektomierter gemacht haben, stehen diejenigen von ihnen, die zu der Frage des Heiratskonsens Stellung genommen haben, auf dem Standpunkte, daß kein Grund vorliegt, Nephrektomierte am Heiraten zu hindern, vorausgesetzt, daß die zweite Niere gesund ist (Zoeppritz). Das gilt ebensowohl für Tuberkulose der Nieren als für irgendwelche andere Erkrankungen, welche die Indikation zur Nephrektomie abgeben können. Ein Grund, bei malignen Tumoren die Ehe zu verbieten (soweit dies überhaupt in ärztlicher Macht steht), wie dies Matthews will, scheint mir auch bei Nierengeschwülsten nicht vorzuliegen. Allerdings ist hier vielleicht noch mehr wie bei der Tuberkulose die Einhaltung einer gewissen Karenzfrist zu empfehlen, wie sie mehrere Autoren (Kümmell, Wildbolz u. a.) dort gefordert haben.

Bezüglich des Stillens liegt kein Grund vor, es Nephrektomierten zu verbieten (Wildbolz).

Eine Reihe von Problemen ergibt sich durch die Komplikation von *Nierentuberkulose und Schwangerschaft*. Die Überlegung sagt uns, daß es sich hier um ein verhältnismäßig häufiges Zusammentreffen handeln muß. Nach den Angaben Chambres findet man bei 2,9%, nach denen des Berner pathologischen Institutes bei 5,3% aller Sektionen Nierentuberkulose; nach Küster besteht in 9,55% aller Tuberkulosen ein tuberkulöser Nierenprozeß; Zangemeister konstatiert aus einer Sammelstatistik, daß 3% aller Pyelitiden durch den Tuberkelbacillus hervorgerufen war. Wenn wir dazu in Betracht ziehen, daß die Beteiligung des weiblichen Geschlechtes unter diesen Fällen eher größer ist als die des männlichen, so wäre zu erwarten, daß unter den zahlreichen tuberkulösen Schwangeren das Bestehen einer Nierentuberkulose ein keineswegs seltenes Ereignis darstellen müßte. Hingegen sehen wir, daß nicht nur die Urologen, sondern auch die Gynäkologen nur vereinzelt über die Komplikation von Schwangerschaft und Nierentuberkulose zu berichten in der Lage sind. Eigentlich hat nur Israel aus seinem Riesenmaterial mehrere derartige Fälle mitgeteilt. Die anderen Autoren haben fast nur einzelne Fälle beobachtet. Eine Erklärung dieses auffälligen Widerspruches kann wohl nur in dem Umstande gesucht werden, daß anatomisch nachweisbare Nierentuberkulose und klinisch manifeste Nieren-

tuberkulose nicht dasselbe sind. Wenn auch die ersten Zeichen der spezifischen
Nierenerkrankung anamnestisch verhältnismäßig häufig in eine Schwangerschaft oder in das Wochenbett verlegt werden (WERBOFF), so verbergen sich
dieselben oft hinter den gewöhnlichen, nicht spezifischen, urologischen Komplikationen der Gravidität.

Die Diagnose der Nierentuberkulose beruht wie außerhalb der Schwangerschaft auf der klassischen Trias: Leukocyten, Erythrocyten und Tuberkelbacillen im Harnsediment. Der Nachweis von Bacillen allein ist während der
Gravidität um so weniger pathognomonisch, weil die Durchlässigkeit der Nieren
gegenüber den Tuberkelbacillen in der Schwangerschaft erhöht ist (WERBOFF:
27 von 39 Fällen = 69,25%, GRAEBKE). Zweifellos würde aber eine systematische Untersuchung aller Frauen mit Harnbeschwerden in der Schwangerschaft in der Richtung auf Nierentuberkulose diese Diagnose weit häufiger stellen
lassen, als dies bisher der Fall ist.

Der Einfluß der Schwangerschaft auf eine bestehende Nierentuberkulose
scheint, wie bei der Lungentuberkulose, ein recht ungünstiger zu sein. Wenigstens
spricht sich die große Mehrzahl der Autoren in diesem Sinne aus (ISRAEL, PANKOW
und KÜPFERLE, SEITZ, VEIT, WILDBOLZ, MIRABEAU, HOLZBACH, WERBOFF,
STEVENS und fast alle maßgebenden französischen Autoren) Allerdings halten
STOECKEL, ZANGEMEISTER, HOFBAUER, MONNIER und einige andere den Nachweis für diese Behauptung nicht für erbracht. Auch WILDBOLZ berichtet über
vier Fälle, in denen die Schwangerschaft bei einseitiger Nierentuberkulose
recht gut vertragen wurde. Einen Fall darunter beobachtete er selbst 10 Jahre
lang, die drei anderen verdankte er der Mitteilung bekannter Ärzte. Während
zwei dieser Fälle auch über das Wochenbett in gutem Zustande hinwegkamen,
zeigte die dritte nach der Entbindung raschen Verfall.

Besonders ungünstig ist jedenfalls der Einfluß der Schwangerschaft bei
doppelseitiger oder bei Tuberkulose einer nach Nephrektomie zurückgebliebenen
Niere. WERBOFF, der aus der Literatur insgesamt 47 Fälle von Nierentuberkulose
und Schwangerschaft gesammelt hat, berichtet über vier Fälle von Tuberkulose
der zweiten Niere in der Gravidität. Zwei starben an Nierentuberkulose, eine
an Eklampsie und eine $1^3/_4$ Jahre nach der Geburt aus unbekannter Ursache.
Im ganzen sind aber, wie ZANGEMEISTER hervorhebt, Spättodesfälle an spezifischer Erkrankung der zweiten Niere in der Schwangerschaft nach Nephrektomie selten. Diese Konstatierung stimmt mit den Feststellungen überein,
welche den Einfluß der Schwangerschaft auf die zweite Niere nach Nephrektomie
betreffen und auf welche weiter oben Bezug genommen worden ist.

Ein Einfluß der Nierentuberkulose auf den Verlauf der Schwangerschaft
ist kaum zu gewärtigen. Gelegentlich ist im Anschlusse an Nephrektomie
während der Gravidität Abortus beobachtet worden; auch behauptet STEVENS,
daß Blasentenesmus infolge von Tuberkulose der Harnblase als Ursache von
Abortus in Betracht komme. Doch berichtet ZANGEMEISTER über einen Fall
von Blasentuberkulose mit nur einer Niere, der Geburt und Wochenbett gut
überstand.

Gerade auf das Überstehen des Wochenbettes kommt es bei der Nierentuberkulose an; trotz relativen Wohlbefindens in der Schwangerschaft pflegt
es im Wochenbett „reißend" bergab zu gehen (RUNGE).

Bezüglich der Therapie stimmen alle Autoren darin überein, daß einseitige
Nierentuberkulose in der Schwangerschaft — und die Nierentuberkulose zeichnet
sich in der Gravidität, ebenso wie außerhalb derselben durch ihre Einseitigkeit
aus (WERBOFF: 32 von 38 in Betracht kommenden Fällen = 84,3%) — genau so
zu behandeln ist, wie wenn die Kranke nicht schwanger wäre. Demzufolge
ist auch in der Gravidität bei entsprechender Funktion der zweiten Niere die

Nephrektomie indiziert. Eine Unterbrechung der Schwangerschaft kommt nur in Betracht, wenn die Gesundheit oder Funktionsfähigkeit der zweiten Niere nicht verläßlich feststeht (Seitz, Chassot u. a.). Besteht beiderseits schwere Nierentuberkulose, so kann auch der Verzicht auf die Schwangerschaftsunterbrechung behufs Gewinnung wenigstens eines lebenden *Kindes* in Frage kommen.

In verringertem Maße kann auch die gewöhnliche Menstruation den Verlauf einer Nierentuberkulose ungünstig beeinflussen. Kapsammer berichtet über einen Fall, in dem es jedesmal vor Eintritt der Menses zu einer Nierenblutung kam; Hoffmann teilt einen anderen mit, bei dem die Menstruation immer mit Temperatursteigerung bis 40⁰ verbunden war.

Neben der Tuberkulose, die wohl die häufigste Ursache renaler Hämaturie während der Schwangerschaft ist, kommen andere Nierenveränderungen nur ausnahmsweise in Betracht. Guyon und Albarran haben allerdings Fälle beobachtet, in denen Blutung aus den Nieren nur während der Gravidität bestand, um nach Ablauf derselben zu verschwinden und mit Eintritt der nächsten wieder aufzutreten, ohne daß es gelang, eine sichere Ätiologie der Hämaturie festzustellen. Ob es sich hier, wie bei den meisten Fällen essentieller Nierenblutung außerhalb der Schwangerschaft, um entzündliche Prozesse innerhalb der Niere handelt, ob etwa Varicen der oberen Harnwege hier eine Rolle spielen, wie Pilcher meint, oder ob die Blutüberfüllung der Nieren während der Schwangerschaft unter Umständen ausreicht, um Nierenblutung herbeizuführen, geht aus den Mitteilungen der von Zangemeister zitierten Autoren nicht einwandfrei hervor. Eine sichere Quelle von Nierenblutung in der Gravidität sind Verletzungen der Niere, wie sie von Schauta und Ludwig als Folge von Sturz, resp. Fußtritt mitgeteilt worden sind.

An dieser Stelle muß auch die Tatsache Erwähnung finden, daß es während der Geburt unter dem Einflusse der Wehentätigkeit zur Ruptur einer Hydronephrose kommen kann. Tschugajeff teilt ein derartiges Ereignis mit, das von Peritonitis gefolgt war. Durch Laparotomie mit nachfolgender Pyelotomie vom Rücken her wurde Heilung erzielt.

Die Geburt selbst übt sonst — wenn wir von der Kompression dystoper Nieren durch den Geburtsakt absehen — weder an sich, noch durch die zu ihrer Beendigung angewandte Kunsthilfe einen unmittelbaren Einfluß auf den Zustand oder die Funktion der Niere aus. Dabei lassen wir allerdings die Einwirkung vom Genitalschlauch aus aufgenommener Gifte (Lysol-, Carbol-, Sublimatspülung) außer Betracht.

Von einem einzigen in weiterem Sinne geburtshilflichen Eingriff wissen wir, daß er imstande ist, die Nierenfunktion weitgehend zu schädigen; es ist das die Momburgsche Schlauchkompression, wie A. Mayer für das Kaninchen, Cassanovas für den Hund nachgewiesen hat. Hoehne hat in einem Falle post partum während der ganzen Dauer der Schlauchkonstriktion keinen Tropfen Harn abgehen gesehen. Daß es sich auch beim Menschen um Sekretionshemmung infolge Unterbrechung der Gefäßversorgung handelt, wie dies Mayer beim Kaninchen gezeigt hat, ist mit Rücksicht auf die anatomischen Verhältnisse unwahrscheinlich und nur bei tiefstehenden Nieren plausibel; Hoehne selbst hat in seinem Fall eine primäre Ausscheidungshemmung durch Abschnürung der Harnleiter angenommen.

**Pyelitis in graviditate.** Rayer hat im Jahre 1841 zuerst den Zusammenhang gewisser, während der Schwangerschaft gelegentlich auftretender Krankheitserscheinungen, auf die Smellie schon ein Jahrhundert vorher hingewiesen hatte, mit entzündlichen Veränderungen des Nierenbeckens erkannt. Erst viel später hat dann Kaltenbach (1871) erneut auf die akute Pyelitis in der Schwangerschaft aufmerksam gemacht. Ihm folgten Chamberlain (1877), Kruse (1889),

REBLAUB (1892). Es ist das zweifellose Verdienst von OPITZ, durch seine Arbeit aus dem Jahre 1905 das Interesse der Gynäkologen und Urologen an diesem charakteristischen Krankheitsbild erneut geweckt und das letztere in seinen Grundzügen fixiert zu haben. Seither ist die Literatur zu diesem Gegenstand so groß geworden, daß an dieser Stelle nur auf die wichtigsten Arbeiten auf diesem Gebiet Bezug genommen werden kann.

Die Schwangerschaftspyelitis darf nicht etwa als zufälliges Zusammentreffen einer Pyelitis mit Schwangerschaft aufgefaßt werden; der Zusammenhang zwischen beiden ist vielmehr ein kausaler, wie schon RAYER vermutet hat. Die Erkenntnis der Abhängigkeit der Infektion der Harnwege von der Harnretention (BUMM 1886, ALBARRAN, ROVSING, beide 1889) einerseits, die von CRUVEILHIER gemachte, von RAYER bestätigte Beobachtung der in der Schwangerschaft häufig, bei der Schwangerschaftspyelitis aber regelmäßig vorkommenden Kompression und konsekutiven Dilatation der Harnleiter anderseits zwingen zu der Auffassung der Pyelitis *in* graviditate als einer Pyelitis *per* graviditatem.

Die Schwangerschaftspyelitis ist keine seltene Erkrankung. ALBECK berechnet ihre Frequenz aus dem Materiale der LEOPOLD MEYERschen Klinik in Kopenhagen mit 52 auf 7648 Geburten, also 0,67%; GAIFAMI mit 14 auf 2000 Geburten, also 0,7%. ZANGEMEISTER hält diese Zahlen für zu hoch. Doch teilt GAIFAMI aus neuerer Zeit das Verhältnis von 200 Pyelitiden zu 20 000 Geburten, also 1% mit. In der Tat erscheint es wahrscheinlicher, daß mit zunehmender, auf die Pyelitis gerichteter Aufmerksamkeit deren relative Anzahl eher steigen wird.

Die Schwangerschaftspyelitis ist nicht immer ein auf das Nierenbecken beschränkter Prozeß. Der dilatierte Anteil des Ureters ist so gut wie immer, die Niere und die Blase gelegentlich an der Entzündung beteiligt. Daß aber die Behauptung COLOMBINOs, die Pyelitis in graviditate müsse richtiger Cystopyelonephritis heißen, nicht zu Recht besteht, erhellt aus cystoskopischen Untersuchungen, die ausdrücklich die Seltenheit der Cystitis bei Schwangerschaftspyelitis hervorheben (STOECKEL, ZANGEMEISTER u. a.), sowie aus dem Fehlen klinischer Symptome seitens der Niere in allen leichteren Fällen. Jedenfalls stehen die Erscheinungen von seiten der Blase und der Niere bei der Schwangerschaftspyelitis so im Hintergrund, daß es den Tatsachen Gewalt antun hieße, wollte man in den gewöhnlichen Fällen die klinisch und anatomisch unerheblichen Veränderungen von Niere und Blase durch die Nomenklatur dem im Nierenbecken lokalisierten Prozeß als gleichwertig an die Seite setzen. Die Fälle, in denen aus der Pyelitis eine Entzündung des ganzen uropoetischen Systems wird, oder die gleich als solche einsetzen, gehören sicher zu den Seltenheiten.

Ätiologisch kommen für die Schwangerschaftspyelitis ebenso wie für die anderen Formen der Nierenbeckenentzündung alle Eitererreger in Betracht. Wie dort steht auch hier in der Literatur das Bacterium coli weitaus im Vordergrunde. Die von ZANGEMEISTER, KRETSCHMER, WOSSIDLO gesammelten Statistiken ergeben in 76—79% Koli als Erreger der Pyelitis. Das Verhältnis in neueren Statistiken ist: MAUJOKS 20 : 17, FERRON 33 : 28, KREPS 37 : 30, CANTONI 37 : 31. Die Begriffe Pyelitis und Bacterium coli scheinen so innig zueinander zu gehören, daß der Name Kolipyelitis als pars pro toto gebraucht wird. Nur ganz vereinzelt finden wir diesbezüglich abweichende Angaben: so von SCHWARZWALD-FRISCH, die bei 22 an Pyelitis erkrankten Männern (meist Soldaten) in $2/3$ der Fälle Kokken als Erreger fanden und in jüngster Zeit von HADEN, der die Seltenheit des Bacterium coli als *primären* Invasionskeimes betont und hochvirulente Strepto- und Staphylokokken als Infektionserreger der Pyelitis bezeichnet. Auch meine eigenen Erhebungen, die sich auf 27 Fälle erstrecken, sprechen in diesem Sinne. Es kamen nur Nierenharne zur bakteriologischen Untersuchung; das Ergebnis zeigte in 70% Kokken, und zwar in 66%

Streptokokken, darunter 37% in Reinkultur. Diese Zahlen geben doch in Hinblick auf die Rolle, die dem Bacterium coli als Erreger der Pyelitis fast widerspruchslos zugeschrieben wird, zu denken. Es muß hier daran erinnert werden, daß auch für die postoperative Cystitis anfangs eine Koliinfektion verantwortlich gemacht worden ist, bis BAISCH durch seine bekannte, schöne Arbeit der Nachweis gelang, daß die ursprünglichen Erreger dieser Cystitis Kokken sind, die nach kürzerer oder längerer Zeit durch aufgewandertes Bacterium coli überwuchert und schließlich verdrängt werden. Es ist — entgegen der heute allgemein für gültig angesehenen Anschauung — durchaus wahrscheinlich, daß bei der Pyelitis, speziell bei der Schwangerschaftspyelitis, die Dinge sich ähnlich verhalten, wie bei der postoperativen Cystitis. Eine weitere Bearbeitung dieser Frage bis zur vollständigen Klarstellung wäre nicht nur für die Pathogenese, sondern für die ganze Pathologie der Pyelitis von einschneidender Bedeutung.

Seit BUMM, ALBARRAN und ROVSING wissen wir, daß das Eindringen von Infektionserregern in die Harnwege allein zur Erzeugung einer Entzündung nicht genügt, daß vielmehr die Harnretention eine fast unbedingte Voraussetzung derselben ist. Gerade die Schwangerschaftspyelitis kann als überzeugende Illustration dieses Satzes dienen. Es gibt keinen Fall von Pyelitis in der Gravidität, der die Harnstauung vermissen ließe. Ihr Zustandekommen ist von CRUVEILHIER und RAYER angefangen, bis in die jüngste Zeit als Folge einer Harnleiterkompression durch den wachsenden, das kleine Becken ausfüllenden Uterus angesehen worden. Erst neuestens haben die von einzelnen Autoren (BLUMENTHAL und HAMM, YERVELL) schon früher zaghaft geäußerten Vermutungen, daß es sich bei der Ureterdilatation in der Schwangerschaft um einen primären idiopathischen Zustand handeln könnte, in der Theorie STOECKELs von der toxisch bedingten *Ureteratonie* und der Hypothese SELLHEIMs von der hormonal bedingten puerperalen *Weitstellung* einen bestimmteren Ausdruck gefunden.

In einem folgenden Abschnitte ist die Frage der puerperalen Ureterkompression und Dilatation ausführlich behandelt. Sie scheint mir einwandfrei dahin entschieden zu sein, daß die Erweiterung des Harnleiters oberhalb des Beckeneinganges in der Regel rein mechanisch bedingt ist. Nur ausnahmsweise käme auch eine funktionelle Störung der Ureterperistaltik, auf welcher der normale Mechanismus der Harnausscheidung beruht, für die Harnstauung in Betracht. Es scheint übrigens nicht ausgeschlossen, daß zwischen beiden hier erwähnten Ursachen der Dilatation, nämlich zwischen der Kompression und der Atonie der Ureteren zeitliche oder sogar kausale Zusammenhänge existieren (BLUMENTHAL und HAMM). In diesem Sinne kann auch das von KRETSCHMER u. a. röntgenologisch nachgewiesene Bestehen eines vesico-renalen Reflexes bei Graviden in der zweiten Hälfte der Schwangerschaft aufgefaßt werden.

Zwischen Dilatation der höheren Harnwege und Pyelitis besteht trotz vereinzelter Einwände (ZIMMERMANN) ein inniger Zusammenhang, der in der Parallelität ihren Ausdruck findet, mit der beide die *rechte* Körperseite bevorzugen (ZANGEMEISTER).

So leicht es in jedem Falle von Schwangerschaftspyelitis ist, die Anwesenheit von Infektionserregern im Harn des betreffenden Nierenbeckens — gewöhnlich des rechten — nachzuweisen und sich von dem Bestehen einer Dilatation der höheren Harnwege zu überzeugen, so schwer ist es, Sicheres über den Weg auszusagen, auf dem die Keime in das Nierenbecken einzudringen pflegen.

Klinische Erfahrung, Tierexperiment und anatomische Untersuchungen haben uns gelehrt, daß die Erreger der Pyelitis auf einer der folgenden Bahnen das Nierenbecken erreichen:

1. durch das Ureterlumen, durch welches entweder infektiöser Blaseninhalt rückläufig unmittelbar in das Nierenbecken gelangt, oder innerhalb dessen die Keime bei fehlender oder ungenügender Peristaltik des Harnleiters nach aufwärts wachsen;

2. auf der Oberfläche der Ureterschleimhaut, im Bereiche welcher die Entzündung der Blasenschleimhaut fortkriechen kann;

3. durch die von BAUEREISEN genauer studierten Lymphbahnen der Harnleiterwand, die einen kontinuierlichen Weg von der Blase bis zur Niere darstellen;

4. durch das sezernierende Nierenparenchym selbst, durch welches im Blute kreisende Mikroorganismen in das Nierenbecken ausgeschieden werden können;

5. durch die Lymphbahnen der Niere und des Nierenbeckens, die nach den Untersuchungen FRANKES mit denen des aufsteigenden Kolons kommunizieren, so daß von da aus ein Eindringen pathogener Darmbakterien in das Nierenbecken erfolgen kann.

Erfolgt der Einbruch der Infektionserreger auf den unter den Zahlen 1., 2. und 3. dargestellten Wegen, also in der Richtung von der Blase gegen die Niere, so sprechen wir von *ascendierender*, bei 4. oder 5. von *descendierender*, und zwar bei 4. von *hämatogener*, bei 5. von *lymphogener* Infektion.

Die Ansichten darüber, ob bei der Pyelitis in graviditate der ascendierende oder der descendierende Infektionsmodus überwiegt, sind vorderhand durchaus geteilt. Wie schwierig es ist, hier eine allgemein gültige Entscheidung zu treffen, geht schon daraus hervor, daß es nicht einmal durch die Sektion und die anschließende Untersuchung des ganzen uropoetischen Systems immer gelingt, den Infektionsweg einwandfrei festzustellen (SCHIFFMANN und SZAMEK). Um so schwerer fällt uns diese Entscheidung für die ungeheure Mehrzahl der Fälle, in denen wir auf die keineswegs eindeutigen Ergebnisse der klinischen Beobachtung und auf Analogieschlüsse aus Tierversuchen angewiesen sind.

Die Annahme, daß pathogene Keime von der infizierten Blase aus ins Nierenbecken gelangen, war immer so naheliegend, daß die älteren Autoren (OPITZ, KOUWER, SIPPEL, ALBECK u. a.) diesen Infektionsweg, den ascendierenden, als den geradezu selbstverständlichen betrachten. Die Tatsache aber, daß entzündliche Erscheinungen von seiten der Blase bei der Schwangerschaftspyelitis, sowohl cystoskopisch als anamnestisch großenteils vermißt wurden, insbesondere der plötzliche Eintritt der auf das Nierenbecken beschränkten Erkrankung nach Art einer akuten Infektionskrankheit haben dazu geführt, die tierexperimentell (GOLDSCHMIDT und LEWIN, POSNER und LEWIN, MARKUS u. a.) für die Harnwege im allgemeinen sichergestellte Möglichkeit der hämatogenen oder lymphogenen Infektion auch für die Ätiologie der Nierenbeckenentzündung in der Schwangerschaft in Betracht zu ziehen. Es waren besonders französische Autoren (GUYON, PAUL BAR und ihre Schüler, aber auch ROVSING, COLOMBINI, CUMMINGS u. a.), welche sich für den descendierenden Infektionsmodus einsetzten. Wenn gegen die oben erwähnten Tierversuche einzuwenden war, daß ihre groben Verhältnisse die Übertragung auf die menschliche Pathologie nicht gestatteten, so haben die schönen Versuche von MIRABEAU und SIEBER gezeigt, daß die Infektion des Nierenbeckens auf hämatogenem oder lymphogenem Wege auch unter solchen Bedingungen des Tierexperimentes hervorgerufen werden kann, die für die Ätiologie der menschlichen Pyelitis in Betracht kommen.

MIRABEAU (1907) unterband beim Kaninchen den Ureter eine: Seite, injizierte eine Koliaufschwemmung in die Ohrvene und sah Infektion des Nierenbeckens der gestauten Seite. SIEBER erzeugte beim Kaninchen durch Verziehung des Ureters ein Harnabfluß-hindernis und gab Opium per os; nach fünf Tagen waren in der entstandenen Hydronephrose Staphylokokken nachweisbar.

Ganz allgemein wurde die hämatogene Ätiologie der Schwangerschaftspyelitis in Amerika akzeptiert, wo die Lehre vom metastatischen Ursprung
zahlreicher entzündlicher Erkrankungen auch auf die Entzündung des Nierenbeckens Anwendung fand. Danach handelt es sich bei der Pyelitis um eine
„focal disease", deren primärer Herd (focus) besonders in Wurzelspitzeneite-
rungen schlechter Zähne und Tonsilleneiterungen zu suchen sei, deren Erreger
eine spezielle Affinität zu Erkrankungen der Harnorgane hätten (Bumpus und
Meisser aus der Mayoklinik, Helmholz und Millikin, Crance, Crance und
Bullock, Cole, Foote, Furniss, Goldfader, Berlin, zum Teil auch Halstead, Vaux u. a.).

Von den meisten Autoren, die den descendierenden Infektionsmodus als den
gewöhnlichen ansahen, wurden allerdings Erkrankungen des Darmes als Ausgangspunkt jeder Art von Pyelitis angenommen (Colombino, Kretschmer,
Zimmermann, Lenhartz, Zangemeister, Pollak, Stoeckel, Posner, Weibel
u. a.), von denen aus der Kolibacillus entweder direkt auf dem Wege der kollateralen Lymphgefäße oder auf dem Umwege über die Blutbahn in die Niere und
das Nierenbecken gelange. Diese Anschauung basiert auf der fast widerspruchslos angenommenen Auffassung des Bacterium coli als des Pyelitiserregers kat
exochen. Tatsächlich ist es auch gelungen, mehrfach (Blumenthal und Hamm,
Jürgensen, Mayer, Widal und Bénard u. a.) bei Pyelitis Koli im strömenden
Blut der Mutter oder in der Placenta und im Herzblut des Fetus nachzuweisen.
Wenn auch in diesen Fällen die Kolibakteriämie nicht unbedingt als Ursache
der Pyelitis, sondern evtl. als ihre Folgeerscheinung anzusehen ist, so sprechen
doch Fälle, in denen eine interne (Jürgensen; Yoghurtkur) oder chirurgische
(François: Enteroanastomose, Kümmell: 10 Heilungen resistenter Pyelitis
nach Appendektomie) Therapie zur restlosen Beseitigung einer bestehenden
Pyelitis ohne sonstige Behandlung ausreichte, für den Darm als Quelle der Er-
krankung. Auch ist der Nachweis von Koli im Harn bei bestehender Enteritis
(Trumpp) und das Vorhandensein gastrointestinaler Veränderungen in 30%
der von Kretschmer beobachteten 200 Fälle von Pyelitis bemerkenswert.
Keinesfalls gestatten aber diese Beobachtungen eine Verallgemeinerung in dem
Sinne, daß damit etwa der descendierende Weg für die Pyelitis, insbesondere
für die Schwangerschaftspyelitis als vorwiegender oder gar ausschließlicher
Infektionsmodus bewiesen sei.

Wie schon früher erwähnt, ist dasjenige Moment, das der Annahme einer
ascendierenden Infektion am meisten im Wege steht, das Fehlen von Zeichen
einer Cystitis zur Zeit des Beginnes der Nierenbeckenerkrankung. Die meisten
Autoren betonen ausdrücklich die Gesundheit der Blase zu diesem Zeitpunkt.
Dagegen erklärt Kretschmer, daß er in 177 Fällen von Pyelitis die Blase nur
49mal normal gefunden hat. Auch Vaux erwähnt bei Schwangerschaftspyelitis
cystoskopisch nachweisbare Entzündung der Blasenschleimhaut, besonders in
der Umgebung der der Pyelitis entsprechenden Uretermündung. Nach eigenen
cystoskopischen Beobachtungen sind stärkere Hyperämie, besonders in der
Gegend des Trigonums, stellenweise verwischte Gefäßzeichnung und fleckige
Rötung in solchen Fällen nicht selten. Ausgesprochene Cystitis findet man aber
bei Graviditätspyelitis nur ausnahmsweise; dann handelt es sich fast immer
um eine besonders schwere Infektion, wie im Falle Fleischmanns. Zangemeister
hebt in diesem Zusammenhange hervor, daß es gerade bei Cystitis verhältnismäßig selten zu Pyelitis kommt. Er mißt auch dem Nachweise eines erhöhten
Gehaltes der Harnröhre und der Blase an pathogenen Bakterien in der Schwangerschaft keine Bedeutung für das Zustandekommen einer Infektion des Nierenbeckens bei, indem er sich auf die Tatsache stützt, daß diese Steigerung des Keim-
gehaltes gerade jenes Bacterium nicht betreffe, das ätiologisch für die Pyelitis

vorwaltend verantwortlich zu machen sei — das Bacterium coli. Nachdem ich diese vorwiegende Bedeutung des Bacterium coli für die Pyelitis entschieden bezweifle, kann ich auch den abweisenden Standpunkt ZANGEMEISTERs gegenüber der Rolle der Keimvermehrung innerhalb der Harnröhre und der Harnblase in der Schwangerschaft nicht teilen. Es spricht gar nichts dagegen, daß der Gehalt des Blasenharnes an pathogenen Bakterien — ganz abgesehen von seiner Steigerung während der Schwangerschaft — die eigentliche Quelle der Keiminvasion darstellt. Die Frage, die immer wieder gestellt wird, warum es dann nicht in jedem Falle, in dem pathogene Bakterien im Blasenharn nachgewiesen werden können, auch zum Aufsteigen derselben gegen das Nierenbecken komme, ist dahin zu beantworten, daß zum Ascendieren gewisse Bedingungen gehören, die eben nicht immer erfüllt sind. Das normal funktionierende Ureterostium scheidet Blasen- vom Ureterharn so strenge, daß in der Regel, d. h. bei Mangel jeder Retention der Nieren- und Ureterharn auch dann steril bleibt, wenn aus dem Blasenharn Bakterien gezüchtet werden können. BOEMINGHAUS hat auch durch tierexperimentelle Untersuchung nachgewiesen, daß unter diesen Verhältnissen ein Rückfluß von Blasenharn gegen die Niere nicht vorkommt. Es gibt aber eine Reihe von Zuständen und Ereignissen, die zu einer Störung der Ureterfunktion und damit auch zu einer Störung im Mechanismus des Ureterverschlusses führen können. Zu diesen Zuständen gehört unter anderen auch die Schwangerschaft, die durch den Druck des vergrößerten Uterus, vielleicht auch durch Atonie der Uretermuskulatur zu einer Stauung innerhalb des Ureters und des Nierenbeckens, zur dauernden oder vorübergehenden Aufhebung des Ureterverschlusses und in weiterer Folge zum Blasen-Nierenreflux führen kann. Diese Zustände lassen sich durch Ureterenkatheterismus, Chromocystoskopie und Röntgenographie nach Kontrastfüllung von Ureter und Nierenbecken einwandfrei nachweisen (KRETSCHMER, LUCHS u. a.). Es bedarf aber gar nicht des direkten Eindringens von infektiösem Blaseninhalt in das Nierenbecken, um das letztere zu infizieren; es genügt dazu die Verlangsamung der Ureterperistaltik, die im Vereine mit der bestehenden Stauung das Aufwandern der pathogenen Keime im Randstrom begünstigt (STOECKEL).

Im Einzelfalle zu entscheiden, ob die stattgehabte Infektion auf ascendierendem oder descendierendem Wege zustande gekommen ist, erscheint zumeist sehr schwierig, wenn nicht geradezu unmöglich. Daß beide Wege im Bereiche der Möglichkeit liegen, geht aus den eben besprochenen, klinischen und tierexperimentellen Erfahrungen hervor. Obwohl aber in neuerer Zeit die meisten Autoren den hämatogenen oder lymphogenen, descendierenden Infektionsmodus für den weitaus häufigeren halten, glaube ich doch, daß derselbe zu den Ausnahmen gehört und daß die Schwangerschaftspyelitis, wie alle übrigen Formen der Pyelitis, ganz regelmäßig durch Aufwanderung pathogener Keime aus der Vulva über Urethra und Blase bis zu den dilatierten höheren Harnwegen entsteht, wo die Mikroorganismen im stagnierenden Harn einen ausgezeichneten Nährboden finden. Für diese Annahme sprechen außer den weiter oben mitgeteilten Untersuchungsergebnissen, welche eigentlich nur die naheliegende *Möglichkeit* der Keimascension gegenüber allen Zweifeln einwandfrei feststellen, mehrere Beobachtungen, welche nur zu verstehen sind, wenn wir die Quelle der Infektion in den tiefen Harnwegen, resp. in der Umgebung der äußeren Harnröhrenmündung suchen.

Hierher gehört vor allem die Verteilung der beobachteten Fälle von Pyelitis auf beide Geschlechter. Fast alle Autoren stimmen darin überein, daß die Pyelitis vorwiegend bei Frauen vorkommt. ZIMMERMANN berichtet aus der LENHARTZschen Klinik über 80 Fälle von Pyelitis, von denen 74 Weiber und nur sechs Männer betrafen. Er bringt diesen auffallenden Unterschied allerdings mit der

Rolle in Zusammenhang, die Schwangerschaft und auch Menstruation bezüglich der Pyelitis beim Weibe spielen. Wenn wir aber die Statistik Göpperts hier heranziehen, die sich ausschließlich auf Kinder bezieht, unter denen fast 90% dem weiblichen Geschlecht angehörten, so bleibt kaum eine andere Erklärung übrig, als daß die Ursache des enormen Unterschiedes in der Kürze der weiblichen Urethra zu suchen ist, welche das Aufsteigen pathogener Keime bei Kindern ebenso wie bei Schwangeren begünstigt. Eine wertvolle Bestätigung dieser Annahme bilden die Resultate, die Engelhorn-Gustaffson bezüglich des Keimreichtums der Harnblase bei Schwangeren durch systematische Reinigung der Harnröhrenumgebung erzielten; ebenso die Erfahrung Voelckers, wonach Waschungen der Vulva mit essigsaurer Tonerde die Therapie der kindlichen Pyelitis in hervorragendem Maße unterstützen.

Die Pathogenese der Schwangerschaftspyelitis haben wir uns demnach so vorzustellen, daß zunächst durch Kompression eine Harnretention mit konsekutiver Dilatation der höheren Harnwege zustande kommt. Entweder genügt die Verzögerung und Verlangsamung des ureteralen Harnstrahles schon an sich, um das Aufwandern von Keimen im Randstrom aus dem keimhältigen Blasenharn zu begünstigen, oder es kann — wahrscheinlich im Zusammenhange mit der Ureterkompression — zu einer Störung der Harnleterperistaltik, selbst zu antiperistaltischer Tätigkeit des Ureters (Hryntschak) kommen, welche — radiologisch als vesico-renaler Reflex nachweisbar — bei infektiösem Blaseninhalt den Transport der Keime nach aufwärts besorgt.

Die Dilatation des Ureters und des Nierenbeckens kann aber auch die Gelegenheit zu hämatogener Infektion schaffen, indem sie einen Locus minoris resistentiae darstellt, der im Falle einer bakteriellen Allgemeininfektion den durch die geschädigten Nierenepithelien ausgeschiedenen Erregern die Möglichkeit der Ansiedlung gewährt. In solchen Fällen kann auch die Schwangerschaftspyelitis als Manifestation einer allgemeinen Infektionskrankheit in Erscheinung treten.

Am seltensten dürfte es zur Sekundärinfektion der primär dilatierten oberen Harnwege und damit zur Pyelitis in graviditate durch Einwanderung von Keimen auf dem Lymphwege kommen.

Entsprechend dem häufigeren, rechtsseitigen Sitz der Dilatation sehen wir auch die Pyelitis in der Schwangerschaft weitaus häufiger rechts auftreten. Zangemeister gibt das Verhältnis zwischen rechts und links mit 3 : 1 an.

Unter den von Pyelitis befallenen Schwangeren überwiegen die Erstgebärenden. In Kretschmers 25 Fällen handelte es sich 16mal um Primiparae. Ähnlich lauten die meisten anderen Angaben. Bertino behauptet allerdings, daß Erst- und Mehrgebärende gleich häufig an Pyelitis erkranken. Vielleicht wird dieser Widerspruch durch eine Sammelstatistik Zangemeisters aufgeklärt, die unter 152 Fällen von Pyelitis 79 Ip. und 75 Mp. zeigte. Zangemeister macht aber darauf aufmerksam, daß das Verhältnis zwischen Erst- und Mehrgebärenden sonst nur 1:3 beträgt, so daß die Anzahl der Erstgebärenden dreimal so groß ist, als man erwarten müßte.

Der Eintritt der Erkrankung erfolgt gewöhnlich in der zweiten Schwangerschaftshälfte (Opitz, Albeck, Stoeckel, Zangemeister u. a.), und zwar plötzlich nach Art einer akuten Infektionskrankheit unter Fieber, häufig auch Schüttelfrost (Kretschmer: unter 25 Fällen 14mal), allgemeinem Krankheitsgefühl, manchmal Erbrechen; Leukocytose bis 30 000 ist im Anfall keine Seltenheit (Lenhartz, Kretschmer). Der Harn reagiert zumeist sauer, enthält immer Bakterien in großer Menge, häufig in Reinkultur und fast immer reichliche Mengen von Eiter. Ganz zu Anfang kann die Menge der Leukocyten im Sediment des Nierenharnes sehr gering sein. Die Bakteriurie steht im Vordergrunde, so daß P. BAR geradezu von einer „période présuppurative de l'infection des ureterès chez la femme enceinte" spricht. Ebenso pflegt am Ausgang der Erkrankung die Pyurie lange vor der Bakteriurie zu verschwinden (STOECKEL). In der Nierengegend pflegen sowohl spontane, gegen die Blase zu ausstrahlende Schmerzen als Druckempfindlichkeit zu bestehen. In der Regel treten aber die lokalen Symptome hinter den allgemeinen weit zurück (BAUGHMANN).

Der Verlauf der Schwangerschaftspyelitis bleibt heute nur mehr selten ein unbeeinflußter. Wird die Krankheit nicht richtig erkannt, oder trotzt dieselbe — was auch vorkommt — unseren therapeutischen Bemühungen, so pflegen Fieber, allenfalls auch Schüttelfröste so lange anzudauern, bis der normale oder vorzeitige Eintritt der Geburt der Schwangerschaft und damit der Ureterkompression ein Ende bereitet. Dann fällt die Temperatur zumeist rasch zur Norm ab und die Pyurie verschwindet mit der Zeit, während Bakterien, wie früher erwähnt, noch lange im Harn nachweisbar bleiben (KERMAUNER, COLOMBINO).

Trotzdem die Schwangerschaftspyelitis nicht selten unter stürmischen Erscheinungen einhergeht, die an Appendicitis, Pneumonie, Influenza, Typhus, Cholecystitis oder Sepsis denken lassen und auch zu Verwechslungen mit diesen Krankheiten Anlaß gegeben haben, pflegt der Verlauf nur ausnahmsweise ein ungünstiger zu sein. OPITZ, JEANNIN et CATHALA, WALTHARD, ALBECK, KAMANN, NAUJOKS haben allerdings Todesfälle infolge von Schwangerschaftspyelitis beschrieben, die teils unter dem Bilde der Niereninsuffizienz, teils unter dem der Sepsis (Milztumor, Endokarditis) eintraten.

Hingegen braucht es zu einer vollständigen Restitutio ad integrum oft sehr lange. Selbst wenn vollständige Beschwerdefreiheit eintritt *und die* Pyurie verschwindet, kann der Fortbestand einer Bacillurie eine dauernde Bedrohung der Gesundheit der Harnwege darstellen. Seltener bildet eine Schwangerschaftspyelitis den Ausgangspunkt einer Steinentwicklung (ALBRECHT, LATZKO). Auch wenn der Harn nicht nur eiter-, sondern auch bakterienfrei wird, so bietet das noch keine Garantie gegen Rezidive. Es scheint eine Bereitschaft der Nierenbeckenschleimhaut zu Wiederkehr der Entzündung zurückzubleiben. NAUJOKS konnte an 100 Fällen zeigen, daß sämtliche Kolipyelitiden, deren Beginn länger als drei Jahre zurücklag, steril und beschwerdefrei waren, ohne daß dieser Zustand den Eintritt einer neuerlichen Entzündung ausgeschlossen hätten. Als Gelegenheitsursachen hiefür kommen Erkältungen, Durchnässungen, Traumen, Infektionskrankheiten, insbesondere aber neuerliche Schwangerschaft in Betracht. NAUJOKS berichtet über 19 Fälle, die wieder gravid wurden, und von denen acht rezidivierten, darunter einer noch nach 12 Jahren mit tödlichem Ausgang. Bekannt ist ein Fall LEGUEUs, der 13 mal im Laufe von 26 Jahren gravid wurde und 13 mal rezidivierte.

GÖPPERT hat zuerst auf die Möglichkeit hingewiesen, daß die Pyelitis der Kindheit ins spätere Alter latent fortgeschleppt wird und dann unter dem Einfluß von Menstruation und Schwangerschaft aufflammt. KERMAUNER spricht sogar in Anlehnung an GÖPPERT die verschiedenen Pyelitisattacken eines Falles als eine einzige Krankheit mit Exazerbationen zu verschiedenen Zeiten und aus verschiedenen Anlässen an. KRETSCHMER und HELMHOLTZ haben unter dem Einflusse dieser Auffassung die energische Behandlung der kindlichen Pyelitis als die beste Prophylaxe der Schwangerschaftspyelitis bezeichnet.

Wesentlich unsicherer als für die Mutter gestaltet sich die Prognose der Schwangerschaftspyelitis für das Kind. Zwar können die ungünstigen Zahlen, die OPITZ und ALBECK mitgeteilt haben, heute unter dem Einflusse einer aktiveren und auch wirksameren urologischen Pyelitistherapie nicht mehr als gültig angesehen werden (Mansfeld); insbesondere sind die artifiziellen Schwangerschaftsunterbrechungen mit ihren zum Teil deletären Folgen für das Kind außerordentlich eingeschränkt worden. Immerhin hat Naujoks in letzter Zeit unter 81 Fällen von Schwangerschaftspyelitis nur 43 rechtzeitige bei 34 Frühgeburten, drei spontanen und einem artifiziellen Abortus beobachtet. Von den Frühgeburten starb die Hälfte, und zwar zumeist kurze Zeit post partum, einige gingen intra-uterin, einige erst nach einigen Monaten zugrunde. Von allen Kindern starb nach kürzerer oder längerer Zeit $1/3$ der Fälle.

Als Ursache der Schädigung der Kinder und der Neigung zur Frühgeburt sind nach Opitz die hohen Temperaturen, vielleicht auch die Resorption von Giftstoffen anzusehen. Der letzteren Meinung ist auch Kehrer. Überwanderung von Keimen aus dem infizierten Nierenbecken auf Placenta und Kind haben Fehling und Mayer je zweimal beobachtet.

Für die Mutter kommt neben der direkten Schädigung durch die bestehende Pyelitis noch die indirekte Gefährdung durch Übertragung der Infektion vom Harntrakt auf das Genitale in Betracht (Falls). Albeck hat unter 52 Geburten bei Pyelitis fünfmal Wochenbettfieber beobachtet und Naujoks hat zweimal tödliche Kolisepsis infolge schwerer geburtshilflicher Operationen bei bestehender Pyelitis erlebt. Aus diesen Erfahrungen ergibt sich für die Geburtsleitung bei infiziertem Harntrakt der Schluß, jede Berührung der inneren Genitalien durch Operation und Untersuchung nach Tunlichkeit zu vermeiden.

Mit Rücksicht auf das eben Gesagte kann bei Fieber im Wochenbett nach vorhergegangener Pyelitis die Differentialdiagnose zwischen Fortdauer der letzteren und Puerperalprozeß mit Schwierigkeiten verknüpft sein (Rush, Stevens). Der Rat Zickels, sich in solchen Fällen vom bakteriologischen Harnbefund leiten zu lassen, führt leider nicht zum Ziel, weil, wie ich festgestellt habe, unter 100 Fällen von Wochenbettfieber in ungefähr 60% Ausscheidung der Erreger durch die Nieren nachgewiesen werden kann.

Die Diagnose der Schwangerschaftspyelitis läßt sich häufig schon auf Grund der gewöhnlichen klinischen Untersuchung, ohne Zuhilfenahme von Cystoskop und Ureterenkatheterismus stellen. Das plötzliche Auftreten von Fieber und Schüttelfrost bei gleichzeitiger Pyurie und Druckempfindlichkeit einer Nierengegend genügen zweifellos für eine oberflächliche Diagnose. Es liegt aber gar kein Anlaß vor, dem Rate Mirabeaus zu folgen und den Ureterenkatheterismus für therapeutische Zwecke zu reservieren. Mittels des letzteren kann die Diagnose auf Pyelitis mit jener absoluten Sicherheit gestellt werden, welche die unerläßliche Voraussetzung einer aktiven Therapie bildet. Der Katheter soll immer nur in jenes Nierenbecken vorgeschoben werden, das wir als erkrankt annehmen. Der Katheterismus des zweiten Harnleiters soll behufs Vermeidung einer Infektion der zweiten Niere um so mehr vermieden werden, als röntgenologische Untersuchungen der letzten Zeit (Colombino) gezeigt haben, daß wesentlich öfter, als man bisher angenommen hat, auch das zweite Nierenbecken, wenn auch schwächer als das erste dilatiert, also infektionsbereit ist.

Obwohl sich die Behandlung der Schwangerschaftspyelitis naturgemäß an die übliche Therapie der Nierenbeckenentzündungen anlehnt, bestehen doch Momente, welche ihr eine Sonderstellung einräumen. Dazu zählt in erster Linie der innige Zusammenhang der Krankheit mit einer bestehenden Gravidität, deren normaler Ablauf oder vorzeitige Unterbrechung in der Mehrzahl der Fälle Spontanheilung zur Folge hat. Diese bald erkannte Tatsache hat anfangs dazu Veranlassung gegeben, der künstlichen Unterbrechung der Schwangerschaft in der Therapie der Pyelitis graviditatis einen verhältnismäßig weiten Spielraum einzuräumen. Erst die gewonnene Erkenntnis, daß es sich um eine zeitlich begrenzte, prognostisch doch nur ganz ausnahmsweise bedenkliche, vor allem

aber um eine direkt sehr gut beeinflußbare Krankheit handelt, hat die geburtshilfliche Therapie der Schwangerschaftspyelitis so weit in den Hintergrund gedrängt, daß manche Autoren (Stoeckel, Pinard u. a.) ihre Berechtigung überhaupt bestreiten.

In der Beziehung der Pyelitis zur Schwangerschaft, resp. zur Ureterkompression wurzelt der ebenso einfache als geistreiche Vorschlag (Sippel, Pinard),
die Schwangere auf die dem Sitze der Nierenbeckenentzündung entgegengesetzte
Seite zu lagern. In manchen Fällen genügt tatsächlich der Wegfall des auf dem
einen Ureter lastenden Druckes durch die veränderte Lagerung, um mit der
Retention auch die Pyelitis zu beseitigen. Als verläßlich kann aber das Mittel
nicht bezeichnet werden, weil der schwangere Uterus häufig auch der anderen
Beckenwand so anliegt, daß er nicht genügende Bewegungsfreiheit besitzt, um
bei Lagewechsel nach der entgegengesetzten Seite auszuweichen.

Nachdem es sich in der Regel um eine Krankheit mit ausgesprochenen Allgemeinerscheinungen handelt, ist Bettruhe ein unbedingtes Erfordernis. Wie
sonst bei Pyelitis, können oft durch entsprechende Diät und interne Medikation
allein die schwersten Erscheinungen, insbesondere das Fieber, die sonstigen
Allgemeinsymptome und vielleicht auch die Pyurie erfolgreich bekämpft werden.
Eine Beseitigung der Bakteriurie wird auf diesem Wege kaum erzielt werden
können.

Daniel aus der Koranyischen Klinik empfiehlt die Meyer-Betz-Haassche
saure Trockendiät, um eine möglichst intensive, wachstumshemmende Wirkung
des Urotropins gegenüber Bacterium coli zu erzielen; andere Autoren (Rovsing,
Kretschmer) halten für vorteilhafter, die Nieren durch Zufuhr großer Flüssigkeitsmengen durchzuspülen und gleichzeitig den diluierten Harn durch oralen
oder rectalen Gebrauch von Alkalien zu alkalisieren. Mittels beider Verfahren
sind Erfolge erreicht worden.

Von internen Mitteln kommt neben dem am meisten gebrauchten Urotropin
Salol in Betracht, das Walthard und Oppenheimer in der Dosis von 5—7 g
pro die bis zum Eintritt der Phenolwirkung, die an der grünlich-schwarzen
Färbung des Harnes zu erkennen ist, als unbedingt sicher wirkend bei Schwangerschaftspyelitis empfehlen.

In neuerer Zeit werden verschiedene antibakterielle Mittel auch bei Schwan-
gerschaftspyelitis mit Vorliebe auf intravenösem Wege einverleibt; Meyer-
Rüegg lobt die Wirkung des von Gross in die Therapie der postgonorrhoischen
Pyelitis eingeführten Neosalvarsans. Vielfach wird nach dem Vorschlage von
Sachs die 40%ige Urotropinlösung zur intravenösen Injektion gebraucht
(Hohlweg). Meumann sah prompte Wirkung von Argochrom nach Versagen
aller anderen Mittel. Haupt empfiehlt Trypaflavin, O. A. Schwarz das Cylo-
tropin. Ich kann mich nach meinen Erfahrungen der Empfehlung des letzteren
Präparates anschließen.

Auf rein ätiologischer Grundlage ist die Vaccinetherapie der Pyelitis aufgebaut, über deren Resultate einander recht widersprechende Berichte vorliegen. Zahlreichen anerkennenden Mitteilungen (Hohlweg, Colombino,
Kermauner, Hewitt, Vaux, Rovsing, Wulff, Schneider, Fromm, Crance,
Jülich, Goldfader, Kreps, Kundratitz u. a.) stehen ablehnende Stimmen
(Albrecht, Kretschmer, Runeberg u. a.) gegenüber. Aus meinen eigenen
bakteriologischen Untersuchungen und Kontrollen muß ich schließen, daß
die dargestellten Vaccinen kaum beanspruchen dürfen, in jedem Falle als krank-
heitsspezifisch angesehen zu werden. Fast immer — auch wenn nur Autovaccine zur Anwendung kamen — handelte es sich um Kolivaccine. Nachdem
aber die primären Erreger der Pyelitis — auch der Schwangerschaftspyelitis
— in ihrer Majorität Kokken zu sein scheinen, dürfte die Auffassung der

Vaccinebehandlung als einer unspezifischen Reiztherapie viel für sich haben. Wenn eine Vaccinetherapie bei Graviditätspyelitis überhaupt in Betracht gezogen wird, so soll sie jedenfalls, wie schon Crance sowie Colombino empfehlen, mit hohen, rapid gesteigerten Dosen (von 500 Millionen bis zwei Milliarden) durchgeführt werden. Die erzielten Resultate sind nach meiner eigenen Erfahrung unsicher, keinesfalls eindeutig.

Eine Umwälzung in der Behandlung der Schwangerschaftspyelitis hat die Einführung des Ureterenkatheterismus herbeigeführt, die wir Casper, Guyon und Albarran verdanken. Es ist wiederholt beobachtet worden, daß der einfache, zu diagnostischen Zwecken ausgeführte Ureterenkatheterismus genügte, um einen mit Schüttelfrost und hohem Fieber einhergehenden Anfall von Pyelitis zu coupieren. Aus dieser Beobachtung hat sich der Dauerkatheterismus in Analogie mit der Verweilkatheterbehandlung der Cystitis entwickelt, der zuerst von Guyon, für die Schwangerschaftspyelitis speziell von Brongersma im Jahre 1905, von mir im Jahre 1908 empfohlen worden ist. Seither hat sich dieses Verfahren als energischestes Mittel zur Bekämpfung der Pyelitis ziemlich allgemein durchgesetzt (Bumpus, Schulcz, Zangemeister, Mansfeld, Oppenheimer, Feleki, Illyes, F. Strauss, Bloch, Kretschmer). Es genügt gewöhnlich, den Katheter einige Stunden liegen zu lassen. Eventuell auftretende Schmerzen werden mit Morphin bekämpft. Unter Umständen kann man aber die Drainage des Nierenbeckens auf viel längere Zeit, auf einen, selbst mehrere Tage erstrecken. Rush empfiehlt, den Katheter bis zu erzielter Keimfreiheit zu belassen und hat den Katheterismus in einem Falle bis auf 26 Tage ausgedehnt. Kader legt Gewicht auf ein möglichst weites Kaliber des eingeführten Katheters.

Als äußerst erfolgreich hat sich die von Stoeckel in die Therapie der Schwangerschaftspyelitis eingeführte Spülung des Nierenbeckens durch den Ureterenkatheter erwiesen. Zur Spülung eignen sich nach Stoeckel 3% Borsäure, 1% Argentum nitricum, 1% Kollargol. Die meisten Autoren sind mit dem Erfolge der Nierenbeckenspülung — es handelt sich eigentlich um Instillation und nicht um Spülung — sehr zufrieden. Albrecht erklärt ausdrücklich, daß Mißerfolge bei diesem Verfahren selten sind. Nach Rübsamen kann damit nicht nur symptomatische, sondern auch bakterielle Heilung erzielt werden. Nur von wenigen Seiten wird der Spülung eine günstige Wirkung abgesprochen (Hohlweg, Naujoks, Vaux). *Meine eigenen Erfahrungen zeigen, daß es durch die Kombination des Dauerkatheterismus mit Argentum nitricum-Instillation und mit intravenöser Cylotropininjektion in der großen Mehrzahl der Fälle noch während der Schwangerschaft gelingt, nicht nur die Pyurie zum Verschwinden zu bringen, sondern auch Keimfreiheit zu erzielen.*

Unter Umständen kann es gelingen, auch ohne Ureterenkatheterismus das Nierenbecken zu entleeren, indem man, wie dies besonders französische Autoren empfehlen, durch Distension der Blase die Ureteren zu gesteigerter Peristaltik reizt. Auch Rübsamen erwähnt den günstigen Einfluß der Blasenbehandlung auf die Pyelitis. Schottmüller empfiehlt zu diesem Zweck die Injektion von 50 g einer 2%igen Lapislösung in die Blase, die daselbst einige Zeit belassen wird, worauf man mit Kochsalzlösung nachspült. Der Erfolg dieser Behandlung beruht nicht nur auf der Anregung der Ureter*peristaltik*, sondern auch einer Antiperistaltik, die Reflux gegen die Niere und Eindringen der kräftig wirkenden Lösung in das Nierenbecken bewirkt.

Über die von Rubritius, Frisch, Beckerich und Handuroy empfohlene, bisher wenig erprobte Behandlung der Nierenbeckenentzündung mit Bakteriophagen nach d'Herelle liegen Erfahrungen bei der Schwangerschaftspyelitis noch nicht vor.

Die allgemeine Anschauung geht mit Recht dahin, daß es bei der Schwangerschaftspyelitis keinen Sinn hat, die Zeit mit unsicher wirkenden diätetischen und intern-medikamentösen Maßnahmen zu vertrödeln, daß es sich vielmehr immer empfiehlt, gleich von vornherein eine aktive, lokale Therapie in Form des Dauerkatheterismus der Niere und der angeschlossenen Nierenbeckeninstillation einzuleiten. Diät, Lagerung, orale und intravenöse Einverleibung von Harndesinfizienzien können nur als unterstützende Mittel in Betracht kommen.

Derart gelingt es *fast* immer, die Pyelitisattaque in der Schwangerschaft wirksam zu bekämpfen, so daß die Symptome gänzlich, häufig bis zur Bakterienfreiheit schwinden, oder daß die Erscheinungen der Allgemeinerkrankung wenigstens so weit zurücktreten, daß man den spontanen — nicht immer rechtzeitigen — Ablauf der Schwangerschaft abwarten kann, womit in der Regel die vollständige Heilung eintritt.

Die Hoffnung, daß es auf diesem Wege gelingen werde, die Unterbrechung der Schwangerschaft aus der Therapie der Graviditätspyelitis zur Gänze auszuschalten, hat sich leider nicht erfüllt. Als äußerstes Mittel in Fällen, die sich jeder anderen Behandlungsmethode gegenüber refraktär verhalten, behaupten artifizieller Abortus oder Frühgeburt auch heute noch ihren Platz (RUSH, HOLMES, BERTINO, NAUJOKS, VALLOIS, BRINDEAU et SIGURET, PEHAM, HEWITT u. a.). Insbesondere unter zwei Bedingungen soll man die Indikation zur Unterbrechung nicht zu lange hinausschieben: erstens bei Vorhandensein nur einer Niere (PEHAM), zweitens bei Ergriffensein beider Nieren und refraktärem Verhalten der Krankheit (VALLOIS).

Daß es sogar notwendig werden kann, zur Beendigung der Schwangerschaft vor den äußersten Mitteln nicht zurückzuschrecken, zeigt ein von mir mitbeobachteter Fall FLEISCHMANNs, der einige Wochen ante terminum die Sectio caesarea erforderte. Ebenso mußte in einem Falle von AXEL BRENNER die Unterbrechung durch Kaiserschnitt erfolgen. In beiden Fällen lag die Begründung für den immerhin heroischen Eingriff einerseits in der Dringlichkeit der Indikation zur Beendigung der Schwangerschaft, anderseits in der, wie wir aus den Mitteilungen von NAUJOKS u. a. wissen, berechtigten Sorge vor dem ungünstigen Einfluß der schweren Harninfektion auf den Verlauf des Puerperiums nach intrauterinen Eingriffen. Der Satz SELLHEIMs, daß eine Schnittentbindung am Ausführungsgang unter günstigen Bedingungen nicht wesentlich gefährlicher ist als eine einigermaßen schwere Entbindung per vias naturales, gilt hier, wo die Bedingungen für die Einleitung und Durchführung der Geburt auf natürlichem Wege besonders ungünstig liegen, doppelt.

In letzter Zeit ist für anders nicht beeinflußbare Fälle vor der Schwangerschaftsunterbrechung die Frage der Nephrostomie als äußerstes Mittels ventiliert worden. Aus besonderer Indikation empfehlen sie STOECKEL (bei Nierenstein) und KRETSCHMER (bei infizierter Hydro- und bei Pyonephrose). Gegen die Ausdehnung der Indikation auf resistente Fälle von Schwangerschaftspyelitis im allgemeinen, der BERTINO, JOHANNSON, LEGUEU, PINARD, BEUTTNER das Wort reden, sprechen doch gewisse Bedenken, denen auch ROSINSKI sowie OPPENHEIMER Ausdruck verliehen haben. Vor allem die mit dieser Operation verbundene Gefahr, besonders die der Nachblutung, ohne daß die Gewähr bestünde, daß der angestrebte Zweck, die Fortdauer der Schwangerschaft, damit erreicht wird (Fall MARTIN).

Gewinn und Risiko scheinen mir hier nicht im richtigen Verhältnisse zueinander zu stehen.

Selbst Pyonephrosen können, wenn sie einer Schwangerschaftspyelitis ihre Entstehung verdanken, gelegentlich durch einfachen Dauerkatheterismus erfolgreich bekämpft werden, wie ich das selbst schon vor 25 Jahren an einem Fall mit kindskopfgroßer Nierengeschwulst erlebt habe, der seither vollständig gesund geblieben ist.

Ob die von amerikanischen Autoren (Kretschmer, Vaux u. a.) auf Grund ihrer Focustheorie entwickelte, gegen die supponierten primären Herde der als Sekundärinfektion aufgefaßten Schwangerschaftspyelitis gerichtete Therapie (Wurzelspitzenresektion u. dgl.) viel Aussicht auf Erfolg bietet, erscheint wohl fraglich.

Einer kurzen Erwähnung bedarf die Tatsache, daß nicht nur in der Schwangerschaft, sondern auch während der Geburt (Naujoks) und im Wochenbett die Infektion des Nierenbeckens einsetzen kann. Kretschmer berichtet, daß er gegenüber 19 Schwangerschaftspyelitiden 6 im Puerperium beobachtet habe. Wir werden wohl nicht fehlgehen, wenn wir annehmen, daß ein Teil dieser 6 Fälle noch aus der Gravititätszeit stammt und erst im Puerperium erkannt wurde.

## 2. Ureteren.

Die normale Schwangerschaft ändert die topischen Beziehungen der Harnleiter zum weiblichen Genitale in einem mit der Dauer der Gravidität zunehmenden Maße. Die Distanz zwischen Cervix und Ureteren nimmt ab, bis die Ureteren der Cervixkante unmittelbar anliegen (Tandler und Halban). Die Harnleiter werden nach außen gedrängt, wodurch die Konvexität ihres Verlaufes im pelvinen Anteil zunimmt; bei anatomischer Darstellung drückt sich dies durch die vergrößerte Entfernung der beiden Harnleiter voneinander im Bereiche der Parametrien aus. Um die halbe Schwangerschaftszeit liegt der vergrößerte Uterus der Beckenwand besonders an der rechten Seite innig an. Diese Tatsache ist geeignet, uns das Verständnis für die in der Schwangerschaft fast regelmäßige Erscheinung der Kompression des rechten Harnleiters in seinem pelvinen Abschnitt mit konsekutiver Dilatation der höheren Harnwege näherzurücken. Schon Cruveilhier ist zu Anfang des vorigen Jahrhunderts die Dilatation der Harnleiter an den Leichen schwangerer Frauen als häufige Erscheinung aufgefallen; er bezeichnet auch schon den Druck der vergrößerten Gebärmutter auf die Ureteren als Ursache ihrer Erweiterung. Die Beobachtung Cruveilhiers ist von zahlreichen Anatomen und Klinikern bestätigt worden. Stadtfeldt hat im Jahre 1861 unter 16 Sektionen interkurrent verstorbener Schwangerer neunmal Ureterdilatation konstatiert. Auch er nimmt als Ursache der Erweiterung den Druck des graviden Uterus an. Halberstma (1871), der die Harnretention infolge der Ureterkompression mit der Genese der Eklampsie in Verbindung brachte, zeigte durch einen einfachen Versuch, daß ein Gewicht von 5 g, das in einer Ausdehnung von 8 mm auf den Ureter lastete, zur Absperrung des Harnes bis zu einem Druck von 400 mm ausreichte. Er nahm an, daß die Kompression des Harnleiters am Ende der Schwangerschaft wenigstens bei Erstgebärenden durch den in das kleine Becken eingetretenen Schädel zustande komme. Der Befund der Ureterdilatation in der Schwangerschaft wurde weiters von zahlreichen Autoren auf Grund anatomischer Untersuchungen bestätigt (Löhlein 32 Sektionen Eklamptischer: 8 Ureterdilatationen, Olshausen 25 Sektionen Puerperaler: 16 Dilatationen, Fehling 117:24, Pollak 130:35, Jolly 846:115, Herzfeld 81:18 usw.). Olshausen erwähnt in seiner Mitteilung ausdrücklich, daß *der im kleinen Becken liegende Anteil des Harnleiters von der Erweiterung niemals betroffen war*. Alle Autoren stimmen darin überein, daß vorwiegend der rechte Ureter von der Dilatation betroffen ist. Es scheint, daß hier neben der stärkeren Prominenz der Arteria iliaca communis dextra (Stadtfeldt), auch Varianten der Aortenteilung (Kundrat,

HERZFELD) sich in ihrer Wirkung zu der Rechtstorsion des graviden Uterus, auf deren Einfluß besonders STOECKEL hingewiesen hat, hinzu addieren.

Wenn mehrere Autoren die Ursache der Dilatation nicht in einer Kompression, sondern in einer Knickung oder mindestens in einem spitzwinkeligeren Verlaufe der Beckenschleife des Ureters suchen, die dadurch zustande komme, daß das Trigonum mit dem wachsenden Uterus in die Höhe steigt und gleichzeitig nach rechts gedreht wird, so ist dem entgegenzuhalten, daß die Grenze der Dilatation zumeist ganz scharf in der Höhe der Linea innominata und nicht, wie es die erwähnte Annahme fordern würde, im Bereiche des Parametriums zu finden ist.

Vielfach ist — jüngst wieder von NORRIS — die auffallende Tatsache hervorgehoben worden, daß Tumoren von der annähernden Größe und Gestalt eines graviden Uterus viel seltener zur Kompression der Harnleiter führen. Demgegenüber ist auf die außerordentliche, manchmal geradezu an Knetgummi erinnernde Plastizität des graviden Uterus in den späteren Schwangerschaftsmonaten hinzuweisen, die ihm gestattet, die Buchten und Nischen des kleinen Beckens vollständig auszufüllen. Ist man einmal gezwungen, beim Operieren einen schwangeren Uterus des 5. oder 6. Lunarmonates aus dem kleinen Becken herauszuheben, so sieht man oft, wie schwer es ist, mit den Fingern zwischen Uterus und Beckenwand einzudringen (WEIBEL).

Die von den älteren Autoren auf Grund anatomischer Untersuchungen errechnete Häufigkeit der Ureterkompression in der Schwangerschaft bleibt nach unseren heutigen Kenntnissen hinter dem wirklichen Sachverhalt weit zurück. Man darf nicht übersehen, daß diese Zahlen bei der Sektion von Wöchnerinnen erhoben wurden, die häufig erst längere Zeit post partum, also zum Teil gewiß nach Rückgang der Harnstauung infolge Wegfalles der Kompression verstorben waren. Am nächsten kommt den tatsächlichen Verhältnissen wahrscheinlich eine Untersuchungsreihe WEIBELs, der mittels Ureterenkatheterismus an 100 Fällen verschieden weit vorgeschrittener Schwangerschaft 47 mal Harnretention, und zwar vorwiegend im rechten Ureter nachweisen konnte. Die Stelle der Kompression befand sich 11—15 cm oberhalb der Uretermündung, also in der ungefähren Höhe des Beckeneinganges. Noch weiter als WEIBEL geht SCHICKELE mit der Behauptung, daß die meisten Frauen, die einmal geboren haben, eine, wenn auch nur geringe Erweiterung des rechten Ureters und Nierenbeckens behalten.

Bezüglich der Ursache für die Dilatation des Harnleiters und des Nierenbeckens standen bisher die meisten Autoren auf dem ursprünglich von CRUVEILHIER eingenommenen Standpunkte, den Druck der das kleine Becken ausfüllenden schwangeren Gebärmutter hiefür verantwortlich zu machen. Die von einigen Eklampsieforschern mit Rücksicht auf das Überwiegen der Erstgebärenden und der Schädellagen bei Eklampsie vertretene Ansicht, daß der ins Becken eingetretene Kindesschädel die Kompression besorge, muß schon deswegen verlassen werden, weil die Dilatation lange vor dem Eintreten des Schädels ins Becken, übrigens auch bei Beckenend- und Querlagen nachweisbar ist.

In neuerer Zeit haben KEHRER und STOECKEL auf die Möglichkeit hingewiesen, daß die Dilatation des Harnleiters nicht die Folge einer Kompression, sondern die einer Atonie der Uretermuskulatur sein könne. KEHRER hat auf die Schwangerschaftshyperämie, STOECKEL auf hormonale oder toxische Wirkungen als Ursache der Atonie rekurriert. Ähnlich faßt SELLHEIM die Dilatation der Harnleiter als Teilerscheinung einer puerperalen Weitstellung aller Beckenorgane auf. Damit wäre die Ureterdilatation als Wachstumserscheinung gekennzeichnet, wie ja SÄNGER schon behauptet hat, daß die Ureteren an der

physiologischen Hyperplasie der Beckenorgane in der Schwangerschaft teilnehmen. Tatsächlich scheint ja die von HEGAR, CHROBAK, SÄNGER u. a. hervorgehobene auffallende Tastbarkeit der Harnleiter in der Schwangerschaft auf
einem derartigen Vorgang zu beruhen.

Auch amerikanische Autoren (KRETSCHMER, YERVELL) haben auf Grund
chromocystoskopischer und röntgenographischer Untersuchungen die Möglichkeit einer primären Ureterdilatation ins Auge gefaßt. Zu denselben Resultaten
ist in jüngster Zeit mit Hilfe der gleichen Untersuchungsmethoden LUCHS gekommen.

Es läßt sich derzeit noch nicht übersehen, ob und inwieweit die STOECKELsche
Hypothese einer atonischen Dilatation und die SELLHEIMs der „puerperalen
Weitstellung" geeignet sind, neben der bisherigen Annahme einer sekundären
Dilatation infolge Kompression des Harnleiters in Betracht zu kommen. Jedenfalls läßt sich das Vorwiegen der rechten Seite in diesen Fällen, das durch die
Kompressionstheorie ohne weiteres erklärbar ist, in das Bild einer primären
Atonie oder puerperalen Weitstellung nur schwer einfügen. Noch schwieriger
ist für die neueren Hypothesen die Deutung der von OLSHAUSEN makroskopisch,
von WEIBEL histologisch festgestellten Tatsache, daß der pelvine Abschnitt
des Ureters unverändert bleibt, während sein abdomineller auf 1—2 Fingerdicke
erweitert und bei längerer Dauer des Zustandes beträchtlich hypertrophiert
(HERZFELD) sein kann. Auf die klinische Bedeutung der Ureterdilatation ist
bei Besprechung der Pyelitis in graviditate schon eingegangen worden. Hier
wäre nur noch zu erwähnen, daß vor Eintritt einer Infektion einseitige Kolik-
schmerzen (SIPPEL), dumpfe Schmerzen, die von der Lendengegend gegen die
Blase ausstrahlen und Druckempfindlichkeit im Bereiche des MAC BURNEYschen
Punktes auf die Kompression des Ureters hinweisen können.

Der Nachweis der Harnleiterdilatation ist durch Ureterenkatheterismus
und Röntgenographie zu erbringen. Es gelingt immer leicht, den Ureterenkatheter über die Stelle der Kompression vorzuschieben (SCHICKELE). Das
plötzliche Abfließen von Harn in kontinuierlicher Tropfenfolge nach Passieren
der komprimierten Stelle zeigt an, daß das Auge des Katheters in den Bereich
des dilatierten Ureterabschnittes eingetreten ist. Nach vorgenommener Kontrastfüllung kann die Dilatation der höheren Harnwege auch röntgenographisch
dargestellt werden.

Therapeutisch ist bei einseitiger Harnleiterkompression die von SIPPEL
angegebene Lagerung der Schwangeren auf die der Kompression entgegengesetzten Seite als einfaches, häufig wirksames Mittel zu empfehlen. Der Erfolg der SIPPELschen Lagerung ist übrigens ein zwingender Beweis für die Bedeutung, welche der Kompression des Ureters für die Dilatation seines über
der Stelle der Kompression liegenden Abschnittes zukommt.

Jede aktive Therapie der Harnleiterdilatation wird sich bei mangelnder
Infektion erübrigen, da die Erweiterung mit Ablauf der Schwangerschaft durch
den Wegfall der Kompression ohnehin zur Rückbildung kommt oder doch be-
schwerdelos wird.

Manchmal allerdings können Blasenbeschwerden ohne cystoskopisch nachweisbare Ursache oder kongestive Zustände im Bereiche der Ureter- und Nierenbeckenschleimhaut, wie sie als Folge längerdauernder Dilatation auftreten
können und die ausnahmsweise als Quelle einer Hämaturie während der Schwangerschaft in Betracht kommen (GUYON und ALBARRAN), zum therapeutischen
Ureterenkatheterismus nötigen.

Ein seltenes Ereignis stellte die Harnleiterkompression durch extrauterine
Fruchtsäcke dar. JOLLY hat in seiner umfassenden Monographie unter 149 Sektionen fünf derartige Fälle beschrieben, ich selbst habe einen derartigen Fall

beobachtet, der infolge Kompression beider Ureteren zur Urämie mit tödlichem Ausgange führte.

Auf die Möglichkeit der Ureterkompression durch Anlegen eines Schlauches nach MOMBURG ist schon früher hingewiesen worden.

Der Geburtsakt selbst kann entweder direkt oder durch die mit ihm verknüpfte ärztliche Hilfeleistung zur Ursache von Harnleiterschädigungen werden, bezüglich derer auf das Kapitel Harnfisteln verwiesen sei.

Zu außerordentlich schweren Verletzungen der Ureteren kann die in ungeeigneter Weise vorgenommene Ausräumung eines Abortus führen (RATHENOW). Ihre Vorbedingung ist eine Uterusperforation, nach welcher die Ausräumungsversuche mittels zangenförmiger Instrumente weiter fortgesetzt werden. Einen derartigen Fall mit Ausreißung eines Ureters aus dem Nierenbecken teilt WERTHEIM mit; einen anderen, in welchem der „Operateur" aus beiden Harnleitern Stücke herausgerissen hatte, hatte ich vor einiger Zeit zu begutachten.

Als vereinzelte Beobachtungen sind an dieser Stelle der Abgang eines Uretersteines per vaginam gleichzeitig mit dem durch Forceps entwickelten Kind (KOUWER), sowie der Vorfall eines Ureterdivertikels aus der Harnröhre beim Durchtritt des Schädels (SCHROEDER) zu verzeichnen.

## 3. Blase.

Die Veränderungen, welche die Blase in gesetzmäßiger Weise während der Schwangerschaft erfährt, sind systematisch zuerst von WINTER studiert worden. Er hat auf Grund cystoskopischer Untersuchungen auf die schon in den ersten Monaten der Schwangerschaft zu beobachtende Einstülpung der oberen Blasenwand, auf die vermehrte Gefäßinjektionen der Schleimhaut und die Verdickung des Ureterenwulstes hingewiesen. Seither haben sich zahlreiche Autoren, vor allem STOECKEL und ZANGEMEISTER, mit dieser Frage beschäftigt. Nach ihren Feststellungen führt die erwähnte Einstülpung der oberen Blasenwand durch den wachsenden Uterus zu einer wesentlichen Veränderung in der Gestalt der Blase bei Schwangeren, die von GAUSS als bohnenförmig bezeichnet wird. Während die Blase der Nichtschwangeren bei Füllung mit ungefähr 200 ccm Flüssigkeit nur eine seichte Eindellung durch den Uteruskörper zeigt und bei stärkerer Füllung eine der Kugelform sich nähernde Gestalt annimmt, ist während der Schwangerschaft auch in letzterem Falle eine verstärkte *Impressio uterina* zu beobachten. Gegen Ende der Schwangerschaft entstehen dadurch zwei tiefe seitliche Taschen, die bei normaler Füllung der Blase miteinander nur durch einen schmalen Spalt kommunizieren. Diese Formveränderung der Blase beeinträchtigt die Bewegungsfreiheit eingeführter Instrumente, wodurch sich Schwierigkeiten für den Ureterenkatheterismus ergeben können (siehe Einleitung).

Die Schwangerschaft führt bald zu einer vermehrten Füllung der Beckengefäße, infolge derer auch solche Gefäßchen der Blasenschleimhaut, die außerhalb der Schwangerschaft nicht sichtbar waren, sichtbar werden. Die Folge dieser stärkeren Gefäßfüllung ist nicht nur eine scheinbare Vermehrung und Verbreiterung der cystoskopisch wahrnehmbaren Blasengefäße, sondern auch eine Änderung des Farbentones der ganzen Schleimhaut, den STOECKEL als „brünettes" Kolorit dem „blonden" der nichtschwangeren Blase entgegenstellt (Abb. 19). Die tieferliegenden, blau durchscheinenden, größeren Venen werden zu breiten Bändern und entwickeln sich gelegentlich zu gegen die Oberfläche vorspringenden, varikösen Bildungen. Die Gefäße des Trigonums erscheinen strotzend gefüllt und liegen so dicht nebeneinander, daß gegen Ende der Schwangerschaft eine isolierte Gefäßzeichnung nur mit Mühe unterschieden werden kann.

Mit dem graviden Uterus steigt unter normalen anatomischen Verhältnissen in der zweiten Hälfte der Schwangerschaft die Blase zwangsläufig aus dem kleinen Becken empor. Füllt man die Blase einer Nichtschwangeren mit 200 ccm Flüssigkeit, so ist sie weder palpatorisch noch perkutorisch oberhalb der Symphyse nachweisbar; bei der Hochschwangeren erscheint sie als fluktuierender Tumor, der sich vom dahinterliegenden Uterus für Auge und Tastgefühl gleich deutlich abgrenzt. Dieses Emporsteigen der Blase ist mit einer gleichzeitigen Verlagerung derselben nach rechts verbunden, auf die schon DEVENTER aufmerksam gemacht hat. E. MARTIN hat die Veränderungen der Harnblase in der Schwangerschaft röntgenologisch dargestellt (s. auch BOEMINGHAUS) und ein Überwiegen der Rechtsverlagerung gegenüber der seltenen Linksverlagerung im Verhältnis 21:1 gefunden.

Die Verlagerung der Blase nach oben und rechts erfährt während der Geburt, insbesondere während der Austreibungsperiode eine außerordentliche Steigerung. Mit der Dauer der Austreibungsperiode, mit dem Grade der in diesem Geburtsstadium erfolgten Dehnung des unteren Uterinsegmentes steigt die Blase oberhalb der Symphyse so weit seitlich in die Höhe, daß sie in exzessiven Fällen ganz extramedian in die rechte Bauchseite zu liegen kommt. Dieses Verhalten der Blase ist der Technik des extraperitonealen Kaiserschnittes nach meiner Methode zugute gekommen.

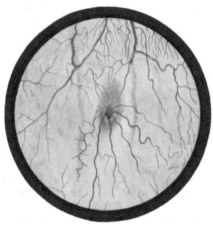

Abb. 19. Blase im 4. Schwangerschaftsmonat.

Über die Ursachen des hier geschilderten Emporsteigens der Harnblase gehen die Ansichten der Autoren auseinander. Die STOECKELs geht dahin, daß der in das kleine Becken eingetretene Kindesteil, insbesondere dann, wenn es sich um den härteren Schädel handelt, durch den von ihm ausgeübten Druck die Blase nach oben verschiebte. Aus diesem Grunde sei auch die Verlagerung der Blase am stärksten bei Schädellagen, während sie bei Steiß- und Querlagen weitaus geringer sei. Demgegenüber hebt FEHLING hervor, daß das Emporsteigen der Blase schon in der zweiten Hälfte der Schwangerschaft beginne, und erklärt diese Tatsache durch die Verkürzung der Cervix, wodurch ein *Zug* auf die mit ihr zusammenhängende Blase ausgeübt werde. Dieser Begründung schließt sich auch ZANGEMEISTER an. Die Tatsache, daß die Verlagerung der Blase unter der Geburt auch bei über dem Beckeneingang stehenden Schädel oder bei Querlage zu beobachten ist, wenn nur das untere Uterinsegment gedehnt wird, scheint mir mit Sicherheit dafür zu sprechen, daß im *Zuge* der Uterusmuskulatur das wichtigste Moment für die Verlagerung der Blase zu sehen ist. Soweit das Emporsteigen der Blase während der Schwangerschaft in Betracht kommt, handelt es sich großenteils um ein einfaches Mitnehmen des mit der Cervix verbundenen Organes durch den wachsenden Uterus, wie wir das ähnlich auch bei Uterusmyomen beobachten.

Die Rechtsverlagerung der Blase folgt aus der normalen Rechtsdrehung des Uterus in der Schwangerschaft, die sich allerdings nach TANDLER nicht auf das Trigonum überträgt. Bei Querlagen tritt, wie STOECKEL hervorhebt, die Verlagerung der Blase nach rechts weniger hervor — offenbar infolge des

Umstandes, daß bei Querlagen die Rechtsdrehung des Uterus viel weniger in Erscheinung tritt.

Über Veränderungen im feineren Bau der Blase berichtet HOFBAUER. Nach ihm kommt es zu einer Lockerung und Quellung der Muskelfibrillen des Detrusors und zur Anhäufung von Leukocyten und Plasmazellen in den Spalträumen des Bindegewebes. HOFBAUER spricht von einer geradezu „entzündlichen Beschaffenheit" aller Schleimhäute in der Schwangerschaft. Seine Befunde, die von SELLA bestätigt sind, könnten die Empfindlichkeit der Schleimhäute des uropoetischen Systems während der Gravidität erklären.

Bezüglich der Funktion der Harnblase ist die Angabe, daß schon zu Beginn der Schwangerschaft Vermehrung des Harndranges beobachtet werden könne, so daß diese eines der frühesten Zeichen eingetretener Schwangerschaft darstelle (H. W. FREUND), bemerkenswert. Nach eigener Erfahrung kann ich diese Steigerung des Harndranges nur für die späteren Monate der Schwangerschaft, in welchen der vergrößerte Uterus einen Druck auf die Blase ausübt, bestätigen. Über lebhaften Harndrang pflegen die Frauen in der allerletzten Zeit vor Eintritt der Geburt zu klagen.

Bei Mehrgebärenden kommt es manchesmal in der zweiten Hälfte der Schwangerschaft zu einer leichten Inkontinenz, der wahrscheinlich Schädigungen der Blasen- und Harnröhrenbefestigungen durch die vorangegangenen Geburten zugrunde liegen (STOECKEL).

Über die Harnblasenkapazität während der Schwangerschaft liegen eingehende Untersuchungen STEUERNAGELS aus ZANGEMEISTERS Klinik vor. Nach diesen steigt die Kapazität vom sechsten Schwangerschaftsmonat an von ungefähr 500 auf 800 ccm, während die Reizschwelle für den Eintritt des Harndranges bis zum neunten Monat mit ungefähr 300 ccm unverändert bleibt. Erst von da ab tritt eine langsame Erhöhung dieses Schwellenwertes bis gegen 450 ccm ein.

Während der Geburt sehen wir manches Mal in der Eröffnungsperiode erhöhte Frequenz der Miktion, die bei Eintritt des Schädels in das Becken während der Austreibungsperiode einer mechanischen Harnretention Platz macht. Die dadurch herbeigeführte Dilatation der Blase ist geeignet, die Wehentätigkeit sowohl während der Austreibungs- als während der Nachgeburtsperiode ungünstig zu beeinflussen. Mit dieser klinisch feststehenden Tatsache stimmt die Beobachtung KEHRERS am enthirnten Tier überein, wonach Dilatation der Blase Erschlaffung des Uterus zur Folge habe (s. auch BORGER).

Um Verletzungen der Harnröhre durch Verwendung starrer Instrumente zu vermeiden, empfiehlt es sich, während der Austreibungsperiode zum Katheterismus einen elastischen Katheter zu benützen.

Unmittelbar nach der Geburt steigt die Blasenkapazität bis auf 2000, die Reizschwelle für den Harndrang auf 900 ccm. Diese Tatsache ist geburtshilflich wichtig, weil wir als Folge der nach der Geburt eintretenden Druckentlastung eine starke Steigerung der Diurese beobachten, die zur raschen Füllung der Blase führt. Dadurch kann es zum Emporsteigen des Uterusfundus bis unter dem Rippenbogen und zu atonischen Uterusblutungen im Sinne der KEHRERschen Untersuchungen kommen.

Im Wochenbett sehen wir häufig eine längerdauernde Harnretention. Die Angaben über die Frequenz derselben schwanken zwischen 1 und 8%. ZANGEMEISTER hat sie aus 1114 Fällen mit 2,4% berechnet.

Verletzungen der Blase im Verlaufe der Gestation sind nicht gerade häufig. Rupturen der Harnblase, die an sich bei der Frau wesentlich seltener vorkommen als beim Manne, ereignen sich zumeist in der Schwangerschaft. Die Auflockerung der Gewebe und die erhöhte Blasenkapazität dürften hierbei eine Rolle spielen, insoferne ein stärkerer Füllungszustand der Blase Voraussetzung der Blasenruptur ist. Die mitgeteilten Beobachtungen bezeichnen das auf die gefüllte Blase einwirkende Trauma manches Mal als auffallend gering. So wird berichtet, daß Pressen beim Stuhl- oder Harnlassen zur Herbeiführung der Blasenzerreißung genügte (GEISINGER). In der Regel handelt es sich aber um gröbere Gewalteinwirkung zumeist in alkoholisiertem Zustande.

Eine besondere Stellung nehmen jene Blasenzerreißungen ein, die im Anschlusse an Harnretention infolge incarcerierter Retroflexio uteri gravidi zustande kommen. Auch sie sind meist durch Traumen irgendwelcher Art, wie Repositionsversuche, Fall, körperliche Arbeit veranlaßt (STOECKEL); doch genügen mit Rücksicht auf die außerordentlichen mechanischen Bedingungen, unter denen die Blase bei incarcerierter Retroflexio steht — enorme Erhöhung des Blaseninnendruckes, Überdehnung der Blasenwand, evtl. umschriebene oder ausgebreitete Gangrän — minimale Gewalteinwirkungen, um Kontinuitätstrennungen der Blase herbeizuführen. So kommt es, daß ein großer Teil der bei Rückwärtsbeugung der schwangeren Gebärmutter beobachteten Fälle von Blasenperforation als spontan durch die Literatur geht (MARTIN, CALVERLEY, CHATTAWAY, WEBER, SCHICKELE u. a.).

Hier muß auch jener Verletzungen der Blase gedacht werden, die durch die Einführung starrer Instrumente beim Versuche der Fruchtabtreibung zustande kommen können, wenn man statt in den Uterus in die Blase gerät (SALOMON). Ich habe selbst einen derartigen, mit der Diagnose Ascites eingebrachten Fall beobachtet, dessen Punktion mehrere Liter einer schwach urinös riechenden, leicht getrübten Flüssigkeit ergab. Die Obduktion der kurze Zeit nach der Einlieferung ohne vorgenommenen Eingriff verstorbenen Kranken ergab eine dreimonatliche Schwangerschaft und ein rundes, kleines Loch in der Blasenwand mit Zeichen vitaler Reaktion.

Größere Blasenrisse als Geburtsverletzungen kommen fast nur im Zusammenhange mit spontaner oder virulenter Uterusruptur (PONCHER, SCHLANK) zur Beobachtung. Sie sind in den letzten Jahren wesentlich seltener geworden.

Häufiger sehen wir kleinere Blasenverletzungen bei bestimmten, geburtshilflichen Operationen. Insbesondere ist diesbezüglich die Pubotomie belastet. Es gibt kaum einen Geburtshelfer mit größerer Erfahrung auf dem Gebiete der Hebosteotomie, dem eine derartige Verletzung nicht schon passiert wäre (BUMM, KROEMER, DÖDERLEIN, MENGE, NEU, LEOPOLD, KANNEGIESSER, HAMMERSCHLAG, SACHS). Behufs Vermeidung dieser Verletzungen ist, wie STOECKEL mit Recht hervorhebt, die Beschränkung der Indikation zur Pubotomie auf Mehrgebärende und nach durchgeführter Beckenspaltung das Abwarten des weiteren, spontanen Geburtsverlaufes am wirksamsten. Nach den Statistiken von SCHLÄFLI und ROEMER kam es unter 510 Hebosteotomien 63 mal, also in 12,35% zu Blasenverletzungen. Die Sicherheit der Blase wird nach dem Ergebnis dieser Statistiken durch den Fingerschutz nach DÖDERLEIN besser gewährleistet als durch das subcutane Verfahren.

Über einen Fall von Blasenhernie im Anschlusse an Pubotomie, der durch Knochennaht zur Heilung gebracht wurde, hat G. A. WAGNER berichtet. Auch bei der Symphyseotomie kann es, wenn auch seltener, als bei der Pubotomie, zu Blasenverletzungen kommen. Wie bei letzterer ist die subcutane Methode für die Blase gefährlicher als die offene (SACHS, HÜSSY).

Subcutane Stichverletzungen der Blase zeigen sich durch das Auftreten von Blut in dem unmittelbar nach der Operation mittels Katheter gewonnenen Harn an. Gröbere Verletzungen, die entweder durch die Säge oder durch Zerreißung beim Auseinanderweichen der Knochenenden entstehen, führen zu unwillkürlichem Harnabgang durch die Stichkanäle. Ausgedehntere Verletzungen der Blase nach Pubotomie oder Symphyseotomie sind gewöhnlich durch Scheiden-risse kompliziert, mit denen sie kommunizieren.

Beim extraperitonealen Kaiserschnitt können Verletzungen durch das Ab-schieben der Blase (STOECKEL), durch den Druck der Bauchspatel (LATZKO, MARTIUS) oder durch das Weiterreißen von Cervixrissen entstehen. KÜSTNER hat unter 138 extraperitonealen Kaiserschnitten acht Blasenverletzungen be-obachtet. STOECKEL unter 26 zwei und BAUMM unter 125 drei. Die übrigen geburtshilflichen Operationen bieten nur selten den Anlaß zur Entstehung von Blasenverletzungen. In neuerer Zeit werden solche nach Anwendung der Kiellandzange mitgeteilt (HEIDLER, CONRAD, HEIM).

Als vereinzelte Beobachtung wird eine intraperitoneale Blasenruptur durch eine lege artis vorgenommene Expression der Harnblase wegen Retention am 5. Tage des Wochenbettes berichtet (ZACHARIAE).

Die Therapie geburtshilflicher Blasenverletzungen besteht in der Naht der Blase sofort nach gestellter Diagnose. Dazu kann es notwendig sein, die Blase zwischen den Schambeinästen, resp. Symphysenenden bloßzulegen. Intra-peritoneale Verletzungen müssen durch Laparotomie behandelt werden; solche, die mit der Scheide kommunizieren, sollen entweder von dort aus, im unmittel-baren Anschlusse an die Geburt geschlossen oder in komplizierteren Fällen besser nach längerer Zeit als Fisteln operiert werden.

In jedem Falle ist die Ruhigstellung der Harnblase durch Verweilkatheter oder durch infrasymphysäre Blasendrainage nach STOECKEL anzustreben. Bei Stichverletzungen pflegt die Einführung eines Verweilkatheters zur Heilung zu genügen (STOECKEL, NEU, BJÖRKENHEIM, SACHS).

Während der Schwangerschaft oder während der Geburt können Blasen-blutungen auftreten, als deren Quelle in der Regel Varicen erkannt wurden (GUYON und ALBARRAN, KUBINYI, PROUST, VOGEL, JENSEN). Zur Stillung solcher Blutungen ist neben den üblichen Mitteln, wie Eiswasserspülung, Adre-nalin usw., in leichten Fällen die Elektrokoagulation, unter Umständen aber die Sectio alta behufs direkter Tamponade angewendet worden.

Die durch den Geburtsakt bei schweren Entbindungen, besonders bei be-stehendem räumlichem Mißverhältnis hervorgerufenen Komplikationen von seiten der Blase werden im Kapitel Harnfisteln behandelt werden. Im Wochen-bett kommen neben den gewöhnlichen Formen der puerperalen Cystitis noch solche Entzündungsprozesse in Betracht, die vom Genitale ausgehend, auf die Blasenwand übergreifen. Klinisch treten solche Prozesse als Paracystitis in Erscheinung. Der Durchbruch parametraner Abscesse in die Blase wird im Zusammenhange mit dem Durchbruch infektiöser, dem Genitale angehöriger Säcke im nächsten Kapitel behandelt.

## 4. Die Blase bei Retroflexio uteri gravidi incarcerata.

Kommt es bei Rückwärtsbeugung der schwangeren Gebärmutter im Laufe der ersten Schwangerschaftsmonate nicht spontan oder durch ärztliche Inter-vention zur Aufrichtung des Gebärmutterkörpers, so wird der letztere im Douglas-schen Raum zurückgehalten und bei fortschreitender Schwangerschaft im Laufe des 4.—5. Lunarmonates innerhalb des kleinen Beckens eingeklemmt. Hierdurch wird das hintere Scheidengewölbe weit nach abwärts gedrängt, während die Portio hoch emporsteigt, so daß sie am Ende der in die Länge gezogenen Scheide knapp hinter der Symphyse für den untersuchenden Finger eben oder kaum erreichbar ist. Die hierbei eintretende Streckung der vorderen Vaginalwand hat eine Überdehnung der Harnröhre (von TRILLAT mit 8—9 cm gemessen) und des Blasengrundes zur unmittelbaren Folge. Dadurch kommt es nach

Zangemeister zu jener Harnverhaltung, welche das Krankheitsbild der Retroflexio uteri incarcerata beherrscht. Stoeckel sieht allerdings als Hauptursache derselben die Kompression des Blasenhalses und ein von ihm nachgewiesenes Schleimhautödem an. Tatsächlich scheinen alle die erwähnten Faktoren beim Zustandekommen der Ischurie zusammenzuwirken (Schweitzer).

Die Harnverhaltung tritt manches Mal plötzlich in Form einer kompletten Retention auf, in anderen Fällen entwickelt sie sich schubweise, so daß das Harnen einige Zeit hindurch mehr oder minder erschwert ist, bis plötzlich vollständige Harnsperre eintritt. Gelegentlich funktioniert die Blase nach Behebung der Retention durch Katheterismus einige Zeit hindurch wieder normal, bis unvermittelt oder gradatim wieder komplette Verhaltung eintritt. Versucht man eine stark ausgedehnte Harnblase bei kompletter Harnverhaltung infolge von Retroflexio uteri gravidi zu entleeren, so kann man beobachten, daß nach Abfluß einer größeren Harnmenge ein höhergelegener Teil der Blase noch gefüllt bleibt und erst bei weiterem Vorschieben des Katheters entleert werden kann. Diese funktionelle Zweiteilung der Blase ist schon vor 150 Jahren von Hunter, am Ende des vorigen Jahrhunderts von Ziegenspeck, jüngst wieder von Küstner beschrieben worden. Sie beruht darauf, daß innerhalb des Blasengrundes durch die angepreßte Portio eine Abknickung entsteht, infolge derer der obere Teil desselben nach hinten verläuft. Auf diese Winkelbildung hat Chrobak als Erster aufmerksam gemacht. Ihr scheint eine wesentliche Bedeutung für die schwere Harnretention durch Einklemmung des wachsenden Uterus zuzukommen.

Cystoskopische Untersuchungen bei bestehender Retroflexio uteri gravidi incarcerata haben Kolischer veranlaßt, ein von ihm bei schwerer Ischurie nachgewiesenes Ödem in der Blasenwand zu der Harnverhaltung in ursächliche Beziehung zu bringen, indem er annimmt, daß dieses Ödem zu einer Parese des Detrusors führe. Diese Detrusorparese ist zwar bei der Retroflexio uteri gravidi eine regelmäßige Erscheinung, sie ist aber nicht die Ursache, sondern die Folge der Harnverhaltung, bzw. der durch letztere herbeigeführten Überdehnung der Blase. Untersucht man eine derartige entleerte und wieder aufgefüllte Blase cystoskopisch, so sieht man die Schleimhaut in starre, ödematöse Falten gelegt, daneben aber bei längerem Bestande der Ischurie deutliche Trabekelbildung als Ausdruck einer echten Blasenhypertrophie (Dührssen). Stoeckel hat auf den Sitz der hier beschriebenen Ödeme im Bereiche des Blasenhalses und auf ihre Wirksamkeit als mechanisches Hindernis für die Blasenentleerung hingewiesen. Gegen die allgemeine Bedeutung dieser Beobachtung für die Harnverhaltung bei Retroflexio uteri gravidi spricht die von Ender u. a. mitgeteilte, auch von uns mehrfach erhobene Tatsache, daß das bloße Zurückdrängen der Portio durch den Arzt, gelegentlich sogar durch die Patientin selbst genügte, um trotz des vorhandenen Ödems die Blasenentleerung zu ermöglichen.

Bei längerer Dauer der Harnverhaltung kann der Inhalt der Blase zwei bis drei Liter und darüber, in einem älteren Falle van Praags, einem jüngeren von Küstner sogar zehn Liter erreichen. Durch die enorme Distension der Blase wird der natürliche Verschlußmechanismus der Ureteren zerstört, so daß sich der gesteigerte Innendruck der Blase durch die Ureteren auf die Nieren fortpflanzen kann. Dieser gesteigerte Druck überwindet auch die Harnsperre. Diese beiden Druckwirkungen führen einerseits zum tropfenweisen, ununterbrochenen Abgang von Harn nach außen, anderseits zur Bildung von Hydroureter und Hydronephrose. Der auf dem Nierenparenchym lastende Druck hat eine Einschränkung der Nierensekretion zur Folge, die nicht mehr Harn absondert, als jeweilig durch die Harnröhre abtropft. Der hier geschilderte Zustand wird als *paradoxe Ischurie* bezeichnet. Er geht mit einem qualvollen

Spannungsgefühl im Bereiche der Harnblase, mit unerträglichem Tenesmus, mit heftigen Schmerzen im Bereiche der Nieren und Ureteren einher. Die Kompression des Darmes durch die enorm gefüllte Blase kann durch das Auftreten von Obstruktionserscheinungen das Bild komplizieren. Ausnahmsweise ist es infolge der außerordentlichen Überdehnung der Blasenwand zur Zerreißung derselben gekommen; allerdings verdanken die meisten Perforationen der Blase, welche im Anschluß an Retroflexio uteri gravidi beobachtet worden sind, ihre Entstehung einer Gangrän der Blasenwand.

Die Harnretention führt bei längerer Dauer infolge des Übertrittes von Keimen auf ascendierendem, hämatogenem oder lymphogenem Wege zur Entzündung. Die Cystitis geht bei Retroflexio uteri gravidi aus zwei Gründen mit besonders schweren Erscheinungen einher. Erstens ist die Widerstandsfähigkeit des Gewebes infolge der Anämisierung der Blasenwand durch den auf ihr lastenden hohen Druck stark herabgesetzt; dann addiert sich zu der aggressiven Wirkung der Entzündungskeime die Ätzwirkung der mit der langen Dauer der Harnverhaltung verknüpften Harngärung. Das Zusammenwirken von Druck, Ätzung und Infektion führt nach einiger Zeit (nach KRUKENBERG durchschnittlich in sechs Tagen) zur Gangrän. Eine wesentlich kürzere Dauer dieser Zeitspanne ist von anderen Autoren (KONRAD, SCHWEITZER) beobachtet.

Eine grundlegende Darstellung der hier sich abspielenden Vorgänge verdanken wir STOECKEL. Die Gangrän betrifft nach ihm niemals die ganze Blase. Sie ist meist auf einzelne Schleimhautbezirke beschränkt und greift in schwereren Fällen auch auf die tieferen Schichten der Blasenwand über. Der Harn gewinnt einen aashaften Geruch, seine Farbe wird durch Blutbeimengung aus arrodierten Gefäßen dunkelrötlich, auch schwärzlich, mißfarbig. Seine Reaktion ist infolge der ammoniakalischen Harngärung alkalisch. Das Sediment besteht aus mineralischen Bestandteilen, Bakterien aller Art, Eiter und roten Blutkörperchen, schlecht färbbaren Epithelschollen und massenhaftem Detritus. Bei cystoskopischer Untersuchung sieht man Veränderungen wie bei schwerster Cystitis, ausgedehnte Hämorrhagien, belegte Ulcera und die sich in Fetzen ablösende, gangränescierende Schleimhaut. Solche Kranke bieten das Bild schwerster Harninfektion, also Fieber, hohe Pulsfrequenz, trockene borkige Zunge, Erbrechen, Kopfschmerzen neben den lokalen Symptomen. Kommt es zur Demarkation, so stoßen sich die gangränösen Partien der Blasenwand in Fetzen, bei großer Ausdehnung des Prozesses als sackartige Gebilde unter schwerstem Blasentenesmus durch die Urethra ab. Nach diesem Ereignis, für dessen Entwicklung in einem von SCHWEITZER mitgeteilten Falle ein Zeitraum von 18 Tagen nötig war, kann die Heilung unter Bildung weißer, gefäßloser Narben unter teilweiser Restitution der Schleimhaut von Epithelinseln aus (SCHMORL) vor sich gehen. War der Prozeß nur einigermaßen ausgedehnt, so ist seine Folge eine hochgradige Schrumpfblase mit weiten, kraterförmigen Uretermündungen (STOECKEL). Auch dieser mit schwerer Organschädigung verbundene Ausgang muß als relativ günstig bezeichnet werden. Sein Zustandekommen ist an die Beseitigung der Harnverhaltung durch ärztliche Intervention oder durch Spontanabort gebunden. Besteht die Harnverhaltung weiter oder ist ihre Beseitigung erst nach übermäßig langer Dauer erfolgt, so kann es infolge der fortschreitenden Gangrän zur Perforation der Blase in die Bauchhöhle mit folgender Peritonitis oder zum Durchbruch in das perivesicale Zellgewebe mit folgender Urininfiltration kommen.

Das eben beschriebene, von STOECKEL als Cystitis dissecans gangraenescens bezeichnete Krankheitsbild kommt nur in jenen Fällen von Retroflexio uteri gravidi incarcerata zustande, in denen die Harnverhaltung nicht rechtzeitig durch kunstgerechte Entleerung der Blase beseitigt wird. Der Katheterismus erfordert in diesen Fällen unsere besondere Aufmerksamkeit. Die Überdehnung und veränderte Richtung der hinter die Symphyse verdrängten Harnröhre verlangen ein tiefes Senken des äußeren Katheterendes und ein weites Vorschieben des Katheters selbst. Zur vollständigen Entleerung der Blase muß unter Berücksichtigung der früher erwähnten funktionellen Zweiteilung ein starrer weiblicher Katheter soweit vorgeschoben werden, daß er fast in seiner ganzen Länge in der Blase verschwindet.

Es empfiehlt sich daher, an Stelle des starren einen elastischen Katheter zu verwenden (Schatz, Kolischer), der auch die naheliegende Gefahr von Läsionen der aufs äußerste verdünnten Blasenwand vermindert.

Die Erfahrung hat gezeigt, daß die plötzliche Entleerung einer überdehnten Blase in einem Akt die Gefahr schwerer Blasenblutung beinhaltet, die unter Umständen einen beängstigenden Grad erreichen kann (Kroner, Keitler u. a.). Die Erklärung dieser Blutungen ist nach verschiedenen Richtungen versucht worden, ohne ein durchaus befriedigendes Ergebnis zu erzielen. Die lange Zeit hindurch verbreitete Auffassung, daß es sich in diesen Fällen um eine Blutung ex vacuo handle, kann schon deswegen nicht aufrecht erhalten werden, weil es auch nach der Entleerung einer maximal ausgedehnten Harnblase innerhalb derselben keinen negativen Druck gibt. Eine weitere Annahme, die seinerzeit von Wertheim vertreten wurde, glaubt die Quelle der Blutung in einer durch die Blasengangrän veranlaßten Arrosion der Schleimhautgefäße zu finden. Die Tatsache, daß schwere Blutungen auch nach Entleerung einer nicht gangränösen, nicht einmal entzündeten, sondern nur überdehnten Harnblase vorkommen können, läßt jedenfalls eine allgemeine Anwendung dieser Theorie nicht zu. Eine Reihe von Autoren (Holzbach, Linzenmeier, Reeb u. a.) hat sich der Meinung von Baisch angeschlossen, der in einer auf die incarcerierte Retroflexion des schwangeren Uterus zurückzuführenden venösen Stauung, deren Bestehen cystoskopisch nachgewiesen werden könne, die eigentliche Ursache der Blutung erblickte. Demzufolge sei Blutung nur zu befürchten, wenn der gravide Uterus vor dem Katheterismus nicht aufgerichtet werde. Dem steht aber die sichere Beobachtung schwerer Blasenblutung aus der entleerten Blase auch nach Reposition des schwangeren Uterus entgegen. Diesbezüglich kann ich auf eigene, mehrfache Erfahrung hinweisen.

In einwandfreier Weise scheint mir das Zustandekommen der Blutung aus einer plötzlich entleerten, vorher überdehnten Blase, wie wir sie als Folge einer Incarceratio uteri gravidi retroflexio kennen, durch folgende Überlegung erklärt zu werden: Innerhalb der maximal distendierten Blase sind die zarten Schleimhautgefäße auf ein Vielfaches ihrer ursprünglichen Länge ausgezogen und in ihrer Wand aufs äußerste verdünnt. Infolge der aus den mechanischen Verhältnissen resultierenden Verringerung des Lumens dieser Gefäße und infolge des enorm erhöhten, auf ihnen lastenden Druckes ist ihre Blutfüllung eine minimale, die Schleimhaut dementsprechend äußerst anämisch, wie man sich durch Cystoskopie jederzeit überzeugen kann. Erfolgt nun die Entleerung der maximal gefüllten Blase durch Katheter plötzlich, so kann infolge der Überdehnung weder die Blasen- noch die Gefäßmuskulatur der raschen Verringerung des Blasenvolumens folgen. Die Blase bleibt ein schlaffer, in starre Falten gelegter Sack, während in die gleichfalls schlaffen Gefäße das Blut hineinschießt. Dieselben erscheinen infolgedessen strotzend gefüllt, stellenweise wie varikös. Daher kann es kommen, daß die enorm verdünnte, ihrer Kontraktilität beraubte, vielleicht auch in ihrem Gefüge geschädigte Gefäßwand dem normalen Blutdruck nicht mehr widerstehen kann und wie ein maximal verdünnter, überdehnter Gummischlauch platzt. Entleert man aber die Blase langsam oder in Absätzen, so können während dieser Zeit die Blutgefäße ihre normale Elastizität und Kontraktilität wiedergewinnen, so daß ihre Wand genügend stark wird, um den Blutdruck auszuhalten.

Der Weg, den wir einzuschlagen haben, um Blutungen nach Entleerung der überdehnten Harnblase zu vermeiden, ergibt sich daraus von selbst. Die Entleerung muß äußerst langsam oder in mehreren Absätzen, die auf mehrere Stunden verteilt sind, geschehen (Kolischer, Chrobak u. a.). Diesem Zwecke dient ein von van Zwalenburg angegebenes Verfahren, das in der Verbindung eines in die Blase eingeführten Verweilkatheters mit einem gefüllten Irrigator besteht, der täglich um einige Zentimeter tiefer gehängt wird (Foulds, Bumpus und Foulds aus der Mayoklinik. In wesentlich einfacherer Art erzielt dasselbe Resultat Heinburg, indem er an den Verweilkatheter einen umgekehrten Augentropfer anschließt.

Als Therapie derartiger Blasenblutungen kann neben Eiswasser- und Adrenalinspülungen in besonders schweren Fällen die Sectio alta behufs Tamponade der Blase in Betracht kommen.

Erst nach vollständiger Entleerung der Blase darf man an die Reposition des retroflektierten, graviden Uterus schreiten. Dieselbe ist mit um so größerer Vorsicht auszuführen, je beträchtlicher die vorausgegangene Distension war und je mehr Grund man hat, eine Schädigung der Blase anzunehmen. Bei schon bestehender Blasengangrän ist wiederholt bei dieser Gelegenheit Ruptur der Blase beobachtet worden.

Trotz Entleerung der Blase und Reposition des graviden Uterus kann es bei Blasengangrän durch Vorlegen von Schleimhautsequestern vor die innere Harnröhrenmündung zu neuerlicher Retention kommen, zu deren Beseitigung die Entfernung der Sequester auf endovesicalem Wege, evtl. aber auf suprapubischem oder vaginalem vorgenommen werden muß. Die besonders von Pinard und Varnier empfohlene Kolpocystotomie ist für geburtshilfliche Fälle von Blasengangrän aus Gründen der Asepsis zu widerraten; sie sollte für jene Fälle reserviert bleiben, in denen zur dauernden Beseitigung des ursprünglichen Miktionshindernisses (z. B. bei Tumoren) die Laparotomie indiziert ist.

Wiederholt ist es infolge falscher Deutung der ausgedehnten, bis zum Nabel und über denselben hinausreichenden Blase zu Fehldiagnosen gekommen. So ist unter der Annahme einer Ovarialcyste die Harnblase angestochen oder angeschnitten worden. Anderseits kann die entleerte Blase durch ihre ödematösen, hypertrophischen Wände als Tumor oder Uterus imponieren, während gleichzeitig der das kleine Becken ausfüllende gravide Uterus verkannt wird. Mehrfach sind aus diesem Grunde solche Fälle als Extrauteringravidität diagnostiziert und operiert worden (Fabricius).

## 5. Urethra[1].

Die mit der Schwangerschaft einhergehende stärkere Durchblutung und Auflockerung der Beckenorgane teilt sich auch der Harnröhre mit. So wie die Scheide erscheint auch sie succulenter, dicker als de norma. In der zweiten Hälfte der Schwangerschaft kommt es zu einer Verlängerung der Urethra; deren Hauptursache offenbar das Emporsteigen der Harnblase aus dem kleinen Becken ist, wodurch die Harnröhre eine Streckung erfährt. Dieselbe kann während der Geburt durch die Dehnung des unteren Uterinsegmentes eine weitere Steigerung erfahren (Zangemeister). Wider Erwarten geht diese Verlängerung mit einer Erweiterung Hand in Hand, woraus man schließen darf, daß es sich bei der ersteren nicht nur um eine rein mechanische Auszerrung,

---

[1] Die Beziehungen des Geburtsaktes zu Schädigungen der Urethra und ihrer Anheftungen sind in den Kapiteln „Harnfisteln" und „Inkontinenz" nachzusehen.

sondern um einen Wachstumsvorgang handelt. Die Zunahme des Harnröhren-durchmessers, der während der Geburt von 6—8 auf 9—12 mm ansteigen kann (Hart, Zangemeister), fällt in den Bereich jener Erscheinung, die Sellheim als puerperale Weitstellung bezeichnet hat.

Die Involutionsvorgänge des Wochenbettes erstrecken sich auch auf die Harnröhre, die nach kurzer Zeit wieder ihre vorherigen Maße annimmt. Un-mittelbar post partum aber kommt es zunächst zu Knickungen und Falten-bildungen innerhalb der verlängerten Urethra, denen Zangemeister in An-lehnung an Mattei und Olshausen eine wesentliche Bedeutung für das Ent-stehen der puerperalen Ischurie zuschreibt.

Die Veränderungen an der Harnröhre während und durch die Schwanger-schaft betreffen nicht nur ihre anatomischen, sondern auch ihre biologischen Verhältnisse. So finden wir vor allem eine wesentliche Zunahme des Keim-reichtums der Urethra. Derselbe steigt von ungefähr 30% außerhalb der Schwan-gerschaft auf 60% und darüber (Gawronsky, Savor, Schenk-Austerlitz, Piltz, Baisch, Alsberg, Weibel). Während diese Keimvermehrung aber in der Schwangerschaft alle möglichen Bakterien, nur nicht das Bacterium coli betrifft, sehen wir im Wochenbett, begünstigt durch die horizontale Körper-lage, die ja auch in der postoperativen Rekonvaleszenz, wie Baisch nachgewiesen hat, dieselbe Konsequenz zeitigt, eine enorme prozentuale Zunahme gerade des Kolikeimes. Diese Tatsache ist geeignet, das baldige Überwuchern des Bacterium coli im cystitischen oder pyelitischen Harn zu erklären.

# III. Die Beziehungen der Harnorgane zu den gynäkologischen Erkrankungen.

Der Einfluß pathologischer Veränderungen des weiblichen Genitales auf die Harnorgane macht sich in erster Reihe dort geltend, wo beide Organsysteme in nahe topische Beziehungen zueinander treten — also vor allem im Bereiche des kleinen Beckens. So kommt es, daß gewisse gynäkologische Erkrankungen mit Veränderungen an den Ureteren, an der Blase, seltener an der Harnröhre einhergehen, während die höhergelegenen Harnorgane nur indirekt durch sie in Mitleidenschaft gezogen werden.

## 1. Ovarialtumoren.

Virchow hat wohl zuerst (1861) darauf aufmerksam gemacht, daß Ge-schwülste der Eierstöcke, besonders bei interligamentöser Entwicklung, die Harnleiter komprimieren und dadurch zu Hydroureter, Hydronephrose und selbst zu tödlicher Urämie Anlaß geben können. Seither sind ähnliche Beobachtungen wiederholt gemacht und mitgeteilt worden (Literatur bei Jolly). Im all-gemeinen kann man aber sagen, daß Ovarialtumoren mit normaler intraperi-tonealer Entwicklung auch dann, wenn sie eine enorme Größe erreichen, die Funktion der höheren Harnwege durchaus nicht beeinträchtigen. Diese Tat-sache ist vereinzelt gegenüber der Häufigkeit der Harnleiterkompression durch den graviden Uterus als auffällig hervorgehoben worden.

Auch zur Blase treten Eierstockgeschwülste gewöhnlich nur dann in Be-ziehung, wenn es sich um interligamentöse Tumoren handelt. Dann allerdings pflegt die Blase mitsamt der Cervix uteri sehr stark in die Höhe gezogen und nach einer Seite verdrängt zu sein. Merkwürdigerweise geht eine derartige Ver-drängung zumeist ohne alle Beschwerden einher. Eher kommt es vor, daß ein das kleine Becken ausfüllendes Cystom in ähnlicher Weise Erscheinungen von Harnretention hervorbringt, wie wir das bei gewissen Formen des Myoms und bei der Retroflexio uteri gravidi sehen. Die verschiedenen Formveränderungen, welche die Blase durch den Druck eines ovariellen Tumors erleidet, sind selbstverständlich cystoskopisch nachweisbar, bieten aber durchaus nichts Charakteristisches.

Hingegen kann ein durch seine Eigentümlichkeit frappierendes cystoskopisches Bild bei einer bestimmten Gruppe der Eierstockcysten — den Dermoiden — dadurch zustande kommen, daß dieselben mit der Blase verwachsen und im weiteren Verlaufe mit derselben in Kommunikation treten. Dieses Ereignis, das wohl auf der bekannten Neigung dieser Geschwülste zu Entzündung beruht, hat nicht nur zur Folge, daß Dermoidbrei in die Blase tritt und daselbst Anlaß zu Steinbildung geben kann, sondern führt auch dazu, daß Haarbüschel durch die Perforationsöffnung in das Blaseninnere hineinragen, sich mit schneeweißen Harnsalzen inkrustieren und derart das Aussehen von ,,Eisenblüte" gewinnen (SCHAUTA, STOECKEL, MÜNCH, QUINBY, A. BRENNER, eigene Beobachtung). Derartige Durchbrüche von Dermoiden in die Blase gehen in der Regel mit intensiven Miktionsbeschwerden einher, die, abgesehen von der pathologischen Dignität des ovariellen Tumors, zu einem radikalen Vorgehen zwingen, nachdem jede konservative Therapie hier aussichtslos ist. Das einzuschlagende Verfahren kann in solchen Fällen nur in der Laparotomie, in der Trennung von Blase und Geschwulst, in der Exstirpation der letzteren und in der Vernähung der Blasenperforation bestehen.

Ein in seinem Wesen noch nicht vollkommen geklärtes Krankheitsbild stellt der in jüngster Zeit beobachtete Einbruch endometrischer Ovarialtumoren in die Blasenwand dar (KEENE, BRADY, HEANY).

## Myome und Fibrome des Uterus und seiner Umgebung.

Bezüglich der Kompression des Ureters gilt für Myome ungefähr dasselbe wie für Ovarialtumoren. Daß auch sie ausnahmsweise auf dem Umwege über die Ureterkompression zu deletären Nierenveränderungen führen können hat VIRCHOW gleichfalls (1861) erwähnt. Auch beim Uterusmyom sind es vor allem interligamentöse Tumoren, die den Harnleiter oberhalb seines Eintrittes im Parametrium, seltener im Bereiche der Linea innominata komprimieren. FLEISCHMANN berichtet über einen derartigen Fall bei einem Cervixmyom, HALBAN über einen solchen bei einem Vaginalmyom; in beiden Fällen standen die Erscheinungen von seiten der Niere im Vordergrunde, so daß im Falle HALBANs sogar die Exstirpation der hydronephrotischen Niere lange vor Entdeckung des schuldtragenden Myoms ausgeführt worden war. Im Falle FLEISCHMANNs genügte die Exstirpation des Collummyoms zur Restitutio ad integrum auch bezüglich der infizierten Nierenbeckendilatation. Im allgemeinen überwiegen aber auch in jenen Fällen von Myom, bei denen es zur Ureterkompression gekommen ist, die gynäkologischen, und zwar sowohl subjektiven als objektiven Erscheinungen derart, daß der Befund urologischer Veränderungen in der Regel nur zufällig erhoben wird.

Ich selbst habe an meiner Abteilung einen Fall beobachtet, in welchem ein vom Septum vesico-vaginale ausgehendes Fibrom durch Kompression beider Ureteren zu beiderseitigem Hydroureter, beiderseitiger Hydronephrose und tödlicher Urämie geführt hatte (Abb. 20).

Sehr häufig finden wir bei Uterusmyom Klagen über Blasenbeschwerden (nach SCHUBERT in mehr als $^2/_3$ der Fälle). Dieselben bestehen entweder nur in vermehrtem Harndrang oder aber, wenn auch seltener, in Erscheinungen von Inkontinenz oder Retention aller Grade. Als Ursache dieser Erscheinungen kommt weniger der von einzelnen Knollen auf die Blase ausgeübte Druck als die Hyperämie, besonders aber die Dehnung des Trigonums und des Blasenfundus, sowie das Emporsteigen der ganzen Blase in Betracht, das eine

natürliche Folge des organischen Zusammenhanges der Blase mit dem wachsenden Uterus ist. Führt man bei einem größeren, etwa bis zum Nabel reichenden
Myom des Uteruskörpers einen Katheter in die volle Blase ein, so sieht man,
daß derselbe weit nach oben geschoben werden kann, ohne daß der Harnstrahl
unterbrochen wird. Dieses Zeichen, das uns beweist, daß der Uterus bei seinem

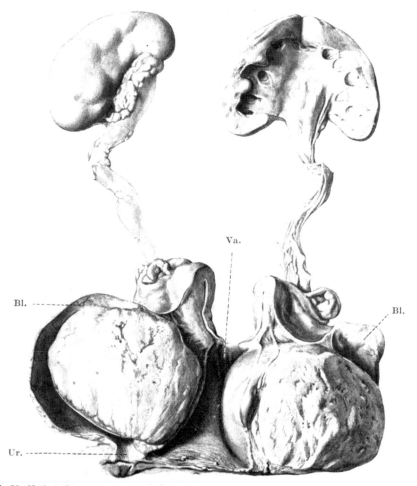

Abb. 20. Ureterenkompression durch ein Fibrom der Vagina. Va. Vagina. Bl. Blase. Ur. Urethra.

Emporsteigen die Blase mitgenommen hat, läßt sich differentialdiagnostisch
gegenüber Tumoren ovariellen Ursprungs verwerten, soweit die letzteren nicht
interligamentös entwickelt sind.

Cystoskopisch finden wir in solchen Fällen starke Gefäßfüllung, Verwischung
der feinen Gefäßzeichnung, papilläre Excrescenzen im Bereiche des Blasenhalses, sowie Formveränderungen der Blasenwand — wie Vorbuckelungen
u. dgl. —, die der mechanischen Einwirkung des Uterusmyoms entsprechen
(Abb. 21).

Die höchsten Grade der Gestaltsveränderung finden wir bei jenen Myomen,
die Schauta als. Cervixmyome mit retrovesicaler Entwicklung in eine eigene

Gruppe zusammengefaßt hat. In diesen Fällen kann die Blase derart über den Tumor ausgespannt sein, daß sie eine capillare, äußerst dünnwandige, nach vorne konvexe Tasche bildet; die Plica vesico-uterina geht dann handbreit über der Symphyse und selbst höher direkt von der vorderen Bauchwand über den hochgezogenen Blasenscheitel auf den Tumor über. Die Bedeutung dieser Veränderungen liegt insbesondere auf operationstechnischem Gebiete, insoferne es äußerst schwierig ist, in solchen Fällen bei der Myomektomie die Verletzung der Blase bei ihrer Ablösung zu vermeiden, wenn man nicht vorher das Myom aus seinem Mantel ausschält.

Die schwersten Erscheinungen von seiten der Blase finden wir bei Uterusmyomen dann, wenn der von Myomen durchsetzte Teil der Gebärmutter im kleinen Becken eingekeilt ist. Unter solchen Umständen kommt es häufig zu vorübergehender Harnretention. Anfangs treten derartige Anfälle von Retention nur gelegentlich, insbesondere zur Zeit der Menstruation infolge der mit diesem Zustande einhergehenden vermehrten Succulenz des Uterus auf, können aber im weiteren Verlaufe stationär werden und zur Entwicklung eines Bildes führen, das bis in seine letzten Konsequenzen dem bei Retroflexio uteri gravidi incarcerati gleicht. Es kann also unter Umständen auch bei Myom zur Cystitis dissecans gangraenescens kommen. Ich habe selbst einen derartigen Fall mit tödlichem Ausgange infolge Perforation der Blase beobachtet.

Die Harnretention bei Uterusmyom, die häufiger bei solchen der hinteren als der vorderen Corpuswand auftritt

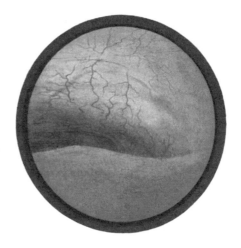

Abb. 21. Blasenbild bei Myoma uteri.

(HARTMANN und BONNET), sollte aus diesen Gründen nie längere Zeit mit palliativen Mitteln behandelt werden. Sie verlangt in jedem Falle die operative Beseitigung des Myoms.

Intensive Blasenbeschwerden pflegt der Druck verkalkter Myomknoten auf die Blase auszulösen (COHN). In derartigen Fällen kann der Röntgenbefund das Vorhandensein eines Blasensteines vortäuschen (H. SCHMID, WAGNER).

Veränderungen der Blase, die sich im Anschlusse an Myom entwickelt haben, verlangen unsere besondere Aufmerksamkeit. Gelingt es z. B. nicht, eine bestehende Cystitis mit unseren gewöhnlichen Mitteln der Heilung zuzuführen, so wird oft nichts anderes übrig bleiben, als an dem Myom anzugreifen (HAHN). Haben Myome einmal zu schwereren Blasenstörungen geführt, so eignen sie sich in der Regel weder zu exspektativer noch zur Strahlentherapie; dann tritt die Operation in ihre Rechte.

## 2. Uterus- und Scheidencarcinom.

Wie innig die Beziehungen zwischen Gebärmutterkrebs und Harnorganen sind, geht aus der Tatsache hervor, daß die Cervixcarcinome zumeist an Urämie zugrunde gehen (SÄXINGER, 1867). Genauere diesbezügliche Feststellungen verdanken wir HOLZBACH und KRAUL. HOLZBACH fand unter 51 Obduktionen an inoperablem Uteruscarcinom Verstorbener 31 mal beiderseitige, 10 mal einseitige Ureterkompression mit folgender Dilatation und Hydro-, resp. Pyo-nephrose. Es bestand also in 80% seiner Fälle eine Nierenschädigung, die nach unseren klinischen Erfahrungen als die Hauptursache des tödlichen Ausganges anzusehen ist, auch wenn Kachexie und Metastasen in anderen Organen an dem-selben mitbeteiligt sind. Nach Kraul ist die Todesursache bei Uteruscarcinom in 50% der Fälle Urämie durch Ureterkompression, in 12% Kachexie, in weiteren 12% Peritonitis, in 11% Metastasen lebenswichtiger Organe, in 6% Pneumonie.

Nicht nur beim therapeutisch unbeeinflußten, inoperablen Cervixcarcinom, sondern auch bei den Rezidiven steht die Ureterkompression im Vordergrunde. Sie macht sich klinisch durch Erhöhung des Reststickstoffes im Blute bemerkbar, bevor noch andere deutliche Zeichen der Niereninsuffizienz, wie Herabsetzung der Harnmenge, Kopfschmerzen, Üblichkeiten, Erbrechen, Benommenheit usw. zur Beobachtung gekommen sind (Kraul). Der objektive Nachweis der Ureterkompression kann durch Chromocystoskopie und Ureterenkatheterismus erbracht werden. Doch beweist das Steckenbleiben eines Katheters im Ureter nicht immer dessen Undurchgängigkeit, weil Schleimhautschwellung und Wand-verziehung durch Carcinom oder Narben für den Katheterismus mechanische Hindernisse setzen können, ohne daß der Abfluß des Harnes wesentlich gestört ist. Anderseits beweist auch die Durchgängigkeit eines Ureters für eine bei der Sektion von oben her eingeführte Knopfsonde nicht die Funktion des Ureters in viva. Im allgemeinen kann man daher das Ergebnis der Chromocystoskopie für entscheidender halten als das des Ureterenkatheterismus. Dies kommt ins-besondere in jenen Fällen zum Ausdruck, in denen die Einstellung der Harn-sekretion seitens der Niere nicht Folge der Kompression *beider* Ureteren, sondern nur der *eines* Ureters ist, auf welche die zweite Niere infolge renorenalen Reflexes ebenfalls mit Einstellung ihrer Tätigkeit antwortet. Über solche Fälle, in denen der zweite Ureter für den Katheter ohne weiteres passierbar war, berichten Picqué, Achard, Götting.

Die Kompression der Ureteren erfolgt in der Regel im Bereiche des Durch-trittes derselben durch das Parametrium; wesentlich seltener höher oben durch Drüsenmetastasen.

Es liegt nahe, die eingetretene oder drohende Urämie beim Uteruscarcinom dadurch zu bekämpfen, daß man den abgesperrten Harn irgendwie ableitet. Französische Autoren (Le Dentu, Legueu, Picqué) haben die Anlegung von Nieren- oder Ureterfisteln, durch Transplantation der Ureteren in die Haut, in den Blasenscheitel, in den Darm empfohlen und gelegentlich vorübergehende Erfolge erzielt. Es ist Kraul zuzugestehen, daß die Indikation zu diesen Ein-griffen durch den Allgemeinzustand der Kranken, resp. durch die auch bei ge-lungener Operation triste Prognose wesentlich erschwert ist; doch tritt Holz-bach warm für ein operatives Vorgehen gegenüber der Harnleiterkompression beim Cervixcarcinom ein und Haslinger hat tatsächlich durch Nephrektomie in einem derartigen Fall einen, allerdings kurzdauernden Erfolg erzielt. Ich selbst habe Ureter-Implantationen in den Blasenscheitel und in den Darm aus dieser Indikation wiederholt ausgeführt, aber nur selten die Befriedigung gehabt, die Lebensdauer nennenswert zu verlängern. Der gewöhnlich schon stark reduzierte Allgemeinzustand und die häufig bestehende Infektion der Harn-wege machen den Eingriff zu einem keineswegs ungefährlichen und selbst im Falle des Gelingens mag der erzielte Gewinn ein zweifelhafter erscheinen. Ge-legentlich wird es aber immer wieder Fälle geben, in denen die Harnableitung bei Kompression eines oder beider Ureteren durch inoperables Uteruscarcinom oder Rezidive desselben als indiziert bezeichnet werden muß.

Auch bei operablem Cervixcarcinom kann ausnahmsweise Anurie infolge Ureterkompression zustande kommen. Ich habe einen derartigen Fall mit der

Resektion der Blasenhinterwand und beider Ureteren, sowie Implantation der beiden letzteren erfolgreich behandelt und seinerzeit mitgeteilt. Insoferne eintretende Anurie als reflektorische im Anschlusse an carcinomatöse Strikturierung nur eines Ureters anzusehen ist, kann man auch mit weniger eingreifenden Mitteln das Auslangen finden. Neben dem Katheterismus des durchgängigen Harnleiters, mit dem ACHARD erfolgreich war, kommen Nierenmassage (KROEMER), Euphyllininjektionen (HAIM), Röntgenbestrahlung der anurischen Niere (SCHWARZ), Splanchnicusanästhesie (NEUWIRT), evtl. auch Dekapsulation (ROBINSON) in Betracht. Allerdings könnte gerade in solchen Fällen durch die Implantation des komprimierten Ureters ein längerdauernder Erfolg erzielt werden.

Sehr bemerkenswert und in ihrer Auswirkung bedeutungsvoll sind die Veränderungen, die innerhalb der Harnblase durch das fortschreitende Wachstum von Cervix- und Scheidencarcinomen zustande kommen. Sie sind unter dem Gesichtswinkel der Operabilitätsbestimmung von zahlreichen Autoren studiert worden und wenn deren Beobachtungen auch nicht durchaus übereinstimmen, so können doch eine Reihe von cystoskopischen Bildern als für das Cervix- und Scheidencarcinom in seinen verschiedenen Entwicklungsstadien ziemlich charakteristisch angesehen werden. ·

Beginnende oder wenig fortgeschrittene Krebserkrankung des Collum uteri (dieselben Feststellungen gelten für das Scheidencarcinom) läßt die Blase unverändert. Dringt die Neubildung aber gegen die Blase vor, so macht sich ihre Ausbreitung innerhalb der Lymphbahnen durch Auftreten von Ödem, die auf Gefäßkompression beruhenden Zirkulationsstörungen durch submuköse Hämorrhagien und die Tumorentwicklung im Bereiche des Genitales durch Gestaltveränderungen des Fundus vesicae und des Trigonums geltend. Das letztere erscheint häufig gehoben, der Fundus unregelmäßig vorgebuckelt, in starre, wachsartige, querverlaufende Falten gelegt, in deren Bereich die Gefäßzeichnung vollkommen verschwunden sein kann. Diese Falten, die wir wohl als Ausdruck einer Lymphstauung auffassen dürfen, sind in der Regel parallel zum Ligamentum interuretericum gestellt. In der Umgebung der Uretermündungen tritt bei vorgeschrittenen Fällen häufig ein bullöses Ödem auf, das sich von dem kollateralen Blasenödem bei entzündlichen Prozessen durch seinen mehr kleinblasigen Charakter und eine rötliche Färbung unterscheidet. Doch sieht man auch beim Carcinom gelegentlich großblasiges, blasses, bullöses Ödem, das ganz so aussieht, wie wir das z. B. bei einer sich vorbereitenden Perforation eines parametranen Exsudates zu sehen gewohnt sind. In weit vorgeschrittenen Fällen treten zwischen den ödematösen Falten tiefe Furchen und Spalten auf.

Diese Blasenveränderungen beim Uteruscarcinom, die von STOECKEL, ZANGEMEISTER, WERTHEIM, KRÖNIG, FROMME, HANNES, WERNER u. a. genauer studiert worden sind, können innerhalb gewisser Grenzen zur Bestimmung des Grades, bis zu welchem die Aftermasse gegen die Harnblase vorgedrungen ist, benützt werden. Die anfangs aus diesen Befunden bezüglich der Operabilität des einzelnen Falles gezogenen Schlüsse haben sich allerdings als zu weitgehend erwiesen. Im besten Falle gelingt es, ein Urteil darüber abzugeben, ob die Blasenablösung mehr oder weniger leicht sein wird; damit ist aber, wie wir heute aus vielfältiger Erfahrung wissen, die Frage der Operabilität keineswegs eindeutig bestimmt. Über das Vordringen der Neubildung innerhalb der Parametrien und selbst nur im Bereiche der Ureteren sagt der cystoskopische Befund tatsächlich herzlich wenig. SCHAUTA mißt infolgedessen der cystoskopischen Untersuchung vor der Operation eine äußerst geringe Bedeutung bei. Immerhin glaube ich auf Grund meiner an Hunderten von cystoskopischen Befunden im Vergleiche mit der nachfolgenden Operation gewonnenen Erfahrungen in

Übereinstimmung mit den meisten Autoren die folgenden Sätze als gültig ansehen, resp. ihre Gültigkeit bestätigen zu dürfen:

1. Ein cystoskopisch negativer Befund läßt mit Wahrscheinlichkeit eine glatte Blasenablösung erwarten.

2. Bei geringen Veränderungen, wie Vorwölbung des Blasenfundus und des Trigonums, sowie seichter Faltenbildung kommt es schon öfter vor, daß sich bei der Ablösung Schwierigkeiten ergeben; doch sehen wir in der Regel auch hier, daß die Verhältnisse günstig liegen.

3. Starre Faltenbildung, das Auftreten tiefer Furchen und stark vorspringender Buckel läßt mit Sicherheit die Prognose bezüglich der Blasenablösung ungünstig stellen.

Im allgemeinen kann man sagen, daß die Verhältnisse in der Regel günstiger liegen, als man vorauszusetzen geneigt ist. Es ist überraschend, wie lange oft ein Carcinom, das die Grenzen der Cervix gegen die Parametrien schon überschritten hat, gegen die Harnblase zu als begrenzter Tumor erscheint, der von ihr manchmal nur durch einen seidenpapierdünnen Mantel von Bindegewebs- und Muskelfasern getrennt ist. Ist dieser letztere erst einmal durchbrochen, so ist auch von Blasenresektion wenig mehr zu erhoffen. Noch weniger aussichtsreich erscheint die Ausdehnung der Radikaloperation auf die Blase, wenn das Carcinom schon in die Blase eingebrochen ist, so daß es als sekundärer Tumor vor der Operation cystoskopisch nachweisbar ist (Abb. 22).

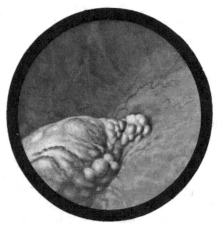

Abb. 22. Durchbruch eines Cervixcarcinoms in die Blase.

Übrigens liegen die Verhältnisse auch bezüglich der Ureteren beim Uteruscarcinom ganz ähnlich wie bei der Blase, vielleicht sogar noch etwas günstiger. Mackenrodt und Wertheim haben darauf aufmerksam gemacht, daß der Einbruch des Carcinoms in die Ureterwand auffallend spät erfolgt. Sie haben aus dieser Resistenz der Ureterwand gegenüber dem Carcinom den Schluß abgeleitet, daß es in solchen Fällen, in denen der Ureter von Krebsgewebe umscheidet ist, genüge, den Harnleiter aus dem Carcinom herauszupräparieren. Ganz abgesehen von den berechtigten Einwendungen gegen die Radikalität dieses Verfahrens (Bumm), scheint es im Interesse der späteren Erhaltung der Kontinuität des Ureters vorteilhafter zu sein, von vornherein unter derartigen Verhältnissen auf die Präparation des Harnleiters zu verzichten, denselben zu resezieren und in die Blase zu implantieren (Chalot, Penrose, Polk, Westermark, Latzko, Krönig, Rosthorn, Stickel, Franz usw.).

Dieses Prinzip ist gelegentlich sogar auf beide Ureteren mit Erfolg angewendet worden (Sampson, Krönig, Latzko). Der Vorschlag Chalots, die Radikaloperation des Gebärmutterkrebses dadurch zu überradikalisieren, daß man in jedem Falle beide Ureteren reseziert (Hysterectomie ultrauréterale) hat begreiflicherweise wenig Nachahmer gefunden.

Als klare Indikation zur Resektion des Ureters bei der Radikaloperation des Cervixcarcinoms ist die Dilatation des Harnleiters (Hydroureter) oberhalb seiner Umschnürung durch das krebsig infiltrierte Parametrium anzusehen.

In der Rekonvaleszenz nach abdomineller Radikaloperation gehören Schädigungen des Harnapparates zu den regelmäßigen Erscheinungen. Wir verweisen diesbezüglich auf die Kapitel: Postoperative Cystitis und Harn-Genitalfisteln. Die besondere Hartnäckigkeit der Cystitis ist hier aus der Hartnäckigkeit der Ischurie zu erklären, die sich unter Umständen auf viele Monate erstrecken kann. Außerordentlich lange Dauer der Blaseninsuffizienz ist nach erweiterter Radikaloperation etwas ganz Gewöhnliches, so daß wir in diesen Fällen oft noch nach mehr als einem halben Jahr nach jeder Miktion Restharn nachweisen können. Dieser Zustand muß wohl als Folge der weitgehenden Entnervung der Blase angesehen werden, die mit jeder radikalen Carcinomoperation verbunden ist, und deren Einfluß auf die Blasenfunktion aus den Tierversuchen von LEMOINE hervorgeht.

Als eine weitere Folge der weitgehenden Zerstörung der Gefäß- und Nervenversorgung der Harnblase durch die Radikaloperation müssen trophische Störungen der Blase angesehen werden, auf die zuerst MIRABEAU unser Augenmerk gelenkt hat. Man findet nämlich nicht selten lange Zeit nach der vorausgegangenem Operation die Blasenschleimhaut blaß, dünn, stellenweise weißlich-glänzend, offenbar im Zustande der Atrophie.

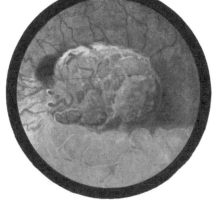

Abb. 23. Blasenmetastase bei Carcinom des Uteruskörpers.

Die früher beschriebenen Zusammenhänge zwischen Uteruscarcinom und Harnorganen beziehen sich, wie erwähnt, auch auf das Scheidencarcinom, nicht aber auf das Carcinom des Uteruskörpers. Dieses läßt die Harnorgane in der Regel unverändert und setzt nur gelegentlich Metastasen im Bereiche der Harnröhre oder Blase (Abb. 23).

## 3. Entzündungen der Adnexe und des Beckenzellgewebes.

Die Beteiligung der Harnwege an entzündlichen Prozessen, der Gebärmutteranhänge ist verbreiteter, als zumeist angenommen wird. KROPH, der 100 Fälle chronisch-entzündlicher Adnextumoren diesbezüglich genau untersucht hat, fand in 30% entzündliche Veränderungen im Bereiche der Blase, in 14% im Bereiche der Nieren. Er nimmt an, daß es im Verlaufe der Infektion, die zur Entzündung der Adnexe geführt hat, auf ascendierendem Wege auch zur Infektion der Harnorgane kommt. Als Erreger stellte er vorwiegend Staphylokokken, seltener Bacterium coli fest. Die rechte Niere war häufiger — in $2/3$ der in Betracht kommenden Fälle — beteiligt.

Die Bedeutung dieser Komplikationen, die durch einfache urologische Maßnahmen leicht der Heilung zugeführt werden können, soll nicht überschätzt werden. Außer ihnen finden wir aber, wenn auch wesentlich seltener schwere Veränderungen im Bereiche der Blase, die durch Übergreifen des Entzündungsprozesses von den Adnexen oder vom Zellgewebe auf die Blasenwand zustande kommen. Wir finden dieselben in der Regel nur als Vorstadium des sich vorbereitenden Durchbruches einer Eiteransammlung im Zellgewebe oder in einem präformierten Hohlraum (Pyosalpinx, Pyoovarium) in die Blase (KOLISCHER, W. A. FREUND, STOECKEL, KNEISE, ZANGEMEISTER, CASSANELLO u. a.). Die subjektiven Erscheinungen, die in solchen Fällen beobachtet werden, müssen keine besonders hervorstechenden sein. Sie machen sich als vermehrter Harndrang, Brennen beim Urinieren und Schmerzen beim Miktionsakt, die in die Blasengegend lokalisiert werden, geltend, pflegen aber rasch zu verschwinden, wenn es zum Durchbruch des Abscesses in die Blase gekommen ist.

Am häufigsten spielen hier septische Prozesse im Puerperium eine Rolle, weniger häufig tuberkulöse, am allerseltensten gonorrhoische (W. A. Freund). Der Verlauf der ursprünglichen Erkrankung nach der Perforation in die Blase ist einerseits abhängig von dem anatomischen Charakter derselben, anderseits von der Natur des Infektionserregers. Bei heißen Abscessen des Zellgewebes kann der Durchbruch in die Blase als nicht ungünstiges Ereignis bewertet werden. Die Eiterung erschöpft sich mit der Zeit, ohne daß es zu einer schwereren Infektion der Blase oder der höheren Harnwege kommt — es erfolgt Heilung. Ziemlich ungünstig gestaltet sich der Verlauf ohne eingreifende ärztliche Intervention bei Perforation präformierter Hohlräume wegen der andauernden Eiterung und ganz aussichtslos erscheint die Perforation tuberkulöser Abscesse (Guyet). Das Bild einer solchen nach einem Obduktionspräparat bringen wir in Abb. 24.

Die Diagnose eines sich vorbereitenden Durchbruches eines Abscesses der Nachbarschaft kann häufig durch die cystoskopische Untersuchung gestellt werden. Dieselbe zeigt die Blasenschleimhaut im allgemeinen wenig oder gar nicht verändert, nur an der Stelle des Übergreifens des Entzündungsprozesses auf die Blasenwand von traubig angeordneten, opaken, gefäßlosen Blasen eingenommen, die zuerst von Kolischer und Latzko gemeinsam beobachtet und als kollaterales Ödem der Blasenschleimhaut richtig gedeutet, von Kolischer als bullöses Ödem beschrieben worden sind. In diesem Stadium pflegt die Blasenkapazität etwas herabgesetzt zu sein. Ist einmal die Perforation eingetreten, so pflegt zwar die Blasenfüllung keinem Hindernis zu begegnen, jedoch ergeben sich für die cystoskopische Untersuchung Schwierigkeiten anderer Art durch das konstante Nachfließen von Eiter und die dadurch verursachte Trübung des Mediums, die häufig den Gebrauch des Spülcystoskopes erfordert. In einem späteren Stadium braucht der Eiteraustritt aus dem Absceß in die Blase nur gelegentlich zu erfolgen. Dann sehen wir bei cystoskopischer Betrachtung die Perforationsöffnung als eine dunkle, von bullösem Ödem umgebene Lücke oder als nabelförmige Einziehung, die manchmal hinter einem Eiterflöckchen oder einem flottierenden Belag verborgen ist. Druck auf den der Blase anliegenden Tumor läßt den Eiter in dicken Windungen wie aus einer Salbenspritze austreten (zuerst von Kolischer im Jahre 1895 beschrieben). Die Durchbruchsstelle liegt in der Regel seitlich im Fundus.

Die Therapie der beschriebenen Eiterdurchbrüche muß in der Regel eine operative sein; nur die Perforation heißer Beckenzellgewebsabscesse läßt, wie früher erwähnt, spontane Heilung erhoffen. Aber auch in diesen Fällen wird sich die breite Eröffnung durch suprasymphysären oder Inguinalschnitt nicht immer umgehen lassen. Der Durchbruch vereiterter Gebärmutteranhänge erfordert in jedem Falle dasselbe Verfahren wie der Durchbruch von Dermoidcysten, also Laparotomie, Trennung der Verwachsungen, Radikaloperation, Verschluß der Blasenperforation und Flexurdachbildung (Schiffmann und Patek, Beuttner).

An dieser Stelle muß auch des Durchbruches extrauteriner Fruchtsäcke in die Harnblase gedacht werden. Dieses komplizierte Krankheitsbild ist in früherer Zeit, als Tubargraviditäten als solche weder erkannt noch operiert wurden, weitaus häufiger gewesen als heute. Als Ursache des Durchbruches kommt, wie in den vorhin beschriebenen Fällen, entzündliche Verklebung des Fruchtsackes mit der Blasenwand und eitrige Einschmelzung in Betracht. Die durch dieses Ereignis ausgelösten Blasenbeschwerden sind in der Regel außerordentlich heftig. Neben den Erscheinungen schwerster Cystitis tritt der Abgang von Konkrementen per urethram in den Vordergrund, die manchmal erst spät als inkrustierte fetale Skeletbestandteile erkannt werden (KAHN, MANN). Zur Zeit, als WEBSTER diesen Gegenstand zusammenfassend monographisch bearbeitete,

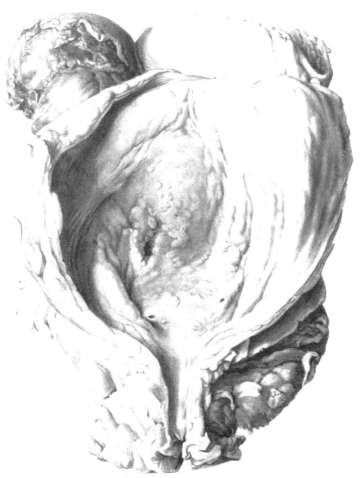

Abb. 24. Perforation einer tuberkulösen Pyosalpinx in die Blase mit Tuberkilisierung der letzteren.

stand therapeutisch die Sectio alta mit Erweiterung der Perforationsöffnung und Extraktion der inkrustierten fetalen Teile im Vordergrunde. Doch wurde gelegentlich auch von der maximalen Dilatation der Harnröhre und Extraktion der inkrustierten Massen unter Leitung des Zeigefingers Gebrauch gemacht (WINCKEL). In neuerer Zeit sind diese beiden Eingriffe gegenüber der radikalen Entfernung des Fruchtsackes per laparotomiam — in schwer infizierten Fällen seine Einnähung mit nachträglicher Eröffnung und Ausräumung — in den Hintergrund getreten (GROSSGLIK, daselbst ausführliche Literatur). Doch kommen auch in heutiger Zeit noch immer Fälle zur Beobachtung, in denen der elende Allgemeinzustand jedes radikalere Vorgehen verbietet.

## 4. Lageveränderungen.

Virchow hat schon im Jahre 1856 darauf hingewiesen, daß der Sektionsbefund bei Uterusprolaps außerordentlich häufig Hydroureter und Hydronephrose als Folge einer Abschnürung der *Harnleiter* aufweist. Halban und
Tandler haben in ihrem grundlegenden Werk die Virchowsche Angabe durchaus bestätigen können. Sie fanden unter 23 Obduktionen prolapsbehafteter
Frauen 15 mal eine deutliche Dilatation der höheren Harnwege. Die Grenze
der Erweiterung innerhalb des Ureters war immer eine scharfe und fiel mit dem
Hiatus genitalis zusammen. Halban und Tandler nehmen demzufolge an, daß
die Abschnürung eben dort zustande kommt. Jüngst haben Brettauer und
Rubin neuerlich auf den Zusammenhang zwischen Uterusprolaps und Cystocele
einerseits, Hydroureter und Hydronephrose anderseits hingewiesen. Sie konnten
diese Komplikation in 8 unter 10 Fällen nachweisen, halten aber die Kompression der Ureteren durch die gestreckten Vasa uterina für die Ursache der
Strikturierung.

In der Regel ist die klinische Bedeutung dieses Befundes keine allzu große.
Die Beschwerden von seiten des uropoetischen Systems, die im Vordergrunde
stehen, betreffen fast ausschließlich die Blase. Immerhin gibt es auch hier
Ausnahmen; so berichtet Young über einen Fall von Prolaps mit tödlichem
Ausgang an Urämie infolge beiderseitiger Hydronephrose und Sellheim über
das gleiche unglückliche Ereignis infolge Pyelonephritis. Hierher dürften auch
die bekannten zwei Fälle von Prolaps und Tod an Nierenabsceß gehören, die
Küstner im Jahre 1897 mitgeteilt hat.

In weitgehender Weise wird die Funktion der *Blase* durch das Bestehen
eines Prolapses beeinflußt. Insbesondere ist es die Senkung der vorderen Scheidenwand, die Cystocele, die als eine der hauptsächlichsten Ursachen der Inkontinenz bezeichnet werden muß, und zwar ist es nicht so sehr der ausgebildete,
als der im Entstehen begriffene Descensus vaginae, der hier in Betracht kommt
(s. das Kapitel „Inkontinenz"). Bei schwerem Scheidenvorfall, der einen größeren
Teil der Blase in sich begreift, tritt an Stelle der Inkontinenz gewöhnlich die
Retention, resp. die Blaseninsuffizienz, die zum Zurückbleiben von Restharn
bei jeder Miktion führt. Der in den Prolaps einbezogene Recessus der Harnblase wirkt in solchen Fällen wie ein Divertikel; die unter diesen Verhältnissen
häufig zu beobachtende Cystitis zeichnet sich dementsprechend durch ihre
Hartnäckigkeit aus und pflegt erst nach operativer Beseitigung des Vorfalles
der Heilung zugeführt werden zu können. In veralteten und vernachlässigten
Fällen von Prolaps kann es im Anschlusse an die eingetretene Harninfektion
zur ammoniakalischen Harngärung und gelegentlich auch zu Steinbildung
kommen (Stoeckel, Halban, Praeger, Späth, Kupferberg, Grehov, Fayol,
Horalek, eigene Beobachtung).

Der cystoskopische Befund der Blase bei Prolaps ist von Winter, Stoeckel,
Zangemeister, E. Martin u. a. eingehend beschrieben worden. Derselbe zeigt
in leichten Fällen nur eine geringe Vertiefung des Blasenfundus gegenüber
dem Trigonum, die durch das Ligamentum interuretericum begrenzt ist. Ist
es zur Entwicklung einer ausgesprochenen Cystocele gekommen, so erscheint
die Vertiefung des Blasengrundes stärker ausgebuchtet, divertikelähnlich,
wobei das Ligamentum interuretericum scharfrandig vorspringt. Im weiteren
Verlaufe sinkt auch das Trigonum nach abwärts, so daß nunmehr auch das
Ligamentum interuretericum in den divertikelartigen Recessus einbezogen
ist. Die Einstellung der Ureterenmündungen erfordert dann das Heben des
Cystoskopschaftes gegen den Mons veneris oder die vorherige Reposition des
Prolapses.

Andere Lageveränderungen beeinflussen den Zustand der Harnwege nur im Zusammenhange mit bestimmten Veränderungen der Geschlechtsorgane, wie z. B. Retroflexio uteri bei Gravidität oder Myom.

Hingegen sind Blasenbeschwerden nach Operationen, die gegen Lageveränderungen des Uterus gerichtet sind, etwas Gewöhnliches. Strangurie nach Ventrofixation und Vaginaefixation erwähnt KOLISCHER. SIEBER berichtet aus der STOECKELschen Klinik über 13 Fälle von Vaginaefixation, von denen 11 über Blasenbeschwerden klagten. Als deren Ursache ist die Verlagerung der Blase zu betrachten, die sowohl im cystoskopischen Bilde (STOECKEL), als durch die Röntgenuntersuchung (VOGT) deutlich nachweisbar ist.

Noch häufiger sind Blasenstörungen nach Prolapsoperationen, besonders wenn dieselben mit der Interposition des Uterus nach WERTHEIM-SCHAUTA kombiniert sind. Dann sieht man bei cystoskopischer Betrachtung eine wesentliche Verstärkung der Abweichungen, die wir von der Vaginaefixation her kennen, in Form einer auffallenden Hebung des Trigonums und Blasenfundus, die sattelförmig in das Blaseninnere vorspringen. Damit geht eine starke Vertiefung der Blasenrecessus zu beiden Seiten des Trigonums einher. Charakteristisch für das cystoskopische Bild der Blase nach Interposition ist die verhältnismäßig schwere Einstellbarkeit der Uretermündungen (STOECKEL, SIEBER) und noch mehr die Schwierigkeit des Ureterenkatheterismus, die auf der Bildung einer nach unten konvexen Schleife im Bereiche der Pars vesicalis des Ureters beruht.

Die Blasenstörungen nach der Interposition, auf deren Häufigkeit FRITSCH und BUMM auf dem Würzburger Gynäkologenkongreß hingewiesen haben, setzen in der Regel schon unmittelbar nach der Operation mit Ischurie ein. Nur ein Viertel der Operierten uriniert vor dem vierten, ungefähr die Hälfte vor dem siebenten Tag (WERTHEIM). Häufig kommt es aber vor, daß Rekonvaleszente nach Interposition erst nach dem Aufstehen spontan zu urinieren imstande sind. Und selbst dann bleibt ein gewisser Grad von Blaseninsuffizienz, der sich im Zurückbleiben einer größeren oder geringeren Menge Restharns ausdrückt, oft noch längere Zeit hindurch nachweisbar. Mit diesen Komplikationen von seiten der Blase ist nicht selten das Auftreten von Cystitis verknüpft. Allerdings pflegt die Beseitigung der letzteren mit dem Eintritt der spontanen Miktion bald zu erfolgen, jedenfalls um vieles leichter und rascher als nach der abdominellen Radikaloperation des Uteruscarcinoms (WERTHEIM).

# 5. Die Ureterverletzungen im Zuge gynäkologischer Operationen.

Die Pathologie und Therapie der Ureterverletzungen ist an anderer Stelle dieses Handbuches im Zusammenhange abgehandelt. Hier soll nur auf die speziellen Beziehungen der gynäkologischen Operationen zur Entstehung und Vermeidung dieser Verletzungen kurz eingegangen werden.

Unter normalen anatomischen Verhältnissen nähert sich der Ureter während seines Durchtrittes durch das Parametrium der Cervixkante durchschnittlich auf eine Entfernung von $1^1/_2$ cm. Nach abwärts verläuft er vor seinem Eintritt in die Blase knapp an der vorderen Scheidenwand, von ihr höchstens $1/_2$ cm entfernt. Oberhalb des Parametriums wird der Ureter durch die quer über ihn hinwegziehende Art. uterina gekreuzt. Im Bereiche des Ligamentum infundibulo-pelvicum (Suspensorium ovarii) verlaufen die Spermaticalgefäße oberhalb des Ureters, indem sie in spitzem Winkel zu ihm von oben außen medianwärts in das Ligamentum latum eintreten. Operationsakte, die sich im Bereiche dieser Stellen abspielen, können unter Umständen den Ureter gefährden. Als solche Umstände sind Veränderungen in der Topik der Ureteren gegenüber jenen Organen, an welchen operiert wird, aber auch Unachtsamkeit oder Ungeschicklichkeit zu bezeichnen. Wenn wir von den letztgenannten Umständen, die eine zufällige Ureterverletzung zum Fehler stempeln, vollständig absehen, so bleiben noch genug Möglichkeiten übrig, die das Entstehen derartiger Verletzungen auch bei erfahrenen Operateuren begreiflich erscheinen lassen. Hauptsächlich spielen hier Schrumpfungsvorgänge innerhalb des Zellgewebes oder Aufbrauch desselben durch die Art der Tumorentwicklung eine Rolle. Insbesondere sind es Tumoren, welche sich in der Cervix entwickeln und dieselbe so aufblähen, daß die Distanz zwischen Ureter und Cervixkante auf ein Minimum reduziert wird (Carcinom, Myom), oder Tumoren des Uterus oder der Ovarien, die durch ihr interligamentöses Wachstum sich gegen den Ureter hin ausbreiten und ihm innig anliegen, welche hier in Betracht kommen.

Wenn ich mein eigenes Operationsmaterial in dieser Beziehung einer kritischen Durchsicht unterziehe, so habe ich im Laufe von 30 Jahren unter mehr als 5000 Cöliotomien, darunter gegen 1000 erweiterte Radikaloperationen wegen Uteruscarcinoms sechs zufällige Ureterverletzungen beobachtet. Zwei davon betrafen Fälle von Cervixcarcinom; einmal wurde der Harnleiter im Bereiche der Uterinakreuzung, das zweite Mal innerhalb des Ligamentum suspensorium ovarii unterbunden und durchschnitten. Ein Fall betraf eine schwere Adnexentzündung, bei der der Harnleiter ohne vorhergehende Ligatur in der Höhe des Scheidengewölbes durchschnitten wurde; einmal wurde der Ureter gelegentlich der vaginalen Totalexstirpation eines myomatösen Uterus angestochen und zweimal wurde er in seinem pelvinen Anteil bei der Entfernung mächtiger, interligamentöser, papillärer Ovarialcystome ligiert und durchschnitten. Nur die zwei letzten Fälle sind in retrospektiver Betrachtung entschuldbar; die anderen waren bei entsprechender Aufmerksamkeit, ohne Aufwand besonderer Technik bestimmt vermeidbar [1]).

Ähnlich dürften heute die Verhältnisse wohl allerwärts liegen. Denn wenn es auch fast keine gynäkologische Operation gibt, bei der nicht schon Ureterverletzungen vorgekommen sind, und zwar angefangen von der einfachen Discission und der vaginalen Incision retrouteriner Flüssigkeitsansammlungen (Emmet, Tauffer) bis zur erweiterten, abdominellen oder vaginalen Radialoperation, so haben wir doch durch eben diese letzten beiden Operationsmethoden die Ureterpräparation souverän zu beherrschen gelernt. So kommt es, daß gerade bei derjenigen Operation, die in den Achtziger- und Neunzigerjahren des vorigen Jahrhunderts die meisten zufälligen Ureterverletzungen geliefert hat — bei der Totalexstirpation des Uterus wegen Carcinom (Sampson, Mackenrodt) — Verletzungen des Harnleiters sehr selten geworden sind und eigentlich immer vermieden werden können. Nur eine Operation gibt es, die auch bei größter Aufmerksamkeit und hochqualifizierter Technik immer wieder Anlaß zu Ureterverletzungen gibt — d. i. die Exstirpation interligamentöser papillärer oder maligner Ovarialtumoren (Tauffer). Das bedeutet natürlich nicht, daß *alle* anderen zufälligen Verletzungen des Harnleiters dem Operateur als Verschulden anzulasten sind. Es genügt ja, auf Fälle mit Doppelureter hinzuweisen, bei denen die Unterbindung oder Durchschneidung des zweiten Harnleiters nach Freipräparierung des ersten (Wertheim) einen menschlich begreiflichen Irrtum darstellt, oder auf Fälle mit interligamentöser, multizentrischer Myom-

---

[1]) Alle obenerwähnten Fälle von Ureterverletzung sind geheilt. Die Stichverletzung heilte im Laufe einer Woche spontan; ein Ureter wurde einfach unterbunden und subperitoneal versenkt; zwei Fälle wurden nach Kawasoye geknotet, ein Ureter wurde implantiert und in einem Falle, bei dem die Verletzung erst nachträglich am unwillkürlichen Harnabgang erkannt wurde, erwies sich infolge eingetretener Niereninfektion die Nephrektomie als unvermeidlich.

entwicklung, bei denen der Harnleiter mitten durch das Geschwulstkonvolut durchzieht (CHROBAK, RÜHL).

Im allgemeinen kann man aber wohl sagen, daß die Vermeidung von Ureterverletzungen bei dem heutigen Stande der operativen Technik fast immer im Bereiche der Möglichkeit liegt. Gerade diejenige Operation, bei der die Konflikte mit dem Ureter am ehesten zu erwarten sind, die Radikaloperation des Gebärmutterkrebses, hat die Freilegung des Harnleiters zur unbedingten Voraussetzung, weil ohne sie die weitgehende Exstirpation der Parametrien nicht durchführbar ist. Diese Freilegung der Ureteren ist aber für diese der beste Schutz; denn mittels des Gesichtssinnes ist der Ureter mit absoluter Sicherheit zu erkennen.

Liegt der Indikation zur Uterusexstirpation ein anderes Leiden als das Uteruscarcinom zugrunde, so besteht kein Grund für das Mitnehmen der Parametrien und daher im allgemeinen kein Grund für die Bloßlegung der Ureteren; aber dann pflegt zwischen der Cervixkante und dem Ureter reichlich Platz für die Anlegung von Ligaturen oder Klemmen zu sein, wenn man sich nur nahe an die Cervix hält. Eine selbstverständliche Vorbedingung für die Sicherung der Ureteren ist die genaue Kenntnis ihrer topischen Beziehungen zu den Nachbarorganen, wie wir sie der grundlegenden Arbeit von TANDLER und HALBAN verdanken. Der Gefährdung der Ureteren durch das Abwärtsziehen des Uterus bei der vaginalen, durch das Aufwärtsziehen bei der abdominellen Totalexstirpation, das eine Annäherung derselben an die Cervixkante bedingt, weicht man durch entsprechend weite Ablösung der Blase aus, die man zur Anlegung der Ligaturen möglichst weit mit dem Spatel abdrängt. Dadurch geraten nicht nur die Blase selbst, sondern auch die mit der Blase zurückweichenden Ureteren außerhalb des Bereiches der Ligaturen oder Klemmen. Besteht eine Verkürzung der Parametrien, durch die eine Heranziehung der Ureteren an die Cervixkante erfolgen kann (VEIT), so reichen die erwähnten Vorsichtsmaßregeln nicht aus; dann darf man sich nicht damit begnügen, die Ligatur möglichst nahe an der Cervixkante anzulegen, sondern muß wie beim Uteruscarcinom den Ureter der Länge nach bloßlegen, um ihn bei jedem Operationsakt einwandfrei zu übersehen. Dieselbe Vorsichtsmaßregel kann sich als notwendig erweisen, wenn Schrumpfungsprozesse innerhalb des Ligamentum suspensorium ovarii zu einer Verkürzung desselben geführt haben, wie wir das zuweilen bei chronisch-entzündlichen Adnextumoren zu beobachten Gelegenheit haben. STOECKEL empfiehlt, in solchen Fällen mit der Abtragung der Adnexe uterinwärts zu beginnen und die Stielung des Ligamentum suspensorium als letzten Operationsakt vorzunehmen.

Auch bei schwierigen Ausschälungen interligamentöser Tumoren empfiehlt es sich, so bald als möglich sich von dem Verlaufe des Ureters durch den Augenschein zu überzeugen, indem man ihn von seiner Kreuzung mit der Art. iliaca communis weg während seines ganzen Weges durch das Becken bloßlegt. Unterbindungen scheinbar nur gefäßführender Stränge bieten bei bloßer Kontrolle durch das *Tastgefühl* keinerlei Gewähr gegen Ureterverletzungen. Das tut allein die Kontrolle durch den Gesichtssinn. Allerdings muß man sich gerade bei schwierigen Ausschälungen großer, interligamentöser Tumoren häufig damit begnügen, diese Kontrolle erst nach Entfernung der letzteren vorzunehmen, weil vorher die Bloßlegung des Ureters undurchführbar ist. Dann kann es eben vorkommen, daß man durch den Anblick des charakteristischen, sternförmigen Querschnittes des ligierten und durchtrennten Ureters oder durch das rhythmische Spritzen des zentralen Ureterstumpfes äußerst unangenehm überrascht wird. Die nachträgliche Kontrolle ermöglicht aber wenigstens die sofortige Reparatur des angerichteten Schadens.

Aus demselben Grunde soll man nie versäumen, den Ureter während seines ganzen intrapelvinen Verlaufes bloßzulegen, wenn nur die geringste Unsicherheit bezüglich der Unversehrtheit des Ureters besteht (was häufiger der Fall ist, als man zuzugestehen geneigt ist).

Die Forderung der Ureterfreilegung bei jeder einfachen Totalexstirpation (Löfberg) ist aber übertrieben (Forssner, Ahlström).

Bezüglich der Therapie der Ureterverletzungen — inklusive der zielbewußten Resektionen — verweise ich auf das betreffende Kapitel dieses Handbuches. Vielleicht dürfen aber an dieser Stelle einige Momente hervorgehoben werden, die für den operierenden Gynäkologen, der vor die Aufgabe der Wiederherstellung der unterbrochenen Kontinuität der Harnleitung gestellt ist, von besonderer Bedeutung sind.

Vor allem ist an dem Grundsatze festzuhalten, daß die Ausschaltung einer Niere auf dem direkten Wege einer Nephrektomie, aber auch auf dem indirekten der Ureterligatur oder Ureterknotenbildung die Kenntnis oder mindestens die Überzeugung von der ausreichenden Funktionstüchtigkeit der zweiten Niere zur Voraussetzung hat. Nachdem diese Vorbedingung nur in der Minderzahl der Fälle erfüllt sein dürfte, kann die Ureterligatur — von der direkten Nephrektomie darf man wohl überhaupt absehen — nur als Notbehelf in solchen Fällen betrachtet werden, in denen der Umfang der Verletzung die Wiederherstellung der Harnleitung als unmöglich erscheinen läßt. Hoher Sitz der Verletzung allein indiziert nicht die Unterbindung, sondern die Naht des Ureters. Als Verfahren der Wahl ist unbedingt die Implantation in die Blase zu bezeichnen. Dieselbe ist in den meisten Fällen von zufälliger Verletzung, *in allen von beabsichtigter Resektion* wegen Übergreifen bei Cervixcarcinom durchführbar.

Die Wahl des Weges zur Implantation ist von der Art der primären Operation abhängig. Hat man vaginal operiert, so pflanzt man den Ureter auf demselben Wege ein (Adler). Daß man bei abdominellen Operationen von oben weiter operiert, ist selbstverständlich.

# IV. Die Inkontinenz der weiblichen Blase.

Gründe der verschiedensten Art können dafür maßgebend sein, daß die Kontrolle über den willkürlichen Harnabgang eine Einbuße erleidet (relative Inkontinenz) oder auch ganz verloren geht (absolute Inkontinenz). Kontinuitätsdefekte der Blase oder der Harnröhre, Schwäche des muskulären Verschlußapparates, Erkrankungen des Zentralnervensystems und sonstige nervöse Störungen kommen hier in Betracht. Obwohl alle diese Momente, die sowohl angeboren, als erworben sein können, bei Mann und Weib eine Rolle spielen, so können doch aus der Gesamtheit der Fälle mehrere Gruppen herausgehoben werden, in denen zwischen Inkontinenz und weiblichem Geschlecht bestimmte Beziehungen bestehen. Hierher gehören insbesondere jene Fälle, bei welchen Störungen des Nervensystems im Bereiche des Harnapparates vermißt werden, bei denen aber trotzdem Inkontinenz als ein das Krankheitsbild beherrschendes Symptom besteht.

Diese Fälle von „Blasenschwäche" sind dem Gynäkologen wohlbekannt; sie betreffen zumeist Frauen nach dem 40. Lebensjahre, die mehrmals geboren haben, beruhen auf einer mechanischen Schädigung der Sphinctermuskulatur und können als Inkontinenz der weiblichen Blase im engeren Sinne bezeichnet werden (Howard Kelly, Seymour).

Wie groß die Häufigkeit der Inkontinenz unter den gynäkologischen Kranken ist, erhellt aus den statistischen Angaben von Taylor und Watt, die bei 1006 Frauen in 15% Inkontinenz fanden, wobei es sich hauptsächlich um Mehrgebärende handelte DOUGAL behauptet sogar, daß absolute Kontinenz bei gynäkologischen kranken Frauen nur in $^4/_5$ der Fälle vorhanden sei.

Eine weitere Gruppe von Fällen, die nur das weibliche Geschlecht betreffen, sind diejenigen, bei denen es durch Traumen zur Kommunikation zwischen Harn- und Genitalapparat, zur Bildung von Harnfisteln gekommen ist.

Auch jene Form der Inkontinenz, die mit funktionellen Nervenerkrankungen zusammenhängt, ist entsprechend der stärkeren Beteiligung des weiblichen Geschlechtes an funktionellen Neurosen aller Art weitaus häufiger beim Weib als beim Mann zu finden.

Endlich müssen hier auch jene Fälle erwähnt werden, bei denen der unwillkürliche Harnabgang Folge der extravesicalen Ausmündung eines Harnleiters ist.

Von den hier angeführten, das weibliche Geschlecht ausschließlich oder vorwiegend betreffenden Gruppen der Inkontinenz ist die letzterwähnte schon im vorhergehenden Kapitel behandelt worden; die Harnfisteln werden später eine eigene, zusammenhängende Darstellung finden. Es bleibt uns daher nur übrig, an dieser Stelle auf die Inkontinenz der weiblichen Blase infolge mechanischer oder nervöser Störung ihres Verschlußapparates einzugehen.

Der dauernde, unbewußte Blasenverschluß, der unter normalen Verhältnissen nur durch die willkürliche Miktion unterbrochen wird, beruht in erster Linie auf dem Tonus des Sphincter trigonalis, der das runde Harnröhrenlumen quer verengt und die Wände der Harnröhre gegeneinander verschiebt. Es handelt sich also, wie ZANGEMEISTER treffend bemerkt, um eine Art „Quetschhahnverschluß". Die ursprüngliche Vorstellung einer zirkulären Konstriktion der Blasenmündung durch einen den Blasenhals kreisförmig umgebenden inneren und einen der Harnröhre angehörigen, gleichfalls kreisförmigen äußeren Schließmuskel sind heute unter dem Einflusse der anatomischen und physiologischen Arbeiten von KALISCHER, ZANGEMEISTER, KEHRER, SACHS, BONNEY u. a. fallen gelassen oder wenigstens sehr stark eingeschränkt worden. TANDLER beschreibt allerdings einen im Bereich des Diaphragma urogenitale die Harnröhre umgreifenden, in sich geschlossenen, aus quergestreifter Muskulatur bestehenden Schließmuskel. Doch ist die quergestreifte Muskulatur der weiblichen Harnröhre gegenüber der glatten so schwach entwickelt, daß ihr keinesfalls, wie FINGER annimmt, die wichtigste Rolle beim unwillkürlichen Harnverschluß zugeschrieben werden kann. Daß aber der Gesamtheit der das hintere Harnröhrendrittel umgebenden Harnröhrenmuskulatur tatsächlich eine wesentliche Bedeutung für die Kontinenz zukommt, können wir der Beobachtung entnehmen, daß angeborene Defekte der Urethra auch dann, wenn der Harnröhrenspalt das Orificium internum urethrae und damit den Sphincter trigonalis gar nicht erreicht, die Ursache von Inkontinenz sein können (TELLER).

Zum Verschlusse der Blase scheint nach ZANGEMEISTER der normalerweise tangentiale Verlauf der Harnröhre gegenüber der Blase beizutragen, indem hierdurch bei gefüllter Blase eine Kompression der Harnröhre zustande kommt, welche die Wirkung des Schließmuskels unterstützt.

Auch werden von einigen Autoren Falten in der Urethra und ein von LANGER als Uvula vesicae bezeichneter Vorsprung der Schleimhaut im Bereiche der inneren Harnröhrenmündung als Hilfen für die Sphinctermuskulatur angesprochen (MACKENRODT). ALBARRAN schreibt dem Kaliber der Harnröhre eine wesentliche Bedeutung für die Kontinenz zu. Nun muß zwar zugegeben werden, daß eine mechanische *Erweiterung* der Harnröhre durch Instrumente, Fremdkörper, Narbenzug für die Ätiologie der Inkontinenz von Bedeutung sein kann; doch spielt hier offenbar nicht die erreichte *Weite* der Harnröhre, sondern die gleichzeitige Schädigung oder Verzerrung des Sphincters eine Rolle. Daß ein bestimmtes, maximales Kaliber der Harnröhre für die Kontinenz nicht von Belang ist, sehen wir an jenen Fällen, die wie die Aplasie der Vagina fast regelmäßig mit abnormer Weite der Urethra vergesellschaftet sind, ohne daß die Kontinenz der Blase darunter litte.

Als letzte Ursache der mechanisch bedingten Inkontinenz der weiblichen Blase ist in der Regel ein Trauma anzusehen, das entweder zu einer direkten Schädigung des muskulären Verschlußapparates oder zu solchen Änderungen in der Topik der Harnröhre und des Blasenhalses geführt hat, daß dadurch die Funktion des Sphincters eine wesentliche Einbuße erleidet. Das erwähnte Trauma ist zumeist ein geburtshilfliches, indem der Schädel bei seinem Durchtritt zu Quetschungen, subcutanen Zerreißungen, seltener offenen Verletzungen der Sphinctermuskulatur Veranlassung gibt, oder Harnröhre und Blasenwand aus ihren Verbindungen mit der Symphyse unter teilweiser Zerstörung des Diaphragma urogenitale löst. Besonders schädlich erscheint in dieser Beziehung nach Mackenrodt eine allzu konservative Geburtsleitung bei Erstgebärenden, welche Blasenhals und Harnröhre einem übermäßig langen Druck von seiten des kindlichen Schädels aussetzt. Anderseits muß auch die Geburtsbeendigung durch ärztliche Hilfe bei schlecht vorbereiteten Weichteilen, oder bei Anwendung eines besonders lange dauernden oder besonders kräftigen Zuges in falscher Richtung für die Entstehung der Inkontinenz verantwortlich gemacht werden. Zange und Extraktion am Steiß erscheinen hier im Verhältnis zu der Häufigkeit ihrer Anwendung gleichmäßig belastet.

Seltener als geburtshilfliche Ereignisse kommen Traumen anderer Art ätiologisch für die Inkontinenz in Betracht. Daß übermäßige Dilatation der Harnröhre durch Überdehnung oder wahrscheinlicher durch Zerreißung von Sphincterfasern zu Inkontinenz führen kann, ist schon früher erwähnt worden; gelegentlich kann es aber auch bei nicht kunstgerecht ausgeführter Kolpocystotomie zur Verletzung des Sphincter trigonalis kommen. Auf die Rolle, welche Operationen an der Harnröhre hier spielen können, ist schon bei Besprechung des Urethralcarcinoms hingewiesen worden. Auch gynäkologische Operationen können unter Umständen die Kontinenz der Blase beeinträchtigen. So hat Labhardt Inkontinenz als Folge der sog. Kolporrhaphia mediana nach Neugebauer-Le Fort beobachtet; er nimmt an, daß durch die Vernähung der vorderen mit der hinteren Vaginalwand die Urethra auseinandergezerrt und dadurch der Sphincter in seiner Funktion gehindert werde.

Neben Traumen spielen lokale Krankheiten eine wesentlich geringere Rolle. Durch Tuberkulose, Ulcus rodens kann es zu weitgehender Zerstörung, durch Carcinom und Radiumverbrennung (eigene Beobachtung) zu einer Infiltration der Harnröhre kommen, welche sich bis an den Sphincter erstrecken und ihn außer Funktion setzen kann.

Unter sämtlichen aufgezählten Ursachen der Inkontinenz steht das geburtshilfliche Trauma weitaus im Vordergrunde. Allerdings ist der hier obwaltende ätiologische Zusammenhang in der Mehrzahl der Fälle kein unmittelbarer. Wenn es auch vorkommt, daß Inkontinenz in direktem Anschluß an eine Geburt auftritt, so ist das doch bestimmt bei Abwesenheit perforierender Verletzungen nur recht selten der Fall; und selbst dann kann dieser Zustand noch während der Dauer des Wochenbettes zurückgehen (Stoeckel). Hingegen beobachten wir das Auftreten von Inkontinenz nach vorangegangenen schweren Geburten oft erst viele Jahre später. Dasselbe ist dann zumeist an das gleichzeitige Bestehen einer Scheidensenkung gebunden. Fälle von Inkontinenz ohne solche sind weitaus seltener und gehören häufig gar nicht in die Gruppe der mechanisch bedingten Inkontinenz.

Anatomische Untersuchungen, die geeignet wären, hier vollkommene Klarheit zu schaffen, liegen verhältnismäßig spärlich vor. Fritsch hat an der Leiche bei Senkung der Scheide eine trichterartige Eröffnung des obersten Harnröhrenabschnittes nachgewiesen; seine Angabe ist durch cystoskopische Untersuchungen, sowie durch einen Gefrierschnitt ZANGEMEISTERs bestätigt worden. Ein Zusammenhang dieses Befundes mit Inkontinenz darf wohl mit Sicherheit angenommen werden. Die anderen vorliegenden anatomischen Untersuchungen bei Prolaps und Descensus nehmen nur wenig Bezug auf bestandene Inkontinenz. Sehr wichtig erscheint hier eine Arbeit von FIGURNOFF, der 107 weibliche Leichen untersuchte und bei gleichzeitig vorhandener Ruptura perinei und Descensus vaginae den Blasenfundus herabgesunken, weit von der Symphyse entfernt fand. Die Urethra war in diesen Fällen kurz, nach hinten unten gebogen. Diese Angaben stimmen mit den von HALBAN und TANDLER erhobenen Befunden vollkommen überein. FIGURNOFF hält das Herabsinken des Blasenfundus in diesen Fällen für die wesentliche Ursache der Inkontinenz.

Untersuchungen puerperaler Leichen haben die cystoskopisch von STOECKEL nachgewiesenen Veränderungen im Bereiche des Trigonum und der Harnröhre in Form von Ödem und Hämorrhagien bestätigt (KALISCHER). Ob diese Befunde aber zur Inkontinenz in ursächlicher Beziehung stehen, erscheint fraglich; häufiger dürften sie Ursache von Retention sein. Beobachtungen von frischen Zerreißungen oder anderen nicht penetrierenden Verletzungen des isolierten Schließmuskels liegen aber kaum vor. Die Angaben über direkte Verletzung der Muskulatur des Trigonums und der Urethra beruhen nicht auf anatomischen, sondern auf klinischen Beobachtungen, die bei der operativen Bloßlegung von Harnröhre und Blasenhals erhoben wurden. Danach bestehen bei der durch geburtshilfliches Trauma bedingten, mechanischen Inkontinenz des Weibes Defekte innerhalb des Schließmuskels, die durch Narbenmasse ausgefüllt sind (STOECKEL), oder Narben der Umgebung, die das Harnröhrenlumen zum Klaffen bringen oder den Sphincter verzerren (ZANGEMEISTER). Wenn auch zuzugeben ist, daß solche Narben innerhalb des Sphincters oder in seiner Umgebung nachgewiesen werden können und daß ihre Beseitigung auf chirurgischem oder konservativem Wege (ZANGEMEISTER: Massage) imstande sind, eine bestehende Inkontinenz zu beseitigen, so spricht doch Vieles gegen die Verallgemeinerung dieses ätiologischen Momentes. Vor allem der Umstand, daß die Inkontinenz zumeist erst im späteren Alter, viele Jahre nach dem erlittenen geburtshilflichen Trauma in Erscheinung tritt. Wäre eine direkte Kontinuitätstrennung des Sphincter trigonalis oder urogenitalis als Ursache der Inkontinenz anzusehen, so wäre nicht zu verstehen, warum dieselbe nicht immer sofort nach der schuldtragenden Geburt auftreten sollte, wie z. B. die Incontinentia alvi nach Zerreißung oder Durchtrennung des Sphincter ani. So sehen wir aber im Gegenteil, daß die Incontinentia urinae im Verhältnis zu der Häufigkeit der Inkontinenz älterer Frauen sehr selten im unmittelbaren Anschluß an Entbindungen im Wochenbett auftritt und daß, wie schon früher erwähnt, auch von diesen Fällen noch ein Teil sehr rasch spontan wieder kontinent wird (STOECKEL). Es erscheint mir übrigens nicht nur der regelmäßige Zusammenhang zwischen derartigen Sphincternarben und der Inkontinenz älterer Multiparae durchaus unbewiesen, ich bezweifle vielmehr überhaupt das Vorkommen solcher Narben als typische Geburtsverletzung. Ich habe mich wenigstens von der Häufigkeit ihrer Anwesenheit gelegentlich hunderter von Prolapsoperationen, von denen doch ein erheblicher Teil mit Inkontinenz verknüpft war, nicht überzeugen können. Wenn man den Schnitt durch die vordere Vaginalwand so anlegt, daß derselbe das Septum vesico-vaginale durchtrennt und jetzt die Ablösung der Blase vom Septum vornimmt[1], so läßt sich dieselbe in der großen Mehrzahl

---

[1] LATZKO: Die Levatornaht als typische Prolapsoperation. Monatsschr. f. Geburtsh. u. Gynäkol. Bd. 32, H. 3. 1910.

der Fälle glatt durchführen, ohne daß man auf fixierende Narben stößt. Auch lassen sich mit allen Operationsmethoden ohne exakte Naht von „Muskelrissen" und ohne Beseitigung narbiger „Adhäsionen" sehr gute Resultate erzielen. Damit soll nicht geleugnet werden, daß in *einzelnen* Fällen von Inkontinenz das Vorhandensein den Schließmuskel schwächender oder verzerrender Narben ätiologisch, sowie bezüglich der einzuschlagenden Therapie eine Rolle spielt.

Um die Bedeutung des geburtshilflichen Traumas für die Entstehung der Inkontinenz in späterer Zeit richtig zu beurteilen, muß man die Tatsache ins Auge fassen, daß einerseits die Inkontinenz in der übergroßen Mehrzahl der Fälle mit einer Senkung der vorderen Scheidenwand einhergeht, daß anderseits dieselben geburtshilflichen Ereignisse, welche uns in der Anamnese der inkontinenten Frauen immer wieder begegnen — also schwere Geburten bei räumlichem Mißverhältnis und Zangengeburten — auch als Ursache von Senkung und Prolaps in Betracht kommen. Die gesteigerte Schub- und Druckwirkung des unter schwierigen Bedingungen den Geburtsschlauch passierenden, kindlichen Schädels setzt offene oder submuköse Verletzungen der mütterlichen Weichteile, unter denen die Kontinuitätstrennungen des Beckenbodens und des Diaphragma urogenitale gleicherweise für die Ätiologie der Scheidensenkung und der Inkontinenz entscheidend sind.

Eine auffallende, seinerzeit von Zangemeister, Stoeckel, Taylor hervorgehobene Tatsache ist, daß der innige Zusammenhang zwischen Scheidensenkung und Inkontinenz sich gerade zu Beginn geltend macht, während beim vorgeschrittenen Prolaps häufiger Blaseninsuffizienz mit Retention zur Beobachtung gelangt. Zangemeister erklärt den Mechanismus der Inkontinenz bei beginnender Senkung dadurch, daß hierbei die mit der gesenkten vorderen Scheidenwand verbundene hintere Harnröhrenwand mit nach abwärts sinkt, während die vordere gegen den Schambogen fixiert bleibt, wodurch das Harnröhrenlumen zum Klaffen gebracht wird (ebenso Stoeckel). Es entstehe also jener Zustand der trichterförmigen Eröffnung des obersten Harnröhrenabschnittes, den Fritsch als Erster bei Descensus an der Leiche beschrieben hat. Die Ablösung der Inkontinenz durch Retention beruhe darauf, daß mit fortschreitendem Prolaps die vordere Harnröhrenwand der hinteren folgt, so daß der oberste Harnröhrenabschnitt in toto nach abwärts sinkt, wodurch es zur Knickung der Harnröhre kommt, die ein Hindernis für die Harnentleerung bildet. Diese Darstellung Zangemeisters stimmt mit den Befunden Figurnoffs, sowie Halban und Tandlers an der Leiche überein, die einen nach unten offenen Knickungswinkel zwischen distalem und proximalem Anteil der Urethra bis zu 60° nachweisen konnten. Allerdings handelt es sich hier nicht um eine ganz regelmäßige Erscheinung, nachdem häufig mit dem Eintritt der Senkung nicht nur der obere Harnröhrenabschnitt, sondern die ganze Harnröhre herabsinkt. Von besonderem Interesse sind jene Fälle, in denen dieses Ereignis sich nicht allmählich, sondern in unmittelbarem Anschluß an die Geburt entwickelt, weil dieselben immer mit sofortiger Inkontinenz einhergehen. Daraus kann geschlossen werden, daß der Fixation der Harnröhre und des Blasenhalses gegen Symphyse und Arcus pubis eine wesentliche Bedeutung für die Aufrechterhaltung der Kontinenz zukommt. Diese Annahme findet eine Stütze in den Untersuchungen Föderls, wonach der muskuläre Verschluß irgendeiner Körperöffnung neben einem bogenförmig (auch kreis- oder schleifenförmig) angeordneten Muskel einen Fixpunkt für den letzteren zur Voraussetzung hat. Bei der Harnblase wird diese Fixation durch eine teils bindegewebige, teils muskuläre Masse hergestellt, welche Bonney als keilförmigen, die Urethra umgebenden Gewebsblock beschreibt, der an den Arcus pubis, sowie an die absteigenden Schambeinäste und die Ränder des Levator ani innig angeheftet ist. Mit diesem Keil hänge eine von vorne nach hinten ziehende, aus glatter Muskulatur bestehende „fascienartige" Schicht zusammen, die BONNEY Musc. pubo-cervicalis nennt. Er mißt dem ungestörten Zusammenhange dieses Muskelsystems mit dem Sphincter die größte Bedeutung für die Funktion des letzteren zu. BONNEYs Musc. pubo-cervicalis dürfte wohl mit dem Musc. pubo-vesicalis der Autoren identisch sein und der von ihm beschriebene muskulär-bindegewebige Keil der Hauptsache nach dem Diaphragma urogenitale entsprechen. Daß aber die Unversehrtheit der bindegewebigen und muskulären Verbindungen der Harnröhre und des Blasenhalses mit der Symphyse zu den wesentlichen Vorbedingungen einer normalen Funktion der Sphincteren gehört, kann keinem Zweifel unterliegen. Werden diese Verbindungen während der Austreibungsperiode durch den vordrängenden Kindesschädel zerrissen oder überdehnt, so kann sich in dem einen Falle sofort, in dem anderen mit der Zeit eine Urethrocystocele entwickeln, die mit Inkontinenz einhergeht (MACKENRODT, SMITH, WATSON, BONNEY, MILLER, LATZKO u. a.). Ob es wirklich dazu kommt, hängt einerseits von dem Grade ab, in dem es zur Abrollung der Harnröhre von der Symphyse und zur Lockerung des Blasenhalses durch den Geburtsakt gekommen ist, andererseits von dem Zustande, in dem der Beckenboden als Stütze der Harnorgane sich nach beendigter Geburt befindet. Je defekter der Beckenboden, desto rascher entwickeln sich Senkung und Inkontinenz.

Das geburtshilfliche Trauma kommt also als Ursache der Inkontinenz in zweifacher Beziehung in Betracht:

1. *Direkt* dadurch, daß es eine Verletzung des Sphincter trigonalis und urogenitalis herbeiführt, oder die Verbindung der Urethra und des Blasenhalses mit Symphyse und Arcus pubis zerstört und

2. *indirekt* durch Narbenbildung in der Umgebung des muskulären Verschlußapparates, welche seine Funktion beeinträchtigt oder auf dem manchmal lange Zeit in Anspruch nehmenden Umwege über die Entwicklung einer Scheidensenkung. Es kann keinem Zweifel unterliegen, daß der letzterwähnte Entstehungsmodus der Inkontinenz der bei weitem häufigste ist.

Die innige Beziehung der Senkung der vorderen Scheidenwand und der mit dieser verbundenen Teile der Blase und der Harnröhre zur Inkontinenz macht sich gelegentlich auch ohne geburtshilfliches Trauma geltend. So sehen wir bei Myelodysplasie häufig Descensus mit Inkontinenz kombiniert. Aber auch ohne zentrale Ursache kommen Erschlaffungen des muskulären und bindegewebigen Halteapparates der weiblichen Geschlechtsorgane konstitutioneller Natur oder im Anschlusse an schwächende Krankheiten, akute Abmagerung oder als Alterserscheinung zur Beobachtung, die mit Scheidensenkung und Inkontinenz einhergehen Auch *gynäkologische* Operationen können durch Schwächung des Beckenbodens, z. B. als Folge schlechter Verheilung eines SCHUCHARDT-Schnittes, zur Senkung und Inkontinenz führt.

Fälle von Inkontinenz, bei denen alle früher erwähnten mittelbaren und unmittelbaren Ursachen fehlen, müssen als nervös bedingt angesehen werden. Beim Weibe spielt hier neben zentralen Leiden, die für beide Geschlechter in gleicher Weise in Betracht kommen, die Hysterie die Hauptrolle.

Die Symptome der spezifisch weiblichen Inkontinenz pflegen anfangs in unwillkürlichem Abgang des Harnes bei plötzlicher unerwarteter Steigerung der Bauchpresse, z. B. bei Lachen, Husten, Nießen, einzutreten. Die Inkontinenz ist demgemäß zunächst auf die Tagesstunden beschränkt; später sehen wir, daß auch geringe Steigerung des intraabdominellen Druckes, also jede körperliche Anstrengung unwillkürlichen Harnabgang zur Folge hat. Die damit verbundene dauernde Benetzung der Haut mit Urin führt zu Ekzemen, die dauernde Durchnässung der Wäsche bei alten Frauen im Winter zu häufigen Erkältungen.

Im ganzen wird das Leiden in seinen späteren Entwicklungsstadien auch von indolenten Frauen als schwere Belästigung empfunden.

Wenn auch die Diagnose der Inkontinenz in der Regel durch die positiven Angaben der Kranken ziemlich feststeht, so ist doch eine objektive Kontrolle in jedem Fall unerläßlich. Manche Frauen bezeichnen mit der Angabe, daß der Harn nicht gehalten werden könne, nur einen gesteigerten Harndrang; in anderen Fällen kann das Bestehen einer Haarfistel zwischen Genitale und Blase, einer Ureterfistel oder einer extravesicalen Ausmündung eines aberranten Ureters eine relative Inkontinenz vortäuschen. Derartige Vorkommnisse haben bei Verkennung der wahren Ursache des unwillkürlichen Harnabganges zu „Inkontinenzoperationen" Anlaß gegeben, die selbstverständlich erfolglos blieben (SCHÖNHOLZ). Bei echter Inkontinenz sieht man bei geringer Steigerung des intraabdominellen Druckes Abgang von Harn aus der Harnröhrenmündung. Eine absolute Inkontinenz, d. h. ein ununterbrochenes Abfließen von Harn, kommt bei der typischen Inkontinenz des Weibes nicht vor.

Die Inkontinenz wird in ihren Anfangsstadien von den Frauen zumeist einer recht geringen Beachtung gewürdigt. Sie legen merkwürdigerweise das Hauptgewicht auf die übrigen Erscheinungen der gleichzeitigen Scheidensenkung. In dieser Tatsache liegt die Erklärung für den Umstand, daß eine eigentliche Therapie der Inkontinenz an sich erst verhältnismäßig spät in größerem Umfange geübt worden ist, obwohl B. S. SCHULTZE schon im Jahre 1878 die erste Operation wegen „urethraler" Inkontinenz ausgeführt hat. Tatsächlich hat in der Mehrzahl der Fälle die gegen die bestehende Scheidensenkung eingeleitete Behandlung auch als Therapie der Inkontinenz genügt, ohne daß die Ärzte sich eine klare Vorstellung über die hier obwaltenden Zusammenhänge gemacht hätten. Erst durch die Erkenntnis dieser letzteren ist unsere Therapie der Inkontinenz der weiblichen Blase immer mehr eine kausale geworden und setzt mit der Prophylaxe schon in der Geburtsleitung ein.

Diesbezüglich hat MACKENRODT mit Recht hervorgehoben, daß ein übertriebener Konservativismus in der Austreibungsperiode der Erstgebärenden von deletären Folgen für die Blasenkontinenz gefolgt sein kann. Rechtzeitige Episiotomie wird unter Umständen das Diaphragma urogenitale und die übrigen bindegewebigen und muskulären Verbindungen der Harnröhre und des Blasenhalses der Druck- und Schubwirkung des vordrängenden Schädels entziehen, bevor es zur Abrollung der Harnröhre gekommen ist. Die Extraktion mittels Zange oder am Steiß ist unter Einhaltung der jeweilig entsprechenden Zugrichtung, unter Vermeidung übermäßiger Gewaltanwendung auszuführen. Strenge Indikationsstellung gehört zu den selbstverständlichen Voraussetzungen; auch hier ist die rechtzeitige Episiotomie von größter Bedeutung. Die in neuerer Zeit beliebte Ausdehnung der Indikation zur Anwendung der Kieland-Zange bei hochstehendem Kopf (also bei unvorbereiteten Weichteilen) wird voraussichtlich die Zahl der Scheidensenkungen und Inkontinenzen in der Zukunft steigern. Auf die Gefährdung von Harnröhre und Blasenhals durch beckenspaltende Operationen bei Erstgebärenden hat insbesondere STOECKEL hingewiesen. Auch ohne perforierende Kontinuitätstrennungen ist es hier zu Inkontinenz gekommen.

Außerhalb der Geburtshilfe spielt die Prophylaxe der Inkontinenz eine wesentliche Rolle bei der Dilatation der Harnröhre und bei der Extraktion von Fremdkörpern oder Steinen. Die Austastung der Blase und die zu diesem Zwecke notwendige Erweiterung der Harnröhre auf Fingerdicke nach SIMON ist im Zeitalter des Cystoskopes ein obsoleter Eingriff; und das Durchziehen von Fremdkörpern oder Konkrementen, deren Durchmesser den eines Hegarstiftes Nr. 12—15 übersteigt, wird besser durch blutige Operationen ersetzt.

Als Therapie der Inkontinenz kommen Allgemeinbehandlung, vor allem aber lokale Maßnahmen auf Grund der bestehenden kausalen Verhältnisse in Betracht. Die Allgemeinbehandlung soll zur Ergänzung der Lokaltherapie herangezogen werden, wenn Neurosen oder Schlaffheit des Bindegewebes oder der glatten Muskulatur als Folge konstitutioneller Minderwertigkeit oder schwerer Ernährungsstörungen der Inkontinenz zugrunde liegen.

Für alle Fälle von Inkontinenz hat nur die lokale Therapie reale Bedeutung. In früherer Zeit, als man dieses Leiden durch eine Lähmung der Schließmuskulatur der Blase erklären zu können glaubte, hat man durch den faradischen Strom, durch Massage (Zitterdrückung) und Gymnastik (Knieteilung mit Kreuzhebung) Wirkungen zu erzielen versucht und gelegentlich auch Erfolg gehabt (FRITSCH, THURE-BRANDT, STOECKEL, UNTERBERGER, ZANGEMEISTER, HAENDLY u. a.). In beginnenden Fällen, besonders bei nervösen Individuen, kommt auch heute noch diesen Verfahren eine beschränkte Bedeutung zu.

Die von den älteren Gynäkologen ganz allgemein geübte und unter bestimmten Verhältnissen auch in der jetzigen, chirurgischen Ära der Gynäkologie noch wertvolle Pessartherapie der Scheiden- und Gebärmuttersenkung hat — häufig ohne speziell gegen die Inkontinenz gerichtete Absicht — auch diesbezüglich Erfolge gezeigt. Als spezielle Therapie der Inkontinenz hat sie seinerzeit FRITSCH und neuestens wieder MILLER empfohlen.

Die ersten Versuche operativer Heilung der Inkontinenz der weiblichen Blase sind von B. S. SCHULTZE (1878), PAWLIK (1881), FRANK (1881), WINCKEL (1881), ENGSTRÖM (1881) unternommen worden. Von PAWLIK abgesehen verfolgten diese Autoren die Absicht, „den Blasenhals und den oberen Abschnitt der Harnröhre zu *verengern* und dadurch dem Sphincter die Arbeit zu erleichtern". Dies geschah in der Weise, daß ein an beiden Enden spitz zulaufendes Oval aus der vorderen Scheidenwand, bei SCHULTZE aus der ganzen Dicke der Scheide, der Harnröhre und des Blasenhalses herausgeschnitten und die gesetzte Wunde durch Naht vereinigt wurde. Wenn bei diesem Verfahren der Schnitt die Wand der Urethra und des Blasenhalses nicht inbegriff, wurde diese durch die Nähte „als ein der Länge nach prominierender Wulst in das Lumen der inneren Urethralmündung hineingestülpt". Eine derartige Spornbildung stellt auch einen wesentlichen Bestandteil der komplizierten Methode der Inkontinenzoperation ALBARRANS dar. Diese Methoden, die der Annahme entsprachen, daß in der Erweiterung des Blasenhalses und des oberen Harnröhrenabschnittes und in der Erschlaffung seiner elastischen Wand und seines Schließmuskels die Hauptursache der Inkontinenz gelegen sei, und die der sich aus dieser Voraussetzung abgeleiteten Indikation, „dem nicht schließenden Ring durch Verkürzung seines Verlaufes, die Leistungsfähigkeit zu erhöhen und gleichzeitig durch Verengerung des Lumen die ihm obliegende Aufgabe zu vermindern", vollkommen entsprachen, haben nichtsdestoweniger nur ungenügende, zumeist vorübergehende Resultate ergeben.

PAWLIKS Inkontinenzoperation geht von einer anderen Indikation aus als die eben erwähnten Operationsmethoden. Sie greift nicht am Sphincter an, sondern bezweckt eine Vermehrung der elastischen Widerstände am unteren Ende der Urethra durch eine Plastik, welche eine Steigerung der Querspannung und ähnlich wie bei ROSERS und MÖRICKES Epispadieoperationen eine Verlängerung und Abknickung der Harnröhre durch Anheftung des Orificium externum an der Vorderfläche der Symphyse unterhalb der Klitoris erzielte. In ähnlicher Weise ist später HIMMELFARB vorgegangen. Das der PAWLIKschen Methode zugrunde liegende Prinzip, die geschwächte muskuläre Kontinenz der Blase durch einen mechanischen Verschluß zu ersetzen, dessen Lösung durch eine erhöhte Beanspruchung des Detrusors und der Bauchpresse überwunden werden mußte, hat seine erfolgreichste Anwendung in der von GERSUNY im Jahre 1889 angegebenen Torsion der in ihrem ganzen Umfange freipräparierten Urethra um 270—360° gefunden. Obwohl die mit Hilfe dieses äußerst sinnreichen Verfahrens erzielten Resultate die bisherigen weit übertrafen, sind auch hier nicht wenige Versager (Diskussion der geburtshilfl.-gynäkol. Ges. in Wien vom 11. Februar 1913) und sogar schwere Schädigungen der Kranken durch Nekrose der torquierten Harnröhre (eigene Erfahrung) beobachtet worden. In jüngster Zeit hat zwar MANDELSTAMM aus der Petersburger Klinik über sechs Drehungen nach GERSUNY mit vier guten Erfolgen berichtet, doch erscheinen diese Zahlen nicht geeignet, die gegen das Verfahren bestehenden Bedenken zu zerstreuen, insbesondere wenn wir berücksichtigen, daß uns jetzt bezüglich des funktionellen Erfolges sichere und dabei harmlosere Methoden der Inkontinenzoperation zur Verfügung stehen.

Auch eine zweite, genial ersonnene, unblutige Methode GERSUNYs sucht die Kontinenz der Harnblase durch die Schaffung eines ventilartigen Verschlusses derselben herbeizuführen, dessen Überwindung eine kräftige Inanspruchnahme des Detrusors und der Bauchpresse verlangt. GERSUNY glaubte, dieses Ziel durch die Anlegung eines Paraffindepots in der Umgebung des Orificium urethrae internum zu erreichen. Die hochgespannten Erwartungen, die sich an dieses Verfahren knüpften, haben sich nur zum geringeren Teile erfüllt. Vereinzelten ausgezeichneten Erfolgen stehen funktionelle Mißerfolge und Schädigungen der Kranken — selbst schwerer Natur — gegenüber. Die gemeldeten Mißerfolge beruhen entweder darauf, daß das Paraffindepot nicht an der richtigen Stelle angelegt wurde, daß die Konsistenz desselben zu weich ist, so daß es seinen Zweck — die Schaffung eines kugelig ins Lumen vorspringenden Ventiles — nicht erfüllt, oder darauf, daß die zunächst gut funktionierende Paraffinprothese nach Art anderer Fremdkörper im Zellgewebe zu wandern anfangt (BRÖSE). Schwerer als diese zum Teil vielleicht vermeidbaren Mißerfolge wiegen aber die nicht allzu selten beobachteten Schädigungen der mittels Paraffininjektion behandelten Kranken. Mehrfach wurde das Auftreten von Lungenerscheinungen berichtet, die nur als Embolien durch intravenöse Verschleppung von Paraffin gedeutet werden konnten (WERTHEIM u. a.). Außerdem können Paraffinteilchen bei der Injektion infolge technischer Fehler direkt in die Blase gelangen oder später infolge Nekrotisierung der über dem Paraffindepot ausgespannten Blasenschleimhaut in das Blasencavum einbrechen und als Fremdkörper Anlaß zu Blasenbeschwerden und weiters zur Bildung von Steinen geben. Der Reiz des eingelagerten Paraffins auf das umgebende Bindegewebe kann zur Entwicklung sog. Paraffintumoren (HOLLÄNDER) führen, deren histologische Struktur nach NOVAK völlig jenem der von GENTILI, SCHOTTLÄNDER und MARESCH näher beschriebenen narbigen Fettcysten in der Wand von Dermoiden entspricht. Der kleinwabige Bau dieser Tumoren läßt von vornherein jeden Versuch zur Auflösung derselben mit Hilfe chemischer Mittel — Xylol, Benzin u. dgl. — auch abgesehen von der Frage der Toxizität dieser Stoffe als aussichtslos erscheinen. Selbst der Versuch der Auskratzung dieser, durch ihre Empfindlichkeit lästigen Geschwülste nach vorausgegangener Incision erweist sich als vergeblich (HERZFELD). Abgesehen von den subjektiven Beschwerden, die solche Paraffintumoren auslösen, bilden sie ein wesentliches Hindernis für eine weitere, operative Therapie der Inkontinenz, im Falle dieselbe nicht schon durch die Paraffininjektion beseitigt wurde. Alle diese die Paraffinmethode belastenden Momente haben dieselbe immer mehr in den Hintergrund treten lassen; ja es hat nicht an Stimmen gefehlt, welche sie als vollständig irrationell und abgetan betrachtet wissen wollten (STOECKEL, Gynäkologenkongreß zu Berlin, 1920). Ob der Ersatz des Paraffins durch verflüssigtes Menschenfett, das sog. „Humanol" (A. MAYER) hier einen Fortschritt bedeutet, ist zweifelhaft; bezüglich der Emboliegefahr ist es sicher nicht der Fall (WERNER). Immerhin ist in jüngster Zeit wieder über gute Erfolge mit der GERSUNYschen Paraffinmethode berichtet worden (FRANK, *eigene* Mitteilung). Wenn auch dem Verfahren durch die modernen und erfolgreichen Inkontinenzoperationen der Boden zum guten Teil abgegraben worden ist, so verdient es doch in solchen Fällen, in denen die operativen Möglichkeiten erschöpft sind, oder in denen ein chirurgisches Vorgehen aus irgendwelchen Gründen kontraindiziert ist, versucht zu werden.

Die Technik, die eingehalten werden muß, um die vorhin erwähnten Übelstände zu vermeiden, ist folgende: Verwendung eines bei 50° schmelzbaren Paraffins, Injektion desselben in halbstarrem — nicht in flüssigem — Zustande. Die nicht zu dünne Nadel wird mit einer Spritze armiert ungefähr 3 cm hinter dem Orificium urethrae externum neben der Harnröhre eingestochen und 2 bis 3 cm weit gegen das Orificium internum zu vorgeschoben. Dann zieht man die leere Spritze an, um zu sehen, ob man sich nicht etwa mit der Nadelspitze in einem Blutgefäß befindet. Erst wenn man bezüglich dieses Punktes beruhigt ist, setzt man eine zweite mit dem halberstarrten Paraffin gefüllte, bis dahin in 40 grädigem Wasser vorbereitete Spritze auf und injiziert unter kräftigem Druck, während man gleichzeitig einen Strahl von Eiswasser auf die Gegend des zu etablierenden Paraffindepots richtet. Diese Vorsichtsmaßregel vermindert nicht nur die Emboliegefahr, sondern verhindert auch die diffuse Ausbreitung des Paraffins im Gewebe, wodurch das letztere die für unseren Zweck gewünschte Kugelform annimmt. In der Regel genügt ein Depot von ungefähr 5 ccm. Die Paraffinmethode GERSUNYs ist — das sollte nie außer acht gelassen werden — ein Verfahren der Not; es sollte nie angewendet werden, bevor nicht die zunächst indizierte operative Therapie versagt hat.

Als operative Therapie der Inkontinenz genügt in der Mehrzahl der Fälle jede gute Prolapsoperation. Das hat sich insbesondere dann erwiesen, als man anfing, dem Zusammenhang der Inkontinenz mit der Scheidensenkung erhöhte Aufmerksamkeit zu schenken. Allerdings waren erst die neueren, über die einfache Ausschneidung von Scheidenlappen und den Aufbau eines häutigen Dammes hinausgehenden Methoden der Prolapsoperation geeignet, gegenüber der Inkontinenz eine verläßliche Wirkung zu entfalten. Drei Operationsakte sind es vor allem, welche nicht nur die chirurgische Therapie des Prolapses auf eine sichere Basis gestellt haben, sondern sich auch unmittelbar oder in speziell auf die Inkontinenz berechneter Fortbildung hier bewährt haben. Erstens die GERSUNY-SÄNGERsche Blasenraffung, die von *mir* durch die Resektion, von HALBAN durch die Verdoppelung des Septum vesico-vaginale ausgebaut wurde; zweitens die isolierte Naht der ausgehülsten Levatorschenkel (ZIEGENSPECK, HEIDENHAIN, LATZKO), drittens die WERTHEIM-SCHAUTAsche Interposition. Die Levatornaht, die durch Konstruktion eines verstärkten muskulären Beckenbodens die Rezidivgefahr der Urethrocystocele auf ein Minimum reduziert, richtet sich nur indirekt gegen die Inkontinenz. Die beiden anderen Operationsakte können aber als unmittelbar gegen die Inkontinenz wirksame Eingriffe betrachtet werden.

Die Blasenraffung stellt hinsichtlich der Inkontinenz nur eine Steigerung der eingangs erwähnten Operationen von SCHULTZE, FRANK, WINCKEL, ENGSTRÖM dar. In ihrer ursprünglichen, gegen den Prolaps gerichteten Form verfolgt sie den Zweck, den eiförmigen, herabgesunkenen Teil der Blase soweit einzustülpen, daß an Stelle der nach unten konvexen Wölbung eine Ebene trat, während die eingestülpte Cystocele sich als Sporn innerhalb der Blase erhob. Wenn durch die angelegten Raffnähte das in die Cystocele einbezogene Trigonum mitgefaßt wurde, dann bestand Aussicht, durch die damit verbundene Verkürzung der Muskelschleifen des Sphincter trigonalis eine Straffung des muskulären Verschlußapparates und damit eine Besserung seiner Funktion zu erzielen. Operiert man so bei Inkontinenz, bevor es noch zur Ausbildung einer richtigen Cystocele gekommen ist, so sieht man nach Spaltung der vorderen Vaginalwand mitsamt dem Septum urethro-vesico-vaginale und Bloßlegung von Harnröhre und Blase bis weit nach außen, wie die herabgesunkene Urethra in das flaschenartig ausgebauchte Trigonum übergeht. Nach Stoeckel soll diese

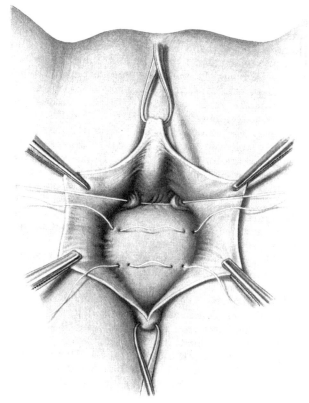

Abb. 25. Raffung des Trigonums unter Heranholung seitlicher Gewebspartien.

Ausbauchung die Folge eines Auseinanderweichens der glatten Muskelfasern des Sphincter trigonalis sein, zwischen denen sich die Blasenschleimhaut tonnenartig vorstülpe; oder die seiner Verletzung an deren Stelle eine minder widerstandsfähige Narbe getreten ist. Häufiger scheint mir allerdings eine Erschlaffung des Sphincters vorzuliegen, die in dem Verluste seiner Verbindungen mit der Symphyse ihren Grund hat. Quere Raffnähte können die von Stoeckel geschilderten Defekte innerhalb der Muskulatur verschließen oder die glatten Muskelfasern des erschlafften und herabgesunkenen Trigonums derart verkürzen, daß damit eine direkte Steigerung der Funktion und eine Hebung des Trigonums verknüpft ist. Diese Raffung des Trigonums stellt das Wesen jener Muskelplastik vor, die Stoeckel als „*die* Inkontinenzoperation" bezeichnet. Mit ihr haben viele Autoren gute Resultate erzielt (Ach, Jaschke, Benninghoff aus Menges Klinik u. a.). In ähnlicher Art ist seit langer Zeit Howard Kelly vorgegangen, indem er die Lage des Orificium internum durch einen liegen-

gelassenen Knopfkatheter bestimmte, um an dieser Stelle die wirksamen Raffnähte anzulegen. Das Verfahren trägt auch in Amerika den Namen KELLYS
(FURNISS, YOUNG).

STOCEKEL legt bei Anwendung der Blasenraffung wegen Inkontinenz das
größte Gewicht auf die Beseitigung etwa vorhandener Narben. Ich glaube,
ebenso wie MENGE und EYMER, auf eine solche verzichten zu können.

In schwereren Fällen von Inkontinenz kann auf einen dauernden Erfolg
dieses Verfahrens nicht mit Sicherheit gerechnet werden. Hier hat sich eine
Reihe von Maßnahmen bewährt, die ursprünglich darauf berechnet waren,
die Reste des durch ein geburtshilfliches Trauma zerrissenen, ringförmigen
Blasensphincters aufzusuchen und zu vernähen. MACKENRODT hat als erster
mit einem derartigen Verfahren vorzügliche Erfolge erzielt. Auf Grund ähnlicher Überlegungen und mit ähn-
licher Technik sind HALBAN, YOUNG,
HAENDLY, ich selbst u. a. vorgegangen. Nach unseren derzeitigen
Kenntnissen von der Anatomie des
Blasenverschlusses ist die Existenz
von operativ darstellbaren Stümpfen
eines Sphincters nicht wahrscheinlich.
Das hindert nicht, daß die auf dieser
Vorstellung aufgebaute Methode der
Inkontinenzoperation fast immer ein
gutes und dauerndes Resultat gibt.
Das Gewebe, das von den verschiedenen Operateuren seitlich von der
Urethra und dem Trigonum gefaßt
und vereinigt wurde, hat allerdings
mit dem „zerrissenen" Sphincter
nichts zu tun. Dessen waren sich
auch neuere Autoren bewußt. EYMER
spricht in diesem Zusammenhange
von Resten des Septum vesico-vaginale. BONNEY von der pubo-cervicalen

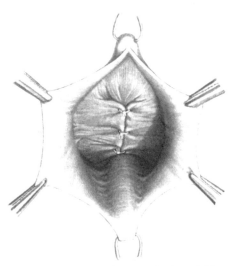

Abb. 26. Ansicht des in Abb. 25 dargestellten
Verfahrens nach Knüpfen der Nähte.

Muskelplatte, OPITZ von medianen Levatorfasern und dem Gewebe seitlich des
Blasenhalses. Ich vermute, daß auch das Diaphragma urogenitale — bei vorausgegangener Zerstörung desselben durch geburtshilfliches Trauma, seine Reste
hier in Betracht kommen. Auch MAYER schließt sich den erwähnten Autoren
in der Anerkennung des guten Erfolges an, der mit der beschriebenen Technik
erzielt wird. Dieselbe ist in Abb. 25 und 26 illustriert. Wir sehen hier, daß
durch die Heranholung des kräftigen Gewebes zu beiden Seiten des Blasenhalses eine mächtige Steigerung des Effektes erreicht wird, den wir mit der
einfachen Blasenraffung erzielen können. Dieser Effekt besteht in einer ausgiebigen Hebung der obersten Anteile der Harnröhre und des Trigonum unter
gleichzeitiger Bildung eines nach unten offenen Winkels innerhalb des Blasengrundes. Die derart geschaffenen anatomischen Verhältnisse gleichen durchaus
jenen, die wir später als Folge der Pyramidalis- und der Levatorplastik kennen
lernen werden.

Als zweite, gegen die Inkontinenz wirksame, aus der Technik der Prolapsoperation übernommene Methode haben wir die WERTHEIM-SCHAUTAsche Interposition kennen gelernt. Eine ganze Reihe von Autoren (HOFMEIER, SCHROEDER,
BRACHT, WERTHEIM, K. FRANZ, NATVIG, ich selbst) hat von der Interposition
bei Inkontinenz ausgedehnten Gebrauch gemacht und ihre Vorzüge betont.

Die Wirkung des Verfahrens beruht in erster Linie wie bei dem vorhin geschilderten in der besonders kräftigen Hebung des Trigonums und des Blasengrundes. Untersucht man eine Harnblase nach ausgeführter Interposition cystoskopisch, so sieht man Trigonum und Blasenfundus sattelförmig gehoben, während die hinteren und seitlichen Blasenpartien zu tiefen, cystoskopisch schwer einstellbaren Nischen geworden sind.

Sehr gut läßt sich der Effekt der Interposition durch einfache Einführung eines starren Katheters demonstrieren. Während vorher infolge des Herabsinkens der Harnröhre und des Blasenhalses das äußere Ende des Katheters nach vorne, die Spitze nach hinten sah, liegen die Verhältnisse nunmehr gerade umgekehrt. Die Spitze sieht nach vorne, das äußere Ende des Katheters nach hinten.

Neben der Hebung des Trigonums spielen bei der Interposition noch die gleichzeitige Kompression der Urethra durch den fixierten Uterusfundus und

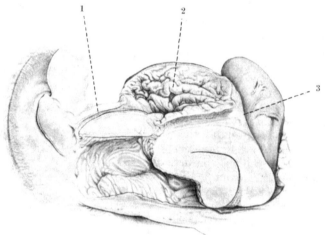

Abb. 27. 1 Harnröhre. 2 Blase. 3 Peritonealüberzug der Blase.

die Auszerrung der Harnröhre infolge der Tendenz des Uterus, nach hinten zu sinken, eine Rolle. Wir sehen also bezüglich der Blase nach der Interposition ganz ähnliche Verhältnisse entstehen wie bei der Retroflexio uteri gravidi. Dementsprechend sehen wir auch als unmittelbare Folge der Interposition in der Rekonvaleszenz sehr häufig an Stelle der Inkontinenz das Auftreten von Ischurie, also eine Überkompensation. Allerdings pflegt diese mit dem Aufstehen zu verschwinden, wobei Restharn als Ausdruck einer partiellen Retention noch längere Zeit beobachtet werden kann. Abb. 27 zeigt uns im Sagittalschnitt eines durch Obduktion gewonnenen Präparates die durch Interposition geschaffenen Verhältnisse [1]).

Zur Verstärkung der durch den interponierten Uterusfundus ausgeübten Kompression der Urethra hat MACKENRODT aus demselben einen Keil gebildet, dessen Basis mit dem Uterus in organischer Verbindung blieb, während die nach hinten sehende Spitze nach vorne umgeschlagen und an die Harnröhre fixiert wurde.

In schweren Fällen von Inkontinenz kann es sich empfehlen, Blasenhalsraffung und Interposition miteinander zu kombinieren. Zu diesem Zwecke ist

---

[1]) Die Abbildung ist der Arbeit SCHIFFMANNs und EKLERS: aus meiner Abteilung: „Die ätiologische Therapie des Prolapses", Monatsschr. f. Geburtsh. u. Gynäkol. Bd. 32, entnommen.

es notwendig, nach dem Vorschlage SCHIFFMANNS die Raff- und Stütznähte im Bereiche des Blasenhalses anzulegen, bevor man den Uterus hervorzieht, und sie erst knapp vor der Fixation des Uterusfundus zu knüpfen.

Zur Verstärkung der Blasenhalsraffung hat RÜBSAMEN statt des Uterusfundus die nach dem Vorschlage von WOLKOWITSCH bei Blasenscheidenfistel herabgezogene und zwischen die Ränder der Levatorschenkel fixierte Cervix uteri mit gutem Erfolge benützt.

Ganz außerhalb des Zusammenhanges der Inkontinenz mit der Scheidensenkung liegen jene Versuche, welche den Ersatz des Blasensphincters durch Heranziehung anderer Muskeln anstreben. Hierher gehören die Methoden von BORCHARD und LE FORT (Adductoren), LE FORT und SCHULZE (Musc. gracilis), von SELLHEIM (Glutaealmuskulatur). Alle diese Versuche sind zurückgedrängt worden durch die Idee GOEBELLS mit Hilfe der Musculi pyramidales einen Muskelring um den Blasenhals zu bilden. Eine Mitteilung HACKENBRUCHs über die erfolgreiche Operation eines Falles von Inkontinenz durch Raffung der suprasymphysär bloßgelegten, vorderen Blasenwand gab GOEBELL den Anstoß zu seinem Vorgehen, das allerdings auf durchaus anderen Voraussetzungen aufgebaut ist. Das Prinzip seiner Operation war die Konstruktion eines aus quergestreifter Muskulatur gebildeten, in sich geschlossenen Muskelringes, der die Funktion eines zirkulären Sphincters übernehmen sollte. Schon in seinem zweiten Falle (er operierte wegen Epispadie) war er genötigt, den fehlenden Musc. pyramidalis der einen Seite durch einen Streifen aus dem Musc. rectus zu ersetzen. Wie FRANGENHEIM betont, kommt ein derartiges Verhalten häufig vor; nach FUCHS fehlen die Musc. pyramidales in $^1/_6$ der Fälle vollständig. GOEBELLs Vorschlag wurde von FRANGENHEIM dahin modifiziert, daß er an Stelle des nackten Pyramidalismuskels diesen im Zusammenhange mit einem fingerbreiten Streifen aus der Rectusfascie verwendete. In dieser Änderung liegt ein grundlegender, zielbewußter Fortschritt. FRANGENHEIM bezeichnet nämlich schon den Fascienring als das Wesentliche und sieht die Muskeln nur als Polstermaterial an.

STOECKEL hat zuerst die Pyramidalisplastik bei der erworbenen Inkontinenz der weiblichen Blase angewandt. Die Methode verdankt zweifellos seinem Eintreten ihre rasche Ausbreitung, die sich an die Namen FRANQUÉ, FUCHS, REIFFERSCHEID, BROESE, LINKENBACH, FLOERCKEN, COHN, HOFMEIER, VAN ROOY, LIEK, RÜBSAMEN, WAGNER, GRISOGONO, SANTI, HALBAN, SCHOENHOLZ, EYMER, STERN, GÖCZY, UNTERBERGER u. a. knüpft. Die mit dem GOEBELL-FRANGENHEIMschen Verfahren, das allgemein noch immer als Pyramidalisplastik bezeichnet wird, erzielten Erfolge sind, soweit sie mitgeteilt wurden, fast durchaus gute.

Mit der Änderung der GOEBELLschen Technik der „Pyramidalis"plastik, die mit der Verwendung der isolierten Pyramidalismuskeln begonnen und sich mit dem Übergang zu der Verwendung steril aufbewahrter Rinderfascie am weitesten von ihr entfernt hat, ohne ihre Wirksamkeit gegenüber der Inkontinenz einzubüßen, haben die Anschauungen über die Ursachen dieser Wirksamkeit eine durchgreifende Wandlung erfahren. Die ursprüngliche Idee GOEBELLs, daß die um den Blasenhals geschlungenen, in sich geschlossenen Muskelbäuche oder -streifen imstande sein sollen, eine sphincterähnliche Tätigkeit zu entfalten, erscheint schon aus theoretischen Gründen unwahrscheinlich. SCHMIEDEN hält es für unmöglich, daß ein willkürlicher Muskel jene dauernde, tonische Kontraktion aufbringt, die zur Funktion als Schließmuskel gehört. Außerdem wissen wir, daß abgespaltene, quergestreifte Muskelsegmente mit der Zeit funktionslos werden (HILDEBRAND), weil es früher oder später zum Untergang der kontraktilen Elemente kommt (FRANGENHEIM). Daß die Musc. pyramidales hier keine Ausnahme machen, geht schon aus dem anatomischen Nachweis hervor, daß es unmöglich ist, bei der Präparation derselben ihre Nerven oder Gefäße zu schonen (Eisler), nachdem von der Seite her, wo die organische Verbindung der Pyramidales mit den horizontalen Schambeinästen erhalten bleibt, keine Gefäße oder Nerven in die Muskeln eintreten. Mit dieser anatomischen Konstatierung stimmt die klinische Beobachtung überein, insoferne die Musc. pyramidales in der Rekonvaleszenz nicht selten nekrotisch werden. Es ist außerordentlich bemerkenswert, daß diese Nekrose den Erfolg der Pyramidalisplastik nicht zu beeinträchtigen braucht. Daraus darf wohl mit großer Sicherheit geschlossen werden, daß die Kontraktilität der transplantierten Muskeln mit dem Erfolg der Pyramidalisplastik nichts zu tun hat. Die Behauptung Frangenheims, daß bei dieser Operation die Ringbildung durch die Fascienstreifen das Entscheidende sei, wird aber durch jene Fälle einwandfrei bestätigt, in denen von vornherein auf die Verwendung von Muskelmaterial verzichtet worden war. Die Tatsache, daß es wie zur Muskel- auch zur Fasciennekrose kommen kann, ohne daß das Operationsresultat darunter zu leiden brauchte (Liek, eigene Beobachtung), zeigt übrigens, daß auch der im Anschluß an die Nekrose sich bildende Narbenring zur Wiederherstellung der Kontinenz genügt.

Die Annahme, daß durch die Goebellsche Operation ein neuer Sphincter geschaffen wird, ist aus den eben auseinandergesetzten Gründen heute wohl von den meisten Autoren mit wenigen Ausnahmen (Rübsamen, Cohn) verlassen. In weiterer Konsequenz dieser Auffassung, die in dem Satze Stoeckels gipfelt, daß es gleichgültig sei, aus welchem Gewebe der Ring um den Blasenhals bestehe, haben sich die meisten Operateure zu dem Vorgehen Frangenheims bekehrt, der das Hauptgewicht auf den Fascienring legte und die Musc. pyramidales nur als Polstermaterial wertete. Die weitere Erfahrung, daß selbst dieses Polster entbehrlich sei, hat zur ausschließlichen Verwendung von Fascienstreifen zur Ringbildung geführt (Fuchs). Ja, es hat sich sogar herausgestellt, daß der Zusammenhang der Fascienstreifen mit ihrem Muttergewebe nicht unbedingt notwendig sei, woraus sich die Möglichkeit der Verwendung der freien Transplantation von Streifen aus der Fascia lata ergab (Jarecki, Maluschew). In weiterem Verfolg der freien Transplantation hat Schubert an Stelle der Streifen aus der eigenen Fascia lata in zugeschmolzenen Glasröhren steril aufbewahrte Rinderfascie gesetzt. Ich habe selbst diesen Vorschlag einige Male mit gutem Erfolge ausgeführt.

Die meisten Autoren nehmen heute an, daß die Wirkung der von Frangenheim modifizierten Goebellschen Operation auf der Hebung des Blasenhalses durch den Fascienring beruhe. Der Meinung Eymers, daß diese Hebung eine Folge des normalen Tonus der Musc. recti sei, während ihre willkürliche Kontraktion beim Pressen eine Verminderung der Ringspannung bewirke und dadurch die Miktion einleite, steht die Meinung der meisten anderen Autoren gegenüber, daß gerade durch die Kontraktion der geraden Bauchmuskeln der Fascienring angespannt werde (Stoeckel, Rübsamen, Frangenheim, Fuchs, Liek, Schoenholz, Stern). Man kann die mit der Kontraktion der Recti gleichzeitig erfolgende Hebung des Fascienringes beim Pressen oder Aufsetzen direkt sehen, fühlen oder auch durch die Änderung in der Stellung eines eingeführten Katheters (Fuchs) nachweisen.

Auch dem Einfluß des durch den Fascienring gesetzten Abflußhindernisses auf die Tension der Blase und damit auf die Blasensensibilität wird von einigen Autoren eine Bedeutung für die Wiederherstellung der Kontinenz beigemessen (Reifferscheid). Santi spricht von der rechtzeitigen Alarmierung der sensiblen Apparate der Harnblase und der dadurch bewirkten Auslösung der für den Blasenschluß notwendigen Reflexe infolge der Goebell-Frangenheimschen Operation.

Abb. 28 und 29 zeigen die von uns in einer größeren Anzahl von Fällen erprobte Technik, die von geringen Abänderungen abgesehen, wohl mit der jetzt allgemein geübten übereinstimmt. Als wichtige Verbesserung derselben gegenüber der ursprünglich von GOEBELL und FRANGENHEIM angewendeten, bei der der ganze Eingriff von einem suprasymphysären Schnitt ausgeführt wurde, betrachten wir die auf STOECKEL und BRÖSE zurückzuführende Teilung der Operation in einen vaginalen und einen abdominellen Akt. Um nicht während derselben die Position der Kranken und die eigene Stellung wechseln zu müssen, liegt die Patientin mit abduzierten, halbflektierten Beinen, zwischen denen der Operateur abwechselnd steht und sitzt. Wir beginnen mit einem von der Harnröhrenmündung bis fast ins Scheidengewölbe reichenden medianen Längsschnitt, der das Septum urethro-vesico-vaginale durchtrennt. Harnröhre und Blasenhals werden nach beiden Seiten weithin bloßgelegt, *was in der richtigen Schicht zwischen Septum und glatter Muskulatur der Urethra und Blase fast nie auf Schwierigkeiten stößt.* Man dringt stumpf so weit gegen die absteigenden Schambeinäste vor, bis man auf eine dichtere Gewebsschichte trifft, die dem oberflächlichen Blatt der Fascia endopelvina entspricht, das sich vom Levator ani auf die Blase umschlägt. Nach genauer Blutstillung und provisorischer Versorgung des vaginalen Wundbettes durch Tamponade wird zum abdominalen Operationsakt übergegangen, indem man die Haut mit einem bis knapp an die Symphyse reichenden Längsschnitt bis zur Rectusfascie durchtrennt. Diese wird in einer Breite von 3—4 cm und in einer ungefähren Länge von 12 cm vom Fett rein präpariert und derart umschnitten, daß ein 2—3 cm breiter, 10 cm langer Fascienstreifen resultiert, der an seiner schmalen Basis mit dem Periost der Symphyse im Zusammenhange bleibt. Der Streifen wird mittels einiger Scherenschläge von der unterliegenden Muskulatur abpräpariert und in der Mitte gespalten, wodurch *zwei* je 1—1½ cm breite Streifen entstehen. In Abb. 28 ist auch der Musc. pyramidalis beiderseits von der übrigen Muskulatur abgetrennt und an den Fascienstreifen haften geblieben, obwohl wir selbst dieses Verfahren seit längerer Zeit nicht mehr üben. Zwischen den geraden Bauchmuskeln dringt der Zeigefinger im Cavum *Retzii* zu beiden Seiten der Blase in die Tiefe, bis er an die obere Fläche der Fascia endopelvina gelangt, wo er auf die Spitze einer von der Vagina her vorgeschobenen krummen Kornzange stößt. Diese wird nach Durchstoßung der Fascie unter Leitung des Fingers in die Bauchwunde vorgeschoben, woselbst sie beiderseits den Fascienstreifen an seinem freien Ende faßt und zur Vaginalwunde hinausleitet, wo die Streifen zunächst durch Klemmen versichert werden. Nunmehr wird die Bauchwunde mit vierschichtiger Naht geschlossen. Die Vereinigung der Fascie macht bei straffen Bauchdecken manchmal Schwierigkeiten, die durch Miedernaht überwunden werden können. Der Vorschlag REIFFERSCHEIDS, den entstandenen Defekt durch freie Fascientransplantation aus der Fascia lata zu decken, wird wohl nur ganz ausnahmsweise ausgeführt werden müssen.

Die in die Vaginalwunde vorgezogenen Fascienstreifen werden jetzt über dem Blasenhals gekreuzt, daselbst vernäht und mit ihren evtl. gestutzten Enden seitlich an das Diaphragma urogenitale oder nach dem Vorschlage REIFFERSCHEIDS und RÜBSAMENS, die damit den Fascienring unter die Herrschaft des Levator ani stellen wollten, an die Pars pubica der Levatorschenkel angeheftet. Mit der Naht der Vaginalwunde ist die Operation beendigt.

Die Entwicklung der GOEBELL-FRANGENHEIMschen Operation hat bezüglich einiger Technizismen Differenzen mit sich gebracht. VAN ROOY und HISGEN haben die Fascienstreifen an Leittampons befestigt, um sie von der Scheide aus leichter finden zu können; FUCHS hat empfohlen, die Blase zwecks besserer Orientierung leicht zu füllen. Beide Vorschläge scheinen keinen wesentlichen

Vorteil zu bieten. Ob man die Fascienstreifen nach der ursprünglichen, sich auf die Pyramidales beziehenden Angabe Goebells schon vor der Blase kreuzt, wodurch ein vollständiger, den Blasenhals umkreisender Ring — der angestrebte neue „Sphincter" — entsteht, oder ob man sich mit der einfachen Kreuzung

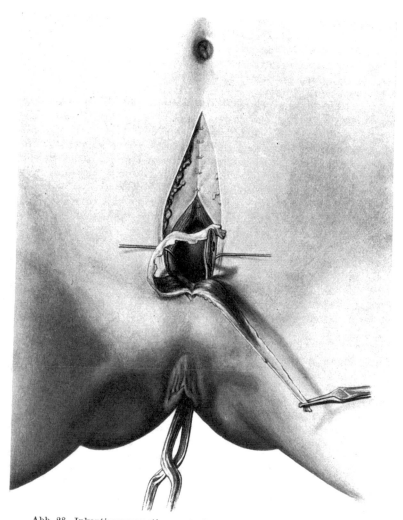

Abb. 28. Inkontinenzoperation nach Goebell-Frangenheim-Stoeckel.

unterhalb des Blasenhalses begnügt, was zur Hebung des letzteren ausreicht, ist für den Erfolg der Operation ohne Belang.

Wichtiger erscheint für den postoperativen Verlauf die Frage der Drainage der gesetzten Höhlenwunden. Dieselbe ist in letzter Linie eine Frage der Blutstillung. Ist dieselbe eine vollkommene, so kann von jeder Art der Drainage abgesehen werden; andernfalls verhindert die letztere die Entwicklung von Hämatomen, deren Vereiterung in weiterer Folge zur Nekrose der Fascienstreifen führen kann — ein jedenfalls unerwünschtes Ereignis, auch wenn dasselbe einen funktionellen Erfolg nicht absolut ausschließt.

Zur Nachbehandlung haben BRÖSE und STOECKEL die Drainage der Harnblase durch einen Dauerkatheter empfohlen. Die Anwendung der suprasymphysären Blasendrainage wird von STOECKEL selbst im allgemeinen abgelehnt
und nur für jene Fälle reserviert, in denen plastische Operationen zur Rekonstruktion der Urethra vorgenommen werden mußten. Wir halten die Drainage
der Blase in jeder Form und unter jeder Voraussetzung für überflüssig.

Die Resultate der Fascienplastik sind, soweit es sich um die typische, urethrale
Inkontinenz der weiblichen Blase handelt, sehr befriedigend. Die unmittelbare

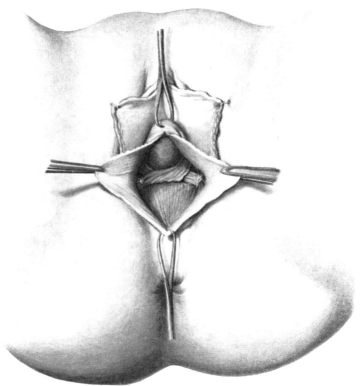

Abb. 29. Inkontinenzoperation nach GOEBELL-FRANGENHEIM-STOECKEL.

Gefahr der Operation scheint äußerst gering zu sein, obwohl ich selbst einen
Todesfall an Embolie nach ganz glattem Verlauf beobachtet habe. Auch die
von den verschiedenen Autoren bezüglich des Dauerresultates mitgeteilten Erfahrungen zeigen, daß die GOEBELL-FRANGENHEIMsche Operation eine wesentliche Bereicherung unserer Therapie bei Inkontinenz bedeutet.

Ein von ähnlichen Prinzipien wie die GOEBELLsche Methode ausgehendes
Verfahren hat SOLMS angegeben. Er benützt zur Ringbildung die aus dem
Leistenkanal vorgezogenen Ligamenta rotunda, die um den Blasenhals geschlungen und auf der anderen Seite fixiert werden. Sein Vorschlag hat bisher
kaum Nachahmer gefunden.

Auf der Verwendung von quergestreifter Muskulatur beruht ein von R. FRANZ
angegebenes Verfahren, das in der Abspaltung von Muskelbündeln aus den
Levatorschenkeln und deren Vernähung unterhalb des Blasenhalses und mit
demselben besteht. Die von ihm und RÜBSAMEN (9 Fälle) erzielten Resultate

zeugen von der Leistungsfähigkeit der Methode. Auch unsere eigenen Erfahrungen bestätigen dieses Urteil. In Abb. 30 sind die Verhältnisse festgehalten, wie sie sich nach Präparation des freien Levatorrandes ergeben. Diese Präparation ist die unbedingte Voraussetzung für die Vermeidung von unliebsamen operativen Zwischenfällen, wie sie K. Schneider und Kermauner zum Aufgeben der Operation zwangen. Hat man den Levatorrand freigelegt, dann ist

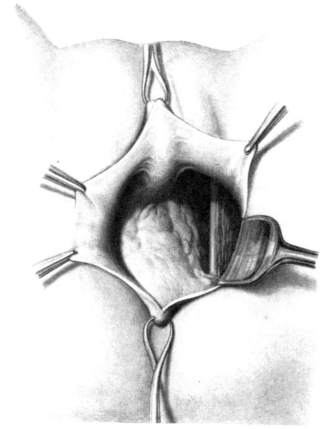

Abb. 30. Inkontinenzoperation nach Franz. Bloßlegung des Levatorrandes.

es leicht, ein entsprechend langes, ungefähr bleistiftdickes Stück aus der Pars pubica des Levators beiderseits zu mobilisieren.

Ob eine Funktion der Muskelbündel im Sinne eines Sphincters bei der Methode von R. Franz theoretisch überhaupt denkbar ist, erscheint nach dem, was weiter oben bezüglich der Pyramidalisplastik gesagt worden ist, äußerst zweifelhaft. Franz selbst und Stoeckel halten eine wirkliche Muskelfunktion bei der Levatorplastik für ebenso unwahrscheinlich wie bei der Goebellschen Operation, obwohl Rübsamen eine solche noch vier Jahre nachher nachgewiesen zu haben glaubt. *Die Wirkung der Levatorplastik muß vielmehr ebenso wie die aller anderen Inkontinenzoperationen auf die Hebung des Trigonums zurückgeführt werden,*

Die von Brjosowsky im Jahre 1923 angegebene „Sphincterplastik" bei Inkontinenz ist mit der Operation von Franz identisch.

Die Indikationsstellung bei der Inkontinenz der weiblichen Blase muß von der Tatsache ausgehen, daß keine der hier beschriebenen Methoden immer erfolgreich ist, daß jede gelegentlich Mißerfolge zeitigt, gelegentlich dort noch wirksam ist, wo eine andere versagt hat, wie z. B. die Fascienplastik nach wiederholten Operationsversuchen anderer Art, die Interposition nach vorausgegangener Pyramidalisplastik (STOECKEL), die Paraffinmethode nach Erschöpfung chirurgischer Methoden (*eigene* Mitteilung). Am einfachsten liegt die Sache in jenen Fällen, in denen die Inkontinenz nur Teilerscheinung eines Descensus ist, der an sich die Patientin zum Arzt führt. Hier wird eine verläßliche Prolapsoperation mit Blasenraffung und Levatornaht, außerhalb der Geschlechtsreife oder bei Verzicht auf weiteren Kindersegen in Kombination mit Interposition nicht nur die übrigen Prolapsbeschwerden, sondern auch die Inkontinenz beseitigen. Beherrscht die Inkontinenz das Krankheitsbild, dann kommen neben der früher beschriebenen in den Abb. 25 und 26 illustrierten, modifizierten Blasenraffung, die eine Erweiterung der STOECKELschen direkten Muskelplastik darstellt, die Fascien- oder die Levatorplastik in Betracht. Dieselben können auch, wie früher erwähnt, der Blasenraffung hinzugefügt werden. STOECKEL befürwortet diese Kombination als besonders wirksam; wir haben mit derselben, aber auch mit den isolierten Operationen gute Erfolge erzielt. Vielleicht darf hier betont werden, daß sowohl die Fascien- als die Levatorplastik für den nicht Geübten technisch schwierige Eingriffe sind, die größere Geschicklichkeit oder intensivere Ausbildung auf chirurgisch-gynäkologischem Gebiete voraussetzen.

Eine eigene Gruppe stellen jene Fälle von Inkontinenz vor, die durch Defekte der Urethra kompliziert sind und eine vollständig individualisierende Behandlung verlangen. Diese Defekte sind entweder angeborene Mißbildungen oder erworben. In letzterem Falle sind sie zumeist traumatischen Ursprunges, wobei neben Verletzungen aller Art (Pfählung, Sturz auf kantige Gegenstände u. dgl.) Operationen und Geburten die Hauptrolle spielen. Ausnahmsweise sind sie auf Geschwürsprozesse — im Falle HALBANS Ulcus molle — zurückzuführen. Alle diese Defekte können bei fehlender Inkontinenz bestehen, ohne irgendeine Beschwerde zu machen. Unsere wichtigere und zumeist auch schwierigere Aufgabe ist daher in der Regel die Herstellung der Kontinenz und nicht die der Harnröhre. Bei dem angeborenen Defekt der vorderen Urethralwand, bei der Epispadie ist dieselbe zufriedenstellend durch die GOEBELLsche Operation gelöst. Bei Mangel oder Verlust der hinteren Harnröhrenwand können die kleinen Labien, die Vagina oder die Haut als Ersatzmaterial herangezogen werden (FRITSCH, LAWSON-TAIT, LATZKO, MC ARTHUR, SELLHEIM u. a.). Bei Hypospadie kann die einfache Umschneidung der Vestibularschleimhaut parallel zur freiliegenden Schleimhaut der vorderen Urethralwand ungefähr 8 mm weit von ihr entfernt mit nachfolgender Unterminierung, Einrollung und Vernähung der so gebildeten Lappen untereinander und mit der angefrischten Harnröhrenmündung genügen, um nicht nur ein in sich geschlossenes Rohr, sondern auch vollständige Kontinenz zu erzielen. Statt der Vestibularschleimhaut können auch die kleinen Labien oder ein Lappen aus der vorderen Scheidenwand benützt werden, dessen Basis an der Mündung der Harnblase liegt. Derselbe wird heruntergeschlagen und mit den angefrischten Rändern des stehenden urethralen Schleimhautstreifens derart vernäht, daß die Scheidenschleimhaut nach der Innenseite der Harnröhre sieht. ASCH hat diese beiden letzten Methoden miteinander sinnreich kombiniert, indem er auf die wunde Außenfläche des fixierten Scheidenlappens die unterminierten, herangezogenen kleinen Labien aufnähte. Genügt die Rekonstruktion der Urethra nicht zur Herstellung der Kontinenz, dann kann dieselbe mit einer Fascien- oder Levatorplastik kombiniert werden. Vereinzelt ist auch zu diesem Zweck die neugebildete Harnröhre durch den Sphincter ani

(CRISTOFOLETTI) oder durch einen Schlitz im Levator (G. A. WAGNER) durch-gezogen werden. Wenn das Material aus der Umgebung des Harnröhrenrestes wegen narbiger Veränderungen für plastische Operationen nicht mehr ausreicht, dann kann der in Anlehnung an W. A. FREUND wie zur Interposition entwickelte, nur stärker herausgezogene Uterus zum Ersatz der hinteren Urethralwand herangezogen werden (BRACHT, K. FRANZ, BUMM). Dasselbe Verfahren kann zur Deckung, Hebung und Streckung einer neugebildeten Harnröhre benützt werden. RÜBSAMEN hat zu diesem Zweck ähnlich wie MACKENRODT bei der Verwendung der Interposition als Inkontinenzoperation einen aus dem Uterus-fundus gebildeten Keil verwendet.

Sehr schwierig kann das Problem der Wiederherstellung einer Harnröhre bei gleichzeitiger Inkontinenz werden, wenn die Urethra — zumeist infolge ärzt-licher Intervention (BUMM) — mehr weniger vollständig fehlt. Ätiologisch kommen hier schwierige, wiederholte Fisteloperationen mit starkem Material-verlust und weitgehende Exstirpationen der Urethra bei Carcinom in Betracht (vgl. das Kapitel: Die Harn-Genitalfisteln).

Einen Schutz der neugebildeten Harnröhre in den eben besprochenen Fällen durch Anlegung einer provisorischen Blasenscheidenfistel (NEWMAN), durch supra- oder infrasymphysäre Blasendrainage (STOECKEL) halten wir bei nichtinfizierten Harnwegen nach unseren Erfahrungen nicht für absolut indiciert.

Unter besonderen Umständen können dem Einzelfalle angepaßte, sonst nicht übliche Maßnahmen zur Wiederherstellung der Kontinenz dienen. Ich erinnere an die operative Vereinigung der bei der Geburt zerrissenen Symphyse (LEXER), an die Auslösung der Harnröhre aus einer Pubotomienarbe (KROEMER), durch die eine bestehende Inkontinenz restlos beseitigt wurde; ferner an Fälle von CALMANN und ENGELHORN, in denen die erfolgreiche Behandlung einer Cystitis colli die vorhandene Inkontinenz zum Schwinden brachte.

Als äußerstes Mittel zur Herbeiführung der Kontinenz, die durch die bisher beschriebenen Methoden nicht erreicht werden konnte, kommt die Ableitung des Harns auf einem anderen Wege als durch die Urethra in Betracht. Diesem Zwecke dient z. B. die Anlegung einer suprapubischen Dauerfistel nach Ver-schluß der natürlichen Harnröhren- oder Blasenmündung (RUTENBERG, ZWEIFEL, ALBARRAN, STOECKEL, ROSENSTEIN, ZINNER). Abgesehen von den anderen, mit diesem Verfahren verbundenen Unzukömmlichkeiten führt dasselbe am Ende immer zur Infektion der Blase und der aufsteigenden Harnwege und damit zu Siechtum und Tod. Aus demselben Grunde ist die Ableitung des Blasen-harnes durch eine Rectovaginalfistel nach Kolpokleisis (FLOERCKEN, GRUSDEFF) zu widerraten. Am ehesten kommt die Implantation des Trigonums nach MAYDL oder die COFFEYsche Darmimplantation der Ureteren in Betracht (LOWER).

Einen traurigen Notbehelf stellt die Anbringung von Urinalen zum Auf-fangen des unwillkürlich abgehenden Harnes dar (THILENIUS).

Einer besonderen Erwähnung bedarf das Verhalten des Geburtshelfers gegenüber solchen Fällen, in denen nach Beseitigung einer bestehenden In-kontinenz durch plastische Operation wieder Schwangerschaft eintritt. STOECKEL hat in einem derartigen Falle, bei dem er die „direkte Muskelnaht" mit gutem Erfolge ausgeführt hatte, Rezidive infolge „Auseinanderweichens" der Muskel-fasern während der Gravidität beobachtet. Er entband die Frau durch Sectio caesarea, worauf Restitutio ad integrum eintrat. Bei ausgeführter Fascien-plastik empfiehlt STOECKEL (ebenso wie UNTERBERGER) gleichfalls die Beendigung der Geburt durch Kaiserschnitt. Es erschiene tatsächlich gewagt, das nicht immer leicht gewonnene Resultat einer plastischen Inkontinenzoperation dem schweren Trauma einer Geburt per vias naturales auszusetzen.

# V. Die Harn-Genitalfisteln.

Unter Harn-Genitalfisteln verstehen wir erworbene Defekte der ableitenden Harnwege, die durch die Scheide oder den Gebärmutterhals nach außen münden. Wir unterscheiden, je nachdem die Harnröhre, die Harnblase oder die Harnleiter an der Fistelbildung teilnehmen, Harnröhren-Scheiden-, Blasen-Scheiden- und Blasen-Cervixfisteln, endlich Harnleiter-Scheiden- und Harnleiter-Cervixfisteln. Nachdem auch mehrere der erwähnten Organe oder Organteile an der Fistelbildung beteiligt sein können, kann man auch von Harnröhren-Blasen-Scheidenfisteln, Blasen-Scheiden-Cervix-, Harnleiter-Blasen-Scheidenfisteln usw. sprechen.

## 1. Die Blasenfisteln (einschließlich der Harnröhrenfisteln).

Die *Frequenz* der Blasenfisteln läßt sich statistisch kaum erfassen. Man kann nur soviel sagen, daß in denjenigen Ländern, in denen die Geburtshilfe auf einem tiefen Niveau steht oder in denen die Erreichbarkeit ärztlicher Hilfe mit Schwierigkeiten verbunden ist, Blasenfisteln gehäuft vorkommen. Daher kommt es, daß die Oststaaten mit ihrer verhältnismäßig dünnen Bevölkerung das Hauptkontingent der Fistelkranken stellen und daß, wie schon FRITSCH erwähnt, bestimmte „günstig" gelegene Universitätsstädte, wie *Breslau, Wien, Warschau, Krakau,* aber auch *Lemberg, Kasan* usw. geradezu als Zentren angesehen werden können, in denen sich das Fistelmaterial vorzugsweise anhäuft. Mit der Erschwerung der Reisemöglichkeit seit dem Weltkriege haben sich allerdings die Verhältnisse einigermaßen geändert, so daß z. B. in Wien die Menge der zuströmenden Fisteln gegen früher auf ein Bruchteil herabgesunken ist. Vielleicht spielt hier auch die Tatsache eine Rolle, daß, wie schon WEIGMANN (aus STOECKELs Klinik) hervorgehoben hat, die geburtshilflichen Fisteln unter dem heutigen Material gegenüber den anderweitigen, besonders den postoperativen stark zurücktreten. Doch kann dieser Satz wohl nur für die zentral- und westeuropäischen Länder gelten; und selbst hier sehen wir, daß z. B. WEMHOFF in einer aus der *Würzburger* Klinik stammenden Dissertation über ein Gesamtmaterial von 25 Harnfisteln der letzten Jahre berichtet, die fast ausschließlich geburtshilflicher Provenienz waren. Um so mehr müssen wir annehmen, daß im tiefen Rußland und Polen die Verhältnisse auch heute bezüglich der geburtshilflichen Fisteln noch annähernd dieselben sind wie seinerzeit. So berichtet MALINOWSKIJ aus den Jahren 1900—1915 der gynäkologischen Klinik der Universität Kasan über 448 Kranke mit Fisteln des Harntraktes. Unter 215 in die Klinik aufgenommenen Fisteln waren 160 puerperalen Ursprungs, zu denen allerdings — gewissermaßen als Neuerscheinung gegenüber der alten Zeit — 44 postoperative traten.

Die Zeit der großen Zahlen von Fisteln resp. Fisteloperationen, über die SIMON (mehr als 100), EMMET (400), BOZEMANN (200), SALZER (100), NEUGEBAUER sen. und jun. (350), FRITSCH (200), KÜSTNER (200) berichtet haben, scheint jedenfalls für unsere deutschen und die westlich gelegenen Länder endgültig vorüber zu sein. Auch damals war es vor allem die hervorragende Kunst einzelner Weniger, welche die unglücklichen, mit diesem quälenden Leiden behafteten Kranken aus aller Herren Länder anzog. Heute ist die Heilung der Harnfisteln zwar auch eine Kunst, aber doch eine solche, die mehr oder weniger Gemeingut der Gynäkologen geworden ist.

Die *Ätiologie* der Blasenfisteln beruht, wie die der Harn-Genitalfisteln überhaupt, fast ausschließlich auf traumatischer Grundlage. Diejenigen Fisteln, die infolge Perforation von Krebsgeschwüren der Scheide und der Gebärmutter in den Endstadien dieser Erkrankung zustande kommen, können mit Rücksicht auf die geringen Aussichten, welche sie therapeutisch bieten, an dieser Stelle außer Betracht bleiben.

Die traumatischen Blasenfisteln sind, wie schon früher erwähnt, in ihrer großen Mehrzahl geburtshilflichen Ursprungs. Fast immer finden wir von den Kranken selbst als Ursache der Fistelbildung langdauernde, durch Kunsthilfe beendete Geburten angegeben. Dementsprechend handelt es sich zumeist um Frauen mit verengtem Becken, zum Teil auch übermäßiger Beckenneigung (Hennig). Gewiß ist in solchen Fällen die geburtshilfliche Operation an sich weniger schuldtragend an dem unglücklichen Ereignis als die Geburtsverschleppung mit ihrer langdauernden Quetschung der mütterlichen Weichteile. Ein sehr hoher, aber vorübergehender Druck wird nämlich vom Gewebe besser vertragen als ein weit weniger hoher, aber langedauernder (Hennig, Stoeckel). Wie Küstner geistreich sagt, tragen nicht *Fehler* der ärztlichen Kunst, sondern das *Fehlen* der ärztlichen Kunst am häufigsten Schuld an der Fistelbildung. Bleibt der kindliche Schädel nach seinem Eintritt ins kleine Becken an irgendeiner Stelle desselben stecken, ohne daß durch rechtzeitigen ärztlichen Eingriff der auf dem mütterlichen Gewebe lastende, tödliche Druck beseitigt wird, so stirbt das letztere infolge der dauernden Anämisierung ab und fällt nach einigen Tagen als nekrotischer Sequester heraus. Je weiter die Eröffnung des Geburtsschlauches vorgeschritten ist, bevor die Einkeilung des Schädels zur deletären Quetschung geführt hat, um so tiefer rückt der Sitz der Fistel nach abwärts (Zangemeister). Erfolgt der Stillstand der Geburt bei in das Becken eingetretenem Kindesschädel vor Verstreichen des Muttermundes, so fällt noch ein Stück des unteren Uterinsegmentes in die Zone der Quetschung zwischen kindlichem Schädel und Symphyse; kommt es zur Bildung einer Blasenfistel, so sitzt dieselbe nach Involution des Genitales im Bereiche der *Cervix*. Ist der Muttermund bei Eintritt der Quetschung schon verstrichen, und kommt es zur Fistelbildung, so ist das Resultat eine Blasenscheidenfistel. Im allgemeinen liegt also der Fistelbildung langdauernder Druck zugrunde. In selteneren Fällen kann auch übermäßige Dehnung oder das Zusammenwirken von Druck und Dehnung zu Fistelbildung führen. Hierher gehören jene Fälle, in denen die Fisteln am Ende eines Cervixrisses liegen oder als Komplikation einer Uterusruptur zur Beobachtung kommen (Küstner).

Die Schwierigkeit des Geburtsaktes bei diesen Fällen drückt sich übrigens auch in seinem Einfluß auf das Leben des Kindes aus. So berichtet Neugebauer über 28 selbstbeobachtete puerperale Blasen-Gebärmutterfisteln mit 23 Totgeburten· von den übrigen 5 Kindern waren 3 asphyktisch und von diesen starben noch zwei kurze Zeit nach der Geburt.

Im ganzen sind unter den auf Nekrose beruhenden geburtshilflichen Fisteln die Blasenscheidenfisteln die weitaus häufigsten. Die Blasengebärmutterfisteln sind um vieles seltener. Den oben erwähnten 28 Blasencervixfisteln Neugebauers entsprachen 350 Fisteln überhaupt.

Gegenüber der Geburtsverschleppung spielt in der Ätiologie der Fisteln der geburtshilfliche Eingriff selbst eine fast verschwindende Rolle. Doch erscheinen alle geburtshilflichen Operationen diesbezüglich belastet. Durch Abgleiten des stumpfen Hakens oder des Perforatoriums sind unmittelbare, mit dem Genitale kommunizierende Verletzungen der Blase zustande gekommen. Incisionen des äußeren Muttermundes können bei mangelnder Vorsicht zur Eröffnung der Harnblase führen. Unter derselben Voraussetzung kann das Einführen eines Zangenlöffels oder der äußeren Branche des Kranioklasten eine direkte Verletzung der Blase zur Folge haben oder durch Quetschung oder Abreißung einer Cervixpartie bei der folgenden Extraktion eine Fistel entstehen.

Verhältnismäßig häufig kommen Stichverletzungen der Blase bei Anwendung der Pubotomienadel zustande, ferner Rißverletzungen der Harnblase bei brüskem Auseinanderweichen der Sägeflächen nach der Hebosteotomie. Eine ausführliche Darstellung der für diese Operation maßgebenden Verhältnisse, auf die verwiesen sei, verdanken wir STOECKEL. Auch die Wendung kann durch ihre Beziehung zur Uterusruptur und zum Cervixriß ätiologisch für geburtshilfliche Fisteln in Betracht kommen.

Unter den nichtgeburtshilflichen Blasenfisteln nehmen die im Anschlusse an gynäkologische Operationen entstandenen den ersten Platz ein. Es ist insbesondere der Radikalismus in der Behandlung des Uteruscarcinoms, der hier die Hauptrolle spielt. Einerseits hat die Entwicklung der operativen Technik zu einer gewissen Nichtachtung gegenüber den Harnwegen geführt, so daß man sich nicht scheut, im Interesse der radikalen Beseitigung des Krebsleidens die Blase zu verletzen und selbst in weitem Ausmaße zu resezieren. Anderseits ist mit der ausgedehnten Blasenablösung eine weitgehende Zerstörung der Gefäß- und Nervenverbindungen der Blase verbunden, die im weiteren Verlaufe zu einer Nekrose im Bereiche der abgelösten Partien Anlaß geben kann. Im ersten Falle gewährt zwar die sofort vorgenommene Naht der Blase eine gewisse Sicherheit gegenüber der Bildung von Blasenfisteln, doch ist dieselbe keineswegs eine vollkommene. Nicht allzu selten sehen wir, daß unter dem Einflusse von Eiterungen innerhalb des großen Wundbettes die Blasennaht insuffizient wird, so daß der Harn sich aus der Blase zunächst in das Wundbett ergießt und von da durch die Scheide abfließt. Tritt infolge trophischer und Ernährungsstörungen Nekrose ein (Abb. 31), so pflegt der Blasensequester wie bei den geburtshilflichen Fisteln sich zwischen dem fünften und zehnten Tage der Rekonvaleszenz abzustoßen, wodurch die Fistel manifest wird. Auch diese Fisteln münden zunächst in die Wundhöhle und von da in die Blase. In beiden Fällen resultiert nach Ausgranulierung der Wundhöhle — wenn es nicht inzwischen zur Spontanheilung gekommen ist — eine Blasenscheidenfistel am Ende des Scheidentrichters. FRANZ berichtete im Jahre 1908 über seine Erfahrungen bezüglich der Blasenfistelbildung bei 123 abdominellen Radikaloperationen wegen Uteruscarcinoms. 18mal kam es zur Undichtigkeit der Blase, darunter 13mal durch Nahtinsuffizienz, fünfmal durch Nekrose. Von den 13 Nahtinsuffizienzen kamen 10 auf zufällige Verletzung. Diese Verhältnisse haben sich seither insoweit wesentlich gebessert, daß zufällige Verletzungen nur mehr ausnahmsweise zur Beobachtung gelangen (WERTHEIM, *eigene* Erfahrungen). Fistelbildung infolge Nekrose oder Nahtinsuffizienz nach Blasenresektion ist aber bei der radikalen Operation des Uteruscarcinoms etwas Unvermeidliches. Die Frequenz dieses Ereignisses hängt von dem größeren oder geringeren Radikalismus des betreffenden Operateurs ab.

Blasenfisteln können gelegentlich nach allen möglichen gynäkologischen Operationen entstehen. Sie sind dann regelmäßig die Folge ungewollter Verletzung, sei es, daß dieselben übersehen werden oder daß die angelegte Naht nicht hält. Bei entsprechender Technik und Vorsicht sind sie fast immer zu vermeiden. Auf die besondere Gefährdung der Blase durch die Operation subvesical entwickelter Cervixmyome hat seinerzeit SCHAUTA aufmerksam gemacht.

Auch urologische Operationen kommen als Ursache von Blasenfisteln in Betracht; vor allem ist es die Kolpocystotomie wegen Fremdkörper oder Stein, die bei infizierter Blase durch Insuffizienz der Blasennaht zur Entstehung von Fisteln Veranlassung geben kann. Schon SIMON weist im Jahre 1871 auf zwei derartige Fälle hin, die auf Operationen von FERGUSSON und PAGET zurückzuführen waren.

Eine nicht ganz seltene Ätiologie der Blasenscheidenfisteln stellen Fremd-körper dar, die in die Scheide eingeführt werden und daselbst längere Zeit un-kontrolliert verweilen. Zumeist handelt es sich um eingelegte Pessare, die zu Decubitus der vorderen Scheidewand und im weiteren Verlauf zur Nekrose der Blasenwand Veranlassung geben. Besonders belastet erscheint hier das obsolete Zwank-Pessar (Stoeckel), doch habe ich selbst in den letzten Monaten

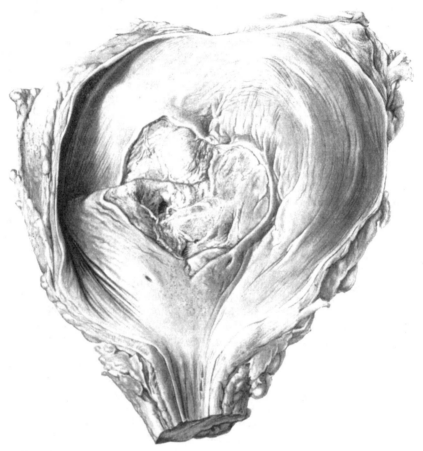

Abb. 31. Blasennekrose nach abdomineller Radikaloperation eines Uteruscarcinoms.

zwei Blasen-Cervix-Scheidenfisteln gesehen, die beide durch das langjährige Tragen eines Mayerschen Ringes erzeugt worden waren. Neben den Pessaren spielen die aus masturbatorischen oder anderen Gründen eingeführten Fremd-körper, wie Zwirnspulen u. dgl. (Latzko) eine nebensächliche Rolle.

Als vereinzelte Ursachen der Fistelbildung sind grobe Traumen durch Pfäh-lung, Stuprum, dann der Durchbruch von Prolapsgeschwüren (Stoeckel), von entzündlichen oder neoplastischen Geschwüren der Harnblase selbst (Halban) zu bezeichnen. Ebenso können gelegentlich Blasensteine infolge Durcheiterung (Beobachtung Simons bei einem achtjährigen Kind, Henkel, Stoeckel) oder infolge Einklemmung durch den bei der Geburt vorrückenden Schädel (Böt-ticher, Poten) zur Entstehung von Blasen-Scheidenfisteln führen.

Größere Bedeutung hat in neuerer Zeit die Radiumtherapie der bösartigen Neubildungen des weiblichen Genitales für die Entstehung von Blasenscheiden-fisteln gewonnen. Insbesondere gefährdet die prophylaktische Nachbestrahlung mittels in die Scheide eingeführter Radiumträger nach der Radikaloperation des Gebärmutterkrebses die Blase schwer (WEIBEL, FOGES und LATZKO, SPENCER). Hier scheint die Kompression des kurzen Scheidenrestes durch die eingeführten Filter strahlensensibilisierend zu wirken.

Die Blasenfisteln treten, wenn es sich um eine übersehene Verletzung geburts-hilflicher oder gynäkologischer Provenienz handelt, unmittelbar nach dem schuldtragenden Ereignis — Geburt oder Operation — auf. Bei Nahtinsuffizienz oder Nekrose vergeht eine verschieden lange Zeit — wenige bis längstens 14 Tage —, bevor das Bestehen einer Fistel durch den unwillkürlichen Harn-abfluß manifest wird. Die Entwicklung der geburtshilflichen Nekrosefisteln geht entsprechend dem Umstande, daß die lange Geburtsdauer und das tote Gewebe eine erhöhte Gelegenheit zur Infektion schaffen, in der Regel mit höherem Fieber, häufig unter den Erscheinungen eines schweren Puerperalprozesses ein-her. Kurze Zeit nach dem Auftreten der ersten Fistelsymptome, also nach dem Harnabgang durch die Scheide stellt sich die Fistel als verschieden großer, von der Scheide in die Blase führender Defekt dar. Demselben wohnt eine bemerkens-werte Tendenz zur Schrumpfung inne. Das hat zur Folge, daß der Anblick von Blasenfisteln längere Zeit nach ihrer Entstehung oft keinen richtigen Begriff von dem Umfange der ursprünglichen Zerstörungen gibt. Es kann vorkommen, daß aus einer hellergroßen eine Haarfistel, aus einer kleinhandtellergroßen eine kronengroße Fistel wird.

Die Blasenscheidenfisteln liegen meist median, sind von rundlicher oder ovaler Gestalt und besitzen einen scharfen, narbigen Rand. In der unmittelbaren Umgebung dieses Randes ist die Scheiden-Blasenwand gewöhnlich dünn und gewinnt erst in einer verschieden großen Entfernung von demselben ihre normale Dicke. Ist der entstandene Defekt sehr umfänglich oder extramedian gelegen, so kann der eine Fistelrand — nur in seltenen Fällen beide — am Schambein adhärent sein. Der ätiologische Zusammenhang der Fisteln mit schweren, langdauernden Geburten bringt es mit sich, daß neben ihnen häufig noch andere Veränderungen im Bereiche der Geschlechtsorgane zu finden sind. Cervixrisse, parametrane, den Uterus fixierende Narben, ausgedehnte Narbenbildung im Bereiche der Scheide, die zu ihrer Stenosierung und zu vollständiger Aufhebung des Scheidengewölbes führen kann, Dammrisse aller Grade, selbst gleichzeitige Mastdarmscheidenfisteln können die Harnfisteln komplizieren. Innerhalb der Blase werden die Fisteln zumeist vom Ligamentum interuretericum, das in-folge seiner größeren Widerstandsfähigkeit in der Regel erhalten bleibt, nach vorne oder nach hinten begrenzt (ZANGEMEISTER). Besondere Aufmerksamkeit verdient das Verhalten der Uretermündungen, von denen eine oder auch beide im Fistelrand münden können (PAWLIK). Durch die bestehende Fistel kann die vordere Blasenwand (Abb. 8) oder auch die der Fistel zunächstgelegene Partie derselben (STOECKEL) vorfallen. Bei geringem Fistelumfang kann es sogar zur Incarceration des Blasenvorfalles kommen, der eigene Maßnahmen zu seiner Reposition erfordert (GROUZDEW).

Die Zerstörung der Blasen-Scheidenwand kann nach aufwärts auf die Vorder-wand der Cervix übergreifen, so daß der resultierende Defekt, den wir dann als Blasenscheiden-Cervixfistel bezeichnen, nicht nur in die Scheide, sondern auch in den nach vorne offenen Cervixkanal mündet. Reicht die Zerstörung weit nach abwärts, so kann sie nicht nur den Blasenhals, sondern auch den oberen Teil der Harnröhre in sich begreifen. Wir nennen diese Defekte Harnröhren-Blasenscheidenfistel. Sie beanspruchen eine besondere Dignität, weil der

Blasenschlußapparat in den Bereich des Defektes fällt. Diese letzteren Fisteln können eine weitere Komplikation dadurch erfahren, daß der fast immer vorhandene Rest der Harnröhre stenosiert, ja selbst vollständig nach oben verschlossen sein kann, so daß er sich nur als eine kurze, von der äußeren Harnröhrenmündung aus wenige Millimeter lang sondierbare Nische präsentiert.

Trifft die Zerstörung nicht die Blasenscheiden-, sondern die Blasencervixwand, so bleibt die vordere Scheidenwand vollkommen intakt, der Defekt führt von der Blase in den Cervicalkanal — wir sprechen von einer Blasen-Gebärmutter- oder genauer Blasen-Cervixfistel. Nachdem diese Fisteln nicht selten mit Cervixrissen einhergehen, kann man sie gelegentlich als Lücke in der vorderen Cervixwand dem Auge zugänglich machen.

Das wichtigste *Symptom* der Blasenfistel ist der unwillkürliche Harnabgang. Derselbe belästigt die Trägerin der Fistel in einem so hohen Maße, daß selbst ganz indolente Kranke das Leiden als unerträglich empfinden. Der ununterbrochene Harnverlust raubt dem Kranken nicht nur jede Lebensfreude, sondern macht sie durch den der benetzten Wäsche entströmenden urinösen Geruch gesellschafts- und arbeitsunfähig. Bei längerem Bestande der Fistel sehen wir die Vulva und ihre Umgebung infolge des dauernden Darüberfließens von Harn ekzematös verändert, wenn die Patientin nicht in der Lage ist, durch ununterbrochene Körperpflege einen für sich und ihre Umgebung erträglichen Zustand herbeizuführen.

Der unwillkürliche Harnabgang erfolgt bei Blasenfisteln zumeist kontinuierlich, doch kann die Inkontinenz bei bestimmten Körperhaltungen manchmal aufhören, so im Stehen, wenn die Fistel hochliegt, oder bei einem Ventilverschluß durch die sich in die Fistel drängende obere Blasenwand. Unter Umständen kann eine Kranke durch Inanspruchnahme der Beckenbodenmuskulatur und des Constrictor cunni unter Zuhilfenahme der gekreuzten Beine vorübergehend Kontinenz erzielen. In solchen Fällen kann man von einer willkürlichen Harnentleerung durch die Vagina sprechen (MURET). Der Einfluß der breiten Kommunikation der Blase nach außen auf ihre Schleimhaut und auf den Zustand des Harnes ist gewöhnlich kein ungünstiger. Zwar sieht man prolabierte Blasenschleimhaut zumeist lebhaft gerötet, samtartig aufgelockert, manchmal auch papillär verändert oder belegt — wenn es aber nicht zum Vorfall von Blasenschleimhaut gekommen ist, d. h. in der Mehrzahl der Fälle, dann bleibt die Blasenschleimhaut unverändert, der Harn klar, seine Reaktion sauer. Es kann das nicht wundernehmen, wenn man daran denkt, wie ausgezeichnet oft eine Dauerdrainage den Zustand einer entzündeten Blase beeinflußt. Doch hängen auch diese Verhältnisse zum Teile von der Sorgfalt ab, welche die Kranken ihrer Reinlichkeit zuwenden. Bei langem Bestande der Fistel sehen wir infolgedessen auch alkalische Reaktion des Harnes, verbunden mit lebhafter Entzündung der Blasenschleimhaut, die sogar den Ausgangspunkt einer aufsteigenden Infektion bilden kann.

Eine Erscheinung, die wir bei Blasen-, wie überhaupt bei Harnfisteln mit einer gewissen Gesetzmäßigkeit beobachten, sind schwere Unregelmäßigkeiten der Menstruation. Nach der schuldtragenden Geburt bleibt die Periode entweder ganz aus oder sie braucht doch lange Zeit zu ihrem Wiedereintreten und ist dann gewöhnlich postponierend und schwach. Konzeption erfolgt bei bestehenden Fisteln zweifellos seltener als normal. Doch hat KRONER, der zuerst auf die Beeinträchtigung der Genitalfunktion durch bestehende Fisteln ausführlich hingewiesen hat (1882), selbst 37 Fälle von Schwangerschaft bei bestehender Fistel gesammelt, in denen allerdings 23 mal Abort oder Frühgeburt erfolgte. Auch FRITSCH weist darauf hin, daß die Regelmäßigkeit des Eintrittes von Amenorrhöe und Sterilität bei Harnfisteln häufige Ausnahmen zeigt, so daß er vereinzelt auch mehrfache Schwangerschaft bei bestehenden Fisteln beobachtet hat.

Über die Ursache der eben beschriebenen Funktionsstörung der weiblichen Geschlechtsorgane sind wir nicht vollständig orientiert. SOERGEL (Klinik DOEDERLEIN) sucht sie in der gewiß häufig vorhandenen psychischen Alteration. Diese Annahme wird durch die Tatsache gestützt, daß die erfolgreiche Beseitigung bestehender Harnfisteln gewöhnlich nach einiger Zeit von dem mehr weniger regelmäßigen Wiedereintritt der Menstruation gefolgt ist. Allerdings soll nicht übersehen werden, daß ausgedehnte Fisteln nicht selten mit schweren narbigen Genitalveränderungen kombiniert sind, als deren Folge ein vorhandener atrophischer Zustand des Uterus betrachtet werden kann (siehe auch KRONER).

Die *Diagnose* der Blasenfisteln beruht zunächst auf dem Symptom des unwillkürlichen Harnabganges. Diesbezüglich kommen differentialdiagnostisch eigentlich nur die funktionelle, resp. urethrale Inkontinenz, die Harnleiterfistel und die abnorme Ausmündung eines überzähligen Ureters in Betracht. Eine bestehende Inkontinenz (sensu strictori) müßte vor allem, um mit einer Blasenfistel verwechselt zu werden, eine vollständige sein. Aber auch dann ist es leicht, durch direkte Beobachtung des Harnabflusses aus der Harnröhre ihr Bestehen festzustellen. Die Inkontinenz bei Harnleiterfisteln und bei abnormer Ausmündung eines überzähligen Ureters unterscheidet sich von der bei Blasenfisteln dadurch, daß neben ihr eine willkürliche Blasenentleerung bei vollständig erhaltener Kontinenz der Blase besteht. Das einfachste Mittel zur Differentialdiagnose stellt infolgedessen die Füllung der Blase dar. Rinnt die Füllflüssigkeit durch die Scheide ab, so besteht eine Kommunikation zwischen Blase und Genitale. In der Regel gelingt es leicht, durch in die Scheide eingeführte Specula diese Kommunikation sichtbar zu machen. Eventuell kann man durch eine per urethram in die Blase eingeführte Steinsonde, die in der Scheide oder wesentlich seltener im Cervicalkanal zutage tritt, die Diagnose sichern. Ist eine sichtbare Lücke nicht weit genug, um die Steinsonde passieren zu lassen, so führt man gleichzeitig eine Uterus- oder chirurgische Sonde per vaginam in die Lücke ein. Der metallische Klang beim Zusammentreffen der beiden durch die Harnröhre und durch die Fistel eingeführten, sich innerhalb der Blase treffenden Instrumente sichert die Diagnose. Sehr einfach gestaltet sich die Erkennung einer Blasenfistel, wenn man das Austreten der in die Blase per urethram eingespritzten Spülflüssigkeit im Speculum direkt beobachten kann. Zur Erleichterung dieser Beobachtung dient die Verwendung gefärbter Spülflüssigkeit (Milch, Indigocarmin usw.). Bei sehr feinen Fisteln kann es notwendig werden, die Beobachtung dadurch zu verschärfen, daß man einen Tampon in die Scheide einführt, der dann nach einiger Zeit Spuren der gefärbten Blasenfüllung zeigt. Demselben Zwecke dient die Luftfüllung der Blase bei Wasserfüllung der Scheide in Knieellenbogenlage (POLAK). Das Aufsteigen von Luftblasen verrät dem Beobachter das Vorhandensein einer Kommunikation.

Sehr wichtig kann die cystoskopische Untersuchung der Blase sein. Wenn wir auch das Cystoskop zur Feststellung der Diagnose einer Blasenfistel in der Regel entbehren können — es kommt hier eigentlich nur der cystoskopische Nachweis einer von der Scheide oder der Cervix her eingeführten Sonde innerhalb der Blase in Betracht (Abb. 32) —, so gewährt uns doch das cystoskopische Bild einen auf andere Weise nur schwer zu gewinnenden Überblick über die Lage der Fistel innerhalb der Blase, insbesondere aber zum Verlaufe und zur Mündung der Ureteren (ZANGEMEISTER, CULBERTSON). Bei sehr engen Fisteln kann es ohne jeden Kunstgriff gelingen, die Blase so lange genügend gefüllt zu erhalten, als man nötig hat, um die Cystoskopie durchzuführen. Zumeist fließt aber die Füllflüssigkeit ohne besondere Vorkehrungen zu rasch ab, um cystoskopieren zu können. Als Hilfsmittel, die hier in Betracht kommen, sind die Luftfüllung in Knieellenbogenlage (Stoeckel), die Verwendung des von Pawlik, Kelly, Luys modifizierten Grünfeldschen Endoskopes, das von seinem Autor schon im Jahre 1875 zur Kontrolle einer von Bozemann operierten Fistel benützt worden war (Bandl), der provisorische Verschluß der Fistel durch Tamponade, Kolpeurynter (Zangemeister), das Tarnier-Zweifelsche Bläschen (Füth), einen Weichgummiball von entsprechender Größe selbst durch provisorische Tabaksbeutelnaht (Kubiniy) zu nennen. Etwas komplizierter, aber gut verwendbar ist die von Mansfeld empfohlene „Transcondomoskopie".

Die *Therapie* der Harnfisteln fußt in erheblichem Maße auf der Prophylaxe. Soweit die geburtshilflichen Fisteln in Betracht kommen, kann diese allerdings nicht ausschließlich von ärztlicher Seite geleistet werden. Alle Faktoren, die an der Volksgesundheit interessiert sind, müssen zusammenwirken, um die Erreichbarkeit ausreichenden geburtshilflichen Beistandes sicherzustellen. Erst unter dieser Voraussetzung von einer rein ärztlichen Prophylaxe im Sinne einer entsprechenden, im Konservativismus nicht über das Ziel hinausschießenden Geburtsleitung die Rede sein. Soweit postoperative Fisteln in Frage stehen, wird die Frequenz derselben durch Entwicklung der operativen Technik auf der einen Seite, durch eine gewisse Beschränkung im Radikalismus der Operation des Gebärmutterkrebses auf der anderen Seite günstig beeinflußt werden.

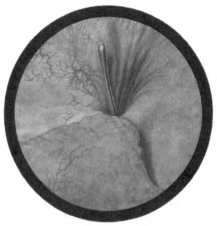

Abb. 32. Blasenscheidenfistel.

Spontanheilung von Blasenfisteln erfolgt häufiger, als allgemein angenommen wird. Schon im Jahre 1895 konnte Boden aus der Literatur 132 derartige Fälle sammeln. Seither sind eine ganze Reihe solcher mitgeteilt worden (Loeser, Weigmann u. a.). Nach dem übereinstimmenden Urteil der Autoren (Fritsch, Stoeckel u. a.) wird die Spontanheilung durch das Einlegen eines Dauerkatheters nach konstatierter Undichtigkeit der Blase äußerst günstig beeinflußt. Zur Unterstützung der Dauerdrainage ist auch Bauchlage (Vitrac) empfohlen worden. Insbesondere pflegen Stichverletzungen, wie sie bei der Hebosteotomie durch die Nadel zustande kommen, aber auch frische kleine Fisteln puerperalen und postoperativen Ursprungs unter Verweilkatheter häufig auszuheilen. Manchmal wird auch Spontanheilung größerer derartiger Fisteln beobachtet, die sogar in überraschend kurzer Zeit erfolgen kann.

So beobachtete Helfer eine Nekrosefistel, die vier Wochen post partum noch $1^1/_2$ cm im Durchmesser maß und die sich trotzdem binnen wenigen Wochen von selbst schloß. Über je einen ähnlichen Fall berichten im Anschlusse hieran Credé und Leopold.

Eine besondere Neigung zur Selbstheilung scheinen die Blasen-Cervixfisteln zu besitzen. Neugebauer konnte sie in 12 von 165 Fällen der Literatur feststellen. Auch Hofmeier äußert sich in ähnlichem Sinne.

Seit altersher pflegt man die Neigung kleiner Fisteln zur Spontanheilung durch Ätzung mit Höllenstein und Glüheisen zu unterstützen. Bei älteren und vor allem größeren Fisteln ist das Verfahren aussichtslos; es kann im Gegenteil zur Vergrößerung der Fistel und zu verstärkter Narbenbildung im Bereiche ihrer Ränder führen; doch scheinen sich frische, kleine Fisteln trotz der von Stoeckel gehegten Zweifel für die Ätzbehandlung zu eignen (SPENCER, NEUGEBAUER u. a.). KOLISCHER hat in einem derartigen Fall die Ätzung mittels Galvanokauters von der Blase aus cystoskopisch ausgeführt.

Blasenfisteln sind wie Harnfisteln überhaupt bis vor ungefähr 100 Jahren als durchaus unheilbar angesehen worden. Zwar hat ROONHUYSEN schon im Jahre 1663 die Anfrischung und Naht der Blasenscheidenfisteln vorgeschlagen (nach BOZEMANN); doch knüpfen die ersten systematischen Versuche zur chirurgischen Heilung der Blasenfisteln erst an die Namen NAEGELE, DIEFFENBACH und WUTZER an. Die Erfolge dieser Autoren waren im allgemeinen unsicher, wenn ihnen auch nach langjährigem Bemühen die Heilung von Blasen-Scheidenfisteln vielfach gelang. Die geringe Entwicklung der vaginalen Operationstechnik brachte es mit sich, daß trotz aller angewendeten hohen Kunst Mißerfolge weitaus häufiger waren als Erfolge. Mit wie heißem Bemühen die erwähnten Autoren die Heilung der Blasen-Scheidenfisteln anstrebten, geht daraus hervor, daß DIEFFENBACH nach eigenem Geständnis eine Frau 18 mal operiert und nicht geheilt hat und daß WUTZER in einem Falle 33 Operationen ausführte, bevor ihm die Schließung der Fistel gelang.

Erst um die Mitte des vorigen Jahrhunderts erlebt die Fisteloperation einen gewaltigen Aufschwung durch den Franzosen JOBERT DE LAMBALLE, den Deutschen GUSTAV SIMON und die Amerikaner MARION SIMS und BOZEMANN. Ihnen gelang die Überwindung der der Heilung der Blasenfisteln entgegenstehenden Schwierigkeiten durch die blutige Spaltung der die Zugänglichkeit der Fisteln behindernden Narben (SIMON), durch Vorbereitungskuren, welche die Starrheit eben dieser Narben und der Fistelränder beseitigen sollten (BOZEMANNS preparatoric treatment) und besonders durch Einführung geeigneter Specula [SIMSsche Rinne, SIMONsche Specula [1])].

In weiterer Folge bleibt die Kunst der Fisteloperation zunächst noch an einzelne Namen gebunden (NEUGEBAUER sen. und jun., ULRICH, SALZER, BANDL, PAWLIK, FRITSCH), bis mit zunehmender Entwicklung der vaginalen Operationstechnik überhaupt und zunehmender Verbreitung der speziellen Technik der Fisteloperationen die letztere immer mehr Gemeingut der Gynäkologen wird.

Das den modernsten ebenso wie den alten Methoden des Fistelverschlusses zugrunde liegende Prinzip ist das der Anfrischung und Naht der Ränder. Wenn die älteren Operateure und unter ihnen ein DIEFFENBACH an dem uns heute so einfach erscheinenden Problem mehr oder weniger scheiterten, während nur ein Jahrzehnt später SIMS, SIMON, EMMET, BOZEMANN über ganze Reihen von Fistelheilungen mit nur spärlichen Mißerfolgen berichten konnten, so liegt das vor allem an dem Mangel geeigneter Vaginalspecula, deren Erfindung durch SIMS und G. SIMON geradezu einen Wendepunkt in der Geschichte der Fisteloperationen bedeutet (FRITSCH). Schon die alten Autoren weisen darauf hin, daß das Gelingen des Verschlusses in erster Linie von der Einstellbarkeit und Zugänglichkeit der Fistel abhänge. Vor Einführung der Specula diente diesem Zwecke die Verwendung von Häkchen zur Entfaltung der Fistel und das Herabziehen des Uterus mit MUZEUXschen Zangen (JOBERT), wodurch es tatsächlich öfter gelang, die Fistel in das Gesichtsfeld zu bringen. Alle Fälle, in denen die Fistel tief in der Scheide oder hinter Narbenstenosen verborgen lag, oder sich aus irgendeinem Grunde nicht herabziehen ließ, boten der operativen Kunst unüberwindliche Hindernisse. Dazu kam, daß man nur bei gut beweglichen Fistelrändern damit rechnen durfte, die angefrischten Wundflächen so aneinander zu

---

[1]) Es soll hier nicht unerwähnt bleiben, daß die von dem Chirurgen SIMON zur Fistelbehandlung angegebenen, eine Weiterentwicklung der SIMSschen Rinne darstellenden Specula dieselben Instrumente sind, die wir Gynäkologen in unserem Berufe tagtäglich verwenden.

bringen, daß auch wirklich Heilung erfolgte. Es ist imponierend, zu sehen, mit welcher Beharrlichkeit und zum Teil auch mit welchem Erfolg das Genie eines Jobert trotz des tiefen Standes der damaligen vaginalen Operationstechnik gegen diese Widrigkeiten rang. Durch seitliche Entspannungsschnitte suchte er jene Beweglichkeit der Fistelränder zu erreichen, die er schon im Jahre 1849 als Vorbedingung des Erfolges bezeichnet hatte; reichte die Fistel bis an oder in die Urethra, so scheute er sich nicht, durch seinen Vestibularschnitt eine erhöhte Beweglichkeit der Harnröhre herbeizuführen. Selbst an die dem Gesichtssinn unzugänglichen und daher gegenüber allen Heilbestrebungen refraktären Blasencervixfisteln wagte er sich heran, indem er die Cervix seitlich beiderseits spaltete, um die Fistel direkt einzustellen und zu nähen (was allerdings erst Kaltenbach später mit Erfolg durchführte).

In dem Momente, als es gelungen war, die Fisteln durch Einführung von Scheidenspiegeln dem Auge sichtbar und den Instrumenten zugänglich zu machen, war die größte Schwierigkeit, mit der die vorhergehenden Operateure zu kämpfen hatten, wesentlich gemildert. Noch immer blieben aber zahlreiche Fälle hochgelegener, hinter Scheidennarben verborgener und fixierter Fisteln übrig, deren Einstellung nur schlecht, unter Umständen auch gar nicht möglich war, oder deren Vereinigung durch Naht an der Starre und Unbeweglichkeit der Fistelränder scheiterte. Infolgedessen suchte man durch eine von der bisher geübten Steinschnittlage abweichende Lagerung der Kranken zur Operation (erhöhte Steißrückenlage nach Simon, Seitenlage nach Sims, Knieellenbogenlage nach Bozemann) die Einsicht in die Vagina zu verbessern, durch blutige Durchtrennung der hindernden Narben (Simon), durch wochen- selbst monatelange Vorbereitung der Scheide durch die Bozemannschen Hartgummikugeln und -zylinder, Massage und Bäder die Scheide zu erweitern und die Fistelränder weicher und beweglich zu machen. Die Rücksicht auf die Verborgenheit und die räumliche Beschränktheit des Operationsfeldes führte zur Konstruktion eines eigenen Instrumentariums (Simon, Bozemann, Ulrich) und spezieller, zur Erleichterung der Assistenz bestimmter Apparaturen (Ulrich, Neugebauer).

Trotz aller dieser einen unleugbaren Fortschritt darstellenden Maßnahmen blieb die Operation ungünstig gelegener, großer oder komplizierter Fisteln eine mühselige, mit einem enormen Aufwand an Zeit und Geduld seitens der Kranken und des Operateurs verbundene Angelegenheit. Es ist bezeichnend, daß nach dem Zeugnis Simons selbst ein Meister der Fisteloperation wie Bozemann, der eine einfache Fistel in 35 Minuten erledigte, zur Operation eines schwierigen Falles $4^1/_2$ Stunden bedurfte. Überdies war der unmittelbare Erfolg dieser Operationen noch immer so wenig sicher, daß man sehr zufrieden war, wenn es gelang, eine Fistel nicht mit der ersten, sondern mit zwei, drei und mehr einander in längeren Zeitabschnitten folgenden Operationen definitiv zu schließen.

Wer, wie der Autor dieser Zeilen, als Schüler Salzers Gelegenheit hatte, Ausläufer dieser Epoche tätig mitzuerleben, der weiß, wie die lange Dauer der Knieellenbogenlage, die gezwungene Stellung des Operateurs und der assistierenden Ärzte, das Hangen und Bangen vor dem Wiederleckwerden der Blase die Fisteloperation häufig zu einer Qual für Kranke, Operateur und Assistenten machte. Erst die Entwicklung der vaginalen Operationstechnik von der Czernyschen vaginalen Totalexstirpation über die Dührssen-Mackenrodtsche Kolpotomie bis zur Schuchardt-Schautaschen erweiterten vaginalen Radikaloperation des Gebärmutterkrebses und die Übertragung der auf diesem Wege angewendeten Prinzipien und gewonnenen Erfahrung auf die Fisteloperation hat die letztere zu einem nicht immer leichten, aber im Rahmen der übrigen gynäkologischen Operationen sich haltenden und vor allem erfolgsicheren Eingriff gemacht und uns von den Fesseln des „Apparatus magnus" (Fritsch) der älteren Autoren befreit. Vor allem haben sich aus der vaginalen Operationstechnik heraus neben der ursprünglichen, von allen Autoren von DIEFFENBACH bis BANDL und PAWLIK geübten einfachen Anfrischung und Naht der Blasenfisteln eine Reihe von Methoden entwickelt, deren Anwendung den Fistelschluß auch unter ungünstigen Verhältnissen gestattet.

Wir können die verschiedenen, uns zur Verfügung stehenden Operationsmethoden zum Verschlusse der Blasenfisteln zweckmäßig nach folgendem Schema einteilen:

A. Verschluß des Blasendefektes durch Vernähung der wundgemachten Fistelränder:
    1. Einfache Anfrischung des Fistelrandes und Naht (SIMS, SIMON, BOZEMANN).
    2. Anfrischung nach dem Prinzipe der Lappenspaltung (HERFF, WÖLFLER, MACKENRODT).

B. Anfrischung und Vernähung nach vorhergehender Mobilisierung der Fistelränder:
    1. Durch Ablösung des am Schambein fixierten Fistelrandes:
        a) von einem suprasymphysären Schnitt aus (BARDENHEUER, FRITSCH);
        b) von einem paralabialen Schnitt aus (SCHAUTA);
    2. Durch Ablösung der Blase von der Cervix:
        a) per vaginam (FOLLET, WÖLFLER, CHAMPNEYS, HERFF, MACKENRODT);
        b) per laparotomiam (DITTEL).

C. Anfrischung und Vernähung von der durch Sectio alta eröffneten Blase aus (TRENDELENBURG).

D. Fistelverschluß durch Heranziehung fremder Gewebe, und zwar
    1. von Scheidenlappen,
    2. des durch das hintere Scheidengewölbe hinausgeleiteten — gestürzten — (W. A. FREUND) oder des durch das vordere Scheidengewölbe hinausgeleiteten interponierten (MACKENRODT) Gebärmutterkörpers,
    3. der Cervix uteri (WOLKOWITSCH, KÜSTNER).

Außer Kombinationen der verschiedenen hier angeführten Verfahren kommen noch unter Umständen in Betracht:

E. Die Hystero-, Kolpo- und Hystero-Kolpokleisis.

F. Als Notoperation die Transplantation der Ureteren in den Darm.

## A. Verschluß des Blasendefektes durch Vernähung der wundgemachten Fistelränder.

### 1. Einfache Anfrischung und Naht des Fistelrandes.

Die Frage, ob die Anfrischung der Fistelränder flachtrichterförmig (WUTZER 1843) oder in steilschräger Richtung (G. SIMON) (Abb. 33), ob sie mit der Schere (BOZEMANN) oder mit dem Messer (SIMON) vorgenommen werden soll, erscheint heute mehr weniger gleichgültig. Zweifellos eignen sich gut zugängliche, kleine Fisteln mit gut beweglichen Rändern auch heute noch für diesen außerordentlich rasch mit wenigen Nähten herzustellenden Verschluß des Defektes. Die Anfrischung soll $^3/_4$—1 cm breit sein, die Nähte sollen den Grund der angefrischten Fläche breit fassen, weder den vaginalen noch den vesicalen Schleimhautrand mitnehmen, wodurch sich jede Adaptierung erübrigt. Über der so geschaffenen Nahtlinie können die vaginalen Wundränder separat in zweiter Schicht vernäht werden.

## 2. Anfrischung nach dem Prinzip der Lappenspaltung.

Die Übertragung des Prinzipes der Lappenspaltung auf die Fisteloperation ist viel älteren Datums, als gewöhnlich angenommen wird. Berg empfiehlt

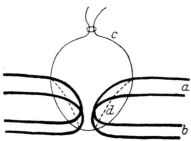

schon 1837 die Spaltung des Fistelrandes mit folgenden Knopfnähten, die nicht durch die Blasenwand dringen. Sänger erwähnt daß Blasius im Jahre 1839 und später Collis die Lappenspaltung bei Blasenfisteln angewendet hätten. In neuerer Zeit empfehlen sie besonders Herff, Wölfler Fritsch, Walcher und vor allem Mackenrodt. Französische Autoren bezeichnen das Verfahren als „dédoublement". Gewisse Schwierigkeiten erwachsen demselben aus dem Umstande, daß die Fistelränder, um deren Spaltung es sich handelt, gewöhnlich sehr dünn, selbst scharfrandig sind. So

Abb. 33. Fistelanfrischung und -naht in steilschräger Richtung. (Nach Fritsch.)

leicht es ist, eine Scheiden-Blasenwand von normaler Dicke im Bereiche des Septum vesico-vaginale in ihre beiden Komponenten zu zerlegen, so schwer gestaltet sich diese Aufgabe im Bereiche der verdünnten Fistelränder. Eine Wand von aufspaltungsfähiger Dicke findet sich oft erst weit nach außen vom

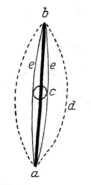

Fistelrand (Fritsch). Eben dieser Autor hält daher das Prinzip der Lappenspaltung nur bei kleinen Fisteln für richtig (Abb. 34).

Die Technik der Lappenspaltung besteht darin, daß man nach Einstellung der Fistel dieselbe möglichst nahe dem Rande umschneidet, nach unten gegen die Harnröhre, nach oben gegen das Scheidengewölbe zu je einen Schnitt von wenigstens 1 cm Länge aufsetzt und von hier aus, wo die Scheiden-Blasenwand in der Regel ihre normale Dicke besitzt, die Trennung derselben in einen vaginalen und einen vesicalen Anteil auf eine Entfernung von 7,5—10 mm durchführt. Die Vernähung der beiden Schichten erfolgt, wie wir dies zuerst bei Wölfler erwähnt finden, derart, daß zuerst die Blase, dann die Scheide, jede für sich separat vernäht wird. Wie unter I. 1. erwähnt, dürfen die Nähte die Blasenschleimhaut nicht mitfassen, um eine einwandfreie spontane Adaptierung zu gewährleisten. Die

Abb. 34. Operation einer kleinen Fistel durch Lappenspaltung. (Nach Fritsch.)

vaginalen Scheidenwundflächen werden unter Mitfassen der vaginalen Wundränder als Deckschicht und gleichzeitig zwecks Entspannung der Blasennaht miteinander vereinigt.

Eine in neuerer Zeit viel angewendete Modifikation der Lappenspaltungsmethode stellt die Manschettenbildung nach Füth dar (Abb. 35 und 36). Füth umschneidet den Fistelrand in $^1/_2$—$^3/_4$ cm Entfernung, setzt kurze Längsschnitte nach oben und unten auf und frischt nach dem Prinzip der Lappenspaltung an. Die Naht wird angelegt, ohne den Rand mitzufassen. Die Füthsche Methode geht auf Küstner zurück, der in seinen Fällen die Scheidenschleimhaut rings um die Fistel wiederholt stehen gelassen und die Blase nicht genäht hatte. In ähnlicher Art und Weise wie Füth, nur etwas komplizierter, operierten Mayo und später SCHWEITZER, indem sie den gebildeten Schleimhautring nach dem Blasenlumen zu einstülpten und die Wundflächen durch Tabaksbeutel- resp. Knopfnähte vereinigten.

Sowohl die einfache Anfrischung als die Lappenspaltungsmethode kann auf Schwierigkeiten infolge ungenügender Zugänglichkeit der Fisteln durch narbige Veränderung der Scheide oder ungünstige Lage tief in der Scheide stoßen. Die in solchen Fällen schon von SIMON angewendete Bloßlegung der Fisteln durch

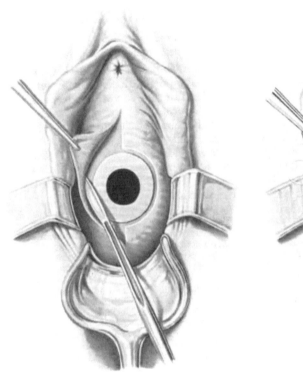 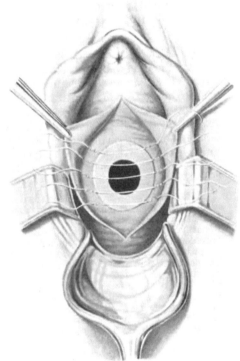

Abb. 35. Fisteloperation nach FÜTH.  Abb. 36. Fisteloperation nach FÜTH.

blutige Trennung der Scheidennarben ist durch die Einführung der Scheidendammincision nach DÜHRSSEN, insbesondere in Form des sog. SCHUCHARDT-schnittes wesentlich verbessert worden (STOECKEL, KÜSTNER, SIPPEL, SAMTER, WARD, GARFUNKEL u. a.).

Für jene Fälle, in denen ein Fistelrand seitlich gegen einen absteigenden Schambeinast oder nach unten gegen die Symphyse fixiert, oder in denen es durch Defektbildung im Bereiche der vorderen Cervixwand zur Entwicklung einer Blasen-Cervix-Scheiden- oder auch einer reinen Blasen-Cervixfistel gekommen war, reichten die bisher beschriebenen Methoden der Anfrischung und Naht nicht aus. Entweder erwiesen sich diese Fisteln von vornherein als für diese Technik inoperabel, so daß man zu Notbehelfen, wie zur Hysterokolpo- oder zur Kolpokleisis seine Zuflucht nahm, oder der Erfolg der mühsamen Operationsversuche blieb ein unvollkommener, so daß höchstens eine im Wesen gleichgültige Verkleinerung der Fistel zustande kam, oder er blieb ganz aus. Es erwies sich daher als notwendig, die schon von den alten Operateuren als eine der wichtigsten Vorbedingungen des Erfolges erkannte Beweglichkeit der Fistelränder künstlich herbeizuführen. Dieses Ziel wurde durch verschiedene Methoden angestrebt, die wir unter dem gemeinsamen Namen der *Fistelmobilisierung* zusammenfassen können.

## B. Anfrischung und Vernähung nach vorhergehender Mobilisierung der Fistelränder.

### 1. Ablösung des am Schambein fixierten Fistelrandes.

*a) Die Ablösung des am Knochen fixierten Fistelrandes von einem suprasymphysären Schnitt aus.*

Sie ist aus dem extraperitonealen Explorativschnitt Bardenheuers hervorgegangen und von diesem selbst zum erstenmal bei an den Knochen angewachsenem Fistelrand ausgeführt und empfohlen worden. Er ging so vor, daß er nach querer Durchtrennung von Haut *und Muskulatur* oberhalb der Symphyse gegen die Blase vordrang, dieselbe bis zum hinteren Fistelrand seitlich stumpf ablöste und nun die bestehenden Verwachsungen und den gut sichtbaren Zusammenhang zwischen Blase und Scheide mit dem Messer durchtrennte. Die Vereinigung des isolierten Blasendefektes erfolgte von oben mittels Nähten, welche die Blasenmuskulatur bis in die Nähe der Schleimhaut durchdrangen. Der Scheidendefekt wurde ganz außer acht gelassen.

Bardenheuers Vorschlag fand bald zahlreiche Nachfolger. So schloß sich ihm vor allem Fritsch an, der früher bei Fixation eines Fistelrandes den anderen an ihn herangezogen hatte. Er erwähnt, daß bei Fortsetzung der Blasenablösung über das Ligamentum arcuatum hinaus immer Löcher in der Blase entstehen, ob man stumpf oder scharf präpariert. Trotzdem empfiehlt er das Vorgehen auf diesem Wege, rät aber, in diesem Stadium die Operation abzubrechen und erst nach 5—6 Tagen behufs Verschlusses der Fistel vaginal fortzusetzen. Ähnlich ging Stoeckel vor, doch bediente er sich zur Vermeidung der unangenehmen Blasenlöcher erfolgreich des Raspatoriums zur Ablösung des Periosts im Bereiche der Fixation. Auch Fraenkel gelang die suprasymphysäre Mobilisierung und vaginale Fistelnaht nach vergeblichem Versuch mittels der Schautaschen Methode. Schauta selbst löste nach einem mißlungenen Symphyseotomieversuch[1] den Fistelrand in weiter Ausdehnung vom Schambeinaste ab und schloß die Fistel nach einigen Wochen per vaginam. Kehrer kombinierte die suprasymphysäre Ablösung mit der Füthschen Methode. Außerdem hat noch eine ziemlich große Reihe von Autoren (Frank, Hoeland, Czempin, Stroeder, Mermingas u. a.) sich des Bardenheuerschen Verfahrens zur Mobilisierung der Fistel bedient, großenteils unter Verwendung des von Bumm an Stelle des ursprünglichen queren angewendeten Längsschnittes.

*b) Die Ablösung des Fistelrandes von einem paralabialen Schnitt aus.*

Schon Jobert hat versucht, Harnröhre und Blase durch seinen „Vestibularschnitt" vom Schambeinast abzulösen. Es kann nicht wundernehmen, daß neben anderen Umständen schon die Schwierigkeit der Blutstillung Jobert

---

[1] Es handelte sich um den ersten und, wie es scheint, nur von Zweifel wiederholten Versuch, den auf Grund von Leichenversuchen gemachten Vorschlag Wickhoffs, der die durch Symphysenspaltung gewonnene, ausgezeichnete Sichtbarkeit und Zugänglichkeit aller Teile der Blase und des Blasengrundes rühmt, an der Lebenden anzuwenden. Die Behauptung Schautas, daß es in diesem Falle trotz aller aufgewendeten Mühe nicht gelungen sei, die Symphyse auf mehr als 1 cm zum Klaffen zu bringen, war wohl die Ursache für das vollständige Unterdentischfallen der Wickhoffschen Idee. Obwohl die weitere Entwicklung der Fisteloperationstechnik heute die Symphyseotomie als entbehrlich erscheinen läßt, halte ich es für ein Gebot der historischen Gerechtigkeit, hier die Tatsache festzustellen, daß — wie ich als Teilnehmer an der damaligen Operation bezeugen kann — die Ursache des den Leichenversuchen Wickhoffs widersprechenden Mißerfolges Schautas ausschließlich daran lag, daß die Patientin statt mit abduzierten, mit parallel ausgestreckten Beinen lag (vgl. auch meine eigenen Leichenversuche zur Symphyseotomiefrage).

selbst veranlaßte, von einer Fortsetzung des Verfahrens abzusehen. SCHAUTA hat das große Verdienst, hier durch sein Vorgehen von einem vertikalen Schnitt an der Außenseite des großen Labiums aus gegen den absteigenden Schambeinast, Lospräparierung der Scheidenwand und des Fistelrandes durch Abschieben des Periostes mittels Raspatorium bis zum Foramen obturatum eine weitgehende Mobilisierung der Fistel auf vaginalem Wege ermöglicht zu haben, die den Schluß derselben gestattet.

Nach SCHAUTA haben HACKER, WERTHEIM, SAMTER, MACKENRODT, SCHMIT u. a. teils in gleicher, teils in mehr oder weniger modifizierter Weise operiert und meistens vollen Erfolg erzielt. MACKENRODT empfiehlt bei Schwierigkeit der Ablösung des Fistelrandes vom Knochen das Abschneiden der Blasenwand jenseits der Fixation. „Der Fortfall des kleinen Streifens der Blasenwand schadet dem Gesamtresultat gar nichts." Ähnlich operierte WERTHEIM.

Die einfache Anfrischungstechnik, wie sie bei Blasenscheidenfisteln mit beweglichem Fistelrand erfolgreich geübt wird, versagt auch, wenn der Blasendefekt mit seinem oberen Rand in die im Bereiche der Vorderwand zerstörte Cervix hineinreicht — Blasen-Cervix-Scheidenfistel — oder bei intakter Scheide nur mit dem Cervicalkanal kommuniziert — Blasen-Cervixfistel. Für die älteren Fisteloperateure wurden diese Fälle zu einem schwer lösbaren Problem. Bei reinen Blasen-Cervixfisteln gelang es JOBERT bei gleichzeitiger Cervixlaceration, die Mündung der Fistel in den Cervicalkanal einzustellen und direkt zu nähen. Auf Grund dieser Tatsache versuchte er, wenn auch ohne Erfolg, dieses Verfahren nach doppelseitiger seitlicher Spaltung der Cervix durchzuführen. Glücklicher waren auf diesem Wege KALTENBACH, VERNEUIL und besonders NEUGEBAUER (Vater und Sohn). Die letzteren berichten, daß ihnen in 16 unter 28 Blasen-Cervixfisteln der direkte Nahtverschluß immer gelungen sei.

Noch ungünstiger lagen die Verhältnisse bei der Blasen-Cervix-Scheidenfistel, deren direkter Verschluß lange Zeit hindurch unmöglich erschien. Eine Beseitigung des unwillkürlichen Harnabganges konnte in diesen und in einem beträchtlichen Teil der Blasen-Cervixfisteln nur durch verschiedene Methoden der Kleisis erzielt werden, die ihrem Wesen nach doch nur als Notoperation zu bezeichnen waren. Wir kommen auf dieselben in einem späteren Abschnitt zurück.

In allen diesen Fällen hat die Ablösung der Blase von der Cervix und die dadurch bewirkte Verwandlung der Blasen-Cervix- resp. der Blasen-Cervix-Scheidenfistel in eine reine Blasen-Scheidenfistel die vorhandenen Schwierigkeiten mit einem Schlage beseitigt.

## 2. Ablösung der Blase von der Cervix.

### a) Ablösung der Blase von der Cervix per vaginum.

FOLLET hat im Jahre 1887 bei einer Blasen-Cervixfistel die Portio wie zur vaginalen Totalexstirpation umschnitten und unter Kontrolle des durch die dilatierte Harnröhre in die Harnblase eingeführten Zeigefingers die letztere abgelöst. Im selben Jahre hat dann WÖLFLER die Blasenablösung ohne die schwere Komplikation der Fingerkontrolle ausgeführt, die Blasenwand durch Lembertnähte geschlossen, auf die Naht der Cervix verzichtet und die gesetzte Wunde gegen die Vagina zu offen gelassen. Weiters hat CHAMPNEYS bei einer Blasen-Cervixscheidenfistel die Ablösung wie beim ersten Akt der Totalexstirpation ausgeführt, die Fistel soweit als nötig angefrischt und nun beide Defekte getrennt vernäht. In ganz ähnlicher Weise ist HERFF vorgegangen und später BARDESCU.

Allgemeine Verbreitung hat die Methode der Blasenablösung von der Cervix seit der Zeit gewonnen, als MACKENRODT von 1894 an in wiederholten Publikationen für eine möglichst weitgehende Mobilisierung der Blase als Vorbedingung einer sicher erfolgreichen Fisteloperation eingetreten ist. Die Blasenablösung

von der Cervix bildete allerdings bei Mackenrodt nur einen — allerdings wichtigen — Teil seiner Methode; auch war dieselbe durchaus nicht nur für Fisteln
mit Beteiligung der Cervix gedacht. Vielmehr sollte sie für alle nicht von vornherein leicht operablen Fisteln Anwendung finden. „Erst durch Anlegung des
Medianschnittes vom Harnröhrenwulst bis zur Portio, durch die hierdurch
möglichst vollständige Ablösung der Blase von der Scheide, durch die nunmehr
möglichst vollständige Ablösung der Blase vom Uteruscollum und darüber
hinaus von ihrem eigenen Peritoneum wird eine Fistel vollständig und so bequem für Auge und Hand zugänglich, daß sichere Heilung möglich ist.“ Vielfach finden wir bei Autoren, die in dieser oder prinzipiell ähnlicher Weise operiert

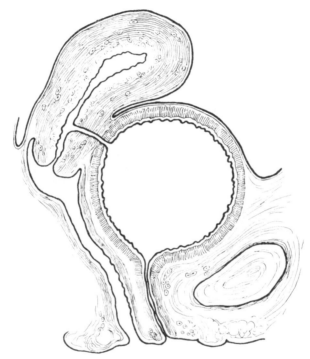

Abb. 37. Schematische Darstellung einer Blasen-Cervixfistel.

hatten, die Bemerkung, daß nach Vollendung der Blasenauslösung die Blase
wie ein schlaffer Sack aus der Wunde herauszuziehen ist, an dem man jede
gewünschte Operation ausführen kann (Walcher, Asch, Stoeckel, Curtis,
Latzko u. a.). Dadurch gewinnen wir die Möglichkeit, die lineare Vereinigung
der Fistelränder nach durchgeführter Mobilisierung in der für den speziellen Fall
geeigneten Richtung vorzunehmen. Neuerlich ist wieder Watkins auf Grund
der hier entwickelten Überlegungen für das Mackenrodtsche Verfahren unter
dem Titel einer „Thorough dissection of the anterior vaginal wall“ eingetreten.
      Nur unter ganz besonderen Umständen kann an Stelle der einfachen Blasen-
ablösung von der Cervix die Totalexstirpation des Uterus in Frage kommen.
Mackenrodt sagt 1897: „Durch Totalexstirpation werden die schwierigsten,
hinter starren Narben verborgenen, organisch mit dem Knochen verwachsenen
Blasenscheidenfisteln zugänglich.“ Ähnlich sprechen sich Solowij und Nagel
aus. Ich selbst habe ein einziges Mal von der abdominellen Totalexstirpation

Gebrauch gemacht, glaube aber heute, daß dieser Eingriff als Vorakt der Fistel-operation so gut wie immer entbehrt werden kann.

### b) Ablösung der Blase von der Cervix per laparotomiam.

In der vorantiseptischen Zeit galt die Nähe des Peritoneums zum hinteren Fistelrand für eine der ungünstigsten Komplikatienen. Tatsächlich finden wir unter den von den älteren Autoren mitgeteilten Todesfällen nach Fistelopera-tionen die Peritonitis als eine der häufigsten Todesursachen. Es bedurfte langer Erfahrungen auf dem Gebiete der Abdominalchirurgie, bevor die Angst vor

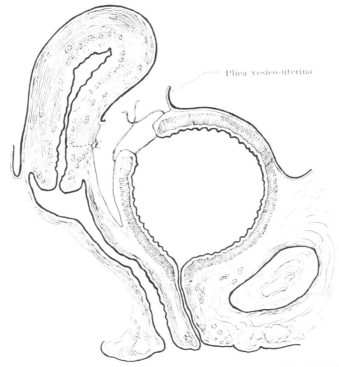

Abb. 38. Operation der in Abb. 37 dargestellten Blasen-Cervixfistel. (Nach DITTEL.)

einer vorübergehenden Kommunikation zwischen Blase und Peritoneum zwar nicht als unberechtigt, aber doch als übertrieben erkannt wurde. Immerhin muß der von DITTEL im Jahre 1893 unternommene erfolgreiche Versuch, eine vorher zweimal (von ihm und ZUCKERKANDL) vergeblich operierte Blasen-Cervix-Scheidenfistel per laparotomiam anzugehen, nicht nur für die damalige Zeit als kühn angesehen werden. Sein Vorgehen gestaltete sich folgendermaßen: Laparotomie, Ablösung der Blase von der Cervix und der Vagina, wodurch die Blasen-Cervix-Scheidenfistel in eine Blasen- und eine Gebärmutter-Scheiden-fistel zerlegt wurde, die beide mit der Bauchhöhle kommunizierten. Der Defekt in der Blase wurde leicht durch Lembertnähte versorgt, welche nur die Blasen-muskulatur faßten, ebenso der Cervix-Scheidendefekt geschlossen, die Plica vernäht (Abb. 37 und 38).

Die Nachfolger DITTELs hielten sich zumeist an die von ihm angegebene Technik mit geringen Modifikationen. BRETZ begnügte sich mit der Ablösung der Blase von der Cervix und nahm den Verschluß der ganz beweglich gewordenen Fistel von der Scheide aus vor. Sachs empfahl zur Sicherung der Blasennaht die Zwischenschiebung der Plica. Am häufigsten scheint Zweifel nach Dittels Methode, als deren Wesentliches er die vollständige Mobilisierung der Blase bezeichnet, operiert zu haben. Auf Grund seiner Erfahrung an acht Fällen lehnt er den von Döderlein und Krönig erhobenen Vorwurf der erhöhten Infektionsgefahr als unberechtigt ab. Bis zum Jahre 1923 wurden insgesamt 23 Fälle mit einem Todesfall per laparotomiam operiert (Hannes). Das Verfahren kann nach der Meinung des letztgenannten Autors die leichte präparatorische Darstellung des Ureters als besonderen Vorteil für sich in Anspruch nehmen. Tatsächlich hat Stickel dasselbe in einem Falle mit der Resektion und Implantation des in die Fistel einbezogenen Ureters verbunden.

## C. Anfrischung und Naht von der eröffneten Blase aus.

Bei hochgelegenen, von der Scheide aus ungenügend zugänglichen Blasen-fisteln hat Trendelenburg schon in den Jahren 1881 und 1884 allerdings vergeblich (W. Meyer) versucht, ihren Schluß von einer Sectio alta aus zu erreichen. Doch gelang ihm dies später, indem nach Eröffnung der Blase von einem Bardenheuerschen Querschnitt aus die Fistel, unter Sicherung der Ureteren durch feine Sonden, trichterförmig angefrischt und derart vernäht wurde, daß die Knoten der Fäden nach der Scheide zu sahen. Diese Sorgfalt in der Behandlung der Ureteren scheint bei der Trendelenburgschen Fisteloperation nicht ohne Bedeutung zu sein, nachdem Everke unter drei Fällen einen an beiderseitiger Harnleiterunterbindung verlor. Nach den Erfahrungen von Fritsch, Stoeckel, Sippel und Zweifel ist die Methode durchaus nicht immer technisch einfach. Doch hat dieselbe zahlreiche Anhänger gefunden (Strauch, F. Frank, Kleinwächter, Baumm, Küstner, Franqué, Marion, Maiss, Mc Clure, Rübsamen, Parache, Szymanowicz). Von Modifikationen der ursprünglichen Trendelenburgschen Technik sind zu nennen: die Empfehlung des Längs- an Stelle des Bardenheuerschen Querschnittes durch Dittel, die Verwendung eines in der Scheide liegenden, mit einem Silberdraht umschnürten Tampons (Weinlechner) oder einer ähnlich befestigten Bleikugel (Sippel), mittels derer die Fistel nach Herausleiten des Drahtes zur Bauchwunde in das Niveau des Operationsfeldes gehoben werden kann, die Kombination der Sectio alta mit vaginaler Mobilisierung bei Fornixfisteln (Fraenkel).

Als obsolet dürfen die Versuche zur Steigerung der Zugänglichkeit zur Blase durch Abmeißelung des oberen Symphysenrandes nach Bramann, durch Helferich und König und der Vorschlag Kehrers zur temporären Resektion der Symphyse angesehen werden. Dasselbe gilt von dem in diesem Zusammenhange zu erwähnenden, nicht ausgeführten Vorschlag Samters zur Resectio ischio-pubica infraobturatoria nach mißlungenem Mobilisierungsversuch vom Schautaschen Paralabialschnitt aus.

## D. Fistelschluß durch Heranziehung fremder Gewebe.

### 1. Lappenplastik.

Die Verwendung von Lappen aus der Umgebung zur Deckung solcher Blasen-defekte, die durch direkte Vereinigung der Fistelränder nicht geschlossen werden konnten, geht auf die ersten Zeiten der Fisteloperationen zurück. Als ihr Initiator ist wohl Velpeau anzusehen, dem Jobert, Roux, Wutzer folgten. Die Versuche dieser älteren Autoren, die Lappen vom Oberschenkel her zu holen, blieben regelmäßig erfolglos. Aus neuerer Zeit finden wir einen erfolgreich aus einem Oberschenkellappen hergestellten Verschluß einer sehr schwierigen, vorher wiederholt vergeblich nach anderen Methoden operierten Fistel (Weber); doch ging ein jüngst derart operierter Fall von Kausch nach $^{1}/_{2}$ Jahr an aufsteigender

Infektion zugrunde. Wesentlich bessere Erfolge wurden mit Lappen aus der Scheidenwand selbst erzielt. Nach den ersten gelungenen Versuchen Joberts mit seiner „Operation autoplastique par glissement" hat Simon mehrmals Brückenlappen und zweimal gestielte Lappen aus der direkten Umgebung der Fistel erfolgreich zum Verschluß benützt. Am meisten haben sich den folgenden Operateuren Lappen aus der hinteren Scheidenwand bewährt (Rydigier, Trendelenburg, Franqué, Grünau aus der Klinik Franz u. a.), die durch einen breiten Stiel mit ihrem Mutterboden verbunden, sich mit ihrer Wundfläche an die angefrischte vordere Scheidenwand anlegen. Später erfolgt dann die Durchtrennung des Stieles und die Vernähung des angefrischten Restes. In anderer Weise ist Martin vorgegangen, der einen Lappen in Verbindung mit dem einen Fistelrand ließ, denselben in das Blaseninnere einstülpte und mit dem übrigen angefrischten Fistelrand vernähte. Mit demselben oder einem ganz ähnlichen Verfahren haben Mackenrodt und Roegholt Erfolge erzielt. Wesentlich komplizierter erscheint der Vorschlag Witzels, den prolabierten Blasenvertex gewissermaßen als Stöpsel in die Fistel einzunähen (Autocystoplastik), oder von einem hohen Blasenschnitt aus die hintere Scheidenwand zu demselben Zwecke zu benützen (Kolpocystoplastik). Mit der letzteren Methode hat Witzel in einem Falle Erfolg gehabt. Einen warmen Fürsprecher hat die Lappenplastik in dem Altmeister der Fisteloperationen Fritsch gefunden. Er verwendete entweder (ähnlich wie Jobert) unterminierte, brückenförmige Lappen, die er gegen den fixierten Fistelrand verschob, oder gestielte, wobei er das Hauptgewicht auf überschüssige Größe, entsprechende Dicke und möglichste Nähe des Lappens, sowie auf geringe Torsion des Stieles legte. In besonders schwierigen Fällen hat Fritsch von mehrfacher Lappenplastik in wiederholten Sitzungen Gebrauch gemacht, durch die eine zunehmende Verkleinerung der Fistel und letzten Endes ihr kompletter Verschluß erzielt werden konnte.

## 2. Verwendung des Gebärmutterkörpers zum Fistelverschluß.

Wir verdanken einem genialen Einfalle W. A. Freunds während einer Operation, die eigentlich den Verschluß einer Fistel mit der heruntergezogenen Cervix bezweckte (dasselbe Prinzip, das später von Wolkowitsch zum System ausgebaut wurde), die Methode des Fistelverschlusses mit dem durch das hintere Scheidengewölbe vorgewälzten Gebärmutterkörper. Freund vernähte die abgeschabten Seitenflächen des Uterus mit den angefrischten Fistelrändern und legte ein neues Orificium uteri innerhalb des Fundus an. Ähnlich gingen seine Nachfolger vor (Asch, Bracht, Franqué, Kahn, Maiss, Romm u. a.). Das Verfahren bedeutet selbstverständlich den Verzicht auf die Fortpflanzung, doch ist derselbe, wie Franqué richtig bemerkt, in verzweifelten Fällen das geringere Opfer. Bei Frauen innerhalb der Geschlechtsreife muß mit dem Freundschen „Stöpselverfahren" die Sterilisation durch Tubenligatur verbunden werden (Maiss).

In einen viel späteren Zeitpunkt fällt die erste Verwendung des durch das vordere Scheidengewölbe wie zur Wertheim-Schautaschen Interposition vorgezogenen Gebärmutterkörpers. Die früheste dahingehende Bemerkung finden wir in einer Mitteilung Hofmeiers aus dem Jahre 1906. Doch galt die neue Methode weniger dem Schlusse zweier feiner Fisteln, als dem Ersatze des zerstörten Sphincters. Auch in den Fällen von Menge, Mackenrodt, Bracht, Hoehne, Schroeder, Hartmann handelte es sich um Fälle mit Defekt im Bereiche des Blasenhalses, in denen die Interposition gewissermaßen als Inkontinenzoperation (s. dort) der Fisteloperation hinzugefügt worden war.

### 3. Heranziehung der Cervix uteri zum Fistelverschluß.

Schon SIMON hat die Portio mit feinen Muzeux heruntergezogen und in den Defekt eingenäht, ohne allerdings vorher die Blase von der Cervix abgelöst zu haben. CHAMPNEYS hingegen hat bei einer Blasengebärmutterfistel nach geschehener Blasenablösung die Portio auf die vernähte Fistel aufgenäht und trotz der konstatierten Undichtigkeit der Blasennaht vollständige Kontinenz erzielt. Handelte es sich in diesem Falle um ein mehr zufälliges Vorgehen, so hat W. A. FREUND, wie vorhin erwähnt, in einem Falle die zielbewußte Vernähung der heruntergezogenen, gespaltenen Cervix mit dem angefrischten Fistelrand ins Auge gefaßt, kam aber durch die Tatsache, daß er bei der Präparation des narbigen Gewebes in den DOUGLASschen Raum geriet, auf seine früher beschriebene Methode der Korpusverwendung. Erst WOLKOWITSCH hat im Jahre 1901 das von FREUND nur intendierte Verfahren zur Methode entwickelt und über acht derart erfolgreich operierte Fälle berichtet. WOLKOWITSCH ging so vor, daß er die Blase von der Cervix ablöste, wobei das Aufsuchen der Cervix manchmal nur mit Hilfe des Tastgefühles möglich war; die angefrischten Fistelränder wurden mit der bis zur Urethra heruntergezogenen Cervix und dem Uterus vernäht. Um die Einführung und Verbreitung der plastischen Verwendung der Cervix zur Schließung von Blasenscheidenfisteln nach WOLKOWITSCH hat sich besonders KÜSTNER verdient gemacht. Er will das Verfahren als normale Methode der Blasenfisteloperation angesehen wissen, der gegenüber alle anderen nur als Aushilfen zu fungieren hätten. Den in den Jahren 1901—1913 in der Breslauer Klinik nach der von KÜSTNER typisierten WOLKOWITSCHschen Methode operierten 77 Fällen standen nur 11 andere gegenüber. LOESER, dessen Darstellung wir die eben gebrachten Zahlen entnehmen, betrachtet als die einzigen Kontraindikationen gegen dieses Verfahren: 1. Zu lange Vagina, 2. Fehlen des Uterus, 3. schwere Mobilisierbarkeit der Portio. Ebenso lohne es sich nicht bei zu kleinen Fisteln. Auch STOECKEL bezeichnet die Methode nach „KÜSTNER-WOLKOWITSCH" als Normalverfahren für alle schwierigen, in der hinteren Scheidenhälfte gelegenen Fisteln. Zur Überwindung der oben als dritte Kontraindikation angeführten Fixation der Portio hat zuerst KÜSTNER, dann unter anderen RÜBSAMEN und ich selbst die Unterbindung der unteren Partien der Ligamenta lata nach Eröffnung des Douglas ausgeführt. Die äußerst wirksame Operation hat bis in die neueste Zeit zahlreiche Anhänger gefunden (THOMSON, HOEHNE, GARFUNKEL u. a.). Zum Teil ist sie mit geringen Modifikationen als Hilfsmaßnahme zum Schutze der Fistelnaht und zur Herstellung der Kontinenz ausgeführt worden (RÜBSAMEN, LATZKO). Die letztere Wirkung hat schon KÜSTNER selbst beobachtet und durch den ausgeübten Druck auf die Urethra erklärt.

### E. Die Hystero-, Kolpo- und Hystero-Kolpokleisis.

Die meisten Autoren stimmen darin überein, daß die verschiedenen Methoden der Kleisis eigentlich nur mehr unserem historischen Inventar angehören. Diese Ansicht besitzt aber nach meinen Erfahrungen nur bedingte Geltung. Sie trifft unzweifelhaft für die älteste Form der Kleisis, den von VIDAL geübten Verschluß der Vulva, die *Episiorrhaphie* zu. Schon SIMON hat sie als unbrauchbar verworfen. Durch sie wird tatsächlich, wie ROMM bezüglich der Kolpokleisis im allgemeinen behauptet, „eine stagnierende Kloake installiert mit der steten Gefahr einer ascendierenden Infektion der Harnwege bis zur Niere hinauf". Ganz anders ist die von JOBERT angegebene Hystero-Kolpokleisis, durch die zum ersten Male Blasen-Scheiden-Cervixfisteln verschlossen wurden, und die von SIMON in die Therapie schwieriger Blasenfisteln eingeführte quere Obliteration der Scheide unmittelbar unterhalb der Fistel, die hohe Kolpokleisis zu werten. Der Kampf, den BANDL und PAWLIK gegen die Kolpokleisis eröffneten, war sicher insoferne berechtigt, als der Prozentsatz der ausgeführten Kolpokleisis bei SIMON — 12 unter 42 von 1862—1867 operierten Blasenscheidenfisteln — auch unter Berücksichtigung des tieferen Standes der damaligen operativen Technik reichlich hoch erscheint, nachdem EMMET und BOZEMANN zu derselben Zeit schon auf diese Operation zu verzichten gelernt hatten. Daß die Kolpokleisis mit einer für junge Frauen fast unerträglichen Störung aller sexuellen Funktionen einhergeht, und daß sie nicht selten mit der Gefahr der Harninfektion und der Steinbildung verknüpft ist, darüber kann kein Zweifel bestehen. Trotzdem konnte SIMON darauf hinweisen, daß er wenigstens zehn Patientinnen kenne, die fünf bis zehn Jahre nach ausgeführter Kolpokleisis in blühendster Gesundheit lebten; und FRITSCH hat diese Beobachtung aus seiner eigenen Erfahrung bestätigt. Auch die Hystero-Kolpokleisis, die in der Anfrischung des vorhandenen Cervixrestes und seiner Annähung an den Fistelrand besteht, hat bei Blasen-Cervix-Scheidenfisteln, die Hysterokleisis, d. h. die Anfrischung und Vernähung beider Cervixlippen miteinander bei den früher nicht operablen Cervixfisteln gute Resultate gezeitigt. Obwohl die menstruelle Ausscheidung und die übrigen Uterussekrete nach diesen Operationen ihren Weg durch die Harnblase zu nehmen gezwungen sind, haben NEUGEBAUER (sieben Fälle von Metrokleisis ohne Störung), FRITSCH und STOECKEL dadurch keine Schädigung der Operierten, hingegen wiederholt vollen Erfolg gesehen.

Sowohl nach Kolpo- als nach Hysterokleisis ist in seltenen Fällen Befruchtung eingetreten. Die verbreitete Annahme, daß die Lebensfähigkeit der Spermatozoen durch die Wirkung des Harnes rasch erlischt, hat mehrere Autoren (WINCKEL, HOFMEIER) dazu veranlaßt, die Möglichkeit der Konzeption auf dem Wege der Harnröhre zu leugnen und in solchen Fällen eher den Fortbestand von Haarfisteln anzunehmen. Von den verschiedenen Autoren, die über Gravidität nach Kleisis berichtet haben (LANE, DEROUBAIX, POZZI, LICHTENSTEIN), ist insbesondere der letztere auf Grund von Versuchen für die Möglichkeit der Befruchtung durch die Urethra eingetreten. Voraussetzung ist alkalische oder neutrale Reaktion des Harnes. Nachdem also vollständige Kolpokleisis — die Hysterokleisis kommt kaum mehr in Betracht — nicht mit Sicherheit vor Gravidität schützt, ist diese Operation zur Zeit der Geschlechtsreife mit Tubensterilisation zu verbinden, wenn man nicht vorzieht, zur Ausschaltung der Uterussekrete den Uterus zu exstirpieren oder supravaginal zu amputieren (MÜLLER).

Immerhin ist gewöhnlich das Beste, was man den verschiedenen Methoden der Kleisis nachsagen kann, daß sie bei sachgemäßer Ausführung nicht schaden müssen. Im allgemeinen sind sie aber infolge der ihnen anhaftenden Nachteile für die Kranken und infolge der Entwicklung, welche die Technik der anderen Fisteloperationen erfahren hat, mindestens überflüssig. Neuere Autoren (TAVILDAROW, COVISA u. a.) verwerfen sie vollkommen.

Nur unter ganz bestimmten Bedingungen muß die hohe Kolpokleisis auch heute noch als eine nicht nur zulässige, sondern als die am besten entsprechende Operation der Blasenfisteln bezeichnet werden. Das ist dann der Fall, wenn der Uterus durch die vorangegangene Operation, welche gleichzeitig die Ursache der Fistelbildung war, in Wegfall gekommen ist, also bei Fisteln nach Totalexstirpation (FRITSCH, LATZKO, WERTHEIM, MÜLLER). Der Verschluß dieser Fisteln bietet auf andere Art und Weise die größten technischen Schwierigkeiten, so daß ANDRÉ und GRANDINEAU dabei die TRENDELENBURGsche transvesicale Operation, FRAENKEL eine Kombination zwischen Sectio alta und vaginaler Operation, ASCH die Wiedereröffnung des Scheidenwundtrichters und die Präparation der Blase bis zu vollständiger Mobilisierung empfiehlt. Alle diese Eingriffe sind weitaus schwieriger und in ihrem Erfolge unsicherer als die quere Obliteration der Scheide knapp unterhalb der Fistel, die durch ringförmige Anfrischung des Endes des Scheidentrichters und Vernähung in querer Richtung äußerst leicht ausführbar ist. Wichtig ist nur durch die gewählte Operationstechnik eine möglichst kleine Nische zu schaffen (Abb. 7). Dadurch verhindert man die Stagnation des Urins, vermindert die Gelegenheit zur Harninfektion und Steinbildung. In älterer Zeit war es gerade diese letztere, die häufig zur Wiedereröffnung des gesetzten Verschlusses zwang (Simon, Neugebauer sen.), dessen nochmalige Wiederherstellung Fritsch seinerzeit als fahrlässigen Mord bezeichnete. Heute sind wir in der Lage, durch endovesicale Eingriffe entstandene Konkremente zu entfernen, ohne den hergestellten Verschluß zerstören zu müssen. Ich habe wiederholt solche Konkremente in Kolpokleisisnischen entstehen gesehen, unter Leitung des Cystoskopes entfernt und von da ab völlige Heilung konstatieren können. Notwendig ist nur in solchen Fällen die dauernde Kontrolle, solange bis die Gesundheit der Blase einwandfrei feststeht.

## F. Die Harnableitung durch Ureterentransplantation bei inoperablen Fisteln.

Immer wird es Fälle von Blasenfisteln geben, die jedem Versuche, sie zu schließen, widerstehen. Als letztes verzweifeltes Mittel ist in solchen Fällen die Ausschaltung der Harnblase durch Transplantation der Harnleiter in den Darm angewendet werden. Selbst Stoeckel mußte sich in einem derartigen Falle zur Implantation des Trigonums nach Maydl entschließen (Weigmann). Nichtsdestoweniger gewinnt man den Eindruck, daß diese Notoperation in letzter Zeit häufiger ausgeführt wurde, als unbedingt notwendig ist. Unter den zahlreichen Autoren, welche sich zu dem heroischen Eingriff entschlossen (Bottaro, Graff, Harmsen, Hartmann, Lewit, Spiegel, Shdanowsky, Tavildarow, Tichow), finden sich drei, welche zusammen 25 Transplantationen auf dem Gewissen haben. Von diesen Fällen starben zehn! Es darf bezweifelt werden, daß die Indikationsstellung in allen diesen Fällen einer strengen Kritik standhalten würde. Jedenfalls kann die Blasenausschaltung durch die Implantation der Harnleiter in den Darm nur als Ultimum refugium in Frage kommen.

Wie schon eingangs erwähnt, sind die im vorhergehenden abgehandelten Methoden der Fisteloperation gelegentlich miteinander kombiniert worden. Bei den Mobilisierungsmethoden, die eigentlich nur einen Vorakt des eigentlichen Fistelverschlusses darstellen, liegt dies in der Natur der Sache. Bei anderen waren aber bestimmte Gründe maßgebend, wie Deckung der Fistelnaht zur Erhöhung ihrer Sicherheit, oder Verstärkung des Schließapparates der Harnblase zur Erzielung von Kontinenz bei solchen Fisteln, die in den Blasenhals oder darüber hinaus in die Harnröhre reichen.

Insbesondere hat in diesem Sinne die Unterpolsterung der Fistelnaht mit dem interponierten Gebärmutterkörper oder die Einnähung der heruntergezogenen Cervix zwischen die durch Lappenspaltung gewonnenen Scheidenlappen (Wolkowitsch-Küstner) oder zwischen die bloßgelegten Levatorschenkel (Rübsamen) Anwendung gefunden. Zur bloßen Deckung der Fistelnaht sind auch andere Gewebe herangezogen worden, so freie Fascie, die über die genähte Fistel transplantiert wurde (Schmidt), der pubische Anteil eines Levatorschenkels (Rübsamen), insbesondere aber die Plica vesico-uterina, die heruntergeholt und unterhalb der Fistelnaht befestigt wurde (Mackenrodt Bardescu, Sachs, Sellheim, Solms, Rübsamen u. a.). Ich selbst lege auf die Schaffung einer verläßlichen Decke über der Blasennaht bei schwierigeren Fisteln großes Gewicht; auch Kakuschkin hat in jüngster Zeit die Wichtigkeit dieses Operationsaktes betont. Ob man das Corpus uteri, die Cervix, die Plica oder anderes Gewebe — unter Umständen kräftige Scheidenlappen — hierzu verwendet hängt von den außerordentlich variablen Verhältnissen des einzelnen Falles ab

Aus technischen Gründen hat MOSZKOWICZ in einem Falle die Kolpokleisis mit einer Lappenplastik kombiniert.

Besonders ungünstige Verhältnisse verlangen im Einzelfalle besondere Maßnahmen. Zwar haben uns die im vorhergehenden geschilderten Operationsmethoden in den Stand gesetzt, eine Reihe von Schwierigkeiten zu überwinden, die früher Fisteln als inoperabel erscheinen ließen. Hieher gehören: Der hohe Sitz der Fisteln, die Beteiligung der Cervix an der Fistelbildung, die Verwachsung der Fistelränder mit dem Knochen, die schwere Fixation des Uterus durch parametrane oder perimetritische Narben, die das Herabziehen des Uterus verhindern, narbige Stenose der Vagina, besondere Größe des Defektes. Immerhin bleiben aber gewisse Komplikationen, welche auch heute noch die Wiederherstellung einer dicht haltenden, richtig funktionierenden, also vor allem kontinenten Blase als eines der schwierigsten chirurgischen Probleme erscheinen lassen. Als derartige Komplikationen sind zu bezeichnen:

1. Der vollständige Verlust des Scheidengewölbes und der Portio, so daß die Fistel direkt in die hintere Scheidenwand überzugehen scheint. Hier und da besteht in einem solchen Falle trotzdem unterhalb des Fistelrandes eine feine Lücke, aus der während der Menstruation Blut austritt. Fehlt diese Lücke infolge absoluter Narbenstenose des Cervicalkanales oder bestehen Verhältnisse, infolge derer die Einstellung der Lücke nicht gelingt, so ist die anatomische Orientierung, welche die Grundlage der Blasenmobilisierung darstellt, aufs äußerste erschwert. WARD hat in einem solchen Fall die Laparotomie ausgeführt und die Portio durch eine vom Uterusfundus her eingeführte Uterussonde agnosziert. Im allgemeinen gelingt es wohl auf weniger heroische Weise, dieses Ziel zu erreichen, indem man nämlich hinter dem oberen Fistelrand die Vaginalwand quer spaltet, um in den DOUGLASschen Raum einzudringen und an die hintere Uteruswand zu gelangen. Ist das gelungen, dann gelingt zumeist die Abtrennung der Blase von der nunmehr festgestellten Cervix ohne allzugroße Schwierigkeit (THOMSON, LATZKO).

2. Die Mündung der Ureteren in den Fistelrand, wie überhaupt die Nähe der Ureteren. Schon SIMON hat auf die Wichtigkeit dieser Komplikation hingewiesen und geraten, in einem solchen Falle die Mündung der Harnleiter dadurch zu verlegen, daß man dieselben spaltet. Nachdem unter normalen Verhältnissen die Länge eines das Ureterdach durchtrennenden Schnittes nach den Untersuchungen ZONDEKs 7 mm nicht ohne Gefahr überschreiten darf, kann diese Verlegung keinesfalls sehr ausgiebig sein. Doch ist die Schlitzung des in den Fistelrand mündenden Harnleiters wiederholt mit Erfolg geübt worden (WEINLECHNER, SCHAUTA, WERTHEIM u. a.). PAWLIK hat gezeigt, daß es bei vielen hochsitzenden Fisteln gelingt, die Uretermündungen mit feinen Häkchen in der Nähe des Fistelrandes einzustellen, zu sondieren und derart vor dem Mitgefaßtwerden durch die Fistelnaht zu schützen. Auf die Notwendigkeit, in jedem Falle über die Beziehung der Uretermündung zum Fistelrand und über den Verlauf der Harnleiter orientiert zu sein, wurde übrigens schon in einem früheren Abschnitte hingewiesen. Diese Forderung kann sowohl bei der extraperitonealen Loslösung der Blase nach BARDENHEUER wie bei der vaginalen oder abdominellen Mobilisierung derselben durch Bloßlegung der Ureteren auch dann erfüllt werden, wenn es vorher nicht gelungen ist, sie zu sondieren. Sieht oder tastet man die Harnleiter verläßlich, dann ist es immer möglich, durch entsprechende Nahtanlegung ihr Mitfassen zu vermeiden. Wenn auch die dadurch vermiedene Gefahr von hervorragenden Fisteloperateuren nicht allzuhoch eingeschätzt wird (SIMON, FRITSCH), so wird doch die Ursache mancher Mißerfolge von einigen (BOZEMANN, BANDL u. a.) auf dieses Mitfassen

zurückgeführt; der Zusammenhang des tödlichen Ausganges mit doppelseitiger Unterbindung ist in einem Falle Everkes einwandfrei festgestellt worden.

3. Komplikationen der Blasenfistelbildung durch Defekt im Bereiche des Blasenhalses und der Urethra. Judd hält den Zustand des Schließmuskels mit Recht für das entscheidende Moment bezüglich der Prognose einer Fisteloperation. Ist derselbe intakt oder wenigstens reparabel, so ist eine gut funktionierende Blase sicher herstellbar. Anderenfalls handelt es sich um ein schweres Problem. Verhältnismäßig leicht ist es noch, bei fehlender Urethra ein neues Abflußrohr für den Harn zu schaffen. Damit ist aber die wichtigere zweite Aufgabe, die Wiederherstellung der verloren gegangenen Kontinenz, noch nicht gelöst. Und wie wir gestehen müssen, trotz höchster operativer Kunst nicht in jedem Falle lösbar.

Die Rekonstruktion einer zum Teil fehlenden Harnröhre ist zuerst von Gosselin (1851) bei Epispadie versucht worden. Roser (1861) und Möricke (1890) konnten bei demselben Leiden durch Verlängerung und Abknickung der Harnröhre die bestehende Inkontinenz beseitigen. Weiterhin sind die Versuche zur Bildung einer neuen Urethra teils bei angeborenen, teils bei erworbenen Defekten unternommen worden. Die letzteren sind entweder wie die durch sie komplizierten Blasen-Scheidenfisteln, oder im Anschluß an vergebliche Operationsversuche derselben, oder durch Exstirpation der krebsig erkrankten Harnröhre und des Blasenhalses entstanden. Nur in dem zuletzt angeführten Fall eines erworbenen Harnröhrendefektes ist dieser ein vollständiger. Sonst pflegt die vordere Urethralwand ganz oder teilweise in Form einer Rinne oder wenigstens der Andeutung einer solchen vorhanden zu sein. Diese Tatsache ist wichtig, weil damit die Hoffnung auf die Anwesenheit „frei endigender Sphincterfasern" (Fritsch) besteht, die für die Herstellung der Kontinenz von wesentlicher Bedeutung sein können. Zumeist hat man sich zur Bildung eines in sich geschlossenen Rohres an diese Rinne gehalten, indem man entweder zu beiden Seiten derselben Schleimhautstreifen von ungefähr 1 cm Breite durch parallele Schnitte begrenzte, sie von außen her etwas unterminierte, und die derart entstandenen Lappen gegen die Mitte zu einrollte und miteinander vernähte, oder indem man außerhalb der angelegten Schnitte die kleinen Labien anfrischte und oberhalb der Schleimhautstreifen miteinander vereinigte. Damit das neugebildete Rohr in die Harnblase ohne Undichtigkeit münde, war es notwendig, die seitlichen Schnitte über die Vulva hinaus in die Scheide zu verlängern und so um die Fistel herumzuführen, daß eine hufeisenförmige Anfrischungsfigur entstand. So haben mit stärkerer Betonung des einen oder des anderen Momentes Schultze, Fritsch, Ott, Schmit, Wertheim, Noble, Latzko u. a. operiert. Wenn es mittels dieses Verfahrens häufig gelungen ist, nicht nur ein harnabführendes Rohr neuzuschaffen, sondern gleichzeitig einen gewissen Grad von Kontinenz zu erzielen, so liegt das daran, daß es — manchmal zu unserer Überraschung — gelingt, die fast immer vorhandenen muskulären Elemente zu beiden Seiten der Fistel und des Harnröhrendefektes durch quergestellte Nähte irgendwie zu vereinigen (Mackenrodt, Watson, Latzko). Mit Recht legt Franqué (wie übrigens schon vorher B. S. Schultze) auf die Nadelführung von rechts nach links behufs sagittaler Vereinigung der angefrischten Wundflächen das größte Gewicht. Die Vereinigung in querer Richtung durch sagittal geführte Nähte — wie z. B. bei der mit Rücksicht auf einen besonderen Fall geistreich erdachten Methode von Lehoczky-Semmelweiss — kann an sich keine *muskuläre* Kontinenz, sondern höchstens eine auf Ventil- oder Pelottenwirkung beruhende herbeizuführen.

Dasselbe gilt von der Bildung der neuen Urethra aus einem nach vorne umgeschlagenen Lappen aus der vorderen Scheidenwand mit der Basis am hinteren Fistelrand, welchen man der Länge nach zusammengerollt und mit angefrischten Streifen zu beiden Seiten der ehemaligen Harnröhre vernäht, auch wenn man denselben wie in dem schönen Falle von ASCH überdies mit den mobilisierten und angefrischten kleinen Labien deckt.

Allerdings hat MC ARTHUR mit einer ähnlichen Plastik dadurch Erfolg gehabt, daß er das neugebildete Rohr durch das tunnelierte, muskelhaltige Gewebe unterhalb der Klitoris durchzog.

Noch weniger Aussicht für die Kontinenz als die plastische Herstellung eines Abflußrohres für den Harn aus der Schleimhaut der Umgebung hat der Vorschlag HALBANS, ein totes, präformiertes Rohr (Kalbsarterie nach FORAMITTI) unter Abmeißelung eines Stückes des Arcus pubis in die Blase einzuführen.

Sehr kunstvoll, aber schwierig gestaltete sich die Wiederherstellung der Harnröhre aus Muskelschleimhautlappen der Umgebung in einem verzweifelten Falle SELLHEIMS. Die transplantierte Muskelmasse funktionierte mit bestem Erfolge als Sphincter.

Aus allen diesen Erfahrungen heraus haben sich die Vorschläge entwickelt, die neugebildete Urethra mit dem Sphincter ani in Verbindung zu bringen (CRISTOFOLETTI) — evtl. unter Verwendung der Mastdarmwand zur Konstruktion der Harnröhre (GRUSDEW) — oder sie durch eine der Kontinenzoperationen (s. dort) mit einem Sphincter zu versehen. Am meisten geeignet hat sich zu diesem Zwecke die Interposition des Uteruskörpers (FRANZ, MENGE, SCHROEDER u. a.) oder der Cervix (KÜSTNER, HAENDLY, LATZKO), weniger die GOEBELL-STOECKELsche Operation erwiesen (FRANZ). An Stelle dieser hat HAENDLY die schon von HALBAN zu diesem Zwecke *vorgeschlagene* freie Fascientransplantation um die rekonstruierte Harnröhre ausgeführt.

Gute Resultate gibt die Gestaltung des untersten, vollständig mobilisierten Blasenendes zur Harnröhre durch Umschneidung, allseitige Ablösung und Fixation der Fistel unterhalb der Klitoris. WOLKOWITSCH hat zu diesem Zweck das Gewebe unter dem Schambogen tunneliert und das Blasenende durchgezogen. BUMM hat das Narbengewebe, das der ehemaligen Urethra entsprach, angefrischt, mit der neuen Harnröhre vernäht und mit Schleimhautlappen von beiden Seiten gedeckt. Zum Erfolg dürfte in seinem Falle die vorgenommene quere Raffung der unteren Blasenwand wesentlich beigetragen haben. BERNDT hat nur die freipräparierte, untere Blasenwand, die er nach abwärts zog, zur Deckung des Urethraldefektes benützt, benötigte aber zur vollkommenen Rekonstruktion einer in einer zweiten Sitzung vorgenommenen Lappenplastik ähnlich wie ASCH. Auch die GERSUNYsche Drehung der mobilisierten Harnröhre wurde auf die übriggebliebene, im Zusammenhange mit der Blasen-Scheidenfistel mobilisierte Urethralrinne unter gleichzeitiger Verlegung der neugebildeten Harnröhrenmündung gegen die Klitoris (ROMM) übertragen.

Einer besonderen Behandlung bedürfen jene Fälle, in denen noch ein peripheres Stück der Urethra mit dem Orificium externum stehen geblieben ist. Die Bedeutung dieses Harnröhrenrestes für die Kontinenz hat schon SIMON richtig gewürdigt. Er beruft sich zur theoretischen Begründung seiner Ansicht, daß häufig ein 2, selbst nur $1^1/_2$ cm langes, stehengebliebenes Stück der Harnröhre zur Erhaltung der Kontinenz genüge, auf eine Arbeit BARKOWS, der schon im Jahre 1858 die Existenz eines ringförmigen Sphincter vesicae leugnet und „elastische, dem Verschluß der Blase dienende Elemente bis zur Harnröhrenmündung" nachweist. Ist, wie das eigentlich die Regel ist, das periphere Harnröhrenende gegen den Urethraldefekt hin stenosiert, dann muß zwischen der Blase und der wieder eröffneten Harnröhre eine Verbindung hergestellt werden. WEIBEL hat nach Resektion der zwischenliegenden Narben die noch übrige Harnröhre in die Blase implantiert. Am häufigsten finden wir aber, daß die

Obliteration gegen die Blase zu mit einer Sonde durchstoßen (FRANQUÉ) und die Blasenschleimhaut gegen das vordringende Instrument von der Fistel aus gespalten wird. Der Versuch, Harnröhren- und Blasenschleimhaut in einem solchen Fall plastisch miteinander zu verbinden (KAKUSCHKIN), hat wenig Aussicht auf Erfolg. In der Regel genügt glücklicherweise das längere Liegenlassen eines Verweilkatheters, der durch den alten Urethralrest und den Perforationskanal in die Blase eingeführt wurde (LATZKO, GARFUNKEL), um eine Pseudoharnröhre in Form eines epithelisierten Kanales zu erhalten.

Um diese auf den ersten Blick merkwürdige Tatsache zu verstehen, müssen wir auf die bei der Prostatektomie gewonnenen, anatomisch von LICINI geprüften Erfahrungen der Urologen, ferner auf die Heilungsvorgänge bei der Resektion callöser Harnröhrenstrikturen (WISCHNEWSKI), endlich auf die Ergebnisse der schönen Arbeiten MC ARTHURS über den Ersatz von Ureterdefekten durch Tunnelbildung hinweisen. Nach alledem wohnt dem Epithel der ableitenden Harnwege eine außerordentliche Regenerationsfähigkeit inne, welche sie befähigt, granulierende Höhlen und Kanäle, in welche sie hineinmünden, mit ihrem Epithel zu überziehen.

Der Wiedereintritt der Kontinenz erfolgt in diesen Fällen keineswegs immer im unmittelbaren Anschluß an die Operation. Das von der neuen Harnröhre durchzogene Gewebe ist zwar zumeist verhältnismäßig reich an glatten Muskelfasern (s. Kapitel Inkontinenz), doch pflegen diese zur Erzielung der normalen, willkürlichen Harnentleerung nicht immer auszureichen. Es ist wahrscheinlich, daß einerseits diese schwache Muskulatur durch Training erstarkt und daß anderseits auch die Beckenbodenmuskulatur, die anfangs bewußt, und zwar sehr intensiv zum Zurückhalten des Harnes von den Operierten beansprucht wird, mit der Zeit in den Reflexbogen eingeschaltet wird. Mit einem Wort: Die Kranken gewinnen mit der Zeit wieder den unwillkürlichen Blasenverschluß, obwohl derselbe nicht immer einer stärkeren Blasenfüllung oder einer unvermittelten Steigerung der Bauchpresse standhält.

Gelegentlich kann der ungenügende Erfolg einer Fisteloperation bezüglich der Kontinenz durch das Tragen eines Pessars verbessert werden (KÜSTNER, HARTMANN).

Nur als Notverfahren ist für solche Fälle, in denen der geglückte Fistelschluß und weitere, gegen die Inkontinenz gerichtete Operationen nicht imstande waren, das gewünschte Resultat zu erreichen, die Anlegung einer suprapubischen Witzelfistel nach vollständigem Verschluß der Blase in Betracht zu ziehen. Dieser traurige Ausweg kommt hauptsächlich bei Defekten nach weitreichender Exstirpation der Harnröhre und des Blasenhalses wegen maligner Neubildung in Frage (ZWEIFEL, ZINNER); doch wird derselbe von FRANQUÉ auch an Stelle der FREUNDschen Operation bei dringendem Wunsch nach Erhaltung der Fortpflanzungsfähigkeit empfohlen.

Für das Gelingen der Fisteloperationen hat man lange Zeit hindurch eine spezielle Fisteltechnik verantwortlich gemacht, bei der die Frage der Verwendung von Draht, Seide, Catgut oder Silkworm als Nahtmaterial die Hauptrolle spielte. Die Verwendung des von SIMS (1849) eingeführten Silber- oder Kupferdrahts zur Fistelnaht in der komplizierten Aufmachung von BOZEMANN unter Hinzutun von Bleiplatten und Schrottkörnern oder in der vereinfachten von PAWLIK unter Verwendung des HEGARschen Achterschnürers galt jahrzehntelang bei allen und gilt bei einzelnen Operateuren (SPENCER) noch heute als ein wesentliches Erfordernis für die Erzielung guter Heilresultate. Die SIMONsche Behauptung, daß der Silberdraht gegenüber der Seide keinen Vorzug besitze, trifft allerdings nicht zu; die Tatsache, daß Seidenfäden sehr leicht inkrustieren und den Anlaß zur Steinbildung geben können, ist diesbezüglich zu allgemein bekannt (FRANQUÉ). Seide gehört nicht an die Blase. Am naheliegendsten ist wohl die Verwendung von Catgut zur Fistelnaht. Dasselbe hat sich aber gerade bei so maßgebenden Fisteloperateuren wie FRITSCH und STOECKEL keinen Eingang verschaffen können. Die Nachteile, die ihm FRITSCH nachsagt, mögen nun für die Zeit, als man Fisteln noch unter Spannung vereinigte, Geltung besitzen — heute, wo man so gut wie immer an nicht gespannten Fistelrändern, resp. an der zusammengefallenen Blase arbeitet, gibt es kein idealeres Nahtmaterial für Fisteloperationen als Catgut. Der eine Vorteil, daß man keine Nähte entfernen und daher die frischgenähte Fistel nicht im Speculum einstellen muß, ist an sich schon ausreichend, um die Überlegenheit des Catgut über die anderen Nahtmaterialien zu beweisen; dazu kommt aber, daß es keine spezielle Nahttechnik verlangt, wie sie bei dem von STOECKEL benützten Silkworm nötig ist.

Ich will aber keineswegs leugnen, daß man mit allen Nahtmaterialien bei der Fisteloperation Erfolge erzielen kann. MILLER hat gegenüber SPENCER wohl recht, wenn er sagt: Nicht das Nahtmaterial ist das Wesentliche, sondern die weite Trennung von Scheide und Blase!

Die Naht wird jetzt wohl allgemein so ausgeführt, wie bei allen plastischen Operationen im Bereiche des Genitales, d. h. ohne Mitfassen der Schleimhäute, was ein sicheres Aneinanderliegen der Wundflächen ohne Zwischenlagerung epithelisierten Gewebes verbürgt. Die Blasenschleimhaut bleibt immer ungenäht, die Vereinigung der Scheidenwundränder dient als Deck- und Entspannungsnaht. Die fortlaufende Naht wird wohl allgemein als zu unsicher vermieden. Der Vorschlag von FRITSCH, zuerst alle Knopfnähte anzulegen und erst dann zu knüpfen, ist äußerst zweckmäßig.

Ein Wort verdient die Richtung, in der die Nahtanlegung erfolgen soll. SIMON und PAWLIK halten die Vereinigung in der Richtung des längsten Fisteldurchmessers für das Richtige. FRITSCH meint, daß es im allgemeinen richtiger ist, quere Nähte anzulegen. Dieser Satz gilt uneingeschränkt für alle Fisteln, die in das Trigonum hineinreichen. Höhergelegene werden aber leichter und, wenn sie nahe an den Ureter heranreichen, auch sicherer mit längsgestellten Nähten, also in querer Richtung vereinigt.

Geringe Bedeutung scheint mir die Prüfung der Dichtigkeit der Fistelnaht durch Einspritzung farbiger Flüssigkeiten nach beendeter Operation zu besitzen, obwohl sie allgemein geübt zu werden scheint. Gewiß ist aber gegen dieselbe nichts einzuwenden.

Hingegen ist die Forderung von FRITSCH, Lokalanästhesie unbedingt zu unterlassen, äußerst beherzigenswert. Die mit den Injektionen verbundene Quellung des Gewebes erschwert erstens die Darstellung und das genaue Aneinanderpassen der Wundflächen, dann aber ist sie hier und da der Anlaß zu Infektion, die geeignet ist, das angestrebte Resultat zu vernichten.

Das ist aber um so mehr zu vermeiden, als mißlungene Fisteloperationen die Fistel zumeist größer als vorher und fast immer schwerer operabel zurücklassen.

Zusammengefaßt darf man wohl sagen, daß auch die Operation von Blasenscheidenfisteln nicht mehr verlangt, als die Übertragung allgemein chirurgischer Grundsätze auf das spezielle Problem. Allerdings ist dieses außerordentlich vielgestaltig und verlangt daher nicht typisches, sondern individualisierendes Vorgehen (FRITSCH).

Im Zusammenhang mit diesem Punkte erfordert der Zustand des Operationsgebietes in bezug auf Asepsis unser volles Augenmerk. Keinesfalls ist es gestattet, zu operieren, solange als Folge des dauernden Harnabflusses Veränderungen an der Vulva und deren Umgebung in der Form von Ekzemen, Geschwüren, Inkrustationen u. dgl. bestehen. Als Mittel dagegen werden gewöhnlich protrahierte Sitzbäder und Salbenverbände solange angewendet, bis die erwähnten

Veränderungen mehr oder weniger abgeheilt sind. Es gelingt das auf diese Weise nicht immer vollkommen und vor allem nicht in der wünschenswert kurzen Zeit. Eine rasche und vollständige Abheilung ist aber durch dauernden Aufenthalt der Fistelkranken im Hebraschen Wasserbett zu erreichen, das ich als ein unentbehrliches Requisit jeder chirurgischen oder gynäkologischen Klinik betrachte.

Ebenso war schon den alten Fisteloperateuren der Zusammenhang zwischen der Reaktion des Harnes und dem Heilungsverlauf nach Fisteloperationen bekannt. Neugebauer hält es für absolut kontraindiziert, bei alkalischem Urin zu operieren. Das Ansäuern des Urins mit verschiedenen internen Mitteln war daher ein wichtiger Teil der Vorbereitung der Fistelkranken zur Operation (Roser, Emmet u. a.). Heute wissen wir, daß die Reaktion des Harnes hier nur als Ausdruck einer bestehenden Infektion desselben, bzw. der Blase, in Betracht kommt. Unsere Aufgabe besteht in solchen Fällen in der Bekämpfung der Cystitis in der üblichen Weise. Sie ist oft wesentlich schwieriger und langwieriger als die Beseitigung der äußeren Hautveränderungen.

In den Kreis der vorbereitenden Maßnahmen gehört auch das Abwarten des richtigen Zeitpunktes für die Operation. Zu frühes Operieren rächt sich durch erhöhte Zerreißlichkeit des Gewebes. Es genügt nicht, daß der Prozeß, der zur Fistelbildung geführt hat, notdürftig abgelaufen ist, es muß vielmehr die mit der Heilung der Verletzung oder der Nekrose einhergehende kleinzellige Infiltration der Umgebung resorbiert, jede Spur von Succulenz geschwunden, eine glatte Vernarbung eingetreten sein, bevor man sich zur Operation entschließt. Die für diesen Zeitraum angegebenen Zahlen schwanken zwischen sechs Wochen (Stoeckel) und drei Monaten (Döderlein-Krönig). Noch viel weiter ist aber dieser Termin für Radiumfisteln zu stecken. „Man kann nie lange genug mit der Operation warten, weil das Gewebe immer wieder nekrotisch auseinanderfällt" (Weibel).

Eine große Rolle spielte und spielt auch heute noch in der Technik der Fisteloperationen die Nachbehandlung, die in der von den meisten Autoren für nötig gehaltenen Ableitung des Harnes gipfelt. Schon Dieffenbach hat gegen „die unrichtige Anschauung von der irritierenden Wirkung des Harnes auf die Wunde als Ursache aller Mißerfolge" Stellung genommen. Und eine Reihe der hervorragendsten Fisteloperateure (Simon, Ulrich, Neugebauer) hat sich dieser Ansicht angeschlossen und ihre Kranken vom Momente der Operation an ruhig spontan urinieren lassen. Die meisten älteren und fast alle modernen Operateure halten es aber für angezeigt, die Blase dauernd leer zu halten. Den unterschiedlichen hier angewendeten Maßnahmen liegt zumeist die Vorstellung zugrunde, daß der Harn etwas nicht verläßlich Aseptisches und daher Schädliches ist; manchmal auch die berechtigte Sorge für die Ruhigstellung der frischen Wunde, die durch den mit dem verschiedenen Füllungszustand der Blase wechselnden Kontraktionszustand der Blasenmuskulatur gefährdet sei.

Als häufigste und einfachste Maßregel finden wir das Einlegen eines Verweilkatheters oder gläsernen (Skeneschen) Pferdefußes am Ende der Operation. Häufig wiederholte Blasenspülungen mit kleinen Mengen antiseptischer Lösungen sollen während der Zeit des Dauerkatheterismus dem Entstehen einer Cystitis vorbeugen. Bozemann legte der Einhaltung dieser Vorschriften entscheidende Bedeutung für den Heilungsverlauf bei. Die folgende Zeit brachte noch eine Reihe von Verschärfungen dieser Vorsichtsmaßregeln. Schon Wutzer (1843) hatte den hohen Blasenstich und Bauchlage empfohlen. Später wurde die Forderung der suprasymphysären (Trendelenburg, Wolkowitsch, Cristofoletti) oder infrasymphysären (Stoeckel, Küstner) Blasendrainage erhoben. Besonders das letztere Verfahren hat zahlreiche Anhänger gefunden.

Dasselbe besteht im Vorstoßen des von STOECKEL angegebenen, von KÜSTNER verbesserten Blasentroikarts von einem kleinen, oberhalb der äußeren Harnröhrenmündung angelegten Schnitt aus, durch die vordere Blasenwand, worauf der Stachel zurückgezogen wird und die Hülse liegen bleibt (Abbildung des Instrumentes in Abb. 39).

Die — vollkommen unmöglich zu erfüllende — Forderung nach Trockenlegung der Fistelnaht brachte den Vorschlag der Bauch- oder Seitenbauchlage (WUTZER, ELSÄSSER, TRENDELENBURG, HOEPFL, VITRAC, CHUTE, TAVILDAROW) bei gleichzeitiger Harnableitung, die Angabe eines in die Blase eingelegten Saugschlauches (SAWYER, KROH, RAGUSA) und als radikales Verfahren den Ureterendauerkatheterismus (PAWLIK, HOWARD KELLY, BORZYMOWSKY, CHATELIN, COVISA, FUCHS). Der letztere ist von seinen ersten Befürwortern bald verlassen, von NEUGEBAUER jun. mit überzeugenden Gründen abgelehnt worden.

Tatsächlich halten die bedeutendsten Fisteloperateure der Gegenwart (außer den in oben angeführten Namen enthaltenen vor allem FRITSCH) die Drainage der Blase für die beste Nachbehandlung. Nur wenige Autoren (SCHWEITZER, HOELAND) wagen es demgegenüber, das spontane Urinieren nach der Fisteloperation zu gestatten. Ich selbst stehe auf einer mittleren Linie, indem ich in jedem Falle unmittelbar nach dem Schluß der Fistel einen dünnen Nelatonkatheter in die Blase einführe und für jene Zeit, während derer die Kranke ihre Blase nicht verläßlich kontrollieren kann, als Dauerkatheter liegen lasse; das sind die Stunden nach der Operation wegen der Narkosenachwirkung und die Nacht. Nach ungefähr 24 Stunden wird der Katheter entfernt und die Patientin aufgefordert, spontan zu urinieren. Vermag sie das nicht innerhalb von drei Stunden — oder früher, wenn Harndrang auftritt —, so wird der permanente Katheter wieder eingeführt und der Versuch in den nächsten Tagen wiederholt. Zumeist urinieren aber die Kranken ohne weiteres spontan und erhalten dann nur über die folgenden drei oder vier Nächte einen Verweilkatheter, damit nicht bei tiefem Schlaf eine Überdehnung der Blase eintritt. Ich habe von diesem Vorgehen nie Schaden gesehen; allerdings sind

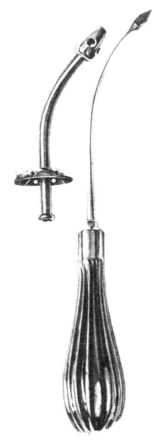

Abb. 39. Troikart zur infrasymphysären Blasendrainage.

Fälle mit nicht einwandfreiem Harn von diesem Verfahren ausgeschlossen.

Die mit den verschiedenen Methoden der Fisteloperation erzielten Erfolge müssen im allgemeinen als gut bezeichnet werden. Tödlicher Ausgang gehört heute zu den größten Seltenheiten, wenn man von ganz komplizierten Fällen (besonders Uretertransplantationen in den Darm) absieht. Auch der Erfolg bezüglich des Fistelschlusses ist infolge der Verbesserung unserer Technik wesentlich besser geworden. Einzelne Fisteloperateure (KÜSTNER, STOECKEL) haben ganz ausgezeichnete Resultate erzielt. Immerhin ist es auch in neuerer Zeit nicht immer gelungen, Fisteln zu schließen oder insbesondere in einer Sitzung zur Heilung zu bringen. Nach FRANZ (Berlin) wurden nur 56% durch *eine* Operation geheilt, 28% blieben überhaupt ungeheilt. Auch MARYNSKI meldet aus der Münchener Klinik nur 48,9% geheilt, 16,3% gebessert, 34,7% ungeheilt. Zweifellos sind diese relativ ungünstigeren Resultate damit zu erklären, daß es sich hier um ein Material handelt, das sich auf einen längeren Zeitraum verteilt, daher in eine frühere Periode zurückreicht.

Wichtig ist das spätere Verhalten der geheilten Fistelkranken bezüglich ihrer Geschlechtsfunktion. Recht häufig ist, wie schon weiter oben bemerkt, das Wiedereintreten der oft jahrelang ausgebliebenen Menstruation. Wesentlich seltener sehen wir aber den Wiedereintritt von Schwangerschaft, was im Interesse des durch eine folgende Entbindung auf natürlichem Wege gefährdeten Erfolges nicht zu bedauern ist. Küstner sah unter 50 Fällen 9 wieder gravid werden. Davon kam es in fünf Fällen zu Rezidiven, einer wurde durch Sectio caesarea entbunden. Die Sorge vor dem Rezidiv hat wiederholt diese letztere Indikation stellen lassen (Franqué, Halban, Weigmann aus Stoeckels Klinik, Beckmann). Auch als Geburtshindernis kommen die durch die Fisteloperation gesetzten Verhältnisse in Betracht. Dittel, Andronescu, Braun haben Uterusruptur nachher beobachtet. Allerdings ist hier auch die der Fistelbindung häufig zugrunde liegende Beckenverengerung in Erwägung zu ziehen. Jedenfalls stimmen so gut wie alle Autoren darin überein, daß eine neuerliche Gravidität für eine geheilte Fistel eine schwere Komplikation bedeutet. Aus diesem Grunde ist — von der Verwendung des Uterus zur Fisteldeckung ganz abgesehen — gelegentlich die Sterilisation durch Tubenexcision erwogen, oder auch ausgeführt worden (Garfunkel).

## 2. Die Harnleiter-Genitalfisteln.

In der Regel gelangen heute *Harnleiter-Scheidenfisteln* zur Beobachtung; viel seltener und dann nur als Folge geburtshilflicher Ereignisse *Harnleiter-Gebärmutterfisteln*. Zu Beginn der Fistelära lag die Sache anders, was mit der später zu erörternden Art ihrer Entstehung zusammenhängt. So konnten W. A. Freund und L. Joseph über fünf bis dahin bekannte Harnleiter-Gebärmutterfisteln (Bérard, Puech, *drei eigene*) gegenüber nur drei Harnleiter-Scheidenfisteln (G. Simon, Alquié) berichten. Gelegentlich sehen wir bei umfänglicheren Blasen-Scheidenfisteln die Ausmündung des einen oder beider Ureteren im Fistelrand (Bozemann, Bandl). Wir sprechen dann von einer *Harnleiter-Blasen-Scheidenfistel*.

So wie die Blasenfisteln verdanken auch die Harnleiterfisteln ihre Entstehung schweren Geburten oder gynäkologischen Eingriffen. Während aber bei den Blasenfisteln die dort erwähnte Verschiebung zugunsten der postoperativen Fälle das Übergewicht der puerperalen kaum zu beeinträchtigen vermochte, sehen wir bei den Ureterfisteln eine vollständige Umkehrung des ursprünglichen Verhältnisses. Damit hängt zusammen, daß die Zahl der Harnleiterfisteln, die zur Zeit der Hochflut der Blasen-Scheidenfisteloperationen so gering ist, daß Schede von 1856—1881 mit eigenen zwei Fällen insgesamt nur 15 Ureterfisteln aus der gesamten Literatur sammeln konnte, seither „Hand in Hand mit der gewaltigen Zunahme der Hysterektomien" (Dührssen) eine außerordentliche Steigerung erfahren hat.

Auch innerhalb der Gruppe der puerperalen Harnleiterfisteln liegen die Verhältnisse anders als bei den Blasenfisteln. Während bei diesen die lange Geburtsdauer an sich und die mit ihr verbundene Gewebskompression im Vordergrunde steht, spielt dieses Moment in der Ätiologie der puerperalen Ureterfisteln eine wesentlich geringere Rolle. Hier haben wir es in der übergroßen Mehrzahl der Fälle mit instrumentellen Verletzungen zu tun — in erster Reihe mit Cervixrissen, die infolge schwerer Zangengeburten Erstgebärender bei hochstehendem Kopf und teilweise erhaltenem Cervicalkanal zustande kommen und sich auf die Ureteren erstrecken (HEIN, TOSETTI, SCHEDE, W. A. FREUND, SCHATZ, STOECKEL, POZZI, POZSONY u. a.). Eine ähnliche Bedeutung besitzen Uterusrupturen infolge mißglückter Wendungsversuche (HALBAN); sie würden vielleicht noch öfter in der Anamnese dieser Kranken erscheinen, wenn die Prognose dieses Ereignisses quoad vitam eine bessere wäre. Auch andere geburtshilfliche Operationen sind gelegentlich als Ursache von Harnleiterfisteln angegeben; so die PORRO-Operation (STEFFEN) und insbesondere der extraperitoneale Kaiserschnitt (KÜSTNER, BAUMM). Verhältnismäßig selten trägt der technisch fehlerhafte Gebrauch der verwendeten Instrumente die Schuld an der zustande gekommenen Verletzung des Harnleiters: so das Abgleiten des scherenförmigen Trepans, das Mitfassen der Cervixwand durch einen Zangenlöffel oder den Kranioklasten (PEISER), das Hineingeraten in die gedehnte Wand des unteren Uterinsegmentes mit dem BRAUNschen Schlüsselhaken bei der Dekapitation (LEOPOLD). Nur bei einem der ältesten Fälle aus der Literatur (A. PUECH 1846) finden wir ausdrücklich vermerkt, daß die Fistel am dritten Tage des Wochenbettes nach sechstägiger Geburt, *ohne Verwendung von Instrumenten*, nachdem der Kopf 24 Stunden zwischen den Labien gesteckt hatte — also als Folge einer Quetschung —, entstanden sei.

Neben den puerperalen Ureterfisteln finden wir sehr frühzeitig das Tragen unzweckmäßiger oder lange nicht kontrollierter Pessare als Ursache der Fistelbildung erwähnt (BOZEMANN, LANDAU, dann JOLLY, WEIL, STOECKEL). WEINZIERL betont in jüngster Zeit, daß bei der Entstehung von Fisteln durch Pessardruck die Fixation des Harnleiters durch Narben und Schwielen eine Rolle spiele; auf die ätiologische Bedeutung dieses Faktors bei geburtshilflichen Harnleiterfisteln hat übrigens schon LANDAU (1876) hingewiesen.

Ohne jede ärztliche Intervention soll ausnahmsweise Fistelbildung im Bereiche des Ureters durch bloße, eitrige Einschmelzung des parametranen Bindegewebes zustande kommen können (JOLLY, LUDWIG).

Durchbruch eines Uretersteines in die Scheide hat in seltenen Fällen die Entstehung einer Ureterfistel veranlaßt (KOUWER, GRETE SCHWARZ).

Die ersten nicht geburtshilflichen Operationen, als deren Folge Harnleiterfisteln zur Beobachtung kamen, waren vaginale Incisionen wegen eitriger Exsudate oder Hämatocele (EMMET gleich drei Fälle, HADRA, TAUFFER), sowie Blasen-Scheidenfisteloperationen (BOZEMANN, BANDL, später SAMPSON, WERTHEIM). In diesen Fällen handelt es sich stets um direkte Verletzungen des Harnleiters durch Anschneiden, Anstechen, Unterbinden. Dieselben unglücklichen Zufälle ereigneten sich mit zunehmender Entwicklung der Gynäkologie bei anderen Operationen.

Unter den Laparotomien finden wir insbesondere die Exstirpation interligamentöser Tumoren, papillärer Cystome (TAUFFER), von Cervixmyomen, älteren Extrauteringraviditäten, Geschwülsten des Beckenbindegewebes, Pyosalpingen mit parametranen Narben in der Umgebung des Ureters (VEIT) oder mit Verkürzung des Ligamentum infundibulopelvicum durch das Odium der Ureterverletzung belastet. Zur Entwicklung von Ureter-Genitalfisteln können derartige Verletzungen nur dann Anlaß geben, wenn die Scheide eröffnet wurde, was fast immer die Exstirpation des Ureters zur Voraussetzung hat. Nach Ausheilung der Beckenzellgewebswunde kommuniziert dann die Kontinuitätstrennung des Harnleiters direkt oder auf dem Umwege eines Narbenkanales mit dem Scheidentrichter.

Unter den vaginalen Operationen gibt es fast keine — von der einfachen Discission angefangen bis zur erweiterten, vaginalen Radikaloperation des Gebärmutterkrebses —, bei der es nicht gelegentlich zur Ureterverletzung und zur konsekutiven Ureterfistel gekommen wäre.

Gerade die radikale Operation des Gebärmutterkrebses hat für die Ätiologie der Ureterfistel eine Bedeutung gewonnen, die über die der anderen erwähnten Faktoren weit hinausgeht. Zu den *Verletzungen* tritt aber hier ein neues Moment — die mit der Isolierung der Ureteren zusammenhängende *Ureternekrose*. Während wir gerade durch die Freilegung der Ureteren gelernt haben, ihre Verletzung fast ganz zu vermeiden, stehen wir den Ureternekrosen als Ursache der Fistelbildung nach wie vor machtlos gegenüber. Es ist außerordentlich lehrreich zu verfolgen, wie ursprünglich die mit der damaligen Technik der vaginalen und abdominellen Totalexstirpation des Uterus unvermeidlich verbundenen Konflikte mit den Ureteren verhältnismäßig häufig zu ungewollten und oft genug unbemerkten Verletzungen führen, aus denen Ureterfisteln resultieren; wie später die zunehmende Entwicklung der Ureterchirurgie die üblen Konsequenzen der Ureterverletzungen zu vermeiden und zu bekämpfen lehrt, bis endlich die souveräne Beherrschung der Ureterpräparation, auf der die erweiterte, abdominelle und vaginale Radikaloperation des Gebärmutterkrebses aufgebaut ist, die Frequenz der Ureterverletzungen auf ein Minimum reduziert. Noch im Jahre 1904 hebt Sampson die Häufigkeit der accidentellen Ureterverletzungen bei der Hysterektomie wegen Carcinoma cervicis (13 : 156) gegenüber der Seltenheit derselben bei anderen größeren, gynäkologischen Operationen (11 : 4513) hervor; und während unter sämtlichen, zuletzt angeführten Fällen nicht eine einzige Ureternekrose verzeichnet ist, werden unter den 156 Hysterektomien wegen Carcinom sechs Nekrosen neben den 13 Verletzungen beobachtet. Im Jahre 1911 spielt die Ureterverletzung in der Statistik Wertheims fast gar keine Rolle mehr. In seinen 500 Fällen von erweiterter abdomineller Operation bei Carcinoma colli uteri finden sich 32 Ureterfisteln, die so gut wie ausschließlich der Ureternekrose ihre Entstehung verdanken. Ähnlich lauten die Angaben aller Autoren, die über den Zusammenhang zwischen Radikaloperation des Gebärmutterkrebses und Ureterfisteln berichten (Colombino, Döderlein und Krönig, Franz, Lenormant und Lerbovici u. a.). Worauf es beruht, daß bei einem Autor die Frequenz der Ureternekrosen größer oder kleiner ist als bei dem anderen, geht aus den Mitteilungen nicht hervor; doch ist a priori anzunehmen, daß zwischen dem Grade der Entblößung der Ureteren und dem Auftreten von Nekrosen ein direktes Verhältnis besteht. Wenn Franz in seiner bekannten Arbeit über „Die Schädigungen des Harnapparates nach abdominellen Uteruscarcinomoperationen" meint, die Freilegung der Ureteren sei gleichgültig, sie werde von ihnen ausgezeichnet vertragen, so widerspricht dies den Erfahrungen der anderen Operateure. Auch er selbst verzeichnet sieben Nekrosen unter 145 Operationen (4,8%). Daß diese Nekrosen auf Ernährungsstörungen beruhen, ist eine Binsenwahrheit. Doch kommen wir durch diese Feststellung der Erklärung des ursächlichen Zusammenhanges zwischen Ureterentblößung und -nekrose nicht näher. Am genauesten sind die hier obwaltenden Verhältnisse von Sampson studiert. Die Ureternekrose beginnt nach ihm als hämorrhagischer Infarkt zuerst der inneren, dann der äußeren Schichten. Die letzteren können noch gut färbbar sein, wenn die inneren schon die deutlichen Zeichen der Nekrose bieten. Die Erscheinungen spielen sich also in gleicher Weise ab, wie dies Stoeckel für die Cystitis dissecans gangraenescens nachgewiesen hat. Als Ursache dieses Prozesses sieht Sampson Verletzungen der die Beckenpartie des Ureters umhüllenden Ureterscheide an, welche dem Schutze des periureteralen arteriellen Plexus dient. Von anderen sind Knickungen des Ureters (Stoeckel), die Gazedrainage der Wundhöhle (Stoeckel, Bumm), oberflächliche Verletzungen der Ureterwand (Franz), subperitoneale Sekretverhaltung (Veit), der Ureterwand anliegende Ligaturknöpfe (Latzko) als Ursache, oder wenigstens als Ausgangspunkt der Ureterschädigung beschuldigt worden. Es ist bezeichnend, daß keine der auf diesen Annahmen aufgebauten vorbeugenden Maßnahmen bisher irgendeinen Erfolg zu verzeichnen hatte. Das vollständige Weglassen der Gaze und der Ersatz der Drainröhren durch ganz weiche Kofferdamstreifen hat uns ebensowenig genützt, wie die Einhüllung des Ureters in die Blasenmuskulatur unter Zuhilfenahme des Uterinastumpfes nach dem Vorschlage AMANNs, die zarte Präparierung des Ureters unter Vermeidung seiner Berührung mit irgendeinem Metallinstrument usw. Richtig ist, daß wir bedeutend weniger Komplikationen von seiten des Ureters zu beklagen haben, wenn wir, dem Rate KRÖNIGs folgend, den Ureter bei der Freilegung möglichst in Verbindung mit dem hinteren Ligamentblatte lassen. Doch hebt schon FRANZ hervor, daß die Erfüllung dieser Forderung mit einer wirklich radikalen Operation unvereinbar sei. So können wir auf die Frage nach der eigentlichen Ursache der Ureternekrose nur antworten: ,,Ignoramus!" Als letzter Grund ist der weitgetriebene Radikalismus der Carcinomoperation zu bezeichnen. Für diesen ist nicht nur die größere oder geringere Länge der ,,Guirlande" maßgebend, als welche der Ureter durch das Becken zieht, sondern auch die mehr oder weniger weit getriebene Ausräumung des Beckenbindegewebes. Je nackter die Beckenwand nach der Radikaloperation daliegt, desto größer ist die Gefahr der Nekrose für den Ureter. Ich kann den Beweis für diese Behauptung aus meinen eigenen Erfahrungen erbringen. An meiner Abteilung wurden von August 1910 bis Juli 1926 599 Carcinome der erweiterten Radikaloperation unterzogen. Bis zum Juli 1917 waren es 275 Fälle mit 18 Ureternekrosen; das gibt ungefähr dieselbe Verhältniszahl wie bei WERTHEIM, nämlich 6,5% gegen WERTHEIMs 6,4%. Im Juli 1917 habe ich die bis dahin geübte, der WERTHEIMschen ähnliche Methode durch ein wesentlich radikaleres Verfahren ersetzt (LATZKO und SCHIFFMANN: Klinisches und Anatomisches zur Radikaloperation des Gebärmutterkrebses. Zentralbl. f. Gynäkol. 1919. Nr. 34). Von damals bis heute (1. Juli 1926) sind 324 Cervixcarcinome operiert worden mit 27 Fisteln, entsprechend 8,3%. An meiner Technik hat sich bezüglich des Ureters kaum etwas geändert; wohl aber bezüglich des Beckenbindegewebes durch die weitgetriebene Ausräumung der Wurzeln des Parametriums. Daß hier der gesteigerte Radikalismus mit einer erhöhten Gefährdung der Ureteren erkauft wurde, erscheint zweifellos; welche Faktoren aber letzten Endes hier zur Nekrose führen, bleibt weiter unklar.

Zusammenfassend können wir also sagen, daß unter den geburtshilflichen Ursachen die *hohe Zange,* unter den weitaus überwiegenden gynäkologischen die *abdominelle Radikaloperation des Gebärmutterkrebses* die Hauptrolle spielen.

Ob es sich bei der Fistelbildung um direkte Verletzung eines Harnleiters oder um den Ausfall einer nekrotisch gewordenen Partie desselben gehandelt hat, können wir aus Beobachtung oder Anamnese erschließen.

Nach Verletzungen tritt der unwillkürliche Harnabgang unmittelbar auf (SCHATZ, POZZI), nach Nekrosen erst binnen einer Frist, die zwischen ein und drei Wochen schwankt (WERTHEIM, SAMPSON, FRANZ, DÖDERLEIN und KRÖNIG, STOECKEL u. a.). Werden die Kranken schon zu Beginn der ersten Woche des Puerperiums oder der postoperativen Rekonvaleszenz naß (FRANZ, am zweiten Tag), so ist wohl die Annahme einer nicht perforierenden Verletzung des Ureters berechtigt. Ausnahmsweise kann auch ein auffallend langer Zeitraum bis zum Auftreten der ersten Fistelsymptome verstreichen (WERTHEIM: 30 Tage).

Tritt das Leckwerden des Ureters später auf, so daß die über dem Scheidenstumpf gelegene Wundhöhle Zeit hat, sich inzwischen zu schließen, so kann es vorkommen, daß sich die Ureter-Scheidenfistel erst auf dem Umwege über eine Harninfiltration bildet. Die letztere kann zu schweren Allgemeinsymptomen — Schüttelfrost, hoher Temperatur, trockener Zunge, verschiedenen Zeichen von Urämie — und zur Entwicklung eines schmerzhaften, über das POUPARTsche

Band aufsteigenden Infiltrates führen, pflegt aber nach spontanem oder durch stumpfes Vordringen des Fingers von der Scheide aus unterstütztem Durchbruch der Fistel rasch zu schwinden.

Die geburtshilfliche Harnleiterfistel tritt entsprechend ihrem Entstehungsmodus in der Regel als Ureter-Cervixfistel in Erscheinung. Durch Einstellung mittels Spiegeln kann man sie gewöhnlich am Ende eines Cervixrisses oder in der Verlängerung eines solchen inmitten einer parametranen Narbe als Lücke feststellen, aus der intermittierend Harn quillt.

Die postoperative Ureterfistel präsentiert sich fast ausschließlich als Ureter-Vaginalfistel, die in einen seitlichen, ausgezogenen Zipfel des Scheidentrichters mündet. Während die aus einer Verletzung hervorgegangene puerperale Fistel durch den unmittelbaren Zusammenstoß der Ureterwand mit der Scheide oder einer das Scheidengewölbe durchsetzenden Narbe gekennzeichnet ist, so daß in den Berichten nicht selten das Vorquellen der ektropionierten Ureterschleimhaut ausdrücklich erwähnt wird, sehen wir bei den aus einer Ureternekrose hervorgegangenen Fisteln zwischen die Mündung der Fistel in der Scheide und das zentrale Ureterende zumeist einen narbigen Kanal eingeschaltet, der sich unter Umständen zu einer kleinen Höhle ausweitet. Dieser von mir bei Obduktionen langjähriger Fistelträgerinnen wiederholt erhobene Befund hängt mit der Tatsache zusammen, daß die zur Fistel führende Nekrose häufig eine längere Strecke des Ureters betrifft.

Der Sitz der Ureterfisteln läßt sich sowohl klinisch als anatomisch mit zumeist 2—4 cm oberhalb der vesicalen Uretermündung feststellen. Doch sind ausnahmsweise auch 8 und 10 cm gemessen worden (Wertheim, Franz, Colombino u. a.). Als klinische Methode zur Bestimmung der Entfernung der Fistel von der normalen Einmündung des Ureters in die Blase steht uns nur die cystoskopische Harnleitersondierung zu Gebote. Das unterhalb der Fistel gelegene Stück des Ureters stenosiert im Verlaufe der Heilung des der Fistelbildung zugrunde liegenden Prozesses durch Vernarbung gänzlich und wird dadurch für eine eingeführte Sonde unpassierbar. Mir sind aus der Literatur nur zwei Fälle bekannt (Adler, Landau), in denen der Nachweis des Offenbleibens eines distalen Ureterendes gelang. Nur ganz ausnahmsweise nimmt vor eingetretener Vernarbung der Blasenharn seinen Weg rückfließend durch das periphere Harnleiterende (Pozzi).

Bei puerperalen Fisteln fällt die Stelle, an der der Ureterenkatheter stecken bleibt, mit dem wirklichen Sitze der Fistel annähernd zusammen. Bei postoperativen, auf Nekrose beruhenden Ureterfisteln hat diese Annahme keineswegs allgemeine Gültigkeit. Bei wandständigen Fisteln allerdings darf als wahrscheinlich vorausgesetzt werden, daß die Stelle der nachgewiesenen Striktur dem Sitze der Fistel entspricht. Bei kompletten kann aber nach dem weiter oben bezüglich der Zwischenschaltung eines narbigen Kanales Gesagten der eigentliche Fistelsitz wesentlich höher als das vernarbte periphere Ureterende liegen. Diese Tatsache ist für die Therapie insoferne bedeutungsvoll, als sie die Mobilisierung und Implantation des unteren Ureterendes auf vaginalem Wege erschweren oder ganz unmöglich machen kann.

Mehrfach ist die Frage diskutiert worden, ob Ureterfisteln, besonders solche nach abdomineller Radikaloperation eine Körperseite bevorzugen. Wertheim zählt unter 32 Fällen von Fistelbildung 16 links-, 11 rechts- und 5 beiderseitige. Bei ihm ist also eine deutliche Bevorzugung der linken Seite erkennbar. Unter meinen 44 Fällen sind 21 rechts-, 15 links-, 5 beiderseitig und 4 Fälle nicht bestimmt, bzw. nicht bestimmbar — also ein sicheres Überwiegen der rechten Seite. Stoeckel hält die ganze Frage für irrelevant und dürfte damit das Richtige getroffen haben.

Das erste Zeichen einer Ureter-Genitalfistel ist der *unwillkürliche Harnabgang* durch die Scheide, *neben* dem aber — im Gegensatz zu den Blasenfisteln — die *willkürliche Blasenentleerung* weiter fortbesteht. Schon BÉRARD (1841), dem wir die erste Beschreibung einer geburtshilflichen Ureterfistel verdanken, zieht aus dieser Tatsache diagnostische Schlüsse. Derselbe Autor beobachtete auch schon, daß der aus dem Muttermunde quellende Fistelurin — es handelte sich um eine Ureter-Gebärmutterfistel — einen größeren Wassergehalt aufweist, daß er heller ist als der Blasenurin. Dieser überraschende Unterschied ist von W. A. FREUND im Jahre 1869 durch Messung der spezifischen Gewichte genauer bestimmt und in einem seiner Fälle mit 1005 : 1025 festgestellt worden. Als Ursache dieser auffallenden, von allen späteren Beobachtern bestätigten Erscheinung hat SCHATZ eine Schädigung der Niere angenommen, die entweder eine vermehrte Sekretion der Glomeruli bei gleichbleibender Resorption der Harnkanälchen im Sinne BOWMANNs oder eine verringerte Resorption bei gleichbleibender Sekretion im Sinne K. LUDWIGs zur Folge habe.

Die fast unausbleibliche Schädigung der zugehörigen Niere bei längerem Bestehen einer Ureterfistel wurde seither klinisch und anatomisch wiederholt nachgewiesen. Sie ist geeignet, den Gesundheitszustand des Individuums und unsere therapeutischen Entschließungen weitgehend zu beeinflussen.

Das anatomische Bild der Nierenschädigung ist ein verschiedenes, je nachdem zu der Ureterfistel eine Infektion der höheren Harnwege hinzugetreten ist oder nicht. Im einfachsten Falle einer längere Zeit hindurch bestehenden, infektionsfreien Fistel finden wir das Nierenbecken dilatiert, die Niere verkleinert, ihre Kapsel gefaltet, verschieblich; im mikroskopischen Bilde treten Hämorrhagien, Veränderungen im Bereiche der Glomeruli in Form von Verkalkung, dann Degenerationserscheinungen des Nierenepithels, Epitheldesquamation gleichzeitig mit einer Zunahme des Bindegewebes in den Vordergrund (ASCH, MAISS, PEISSER, STOECKEL, VEIT, COLOMBINO u. a.). Es bestehen also die Zeichen der interstitiellen und parenchymatösen Nephritis innerhalb einer atrophischen Niere. Als Ursache dieser Atrophie ist die Druckerhöhung im Nierenbecken zu bezeichnen (MAISS), die wieder eine Folge der so gut wie immer eintretenden, narbigen Verengerung der Fistelmündung ist. Diese klinischanatomische Feststellung ist mehrfach, insbesondere durch KANNEGIESSER tierexperimentell bestätigt worden. Dieser Autor betont mit Recht, daß die erwähnte Atrophie bei Ureterfisteln immerhin langsamer eintritt als nach Ureterunterbindung.

Noch schwerer und für das betroffene Individuum bedeutungsvoller stellen sich die Konsequenzen einer Ureterfistel dar, wenn sich zu den beschriebenen Erscheinungen noch die Folgen einer Infektion der höheren Harnwege hinzugesellen. Dann finden wir neben Pyelitis oder Pyonephrose entzündliche Infiltration im Bereiche der Rinde und des Markes, die sich zu — häufig nur mikroskopisch kleinen — Abscessen verdichten können, die gelegentlich das ganze Nierenparenchym durchsetzen (Abb. 40). SCHIFFMANN und SZAMEK haben jüngst in einer aus meiner Abteilung stammenden Arbeit die hier obwaltenden Verhältnisse eingehend auseinandergesetzt. Außerdem sei noch auf die Mitteilungen von HEINSIUS, IVERSEN, PEISER, MAISS usw. hingewiesen.

Klinisch wirkt sich die Nierenschädigung in der weiter oben erwähnten Richtung einer Steigerung der Diurese bei gleichzeitiger Verminderung des spezifischen Gewichtes aus. So kommt es, daß die zu einer Ureterfistel gehörige Niere trotz der Volumvermehrung des von ihr gelieferten Harnes um die Hälfte weniger feste Stoffe ausscheidet, als die andere (KANNEGIESSER). Eine Fistelniere ist daher unter allen Umständen weniger funktionstüchtig als eine normale.

Auf die durch Infektion der Fistelniere hervorgerufenen, klinischen Erscheinungen werden wir bei Besprechung der therapeutischen Indikationen zurückkommen.

Die *Diagnose* der Ureter-Genitalfisteln stützt sich zunächst auf das besprochene Symptom des unwillkürlichen Harnabganges aus der Scheide bei gleichzeitiger, willkürlicher Harnentleerung per urethram. Die durch diese anamnestische Mitteilung der Kranken wachgerufene Vermutung einer Harnleiterfistel wird durch den Nachweis der Kontinenz der Harnblase wesentlich gefestigt. Schon Bérard ließ sich bei der ersten Diagnose einer Ureter-Gebärmutterfistel durch den Umstand leiten, daß in die Harnblase eingespritzte, gefärbte Flüssigkeit in der Vagina nicht zutage trat. Puech (1846) verwendete an Stelle künstlich gefärbter Flüssigkeit Milch. Diesen zwei Mitteln ist man bis heute treu geblieben. Allerdings gestatten die beschriebenen Symptome nicht die einwandfreie Diagnose einer Harnleiterfistel, weil hochsitzende, enge Blasen-Scheiden- oder Blasen-Gebärmutterfisteln infolge Ventilwirkung ganz ähnliche Erscheinungen bieten können (Stoeckel). W.A.Freund trachtete bei einer Ureter-Cervixfistel die Sachlage dadurch zu klären, daß er in den Cervicalkanal einen Obturator einführte. Tatsächlich trat $^3/_4$ Stunden später Nierenschmerz und Brechreiz auf, so daß durch dieses in den Rahmen der pathologischen Physiologie fallende Experiment die Ausmündung des fistulösen Ureters in den Cervicalkanal bewiesen war. Abgesehen davon,

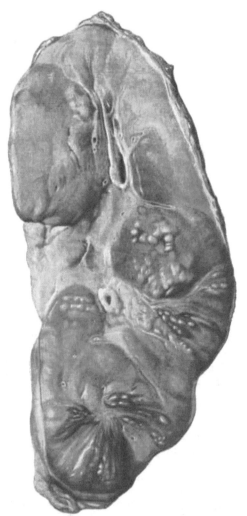

Abb. 40. Septische Fistelniere nach Radikaloperation eines Uteruscarcinoms.

daß ein ähnlicher Versuch nur bei Ureter-Gebärmutter- und nicht bei den weitaus häufigeren Ureter-Scheidenfisteln Aussicht auf Erfolg hätte, sind uns inzwischen durch die Einführung der Cystoskopie eine Reihe von Untersuchungsmethoden zugewachsen, die eine Differentialdiagnose der Ureter-Genitalfisteln gegenüber gewissen Blasen-Scheiden- und Blasen-Cervicalfisteln mit großer Sicherheit zulassen. Vor allem ist es das zuerst von Viertel entdeckte und gedeutete Symptom des Totliegens der Uretermündung, welches den Schluß auf Unterbrechung der Harnleitung im Harnleiter erlaubt. Dann gelingt es, durch aufmerksame

Betrachtung der Ureterenmündungen den mit jeder Ureteraktion einhergehenden Harnwirbel auf der gesunden Seite und sein Fehlen auf der Seite der Fistel zu beobachten. Einen weiteren Fortschritt in der Diagnostik der Ureterfisteln bedeutet die Anwendung des Ureterenkatheterismus. Vermutet man aus den übrigen Symptomen eine Harnleiterfistel, so scheint das Steckenbleiben des Katheters im vesicalen oder parametranen Anteil des Ureters die Diagnose zu verifizieren. Allerdings beweist das Steckenbleiben des Katheters nicht mehr als die Anwesenheit einer Striktur. Gerade nach der erweiterten Radikaloperation des Uteruscarcinoms finden wir dieses Symptom nicht selten als Ausdruck einer durch intensive Narbenbildung veränderten Topographie des Ureters bei vollständig erhaltener Durchgängigkeit für den Harnstrom (WERTHEIM, STOEKKEL, LATZKO). Diesen Nachweis der Durchgängigkeit zu erbringen gestattet, wie früher erwähnt, unter günstigen Umständen die einfache cystoskopische Betrachtung des Harnwirbels.

Weitaus mehr leistet aber hier die Chromocystoskopie. Dieselbe verleiht der Beobachtung eine derartige Sicherheit, daß wir sie — mit gewissen Einschränkungen, von denen später die Rede sein soll — als eines der entscheidendsten diagnostischen Hilfsmittel bezeichnen dürfen.

Neben allen diesen Untersuchungsmethoden wurden und werden noch fallweise andere gebraucht, denen unter bestimmten Voraussetzungen eine wesentliche Bedeutung zukommen kann. Hierher gehört die Sondierung der Fistel von der Scheide aus. Aus der Richtung und aus der Länge des eingeführten Instrumentes, aus dem Abgange von Harn, wenn der durch die Fistel vorgeschobene Katheter nicht in der Blase erschien, hat man gefolgert, daß es sich um eine Harnleiterfistel handle. Die Einführung einer Steinsonde in die Blase, einer Uterussonde in die Fistel gestattet aus dem Vorhandensein oder Fehlen von Metallklang zu schließen, ob sich die Instrumente in der Blase treffen oder nicht (SCHAUTA). Auch die cystoskopische Kontrolle gibt Aufschluß darüber, ob eine in die Fistel eingeführte Sonde etwa in die Blase führt (Abb. 32). LICHTENBERG hat diesen diagnostischen Weg weiter ausgebaut, indem er eine Metallsonde in die Fistel, eine gaduierte Minimumsonde von der Blase aus in das periphere Ureterende einführte. Der röntgenologisch fixierte Treffpunkt beider Sonden bestimmt den Sitz der Fistel.

Ein nicht unmittelbar augenfälliges, aber verläßliches diagnostisches Hilfsmittel ist der Vergleich des aus der Scheide abfließenden mit dem Blasenurin. Der um mehr als die Hälfte verminderte Gehalt des Fistelharns an festen Bestandteilen läßt sich durch vergleichende Harnstoffuntersuchung, durch Bestimmung der Gefrierpunkte oder der spezifischen Gewichte einwandfrei nachweisen. Gleiche Zahlen beweisen danach eine Blasen-, ungleiche eine Ureterfistel (CATHELIN).

Eine Verschärfung der alten Methode, durch Einspritzung von Farblösungen in die Harnblase deren Kontinenz zu erweisen, stellt der Vorschlag von BURKHARDT und POLANO dar, die Blase mit einer Fuchsinlösung zu füllen und gleichzeitig Indigocarmin intramuskulär oder intravenös zu injizieren. Zeigt der durch die Scheide abfließende Harn tiefblaue Färbung, so handelt es sich bestimmt um eine Ureterfistel.

In sinnreicher Art suchte KÜSTNER das Zusammentreffen bestimmter Reagenzien für die Differentialdiagnose zwischen Blasen- und Ureterfistel zu verwerten. Er füllte die Harnblase mit einer dünnen Carbollösung und brachte einen Tampon von Liquor ferri sesquichlorati-Watte in die Vagina. Besteht eine Kommunikation der Blase zur Scheide, so färbt sich der Tampon violett. Noch feiner ist die von ADRIAN vorgeschlagene Methode, die auf dem Umschlag gewisser Farbstoffe in verschieden reagierenden Medien beruht. Neutralrot oder Phenolsulfonephthalein werden durch Injektion einverleibt. Das erstere erscheint in saurer Lösung rot, in alkalischer gelb; letzteres umgekehrt in saurer Lösung gelb, in alkalischer rot. Füllt man die Blase mit saurer oder alkalischer Lösung und bringt einen mit einer Flüssigkeit von entgegengesetzter Reaktion getränkten, weißen Tupfer in die Scheide, so erscheint der aus der Scheide ab- gehende Harn bei Blasenfisteln gleich, bei Ureterfisteln anders gefärbt als der Blasenurin. Auch Rübsamen empfiehlt bei Verdacht auf Ureterfistel Injektion von Phenolsulfonephthalein und Füllung der Blase mit einem alkalischen Medium. Der abgesonderte Harn erscheint daraufhin in der Blase rot, in der Scheide farblos, wenn es sich um eine Harnleiterfistel handelt.

Gewisse Schwierigkeiten ergeben sich bei Deutung der erhobenen Befunde, wenn der Defekt innerhalb des Ureters kein kompletter, sondern nur ein par- tieller ist. Dann wird aus der Blasenmündung des fistulösen Harnleiters Urin in mehr oder weniger kräftigem Strahl ausgestoßen, trotzdem ein Teil desselben durch die Fistel in die Scheide fließt (Adrian, Füth). Halban konnte in einem derartigen Fall bei einer puerperalen Ureterfistel den Sitz derselben durch den Ureterenkatheterismus bestimmen, der in 7 cm Höhe ein Hindernis ergab; ähnlich lag der Fall Richardson. Doch gibt es Fälle von inkompletter Fistel, in denen der eingeführte Katheter den Ureter bis zur Niere glatt passiert. Pleschner hat in seinem Fall die Seite der an sich durch verschiedene Sym- ptome feststehenden Ureterfistel dadurch bestimmt, daß er nach Katheterismus des verdächtigen Ureters von der Blase aus Indigocarmin in den Katheter ein- laufen ließ; nach Herausziehen des Katheters floß tiefblauer Harn aus der Fistel- öffnung in der Scheide ab, wodurch der katheterisierte Ureter als der fistulöse verifiziert war. Besonders kompliziert können sich die Verhältnisse bezüglich der Diagnose gestalten, wenn der eine Ureter inkomplett fistulös, der andere undurchgängig ist (Laws, Latzko).

Erhebliche Schwierigkeiten bereitet die Diagnose einer Ureterfistel, wenn dieselbe innerhalb des Randes oder neben einer Blasen-Scheidenfistel besteht.

In der *Therapie* der Ureter-Genitalfisteln kommt der Prophylaxe eine hohe Bedeutung zu. Das sehen wir schon daraus, daß die auf direkten Verletzungen beruhenden Fisteln mit zunehmender Operationstechnik immer seltener ge- worden sind. Heute nehmen in der Ätiologie der Harnleiterfisteln die erweiterte Radikaloperation des Collumcarcinoms und in ziemlich weitem Abstande de hohe Forceps bei Erstgebärenden den ersten Platz ein. Solange man sich nicht entschließt, den Radikalismus der Carcinomoperation abzubauen, besteht vorderhand keine Aussichten auf eine wesentliche Besserung der Verhältnisse. Auch bezüglich der puerperalen Fisteln besteht solange keine Hoffnung auf eine weitere Verringerung der — im übrigen nicht allzugroßen — Frequenz der Ureterfisteln, als die Hochflut der Kjellandzangen bei über dem Becken stehendem Kopf nicht zurückgeht.

In weit höherem Maße als Blasenfisteln neigen Ureterfisteln zur *Spontan- heilung*. Über den ersten derartigen Fall berichtet Hochstetter aus der Gus- serowschen Klinik. Seither haben die Beobachtungen zahlreicher Autoren gezeigt, daß die Spontanheilung der Ureterfisteln ein Vorgang ist, auf den wir mit einer gewissen Wahrscheinlichkeit rechnen dürfen. Wertheim berichtet über 32 Ureterfisteln, von denen sich 15 spontan schlossen. Colombino über drei Spontanheilungen unter acht Fällen, Franz über zwei unter sieben. Ich selbst habe unter 45 Fällen von Ureterfistel, von denen fünf doppelseitig waren, also unter 50 fistulösen Harnleitern mindestens 18 mal Spontanverschluß der Fistel beobachtet. Ich sage mindestens, weil nach meinen seitherigen Erfahrungen Spontanheilung von Harnleiterfisteln noch viele Monate nach der Entlassung aus dem Spital eintreten kann. Die seinerzeitige Meinung Stoeckels, daß die Spontanheilung so selten sei, daß wir sie therapeutisch nicht in Betracht ziehen können, ist daher nach neueren Erfahrungen nicht mehr aufrecht zu erhalten.

Die Frage, ob Heilung in diesen Fällen Wiederherstellung des normalen Harnweges oder Einstellung der Nierenfunktion bedeutet, ist viel diskutiert worden. Daß wandständige Fisteln unter vollständiger Funktionsherstellung ausheilen können, hat WERTHEIM in einer Diskussion zu HALBAN schon im Jahre 1900 behauptet. In seiner Monographie hat er dann mitgeteilt, daß sich in allen seinen 15 Fällen von Spontanheilung die Durchgängigkeit wieder hergestellt habe. Das kann bestimmt nur ein Zufall sein. Denn STOECKEL erwähnt ausdrücklich Obliteration des Ureters als Grundlage der Spontanheilung; und nach den Mitteilungen genau verfolgter Fälle kann die Ausheilung unter dem Bilde des Ureterverschlusses mit Verlust der Nierenfunktion keineswegs als Ausnahme betrachtet werden (ADRIAN, ASCH, COLOMBINO, LENORMANT und LEBOVICI, MADLENER, MAISS, SAMPSON usw.). Übrigens ist auch Heilung einer Ureter-Bauchwandfistel durch Obliteration derselben und konsekutive Nierenatrophie beobachtet worden (ONUFROWITSCH). Der Zusammenhang zwischen letzterer und Harnleiterstenose ist uns ja aus den Erfahrungen der Klinik und des Tierexperimentes wohl bekannt (s. Kapitel Verletzungen und Strikturen des Ureters).

Zweifellos ist aber der Satz von ASCH, er glaube nicht an das Wegsamwerden des Ureters bei längerer Dauer der Fistel, nicht allgemeingültig. Abgesehen von den einwandfreien Beobachtungen WERTHEIMs und seines Schülers WEIBEL liegen zahlreiche Erfahrungen anderer Autoren vor, die im Sinne einer vollständigen oder annähernden Wiederherstellung der normalen Ureterfunktion sprechen (ADRIAN, LENORMANT und LEBOVICI, SAMPSON u. a.). Und wenn wir auch wissen, daß die zugehörigen Nieren dieser spontan geheilten Ureteren anatomisch und funktionell minderwertig sind, so kann unter Umständen die Erhaltung des Lebens ausschließlich der Funktion einer derartigen Fistelniere zu verdanken sein (LATZKO 1909).

Wahrscheinlich erfolgt die Wiederherstellung der Wegsamkeit des Harnleiters leichter bei wandständigen Fisteln (WERTHEIM 1900); doch darf man nach den schönen Untersuchungen Mc ARTHURs annehmen, daß unter günstigen Umständen, zu denen jedenfalls der von LENORMANT und LERBOVICI empfohlene Dauerkatheterismus gehört, auch eine komplette Ureterfistel unter Wiederherstellung ihrer Kontinuität ausheilen kann.

Daß die Heilung einer Ureterfistel immer unter gleichzeitiger Strikturbildung erfolgt und daß sie — mit aus diesem Grunde — häufig mit renaler Infektion einhergeht, hat SAMPSON schon im Jahre 1904 beobachtet. Doch kenne ich eine Reihe von Spontanheilungen, bei denen noch Jahre nachher die seinerzeitige Fistelniere gut funktionierte und bei denen der Harn keine Spur von Sediment zeigte.

Die Zeitdauer, welche eine Ureterfistel zur Spontanheilung benötigt, ist außerordentlich wechselnd. Sie hängt von dem Umfange der Fistel und daneben von einer Reihe anderer Faktoren ab, unter denen die Aufrechterhaltung der Asepsis des Harnes sicher einer der wichtigsten ist (MADLENER). In der Regel handelt es sich wohl um mehrere Wochen (WERTHEIM). Doch habe ich eine durch Anstechen mit der Nadel zustande gekommene Fistel innerhalb weniger Tage und anderseits eine auf Nekrose beruhende erst nach sechs Monaten sich spontan schließen gesehen; die letztere sogar mit voller Erhaltung der Funktion. Manchmal hört eine Fistel auf zu nässen, um nach einer verschieden langen Zeit scheinbarer Heilung wieder zu fließen. Solche Perioden abwechselnder Trockenheit und Nässe können miteinander abwechseln, bevor sich die Fistel definitiv schließt; die Heilung erfolgt ,,in Etappen" (WERTHEIM).

Schon frühzeitig hat man versucht, die Spontanheilung durch Ätzung der Fistel herbeizuführen oder zu unterstützen. Im allgemeinen hat sich gezeigt, daß diese Art der Behandlung keineswegs gleichgültig ist. Schon Simon sah nach einer vergeblichen Ätzung Harnstauung auftreten und R. Braun-Fern-wald berichtet über einen Fall, in dem unter urämischen und Fiebererschei-nungen ein wurstförmiger Tumor auftrat, der nach acht Tagen verschwand, während gleichzeitig die Harnmenge auf das Doppelte stieg. Hier trat allerdings Heilung ein. Auch Kroemer betont, daß die Ätzbehandlung sehr häufig Schüttel-fröste, protrahiertes Fieber und Nierenschmerzen auslöst. Nur Weibel ist vor-behaltlos Anhänger systematischer Ätzungen. Ich selbst habe bei meinen Ureterfisteln, die so gut wie alle durch Nekrose veranlaßt waren, nie von Ätzungen Gebrauch gemacht und glaube auf Grund der anatomischen Verhältnisse nicht, daß man die fistulöse Stelle im Ureter in Wirklichkeit je erreicht. Hingegen halte ich den Rat Stoeckels, bei den in der postoperativen Rekonvaleszenz auftretenden Ureterfisteln die vorhandenen Fadenschlingen bald und sorg-fältig zu entfernen, für sehr beherzigenswert.

Die eigentliche Therapie der Ureterfisteln kann nur eine operative sein. Sie blieb lange Zeit hindurch ein ungelöstes Problem, bis G. Simon durch den heroi-schen Entschluß, die dem fistulösen Harnleiter zugehörige Niere zu opfern, die erste „Heilung" einer Ureterfistel erzielte. Seither ist die Nephrektomie ein unentbehrlicher Bestandteil unseres Rüstzeuges im Kampfe gegen die Harn-leiterfisteln und ihre Folgen geblieben. Außerdem sind noch zahlreiche Methoden ersonnen worden, welche vor allem bezweckten, durch Wiederherstellung des kontinuierlichen Weges von der Niere zur Blase die Funktion der Niere dem Organismus zu erhalten.

Zweckmäßig können wir die verschiedenen, zur Beseitigung der Ureter-fisteln angegebenen Operationsmethoden in drei Gruppen teilen:

1. Die vaginale Fistelplastik.
2. Die Ureterimplantation.
3. Die Nephrektomie.

*Die vaginale Fistelplastik* schwebte schon Simon als Ideal vor. Er erkannte, daß die Vorbedingung für die Herstellung der unterbrochenen Harnleitung die Verwandlung der Ureter-Scheidenfistel in eine Ureter-*Blasen*-Scheiden-fistel sei, und suchte dies dadurch zu erreichen, daß er die Harnblase mittels einer Steinsonde gegen die Fistel vordrängte, sie daselbst durchstach und nun-mehr die Ränder der neuen Blasenscheidenfistel, in welche die Ureterfistel ein-mündete, welche also eine echte Ureter-Blasen-Scheidenfistel war, anfrischte und vernähte. Die Operation mißlang, weil Simon mit einem damals unbekannten Faktor nicht gerechnet hatte, der auch späteren Operateuren viel zu schaffen machte — nämlich mit der solchen künstlichen Blasenfisteln innewohnenden Tendenz, sich außerordentlich rasch zu schließen. Zur Umgehung dieser Schwie-rigkeit verzichtete er in einem später gemachten Vorschlag ganz auf das Offen-bleiben der vorübergehend, wie bei seiner ersten Operation angelegten Blasen-Scheidenfistel und wollte nur die Uretermündung in der von ihm bei Ureter-Blasen-Scheidenfisteln geübten Art in das Innere der Blase verlegen, indem er das zwischen dem zentralen Ureteranteil und der Blase liegende Gewebe über einer durch die Harnröhre und die provisorische Blasen-Scheidenfistel in den Harnleiter eingeführte Sonde auf 1—1½ cm spaltete. Durch fortgesetzte Dila-tierung der neuen Uretermündung bis zu eingetretener Vernarbung ihrer Ränder sollte ihrer Verengerung vorgebeugt und dann die Ureter-Blasen-Scheidenfistel angefrischt und vernäht werden.

Elemente der Simonschen Methoden der Ureterfisteloperation finden wir in den meisten späteren Operationsvorschlägen. Die Verbesserungen gegenüber

SIMON bestehen vor allem in der Anwendung des Ureterdauerkatheters, der in derselben Art wie bei diesem Autor die Sonde eingeführt wurde (LANDAU). Derselbe sollte die Wegsamkeit des hergestellten Verbindungskanales zwischen Ureter und Blase und die Ruhigstellung der Wunde garantieren. Ferner in der Anlage der künstlichen Blasen-Scheidenfistel in der Richtung nach innen, unten, neben der Ureterfistel; in dem Stehenlassen eines Schleimhautringes um die neue Ureter-Blasen-Scheidenfistel behufs Herstellung eines mit Schleimhaut ausgekleideten Weges zwischen den beiden Fisteln (BANDL, SCHEDE); in der Umsäumung der neuen Blasen-Scheidenfistel, um ihren Spontanverschluß zu verhüten (HAHN, SCHEDE); in der Umsäumung der durch Schlitzung des zentralen Ureterendes erhaltenen neuen Uretermündung, wobei Ureter- mit Blasenschleimhaut vernäht wurde (DÜHRSSEN). BUMM durchquetschte den zwischen zentralem Ureteranteil und Harnblase stehenden Gewebssporn behufs Erweiterung und Weithaltens der Uretermündung mittels eines der DUPUY-TRENSCHEN Schere nachgebildeten Instrumentes. Mit diesen Methoden, die alle auf Umwandlung der Ureter- in eine Ureter-Blasen-Scheidenfistel mit nachfolgender Anfrischung und Naht beruhten, haben außer den erwähnten Autoren noch BOZEMANN, GUSSEROW, HOFMEIER, LEOPOLD, NICOLADONI, PARVIN, SCHATZ, WERTHEIM, WINCKEL u. a. zumeist erfolgreich operiert Noch in allerjüngster Zeit haben sich Anhänger dieser Methoden gefunden (RICHARDSON, SPENCER).

Der Anfrischung der neugebildeten Ureter-Blasen-Scheidenfistel haben einzelne Autoren unter bestimmten Verhältnissen die Kolpokleisis, gewöhnlich knapp unterhalb der neuen Fistel vorgezogen (ADLER, GEYL, GUSSEROW, KALTENBACH, KEHRER, KOSSMANN, LATZKO, SCHEDE u. a.). In denjenigen Fällen, in denen der Uterus noch vorhanden war, wurde gelegentlich die Obliteration auf ein Scheidengewölbe beschränkt, um die Funktion der Scheide zu erhalten.

Während die bisher besprochene Gruppe der Operationsmethoden auf der Herstellung eines narbigen oder bei jenen Modifikationen, die einen Ring um die Ureter- und die künstliche Blasen-Scheidenfistel stehen ließen, eines aus Scheidenschleimhaut gebildeten Kanales von der alten zur künstlichen, neuen Fistel beruhte, hat MACKENRODT im Jahre 1894 ein Verfahren angegeben, das eine direkte Vereinigung der Ureter- mit der etablierten Blasen-Scheidenfistel erzielte. MACKENRODT umschnitt zu diesem Zweck die Ureterfistel myrtenblattförmig, unterminierte das derart umgrenzte Stück der Scheidenschleimhaut gegen die Ureterwand zu, klappte es gegen die unmittelbar an die Spitze des Myrtenblattes anschließende Blasen-Scheidenfistel um und vereinigte seine Ränder mit denen der künstlichen Fistel so, daß das myrtenblattförmige Scheidenschleimhautstück in die Blase hineinsah. Hauptsächlich nach dieser Methode hat MACKENRODT bis zum Jahre 1899 22 Fälle von Ureter-Genitalfisteln operiert. Er wendete seine Methode auch auf die Operation von Ureter-Cervixfisteln an, indem er den Uterus exstirpierte, wodurch eine Ureter-Scheidenfistel entstand; nach vollständiger Verheilung ging er, so wie oben beschrieben, vor. Nach MACKENRODT haben HÖRMANN, SCHMIT, SEVERIN u. a. mit gutem Erfolg operiert. Ganz ähnlich in der Idee ist ein von MATHES im Jahre 1918 angewendetes und empfohlenes Verfahren.

Einen Übergang zu der im nächsten Absatz zu besprechenden Methode der Implantation stellen jene Operationen dar, durch welche der auf 2 cm und mehr mobilisierte Fistelgang — der nicht der Harnleiter selbst sein muß — in ein neu angelegtes Loch in der Blasenwand eingenäht wird (FENOMENOW, KAKUSCHKIN, MC ARTHUR, MACKENRODT, WASSILIEW, ZICKEL).

Die bisher erwähnten Operationsmethoden der Ureterfisteln verlangen alle eine mehr als mittelmäßige, operative Geschicklichkeit. Jede von ihnen ist

sozusagen auf die in dividuelle Technik ihres Erfinders zugeschnitten. Daher
kommt es, daß — wie Stoeckel treffend bemerkt — keine von ihnen allgemeine Verbreitung gefunden hat, daß keine von ihnen als *typische* Fistelplastik „auch nur eine kurze Zeit das Feld behauptet hätte".

Das wurde erst anders, als die *Implantation* des fistulösen oder intra operationem verletzten *Harnleiters in die Blase* zuerst vereinzelt, dann mit zunehmendem Gelingen immer häufiger ausgeführt wurde, als sich dieselbe zu einem verhältnismäßig einfach auszuführenden, bei gesteigerter Übung in einer nach
Minuten zählenden Spanne Zeit zu erledigenden, in seinem Erfolge nicht nur
quoad vitam, sondern auch bezüglich des funktionellen Erfolges befriedigenden
Verfahren entwickelte.

Die Technik und die Geschichte der verschiedenen zur Implantation des
Ureters in die Harnblase angegebenen Methoden ist an anderer Stelle eingehend
abgehandelt. Hier sei nur darauf verwiesen, daß die erste Einpflanzung eines
Harnleiters in die Blase am Menschen überhaupt wegen eines der Ureterfistel
bezüglich der Symptomatologie außerordentlich ähnlichen Leidens — nämlich
wegen extravesicaler Ausmündung eines überzähligen Harnleiters — von Davenport im Jahre 1890 auf vaginalem Wege lie ersten Implantationen wegen
Ureterfistel wenige Jahre später von Novaro und Bazy unabhängig voneinander
per laparotomiam ausgeführt worden sind. Seither hat sich dieses Verfahren
als Operation der Wahl bei Ureterfisteln immer mehr eingebürgert.

Auf die zahlreichen, für die Implantation der Harnleiter angegebenen Methoden soll hier nur insoferne eingegangen werden, als dieselben einer der von
Stoeckel unterschiedenen Gruppen der rein intraperitonealen, der gemischt
intra-extraperitonealen und der rein extraperitonealen angehören.

Die rein intraperitoneale Implantation (Bazy, Krause) kann heute wohl
als obsolet betrachtet werden.

Die am häufigsten und erfolgreichsten geübte Methode ist die gemischt intra-
extraperitoneale nach Witzel-Fritsch. Für die Lebenssicherheit dieses Verfahrens spricht die Mitteilung von Minnerot aus der Bonner Klinik, wonach
dasselbe unter 25 operativ behandelten Ureter-Scheidenfisteln 17 mal Anwendung
fand mit nur einem Todesfall an Peritonitis.

Die insbesondere von Mackenrodt nach Veit und Kelly empfohlene, rein
extraperitoneale (von Mackenrodt transperitoneale genannte) Methode ist
zweifellos technisch schwieriger, gewährt eine weniger gute Übersicht und ist
daher, wie Stoeckel betont, nur für Sonderfälle zu reservieren. Eine Reihe
von Versuchen, rein extraperitoneal zu operieren, mußte übrigens aufgegeben
werden, weil das in der Nähe der Fistel narbig adhärente Peritoneum einriß
(Fritsch, Kelly, Küstner u. a.). Nichtsdestoweniger hat das Verfahren in
Amann, Madlener, Witzel und in letzter Zeit noch in Kneise warme Fürsprecher gefunden. Es muß a priori zugestanden werden, daß unter bestimmten
Verhältnissen, z. B. bei keimhaltigem Fistelurin, ein rein extraperitoneales
Operieren eine geringere Lebensgefahr beinhaltet als ein Verfahren, bei dem
die Bauchhöhle eröffnet wird, wobei nicht zu verhindern ist, daß wenigstens
Spuren infektiösen Inhaltes auf das Bauchfell austreten.

Sehen wir von den letztgenannten Fällen, in denen die Nephrektomie mit
der Implantation in berechtigte Konkurrenz tritt, einstweilen ab, so erweist
sich die Implantation des Harnleiters in die Blase nach der gemischt intra-extraperitonealen Methode bei Ureterfisteln als dasjenige Verfahren, das einerseits
technische Einfachheit mit großer, unmittelbarer Lebenssicherheit verbindet,
andrerseits die Erhaltung eines zwar funktionell minderwertigen, aber trotzdem
für den Organismus wertvollen Organes gewährleistet.

Die klinische Nachuntersuchung implantierter Ureteren hat nämlich gezeigt, daß auch in gut gelungenen Fällen der eingepflanzte Harnleiter häufig im Bereiche seiner Mündung oder der Einpflanzungsstelle eine Verengerung infolge Narbenbildung erleidet (STOECKEL, WERTHEIM u. a.), die sich im Charakter und in der Frequenz des durch Chromocystoskopie kontrollierten Harnwirbels zu erkennen gibt. Diese Strikturbildung beeinflußt den Zustand der zugehörigen Niere auf dem Umwege über Nierenbeckenerweiterung und intrarenale Drucksteigerung (ROUTIER: zwei Fälle von Nierenatrophie nach Implantation). Auch im Tierexperiment sind Hydronephrosenbildung und spätere Nierenatrophie als regelmäßige Folge von Ureterimplantation nachgewiesen (FRANZ, KANNEGIESSER). Trotzdem ist die Erhaltung des Lebens ausschließlich durch derartige Nieren in der Literatur mehrfach beobachtet.

In diesem Zusammenhange muß auf eine große Gruppe von Fällen hingewiesen werden, bei denen die Implantation an der Unmöglichkeit ihrer Durchführung scheitert, so wünschenswert sie auch mit Rücksicht auf die früher entwickelten Prinzipien wäre. Hierher gehören alle Ureterfisteln nach wirklich radikaler, abdomineller Operation des Gebärmutterkrebses. Bei diesen erscheinen die Ureteren längs der ganzen Pars pelvina in Narben eingescheidet (WERTHEIM, LATZKO), so daß sich ihrer Auslösung entweder unüberwindliche Hindernisse in den Weg stellen, oder doch das Nekrotischwerden des außer Ernährung stehenden, zu implantierenden Ureterendes mit Sicherheit zu erwarten steht. Wenn einzelne Berichte aus der Literatur sich hier auf einen gegenteiligen Standpunkt stellen (NAGY), so ist bei den dort vorausgegangenen Radikaloperationen das Beckenzellgewebe bestimmt nicht in weitester Ausdehnung entfernt worden.

In den eben erwähnten Fällen ist — unter der selbstverständlichen Voraussetzung einer ausreichenden Funktion der zweiten Niere — die *Nephrektomie* dasjenige Verfahren, das am einfachsten, raschesten und sichersten zum Ziele führt. Nachdem aber eben die erweiterte abdominelle Radikaloperation des Gebärmutterkrebses die *häufigste* Ursache von Ureterfisteln darstellt, erscheint es begreiflich, daß die Nephrektomie ihre Stellung innerhalb der Therapie der Ureterfisteln, für die FRITSCH, STOECKEL, WERTHEIM seinerzeit eingetreten sind, auch heute noch behauptet. Wenn SCHMIEDEN im Jahre 1902 über 39 Fälle von Nephrektomie bei Ureterfisteln und -verletzungen aus der gesamten Literatur seit dem ersten Falle SIMONS berichtet, so hat sich diese Zahl seither vervielfacht. Aus meiner Abteilung allein haben SCHIFFMANN und SZAMEK 13 Fälle von Nephrektomie wegen Ureterfistel mitgeteilt.

Die Technik der Nephrektomie wegen Fistel weist gegenüber der sonst üblichen keinen Unterschied auf. Mit Rücksicht auf die häufige Kleinheit des Organs ist die Operation im allgemeinen eher als leicht zu bezeichnen. Nur selten ergeben sich aus dem Übergreifen der Infektion auf die Umgebung mit konsekutiver Schwielenbildung gewisse Schwierigkeiten.

Die Gefahr der Operation an sich ist gering, wenn die Indikationsstellung auf die Funktion der zweiten Niere gebührend Rücksicht nimmt. Sind die Unterlagen für die Bestimmung der Nierenfunktion unzulänglich, so darf man sich nicht wundern, wenn das Ergebnis der Nephrektomie tödliche Urämie ist (FISCHER). Auch so sind die absoluten Resultate der Nephrektomie nicht glänzend. SCHMIEDEN berechnet aus seiner Statistik eine Gesamtmortalität von 18%, für das letzte Jahrzehnt vor 1902 von 9%. Meine eigene beträgt 15%. Das scheint ungeheuer hoch! Tatsächlich sind das Fälle, die nicht *an* der Nephrektomie, sondern *trotz* der Nephrektomie zugrunde gegangen sind. In das Gebiet der Nephrektomie fallen nämlich nicht nur einfache Fisteln, deren Beseitigung auf anderem Wege nicht möglich oder nicht leicht möglich ist, sondern vor allem die mit Niereninfektion komplizierten. Und diese Fälle von Niereninfektion sind es, welche das Resultat der Nephrektomie trüben.

Die vielfachen, im vorhergehenden auseinandergesetzten Möglichkeiten spontaner und operativer Heilung der Harnleiterfisteln gestatten uns im Einzelfalle eine individualisierende therapeutische Stellungnahme, bei der uns als leitender Gedanke der Satz vorschweben soll, daß man nie zuviel Niere hat; allerdings mit der Einschränkung, daß zwar eine funktionell minderwertige, nicht aber eine schwer erkrankte Niere einen Vorteil für den Organismus darstellt.

Die letzten Jahrzehnte haben dadurch eine Umstellung in unserer Indikationsstellung bewirkt, daß wir die Harnleiterfisteln zumeist nicht als fertige Sache in die Hand bekommen, sondern unter unseren Augen entstehen sehen. Wir sind dadurch in der Lage, auch die Spontanheilung in den Kreis unserer Berechnung zu ziehen, ja ziehen zu müssen. Wenn auch diese Heilung nicht *immer* unter Erhaltung der Nierenfunktion vor sich geht, so scheint das doch *zumeist* der Fall zu sein; und selbst dann, wenn das Versiegen der Fistel eine Folge ihrer Stenosierung mit konsekutiver Nierenatrophie sein sollte, so hat doch die zweite Niere in der verhältnismäßig langen Zeit, die bis dahin verstrichen ist, reichlich Gelegenheit gehabt, kompensatorisch zu hypertrophieren. Mit Rücksicht auf die Erfahrungen, die wir bei der abdominellen Radikaloperation des Uteruscarcinoms im Laufe der Jahrzehnte gesammelt haben, kann der Zeitraum, innerhalb welches wir noch eine Spontanheilung erwarten dürfen, mit sechs Monaten angenommen werden. Operiert man vor dieser Zeit ohne spezielle Indikation, so hat man die Chance der Spontanheilung nicht vollständig ausgenützt (Franz: abdominelle Implantation 4¹/₂ Wochen und 2¹/₂ Monate post operationem). Wenn vereinzelt unter Hinblick auf die bei Ureterfisteln zu erwartenden Nierenveränderungen geraten wird, eine beabsichtigte Implantation nicht zu lange hinauszuschieben (Maiss), so ist dem entgegenzuhalten, daß diese Nierenveränderungen, soweit sie aseptischer Natur sind, schon kurze Zeit nach der Fistelbildung auftreten und durch die Implantation nicht gebessert werden. Hingegen können wir durch das Auftreten septischer Nierenveränderungen, die sich durch Pyelitis, Schüttelfrost, Fieber, Druckempfindlichkeit der Nierengegend kennzeichnen, zum Verlassen unseres konservativen Standpunktes bewogen werden. Allerdings darf nicht jede Temperatursteigerung oder Trübung des Fistelharnes in der Rekonvaleszenz nach Carcinomoperation voreilige Entschließungen auslösen. Auch die Pyelitis einer Fistelniere kann bei nicht zu schweren Veränderungen ausheilen. Wertheim betont ausdrücklich, daß er sich früher zu rasch zur Nephrektomie entschlossen habe, und erwähnt fünf Fälle, in denen die 1—2 Monate nach der ursprünglichen Operation vorgenommene Nephrektomie trotz Fiebers, das auf die Niere bezogen worden war, keine Pyelonephritis erkennen ließ. Noch weniger darf aus den typischen Veränderungen des Fistelharnes, nämlich Steigerung seiner Menge und Verarmung an Harnstoff auf das Bestehen einer Nephritis interstitialis *suppurativa* geschlossen werden, wie das Iversen tut. Möglichst langes *Abwarten der Spontanheilung,* solange man nicht durch zweifellos auf die Fistelniere zu beziehende septische Erscheinungen zu einer aktiveren Therapie gedrängt wird, ist aus diesen Gründen zunächst die beste Therapie der Ureterfisteln (so jüngst wieder Lenormant und Lerbovici).

Gestattet die Länge des seit der Entstehung der Fistel verflossenen Zeitraumes nicht mehr, auf den spontanen Schluß derselben zu hoffen, so tritt die Frage in den Vordergrund, ob unter den vorliegenden Bedingungen die Implantation des fistulösen Harnleiters in die Blase Aussicht auf Erfolg bietet. Dazu ist eine gewisse Beweglichkeit des Ureters, sowie Infektionsfreiheit der Niere und der Harnblase nötig. Ist der Harnleiter in Narbenmassen eingemauert, wie das nach weitgehender Ausräumung des Beckenzellgewebes bei der erweiterten, abdominellen Radikaloperation des Uteruscarcinoms immer der Fall ist, so ist die Mobilisierung des Ureters zum Zwecke der Implantation technisch unausführbar oder aussichtslos. Diejenigen Fälle, in denen WERTHEIM selbst die Implantation nach Radikaloperation ausgeführt hat, waren ausschließlich solche, in denen auf die Drüsenausräumung verzichtet worden war, so daß der Ureter auf der einen Seite nicht von hartem Narben-, sondern von Zellgewebe begrenzt war. Als sehr ungünstig muß auch das Bestehen einer Pyelitis oder Cystitis bezeichnet werden. Wenn es auch in einzelnen Fällen gelungen ist, trotz derartiger Komplikationen ein gutes Resultat mittels Implantation zu erzielen (FRAENKEL), so ist die vom infektiösen Harn her drohende Gefahr für das eröffnete Peritoneum zu groß, um das Risiko einer Implantation zu wagen. Gerade für solche Fälle ist allerdings die rein extraperitoneale Implantationsmethode empfohlen worden. Wenn wir aber bedenken, daß die drei ersten von FRITSCH, KELLY und MACKENRODT aus diesem Grunde extraperitoneal operierten Ureterfisteln alle tödlich endeten, so ist die Versuchung nicht groß, ein Verfahren anzuwenden, das, ohne einen hohen Grad von Lebenssicherheit zu garantieren, technisch kompliziert ist.

Hingegen ist die Ureterimplantation in die Blase nach gemischt intra-extraperitonealer Methode bei aseptischem Zustand der Niere und der Harnblase für alle geburtshilflichen und jene postoperativen Ureterfisteln, die nicht eine narbige Einscheidung des Harnleiters aufweisen, ein lebenssicheres und in funktioneller Beziehung befriedigendes Verfahren, wenn wir an bestimmten technischen Grundsätzen festhalten. Diese sind: genügende Weite der Blasenöffnung, Vermeidung aller Nähte am Ureter (STOECKEL, RISSMANN, LATZKO), Vermeidung jeder Spannung des Ureters, zu diesem Zwecke Verziehung der Blase gegen die seitliche Beckenwand und Fixation daselbst (WITZEL, LATZKO).

Müssen wir auf die Implantation verzichten (FRITSCH), oder sind plastische Operationsversuche vergeblich geblieben (STOECKEL, ZWEIFEL), so ist für die Mehrzahl der Fälle die Nephrektomie das infolge seiner Einfachheit und Sicherheit indizierte Verfahren.

Neben diesen Indikationen zur Nephrektomie, die gewissermaßen per exclusionem gestellt werden, gibt es eine, die geradezu als absolute bezeichnet werden kann, insoferne sie nämlich nicht so sehr gegen die Ausschaltung der Fistel als gegen die der septisch erkrankten Niere gerichtet ist. In solchen Fällen, in denen andauernd hohe Temperaturen gelegentliche Schüttelfröste und das stark in Mitleidenschaft gezogene Allgemeinbefinden das Bestehen eines septischen Zustandes kennzeichnen, kann — muß aber nicht — die Druckempfindlichkeit der zugehörigen Nierengegend auf den eigentlichen Sitz des Infektionsherdes hinweisen. Die Nephrektomie ist in solchen Fällen um so dringender indiziert, als bei längerer Dauer des Zustandes nicht nur die direkte Gefährdung der Kranken durch die Infektion, sondern auch die Gefahr einer toxischen Erkrankung der zweiten Niere in Betracht kommt. Tatsächlich sehen wir, daß die Nephrektomie aus der Indikation einer septischen Erkrankung der Fistelniere in der Regel ähnlich wirkt, wie die Entleerung eines heißen Abscesses. Aus der Indikation einer toxischen Nephritis der anderen Niere hat HEINSIUS eine Fistelniere mit Erfolg exstirpiert, die sich dann als von Abscessen durchsetzt erwies [1].

Der Eintritt bzw. das längere Bestehen eines septischen Zustandes der Fistelniere macht selbstverständlich jede Hoffnung auf Spontanheilung einer Ureterfistel illusorisch. Abgesehen davon, daß die Tendenz zu einer solchen

---

[1] Eine eingehende Darstellung der hier in Betracht kommenden, klinischen und anatomischen Verhältnisse findet sich an anderer Stelle dieses Handbuches.

bei eingetretener Infektion äußerst gering ist, wäre der zu befürchtende Effekt eines Spontanverschlusses der Fistel das Entstehen einer Pyonephrose.

Eine wesentliche Komplikation kann die Indikationsstellung bei Ureterfisteln dadurch erfahren, daß eine zweite Niere fehlt, oder daß sie krank oder funktionell minderwertig ist, oder dadurch daß der Harnleiter der anderen Seite verschlossen oder gleichfalls fistulös ist. Kann auf die Tätigkeit der Fistelniere nicht verzichtet werden, so ist die Implantation das gegebene Verfahren — wenn sie durchführbar ist. Anderenfalls stehen wir vor einer nicht immer leicht lösbaren Aufgabe. Dasselbe gilt von doppelseitigen Ureterfisteln. In allen diesen Fällen bleibt nichts übrig als auf Spontanheilung zu hoffen, aber nach Ablauf der hierfür in Betracht kommenden Frist eine möglichst wenig eingreifende, vaginale Plastik auszuführen.

Bei doppelseitigen Ureterfisteln nach abdomineller Radikaloperation, die verhältnismäßig am häufigsten Anlaß zu derartigen therapeutischen Überlegungen geben, wird das Problem nicht selten durch die Tatsache vereinfacht, daß diese Kranken, bei denen es sich meist um weit vorgeschrittenes Carcinom handelte, sehr rasch rezidivieren und zugrunde gehen (Weibel). Mehrmals ist es glücklicherweise zur Spontanheilung gekommen (Adrian, Latzko, Wertheim). Dort, wo die Implantation noch im Bereiche der Möglichkeit lag, ist sie wiederholt mit Erfolg geübt worden (Franz, Halban, Weinzierl, Wertheim). Wo aber an Implantation nicht zu denken war, hat sich die Anlegung einer künstlichen Blasenscheidenfistel mit Occlusio vaginae knapp unterhalb der neuen Fistel sehr gut bewährt (Werder, Sellheim, Latzko).

# Literatur.

### Allgemeines.

Fritsch: Die Krankheiten der weiblichen Blase. Veits Handb. d. Gynäkol. 1897. — Fulkerson: Americ. journ. of obstetr. a. gynecol. Vol. 6, p. 125. 1923. — Hegar: Die kombinierte Untersuchung. Volkmann. Bd. 105. 1876. — Kelly: Palpation of the ureter in the female. Transact. of the Americ. gynecol. soc. Vol. 13, p. 50. 1888. — The examination of the fem. bladder and the catheriz. of the ureter under direct inspection. Johns Hopkins hosp. reports Nov. 1893. — The direct examination of the fem. bladder. Americ. journ. of obstetr. a. gynecol. Vol. 29, p. 16. 1894. — Kneise: Handatlas der Cystoskopie. Halle a. S. 1908. — Kolischer: Die Erkrankungen der weiblichen Harnröhre und Blase. Leipzig und Wien 1898. — Linzenmeier: Über Cystoskopie in der luftgefüllten Blase. Zentralbl. f. Gynäkol. 1921. S. 1786. — Löw: Zeitschr. f. Heilk. 1900. — Lustgarten und Mannaberg: Vierteljahrsschr. f. Dermatol. u. Syphilis 1887. — Luys: Über die direkte Cystoskopie. Zeitschr. f. urol. Chirurg. Bd. 1, S. 103. — La cystoscopie à vision directe. Bull. de l'assoc. franç. d'urol. 1905. — Mansfeld: Monatsschr. f. Geburtsh. u. Gynäkol. Bd. 36. 1912. — Mirabeau: Nieren- und Blasentuberkulose bei Frauen. Monatsschr. f. Geburtsh. u. Gynäkol. Bd. 23, S. 197. 1906. — Die Beteiligung der Harnleiter und der Nierenbecken an den Erkrankungen der weiblichen Harnorgane. Verhandl. d. dtsch. Ges. f. Urol. 1911. — Nitze: Lehrbuch der Cystoskopie. Wiesbaden 1889. — Pawlik: Über die Harnleitersond. im Weibe. Langenbecks Arch. Bd. 33, H. 3. 1888. — Entgegnung an Prof. Kelly. Zentralbl. f. Gynäkol. 1896. S. 768. — Endoskopie der weiblichen Blase. Zentralbl. f. Gynäkol. 1894. S. 418. — Polano und Burkhardt: Münch. med. Wochenschr. 1907. Nr. 1. — Rovsing: Die Blasenentzündung usw. Berlin: August Hirschwald 1890. — Sänger: Verhandl. d. dtsch. Ges. f. Gynäkol. München 1886. — Savor: Über den Keimgehalt der weiblichen Harnröhre. Beitr. z. Geburtsh. u. Gynäkol. Bd. 2. 1899. — Sick: Über einen Fall von tödlichem Luftembolie von der Blase aus. Dtsch. med. Wochenschr. 1903. S. 84. — Simon: Über die Methode, die weibliche Urinblase zugängig zu machen usw. Volkmann Bd. 88. 1875. — Stoeckel: Die Erkrankungen der weiblichen Harnorgane in Veits Handb. d. Gynäkol. Wiesbaden 1907. — Ureterfisteln und Ureterverletzungen. Leipzig 1900. — Atlas der gynäkologischen Cystoskopie. Berlin 1908. — Lehrbuch der gynäkologischen Cystoskopie und Urethroskopie. Berlin 1910. — Die Chirurgie der weiblichen Harnorgane. Handb. d. Chirurg. von Bruns', Küttner, Garrè. Stuttgart 1914. — Die Harnorgane in der Schwangerschaft, während der Geburt usw. in Döderleins Handb. d. Geburtsh. Wiesbaden 1920. — Die Anwendung der Nitzeschen Cystoskopie bei Luftfüllung der Blase in Kniebrustlage. Zeitschr. f. Geburtsh. u. Gynäkol. 1906 und Zeitschr. f. Urol. Bd. 1. 1907. — VIERTEL: Physikalische Untersuchungsmethoden der Blase in Veits Handb. d. Gynäkol. Wiesbaden 1897. — ZANGEMEISTER: Weibliche Blase und Genitalerkrankungen. Zeitschr. f. Geburtsh. u. Gynäkol. Bd. 55. — Cystoskopischer Atlas. Stuttgart 1906. — Die Beziehungen der Erkrankungen der Harnorgane zu Schwangerschaft, Geburt und Wochenbett. Dtsch. Ges. f. Gynäkol. Tagung, Halle 1913.

## I. Die Eigentümlichkeiten der urologischen Erkrankungen beim Weibe.

### 1. Nieren.

ALBARRAN: Operative Chirurgie der Harnwege. Übers. von E. GRUNERT. Jena 1910.— BADUEL: Topografia e percussione dei reni. Policlinico Vol. 1, p. 297, 367. 1894. — BRUHL: Le rein mobile. Gaz. des hôp. civ. et milit. Tom. 65, p. 141. 1892. — GLÉNARD: Nephroptose et enteroptose. Bull. et mém. de la soc. méd. des hôp. de Paris. 28 déc. 1893. HELM: Beitrag zur Kenntnis der Nierentopographie. Inaug.-Diss. Berlin 1895. — HILBERT: Über palpable und bewegliche Nieren. Dtsch. Arch. f. klin. Med. Bd. 4, S. 483. 1892. HÜTER: Arch. f. Gynäkol. Bd. 5, S. 22. 1880. — KERMAUNER: Zur Beurteilung der Pyelonephritis bei Schwangeren. Zeitschr. f. gynäkol. Urol. Bd. 2, S. 290. 1911. — KLAFTEN: Beitrag zur Lehre von der Schwangerschaftspyelitis. Zentralbl. f. Gynäkol. Bd. 48, S. 1730. 1924. — KÜSTER: Die chirurgischen Krankheiten der Nieren. Dtsch. Chirurgie 1896. — PRAETORIUS: Zeitschr. f. Urol. Bd. 10. 1916. — SAMELSON: Die Entstehung eitriger Erkrankungen der Harnwege im Säuglingsalter. Monatsschr. f. Kinderheilk. Bd. 21, S. 477. 1921. — VOELCKER: Die Behandlung der Kolibakteriurie bei jungen Mädchen. Zeitschr. f. urol. Chirurg. Bd. 17. 1925.

### 2. Ureteren.

ADRIAN und LICHTENBERG: Die klinische Bedeutung der Mißbildungen der Niere, des Nierenbeckens und der Harnleiter. Zeitschr. f. urol. Chirurg. Bd. 1. — ALEXANDER: Röntgenologische Vortäuschung eines Uretersteins durch den Zahn eines Dermoids. Zeitschr. f. urol. Chirurg. Bd. 14, S. 163. 1923. — ASCHNER: Two cases of part. ureter. obstruct. Internat. journ. of surg. Vol. 34, p. 104. July 1921. — BALLIN: Nord. med. Ark. Vol. 50. Ref. Zentralbl. f. Chirurg. 1918. S. 937. — BAKER: An analyt. study of 50 cases of uret. strict. a. pyelit. Ann. of surg. Vol. 73, p. 348. 1921. — BARTLETT: Uretersteine im kleinen Becken. Surg., gynecol. a. obstetr. Vol. 5, H. 3. — BENCKISER: Zeitschr. f. Geburtsh. u. Gynäkol. Bd. 41, S. 411. 1899. — BLOCH: Deutungen und Mißdeutungen der Befunde bei vaginaler Ureterpalpation. Dtsch. Ges. f. Urol. Berlin 1924. — BOLAFFIO: Zur Kenntnis der kombinierten Mißbildungen des Harn- und Geschlechtsapparates des Weibes. Zeitschr. f. Geburtsh. u. Gynäkol. Bd. 68, S. 261. 1911. (Literatur.) — BOSTROEM: Beitrag zur Pathologie der Nieren. Freiburg 1884. — BOVEE: Diskussion zu BISSELL: Americ. journ. of obstetr. a. gynecol. Vol. 8, p. 796. 1924. — BRAASCH: The clin. diagnos. of congenit. anomal. in the kidn. and uret. Ann. of surg. Vol. 56. 1912. — BUERGER: Zeitschr. f. urol. Chirurg. Bd. 1, S. 419. — CAILLÉ: Prolaps. of the invert. lower portion of the right uret. etc. Americ. journ. of the med. sciences 1888. p. 481. — CHROBAK: Untersuchungen des weiblichen Genitales in BILLROTH und LUECKE: Dtsch. Chirurg. Stuttgart 1895. — CLARK: Diskussion zu HUNNER: Americ. journ. of obstetr. a. gynecol. Vol. 8, p. 793 u. folg. 1924. — COHN, TH.: Bruns' Beitr. z. klin. Chirurg. Bd. 41, S. 45. 1903. — CRISTOFOLETTI: Überzähliger Ureter. Wien. klin. Wochenschr. 1910. S. 1510. — DANNREUTHER: Americ. journ. of obstetr. a. gynecol. Vol. 8, p. 103. 1924. — EHRICH: Uret. obstruct. Urol. a. cut. review Vol. 27, p. 757. 1923. — ENGLISCH: Zentralbl. f. d. Krankh. d. Harn- u. Sexualorg. Bd. 9, S. 373. 1898. — ERLACH: Wien. med. Wochenschr. 1889. S. 48. — EWALD: Sitzg. d. geburtshilfl.-gynäkol. Ges. in Wien vom 18. Jan. 1897. Ref. Zentralbl. f. Gynäkol. 1897. S. 206. — FEDOROW: Bericht d. chirurg. Univ.-Klinik in Moskau 1898, zitiert nach KARAFFA-KORBUTT. Fol. urol. Bd. 2. 1908. — FURNISS: Supernum. ureter with extraves. openings. Journ. of urol. Vol. 8, p. 495. 1922. — GAYET et ROUSSET: L'uretère forcé. Journ. d'urol. Tom. 17, p. 97. 1924. — GEERDTS: Ein Fall von doppelter Ureterbildung usw. Inaug.-Diss. Kiel 1887. — GOLDSTEIN: Ureterstrict. in the male. Urol. a. cut. review Vol. 25, p. 1. 1921. — GREEN: Strict. of the ureter as an explanation of some absc. abd. cond. Surg., gynecol. a. obstetr. Vol. 34, p. 388. 1922. — GRETHER: Wahl der Operation bei Ureterstein usw. Inaug.-Diss. Berlin 1921. — HARTMANN: Über die extravesicale Ausmündung der Harnleiter bei Frauen. Zeitschr. f. gynäkol. Urol. Bd. 4, S. 69. 1913. — Zur Kasuistik der Ureterprolapse durch die Harnröhre. Zeitschr. f. gynäkol. Urol. Bd. 2, S. 21. — HASLINGER: Doppelureter und doppeltes Nierenbecken. Dtsch. Ges. f. Urol. Berlin 1924. — HEGAR: Die kombinierte Untersuchung. Volkmanns Samml. klin. Vortr. 1876. Nr. 105. — HEGAR und KALTENBACH: Die operative Gynäkologie. Stuttgart 1886. — v. HIBLER: Vorfall eines cystisch erweiterten Ureters usw. Wien. klin. Wochenschr. 1903. S. 506. — HOLZBACH: Eine mit dem Cystoskop diagnostizierte Anomalie im Harnapparat bei Uterusmißbildung. Zeitschr. f. gynäkol. Urol. Bd. 2, S. 208. 1911. — HUNNER

New York state med. soc. meet. 1916, 1919. Journ. of urol. Vol. 9, p. 97. 1923. — Ibid. Vol. 12, p. 295. 1924. — Journ. of the Americ. med. assoc. Vol. 79, p. 1731. 1922. — Journ. of the Americ. med. assoc. Vol. 82, p. 509. 1924. — 49. meet of the Americ. gynecol. soc. 1924. Ref. Americ. journ. of obstetr. a. gynecol. Vol. 8, p. 793. — Americ. journ. of obstetr. a. gynecol. Vol. 9, p. 47. 1925. — Israel: Chirurgische Klinik der Nierenkrankheiten. Berlin 1901. — Johnson: Malformation affect. the lower end of the left uret. Transact. of the pathol. soc. of London Vol. 52, p. 117. 1901. — Josephson: Überzähliger Ureter. Ref. Zentralbl. f. Gynäkol. Bd. 24. 1909. — Judd and Struthers: Prim. cancer of the ureter. Journ. of urol. Vol. 6, p. 115. 1921. — Kapsammer: Über cystische Erweiterung des unteren Ureterendes. Dtsch. Ges. f. Urol. Wien 1907. — Keene: Diskussion zu Hunner: Americ. journ. of obstetr. a. gynecol. Vol. 9, p. 126. 1925. — Kelly: Palpat. of the uret. in the female. Americ. journ. of obstetr. a. dis. of wom. etc. 1888. p. 1032. — Uret. strict. Journ. of the Americ. med. assoc. Aug. 16. 1902. — Kermauner: Fehlbildungen in Halban-Seitz: Biologie und Pathologie des Weibes. Bd. 3, S. 465. Wien: Urban & Schwarzenberg 1925. — Key: On operation f. calcul. in the lower part of the ureter. Acta chirurg. scandinav. Vol. 58, p. 551. 1925. — Kleinwächter: Harnröhrenvorfall. Zeitschr. f. Geburtsh. u. Gynäkol. Bd. 22, S. 40. 1891. — Blasenvorfall. Zeitschr. f. Geburtsh. u. Gynäkol. Bd. 34. S. 230. 1896. — Kolisko: Wien. klin. Wochenschr. 1898. S. 917. — Kraft: Insuffizienz des vesicalen Harnleiterendes. Zeitschr. f. urol. Chirurg. Bd. 6, S. 137. 1922. — Fortschr. a. d. Geb. d. Röntgenstr. Bd. 30, S. 72. 1922. — Zeitschr. f. Urol. Bd. 16, H. 9. — Kret-schmer: The diagn. and treatment of stone in the ureter. Journ. of the Americ. med. assoc. Vol. 80, p. 1425. 1923. — Prim. cancer of the ureter. Surg., gynecol. a. obstetr. Vol. 38, p. 47. 1924. — Lachs: Harnröhrenvorfall. Chrobak-Festschrift. Hölder 1903. — Lechler: Med. Korresp.-Blatt d. württemb. ärztl. Vereins Bd. 4, S. 23. 1835 (wörtlich zitiert in Bostroem). — Lichtenberg: Diskussion zu Oelsner: Zeitschr. f. Urol. 1924. S. 351. — Lowsley: Zitiert nach Hunner: Americ. journ. of obstetr. a. gynecol. Vol. 9, p. 47. 1925. — Matusovszky: Ref. Zentralbl. f. Gynäkol. 1923. S. 331. — Mayer, A.: Über Vor-fall des divertikelartig erweiterten Ureters durch die Harnröhre. Zentralbl. f. Gynäkol. 1922. Nr. 8. — Mirabeau: Monatsschr. f. Geburtsh. u. Gynäkol. Bd. 23, S. 197. 1906. — Peacock: A clinical study of ureter. Journ. of the Americ. med. assoc. Vol. 81, p. 1512. 1923. — Pendl: Über eine vor die äußere Harnröhrenmündung vorgefallene Uretercyste. Wien. klin. Wochenschr. 1921. S. 544. — Pflaumer: Cystoskopische Beobachtung zur Physiologie der Harnleiter und Nieren. Zeitschr. f. Urol. Bd. 13. — Posner: Enuresis ureterica. Berlin. klin. Wochenschr. 1906. Nr. 32. — Pozzi: Ureterverletzungen bei Laparotomie. V. Congr. fr. d. chirurg. Paris 1891. Ref. Zentralbl. f. Gynäkol. 1893. S. 97. — Pribram: Über den Prolaps} von Ureterdivertikeln. Arch. f. Gynäkol. Bd. 124, S. 726. 1925. — Puppel: Extravesicale Ausmündung eines einfachen nicht überzähligen Ureters usw. Zentralbl. f. Gynäkol. Bd. 19. 1921. — Rathbun: Stricture of the ureter. Med. journ. a. record Vol. 119, p. 43. 1924. — Reusch: Kongenitaler Nierendefekt bei Mißbildung der weiblichen Geschlechtsorgane usw. Zentralbl. f. Gynäkol. 1916. Nr. 50. — Richter, A.: Diskussion zu Keydel: Dtsch. Ges. f. Urol. Berlin 1924. — Roedelius: Zeitschr. f. urol. Chirurg. Bd. 4. 1918. — Rouffart: Ann. des maladies génito-urin. 1895. p. 172. — Sampson. Ann. of surg. Vol. 6. 1907. — Samuels, Kern und Sachs: Überzähliger Ureter in die Vagina ausmündend, von einer überzähligen Niere ausgehend. Surg., gynecol. a. obstetr. Vol. 35, H. 5. — Sanes: Ureter obstruct. a. frequ. cause of unnecessary operation. Americ. journ. of obstetr. a. gynecol. Vol. 3, p. 405. 1922. — Sänger: Verhandl. d. dtsch. Ges. f. Gynäkol. München 1886. — Santrucek: Zur Diagnose der cystischen Dilatation des Ureters. Czech. Ref. Zentralbl. f. Chirurg. 1920. S. 458. — Scheele: Bruns' Beitr. z. klin. Chirurg. Bd. 129, H. 2. — Schoenholz: Über einen Fall von drei Ureteren und drei Nierenanlagen als Ursache einer Incontinentia urinae. Zentralbl. f. Gynäkol. 1923. S. 1897. — Schroeder: Vorfall eines Ureterdivertikels unter der Geburt. Monatsschr. f. Geburtsh. u. Gynäkol. Bd. 58, Nr. 5/6. — Sellheim: Puerperale Weitstellung überhaupt und am Ureter im besonderen. Monatsschr. f. Geburtsh. u. Gynäkol. Bd. 67. 1924. — Simon: Vorfall und Gangrän des er-weiterten Ureterendes. Zentralbl. f. Gynäkol. 1905. S. 77. — Smith: Lesions of the ureter with spec. refer. to obstruction and infection. Surg., gynecol. a. obstetr. Vol. 38, p. 509. 1924. — Stanton: Renal colic assoc. with urethr. condit. in women. Americ. journ. of obstetr. a. gynecol. Vol. 72. Jan. 1923. — Stoeckel: Diskussion zu Bloch (s. d.). — Dtsch. Ges. f. Urol. Berlin 1924. — Münch. med. Wochenschr. 1924. S. 257. — Adenomyomatose des Ureters. Zentralbl. f. Gynäkol. 1925. S. 2083. — Streubel: Schmidts Jahrb. Bd. 100, S. 225. 1858. — Tateyama: Über einen Fall von intraperitonealer Exstirpation eines Uretersteins. Zentralbl. f. Gynäkol. 1925. S. 1134. — Tovey: Importance of palpation of pelv. uret. New York med. journ. a. med. record. Vol. 118, p. 563. 1923. — Walter: Intraves. managem. of uret. obstruct. Urol. a. cut. review Vol. 36, p. 211. 1922. — Wölfler: Langenbecks Arch. Bd. 21, S. 694. 1877. — Zaky Ahmed: Zeitschr. f. Urol. 1923. S. 541. — Zangemeister: Referat der Tagung d. dtsch. Ges. f. Gynäkol. Halle 1913. — Zondek: Diagnose der Nieren- und Bauchtumoren. Berl. klin. Wochenschr. S. 680, 951. — Zur

Diagnostik und Therapie von Steinen im unteren Teil des Ureters. Zeitschr. f. urol. Chirurg.
Bd. 10, S. 125. 1922. — Zeitschr. f. Urol. Bd. 17, S. 467. 1923.

### 3. Harnblase.

AHLFELD: Lehrbuch der Geburtshilfe. 3. Aufl. Leipzig 1898. — ALBARRAN: l. c. und
Arch. de méd. exp. 1890. p. 181. — ALBECK: Zeitschr. f. Geburtsh. u. Gynäkol. Bd. 60,
S. 466. — ALSBERG: Arch. f. Gynäkol. Bd. 90, S. 255. — AMANN: Münch. med. Wochenschr.
1899. Nr. 34. — Zeitschr. f. Geburtsh. u. Gynäkol. Bd. 56, S. 208. — Kolpocystotomie.
Monatsschr. f. Geburtsh. u. Gynäkol. Bd. 14, S. 703. — AYRES: Zitiert nach KERMAUNER:
Fehlbildungen in HALBAN-SEITZ: Biologie und Pathologie des Weibes. Bd. 3, S. 526. Wien:
Urban & Schwarzenberg 1924. — BAISCH: Bakteriologische u. experimentelle Untersuchungen
über Cystitis und gynäkologische Operationen. Beitr. z. Geburtsh. u. Gynäkol. 1904. S. 297.
BAUEREISEN: Über die Ausbreitungswege der postoperativen Infektion in den weiblichen
Harnorganen. Zeitschr. f. gynäkol. Urol. Bd. 4, H. 1. 1913. — BERG: Blasenektopie.
Surg., gynecol. a. obstetr. Oct. 5. 1907. p. 461. — Trabekelblase. Zentralbl. f. Krankh.
d. Harn- u. Sexualorg. Bd. 12, Nr. 4. — BERGLUND-BORELIUS: Zentralbl. f. Chirurg. 1903.
Nr. 29 und 37. — BINDER: Zentralbl. f. allg. Pathol. u. pathol. Anat. Bd. 32, S. 630. —
BLUM: Chirurgische Pathologie und Therapie der Harnblasendivertikel. Leipzig 1919. —
Zeitschr. f. urol. Chirurg. Bd. 12, S. 290. — BOETTICHER: Blasenstein als Geburtshindernis.
Zentralbl. f. Gynäkol. 1922. Nr. 28. — BRENNECKE: Zentralbl. f. Gynäkol. 1879. S. 178. —
BRENNER, AXEL: Zeitschr. f. urol. Chirurg. Bd. 14, S. 58. 1924. — BUMM: Zur Ätiologie
des puerperalen Blasenkatarrhs. Dtsch. Ges. f. Gynäkol. München 1886. — CLADO: Traité
de tumeurs de la vessie. Paris 1895. — COFFEY: Transplantation of the ureter in the large
intestine. Surg., gynecol. a. obstetr. Vol. 32, p. 383. — CUNÉO: Soc. de chirurg. de Paris.
3 janvier 1912. — CURTIS: Journ. of the Americ. med. assoc. 1923. — DANEEL: Die chirurgische Behandlung der Blasenektopie. Bruns' Beitr. z. klin. Chirurg. Bd. 65, S. 530. 1909.
(Literatur.) — DEAVER, WILLIAM and MAC KINNEY: Ann. of surg. Vol. 78, p. 254. 1923. —
DESNOS und MINET: Calculs de la vessie in: Encyclopédie franç. d'urol. Tom. 4, p. 283.
Paris 1921. — EBBINGHAUS: Blasenstein als mechanisches Geburtshindernis. Zentralbl.
f. Gynäkol. 1921. S. 676. — EBELER: Zur Bekämpfung der Retentio urinae durch Pituitrin.
Zeitschr. f. gynäkol. Urol. Bd. 4, S. 55. 1914. — ELLISON: s. Frommels Jahresber. 1893. —
ENGLISCH: Isolierte Entzündung des Blasendivertikels und Perforationsperitonitis.
Arch. f. klin. Chirurg. Bd. 73. 1904. — ERLACH: Fremdkörper. Zentralbl. f. Gynäkol.
1898. S. 353. — ESCH: Über die Ätiologie der puerperalen Ischurie. Monatsschr. f. Geburtsh.
u. Gynäkol. Bd. 43, S. 37. 1916. — FEDOROFF: Russ. Ref. Zeitschr. f. urol. Chirurg. Bd. 8,
S. 292. 1921. — FISCHER, H.: Zeitschr. f. urol. Chirurg. Bd. 3. — FRANK: Dtsch. Ges. f.
Urol. Bd. 432. Berlin 1909. — Eingesackte Blasensteine bei der Frau. Zeitschr. f. Urol.
Bd. 4. 1910. — Zeitschr. f. Urol. Bd. 16, S. 461. 1922. — FRANQUÉ, v.: Zeitschr. f. Geburtsh.
u. Gynäkol. Bd. 75, S. 76. — FRANZ, R.: Über die Wirkung des Pituitrins bei postoperativer
Harnverhaltung. Ref. Zentralbl. f. Gynäkol. 1913. S. 42. — FRITSCH: Zeitschr. f. gynäkol.
Urol. Bd. 1, S. 130. — FURNISS: Fremdkörper. Journ. of the Americ. med. assoc. 1913.
p. 1879. — GAY, A.: Prolaps. de la muqueuse de la vessie à travers l'urèthre. Inaug.-Diss.
Bordeaux 1905. — GENOUVILLE: Cystite rebelle. Ann. des maladies des org. génito-urin.
1899. p. 113. — GERSUNY: Wien. klin. Wochenschr. 1898. Nr. 43; 1899. Nr. 7. — GEYER:
Dtsch. med. Wochenschr. 1922. S. 1284. — GOETZ: Zentralbl. f. Gynäkol. 1923. S. 323. —
GRANDJEAN: Die Lithotripsie bei der Frau. Rev. prat. des maladies des org. génito-
urin. Tom. 11. 1914. — GROUZDEW: Blasenprolaps. Zentralbl. f. Gynäkol. 1907. S. 1053. —
GUSSEROW: Berlin. klin. Wochenschr. 1879. Nr. 2. — GUTZEIT: Blasenstein und Ätzung
einer feinen Fistel mit Höllenstein. Zeitschr. f. gynäkol. Urol. Bd. 2, S. 18. — GUYON:
Rétentions rénales. Ann. des maladies des org. génito-urin. Tom. 9, p. 9. — Die Krankheiten
der Harnwege. Übersetzt von KRAUS und ZUCKERKANDL. Bd. 2. 1897. — HAHN, MARIE:
Teilweiser Blasenvorfall durch die weibliche Harnröhre. Münch. med. Wochenschr. 1921.
S. 1397. — HAMMOND: Trigonitis as a cause of irritable bladder. Lancet, Vol. 207, p. 1334.
1924. — HEINSIUS: Heilung der Blasenektopie mit Hilfe der TRENDELENBURGschen Opera-
tion. Zeitschr. f. Geburtsh. u. Gynäkol. Bd. 87, S. 184. 1924. — Berlin. klin. Wochenschr.
1915. Nr. 9. — Blasenprolaps. Zeitschr. f. gynäkol. Urol. Bd. 3, S. 97. — HIRSCHBERG:
Verhandl. d. dtsch. Ges. f. Gynäkol. München 1886. — HITSCHMANN und LINDENTHAL:
Über die Schaumorgane und die bakteriologischen Schleimhautemphyseme. Sitzungsber.
d. Akad. d. Wiss. Wien 1901. — HOFSTÄTTER: Wien. klin. Wochenschr. 1911. — HOTTINGER:
Fremdkörper der Harnblase und ihre Entfernung. Korresp.-Blatt f. Schweiz. Ärzte. Bd. 49,
Nr. 24. 1919. — HÜSSY: Extraktion von Haarnadeln. Zeitschr. f. gynäkol. Urol. Bd. 3,
S. 90. — HUNNER: Boston med. a. surg. journ. 1915. p. 660. — JANSEN: Ätiologie und
Prophylaxe der postoperativen Cystitis. Inaug.-Diss. Freiburg 1913. — JANU: Czech.
Ref. Zeitschr. f. urol. Chirurg. Bd. 13, S. 233. 1922. — JASCHKE: Pituitrin als postoperatives
Tonikum mit besonderer Berücksichtigung der Blasenfunktion. Münch. med. Wochenschr.
1912. Nr. 30. — JENTZEN: Postoperative Cystitis. Inaug.-Diss. Kiel. — JOSEPHSON:

Cystitis als Ursache des Resorptionsfiebers im Puerperium. Schwed. Ref. Zentralbl. f.
Gynäkol. 1921. S. 1091. — JUDD and SCHOLL: Diverticul. of the urin. bladd. Surg., gynecol.
a. obstetr. Vol. 30, p. 14. 1924. — KAHN: Journ. of the Americ. med. assoc. Vol. 78, p. 889.
KEDROWSKY: Pathologisch-anatomische Untersuchung eines Falles von Cystitis emphysematosa. Zentralbl. f. gynäkol. Urol. 1898. S. 565. — KERMAUNER: Zur Entstehung der
Schräg- und Querlagen. Zentralbl. f. Gynäkol. 1905. S. 1049. — KIDD: Epithelialer Tumor
der Harnblase. Lancet, Bd. 204, S. 523. 1923. — KLAUSER: Blasenvorfall durch die Harn-
röhre. Münch. med. Wochenschr. 1922. Nr. 37. — KLEIN: Arch. f. Gynäkol. Bd. 43, S. 549.
1893. — KLEINWÄCHTER: Prolaps der weiblichen Blase. Zeitschr. f. Geburtsh. u. Gynäkol.
Bd. 34, S. 230. 1896. — KNORR: Diskussion zu BUMM: Ref. Zeitschr. f. Geburtsh. u. Gynäkol.
Bd. 74, S. 1000. — Zeitschr. f. Geburtsh. u. Gynäkol. Bd. 68, S. 241. — KOLISCHER: Ein
Instrument zu kleinen endovesicalen Eingriffen beim Weibe. Wien. med. Presse 1895.
Nr. 25. — Eine Spätform der gonorrhoischen Cystitis beim Weibe. Wien. med. Presse
1896. Nr. 42. — Über Immigration der Fadenschlingen in die weibliche Blase post opera-
tionem. Wien. klin. Rundschau. 1897. Nr. 4. — Traumatische Granulome der weiblichen
Blase. Zentralbl. f. Gynäkol. 1902. S. 255. — Meet. of the Americ. urol. assoc. in Chicago.
1918. — KRETSCHMER: Leukoplakie der Blase und der Ureteren. Americ. urol. assoc.
March 23.—25. 1920. New York (S.-A.). — LATZKO: Ein neues Instrument zur Vornahme
endovesicaler Operationen usw. Wien. klin. Rundschau 1900. Nr. 37. — Inkrustierte
Blasengeschwüre, Sectio alta. Wien. klin. Wochenschr. 1901. — Totalexstirpation der Blase
wegen Carcinoma vesicae. Geburtsh.-gynäkol. Ges. zu Wien. Sitzg. vom 14. Dez. 1909.
Ref. Zentralbl. f. Gynäkol. 1910. S. 782. — Zeitschr. f. urol. Chirurg. Bd. 6, S. 128. —
Zeitschr. f. urol. Chirurg. Bd. 8, S. 5. — Zeitschr. f. urol. Chirurg. Bd. 13, S. 86. 1923. —
LAWS: Zwei Fälle von Blasenstein im Anschluß an Kaiserschnitt. Americ. journ. of obstetr.
a. gynecol. June 1923. — LEEDHAM-GREEN: Prolaps der Blase durch die Urethra. Brit.
med. journ. April 25. 1908. — LENGEMANN: Zentralbl. f. Chirurg. 1912. S. 1697. — LI
VIRGHI, S. et E.: Journ. d'urol. Tom. 16, H. 6. 1923. — LITZMANN: Arch. f. Gynäkol.
Bd. 4. 1872. — LOHNSTEIN: Med. Klinik 1909. — LUKER: Ligatureinwanderung nach Sectio
caesarea. Lancet, Bd. 202, S. 843. — MANN: s. STORK. — MARAIS: Ann. des maladies
des org. génito-urin. 1899. p. 750. — MATTEI: Gaz. des hôp. civ. et milit. 1869. H. 21. —
MAYDL: Über die Radikaltherapie der Ectopia vesicae urin. Wien. med. Wochenschr.
1894. S. 1114. — Neue Beobachtungen von Ureterimplantation bei Ectopia vesicae. Wien.
med. Wochenschr. 1896. Nr. 28; 1899. Nr. 6. — MAYO und WALTERS: Endresultate in
35 Fällen von Blasenektopie. Journ. of the Americ. med. assoc. Vol. 82, p. 624. 1924. —
MIKULICZ: s. MATHIAS: Bruns' Beitr. z. klin. Chirurg. Bd. 42, S. 331. — MIRABEAU:
Blasensteinoperation bei der Frau. Zentralbl. f. Gynäkol. 1902. S. 592. — Instrumentarium zur endovesicalen Therapie. Zentralbl. f. Gynäkol. 1900. S. 937. — MONIS: Zeitschr.
f. Urol. Bd. 16, S. 407. 1922. — MÜLLER: Zentralbl. f. Chirurg. 1903. Nr. 33. — MUSCA-
TELLO: Arch. f. klin. Chirurg. Bd. 76. 1905. — OLSHAUSEN: Zur Ätiologie des puerperalen
Blasenkatarrhs. Arch. f. Gynäkol. Bd. 2, S. 272. — OPPERMANN: Malakoplakie. Zeitschr.
f. Urol. Bd. 18, S. 164. 1924. (Literatur.) — ORTH: Lehrbuch der speziellen pathologischen
Anatomie. Berlin 1893. — OTTOW: Prolaps eines Blasenpapilloms durch die Urethra.
Zentralbl. f. Gynäkol. 1920. S. 1416. — PASCH: Zentralbl. f. Gynäkol. 1924. S. 706. —
PASCHKIS: Zeitschr. f. urol. Chirurg. Bd. 9, S. 243. — PAWLIK: Wien. med. Wochenschr.
1891. Nr. 45. — PFANNER: Tympanie der Harnblase. Arch. f. Chirurg. Bd. 172, S. 247. —
PILTZ: Über den Keimgehalt der Vulva und Urethra. Arch. f. Gynäkol. Bd. 72, S. 537. —
POTEN: Blasenstein als Geburtshindernis. Zentralbl. f. Gynäkol. 1922. S. 1491. —
QUACK: Zentralbl. f. Gynäkol. 1923. S. 1895. — REYNARD et LE FUR: Journ. d'urol.
Tom. 12, p. 279. 1921. — RISSMANN: Über Blasenbeschwerden des Weibes ohne cysto-
skopischen Befund. Zeitschr. f. gynäkol. Urol. Bd. 1, S. 210. 1909. — ROLOFF: Zur Operation
der Ectopia vesicae. Zentralbl. f. Chirurg. 1924. S. 2432. — RÜBSAMEN: Steinbildung in
den weiblichen Harnwegen. Zentralbl. f. Gynäkol. 1924. S. 1675. — SCANZONI: Lehrbuch
der Geburtshilfe. 3. Aufl. Wien 1853. S. 988. — SCHATZ: Verhandl. d. dtsch .Ges. f. Gynäkol.
München 1886. — SCHLAGINTWEIT: Dtsch. Ges. f. Urol. Berlin 1913. S. 217. — SCHMID,
H. H.: Verkalktes Myom, Blasenstein vortäuschend. Zentralbl. f. Gynäkol. 1923. S. 76. —
SCHOENING: Die Kapazität der weiblichen Harnblase. Inaug.-Diss. Marburg 1913. —
SCHROEDER, K.: Lehrbuch der Geburtshilfe. 8. Aufl. Bonn 1884. S. 227. — SCHROEDER:
Zeitschr. f. Urol. Bd. 19, S. 451. 1925. — SCHWARZ, O.: Über die sog. nervöse Pollakiurie
bei Frauen. Wien. med. Wochenschr. 1914. Nr. 13. — SIEBER: Über den Blasensitus nach
Cystocelenoperation. Zeitschr. f. gynäkol. Urol. Bd. 1, S. 87. 1909. — SIMON: Über die
Methoden, die weibliche Urinblase zugängig zu machen usw. Volkmanns Samml. klin.
Vortr. 1875. Nr. 88. — SKUTSCH: Verhandl. d. dtsch. Ges. f. Gynäkol. Bd. 2, S. 120. 1888.
STOECKEL: Zeitschr. f. gynäkol. Urol. Bd. 3, S. 92. — Die Erkrankungen der weiblichen
Harnorgane in Veits Handbuch. Wiesbaden 1907. — Zeitschr. f. gynäkol. Urol. Bd. 4,
S. 38. — Zentralbl. f. Gynäkol. Bd. 1. 1907 und Münch. med. Wochenschr. 1909. S. 1866. —
Lehrbuch der gynäkologischen Cystoskopie und Urethroskopie. 1910. — STORK: Zur

Kasuistik der Extrauteringravidität. Zentralbl. f. Gynäkol. 1919. S. 217. — STRASS-MANN: Zeitschr. f. Geburtsh. u. Gynäkol. Bd. 60, S. 599. 1907. — TAKÁTS: Arch. f. klin. Chirurg. Bd. 125, S. 544. 1923. — TUFFIER: Zitiert bei MAYDL nach Traité de chirurg. Tom. 7. — TUFFIER et DUGARRIER: De l'exstirpation totale de la vessie pour néoplasmes. Rev. de chirurg. Tom. 10, H. 4. 1898. — ULTZMANN: Die Krankheiten der Harnblasen. Dtsch. Chirurgie von BILLROTH-LUECKE. Stuttgart 1890. — UNTERBERGER: Diskussion zu ZANGEMEISTER: Monatsschr. f. Geburtsh. u. Gynäkol. Bd. 20, S. 272. — Bruns' Beitr. z. klin. Chirurg. Bd. 84, H. 1. — VARNIER: Des cystocèles vaginales, avec ou sans chute de l'uterus, compliquées de calculs. Ann. de gyn. et d'obstetr. 1885. — VOELCKER: Blutige Operationen der Harnblase in VOELCKER-WOSSIDLOS Urologische Operationslehre. Leipzig 1921. — VOGT: Die Bekämpfung der postoperativen Harnverhaltung durch intravenöse Urotropininjektion. Zentralbl. f. Gynäkol. 1921. S. 1781. — WAGNER: Zeitschr. f. Geburtsh. u. Gynäkol. Bd. 59, S. 338. 1907. (Literatur.) — WEIBEL: Arch. f. Gynäkol. Bd. 100. — Arch. f. Gynäkol. Bd. 112. — WINCKEL: Pathologie und Therapie des Wochenbettes. 2. Aufl. 1860. — WINSLOW: Ann. of surg. January 1898. — Surg., gynecol. a. obstetr. Vol. 22, p. 350. 1916. — WINTER: Sitzg. vom 21. Nov. 1898 des Ver. f. wiss. Heilk. zu Königsberg i. Pr. Ref. Monatsschr. f. Geburtsh. u. Gynäkol. Bd. 9, S. 272. — WOLFSON: Divertic. of the bladder caus. dystocia at labor. Surg., gynecol. a. obstetr. Vol. 40, p. 524. 1925. — WOYER: Nach STOECKEL. Veits Handbuch. Wiesbaden 1907. — ZACHARIAE: Acta gynecol. scandinav. Vol. 2, p. 89. — ZANGEMEISTER: Monatsschr. f. Geburtsh. u. Gynäkol. Bd. 20, S. 195. — Die Beziehungen der Erkrankungen der Harnorgane zu Schwangerschaft, Geburt und Wochenbett. Verhandl. d. dtsch. Ges. f. Gynäkol. Halle 1913. S. 64. — Zeitschrift f. Geburtsh. u. Gynäkol. Bd. 55, S. 298. — ZIMMERMANN: Ein Fall von Blasenpapillom mit Prolaps durch die Harnröhre. Inaug.-Diss. Tübingen 1902. — ZINNER: Zeitschr. f. urol. Chirurg. Bd. 9, S. 493. — ZUCKERKANDL, EMIL: Handbuch der Urologie von FRISCH und ZUCKERKANDL. Hölder 1905. Anatomische Einleitung. — ZUCKERKANDL, OTTO: Geschwülste der Harnblase in FRISCH und ZUCKERKANDL: Handbuch der Urologie. Hölder Bd. 2, S. 726. 1905. — Über eine Form der irritablen Blase. Wien. med. Presse Bd. 35, S. 757.

## 4. Harnröhre.

ASCHOFF: Ein Beitrag zur normalen und pathologischen Anatomie der Schleimhaut der Harnwege und ihrer drüsigen Anhänge. Virchows Arch. f. pathol. Anat. u. Physiol. Bd. 138, S. 119. — BAR: Bei PASTEAU: Etude sur le rétrécissement de l'urètre chez la femme. Ann. des org. génito-urin. 1897. — BLUMBERG: Klinische Heilung eines großen Tumors der Urethra durch Mesothorium. Dtsch. med. Wochenschr. 1913. S. 2481. — BOLDT: Diskussion zu SMITH: Americ. journ. of obstetr. a. gynecol. Vol. 4, p. 431. 1922. — BUMM: Sechs Jahre Radium. Zentralbl. f. Gynäkol. 1919. S. 1. — DIENST: Zur Ätiologie des Urethralprolapses. Monatsschr. f. Geburtsh. u. Gynäkol. Bd. 23, S. 528. 1906. — DORÉ: Journ. d'urol. Tom. 12, p. 292. — EHRENDORFER: Über Krebs der weiblichen Harnröhre. Arch. f. Gynäkol. Bd. 85. 1899. — EMMET: Zitiert nach KLEINWÄCHTER: l. c. — ENGELHARDT: Das primäre Carcinom der weiblichen Harnröhre. Inaug.-Diss. München 1912. — EWALD: Sitzung der Wien. geburtsh.-gynäkol. Ges. vom 18. Jan. 1897. Ref. Zentralbl. f. Gynäkol. 1897. S. 406. — FLEISCHER (aus der Klinik FRAENKEL): Inaug.-Diss. Breslau 1922. — FRANK: Faustgroßes Myom der Vagina bzw. Harnröhre. Monatsschr. f. Geburtsh. u. Gynäk. Bd. 38, S. 1913. — FRITSCH: Zitiert nach STOECKEL. — FROMME: Über Harnröhrendivertikel. Zeitschr. f. Geburtsh. u. Gynäkol. Bd. 74, S. 143. 1913. — GILLIAM: New York med. review 1890. — GLINGAR: Urethroskopie. Wien. med. Wochenschr. 1921. Nr. 39, 40. — Die Endoskopie der männlichen Harnröhre. Berlin: Julius Springer 1924. — GOLDBERG: Fibromyom der Urethra. Zentralbl. f. Gynäkol. 1920. S. 550. — GOTTFRIED: Cysten, Polypen und Papillome der Urethra. Zeitschr. f. urol. Chirurg. Bd. 9, S. 451. — GRAF: Die Ausrottung der Harnröhrenkrebses unter zeitweiligem Aufklappen der Schoßfuge. Zentralbl. f. Gynäkol. 1921. S. 1777. — HACKEL: Urethrastein bei einem 21 jährigen Mädchen. Berlin. klin. Wochenschr. Bd. 50, S. 1730. — HALBAN: Defekt der Urethra. Gynäkol. Rundschau. Bd. 8. 1914. — HALBAN und TANDLER: Zur Anatomie des periurethralen Abscesses beim Weibe. Arch. f. Gynäkol. Bd. 73. 1904. — HEINRICHSDORFF: Über eine Striktur der weiblichen Harnröhre. Zentralbl. f. Gynäkol. 1920. S. 1081. — HOEHNE: Über die Behandlung ein schw. Katheterismus verl. der weiblichen Urethra. Zeitschr. f. gynäkol. Urol. Bd. 2, S. 332. 1911. — Zur Steinbildung in der Urethra des Weibes. Zentralblatt f. Gynäkol. 1924. S. 223. — HORROCKS: Transact. obst. soc. London. Vol. 19. 1888. — IVANYI: Prolapsus urethrae. Ungar. Ref. Zentralbl. f. Gynäkol. 1903. S. 1350. — JARECKI: Über Divertikel und andere Urintaschen der weiblichen Harnröhre. Zeitschr. f. urol. Chirurg. Bd. 3, S. 241. 1918. — JOHNSON: Divertikel und Cysten der Urethra. Journ. of urol. Vol. 10, p. 295. 1923. — JUDD: Americ. journ. of obstetr. a. gynecol. Vol. 6, p. 318. — KLEINWÄCHTER: Der Prolaps der weiblichen Urethra. Zeitschr. f. Geburtsh. u. Gynäkol. Bd. 22, S. 40. 1891. — Strikturen der weiblichen Urethra. Zeitschr. f. Geburtsh. u. Gynäkol. Bd. 28. 1894. — Strikturen der weiblichen Urethra. Wien. med. Presse 1895.

Nr. 46. — Zur Ätiologie des Prolapses der weiblichen Urethra. Zeitschr. f. Geburtsh. u. Gynäkol. Bd. 52. 1904. — Knauer: Doppelbildung der Harnröhre. Wien. klin. Wochenschr. 1910. S. 1278. — Kolischer: Erkrankungen der weiblichen Harnröhre und Blase. Deuticke 1898. — Das retrostrikturale Ödem der weiblichen Blase. Zentralbl. f. Gynäkol. 1900. S. 446. — Kümmell: Sitzg. d. geburtsh.-gynäkol. Ges. zu Hamburg vom 27. Februar 1894. Zentralbl. f. Gynäkol. 1896. S. 103. — Labhardt: Verkalktes Fibromyom der Urethra. Zeitschr. f. gynäkol. Urol. Bd. 2. 1911. — Lachs: Festschrift für Chrobak. Hölder 1903. S. 366. — Legueu: Journ. des praticiens Tom. 35, p. 821. — Legueu et Cheron: Guérison par radiumtherapie d'un cancer urethrovaginal inoperable. Journ. d'urol. Tom. 5. 1914. — Lejars: L'urethrocèle calculose. Sem. méd. 1914. — Lériche: Zitiert nach Venot und Parcellier. — Lichtenstein: Konzeption durch die Harnröhre nach Kolpokleisis. Zentralbl. f. Gynäkol. 1918. S. 806. — Arch. f. Gynäkol. Bd. 109. 1918. — Lipschütz: Untersuchungen über Affektionen nicht venerischer Natur am äußeren Genitale des Weibes. Arch. f. Dermatol. u. Syphilis Bd. 128. 1921. — Livermore: The treatement of prolapse of the urethra. Surg., gynecol. a. obstetr. Vol. 32, p. 557. 1921. — Meisels: Über die Häufigkeit der weiblichen Harnröhrenstriktur. Ungar. Ref. Zentralbl. f. Gynäkol. 1911. S. 951. — Meyer, R.: Über Drüsen der Vagina und Vulva bei Feten und Neugeborenen. Zeitschr. f. Geburtsh. u. Gynäkol. Bd. 46, S. 17. — Zur Kenntnis der kraniellen und caudalen Reste des Wolffschen (Gartnerschen) Ganges beim Weibe usw. Zentralbl. f. Gynäkol. 1907. S. 203. — Michaelis: Myofibrom der Harnröhre. Monatsschr. f. Geburtsh. u. Gynäkol. Bd. 58, S. 309. 1922. — Zentralbl. f. Gynäkol. 1923. S. 1121. — Müller, A.: Über Urethrocele. Zeitschr. f. Urol. Bd. 12, S. 87. 1918. — Ottow: Über Prolaps eines Blasenpapilloms durch die Urethra. Zentralbl. f. Gynäkol. 1921. Nr. 49. — Zur Kenntnis der gestielten Fibromyome der weiblichen Harnröhre. Zentralbl. f. Gynäkol. 1921. S. 360. — Pasteau: Des calculs diverticulaires de l'urèthre chez la femme. Ann. d'urol. 1899. p. 1202. — Percy: Primary cancer of the urethra in the female. Americ. journ. of obstetr. a. gynecol. April 1903. — Pétridis: Zitiert nach Venot und Parcellier. — Pleschner: Die traumatischen Verletzungen des Urogenitalapparates. Zeitschr. f. urol. Chirurg. Bd. 3. — Puppel: Seltene Beobachtung eines Adenocarcinoma papill. et gelat. der weiblichen Urethra. Monatsschr. f. Geburtsh. u. Gynäkol. Bd. 27, S. 106. 1908. — Ruge: Sitzg. d. geburtsh.-gynäkol. Ges. zu Berlin vom 24. Jan. 1890. Ref. Zeitschr. f. Geburtsh. u. Gynäkol. Bd. 19, S. 305. — Rupprecht: Erfahrungen über das Vulvacarcinom. Zeitschr. f. Geburtsh. u. Gynäkol. Bd. 72, H. 3. 1912. — Sachs, O.: Beitrag zur Anatomie usw. Wien. klin. Wochenschr. 1911. Nr. 41. — Weitere Beiträge zur Anatomie und Histologie des weiblichen Urethralwulstes. Wien. klin. Wochenschr. 1921. Nr. 51. — Weitere Beiträge zur Anatomie und Histologie des weiblichen Urethralwulstes mit besonderer Berücksichtigung der weiblichen Prostata. Zeitschr. f. Urol. Bd. 19. 1925. — Schroeder: Prolapsus urethrae. Monatsschr. f. Geburtsh. u. Gynäkol. Bd. 20, S. 267. 1904. — Shaw: Carcinom der weiblichen Urethra mit Bemerkungen über zwei mit Radium behandelte Fälle. Journ. of obstetr. a. gynaecol. of the British Empire Vol. 30, p. 215. 1923. — Simon: l. c. bei Harnblase. — Simpson: Transact. Edinb. obstetr. society 1893. p. 188. — Singer: Zur Pathologie und Therapie des Urethralprolapses beim weiblichen Geschlecht. Monatsschr. f. Geburtsh. u. Gynäkol. Bd. 8, S. 373. 1898. — Sipila: Mitteilungen aus der gynäkologischen Klinik Engström. Berlin 1899 und 1903. — Smith: Prolapse of the female urethra. Americ. journ. of obstetr. a. gynecol. Vol. 4, p. 395. 1922. — Stanca: Atresia vaginalis puerperalis, dilatatio urethrae e coitu. Zentralbl. f. Gynäkol. 1921. S. 1788. — Stevens: California states journ. of med. Vol. 20, Nr. 51. — Stoeckel: l. c. — Stolz: Urol. a. cut. review. Vol. 28, p. 591. 1924. — Teleky: Traumatische Striktur der weiblichen Urethra. Zeitschr. f. urol. Chirurg. Bd. 9, S. 424. — Teller: Über Incontinentia urinae bei Hypospadie. Arch. f. Gynäkol. Bd. 62, S. 4. — Tourneux et Legay: Journ. de l'anat. et physiol. Tom. 20, Tafel 22, Abb. 15. 1884. — Veit: Verhandl. d. dtsch. Ges. f. Gynäkol. Leipzig 1897. — Venot et Parcellier: Le cancer de l'urèthre chez la femme. Rev. de chirurg. Tom. 40. 1921. — Vestberg: Nord. med. Ark.Vol. 30, H. 2. 1897. Zitiert bei Josephson: Urethraltumor und Urethraldivertikel. Acta gynecol. scandinav. Vol. 2, H. 2. — Vialleton: Bei Imbert et Soubeyran: Ann. des org. génito-urin. 1901. — Ward: Diskussion zu Smith: Americ. journ. of obstetr. a. gynecol. Vol. 4, p. 431. 1922. — Werner, E.: Zwei Fälle von Myom im Septum vesicobzw. urethrovaginale. Zentralbl. f. Gynäkol. 1916. S. 698. — Wynne: Urethralstricture in the female. Surg., gynecol. a. obstetr. Vol. 34, p. 208. 1922. — Zinner: Zeitschr. f. urol. Chirurg. Bd. 9, S. 493.

## II. Die Beziehungen der Harnorgane zu den Gestationsvorgängen.

### 1. Niere.

Albarran: Etude sur le rein des urinaires. Thèse de Paris. 1889. — Arch. de méd. experim. 1890. — Exposé d. travaux scientif. 1906. p. 112. — Albeck: Bakteriurie und Pyurie bei Schwangeren und Gebärenden. Zeitschr. f. Geburtsh. u. Gynäkol. Bd. 60, S. 466.

1907. — ALBRECHT: Die Behandlung der Kolipyelitis. Monatsschr. f. Geburtsh. u. Gynäkol. Bd. 56, S. 85. — Zur Therapie der Schwangerschaftspyelitis. Zeitschr. f. gynäkol. Urol. Bd. 4, S. 234. — Monatsschr. f. Geburtsh. u. Gynäkol. Bd. 37, H. 2. — ANDÉRODIAS: Diskussion zu FAVREAU. — BAISCH: Bakteriologische und experimentelle Untersuchungen über Cystitis nach gynäkologischen Operationen. Beitr. z. Geburtsh. u. Gynäkol. Bd. 8, S. 297. 1904. — BAR, PAUL: La période présupp. de l'inf. des uretères chez la femme enceinte. Bull. de la soc. d'obstétr. et de gynécol. 1904. — BAUEREISEN: Über die Lymphgefäße der menschlichen Ureteren. Zeitschr. f. gynäkol. Urol. Bd. 2, S. 235. — Über die Ausbreitungswege der postoperativen Infektionen der weiblichen Harnwege. Zeitschr. f. gynäkol. Urol. Bd. 4, S. 1. — BAUGHMANN: A preliminary rep. on pyel. in pregn. etc. Americ. journ. of obstetr. a. gynecol. Vol. 1, p. 436. — BAUMM: Zentralbl. f. Gynäkol. 1922. S. 633. — Monatsschr. f. Geburtsh. u. Gynäkol. Bd. 57, S. 247. — BECKERICH et HANDUROY: L. traitem. d. inf. urin. à colibac. p. 1. bactériophagues de d'HERELLE. Bull. méd. Tom. 37, p. 273. 1923. — BERLIN: Pyelitis; Etiology and pathology etc. Med. journ. a. record. Vol. 101, p. 575. 1922. — BERTINO: Pielite in grav. Riv. ost. gin. Vol. 3, p. 517. — BEUTTNER: Pyélonéphr. d. l. gross. et traitem. conserv. Rev. méd. de la Suisse romande. Tom. 43, p. 600. 1923. — BLOCH: Chronische Pyelitis oder infizierte Hydronephrose. Zeitschr. f. urol. Chirurg. Bd. 12, S. 219. 1923. — BLUMENTHAL und HAMM: Bakteriologisches und Klinisches über Koli- und Parakoliinfektion. Mitt. a. d. Grenzgeb. d. Med. u. Chirurg. Bd. 18, Nr. 4, 1908. — BOEMINGHAUS: Zeitschr. f. urol. Chirurg. Bd. 14, H. 1/2. — BORELIUS: Beobachtung von Gravidität nach Nephrektomie. Monatsschr. f. Geburtsh. u. Gynäkol. Bd. 67, S. 340. 1924. — BRENNER, AXEL: Sitzg. Ver. d. Ärzte in Oberösterreich vom 18. März 1925. Ref. Wien. klin. Wochenschr. 1925. S. 926. — BRINDEAU et SIGURET: Avort. provoqué p. pyélonéphr. Gynécologie Tom. 22, p. 355. 1923. — BRONGERSMA: Nederlandsch tijdschr. v. geneesk. Vol. 1, Nr. 12. 1925. Ref. Münch. med. Wochenschr. 1905. Nr. 20. — BROOKS: New York Pathol. Soc. med. Rec. 1900. Suppl. — BUMM: Zur Ätiologie der puerperalen Cystitis. Dtsch. Ges. f. Gynäkol. München 1886. — BUMPUS: The treatment of pyelonephritis with indwell. uret. cath. Journ. of urol. Vol. 11, p. 453. 1924. — BUMPUS and MEISSER: Foci of infect. in cas. of pyelonephritis. Journ. of the Americ. med. assoc. Vol. 77, p. 1475. 1921. — CANTONI: La patogen. e il trattam. delle pieliti etc. Riv. d'ostetr. e ginecol. prat. Vol. 4, p. 74 and 241. 1922 und Ann. di ostetr. e ginecol. Vol. 44, p. 305. 1922. — CASPER: Handbuch der Cystoskopie. Leipzig 1905. — Die diagnostische Bedeutung des Katheterismus der Ureteren. Berlin 1896. — CASSANOVAS: Ref. Zentralbl. f. Chirurg. 1919. S. 448. — CHAMBERLAIN: Americ. journ. of obstetr. a. gynecol. 1877. p. 177. — CHAMBRES: nach WILDBOLZ. — CHASSOT: Pronostic et traitement d. malad. rén. pend. l. gross. Schweiz. med. Wochenschr. 1921. S. 913. — COLE: Non tuberculous inf. of the kidn. engl. Ref. Zeitschr. f. urol. Chirurg. Bd. 15, Ref., S. 331. 1923. — COLOMBINO: Nuove osserv. e ric. sulla cystopyelonephr. della grav. Ann. di ostetr. e ginecol. Vol. 43, p. 627. — CRAGIN: Boston med. a. surg. journ. March 4. 1898. — CRANCE: Med. journ. a. record. Oct. 8. 1921. — Med. journ. a. record 1924. p. 308. — CRANCE and BULLOCK: Urol. a. cut. review. 1924. p. 194. — CRUVEILHIER: Traité d'anatomie descriptive. Paris 1843. — CUMMINGS: Bac. coli inf. during pregnancy etc. Journ. of the Michigan state med. soc. Vol. 20, p. 497. 1921. — DANIEL: Pyelitistherapie mit der MEYER-BETZ-HASSSchen Diät. Dtsch. med. Wochenschr. 1922. S. 1642. — ENGELHORN: Zur Ätiologie der Pyelitis grav. Zentralbl. f. Gynäkol. 1914. — FALLS: Journ. of the Americ. med. assoc. Vol. 81, p. 1590. 1923. — FAVREAU: Néphrect. et gestat. consécutive. Bull. de la soc. d'obstétr. et de gynécol. Tom. 11, p. 380. 1922. — FEHLING: Über Koliinfektionen. Münch. med. Wochenschr. 1907. Nr. 27. — FERRON: Note sur un cas d. pyélite double etc. Journ. d'urol. Tom. 11, p. 574. 1921. — FLEISCHMANN: Seltene Indikationen zur Unterbrechung der Schwangerschaft. Geburtsh.-gynäkol. Ges. in Wien. Sitzg. vom 13. März 1923. Ref. Zentralbl. f. Gynäkol. 1923. S. 1276. — FOOTE: Pyelonephritis; a crit. rev. of 100 cases. Calif. state journ. of med. Vol. 20, p. 131. 1922. — FRAMM, WERNER: Zur Therapie der Koliinfektion der weiblichen Harnorgane mit besonderer Berücksichtigung des Koli-Yatren. Münch. med. Wochenschr. 1924. S. 856. — FRANÇOIS: Trois cas d'infect. réno-vesic. colibac. etc. Journ. d'urol. Tom. 16, p. 425. — FRANKE: Über die Lymphgefäße des Dickdarms. Arch. f. Anat. u. Physiol. 1910. — Ätiologie zur Koliinfektion der Harnwege. Mitt. a. d. Grenzgeb. d. Med. u. Chirurg. Bd. 22, H. 4. 1911. — FRISCH, B.: Sitzg. d. Ges. d. Ärzte in Wien vom 29. Mai 1925. Ref. Wien. klin. Wochenschr. 1925. S. 686. — Zur Behandlung der Koliinfektion des Harntraktes mit Bakteriophagen. Wien. klin. Wochenschr. 1925. S. 839. — FURNISS: Pyelitis. New York state journ. of med. 1921. p. 132 and ibidem Vol. 22, p. 14. 1922. — GAIFAMI: Nach WERBOFF, l. c. Ginecolog. 1910. H. 15. — Nach NECKERS Sammelreferat. Jahresber. ges. Urol. Bd. 1, S. 444. 1922. — GÖPPERT: Über die eitrigen Erkrankungen der Harnwege im Kindesalter. Ergebn. d. inn. Med. u. Kinderheilk. Bd. 2, S. 30. 1908. — Die Pyelocystitis des Kindesalters. Berlin. klin. Wochenschr. 1909. S. 639. — GOLDFADEN: Colon bac. pyelit. New York state journ. of med. Vol. 116, p. 95. 1922. — GOLDSCHMIDT und LEWIN: Berlin. klin. Wochenschr. 1893. — GRAEBKE: Kasuistischer

Beitrag zur Diagnose der Nierentuberkulose in der Schwangerschaft usw. Monatsschr. f. Geburtsh. u. Gynäkol. Bd. 55, S. 25. 1921. — Gross: Zur Therapie der Cystopyelitis. Wien. med. Wochenschr. 1917. Nr. 12. — Gustafsson: Über die Infektionswege bei Pyelitis grav. Monatsschr. f. Geburtsh. u. Gynäkol. Bd. 43, S. 497. — Guyon et Albarran: Hématurie pendant la gross. Cpt. rend. de l'assoc. franç. d'urol. Paris 1899. — Haden: The relation of chron. foc. of infect. to kidney infect. Americ. journ. of the med. sciences. Vol. 159, p. 407. 1925. — Halban: Kongenitale Beckenniere und Gravidität. Wien. klin. Wochenschr. 1910. Nr. 4. — Halstead: Pyelit. during pregnancy. Americ. journ. of obstetr. a. gynecol. Vol. 3, p. 323. 1922. — Hartmann: Zeitschr. f. gynäkol. Urol. Bd. 2, S. 171. — Operat. sur le rein et gross. Ann. gynécol. et obstétr. 1910. p. 674. — Ann. des maladies org. génito-urin. Tom. 1, Nr. 2. 1911. — Haselhorst: Eine Beckenniere als Geburtshindernis. Zentralblatt f. Gynäkol. 1923. S. 308. — Hastings Gilford: Some cases of movable kidn. Lancet, Dec. 1893. — Haupt: Monatsschr. f. Geburtsh. u. Gynäkol. Bd. 64, S. 139. 1923. — Helmholtz: Modes of infection in pyelitis. Americ. journ. of dis. of childr. Vol. 22, p. 606. 1921. — Helmholtz und Millikin: Chronische Pyelitis durch Entfernung infizierter Mandeln ausgeheilt. Journ. of the Americ. med. assoc. Oct. 6. 1923. — Hewitt: Pyelitis in gravid. et puerp. Journ. of obstetr. a. gynecol. of the Brit. Empire. Vol. 30, Nr. 3. — Hoehne: Über die Komprimierbarkeit beider oder nur eines Ureter usw. Münch. med. Wochenschr. 1910. Nr. 8. — Hofbauer: Tuberkulose und Schwangerschaft. Versamml. dtsch. Naturf. u. Ärzte 1910. S. 162. — Hoffmann: Nierentuberkulose und Menstruation. Berlin. klin. Wochenschr. 1918. Nr. 45. — Hohlweg: Zur Therapie der Pyelitis. Münch. med. Wochenschrift 1914. Nr. 26, S. 1297. — Münch. med. Wochenschr. 1923. S. 1297. — Holmes: Diskussion zu Vaux: Americ. journ. of obstetr. a. gynecol. Vol. 6, p. 744. 1923. — Holzbach: Die Beziehungen des Harnapparates zur Physiologie und Pathologie der weiblichen Geschlechtsorgane. Volkmanns klin. Vortr. 1912. Nr. 663/4. — Hornstein: Über die chirurgischen Nierenerkrankungen in der Gravidität. Zeitschr. f. gynäkol. Urol. Bd. 2, S. 220. 1911. — Hryntschak: Dtsch. Ges. f. Urol. Berlin 1924. — Illyes: Über den Ureterkatheter. als therapeutischen Eingriff. Ungar. med. Presse 1904. S. 435. — Israel: Die Endresultate der Nephrektomie bei Nierentuberkulose. Fol. urol. 1911. — Chirurgische Klinik der Nierenerkrankungen. 1901. — Jeannin et Cathala: Double pyélonéphr. gravid. supp. à colibac. Bull. de la soc. d'obstétr. et de gynécol. 1905. — Johannsson: Sind bei schwierigen Fällen von Schwangerschaftspyelonephritis chirurgische oder obstetr. Eingriffe vorzuziehen? Zeitschr. f. gynäkol. Urol. Bd. 3, S. 279. — Jülich: Zur Klinik der Pyelitis. Med. Klinik 1923. Nr. 49. — Jürgensen: Berlin. klin. Wochenschr. 1917. Nr. 34. — Kader: Verhandl. d. dtsch. Ges. f. Urol. Berlin 1909. S. 252 und 266. — Kaltenbach: Über Albuminurie und Erkrankungen der Harnorgane in der Fortpflanzungsperiode. Arch. f. Gynäkol. Bd. 3, S. 1. 1872. — Kamann: Monatsschr. f. Geburtsh. u. Gynäkol. Bd. 23, S. 863. — Kantorovicz: Monatsschr. f. Geburtsh. u. Gynäkol. Bd. 34, S. 99. — Kapsammer: Tuberc. of the kidney. Americ. journ. of obstetr. a. diseas. of wom. Vol. 68. 1913. — Kehrer: Zeitschr. f. gynäkol. Urol. Bd. 3, S. 24. 1912. — Kermauner: Zur Beurteilung der Pyelonephritis bei Schwangeren. Zeitschr. f. gynäkol. Urol. Bd. 2, S. 290. — Die latente Pyelonephritis der Frau und ihre Beurteilung. Wien. klin. Wochenschr. 1911. S. 699. — Kouwer: Pyelonephritis und Schwangerschaft. Nederlandsch tijdschr. v. geneesk. Vol. 2, H. 9. 1904. — Kreps: Über die Ätiologie und Therapie der Pyelitis. Zentralbl. f. Erkrank. d. Harn- u. Sexualorg. Bd. 13. 1922. — Kretschmer: The treatment of pyelitis. Surg., gynecol. a. obstetr. Dec. 1916 and Vol. 33, p. 632. 1921. — Pyelitis of pregnancy. Journ. of the Americ. med. assoc. Vol. 81, p. 1585. 1923. — Kretschmer and Helmholtz: Journ. of the Americ. med. assoc. Vol. 75, Nr. 20. — Kruse: Über Pyelonephritis in der Schwangerschaft. Inaug.-Diss. Würzburg 1889. — Kümmell: Die Endresultate der Nephrektomie bei Nierentuberkulose. Fol. urol. 1911. — Die Endresultate der Nephrektomie bei Nierentuberkulose. Zentralbl. f. Gynäkol. 1921. S. 1048. — Über Diagnose, sowie seltenere Begleit- und Folgeerscheinungen der Appendizit. Dtsch. med. Wochenschr. 1921. S. 622. — Küster: Die Chirurgie der Nieren. Stuttgart: Enke 1902. — Kundratitz: Beiträge zur Cystopyelitis im Kindesalter. Wien. med. Wochenschr. Bd. 72, S. 1441. 1922. — Kuntzsch: Zeitschr. f. Geburtsh. u. Gynäkol. Bd. 68, S. 461. — Latzko: Ureterendauerkatheterismus. Vers. dtsch. Naturf. u. Ärzte. Köln 1908 und geburtsh.-gynäkol. Ges. in Wien. 7. Nov. 1916. Ref. Zentralbl. f. Gynäkol. 1917. S. 57. — Steinniere und Schwangerschaftspyelitis. Zentralbl. f. Gynäkol. 1909. S. 224. — Legueu: De la pyélonéphr. dans ses rapp. avec. l. puerperalité. IV. Congrès périod. de gyn. — Rés. éloigné d'une pyélonéphr. ude l. gross. Ann. d. gynécol. Tom. 4, p. 743. 1907. — Pyelonéphrit. et puerperalité. Ann. de gynécol. 1904. p. 193. — Lenhartz: Über die akute und chronische Nierenbeckenentzündung. Dtsch. med. Wochenschr. 1907. S. 761. — Löwenstein: Diskussion zu Baumm, l. c. — Luchs: Experimentelle Untersuchungen zum Infektionsweg der Pyelitis grav. Zentralbl. f. Gynäkol. 1925. S. 1201 und Monatsschr. f. Geburtsh. u. Gynäkol. Bd. 71, S. 215. — Ludwig: Diskussion zu Schauta, l. c. — Mansfeld: Verhandl. d. dtsch. Ges. f. Gynäkol. Leipzig 1911. S. 810. — Über Schwangerschaftspyelitis und ihre Behandlung. Abhandl. TAUFFER. Berlin: Karger 1912. — MARCUS: Über die Resorption von Bakterien aus dem Darm. Zeitschr. f. Heilk. 1899. S. 427. — Zur Frage der Durchgängigkeit des Darms für Bakterien. Wien. klin. Wochenschr. 1901. S. 11. — Experimentelle Untersuchungen über das Rückströmen von Harnblaseninhalt. Wien. klin. Wochenschr. 1903. S. 725. — MARTIN: Journ. d'urol. Tom. 15, p. 445. — MATTHEWS: Schwangerschaft nach Nephrektomie. Journ. of the Americ. med. assoc. Vol. 77, p. 1634. 1921. — MAUGHAN: Kongen. Def. einer Niere. Brit. med. journ. Jan. 28. 1911. — MAYER, A.: Zeitschr. f. gynäkol. Urol. Bd. 2, S. 212. — Münch. med. Wochenschr. 1913. S. 1479. — MEUMANN: Zentralbl. f. Gynäkol. 1922. S. 1283. — MEYER-RÜEGG: Salvarsan bei Pyelitis grav. Schweiz. med. Wochenschr. 1922. S. 1221. — MIRABEAU: Nieren- und Blasentuberkulose bei Frauen. Monatsschr. f. Geburtsh. u. Gynäkol. Bd. 23, S. 197. 1906. — Arch. f. Gynäkol. Bd. 82. 1907. — Die Beteiligung der Harnleiter und des Nierenbeckens an den Erkrankungen der weiblichen Generationsorgane. Verhandl. d. dtsch. Ges. f. Urol. 1911. — MONNIER: Considération sur l. rapp. de la tbc. et de la puerperalité. Diss. Paris 1908. Ref. Zentralbl. f. Gynäkol. 1909. S. 1540. — MÜLLERHEIM: Zeitschr. f. Geburtsh. u. Gynäkol. Bd. 52, S. 340. 1904. — Berlin. klin. Wochenschr. 1902. S. 1132. — NAUJOKS: Zur Prognose der Pyelitis gravid. Zentralbl. f. Gynäkol. 1924. S. 2581. — Pyelitis intra partum. Münch. med. Wochenschr. 1925. S. 433. — Die Aussichten für das Kind bei Pyelitis der Mutter. Zentralbl. f. Gynäkol. 1925. S. 1136. — OLIVA: Eclampsia puerp. e rene unico. Ric. anat.-patol. Genf. Ref. Frommels Jahresber. 1899. — OPITZ: Die Pyelonephritis gravidarum et puerper. Zeitschr. f. Geburtsh. u. Gynäkol. Bd. 55. 1905. — OPPENHEIMER: Die Pyelitis. Zeitschr. f. urol. Chirurg. Bd. 1. 1913. (Literatur.) — PANKOW und KÜPFERLE: Die Schwangerschaftsunterbrechung bei Lungen- und Kehlkopftuberkulose. Freiburg 1911. — PEHAM: Diskussion zu FLEISCHMANN: l. c. — PILCHER: Über Nierenvaricen. Surg., gynecol. a. obstetr. Vol 15, Nr. 1. — PINARD: Pyélonephritis au cours de la gross. Journ. des praticiens 1911. p. 134. — Opération sur le rein et gross. Ann. des maladies génito-urin. Tom. 1. 1911. — POLLAK: Diskussion zu BAUGHMANN: l. c. — POSNER: Berlin. klin. Wochenschr. 1915. Nr. 3. — POSNER und LEWIN: Über Autoinfektion vom Darm aus. Berlin. klin. Wochenschr. 1895. — POUSSON: Ann. d. gynécol. et d'obstétr. Oct. 1910. — Ann. des maladies des org. génito-urin. Tom. 1, Nr. 2. 1911. — Future of the nephrectomized. Americ. journ. of urol. Vol. 9, p. 113. 1913. — RAYER: Maladies des rein. Mars 1841. — REBLAUB: Des infections d. rein et d. bassinet, consécut. à la compress. d. l'uretère par l'ut. grav. Congr. franç. d. chirurg. Paris 1892. — ROSINSKI: Zur Therapie der Schwangerschaftspyelitis. Monatsschr. f. Geburtsh. u. Gynäkol. Bd. 60, S. 116. 1922. — ROVSING: Klinische und experimentelle Untersuchungen über die infektiösen Erkrankungen der Harnorgane. Berlin 1898. — Die Blasenentzündung, ihre Ätiologie, Pathogenese und Behandlung. Berlin 1890. — RÜBSAMEN: Zur Behandlung der Pyelitis gravidarum mit Nierenbeckenspülungen. Zeitschr. f. gynäkol. Urol. Bd. 4, S. 170. 1913. — RUNEBERG: Dtsch. Zeitschr. f. Chirurg. Bd. 173. 1922. — Akute infektiöse, hämatogene und eitrige Nierenentzündung. Acta chirurg. scandinav. Vol. 55, p. 158. 1922. — RUNGE: Zitiert nach LURZ: Beitrag zur Komplikation von Tuberkulose und Schwangerschaft. Inaug.-Diss. Würzburg 1912. — RUSH: The treatment of pyelitis of pregnancy with retention (indwell.) uretercath. Surg., gynecol. a. obstetr. Vol. 40, p. 428. 1925. — SACHS: Zur Behandlung der Cystopyelitis. Wien. klin. Wochenschr. 1921. S. 85. — SCHAUTA: Beitrag zur Nierenchirurgie. Zentralbl. f. Gynäkol. 1901. S. 1207. — SCHIFFMANN und SZAMEK: Zur Kenntnis und Genese entzündlicher eitriger Veränderungen der Niere usw. Wien. klin. Wochenschr. 1925. S. 644. — SCHNEIDER: Verhandl. d. dtsch. Ges. f. Urol. Berlin 1909. S. 255. — Wien. klin. Wochenschr. 1925. Nr. 23. — SCHOTTMÜLLER: Zur Behandlung der Cystitis und Cystopyelitis acuta und chronica. Zentralbl. f. Gynäkol. 1922. S. 1495 und Münch. med. Wochenschr. 1922. Nr. 32. — SCHULCZ: Ein Fall von schwerer eitriger Nierenbeckenentzündung während der Schwangerschaft. Zentralbl. f. Gynäkol. 1925. S. 2774. — SCHWARZ, O. A.: Münch. med. Wochenschr. 1923. S. 1485. — SCHWARZWALD und FRISCH: Zur Bakteriologie der oberen Harnwege. Dtsch. Zeitschr. f. Urol. Wien 1921. Zeitschr. f. urol. Chirurg. Bd. 8, S. 313. — SEITZ: In DOEDERLEINs Handbuch der Geburtshilfe. Bd. 2, S. 267 und 304. Wiesbaden 1916. — Diskussion zu MIRABEAU: l. c. — SELLHEIM: Diskussion zu SKUTSCH: Sectio caesarea bei Vulvaödem. Monatsschr. f. Geburtsh. u. Gynäkol. Bd. 71, S. 234. — Puerperale Weitstellung überhaupt und am Ureter im besonderen. Monatsschr. f. Geburtsh. u. Gynäkol. Bd. 67. 1924. — SIEBER: Experimenteller Beitrag zur Ätiologie der Pyelitis gravidarum. Zeitschr. f. gynäkol. Urol. Bd. 3, S. 298. 1912. — SIPPEL: Pyonephritis, Pyelitis und Harnleiterkompression während der Schwangerschaft. Zentralbl. f. Gynäkol. 1905. Nr. 37. — SMELLIE: A treatise on the theory and practice of midwif. 1752. — STEPHAN: Die kongenitale Nierendystopie beim Weibe usw. Zeitschr. f. gynäkol. Urol. Bd. 3, S. 303. 1912. — STEVENS: Renal tubercul. during pregnancy. Surg., gynecol. a. obstetr. Vol. 39, p. 750. 1924. — Journ. of the Americ. med. assoc. Vol. 81, Nr. 23. 1923. — STOECKEL: Über Tuberkulose der weiblichen Genitalien und Harnorgane usw. Verhandl. d. dtsch. Ges. f. Gynäkol. Leipzig 1911. S. 352. —

DOEDERLEINs Handbuch. Wiesbaden Bd. 3. 1916. — Niere (Pyelonephritis) mit Nierenbecken-
stein. Zentralbl. f. Gynäkol. 1921. S. 45. — Zur Diagnose und Therapie der Schwangerschaftspyelitis. Zeitschr. f. gynäkol. Urol. Bd. 1, S. 43. — Diskussion zu SCHOTTMÜLLER:
l. c. — Münch. med. Wochenschr. 1924. S. 257. — Zentralbl. f. Gynäkol. 1924. S. 881. —
Zentralbl. f. Gynäkol. 1925. S. 2082. — STRÄTER: Beitrag zur Pathologie und Therapie
der kongenitalen Nierendystopie. Dtsch. Zeitschr. f. Chirurg. Bd. 83. — SUTER: Bericht
über 204 Nephrektomien für Nierentuberkulose. Schweiz. med. Wochenschr. 1923. S. 1097. —
THEODOR: Über Nephrektomie und Schwangerschaft. Zeitschr. f. urol. Chirurg. Bd. 7,
S. 187. — TILP: Dtsch. med. Wochenschr. 1903. S. 143. — TRUMPP: Über Kolicystitis im
Kindesalter. Jahrb. f. Kinderheilk. N. F. Bd. 44, S. 268. — TSCHUGAJEFF: Russ. Ref.
Zeitschr. f. urol. Chirurg. Bd. 17, Ref., S. 393. 1923. — VALLOIS: Interrupt. d. gross. p.
pyélonéphr. double. Gynécologie. Tom. 22, p. 548. 1923. — VAUX: Pyelitis of pregnancy.
Americ. journ. of obstetr. a. gynecol. Vol. 6, p. 681. 1923. — VEIT: Verhandl. d. dtsch.
Ges. f. Gyn. Leipzig 1911. — VOELCKER: Dtsch. Ges. f. Urol. Berlin 1924. Ref. Zentralbl.
f. Gynäkol. 1924. S. 2605. — Diskussion zu STOECKEL: Zentralbl. f. Gynäkol. 1924.
S. 881. — Die Behandlung der Kolibakteriurie bei jungen Mädchen. Zeitschr. f. urol.
Chirurg. Bd. 17, S. 105. 1925. — WALTHARD: Bei MEYER-RÜEGG: l. c. — WEIBEL: Sero-
logisches und Klinisches über Schwangerschaftspyelitis. Arch. f. Gynäkol. Bd. 101, S. 447.
1913. — Zur Ätiologie der Schwangerschaftspyelitis. Zeitschr. f. gynäkol. Urol. Bd. 5,
S. 102. — WERBOFF: Nierentuberkulose und Schwangerschaft. Zeitschr. f. Urol. Bd. 19,
S. 496. 1925. — WIDAL und BÉNARD: Franz. Ref. Jahresber. f. Urol. 1912. S. 414. —
WILDBOLZ: Chirurgie der Nierentuberkulose. Stuttgart 1913. — WOSSIDLO: Zeitschr. f.
gynäkol. Urol. Bd. 4, S. 210. — Pyelitis, Pyelonephritis, Pyonephrose. Zeitschr. f. Urol.
Bd. 15, S. 461. 1921. — WULFF: Über Vaccinebehandlung von Infektionen der Harnwege.
Hospitalstidende Vol. 65, p. 17 u. 157. 1922. — YERVELL: Norweg. Ref. Zentralbl. f. Gynäkol.
1908. S. 1481. — Ref. Zeitschr. f. urol. Chirurg. Bd. 14, Ref., S. 60. 1924. — ZANGEMEISTER:
Referat. Dtsch. Ges. f. Geburtsh. u. Gynäkol. Halle 1913. — ZICKEL: Ein Beitrag zur
Kenntnis der Pyelonephritis gravidarum. Monatsschr. f. Geburtsh. u. Gynäkol. Bd. 23,
S. 757. — ZIMMERMANN: Beitrag zur Ätiologie der Pyelitis gravidarum. Zeitschr. f. gynäkol.
Urol. Bd. 5, S. 56. — ZOEPPRITZ: Zeitschr. f. urol. Chirurg. Bd. 3, Nr. 1 und 2.

## 2. Ureteren.

CHROBAK: Untersuchung des weiblichen Genitales in BILLROTH-LUECKEs Deutsche
Chirurgie. Stuttgart 1885. — CRUVEILHIER: Traité d'anatomie descriptive. Paris 1843. —
FEHLING: Verhandl. d. dtsch. Ges. f. Gynäkol. Gießen 1901. S. 239. — GUYON et
ALBARRAN: Hématurie pendant l. gross. Cpt. rend. de l'assoc. franç. d'urol. 1899. — HAL-
BERSTMA: Über die Ätiologie der Eclampsia puerperalis. Volkmanns Samml. klin. Vortr.
1882. Nr. 212. — Zentralbl. f. d. med. Wiss. 1871. S. 27. — HEGAR: Die kombinierte Unter-
suchung. Volkmanns Samml. klin. Vortr. 1876. Nr. 105. — HEGAR und KALTENBACH:
Die operative Gynäkologie. Stuttgart 1886. — HERZFELD: Praktische Geburtshilfe. Deuticke
1897 und Verhandl. d. dtsch. Ges. f. Gynäkol. Gießen 1901. S. 440. — Beitrag zur Eklampsie-
frage. Zentralbl. f. Gynäkol. 1901. S. 1111. — JOLLY: Ureterenkompression beim Weibe.
Volkmanns Samml. klin. Vortr. 1909. Nr. 547/48. — KEHRER: Über Pyelonephritis gravid.
Zeitschr. f. gynäkol. Urol. 1911. Nr. 3. — KOUWER: Nederlandsch tijdschr. v. verlosk.
en gynäkol. 1896. Nr. 3. Ref. Monatsschr. f. Geburtsh. u. Gynäkol. Bd. 9, S. 534. —
KRETSCHMER: Pyelitis of pregnancy. Journ. of the Americ. med. assoc. 1923. p. 1585. —
KUNDRAT: Sitzg. Ges. d. Ärzte in Wien vom 23. Okt. 1891. Wien. klin. Wochenschr.
1891. — LÖHLEIN: Bemerkungen zur Eklampsiefrage. Zeitschr. f. Geburtsh. u. Gynäkol.
Bd. 4, S. 88. 1879. — LUCHS: Über den Infektionsweg der Schwangerschaftspyelitis. Arch.
f. Gynäkol. Bd. 127, S. 149. 1926. — NORRIS: Diskussion zu VAUX: Pyelitis of pregnancy.
Americ. journ. of obstetr. a. gynecol. Vol. 6, p. 744. — OLSHAUSEN: Über Eklampsie. Volk-
manns Samml. klin. Vortr. N. F. 1892. Nr. 39. — POLLAK: Kritisch-experimentelle Studien
zur Klinik der puerperalen Eklampsie. Leipzig und Wien. 1904. — RATHENOW: Ein seltener
Fall von traumatischer Ureterverletzung usw. Inaug.-Diss. Rostock 1909. — SÄNGER:
Verhandl. d. dtsch. Ges. f. Gynäkol. München 1886. — Zentralbl. f. Gynäkol. 1892. S. 719. —
SCHICKELE: Beitrag zur Kenntnis der Pyelitis und Nierenbeckenerweiterung während
und außerhalb der Schwangerschaft. Arch. f. Gynäkol. Bd. 98, S. 221. — SCHROEDER:
Vorfall eines Ureterendivertikels unter der Geburt. Monatsschr. f. Geburtsh. u. Gynäkol.
Bd. 58, H. 5/6. — SELLHEIM: Puerperale Weitstellung überhaupt und am Ureter im be-
sonderen. Monatsschr. f. Geburtsh. u. Gynäkol. Bd. 67, S. 253 und Zentralbl. f. Gynäkol.
1924. S. 1318. — SIPPEL: Pyonephritis, Pyelitis und Harnleiterkompression während der
Schwangerschaft. Zentralbl. f. Gynäkol. 1905. S. 1121. — STADTFELDT: Hydronephrose
und Schwangerschaft. Hospitalstidende, 26. Juni 1861. Ref. Monatsschr. f. Geburtsk.
Bd. 20, S. 69. — STOECKEL: Zentralbl. f. Gynäkol. 1924. S. 2594. — Zeitschr. f. gynäkol.
Urol. Bd. 1, S. 43. — TANDLER und HALBAN: Topographie des weiblichen Ureters. Wien

und Leipzig 1902. — WEIBEL: Serologisches und Klinisches über Schwangerschaftspyelitis. Arch. f. Gynäkol. Bd. 101, S. 446. — WERTHEIM: Zentralbl. f. Gynäkol. 1912. S. 610. — YERVELL: Von Ureterstenose während der Gravidität. Norweg. Ref. Zentralbl. f. Gynäkol. 1908. S. 1481.

### 3. Blase.

BAUMM: Zeitschr. f. Geburtsh. u. Gynäkol. Bd. 82, H. 1. 1919. — BJÖRKENHEIM: Zeitschr. f. gynäkol. Urol. Bd. 1, S. 277. 1909. — BOENNINGHAUS: Zur Cystographie der menschlichen Harnblase. Zeitschr. f. urol. Chirurg. Bd. 6, S. 92. — BORGER: Ungewöhnliche Ursachen der Erweiterung des Cervicalkanals in der Schwangerschaft. Zentralbl. f. Gynäkol. 1924. S. 162. — BUMM: Zeitschr. f. Geburtsh. u. Gynäkol. Bd. 65, S. 545. — CALVERLEY: Lancet, 3. Juni 1916. — CHATTAWAY: Lancet, 8. Okt. 1921. — CONRAD: Weitere Beiträge zur Kiellandzange. Zentralbl. f. Gynäkol. 1924. S. 656. — DOEDERLEIN: Technik, Indikationen und Erfolge der beckenerweiternden Operationen. Verhandl. d. dtsch. Ges. f. Gynäkol. 1908. S. 33. — FEHLING: Die Blase in der Schwangerschaft und Geburt. Ein Beitrag zur Cervixfrage. Zentralbl. f. Gynäkol. 1893. S. 536. — FREUND, H. W.: In LUBARSCH - OSTERTAG: Ergebn. d. allg. Pathol. u. pathol. Anat. Bd. 2. — GAUSS: Naturforschervers. 1906. — GEISINGER: Ann. of surg. Vol. 77, p. 206. 1923. — GUYON et ALBARRAN: Hématurie pendant l. gross. Cpt. rend. de l'assoc. franç. d'urol. Paris 1899. — HAMMERSCHLAG: Warnung vor poliklinischer Ausführung der Hebosteotomie. Zentralbl. f. Gynäkol. 1907. S. 1001. — HEIDLER: Weitere Erfahrungen mit der Kiellandzange. Zentralbl. f. Gynäkol. 1923. S. 1245. — HEIM: Erfahrungen mit der Kiellandzange. Zentralblatt f. Gynäkol. 1924. S. 506. — HOFBAUER: Histologische Besonderheiten von Vagina und Blase während der Gravidität. Monatsschr. f. Geburtsh. u. Gynäkol. Bd. 28, H. 2, S. 131. — HÜSSY: Arch. f. Gynäkol. Bd. 104, H. 3. — JENSEN: Blasenhämorrhagie während der Geburt. Acta gynecol. scnadinav. Vol. 1 and 2, p. 90. — KANNEGIESSER: Arch. f. Gynäk. Bd. 78, S. 79. — KEHRER: Experimentelle Untersuchungen über Reflexe auf die Blase usw. Zeitschr. f. gynäkol. Urol. Bd. 1, S. 299. 1909. — KROEMER: Über die Behandlung der Nebenverletzungen bei Hebosteotomie. Zentralbl. f. Gynäkol. 1907. S. 1231 und Dtsch. med. Wochenschr. 1910. S. 1642. — Die Erfahrungen der Univ.-Frauenklinik usw. Zentralbl. f. Gynäkol. 1908. S. 1012. — KUBINYI: Gefährliche Blutung aus den Harnwegen während der Schwangerschaft. Zentralbl. f. Gynäkol. 1904. S. 1473. — KÜSTNER: Weitere Erfahrungen über den extraperitonealen Kaiserschnitt usw. Zentralbl. f. Gynäkol. 1914. S. 361. — Münch. med. Wochenschr. 1916. S. 704. — LATZKO: Über den extraperitonealen Kaiserschnitt. Zentralbl. f. Gynäkol. 1909. S. 8. — MARTIN, E.: Die Harnblase während der Geburt. Arch. f. Gynäkol. Bd. 88, H. 2. — MARTIN, M.: Bull. de la soc. d'obstétr. et de gynécol. etc. Paris, 10 mai 1909. Ref. Zentralbl. f. Gynäkol. 1910. S. 55. — MARTIUS: Der abdominelle Kaiserschnitt. Zeitschr. f. Geburtsh. u. Gynäkol. Bd. 83, S. 160. — MENGE: Arch. f. Gynäkol. Bd. 109, H. 3. — NEU: Vesicolabialfistel nach Hebosteotomie. Zeitschr. f. gynäkol. Urol. Bd. 1, S. 203. 1909. — PONCHER: Americ. journ. of obstetr. a. gynecol. Vol. 1, H. 4. — PROUST: Hématuries gravid. d'orig. ves. Rev. gyn. chirurg. abd. 1906. p. 669. — ROEMER: Statistisches zur Hebosteotomie und zum suprasymphysären Kaiserschnitt. Zeitschr. f. Geburtsh. u. Gynäkol. Bd. 68, S. 317. 1911. — SACHS: Technisches und Theoretisches zur Symphyseotomie. Zentralbl. f. Gynäkol. 1917. S. 610. — SALOMON: Zahlreiche Blasen- und Mastdarmverletzungen durch Abtreibungsversuche usw. Med. Klinik 1923. Nr. 42. — SCHICKELE: L. rupt. spont. d. l. vessie pendant l. gross. Gynécologie. Tom. 22, p. 356. 1923. — SCHLÄFLI: Zeitschr. f. Geburtsh. u. Gynäkol. Bd. 64, S. 85. — SCHLANK: Zwei Fälle spontaner Blasenruptur bei gleichzeitiger Uterusruptur. Polnisch. Zentralbl. f. Gynäkol. 1919. S. 964. — STEUERNAGEL: Kapazität der Harnblase in Schwangerschaft, Geburt und Wochenbett. Zeitschr. f. gynäkol. Urol. Bd. 3, S. 295. — STOECKEL: Meine Erfahrungen mit der Hebosteotomie und mit den verschiedenen Methoden des Kaiserschnitts. Arch. f. Gynäkol. Bd. 109, S. 61. — Klinische und außerklinische Therapie bei engem Becken. Prakt. Ergebn. d. Geburtsh. u. Gynäkol. Bd. 3, H. 1. — Lehrbuch der gynäkologischen Cystoskopie und Urethroskopie. 1910. — Monatsber. f. Urol. Bd. 7, H. 4. 1902. — TANDLER: Verhandl. d. dtsch. Ges. f. Gynäkol. Leipzig 1908. S. 441. — VOGEL: Berlin. klin. Wochenschr. 1919. S. 781. — WAGNER, G. A.: Operativ geheilte Hernie im Knochenspalt nach Hebosteotomie. Sitzg. geburtsh.-gynäkol. Ges. in Wien vom 13. Juni 1911. Ref. Zentralbl. f. Gynäkol. 1912. S. 241. — WEBER: Seltene Formen von Peritonitis. Dtsch. Zeitschr. f. Chirurg. Bd. 180, S. 113. 1923. — WINTER: Über Cystoskopie und Ureterenkatheterismus beim Weibe. Sitzg. d. Ges. f. Geburtsh. u. Gynäkol. zu Berlin vom 12. Februar 1897 und Zeitschr. f. Geburtsh. u. Gynäkol. Bd. 36, S. 497. 1897. — ZACHARIAE: Intraperitoneale Blasenruptur durch Expression im Puerperium. Acta gynecol. scandinav. Vol. 2, p. 89. — ZANGEMEISTER: Zeitschr. f. gynäkol. Urol. Bd. 1, S. 79. — Die Beziehungen der Erkrankungen der Harnorgane zu Schwangerschaft, Geburt und Wochenbett. Verhandl. d. dtsch. Ges. f. Gynäkol. Bd. 1, S. 64. Leipzig 1913.

## 4. Die Blase bei Retroflexio uteri gravidi incarcerata.

BAISCH: Blasenblutungen bei Retroflexio uteri gravidi incarcerata. Zeitschr. f. gynäkol. Urol. Bd. 1. 1909. — BUMPUS and FOULDS: Journ. of the Americ. med. assoc. Sept. 8. 1923. — CHROBAK: Über Retroversio und Retroflexio uteri gravidi. Volkmanns Samml. klin. Vortr. N. F. 1904. Nr. 377. — DÜHRSSEN: Über Aussackung, Rückwärtsbeugung und Knickung der schwangeren Gebärmutter usw. Arch. f. Gynäkol. Bd. 57, S. 70. 1899. ENDER: Zeitschr. f. urol. Chirurg. Bd. 9, S. 48. 1922. — FABRICIUS: Vierteljahrsschr. f. prakt. Heilk. 1901. H. 1. — FOULDS: Journ. of urol. Vol. 5, p. 453. 1921. — HEINBURG: Zeitschr. f. urol. Chirurg. Bd. 9, S. 183. 1922. — HOLZBACH: Blasenblutung bei Retroflexio uteri gravidi. Zeitschr. f. gynäkol. Urol. Bd. 1, S. 175. 1909. — HUNTER: Zitiert nach CHROBAK. — KEITLER: Ein Beitrag zur Retroflexio und Retroversio der schwangeren Ge- bärmutter. Monatsschr. f. Geburtsh. u. Gynäkol. Bd. 13, S. 285. 1901. — KOLISCHER: Erkrankungen der weiblichen Harnröhre und Blase. Wien 1898. — KONRAD: Incarceration eines retroflektierten Uterus. Ungar. Ref. Zentralbl. f. Gynäkol. 1900. S. 1023. — KRONER: Ein seltener Fall von Retroflexio uteri gravidi. Zentralbl. f. Gynäkol. 1882. S. 785. — KRUKENBERG: Die Gangrän der Harnblase bei Retroflexio uteri gravidi. Arch. f. Gynäkol. Bd. 19, S. 261. 1882. — KÜSTNER: Diskussion zu SCHILLER: Retroversio uteri gravidi. Zentralbl. f. Gynäkol. 1914. S. 140. — LINZENMEIER: Blasenveränderungen bei einem Fall von Retroflexio uteri gravidi incarcerata part. Zeitschr. f. gynäkol. Urol. Bd. 2. 1910. — PINARD et VARNIER: De la cystite exfoliante. Ann. d. gyn. 1886. — Contribution à l'étude de la retroversion de l'ut. grav. Paris 1887. — VAN PRAAG: Neue Zeitschr. f. Geburts- kunde. Bd. 29, S. 231. — REEB: Bull. de la soc. d'obstétr. et de gynécol. 12 janvier 1923. — SCHATZ: Zwei besondere Fälle von Retroflexio uteri gravidi. Bd. 1, S. 469. 1870. — SCHMORL: Diskussion zu OSTERLOH: Über einen Fall von Retroversio uteri gravidi incar- cerata. Zentralbl. f. Gynäkol. 1895. S. 924. — SCHWEITZER: Über Cystitis dissecans gan- graenescens usw. Zentralbl. f. Gynäkol. 1923. S. 1140. — STOECKEL: Über die Verände- rungen der weiblichen Blase nach Blasengangrän. Monatsschr. f. Geburtsh. u. Gynäkol. Bd. 17, S. 1239. 1903. Monatsschr. f. Urol. Bd. 7, H. 4. 1902. — Diskussion zu SCHWEITZER: Zentralbl. f. Gynäkol. 1923. S. 1467. — TRILLAT: Ann. d. gynécol. Mars 1907. — WERT- HEIM: In v. WINCKELs Handb. d. Geburtsh. Bd. 2, S. 430. — ZANGEMEISTER: Referat Gynäkologenkongreß. Halle 1913, l. c. — ZIEGENSPECK: Über normale und pathologische Anheftung der Gebärmutter usw. Arch. f. Gynäkol. Bd. 31, S. 50. 1887. — VAN ZWALEN- BURG: 1920. Zitiert nach FOULDS: l. c.

## 5. Urethra.

ALSBERG: Die Infektion der weiblichen Harnwege durch das Bacterium coli comm. in der Schwangerschaft und im Wochenbett. Arch. f. Gynäkol. Bd. 90, S. 255. — BAISCH: Bakteriologische und experimentelle Untersuchungen usw. Beitr. z. Geburtsh. u. Gynäkol. Bd. 8, S. 297. — GAWRONSKY: Über das Vorkommen von Mikroben in der normalen Urethra des Weibes. Münch. med. Wochenschr. 1894. S. 204. — HART: Edinburgh med. journ. Sept. 1891. — MATTEI: Gaz. des hôp. civ. et milit. Paris 1869. Nr. 21. — OLSHAUSEN: Zur Ätiologie des puerperalen Blasenkatarrhs. Arch. f. Gynäkol. Bd. 2, S. 273. — PILTZ: Über den Keimgehalt der Vulva und Urethra. Arch. f. Gynäkol. Bd. 72, S. 537. 1904. — SAVOR: Über den Keimgehalt der weiblichen Harnröhre. Beitr. z. Geburtsh. u. Gynäkol. Bd. 2, S. 103. 1899. — Wien. klin. Wochenschr. 1899. S. 319. — SCHENK-AUSTERLITZ: Über den Bakteriengehalt der normalen weiblichen Urethra. Prag. med. Wochenschr. 1899. S. 238. — Weitere Untersuchungen über usw. Wien. klin. Wochenschr. 1900. S. 319. — SELLHEIM: Puerperale Weitstellung usw. Monatsschr. f. Geburtsh. u. Gynäkol. Bd. 67. 1924. — WEIBEL: Serologisches und Klinisches über Schwangerschaftspyelitis. Arch. f. Gynäkol. Bd. 101, H. 2. S. 476. — ZANGEMEISTER: Dtsch. Ges. f. Gynäkol. 15. Versamml. Halle 1913.

## III. Die Beziehungen der Harnorgane zu den gynäkologischen Erkrankungen.

ACHARD: Anurie bei Carcinoma uteri progress. Progr. méd. Tom. 49, p. 503. 1922. — ADLER: Vaginale Implantation des resezierten oder verletzten Ureters. Zentralbl. f. Gynäkol. 1917. S. 59. — AHLSTRÖM: Diskussion zu LÖFBERG. — BEUTTNER: Technik der peritonealen Wundbehandlung des weiblichen Beckens. Zürich: Orell Füssli 1918. — BRADY: Diskussion zu KEENE. — BRENNER, A.: Perforation einer Dermoidcyste des Becken- bindegewebes in die Blase. Zeitschr. f. urol. Chirurg. Bd. 10, S. 87. 1920. — BRETTAUER and RUBIN: Hydroureter and hydronephrosis a frequent secondary finding in cases of prolapsus. Americ. journ. of obstetr. a. gynecol. Vol. 6, p. 696. 1923. — BUMM: Diskussion zu MACKENRODT: Sitzg. d. Ges. f. Geburtsh. u. Gynäkol. zu Berlin. Ref. Zeitschr. f. Ge- burtsh. u. Gynäkol. Bd. 54, S. 355. — Über Unterbindung und Versenkung der verletzten Ureteren. Sitzg. d. Ges. f. Geburtsh. u. Gynäkol. zu Berlin. Ref. Zeitschr. f. Geburtsh. u. Gynäkol. Bd. 74, S. 1000. — CASSANELLO: Harnblasenovarialfistel durch Cystoskopie diagnostiziert. Zeitschr. f. gynäkol. Urol. Bd. 1, S. 196. 1909. — CHALOT: Transplantation des urétères. Rev. internat. d. méd. et d. chirurg. prat. 1896. Nr. 21. — CHROBAK: Demonstration eines Falles von subserösem Uterusmyom. Freilegung der Ureteren. Geburtsh.-gynäkol. Ges. in Wien, 21. Februar 1893. Ref. Zentralbl. f. Gynäkol. 1893. Nr. 15. — COHN: Ein Fall von verkalktem Uterusmyom. Monatsschr. f. Geburtsh. u. Gynäkol. Bd. 60, S. 308. 1922. — EMMET: Injured ureters in abdom. surg. Americ. journ. of obstetr. a. gynecol. April 1895. — FAYOL bei HORALEK. — FLEISCHMANN: Beitrag zur Klinik der Uterusmyome. Wien. klin. Wochenschr. 1924. Nr. 17. — FORSSNER: Diskussion zu LÖFBERG. — FRANZ: Diskussion zu BUMM: Zeitschr. f. Geburtsh. u. Gynäkol. Bd. 74, S. 1000. — Die Schädigung des Harnapparates nach abdomineller Uteruscarcinomoperation. Zeitschrift f. gynäkol. Urol. Bd. 1, S. 3. 1909. — FREUND, W. A.: Beitrag zur Behandlung der aus spontan perforierten, erweiterten weiblichen Beckenorganen entstandenen Fisteln. Beitr. z. Geburtsh. 1898. — FRITSCH: Zeitschr. f. gynäkol. Urol. Bd. 1, S. 134. — FROMME: Diskussion zu BUMM: Zeitschr. f. Geburtsh. u. Gynäkol. Bd. 74, S. 1000. — GAYET: Des pyosalp. tubercul. fistulisés dans l. vessie. Lyon chirurg. Tom. 19, p. 629. 1922. — GÖTTING: Anurie nach Uteruscarcinomrezidiv. Zentralbl. f. Gynäkol. 1923. S. 321. — GREHOV: Bei HORALEK. — GROSSGLIK: Extrauteringravidität mit Retention der Frucht durch 30 Jahre und Durchbruch derselben in die Blase. Zeitschr. f. gynäkol. Urol. Bd. 3, S. 241. 1912. (Literatur.) — HAHN: Über die Beziehungen zwischen Blasenerkrankungen und Myomen mit Rücksicht auf die Prognose derselben. Münch. med. Wochenschr. 1902. Nr. 40. — HAIM: Zur Therapie der reflektorischen Anurie nach Operationen. Zeitschr. f. urol. Chirurg. Bd. 13, H. 5/6. 1923. — HALBAN: Bei HORALEK. — Myom der Vagina. Zentralbl. f. Gynäkol. 1909. S. 572. — HALBAN und TANDLER: Anatomie und Ätiologie des Genitalprolapses beim Weibe. Wien und Leipzig 1907. — HANNES: Was leistet die Cystoskopie hinsichtlich der Indikation und Prognosestellung der abdominellen Krebsoperation? Zeitschrift f. Geburtsh. u. Gynäkol. Bd. 62, S. 262. 1908. — HARTMANN und BONNET: Blasenstörungen bei Uterusfibromen an der Hand einer Serie von 1000 Fibromen. Gynécol. et obstétr. Tom. 9, p. 173. 1924. — HASLINGER: Lebensrettende Nephrostomie. Zeitschr. f. urol. Chirurg. Bd. 8, S. 172. — HEANEY: Diskussion zu KEENE. — HOLZBACH: Woran sterben die inoperablen Kollumcarcinome? Zentralbl. f. Gynäkol. 1923. S. 1893. — Verhandl. d. dtsch. Ges. f. Gynäkol. Heidelberg 1923. — HORALEK: (Tschech.) Ref. Zeitschr. f. urol. Chirurg. Bd. 18, S. 280. 1925. — JOLLY: Ureterenkompression beim Weibe. Samml. klin. Vortr., N. F. 547/8. — KAHN: Durchbruch eines extrauterinen Fruchtsackes in die Blase. Journ. of the Americ. med. assoc. Vol. 78, p. 889. 1922. — KAWASOYE: Experimentelle Studien zum künstlichen Ureterverschluß. Zeitschr. f. gynäkol. Urol. Bd. 3, S. 113. — Ein Fall von Ureterverschluß durch Knotenbildung. Zeitschr. f. gynäkol. Urol. Bd. 4, S. 159. — KNEISE: Verhandl. d. dtsch. Ges. f. Urol. 1.—4. Okt. 1924. — KOLISCHER: Blase nach Antefixationsoperation. Americ. journ. of obstetr. 1902. — Das bullöse Ödem der weiblichen Blase. Zentralbl. f. Gynäkol. 1895. S. 723. — Perforation eines Pyosalpinx in die Blase. Zentralbl. f. Gynäkol. 1895. S. 113. — KRAUL: Ergebnisse der Strahlenbehandlung des Gebärmutterkrebses. Zentralbl. f. Gynäkol. 1923. S. 1573. — KROEMER: Die Behandlung unfreiwilliger Ureterläsionen und -Unterbindungen. Verhandl. d. dtsch. Ges. f. Urol. Berlin 1909. Zeitschr. f. gynäkol. Urol. Bd. 1, S. 263. — KROENIG: Verhandl. d. dtsch. Ges. f. Gynäkol. Kiel 1905. — Arch. f. Gynäkol. Bd. 72. 1904. — KROPF: Untersuchungen über die Beteiligung der Harnwege bei chronisch entzündlichen Adnextumoren. Zentralbl. f. Gynäkol. 1913. S. 1558. — KÜSTNER: Handb. d. Gynäkol. 1897. S. 190. — KUPFERBERG: Bei HORALEK. — LATZKO: Abdominelle Radikaloperation wegen Carcinom mit Resektion und Implantation eines Ureters. Wien. klin. Wochenschr. 1900. S. 533. — Diskussion zu einem Vortrage WERTHEIMs. Ges. d. Ärzte in Wien, 21. Okt. 1904. Wien. klin. Wochenschr. 1904. S. 1154. — Vers. dtsch. Naturforsch. u. Ärzte. Köln 1908. — Spontanheilung von Ureterfisteln nach Stichverletzung bei Operationen. Sitzg. d. geburtsh.-gynäkol. Ges. in Wien, 24. Nov. 1908. — Anurie durch Übergreifen eines Cervixcarcinoms, beiderseitige Ureterresektion, Blasenresektion, Radikaloperation. Zentralbl. f. Gynäkol. 1909. S. 1208. — Wien. urol. Ges., 10. Dez. 1924. Ref. Zeitschr. f. Urol. Bd. 17, S. 358, 365. 1925. — LEGUEU: Inoperables Carcinom. Soc. d'obstétr. et de pédiatr. de Paris. Sitzg. vom 11. Dez. 1905. Ref. Zentralbl. f. Gynäkol. 1906. S. 1194. — LEMOINE: Le comportement de la vessie après enerv. Scalpel Tom. 76, H. 45, p. 1285. 1923. — LÖFBERG: The lesions of the urine tract. vocur. in gynec. operat.-teta obstetr. gynecol. scand. Vol. 4, p. 244. 1925. — Sitzg. d. Ges. f. Geburtsh. u. Gynäkol. zu Berlin. Ref. Zeitschr. f. Geburtsh. u. Gynäkol. Bd. 54, S. 355. — Zur Behandlung hoher Harnleiterverletzungen. Zeitschr. f. Geburtsh. u. Gynäkol. Bd. 74, S. 241. — Mann: Monatsschr. f. Geburtsh. u. Gynäkol. Bd. 61, S. 348. 1923. — MARTIN, E.: Der Haftapparat der weiblichen Genitalien. Berlin: S. Karger 1912. — MIRABEAU: Blasenatrophie nach Totalexstirpation des Uterus. Monatsschrift f. Geburtsh. u. Gynäkol. Bd. 9, S. 656. — Über trophische Blasenstörungen nach gynäkologischen Operationen. Zentralbl. f. Gynäkol. 1899. S. 296. — MÜNCH: Perforation der Harnblase durch ein Dermoid. Zeitschr. f. Heilk. Bd. 23. 1902. — Inaug.-Diss. Tübingen 1901. — NEUWIRT: Behandlung der reflektorischen Anurie. Rozhledy v. chirurg. a. gynaekol. Vol. 1, H. 5. Ref. Zentralbl. f. Gynäkol. 1922. S. 1738. — Ein Beitrag zur Therapie der Reflexanurie. Zeitschr. f. urol. Chirurg. Bd. 11, S. 75. — PENROSE: New York med. journ. 1894. — PICQUÉ: Ann. des maladies des org. génito-urin. Tom. 12, p. 848. — POLK: Americ. journ. of obstetr. a. gynecol. Vol. 12, p. 200. — PRAEGER: Bei HORALEK. — QUINBY: Journ. of the Americ. med. assoc. Vol. 73, p. 14. 1919. — ROBINSON: Verletzungen der weiblichen Ureteren. Brit. med. journ. 1921. Nr. 3149, p. 665. — ROSTHORN: Verhandl. d. dtsch. Ges. f. Gynäkol. Kiel 1905. — RÜHL: Über einen seltenen Fall von Ureterverlauf. Zentralbl. f. Gynäkol. 1898. Nr. 39. — SÄXINGER: Über Uteruskrebs. Prag. Vierteljahrschr. Bd. 24. S. 107. 1867. — SAMPSON: The pelvic ureter sheath. Its relation to the extension of carcinoma cerv. uteri. Journ. of the Americ. med. assoc. Sept. 10. 1904. — SCHAUTA: Retrovesicale Cervicalmyome. Wien. allg. med. Zeit. 1905. Nr. 5. — Erweiterte vaginale Radikaloperation. Safar. Wien 1908. — SCHIFFMANN und PATEK: Die operative Therapie der chronisch entzündlichen Adnextumoren. Monatsschr. f. Geburtsh. u. Gynäkol. Bd. 34. 1911. — SCHMID, H.: Verkalktes Myom, Blasenstein vortäuschend. Zentralbl. f. Gynäkol. Bd. 23, S. 76. — SCHUBERT: Inaug.-Diss. Königsberg 1905. — SCHWARZ: Behandlung der reflektorischen Anurie mit Röntgenbestrahlung. Wien. klin. Wochenschr. 1923. Nr. 26. — SELLHEIM: Prolaps und Tod an Pyelonephritis ascendens. Zentralbl. f. Gynäkol. Bd. 24, S. 873. — SIEBER: Über den Blasensitus nach Cystocelenoperationen. Zeitschr. f. gynäkol. Urol. Bd. 1. 1909. — SPAETH: Bei HORALEK. — STOECKEL: Ureterfisteln und Ureterverletzungen. Breitkopf und Haertel 1900. — Verhandl. d. dtsch. Ges. f. Gynäkol. Würzburg 1903. — Weitere Erfahrungen über Ureterfisteln und Ureterverletzung. Arch. f. Gynäkol. Bd. 67, H. 1. — Cystoskopischer Atlas. 2. Auflage. S. 254. — Über die Behandlung der verletzten und unverletzten Ureteren bei gynäkologischen Operationen. Zeitschr. f. gynäkol. Urol. Bd. 3, S. 51. — Münch. med. Wochenschr. 1909. S. 1866. — Zur abdominellen Radikaloperation des Uteruscarcinom. Verhandl. d. dtsch. Ges. f. Gynäkol. Kiel 1905. S. 476. — TANDLER und HALBAN: Topographie der weiblichen Ureteren. Wien und Leipzig 1901. — TAUFFER: Arch. f. Gynäkol. Bd 46, S. 537. 1894. — VEIT, J.: Zeitschr. f. Geburtsh. u. Gynäkol. Bd. 31, S. 456. — VIRCHOWs Gesammelte Abhandl. Frankfurt a. M. 1856. S. 812. — Die krankhaften Geschwülste. Bd. S. 180. Berlin 1863. — VOGT: Röntgenuntersuchung der Harnblase und Profixation des Uterus. Fortschr. a. d. Geb. d. Röntgenstrahlen Bd. 31, H. 5/6, S. 691. 1924. — WAGNER: Zur Frage der Versorgung der resezierten Ureteren, die nicht eingepflanzt werden können. Zentralbl. f. Gynäkol. Bd. 23. 1868. — Verkalktes Myom einen Blasenstein vortäuschend. Zentralbl. f. Gynäkol. 1923. S. 76. — WERNER: Zur Wertung des cystoskopischen Befundes beim Carcinoma colli uteri. Zeitschrift f. gynäkol. Urol. Bd. 5, S. 87. 1915. — WERTHEIM: Verhandl. d. dtsch. Ges. f. Urol. Berlin 1909. — Die erweiterte abdominelle Operation bei Carcinoma colli uteri. Urban & Schwarzenberg 1911. — Die operative Behandlung des Prolapses mittels Interposition und Suspension des Uterus. Berlin: Julius Springer 1919. — Arch. f. Gynäkol. Bd. 61, S. 666. — WESTERMARK: Ein Fall von Implantation des Ureters in die Blase. Zentralbl. f. Gynäkol. 1895. Nr. 7. — WINCKEL: Über den Durchbruch extrauteriner Fruchtsäcke in die Blase. Samml. klin. Vortr., N. F. 1890. Nr. 3. — WINTER: Zeitschr. f. Geburtsh. u. Gynäkol. Bd. 36, S. 497. — YOUNG: Hydroureter and hydronephrosis secondary to prolaps. Edinburgh med. journ. 1924. p. 207. — ZANGEMEISTER: Blasenveränderungen bei Portio- und Cervixcarcinomen. Arch. f. Gynäkol. Bd. 63, S. 472. 1901. — Weibliche Blase und Genitalerkrankungen. Zeitschr. f. Geburtsh. u. Gynäkol. Bd. 55, S. 294. 1905.

## IV. Inkontinenz.

ACH: Journ. d'urol. Tom. 10, H. 3. — ALBARRAN: Operative Chirurgie der Harnwege. Jena 1910. S. 1032. — ASCH: Neubildung einer Harnröhre. Monatsschr. f. Geburtsh. u. Gynäkol. Bd. 37, H. 5. — BENNINGHOFF: Über relative Incontinentia urinae beim Weibe usw. Inaug.-Diss. Heidelberg 1919. — BONNEY: On diurnal incont. of urine in woman. Journ. of obstetr. a. gynecol. of the British Empire. Vol. 30, p. 358. 1923. — BORCHARD: Verhandl. d. dtsch. Ges. f. Chirurg. Berlin 1914. — BRACHT: Monatsschr. f. Geburtsh. u. Gynäkol. 1918. — BRJOSOWSKY: Ein neues Verfahren der Sphincterplastik bei der Harninkontinenz. Arch. f. klin. Chirurg. Bd. 123, S. 116. 1923. — BROESE: Über die Verwendung des Musculus pyramidalis bei der operativen Behandlung der Incontinentia urinae. Zentralbl. f. Gynäkol. 1921. S. 139. — BUMM: Zur Heilung der Harnröhrendefekte bei der Frau. Zentralbl. f. Gynäkol. 1924. S. 694. — CALMANN: Einiges über Harninkontinenz und Harnverhaltung. Zentralbl. f. Gynäkol. 1905. S. 434. — COFFEY: Transplantation of the ureter in the large intest. Surg., gynecol. a. obstetr. Vol. 32, p. 383. — COHN: Zentralbl. f. Chirurg. 1921. S. 1186. — CRISTOFOLETTI: Urethralplastik. Zentralbl. f. Gynäkol. 1907. S. 637. — DOUGAL: Urin. incont. in woman. Journ. of obstetr. a. gynecol. of the Brit. Empire Vol. 31, p. 46. 1924. — EISLER: Die Muskeln des Stammes. In BARDELEBEN: Handbuch der Anatomie des Menschen. Bd. 2, S. 571. — ENGELHORN: Über Incontinentia urinae. Zeitschr. f. gynäkol. Urol. Bd. 1, S. 321. 1909. — ENGSTRÖM: Zur operativen Behandlung der Dilatation und Erschlaffung der weiblichen Harnröhre. Berlin. klin. Wochenschr. 1887. Nr. 40. — EYMER: Zur Behandlung der Incontinentia urinae. Monatsschr. f. Geburtsh. u. Gynäkol. Bd. 58, S. 321. — Zur Therapie der Incontinentia urinae. Monatsschr. f. Geburtsh. u. Gynäkol. Bd. 67, S. 33. — FIGURNOFF: Russ. Ref. Zeitschr. f. urol. Chirurg. Bd. 15, Ref., S. 2. 1924. — FINGER: Die Blennorrhöe der Sexualorgane und ihre Komplikationen. Leipzig, Wien 1893. — Zur Anatomie und Physiologie der Harnröhre und Blase. Wien. med. Wochenschr. 1896. S. 1153. — FLOERCKEN: Die operative Behandlung der Incontinentia urinae. Bruns' Beitr. z. klin. Chirurg. Bd. 124, S. 458. — FÖDERL: Beitrag zur Chirurgie des Rectums usw. Wien. klin. Wochenschr. 1894. Nr. 14, 15, 17. — FRANGENHEIM: Zur operativen Behandlung der Inkontinenz der männlichen Harnblase. Verhandl. d. dtsch. Ges. f. Chirurg. Berlin 1914. — Zur operativen Behandlung der Inkontinenz der männlichen Harnblase. Festschrift. Köln. Bonn: Marcus Weber 1915. S. 175. — Die operative Behandlung der Inkontinenz der Blase. Zeitschr. f. urol. Chirurg. Bd. 10, S. 190. 1922. — FRANK: Über die operative Behandlung der Incontinentia urinae beim Weibe. Zentralbl. f. Gynäkol. 1882. Nr. 9, S. 129. — Zeitschr. f. Urol. Bd. 16, S. 461. 1922. — FRANQUÉ: Nach REIFFERSCHEID. — FRANZ, K.: Sitzg. d. Ges. f. Geburtsh. u. Gynäkol. Berlin, 12. Nov. 1920. Zeitschr. f. Geburtsh. u. Gynäkol. Bd. 84, S. 525. — Zeitschr. f. urol. Chirurg. Bd. 12. 1923. — FRANZ, R.: Sitzg. d. geburtsh.-gynäkol. Ges. Wien, 10. Dez. 1918. Ref. Zentralbl. f. Gynäkol. 1919. S. 116. — Zur operativen Behandlung der Harninkontinenz beim Weibe. Wien. klin. Wochenschr. 1919. Nr. 7. — Zentralbl. f. Gynäkol. 1919. S. 706. — Zentralbl. f. Gynäkol. 1921. S. 871. — Über unfreiwilligen Harnabgang beim Weibe und deren Behandlung. Wien. med. Wochenschr. 1925. S. 1288. — FREUND, W. A.: Volkmanns Samml. klin. Vortr. 1895. Nr. 118. — FRITSCH: In VEITs Handbuch, 1. Aufl., Bd. 2, S. 153. — FUCHS: Die Heilung der Blaseninkontinenz durch die GOEBELL-STOECKELsche Pyramidalisfascienplastik. Zentralbl. f. Gynäkol. 1921. S. 66. — FURNISS: Incont. of urine due to relaxat. of vesic. sphinct. Americ. journ. of obstetr. a gyencol. Vol. 8, p. 195. 1924. — Suprapubic sphinct. tightening. Americ. journ. of obstetr. a. gynecol. Vol. 9, p. 503. 1925. — GENTILI: Über das Verhalten der Eierstocksekretion bei Dermoidcysten usw. Arch. f. Gynäkol. Bd. 77, S. 616. — GERSUNY: Eine neue Operation zur Heilung der Incontinentia urinae. Zentralbl. f. Chirurg. 1889. Nr. 25. — Paraffineinspritzung bei Incontinentia urinae. Zentralbl. f. Gynäkol. 1900. Nr. 49, S. 1281. — GOEBELL: Zur operativen Beseitigung der angeborenen Incontinentia urinae. Zeitschr. f. gynäkol. Urol. Bd. 2, S. 187. — GÖCZY: Ersatz der Urethralschließmuskeln mittels GOEBELL-STOECKELscher Operation. Ungar. Ref. Zentralbl. f. Gynäkol. 1924. S. 2609. — GRISOGONO: Beitrag zur GOEBELL-STOECKELschen Harninkontinenzoperation. Zentralbl. f. Gynäkol. 1922. S. 1140. GRUSDEFF: Russ. Ref. Zeitschr. f. urol. Chirurg. Bd. 8, Ref., S. 455. — HACKENBRUCH: Med. Klinik 1909. Nr. 31. — HAENDLY: Harnröhrenplastik und Wiederherstellung der Blasenkontinenz bei der Frau. Zentralbl. f. Gynäkol. 1924. S. 2568. — HALBAN: Diskussion zu LATZKO, Zentralbl. f. Gynäkol. 1913. S. 1295. — Operative Behandlung des weiblichen Genitalprolapses. Braumüller 1919. — Med. Klinik 1920. Nr. 35. — HALBAN und TANDLER: Anatomie und Ätiologie des Genitalprolapses beim Weibe. Wien und Leipzig 1907. — HEIDENHAIN: Arch. f. Gynäkol. Bd. 88. 1910. — HERZFELD: Diskussion zu LATZKO: Zentralblatt f. Gynäkol. 1913. S. 1295. — HILDEBRAND: Arch. f. klin. Chirurg. Bd. 78. — HIMMELFARB: Arch. f. Gynäkol. Bd. 44, S. 312. 1893. — HISGEN: Beitrag zur operativen Therapie der Harninkontinenz. Zentralbl. f. Gynäkol. 1921. S. 1783. — HOFMEIER: Zur operativen Behandlung der weiblichen Epispadie. Zentralbl. f. Gynäkol. 1921. S. 1546. — HOLLÄNDER: Berlin. klin. Wochenschr. 1909. S. 816. — Münch. med. Wochenschr. 1910. S. 1794. — Zentralbl. f. Chirurg. 1918. S. 334. — JARECKI: Zeitschr. f. urol. Chirurg. Bd. 3. — JASCHKE: Die Diskussion zu EYMER: Monatsschr. f. Geburtsh. u. Gynäkol. Bd. 58. — KALISCHER: Die Urogenitalmuskulatur des Dammes mit besonderer Berücksichtigung des Harnblasenverschlusses. Berlin 1900. — KEHRER: Experimentelle Untersuchungen über Reflexe auf die Blase usw. Zeitschr. f. gynäkol. Urol. Bd. 1, S. 299. 1909. — KELLY, HOWARD: Incont. urinae bei Frauen. Ref. Wien. klin. Rundschau 1914. Nr. 2. — KERMAUNER: Nach R. FRANZ: Diskussion zu WERTHEIM: Zentralbl. f. Gynäkol. 1919. S. 705. — KROEMER: Blaseninsuffizienz nach Pubotomie ohne Fistel. Sitzg. d. Ges. f. Geburtsh. u. Gynäkol. Berlin, 28. Mai 1909. — LABHARDT: Subtotale Kolpoperineokleise als Prolapsoperation usw. Zentralbl. f. Gynäkol. 1923. S. 1394. — LANGER: Lehrbuch der Anatomie. 2. Aufl. Wien 1882. — LATZKO: Inkontinenz bei Spina bifida occulta. Zentralbl. f. Gynäkol. 1913. S. 1295. — Zentralbl. f. Gynäkol. 1914. S. 276. — Diskussion zu R. FRANZ: Zentralbl. f. Gynäkol. 1919. — Zeitschr. f. urol. Chirurg. Bd. 16, S. 277. 1924. — LE FORT: Nouveau procédé pour la guérison d. prolaps. uterin. Bull. gén. thérap. med. chirurg. 1877. p. 337. — LEXER: Med. Klinik Bd. 13, S. 225. — LIEK: Über die Wirkung der Pyramidalisfascienplastik. Zentralbl. f. Gynäkol. 1922. Nr. 8. — Zur operativen Behandlung der weiblichen Epispadie. Zentralbl. f. Gynäkol. 1923. S. 604. — LINKENBACH: Beitrag zur Verwendbarkeit der GOEBELL-STOECKELschen Operation. Zentralbl. f. Gynäkol. 1921. S. 1069. — LOWER: Epispadie in women. Journ. of urol. Vol. 10, p. 149. 1923. — MACKENRODT: Zeitschr. f. Geburtsh. u. Gynäkol. Sitzg. d. Ges. f. Geburtsh. u. Gynäkol. Berlin, 10. März 1905. — Diskussion zu HEINSIUS: Zeitschr. f. Geburtsh. u. Gynäkol. Bd. 68, S. 236. — Zur Behandlung von Defekten und Verletzungen usw. Zeitschr. f. Geburtsh. u. Gynäkol. Bd. 74, S. 247. — Zeitschr. f. Geburtsh. u. Gynäkol. Bd. 423. 1922. — MALUSCHEW: Sphincterplastik durch freie Fascientransplantation bei Harninkontinenz. Zentralbl. f. Gynäkol. 1923. S. 607. — MANDELSTAMM: Beitrag zur GOEBELL-STOECKELschen Harninkontinenz-operation. Zentralbl. f. Gynäkol. 1923. S. 1889. — MARESCH: Über den Austritt von Fett aus dem Inhalt von Dermoidcysten. Festschr. f. CHIARI. 1907. — MAYER, A.: Diskussion zu EYMER: Monatsschr. f. Geburtsh. u. Gynäkol. Bd. 58. — Diskussion zu OPITZ: Zentralbl. f. Gynäkol. 1923. — Über die Behandlung der Insuffizienz des Blasenschließmuskels mit Injektion von flüssigem Menschenfett. Zentralbl. f. Gynäkol. 1918. S. 473. — MC ARTHUR: Zeitschr. f. gynäkol. Urol. Bd. 3, S. 95. — MENGE: nach EYMER: Monatsschr. f. Geburtsh. u. Gynäkol. Bd. 67. — MILLER: The cure of incont. of urine in woman. Americ. journ. of obstetr. a. gynecol. Vol. 8, p. 492. 1924. — MÖRICKE: Ein Fall von weiblicher Epispadie. Arch. f. Gynäkol. Bd. 5, S. 324. 1880. — NATVIG: Interpositio vesico-vaginalis as treatment for incontinentia urinae. Acta gynecol. scandinav. Vol. 1, p. 263. — NEUGEBAUER: Einige Worte über die med. Vaginalnaht als Mittel zur Beseitigung des Gebärmuttervorfalles. Zentralbl. f. Gynäkol. 1881. S. 3 und 25. — NEWMAN: Urol. a. cut. review. Bd. 26, S. 348. — NOVAK: Diskussion zu R. FRANZ: Zentralbl. f. Gynäkol. 1919. — OPITZ: Ein einfaches Operationsverfahren zur Heilung der Blaseninsuffizienz. Zentralbl. f. Gynäkol. 1923. S. 1434. — PAWLIK: Eine neue Operation zur Herstellung der Kontinenz der weiblichen Blase. Zeitschr. f. Geburtsh. u. Gynäkol. Bd. 8, S. 38. 1882. — REIFFERSCHEID: Die operative Heilung der Incontinentia urinae bei Epispadie usw. Zentralbl. f. Gynäkol. 1921. S. 97. — ROSENSTEIN: Zeitschr. f. Urol. 1922. S. 467. — ROSER: Württemberg. Korresp.-Bl. Bd. 20. 1861. — VAN ROY: Ein Fall hartnäckiger Incontinentia urinae und deren Heilung mittels der Operation STOECKEL-GOEBELL. Zentralbl. f. Gynäkol. 1920. S. 192. — RÜBSAMEN: Die operative Behandlung der Harninkontinenz beim Weibe. Arch. f. Gynäkol. Bd. 112, S. 102. — Die operative Behandlung der Harninkontinenz beim Weibe. II. Mitteil. Arch. f. Gynäkol. Bd. 114, S. 441. — Zentralbl. f. Gynäkol. 1921. S. 1455. — 46. Chirurg. Kongr. Berlin 1922. — Zentralbl. f. Gynäkol. 1922. S. 1461 und 1463. — RUTENBERG: Wien. med. Wochenschr. 1875. Nr. 37. — SACHS: Wien. klin. Wochenschr. 1921. Nr. 51. — SANTI: Ann. di ostetr. e ginecol. Juli 1921. — SCHMIEDEN: Über Sphincterplastik am Darm. Ergebn. d. Chirurg. u. Orthop. Bd. 4, S. 613. — SCHNEIDER, K.: Nach RÜBSAMEN. — SCHOENHOLZ: Zur operativen Behandlung der Incontinentia urinae. Zentralbl. f. Gynäkol. 1923. S. 1595. — Abnorm ausmündender Ureter als Ursache von Inkontinenz. Zentralbl. f. Gynäkol. 1923. S. 1879. — SCHOTTLÄNDER: Beitrag zur Lehre von den Dermoidcysten des Eierstocks. Arch. f. Gynäkol. Bd. 78, S. 137. — SCHROEDER: Beseitigung einer Insuffizienz des Sphincter vesicae durch Verlagerung des Uterus. Zentralbl. f. Gynäkol. 1908. S. 1137. — SCHUBERT: Zur Frage der Prolapsoperation. Zentralbl. f. Gynäkol. 1923. S. 989. — SCHULTZE, B. S.: Über operative Heilung der urethralen Inkontinenz beim Weibe. Korrespondenzblätter d. allg. ärztl. Verein. von Thüringen. 1888. Nr. 3. — Arch. f. Gynäkol. Bd. 20. 1882. — SCHULTZE: Beitrag zur operativen Behandlung der Blaseninkontinenz. Berlin. klin. Wochenschr. 1916. Nr. 14. — SELLHEIM: Urethrosphincterplastik. Monatsschr. f. Geburtsh. u. Gynäkol. Bd. 20, S. 1058. — SEYMOUR: Brit. med. journ. Vol. 3281, p. 931. 1923. — SMITH: Vorfall der weiblichen Harnröhre usw. Americ. journ. of obstetr. a. gynecol. Oct. 1922. — SOLMS: Die plastische Verwendung der Gebärmutterbänder. Zentralbl. f. Gynäkol. 1919. S. 49. — STERN: Diskussion zu EYMER: Monatsschr. f. Geburtsh. u. Gynäkol. Bd. 58. — STOECKEL: Über die Verwendung des Musculus pyramidalis bei der operativen Behandlung usw. Zentralbl. f. Gynäkol. 1917. S. 11. — Verhandl. d. dtsch. Ges. f. Gynäkol. Berlin 1920. — Die operative Therapie bei Insuffizienz des Blasenschließmuskels. Zentralbl. f. Gynäkol. 1920. S. 786. — Therapie der Inkontinenz bei traumatischer Schädigung des Sphinctermuskels. Zentralbl. f. Gynäkol. 1921. S. 17. — TANDLER: Anatomie in MENGE-OPITZ: Handbuch der Frauenheilkunde. München: J. F. Bergmann 1920. — TAYLOR and WATT: Surg., gynecol. a. obstetr. 1917. p. 296. — TELLER: Über Incontinentia urinae bei Hypospadie. Arch. f. Gynäkol. Bd. 62, S. 1. — THILENIUS: Zeitschr. f. Urol. Bd. 17, S. 425. — THURE BRANDT: Behandlung der weiblichen Geschlechtskrankheiten. Berlin 1891. S. 92. — UNTERBERGER: Monatsschr. f. Geburtsh. u. Gynäkol. Bd. 9, S. 275. — Monatsschr. f. Geburtsh. u. Gynäkol. Bd. 68, S. 181. 1925. — WAGNER, G. A.: Bildung einer Urethra und eines Sphincter urethralis usw. Zentralbl. f. Gynäkol. 1920. S. 788. — WATSON: Brit. med. journ. Vol. 3253, p. 766. 1923. — WERNER: Zur Behandlung der Insuffizienz des Blasenschließmuskels mit Fettinjektionen. Zentralbl. f. Gynäkol. 1919. S. 65. — WERTHEIM: Diskussion zu LATZKO: Zentralbl. f. Gynäkol. 1913. S. 1295. — Diskussion zu R. FRANZ: Zentralbl. f. Gynäkol. 1919 (Monogr.). S. 705. — Zur Technik der Interpositio uteri bei Prolaps. Arch. f. Gynäkol. Bd. 102. — Zentralbl. f. Gynäkol. 1919.

Nr. 34. — v. WINCKEL: Krankheiten der weiblichen Blase und des Harns. 1877. — Eine Illustration zu den Kurmethoden usw. Münch. med. Wochenschr. 1886. Nr. 1. — WOLKO-WITSCH: Monatsschr. f. Geburtsh. u. Gynäkol. Bd. 20. 1904. — YOUNG: Journ. of the Americ. med. assoc. 1922. Nr. 21. — ZANGEMEISTER: Weibliche Inkontinenz durch Narbenzug. Zeitschr. f. gynäkol. Urol. Bd. 1, S. 74. — Verschluß der weiblichen Harnblase. Zeitschr. f. gynäkol. Urol. Bd. 1, S. 79. — Zeitschr. f. Geburtsh. u. Gynäkol. Bd. 55. — ZIEGEN-SPECK: Neue Prolapsoperation. Zentralbl. f. Gynäkol. 1899. S. 1254. — ZINNER: Zeitschr. f. urolog. Chirurg. Bd. 9, S. 493.

## V. Die Harn-Genitalfisteln.

### 1. Blasenfisteln.

(Die ältere Literatur ist in seltener Vollständigkeit bei WINCKEL: Die Krankheiten der weiblichen Harnröhre und Blase. Dtsch. Chirurgie, Bd. 62. 1885 zu finden.)

ANDRÉ et GRANDINEAU: Fistul. vesico-vaginales après operation de WERTHEIM. Bull. de la soc. d'obstétr. et de gynécol. Tom. 12, p. 314. 1923. Ref. Zeitschr. f. urol. Chirurg. Bd. 15, S. 107. 1923 und Ber. über d. ges. Geburtsh. u. Gynäkol. Bd. 2, S. 220. — ANDRO-NESCU: Ann. de gynécol. Fevriér 1895. — ASCH: Über einen Fall schwerster Geburtsver-letzung. Verhandl. d. Ges. dtsch. Naturf. u. Ärzte 1899. — Großer Blasen-Scheidendefekt. Allg. med. Zentralzeit. 1908. Nr. 9. — Harnröhrenneubildung. Zentralbl. f. Gynäkol. 1913. S. 690. — Neubildung einer Harnröhre. Gynäkol. Ges. in Breslau, 11. Februar 1913. Monatsschr. f. Geburtsh. u. Gynäkol. Bd. 37, H. 5. — BANDL: Die BOZEMANNsche Methode der Blasenscheidenfisteloperation. Wien. med. Wochenschr. 1875. S. 1068. — Zur Operation der Blasenscheidenfisteln. Verhandl. d. Ges. dtsch. Naturforsch. u. Ärzte in Salzburg. Arch. f. Gynäkol. Bd. 18, S. 484. 1881. — Zur Operation der Blasen-Scheidenfisteln. Wien. med. Wochenschr. 1882. S. 852. — Die BOZEMANNsche Methode der Blasen-Scheiden-fisteloperation usw. Wien 1883. — BARDENHEUER: Verschluß großer Vesico-Vaginal-fisteln durch Transplantation der Blasenwand. Verhandl. d. dtsch. Ges. f. Chirurg. Bd. 2, S. 103. 1891. — Verschluß großer Vesico-Vaginalfisteln durch Transplantation der Blasen-wand. Dtsch. med. Wochenschr. 1891. Nr. 50. — BARDESCU: Ein neues Verfahren für die Operation der tiefen Blasen-Uterus-Scheidenfistel. Zentralbl. f. Gynäkol. Bd. 170. 1900. — BARKOW: Anatomische Untersuchungen über die Harnblase des Menschen usw. Breslau 1858. — BAUMM: Arch. f. Gynäkol. Bd. 39, S. 492. 1891. — BECKMANN: Blasen-fistel und Schwangerschaft. Zeitschr. f. gynäkol. Urol. Bd. 4, S. 95. — BERG: Zitiert nach SAMTER. — BERNDT: Ein Fall von großer Blasen-Scheidenfistel mit fast völligem Defekt der Harnröhre. Wiederherstellung der Funktion. Monatsschr. f. Geburtsh. u. Gynäkol. Bd. 16, S. 5. 1902. — BLASIUS: Handbuch der Akiurgie. Bd. 3, S. 460. 1839—1842. — BODEN: Inaug.-Diss. Würzburg 1895. — BORZYMOWSKI: Über Fernhalten des Harnes von der Harnblase bei Fisteloperationen mittels à demeure in die Harnleiter eingelegte Katheter. (Poln.) Ref. Monatsschr. f. Geburtsh. u. Gynäkol. Bd. 22, S. 834. 1905. — BOTTARO: Blasen-Scheidenfistel. Beiderseitige Fixation der Ureteren an die Bauchwand. (Span.) Semana méd. Tom. 28, p. 565. — BÖTTICHER: Zentralbl. f. Gynäkol. 1922. S. 1134. — BOZEMANN: Remarks on vesico-vaginal-fistula. Montgomery 1856. — BRACHT: Ersatz des Blasenschließmuskels. Zeitschr. f. Geburtsh. u. Gynäkol. Bd. 81, S. 229. — Monatsschr. f. Geburtsh. u. Gynäkol. Bd. 48, Nr. 6. — BRAMANN: Verhandl. d. dtsch. Ges. f. Chirurg. Bd. 1, S. 155. 1891. — BRAUN-FERNWALD, R. v.: Über Uterusruptur. Wien 1894. S. 14. — BRETZ: Durch kombinierte abdominelle und vaginale Operation geheilter großer Blasen-Scheidendefekt. Monatsschr. f. Geburtsh. u. Gynäkol. Bd. 69, S. 55. 1925. — BUMM: Zur Heilung der Harnröhrendefekte bei der Frau. Zentralbl. f. Gynäkol. 1924. S. 694. — CATHELIN: Die tiefen Harnfisteln beim Weibe. (Span.) Rev. espana d. urol. y dermatol. Vol. 34, p. 240. Ref. Ber. f. d. ges. Geburtsh. u. Gynäkol. 1922. S. 449. — CHAMPNEYS: Brit. med. journ. Vol. 2, p. 818. 1888. — CHUTE: Bauchlage in der Nachbehandlung von Fisteln. Journ. of urol. Vol. 6, p. 77. — COLLIS: Dublin journ. of med. scienc. May 1861. — COVISA: Rev. espana d. urol. y dermatol. Vol. 25, p. 393. Ref. Ber. f. d. ges. Geburtsh. u. Gynäkol. Bd. 3, S. 418. — CREDÉ: Diskussion zu HELFER. — CRISTOFOLETTI: Über eine neue Urethralplastik. Wien. klin. Wochenschr. 1907. Nr. 40. — CULBERTSON: Diskussion zu WATKINS. — CURTIS: Diskussion zu WATKINS. — CZEMPIN: Diskussion zu MACKEN-RODT. — DEROUBAIX: Traité d. fist. uro-gén. de la femme. 1870. p. 752. — DIEFFEN-BACH: Operative Chirurgie. Bd. 1. 1845. — DITTEL: Abdominelle Blasen-Scheidenfistel-operation. Wien. klin. Wochenschr. 1893. S. 449. — DITTEL jun.: Arch. f. Gynäkol. Bd. 43, S. 393. 1893. — DOEDERLEIN und KROENIG: Operative Gynäkologie. Leipzig 1925. — ELSÄSSER: Württemberg. Korresp.-Bl. Bd. 9, Nr. 18. — EMMET: Vesico-vaginal fistul. New York 1868. — EVERKE: Die Operation großer fixierter Blasen-Scheidenfisteln nach TRENDELENBURG. Zeitschr. f. gynäkol. Urol. Bd. 1, S. 193. 1909. — FERGUSSON: Lancet 1859. — FOGES und LATZKO: Darmschädigung nach Radiumbehandlung. Zentralbl. f. Gynäkol. 1919. Nr. 14. — FOLLET: Fistule vés.-ut. Nouveau procédé d. cystoplastie.

Bull. et mém. de la soc. de chirurg. de Paris Tom. 12, p. 445. 1887. Ref. Zentralbl. f. Chirurg. 1887. S. 464. — Fraenkel: Demonstration zweier geheilter Urinfisteln. Monatsschr. f. Geburtsh. u. Gynäkol. Bd. 20, S. 422. 1904. — Die Operation komplizierter Blasen-Scheidenfisteln. Zentralbl. f. Gynäkol. 1924. S. 2562. — Frank, F.: Über artifizielle Prolaps behufs Heilung hoher Fisteln. Festschr. z. Feier d. 50jährigen Jubiläums d. Ges. f. Geburtsh. u. Gynäkol. in Berlin. Wien: Alfred Hölder 1894. — Franqué: Beitrag zur operativen Therapie der Blasen-Scheidenfisteln, insbesondere bei Verletzung der Urethra und des Blasenhalses. Zeitschr. f. Geburtsh. u. Gynäkol. Bd. 59, S. 417. 1907. — Zur Trendelenburgschen Operation der Blasen-Scheidenfisteln. Zeitschr. f. Geburtsh. u. Gynäkol. Bd. 78, S. 2. 1916. — Sectio caesarea nach Trendelenburgscher Operation der Blasen-Scheidenfistel. Zentralbl. f. Gynäkol. 1916. S. 697. — Franz: Die Schädigung des Harnapparates nach abdomineller Uteruscarcinomoperation. Zeitschr. f. gynäkol. Urol. Bd. 1, S. 3. 1908. — Franz (Berlin): Über Urethraldefekt beim Weibe. Zeitschr. f. urol. Chirurg. Bd. 12. 1923. — Ersatz der Harnröhre. Zentralbl. f. Gynäkol. 1924. S. 1447. — Freund, W. A.: Eine neue Operation zur Schließung gewisser Harnfisteln. Samml. klin. Vortr., N. F. 1895. Nr. 118. — Fritsch: Zentralbl. f. Gynäkol. 1887. Nr. 30. — Über plastische Operationen in der Scheide. Zentralbl. f. Gynäkol. 1888. S. 804. — Über ventrovaginale Fisteloperationen. Zentralbl. f. Gynäkol. 1893. S. 1033. — Fuchs: Harnleiterdrainage nach der Operation tiefliegender Blasen-Scheidenfisteln. Zentralbl. f. Gynäkol. 1926. S. 868. — Füth: Zur Operation der Blasen-Scheidenfisteln. Arch. f. Gynäkol. Bd. 109, S. 489. 1918. — Garfunkel: Zur Küstnerschen Fisteloperation. Zentralbl. f. Gynäkol. 1925. S. 2307. — Gosselin: Gaz. des hôp. civ. et milit. 1851. Nr. 37. — Graff: Heilung einer puerperalen Blasen-Scheidenfistel durch Einpflanzung der Ureteren in den Darm. Monatsschr. f. Geburtsh. u. Gynäkol. Bd. 72. 1926. — Grouzdew: Vesico-Vaginalfistel. Blasenprolaps. Incarceration. Zentralbl. f. Gynäkol. 1907. S. 1053. — Grusdew: Urethroplastik nach der Idee von Subbotin in der gynäkologischen Praxis. Zentralbl. f. Gynäkol. 1902. S. 920. — Grünau: Über Blasen-Scheidenfisteldeckung mit Lappenbildung. Inaug.-Diss. Berlin 1917. — Hacker: Vesico-Vaginalfistel mit paravaginalem Schnitt nach Schauta geheilt. Wiss. Ärzte-Ges. in Innsbruck, 28. Jan. 1899. Wien. klin. Wochenschr. 1899. S. 553. — Haendly: Harnröhrenplastik und Wiederherstellung der Blasenkontinenz bei der Frau. Zentralbl. f. Gynäkol. 1924. S. 2568. — Halban: Defekt der Urethra. Geburtsh.-gynäkol. Ges. in Wien, 20. Mai 1913. Zentralbl. f. Gynäkol. 1914. S. 275. — Blasen-Scheidenfistel bei Blasencarcinom. Geburtsh.-gynäkol. Ges. in Wien. Zentralbl. f. Gynäkol. 1916. Nr. 16. — Zur operativen Therapie der Blasen-Scheidenfisteln. Zentralbl. f. Gynäkol. 1923. Nr. 15, S. 588. — Hannes: Zur abdominellen Operation hochsitzender Blasen-Genitalfisteln. Monatsschr. f. Geburtsh. u. Gynäkol. Bd. 65, S. 27. 1923. — Harmsen: Die Bildung einer künstlichen Harnblase. (Russ.) Ref. Ber. f. d. ges. Geburtsh. u. Gynäkol. Bd. 9, S. 55. 1925. — Hartmann: Vesico-Vaginalfistel, geschlossen durch Interposition. Acta gynecol. scandinav. Vol. 2, p. 101. — Helfer: Spontanheilung einer Scheidenfistel. Ges. f. Geburtsh. in Leipzig, 20. Nov. 1875. Ref. Arch. f. Gynäkol. Bd. 9, S. 330. 1876. — Helferich und König: Verhandl. d. dtsch. Ges. f. Chirurg. Bd. 1, S. 100; Bd. 2, S. 116. 1888. — Henkel: Demonstration eines Blasensteins. Verhandl. d. dtsch. Ges. f. Geburtsh. u. Gynäkol. zu Berlin, 11. Dez. 1908. Ref. Zeitschr. f. Geburtsh. u. Gynäkol. Bd. 64, S. 609. 1909. — Hennig: Blasen-Scheidenfistel und Blasenkatarrh. Arch. f. Gynäkol. Bd. 56, S. 280. 1898. — Herff: Zur Behandlung der Blasen-Gebärmutterfisteln. Zeitschr. f. Geburtsh. u. Gynäk. Bd. 22, S. 1. 1891. — Hoehne: Blasen-Scheidenfistel. Zentralbl. f. Gynäkol. Bd. 21, S. 1043. — Hoeland, H.: Beitrag zur abdominellen Operationsmethode der hohen Blasen-Cervix-Scheidenfisteln. Inaug.-Diss. Halle 1921. — Hoepfl: Münch. med. Wochenschr. 1901. S. 1172. — Hofmeier: Zur plastischen Verwertung des Uterus bei Defekten des Sphincter vesicae. Zentralbl. f. Gynäkol. 1906. S. 809. — Jobert de Lamballe: Traité de chirurgie plastique. Paris 1849. — Judd: Die operative Behandlung der Vesico-Vaginalfisteln. Surg., gynecol. a. obstetr. Vol. 30, p. 5. — Kahn: Noch zwei Fälle von Vesico-Vaginalfisteln, operiert nach W. A. Freund. Zentralbl. f. Gynäkol. 1899. S. 198. — Kakuschkin: Auf welche Art kann man den zerstörten Schließmuskel der weiblichen Harnblase und eine Harnröhre wieder herstellen? Zeitschr. f. Geburtsh. u. Gynäkol. Bd. 88, S. 304. 1924. — Kaltenbach: In Hegar und Kaltenbach: Operative Gynäkologie. Erlangen 1874. — Kausch: 49. Versamml. d. dtsch. Ges. f. Chirurg. Berlin 1925. Ref. Zentralbl. f. Gynäkol. 1925. S. 1342. — Kehrer: Zur Operation großer, am Schambein fixierter Blasen-Scheidenfisteln. Zentralbl. f. Gynäkol. 1923. S. 1585. — Kelly: Zitiert nach Neugebauer: Monatsschrift f. Geburtsh. u. Gynäkol. Bd. 22. — Siehe Einleitung. — Kleinwächter: Zeitschr. f. Geburtsh. u. Gynäkol. Bd. 28, Nr. 22. — Kolischer: Heilung einer Blasen-Scheidenfistel durch endovesicale Galvanokauterisation. Wien. med. Presse 1897. Nr. 52. — Kouwer: Nederlandsch tijdschr. v. verlosk. en gynäkol. 1896. H. 3. Ref. Monatsschr. f. Geburtsh. u. Gynäkol. Bd. 9, S. 534. — Kroh: Münch. med. Wochenschr. 1923. Nr. 29. — Kroner: Über die Beziehungen der Urinfisteln zu den Geschlechtsfunktionen des Weibes. Arch. f. Gynäkol. Bd. 19, S. 140. 1882. — Kubinyi: Cystoskopie bei Blasenfisteln. Zeitschr.

f. gynäkol. Urol. Bd. 5, H. 1. — KÜSTNER: Verein. d. Breslauer Frauenärzte, 18. Nov. 1902. Monatsschr. f. Geburtsh. u. Gynäkol. Bd. 17, S. 397. — Die plastische Verwendung der Portio supravaginalis zum Verschluß von Blasen-Scheidenfisteln. Zeitschr. f. Geburtsh. u. Gynäkol. Bd. 48, S. 453. 1903. — Die Operation der Blasen-Genitalfisteln unter Benutzung der vorderen Cervixwand. Zeitschr. f. Geburtsh. u. Gynäkol. Bd. 67, S. 603. 1910. — Die metroplastische Operationsmethode der Blasen-Cervixfisteln. Zeitschr. f. Geburtsh. u. Gynäkol. Bd. 69, H. 2. — LANE: Zitiert nach NEUGEBAUER: Arch. f. Gynäkol. Bd. 34. — LATZKO: Über Symphyseotomie. Allg. Wien. med. Zeit. 1893. — Behandlung hochsitzender Blasen- und Mastdarm-Scheidenfisteln nach Uterusexstirpation mit hohem Scheidenverschluß. Zentralbl. f. Gynäkol. 1914. S. 906. — Blasen-Scheidenfisteln seltenen Ursprungs. Zeitschr. f. urol. Chirurg. Bd. 13, S. 86. 1923. — Erfolgreiche Operation einer komplizierten Blasen-Scheidenfistel. Geburtsh.-gynäkol. Ges. in Wien, 8. Jan. 1924. Zentralblatt f. Gynäkol. 1924. S. 755. — LEHOCZKY-SEMMELWEIS: Harnröhrenplastik. Zentralbl. f. Gynäkol. 1926. S. 1175. — LEOPOLD: Diskussion zu HELFER. — LEWIT: Zur Frage über die Uretertransplantation. (Russ.) Zeitschr. f. urol. Chirurg. Ref. Bd. 18, S. 205. — LICHTENSTEIN: Konzeption durch die Harnröhre nach Kolpokleisis. Ges. f. Geburtsh. u. Gynäkol. Leipzig, 24. Juni 1918. Zentralbl. f. Gynäkol. 1918. S. 806/7. — LICINI: Die Herstellung des Harnweges nach der Prostatektomie samt Excision der Urethra posterior. Beitr. z. klin. Chirurg. Bd. 79, S. 207. 1912. — LOESER: Die in der königlichen Universitäts-Frauenklinik zu Breslau in den Jahren 1901—13 nicht nach der KÜSTNER-WOLKOWITSCH-schen Operationsmethode behandelten Blasen-Genitalfisteln. Inaug.-Diss. Breslau 1917. — LUYS: Siehe Einleitung. — MAC ARTHUR: Harnröhrenplastik beim Weibe. Zeitschr. f. gynäkol. Urol. Bd. 3, H. 3. 1912. — A new and simple repair of ruptur. or strictur. ureters. Surg., gynecol. a. obstetr. Vol. 41, p. 719. 1925. — MAC CLURE, YOUNG: Hohe Blasen-Scheidenfistel. Transperitoneale Operation nach DITTEL. Urol. a. cut. review Vol. 27, p. 345. 1923. — MACKENRODT: Die operative Heilung großer Blasen-Scheidenfisteln. Zentralbl. f. Gynäkol. 1894. S. 180. — Zur Geschichte und Technik der Blasenfisteloperationen. Monatsschr. f. Geburtsh. u. Gynäkol. Bd. 5, S. 445. 1897. — Plastik bei Defekt der Blasenhinterwand und der Urethra. Zentralbl. f. Gynäkol. 1906. S. 604. (Ges. f. Geburtsh. u. Gynäkol. zu Berlin, 9. März 1906.) — Zur Behandlung von Defekten und Verletzungen der Blasenhinterwand und des Sphincter vesicae. Zeitschr. f. Geburtsh. u. Gynäkol. Bd. 74, S. 247. 1913. — Blasen-Scheidenfisteln. Zeitschr. f. Geburtsh. u. Gynäkol. Bd. 83, S. 565. (Verhandl. d. geburtsh.-gynäkol. Ges. zu Berlin, 12. Dez. 1919.) — Diskussion zu FRANZ: Urethralplastik. Ges. f. Geburtsh. u. Gynäkol. zu Berlin, 12. Nov. 1920. — Die operative Heilung der Inkontinenz und Defekte der Blasenhinterwand. Zeitschr. f. Geburtsh. u. Gynäkol. Bd. 85, S. 423. 1923. (Verhandl. d. geburtsh.-gynäkol. Ges. zu Berlin, 24. Juni 1921.) — MAISS: Heilung einer Blasen-Scheidenfistel durch die Sectio alta. Zentralbl. f. Gynäkol. 1899. S. 1071. — Große Blasen-Scheidenfistel, nach FREUND durch Einnähen des umgestülpten Uterus geschlossen. Monatsschr. f. Geburtsh. u. Gynäkol. Bd. 21, S. 402. 1905. (Gynäkol. Ges. zu Breslau, 13. Dez. 1904.) — MALINOWSKY: Ätiologie und Therapie der Fisteln der weiblichen Genitalwege. (Russ.) Ref. Zeitschr. f. urol. Chirurg. Bd. 18, S. 212. 1925. — MANSFELD: Siehe Einleitung. — MARYNSKI: Inaug.-Diss. München 1910. — MAYO: Repair of small vesico-vaginal-fistula. Ann. of surg. Jan. 1916. — MEYER, WILLY: Über die Nachbehandlung des hohen Steinschnittes, sowie über Verwendbarkeit desselben zur Operation von Blasen-Scheidenfisteln. Arch. f. klin. Chirurg. Bd. 31, S. 494. 1885. — MENGE: Bildung eines kleinen Blasenhalses unter Verwendung des Uterus nach WERTHEIM. Fränk. Ges. f. Geburtsh. u. Frauenheilk., 3. Februar 1907. Ref. Zentralbl. f. Gynäkol. 1908. S. 265. — MERMINGAS: Blasen-Scheidenfistel. Zentralbl. f. Chirurg. 1923. S. 558. — MILLER: Diskussion zu SPENCER, S. 434. — MÖRICKE: Ein Fall von weiblicher Epispadie. Arch. f. Gynäkol. Bd. 5, S. 324. 1880. — MOSZKOWICZ: Eine neue Lappenplastik bei Vesico-Vaginalfisteln. Zentralbl. f. Gynäkol. 1908. H. 3. — MURET: Zur Symptomatologie der Blasen-Scheidenfisteln. Zeitschr. f. Geburtsh. u. Gynäkol. Bd. 74, S. 299. — NAEGELE: Erfahrungen und Abhandlungen aus dem Gebiete der Krankheiten des weiblichen Geschlechtes. Mannheim 1812. — NAGEL: Berlin. klin. Wochenschr. 1914. — NEUGEBAUER, L. A.: Fall von unheilbarer Vesico-Vaginalfistel. Zentralbl. f. Gynäkol. 1883. S. 137. — NEUGEBAUER, F. L.: 27 Beobachtungen von Vesico-Cervico-Uterinfisteln aus der Harnfistelkasuistik der Warschauer gyniatrischen Universitätsklinik d. Doz. L. A. NEUGEBAUER. Arch. f. Gynäkol. Bd. 34, S. 145. 1889. — Einige Bemerkungen bezüglich des Aufsatzes des Herrn Dr. BORZYMOWSKI: Zur prophylaktischen Fernhaltung des Harnes von Blasen-Scheidenfisteln sowohl während als auch nach der Operation mittels dauerndem Ureterkatheter nach außen zu. (Poln.) Ref. Monatsschr. f. Geburtsh. u. Gynäkol. Bd. 22, S. 848. 1905. — NOBLE: Operation zur Neubildung der Harnröhre und zum Verschluß einer Blasen-Scheidenfistel, welche bis in die Blasenhinterwand hinabreichte. Ref. Zentralbl. f. Gynäkol. 1898. S. 649. — OTT: Über die operative Behandlung der mit der Zerstörung der Harnröhre komplizierten Blasen-Scheidenfisteln. Zentralbl. f. Gynäkol. 1894. S. 961. —PARACHE: Vesico-Vaginalfisteln. (Span.) Ref. Zeitschr. f. urol. Chirurg. Bd. 15, S. 231. 1924. —

PAWLIK: Über die Operation der Blasen-Scheidenfisteln. Zeitschr. f. Geburtsh. u. Gynäkol. Bd. 8, S. 22. 1882. — POLAK: Diskussion zu SPENCER, S. 434. — POTEN: Zentralbl. f. Gynäkol. 1922. S. 1491. — POZZI: Traité de gynécologie clinique et opératoire. Paris 1897. S. 1036. — RAGUSA: Catetere ad assorbimento capillare per le operate di fistola vesico-vaginale. Clin. ostetr. Vol. 27, p. 407. 1925. — ROEGHOLT: Fistula vesico-vaginalis.. Verfahren von BROQUEHAYE. (Holl.) Ref. Ber. f. d. ges. Geburtsh. u. Gynäkol. Bd. 6, S. 75. 1924. — ROMM: Vier Blasen-Scheidenfisteloperationen nach dem neuen Verfahren von W. A. FREUND. Zentralbl. f. Gynäkol. 1899. S. 193. — Neubildung einer zerstörten weiblichen Harnröhre unter Anwendung der GERSUNYschen Methode der Sphincterbildung. Zentralbl. f. Gynäkol. 1899. S. 227. — ROONHUYZEN: Heelkonstige Aanmerkingen betreffende de gebrekken der vrouwen. Amsterdam 1663. — ROSER: Württemberg. Korresp.-Blatt 1861. — ROUX: Zitiert nach TRENDELENBURG. — RÜBSAMEN: Zentralbl. f. Gynäkol. 1921. S. 1454. — Hilfsmaßnahmen zur Sicherung der Blasenfistelnaht. Verhandl. d. dtsch. Ges. f. Gynäkol. Innsbruck 1922. — Zur Frage der intravesicalen Blasenfisteloperation nach TRENDELENBURG. Zentralbl. f. Gynäkol. 1922. S. 1461. (Gynäkol. Ges. zu Dresden, 16. März 1922.) — Steinbildung in den weiblichen Harnwegen. Zentralbl. f. Gynäkol. Bd. 24, S. 1675. — Zur FÜTHschen Operationsmethode bei Blasen-Scheidenfisteln. Arch. f. Gynäkol. Bd. 112, S. 123. — RYDIGIER: Berlin. klin. Wochenschr. 1887. Nr. 31. — SACHS: Hochsitzende Blasen-Cervixfisteln. Monatsschr. f. Geburtsh. u. Gynäkol. Bd. 54, S. 245. — SÄNGER: Einige geschichtliche und technische Bemerkungen zur Lappenperineorrhaphie. Zentralbl. f. Gynäkol. 1888. S. 765. — SALZER: Zitiert nach BANDL: Verhandl. d. Ges. dtsch. Naturforsch. u. Ärzte in Salzburg 1881. — SAMTER: Über komplizierte und besonders fixierte Blasen-Scheidenfisteln. Samml. klin. Vortr., N. F. 1897. Nr. 175. — SAWYER: Zitiert nach FRANK. — SCHAUTA: Vesico-Vaginalfisteln. Zentralbl. f. Gynäkol. 1893. S. 1023. (Geburtsh.-gynäkol. Ges. in Wien, 13. Juni 1893.) — Fall von Vesico-Vaginalfistel. Zentralbl. f. Gynäkol. 1894. S. 982. (Geburtsh.-gynäkol. Ges. in Wien, 26. Juni 1894.) — Über die Operation fixierter Blasen-Scheidenfisteln. Monatsschr. f. Geburtsh. u. Gynäkol. Bd. 1, S. 8. 1895. — SCHMIDT, H.: Blasen-Scheidenfistel, freie Fascientransplantation. Zeitschr. f. gynäkol. Urol. Bd. 4, S. 33. — SCHMIT: Demonstration. Zur Plastik bei Blasen-Scheidenfisteln und bei Urethradefekt. Zentralbl. f. Gynäkol. 1900. S. 1292. (Geburtsh.-gynäkol. Ges. in Wien, 12. Juni 1900.) — SCHROEDER: Monatsschr. f. Geburtsh. u. Gynäkol. Bd. 60. — Beseitigung einer Insuffizienz des Sphincter vesicae durch Verlagerung des Uterus. Zentralbl. f. Gynäkol. 1908. S. 1137. — SCHULTZE, B.S.: Über urethrale Inkontinenz beim Weibe. XI. Internat. Kongr. in Rom. Ref. Zentralbl. f. Gynäkol. 1894. S. 400. — SCHWEITZER: Zur Operation der Blasen-Scheidenfistel nach FÜTH. Zentralbl. f. Gynäkol. 1922. S. 589. (Geburtsh.-gynäkol. Ges. zu Leipzig, 20. Juni 1921.) — SELLHEIM: Wiederherstellung des abgequetschten Übergangsteiles der Blase in die Harnröhre. Zeitschr. f. gynäkol. Urol. Bd. 1, S. 179. 1909. — Vollkommene Neubildung des Blasenverschlusses und der Harnröhre, Urethrosphincteroplastik. Hegars Beitr. Bd. 9, S. 185. 1905. — Extraperitonisierung bei Blasenoperationen. Zeitschr. f. Geburtsh. u. Gynäkol. Bd. 64, S. 23. — SHDANOWSKY: Zur Kasuistik der Uretertransplantation in den Dickdarm. (Russ.) Ref. Zeitschr. f. urol. Chirurg. Bd. 17, S. 412. — SIMON, G.: Über die Heilung der Blasen-Scheidenfisteln; Beurteilung der „Operation autoplastique par glissement" von JOBERT DE LAMBALLE in Paris usw. Gießen 1854. — Operationen bei Urinfisteln des Weibes. Dtsch. Klinik 1856. Nr. 30—35. — Über die Heilung der Blasen-Scheiden- und Blasen-Gebärmutterfisteln. Monatsschr. f. Geburtsk. u. Frauenkr. Bd. 12, S. 1. 1858. — Bericht über neun Fälle von Operation der Blasen-Scheiden- und Blasen-Mutterscheidenfisteln usw. Scanzonis Beitr. Bd. 4, S. 206. 1860. — Über die Operation der Blasen-Scheidenfistel durch die blutige Naht. Rostock 1862. — Operationen an den weiblichen Sexualorganen (Episiorrhaphie). Beitr. z. plast. Chirurg. Prag 1868. — Historisches über den operativen Verschluß der Scheidenwandungen (Kolpokleisis) usw. Dtsch. Klinik 1868. S. 405. — Glückliche Operation einer sehr großen Blasen-Scheidenfistel bei einem 8jährigen Kinde. Arch. f. Chirurg. Bd. 12, S. 572. 1871. — Zur Operation der Blasenscheidenfistel. Wien. med. Wochenschr. 1876. Nr. 27. — SIMS, MARION: On the treatment of vesicovaginal fist. Americ. journ. of the med. sciences Jan. 1852. — SIPPEL: Zur TRENDELENBURGschen Operation der Blasen-Scheidenfistel. Zentralbl. f. Gynäkol. 1916. S. 564. — SOERGEL: Funktionelle Amenorrhöe bei Urogenitalfisteln. Inaug.-Diss. München 1922. — SOLMS: Über zufällige Blasenverletzungen bei Scheidenoperationen. Dtsch. med. Wochenschrift 1920. S. 1279. — Uterovaginale Interposition der Plica mit Stützung durch den interponierten Uterus. Zentralbl. f. Gynäkol. 1919. S. 1022. — SOLOWIJ: Zur Technik der Operation schwieriger Blasenfisteln auf abdominellem Wege. Zeitschr. f. gynäkol. Urol. Bd. 4, S. 131. 1913. — SPENCER: On some unusual vaginal fistulae. Americ. journ. of obstetr. a. gynecol. 1925. p. 365. — SPIEGEL: (Russ.) Ref. Zeitschr. f. urol. Chirurg. Ref. Bd. 18, S. 205. — STICKEL: Abdominelle Ureterimplantation wegen Blasen-Scheidenfistel. Zentralbl. f. Gynäkol. 1917. S. 103 (Ges. f. Geburtsh. u. Gynäkol. zu Berlin, 25. Febr. 1916.) — STOECKEL: Infrasymphysäre Blasendrainage. Monatsschr. f. Geburtsh. u. Gynäkol.

Bd. 17, Erg.-H.; Zentralbl. f. Geburtsh. u. Gynäkol. 1907. S. 26. — Über die Entstehung von Blasenverletzungen und über die operative Heilung großer Blasen-Harnröhrendefekte nach Pubotomie. Zeitschr. f. gynäkol. Urol. Bd. 2, S. 251. 1910. — Blasenfisteln. In BRUNS-GARRÉ-KÜTTNER. Bd. 4, Enke 1914. — Blasen-Scheidenfistel. Zentralbl. f. Gynäkol. 1924. S. 1322. — STRAUCH: Zentralbl. f. Chirurg 1891. Nr. 50. — STROEDER: Frauenarzt, Bd. 34, H. 10. 1919. — SZYMANOWICZ: Die Therapie der Urogenitalfisteln auf dem transvesicalen Weg. (Poln.) Ref. Zentralbl. f. Gynäkol. 1925. S. 1150. — TAVILDAROW: Die chirurgische Behandlung der Urogenitalfisteln beim Weibe mit Ausnahme der Harnleiterfisteln. Zeitschr. f. urol. Chirurg. Bd. 16, S. 11. 1924. — THOMSON: Der plastische Verschluß von Blasen-Scheidenfisteln vermittels der Cervix uteri. Zentralbl. f. Gynäkol. 1903. S. 1498. — Verschluß großer Blasen-Scheidenfisteln vermittels des Corpus uteri. Zentralbl. f. Gynäkol. 1924. S. 2566. — TICHOW: Ureterimplantation ins Rectum wegen Blasen-Scheidenfistel. Ref. Zentralbl. f. Gynäkol. 1909. S. 1007. — TRENDELENBURG: Über Blasen-Scheidenfisteloperationen und über Beckenhochlagerung usw. Samml. klin. Vortr. 1890. Nr. 355. — ULRICH: Über die Operation der Blasen-Scheidenfisteln. Zeitschr. d. Ges. d. Ärzte in Wien, Bd. 1, S. 154; Bd. 2, S. 3. 1863. — VELPEAU: Médec. opératoire. Bd. 4. 1839. — VERNEUIL: Diskussion zu FOLLET. — VIDAL: Ref. Siebolds Journ. Bd. 3, S. 331. 1834. — VITRAC: Bauchlage bei Blasenfisteln. Zentralbl. f. Chirurg. 1900. S. 866. — WALCHER: Die Auslösung der Narbe als Methode der Plastik. Zentralbl. f. Gynäkol. Bd. 1. 1889. — WARD: Ausgedehnte Blasen-Scheidenfistel mit Verletzung der Ureteren. Surg., gynecol. a. obstetr. Vol. 37, p. 678. 1923. — Rekonstruktion der Urethra. Americ. journ. of obstetr. a. gynecol. Vol. 6, p. 610. — WATKINS: Vesico-vaginal fistula. Americ. gynecol. soc. 49. Jahresmeet. 1924. Ref. Americ. journ. of obstetr. a. gynecol. Vol. 8, p. 790. — Fistula vesico-vaginalis. Surg., gynecol. a. obstetr. 1924. p. 120. — Vesico-vaginal fistula. Utilization of thorough dissect. of the anterior vagin. wall for closure. Surg., gynecol. a. obstetr. Vol. 40, p. 274. 1925. — WATSON: Brit. med. journ. Vol. 3253, p. 766. 1923. — WEBER: Blasen-Scheidenfistel, Hautlappentransplantation. Monatsschr. f. Geburtsh. u. Gynäkol. Bd. 12, S. 198. 1900. — WEIBEL: Operative Behandlung einer Blasen- und Mastdarmfistel nach Radiumbestrahlung. Verhandl. d. dtsch. Ges. f. Urol. Wien 1921. — WEIGMANN: Über Blasenfisteln und Blasenverletzungen. Inaug.-Diss. Kiel 1920. — Blasenfisteln und Blasenverletzungen. Zeitschr. f. gynäkol. Urol. Bd. 5, Nr. 4—6, S. 119. — WEINLECHNER: Wien. klin. Wochenschr. 1893. S. 125. — WEMHOFF: Über die in den Jahren 1909—1919 an der Universitäts-Frauenklinik Würzburg beobachteten Fälle von Urinfisteln. Inaug.-Diss. Würzburg 1919. — WERTHEIM: Demonstration von Fällen geheilter Harnfisteln. Geburtsh.-gynäkol. Ges. in Wien, 3. Nov. 1893. Ref. Zentralbl. f. Gynäkol. 1896. S. 1274. — WICKHOFF: Zur Verwendung der Symphyseotomie bei Operationen an der Harnblase. Wien. klin. Wochenschr. 1893. S. 195. — WISCHNEWSKI: Ref. Zeitschr. f. urol. Chirurg. 1915. Ref. 1924. S. 242. — WÖLFLER: Zur operativen Behandlung der Urinfisteln. Verhandl. d. dtsch. Ges. f. Chirurg. Zentralbl. f. Chirurg. 1887. S. 95. — WOLKOWITSCH: Eine plastische Methode, schwer operable Vesico-Vaginalfisteln durch den Uterus zu verschließen. Zentralbl. f. Gynäkol. 1901. S. 1193. — Eine Methode der Wiederherstellung der weiblichen Harnröhre mit gleichzeitiger Beseitigung einer Blasenscheidenfistel. Monatsschr. f. Geburtsh. u. Gynäkol. Bd. 20, S. 1253. — WUTZER: Organ f. d. ges. Heilkunde. Bonn, Bd. 8, S. 481. 1843. — Zitiert nach KILIAN: Chirurgische Operationen des Geburtshelfers. Bonn 1856. — ZANGEMEISTER: Weibliche Blase und Genitalerkrankungen. Zeitschr. f. Geburtsh. u. Gynäkol. Bd. 55, S. 295. 1905. — Inkontinenz durch Narbenzug nach Fisteloperationen. Zeitschr. f. gynäkol. Urol. Bd. 1, S. 75. — ZINNER: Zeitschr. f. urol. Chirurg. Bd. 9, S. 493. 1922. — ZONDEK: Zeitschr. f. urol. Chirurg. Bd. 10, S. 125. 1922.

## 2. Harnleiter-Genitalfisteln.

(Die ältere Literatur ist bei STOECKEL: Ureterfisteln und Ureterverletzungen einzusehen.)

ADLER: Diskussion zu LATZKO: Geburtsh.-gynäkol. Ges. in Wien, 7. Nov. 1916; ref. Zentralbl. f. Gynäkol. 1917. S. 55. — ADRIAN: Zur Diagnose der Harnleiterfisteln. Zeitschr. f. Urol. Bd. 6. 1912. — ALQUIÉ: Presse méd. belge 1857. Nr. 30. — AMANN: Neueinpflanzungen des Ureters in die Blase usw. Münch. med. Wochenschr. 1899. Nr. 34. — Ureterdeckung und Drainage bei ausgedehnter Beckenausräumung wegen Uteruscarcinom. Zeitschrift f. Geburtsh. u. Gynäkol. Bd. 61, S. 1. 1908. — ASCH: Verhandl. d. Ges. dtsch. Naturforsch. u. Ärzte. Köln 1908. — BANDL: Zur Entstehung und Behandlung der Harnleiter-Scheidenfisteln. Wien. medic. 1877. Nr. 30. — Zur Entstehung und Behandlung der Harnleiter-Scheidenfisteln usw. Wien 1878. — BAUMM: Diskussion zu KÜSTNER: Zentralbl. f. Gynäkol. 1914. — BAZY: De l'urétéro-cystonéostomie. Ann. des maladies des org. génito-urin. 1894. — BÉRARD: Dictionnaire de médecine. Tom. 30, p. 499. Ref. Prag. Vierteljahrschr. Bd. 4, S. 78. 1846. — BOZEMANN: New York med. record Vol. 2. p. 433. 1856. — Zitiert nach BANDL. — v. BRAUN-FERNWALD, R.: Spontanheilung einer Ureterfistel. Geburtsh.-gynäkol. Ges. in Wien, 26. Okt. 1897. Ref. Zentralbl. f. Gynäkol.

1898. Nr. 19. — Bumm: Über Harnleiterfistel. Korresp.-Bl. f. Schweiz. Ärzte 1895. Nr. 4. — Burkhardt und Polano: Die Untersuchungsmethoden und Erkrankungen der männlichen und weiblichen Harnorgane. Wiesbaden 1908. — Cathelin: Die tiefen Harnfisteln beim Weibe. (Span.) Ref. Jahresber. f. d. ges. Geburtsh. u. Gynäkol. Bd. 36, S. 449. 1922. — Colombino: Postoperative Ureterfisteln. (Ital.) Ref. Ber. ges. Bd. 3, H. 3/4, S. 170. 1924 und Zeitschr. f. urol. Chirurg. Bd. 15, Ref., S. 224. 1924. — Davenport: Anomalously located ureter. Americ. journ. of obstetr. a. gynecol. Vol. 23. — Doederlein und Krönig: Operative Gynäkologie. Leipzig 1907. — Dührssen: Über eine neue Heilmethode der Harnleiter-Scheidenfisteln nebst Bemerkungen über die Heilung der übrigen Harnleiterfisteln. Samml. klin. Vortr., N. F. 1894. S. 114. — Emmet, Th. A.: Prinzipien und Praxis der Gynäkologie. Deutsch herausgegeben von Roth. 1881. S. 468. — Fenomenow: (Russ.) Zitiert nach Kakuschkin. — Fischer: Die Schwierigkeit der Ureterfisteldiagnostik. Gynäk. Ges. zu Dresden, 15. Mai 1919. Ref. Zentralbl. f. Gynäkol. 1919. S. 761. — Franz: Zur Chirurgie des Ureters. Zeitschr. f. Geburtsh. u. Gynäkol. Bd. 50, S. 502. 1903. — Die Schädigungen des Harnapparates nach abdominellen Uteruscarcinomoperationen. Zeitschr. f. gynäkol. Urol. Bd. 1, S. 3. 1909. — Freund, W. A.: Klinische Beiträge zur Gynäkologie. 1863. H. 1 und 2. — Freund, W. A. und L. Joseph: Über die Harnleiter-Gebärmutterfisteln nebst neuen Untersuchungen über das normale Verhalten der Harnleiter im weiblichen Becken. Berlin. klin. Wochenschr. 1869. S. 504. — Fritsch: Nierenexstirpation bei Ureterfistel. Zeitschr. f gynäkol. Urol. Bd. 1, S. 127. 1909. — Die Krankheiten der weiblichen Blase. Veits Handb. Bd. 2. Wiesbaden 1897. — Füth: Beitrag zur Ureterchirurgie. Zentralbl. f. Gynäkol. 1904. S. 537. — Geyl: Samml. klin. Vortr., N. F. 37. — Gusserow: Charité-Ann. Tom. 11. 1891. — Diskussion zu Mackenrodt: Zentralbl. f. Gynäkol. 1894. S. 517. — Hadra: Zitiert nach Aurnhammer: Inaug.-Diss. Würzburg 1898. — Hahn: Bericht über einige bemerkenswerte Urinfisteln beim Weibe. Berlin. klin. Wochenschr. 1879. S. 397. — Halban: Fall von Ruptura uter. compl. Geburtsh.-gynäkol. Ges. in Wien, 12. Juni 1900. Ref. Zentralbl. f. Gynäkol. 1900. S. 1293. — Hein: Die Fisteln und Verletzungen der Harnleiter. (Russ.) Ref. Zentralbl. f. Gynäkol. 1907. S. 994. — Zentralbl. f. Gynäkol. 1906. S. 369. — Heinsius: Nierenexstirpation bei Ureterfistel und Pyelonephritis wegen sekundärer Erkrankung der anderen Niere. Ges. f. Geburtsh. u. Gynäkol. zu Berlin, 10. Jan. 1913. Ref. Zentralbl. f. Gynäkol. 1913. S. 1232. — Hochstetter: Über Harnleiter-Scheidenfistel. Arch. f. Gynäkol. Bd. 45, S. 106. — Hörmann: Ureter-Scheidenfistel, erfolgreich nach Mackenrodt operiert. Münch. gynäkol. Ges. 17. Mai 1906. Ref. Zentralbl. f. Gynäkol. 1907. S. 483. — Hofmeier: Grundriß der gynäkologischen Operationen. 1888. — Jolly: Ureterenkompression beim Weibe. Samml. klin. Vortr., N. F. 547/48. — Iversen: Über Ureterfisteln. (Skand.) Ref. Zentralbl. f. Gynäkol. 1894. S. 1248. — Kakuschkin: Die Bildung der Anastomose zwischen Harnblase und Ureter per vaginam. Zentralbl. f. Gynäkol. 1924. S. 2573. — Kaltenbach: In Hegar und Kaltenbach: Die operative Gynäkologie. Stuttgart 1881. — Kannegiesser: Zur Frage der Heilung von Uretero-Vaginalfisteln. Zeitschr. f. gynäkol. Urol. Bd. 1, S. 329. 1909. — Ureterenfisteln. Russ. gynäkol. Kongr. in Moskau. Berlin. klin. Wochenschr. 1908. S. 385. — Kehrer: Ein Fall von Ureterenscheidenfistel. Verhandl. d. dtsch. Ges. f. Gynäkol. Freiburg 1889. Ref. Arch. f. Gynäkol. Bd. 35, S. 536. — Kelly: Operative gynecology. New-York. Vol. 1. — Kneise: Harnleiter-Scheidenfistel. Zentralbl. f. Gynäkol. Nr. 21, S. 910. — Ureterfisteln. Zentralbl. f. Gynäkol. Nr. 23, S. 451. — 1. Fall von multipler Nierensteinbildung in der Schwangerschaft. 2. Fall von Ureter-Cervix-Scheidenfistel. Bemerkungen zur intraperitonealen oder extraperitonealen Operation bei Uretererkrankungen. Zentralbl. f. Gynäkol. 1923. Nr. 15, S. 594. — Kossmann: Elytrolysis bei Ureter-Scheidenfistel. Kasuistische Miscellaneen aus dem Gebiete der Geburtshilfe und Gynäkologie. Münch. med. Wochenschr. 1900. Nr. 10—12. — Krause: Intraperitoneale Einpflanzung des Ureters in die Harnblase. Zentralbl. f. Gynäkol. 1895. Nr. 9. — Kroemer: Die Behandlung unfreiwilliger Ureterläsionen und -Unterbindung. Zeitschr. f. gynäkol. Urol. 1909. S. 1263. — Krönig: Monatsschr. f. Geburtsh. u. Gynäkol. Bd. 15, S. 879. — Küstner: Scheiden- und Ureterfisteln in Küstner-Bumm usw. Kurzes Lehrbuch der Gynäkologie. Jena 1908. — Geheilte Ureterfistel. Gynäkol. Ges. in Breslau, 16. Dez. 1913. Ref. Zentralbl. f. Gynäkol. 1914. S. 374. — Landau, L.: Über Entstehung, Erkennung und Behandlung der Harnleiter-Scheidenfisteln. Arch. f. Gynäkol. Bd. 9, S. 426. 1876. — Latzko: Präparat einer spontan geheilten Ureter-Scheidenfistel. Geburtsh.-gynäkol. Ges. in Wien, 24. Nov. 1908. Ref. Zentralbl. f. Gynäkol. 1909. S. 573. — Ca cervicis. Doppelseitige Ureter- und Blasenresektion. Geburtsh.-gynäkol. Ges. in Wien, 23. März 1909. Ref. Zentralbl. f. Gynäkol. 1909. S. 1208. — Beiträge zur Ureterenchirurgie. Verhandl. d. dtsch. Ges. f. Urol. Berlin 1909. S. 335. — Technik der Ureterimplantation. Geburtsh.-gynäkol. Ges. in Wien, 7. Nov. 1916. Ref. Zentralbl. f. Gynäkol. 1917. S. 55. — Blasen-Scheiden- und Harnleiter-Scheidenfistel nach Radikaloperation. Wien. urol. Ges., 28. Nov. 1923. Ref. Zeitschr. f. urol. Chirurg. Bd. 15, S. 222. — Zwei Fälle von beiderseitiger Ureterfistel nach Radikaloperation des Gebärmutterkrebses. Geburtsh.-gynäkol. Ges. in Wien,

10. Februar 1920. Ref. Zentralbl. f. Gynäkol. 1920. Nr. 17. — Die Therapie der doppelseitigen Ureterfisteln. Zeitschr. f. urol. Chir. Bd. 21, H. 3/4. — LATZKO und SCHIFFMANN: Zentralbl. f. Gynäkol. 1919. Nr. 34. — LAWS: Americ. journ. of cbstetr. a. gynecol. June 1923. — LENORMANT und LERBOVICI: Die Hainleiter-Scheidenfistel nach Uterusexstirpation. Gynecol. et obstétr. rev. mens. 10 avril 1924. Ref. Zentralbl. f. Gynäkol. 1925. S. 2317. — LEOPOLD: Heilung einer Ureter-Scheidenfistel auf vaginalem Wege. Gynäkol. Ges. zu Dresden, 17. Jan. 1901. Ref. Zentralbl. f. Gynäkol. 1901. S. 1423. — LICHTENBERG: Zeitschr. f. urol. Chirurg. Bd. 7, S. 40. — LUDWIG, F.: Krimineller Abortus. Ureter-Blasenscheidenfistel. Zeitschr. f. urol. Chirurg. Bd. 1, S. 459. — MAC ARTHUR: Ureteral fistula etc. Philadelphia med. a. surg. reporter. Vol. 61. 1889. Surg., gynecol. a. obstetr. Vol. 41, p. 719. 1925. — Wiederherstellung der Permeabilität eines zerrissenen oder strikturierten Ureters. Surg., gynecol. a. obstetr. Vol. 41, p. 719. 1925. — MACKENRODT: Die operative Heilung der Harnleiterfistel. Ges. f. Geburtsh. u. Gynäkol. zu Berlin, 13. April 1894. Ref. Zentralbl. f. Gynäkol. 1894. S. 513 und Zeitschr. f. Geburtsh. u. Gynäkol. Bd. 30, S. 311. — Demonstration eines Präparates von Ureter-Uterusfistel. Berlin. med. Ges. 17. Okt. 1894. Ref. Berlin. klin. Wochenschr. 1894. S. 1052. — Zur Frage der Nierenexstirpation bei Ureter-Scheiden- und Ureter-Gebärmutterfistel. Berlin. klin. Wochenschr. 1894. — Die operative Heilung der Harnleiterfisteln. Ein geheilter Fall von Harnleiter-Gebärmutterfistel. Gynäkol. Sekt. d. Ges. dtsch. Naturforsch. u. Ärzte in Wien 1894. Ref. Zentralbl. f. Gynäkol. 1894. S. 1026. — Die Operation der Ureterfisteln und Ureterverletzungen. Zentralbl. f. Gynäkol. 1899. S. 318. — MADLENER: Über extraperitoneale Implantation des Ureters in die Blase bei Ureter-Scheidenfisteln. Zentralbl. f. Gynäkol. 1909. S. 245. — MAISS: Fistel nach vaginaler Uterusexstirpation. Monatsschr. f. Geburtsh. u. Gynäkol. Bd. 69, S. 90. 1925. — MATHES: Zur Heilung von Ureterfisteln. 1918. S. 201. — MINNEROP: Über die Operation der Ureter-Scheidenfisteln. Inaug.-Diss. Bonn 1910. — NAGY: Ureterfistel, geheilt durch transperitoneale Operation. Zeitschr. f. gynäkol. Urol. Bd. 5, H. 4—6, S. 167. — NICOLADONI: Wien. med. Wochenschr. 1882. Nr. 14. — NOVARO: Harnleiter-Scheidenfistel. (Ital.) Ref. Zentralbl. f. Gynäkol. 1895. S. 440. — ONUFROWITSCH: Zur Frage der Behandlung der zufälligen Durchtrennung des Harnleiters bei Operationen. (Russ.) Ref. Zentralbl. f. Chir. Bd. 30, S. 1139. — PARVIN: New.-York med. rec. 1866. Nr. 14. — PEISER: Nierenveränderungen bei Ureter-Vaginalfisteln. Zeitschr. f. gynäkol. Urol. Bd. 1, S. 136. 1909. — PLESCHNER: Zur Diagnose der Ureter-Vaginalfisteln. Zeitschr. f. Urol. Bd. 15, S. 274. 1921. — POZSONY: Ein Fall von Ureter-Cervicalfistel. Zentralbl. f. Gynäkol. 1925. S. 2775. — Über Uretero-Cervicalfisteln. (Ungar.) Ref. Ber. f. d. ges. Gynäkol. u. Geburtsh. Bd. 9, S. 886. 1926. — POZZI: Ureterfistel nach geburtshilflichen Eingriffen. Hydronephrosis intermittens. Nephrektomie, Heilung. Soc. d'obstétr., de gynécol. et de pédiatr. de Paris, 10 février 1908. Ref. Zentralbl. f. Gynäkol. 1908. S. 1098. — PUECH: Gaz. des hôp. civ. et milit. 1859. p. 133. — RICHARDSON: Three types of uret. pathol. with unusual clinic. features. Americ. journ. of obstetr. a. gynecol. Vol. 9, p. 678. 1925. — RISSMANN: Monatsschr. f. Geburtsh. u. Gynäkol. Bd. 22, S. 389. 1905. — ROUTIER: Diskussion zu POZZI. — RÜBSAMEN: Diskussion zu FISCHER. — SAMPSON: The importance of a more radical operation in ca cerv. etc. John Hopkins hosp. reports. Dec. 1902. — Complications arising from freeing the ureters in the more radical operation for ca cervicis uteri, with special reference to postoperat. ureteral necroses. Bull. of Johns Hopkins hosp. Vol. 15, p. 156. 1904. — SCHATZ: Über die Einwirkung einer Ureterscheidenfistel auf die Urinsekretion der betreffenden Niere. Dtsch. Ges. f. Gynäkol. Bonn 1891. — Verhandl. d. dtsch. Ges. f. Gynäkol. Leipzig 1892. — SCHAUTA: Wien. med. Blätter 1886. Nr. 26. — SCHEDE: Die operative Behandlung der Harnleiter-Scheidenfisteln. Zentralbl. f. Gynäkol. 1881. S. 547. — SCHIFFMANN und SZAMEK: Zur Kenntnis und Genese entzündlich-eitriger Veränderungen der Niere nach Ureter-Scheidenfisteln. Wien. klin. Wochenschr. 1925. Nr. 23. — SCHMIEDEN: Die Erfolge der Nierenchirurgie. Zeitschr. f. Chirurg. Bd. 62, S. 205. 1902. — SCHMIT: Vorstellung einer Patientin mit geheilter Ureter-Vaginalfistel. Geburtsh.-gynäkol. Ges. in Wien, 25. April 1899. Ref. Zentralbl. f. Gynäkol. 1899. S. 1299. — SCHWARZ, GRETE: Ein Fall von Spätbildung einer Ureter-Scheidenfistel nach abdomineller Totalexstirpation wegen Carcinoma colli uteri. Inaug.-Diss. Heidelberg 1922. — SELLHEIM: Erweiterte FREUNDsche Operation des Gebärmutterkrebses und Ureterenchirurgie. Hegars Beitr. Bd. 9, S. 413. 1905. — SEVERIN: Obstetritische Ureterovaginalfistel, nach MACKENRODTS Verfahren operiert. (Schwed.) Ref. Zentralbl. f. Gynäkol. 1902. S. 384. — SIMON, G.: Beschreibung einer Harnleiter-Scheidenfistel. Dtsch. Klinik 1856. — Über Harnleiter-Scheidenfistel. Scanzonis Beitr. Bd. 4 und 6. 1860. — Chirurgie der Nieren. Erlangen 1871. — Zur Operation der Blasen-Scheidenfisteln usw. Wien. med. Wochenschr. 1876. Nr. 27 u. f. — SPENCER: On some unusual vaginal fistulae. Americ. journ. of obstetr. a. gynecol. March 10. 1925. p. 365. — STEFFEN: Eine Ureter-Scheidenfistel nach PORRO. Gynäkol. Ges. zu Dresden. 21. Jan. 1909. Ref. Zentralbl. f. Gynäkol. 1910. Nr. 12. — STOECKEL: Die Cystoskopie der Gynäkologen. Leipzig 1904. S. 248. — Lehrbuch der gynäkologischen Cystoskopie und Urethroskopie. 2. Aufl. Berlin 1910. — Über die

Behandlung der verletzten und unverletzten Ureteren bei gynäkologischen Operationen. Zeitschr. f. gynäkol. Urol. Bd. 3, S. 51. 1911. — Ureterfisteln und Ureterverletzungen. Leipzig 1900. — Ureterfistel. Kongreß d. dtsch. Ges. f. Gynäkol. Würzburg. Ref. Monatsschrift f. Geburtsh. u. Gynäkol. Bd. 18, S. 153. — Weitere Erfahrungen über Ureterfisteln und Ureterverletzungen. Arch. f. Gynäkol. Bd. 67, S. 31. 1902. — Tauffer: Beitrag zur Chirurgie der Ureteren und der Nieren. Arch. f. Gynäkol. Bd. 46, H. 3. 1894. — Tosetti: Über Spontanheilung einer Ureter-Cervixfistel, entstanden nach Entbindung mittels hoher Zange nach Eröffnung eines großen Urininfiltrates. Inaug.-Diss. Bonn 1916. — Veit: Die jetzige Stellung der abdominellen Operation bei Uteruscarcinom. Prakt. Ergebn. d. Geburtsh. u. Gynäkol. Bd. 2, S. 317. 1910. — Über Heilung von Ureterverletzungen. Zeitschr. f. Geburtsh. u. Gynäkol. Bd. 21, S. 454. — Viertel: Physikalische Untersuchungsmethoden der Blase. Handb. d. Gynäkol. v. Veit. Bd. 2. 1893. — Wassiliew: (Russ.) Zitiert nach Kakuschkin. — Weibel: Ureter und erweiterte abdominelle Operation des Uteruscarcinoms. Zeitschr. f. Geburtsh. u. Gynäkol. Bd. 62, S. 184. — Weil: Ein Fall von isolierter Harnleiterscheidenfistel, bewirkt durch einen Mayerschen Ring. Wien. med. Wochenschr. 1892. Nr. 16. — Weinzierl: Zwei Fälle von Ureterscheidenfistel, durch Pessardruck entstanden. Monatsschr. f. Geburtsh. u. Gynäkol. Bd. 65, H. 3/4. 1924. — Werder: Beiderseitige Ureterenfistel. Journ. of the Americ. med. assoc. Aug. 16. 1902. — Wertheim: Demonstration von Fällen geheilter Harnfisteln. Geburtsh.-gynäkol. Ges. in Wien, 3. Nov. 1896. Ref. Zentralbl. f. Gynäkol. 1896. S. 1274. — Ein neuer Beitrag zur Frage der Radikaloperation beim Uteruskrebs. Arch. f. Gynäkol. Bd. 65, S. 1. — Die erweiterte abdominale Operation bei Carcinoma colli uteri. Urban und Schwarzenberg 1911. — Winckel: Münch. med. Wochenschr. 1889. S. 85. — Witzel: Extraperitoneale Ureterocystostomie mit Schrägkanalbildung. Zentralbl. f. Gynäkol. 1896. Nr. 11. — Zickel: Erfahrungen über Ätiologie und Therapie der Urinfistel bei Frauen. Inaug.-Diss. Breslau 1902. — Zweifel: Ein Fall von Ureter-Uterusfistel, geheilt durch Exstirpation einer Niere. Arch. f. Gynäkol. Bd. 15. 1880.

# Namenverzeichnis.

Die kursiv gedruckten Zahlen weisen auf die Literaturverzeichnisse hin, die Zahlen in gewöhnlichem Druck auf die Anführungen im Text.

ABADIE 253, *293.*
ABELS 135, *164.*
AEBY, CH. TH. 299, *416.*
ACH 980, *1048.*
ACHARD, H. P. *36,* 960, 961, *1058.*
ADLER 31, 970, 1024, 1031, *1055, 1058.*
ADLER, L. 29, *39.*
ADRIAN 22, *38,* 884, 1027, 1028, 1029, 1036, *1037, 1055.*
ADRION 431, 439, 522, 529, 530, 531, *731.*
AGATA 125.
AHLFELD 48, *160,* 909, *1039.*
AHLSTRÖM 970, *1058.*
AHRENS 797, *851.*
AKERLUND 34.
AKUTSU 319, 320, 355, *416.*
ALAMARTINE *225.*
ALAPY 148, *165,* 684, *733.*
ALBANO 133, *164, 166.*
ALBANS 157.
ALBARAN 179.
ALBARRAN 5, 15, 16, 27, 30, 31, *36, 39,* 120, 124, *163,* 168, *225,* 249, 255, *295,* 413, 430, 431, 432, 438, 455, 477, 500, 507, 518, 520, 522, 524, 531, 539, 540, 542, 549, 550, 551, 553, 560, 565, 566, 568, 570, 577, 599, 601, 616, 639, 640, 666, 689, 690, *731, 732, 733,* 882, 908, 912, 932, 933, 934, 942, 946, 951, 971, 977, 990, *1037, 1039, 1044, 1046, 1047, 1048.*
ALBARRAN, J. 327, *416*
ALBECK 908, 933, 935, 938, 939, 940, *1039, 1042.*
ALBERS 302, 362, 375, *416.*
ALBERT 819, 823.
ALBINUS, BERNH. SIEGFR. 298.
ALBRECHT 280, 334, 654, 939, 941, 942, *1043.*
ALBRECHT, H. 553.
ALESSANDRI 86, 126, *160.*
ALEXANDER 507, 692, *731,* 893, *1037.*
ALEXANDER, EMORY *225.*
ALLEMANN 122, 123, *163.*
ALLENBACH 278.

ALQUIÉ 1020, *1055.*
ALSBERG 908, 956, *1039, 1048.*
ALVERSENQ 491.
AMANN 903, 906, 1023, 1032, *1039, 1055.*
AMANTEA, G. 352, *416.*
AMUSSAT 428.
AMBARD *732.*
AMBRUMJANZ 59, *160.*
AMMENTORP 156, *166.*
AMOROSI 816, *851.*
ANCEL 376.
ANCEL, P. 346, 349, *416.*
ANCKE 176, 177.
ANDÉRODIAS 930, *1043.*
ANDRÉ 236, 582, 584, 643, 688, *733, 738,* 1011, *1051.*
ANDRÉE 678.
ANDREWS 286, *295.*
ANDRONESCU 1020, *1051.*
ANDRY 643, *733.*
ANGEL, P. 347.
ANGÉLESCO 871, *875.*
ANGERER 49, 135, *160, 164,* 261.
ANGLER *36.*
ANSCHÜTZ 70, 72, 73, 99, *160.*
ANSPACH, B. M. *36.*
ANTAL, NOVOTNY VON 258.
ANTONIO DE CORTES 763, *851.*
ARCELIN 74, 75, 79, *160.*
ARISTOTELES 330, *416.*
ARNOLD 512.
ARONOWITSCH 747.
ARRESE 500.
ARTRALDI *732.*
ASCH 234, *293,* 775, *851,* 989, 1006, 1009, 1011, 1015, 1025, 1029, *1048, 1051, 1055.*
ASCHNER 34, 886, 887, *1037.*
ASCHNER, P. W. 27, 29, *39.*
ASCHNER, PAUL 9, 15, *36.*
ASCHOFF 44, 53, 123, *160,* 280, 376, 429, 430, 438, 446, 477, 512, 522, 524, 921, *1041.*
ASCHOFF, L. 432, 447.
ASCOLI *162.*
ASKANASI 698.
ASKANAZY 120, *163,* 325, *416.*
ASSMUTH 118, *163.*
ASTERIADÉS 838.
ASTRALDI 613.
ATKINSON 92, *160.*

AVERSENG 241, *293,* 490.
AVIKICHI *228.*
AYRES 896, *1039.*

BAAR 9, 10, 11, *36.*
BACCHI *160.*
BACHFELD 175.
BACHHAMMER 334, *416.*
BACHRACH 97, 51, *160,* 167, *225,* 476, 723, *739.*
BACHRACH, ROBERT 1 ff., 345, 346, *416.*
BADUEL 882, *1037.*
BAGGER 156, *166.*
BAILLIE 302, 344, 347.
BAIRD 378.
BAISCH 907, 910, 934, 954, 956, *1039, 1043, 1048.*
BAKER, J. N. 3, *36,* 128, *164,* 886, *1037.*
BALLENGER, EDGAR G. *225.*
BALLENGER, E. S. 391, *416.*
BALLIN 893, *1037.*
BALLOWITZ 340, 343, *425.*
BALLOWITZ, E. 330, 331, 334, *416.*
BALOG 775.
BAMBERGER 696, 698.
BANDL 998, 999, 1001, 1011, 1013, 1020, 1021, 1031, *1051, 1055.*
BANDRAGEN, D. GREGORIO *225.*
BAENSCH, W. 394, *416.*
BANSILLON 115, *163,* 334, *419.*
BAR *1041.*
BAR, PAUL 935, 939, *1043.*
BARCKER 12.
BARCKER, J. N. 10, *36.*
BARD 922.
BARDELEBEN, K. v. 309, *416.*
BARDENHEUER 1001, 1004, 1013, *1051.*
BARDESCU 1005, 1012, *1051.*
BARKER 14, 15.
BARKOW 1015, *1051.*
BARMEY 392.
BARNETT 311, 312, 316, 379, 395, 397, *416.*
BARNEY 286, 288, *295, 416,* 601, 682, *732, 733,* 835.

# Sachverzeichnis.

69*

Printed in the United States
By Bookmasters